U0293503

实用麻醉手册

SHIYONG MAZUI SHOUCE

第 7 版

主　编　孙增勤

编　者　（以姓氏笔画为序）

王　薇	王瑞华	尹晓辉	石双平
申巧兰	史志远	朱　红	朱新运
刘洪珍	闫玉山	孙增勤	何影遐
张　萍	张文兴	陈长江	欧伟明
周德琪	曹　平		

审　阅　王景阳

河南科学技术出版社

·郑州·

内容提要

本书在前 6 版的基础上修订而成,共 16 章。前 4 章重点介绍麻醉基础知识,包括麻醉科的组织与设备,麻醉管理,麻醉生理学、药理学基础和麻醉前准备等;第 5～10 章详细介绍了各种麻醉方法,各专科手术麻醉、特殊患者手术麻醉方法,麻醉监测,麻醉输液和并发症防治等;后 6 章分别介绍了重症抢救与复苏、麻醉治疗、疼痛治疗、重症监护及麻醉常用药物等。本版从内容到编排形式均做了较大调整充实,比第 6 版内容更新颖,编排更合理,反映了当前麻醉学的最新进展及作者近 50 年的经验积累。本书适合麻醉专业人员和手术科室医师阅读参考,也可作为医学院校麻醉系专业的参考教材。

图书在版编目(CIP)数据

实用麻醉手册/孙增勤主编. —7 版. —郑州:河南科学技术出版社,2020.1

ISBN 978-7-5349-9765-5

Ⅰ.①实… Ⅱ.①孙… Ⅲ.①麻醉学-手册 Ⅳ.①R614-62

中国版本图书馆 CIP 数据核字(2019)第 251386 号

出版发行:河南科学技术出版社
　　　　　北京名医世纪文化传媒有限公司
　　　　　地址:北京市丰台区万丰路 316 号万开基地 B 座 1-114　邮编:100161
　　　　　电话:010-63863186　010-63863168
策划编辑:杨磊石
文字编辑:杨　竞
责任审读:周晓洲
责任校对:龚利霞
封面设计:吴朝洪
版式设计:崔刚工作室
责任印制:陈震财
印　　刷:北京盛通印刷股份有限公司
经　　销:全国新华书店、医学书店、网店
开　　本:850 mm×1168 mm　1/32　印张:41.5·彩页 1 面　字数:1381 千字
版　　次:2020 年 1 月第 7 版　　2020 年 1 月第 1 次印刷
定　　价:188.00 元

主编简介

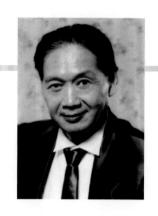

　　孙增勤　男，1940年10月出生，陕西省三原县籍，副主任医师。中华医学会会员、中华医学会疼痛学会会员。曾任中华医学会麻醉学会甘肃分会副主任委员，空军麻醉专业委员会副主任委员等。大学本科，1966年西安交通大学医学院医疗专业毕业。1967年从事临床医疗。1968年特招入伍，1971年从外科医师转为麻醉科医师。1983~1998年任解放军473医院（国内首批三甲医院）麻醉科主任。2000年至今任佛山市第一人民医院（三甲医院）及佛山梦露医学整形美容医院副主任医师。20世纪70年代初筹组解放军473医院麻醉科。师从国内著名麻醉专家田贵祥、靳冰教授，专业水平提高快，专科发展步子大。在设备条件艰苦、人员缺少及工作极其困难的环境下，开展新业务、新技术40余项。1993年麻醉科在全院率先达到三甲医院的标准。1993年出席巴黎第七届国际疼痛大会，作学术报告。1997年出席纽约国际麻醉大会，交流学术论文，在国际讲台上率先为麻醉专业争取到发言席位。从事临床麻醉专业近50年，对麻醉基础理论、临床应用、疼痛治疗和复苏抢救等方面，积累了丰富的经验。曾主编《实用麻醉手册(1~6版)》《实用麻醉技巧》《麻醉失误与防范（1、2版)》《新编麻醉药物实用手册》《微创外科手术与麻醉》《医学美容整形麻醉》和《健康面对面、抗老与防衰(1、2版)》等专著10余部。发表学术论文40余篇，荣获国家、军队科学技术进步3等奖等共8项。

第 7 版序

麻醉学是医疗体系中的关键学科之一。麻醉学的整体水平是现代医学水平的重要体现。我国的麻醉学经过新中国第一代麻醉学家及广大麻醉学界同仁几代人承前启后的积极努力,特别是 1989 年国家卫生部 12 号文件将麻醉科正式列编临床科室,经过 30 年的快速发展,使麻醉学有了长足的进步。已从麻醉学发展到围术期医学新阶段,麻醉学科的飞速发展,又极大地促进了整个医学科学各领域的迅速发展。微创外科、腔镜诊疗、无痛医学、医学遗传生物工程学、仿生学及器官移植医学等方面,已造福于全人类,其中,麻醉专业的贡献功不可没。临床麻醉整体水平持续提高,相关死亡率逐年下降。麻醉科已经成为"临床安全的关键学科、舒服诊疗的主导学科、未来医学的支柱学科、科研重点学科和社会熟知的品牌学科"。

麻醉科要成为名副其实的临床科室,必须迅速解决医师的严重紧缺状态,以免浪费有限的医疗资源。2018 年 8 月 8 日国家卫健委等 7 部委联合下发《关于加强和完善麻醉医疗服务意见的通知》,成为麻醉人才队伍建设的历史性机遇,是提高麻醉医疗服务质量有力的政策支撑和组织保障。在此背景下,本书的再版更有重要意义。

麻醉专业是医院里的高风险专业。在欠发达地区和小医院,麻醉死亡及相关并发症时有发生,麻醉安全和医疗质量还面临大挑战。学习是进步的需求,也是职业的良好习惯。希望有更多的受读者欢迎的专业读物出版。孙增勤教授主编的《实用麻醉手册》出版 25 年来,伴随和见证了我国麻醉学发展的历程,深受医学麻醉界广大同仁的欢迎、厚爱,历经多次重印,5 次再版,是一本国内发行量较大和临床实用专业佳品,特此推荐。本次再版正值国家卫健委等 7 部委下发 21 号文件的东风,其意义不言而喻。本次经过精心修订的第 7 版,多处内容具有"更新、全面、实用"的特色,是作者团队辛苦努力的结晶。谨此向努力为麻醉事业奉献数十载的前辈们致敬！向作者们致敬！读者们对作品的认可就是对作者辛勤付出的最好回报。让我们共同努力，拥抱麻醉专业可期而更加美好的未来！

中华医学会麻醉分会主任委员

黄宇光

2019 年 5 月 30 日

于北京协和医院

第7版前言

21世纪是一个伟大的生命科学时代,医学科学领域的各方面都在迅速发展,微创外科技术、腔镜诊疗、无痛医学、医学遗传生物工程学和器官移植学等的成就已造福于全人类,这些成就的取得都与麻醉学的发展有关。目前生命科学在进入互联网新时代,顺应科学的可视化、数字化、智能化和信息化的大潮流、大数据形势下,医疗向更加人性化的方向发展,以实现不断满足人民群众对舒适化诊疗的个体化新需求。2012年5月ASA提出了"围术期患者之家"(Perioperative Surgical Home,PSH)概念,重新定义了围术期管理的理念,以及国内外近年来推出的"精准医学计划"等医学的最新模式。其核心是以患者为中心。麻醉科医师与多个手术科室医师紧密协作,实行无缝式连续医疗服务。创新点有三大目标:其一,提高临床医疗服务质量;其二,改善患者的身体健康状况;其三,降低医疗费用成本。这是麻醉的新标准和努力的新方向。

笔者长期工作在三甲医院麻醉科的第一线,深知做一名麻醉医师的难和苦,希望能够为广大基层及年轻的麻醉科医师做些有益的事,这也是出版《实用麻醉手册》的初衷。本书自1994年出版以来已5次修订再版,多次印刷,发行4万余册。曾获1999年解放军科学技术进步三等奖,得到多位专家学者的鼓励和认可,被认为是"贴近临床麻醉实用的""很专业的""经典的""让人受益匪浅的"在国内麻醉专业界影响较大的一部好书。

为了满足读者的要求,适应医学学科发展的需要,特别是适应麻醉学科迅速发展的需要,顺应人民群众对舒适化医疗的需求,作者以PSH医疗和精准医疗的理念为指导思想,在第6版的基础上进行了认真的修订。本版保留了原16章的内容框架结构,本着"再认识、再提高、再完善、求精、求全、求新"15字宗旨,参考近年来相关文献,结合临床和教学实践经验,对全书进行了仔细修改和补充,增补了麻醉学的新理论、新知识、新技术、新方法、新药物,力求与时俱进,简明实用。

本版修订的主要内容:①第 1 章增写了"麻醉科住院医师规范化培训",旨在加强麻醉科医师队伍建设,提升麻醉医疗服务能力;②第 4 章增写了超声引导下桡动脉可视穿刺置管术;③第 5 章增写了"胸膜腔麻醉",新的双腔管插管方法,介绍了带舌状钩的双腔插管和弹簧血压表;④第 6 章改写了"诊疗技术检查及门诊手术麻醉"为"无痛内镜诊疗麻醉及门诊手术麻醉",增写了"日间手术麻醉";⑤第 7 章增写了"唐氏综合征患儿的手术麻醉";⑥第 8 章麻醉监测中增补了一些新的监测内容,如新的颅内压监测、听觉诱发电位监测等,改写了"脑氧饱和度监测",介绍了"硬膜外/下压力传感器"和"NIRS 脑氧饱和度监测仪";⑦第 10 章增写了"吸入麻醉药引起的术后躁动防治"和"围术期低体温的防治"两节;⑧第 11 章增写了"加速康复外科 ERAS 的麻醉管理"一节,以积极推动围术期急性疼痛的治疗,加强术后监护和镇痛,促进患者术后康复进程;⑨第 13 章增写了腰椎间盘突出症疼痛的射频热凝疗法,射频热凝靶点治疗术,椎间盘臭氧消融术等;⑩第 16 章增写了可乐定、右美托咪定,新镇痛药羟考酮,新肌松药拮抗药舒更葡糖钠(布瑞亭)等。

缩写了第 5 章的内容,由原 23 节压缩为 15 节,将"局麻药静脉复合麻醉"改写为"常用的静脉复合麻醉",删去其中的静脉给药基础和静脉给药方法等。删去第 4 章"麻醉器械的准备与管理"一节。

本手册一直受到谢荣、吴珏等新中国第一代著名麻醉学专家的肯定和鼓励。国内外尊敬的著名麻醉学专家吴珏教授生前曾亲笔书写过贺词;国内外崇敬的著名麻醉学专家谢荣教授亲笔书写过序言;我国军内外崇敬的麻醉学专家王景阳教授,不仅担任本书的审阅工作,还为本书亲笔书写过前言。本书还得到田贵祥、金士翱、张立生、曾因明、刘彬、刘怀琼、王俊科等著名麻醉学专家及刘铁成、郝文平、雷汉飞等领导的关怀和支持,得到宋运琴、贺柏林、孙其范、张宏、沈七襄、周丕均、马丽华、王惠恺、孙晓雄、李淑芹、姚淑君、戴崇媛、邓小明、吴家瑞、于亚洲、梁淑筠、孙家骧、卢兰生、梁吉文、耿智隆、冷玉芳、李玉兰、杨小华和王悦等同道的大力支持和协编,在此一并表示诚挚的感谢!由于医学发展日新月异,永无止境,书中如有错漏之处,恳请专家教授、学者同道及广大读者批评指正,并致以衷心谢意!

本版修订之际,恰逢国家卫健委等7部委联合发布21号文件,对麻醉科的建设和发展提供了国家政策支持,使得本书顺利再版。值此麻醉学科发展的大好契机,祝愿我国的麻醉学队伍人才辈出,麻醉学事业蓬勃发展!

孙增勤

2019 年 6 月 25 日于广东佛山

第1版前言

麻醉学是研究麻醉、镇痛和复苏的一门专业学科。在改革开放的今天,为满足广大麻醉医师的需要,编写了这本手册。全书共23章,附表57张,图40幅。本着"新颖、简明、实用、规范"的宗旨,对麻醉的基本理论、基本知识、基本方法、基本操作技术和常用药物进行了深入浅出的全面介绍。对当前的麻醉新理论、新技术、新药物、新仪器等也作了简介,并在书后附有人体检验正常值及新旧单位换算法,便于参阅和换算。对内容的选取,既力求丰富广泛,又突出重点,注重实用。在文字表达上,力求简明扼要,通俗易懂,便于理解和记忆。编写中,以内容丰富、实用性强、资料新颖、便于查阅为宗旨。希望能成为一本集理论性、科学性、知识性、实践性、新颖性、简洁性和系统性于一体之"册"。在科学技术飞速发展和科学管理不断提高的今天,本手册的出版,为麻醉医师提供了一件手边"工具书",供广大军内外医务人员参阅,以求起到指导实践的作用。本手册的编写工作量大,学术性强,技术性要求高,由于水平所限,且全系工作之余所作,时间仓促,错误和纰漏之处,敬请各位前辈及同行人士批评指正。

在编写过程中,曾得到有关领导、专家教授和麻醉同行们的热情关怀和鼓励,以及人民军医出版社的指导,在此一并致谢!

孙增勤

1993 年 8 月 1 日

目　录

第1章 绪 论

第一节 概 述

麻醉学(anesthesiology)是研究消除手术疼痛,保证患者安全,为手术创造良好条件的一门学科。它是近代临床医学中的重要组成部分。现代麻醉学是临床医学发展最快的学科之一,其所做的工作和发展突破了麻醉原有的领域,包括对手术麻醉期间患者的生命活动和生理功能(如心搏、呼吸、血压和代谢)进行监测、维护、调控和支持,已成为一门研究临床麻醉、镇痛、生命复苏及重症监测治疗的临床二级学科,是医院的一级临床科室。

一、麻醉工作的特点

1. **重要性** 实践已充分证明近代麻醉学在医学中的重要作用,特别是近30年来近代麻醉专业的巨大发展,对医院许多业务技术建设和救治危重濒死患者起着重大作用,手术禁区的突破,外科学的长足进步和危重患者病死率的降低等,是提高医院工作效率、促进医院全面建设和发展的临床二级重点学科。

2. **专业性** 麻醉学是一门完全独立的专业性极强的、理论性全面的学科。它集中了基础医学、临床医学、生物工程学及多种边缘学科中有关麻醉学的基本理论和工程技术,形成麻醉学自身的理论和技术体系,成为具有多学科理论和技术的综合性学科。其发展趋势是精细的专业分工和多学科的综合统一。麻醉专业是其他学科替代不了的。然而,随着医学科学的发展,麻醉专业与其他学科专业的关系将更加密切,在实践中互相促进,共同提高。

3. **实践性** 麻醉学是一门理论性很强的应用学科,更是一门实践性很强的学科。麻醉科医生的各项专业知识和技术操作必须要过得硬,包括麻醉操作,手术前、中、后患者的安全维护。麻醉医师在急救与生命复苏,疼痛治疗,使生命起死回生等诸方面,都发挥着重要的独特作用,是其他科医师代替或完成不了的。

4. **机动性** 麻醉学与急救医学密切相关,是一门研究死亡与复苏规律的学科。麻醉科室是一个急救性科室,突发性任务多。担负着医院内外的急救和复苏任务。在医院应急任务中,均少不了麻醉科医师。

5. **连续性** 麻醉科室又是医院里工作极其辛苦的科室,承担着紧张而繁重的平、急症手术麻醉及抢救危重患者生命的任务。麻醉科医师长时间不知疲倦地连续进行多台手术的麻醉工作,常常是无上班和下班之分,无白天黑夜之分。既是无名英雄,又要担当极大的麻醉风险。

6. **被动性** 麻醉工作性质被动性强。一是手术患者的病情是复杂的,对药物的耐受性也存在着个体差异。二是对于外科手术一天有多少,急症手术到底什么时候来,手术患者的思想情况等,麻醉科医师是未知的,不好预见,给工作带来很多困难和被动性。提高责任心,加强科学性,克服盲目性;增强计划性,以变被动性为主动性,做好麻醉工作。

7. **风险性** 麻醉科是医院中风险最大的科室,这是由麻醉科所承担的任务及工作性质所决定的。麻醉科医师被誉为"生命的保护神",负责患者术中的生命安全。麻醉专业是医院的高风险专业,医疗事故及意外的集中地。麻醉科医师要承受巨大压力,责任非常重大。无论复杂的大手术,还是简单的小手术,凡麻醉都具有危险性。因此,麻醉科医师必须加强学习,开阔思路,坚持制度,随机应变,克服各种困难;加强监测和观察,包括监测报警等新仪器的应用,控制手术患者的生命活动,以提高麻醉效果。近年来,医学的不断进步也使麻醉的安全性大大提高。

二、麻醉工作的范围

麻醉学的内涵在发展中不断丰富、延伸、拓展,正向着更广泛的医学领域渗透,麻醉科医师的工作已远非局限麻醉管理所能概括,已从手术室的医学实践扩展到医院的各个科室整个围术期及手术室以外,工作范围在不断扩大,任务日益繁重。麻醉学推动着现代医学的发展。

1. **手术麻醉**

(1)实施麻醉:这是麻醉科的最基本任务,消除手术疼痛,确保患者安全和手术顺利进行,以满足手术需要。

(2)围术期管理:麻醉科医师的工作贯穿于手术的全过程。麻醉前一天访视,与受术者沟通、交流,要对患者全身特别是心肺等重要器官生理功能做出充分评估,并尽可能加以维护和纠正,这是麻醉工作的主要内容之一。麻醉期间要确保麻醉效果满意、安全、无痛、麻醉深度调控及协助支持机体功能的稳定,密切观察病情,调控变化的生理指标,及时处理突发病情,守护患者生命安全。麻醉后恢复期要迅速让受术者脱离麻醉状态,开展无痛康复治疗,有效地预防术后疼痛,要防治恢复期并发症。

2. **管理麻醉恢复室和重症监护治疗病房(ICU)** 在有条件的单位,麻醉科医师单独管理或和病室医师一起共同管理麻醉恢复室和ICU的重症监护工作。

3. **急救复苏** 麻醉科是医院保障医疗安全的关键学科,麻醉科急救复苏和重症监护治疗的水平高低体现了医院的整体医疗水平。

(1)参加抢救:手术麻醉过程中突发的心搏、呼吸停止时,应立即行CPR,平时应备好急救器材(用具及仪器),由值班麻醉科医师协助各临床科及门诊进行复苏及危重患者的抢救工作,并做好麻醉抢救复苏记录。

(2)组织复苏:麻醉科医师应充分利用所掌握的专业知识和技术,在参与各种场所的复苏抢救中发挥应有的作用。

4. **麻醉治疗** 麻醉科开展疼痛门诊和病房,协助有关临床科室辅助治疗有关疾病,在麻醉的疼痛治疗中发挥专业优势。

(1)协助有关临床科室开展医疗活动,如应用硬膜外麻醉治疗麻痹性肠梗阻、血管神经性水肿及胃肠功能紊乱等。

(2)各种急慢性疼痛治疗,包括顽固性癌痛,可运用麻醉技术和镇痛性药相结合的多种方法治疗。

(3)应用麻醉技术在产房进行无痛分娩。

(4)在内镜检查、心导管检查、脑血管造影、放射介入治疗、超声介入治疗、人工流产及拔牙术等为病人镇静、镇痛,开展无痛胃肠镜、无痛纤维支气管镜检,使患者在舒适化的无痛苦状态下进行无痛检查、治疗。

(5)临终关怀疼痛管理服务。

5. **其他工作**　做好训练、科研等工作。

(1)按分工负责麻醉记录单的整理、登记及保管工作。

(2)麻醉机、监测仪器及药品的保管维护,麻醉后及时清洗麻醉用具,定期检查维修,及时更换失灵的部件,定期补充麻醉药品及氧气等,按规定管理。

(3)规范化住院医师培训。对毕业实习生、麻醉进修生进行培训及技术指导。

(4)指导及协助处理体系单位的疑难麻醉工作。

(5)负责本单位的麻醉基本知识普及和麻醉技术培训,为战时麻醉工作做好准备。

(6)积极参加业务学习和科研工作,开展临床创新性临床研究等。

三、麻醉工作的程序

对每例手术患者都分配一名麻醉科医师施行麻醉,围术期麻醉工作分为 3 个阶段。

1. **麻醉前准备阶段**　麻醉科医师和患者的见面、打招呼、问好、握手、介绍自己及跟患者交流,有利于提高患者对麻醉和麻醉科医师的认识及了解。了解并调整患者各器官功能,使之处于最佳状态,与手术医师共同做好患者必要的术前准备。

(1)术前会诊:主要涉及患者情况、手术特点、麻醉处理、生命复苏、呼吸管理、休克抢救、镇痛治疗及呼吸机使用等。

(2)术前访视:负责麻醉的医师手术前 1 天到病房术前访视,全面了解病情,阅读病历,检查患者,了解手术的目的,发现对麻醉构成威胁的因素,对实验室检查项目、生理指标、器官功能等做出正确估计。详见第 4 章第一节。

(3)特殊处理:了解患者治疗用药史及特殊病情,如过度肥胖、昏迷、休克等,若风险高,应向手术医师提出延期手术,并提出进一步检查、治疗的方案,协助解决患者的问题。应拟订相应应急防治措施,并于术前 1 天晚 9 时前向上级医师汇报。

(4)麻醉准备:认真仔细地准备并检查麻醉用药、麻醉器械、监测仪器和急救设备等。

(5)书写预案:将麻醉工作预案和术中治疗预案书写出来,贴到手术室墙上,以便沟通与实施。

(6)麻醉前知情协议书签字:有关患者潜在的麻醉安全与危险,手术的益处及可能出现的异常情况,应实事求是地向领导、上级医师或家属交代清楚。提高患者对麻醉和手术的知情权,了解麻醉科医师对保障手术安全所起的重要作用;了解本次麻醉情况,包括麻醉期间难免会发生的某些特殊情况及并发症,麻醉的危险性及意外。解释清楚并取得家属和患者的理解和支持后签字。知情同意是《医疗事故处理条例》中明确规定的必须执行的医疗程序。详见下页。

(7)麻醉前复查:核对患者姓名、检查麻醉前用药的实施情况;先测量体温、血压、脉搏和呼吸,若所测数值在正常范围内,方始麻醉。

2. 麻醉实施阶段　按照具体患者的麻醉工作计划和预案,准确执行麻醉操作规程,尽量减少或避免创伤,以保证麻醉效果和术中安全。

(1)执行麻醉操作规程:开放静脉,连接监测仪,检查麻醉机、氧气、吸引器、麻醉气体、气管插管盘。按计划实施麻醉诱导、穿刺、插管等操作,麻醉操作应稳、准、轻、快,严格执行麻醉操作规程。

(2)保证麻醉效果:与手术医师及手术室护士密切协作,积极为手术创造良好条件,使麻醉效果达到最佳状态,保证患者无痛、安全、安静、无记忆、无不良状态,并满足手术的特殊要求,如低温、低血压、肌肉松弛等。

(3)严密观察病情:严守岗位,不擅离职守,严密观察患者情况,调控麻醉深浅和阻滞平面范围,持续生理监测,按规范要求记录呼吸、脉搏和血压等生命体征,认真记录手术步骤、患者术中反应、用药及其他特殊处理。如需要时定期检测血型、血气、电解质、血糖等。

(4)正确处理生理变化:调节和控制患者生理功能和生理活动,使其处于安全范围内,如采用人工呼吸、控制血压、体温等。必须在短时间内分析判断出各种剧烈生理变化,及时正确处理。防治围术期并发症。

(5)做好生理支持:管理好术中输液、输血及治疗用药,维持酸碱平衡,调节输入速度及用量,保证静脉输液通畅,以便使患者更好地耐受麻醉和手术。手术主要步骤结束后,进入麻醉后期管理,逐渐降低麻醉深度,使生理指标恢复到安全范围,达到内环境稳定,并为术后康复创造条件。

(6)是否保留麻醉导管:手术结束后,即终止麻醉操作,让患者尽早脱离麻醉状态,根据病情考虑是否拔除或保留麻醉插管。

3. 麻醉恢复阶段　待患者生理指标稳定后,安全送回病房或麻醉恢复室,随访观察和完成麻醉总结。

(1)认真交接班:决定送回时机后,亲自护送患者回病室、麻醉恢复室或 ICU,认真向病室接班医师及接班护士交代术中情况、麻醉后注意事项,并提出有关术后治疗、处理及监测建议,如继续呼吸、循环功能支持、继续进行脑保护、术后监测及术后镇痛等。

(2)随访观察:术后继续随访观察 1～3d,协助预防和处理麻醉后有关并发症。

(3)完成麻醉小结:全部麻醉工作完成后,应做好麻醉后的总结和记录单登记、保管工作。参加有关术后讨论,对于特殊和死亡病例,组织病例讨论,总结经验教训。

附　麻醉知情协议同意书

患者　　　　拟在　　　　　麻醉下行手术治疗,麻醉科医师将本着高度负责的精神,严肃认真地进行各项操作,但有可能出现以下情况。

1. 更改麻醉方法和用药　麻醉科医师可根据手术需要更改麻醉方法;必要时,可能应用不在社保范围之内的贵重材料和药品。

2. 麻醉并发症

(1)神经阻滞麻醉:局麻药中毒、出血或局部血肿、气胸、神经损伤、椎管内麻醉等。

(2)椎管内麻醉:头痛、腰背痛、神经根损伤、脑神经症状、全脊髓麻醉、硬膜外血肿、感染、脓肿、导管折断,甚至截瘫。

(3)全身麻醉:因插管困难致气道损伤(唇、牙齿、咽喉、气管等)、喉痉挛、支气管痉挛、误吸、呼吸抑制、肺不张、肺栓塞、张力性气胸、脑血管意外、循环衰竭、苏醒延迟、术后声嘶等。

(4)动静脉穿刺:出血、血肿形成、血管损伤、栓塞、气胸、心律失常、感染、循环衰竭等。

3. 麻醉意外　窒息、过敏、呼吸心搏骤停。

4. 麻醉不良反应　术后出现恶心、呕吐、嗜睡、烦躁或其他精神症状。

5. 镇痛用药　麻醉作用消退后,患者常常出现较严重的疼痛,而术后镇痛需要特殊的材料和药物,可能增加住院费用,患者可根据自身经济情况决定是否应用(需要、不需要)。

如患者、家属或单位代表完全明白麻醉是保证手术治疗顺利的重要环节,对上述情况表示理解,同意进行麻醉,请签署意见及姓名。

意见:

患者(家属)签字: 与患者关系:

                                           麻醉科医师:
                                             年   月   日

四、麻醉急救与复苏

非上班时间内急诊手术麻醉及危重患者抢救,由值班麻醉科医师负责处理。随时做好急诊手术的麻醉和抢救工作。不断提高麻醉科医师急救服务水平和能力,一切处置要在安全的基础上实施,为急危重症患者提供急救、镇静、镇痛和生命支持。如果处理有困难时,立即报告上级医师。值班期间,严守岗位,随叫随到。需麻醉科医师参与急救与复苏的危重濒死患者主要有以下种类。

1. **呼吸功能衰竭** 如严重肺部疾病,成人呼吸窘迫综合征、中枢呼吸抑制及呼吸麻痹等。

2. **呼吸系统急症** 有气道阻塞、窒息、呼吸停止(包括新生儿复苏)等。

3. **气体中毒** 包括一氧化碳、毒气等。

4. **休克** 包括低血容量性、心源性、分布失常性和阻塞性等休克。

5. **循环骤停及复苏后治疗** 包括脑缺氧损害后遗症等。

6. **药物中毒** 如吗啡、巴比妥、地西泮、有机磷和酒精中毒等。

7. **肾衰竭** 如急性肾功能衰竭。

8. **烧伤** 如大面积烧伤。

9. **脑部疾病** 如脑外伤、出血和栓塞等。

10. **意外事件** 如电击伤、溺水和窒息等。

11. 严重心血管病 如心肌梗死、心肌炎、冠心病及严重心律失常等。

12. 自然灾害 如地震等引起的挤压伤等。

五、麻醉科医师的素质要求

1. 思想素质好 良好的思想素质表现在医德医风好,树立全心全意为患者服务的思想,发扬救死扶伤的精神;有高度的责任心;愿意献身于麻醉事业,艰苦创业,不争名利地位,甘当无名英雄,安心本职工作;遇到困难,敢于负责,勇挑重担,任劳任怨,不怕疲劳和辛苦,积极做好工作。麻醉科医师将成为 PSH(围术期患者之家)及"围术期医师"的最佳人选。

2. 资格认可 必须是受过医学教育和麻醉科住院医师规范化专门训练、有能力、被认可的医学专业人员。麻醉专业思想牢固,掌握唯物辩证法。既重视理论,又注重实践,养成分析的习惯,善于抓住主要矛盾。学会全面地看问题,对具体情况进行具体分析,正确处理一般和特殊的关系。

3. 医术精湛 包括有丰富的临床经验和纯熟的操作能力。通过临床实践和不断学习、不断提高业务技术,熟练而灵活地掌握各项麻醉技能和操作能力,达到真正的全科医生水平。如气管内插管、硬膜外穿刺及神经阻滞等基本操作,掌握动、静脉穿刺术及中心静脉置管术。有条件的专科医院还应掌握肺动脉插管、经食管超声心动图、听觉诱发电位及脑电图等特殊监测方法,会使用电脑监测系统。能正确使用心脏起搏、除颤器。时刻预防并处理病情变化,对于围术期的安全维护、并发症诊断的及时性、处理的准确性、抢救技巧及动作的协调性及灵活性,以及各种用药的合理性等,都能达到掌握并运用自如。

4. 理论知识扎实 现代麻醉学是建立在基础医学和临床医学的广泛基础上的边缘性学科。麻醉科医师首先是一名全科医师,其次才是麻醉科医师。专业学识渊博。要有熟练的麻醉技术和熟悉各种急救措施的临床工作能力,要有扎实的基础医学知识和丰富的临床医学知识;要懂得内、外、妇、儿等一般临床医学知识,特别还应具有麻醉的解剖、生理、生化和药理等基础医学知识,以及先进的边缘学科知识,包括统计、微量分析、自控遥控、参数处理、电子计算机等知识;了解各种手术的主要操作步骤和对麻醉的要求,也了解一些内科疾病与麻醉的关系;不仅知识渊博,还须灵活掌握处理各方面的突发事件、高危事件的能力,也就是既懂科学,又有技艺;要不断学习国内的新知识和掌握新技术、新技能,还须学好外文,借鉴国外先进经验。

5. **严谨机敏** 麻醉科医师平时要注意养成严肃、严格和严谨的工作作风。在日常医疗、教学和科研工作中,养成对工作认真负责、一丝不苟的工作态度。工作中要有计划性和预见性,思维敏捷,能机敏地观察问题,及时发现,果断处理。对于麻醉和手术中常遇到的各种意外变化,既大胆又谨慎,紧张而有秩序,冷静沉着,避免慌张,既有心理和药物准备,又能正确判断和妥善处理。提高应付突发事件的反应能力,将患者病情调控到最佳状态,严防差错事故发生。

6. **沟通能力和团结协作** 医师之间应有良好的同事关系,一项手术的成功,是许多人密切配合、通力合作的结果,是集体智慧和劳动的结晶。施行外科手术麻醉或抢救危重患者不是一个人能完成的,需要各方面的医师相互配合,才能完成任务。麻醉科医师应及时与手术医师、上级医师和领导沟通,和科室的医师建立良好的合作关系。和外科医师术前协商,团结协作,术中主动配合,谦虚谨慎,虚心听取意见,遇到问题时,能坚持正确的意见和原则,又能虚心听取不同的意见,正确处理分歧意见,不断改进工作。

7. **钻研创新能力强** 重视调查研究,注重积累资料,认真总结经验教训,不断提高科学技术水平。借鉴他人的经验,运用先进的理论指导临床实践,实事求是地结合具体情况做好每一例麻醉。通过临床实践,不断提高认识。临床医疗工作是进行科研的基础,只要坚持不懈,不断开拓创新,就能总结出新经验,甚至提出新的理论学说,为我国麻醉事业的现代化做出应有的贡献。

8. **体魄强健** 麻醉工作任务重,要有一定数量和业务能力强的麻醉队伍,且要有健康的身体。麻醉科医师要拥有很好的身体素质,才能够胜任长时间的连台手术的连续麻醉工作。

第二节 麻醉科的组织、设备及常备用药

麻醉科是体现一个医院综合能力的重要临床专科。

一、组织

1. 科室设立　一般的综合医院应设立麻醉科。有条件的医疗机构，根据医疗服务需求设置麻醉科或麻醉专业组或亚专科。在省级以上医院的麻醉科内要建立麻醉实验室。

2. 人员编配数量　麻醉科医师人数必须与手术科室的床位数、人员数以及手术台数相适应，比例合理。县和市二级以下医院手术台与麻醉科医师人数的比例，至少应达1:1.5；省三级医院及500张床位以上的综合性医院手术台与麻醉科医师比例，至少应达到1：(1.5～2.0)。如成立麻醉恢复室或ICU，则视床位和收治范围另行合理定编。教学医院按手术科内编制总数，每10人增加麻醉科医师1人或2人。另外需配备一定数量的辅助人员，包括麻醉科护师、技师、检验师等。二甲以上医院配备麻醉科护士。麻醉护士与手术台的比例为1:3，与麻醉技术人员数之比为10:1。

3. 人员结构及职责　经过系统的专业训练，有较高的理论和技术水平。在职称方面，医师、主治医师、副主任医师和主任医师(医学院校则为助教、讲师、副教授和教授)都应有。麻醉科护士负责麻醉科药品和设备器械、耗材、文档信息整理等的管理，在麻醉科医师的指导下进行以技术操作为主的一般性麻醉管理，担任麻醉科医师的助手。技师从事相关设备保养、维护和维修。各级麻醉人员均胜任工作职责。

4. 基础设施　设有办公室、麻醉准备室、储藏室、实验室、男女值班室、麻醉研究室、麻醉恢复室和ICU。

5. 组织工作　形成医、教、研三者的统一体。不断应用医学新成果和麻醉新器械。开展临床创新工作，发挥自己的聪明才智，保证麻醉科整体医疗质量，提高麻醉安全性。

6. 手术室护理服务　由麻醉科统一管理。

二、设备

1. 麻醉给药设备　麻醉机包括普通麻醉机、多功能综合型麻醉机、微量注射泵等。

2. 气管插管用具　包括喉镜、可视喉镜、气管导管、套囊、牙垫、管芯及各种接头等。

3. **血压计**　立式、表式和电子自动式等。

4. **必备用品**　如听诊器、手电筒、光源、麻醉记录台和吸引装置等。

5. **各种穿刺针**　包括神经阻滞、腰椎穿刺和硬膜外等穿刺针,硬膜外导管。

6. **全麻附件**　如麻醉面罩、双管喉罩、开口器、舌钳、通气管(道)、滴瓶、钠石灰罐和简易呼吸器等。

7. **监测设备**　无创性血压计、脉搏监测仪,有创性血流动力学监测仪,脉搏血氧饱和度监测仪,呼吸末 CO_2 浓度监测仪,脑电双频指数仪,神经肌肉阻滞监测仪,电子测温监测仪,心电图监测除颤仪(应附有示波、起搏、除颤和记录装置),呼吸容量测定仪和神经刺激仪等。

8. **支持器材**　氧气、自动充气囊、人工呼吸机,纤维光束喉镜或纤维支气管镜,针头、注射器、套管针等。

9. **需配备的设备**　在有条件的单位,麻醉科应有以下配备:生化血气分析仪、呼吸气体分析仪、脑电图机、热交换器等。

10. **其他**　电冰箱、温度计等。

三、常备用药

1. **麻醉药**

(1)吸入麻醉药:氧化亚氮、氟烷、恩氟烷和异氟烷、地氟烷和七氟烷等。

(2)静脉麻醉药:硫喷妥钠、地西泮、咪达唑仑、羟丁酸钠(γ-OH)、氯胺酮、丙泮尼地(普尔安)、羟孕酮酯钠、阿法多龙、依托咪酯和丙泊酚等。

(3)局部麻醉药:可卡因、普鲁卡因、丁卡因、利多卡因、丁哌卡因、辛可卡因、氯普鲁卡因和罗哌卡因等。

(4)肌肉松弛药及对抗药:琥珀胆碱、筒箭毒碱、戈拉碘铵、氨酰胆碱、泮库溴铵、哌库溴铵、阿库氯铵、阿曲库铵和维库溴铵、罗库溴铵、杜什溴铵、米库氯铵等。肌松药的拮抗药有新斯的明、依酚氯铵、加兰他明、吡哆斯的明和舒更葡糖钠等。

(5)镇痛药及对抗药:吗啡、哌替啶、芬太尼、舒芬太尼、曲马多、瑞芬太尼、美沙酮、丁丙诺非、喷他佐辛、烯丙吗啡、氢考酮、纳洛酮、丙烯左啡诺和纳曲酮等。

（6）降压药：硝普钠、樟磺咪芬、硝酸甘油、三磷腺苷、尼卡地平、六甲溴铵、酚妥拉明、可乐定、拉贝洛尔和乌拉地尔等。

（7）镇静催眠药：苯巴比妥钠、异戊巴比妥钠（阿米妥）、右美托咪啶、戊巴比妥钠和司可巴比妥（速可眠）。

（8）神经安定药：氯丙嗪、异丙嗪、乙酰丙嗪、氟哌啶醇、氟哌利多、利血平等。

2. 急救药

（1）抗胆碱药：阿托品、东莨菪碱、长托宁等。

（2）强心药：毛花苷 C、毒毛花苷 K 和地高辛等。

（3）升压药：肾上腺素、去甲肾上腺素、异丙肾上腺素、麻黄碱、甲氧明、间羟胺、氨力农、去氧肾上腺素、多培沙明和多巴胺等。

（4）中枢兴奋药：尼可刹米、咖啡因、洛贝林、野靛碱、多沙普仑、二甲弗林、戊四氮和哌甲酯等。

（5）抗心律失常药：普萘洛尔（心得安）、美托洛尔、艾司洛尔和维拉帕米等。

（6）扩冠药：硝酸甘油、亚硝酸异戊酯和硝苯地平等。

（7）止血药：酚磺乙胺、氨甲苯酸和巴曲酶等。

（8）纠酸药：碳酸氢钠、乳酸钠等。

（9）脱水药：甘露醇、山梨醇等。

（10）利尿药：呋塞米、依他尼酸等。

（11）抗高血压药：硝酸甘油、乌拉地尔、可乐定、利血平、硝普钠和尼卡地平等。

3. 其他常备药

（1）晶体液：生理盐水、复方氯化钠、平衡盐液、氯化钾、氯化钙、葡萄糖酸钙、镁剂、高张溶液等。

（2）大液体：如葡萄糖类。

（3）抗凝血药：肝素、枸橼酸钠和华法林等。

（4）激素类：氢化可的松、地塞米松等。

（5）血浆代用品：右旋糖酐、羟乙基淀粉（代血浆）、明胶制剂、聚明胶肽（血代）等。

麻醉药品和精神药品按"四专"加强管理，即专人、专柜加锁、专册登记、专用处方。

第三节 麻 醉 机

麻醉机是施行吸入麻醉的最重要器械,是麻醉科医师的重要必备工具,用以达到麻醉和救命的目的不可缺少的设备。麻醉工业和电子技术的飞速发展,为麻醉科医师掌握各种先进麻醉机增加了困难,但为了麻醉的安全,对麻醉机的彻底了解,熟悉所用机器的性能还是必需的。

一、基本性能

1. 功能全面

(1)麻醉功能:供给病人氧气,运送挥发性麻醉气体送入患者肺泡,形成麻醉药气体分压,弥散入血液,调节麻醉气体的吸入量,施行吸入麻醉。

(2)控制呼吸功能:麻醉呼吸机进行人工呼吸辅助和控制患者呼吸功能,便于给氧吸入和呼吸管理。

(3)监测安全功能:监测和报警等多项功能和多种用途。基本监测功能为气道压力、潮气量和吸入氧浓度。

2. 性能稳定准确 引进世界最先进的技术,其性能要求对患者具有高度的安全性、稳定性、易操作性,设备必须达到高标准的要求。

(1)蒸发罐高精确度:主机有高精度蒸发罐,所有读数标准刻度应准确无误。

(2)高精度流量计:气流量和药物浓度准确。气流量控制高精确度,无论在高流量或低流量,温度和压力在一定范围内改变,但吸入麻药浓度要绝对准确。

(3)高度集成的呼吸回路:回路系统设计要科学,符合机体生理功能,阻力低,减少对手术室空气的污染。

(4)安全稳定的麻醉呼吸机:配有设计精密而功能齐全的呼吸机。

3. 安全可靠 有安全装置以及智能安全监护仪和报警系统。灵敏、准确、可靠。

4. 结构紧密 灵活轻便、坚固耐用、美观经济、随意移动,适合不同的环境条件。

二、种类

1. 国外主要麻醉机制造商　目前国内使用的理想的、多功能的麻醉机多来自国外。

(1)德国德尔格公司(Dräger)：该公司于 1889 年创立。现今总部在德国卢贝克(Lubeck)，在美国还有工厂(North American Dräeger)。分公司和分支机构遍及世界各地。早在 20 世纪 50 年代我国就成立了上海德尔格医疗器械有限公司。其产品自成系列，最新产品有麻醉呼吸机 AV-1(Anasthic Veatilator-1)和 800 系列的麻醉机 Remulus 800(组合式)、Tiderius 800(台式)、Sulla 800(三脚架)、Trajan 800(壁挂式)及新一代的 808 麻醉机，该系列中的 Sulla 808V 全能麻醉机是国内使用最多的。新近推出了国内较适用的 Remulus A 型全能麻醉机。20 世纪 90 年代为中国市场专制的新产品有 Titus 铁塔牌全能麻醉机、Dräeger cato 全能麻醉机、SAZ 系列全能麻醉机、SAZ-A、SAZ-B、SAZ-C 等，有质量高、体积小、领导潮流的 Tulian 全能麻醉机及现代最高级的 CICERO(赛思路)麻醉机，后者麻醉、呼吸、监护一体化，电脑化的回路，新生儿、儿童和成人均可应用，有循环、呼吸和代谢全面监测的功能，具有 50 项以上监测指标及麻醉记录自动化。麻醉机进入"麻醉工作站"时代。新近推出专为中国市场设计的 Fabius 普及型和 Fabius Gs 全能麻醉机，具有一体化设计、报警中文显示、重量轻、符合医院环境、操作简易、有利于施行低流量麻醉、满足中国麻醉科医师的特殊要求等优越性。该公司的北美 Dräeger 公司其系列产品有 Nar Romed 1 型、Nar Romed 2A 型、Nar Romed 2B 型麻醉机及最新一代电脑麻醉机 Nar Romed 3 型。尤以 Nar Romed 2A 型在国内使用最多，已过百家。Nar Romed 4 型国内也已使用。20 世纪 90 年代有北美最佳的麻醉机 Nar Romed GS 新产品，是高标准的麻醉机。Autoflow BIPAP 等为新一代涡轮式麻醉呼机型麻醉机。

(2)英国(攀龙，Penlon)公司：其系列产品有 Penlon AM1000 和 Penlon AM1100 等。AM1100 是最新型高档麻醉机。

(3)美国欧美达(Datex-Ohmeda)公司：该公司生产 Modulus 1 型和 2 型及优胜 110 和 210 型(Ohmeda Excel 210)、后期有 Aestiva 5 和 Aestiva 3000 全能麻醉机。该公司在 20 世纪 90 年代末与 Dräeger、

Penlon 占据了高档麻醉机市场的半壁江山,注册地在芬兰,于 2005 年被 GE 医疗并购,现为 Datex-Ohmeda 公司。将会制造出高质量的现代麻醉机。

(4)德国 STEPHAN 厂:生产 Modular RM 型全能麻醉机。

(5)英国百思(Blease)公司:生产上将型麻醉机(Blease Major Anaesthetic Machine)和水晶型麻醉机(Blease Crystal Anaestic Machine)。最近推出 Frontline 690 型新产品,安全、可靠、实用。

(6)英国 Trieor Red ltd 公司:其生产的欧霸 II 型麻醉机(Europa Mark II Anaesthetic Machine),英国 East of Oxford 生产的 Eastox 麻醉呼吸机。

(7)芬兰(F.STEPHAN)斯蒂芬公司:其生产的 NAR ROMAT 牌 M 型麻醉机。DATEX 公司的麻醉监护仪。

(8)瑞士美加美(Megamcd)公司:系列麻醉机。

(9)荷兰 HOEKLOOS 公司:其生产的 DORMODULE 和 AT600 型麻醉机,是较理想的多功能麻醉机。

(10)丹麦登美加(Dameca)公司:被飞利浦收购。生产登美加全能麻醉机。

(11)日本泉工医科工业株式会社:生产的 MD-500 型麻醉机;日本阿克玛(Acoma)公司:生产的 KMA-1300F II 型麻醉机和 PH-3F 型麻醉机;日本木村的 FC-84 型及 KF-500V 型麻醉机。日本 SHARP 伊藤超短波株式会社的 SLW-180ER"新锐"经济型全功能麻醉机。

(12)瑞典 Engstom 公司:生产的 Engstom 300 型麻醉呼吸机等。

(13)英国 Kontron 公司:新出新一代麻醉机,有 5000 型及 ORSA-3 型多功能麻醉机。特别是 ORSA-2TR 型及 ORSA-1 型全能麻醉工作站,是麻醉、呼吸、监测(循环、气道及麻醉气体)相结合为一体的多功能典范,其机型、外观设计较合理,使用方便,是 20 世纪 90 年代的最新产品。该公司还生产有床边及中央监护仪器。

2. 国内主要麻醉机制造商

(1)上海医疗设备厂:最早生产麻醉机的企业之一,已有 30 年的历史。国内各医院早期使用的麻醉机几乎都是该厂产品。20 世纪 60—70 年代产品有 101 型、102 型、103 型、104 型、105 型、106 型、107 型和 108 型多用麻醉机,8 个型号已不再生产。20 世纪 80 年代生产了 MHj-I 综合、MHj-Ⅱ立式和 MHj-Ⅲ综合麻醉机等。近来与德国 Dräeger 公司合作组装了该公司的 Sulla 808V-SC 全能麻醉机,已在国内各级医院中使用。

(2)北京航天长峰股份有限公司:该公司是国内生产麻醉机的新秀,有 ACM603、ACM605、ACM606、ACM607、ACM608 及 ACM618 系列全能麻醉机。兼生产 ACM803 微机控制呼吸机,SH-500B,SH-500C 及 ACM807 多功能呼吸机,以及 ACM504、ACM506 及 ACM508、IN-SIGHT ACM518 多功能监护仪产品。其生产的 ACM63/65 系列麻醉工作站,麻醉机全电子流量计自主设计制造,创新无风箱送气系统,国际一流。

(3)其他:深圳科曼医疗设备有限公司、北京宏润达、北京思瑞德等有限公司、深圳迈瑞、南京晨伟医疗设备有限公司、武汉医用设备厂、江苏凯泰医疗设备有限公司和北京谊安医疗系统股份有限公司等厂家,也生产各种型号的麻醉机。

三、基本构造

麻醉机的种类繁多,但构造和功能基本相同。分为基础和安全装置两大部分。主要由气源、流量计、麻醉蒸发罐、呼吸回路、麻醉呼吸机及监测安全保证系统组成。以 Sulla 808V-SC 型全能麻醉机为例重点介绍如下。

(一)生产厂家

Sulla 808V-SC(图 1-1)是在 Sulla 808V 的基础上发展的,由我国上海医疗器械四厂同 Dräeger 公司合作组装,为国内当前的主要机型。Sulla 808V 是德国 Dräeger 公司 20 世纪 80 年代的产品,具有设计合理、工艺精细、功能齐全、操作方便和使用安全等特点,其安全系统是根据德国麻醉和深切治疗学会及德国工业标准所的安全规则生产的。

(二)结构特点

该机为三角形组成式麻醉机,其呼吸回路、呼吸机和流量单元均在同高度由左至右排放。其体积小、可移动,并能随意安放多种监护仪,其麻醉系统和呼吸系统全是气动气控,在电源失效或无电地区都能正常使用。麻醉蒸发罐能随意选择,更换方便。流量表单元大小可调,高低明显。呼吸回路能方便选择,其高度随意可调,方向随便转动。与患者接触的所有

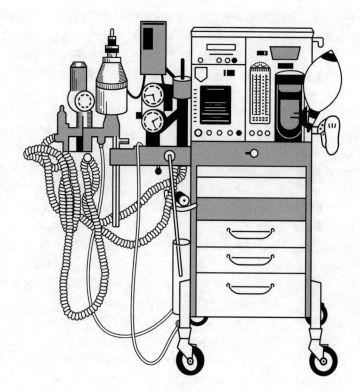

图 1-1 Sulla 808V-SC 全能麻醉机(正面观)

部件都能用高温消毒(120℃),通过更换系统能适合所有年龄患者的呼吸需要。

(三)基础部分

基础部分结构包括供气源、呼吸机、蒸发罐和呼吸回路等。

1. **供气源** 按麻醉机所需要的医用气体,如氧气、空气和麻醉气体(如笑气),由中心管道供气和瓶装供气源供应。中心管道供气道主要是配备在有条件的医院,在安装中心管道供气的病房和手术间,通过接头相连,能直接快速地得到所需气体,省去对贮气瓶的来回搬动,不受时间限制,安全程度较高,但国内还未能大量采用,特别是装有气体发生器的中心管道供气设备。来自中心管道供氧的压力通常为 3atm(314kPa)的高压气体,需经过减压装置降低压力(由 314kPa 降至 154kPa)后使用。氧自中心站输送至手术室及各病房,氧的输出压力为 $3.5\sim4$kgf/cm^2 ($50\sim55$psi)。当中心管道供氧压力低于预定水平(209kPa)就会报警。瓶装供气是将压缩气瓶装在氧气移动架上。此法在大部分医院使用。钢瓶压缩氧气的压力为 $130\sim150$kgf/cm^2($1850\sim2150$psi,1kgf/cm$^2=$ 14.22psi),经减压阀可将输出的工作压调至 $3\sim4$kgf/cm^2(或 $45\sim$ 55psi)。筒内含氧量为 625L。Sulla 808V 主机能同时供给氧气、空气和笑气三种气体。压缩气体经各自的压力表由减压阀减压,并通过流量表指示供给病人。流量计为浮旋表式,双流量管分别显示其高低流量,氧气低流量为 $0.1\sim2$L/min,高流量为 $2.5\sim15$L/min;钢瓶装笑气呈液化气状态,筒内压力为 $40\sim60$kgf/cm^2(750psi)。笑气可不断再汽化,始终保持饱和气体的容积,直至液化笑气用尽时压力才下降,故筒内压力不能代表气体的真实容量。笑气低流量为 $0.05\sim1$L/min,高流量为 $1.25\sim$ 10L/min;空气流量为 $0.8\sim15$L/min。氧气紧急供应阀(旁通)能在紧急需要时迅速大量供给氧气,其流速为 $35\sim55$L/min,且不受其他气体的影响。

2. 呼吸机 现代麻醉机都配备呼吸机,诱导后即行机械通气。为气动型呼吸机,定容型时间切换,以压缩空气或氧气作动力,气体压力为 $0.003\sim0.006$kPa。通过人为调节其吸入流速,推动风箱上下运行,风箱容积为 $50\sim150$ml 和 $150\sim1600$ml 两种,供小儿和成人分别使用。呼吸频率 $6\sim60$/min,呼吸相时间比范围为 $1:(1\sim3)$,吸气流速调节范围为 $20\sim80$L/min,呼吸末正压可随意调节。其呼吸功能有 IPPV、PEEP 及 IPPV+PEEP,板面上有常用呼吸参数供选择。呼吸机上有废气收集排出口,呼吸机的呼吸回路部分能迅速方便地更换和消毒。呼吸机的风箱移动清晰可见,附设于麻醉机内,且更换容易。开启开关置于"0"点时,呼吸机即关闭。详见本章第四节呼吸机内容。

3. 蒸发罐 蒸发罐是麻醉机的核心部分,用以蒸发液态全麻药,并可控制麻醉气体的浓度。Sulla 808V 有恩氟烷、异氟烷和氟烷三种不同的常用蒸发罐,是专用而不能换用的。蒸发罐是安置在回路系统之外。蒸发器的刻度以 Vol% 表示,指蒸发器出口处麻醉气体的浓度。浓度范围:恩氟烷和异氟烷均为 $0.2\%\sim5\%$,氟烷为 $0.2\%\sim4\%$,精确度均为 $\pm10\%$。温度补偿范围 $+15\sim+35$℃,压力补偿范围 200mbar(毫巴),

即只要压力波动<2.5kPa,输出浓度误差在±0.2%流量补偿范围较广,
为 0.5~15L/min。"0"为开启锁点,避免误动。麻药液面指示清晰,加注
和排放方便。麻药不得少于液面加注线的 1/2。

4. 麻醉回路系统　　氧或氧与麻药的混合气体气流经共同出口流出,
通过麻醉呼吸回路输至患者,同时将患者呼出气通过麻醉呼吸回路回入
麻醉机,这一功能靠麻醉机的活瓣等部件完成。Sulla 808V 的回路系统
采用 ISO(国际)标准,包括回路系统支架、吸气和呼气螺纹管、面罩、吸气
和呼气导向活瓣、CO_2 吸收罐、多功能转换阀门、贮气囊、可调限压阀、废
气排放阀及管和可供选用的小儿呼吸回路。呼气和吸气管、贮气囊和面
罩均由抗静电的橡胶制成,螺纹管能防止弯曲和扭折时的气道阻塞。贮
气囊大小为 2~3L,其功用:呼出气的贮存;吸气时供足气体;便于监测患
者的自主呼吸的频率、幅度、呼吸道阻力;随时施行辅助或控制呼吸;便于
氧和麻醉气体的混合;缓冲高压气流(操作失误)对肺的损害;便于使萎陷
的肺膨胀;提供麻醉通气系统内吸气和呼气的缓冲地带。呼吸回路支架
能使回路系统的方向随意转动,并能调节回路系统的高度。两个 CO_2 吸
收罐是采用有机玻璃和金属材料制作的。其容积为 1L,通常两个串联在
一起使用,插接头式有密封和具有紧固性的功能。四周均能观察吸收剂
的变化,吸收剂与 CO_2 起化学反应,清除呼出气中的 CO_2。

5. 特设多功能换气阀　　转动阀门方向,按患者需要,进行自主呼吸、
手法控制呼吸和机械呼吸,在施行麻醉时选择半开放、半紧闭式或紧闭
式。该阀有 3 种位置与之相适应。当转阀向上时,气体将通过压力控制
阀排出,其排出压力可用手调节,其压力限为 5~40mbar,为半紧闭式,可
用于手压通气和机械通气,并可超压排气。当阀转向水平时,呈全紧闭
式,能进行紧闭式循环呼吸,可降低流量,节省麻药。当阀转向下时,有一
单向活瓣,气体从此排出,呈半开放式,可用于患者自主呼吸。

(四)安全装置

麻醉机对患者的监测装置有:①潮气量、分钟通气量;②气道压力监
测仪(平均压、平台压、峰压);③氧浓度监测仪;④呼吸气的 CO_2 监测仪;
⑤麻醉药浓度监测仪;⑥呼出气流、气流呼吸阻力、胸肺顺应性监测仪等。

报警系统中,当出现呼吸机故障、接头松脱、漏气、氧浓度过低等情况
时,都会立即发出声和光的报警。

四、使用要求

现代最好的麻醉机,尽管备有各种监测仪,包括微机处理等,但也取代不了麻醉科医师的责任心,对麻醉机的使用要求如下。

1. 用前检查　麻醉前应按适当的检验步骤,对麻醉机进行检查,保证其功能正常。依次检查氧气和吸入麻醉药是否适量。以保证麻醉的安全。

2. 用后整理　麻醉机上各种零件必须保持清洁完整。用后,整复还原,不可随意乱放。

3. 吸收剂状态　麻醉前检查 CO_2 吸收剂是否新鲜和曾经使用的时间,必要时备新鲜的。至少备两个钠石灰罐。

4. 连接管系统　所备的各种连接管的内径必须够大,最好与气管内导管的内径相等。

5. 活瓣功能　施行麻醉前、中,必须经常检查呼吸活瓣是否灵活好用。

6. 测试紧急通气和流量计　麻醉机经检查确实、各种零件准备齐全后,转动快速给氧开关,将贮气囊充满氧气。关闭快速给氧开关。开氧流量计之开关至一定流量刻度(至需要量),将橡皮螺纹管接面罩或 Y 形管。

7. 检查呼吸系统是否漏气　检查贮气囊及麻醉机各部是否漏气。手控或机械通气测试人工呼吸或控制呼吸是否能达到目的。

8. 吸收剂的正确使用　麻醉中,CO_2 吸收罐应按时间替换使用,一般 30～60min 替换 1 次;或将两个 500g 的钠石灰罐串联在一起使用,要比单个交替效能好。

9. 准备吸收剂　用往返式 CO_2 吸收罐时,需将碱石灰装满,用前应将粉末和尘土滤净。

10. 防火防爆　正在使用麻醉机的手术间内,不能有明火,以防火灾和爆炸。在口腔、面颈部或开胸手术中不得使用电烙器和电凝器,以防火灾与爆炸。

11. 吸收剂使用时间　应将 CO_2 吸收剂的使用时间、日期记明于罐上。

12. 防止吸收剂过热　在应用 CO_2 吸收罐时,应注意勿使罐内温度过高,必要时要及时更换,可在罐上放一冷湿布包绕,或将换下的罐放冷凉处,以帮助降温。

13. **证实吸收剂的效果**　麻醉中应随时注意 CO_2 吸收剂的效力确实可靠。一瓶 500g 的碱石灰,如间断使用,有效吸收时间为 6~8h。如连续使用,每罐仅能维持 2h。当有如下指征时,应考虑 CO_2 吸收剂是否失效。

(1)观察颜色:吸收剂指示剂由粉红色变为白色,或兼有白色变为紫色。

(2)测试温度:紧闭式麻醉时,罐不发热(低温麻醉下 CO_2 排泄减少时,也可能不发热)。

(3)辨别味道:碱石灰颗粒变硬,舌尖舔无刺激性(无涩味)。

(4)观察症状:患者有 CO_2 蓄积症状:血压上升,但继之下降;脉搏增速,脉压增大;呼吸增深,继而减浅、增速或出现"下颌抽搐"样呼吸;肌肉张力增强,甚至发生惊厥,手术困难;瞳孔散大,眼睑睁开;皮肤、面色潮红(毛细血管扩张)、发绀、多汗;手术野渗血增多,且面色变暗紫色。

14. **控制麻醉药浓度**　蒸发罐内的全麻药液不可超过指定的平面线。

15. **正确使用四头带**　用橡皮四头带固定面罩时,不可牵拉过紧,最好 1h 放松一次。

16. **预防吸收剂失效**　用完 CO_2 吸收罐后,应立即关闭,密封盖严,以免长时间暴露在干燥空气中,含水量迅速降低而失效。

17. **保证流量计的准确性**　麻醉机上的各种流量计,非经请示上级医师,不得代替使用。

第四节　麻醉呼吸机

呼吸机既是麻醉机的"心脏",又是辅助呼吸的重要设备。麻醉机机身的作用是产生麻醉混合气体,并送到呼吸回路,与患者气道相连接。呼吸机的作用是经呼吸回路,使吸入气以新鲜气体为主,减少呼出气的重复吸入,以减少 CO_2 蓄积及缺氧。

一、呼吸回路

(一)分类

分为重复吸入及无重复吸入两种。根据有无贮气囊和重复吸入,通常分为开放、半开放或半紧闭及紧闭式回路。

1. 无重复吸入(无 CO_2 吸收装置)　①开放式(无贮气囊)、开放面罩、T 形管;②半开放式(有贮气囊);③Magill 回路;④Bain 回路;⑤Jackson-Rees 回路;⑥Mera-F 回路。

2. 有 CO_2 吸收装置(复吸入)　①半紧闭式,新鲜气流量>患者摄取量;②紧闭式,新鲜气流量=患者气流量。

(二)呼吸回路的作用

一是提供麻醉混合气,另一是保证患者充分氧合,并排出 CO_2。

1. 氧合　患者的氧合依靠吸入气的氧浓度,增加吸入气内的氧浓度,即使通气量很小也仍能达到充分氧合的目的。

2. CO_2 排出　取决于肺泡通气量。肺泡通气量=(潮气量-无效腔气量)×呼吸次数。麻醉过程中患者氧合情况良好、不缺氧并不等于患者没有 CO_2 蓄积,这是两个不同的问题。

3. 无效腔　无效腔残气量包括:①解剖无效腔,即从口鼻腔到终末细支气管不参加气体交换的气体;②肺泡无效腔,进入肺泡而未能参加气体交换的部分气体,如一侧肺动脉栓塞,该侧肺泡有空气但不能进行气体交换;③机械无效残腔,分动态及静态两部分。静态,呼吸回路中能发生等量气体往复的部分,如接头;动态,半开放回路中当新鲜气流低到一定程度时,原先传送气体的部分管道成为机械无效残腔,即发生重吸入。在应用无 CO_2 吸收装置的半开放回路时,足够的新鲜气流极为重要。

(三)Magill 回路

即 Mapleson A 回路。1920 年 Magill 设计此种呼吸回路(图 1-2)。它也是 T 形管的一种改良型,用大口径的螺纹管作主管,弯形接头一端接患者,接头上方有一呼气活瓣,以便排出患者的呼出气。螺纹管的末端接新鲜气流(包括麻醉气体),其附近再连一容量 2L 的贮气囊,足够一次深吸气容量。应用此呼吸回路,新鲜气流量如相当于患者肺泡通气量,即可避免复吸入。适用于自主呼吸时,吸气期回路内压力低,呼气期回路内

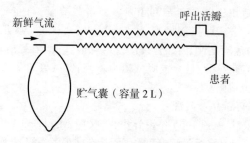

图 1-2　Magill 回路

压力高,呼出气自呼气活瓣排出回路。做控制呼吸时,吸气期回路内压力高,有相当一部分新鲜气流从呼出活瓣吹出而浪费,呼气期回路内压力低,呼出气进入螺纹管及贮气囊。为了防止呼出气的重吸入需要大流量。自主呼吸:新鲜气流量 100ml/(kg·min)或 5~7L/min,即成人肺泡通气量的 2 倍。控制呼吸:新鲜气流量 10~14L/min。

(四)Bain 回路

是 Mapleson D 回路的改良,1972 年首先由 Bain 提出,叫同轴环路装置,又称双套管装置,或 Bain 同轴环路装置(图 1-3)。其装置有长 1.8cm、直径 22mm 的透明螺纹管,作为呼气管用;其内有一内径 7mm 的细管,一端固定近于面罩,另一端接新鲜气流出口,供氧和麻醉气体用。它适用于控制呼吸,其优点是螺纹管由塑料制作,重量轻而且长,因此,麻醉科医师能远离手术野,适用于头颈手术。其优点还有:①无

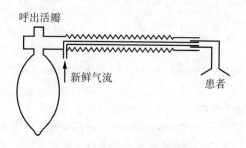

图 1-3　Bain 回路(双套管装置)

复吸入存在;②湿度合适;③可向远处排出废气;④可以自主呼吸或控制呼吸;⑤适用于任何年龄和手术。新鲜气流量:自主呼吸为 100～150ml/(kg·min);控制呼吸为 70ml/(kg·min);小儿为 3L/min。Bain 回路的危险是:①内外管接错或内管漏气;②内管前端接头脱落、内管扭曲不通致死腔过大或吸气阻力增高;③外管过短、过长、发生扭曲、增加阻力或阻塞。

(五)Jackson-Rees 回路

由 Jackson-Rees 1950 年设计提出,又叫 Mapleson D 回路,大致如 Magill 回路,只是将呼气活瓣和贮气囊接在非患者一端,新鲜气则从靠近患者的弯形接管附近输入(图 1-4)。由于没有呼出活瓣,故阻力小,适用于小儿麻醉。其新鲜气流量:在控制呼吸时,若小儿体重为 10～30kg,100ml/(kg·min)+1L;>30kg 时,50ml/(kg·min)+2L;自主呼吸时,新鲜气流量为病儿分通气量的 2.5～3 倍。

用 Mapleson D 回路做控制呼吸,于呼气末持续的新鲜气流,可以迫使无效腔残气及肺泡气向呼气活瓣外逸,挤压贮气囊,新鲜气压吹向患者肺内。故用此回路作控制呼吸,无复吸入。

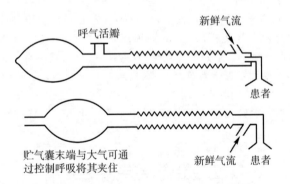

图 1-4 Mapleson D 回路(上)与 Jackson-Rees 回路(下)

(六)Mera-F 回路

国内用得少,日本用得多。是将循环回路变成同轴管路,其中附加一个吸气活瓣和呼气间接活瓣,新鲜气流从内套管输入,呼气则由外螺纹管经呼气活瓣排出。也可用 CO_2 吸收器,小流量循环紧闭式(图 1-5)。

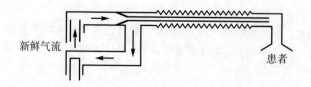

图 1-5　Mera-F 回路

（七）Lack 回路

由 Lack 提出，叫 Lack 同轴环路装置（图 1-6），与 Bain 回路比较，新鲜气流是从外套管输入，呼气则由中心管经逸气活瓣排出。自主呼吸时，每分呼出量相当于新鲜气流时，即可避免重吸入的发生，如新鲜气流大一些更好，一般气流量为 58ml/（kg・min）。控制呼吸时，此流量与 Magill 回路相同，近来认为减少新鲜气流可预防重吸入，此法是一种成功的方法，其特点是在回路与患者间设置一个使氧通过的 Venturi 装置。

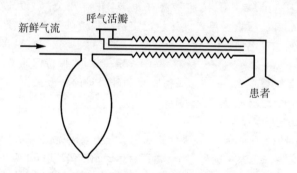

图 1-6　Lack 回路

（八）紧闭式呼吸回路

此回路是 CO_2 吸入回路，为一个全紧闭系统，与大气隔绝，剩余气体不需排出，可通过 CO_2 吸收器在回路中循环。补充氧量，300～500ml/min，＞500ml/min 不属于紧闭式呼吸回路。其优点：①反复吸入，节省用氧、用麻药，避免手术室空气污染；②保持吸入气一定的温度及湿度；③便于辅助或控制呼吸。缺点：①呼吸阻力增加；②患者氧耗量可能增加。

(九)半紧闭式 CO_2 吸入回路

回路中有开放的排气阀,通常是新鲜气流大于患者需要量。①CO_2 吸收器敞开于回路外,能避免重吸入,新鲜气流将近等于每分呼出量;②CO_2 吸收器在回路内,其新鲜气流小于每分呼出量。

二、使用要求

(一)定容型呼吸机

1. **特点** ①在吸气相能将预定量的气体送入肺内,呼吸机的切换以完成预定送气量为转移;②以高压气源为动力,直接或间接驱动气囊或风箱来完成定量送气;③输出系统中备有安全限压阀门,当肺顺应性或气道阻力改变时,对通气量影响不大;④机械无效腔增大时,通气量减少;⑤无同步功能;⑥性能稳定,坚固耐用,结构复杂笨重,部分以电力驱动或气动。最先进的涡轮式麻醉呼吸机,提供持续气流、潮气量精确、节约高压气体用量、无高压气体照常工作,用于所有全麻病人手术。

2. **操作步骤** ①接通气源或电源,开启开关;②设定潮气量(8~12ml/kg,或根据患者具体情况定);③设定呼吸频率(成人 12~14/min);④设定呼吸比[呼吸功能正常患者 1:(1.5~2),阻塞性肺疾病等 1:(2.5~3)或 1:(3.5~4)];⑤设定氧流量,保持深而慢的呼吸,须防低氧或氧中毒;⑥注意手法挤压和呼吸机的转换操作;⑦使用完毕,关闭电源或转换开关。

(二)定压型呼吸机

1. **特点** ①呼吸相:在吸气相通过文丘里效应(喷射回路)装置,产生恒压可调气压送入肺内。当气道压力达到预定阈值时,呼吸机换成呼气相。②禁忌证:属恒压发生器式。对肺顺应性下降或气道阻力增加患者应用时,易导致肺内通气不足和布气不均,从而不利于肺泡的气体交换。③随时调整呼吸参数:当肺顺应性下降时,在流量、压力参数不变时,呼吸机吸气相将缩短,使呼吸频率加快和潮气量减少,故应随时调整。④机械无效腔增大时可得到补偿,对潮气量影响不大,但吸气时间延长。⑤动力:高压气为动力,设计结构相对简单、轻便灵巧,但耗气量大,吸入气的氧浓度不稳定。⑥有同步功能,适合自主呼吸患者,加强监测。

2. **使用** 此型附于麻醉机上很少,只能做同步呼吸时使用。

3. **呼吸回路使用** 使用呼吸回路应注意以下 3 点。

（1）呼吸阻力：呼吸回路的阻力与机械因素有关，调节患者呼吸阻力的方法之一是气管内插管。

（2）呼吸回路故障：为避免各种机械故障和出现呼吸意外，故临用前应仔细检查，使回路性能处于良好状态。

（3）加强监测操作：使用中常规监测，发现问题及时寻找原因并予以纠正。

三、用氧安全

氧是生命活动中不可缺少的气体。医用氧在医疗救护中发挥着重要作用。医用氧纯度在 $98.5\% \sim 99.5\%$。一般工业用氧其纯度低于 98%，含有杂质及有害气体，一般严禁医用。医用纯氧有的压缩在密闭的氧气钢瓶内，有的由中心管道供应。大医院管道供氧是麻醉机主要气源，压力为 50psi，为麻醉机的正常工作压力。特殊氧气瓶为无缝钢制成，用铋钢比用碳钢或锰钢减轻重量 20%。瓶壁厚 0.94cm。瓶内容积为 $0.075 \sim 6.9 m^3$，共 9 种规格。麻醉多用高压大气瓶和低压小气瓶两种。瓶内贮气多少以压力表示（kPa 或 bf/in²）。bf/in² ＝磅力/平方英寸＝psi；1psi ＝6.89kPa。当灌足氧气时瓶内压力很高，在 $120 \sim 150 kgf/cm^2$。规定为 138atm（大气压＝2000psi）。瓶内压从 2200psi 调节至近 45psi。

（一）气瓶标记

为了便于识别，各种麻醉气体的气瓶外层均涂以规定的颜色油漆。

1. **颜色标记**　各国颜色标记不尽一致。我国虽无统一规定，但基本趋于一致，即氧为浅蓝，氧化亚氮为灰色，二氧化碳为黑色（表 1-1）。

表 1-1　麻醉用压缩气瓶外表的颜色标记

气体类别	ISO（国际标准组织）R₃₂	美　国 CGAC-9	英　国 BSS 1319	法　国 NFX08-107	中　国 （无统一规定）
氧	白	绿	筒体黑,筒肩白	白	浅蓝
氧化亚氮	浅蓝	浅蓝	浅蓝	紫	灰
二氧化碳	灰	灰	灰	浅灰	黑
氮	棕	棕	棕	栗色	
环丙烷	橘红	橘红	橘红	橘红	

2. 钢印标记 为保证安全使用,在压缩气瓶的筒肩上,工厂均已刻有各种钢印标记,包括:①审核管理建构代号;②气体的化学名称符号;③瓶体(包括瓶阀)重量;④最大工作压力,为工厂不准超过的灌气压力限度,常以 bf/in² 表示;⑤测试压力,为钢瓶所能忍受的最大静水压力,比实际最大工作压力高出 30%～50%,否则不应再使用;⑥一般规定钢瓶每 5 年检测一次最大静水压忍受力试验,标出复检年份;⑦气瓶阀门装有合金堵栓的气瓶,在瓶肩上刻有"Spun"标记。详见图 1-7。

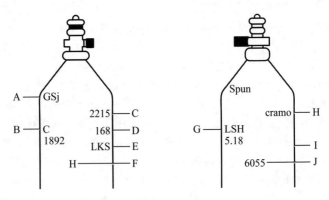

图 1-7 压缩气瓶钢印标记

A. 甘洋技术管理局;B. 气瓶尺寸编号;C. 最大承受压力(psi);D. 厂家号及测试日期;E. 所有权单位;F. 检验员号;G. 厂家号及测定日期;H. 铬钼钢制;I. 3360psi 下的弹性膨胀度;J. 复检日期

(二)操作步骤及注意事项

1. 安全开启 打开瓶顶气阀门时必须站在瓶顶压力表左后方,气阀门出气口嘴不许朝向人,开启 1/4～3/4 圈,以免快速开大发生危险。用前检查是否漏气。

2. 防止接错 选用规程适宜、功能正常的压力表和压力调节器(减压阀)与氧气瓶出气口衔接,两者螺丝口径必须匹配时,才能相互连接。绝不能凑合,防止接错。

3. 开关开启步骤 打开氧气瓶开关前,首先将麻醉机各开关关闭,待氧气瓶的开关徐徐打开后,方可将麻醉机上的开关打开,最后打开氧气流量计的开关。麻醉完毕后,先关氧气瓶开关,使气压表的压力降至零,将贮气囊的余气排空后,关上麻醉机上的氧气开关与流量计。气流量计的螺丝不可拧得过紧。注意防止高压气流猛烈冲击压力调节器和麻醉机。氧气瓶开启后连接患者。

4. **减压装置**　瓶中之氧必须经过氧气瓶阀门的减压器减压后使用。满瓶氧的压力一般为 $140kgf/cm^2$,经减压阀的调节,可降至恒定的 $3kgf/cm^2$ 左右的低压,再引至麻醉机的流量计比较安全。氧气瓶上的压力表,有的只有高压表,指示瓶内压力,有的还有低压表,指示减压后的压力,减压后再使用时才不致误伤人。打开流量计下端的螺旋开关,其浮标开始浮动,浮标顶面平面指示每分钟流出的氧量(L/min),以调节氧气流量。

5. **开关方向**　一切开关顺时针为关,逆时针为开。

6. **防燃烧爆炸**　①氧气瓶如漏气,不能用油堵或胶布粘封;②绝对禁忌将脂和易燃品与高压表阀门等接触,禁用沾满油腻的手去安装各种附件;③用氧手术室内,绝对禁忌有明火;④不在头面颈部用电凝电刀;⑤经常清除气阀门和接头上的灰尘,或开氧气瓶开关时先开 $1/4 \sim 3/4$ 圈,让气流冲掉积聚在气阀门和接头上的灰尘后再开大;⑥氧气瓶禁挂衣帽;⑦不能混用高压表,氧气高压表只能用在氧气瓶上;⑧已损坏的高压表不能使用;⑨高压氧气瓶应放置在阴凉通风的地方,周围温度<52℃,冬天不能离暖气片太近,夏天不能在烈日下暴晒,不能放在阳面窗下,不靠近火焰,绝不碰震;⑩严禁氧气与其他气瓶互灌氧气。

7. **保存标记**　贴于瓶肩上的灌注量、灌注日期、经手人等记录标签在使用期不应揭掉。禁止将两瓶内的气体自行归并入一个瓶内,并禁止自行从大瓶内往小瓶内灌氧气。

8. **瓶内留有少量氧**　高压力表上指针位于"0"时,瓶内仍处于 1atm($1atm=14.7bf/in^2=760mmHg=101.08kPa=15psi$)压力;如果表值在"0"以上时,实际表内压力为表值＋1atm,即为瓶内的绝对压。每瓶氧不得全用完,要留有 $1/2 \sim 1kg/cm^2$ 气压较为安全。阀门也应关严,防止空气或杂质进入瓶内,以免在再充氧时引起爆炸。卸高压表前,应先将气阀门关紧。暂不使用的气瓶,罩好瓶帽作保护。

9. **氧气瓶运输**　运送氧气瓶前,应关紧气阀门,搬运时尽量避免冲撞,特别注意对瓶颈部的保护。

10. **氧气瓶维修**　氧气瓶的重新油漆或维修只许在供氧厂进行。

(三)管道氧源注意事项

1.备氧瓶　作为管道一旦无法供气时备用。

2.存在不足　一是氧压力不足;二是管内压力过高。会造成供氧失败,严重时导致病人死亡。

3.故障监测　一旦怀疑管道氧有问题时,首先打开氧气瓶,关闭管道气。

第五节　麻醉管理

一、记录单的填写与管理

麻醉记录单是麻醉科最重要的医疗档案之一。麻醉记录单填写的好坏,反映一个麻醉科的工作水平,代表着麻醉科医师的服务态度和科学作风的好坏。麻醉记录单又是进行临床研究和教学的原始资料和依据,也是该例麻醉手术患者的法律资料。麻醉患者术中生命体征平稳与否、采用何种麻醉方法、麻醉用药、麻醉并发症、麻醉效果等应详细记录,也是麻醉科医师手术过程中对患者生命安全负责的佐证。应逐项认真填写,必须字迹整洁、清晰,不得涂改。麻醉小结及随访记录也要及时、有重点、科学性地填写。

1.记录单首页　其各项内容及术前准备结果,应在麻醉前逐项填写清楚。

2.麻醉危险性评估　术前根据患者全身情况、手术方式及范围等估计麻醉手术的危险性,作出判断,并采取有效措施预防。后按"优""佳""劣""危""急"圈划之。

(1)优:患者基本健康,发育营养良好,心肺肝肾功能正常,可以耐受麻醉和手术的侵袭,而且手术本身危险性又小者。如施行斜疝修补术或胸壁良性肿瘤切除者。

(2)佳:患者重要器官、呼吸或循环代偿基本正常或有轻度损害。有某些比较轻微的疾病,能耐受一般麻醉和手术的侵袭,麻醉经过一般平稳。如患者有轻度高血压而实施阑尾切除术或简单的良性肿瘤切除术者。

(3)劣:患者一般情况不良,并有较重的疾病,心肺肝肾功能有明显损害,但仍在代偿范围内,对手术和麻醉有相当大的危险者。如心脏病患者施行肺叶切除者。

(4)危:有严重的疾病、极度衰竭或有恶病质、严重贫血、中毒性休克、心力衰竭等功能代偿不全,不能耐受麻醉或手术者,麻醉危险性很大,很可能在手术过程中死亡。如心脏病患者施行心内直视手术,或有心力衰竭的患者施行任何一种大手术者。

(5)急:施行急症手术者。可于上述标准中的任何一项圈住为(急症无优级)急(佳)、急(劣)、急(危)。后者指病情危重,或属紧急抢救手术,麻醉危险性极大者。

3. **特殊情况** 将施行麻醉时应特别注意的事项。如休克,肝、肾、呼吸、循环功能不良,术前曾施行某种特殊治疗(如洋地黄的使用),扼要记载于麻醉记录单"特殊情况"栏内。记录麻醉前用药的药名、剂量、用药方法及用药时间,患者入手术室的血压、脉搏和呼吸。ASA 也是目前常用的病情评估的客观指标,见表 4-1。

4. **麻醉开始与结束** 麻醉与手术的开始与终了分别用"×""⊙""⊗"简单符号记载于附记栏内。

5. **监测记录** 当血压、脉搏和呼吸持续监测,一般平稳时,尽可能每 5~15min 记录一次。将各次记录连成曲线,血压和呼吸用蓝黑墨水、脉搏和体温用红墨水记录。

6. **麻醉诱导经过** 麻醉诱导期的经过据实加以圈画,遇特殊情况另加注解。

7. **麻醉期间特殊变化** 若麻醉期间有血压、脉搏、呼吸或其他特殊改变、意外发现,如发绀、呕吐等,应按发生时间连同处理措施详细地记录于附记栏内(事后说明原因)。

8. **麻醉前用药效果** 麻醉前用药和基础麻醉效果,根据患者的镇静情况和诱导情况判断之。一般以"满意""过迟""消失""过重""不足"等记录。

9. **麻醉及手术操作重要步骤** 麻醉与手术操作的重要步骤、特殊事项,必须按时记录于附记栏内。为事后判断麻醉经过,某些并发症及处理效果的重要根据,不应有任何忽视或遗漏。

10. **麻醉期间治疗用药** 在麻醉和手术过程中,所进行的各种治疗用药应按上述方法记载之。

11. **麻醉期间输血输液** 麻醉期间输血、输液应按给予时间、输血或液体种类记载之。遇有特殊情况,如动脉输血、加压输血、加快输血等,应另在附记栏内注明。手术终了后,应将输血、输液总量准确记录在相关项目内。小儿、老年及心脏病患者将输血、输液总量分开清晰记录。

12. **麻醉深浅** 麻醉深浅应只记录手术麻醉期,根据麻醉的深浅按时间,用曲线记录于相关栏内,采用普鲁卡因麻醉或其他麻醉可不记录。

13. **麻醉方法** 麻醉方法应分别于记录单内相应项目内圈出或注明。

14. **气管内插管** 施行气管内麻醉时,插管与拔管分别用"⊖""⊗"符号记在麻醉记录单相应时间栏内。并在插管方法项下圈画"经口""经鼻"等。

15. **麻醉药应用** 应将麻醉药品种类,按诱导期和维持期分别记录。如恩氟烷 4.5ml+3.5ml,即表示诱导期 4.5ml,维持期 3.5ml;辅助麻药也应写明。吸入氧气的时间和量也应记录清楚。

16. **机械通气** 应用机械呼吸时,应将所用正负压的实际数字,通气量、每分钟通气次数,按时记清楚。如 $500×20-6+8$,即表示潮气量 500ml,每分钟通气 20 次,压力为 $-6～+8cmH_2O$。

17. **控制性降压** 如用控制性低血压时,应记录术中体位改变及开始体位改变的时间,术中出血是否减少,或出血颜色有无改变等,应在附记栏内记录。

18. **低温麻醉** 低温麻醉时,应将水温、室温、降温时间和并发症记录于附记栏内,体温每下降一度即在相应时间格内以"△"标记。

19. **签名** 将术后诊断,已行的手术名称,手术者及其助手,器械和巡回护士、输液护士签入指定格内。

20. **麻醉恢复** 患者的手术体位、手术室内麻醉恢复期苏醒情况,在指定项内分别圈画。遇特殊情况,如发绀、呕吐、应另注明。

21. **术后麻醉单存档** 麻醉结束后,将一份麻醉记录单留麻醉科,另一份随病历送回病室。

22. **麻醉单保存** 留在科内的麻醉记录单,首先由专人进行登记,然后放入柜内按月分类保存。并将术后病室巡视所见逐项填入术后情况栏内(每日巡视一次以上者及有特殊情况者,亦应填写时间)。

23. **麻醉小结** 每个麻醉病例在终了后,做出小结。自评麻醉效果,麻醉并发症的登记,处理等。

24. 麻醉评级　按评级标准给每份记录单进行Ⅰ、Ⅱ、Ⅲ、Ⅳ评级。评级标准见表1-2。

表 1-2　麻醉评级标准

评级	椎管内麻醉	神经阻滞麻醉	全身麻醉
Ⅰ级	镇痛完全,肌松好,内脏牵拉反应轻,平面<胸$_6$	阻滞完全,效果满意	诱导顺利,维持期生命参数平稳,苏醒快,满足要求
Ⅱ级	以上3项有1项不满意,平面>胸$_5$以上	有轻痛,用镇痛药后疼痛明显改善,满意	以上3项有1项不满意,基本满足手术要求
Ⅲ级	以上3项有2项不满意	阻滞不全,疼痛明显,用辅助药勉强完成	以上3项有2项不满意
Ⅳ级	改麻醉	改麻醉	出现严重麻醉并发症,或气管插管失败,手术改期

二、文件管理

(一)记录单的保管

麻醉记录单实行专人管理,每月分类归档。用表格或卡片的形式进行登记、统计。按年次顺序编号、排列,根据麻醉种类分别装入病历袋内,妥善加以保管。

(二)统计内容

1. 每月统计　参见表1-3。

2. 全年统计　将每月麻醉种类相加。

3. 危重患者麻醉登记　包括休克患者、颅脑手术患者、体外循环手术、高血压病、糖尿病、肝功严重障碍、肾功严重障碍者等。

4. 麻醉期间医疗缺陷、失误、麻醉并发症及术后并发症登记　参见表1-4。麻醉意外和并发症种类详见第10章。

5. 其他　如麻醉患者死亡登记,麻醉失败病例分析,麻醉药物使用与消耗,心电监测、血氧饱和度监测统计等。

表 1-3　　　年　　　月麻醉统计表

科别	头部	颈部	心	肺	食管	胸壁	腹部	泌尿	四肢	整形	妇产	五官
硬膜外												
骶管阻滞												
腰麻(包括脊麻-硬膜外联合麻醉,CSEA)												
臂丛麻醉												
气管内麻醉												
支气管内麻醉												
监测麻醉												
控制性低血压												
低温麻醉												
体外循环												
硫喷妥钠												
普鲁卡因												
氯胺酮												
丙泊酚												
芬太尼												
颈丛麻醉												
吗啡												

表 1-4　麻醉意外和并发症登记表

年	月	日	住院号	年龄	性别	诊断	术前情况	麻醉	并发症、意外经过及处理			
									诊断	原因	经过	治疗及结果

三、呼吸管理

呼吸管理是麻醉中不可缺少的一部分,是麻醉科医师做好麻醉和抢救的基本功之一,是保证麻醉或重危患者安全的关键。

(一)呼吸管理方法

包括呼吸的观察、监测、维持有效的呼吸交换量和正常的呼吸功能,处理呼吸紊乱和治疗呼吸衰竭等。

1. 辅助呼吸　患者自主呼吸保留,但不能保证足够的通气量(如呼吸频率太快,或过慢,或幅度和频率不规律),必须要在吸气期用手挤压贮气囊,以加大呼吸通气量。辅助呼吸又分为间歇加压辅助呼吸、连续加压辅助呼吸、压力递增辅助呼吸和连续加压呼吸 4 种。

2. 控制呼吸　是有意识地消除患者的自主呼吸,主动地控制其呼吸功能(幅度、频率、通气量等),使其接近正常生理。当干扰呼吸的诱因解除后,自主呼吸在短期内即可恢复。

3. 人工呼吸　和控制呼吸的操作方法基本一样,所不同的是患者的呼吸暂停是由疾病因素引起的。人工呼吸是被动的抢救措施。自主呼吸待病因消除后才能恢复。

(二)呼吸观察

任何麻醉方法或麻醉药,都会对麻醉患者的呼吸产生干扰。随着呼吸的改变,也使循环和其功能受到影响,甚至危及生命。呼吸监测仪器应提倡应用,但它替代不了观察。对呼吸的观察是麻醉监测的常规操作,以保证患者的安全,可作为判断全身麻醉的深浅的指标之一,方便手术的操作。

无论采取什么麻醉方法和药物,麻醉期间都应具体结合病情、手术范围和时间长短等情况,进行全面的观察,直至麻醉手术结束,患者恢复正常为止。

连续细致的观察、监测,能及早发现指标变化,及时处理,防患于未然。一旦发生呼吸紊乱,应及时正确的处理。

1. 观察重点　患者有无缺氧和二氧化碳蓄积。

2. 观察项目和方法　结合麻醉医师的经验和设备条件,因地制宜进行综合观察。

(1)观察呼吸运动的频率、节律、幅度和方式的变化等。

(2)观察黏膜、皮肤和刀口出血的颜色。

(3)监听双侧肺呼吸音。

(4)用呼吸仪器监测,如血氧饱和度的监测等。

(三)控制呼吸的优点

控制呼吸是麻醉期间主动管理呼吸的基本方法。用控制呼吸充分给氧及通气,是麻醉与复苏时期最简便、迅速和有效的呼吸管理方式,在麻醉中广泛应用。其优点如下。

1. 肌肉松弛　控制呼吸可减少麻药及肌松药的用量,能使较浅的麻醉产生满意的肌肉松弛效果。

2. 呼吸平稳　控制呼吸可使手术野保持静止而便于手术操作,利于胸腹部手术的顺利进行。

3. 矫正纵隔摆动　既可消除矛盾性(反常)呼吸所引起的呼吸、循环功能紊乱,也可满足保持手术野静止的要求。

4. 降低能量消耗　改患者主动呼吸为被动呼吸,降低了患者的代谢,可节约氧气和机体能量的消耗,有利于垂危患者的抢救。

5. 保证气体交换　氧气充分供给,肺泡充分扩张,患者能够充分地进行气体交换,防止了缺氧和二氧化碳的蓄积。

(四)消除自主呼吸的方法

消除自主呼吸,对呼吸进行调节和控制,常采用肌松药、过度换气、降低 PCO_2、加深麻醉、使用吗啡等呼吸中枢抑制药等方法。

(五)控制呼吸的操作方法

1. 间断加压吸入法　又称间隙正压呼吸或补偿呼吸,IPPV 或 IP-PB,是最常用的一种。方法:患者吸气时,人为地对贮气囊加压。使压力较快地上升,达到预定限度后即为呼气。呼气时自由呼出,直至呼气终末压与大气压相等。此方法操作容易,对生理功能影响最小。使通气/灌注比值维持在 0.8 左右。

2. 持续加压呼吸　又称持续正压通气或持续加压呼吸,CPAP 或 CPPB。方法:于吸气或呼气时都加压,吸气时高些,呼气时低些。用于纠正肺不张、肺间质水肿等治疗。使肺泡气体交换面积得以加大,肺静脉血混流得以改善,提高动脉氧分压。

3. 吸气加压和呼气终末加压　又称压力递增呼吸,或呼气末加压呼吸,或 PEEP,或阻力呼吸,属于连续加压呼吸另一型。即呼气末保持一定的正压($5\sim8cmH_2O$),高于大气压。吸气时也像 IPPV 一样。用于肺顺应性差、肺泡壁肥厚、弹性消失及急性呼吸衰竭的患者、特发性婴儿呼吸困难综合征等治疗,可增加肺功能残气量,阻碍肺泡塌陷,降低静脉血混合,提高 PaO_2,减轻心脏工作量。

4. 吸气加压及呼气负压 又称正负压呼吸,或正负压交替呼吸。吸气时加压 $15cmH_2O$,呼气时气压低于大气压,一般 $-3\sim-5cmH_2O$,有利于静脉血液向心脏回流。适用于个别需要提高回心血流量及心力衰竭者的治疗。

(六)控制呼吸次数

控制呼吸的频率,以 $16\sim20(12\sim24)$/min 为最适宜,接近正常生理,对酸碱平衡扰乱最小。呼吸次数过多或过少均有危害性。

(七)控制呼吸气流的压力

全麻过程中,应当按照具体情况灵活掌握控制呼吸的气流压力。一般吸气压力为 $7\sim15cmH_2O$ 为宜。足以维持正常通气量,防止忽高忽低。压力过大时可引起呼吸和循环功能变化,甚至使肺内压力迅速瞬间剧烈上升,致双肺破裂。压力过小时则引起呼吸通气量不足,都可引起缺氧。

(八)呼吸幅度

一般吸气和呼气所占时间保持 1:(1~2)。遇有下列情况时吸气和呼气所占时间比值为 1:(3~4)。①下气道阻塞;②通气功能下降;③通气功能障碍等。在胸腔手术时若要使各肺叶适当扩张,保证潮气量的恒定充足。控制呼吸的潮气量一般为 $400\sim650ml$,肺气肿者再增加 $50\sim250ml$。

(九)全麻深浅的辨认

可以从控制呼吸辨认和评估麻醉深度。

1. 呼吸阻力 呼吸阻力增加时表示麻醉浅。若控制呼吸很易掌握,贮气囊无阻力,即麻醉已相当深。

2. 呼吸动度 停止控制呼吸后微弱呼吸出现,表示麻醉较浅。反之,麻醉较深,或控制呼吸所用压力过大,过度通气所致。

3. 浅麻加肌松药 应用肌松药后,以其作用时间的长短及剂量的大小来决定呼吸情况。一般情况下用浅麻,做长时间的控制呼吸,比较安全。

(十)管理注意

1. 操作得当　控制呼吸要防止气流压力过大,否则可引起肺泡破裂、张力性气胸和纵隔气肿等副损伤。

2. 正确辨认麻醉深浅　监测血压、脉搏,观察呼吸类型、深度、眼球的位置、眼内压力、瞳孔的大小、肌肉弛缓程度、皮肤颜色、末梢循环等,以判断并维持在一定的麻醉深度,保证患者安全。

3. 保持气道通畅　麻醉期间必须保持气道通畅。应及时吸出气道内的痰、血和脓液,以免液体随气流压入肺泡,影响气体交换;为减少气道阻力,所选用的气管导管不可太细;麻醉机的呼吸活瓣不可失灵;插入气管内的导管尖端斜面不可贴到气管壁;避免钠石灰质量差、作用减退或无作用;一旦出现支气管痉挛时,应及时给氨茶碱等药物治疗。

4. 警惕失误　用循环紧闭式麻醉控制呼吸时,切忌开大麻醉蒸发罐,以防止麻醉过深而出现意外。

(十一)呼吸紊乱的原因

呼吸管理方法的选择应用,必须针对发生呼吸紊乱的原因进行调控。麻醉期间发生呼吸紊乱的常见原因如下。

1. 患者因素　为呼吸系统的原发病及并发症等所引起的呼吸异常。如肺炎、哮喘、肺源性心脏病、心肺功能受损者等。

2. 麻醉因素

(1)麻醉操作失误:气管导管插入过深,或过浅而脱出;导管扭折;导管过细;导管尖端斜面贴紧气管壁;痰堵导管;腰麻平面＞胸;高位硬膜外阻滞或硬膜外麻醉平面过广;错用药物及药物合用后出现呼吸抑制不良反应等。

(2)麻醉器械故障:麻醉机及呼吸机部件失灵;活瓣失灵;无效腔和阻力过大,钠石灰失效等。

(3)麻醉药的影响:全麻药、镇痛药、镇静药、肌松药、抗生素等都可引起呼吸紊乱。

(4)发生呼吸系统麻醉并发症。

3. 手术因素

(1)手术体位:如俯卧位、侧卧位及头低足高位等体位可致呼吸紊乱。

(2)手术部位:颅脑、胸科及腹部手术及操作等都对呼吸有影响而致紊乱。

(十二)辅助呼吸的操作方法

辅助呼吸必须与患者的呼吸同步,是纠正低氧血症最常用的操作方法,根据患者情况而选择不同通气方式。

1. 间歇加压辅助呼吸　适用于呼吸交换量不足或呼吸运动受限的患者。在吸气时,每隔 2 或 3 次对贮气囊适当加压辅助,使肺泡有足够的通气量进行气体交换,呼气时不加压贮气囊,靠胸廓和肺的弹性回缩,自由呼出。压力 $7 \sim 15 cmH_2O(0.686 \sim 1.47 kPa)$。

2. 连续加压辅助呼吸　亦叫补偿呼吸。用于呼吸过分浅表、剖胸后纵隔摆动及反常呼吸明显者。于每次吸气时均施加压力,但时间不宜过长,可以和间歇加压呼吸交替使用。

3. 压力递增呼吸　适用于呼吸浅速,$f > 35/min$ 者,剖胸手术中或关闭胸腔鼓肺时等。于每次吸气时加压 $7 \sim 15 cmH_2O(0.686 \sim 1.47 kPa)$,加压到呼气时,使肺内气不完全排出。患者 2 次吸气时,再吸入部分气体,这时不予加压。呼气时继续加压 $7 \sim 15 cmH_2O(0.686 \sim 1.47 kPa)$。第 3 次吸气时,再吸入部分气体,呼气时放松贮气囊,使肺内气体全部排出。可充分地增加肺泡的换气量,使萎陷肺膨胀。此法仅短时间使用,应严格掌握适应证。

4. 连续加压呼吸　只用于治疗肺水肿、肺充血和肺不张等,或短时间用于肺手术时,检查支气管残端是否漏气、关胸后排出胸腔气体时。于吸气时施加 $7 \sim 15 cmH_2O(0.686 \sim 1.47 kPa)$ 压力,呼气时 $2 \sim 4 cmH_2O$ $(0.196 \sim 0.392 kPa)$。本法呼与吸均为正压,对循环功能干扰大,应严格掌握适应证。以血气分析作为调节通气量、氧浓度及碱性药应用的指标。

四、血容量管理

血容量管理即术中液体管理,液体管理是麻醉科医师面临的临床常见问题和基本功之一,是手术中患者治疗的基础,只有补充足够的血容量才能维持各类创伤性休克及手术中失血、患者的心排血量和组织灌注,也是保证机体内环境稳定,预防进一步病理生理改变,对肾等重要脏器进行保护、防止肾功能衰竭的重要措施。手术患者预后较差时常与组织灌注不足有关。故血容量的管理备受关注。

(一)血容量紊乱的病因

1. 分类　分为容量不足和容量过多 2 类。

2. 容量不足(低血容量)　低血容量的病因有 8 类。临床患者低血容量的原因可为一个或更多个。

(1)失血:由于创伤、出血和外科手术操作性失血,是外科患者最常见的血容量失调原因,是直接的细胞外液丧失或体液再分布造成的血管内低血容量。

(2)经胃肠道液体丢失:常见有呕吐、胃管引流、腹泻、胆道、胰或小肠瘘等原因,是直接的细胞外液丧失或体液再分布造成的血管内低血容量。

(3)烧伤:直接的细胞外液丢失或体液再分布造成的血管内低血容量。也有体液转移的原因。

(4)多尿:有尿崩症和渗透性利尿等。

(5)第 3 间隙丧失:即指体液(包含水分)转移进入无功能的间隙,即第 3 间隙,引起血管内低血容量。其原因有肠梗阻、腹腔手术、腹膜炎、挤压伤和腹水等。第 3 间隙丧失常伴随有炎症和毛细血管渗透性改变。血管通透性增加。

(6)机械通气:也可引起体液过多丧失。

(7)多汗:高温、高热作业,剧烈劳动等引起。

(8)血管扩张:致体液转移引起的血管内低血容量。

3. 低血容量的治疗学分类　可将低血容量分为 5 类。即全血丢失、血浆丢失、体液丢失、血管容积改变等为主低血容量和未控制的大出血性休克。

4. 容量过多(高血容量)　主要病因有 2 类。

(1)排出失常:包括肾衰、肝衰、充血性心衰、抗利尿激素(ADH)分泌异常综合征(SIADH)。

(2)输液过量:单位时间内输液过快,或输液总量不恰当,使血容量过多。特别是对于颅内高压、肾衰竭、心衰、肝衰者及小儿等易发生输液过量。

(二)容量紊乱的治疗

1. 低血容量　及时补充血容量和组织间液。其目的是恢复和维持血容量。

(1)治疗程序:低血容量治疗要有合理的程序,液体和治疗措施选择适当。

①循环容量的维持:创伤和手术患者易发生低血容量性休克。主要

原因是补液不足,速度不够快。因对急性失血量或体液丧失量低估,或对手术时体液的丧失[4~8ml/(kg•h)]也估计不足,补充晶体液要占失血量的 2~3 倍的量不够,麻醉后增加血管内容积不够等,均可出现血容量不足,造成器官的灌注不足,而发生急性肾衰,加重酸中毒和心血管功能障碍等病情病理。

②保持血氧携带能力,提高血细胞比容(Hct)至 30% 左右:主要通过输全血或红细胞,并充分给氧。也可用携氧液体制剂去基质血红蛋白或过氟碳液。

③恢复正常凝血状态和内环境稳定:对创伤手术或大量失血患者要补充血小板、新鲜血浆和凝血因子。并维持 $PaCO_2$ 在正常水平,而不应过度通气。当动脉血液 pH<7.25 时,少量多次补碱性液。

(2)溶液选择:溶液补充在失血、大手术和创伤的早期,应以含钠的溶液为主。

①晶体液:同时丢失水分和电解质,则选择等渗溶液,也称补充型溶液。最先选用乳酸钠林格液(平衡盐液),其电解质成分与细胞外液相似,输注后可达到快速扩容和电解质平衡,对抗代谢性酸中毒,对肾功能有保护作用;无过敏、无免疫原性、无毒性;可快速利尿排出,造成容量负荷过重的危险性较少,可降低血液黏滞度。但不能携带氧,在血管内半衰期 20~30min,扩容效果较差,在急性复苏期后可能引起全身水肿和肺水肿,引起血液稀释性凝血障碍和胶体渗透压降低现象,比胶体液所需要量大 2~3 倍。仅丢失水分时则选择低渗晶体溶液,也称维持型溶液,生理盐水、葡萄糖也最常选用。生理盐水可用于补充氯和钠离子。高张葡萄糖液可补充能量,改善机体供能。但生理盐水有高氯血症、葡萄糖致低钠水肿的缺点。在应激情况下,因儿茶酚胺、胰高血糖素分泌增多,使肝糖原分解和内源性葡萄糖增多,输入葡萄糖的利用受限。

②胶体液:单纯用平衡盐液治疗低血容量是不妥当的。常用清蛋白、血浆蛋白液(SPPS)、新鲜冷冻血浆(FFP)、全血和血液成分、右旋糖酐、羟乙基淀粉和明胶制品等胶体液。因其是大分子量物质,产生的渗透压使溶液在血管内存留时间长,半衰期为 3~6h,不引起水肿,增加心排血量作用强;无致热原、无抗原和无毒性;能达到一定胶体渗透压(COP);代谢排泄完全,无毒害,无不良反应。故用于血容量严重不足,严重低蛋白血症或大量蛋白丢失,麻醉期间在后续液体复苏中,应使用胶体液,以减

轻心、肺和脑等重要脏器的水肿负担。缺点是易引起电解质失衡和容量负荷过重等。且右旋糖酐、明胶溶液和羟乙基淀粉等人工胶体溶液只能限量输入。

③高渗液:用3%～7.5%氯化钠输注能快速升高血压,增加心排血量,改善患者循环功能,且对心肺功能干扰小,不增加颅内压和用量小等优点。静脉输入3～4ml/kg高渗盐水(2400mmol/L)后,可显著改善微循环功能。适用于心肺功能差者,复苏效果好。但会造成局部组织损伤,且经血管渗出,使血容量很快下降。加入6%右旋糖酐70制成的高渗高张溶液(HSD),可减少以后的输液量,为低血容量治疗的新型溶液。

(3)低血容量缺乏的程度:根据中枢神经系统、心血管系统、胃肠道、代谢、组织等方面的症状和体征,可以判断低血容量缺乏的程度。循环对缺乏有效血容量的反应为3期:Ⅰ和Ⅱ期容易治疗,Ⅲ期治疗除补充容量外,需要药物治疗,以恢复血压和增加组织灌注。仍以多巴胺、多巴酚丁胺和氨力农等较好。如某些患者在达到Ⅲ期前,不能恰当纠正低血容量时便会转变成休克的"不可逆"期。

(4)低血容量治疗的监测:因临床上低血容量的体征很不可靠,故监测心率、血压、CVP、PCWP和Hct在急性出血后是有价值的,对危重患者不可靠,在大手术后常采用,但不能反映血容量的快速变化和对治疗的反应能力。除监测血流动力学变化外,更可靠的方法是测定心排血指数、氧释放和氧消耗。CVP或PCWP的监测,代表心充盈压,其变化参考为:当CVP或PCWP<3mmHg时应继续输液;当为3～5mmHg时暂停输液,10min后再估计;当>5mmHg时应中断输液。

2. 血容量过多　应及早识别血容量过多,因其造成容量负荷过重和肺水肿等,一旦发现,尽快正确处理,以减少后遗症。处理方法如下。

(1)限制液体输入。

(2)用利尿药:如果发生肺水肿,用呋塞米和氨茶碱等利尿药利尿。

(3)慢性肝衰所致高血容量的治疗:由于肝蛋白合成受损和门静脉高压,使血管内液体向间质内转移。在降低总体液量时,要维持血管内容量和肾灌注,可采用襻利尿药和增加血管内渗透压的利尿药、腹腔穿刺放液(4L/d)、限钠饮食[50mmol/(L·d)]和静脉输注白蛋白(腹腔穿刺术后40g)等治疗。

3. 未控制出血性休克的低血容量　创伤和手术中意外大出血时,低血容量治疗是一个很棘手的问题。

(1)低血容量面临的治疗问题:未控制出血所致的低血容量治疗面临的问题:①大量输液的同时大量出血的现象导致急性冲洗性贫血,Hct 急骤降至 10% 以下,极易发生心搏骤停,大量输液可加快死亡;②确定低血压的耐受程度和时间限制;③要确定最佳治疗方案,预防多脏器功能衰竭。

(2)治疗重点:未控制出血性低血容量的治疗应以预防心搏骤停为重点。在有效止血前,既要防止大量输液造成过低血细胞比容,也要防止血压过低。

(3)限量输液:为了避免大量补液的危害,提高限量输液的效果,为输血和有效止血争取时间,用以下几种液体治疗。

①去基质血红蛋白:为高度纯化的血红蛋白分子,其氧离曲线与红细胞相同,在循环中半衰期为 7h。有携氧作用,可提高组织氧分压;有吸收血浆中 NO、使血管收缩的作用,静脉收缩强于动脉,加强组织内血液向心回流,起到抗休克裤的作用;增加心、肾、脑血流,减少肌肉皮肤血流,胃肠血流保持不变,对防止未控制出血患者心搏骤停很有益,但有价格昂贵、半衰期较短的缺点。

②高渗溶液:输注高渗—高浓度氯化钠和右旋糖酐液 250ml,可有效防止心搏骤停,提高存活率。

③过氟碳乳胶液:有携氧作用,可提高血氧含量,同时应充分吸氧。

(4)术前准备:在麻醉前输血;监测指导低血容量治疗,积极争取时间进行治疗,不必等待实验室化验结果。要正确掌握手术指征,为此要不断学习。

(三)电解质、酸碱平衡紊乱的处理

1. 高钠血症 钠是构成细胞外液主要的渗透活性溶质,容量不足时伴有高钠血症等。常见有水分摄入减少、经胃肠道或皮肤的丧失增加,利尿和尿崩症等。处理高钠血症患者的补液速度很重要。若要避免快速补液产生的脑水肿,对急性高钠血症患者,起初 12h 之内输入所预计的容量缺乏的一半;对几天之内发生的容量缺乏,补充要在 2~3d 内完成。

2. 低钠血症 发生低钠血症可伴有低血容量或高血容量。

(1)低血容量:当伴有低血容量时,患者有不断从胃肠道引流或进入第 3 间隙的液体丢失,或不恰当地补充了低张液体。解除病因的同时,补钠、补水,根据生化检验结果,补充合适的液体。

(2)高血容量:伴有高血容量时,常继发于充血性心力衰竭或肝硬化。治疗要限制输液,利尿,当血钠达 125mmol/L 时,应停用高张盐水。

3. 酸中毒 低血容量性休克常伴有代谢性酸中毒,可用碳酸氢钠输注纠正。

五、早期拔管的管理

手术结束后,由于麻醉药物的残留作用,还需要有一定的时间来代谢和排泄。经手术创伤打击的机体,呼吸、循环和各个脏器的功能受到不同程度影响,术后也要有一个恢复过程。近年来早期拔管是"快通道"心脏外科麻醉的重要环节,早期拔管减少了术后呼吸系统并发症,对心血管系统无明显不良影响,减少了患者在 ICU 的停留时间,降低了医疗成本。但麻醉后早期拔管会出现许多的问题,特别是老年、心肺功能差的患者有可能发生气道梗阻、误吸、咳嗽、喉痉挛,严重者可危及生命,其管理非常重要。

(一)拔管要求

拔管的要求是,患者应有满意的通气量、正常的呼吸模式、完善的保护性反射及肺功能,没有异常的呛咳和躁动,循环系统更应平稳。但是临床上在拔管时及拔管后往往会出现一些问题,其原因是未能完全达到上述要求,必须加强管理,确保术后安全。

(二)拔管标准

早期拔管的时机,一般应选在心外科手术后 4~8h。早期拔管不仅使肺部转归得到改善,且可减轻术后护理强度和费用。拔管的临床标准如下。

1. 生命体征平稳 血压、脉搏、呼吸在正常范围。咽喉反射、吞咽反射恢复、呛咳反射活跃是拔管的必要指征。且术后无活动性出血、无心律失常及重要脏器并发症。CPB 术后血细胞比容 > 0.25,中心温度 > 36℃。

2. 清醒 患者睁眼,辨时、辨向、辨位、辨认等能力恢复。应答反应好。

3. 心肺功能恢复满意 充分逆转全麻药及肌松药作用、纠正各种病理性或医源性的通气不足。如果有残余肌松药作用或器官功能不全,难以维持满意的心肺功能时则不宜拔管。以呼吸模式、呼吸肌力、气道功能、气体交换情况及血流动力学稳定性等,为评价心肺功能的标准。

4. 呼吸肌力的评价 逆转残余肌松药作用,使自主呼吸和肌力恢复,要求达到如下标准。

(1)四个成串刺激(TOF):>0.7,表明呼吸肌力已恢复满意,或双倍强直刺激比 TOF 更重要。

(2)抬头试验:患者能抬头 5s 试验是最简单可靠的指标。此时 TOF 为 $0.7\sim0.8$,但临床上 TOF 少用。

(3)最大呼气压(MIP):潮气量和每分通气量恢复正常。MIP 必须达到 $>-150mmHg$,才能维持满意的分钟通气量。MIP 为 $-225.6mmHg$ 时,100% 的患者拔管成功。当 MIP$<-300mmHg$ 时,仍可能发生拔管后气道阻塞时,可插入口咽通气道,以保证气道通畅。

(三)拔管技术

拔管操作的技术性、技巧性均很强,是麻醉科医师的基本功之一,必须引起足够的重视。应按以下顺序顺利完成拔管。

1. 确认拔管指征 拔管前,应先确认呼吸功能已恢复至满意程度,自主呼吸恢复,呼吸空气 5min 后 $SpO_2>95\%$,$P_{ET}CO_2<45mmHg$,吞咽反射活跃,已完全达到拔管指征,拔管后不会出现气道阻塞等问题。

2. 吸痰 拔管前必须充分吸痰,吸净咽腔内的血块及分泌物。拔管前先正压吸入纯氧,利用套囊下方压力>套囊上方压力之差,将分泌物推入咽腔,然后吸净咽腔痰液,排空套囊后拔出导管。

3. 窥视 拔管前用喉镜轻柔地窥视咽喉部,及早发现咽喉水肿或损伤、出血等,在直视下吸净咽腔内的分泌物、血块等。

4. 苏醒 患者清醒后拔管易发生呛咳或喉、支气管痉挛,对于气道特别敏感的患者,深麻醉下拔管也可取。

5. 用药 在拔管前适当时刻(1~2min)静注适量利多卡因(1~2mg/kg),是拔管很实用的技术。抑制呛咳和拔管时的呼吸和心血管应激反应,可有效地防止 ICP 和眼内压升高。拔管前用 β 肾上腺素受体阻滞药艾司洛尔、拉贝洛尔或硝酸甘油等静注,也可起到相似的有效作用,对冠心病更有意义。

6. 分步拔管法 对可能发生气道阻塞等危险者,或有心血管功能异常者,适当选用利多卡因、阿片类等药物,在呼气期避免任何刺激性操作,正压吸入 100％氧,然后在吸气期拔除气管导管,可以最大限度地减少呛咳、喉痉挛及心血管反应的发生率。

7. 开放气道 拔管后吸尽呼吸道分泌物,对于清醒不彻底者或气道平滑肌仍有松弛时,拔管后应立即托起下颌或使颈后伸位,以开放气道。用面罩以 30～60mmHg 正压辅助呼吸,吸入 100％氧,持续监测 SpO_2 和血气变化,此操作可判断患者呼吸模式、通气量及气道开放满意与否,如有异常,立即处理。

(四)拔管时生理功能紊乱的处理

1. 气道改变的处理 拔管后鼓励患者深呼吸,尽量避免二次插管,当出现各种呼吸功能异常时,分别处理如下。

(1)喉痉挛:是由于刺激引起喉上神经强烈兴奋,致环甲肌持续内收和声门长时间关闭的后果。这是气道的一种保护性反射,当进行咽腔吸引或因导管移动、局部受到血液或分泌物刺激时,都可诱发喉痉挛发生,导致通气量锐减,迅即发生低氧血症。自主呼吸时,喉内收神经兴奋阈值随呼吸周期而发生明显变化,呼气期阈值较低,此时拔管最易发生喉痉挛。一旦发生喉痉挛,应即正压吸入 100％氧。情况十分紧急时,可用 18号输血针头行环甲膜穿刺,导入氧气,急救纠正缺氧效果显著。

(2)上气道肌肉松弛:为一常见的拔管后气道阻塞原因,是肌松药残余效应所致。阻塞部位在舌、软腭或会厌。是因这些组织松弛下垂与咽壁密贴,使气体不能进入气管而梗阻。采用仰头、伸颈、举颏等方法处理,使舌骨前移,可有效地开放气道。

(3)上气道组织水肿:舌、软腭、悬雍垂及咽喉等部位的水肿,也可阻塞气道。水肿原因有器械损伤、导管或通气管压迫、粗暴地吸引操作、妊娠期激素应用、消毒液刺激及过敏反应等。预防:口腔手术时,压舌板持续压迫舌根,引起静脉和淋巴回流障碍,导致舌肿胀,若定时松开口器,能消除或减轻这种危害;注意勿使头颈过度屈曲,也可避免其静脉回流障碍。

(4)颈部血肿:见于颈部手术后,局部血肿形成后可发生严重气道阻塞,既可直接压迫气道,又可使头面部、咽喉部静脉、淋巴回流受阻,因发生组织水肿而阻塞气道。应立即清除血肿,行面罩通气或再插管。

(5)声带麻痹:因喉返神经或其分支损伤所致,常见于颈部手术;气管导管过粗、插管动作粗暴或气囊充气过度且位置不当等,也可因压伤甲状软骨内板黏膜下的喉返神经前支引起。一侧声带麻痹表现为声嘶，双侧麻痹则立即导致气道阻塞，须迅速再插入气管导管或气管造口术进行急救。

(6)喉关闭不全或吞咽功能改变：喉关闭不全较多见，且是易被忽视的拔管后并发症，因导管压迫或肌松药残余效应所致。可致拔管后误吸。患者清醒后、并逆转肌松药作用后拔管可减少其发生率。颈部活动受限的患者应置口咽气路。

2. 呼吸中枢调节功能改变的处理 全麻中吸入麻醉药及静脉注射阿片类药等，均可抑制呼吸中枢对缺氧或 CO_2 的调节，且可持续到拔管后较长时间。

(1)吸入全麻药：抑制呼吸中枢作用以恩氟烷最强，氟烷次之，异氟烷、七氟烷和地氟烷最轻。

(2)阿片药：可产生与其剂量相关的呼吸中枢抑制作用，静脉注射吗啡和芬太尼全麻后，呼吸可有再抑制现象，为体内蓄积的药物再次释放入血所致。处理方法为吸氧、刺激呼吸、适当采用头高位等。

(3)咪达唑仑：抑制呼吸中枢对缺氧和 CO_2 蓄积的快速通气反应，但较阿片类药要轻，且这种抑制作用可被氟马西尼拮抗。

(4)肌松药：能抑制颈动脉窦胆碱能受体，而削弱呼吸中枢的通气反应。

3. 肺功能改变的处理 全麻及手术均可导致肺功能显著改变，且持续到拔管后一段时间。

(1)功能残气量(FRC)：拔管后 FRC 明显下降，大多在拔管后 1h 下降，尤其胸部或腹部手术。FRC 下降可引起肺不张和 $\dot{V}/\dot{Q}$ 失调，损害气体交换和降低氧储备等作用功能。良好的术后镇痛，可使 FRC 恢复正常。

(2)低氧血症：低氧血症在拔管后常见，即 SpO_2 低于 90%。分为两类：①术后早期低氧血症：因通气不足、气道阻塞、$\dot{V}/\dot{Q}$ 失调、$P_{(A-a)}O_2$(肺泡气-动脉血氧分压差)增大、弥散性缺氧、肺内分流增大、HPV 抑制及心排血量减低等。处理：辅助吸氧。②术后晚期低氧血症，原因有 $\dot{V}/\dot{Q}$ 失调、原有肺疾病、高龄及过度肥胖等。处理：辅助吸氧。

(3)呛咳：因各种刺激所致，使通气量迅速下降，减低肺容量和 FRC，导致肺不张等，应力求避免。处理：拔管前静注利多卡因，吸气期拔管，辅助吸氧。

4. 循环改变的处理　拔管操作可引起短暂而强烈的血压上升和心率加快,持续 5～15min。对于下列患者有重要意义。

(1)冠心病:术后拔管时冠状动脉血流减少,心脏射血分数明显下降。

(2)冠状动脉旁路移植术:拔管时有心肌缺血。

(3)妊娠高血压:剖宫产术后拔管可致强烈心血管反应,可增加脑出血及肺水肿的危险。

(4)儿茶酚胺:大手术拔管后 5min 内,肾上腺素从 $0.9\mu mol/ml$ 迅速上升到 $1.4\mu mol/ml$,去甲肾上腺素无明显变化。

(5)加强术后镇痛:术后良好的镇痛是麻醉学科重点关注的领域,可使术后缺血率从 40%～48%降至 15%～19%,利于患者术后翻身排痰,早期下床活动,减少术后肺炎和肺不张发生率,改变肥胖患者肺功能,加速患者顺利恢复。

六、麻醉质量控制检查

麻醉科应由科主任或主治医师对麻醉工作质量进行不断的检查。分两种形式,一是定期(15～30d)检查。检查后进行小结、讲评,并将结果进行专门保存;二是临时检查。配合上级医疗行政部门或为了达到某一目的而随时进行。及时发现薄弱环节,有利改进工作,提高麻醉质量。

(一)质量判定内容

应针对具体患者具体分析。应区分选择性手术与急症手术、一般患者与重危患者、有严重并发症与无并发症等,分别对待。一般说来,衡量一次麻醉的质量可以从以下方面考核。

1. 麻醉诱导　是否平顺,如硬膜外阻滞麻醉的穿刺、置管及诱导期有无特殊周折;气管内麻醉诱导插管时是否顺利等。

2. 麻醉维持阶段效果　是否满足手术要求和患者手术时的舒适、无痛、无知觉。

3. 麻醉深度掌握　是否恰当,麻醉期间患者生理参数指标维持和苏醒是否稳定,如果不稳定,能否及时纠正。

4. 并发症处理　并发症及后遗症纠正处理是否正确、及时,麻醉时有无差错、意外等。

(二)质量控制衡量依据

衡量麻醉工作质量控制的依据有 7 项:①麻醉成功率;②麻醉中意外事件的发生率和致死率;③麻醉后遗症的发生率。以上 3 项应统计总数,但也应区别性质并做客观分析;④开展麻醉的种类,麻醉方法的改进和新技术的应用情况;⑤麻醉医疗文件的质量及资料保管情况;⑥教学质量、训练成果和论文、专著数目;⑦科研成果和科技开发成果。

第六节　麻醉风险及处理

麻醉区域是个不安全的地方,所有的麻醉均存在一定的风险。麻醉科医师要提高急救服务水平,时刻警惕,严格执行麻醉技术安全操作规程,防止出现不良后果或发生任何事故,达到保护患者、保护自己的目的。

一、麻醉风险

(一)麻醉致死率

麻醉的安危是重要课题,关系到围术期患者的安全。麻醉的危险性体现在麻醉致死率和麻醉致病率。麻醉死亡,国内外尚无明确定义。一般认为,在麻醉过程中,由于各种相关因素,如麻醉药物、麻醉方法和管理等的影响,使病人的重要生理功能发生失代偿或生命体征不稳定,导致病人死亡,称之为麻醉死亡。其发生率如下。

1. 国外　1980 年以来,麻醉致死率为 1:1 万,并有下降趋势。不同国家报道麻醉死亡不同。美国为 0.9:1 万,英国 1:186 056,法国 1:13 207,澳大利亚 1:2.6 万。最近报道为 1:10 万。

2. 国内　无麻醉死亡调查,从上海、武汉和沈阳等地数据看,稍比国外高,1:1 万～1.5:1 万。最新报道四川大学华西医院(过去 5 年里)1:5 万。2018 年先进地区 1:20 万～30 万。

(二)麻醉死亡原因

1. 与麻醉相关因素

(1)麻醉器械故障,造成死亡和身残,包括麻醉机故障、气源搞错、喉镜失灵、氧导管堵塞、吸引器负压不大、监测仪和除颤器故障、供氧和供电中断等。

(2)麻醉药过量。

(3)术前患者准备评估不够和麻醉选择不当。

(4)术中、术后监测不严密或失误。如缺乏循环、呼吸监测。

(5)麻醉管理不当和处理不及时。如麻醉中低氧血症、高碳酸血症、误用麻醉药或治疗用药、输液过多、急救药品、器械准备不足及搬运患者动作过大等。

(6)患者本身疾病引起。如心脏病、高血压病、糖尿病和肝硬化等。

(7)手术意外失误,如手术中意外大出血、创伤和误伤等。

(8)过敏和特异质反应死亡。

2. 麻醉中突发事件

(1)急性气道堵塞:窒息死亡,如甲状腺次全切除、气管插管误入食管、手术中意外导管脱出气道。

(2)脑血管意外:高血压危象致脑卒中。

(3)内分泌意外:术中恶性高热、肺栓塞等。

(4)迷走神经反射:如常见的胆心反射、眼心反射等。

(5)骨黏剂反应:如骨水泥中毒或过敏反应。

(6)手术操作意外:误伤大血管致手术中意外大出血。

(7)麻醉并发症:如气胸、心脏压塞、心律失常、动脉破裂等。

二、麻醉意外的防治

在麻醉致死原因中,不少是可以避免的,关键是要加强责任心,树立预防为主的思想。

(一)麻醉风险因素

1. 病人因素 是麻醉科医师麻醉思维和决策的主要因素。高危人群麻醉风险高于一般病人,急症手术病人麻醉风险比择期手术病人更是明显增加。

2. 麻醉因素 麻醉本身就是风险。麻醉科医师的能力水平和麻醉科的设备优劣都可能成为麻醉风险的主要因素。

(二)加强防止麻醉意外意识训练

针对以下原因,以高度责任心,主要是加强预防,增强防患于未然意识,减少意外发生。

1. 使用药物不严格 主要是麻醉药物本身的风险。用后未严格观察,未能事先发现苗头,失去抢救时机。

(1)药物过量:不能掌握各种药物的浓度、用法和用量等。①全麻药用量大,全身麻醉过深,静脉全麻药剂量过大或注射速度过快;②局麻药用量过大,如2%利多卡因局部浸润＞10mg/kg或＞7mg/kg;③两种以上药物间的协同或强化作用;④辅助用药量大,如自主神经阻滞药、升压药用量过大。以上情况未能及时发现和处理,均可发生危险。

(2)药物过敏反应:发生率硫喷妥钠1:(2.9万～3.1万),丙泊酚1:300万,琥珀胆碱、筒箭毒、泮库溴铵1:5000。盐酸普鲁卡因,青、链霉素等抗生素,右旋糖酐,羟乙基淀粉,明胶制品,细胞色素C,输血等,均可发生过敏反应。

(3)药物变质:如硫喷妥钠等变质。

(4)患者用药禁忌:如脑外伤及颅内压高时误应用吗啡。颈部炎症或呼吸道梗阻误使用硫喷妥钠。甲亢患者误使用肾上腺素。

(5)错用药物:配制时装错药液。标签写错药名。使用时看错药名或不懂药物的性能而盲目应用。输错血型。误用氧气,如误将氮气为氧气吸入等。

2. **麻醉机械故障**　未及时发现和处理麻醉时的机械故障,导致缺氧、窒息、心搏呼吸骤停。

(1)人工呼吸无效:应用肌松药后,人工呼吸无效,导致低氧血症。

(2)钠石灰失效:使二氧化碳蓄积,出现高碳酸血症。

(3)麻醉机出现故障:如阀门、活瓣、流量表、蒸发罐失灵等各种故障。

(4)导管管道失误:导管及管道扭曲、漏气、导管连接处脱接或导管脱出声门裂。

(5)呼吸机失灵。

3. **患者因素**　麻醉科医师要认识麻醉时患者的生理功能失常,认识高危人群。

(1)呼吸功能障碍:最常见的是对呼吸系统疾病估计不足而发生缺氧失误,引起严重后果。①呕吐物、异物、分泌物等阻塞气道或导致支气管痉挛;②通气量不足及吸入氧气不充足,中枢抑制,椎管内麻醉平面过高,体位不当,人工控制呼吸不得法等而致吸入氧不充足;③肺循环障碍,如肺水肿及肺充血等。

(2)循环功能障碍:受麻醉药等因素的影响,或麻醉科医师操作不当,心血管功能发生变化。①失血量补充不足,术前准备不够,或术前病情了解不细,致术中严重低血压和休克;②心衰;③肾上腺皮质功能不足;④输血过量。

(3)代谢紊乱:临床上最常遇到代谢严重紊乱的患者,稍不注意易发生失误。①体液丢失,如中暑或高热;②呼吸性和代谢性酸血症和碱血症;③电解质失调,如高血钾、低血钾和低血钠。

4. 麻醉选择不当或失误　麻醉方法或药物选择不当或失误,增加患者痛苦,甚至危及患者生命。

(1)椎管内麻醉适应证过宽:脾破裂误诊肠穿孔,或休克患者未补充血容量,而选用椎管内麻醉,致严重低血压和休克。

(2)违犯用药禁忌:哮喘患者等使用硫喷妥钠等,诱发哮喘发作。

(3)违犯麻醉选择禁忌:肠梗阻患者用开放点滴麻醉,诱发呕吐物误吸,甚至窒息、死亡。

(4)术前诊断失误或准备不足:张力性气胸未先做闭式引流处理,就仓促进行气管内插管和施行正压控制呼吸。

(5)麻醉用药选择失误:颈部血肿、巨大包块压迫气管,使气管扭曲移位,麻醉诱导错误地使用了琥珀胆碱等。

5. 责任性因素　麻醉科医师业务水平过低引起,一些麻醉事故是可以避免的。

(1)判断错误:全麻误深为浅,血压高误认为血压低而处理。

(2)缺乏识别能力:缺氧及 CO_2 蓄积麻醉科医师不能及时识别。

(3)输液量识别错误:输血输液过多反误以为液体补充不足。

(4)掌握麻醉深浅失误:麻醉科医师不会辨别麻醉深浅,只会操作深麻不会浅麻。

(5)使用肌松药失误:麻醉科医师误认为肌松药戈拉碘铵不会影响呼吸(指不抑制呼吸),在不做气管内插管,又不做辅助呼吸的情况下使用之,引起严重呼吸抑制。

(6)麻醉操作失误导致气胸:过于相信颈路(肌沟法)臂丛阻滞并发症少,不知会有并发气胸的危险,在操作时不注意、不慎重而损伤胸膜引起气胸。

(7)血细胞比容过低:抗休克时过分强调平衡盐液的使用,使之用量过多、速度过快致使血液过度稀释,造成氧含量减少,而引起肺水肿和呼吸困难综合征。

（8）催醒并发症发生：东莨菪碱静脉复合全麻时，应用催醒宁等药催醒时引起血压过低，脉搏过慢，未能及时发现和处理。

（9）体位性损伤失误：手术中肢体受压过久，或过度外展牵拉造成肢体压伤，或引起臂丛等神经麻痹，或坐骨神经麻痹。

（10）麻醉后截瘫：椎管内麻醉消毒不严格，不符合卫生学要求，或误用未经消毒的药品、器材引起脑脊膜炎或硬膜外脓肿等严重感染。

（11）椎麻后神经并发症：椎管内麻醉穿刺时位置不正确，偏向一侧，穿刺引起脊神经根机械损伤；或出现触电感后，未停止麻醉操作，仍持续进针或置入导管，盲目操作致使肢体麻木、疼痛或截瘫。

（12）全脊麻：硬膜外麻醉穿破硬膜未能及时发现而导致全脊髓麻醉。

（三）提高业务技术水平

由于麻醉科医师经验不足、水平有限、能力不够而发生麻醉失误或事故不在少数，要防范麻醉事故，当务之急是培养和提高麻醉科医师的素质和急救服务水平，以适应医学水平的不断发展和手术患者及社会对麻醉科医师的更高要求。

1. 改变领导观念　各级领导要重视麻醉专业人员的培养，重视麻醉科的建设和发展，要把麻醉专业看作是智力投资的工作，加强人才培养和设备更新。

（1）麻醉科医师应熟练本职业务：麻醉科医师资格认证制度必须严格执行。麻醉科医师一旦被录用，要加强训练，重视培养。培养中要高标准、严要求，着重提高专业理论和操作水平。熟悉业务，会麻醉，会管理呼吸，会抗休克，会复苏，对操作和监测标准要熟练掌握，成为名副其实的麻醉科医师。

（2）麻醉科医师要德才兼备：实践证明，没有经过严格训练的护士、技士或其他非医务人员改行做麻醉科医师工作，是难以胜任麻醉、抗休克及复苏等业务技术工作的，也是绝对不允许的。麻醉科医师最好选择医大本科毕业生，或具有 2～3 年实践经验的外科医师。要德、才、体并重。只要有基础好、有干劲、有技能、责任心强，并加强管理，才能提高麻醉质量、防止事故的发生。

（3）麻醉科医师人数应充足和够用：以便更好地开展麻醉、抢救、治疗和科研工作。否则一个人夜以继日不知疲倦地工作，容易发生事故。

2. 注重毕业后教育　麻醉科医师要有广泛的医学知识。既要有内、外、妇、儿科等临床知识,也要有生理学、解剖学、病理生理学、药物学、生物学、有机化学、物理学等基础知识。采取各种形式的继续医学教育培训,不断加强有关临床医学和基础医学的学习,提高业务水平和业务素质,以降低和避免麻醉致死。

3.开展学术交流 麻醉科医师要虚心学习各兄弟医院的新经验,包括请进来,走出去及参加各项学术活动,取人之长为我长,以适应形势发展的需要,不断开展新麻醉业务,确保手术患者安全。

4.重视麻醉的研究和知识的更新 麻醉科医师要经常开展麻醉专业的临床研究,提高技术业务层次,增加预防和处理麻醉事故的能力。

(四)配齐设备和加强监测

麻醉科设备是麻醉安全的必要条件,配齐麻醉科必备设备和加强监测是提高麻醉工作质量,防止麻醉事故的重要措施之一。

1.配备必备的设备 麻醉科应配备常规的临床设备,如全功能麻醉机、监护仪、除颤器和微量注射泵等。把由设备故障导致的意外降低到最低限度。麻醉机的功能要齐全,要添置必备的监测仪器,保障患者麻醉中的安全。在配齐麻醉科基本设备的工作环境条件下,要做好麻醉器械故障的预防和处理,对麻醉机及附件使用前,按程序进行检查。对麻醉工作中的仪器故障,若得到及时的处理,能最大限度地在仪器使用中保障患者的安全。

2.改善麻醉科设备 麻醉致死也与麻醉科装备落后、麻醉科设备陈旧有十分密切的关系。更新陈旧的麻醉机、监测仪和呼吸机是降低风险的一个关键因素。

3.加强监测及准确处理能力 有价值的监测仪增加了麻醉前、中、后的安全性。保证每一例手术都能在有基本监护的条件下进行麻醉。但监护仪不能代替麻醉科医师的细心观察。麻醉中要精力集中,密切观察患者病情,监测要严密,遇有变化查出原因,及时准确处理。如估计有代谢性酸中毒时应给予碳酸氢钠纠正,忌拖延耽误,必要时请示上级医师协助处理。

(五)严格执行规章制度

1.提高执行各项制度的自觉性 应严格执行规章制度和麻醉技术操作规范。任何时候都要以制度来规范自己的行为,减少或避免麻醉失误发生。做老实人,说老实话,办老实事,经常检查自己执行制度和履行责任的情况。

2. 增强质量意识 养成一丝不苟的习惯,不贪图省力和草率行事对防止不良事件和处理危急情况很有帮助。要做到 4 个一样:即有人监督和无人监督一样,小麻醉和大麻醉一样,白天和晚上一样,急诊手术和非急诊手术一样。科领导要以身则则,作群众的表率。

3. 麻醉技术工作规范化 现代麻醉需要一个共同的团队和规范的指南,要求麻醉科医师工作要有条不紊,忙而不乱,绝不嫌麻烦。小儿手术,麻醉前一定要测体重、一定要禁食、一定要用颠茄类药物。中、大手术一定要先做好静脉穿刺,保持静脉开放,保证有一个抢救给药和紧急输血输液的途径,然后实施麻醉,再开始手术。

4. 坚守岗位与分工明确 麻醉科医师不得擅离工作岗位,更不得擅自离开患者。必须离开时,一定要有人接替观察患者,并做到交接清楚。全麻时,需要两人同时施行麻醉时,责任要有主有次,分工要明确,防止互相依赖而误事。

5. 用药目的明确及认真查对 麻醉和手术期间所用药物及输血输液要做到"三查七对"。对药名、剂量、配制日期、用法、给药途径等要经两人认真查对,准确无误后方可使用。特别注意最易搞错的相似药物。如普鲁卡因和丁卡因,异丙嗪和异丙肾上腺素,肾上腺素和去氧肾上腺素等。

6. 麻醉思路清晰 麻醉中要维护循环系统功能稳定,重视呼吸管理,预防和及时处理低氧血症和高碳酸血症,并做好麻醉药品的保管工作。将要用的麻醉药液放在固定的麻醉台上,防止与巡回护士的输液台相混。复合麻醉药液的静麻液体,要放在麻醉科医师较近的固定位置。输液瓶中麻醉液体的名称、多少要有明显标志(挂标签注明),便于观察和管理。及时调节麻醉深度,亲自掌握麻醉药液的输注速度,防止他人"帮倒忙"而发生事故。

(六)带教从严及要放手不放眼

分配麻醉工作任务时,要在保证患者安全的前提下,照顾教学。在带教实施麻醉前,做必要的示范讲解。实施操作中要放手不放眼。如有技术操作上的困难,不可勉强从事,必要时由带教者亲自操作。

(七)高度重视术前访视和麻醉前评估准备

临床麻醉工作有不可预见性的特点,麻醉科医师手术前一天应常规访视手术患者,全面了解病情、病人本身及家属对治疗的期望值,充分估计麻醉手术的危险性。认真做好麻醉前准备,备好所用的仪器、设备、各种抢救药品等,方能开始麻醉。

(八)临床创新工作要科学管理

要严肃谨慎地对待开展新业务、新技术、新药物。使用前有周密计划,报告上级领导批准。事先必须详尽阅读有关文献资料,全面了解药物的性质、特点、不良反应,并有积极的预防措施,做到确有把握,以防茫然无所适从。并鼓励医师围绕麻醉的安全与有效性进行创新性研究,促进麻醉质量的提高。

(九)正确处理麻醉意外

重大麻醉意外发生后应积极抢救,及时辅助呼吸,在上级医师协助下控制事态;应详细地做好抢救记录;隔离可疑仪器、药品,上报有关部门。同时做到:

1. **科学总结与吃一堑长一智**　一旦发生意外事故,要认真地、实事求是地向上级汇报,绝不能隐瞒不报。要按级负责,领导要深入调查。对于事故要认真分析,严肃处理。总结经验,吸取教训,防止再次发生类似的差错事故。要抓苗头,防微杜渐,不断提高麻醉质量,确保安全。

2. **认真讨论与共同提高**　对麻醉意外、死亡病例,要组织全科或与临床科室的医师共同进行病例讨论会,共同提高认识。对疑难问题和有意义的病例应充分讨论,研究、分析,找出致死原因,总结经验教训及暴露麻醉工作中的缺点、错误,并将讨论结果向上级领导报告。

(十)麻醉质量控制

临床麻醉的管理重点是手术患者的安全,麻醉学为临床医学中的高风险的专业,麻醉质量尤为重要。要建立健全质控组织机构和质控体系,不断改善和提高麻醉质量。忽视质量问题必然遗留明显隐患。

三、麻醉污染预防

麻醉污染,系指麻醉时使用的挥发性液体或气体全麻药逸出后所致的手术室内空气污染,消毒性液体或气体对手术室的污染及噪声污染等,影响在手术室内工作人员的健康。

(一)麻醉污染的原因

1. **全麻药**　国内外应用气体和挥发性液体全麻药仍然很普遍,造成麻醉对大气的污染。

(1)吸入麻醉药逸漏:吸入全麻药容易漏出而污染手术室的空气。即使选用半紧闭或紧闭式麻醉法也同样,只是受污染的严重程度不同而已。

(2)选用吸入麻醉方法不当:实施开放或半开放式麻醉法,全麻气体或蒸气被混杂到手术室空气中,造成的空气污染极其严重。

(3)麻醉污染程度不一:在同一间手术室内麻醉污染的程度各处不一样,接近手术台患者头部附近浓度最高。故麻醉科医师比手术医师、护士受污染的机会和程度更大。比较麻醉科医师和外科医师鼻腔部位的全麻药浓度,前者为后者的5~70倍。

(4)使用科学仪器测定:麻醉污染程度需要使用仪器测定,如用红外线分光计测定氟烷浓度,以气体色谱分析法测试混合气体。

2. **化学物质** 用于空气、器械和手臂消毒的液体气雾和气体,以及各种清洁剂等也会造成对手术室内空气污染。

3. **感染因素** 经常有传染病患者存在,易致污染。如传染性肝炎、传染性肺结核等。麻醉科医师经常和有感染的患者接触,如与烧伤、化脓感染、铜绿假单胞菌感染、气性坏疽感染等患者接触而使自己受感染机会增多。

4. **生活无规律** 麻醉科医师的麻醉工作时间长,常常不能按时进食和休息,经常处于生物钟紊乱、疲劳状态中,使抵抗力降低。

5. **精神紧张** 麻醉科医师经常在抢救危重患者时思想高度集中、紧张等,使皮质类固醇分泌增多,通过中枢内分泌系统使免疫防御功能减退。

6. **放射线** 术中造影及摄片或在放射线辐照下施行麻醉的机会日益增多,麻醉科医师可遭受放射线的直接损害而影响健康等。

7. **噪声污染** 系指手术室内的不悦耳、可造成情绪紧张的声音。它来自医务工作人员的动作、交谈及机器设备工作时的声音,以及常规手术操作所产生的声音,如手术器械的相互接触撞击声,给患者做气管内吸引、手术器械放入弯盘、器械台及麻醉台轮子滚动及呼吸机的响声,各种监测仪器的报警声等。

(二)污染的危害

1. **污染对健康产生危害的途径** 麻醉污染对健康造成危害主要通过以下途径。

（1）直接损害：全麻药对机体细胞有直接损害作用。

（2）抑制免疫反应：全麻药进入体内抑制机体免疫反应，使白细胞的吞噬作用和淋巴细胞转化活动受到抑制，机体抵抗力降低。

（3）间接损害作用：全麻药吸入体内后，其代谢产物直接损害机体细胞，或对机体造成间接影响。

（4）接触传染：麻醉科医师直接接触传染病患者，或经常接触有致病菌存在的患者机会较多，故被感染的机会增多，如传染性肝炎、肺结核等。

（5）接触腐蚀性损害：化学物质，如空气消毒的甲醛（福尔马林）蒸气、乙醇、苯扎溴铵、过氧乙烷等消毒剂，长时间的对接触者进行腐蚀作用。可对麻醉科医师气道黏膜、眼结膜、胃肠道等产生直接的损害作用，发生组织慢性充血、增生、萎缩等炎症。

（6）直接损伤作用：放射线对接触者的机体细胞有直接损伤作用。

（7）噪声污染损害：噪声＞40 分贝（dB），对人体有直接损害作用。可造成机体内分泌、心血管和听觉系统的生理改变。如刺激垂体-肾上腺轴，使下丘脑核释放 ACTH，引起皮质激素的分泌增加和髓质分泌肾上腺和去甲肾上腺素增加，使周围血管收缩，血糖和血压升高。超过 80dB，可使有的人听力减退。达 90dB，影响患者休息和安睡，影响麻醉科医师的思想集中，使其精力分散，思绪中断，工作中质量下降，容易出现差错和事故。

2. **污染对机体危害的后果**　麻醉污染和噪声污染均对麻醉科医师的机体产生非常严重的后果，分述如下。

（1）立即产生不良反应：感到疲劳、头痛、皮肤瘙痒、皮肤过敏性药疹。理解力、记忆力下降，识别能力下降，运动能力变化等。

（2）骨髓抑制：氧化亚氮对人体造血系统产生毒性作用，长期吸入氧化亚氮可抑制组织细胞快速分裂，影响白细胞的生成，产生白细胞减少症。其他吸入性全麻药也有类似作用。

（3）对生育的影响：有资料证明，长期在手术室工作的女性麻醉科医师，流产、早产、不孕症和新生儿畸形的发生率较非手术室工作者为高。流产也与麻醉污染有关。麻醉污染对女性不孕症、对胎儿发育的影响和致畸胎作用尚需进一步观察。

（4）致癌：吸入全麻药可能有致癌作用。在一份调查麻醉科医师死因的报告中，显示死于淋巴系统和网状内皮系统恶性肿瘤者高于对照组。

女性麻醉科医师中白血病的发病率较高。吸入全麻药的致癌作用,有可能与全麻药抑制细胞生长、使细胞分裂减慢,或产生不正常的分裂物质,影响脱氧核糖核酸(DNA)的合成有关。当然,也与紧张、焦虑和体内免疫功能抑制有关。

(5)肝病:麻醉科医师肝病的发生率较其他医务人员高 1.3~3.2 倍($P<0.05$)。

(6)肾病:麻醉科医师和手术室护士肾病的发病率较对照组高 1.2~1.4 倍(除外膀胱炎和肾盂肾炎)。

(7)胃炎及胃、十二指肠溃疡病:麻醉科医师胃病的发病率略增高,除有生活不规律,精神高度集中、紧张的原因外,找不到直接原因。

(8)心脏病:麻醉科医师心脏病的发病率也略高。找不到直接原因。

(9)呼吸系统疾病:麻醉科医师的鼻炎、气管炎、肺炎、感冒、哮喘的患病率升高。因经常接触全麻药挥发气体及化学气体被刺激后,使机体免疫防御功能减退;化学消毒药等对呼吸道黏膜的直接刺激作用等,有时有致敏作用。

(10)耳聋或听力下降:如上所述,噪声对听力及神经系统等的损害。>80dB,听力可减退,严重时可致聋。

(三)污染的预防

麻醉气体或挥发性液体蒸气污染手术室空气,造成对手术室内麻醉科医师的危害不应忽视,应积极预防。

1. 控制和减少全麻药的临床应用　减少和控制吸入麻醉药的应用概率;尽可能选用静脉复合全麻或椎管内麻醉。

2. 清除污染源　对麻醉污染积极预防的同时,尽量做到清除污染源。

(1)建立清除麻醉废气系统:手术室建立废气清除系统,即在麻醉机的排气活瓣连一导气管,与吸引器相连,将废余麻醉气体及时排到手术室外,中间若能通过活性炭以吸收废气中的有机成分,则效果更为理想。

(2)定期维修麻醉机:尽量减少和防止麻醉气体的逸漏。

(3)麻醉中控制和减少污染:麻醉科医师操作麻醉时应时刻注意防止麻醉气体外逸对空气的污染。麻醉后应及时关闭气体流量表和蒸发罐、麻醉面罩应与患者面部密切接触;麻醉中尽量避免脱开连接管;向蒸发罐内加添麻药时,为了避免麻药外溅,尽量用漏斗法;应采用完好的气管内导管套囊,以避免漏气。

(4)麻醉方法的改进:根据手术对麻醉的要求和患者情况,尽量选用紧闭式麻醉方法。减少或尽量不用吸入麻醉药,即使采用吸入麻醉药,也要采取静吸复合麻醉,减少吸入麻醉药的用量,并选用低流量紧闭式麻醉的方法,可大大减少污染的机会。

3. 改进手术室的通风换气条件　改善通气条件对预防麻醉污染很重要。当前对手术室的通风换气设备非常关注。

(1)手术室空调设施:宜采用无反复循环式空调机,保持室内空气经常清新洁净。确保手术室内(指中央地区)麻醉污染的许可阈值为:氟烷为 15ppm(0.0015%),氧化亚氮 170ppm(0.017%),甲氧氟烷 5ppm(0.0005%)。

(2)定时通风换气:手术室定期定时打开门窗,通风换气。

4. 手术室女工作人员妊娠期间　宜减少接触全麻药。可参加非吸入性麻醉间的工作。

5. 避免手术室内噪声　手术室是抢救和治疗患者的重地,应避免或减少噪声污染,防噪声侵害的标准:手术室噪声应<90dB。应做到如下几点。

(1)严禁喧哗:限制不必要的交谈,禁止大声喧哗。

(2)限制入室人数:限制进入手术间参观及室内不必要的流动人数。

(3)室内无噪声器械:噪声大的器械尽量移到手术室外。

(4)应用无噪声技术:如凳足加橡皮垫,改制金属性器械为塑料制器械等措施。

(5)落实手术间"四轻":加强保护性医疗制度,做到"四轻",即走路轻、说话轻、操作动作轻、关闭门窗轻。

(6)限制参观人数:建立闭路电视可减少入手术室内参观人数。

(7)对手术室墙壁建筑要求:采用无声反射墙壁更为理想。

四、手术室安全管理

(一)预防燃烧爆炸

燃烧爆炸是麻醉和手术室内最常见的危及安全的因素。

1. 发生率　据国外资料,1945 年前为 1/(1 万～7.5 万),1945 年后1/(8 万～25 万),1952 年 1/5.8 万。乙醚爆炸事件因乙醚、环丙烷的摒弃而越来越少见,但不能放松警惕,因为用电和用高压氧越来越多。

2.**燃烧爆炸物**　对氧气(助燃)等易燃易爆物要减少和限制其使用,特别要注意降低手术间空气中氧气的浓度。

3.**燃烧爆炸的条件**　手术室内常见的燃烧爆炸原因有两点。

(1)明火:如电炉、酒精灯、电灼器、激光刀等。

(2)静电火花:一是通风不良、湿度过低(湿度<50%易产生静电);二是麻醉用橡胶制品,如贮气囊、螺纹管等易产生静电;三是手术室地板无导电装备,可产生静电达千伏蓄积;四是手术室内工作人员的衣着(如尼龙、塑料等)产生静电。

4.**防燃烧爆炸措施**　手术室内防止燃烧爆炸的措施如下。

(1)定期进行安全教育。

(2)手术室内杜绝一切火源。

(3)电源及动力电源均应绝缘。

(4)使用易燃性麻药时禁用电刀、电凝及明火,仪器不能漏电。

(5)避免在手术间大量漏出麻醉气体。

(6)手术室应备有通风设备,保持合适的相对湿度(45%～50%为适宜)。

(7)进入手术室工作人员应穿戴手术室内的衣、帽,不穿自己的衣服或不穿毛织品及合成纤维类衣着。

(8)手术室内应备有防火设备。

(二)预防用电意外

在手术室和麻醉区的用电意外危及患者及工作人员的健康与生命安全。

1.**发生率**　电器化的发展使手术室的电器设备数量日渐增多,电源及电器漏电现象常见,用电意外的发生率有增高趋势。

2.**电对人体的伤害**

(1)电灼伤:电热效应引起,由于电极板故障所致。

(2)微电冲击。

(3)电击或触电:电击指患者触电后的表现。轻型表现为惊恐等,无心肌损害;重型表现为抽搐、瞳孔散大、意识消失、心搏呼吸停止或心律不齐、心室纤颤等。触电是指医务人员的失误使电流通过机体形成闭合电路时,而引起本身损害,有轻微影响和严重后果之分。

3. 触电伤害的影响因素　触电伤害的严重程度决定于以下影响因素。

(1)电流种类:交流电比直流电危害大。

(2)电压:电压愈高危害性愈大,电压高,穿透机体的力量大,伤害重。

(3)电流量:通过人体电流越大、通电时间越长伤害越重。

(4)人体电阻的大小。

(5)电流在人体的通路:通过头部,只使呼吸停止,心脏损害较小;电流通过心脏引起心室颤动、心室扑动或心搏停止。

4. 触电预防　手术室及麻醉区触电的预防包括以下方面。

(1)学习用电知识。

(2)尽量不用插板或电盒,避免用过长的电线。

(3)电源选用悬吊式。

(4)保护电线,电线不应打结,不让器械车轮子压轧电线。

(5)磨损线及松动插座要及时更换,不得使用已潮湿的电插板和导线。

(6)电器使用地线,电灼器负极板可连地线,电灼脚踏板不用时不要踏住不放。

(7)一个患者切忌用两个以上的电器设备,若必须用时要注意另一个要脱离电源。

(8)使用电源时要尽量保持干燥。

(三)保持适宜的室温和湿度

1. 手术室温度要求　25℃(24～26℃)。

2. 手术室湿度要求　55%～70%。

(四)防范手术室火灾

据 2011 年 9 月 2 日××卫生局"824 事件"报道,某医院外科大楼空调故障致手术室火灾,致正在骨科手术的病人×××无法逃离手术室不幸丧生。而现场的 6 名医护人员及时逃离脱险。

防范措施:

(1)手术室建筑要求:材料应防火灾、耐高温、坚硬、无毒、无辐射。是火灾首道防线。

(2)安全防范教育:加强对突发、外来不明原因火灾的防范意识,临场镇静,不慌不惧,快速转运,快速逃离现场。

(3)手术室要建立专用紧急绿色逃生设备和通道。

第七节 麻醉科住院医师规范化培训

一、培训目标与方法

1. **目标** 通过全面、正规、严格的培训,使住院医师在完成培训后达到低年资麻醉科医师水平,能独立和基本正确地运用常规麻醉方法,完成对接受常见手术和检查的病人实施麻醉和检测,能为围术期医疗工作提供麻醉专科会诊。

2. **方法** 麻醉科住院医师规范化培训采取麻醉科内部和非麻醉科室轮转的方式。

二、基地医疗设备的要求

1. 临床麻醉医疗设备的要求

(1)手术室的必需配置:可实施低流量麻醉的麻醉机、心电图、氧饱和度监测仪、无创血压监测仪等,常用麻醉药品、急救药物及基本麻醉与复苏用品。

(2)麻醉科必配设备:除颤器、血气分析仪、快速输血系统、保温及降温设备、微量注射泵、血糖仪、肌松监测仪、神经刺激器、血液回收机、纤维支气管镜及应对呼吸困难的常用设备。

(3)ICU 每个病床必须配置:具备特殊通气方式的呼吸机 1 台,心电图、氧饱和度、温度监测、无创及有创血压监测的监护仪,多通道输液泵。ICU 必配设备:除颤器、血气分析仪、快速输血系统、保温及降温设备、血糖仪、纤维支气管镜。

(4)疼痛门诊及病房必须配置:急救复苏设备、神经刺激器、激光理疗仪。

2. **医疗资源** 麻醉科医师培训基地必须提供足够的资源,使受训医师在 3 年内完成《专科医师培养标准——麻醉科细则》所列麻醉学专科医师基本麻醉训练最低要求。每年招生总数的计算:

(1)针对《专科医师培养标准——麻醉科细则》中基本麻醉方法要求的受训项目,根据公式:"基地每年平均实施总数/住院医师基本要求数目",计算每一个项目的"每年可接受的限定人数"。

(2)按《专科医师培养标准——麻醉科细则》中基本麻醉方法要求计算出最小的"每年可接受的限定人数"为每年能够招收的最高人数。

三、基地师资条件

(1)师资人数与每年招收受训者人数比例2:1(麻醉学科的主任、副主任和主任医师均为临床师资人员)。

(2)主任:副主任:主治医师比例为1:4:6。

(3)研究方向:本领域应有1~2个研究方向,不同研究方向的主任或副主任医师人数应为1~2名。

(4)科室学科带头人的水平要求:具有副主任或副教授以上专业技术职务,在临床上,至少在麻醉学某一亚专业能独当一面,有一个明确的研究方向,熟练掌握一门外语。

(5)专科指导医师基本要求:本科以上学历,主治医师以上职称,有较强的教学能力。麻醉科医师培训基地必须有足够的师资力量,保质保量地完成专科医师的培训工作。要有主治医师以上人员为本专业住院医师授课,每位授课老师的教学学时数每年不应超过40学时,以保证教学质量。建议采用教学周老师负责制。

(6)模拟教学设备:麻醉科医师培训基地需有气管插管模型、桡动脉和中心静脉穿刺模型和心肺复苏模型等。

四、对基地所在科室组织实施的要求

1. 专人专职管理制度及配套规章制度　麻醉科医师培训基地应由教学主任具体负责,临床麻醉、疼痛诊疗和 ICU 分别有负责人,基地若由几家医院构成,每家医院均应有负责人。基地应设住院医师协调人(秘书)1名,负责档案建设和管理。

2. 培训计划　为实现上述总目标,麻醉学专科医师培训基地必须按照全国专科医师培养麻醉科实施细则进行安排。

(1)培训时间:麻醉专科医师培训基地必须安排不少于3年的总体培训时间,必须在3年之内安排6个月的非麻醉科室临床轮转和麻醉学所包括的所有亚专科的基本训练。

(2)非麻醉科室轮转:在普通外科、神经内科、神经外科、胸心外科、呼吸内科、心内科、小儿内科中任选 2～3 个科室,各轮转 2～3 个月。因此麻醉专科医师培训基地必须设有上述临床科室。且各科室要有专人负责住院医师的管理,且开设住院医师理论学习课程,提供足够的临床培训资源,如每位住院医师同时管理病床数不得少于 3 张,常见病种类应齐全,且达到培养专科医师所需数目。

(3)轮转时间要求:科室轮转和麻醉亚专业轮转,必须完全达到麻醉专科医师培养阶段科室轮转时间安排表的要求,为完成培训,培训基地必须设有相应的临床科室并开展该科常见手术。轮转开设课程时间见表 1-5。

表 1-5　培训基地每周全体受训专科医师/住院医师开设课程表

理论学习和学术活动	时间	3 年参加的总要求
1. 病例讨论会	2h	＞90 个病例
2. 杂志俱乐部	2h	＞180 篇近期国内外论文
3. 晨课	0.5h	＞90 个密切结合临床的小课
4. 科研讨论会	2h	＞10 次科研讨论
5. 住院医师理论课		
一年级课	2h	＞30 个大课
二年级课	2h	＞30 个大课
三年级课	2h	＞30 个大课

注:理论课建议采用全国麻醉住院医师规范化培训教材

3. **学术交流要求**　培训基地除提供上述学习机会外,每年还应邀请外地或国外著名麻醉学家,作为特邀客座教授来基地讲学,以拓宽住院医师和临床教师的知识面,同时营造良好的学术交流气氛。所有住院医师除参加基地的学习活动并严格登记外,还应积极参加各级医学会的其他毕业后教育活动,每年应获继续教育学分 10 分,3 年累计应不少于30 分。

4. **考核**　培训基地必须按《麻醉科住院医师规范化培训计划》的要求进行考试和考核,并保存全部记录,专人保管。

第 2 章　麻醉生理学基础

第一节　麻醉与神经系统

一、痛觉

麻醉科医师必须掌握痛觉产生的有关理论和脑的高级功能。

(一)痛觉感受器与内源性致痛

1. 痛觉感受器　感受器遍布于皮肤和体内各处,主要由感觉神经元的末梢构成。痛觉感受器就是游离神经末梢。痛觉感受器的特点是兴奋阈值较高,对伤害性刺激敏感,任何刺激(温度、机械、化学刺激)只要达到损伤组织的程度,都可引起痛觉。如以热刺激皮肤,温度<45℃时热觉(温度型)感受器即被刺激。当温度>45℃或更高时,痛觉感受器才被刺激,引起疼痛,说明此时皮肤已有损伤。针刺或用有齿镊夹住皮肤等机械型感受器产生刺激,即产生损伤。许多化学因素,如酸(pH<5.3)、碱(pH>9.2)、高渗或低渗盐水等均可刺激多型感受器致痛。痛觉感受器是一种化学感受器。作用于神经末梢产生疼痛,痛觉感受器将痛觉传向中枢。

2. 致痛物质　组织损伤或病理情况下,机体内释放或出现一些致痛化学物质,如钾离子、组胺、氢离子、5-羟色胺、血浆激肽、P 物质及多肽类活性物质等。

(二)痛觉传入神经纤维

麻醉科医师必须掌握熟悉神经纤维生理及其兴奋传导特征。

按神经纤维的粗细,分为 A、B、C 3 类,A 类最粗,多为有髓鞘纤维;C 类最细,为无髓鞘纤维。A 类又由粗至细分为 α、β、γ、δ 四级。也有人将神经纤维分为 Ⅰ、Ⅱ、Ⅲ、Ⅳ级。Aα 相当于 Ⅰ、Ⅱ级,Aδ 相当于 Ⅲ级,C 类相当于Ⅳ级。Aα纤维是最粗（直径13～22μm）的、传导速度最快（70～120m/s）的纤维。当直接压迫或切割神经纤维时引起疼痛，是直接作用于传入纤维，而不是作用于感受器。致痛刺激作用于痛觉感受器，痛觉冲动通过Aδ(Ⅲ)类和C(Ⅳ)类纤维向中枢传导。少数人认为，Aγ纤维也参与痛觉冲动的传导。机体对一个突然的痛刺激，可产生两个痛感觉，开始是一个刺痛（或称快痛），尖锐而清楚，使人立刻发出反应而离开伤害性刺激，而后(1s或稍后)发生使人难以耐受的灼（或称慢）痛。

1. Aδ纤维　刺痛冲动由Aδ纤维传导，速度为3～10m/s，时间、空间和强度均有界限。

2. C纤维　末梢分布于肌肉、关节、内脏，钝痛、慢痛、弥散性痛或灼痛由C类纤维传导，速度为0.5～2m/s。纤维粗细不同，传导速度不一样，此二类纤维传导的冲动，进入中枢神经系统的时间也就不同，故单一刺激是引起快、慢的双重痛感觉的原因。Aδ和C类纤维传导痛觉冲动，也可传导其他感觉冲动。

(三)痛觉冲动的中枢传导途径

麻醉科医师要熟悉中间神经元之间的连接方式。

痛觉冲动经后根（第1级神经元的纤维，其胞体位于后根节）进入脊髓，经由胶质细胞轴突组成的传导束上升1～2节段，在灰质后角的神经核内更换神经元，由此神经元发出的轴突，经白质前联合交叉至对侧侧索组成脊髓丘脑外侧束，终止于丘脑腹后外侧核。第3级神经元发生自丘脑腹后外侧核，其轴突经内囊至大脑皮质中央后回。痛觉冲动由新脊丘束和旧脊丘束传导，还由脊髓网状束和脊髓顶盖束传导。新脊丘束与快痛、旧脊丘束与疼痛时强烈的情绪反应、脊髓网状束和脊髓顶盖束与灼痛、内脏痛并发情绪的传导有关。

(四)丘脑和大脑皮质的痛觉传导

麻醉科医师要熟悉中枢抑制。

痛觉冲动到达丘脑后，一是经腹后核发出纤维投射至中央后回；二是经内侧群核、板内核的纤维呈弥散的投射至大脑皮质各区和边缘系统。边缘系统与痛觉关系密切。痛觉冲动进入丘脑，即可感觉到疼痛，但感知的疼痛是模糊的，定位不清楚。而大脑皮质感知的疼痛是明显而定位清楚的。位于中央后回的后下方和外侧裂的上壁皮质第2体感觉区，比第1体感觉区（中央后回）与痛觉的关系更密切，更易受麻醉药物的影响。

有破坏该区来治疗疼痛成功的报道。

(五)内脏痛

麻醉科医师要熟悉各级中枢对躯体运动和内脏功能的调节及大脑皮质生物电活动。

内脏痛是内脏器官本身或体壁内表面(如胸、腹膜)受到刺激,传到大脑皮质而产生的疼痛。

1. 临床表现 内脏痛主要表现在两方面。

(1)自主神经反应:疼痛伴自主神经反应,如出汗、竖毛或血管运动反应。

(2)躯体反应:疼痛伴躯体反应,如骨骼肌收缩或痉挛等。

2. 致痛刺激因素

(1)病理刺激:内脏器官的迅速膨胀、缺血、痉挛、化学刺激、机械刺激和病理刺激,如消化道的运动异常、梗阻、炎症和血供障碍。

(2)致痛物质:引起化学感受器兴奋的致痛物质,如乙酰胆碱、组胺、钾离子、缓激肽等。

(3)化学物质:腹腔脏器的穿孔、破裂后的漏出物,消化酶和残血、脓液等。

3. 内脏痛觉感受器 位于紧靠毛细血管和小静脉附近的结缔组织间隙中的游离神经末梢,称傍血管感受神经。

4. 内脏痛传入神经纤维 自主神经和躯体神经都参与内脏痛传导冲动。

(1)内脏大神经:属交感神经,其 C 类纤维经胸部、上腰部的脊神经后根进入脊髓,传导胸、腹腔大部分脏器的痛觉冲动。

(2)迷走神经与盆腔神经:属副交感神经,其痛觉纤维将头颈部脏器的冲动传入延髓;盆神经的痛觉纤维随第 2、3、4 骶神经进入脊髓,传导盆腔脏器的痛觉冲动。进入脊髓的内脏传入纤维,先丛集于内脏动脉的起始部,形成与动脉同名的动脉神经丛,如腹腔动脉神经丛;肠系膜上神经丛等。如病变位于神经丛部位,或癌转移到附近,会引起剧烈的内脏痛。

(3)脊神经与膈神经:属躯体神经,传导胸、腹膜壁层、肠系膜根部的痛觉冲动,由脊神经中 Aδ 纤维传入;胆囊、部分心包、膈肌中央部分的痛觉冲动,由膈神经传导。

5. 内脏痛与躯体痛的不同点

(1)传入神经数目:内脏痛的传入纤维数目较少,故挤压、搬动、切割和烧灼内脏不会引起内脏痛。

(2)神经粗细:其传入纤维以 C 类纤维为主,Aδ 类仅占少数。因为 C 类纤维细,传导速度慢(0.5~2.0m/s),反应慢而持续,表现为酸、胀、绞性钝痛感觉,产生不快、不安和恐怖等感受。C 类纤维对缺氧的抵抗力强,但对麻醉药物抵抗力弱,所以,当组织缺氧时,若出现内脏痛是危险信号。

(3)定位:内脏痛常是弥散而定位不清的。因为一个内脏的传入神经纤维,可进入到数个脊髓节段(最多进入 8 个脊髓节段),而每个脊神经的感受纤维随交感神经丛广泛分布于内脏。身体主要脏器的传入节段,如表 2-1 所示。

表 2-1　各主要脏器的传入节段

脏器	甲状腺	胃	肝、胆囊	胰	脾、十二指肠	空、回、盲升结肠
传入节段	胸$_{1\sim2}$颈$_{2\sim4}$	胸$_{6\sim9}$	胸$_{5\sim9}$	胸$_{6\sim10}$	胸$_{6\sim8}$	胸$_{9\sim11}$

脏器	降结肠、乙状结肠	肾上腺输尿管	膀胱	前列腺睾丸	子宫	卵巢
传入节段	腰$_{1\sim2}$骶$_{2\sim4}$	胸$_{10}\sim$腰$_2$	胸$_{11}\sim$腰$_1$骶$_{2\sim4}$	胸$_{10,11}$骶$_{2\sim4}$	胸$_{10}\sim$腰$_2$骶$_{2\sim4}$	胸$_{10}$

(4)牵涉痛:某些脏器的内脏痛,可投射于远离该脏器的体表,称为牵涉痛。这是因为病变内脏与出现牵涉痛的部位的传入神经,在脊髓同一节段会聚。临床上误将内脏痛认为是来自皮肤的刺激。

6. 神经系统内与疼痛调控　在中枢神经系统内有抑制痛觉的结构。

(1)精神状态:日常生活中所见到的精神状态,情绪激动,以及视、听感受等都能使疼痛减轻或缓解,是中央前回和中央后回的下行纤维到各级的感觉核,抑制痛觉冲动向上传导的结果。

(2)脊髓以上水平调控:由皮质到脊髓广泛分布一些结构,受到刺激而兴奋,使疼痛减轻或解除。如刺激基底神经节的尼状核、丘脑的背侧部、丘脑下部外侧区、中脑背盖、蓝斑、延髓的背外侧部等,都能产生镇痛作用。大脑皮质、丘脑导水管周围、A 细胞团等部位有神经递质参与痛的调控。网状结构,中脑和延髓网状结构的一些部位,对脊髓的传入性突触有经常性的抑制作用。主要通过抑制上行系统,激活脑内局部与局部之间的相互作用,激活下行抑制系统。

（3）脊髓水平调控:在脊髓存在众多受体系统,有阿片受体、肾上腺素能受体、5-羟色胺受体、γ-氨基丁酸（γ-GABA）受体、胆碱能受体、腺苷受体和神经肽-γ 受体等。通过这些受体的兴奋或抑制实现对疼痛的调控。

（4）外周调控:通过神经递质或介质,如缓激肽、前列腺素、白三烯、组胺、5-羟色胺、去甲肾上腺素、P 物质和钙调素来抑制。

二、意识

麻醉科医师必须掌握意识、记忆和认知与麻醉的关系。

意识是大脑皮质在清醒状态下进行的一种高级神经活动,它能感知内外环境的刺激,并经过分析综合,做出相应反应。因为必须在清醒状态下,才能对各种外来信号进行精确分析,给予准确回答。目前已确定网状结构的上行系统的功能,就是使大脑皮质处于清醒状态。

1. 影响意识的疾病　当脑干部位有外伤、炎症、肿瘤和血液循环障碍时,往往有不同程度的意识障碍;那些曾因意识障碍而死亡的患者,其脑干网状结构也有不同程度的病变。

2. 麻醉对意识的影响　大脑是麻醉药及其辅助药的主要靶器官。全身麻醉药最易影响突触,网状结构为多突触的神经元链,对各种全身麻醉药有高度敏感性。一些麻醉药是由于抑制网状结构而显效,有的镇静药可能是影响了网状结构而起作用。脑干有极其丰富的血液循环,当血中麻醉药的浓度高时,对网状结构影响就越大,意识多在麻醉的早期即可消失。

3. 麻醉中的意识和记忆　全身麻醉就是失去意识知觉,无疼痛,无回忆。目前认为全身麻醉中存在意识、记忆,与麻醉深度减浅有关。麻醉下大脑是否保留部分信息功能? 人们还有待认识。

三、肌张力

麻醉科医师要掌握肌牵张反射及脑干对肌张力的调节和自主神经系统的生理功能。

在正常情况下,机体没有进行明显的运动,骨骼肌也处于一种持续的、轻度的收缩状态,这就是肌张力。肌肉中的肌纤维轮流交替收缩,以保持一定的肌张力而不易发生疲劳。

1. **牵张反射**　是当肌纤维被拉长时(如受到重力作用等),肌内的感受器肌梭受到刺激,冲动传到脊髓,使前角的运动神经元兴奋,引起所支配的肌纤维收缩。

2. **中枢调节作用**　中枢神经系统对肌张力具有重要调节作用,其部位是大脑皮质、纹状体、脑干网状结构、小脑、延髓的前庭核和中脑的红核。当神经系统的不同部位受麻醉抑制时,可产生不同程度的肌肉松弛。

3. **肌松药的影响**　肌肉松弛药对肌张力的影响,如箭毒等均不是作用于中枢,而是作用于神经肌肉接头处,与乙酰胆碱争夺胆碱能受体,阻碍乙酰胆碱-受体复合物的去极化作用,终板电位减弱或不出现,肌肉松弛。

四、麻醉药对神经系统的影响

不同麻醉药对脑氧代谢率($CMRO_2$)和脑血流量(CBF)的影响差异很大。

1. **脑功能**　麻醉药可引起脑局部血流和代谢的变化,从而影响中枢神经功能。如戊巴比妥深麻醉时,整个脑组织的局部葡萄糖代谢(ICMRg)的降低是不均匀的。氯胺酮对脑组织多数部位的 ICMRg 是增加的。氟烷和恩氟烷所引起的局部脑血流/局部葡萄糖代谢比率则不同,总趋势是增高的。异氟烷与地氟烷在相同剂量范围内使脑血流-代谢保持匹配,降低脑血管阻力,降低 $CMRO_2$。

2. **脑代谢**　葡萄糖是脑能量代谢的主要来源。当它穿透细胞膜后,很快磷酸化,大部分可以直接氧化,一部分葡萄糖取捷径而进入氨基酸及脂肪等酸性可溶成分中。麻醉药物将改变糖和氨基酸的代谢途径,降低脑代谢,但能量的产生途径不受影响。麻醉期间,脑组织仍储存高水平的能量代谢产物如 ATP 等。

3. **脑血流**　氟烷和氯胺酮使脑血流增加、脑血管扩张,颅内压升高。恩氟烷和氧化亚氮次之,异氟烷、七氟烷和地氟烷的影响较小。硫喷妥钠、地西泮和 70% 氧化亚氮可使脑血流量和代谢降低。合理使用几种药物,可使脑血流量、脑代谢降低。

4. CO_2 的敏感性　当麻醉药增加脑血流量时,亦增加脑血流对 CO_2 的敏感性。反之亦然。

第二节　麻醉与呼吸

一、呼吸类型与呼吸道

麻醉科医师必须掌握气管插管径路有关解剖结构、气道的正常曲度和轴线,掌握气管及气管隆突的临床意义。

(一)呼吸类型

机体吸收氧和排出 CO_2 的过程,称为呼吸。

1. 外呼吸　外呼吸(肺通气),即外界空气中的氧被吸入肺泡和 CO_2 由肺泡被排出体外的过程。

2. 肺呼吸　肺呼吸(肺换气),即肺泡同肺毛细血管之间的气体交换。

3. 内呼吸　内呼吸(组织换气),即氧由血液循环进入组织细胞和 CO_2 由组织细胞排至血流的过程。

(二)气道

外界气体被吸入肺泡及肺泡内气体排出体外所经过的管道,称为呼吸道,简称气道。包括上、下气道,解剖无效腔等。

1. 上气道　从鼻腔至喉头,内有鼻咽、口咽部。

2. 下气道　喉头以下部分,有气管、支气管和终末细支气管。

3. 解剖无效腔气量　由鼻孔至终末细支气管的气道,无肺泡,不进行气体交换的气量。

4. 生理无效腔气量　指因某些生理和病理因素的影响,一部分肺泡不进行气体交换的气量,这个气量比解剖无效腔气量大得多。

5. 麻醉危险区　指会厌以下至声门这一区域,是麻醉最易发生阻塞的部位。

6. 平滑肌　支气管周围有平滑肌包绕,当交感神经兴奋时,肌肉松弛,气道扩张;当迷走神经兴奋时,肌肉收缩,气道狭窄,气流阻力增大,是下气道阻塞的主要因素之一。

7. 分泌物　气道内衬以上皮,位于气管和大支气管的支气管腺内,分泌浆液性及黏液性分泌物,上皮内的杯状细胞的黏液颗粒可分泌更黏稠的分泌物。

8. 肥大细胞　位于气道远端的肥大细胞的表面受体,能被抗原、激素及药物所刺激,释放组胺等介质,产生支气管痉挛。

二、肺通气

麻醉科医师必须掌握肺通气、肺换氧的原理及呼吸运动的调节。

(一)正常呼吸的特点

呼吸实现肺通气。实现肺通气的器官包括气道、肺泡和胸廓等。

1. 呼吸规律　呼吸次数稳定,16～20/min。潮气量较稳定,约500ml。

2. 呼吸运动　呼吸是通过呼吸运动而进行的。呼吸时胸腹部同时起伏,吸气因肋间外肌收缩和肋骨的移动,膈肌的收缩使胸廓的前后径、横径和上下径均增大,胸膜腔因肺的弹性回缩,常保持负压状态,使肺膨胀。胸廓扩大时,胸膜腔负压增大(平静吸气末为$-6mmHg$),肺随之扩大,肺内压低于大气压(平静吸气末为$-1.95mmHg$),空气向肺内移动。呼气是胸廓恢复原来位置、胸膜腔内压减低(平静呼气末为$-2.4mmHg$),肺回缩,容积缩小,肺内压高于大气压(平静呼气末为$+3mmHg$),空气从肺排出。

3. 呼吸方式　立位时,胸式呼吸(以肋间外肌收缩为主的)明显。仰卧位时,腹式呼吸(以膈肌收缩为主的)较胸式呼吸明显。

4. 副呼吸肌呼吸运动　深呼吸或呼吸困难时,副呼吸肌也参加呼吸运动,包括深吸气时斜角肌、胸锁乳突肌等收缩;深呼气时肋间内肌和腹壁肌收缩。

5. 呼吸比　呼与吸之时间比,为$(2\sim3):1$。

(二)通气量

通气量(VV)包括以下内容。

1. 补吸气量(IRV)　平静吸气后,做最大吸气所吸入的气量为1500～2500ml。

2. 补呼气量(ERV)　平静呼气后,用力做最大呼气后呼出的气量,约为1000ml。

3. 深吸气量　平静呼气后,尽力吸气所吸的气量(等于潮气量加补吸气量),为 2000~3000ml。

4. 残气量(RV) 竭力呼气后存留肺内的气量为 500~1000ml;功能残气量(FRC),平静呼气后留肺内的气量,为 1500~2500ml。

5. 肺活量(VC) 最大吸气后,做最大呼气呼出的气量,为 3000~4000ml。

6. 肺总量(TLC) 深吸气后肺内所含的气量为 4500~5000ml。肺活量+残气量。

7. 每分通气量(VE) 每分通气量=潮气量×呼吸频率,为 5000~8000ml。

8. 有效通气量 有效通气量(肺泡通气量)=(潮气量-呼吸无效腔量)×呼吸频率。

9. 潮气量(VT) 每次呼吸时吸入或呼出的气量,为 400~600ml,平均 500ml。

10. 最大通气量(MVV) 竭力深呼吸后,每分钟所能吸入或呼出的最大气量,为 70~120L。

三、气体交换和运输

1. 气体成分 吸入气体中氧占 20.95%,CO_2 占 0.04%,氮占 79.01%;呼出气体中氧占 16.4%,CO_2 占 4.1%,氮占 79.5%,误差是肺毛细血管从肺泡吸氧并排 CO_2 于肺泡之故。

2. 气体移动 肺泡与血液间的气体移动是通过弥散,即从分压高处向分压低处移动。CO_2 的弥散能力相当于氧的 25 倍,故 CO_2 易从血液弥散到肺泡。

3. 运输 气体的移动靠血液运输。99%的氧和 95%CO_2 都是以化学结合的方式存在于血液内,氧与红细胞内的血红蛋白结合而成氧合血红蛋白(每克血红蛋白能结合 1.34L 的氧),其饱和度受氧分压和二氧化碳分压的影响,氧分压升高,血红蛋白的氧饱和度也随之增加,反之亦然。在同样氧分压下,CO_2 分压愈高,则氧饱和度愈低。当氧合血红蛋白被带到组织时,此处氧分压低和 CO_2 分压高,氧被分解出来供组织利用。

CO_2 在体内释放后经碳酸酐酶的作用变成碳酸,小部分碳酸(约 20%)与血红蛋白结合;大部分则与血浆内的钠离子结合成碳酸氢盐而运至肺,转变成碳酸,并迅速分解成 CO_2 和水,经肺排出。正常时,血浆中碳酸氢盐与碳酸之比保持 20:1 的比例。

四、呼吸的调节

(一)呼吸中枢的控制

位于脑桥和延髓上 1/3 的呼吸中枢,延髓中的呼吸中枢又分为吸气中枢和呼气中枢,脑桥中的中枢称为呼吸调节中枢,共同管制,使呼吸不间断地进行。平时只有吸气中枢主动地发出神经冲动,大部分下传至脊髓的肋间神经中枢和膈神经中枢,使肋间外肌和膈肌收缩,产生吸气动作。一部分冲动上传至呼吸调节中枢,到达一定程度时,便发出冲动,刺激呼气中枢而抑制吸气中枢,使吸气停止而呼气开始。故呼吸调节中枢调节着呼吸的频率和强度。

(二)肺牵张反射

吸气时位于肺泡壁上的拉长感受器受到刺激,发出冲动,沿迷走神经上传至延髓,兴奋呼气中枢而抑制吸气中枢,吸气终止,开始呼气。呼气时,肺缩小,缩小感受器受到刺激而发出冲动,经迷走神经上传至呼吸中枢,吸气中枢兴奋,再次吸气,呼气停止,开始一个新的呼吸周期。

(三)中枢化学感受器

位于延髓腹外侧的表面,对 CO_2 发生反应,非常敏感,当血液内 CO_2 分压升高 1.5mmHg 时,通气量即增加 1 倍。缺氧时主动脉体和颈动脉体受到刺激,反射性地作用于呼吸中枢而使呼吸加快。

五、麻醉对呼吸的影响

1. **手术麻醉的影响**　麻醉影响肺的交换功能及呼吸总顺应性。有诸多影响因素:

(1)麻醉前用药:麻醉前用药过量可抑制呼吸中枢。

(2)麻醉方法及药物:过深的麻醉或全身麻醉抑制呼吸。

(3)麻醉器械:如制作不当,可增加呼吸无效腔和阻力,从而减小有效通气量。

(4)麻醉并发症:如呼吸道阻塞,影响氧的吸入和 CO_2 排出。

(5)椎管内麻醉:过宽的脊椎麻醉平面,使呼吸肌的运动神经受阻滞。

(6)体位:手术体位安置不当,限制呼吸运动而影响肺通气。

(7)手术:浅麻醉下手术刺激可引起呼吸紊乱。开胸侧肺萎陷,肺泡通气及弥散面积锐减,肺循环阻力增加。纵隔摆动造成呼吸困难及低氧。反常呼吸及摆动导致缺氧和二氧化碳蓄积。肺泡通气与血液灌注(V/a)比率异常。

(8)肌松药:肌松药的应用和辅助呼吸不当等,影响通气,导致缺氧和CO_2蓄积,甚至危及患者生命。

2. CO_2蓄积　麻醉时缺氧易被发现,而CO_2蓄积未被普遍重视。CO_2蓄积时,患者出现呼吸深快、血压升高、脉搏频速有力、皮肤潮红、多汗、手术野渗血、体温上升、瞳孔散大、肌肉紧张等表现。如未能及时纠正,则可导致血压下降、呼吸停止、心律失常、惊厥,甚至心搏骤停而死亡。

3. 加强管理　麻醉时密切观察呼吸,如有频率、类型或通气量改变,立即寻找原因,设法纠正。

第三节　麻醉与循环

一、心脏

麻醉科医师必须掌握心肌细胞动作电位,心肌生理特性,心脏射血功能,心输出量,心音产生原理。

(一)血液循环

心脏的跳动推动血液流经全身,将营养和氧气输送给周身组织和各个器官,并从此处运走废物和CO_2,并保证了体内各种激素和调节物质的运输。心脏是推动血流的器官,是循环系统的原动力。循环系统的生理是麻醉学的重要基础理论之一。

(二)心肌特性

心肌具有兴奋性、收缩性、传导性和自动节律性的特性,才使心脏不断地有规律的舒缩活动(心搏)。心搏一次构成一个心动周期。先两心房收缩,继而舒张;心房开始舒张时,两心室同时收缩;后心室舒张,接着心房又开始收缩。

(三)兴奋传导

心搏起源于窦房结,位于上腔静脉与右心房的上部连接处。兴奋向下传导,一是沿心肌纤维,另一是沿心内特殊传导系统(房室结、房室束及浦肯野纤维),到全部心室肌纤维后引起收缩。

心脏的兴奋过程可产生电位变化,用心电图描记器记录下来就是心电图。

(四)心排血量

心排血量(cardiac output,CO)是指心室每分钟射出到周围循环的血量。每一次心室收缩射出的血量称为每搏量(SV)。故心排血量(CO)=SV×心率。心脏指数(CI)表明了心排血量与体表面积的关系,即CI=CO/体表面积(BSA)。正常70kg成人CO平均为5～6L/min,CI为2.5～3.5L/(min·m²)。左、右心室的SV为每次60～90ml。心率为60～100/min。

1. **CO变化的原因**　引起CO变化有众多原因。CO增加的原因:①心率增快(一定范围内);②左心室容量增加(前负荷增加);③回心血量增多;④周围血管扩张所致后负荷减少;⑤动静脉瘘;⑥内源性和外源性儿茶酚胺增加。CO减少的原因是:①兴奋副交感神经,心率减慢;②前负荷降低;③后负荷增加;④心肌收缩性减退等。

2. **心率的调节**　心率快慢取决于窦房结的自律性。受神经和体液两个外因因素的控制。兴奋交感神经,心率增快;兴奋副交感神经,心率减慢。心率太快,心脏充盈时间短,SV减少;心率太慢,回心血量相对增加,舒张期过长,心室充盈量已达到其限度,故未必能再提高SV。

3. **每搏量(SV)**　可反映心肌纤维缩短的程度,是测定心功能的指标之一。SV决定于4个因素。

(1)心脏前负荷:根据Starling心脏定律,心室舒张期容积增加,可增强心缩力量。前负荷取决于左心室舒张期末容积(LVEDV),但临床上难以测出,可借助于超声心动图、心室腔造影和核扫描等方法测得。进行心脏手术时左房压力(LVP)可反映前负荷,同时反映LVEDP。使用漂浮导管测肺小动脉楔压(又称肺毛细血管楔压,PCWP),也能间接提示LVP的变化。中心静脉压(CVP)不能反映LVEDP。影响心脏前负荷的因素有总血容量、体位、胸膜腔内压力、心包膜腔压力、静脉张力、骨骼肌驱血作用和心房收缩作用。临床上应用漂浮导管进行血流动力学测定,并用温度稀释法测CO,SV等,用数据描出Starling功能曲线簇(图2-1)。

(2)心脏后负荷:后负荷指左心室射血时心肌壁所受的力,与心室大小、形态、压力和壁厚度有关。当主动脉瓣正常时,是左心室射血时的阻抗;取决于大动脉的弹性,体循环血管阻力(SVR,TPR)等。测定平均动脉压反映后负荷,测定 SVR 更能反映后负荷,更为确切。

（3）心肌收缩性:若前后负荷恒定,则 SV 即能反映心肌收缩性的状态。增强心肌收缩性的因素:①兴奋交感神经;②抑制副交感神经;③用增强心肌收缩性药,如毛花苷 C 等。减低心肌收缩性的因素:①兴奋副交感神经;②抑制交感神经;③用 β 肾上腺素能阻滞药;④心肌缺血和梗阻;⑤心肌病;⑥低氧血症和酸中毒。

（4）左心室壁运动异常:常见于冠心病和二尖瓣狭窄者,常能使前后负荷、收缩性和 SV 均降低。

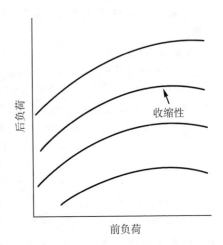

图 2-1 **Starling 心功能曲线**

二、血管

麻醉科医师必须掌握动脉血压形成及影响因素。

血管分为动脉、静脉和毛细血管三大类。动脉和静脉是运输血液的通道,毛细血管是血液与组织之间进行物质交换的场所。

(一)动脉

动脉管壁有弹性,心室射血时推动血流向外周加速流动。动脉管壁因内部压力增高而扩张。容纳一部分血液,心室开始舒张时,心室停止射血,血管仍依靠自己的弹性而回缩,压迫血液,使其继续流动。动脉中血压随着心脏收缩与舒张而一高一低。心缩时动脉血压的最高值称为收缩压(代表心脏收缩力);心舒时动脉血压的最低值称为舒张压(代表周围阻力);两者之差称为脉压(代表心脏输出)。影响血压的因素如下。

1. 心肌收缩力　主要取决于心肌的健康程度、冠状动脉血流量及心律有无严重失常,同时也与回心血量多少有一定关系。

2. 循环血容量　增多时血压上升。反之亦然。

3. 周围阻力　决定因素为血液黏滞性和血管口径,尤其是小动脉的口径。血管收缩时周围阻力增加,动脉压上升;反之,血管舒张则动脉压下降。

(二)毛细血管

1. 对血压的调节　毛细血管扩张时,大大增加血管容量,静脉回流量减少,心排血量减少,血压下降。

2. 通透性　在缺氧、某些物质(如组胺)的影响下,通透性大大增加,以致液体可大量渗出,血压下降。

(三)静脉

静脉的功能,主要是输送血液流回右心房。静脉回流量主要取决于腔静脉与右房间压力差,还与胸腔内负压、肢体肌肉收缩、伴随动脉的搏动和静脉的作用有关。

三、冠状循环

冠状动脉是心肌唯一的供血系统。左右冠状动脉起源于主动脉根部瓣膜的主动脉窦(又名乏氏窦)。冠状动脉无侧支循环,因此一旦栓塞形成,心肌便发生梗死。心肌的小静脉汇集至较大的心前静脉入右心房,占心脏静脉血的 $15\%\sim20\%$,来自左心室小部分和右心室大部分静脉血;左心室大部分静脉汇至心大静脉和其静脉经冠状窦入右心房,容量为 $65\%\sim75\%$;$3\%\sim5\%$静脉血经心室壁内心最小静脉直接入左、右心室。

(一)血流量

70kg 的成人静息时冠状循环血流量为 225ml/min,为 CO 的 $4\%\sim5\%$,最大活动时可增至 10%。冠状血流量的多少取决于动脉血压的高低和冠状血管阻力的大小。冠状血管的阻力受小动脉口径、心肌收缩力及血液黏滞性的影响。

(二)冠状动脉血流量的调节

主要受心动周期、神经、心率等影响。

1. 主动脉舒张压　心室舒张时,主动脉舒张压升高,冠状动脉不再受到挤压,故血流加速,血流量增加,心室舒张期冠状血流量约占总冠状血流量的 70%;反之,心室收缩时尽管主动脉血压较高,但冠状动脉受挤压,血流减慢或无法流动(左心肌),冠状血流相对较少。

2. 神经和神经内分泌　当交感神经兴奋时,冠状动脉扩张;迷走神经兴奋时冠状动脉收缩。

3. LVEDP　升高时心内膜下冠状血流减少；主动脉舒张压(DP)下降时，冠状血流也减少。这是因为冠状动脉灌注压(CPP)降低引起。CPP＝DP－LVEDP。凡 DP 下降或 LVEDP 升高，都能使 CPP 下降。

4. 心率变化　人体 70％以上的冠状血流在舒张期流入心肌，心动过速时，舒张期缩短，使冠状血流减少；反之，心动过缓时，冠状血流增多。Hoffman 等提出心内膜存活率(EVR)，计算公式为：

$$EVR = \frac{DPTI}{TTI} = \frac{(DP-LAP) \times d_1}{\overline{SP} \times St} = \frac{心肌氧供}{心肌氧耗}$$

DP 为平均主动脉舒张压，LAP 为平均左心房压(或 LVEDP)，$\overline{SP}$ 为平均动脉压，d_1 为舒张期时间，St 为收缩期时间，DPTI 为舒张压时间指数，TTI 为张力时间指数。EVR 正常值为＞1.0，＜0.7 时，提示心内膜下缺血。从算式可知，HR 加速，LAP 升高及 DP 下降，均可导致心内膜下缺血。

5. 心排血量(CO)　CO 增多时冠状血流增多。

6. 冠状动脉口径　口径大时冠状血流增多；反之，口径小时冠状血流减少。

7. 局部代谢物质　心肌对动脉血氧的利用系数较大，可达 65％～75％，一般组织只能利用 30％。故心肌代谢率提高时，冠状动脉必须相应扩张，血流增加，以满足需要。缺氧、贫血、肾上腺素、乳酸和二氧化碳过多时，冠状动脉扩张。

四、微循环

麻醉科医师必须掌握微循环的生理功能及心血管活动的神经体液调节。

(一)组成及功能

微循环是指毛细血管结构及其有关结构，由小动脉末梢的微动脉、中间微动脉、毛细血管、微静脉和小静脉组成，它的功能是对组织的血液供应、正常循环的维持，以及减缓休克的发展等起重要作用。在小动脉与小静脉之间，有中间小动脉(或称直接通路或称中心通道)、真毛细血管网和动静脉岔路(或称动静脉吻合支，或称动静脉短路)。微循环是细胞、组织和血液、淋巴液进行物质交换的场所。微循环在属性、形态、功能、代谢、调节方面，既具有一般循环系统的共性，又有各脏器的特殊性。

(二)病理生理

直接通路的动脉端亦有收缩性能(静脉段则无收缩性)。毛细血管的始端有毛细血管前括约肌,交感神经兴奋可使其收缩。静息时,毛细血管前括约肌处于闭锁状态,血流通过直接通路直接流入小静脉内。当组织内缺氧、CO_2 蓄积、乳酸增多或组胺释放时,可使直接通路和毛细血管前括约肌开放,血液流经毛细血管,从而增加组织供氧并加速排出代谢产物。当机体受侵害后,小动脉及直接通路短期内扩张,继之就出现代偿性收缩,此时小动脉、小静脉、直接通路及毛细血管前括约肌均关闭,血液只能通过动静脉岔路入小静脉,故造成静脉缺氧。如未能及时纠正,由于严重缺氧、代谢产物堆积或毒素的刺激,使小动脉及毛细血管前括约肌麻痹,广泛的毛细血管扩张,大量血流进入毛细血管。缺氧使毛细血管通透性增强,血浆外渗,血细胞在微循环内积聚,使有效循环血容量减少,血压下降。

五、心血管调节

(一)中枢神经调节

调节心脏活动的神经冲动是从下丘脑和脑干及延髓的迷走神经和心交感中枢发出的,支配血管运动神经冲动也来自延髓血管运动中枢。其受内环境和高级中枢影响。

(二)神经体液调节

心脏受自主神经,即迷走神经和交感神经的支配。当刺激迷走神经,心率减慢时,心房肌收缩减弱(对心室肌无影响),兴奋性降低和房室传导延缓。当刺激交感神经时,心率增快,心肌收缩增强,传导速度增快和兴奋性提高;如兴奋过度致室颤。缩血管神经属交感神经,存在于各部分血管,其末梢释放交感素的去甲肾上腺素,使血管收缩。舒血管纤维来源不一致,既有来自副交感神经,也有来自交感神经的。当血液和脑脊液中 CO_2 过多时,刺激缩血管中枢兴奋,内脏血管收缩,血压升高。低钠或低钾时血管收缩反应减弱或毫无反应。皮质激素可加强血管对血管收缩物质的反应,但在低钠和低钾时不起作用。血管内的血管兴奋物质为肾脏所产生,其作用是增强毛细血管前小动脉对肾上腺素的反应;血管抑制物质为肝脏所释放,其作用恰恰相反。当机体遭受侵袭,或肝、肾缺氧时,先是血管兴奋物质增加,促进循环代偿,继之血管抑制物质即增多,削弱循环代偿功能。体内乙酰胆碱和组胺的大量释放,均可使血管扩张,血压下降。

(三)心血管反射

心血管功能是通过反射途径来实现的。

1. 压力感受器降压反射　主动脉弓和颈动脉窦压力感受器因动脉压过高受刺激时,通过迷走神经的降压神经纤维发出冲动,兴奋迷走神经中枢和抑制交感神经中枢,使血压下降,心率减慢。

2. 压力感受器加压反射　腔静脉和心房壁的压力感受器因腔静脉压力升高而受刺激时,通过加压神经的传入冲动而反射性地使心率增快,周围阻力增加,血压升高。

3. 化学感受器反射　当颈动脉体和主动脉体化学感受器受到缺氧和 CO_2 过多等刺激时,发出冲动,一方面刺激呼吸中枢使呼吸增快,另一方面也刺激缩血管中枢,引起加压反射,使血压升高。

4. 肠系膜等血管反射　当腹腔神经节受刺激时可引起收缩压下降,脉压减小。

5. 眼心反射　压迫眼球可使心率减慢。

这些反射在麻醉和手术中都有重要意义。

六、循环和麻醉的关系

1. 麻醉影响　麻醉对人体循环功能有很大影响,由于麻醉药、手术操作及 CO_2 蓄积等因素的影响,心血管功能常发生变化,导致循环失代偿,重要器官低灌注,严重者危及患者生命。麻醉时应当密切观察,及时纠正循环失代偿,以求正常心血管功能的维护。

2. 麻醉中循环监测　注意循环功能指标的变化,有助于及时发现异常和适当处理。

3. 麻醉前准备　原有心血管功能不佳的患者,对麻醉的耐力较小,尤其是对冠心病患者更应提高警惕,认真做好麻醉前准备。

第四节　麻醉与肝脏

一、肝脏功能

肝脏为人体最大实质性器官,有很大的贮备力和再生能力。成人肝重约 1.5kg。肝小叶为肝脏的构成基本单位。肝脏有如下功能。

1. 营养和代谢功能

(1)蛋白质代谢:肝脏是合成和分解代谢蛋白质的主要场所。

(2)碳化物代谢:肝脏是糖类代谢的中心。

(3)脂肪代谢:食物中的脂肪经胰脂酶水解成甘油和脂肪酸,由肠黏膜细胞重新酯化生成三酰甘油,经肠淋巴液转运至肝脏,进入血循环。

(4)胆固醇代谢:肝脏合成胆固醇速度快、数量多。血浆胆固醇 60%～80%来自肝脏。

2. 胆汁的形成与分泌　胆汁包括胆盐和胆色素,经胆道排入肠内供消化用。胆道梗阻,影响脂肪和脂溶性维生素的消化吸收,维生素 K_1 和多种凝血因子合成障碍,可导致出血倾向。

3. 解毒、破坏和排泄功能

(1)肝脏的解毒方式:肝脏的解毒方式有氧化、还原、结合、水解和脱氨等。

(2)肝脏的灭活功能:直接来自体外的毒素或药物及代谢过程中的毒物,在肝内灭活和破坏为无毒或毒性小而溶解度大、易排泄的物质而排出体外。

(3)肝脏的排泄功能:肝内含有葡萄糖醛酸、硫酸盐及甲基化合物与毒性物结合,在酶催化下变成无毒或毒性小而溶解度大的化合物,随胆汁和尿排出体外。

4. 调节血量　肝脏血流量为 1.25～1.5L/min。

5. 造血与凝血功能　造血物质的贮备和某些凝血因子的生成等。肝胆疾病时表现出血倾向。

二、麻醉对肝脏的影响

1. 药物影响　所有全麻药物都对肝脏有一定影响,以氯仿最大,严重时肝细胞广泛坏死和脂肪变性。氟烷、巴比妥类和乙醇等对肝有不同程度的抑制作用。

2. 不良作用　药物对肝产生不良作用。

(1)直接的毒性作用:如氯仿,其毒性与剂量直接有关。

(2)药物性肝炎:不产生肝细胞损害,仅引起淤胆型肝炎,如氯丙嗪。

(3)暂时的功能抑制:如氟烷、苯巴比妥等。

3. 其他影响因素

(1)麻醉管理:麻醉期间低血压、缺氧和 CO_2 蓄积,对肝脏引起的损害最大。

(2)营养状态:术前营养不良。

(3)意外:手术创伤、出血、输血反应和其他药物的影响等。

4. 麻醉技术　对肝功能障碍的患者实施麻醉时,选择适宜的麻醉药固然重要,然而熟练掌握麻醉的技术更为重要,避免低血压、缺氧和 CO_2 蓄积现象。重视术前准备,术前应纠正贫血、加强营养、增加糖原储备、补充蛋白质、改善凝血机制等。术后注意维持水与电解质平衡,避免用吗啡类等对肝有损害作用的药物。

第五节　麻醉与肾脏

一、肾脏功能

肾脏的基本单位叫肾单位,由肾小体和肾小管组成,每个肾脏含有100万~125万个肾单位。肾小体包括肾小球和肾小囊(鲍曼囊),肾小管上段接肾小球,下段汇合至集合管。肾的神经支配主要为胸$_{12}$至腰$_2$神经。肾脏大约接受 20% 的心排血量,1000~1200ml/min。肾皮质为低阻血管灌注,而髓质为高阻血管灌注。肾小球的主要作用是滤过血液,肾小球毛细血管壁构成过滤膜。血液经滤膜过滤后,滤液(原尿)由肾小球囊进入肾小管。正常情况下,血液中绝大部分蛋白质不能被滤过而保留于血液中,仅小分子物质如尿素、葡萄糖、电解质及某些小分子蛋白能滤过。

(一)尿的生成

肾小球滤过率是指单位时间内两肾生成原尿的量,正常成人为125ml/min。成人每昼夜生成的原尿量可达 180L,但每日排出的终尿量仅 1~2L,原尿经过肾小管和集合管时,约有 99% 的水分被重吸收回血液。终尿与原尿的成分也有很大区别,原尿含葡萄糖,终尿无;终尿含的肌酐、氨比原尿多。

尿的生成一般取决于有效滤过压的大小和肾小球膜的通透性。

有效滤过压=肾小球毛细血管压力-(血浆胶体渗透压+囊内压)

肾小球毛细血管压力为动脉血压的 60%,而血浆胶体渗透压约为

24.8mmHg,囊内压为 5.26mmHg。当动脉压降至 50mmHg 时,或囊内压升至 30mmHg 以上时,肾小球滤过率将降到零,尿生成便停止。血压 80~180mmHg 状态下肾滤过率不变。

(二)肾小管的重吸收

肾小管分为 3 段,即近曲小管、髓襻和远曲小管。肾小管的主要作用是重吸收。原尿除含蛋白极微量外,其余成分与血浆相同,但流经近曲小管时约 2/3 水分、钠、钾、氯再吸收,并重吸收 99% 的碳酸氢盐、磷酸氢盐、葡萄糖、氨基酸、蛋白质等,分泌氢离子、有机酸、碱和氨离子;经髓襻进一步回收 20%~30% 钠及钾;经远曲小管与集合管,则重吸收余下的水和钠,分泌氢离子、钾离子和氨离子。从而完成尿液形成的全过程。肾小管的重吸收作用及排出作用,对调节水、电解质和酸碱平衡有重要意义。远曲小管与集合管对水的重吸收作用,受神经垂体加压素的调节,而排钾、吸收钠的作用则受肾上腺皮质激素特别是醛固酮的影响。

二、麻醉对肾脏的影响

(一)术前准备

术中和术后肾功能衰竭是麻醉和手术的严重并发症,术前准备就应对保护肾功能予以高度重视。

1. *心理护理* 术前应进行心理方面准备,克服紧张的心理状态,使血中儿茶酚胺及加压素不会增高。

2. *肾脏功能* 术前应了解肾功能情况,如肾功能减退或障碍,尽量免用影响肾功能的药物,并限制液体和钠的输入。

(二)麻醉管理和手术操作的影响

麻醉和手术影响了肾氧供需,使肾缺氧。

1. *应激反应* 要减低和对抗大手术创伤和机体应激反应,引起交感神经兴奋所致的内分泌紊乱对肾功能改变的影响。

2. *麻醉药选择* 不用经肾排泄的药物。

3. *维护肾功能* 肾功能正常者,也应注意维护肾功能,维持平稳的麻醉,避免缺氧、CO_2 蓄积和长时间的低血压,及时补充血容量,维持正常灌注压和 CO,必要时应用血管扩张药(如小剂量多巴胺)提升血压,增加肾脏氧供;纠正酸碱和电解质紊乱,应用利尿药,输血时严格执行查对制度,杜绝溶血反应的发生等。

4. 积极预防和治疗 肾功能在麻醉和手术中略有下降和减退,一般是不会导致衰竭的。急性肾衰虽可发生在健康肾,但更多地继发于慢性肾病。除药物影响外,创伤、休克、脱水、电解质紊乱或溶血反应等会产生对肾功能损害的影响,若治疗失当和处理不善,可发生急性肾功能衰竭,进而导致周身水肿、心力衰竭和尿毒症。故正确治疗、积极预防急性肾功能衰竭对麻醉医师来说是十分重要的。

第六节 麻醉与内分泌

内分泌系统是机体适应和维护内外环境平衡的重要系统之一,在神经内分泌的支配和调节下,控制着机体生长发育、生存、衰老和死亡的全过程;调节体内各组织器官的生理功能和机体内外环境的动态平衡、新陈代谢和生殖后代。麻醉科医师可以遇到合并有内分泌功能紊乱的麻醉患者,或者外科手术治疗内分泌紊乱疾病,手术和麻醉应激也可引起一系列内分泌、代谢生理功能的改变等情况,要予以掌握有关知识,正确处理,确保手术治疗效果和术后康复。

一、下丘脑-垂体系统

(一)下丘脑

有许多神经细胞核和自主神经中枢控制着交感和副交感神经,以丰富的传导系统,上连大脑新皮质和边缘系统,下接垂体和脑干。位于视上核的神经分泌细胞主要分泌加压素(ADH),室旁核主要分泌缩宫素(OXT)。这两种激素沿下丘脑-垂体束的神经纤维输送到神经垂体储存。ADH 主要作用于肾小管,促进水的重吸收,具有抗利尿作用,同时使全身动脉和毛细血管收缩,血压升高,故又称血管加压素或称抗利尿激素。OXT 促进子宫收缩,用于产后缩宫止血,可促使乳腺分泌。下丘脑正中隆突分泌的各种调节性多肽激素,包括促甲状腺激素释放激素(TRH),促肾上腺皮质激素释放激素(CRH),促性腺激素释放激素(GnRH,LHRH)[包括卵泡刺激素释放激素(FRH)和黄体酮释放激素(LRH)],生长素释放激素(SRH)及生长素释放抑制激素(SRIH),催乳素释放激素(SRH)和催乳素释放抑制激素(PRIH),黑素细胞刺激释放激素(MRH)和黑素细胞刺激释放抑制激素(MRIH)等。这些激素通过垂体门脉系统进入腺垂体,调节腺垂体的内分泌功能。

(二)垂体

垂体由腺垂体和神经垂体组成。神经垂体储存和释放下丘脑产生的 ADH 和 OXT。

1. **垂体促激素**　腺垂体分泌垂体促激素,包括:①促甲状腺激素(TSH);②促肾上腺皮质激素(ACTH);③促性腺激素,有促卵巢刺激素(FSH)和促黄体生成素(LH)。这些促激素通过周围腺或称靶腺的内分泌系统发挥作用。

2. **其他**　腺垂体还分泌直接作用于周围器官组织的激素:①生长激素:对糖、蛋白质、脂肪等物质代谢发挥作用,促进身体的生长发育;②催乳激素:促进乳腺合成并分泌乳汁;③黑素细胞刺激素(MSH):增加黑色素的合成,使皮色加深。

3. **腺垂体功能减退性危象**　当腺垂体功能全部或部分减退时,受到手术创伤、麻醉及感染的侵袭后,可诱发腺垂体功能减退性危象,发展到昏迷。

4. **神经垂体功能减退**　术前对神经垂体功能减退,加压素分泌过少引起的尿崩症,应与肾性尿崩症相鉴别,后者体内加压素并不缺乏,对垂体加压素的治疗无效。对垂体功能低下者的处理,如非急症手术应做详细检查,查明病因和原发疾病。针对内分泌腺体功能减退的情况,分别进行相应的激素治疗。注意水电解质平衡。此类患者对麻醉药很敏感,若使用吗啡、巴比妥类、吩噻嗪类药物,即使对成年患者也可引起昏迷,麻醉前用药时慎用或不用,仅用小剂量阿托品即可。大手术选用全麻,用小剂量维持浅麻醉,防止缺氧和 CO_2 蓄积。小手术选用局麻或神经阻滞。本病心排血量减少,注意术中输液速度和量,预防心功能不全或肺水肿发生。尿崩症患者麻醉前 1～2h 尽量饮水,术中按尿量估计输液量。术后给予适量的肾上腺皮质激素,以预防低血压、电解质异常、低血糖所致的代谢低下;患者因为对麻醉药敏感性增加,应预防麻醉后清醒延迟。

二、甲状腺和甲状旁腺

(一)甲状腺功能亢进症

因为甲状腺素分泌过多,全身代谢增高,氧化过程加速,临床上出现甲状腺肿大、突眼、心率过速、激动、失眠、体重减轻等症状。

1. 预防甲状腺危象　手术麻醉的安全性在于术前控制亢进的甲状腺功能,使之接近正常范围,尽量纠正其他并发症,预防甲亢危象发生。术前抗甲状腺药物治疗应彻底。术前精神紧张者,宜用较大剂量的安定药,不用阿托品。麻醉中注意气道通畅、选择麻醉药和方法不影响甲状腺功能。术后预防伤口出血、气道不畅、声带麻痹和损伤所致气道阻塞引起甲状腺危象。

2. 急症患者的处理　急症手术,甲状腺功能来不及控制时,输注碘化钾、氢化可的松等药,根据血压、脉搏适当选用肾上腺素能 α 和 β 受体阻滞药。

(二)甲状腺功能减退症

由于甲状腺素分泌不足,严重时发生黏液性水肿,可表现为反应迟钝,皮肤苍白或蜡黄、虚肿状,四肢肿胀无凹陷,冰冷,肌软无力,脉搏徐缓微弱,心脏扩大等。术前应行甲状腺素治疗,改善全身情况。患者对麻醉和手术耐受性极差,若术中发生昏迷时,静注三碘甲状腺原氨酸和氢化可的松进行抢救,同时给氧、保暖、补液和升压药升压等治疗。

(三)甲状旁腺功能障碍

1. 甲状旁腺功能亢进症　由良性肿大或腺癌引起甲状旁腺分泌过多,发生原发性甲状旁腺功能亢进症。继发性甲状旁腺功能亢进,是由于血钙过低或血糖过高刺激甲状旁腺分泌所引起。出现骨骼、泌尿、胃肠道等症状。治疗以手术为主,麻醉前低钙饮食并多饮水,术后仍注意预防低血钙。

2. 甲状旁腺功能减退症　甲状旁腺功能减退症较少见,多因手术不慎切除或损伤,出现手足抽搐症状。麻醉前应注意补钙,因为低血钙症对神经肌肉接头部位的影响,使肌松药敏感性增加,易发生喉痉挛;使心肌的应激性降低而发生心律失常,应用甲状旁腺素、钙剂及维生素 D 治疗患者。

三、肾上腺

(一)肾上腺的构成

肾上腺由髓质及皮质构成。肾上腺髓质及皮质都是分泌激素的器官。髓质分泌肾上腺素和去甲肾上腺素,其分泌受交感神经的影响。静息状态时,肾上腺素的分泌量极微,当机体遭受侵袭(如麻醉诱导应激)

时,肾上腺素则大量增加,出现心动过速、血压增高等现象。

(二)肾上腺皮质

皮质功能与垂体、中枢神经系统、自主神经系统及肾上腺髓质有着非常密切的关系。当机体受到侵袭应激时,通过神经内分泌系统的调节,分泌大量肾上腺皮质激素(氢化可的松和醛固酮等),以利机体维持内环境稳定。但若机体受到过强的刺激,使肾上腺皮质兴奋过度,可引起急性衰竭而危及生命。

(三)慢性肾上腺皮质功能减退症

外科手术、麻醉用药、缺氧、感情激动、疼痛均可引起肾上腺皮质的功能耗损,对于原来肾上腺皮质功能不全的患者威胁更大。慢性肾上腺皮质功能减退症患者对手术麻醉、创伤等刺激耐受性很差,术前除病因治疗外应给予皮质激素治疗。麻醉前用药量宜轻,麻醉方法应选择对肾上腺皮质功能影响小的方法,术中术后应注意预防发生急性肾上腺皮质功能不全之危象。

(四)急性肾上腺皮质功能减退症

急性肾上腺皮质功能减退症(肾上腺皮质功能急性衰竭)的临床表现为循环系统的衰竭,如血压降低、脉搏细速、四肢厥冷、周身出汗等;与一般休克的不同在于循环衰竭的症状与失血和手术刺激无明显关系,对输血和用血管收缩药升压效果均不明显,而必须用肾上腺皮质激素治疗。对患慢性消耗性疾病者和近期内(6 个月内)使用肾上腺皮质激素治疗者,一般应在麻醉前适当补充肾上腺皮质激素,以预防发生急性肾上腺皮质功能减退。对本症的救治,除激素外,应采取抗休克、给氧、补液和控制感染等。

四、胰腺

(一)胰腺与胰岛素的功能

胰腺的胰岛 B 细胞分泌胰岛素;A 细胞分泌胰高血糖素。胰岛素主要生理功能如下。

1. 糖代谢的作用　增加细胞膜对葡萄糖的通透性,促进葡萄糖从细胞外向细胞内转移,加速葡萄糖的利用。能促进葡萄糖的氧化和酵解,并能促进葡萄糖转变为脂肪。胰岛素能促进葡萄糖在肝脏和骨骼肌合成糖原并储存,抑制糖原的分解和异生,减少葡萄糖进入血中,降低血糖。

2. 脂肪代谢　对脂肪的代谢作用。

3. 蛋白质代谢　对蛋白质的代谢作用。

(二)胰高血糖素的功能

胰高血糖素是胰岛 A 细胞分泌的,主要作用是升高血糖浓度。

1. 升高血糖浓度　促使肝细胞的环磷腺苷的浓度增高,促进肝糖原分解和糖异生,抑制肝糖原生成,从而使血糖浓度增高。

2. 升高血游离脂肪酸浓度　激活脂肪细胞中的脂肪酶,加快脂肪分解,使血中游离脂肪酸浓度升高。

3. 促进蛋白质分解　胰高血糖素还能促进氨基酸进入肝细胞,加速脱氨基作用,增进糖原异生,促进蛋白质分解。

4. 对循环和血钙的影响　大剂量胰高血糖素有类似儿茶酚胺的作用,使心率增快,心排血量和冠状动脉血流量增加。促进降钙素分泌,使血钙降低。

5. 对消化道的影响　有增加胆汁分泌、肠液分泌和抑制胃肠蠕动等作用。

(三)高血糖症

高血糖是由于胰岛素相对或绝对的不足引起,临床表现为高血糖、糖尿、多饮、多尿和消瘦等,即糖尿病。患者易并发感染及血管、神经系统并发症。重症时应注意发生酮症酸中毒。术前应详细了解病情及其严重程度,有无并发症。麻醉前根据手术大小、择期或急症手术、糖尿病轻重、曾否治疗等进行术前准备工作。以提高患者对麻醉和手术的耐受能力。

(四)低血糖症

低血糖是由于胰岛细胞瘤等疾病致胰岛素分泌过多而引起,其神经症状常被误诊为精神神经病。血糖过低,大脑皮质受到抑制,继而皮质下中枢,包括下丘脑及自主神经中枢亦受到抑制,严重者波及中脑及延髓;还可引起肾上腺素分泌增加,促进糖原分解以平衡低血糖。还可出现心动过速、心律失常等症状。麻醉前应注意纠正和防止低血糖。

第七节　麻醉与免疫

一、概述

免疫学是医学基础科学的组成部分,也是防病治病的基础。它的应用不再局限于细菌免疫学或传染病学的范围,而是一门涉及医学基础与临床各科的边缘科学,已成为现代临床各科医师必须具备的知识。麻醉科医师学习麻醉与免疫的相互关系,对于处理药物反应、器官移植等方面都非常重要。

(一)免疫反应分型

免疫反应是经过免疫机制所致的反应,又称变态反应或超敏反应,是指机体受到某种物质(抗原或半抗原)的刺激后呈致敏状态,当该抗原再次进入机体时,引起特异性抗体与抗原结合,导致组织的损伤。不经免疫机制介导(直接激发炎性细胞释放介质)的反应称为过敏样反应或称为类过敏反应。变态反应按照其发生机制,分成 4 种类型。

1. Ⅰ型变态反应　亦称速发型超敏反应。临床上最常见,麻醉中也多见。分致敏和发敏两个过程阶段。

2. Ⅱ型变态反应　亦称细胞溶解型或细胞毒型超敏反应。ABO 血型不相容的溶血性反应及 Rh 溶血性反应属于此类。

3. Ⅲ型变态反应　亦称免疫复合物型超敏反应。

4. Ⅳ型变态反应　亦称迟发型超敏反应,约占 10%。

(二)免疫系统功能

免疫系统具有 4 方面功能。

1. 防御感染功能　即清除和阻止各种病原体的侵袭。其功能失调,出现变态反应。

2. 自身稳定功能　即维持体内细胞的均一性,不断清除衰老和受损细胞等废物,参与体内代谢活动。如功能失调发生自身免疫病。

3. 监视作用　即识别和清除体内经常发生的突变细胞,这一功能失调时便发生肿瘤。

4. 保护作用　预防术后感染和癌肿的转移,以及移植排斥反应有重要意义。

(三)免疫反应

人体受抗原物质(变应原)刺激后可出现正常免疫反应和异常免疫反应。正常免疫反应是一种生理反应。异常免疫反应是人体免疫稳定功能失调、生理功能紊乱。

1. 非特异性免疫　又称先天免疫,是机体对多种抗原物质的生理性免疫应答,是由先天遗传决定的。

(1)免疫屏障:包括皮肤黏膜、血脑和胎盘屏障。

(2)炎症损害反应:局部血流增加、释放化学物质、增加内皮系统的通透性和小静脉括约肌的张力,局部红、肿、发热等。

(3)吞噬作用:血液中的中性粒细胞、单核细胞和组织中的巨噬细胞对进入人体的微生物、异物及自身衰老细胞及时地吞噬清除。

(4)溶解细胞作用:正常体液和组织中抗微生物物质,其中最重要的是补体系统、溶菌酶和干扰素等,配合其他杀菌因素起到杀菌、溶菌、灭活病菌(毒)、溶解细胞和抗病毒等作用。

2. 特异性免疫　又称获得性免疫,是指人体在生活过程中与抗原物质接触所获得的,主要特点是免疫作用有针对性。包括体液免疫和细胞免疫。

(1)体液免疫:是指抗体参与的特异性免疫。B 细胞在抗原的刺激下产生抗体,抗体与相应的抗原在体内结合发生的各种反应,统称为体液免疫反应。抗体是一种免疫球蛋白(Ig),按理化性质及免疫学性能,Ig 可分为 5 类:即 IgA、IgD、IgE、IgG、IgM。IgG 和 IgM 与补体一起在防御细菌入侵方面起重要作用。IgE 对皮肤、气道的致敏反应起重要作用。IgA 对肠、上气道起局部防御作用。

(2)细胞免疫:是指 T 细胞在抗原的刺激下所产生的一种特异性免疫功能,其机制:一是直接杀伤,增强靶细胞的杀伤能力;二是释放淋巴因子或淋巴活素等可溶性活性物质,抑制其移动而发挥免疫作用;三是改变血管壁的通透性,引起炎症反应,配合发挥非特异性的免疫效能,使抗原在人体局限化或可从人体内排出。细胞免疫的主要作用:一是抗感染,如病毒、真菌;二是免疫监视,杀伤肿瘤细胞;三是移植物排斥,同种异体器官移植排斥和延迟的过敏反应;四是参与迟发型变态反应和自身免疫病的形成;五是辅助 T 细胞和抑制 T 细胞,还参与体液免疫的调节。

3. 两种免疫的关系　非特异性免疫和特异性免疫是密切相关的一对免疫现象。非特异性免疫是基础,特异性是在非特异性免疫基础上建立和发展的,两种免疫是互相渗透、互相促进和互相制约的。

4. 一氧化氮　一氧化氮(NO)是一种新被认识的细胞信使,是血管内的内皮衍生松弛因子,在中枢神经系统是一种重要的神经递质。作为一种杀伤因子,它参与免疫系统的防御作用。其作用尚待深入研究。

二、麻醉对免疫的影响

1. 白细胞　发生感染或肿瘤时,有大量白细胞浸润,是机体免疫功能的作用。但此反应受麻醉影响而改变,主要是起抑制作用。

2. 吞噬作用　主要是应用麻醉药时炎性反应可能受到抑制,细胞从血管转移到组织间隙的活动过程受限,其作用是可逆的。麻醉可抑制吞噬反应。

3. 细胞免疫　表现在 B 细胞和 T 细胞功能都受麻醉和手术的抑制。

4. 淋巴细胞转化　实验室发现氟烷抑制淋巴细胞的转化,抑制程度直接与剂量有关。氯胺酮等并不抑制淋巴细胞的转化。手术创伤对淋巴细胞的抑制,立即出现并延至术后 3 周,这与手术创伤严重度、手术时间、输血量及本身的疾病严重性有关。

5. 麻醉与应激反应　非特异性应激反应能使免疫机制,尤其是手术麻醉下典型的应激反应能使免疫抑制物质——肾上腺皮质激素和儿茶酚胺增高。

三、麻醉时的免疫反应

(一)感染

氟烷等吸入麻醉药在高浓度时有抑菌作用。传染性肝炎患者麻醉后病程延长。手术后切口感染率与手术麻醉时间有关,受手术操作方法及全身疾病的影响。患者的免疫状况对术后感染影响很大,故凡有感染时,应尽量避免手术。急症手术前用有效的抗生素及其他抗感染治疗。

(二)变态反应

变态反应是由抗原(变应原)刺激人体产生抗体(变应素)。抗原具有两个性质:即免疫原性和反应原性。仅有反应原性缺乏免疫原性的化学物质叫作半抗原,如青霉素、磺胺、麻醉药或代谢产物皆属此类。这类抗原对大多数人是无害的,但对过敏体质(特异性,idiosyncrasy,atopy)的人就可引起疾病。麻醉期间的变态反应发生率最近在上升,麻醉中危及生命的严重反应的发生率为 1/3500,法国为 1/6500,澳大利亚为 1/1 万。其特点是药物诱发,急性突然发作。全麻不能保护变态反应免于发生。临床表现取决于释放出生物活性物质,如组胺产生的部位不同,其作用表现不同。发生在皮肤小血管处时,出现皮肤瘙痒、红斑、团块;发生在咽喉部,出现局部水肿、炎症;发生于平滑肌时,出现支气管痉挛、肠痉挛、剧烈腹痛、呕吐、便血;发生在全身小血管,出现毛细血管扩张、血管通透性增高、血压下降、休克等。细胞内的 cAMP 增加,可抑制组胺及 SRS-A(缓慢反应物质 A)的释放。

(三)变态反应的预防和治疗

麻醉中遇到变态反应时,必须立即大力抢救。

1. 切断变应原　立即中断变应原的继续输入。

2. 注射拟肾上腺素药物　静注肾上腺素 $5\mu g/kg$,使血管收缩,增加周围血管阻力,促使血压上升,使组织血流灌注改善。异丙肾上腺素 $0.25\sim1mg/$次,加入 5%葡萄糖液 100ml 内输注。可增加肥大细胞和嗜碱细胞内 cAMP 的量,抑制组胺及 SRS-A 释放。

3. 氨茶碱　静注氨茶碱治疗支气管痉挛变态反应,使支气管平滑肌松弛,增加心排血量,抑制磷酸二酯酶对 cAMP 的降解,从而增加了细胞内的 cAMP,抑制了组胺和 SRS-A 的释放。

4. 阻滞胆碱能刺激　阿托品 $0.5\sim1.0mg$ 静注,对抗组胺所引起的支气管平滑肌痉挛,阻滞胆碱能刺激就能抑制变态反应时的递质释放。

5. 抗组胺　苯海拉明 $0.5\sim1mg/kg$,或异丙嗪 $25\sim50mg$ 静注,可通过对特异性受体竞争而发生作用,对组胺引起的荨麻疹较为有效。

6. 激素　肾上腺皮质激素,氢化可的松每次 $100\sim1000mg$,输注,或地塞米松每次 $5\sim10mg$,静注。减轻各种临床免疫反应,使组胺的再生受到抑制。

(四)器官移植与麻醉

器官移植性手术越来越多,麻醉中主要存在两个问题。

1. 排异反应　排异反应是免疫功能的正常反应,但对移植器官的存活不是有利的。对这类患者麻醉是否适当,应以能否抑制对移植器官的免疫排异反应来判断。

2. 麻醉抑制免疫反应　麻醉对任何免疫的抑制,均对移植组织和器官的存活有利。氟烷、硫喷妥钠等麻醉药均有抑制免疫反应的作用。利血平、异丙嗪和氯丙嗪等镇静药也有抑制免疫作用。硫唑嘌呤(azathio-prine)等代谢药,干扰核蛋白的合成,抑制抗体的形成,延迟排异反应,主要不良反应是对骨髓的抑制产生白细胞减少症及肝脏损害等。环磷酰胺

(cyclophosphamide)等化疗药是强有力的免疫抑制药,能替代硫唑嘌呤。不良反应大,若用小剂量不良反应就不会出现。肾上腺皮质激素(corticosteroid),具有减少淋巴细胞及稳定溶酶体的作用。可以抑制抗体的形成及免疫活性淋巴细胞的形成,使用大剂量时可延长移植组织的存活,但不能完全阻止排异反应的出现。异种抗淋巴细胞血清(ALS)及其球蛋白衍生物(ALG)等生物制剂,已从对人类淋巴细胞起免疫作用的动物如马、兔和羊取得。一般与硫唑嘌呤或环磷酰胺及泼尼松一并使用,直接杀伤人类的淋巴细胞。

四、术前麻醉管理

(一)增强免疫功能

术前应增强患者免疫功能,提高机体的抵抗力。这对术中耐受麻醉、手术的刺激,降低术后感染、癌肿转移有密切关系。

1. 治疗感染 积极治疗术前感染。

2. 加强营养 注意加强营养,对贫血、低蛋白症者,术前小量多次输血,使血红蛋白尽量达 80～100g/L。

3. 稳定内环境 纠正酸碱平衡失调,改善心肺功能。

4. 减少消耗 安静休息,降低代谢,避免不必要的活动,使机体有足够代偿能力。

(二)了解药物反应史

事先知道该患者对某种药物过敏而免用。

(三)选用恰当麻醉方法和药物

尽量选择对患者生理扰乱小的麻醉方法和麻醉药。除氯胺酮、丙泊酚、安泰酮、丙泮尼地、琥珀胆碱、维库溴铵、泮库溴铵、阿曲库铵、筒箭毒碱、戈拉碘铵、右旋糖酐、乳胶等可引起变态反应,使用时应注意外,所有麻醉药都是免疫抑制药,尽量减少对免疫的抑制。危重患者尽量选用局麻和神经阻滞。注意诱导平顺、镇痛完善、麻醉不宜过浅。充分供氧、维护循环稳定、保证足够的呼吸交换量。

(四)减少刺激

手术尽可能操作轻柔,创伤范围小,手术时间短,以减少手术创伤打击所致的血中肾上腺皮质激素和儿茶酚胺过多释放,产生免疫抑制。

第八节　麻醉与代谢

机体要维持生存,就必须依靠血流和细胞外液供给能量。正常血糖浓度 4.5～6.7mmol/L。中枢神经系统全靠葡萄糖供给能量,其他组织利用游离脂肪酸或酮体代替葡萄糖作能源,以节省体内葡萄糖。体内能源来源于糖、蛋白质及脂肪。能量消耗是根据氧耗量来测定的。用 kcal(千卡)或 kJ(千焦)表示,或据所耗之糖(4kcal/g)、脂肪(9kcal/g)和蛋白质(4kcal/g)的量来表示。成人静息(卧床休息)时消耗约为 25kcal/kg。

手术是一种创伤,创伤对代谢的影响很大。患者受手术创伤和麻醉的影响使代谢改变。麻醉药对机体代谢参数虽有许多直接和间接的影响,但麻醉对代谢的作用,与外科手术的直接作用之比是很小的。若手术后无并发症,对代谢仅有轻微短暂的影响,反之,严重创伤和感染后,常发生显著的代谢变化。

一、术后能量代谢的变化及其影响因素

(一)代谢改变

手术后代谢改变分 3 期。

1. **代谢衰退期**　术后早期为代谢衰退期,表现为代谢活性降低,包括氧耗量降低、高血糖和糖氧化减少等。

2. **代谢高涨期**　晚期,为代谢高涨期(flow phase)或恢复期。代谢率升高,能量消耗亦相应增加,其程度与创伤程度及并发症有关。蛋白质代谢加速,增加尿氮排出,动用脂肪以补充能量。然后进入合成代谢而渐趋恢复。

3. **坏死期**　如代谢衰退期不能得到恢复,代谢受到损害而进入坏死期。

(二)影响因素

手术创伤改变代谢的因素如下。

1. **体液丧失**　体液丧失是诱发代谢改变最强的刺激。体液丧失达体重的 3%～5%时,若不给予补充可以致死。大出血后又会产生酸中毒、缺氧和因缺氧性细胞损害等附加的刺激。低血容量时由于压力受体的刺激而释放儿茶酚胺,可引起周围血管收缩和心动过速。

2. **手术刺激**　传入感觉冲动的刺激,如疼痛等。

3. **毒素**　毒素均可影响代谢,如代谢产物等。

4. **限制因素**　如创伤引起的代谢反应也受到患者基本状态的影响。

二、术后能源的利用

(一)高血糖的原因

术后高血糖有 4 种原因。

1. **糖原分解**　儿茶酚胺浓度升高致糖原分解增加。

2. **抑制胰岛素产生**　儿茶酚胺抑制胰岛素分泌。

3. **胰高血糖素**　胰高血糖素分泌增加。

4. **糖原异生**　糖原异生作用加速。

(二)蛋白质代谢

手术创伤后蛋白质的代谢增加,使尿氮排出升高。血浆中增加"急性期反应物质"。

1. **分解代谢**　蛋白质来源于肌肉蛋白质和血浆蛋白质。蛋白质分解代谢不是为机体提供创伤后所需的热量,而是提供糖的中间代谢产物和氨基酸,以供合成代谢之用。

2. **分解代谢的原因**　蛋白质分解代谢的原因是合成受抑制,而不是分解速率增加。

3. **分解代谢的表现**　手术创伤后全身组织均处于分解代谢状态,而各种组织的蛋白质分解不完全一样,以肌肉蛋白质为主,表现为血和尿中的肌酐含量增加和肌肉明显消瘦。创伤后体重下降的大部分原因是非脂肪组织的丧失。创伤后血浆蛋白质分解也增加。中等度创伤清蛋白浓度在第 $4\sim5$ 天降低 $25\%\sim30\%$,恢复时间与创伤程度有关,需要 $14\sim20d$ 或以上。α_1 球蛋白在创伤后增加,表现为 α_1 抗胰蛋白酶和 α_1 酸性糖蛋白的增加,创伤后第 3 天达最高限度,增加 50%。α_2 球蛋白也在创伤后第 3 天增至最大限度,其主要成分血浆铜蓝蛋白和结合球蛋白均增多 $50\%\sim100\%$,β 球蛋白在创伤后不变或降低,创伤后第 $3\sim9$ 天,其主要成分运铁蛋白和 β 脂蛋白降至 $25\%\sim50\%$。γ 球蛋白中的免疫球蛋白在创伤后无明显改变。其 C-反应蛋白在正常血清中几乎不存在,创伤后很快出现和增加,$24\sim48h$ 达最大值。

(三)纤维蛋白原代谢

创伤后血内纤维蛋白原浓度增加速度很快,与创伤程度成正比,可达

100%,甚至更高,持续数天至数周。

(四)脂肪分解加速

创伤后血浆中的游离脂肪酸和三酰甘油均增加。体内总热量消耗的80%～90%是靠游离脂肪酸供应。创伤后脂肪的氧化过程未受抑制,很少发生酮血症或酮尿症。

三、水和无机盐代谢

1. 水和钠潴留　创伤后可发生水和钠潴留,是由于细胞外液和循环血容量减少。钠排出的减少反映肾功能的变化,早期治疗应予注意。还应注意呕吐、腹泻、消化道瘘等肾外失钠情况及钠转移而致低钠血症。

2. 钾排出增加　排钾是醛固酮分泌增加的影响和蛋白质分解代谢增加所致。应注意补钾。

3. 钙代谢　钙代谢不受影响。磷酸盐排出增多,尿中磷和氮排出增加是一致的。补磷也需补钙。

4. 锌代谢　锌的含量降低。若锌缺乏时可影响许多细胞的代谢过程。

四、内分泌系统的调节和变化

1. 儿茶酚胺　在创伤后数秒内儿茶酚胺的分泌立即增加,持续几天至几周。促使创伤后分解代谢加速。肾上腺髓质分泌的去甲肾上腺素量也增加 10 倍以上。

2. 下丘脑-垂体系统　下丘脑-垂体系统分泌促激素,如 ACTH、促甲状腺激素、促生长激素等。

3. 有效循环血容量　创伤后有效循环血容量降低,使肾素-血管紧张素-醛固酮系统的功能活跃。

4. 胰岛素　在创伤后早期因儿茶酚胺的抑制分泌减少。在恢复阶段,主张要用葡萄糖、胰岛素和钾盐治疗,以促进细胞功能的恢复。

5. 胰高血糖素　因儿茶酚胺增高,可促进胰高血糖素分泌。

五、麻醉对代谢的影响

麻醉药如硫喷妥钠、氟烷、恩氟烷、异氟烷、七氟烷、地氟烷和氧化亚氮等都降低机体对创伤的代谢反应,降低细胞的活动功能。通过对神经内分泌系统的作用,还由于抑制了葡萄糖通过细胞的转运。麻醉对代谢的影响较手术创伤的作用为轻,且为暂时和可逆的。

第九节　体液的渗透平衡和失常

麻醉科医师在处理危重患者时,必须熟知渗透效应的生理知识,以便能合理地选用静脉输液,避免和纠正血浆渗透浓度的失常。渗透力(osmotic forces)是体内水分布的主要决定因素。麻醉前、中、后保持细胞内、外液于正常的渗透力平衡状态,是麻醉科医师的责任,以维持人体细胞正常功能起到重要作用。

一、基本概念

(一)渗透现象和渗透压

体液渗透和渗透压是维持机体生命最基本的条件之一。

产生渗透现象和渗透压的两个条件:①溶质,在溶剂中必须有溶质存在,构成溶液;②半透膜,只能透过溶剂而不能透过溶质,或只能透过小分子(分子质量<20 000Da)物质而不能透过大分子的物质,此性质的薄膜叫半透膜。

1. 渗透　溶剂或小分子的溶质的单方向转移称为渗透(osmosis)或渗透现象。渗透是一种物理现象。

2. 渗透压　终止或对抗溶剂或小分子溶质单方向移动的升高的静水压,就是该溶液的渗透压;也可为阻止溶剂或小分子溶质单方向转移所需施加的压力,或就是半透膜两侧的静水压梯度。

3. 渗透压与溶质的关系　溶液的渗透压与单位容积溶剂中所含溶质分子颗粒的多少(颗粒浓度)成正比例,而与溶质分子颗粒的形式、大小、原子价或重量无关。

4. 渗透浓度　溶液中溶质所产生渗透压的有效渗透颗粒称为渗透浓度。

(二)血浆渗透浓度

血浆渗透浓度(POsm)测定是临床判断水盐代谢的标志。

1. 毫渗浓度　血浆和其他体液所含的起渗透作用的溶质浓度(osmole)较低,故均以它的千分之一即毫渗浓度(milliosmole,旧制缩写

mOsm,新制为 mmol/L)计量。

2. 血浆渗透浓度单位 血浆渗透浓度有两种单位：

(1)重量渗透浓度：指每千克纯水中所含渗透克分子数，包括 1L 纯水加上溶质的容积，以 mmol/L 作单位。

(2)容积渗透浓度，指在每升血浆中所含的渗透克分子数，其中纯水容积＜1L，余容积被溶质所占据，以 mmol/L 作单位。由于溶剂的容积永远＜溶液的容积，故重量渗透浓度＞容积渗透浓度。如血浆含水93%，POsm＝280mmol/L，重量渗透浓度＝280÷0.93＝301mmol/L；容积渗透浓度＝280×0.93＝260mmol/L。在实际应用中，因为溶液中溶质浓度极低，二者的差别常予不计，但概念上必须明确区分。

3. 换算 溶质的 mmol/L 换算成 mOsm/kg 的方法为 mOsm/kg＝n×mmol/L。n 为每 1 分子溶质所能离解成的颗粒数。

4. 检验报告 目前应用超冻(supercooling)原理所测的血浆 POsm 或尿渗透浓度(UOsm)都是以 mmol/L(H_2O)作单位报告，mOsm/kg 已趋少用。

(三) POsm 与渗透压的关系

血浆中溶质渗透浓度，特别是血钠变化使体液渗透压发生改变。

1. 渗透浓度代替溶质总浓度 根据 Van't Hoff 定律(1882)，渗透压(π)的关系式：π＝CRT，π 为渗透压，以大气压为单位；C 为溶质总浓度，以 mol/L 为单位；R 为一常数，与气体常数(0.082/mol)相同；T 为绝对温度，以 K(Kelvin)为单位。此式在医学上有一定局限性，用以起渗透效应的浓度 Os(Osm/kg)来代替溶质总浓度 C(mol/L)更为合适，故改为：π＝OsRT。Os 为渗透浓度。

2. 人体血浆渗透压 在一个大气压(760mmHg＝101.08kPa)时，1mmol/L(H_2O)相当于 19.3mmHg(2.57kPa)。人体血浆的渗透压为280×19.3＝5404mmHg＝718.73kPa。

3. POsm 的作用 在正常情况下，POsm 处于相对稳定数值范围，和体温、pH、电解质浓度等，共同维持细胞正常生命活动的相对稳定的内环境。

4. 测定 POsm 意义 临床上处理危重患者时测定和了解 POsm(或UOsm)是判断水、盐代谢及肾功情况的重要标志。及时发现低渗或高渗血症。

(四)血浆渗透压

血浆渗透压约 300mmol/L(770kPa)。体液渗透压分为晶体和胶体两种渗透压。

1. 血浆晶体渗透压 是小分子颗粒,如无机离子和不离解的溶解(如尿素、葡萄糖等)所产生渗透压的总和。其中 98% 物质是由电解质(钠占 50%、氯占 30%)提供的。目前不能用简单方法实际测定,只能用超冻原理测出体液的渗透浓度的总和,再测定实际的血浆蛋白质盐渗透压(COP),然后间接算出晶体渗透压。

2. 血浆胶体渗透压 由血浆中分子量>3 万的蛋白质等大分子溶质提供。生理上血浆中的蛋白质是以蛋白盐的形式存在,蛋白阴离子和伴随的阳离子一同起渗透作用。可理解为"实际的血浆蛋白盐渗透压"(plasma oncotic pressure 或 colloidal osmotic pressure,COP)的 5/6 由白蛋白提供。血浆胶体渗透压在总渗透中所占分量极小,但在保留血管内外体液分布却起很大作用。它调节和控制着毛细血管内外水分的交换和平衡。当血浆蛋白浓度降低时,有效 COP 会下降,从而导致组织水肿。故 COP 的测定在肺水肿、脑水肿、妊娠高血压综合征等疾病的诊断、治疗及预后判断方面是不可缺少的检测指标。血浆的胶渗压为 3.2kPa(24.6mmHg)。白蛋白对血浆胶体渗透压起重要作用。

(五)有效渗透分子与无效渗透分子

溶质在细胞膜两侧的浓度变化决定其有或无效渗透分子。在正常人体中,细胞膜对不同溶质的通透性是不完全相同的。例如 Na^+ 和葡萄糖都不易通过细胞膜进入细胞内液(ICV),当其在细胞外液(ECV)中的浓度发生变化时,能直接造成二者之间的渗透压梯度,而引起水的转移,故 Na^+ 和葡萄糖都是有效渗透分子。尿素能自由通透细胞膜,在膜的两侧不能产生渗透梯度,是无效渗透分子。

COP 梯度:微血管壁也属半透膜,将血液与组织液相隔,水、小分子颗粒如 Na^+、葡萄糖等能通过,而大分子的颗粒如蛋白质则不易通过。故血浆的蛋白质浓度得以保持高于组织间液,而形成 COP 梯度。在正常情况下,COP 虽仅占总渗透压的 0.4%,但在将水保留在血管内,维持有效循环量方面却占有重要作用。因 Na^+ 和葡萄糖在此部位都不能产生渗透梯度,故属无效渗透分子,只有蛋白质是有效渗透分子。

(六)体液渗透浓度的测定和计算

体液渗透浓度的测定和计算对指导静脉输液治疗和判断危重患者预

后有重要意义。

1. 测定　利用溶质降低水冰点的"超冻"原理,来直接测定溶液的 mmol/L,但不能测定其总渗透压。不含溶质的净水冰点为 0℃。如将 1 种或几种溶质 1mol 加入 1L 净水中,水的冰点将降低 1.86℃,含溶质的血浆水的冰点在正常时约为 -0.521℃。则其渗透浓度为:0.521÷1.86 =0.280mmol/L(H$_2$O)。因所有溶质(包括无效渗透分子的尿素和大分子的蛋白在内)的颗粒都参与降低冰点的作用,所以用超冻原理可测得各种体液的总渗透浓度。

2. 计算　在无监测渗透浓度条件的场合,可凭血浆 Na$^+$、葡萄糖、尿素代入公式计算 POsm 近似值,即

$$POsm = 2 \times [Na^+]$$

或　$$POsm = 17.5 \times [Na^+] + \frac{BUN(mg/dl)}{2.8} + \frac{血糖(mg/dl)}{18}$$

所得之值为容积渗透浓度近似值,除以 0.93(血浆含水比率)方为重量渗透浓度近似值,但一般不再换算。

3. 渗透量空隙　因为计算的渗透浓度值只包括血浆的[Na$^+$]、[葡萄糖]和[BUN],而其他溶质都未包含在内,故计算值总是<实测值。两者之差称为"渗透量空隙"(osmolar gap),正常值在 10mmol/L 范围内。>20~30mmol/L,则提示存在有高脂血症或高蛋白血症;或输入高渗溶液,或存在内源性有毒物质(如乳酸)所致。若>40mmol/L,即致死。可见于脓毒血症和休克患者,对判断危重患者的预后有重要的参考价值。

4. 临床应用

(1)对体液渗透平衡失常做出诊断或鉴别诊断。

(2)判断病人预后。

(3)指导液体治疗。

(4)根据体液渗透浓度的监测结果,对输液的种类、剂量、速度做出选择。

(5)指导静脉内营养,营养液由葡萄糖、脂肪、氨基酸、电解质、维生素、微量元素等组成,是一种非生理途径的营养方式,在临床使用中,常因补充的营养素与机体的需要量不平衡或机体代谢障碍而出现一些并发症,体液渗透浓度监测有利于发现这些问题,并指导静脉内营养方案的调整。

(6)有利于对肺水肿的诊治。通过监测胶体渗透压和肺小动脉楔压，计算其差值，可对肺水肿发生的可能性做出判断。

(7)评价肾的浓缩和稀释功能。

(8)通过计算尿渗量和血渗量之比及自由水清除率，对急性肾功能衰竭做出早期诊断。

(9)可用于中枢性尿崩症、肾性尿崩症、精神性烦渴等的诊断和对血液透析的监护。

(七)等张溶液和等渗溶液

在术中输液中值得注意的是液体的等张和等渗液。

1. 等张溶液　凡输入的溶液与 ICV 间不存在渗透梯度，血细胞比容和形状都不发生改变者为等张溶液(isotonic solution)。渗透浓度＜ICV，使水向细胞内转移，从而使细胞肿胀者为低张溶液(hypotonic solution)；渗透浓度高于 ICV，使细胞内水向外转移，从而使细胞容积收缩者为高张溶液(hypertonic solution)。常用的等张溶液有 5％葡萄糖及 0.9％NaCl 溶液，可用下式计算其毫渗浓度(mmol/L)。

毫渗浓度(mmol/L)$= nx$ mg/dl$\times 10/$分子量。

5％葡萄糖溶液毫渗浓度：5％葡萄糖溶液，$n=1$，分子量$=180$，毫渗浓度为 $1\times 5000\times 10/180=277.78$mmol/L。

0.9％氯化钠溶液毫渗浓度：0.9％NaCl 溶液，$n=1.75$，分子量$=58.5$，毫渗浓度为 $1.75\times 900\times 10/58.5=269.23$mmol/L。

两液体的渗透浓度为血浆渗透浓度：如果要使以上溶液的渗透浓度$=280$mmol/L，那么两液的浓度也可用上式算出。设葡萄糖浓度为 x g/dl，列式 $1\times x\times 10/180=280$mmol/L，$x=5040mg/L=5.04$g/dl；设 NaCl 溶液浓度为 y g/dl，列式 $1.75\times y\times 10/58.5=280$mmol/L$=9.36$g/L。以上两液的浓度都得以适当提高，方可达到 280mmol/L。

2. 等渗溶液　溶液的渗透压与血浆渗透压相等的称为等渗溶液。等张葡萄糖和 NaCl 溶液都可以算作等渗溶液，但等渗溶液并不都是等张溶液。如 1.68％尿素的渗透浓度为 280mmol/L，虽为等渗溶液，但因它能自由通过半透膜，在红细胞膜两侧不能形成张力梯度，水随尿素进入红细胞内，红细胞膨胀而破裂(溶血)，其效应与蒸馏水相似。又如抗酸的 5％碳酸氢钠溶液，其渗透浓度为 1094.8mmol/L，其含水比率为 0.984，故实际数值为 1094.8÷0.984＝1112.6mmol/L，为血浆渗透浓度 280 的 4 倍,故属于高渗溶液。

二、渗透的正常生理

1. ICV 与 ECV 的渗透平衡　Na$^+$-K$^+$ATP 泵的作用,把 Na$^+$ 限制在 ECV,Na$^+$ 就成为保留于 ECV 中;同理 K$^+$ 被限制在 ICV 中,各成为主要活性渗透颗粒。因 ICV 中不能通过细胞膜的蛋白质浓度明显比 ECV高,通过 Gibbs-Donnan 效应,ICV 有较多的离子颗粒,但因多余的阳离子与蛋白结合后,失去其本身的渗透活性,并有钠泵在起作用,故 ICV 与ECV 仍能达到渗透平衡。

2. 血浆与组织间液(ISF)的渗透平衡　根据 Starling 定律,毛细血管内外水的转移,是由于静水压和 COP 相互作用的结果。

3. 血浆渗透浓度(POsm)的调节　为达到体液平衡目的,POsm 受以下因素调节。

(1)中枢调节:POsm 正常值为 275～290mmol/L,若有 1％～2％变异,触发下丘脑-渴感-神经垂体素(加压素)分泌,使 POsm 恢复正常。

(2)水负荷:水负荷使 POsm 降低,机体抑制加压素的分泌,增加肾排出,使 POsm 不会持续性降低。利尿高峰在水负荷 90～120min 后出现。

(3)机体缺水:缺水时 POsm 增高,加压素分泌增多,减少肾排水量。渴感是 POsm 增高的预防反应,增加摄水量,纠正脱水。机体体液溶质增多,如 Na$^+$ 负荷时,POsm 增高,血容量增多与渗透调节系统都将发挥作用,促肾排除多余 Na$^+$ 和多余的溶质,增加摄水量,有助于 POsm 降至正常。

三、体液渗透平衡的失常

(一)低渗状态

1. 病因　导致低渗状态的病因很多,外科手术病人常见原因是细胞外液丢失后补充不足。

(1)有效循环量减少:如呕吐、腹泻、胃肠瘘及肠梗阻等经胃肠道持续性丢失;利尿药和耗钠性肾病等经肾丢失;烧伤创面渗液、手术后广泛渗液等经皮肤丢失;血管外水潴留、心力衰竭、肝硬化、肾病综合征等水肿状态;钾丢失等。

(2)肾襻利尿药:如呋塞米、依他尼酸、氯噻嗪长期使用。

(3)肾衰竭。

(4)肾上腺皮质功能不全。

(5)加压素作用:分泌失调综合征(SIADH),有效循环量减少。其病因:①加压素分泌增多因素。下丘脑分泌加压素增多的因素较多。一是神经精神病,如感染性(脑膜炎、大脑炎、脑脓肿)、血管性(栓塞症、蛛网膜下腔出血、硬膜外血肿)、原发性或转移性颅内新生物、Guillain-Barre 综合征急性精神病;二是药物,如氯磺丙脲(Chlorpropamide)等和其他;三是肺部感染,如肺结核和肺炎;四是手术后患者;五是内分泌紊乱,如甲状腺功能过低。②异位产生加压素,即不在下丘脑,如肺结核、癌、肺燕麦细胞、支气管、十二指肠、胰和胸腺等。③强化 ADH 效应,如氯磺丙脲及其他因素。④外源性摄入 ADH,即血管加压素(vasopressin)和缩宫素(oxytocin)等。

2. 临床表现　根据缺钠程度而有所不同,体液低渗时症状如下。

(1)中枢神经症状:POsm 降低,血液与脑组织间形成渗透梯度,水向脑组织转移,脑水肿。轻度缺钠有疲乏感、头晕、手足麻木、口渴;[Na$^+$]P<135mmol/L;中度缺钠视物模糊,[Na$^+$]P<130mmol/L。

(2)恶心不适:在中度缺钠时出现,[Na$^+$]P<125mmol/L;头痛、乏力及神志迟钝,达 110~120mmol/L;抽搐、昏迷等,甚至后遗永久性神经细胞损害,[Na$^+$]P 降至 110mmol/L 以下。

(3)低钠血症:低钠血症合并高 POsm(如高血糖症)患者中,症状仍因高渗状态所引起,而非[Na$^+$]P 降低所致,要明确区别。治疗着重降低 POsm,而不能相反。

3. 诊断　依据病史、体检。确诊凭测定 POsm、UOsm、[Na$^+$]P、[K$^+$]P、[Cl$^-$]P、[HCO$_3^-$]P、血糖、BUN、尿 Na$^+$ 及 pH,即血[Na$^+$]P<135mmol/L,POsm 降低;红细胞数、血红蛋白、血细胞比容、血非蛋白氮及尿素均增高,尿比重<1.010。然后进一步明确病因,尿 Na$^+$ 常有明显减少,有助于对低钠血症诊断,并可对有效循环量多少做出鉴别性诊断。

4. 治疗

(1)针对病因:首先要补充血容量,使患者脱险,使[Na$^+$]P>120mmol/L。同时积极治疗病因。

(2)补 NaCl：针对缺钠多于缺水的特点，根据病情需要，采用含盐溶液或高渗盐水静脉输注。缺钠总量＝0.6×体重（140－实际[Na$^+$]P＋140）×减轻的体重。

(3)纠正水过剩：水过剩量＝0.6×体重（1－$\dfrac{实际[Na^+]P}{140}$）。一是限制水摄入；二是用呋塞米利尿；三是静注高渗盐水，3％～7.5％NaCl 溶液，以尽快弥补钠的排出，使水从水肿的细胞内外移。以后再根据病情，必要时可重复应用，直至患者脱离险境；四是补充有效循环量，输入含钠溶液；五是在肾上腺皮质功能不全时，用激素同时补钠。

(二)高钠血症

以缺水为主，[Na$^+$]P＞145mmol/L，呈高钠血症性高渗透状态。

1. 病因

(1)不显性失水：体温增高、高温环境使大量水分蒸发、烧伤、气道感染、呼吸增快、消化道病变致饮水困难、脑外伤及脑血管意外等导致渴感中枢迟钝或渗透压感受器不敏感、气管切开等。

(2)经肾失水：中枢性尿崩症；肾源性尿崩症；渗透性利尿等。

(3)丘脑病变：少饮症（渴感减退）和原发性高钠血症。

(4)静脉输入高张 NaCl 或 NaHCO$_3$ 溶液；吞服大量钠盐；原发性醛固酮增多症及库欣（Cushing）综合征等。

(5)肾排钠减少：右心衰竭、肾病综合征、肝硬化腹水等肾前性少尿；肾功能衰竭；代谢性酸中毒；心肺复苏中补碱过多；老年或婴幼儿肾功能不良；库欣综合征及原发性醛固酮增多症；使用去氧皮质酮等。

2. 临床表现 高钠血症时主要是神经症状，包括全身无力，肌肉软弱，震颤，抽搐及昏迷，甚至死亡。

3. 诊断 从化验做出诊断，测定尿 UOsm 为最有用。＞800mOsm/kg，为 Na$^+$负荷、不显性失水及原发性少饮，无中枢性尿崩症的患者；＜300mmol/L，甚至低于 POsm，则是中枢性或肾性尿崩症；若处于 300～800mmol/L，表示中枢性尿崩症合并血容量减少，或是部分性中枢性尿崩症、肾性尿崩症或渗透性利尿。还可作血管加压素试验或限水试验。

4. 治疗 原则是分急性者与慢性者不同的治疗。对急性高渗状态，可快速降低 POsm，使脑迅速恢复原有容积；若慢性高渗患者，快速降低 POsm 将使水进入脑细胞内,脑容积增大,形成脑水肿,发生抽搐或死亡。故须严格掌握,POsm 的降低度＜30～35mmol/L,在 4～6h 内。应根据病因采取具体措施:

(1)补水:失水时。

(2)中枢性尿崩症:可选 ADH 制剂,促进 ADH 分泌的药物,或加强 ADH 作用的药物。

(3)肾性尿崩症:利用 ADH 效应及直接补充水分以纠正高钠血症。

(4)下丘脑异常:原发性少饮症可强迫饮水;无效时,口服降糖药氯磺丙脲(降糖灵)。

(5)Na^+ 负荷:肾功能正常时,很快经尿排 Na^+;肾衰时若静脉输液过多,可用利尿药加快水和 Na^+ 的排出,用 5％葡萄糖液补充所失尿量。

(6)心肺复苏后及婴儿可用 8％葡萄糖溶液做腹膜透析,同时减轻 Na^+ 负荷和水潴留。

(三)高血糖症

血糖超过正常值,呈高渗透状态。空腹血糖 $\geqslant$ 7.0mmol/L(126mg/dl)或餐后 2h 血糖$\geqslant$11.1mmol/L(200mg/dl)为糖尿病诊断标准。高血糖症在围术期多见,且常合并糖尿病性心脏病、冠心病、代谢综合征及胰岛素抵抗等,增加手术和麻醉的风险,是围术期麻醉科医师应该高度重视的问题。

1. 病因　糖尿病未得到控制,伴有严重的代谢性酸中毒(酮症酸中毒)及血容量减少。急性葡萄糖负荷、药物(抑制胰岛素分泌和抗胰岛素作用),如甲苯噻嗪、苯妥英钠和激素等也可引起高血糖症。

2. 临床表现　呈高血糖及高渗症状:全身乏力、神志迟钝、昏迷。严重的神经症状可在 POsm＞340～350mmol/L(相当于血糖浓度＞38.86～44.89mmol/L)时方才出现,非酮体性昏迷(NKC)血糖浓度＞55.61mmol/L。

3. 诊断　多尿、口渴、多饮、多食、消瘦、血容量减少、过度通气、呼出气呈丙酮香味等症状,测定血糖、酮体和尿糖可以确诊。

4. 治疗　胰岛素疗法。补充 HCO_3^-、K^+、输液等。还应合理运动,调节糖尿病患者的身心健康,有效地治疗并发症。

第3章 麻醉药理学基础

第一节 麻醉药理学概述

一、药效作用

药物是指能对机体的生理和生化功能发生影响,并能达到医学目的的化学物质。药物可起到增强、减低或调整机体的生理功能的作用。药物与机体经过相互作用,最大程度地发挥其药效作用,尽可能避免不良反应。

(一)药效作用途径

药效通过受体、递质、酶或调节剂等途径直接或间接作用于组织或器官而起作用,也可间接影响其他组织或脏器的功能。

(二)作用特点

1. 选择性 许多药物的作用具有高度的选择性。但有些药物并非如此。

2. 双向性 许多药物,尤其是作用于中枢神经系统的药物,具有作用的双向性,即起初兴奋,继则抑制。

3. 敏感性 药物对机体起作用的程度,强时敏感性高,反之亦然。是用药时的重要问题。

4. 差异性 和敏感性相反,机体对药物的预期作用不发生、不起作用。影响因素较多。

5. 耐药性 机体对某一药物的耐受性增高。

6. 抗药性 药物对机体的预期作用不发生。

7. 拮抗性 化学结构相似的药物具有类似的作用,可起到拮抗作用,化学结构不同的药物也可有拮抗作用,多见于作用相似的药物。

8. **异常反应**　少数患者对药物有剧烈的异常反应,如超敏反应、毒性反应等。

二、药物转运

(一)运转因素

药物进入体内经历吸收、分布和排泄的过程,统称药物转运。转运的有关因素如下。

1. **生物膜**　生物膜是细胞膜(质膜)、核膜、线粒体膜和内质网膜的统称。它是由脂质和蛋白质组成的薄膜,可塑性流动结构,厚度为 $7\sim10nm$。膜上有许多孔道,贯穿内外。生物膜对麻醉药与其他药物的转运起重要作用。

2. **脂溶性**　药物分子相对的亲脂或疏水性叫脂溶性。它决定着药物是否能借助被动转运透过细胞膜。后者能透过脂溶性药物的非离子型;药物的脂溶性愈大,愈能透过细胞膜。

(二)运转方式

药物透过细胞膜转运有两种方式。

1. **被动转运**　又称"下山"或顺流转运,指药物从高浓度侧经细胞膜向低浓度侧转运。该过程不耗能、不需载体,无饱和竞争性抑制。分子小、脂溶性高、极性小和非解离型的药物易被转运。反之则不易。被动转运主要借助扩散和滤过。

(1)扩散:亦叫脂溶性扩散。脂溶性药物可直接溶解于细胞的脂质部分而通过细胞膜。运转速率取决于膜两侧药物浓度梯度、药物在膜脂内的溶解度及在膜内的扩散速度。当膜两侧浓度达到平衡状态时,转运停止。虽然是简单扩散,大多数药物如此。离解型药物难于透过。

(2)滤过:亦叫水溶性扩散。水溶性药物可经膜的小孔借助膜两侧的流体静压差或渗透压差透过。当水分转运时,药物随之被携带过去。药物分子直径 $>0.4nm$ 不能以此方式转运。

2. **特殊转运**　有以下 3 种方式。

(1)主动转运:亦叫"上山"或逆流转运。在药物的不均匀分布和肾脏排泄中意义颇大。它是指药物从低浓度或低电位侧向细胞膜的高浓度或高电位侧转运。该过程耗能,且受代谢抑制物的影响;需由细胞膜提供药物特异性载体;有饱和性,即转运药物浓度高到一定程度时,转运系统即达饱和。"钠泵"即属此转运。

（2）吞噬或胞饮：指高分子药物或分子呈聚合状态的药物被细胞吞饮。药物可附着在细胞膜表面，随膜凹陷入细胞内形成小泡，随后被消化吸收。

（3）易化扩散：与被动转运和主动转运均有类似之处。葡萄糖进入细胞即系此转运方式。

(三)影响麻醉强度的因素

麻醉药的细胞膜透过率同膜两侧浓度梯度成正比，脂溶性越高时，则透过率越大，麻醉性能越强。吸入麻醉药从以下几个术语，来帮助理解转运与麻醉强度的关系。

1. 浓度　混合气体中某一麻醉气体的容积与混合气体总容积的比值，称为该气体在混合气体中的体积分数；该分数如以％表示，则称浓度。如在 7L 氧化亚氮和 3L 氧组成的混合气体中，氧化亚氮浓度为 70％（分数为 0.7）。浓度是表示麻醉混合气体中各气体成分所占比例的指标，但只能适用于肺泡内混合气体状态，不适用于血液所溶解的和组织所摄取的气体。

2. 分压　亦称张力，适用于肺泡、血液和组织中的气体。因为这些气体的分子总是处于不停地运动状态，即不停地运动的混合气体中的各气体分子不停地碰撞容器管壁（肺泡壁）、血液中的气体分子不停地向液面以外的大气内运动或者向液-液面的边缘透过。分压则是这些分子运动产生的压力，是分子活动性的一种表达方式。

某麻醉气体分压＝混合气体总压力×该麻醉气体在混合气中浓度（或分数）

如果总压力为大气压，则

某麻醉气体分压＝大气压×该麻醉气体在大气中浓度（或分数）

在吸入麻醉已达平衡状态时，吸入 1％氟烷，肺泡、血液和组织内的氟烷分压可达 760mmHg×1％＝7.6mmHg，这就是肺泡气同肺血流、血液同组织之间麻醉气体交换的结果。

3. 最低肺泡有效浓度（MAC）　指在一个大气压下，50％的患者或动物在切皮无疼痛反应时肺泡内吸入麻醉药的最低浓度。MAC 被作为评定吸入麻醉药麻醉强度的一个重要指标。MAC 越小，麻醉强度越大。与各麻醉药油/气分布系数有密切负相关关系。影响 MAC 因素很多。

三、给药途径及特点

1. **口服及舌下给药** 口服及舌下给麻醉药不常用,除特殊情况外,一般不采用。

(1)口服:口服后药物经消化道,主要是胃肠吸收。是以简单扩散规律吸收。药物首先经门静脉入肝内灭活,或在肠黏膜吸收,致使进入体循环的药量减少,药效降低。此现象称为首次通过效应或第一关卡效应。如吗啡、哌替啶、喷他佐辛、氯丙嗪等。

(2)舌下给药:舌下给药不亚于口服的吸收速度,且无首次通过效应。

2. **皮下或肌内注射** 此两法比口服法吸收快,通过毛细血管壁吸收。

(1)皮下注射:由于皮肤末梢神经丰富,操作注射会引起较显著的疼痛。不适于刺激性强的药物。

(2)肌内注射:肌内注射吸收速度比皮下注射快。若药物引起血管收缩、循环功能障碍、油剂药物则吸收率将会降低;在血供丰富的区域注射则吸收率增加。

3. **静脉注射** 将药物直接注入或输入体循环血液内。这是麻醉常用的给药途径之一。起效快,但药物作用维持时间较肌内注射短。也有发生药物过量或特异质反应的可能。注射速度来调节麻醉效应。多用静脉输注法来维持一定的血药浓度。药物进入体循环的速率和总量(亦即吸收速率和吸收分数)称为药物的生物利用度,表示药物在体内的定量关系。用血药浓度-时间曲线下的面积表示吸收程度。用血药浓度峰值及达峰时间表示药物的吸收速率。生物利用度的影响因素有药物剂量和患者生理状况等。

4. **吸入给药** 吸入是将吸入麻醉药通过气道的肺脏吸收,扩散到动脉血内。这也是麻醉用药的重要途径之一。由于肺泡表面积大,血供丰富,药物很快被吸收,其药效如同静脉注射。

5. **经黏膜给药** 药物通过口腔(舌下)、鼻、眼、气管和直肠等黏膜得以吸收。其吸收的速率介于肌内注射和静脉注射之间。

6. **经皮肤给药** 药物通过皮肤得以吸收,其吸收的速率较慢。要采取促吸收措施以加强药效。

四、吸收与分布

药物由用药部位进入血液循环的必经过程称为吸收。静脉注射药物可直接进入血液循环。吸收过程属被动转运。进入血循环的药物通过血液循环或体液的渗透,到组织间液或细胞内液,称为分布。其过程也属被动转运。麻醉药通过以上给药途径吸收,然后分布到作用部位或叫靶组织。

(一)吸收与分布时相

吸收和分布大致经过两个时相(过程),即肺时相和循环时相。

1. 肺时相　麻醉气体经气道吸入肺内,达到足够的肺泡内浓度,通过肺泡膜扩散到动脉内,随血流到达脑组织,产生麻醉作用。肺泡内麻醉药分压变化和扩散影响因素如下。

(1)浓度:吸入的麻醉药浓度(分压或浓度分数),决定肺泡内麻醉药分压,吸入麻醉药浓度愈高,肺泡及动脉血内麻醉分压愈高,愈易加速麻醉诱导。由于可溶性药物在血液中的溶解,使药物在肺泡内浓度的升高率减慢。这一负效应可因吸入浓度的增加而减弱,这种现象被称为浓度效应。

(2)肺泡通气量和功能残气量:增加肺泡通气量,能够缩短麻醉药浓度接近平衡的时间,麻醉诱导时宜加大通气量。功能残气量(FRC)对肺泡气成分的改变起缓冲作用。肺泡吸收 63% 麻醉药所需的时间(常数 t)与 FRC 和每分钟肺泡通气量($\dot{V}_A$)有下面关系: $t = \dfrac{FRC}{\dot{V}_A}$,可见 FRC 减小或 $\dot{V}_A$ 增加时,时间常数 t 变小,肺泡内麻醉药浓度升高快;反之,FRC 增加或 $\dot{V}_A$ 减小时,肺泡内麻醉药浓度升高慢(时间常数 t 大)。

(3)血、气分布系数:此系数表示麻醉药在血中的溶解度。是指温度和麻醉气体分压在一定的条件下,单位容量的血中溶解麻醉药同其气体状态之间量的比值而言。根据此系数的大小,将吸入麻醉药可分为高、中和低三种溶解度。高溶性麻醉药在血中溶解度大,麻醉诱导延迟;相反,低溶性麻醉药诱导和苏醒均较快,不受通气量的影响。此系数不仅影响肺泡内该麻醉药的分压,而且决定着患者麻醉诱导和苏醒。

(4)返回到肺脏的血液中麻醉药分压:麻醉药向组织分布缓慢及麻醉药在体内饱和时,混合静脉血及肺动脉血内麻醉药分压升高,肺泡内麻醉药分压升高。肺泡通气/血液比率及肺泡膜功能的改变,均对吸入麻醉药的分布和透过产生影响。

(5)第 2 气体效应:如果将氧化亚氮加入到挥发性麻药中,氧化亚氮迅速大量地扩散到血液中,肺泡内其麻醉药浓度分数增大,吸收增快,加快加深麻醉,且其他吸入麻醉药 MAC 降低。这种现象在麻醉学上被称为第 2 气体效应。

2. **循环时相**　麻醉药吸收和分布的循环时相,是麻醉药挥发作用的重要标志。其受以下诸因素影响。

(1)心排血量(CO):CO 增加,致肺血流增加,使肺泡内麻醉药浓度迅速降低,导致麻醉诱导减慢。反之,CO 减少时,由肺内带走的麻醉药量减少,脑组织接受 CO 的比例相应增加,故麻醉诱导增快。

(2)脑血流量(CBF):脑血管阻力和动脉血压降低到一定程度,脑血管内灌注不足,影响麻醉药吸收,包含脑血管的自我调节机制。

(3)体内组织继发性饱和:当组织和血流中吸收较多的麻醉药时,肺泡内麻醉药分压和静脉血麻醉药分压差减小,对麻醉药吸收的影响则不太显著。当体内饱和后,麻醉药剂量应减小,以作为维持量。到组织内的血流愈多,饱和速率愈快。组织/血分布系数(表示组织对麻醉药摄取的程度)大,说明对麻醉药的摄取多。

(二)静脉麻醉药的吸收与分布

静脉麻醉药效应与其在血浆中的浓度高低关系很大。影响组织对药物摄取的因素有 3 点。

1. **药物与血浆蛋白结合**　药物与蛋白结合便会降低组织对它的摄取,使分布时相中血药浓度降低缓慢。静脉注入常量的麻醉药后,有与蛋白结合的,也有未与蛋白结合的,故称为结合型或游离型,两者药物之间呈动态平衡,当游离型浓度降低时,结合型便解离。游离型浓度一旦增高,便会有药物过量发生。

2. **药物的理化性质**　如前所述,药物的脂溶性影响组织的摄取,脂溶性高的药物被组织摄取得快,也易透过血脑屏障和胎盘屏障。水溶性药物的分子大小是透过细胞膜的重要决定因素,分子量愈小,愈容易透入组织。药物的解离度也可影响药物被组织摄取。这与药物的 pKa 与 pH 有关。

3. **组织血流和组织质块**　静脉麻醉药被组织摄取受组织血流和质

块大小的影响。注入静脉麻醉药后,首先分布在血流最丰富的内脏,在血流很少的组织药量分布很少。组织的血流量多少可分为4种类型。

(1)血供丰富的组织:包括脑、心、肝、肾,其血流约占心排血量的70%。

(2)血供较丰富的组织:肌肉,其血流占心排血量的25%。

(3)血供较少的组织:脂肪组织,其血流占心排血量的4%。

(4)血供贫乏的组织:包括皮肤、软骨和骨骼,其血流仅占心排血量的1%。

(三)影响吸收与分布的重要因素

除上述诸多因素使麻醉药的分布多呈不均匀性外,临床上尚有下面3种影响因素。

1. 血脑屏障 药物能否透过血脑屏障,取决于其解离程度、脂溶性与屏障任何一侧结合的程度。高度解离药物不能透过;高脂溶性能透过,如硫喷妥钠在 pH 生理范围内为非解离型,脂溶性强,故易进入脑组织。

2. 胎盘屏障 药物透过胎盘也取决于药物的脂溶性和解离度,高解离度、低脂溶性的药物如筒箭毒碱、琥珀胆碱透过极缓慢;吸入麻醉药及硫喷妥钠、吗啡、哌替啶及其他麻醉性镇痛药能迅速到达胎儿体内,达到平衡。对胎儿造成不良影响。

3. 橡胶/气分布系数 系指挥发性或气体麻醉药在橡胶中的溶解度。吸入麻醉时要通过橡胶回路。在应用橡胶溶解度高的药物时,橡胶回路对药物的吸收,影响进入患者体内的麻醉药浓度,造成不利影响。

五、排泄

(一)排泄方式

1. 原型排出 药物进入体内后未经转化,绝大部分以原型排出。如吸入性麻醉药。

2. 中间代谢产物排出 以中间代谢产物的方式排出。

3. 终末代谢产物排出 绝大部分以终末代谢产物排出。

(二)排泄途径

吸入性麻醉药绝大部分以原型经肺呼出,少量经肝脏转化。其非挥发性产物随尿排出,挥发性产物由肺呼出。静脉麻醉药主要经肾排泄,也可通过消化道、汗液、乳汁等排泄。

1. 经肺呼出 挥发性或气体麻醉药或代谢物,先由血液内释放至肺泡,再经肺泡通气排至体外,这一过程与吸收相反方向进行。过度通气、FRC 减少、CO 降低、混合静脉血-肺泡麻醉药分压差增大、药物的低脂溶性等因素都可加速药物排泄;反之,则延长药物排泄。

2. 经肾排泄 肾排泄水溶性或低脂溶性药物,高脂溶性药物还要经肾小管再吸收,经肝微粒体酶代谢,氧化后转化为水溶性强的药物,才能由肾脏排泄。排泄的主要机制如下。

(1)肾小球:肾小球的毛细血管壁滤过溶解的物质,药物的滤过率为125ml/min。肾小球对药物的滤过率取决于药物的分子量及其与蛋白的结合率,结合率高的药物不易滤过,反之则易。

(2)肾小管:有机酸类和药物代谢产物由近曲小管排泄。水溶性大、极性强的药物不易被再吸收,排泄迅速;脂溶性大、油/水(或脂/水)分布系数大、非解离的药物分子容易通过肾小管上皮再吸收,排泄缓慢。未与血浆蛋白结合的药物排泄快。

肾功能不全时,有些药物排泄障碍,作用时间延长,甚或蓄积中毒,值得注意。如神经节阻滞药、非去极化肌松药、巴比妥类、某些抗生素、普鲁卡因胺、地高辛等。用时应慎重。

3. 经肠道排泄 某些药物经肝脏转化成极性高的水溶性产物后,以主动转运方式向胆道分泌,进入肠道排出体外。结合型药物随胆汁进入十二指肠时,可在肠中水解后被肠道再次吸收。这种肠肝循环使药物时效显著延长。

六、体内转化

麻醉药进入机体后所发生的化学结构的变化,称为生物转化,亦称为代谢。药物的生物转化是其在体内消除过程之一。最终将以降低其脂溶性、增加其水溶性后,循另一消除过程(前述的排泄)将药物排出。药物生化转化的主要场所是肝脏。

(一)代谢机制

药物代谢机制与肝细胞及酶作用有关。

1. 细胞代谢 除细胞内线粒体氧化体系供代谢能量的途径外,还必须由线粒体氧化酶体系参与药物代谢。细胞内 ATP 释放能量,供机体各种活动需要。药物被氧化,失去的电子被烟酰胺腺嘌呤二核苷酸

（NAD$^+$，即氧化型辅酶Ⅰ）、黄素蛋白和磷酸烟酰胺腺嘌呤二核苷酸（NADP$^+$，即氧化型辅酶Ⅱ）化合物所摄取，即得到电子，被还原，然后又把得到的电子传给电子链的下一环节，这样电子传递链依次被氧化。

2. 混合功能氧化酶体系的催化　药物生物转化初期反应，需要肝内质网的微粒体混合功能氧化酶催化。

（1）微粒体酶：肝内质网的微粒体酶（亦称混合功能氧化酶）、微粒体单氧酶及药酶是参与药物代谢的酶。另外，肝微粒体内含有最重要的血红素蛋白（细胞色素 P$_{450}$）具有同药物起反应的特性，使药物转化；肝微粒体中还有黄素蛋白类、水解酶和结合酶等参与药物转化。

（2）微粒体酶的特性：特异性不强；仅作用于脂溶性药物；参与药物转化，也参与胆色素等正常生理成分的代谢；易受多种因素影响活性，如遗传、年龄、性别、营养等均可影响酶的活性。

（3）微粒体酶活性调节：许多药物能增强微粒体酶的活性，使药物转化加快。如局麻前应用苯巴比妥，可促进局麻药转化降解，减少、减轻或免其毒性反应发生。某些药可使肝细胞内微粒体酶活性降低或释放减少，妨碍其他药物的正常代谢或蓄积中毒。如单胺氧化酶抑制药干扰哌替啶等。

(二)代谢过程

药物以氧化、还原、水解和结合的形式代谢，但大多数药物至少要经以上2种形式代谢，肝微粒体酶和非微粒体酶起着催化氧化和还原反应。药物代谢分为两相过程。

1. Ⅰ相代谢　Ⅰ相代谢在内质网内进行。

（1）电子传递：肝混合功能氧化酶体系电子传递，药物氧化（羟化）的关键催化酶是微粒体内细胞色素 P$_{450}$（CYT P$_{450}$）和黄素蛋白（即 NAD-PH-CYT P$_{450}$ 还原酶）。

（2）和麻醉有关的代谢反应：①氧化。脱卤是卤素麻醉药释放出卤素的过程；羟化是芳香族类药物如苯巴比妥、哌替啶、甾类多环族等麻醉药的羟基脱烃；环氧化是少数麻醉药代谢为环氧代谢产物（剧毒物）；静脉麻醉药经过脱氨、脱甲基、脱硫或硫化等。②还原。氟烷是经氧化和还原转化的吸入麻醉药。③水解。参与水解的酯解酶即血浆（假性）胆碱酯酶可水解许多药物，如琥珀胆碱、普鲁卡因等；含酯链的麻醉药需经体内特异性酶和非特异性酶进行大部分水解。

2. Ⅱ相代谢　Ⅱ相谢是药物及其代谢产物同内源性物质(葡萄糖醛酸等)结合,产生容易排泄的、极性的和水溶性的代谢物。

(1)结合:人体内重要的结合反应包括:①葡萄糖醛酸结合。如吗啡、对氨水杨酸、氯霉素及大多数静脉麻醉药等,在肝微粒体内的尿酸转移酶催化下,发生结合反应,生成葡萄糖醛酸结合物,转为水溶性而排出。②乙酰化。如带羟基或氨基芳香族药物,在转移酶催化下发生乙酰化。③甲基化。这一反应甲基的供给者为蛋氨酸。④其他。芳香族和脂肪族的羟基与硫酸结合成磺酸,另外有氨基酸的结合等。

(2)水解。

(三)生物转化

1. 意义

(1)药理活性和毒性的变化:药理活性增加,毒性也增加,选择麻醉用药时要保障患者围术期的安全。

(2)指导合理用药:了解酶诱导、酶自身诱导及酶抑制作用,了解药物之间的相互作用。是延长还是缩短时效,对于合理用药有一定的指导意义。

(3)注意遗传因素:药物代谢存在的质和量的个体差异,受遗传因素的影响。质的差异是体内缺乏特殊的酶,量的差异是酶量和位置的变异。在对待药物麻醉和不良反应时应重视。

2. 吸入麻醉药的转化方式　吸入麻醉药在体内转化后,经与葡萄糖醛酸结合后主要以原型由肺呼出,有小量以原型或代谢产物随尿、汗液等排出。其转化降解情况如下所述。

(1)氧化亚氮:氧化亚氮是无机气体麻醉药,分子相当活跃,应用数天,可发生白细胞减少症,这可能系氧化亚氮同细胞某成分起反应所致。

(2)氟烷:正常时,生物转化产物 10%～25%为溴化物、氯化物、三氯乙酸等,其中一部分以三氟乙酰乙醇酰胺形式排出,再就是脱氯和脱溴作用。苯巴比妥使其脱氯作用和代谢率提高,尿排产物增加。男性麻醉患者对氟烷的代谢较其他人迅速,说明有微粒体酶诱导现象。尿排中也有很大的个体差异。

(3)恩氟烷:代谢缓慢,研究证实仅 2.4%的临床剂量被代谢。其代谢产物随尿排出。

(4)异氟烷:代谢率最低,仅 0.2%。转化为三氟乙酸和小量 F^-,随尿排出。

（5）地氟烷：代谢率比异氟烷还低，为 0.1%，在肝内降解，无肝肾损害。

（6）七氟烷：生物转化率 2.89%。其代谢途径一是脱烃基，产生无机氟化物；二是羟化作用，生成六氟异丙醇，与葡萄糖醛酸结合随尿排出。七氟烷主要以原型经肺呼出。

第二节　麻醉药动学

研究药物在体内经转运和转化后血浆和各组织内药物量或浓度随用药后时间变化规律的科学，叫作药动学。

一、研究内容

药动学主要是运用数学公式定量研究转运和转化的速度，故亦称为药物体内速度论。药物在体内的浓度随时间的变化主要是受转运和转化的影响，药效也随浓度而变化。其主要研究内容如下。

1. 时量关系　凡浓度随时间变化的称为时量关系；用曲线来表示，故又称为药-时曲线。是药动学研究的主要内容。

2. 时效关系　药效随时间变化的称为时效关系。每一种药物的药效学效应，均取决于用药剂量，亦取决于该药的药动学。

二、动力学级次

研究药动学依据化学反应动力学方式，从药物的消除速率与药物的浓度（或量）之间的关系出发，将消除分为一级动力学（一级速率）和零级动力学（零级速率）。

1. 一级动力学　系指以原血药浓度为起点，按每单位时间内消除（降低）恒定百分量的血药浓度。即消除是按一定百分比的恒定速度（恒比消除）。血药浓度与时间呈指数关系，曲线呈指数衰减式；若药物浓度取对数值，则与时间呈直线关系。

2. 零级动力学　系指按每单位时间内消除的恒定药量（数量），使血药浓度逐渐下降（恒量消除）。其消除的药量不受原有药量多少的影响。血药浓度与时间呈直线关系。

3. 临床意义　在通常麻醉浓度下,多数药物以一级动力学消除;在较高浓度或超饱和情况下,运转的药物以零级动力学消除。

(1)极限现象:机体对药物的消除速率存在着极限现象。在极限限度以内,消除速率与原血药浓度的一次方成正比;药物浓度超过极限限度,则消除速率不能再增快,只能以恒定数量消除。

(2)酶的活性:药物排泄的被动转运属一级动力学;主动转运属零级动力学。药物的代谢或转化过程与酶有密切关系。若药物浓度过低时作用部位的酶过剩,对药物是一级动力学消除;若药物浓度高致使酶在作用部位达饱和的程度时,则以零级动力学消除。

麻醉药的一级动力学转运的知识对麻醉科医师很重要,若用麻醉机给予挥发性麻醉药,要补偿患者因每次呼吸造成的麻醉药消耗,则对麻醉药呈恒比吸收。

三、研究模型

研究模型为分析体内药物的处置规律,用数学公式描述,药动学用数学模型(动力学模型)模拟机体,按动力学特点把机体分为若干房室的系统:①封闭系统。药物进入机体内仅在各房室间转运,不排泄或转化者为封闭系统;②开放系统。进入机体内的药物以不同速率、不同途径从机体排出或转化者为开放系统。

药物进入体内后即向全身分布,在血液和各组织器官之间达到动态平衡。将房室分为一室(单室)、二室、三室至多室模型。一个药物模型的确定由药-时曲线而定。

1. 一室模型　是最简单的模型,即把机体视为一个房室,即给药后药物进入血循环,在血液、体液或其他组织器官之间瞬间分布平衡。

2. 二室模型　给药后药物不是瞬间达动态平衡,而是需要一个过程。即把机体分为两个房室,中央室和周边室。

(1)中央室:中央室是药物首先进入的区域。除血浆外,还代表细胞外液及血供丰富的组织器官(如心、脑、肝、肾等)。

(2)周边室:药物从中央室以较慢的速率进入的区域。一般代表血供少、药物不易进入的组织。大多数药物是按二室开放模型的特征进行药动学分布的。

四、分布容积与速率常数

1. **表观分布容积** 房室的大小用分布容积表示。药物在体内受多种因素的影响,分布呈不均匀性。

在药动学计算中,设想药物是均匀地分布于各组织、体液中,其浓度与血液中相同。这种假定的房室理论容积称为表观分布容积(Vd)。$Vd = \dfrac{Dt}{Pt}$,Pt 为 t 时的血药浓度,Dt 为 t 时的总药量,Vd 代表一比例常数,用来估计药物在体液和组织内分布的范围。其单位为 L 或 L/kg,L/kg 又可称为单位分布容积(Vd′),Vd 值大,表示药物分布广,或药物与血浆蛋白大量结合,或两者兼有。相反,Vd 很小,表示该药在血中结合少,组织摄取受限。影响 Vd 药物大小的药物因素有脂溶性、血浆蛋白结合率、药物分子大小、解离度及体格大小等个体因素。

2. **速率常数** 被动转运的扩散速率取决于膜两侧药物浓度梯度、在膜内的溶解度及药物在膜内的扩散速度。

(1)扩散速率:其数学公式为 $-\dfrac{dc}{dt} = \dfrac{DRA}{X} \cdot \Delta C_0$,$-\dfrac{dc}{dt}$ 表示扩散速率,"—"表示药物由高浓度(ch)侧向膜低浓度(cl)侧的被动转运。D 表示药物在膜内的扩散常数,R 表示药物的(膜)脂质/水分布系数,A 表示药物扩散的表面积,ΔC 表示膜两侧药物浓度梯度($=$ch$-$cl),X 表示膜的厚度。$\dfrac{DRA}{X}$ 为一常数(K),即转运速率常数。

(2)计算药物通过生物膜速度:常用对数的基本公式为 $\lg C = -\dfrac{K}{2.303}t + \lg C_0$,式中转运速率(K)为药动学中一个重要参数。反映了浓度(C)与时间(t)的关系,描述药物转运和消除的快慢。C_0 为血药初始浓度。

五、半衰期与消除率

(一)半衰期

一般指血浆半衰期,即血浆药物浓度降低一半所需要的时间。大多数药物是按一级动力学过程消除,其半衰期为一常数,与初始浓度无关。

1. **分类** 按血浆浓度降低分为分布半衰期和消除半衰期。

(1)分布半衰期:静脉注射某一药物后,开始浓度迅速降低,称为药物的分布半衰期($t_{1/2\alpha}$),亦称该药的分布(α)时期。

(2)消除半衰期:药物分布后,血浆中浓度缓慢降低,称为药物的消除半衰期($t_{1/2\beta}$),也称为消除(β)时相。在药代动力学中是最重要和最基本的一个参数。根据一级动力学过程公式 $\lg C = -\dfrac{K}{2.303}t + \lg C_0$,可以计算出药物 α、β 时相的半衰期。

2. 实用意义

(1)了解药物的消除:单次给药后经 4～5 个半衰期,血药浓度降低 95% 左右,即药物已消除。

(2)坪值:如持续恒速静脉输注或反复恒量用药,血药浓度持续上升;当药物吸收速度与消除速度达到平衡时,则此血药浓度水平为坪值,亦即达"稳态血药浓度"。

(3)指导麻醉:按药物半衰期指导加倍输速或加倍剂量,使血药浓度迅速达坪值,并蓄积于较高的坪值浓度,加速麻醉诱导或加深麻醉。

(二)清除率

药物清除率(廓清率,CL)也是药动学中非常重要的概念,反映了药物由中央室消除的直接标志,以 ml/min 为单位。

1. 同半衰期的关系　清除率(CL)同消除半衰期($t_{1/2\beta}$)成反比,同表观分布容积(Vd)成正比。

2. 应用清除率　持续静脉输注药物时达到稳态血药浓度(C_{ss})取决于 CL 和输注速率(I):$\dfrac{I}{CL} = C_{ss}$,亦即稳态的输注速率等于血药浓度乘以清除率,即 $I = C_{ss} \cdot CL$。

第三节　麻醉期间药物的相互作用

由于麻醉患者术前已接受多种药物治疗,围麻醉期用药,在同时或短时间内将有多种药物进入患者机体,这些药物之间互相作用、互相影响,将产生不同后果。麻醉科医师术前要心中有数,手术麻醉中做到合理用药,取得最佳效果。

一、理化性质相互作用

1. 化学性能　两药相混合后起化学变化,而使药物失效或变质。如碱性鱼精蛋白中和酸性肝素,使肝素抗凝作用消失。酸性肝素能中和碱性箭毒分子,而起对抗箭毒的作用。硫喷妥钠 pH 10.8 与 pH 3.0~4.5 的琥珀胆碱一旦混合即形成沉淀而失效。

2. 物理性能　两药相混合后发生物理变化使药物变质。如右旋糖酐与血液混合,可使红细胞凝集而造成输血反应;甘露醇液和血液混合使红细胞皱缩。

二、吸收部位相互作用

1. 胃肠道　吗啡、阿托品和其他抗胆碱能药物因延缓胃排空时间,故能减慢其他药从小肠吸收。

2. 注射局部　局麻药中加入小量肾上腺素,使血管收缩,减慢局麻药的吸收速度,预防局麻药的中毒反应,有延长麻醉作用时间和减少出血的好处。肾上腺素对丁哌卡因等无以上作用,而对利多卡因有同样作用。因为利多卡因对组织亲和力较小,而丁哌卡因对组织亲和力大。但肾上腺素不延长在黏膜上的麻醉作用时间。

3. 肺部　麻醉药由气道吸入,肺泡和血液中药物浓度达到平衡状态。浓度逐步达到吸入浓度。麻醉前用药过量、静脉注入过多的巴比妥类,或过早静注肌松药,都能减低通气量,延迟肺泡内麻醉药达到有效浓度。相反,CO_2 因增大通气量和脑部血流,反而加快吸入麻醉的诱导速度。

三、血浆结合部位相互作用

药物在血液循环运输中,与血浆蛋白结合,并能受其他药物所影响,甚至把它从蛋白结合中置换出来。

静脉输注利多卡因或普鲁卡因可加强琥珀胆碱的肌松作用,普鲁卡因使琥珀胆碱从血浆蛋白转位,琥珀胆碱活性因未能与血浆蛋白结合而增加。

四、受体部位相互作用

1. 竞争型拮抗　浓度高及亲和力强的药物能置换浓度低及亲和力

弱的药物。如用筒箭毒碱后,再用琥珀胆碱就不起作用或作用减弱;受体和对抗药结合还能解离出来,这就是说,对抗是可逆的。

2. 非竞争型拮抗　甲药物和受体的结合使受体结构改变或使受体灭活,以至于不管乙药物的浓度多少,不能再和受体结合,如双苄胺作用于肾上腺素能 α 受体后,后者的性质改变,不能再接受去甲肾上腺素。

3. 部分争夺　两药间浓度不同,相互争夺相同的受体时,表现为协同效应,或是拮抗效应。如烯丙吗啡和丙烯左啡诺,单独使用时,有肯定的镇痛效能,但不良反应多。用于吗啡逾量之后,对吗啡的呼吸抑制和沉默寡言有明显的拮抗效能,镇痛作用亦有所减退,但缩瞳和镇咳作用则依然存在,甚至是相加的。

五、药物排泄的影响因素

1. 影响尿 pH　联合用药后,其中一药可通过改变尿的酸碱度及肾单位的功能等来改变另一药物的排泄。

(1)药物离子形式:尿的酸碱度适宜于药物以离子形式存在(离子形式有极性和水溶性,通过细胞膜较慢),这就使肾小管对药物的被动吸收大大减少,血中药物浓度降低,疗效下降。

(2)药物非离子形式:若尿的酸碱度适宜于药物以非离子形式存在(非离子无极性,其脂溶性大,因为细胞膜有脂类结构,故容易透过细胞膜),则被动性重吸收增强,使药物血浆浓度增高,药效延长。

(3)影响另一药物药效:弱酸类药物从碱性尿中重吸收减少,弱碱类药物从酸性尿中重吸收也减少。如碱性尿(pH 增高),能使巴比妥药(弱酸)排出增加。酸性尿(pH 降低)能使麻黄碱、哌替啶等药(弱碱)排出增加。

2. 影响肾小管的作用　某种药物改变肾小管的作用而影响另一药物的排泄,从而改变了该药的药效。如丙磺舒能抑制肾小管对青霉素的分泌,从而提高血浆内青霉素的浓度,称为青霉素的增效剂。

3. 影响肾血流　某药改善了肾血流灌注量或肾小球的滤过压,从而影响其他药物从肾脏排出。如全麻药有使药物经肾排泄暂时减少的可能,这是因为全麻药减少肾血流,并抑制肾小球滤过率所致。其影响大小,与麻醉深度和平均血压平行。用甘露醇利尿,可加速巴比妥中毒时药物的排泄。

六、酸碱度对药物相互作用的影响

局麻药注入组织后,因组织液略偏碱性(pH 接近 7.4),于是药液的pH 随即调整到组织液的 pH。一部分离子状态的局麻药立即转换为非离子状态,转换程度决定于 pKa。pKa 是局麻药的离解常数,是指在局麻药的盐酸盐的水溶液内,用碱中和到离子和非离子状态的局麻药浓度相等时的 pH。公式如

$$pH = pKa + \log \frac{\text{离子状态局麻药浓度}}{\text{非离子状态局麻药浓度}}$$

当离子状态局麻药浓度=非离子状态局麻药浓度时,

$$\log \frac{\text{离子状态局麻药浓度}}{\text{非离子状态局麻药浓度}} = 0$$

故 pKa=pH。当 pH 改变,就会引起离子化程度的改变。多数常用局麻药的 pKa 为 8~9,在使用局麻药时,其碱性液通常比中性液更为有效。因在碱性液中,药物的非离子形式多,而中性液主要是呈阳离子形式。炎性组织内的细胞外液偏酸,pH 低,使局麻药由离子状态转变为非离子状态相应减少,故麻醉效力较差。碱性化局麻药可增加麻醉效能,但机体组织液有强大的缓冲能力,且碱性溶液较不稳定,故局麻药碱性化需进一步探讨。预先配制好的含有肾上腺素的局麻药 pH 是 3.3~3.5,故其药效不如利多卡因(pH 6~7)和肾上腺素现配现用的溶液药效好,因后者 pH 高。

七、加速药物代谢的相互作用

有的药物被肝细胞内的微粒体药物代谢酶所分解,并经各种化学反应改变药物的性质。凡是能促使酶释放增多的药物,称为酶诱导作用药。它加强有关药物在体内的转化、降解并降低它的药效。大部分药物和制剂均能诱发 P_{450} 细胞色素酶的活性。如巴比妥类药、抗惊厥药、苯妥英钠、卡马西平、利福平、激素、某些解热镇痛药(尤其是氨基比林)、神经安定药(氯丙嗪、地西泮)、抗组胺药、口服降糖药、退热镇痛药等,都是这类药物。临床上为达到预期的疗效,使用这类药后能被同一酶系降低的有关药物用量要加大;用这类药如作用强弱不等时,有关药物的用量也应随

时酌量增减。

八、酶抑制作用

与酶诱导作用药相反,一些药能直接抑制肝内微粒体酶的活动,使其他药物转化、降解减慢。麻醉性镇痛药(如哌替啶、吗啡)、丙泊酚、某些抗生素(如氯霉素、红霉素)等都有抑制肝微粒体酶的作用。双香豆素使苯妥英钠灭活减慢,故能增加苯妥英钠的抗痉挛和毒性作用;还能增强甲苯磺丁脲(D860)降血糖的作用。

新斯的明可抑制胆碱酯酶,在手术结束时给予,以终止非去极化类肌肉松弛药的作用。单胺氧化酶抑制药能与拟交感胺、麻醉性镇痛药、全麻药复合液(含巴比妥类、肌松药和抗胆碱药)相互作用,增强其效应。拟交感作用使血压过分升高,甚至会造成高血压危象的危险;还可使哌替啶出现高热、低血压和惊厥。

某些药还能引起一定的生理改变,使患者对其他药物产生异乎寻常的反应,如因使用利尿药使钾耗尽的同时对非去极化肌松药反应增强。

第四节　肌松药与吸入全麻药的相互作用

肌松药(更确切地应称为神经肌肉阻滞药)是全麻的重要用药之一。吸入全麻药达到一定的麻醉深度后有肌松作用,且能增强肌松药的肌松作用,其相互作用程度与不同用药种类而有差异,也与全麻药剂量和作用时间长短密切有关。

一、吸入全麻药的肌松作用

1. 神经肌肉阻滞　吸入全麻药本身有神经肌肉阻滞作用。氟烷、恩氟烷、异氟烷、七氟烷和地氟烷均有肌松作用。异氟烷吸入5～8min即可达到满意的气管插管肌松条件,而不必给予肌松药。其浓度为3.07%。氟烷为2.56%时也可达到外科手术对肌松的要求,完成腹部、全髋置换手术等。但均要在深麻醉时才能达到满意肌松。

2. 降低肌收缩反应　吸入全麻药能降低肌肉对高频强直刺激的肌收缩反应,使其强直收缩的肌张力不能维持而出现衰减。抑制强直刺激肌收缩效应的强度,异氟烷和恩氟烷相等,氟烷稍差。吸入全麻药不抑制肌颤搐。

二、吸入全麻药增强非去极化肌松药效应

现已证明当氟烷、恩氟烷、异氟烷、七氟烷和地氟烷分别与非去极化肌松药合用时,肌松药用量减少、作用时效延长及增强抑制肌颤搐。

(一)相互作用的量效关系

相同 MAC 的氟烷、恩氟烷和异氟烷等吸入全麻药,对右旋筒箭毒碱、泮库溴铵和哌库溴铵等肌松的增强作用依次为:恩氟烷和异氟烷>氟烷>氧化亚氮和麻醉性镇痛药复合麻醉。异氟烷和恩氟烷能明显地延长右旋筒箭毒碱、泮库溴铵和哌库溴铵的作用时效。氟烷较氧化亚氮复合麻醉性镇痛药时减少右旋筒箭毒碱、泮库溴铵和哌库溴铵的 1/3,异氟烷和恩氟烷全麻时可减少上述肌松药的 1/2~2/3。异氟烷明显缩短阿库氯铵起效时间,TOF25%恢复时间延长 2~4 倍,使阿库氯铵用量可减少1/4。不同吸入全麻药对维库溴铵和阿曲库铵的影响较小,可减少维库溴铵和阿库溴铵的约 1/4 药量,恩氟烷比氟烷延长阿曲库铵时效更明显,异氟烷较平衡麻醉时阿曲库铵的 ED_{50} 所需量减少 40%。异氟烷增强阿曲库铵的作用同恩氟烷,比氟烷强。吸入全麻药对维库溴铵的增强作用不明显,如恩氟烷、异氟烷和氟烷,但七氟烷对维库溴铵有较强的增强作用。地氟烷可减少非去极化肌松药的用量。

(二)终末肺泡气浓度对肌松药的影响

氟烷与异氟烷终末肺泡气浓度与泮库溴铵、右旋筒箭毒碱的肌颤搐压抑百分比之间呈正比。因增加异氟烷的肺泡气浓度可降低肌松药需要量。

(三)增强作用与作用时间的关系

吸入全麻药增强非去极化肌松药的作用,与吸入不同类型的全麻药及吸入全麻药使用的时间长短有关。

1. **氟烷**　氟烷持续麻醉时对右旋筒箭毒碱的增强不明显。

2. **恩氟烷**　恩氟烷持续麻醉时,右旋筒箭毒碱的肌松作用每小时能增强 9%±4%。

3. **初量**　全麻诱导期由于吸入全麻药作用时间短,对非去极化肌松药作用的影响并不明显,故肌松药的初量不需减量,或依不同的吸入全麻药相应减少不同肌松药的药量。中时效的肌松药,如阿曲库铵和维库溴铵的初量对吸入全麻药的影响不明显,但随着吸入全麻药的持续应用,其

肌松药时效延长,应减少药量,给药间隔时间也应延长。当增加吸入全麻药浓度时,肌松药更应减少;对老年及危重患者的肌松药用量更应谨慎,以肌松药作用的监测来调整用量。

4. 七氟烷　七氟烷增强非去极化肌松药的作用,并延长作用时间。

5. 地氟烷　地氟烷对非去极化肌松药有协同作用,可减少肌松药的用量。

三、对去极化肌松药效应

吸入全麻药对去极化肌松药的效应比非去极化肌松药更为复杂。

1. 恩氟烷和异氟烷　近期研究证明,恩氟烷和异氟烷对间断静注或持续输注琥珀胆碱均不影响其肌松作用,但其均能加速琥珀胆碱的快速耐药性,使其阻滞性质改变,加快发生 Ⅱ 相阻滞。

2. 氧化亚氮　比较氧化亚氮-异氟烷麻醉与氧化亚氮平衡麻醉时,四个成串刺激出现衰退现象,复合异氟烷组出现早、发展较快,琥珀胆碱的累积用量也较平衡麻醉时小。

四、吸入全麻药与肌松药相互作用的机制

吸入全麻药与肌松药相互作用的机制很复杂。

(一)增强作用机制

吸入全麻药增强肌松药作用有以下特点。

1. 增加肌肉血流灌注　如异氟烷因增加肌肉血流灌注,静脉注射肌松药后有较大一部分药物到达神经肌肉接头,这也可能是异氟烷增强肌松药作用比氟烷强的原因。

2. 中枢作用　吸入麻醉药对中枢神经系统的抑制作用而致肌松。

3. 不影响乙酰胆碱的用量和作用　吸入全麻药不减少神经轴突末端释放乙酰胆碱,也没有证明影响乙酰胆碱作用于乙酰胆碱受体。

4. 作用于乙酰胆碱受体以外　吸入全麻药可能作用于乙酰胆碱受体及接头后膜以外的肌纤维膜,降低了神经肌肉兴奋传递的安全阈。

5. 降低去极化作用的敏感性　吸入全麻药降低接头后膜对去极化作用的敏感性,抑制终板去极化,且与吸入全麻药浓度呈正比。

6. 离子通道阻滞作用　吸入全麻药降低离子通道作用,抑制了终板的去极化,增强了非去极化肌松药作用。使离子通道附近的脂质膨胀,脂

质破裂和增加流动性,引起非特异性降低离子通道功能,以及引起受体脱敏感阻滞等。

(二)去极化Ⅱ相阻滞机制

去极化肌松药发展成Ⅱ相阻滞机制很复杂,影响因素较多。

1. 离子通道阻滞 终板持续去极化,使离子通透性变化、离子通道的阻滞作用。

2. 受体敏感性 受体敏感性发展。

3. 去极化肌松药对接头前膜受体影响 去极化肌松药进入肌浆和对接头前膜受体的影响等。也与去极化肌松药用量大(>1g)或输注及重复静注维持长时间的肌松有关。

第五节 肌松药在麻醉中的应用

肌松药在复合麻醉中占有很重要的位置。肌松药在麻醉中的应用和呼吸管理是麻醉科医师的基本功之一。新近研究成功的肌松药对临床麻醉肌松药的模式有很大影响。深入熟悉地掌握肌松药的作用机制、药理特性、适应证、禁忌证、使用方法、作用监测、作用逆转及其可能发生的并发症与处理,对保证安全极其重要。

【优点】 自 1942 年肌松药在麻醉中复合应用以来,对麻醉和手术起到良好的作用,肌松药是现代麻醉中不可缺少的部分。其临床应用的优点概括如下。

1. 扩大手术范围 使麻醉方法有很大的改进,扩大手术范围,明显减少全麻药用量(因与全麻药有协同作用)。

2. 为气管内插管提供肌松条件 使气管内插管能顺利进行。肌松药配合静脉硫喷妥钠等药快速诱导进行气管内插管,是目前临床常规采用的方法。

3. 避免深麻醉的不良影响 肌松药配合肌肉松弛性能差且对正常生理功能干扰小的全麻药进行复合麻醉,能在浅麻醉下维持肌肉松弛,满足手术的需要。特别是对心脏病、休克及其他危重等不能耐受深麻醉的患者,能在浅全麻下手术,保证了术中安全。

4. 维持肌松便于手术操作 应用肌松药后便于手术操作的进行。如开胸手术时的控制呼吸和辅助呼吸的进行,避免了纵隔摆动和膈肌的活动,使手术野很安静,利于手术操作。

5. 有利预防麻醉意外　如缺少肌松药时则麻醉的危险性明显增加。这是因为肌松药起到以下作用:

(1)降低和预防反射性:应用肌松药辅助麻醉可解除来自手术野的强烈刺激,预防反射性休克或意外的发生。

(2)控制喉痉挛和膈肌痉挛:肌松药可控制严重喉痉挛和顽固性膈肌痉挛等。

(3)防止寒战等:肌松药可防止和消除低温麻醉的寒战,降低代谢,减少全麻药用量,减轻全麻药毒性和不良反应,对心血管手术尤为有益。

(4)控制局麻药反应:肌松药可控制局麻药毒性反应时强烈的肌肉抽搐。

(5)降低机体代谢率:麻醉后施行控制呼吸,可降低机体代谢约 30%。

6. 辅助其他麻醉　麻醉科医师应灵活掌握以下肌松药的应用。

(1)辅助解决麻醉中的肌松问题:当连续硬膜外阻滞中的肌松不完善时,可按手术需要给予肌松药,如静注戈拉碘铵 20～40mg,应严密观察呼吸,或在人工呼吸下静注硫喷妥钠 0.25～0.5g 和琥珀胆碱 50～100mg,以满足手术对肌松的需要。但必须在面罩或喉罩下吸氧,必要时面罩下施行控制呼吸。

(2)局部静注使用:如四肢骨折的复位和脱臼复位术,用止血带后,将 2% 普鲁卡因(或 0.5% 利多卡因)与戈拉碘铵 40～80mg(或筒箭毒碱 5mg)混合后静注,并调整注射速度,在不抑制呼吸的条件下,使局部肌肉松弛,顺利完成复位术。但在手术结束后放松止血带时,要警惕残余肌松药吸收后对呼吸影响的全身反应。

7. 肌松药的特殊用途　麻醉科医师还应掌握肌松药的特殊用途。

(1)诊断:如诊断重症肌无力患者中的临床症状不显著者,骨关节活动限制、腰背痛等。

(2)治疗:如治疗破伤风痉挛状态、子痫及癫痫持续状态等痉挛性疾病。

(3)ICU 机械呼吸:当呼吸功能不全及 ARDS 等机械通气治疗时,因患者残留的自发呼吸与呼吸机不能同步,常用肌松药以消除自发呼吸的对抗作用,并使患者在充分镇静的条件下,适应呼吸机的运转,为呼吸机治疗危重患者或急救复苏创造优良条件,取得最佳效果。但在肌松药用于 ICU

呼吸机治疗时,要小心谨慎,应由有经验的麻醉医师进行严密观察和呼吸管理,以保证安全。

【分类】　肌松药的分类与比较见表 3-1。

表 3-1　肌松药的分类与作用比较

比较项目	非去极化类肌松药				去极化类肌松药	双相类肌松药
	筒箭毒碱 Tubocu-rarine	戈拉碘铵 Flax-edil	泮库溴铵 Pancur-oniun Bromide (Pavulon)	阿库氯铵 Alloferin (Alcur-onium Chloride)	琥珀胆碱 Scoline	溴己氨胆碱 Imbretil
起效时间	2～3min	1～2min	0.5～1min	0.5～1min	20～30s	2～3min
静注后高峰期	3～7min	2～5min	2～4min	2～3min	<1min	4～6min
一次量作用时间	20～50min	30～40min	30～50min	20～30min	3～10min	30～45min
肌肉松弛作用	+	+	++++	++	+	++++
常用量呼吸抑制	+	+	+	+	+	+
释放组胺	+++	±～++	—	—	—～±	—～±
等效(首次)剂量(mg)	15～30	40～100	3～4	8～15	50～80	3～4
蓄积作用	+++	+	—	±	—	++
协同作用	吗啡、哌替啶	低碳酸血症	氟烷、非去极化肌松药、低温	多黏菌素、低温、异氟烷	普鲁卡因、樟磺咪芬、阿曲库铵等	琥珀胆碱等
神经节阻断作用	+(交感阻滞>副交感阻滞)	+(副交感阻滞>交感)	+(副交感阻滞＞交感)	—	—	—

(续　表)

比较项目	非去极化类肌松药				去极化类肌松药	双相类肌松药
	筒箭毒碱 Tubocurarine	戈拉碘铵 Flaxedil	泮库溴铵 Pancuroniun Bromide (Pavulon)	阿库氯铵 Alloferin (Alcuronium Chloride)	琥珀胆碱 Scoline	溴己氨胆碱 Imbretil
肌肉震颤	—	—	—	＋	＋＋＋	＋
排泄	肾排30%～40%	肾排	肾70%,分解30%	肾90%,胆10%	胆碱酯酶水解	肾排
拮抗药	新斯的明、毒扁豆碱等	同筒箭毒碱	同筒箭毒碱	同筒箭毒碱	无对抗药,人工呼吸、输新鲜血	晚期新斯的明、人工呼吸、输新鲜血
血压改变	下降(大剂量)	稍升	稍升	—	稍升	
脉率	减慢	增快	稍快	稍快	减慢	
通过胎盘	±～＋	＋＋	±	＋	＋(>100mg时)	—
特性	血流动力学变化大	心率增快,再箭毒化	肌松作用突然消失	可用于肝衰竭患者	双相作用、呼吸停止延长、恶性高热	呼吸停止延长、继发呼吸抑制、肾损坏

【注意事项】

1.麻醉前用药　麻醉前常规应用阿托品或冬眠药物等。

2.安全准备　在应用肌松药前必须常规备好吸氧和人工呼吸的设备,备必要的对抗药。

3.预先吸氧　在使用肌松药前常规面罩吸入 100%氧,去氮 5～10min。

4.用量用法正确　常见肌松药的常用量和用法,见表 3-2。

表 3-2　常用肌松药的用量和用法比较

比 较 项 目	筒箭毒碱	戈拉碘铵	泮库溴铵	阿库氯铵	琥珀胆碱	溴己氨胆碱
首次静注用量(mg)	4～10	40～100	3～4	8～15	50～100	3～4
气管插管剂量 （mg/kg）	0.3～ 0.6	1～3	0.08～ 0.1	0.16～ 0.36	0.75～ 1.2	0.08～ 0.2
首次每千克体重 用药量(mg/kg)	0.2～ 0.6	1～3	0.06～ 0.1	0.2～ 0.25	0.8～ 1.0	0.04～ 0.08
追加药用量(mg) 或每次维持剂量 （mg/kg）	首次量 1/5～ 1/2 或 3～6/次 或 0.1 ～0.2	0.5～1 或 20～ 40/次	首次量 1/10～ 1/3 或 1～2/次 或 0.02 ～0.04	全量或 首次量 1/2 或 0.16～ 0.2	首次量 1/2 或 0.8～2 或 20～ 60μg/(kg· min)	首次量 1/3～ 1/2 或 1～2/次 或 0.04 ～0.06
追加用药时间 （min）	25～30	20～45	30～45	30～50 后 20～ 25	6～10	40～60
小儿肌注量 （mg/kg）或持 续滴注剂量 ［μg/(kg·h)］	0.4～1.2, 5～20min 显效,追 加 0.2～ 0.4	1～1.5, 3～5min 显效, 追加 0.3 ～0.5			1.5～2, 盐水稀 释,2～ 4min 显效, 2.5 万～20 万	3 岁以 下不用
每例总用量(mg)	<30～50				500～1000	<8～10

　　5. 重视影响因素　对于影响因素应予以重视和了解,影响肌松药作用的因素,见表 3-3。

【禁忌证】

　　1. 绝对禁忌　对重症肌无力症或肌无力综合征,绝对禁用筒箭毒碱。

　　2. 相对禁忌　对小儿、哮喘、嗜铬细胞瘤、支气管肺癌、皮肤变态反应、术前长期用胆碱酯酶抑制药、心血管疾病、重度休克患者、垂危患者、氟烷麻醉、短小手术及门诊手术等,应慎用或免用肌松药。

　　3. 琥珀胆碱禁忌　凡烧伤、严重创伤、大量软组织损伤者、眼球穿透性损伤、青光眼、高钾血症、恶性肿瘤、颅内压升高、有恶性高热家族史、骨

表 3-3　影响肌松药作用的因素

	增强肌松药作用的因素	对抗或减弱肌松药作用因素
非去极化肌松药 ①筒箭毒碱 ②Flaxedil ③Pancuronium Bromide ④Alloferine ⑤维库溴铵 ⑥阿曲库铵 ⑦杜什溴铵 ⑧哌库溴铵 ⑨米库氯铵 ⑩罗库溴铵	①酸中毒、脱水(如中毒性休克) ②低血钾 ③高血镁、低血钙 ④低体温 ⑤新生儿、老年人、肥胖体质 ⑥重症肌无力、肌无力综合征 ⑦吸入麻醉药:氟烷、恩氟烷、异氟烷、七氟烷、地氟烷 ⑧抗生素:新霉素、链霉素、卡那霉素、庆大霉素、多黏菌素 B ⑨肾功能障碍 ⑩反复给药 ⑪奎尼丁、普萘洛尔、维拉帕米 ⑫激动药:乙酰胆碱、十烃溴铵、卡巴胆碱	①碱中毒 ②抗胆碱酯酶药 　a. 新斯的明 　b. 毒扁豆碱 　c. 依酚氯铵 　　(Edrophonium) 　d. 溴吡斯的明 　e. Galanthamin 　　(Nivaline) 　f. 双醋酸吉尔明 　　(Germine Diacetate) ③琥珀胆碱(司可林)
去极化肌松药 ①琥珀胆碱 ②Imbretil	①碱中毒、脱水 ②高血钾、高血镁、低血钙 ③低体温、老年人、肥胖 ④酯类局麻药:普鲁卡因 ⑤抗胆碱酯酶药,如毒扁豆碱等 ⑥胆碱酯酶活性降低 　a. 正常人胆碱酯酶活性低 　b. 营养不良、恶病质、孕妇、贫血 　c. 肝实质性疾病、黄疸 　d. 细胞毒性药物,如环磷酰胺、氮芥等抗癌药 　e. 放射线照射 　f. 非典型胆碱酯酶 ⑦新静脉药 Propanid、吗啡类、丙泮尼地 ⑧大剂量用药 ⑨阿曲库铵	①酸中毒 ②箭毒类非去极化肌松药 ③新生儿 ④先天性肌强直 ⑤营养不良性肌强直 ⑥双醋酸吉尔明 　(Germine Diacetate) ⑦反复给药,快速耐药性

骶肌张力过高综合征、神经肌肉疾病、神经下运动元疾病合并瘫痪者、用洋地黄及破伤风等患者,禁忌用琥珀胆碱,因初次用药就可发生严重心律失常,甚至心搏骤停。

4. 己氨胆碱禁忌　凡水电解质紊乱、肾功能不全的患者不选己氨胆碱。对眼压增高、颅内高压患者要慎重使用 Imbretil。

5. 戈拉碘铵禁忌　对肾功能不全、心动过速的患者最好不选戈拉碘铵。

6. 老年人用量　老年人肌松药用量宜小,用成人量的 $1/2 \sim 2/3$ 即可。

【麻醉管理】　肌松药均抑制呼吸,首次静注后,所产生的肌松作用有一定顺序,即头→颈→四肢→躯干→膈肌。恢复顺序则与此相反。说明呼吸肌最晚受抑制。用药后在面罩下控制呼吸,高压供氧,维持充足的呼吸通气量,防止缺氧和 CO_2 蓄积,应严密观察呼吸运动和肌肉松弛的规律,掌握好气管内插管的时机,及时顺利地完成气管内插管操作。

1. 麻醉深度适当　肌松药仅仅是麻醉辅助用药,无镇静、镇痛和麻醉作用,故不能代替麻醉药。更不能单靠肌松药作用来做外科手术,手术中一定要根据手术具体情况维持适宜的麻醉深度。

2. 坚持最小有效量的原则　最小有效量的原则如下。

(1)用量个体化:决不能千篇一律,要根据具体情况灵活掌握。对有增强肌松药作用因素存在的患者,使用时尤应注意,如肝功能障碍、血浆胆碱酯酶活力低的患者,琥珀胆碱应减量;休克、低钾血症、脱水、血容量不足、衰竭等特殊病情,肌松药应减量,限制在满足手术要求的最小范围内。

(2)注意使用方法:如琥珀胆碱是静脉内连续输注或间断给药,应尽量减少用量。

(3)重复使用应渐减量:反复追加非去极化肌松药,间隔时间要足够,用量宜渐渐减少,防止蓄积作用。

(4)连续输注法:除琥珀胆碱外,在神经肌肉功能监测下,维库溴铵和阿曲库铵,米库氯铵及罗库溴铵,作用时间短、恢复快、肌松程度平稳无波动,作用时间不会延长,同时没有积蓄作用,也可多选用输注法。

3. 注意全麻时的药物配伍影响　肌松药与吸入全麻药之间的相互作用须记住。肌松药与全麻药配伍时应注意:

（1）与麻醉药的配伍：非去极化类肌松药与巴比妥类、氟烷等吸入全麻药或苯二氮䓬类等药有协同作用，两者用量均应减少。

（2）与竞争胆碱酯酶药配伍：普鲁卡因与琥珀胆碱同时应用行静脉麻醉时，防止用量过大和浓度过高，因两者均由血清胆碱酯酶分解破坏，一般普鲁卡因应减至 $0.02\%\sim0.05\%$ 为宜。

（3）与抗生素伍用：筒箭毒碱与新霉素、链霉素、卡那霉素、庆大霉素、多黏菌素、四环素等伍用时，具有强化筒箭毒碱的作用，因后者也有神经肌肉阻滞作用。即使一般临床用量也可产生呼吸抑制，尤其在高血镁、低血钙情况下更应警惕。一旦发生意外，应及时进行有效的人工呼吸，可应用钙剂和新斯的明等拮抗药，进行抢救。

（4）与抗心律失常药伍用：奎尼丁、普萘洛尔等可使肌松药作用增强，应用时应予注意。

4. **避免两种肌松药合用**　减少两种肌松药合用的机会，可防止相互间的拮抗和协同作用。但临床需要合用时，常见于如下情况。

（1）用去极化肌松药快速诱导后再用非去极化肌松药：先用常规剂量的琥珀胆碱，后用筒箭毒碱。如预先注射筒箭毒碱时，最好待其肌松作用消失后，再静注琥珀胆碱为宜。否则易导致拮抗或迁延性呼吸抑制。

（2）手术操作肌松满意：手术即将结束时，为配合手术操作，常选用琥珀胆碱。术中已用非去极化肌松药，若非去极化肌松药作用还存留时，琥珀胆碱的作用减弱。

（3）预注剂：为预防高血钾的发生或减少琥珀胆碱的颤搐不良反应，在琥珀胆碱静注前 3min，可预先静注小剂量非去极化肌松药（如泮库溴铵 1mg 或筒箭毒碱 3～5mg），但此时琥珀胆碱用量宜加大，插管时由 1mg/kg 增至 1.5mg/kg。

（4）同类肌松药合用时增强效应：两种性质相同的肌松药合用时，其肌松作用相加，并应由有经验的麻醉医师掌握应用。

【并发症防治】

1. **呼吸停止延长（迁延性无呼吸）的防治**

（1）原因：肌松药的常见并发症是呼吸停止延长，其原因有中枢性和末梢性之分，但以末梢性为主（表 3-4）。

（2）预防

①用量：防止肌松药用量过量，应根据患者体重、体质、病理生理的状

表 3-4　肌松药呼吸停止延长产生的原因

中　枢　性	末　梢　性
①睡眠药、镇痛药、麻醉药过量，包括麻醉前用药或麻醉中用药过重或过量 ②呼吸管理不当 　a. 过度换气，PCO_2 过低，无 CO_2 刺激 　b. 换气不足，CO_2 蓄积 ③代谢不足 ④肺扩张反射障碍 ⑤筒箭毒碱的中枢作用 ⑥颅脑疾病(脑外伤、脑疝、脑干损伤)	①肌松药过量或使用不足，如琥珀胆碱＞800mg，筒箭毒碱＞300mg；肝肾功能不良 ②药物的蓄积作用，假性胆碱酯酶缺乏或活性低；高血镁、低血钙、低血钾；严重贫血，营养不良；抑制肝脏合成药物，如环磷酰胺、噻替哌等 ③代谢及血循环量不足 ④抗胆碱酯酶药中毒 ⑤抗新斯的明的箭毒中毒 ⑥血清胆碱酯酶减少或活性低时琥珀胆碱或琥珀酸单胆碱蓄积(患者对肌松药的敏感性) ⑦特殊疾病：重症肌无力、肌无力综合征等 ⑧肌松药特性：如己氨胆碱(氨酰胆碱)、琥珀胆碱双相阻滞 ⑨其他药物影响：如杆菌肽、多黏菌素等同时并用 ⑩气胸、呼吸道梗阻等疾病

况个体化灵活使用。当有循环血容量不足等情况时，肌松药用量应减少。

②防止过度换气：施行控制呼吸时压力要适当，既要防止过度换气，也要防止换气不足。

③手术结束前不用长效肌松药：手术结束前 30min 内，不用作用时间长的肌松药，必须用肌松药时，可选用超短效的琥珀胆碱或时效短的戈拉碘铵，或用阿曲库铵或维库溴铵。

④尽量不合用两种以上的肌松药：麻醉中尽可能用一种肌松药，不要用的肌松药种类太多，避免因出现很强的协同作用而发生呼吸停止延长。

⑤先投试验量：因患者对同一剂量的肌松药有着个体差异，故肌松药初量使用后要观察反应，先投试验剂量，以观察对呼吸的抑制耐量程度。

⑥诊断：手术毕呼吸仍有抑制时，应继续气道管理，予以间接正压通气；同时，在有条件情况下，应用外周神经刺激器鉴别其阻滞的类型和程

度。酌情使用拮抗药或静输新鲜血液或血浆等措施处理。

（3）术后呼吸停止延长的处理

①呼吸管理：保证气道通畅，纯氧吸入，用 $5\sim6L/min$ 流量施行辅助或控制加压呼吸。有人主张遮断钠石灰，用 $5\%CO_2$ 和 95% 氧，以每分钟呼吸量的 2 倍的高流量换气，但应防止 CO_2 蓄积。

②查明原因：若四肢僵硬则应考虑是否麻醉过浅，也可能是气管导管刺激反射性地引起呼吸停止或憋气，若活动导管或吸痰后可诱发自发呼吸。若用呼吸中枢兴奋药（克拉明、洛贝林）后，呼吸功能有改善时，则为中枢性抑制，否则为肌松药所致。可用周围神经刺激器或 Ali 等所倡导的"四个成串"的电刺激试验，行神经肌肉阻滞功能监测（详见第 8 章第六节"神经肌肉阻滞功能监测"的内容）可以明确诊断。在局部神经分布区的皮下放置针形电极，给予电刺激末梢神经，有反应而无呼吸时为中枢性原因；而无反应亦无呼吸则为末梢性原因。若用四个成串电刺激试验时，T_4/T_1 比值很大时为筒箭毒碱；而琥珀胆碱的比值，$T_4/T_1=1$。有人用依酚氯铵 $10mg(0.2mg/kg)$ 静注，如有效或显出一时效果，则阻滞性质为非去极化肌松药所为。

③用拮抗药逆转：新斯的明逆转肌松药的效果最好，$8min$ 达高峰作用，持续时间最长，达 $45min$。用前先静注阿托品 $0.5mg$，使心率＞$100/min$，稀释成 $5ml$ 的新斯的明 $0.5\sim1.5mg$，以 $1mg/min$ 速度缓慢静注。数分钟后，如果效果不满意时，可每次再追加 $0.5mg$，直至总量＜$5mg$，仍无效者，不必再用。缓慢静注依酚氯铵 $10\sim20mg$，作用快，$1\sim2min$ 达高峰，持续时间短为 $5\sim10min$。先静注阿托品 $0.01\sim0.02mg/kg$，注意易再出现箭毒化。每次用量 $10\sim20mg$，亦可用于双相阻滞的诊断。加兰他敏，$10\sim15mg$ 静注。但应用不普遍。溴吡斯的明，$2.5mg$ 静注，可重复使用，但总量＜$10mg$，不宜超过 3 次。药效仅及新斯的明 $1/2\sim1/4$，$13min$ 达高峰作用，作用达 $60min$ 之久。

（4）应用拮抗药管理：可用 50% 葡萄糖，或 2% 氯化钙，或 0.3% 氯化钾，或碳酸氢钠，或利尿药，或麻黄碱静注，或输新鲜血液或血浆等措施，促使自主呼吸恢复。用肌松拮抗药时的管理：

①避免缺氧和 CO_2 蓄积：用药前，应避免缺氧和 CO_2 积存，否则用药后易发生心动过缓或心搏骤停。

②选好拮抗时机：当仍有残留肌松作用时，一定不能再给足量的非去

极化肌松药,且勿在给药 30min 内给拮抗药,应待肌肉张力恢复到一定程度后才能给药。或 4 个成串必须恢复至 2～3 个(即 4 个成串中可见 2 或 3 次颤搐)时,才能开始逆转。若手术结束时,刺激尺神经没有肌收缩征象,不应进行药物逆转,要等待 TOF 中第 1 个颤搐,甚至第 2 次颤搐出现后,再进行药物逆转时较好。

③与心血管不良反应的关系:对于低血压、心脏传导阻滞或哮喘的患者,避免或慎重使用拮抗药。最好选用辅助或控制呼吸的方法,以等待自主呼吸的恢复。血压偏低的患者,须先提升血压后再用拮抗药逆转。

④辅助用药:胆碱酯酶拮抗药的毒蕈碱样作用(亦称拟迷走神经作用)发生较快,必须先用阿托品或两者同时应用。但对有心脏病的患者阿托品的用量宜酌减,或采取小量、多次静注的方法。氟烷麻醉后或有心动过缓者其用量要相对增加。应用后,若心率＜60/min 时,再酌用阿托品。

⑤提高拮抗效果:拮抗效果不显著时,应补充细胞外液量。必要时给利尿药,使尿量增多,增加排出,可提高拮抗效应。

⑥老龄:对老年型肠梗阻的患者,若用新斯的明效应不明显时,可能与下列因素有关:有隐匿性重症肌无力症;酸血症;低钾血症;低血容量;肝肾功能严重受损或缺血等。若发现有以上病情时,应先予以纠正,经改善全身情况后,拮抗药效果才能明显。

⑦防止再箭毒化:要尽量预防再箭毒化的发生,应注意以下情况:用短时效的拮抗药如依酚氯铵后;肝肾功能差的患者有肌松药蓄积;大量应用或反复多次应用肌松药后;低温复温后箭毒的作用增强;休克、水电解质紊乱得到治疗和纠正后;并用吸入麻醉药,特别是与恩氟烷同用时,肌松药作用时间延长;若术后立即给镇痛药、抗生素或苯二氮草类药物有引起再箭毒化的可能性。

⑧决定选用肌松药拮抗药:去极化类肌松药无理想的拮抗药,当呼吸抑制延长时,不选用新斯的明、依酚氯铵等拮抗药,以免增强或加重其呼吸抑制。对琥珀胆碱的呼吸停止延长,经辅助呼吸、输新鲜血液等措施治疗后,自主呼吸仍不恢复时,可用新斯的明等拮抗药试探,怀疑阻滞性质已发展为"双相阻滞"。溴己氨胆碱用药时间超过 1h 呼吸仍不恢复时,可用新斯的明拮抗,大部分效果很好。

⑨送回病房时机:患者呼吸恢复,拔除气管内导管后,应严密观察

$10\sim15min$。当患者能睁眼、抬头或能举臂、用力吸气负压$>40cmH_2O$时，或恢复咳嗽和吞咽能力后，或 TOF 中 T_4/T_1 的比值至少是 $0.7\sim0.8$，肌松作用完全恢复后，再送回病房。避免发生再次呼吸抑制。要观察和保证呼吸潮气量足够。

2. **琥珀胆碱的并发症的防治**　琥珀胆碱显效快，时效短，肌松满意，但也有以下并发症须注意防治。

(1)心血管并发症：应用琥珀胆碱对心血管的影响，轻者发生心律失常，重者发生室内传导障碍，甚至心搏骤停。

①心律失常的表现：呈迷走神经性心律失常，表现有心率慢、P 波消失、结性心律、血压下降等，小儿更易发生，呈毒蕈碱样作用。室性心律失常，表现为心率快，血压上升，呈烟碱样作用。呈高钾性心律失常：表现为心搏骤停。

②发生时机：多发生于第 2 和第 3 次静脉注射琥珀胆碱后。尤其发生在第 2 次给药距第 1 次给药 $5\sim10min$ 较多见。

③预防：肝肾功能不全、贫血、营养不良、有假性胆碱酯酶缺乏者及电解质紊乱者宜用小量或免用；术前常规应用阿托品；用琥珀胆碱前静注小剂量非去极化肌松药，作为预注剂以对抗不良反应；正确管理呼吸，避免缺氧和 CO_2 蓄积；如不熟悉琥珀胆碱的作用机制、药物特性、应用方法及管理重点，不盲目使用。

④治疗：用阿托品；如出现心搏骤停，行心脏按压等复苏抢救措施。

(2)琥珀胆碱其他并发症

①眼压升高：静注琥珀胆碱后引起眼内压升高。在内眼手术或已有眼压升高者禁用。眼压升高的作用是短暂的，并非绝对禁忌，但对青光眼患者有危害。

②胃内压升高：琥珀胆碱可促使胃液分泌，同时因腹壁肌群肌束震颤而升高胃内压。胃压力升高可导致胃内容物反流。凡胃内容物较多、可能发生呕吐的急症患者，应慎用。使用时必须进行气管内置管。特别是肠梗阻、上消化道出血等患者静注琥珀胆碱后，难免发生呕吐误吸，应做好一切误吸准备和预防措施，谨慎操作。

③肌痛和肌张力亢进：用琥珀胆碱术后肌痛的发生率可高达 $70\%\sim90\%$。多发生在注射琥珀胆碱 $24\sim40h$ 以，以颈、肩周、胸肋间、腹和背等部位多发生。有时很剧烈，致患者不敢活动。可持续数小时至数天、

数周不等。这是肌纤维的强烈收缩致使肌细胞发生机械性损伤的结果。有肌肉疾病的患者容易发生。预防:诱导预注筒箭毒碱 3mg,后静注硫喷妥钠和琥珀胆碱。肌张力亢进,可见于先天性肌强直患者,其特点是静注琥珀胆碱后,肌肉不松弛反而长时间的弥漫性肌张力亢进,以致影响呼吸。是肌肉内酶系统失常、血清肌酸磷酸激酶增加所致。

④恶性高热:术中或术后并发高热是极为罕见的并发症,1937 年第 1 次报道。在全麻过程或在麻醉末期出现高热,伴有全身肌强直,多见于患有异常肌病的家族人员,琥珀胆碱起着促进作用,并 ATP 突然大量消耗。麻醉医师应早确诊及时准确处理。

3. 过敏反应的防治 多在注射琥珀胆碱后 2~4min 出现过敏反应,轻者有局部或全身皮疹,较少见;多数是严重过敏反应,发生支气管痉挛或过敏性休克,甚至心搏骤停。

【评估与选用】

1. 评估条件 理想肌松药应该具备的条件和要求如下。

(1)作用机制:阻滞性质应属非去极化肌松药类,不会出现双相阻滞,可有拮抗药逆转。

(2)起效快:<1min,便于气管内插管。

(3)时效:作用时效短,容易控制,如琥珀胆碱一样,属超短效的,最好维持 10~15min 比较理想。

(4)排泄:代谢排泄快,无蓄积作用,代谢产物不具有肌松作用,无再箭毒化,使用较安全。

(5)恢复快。

(6)不良反应少,无心血管的不良反应。

(7)无组胺释放作用。

(8)容易被拮抗药拮抗。可被抗胆碱酯酶药拮抗。

(9)肌松作用强,只作用于神经肌肉接头。

2. 选用依据 目前无一种肌松药能达到上述条件和要求。近 10 年新研制并广泛用于临床的安全、有效的肌松药,如阿曲库铵、维库溴铵、罗库溴铵、杜什溴铵、米库氯铵和哌库溴铵都是有前途的药物,但也难以具备上述全部要求(表 3-5)。更理想的新肌松药尚待进一步研究。

表 3-5 新肌松药剂量与作用比较表

比较项目	阿曲库铵	维库溴铵	哌库溴铵	杜什溴铵	米库氯铵	罗库溴铵
类别	非去极化	非去极化	非去极化	非去极化	非去极化	非去极化
每千克体重用量(mg/kg)	0.3~0.6	0.05~0.1	0.05~0.1	0.03~0.05	0.08~0.20	0.3~0.75
起效时间(min)	1~2	1.5~2	0.5~1	1~1.5	1.5~2.0	0.5~1
显效时间(min)	1.5~2.5	1.5~2.0	2.2~3	3~4	1.5~2.0	2.0~2.5
维持时间(min)	15~30 (<洋*)	20~30 (<洋*)	100~120 (>洋*)	120~150 (>洋*)	25~30 (<洋*)	20~45 (=洋*)
追加药剂量(mg/kg)	0.1~0.2 或 6~8μg/(kg·min)	0.02~0.07	0.03~0.04	0.5~0.75	0.1~0.15	0.1~0.25
肌松作用部位	神经肌肉接头	神经肌肉接头	神经肌肉接头	神经肌肉接头	神经肌肉接头	神经肌肉接头
血压	降低	无变化	稍升	无变化	稍下降	无变化
心率	稍升或过缓(迷走神经反射)	降低(迷走神经反射)	无变化	无变化	无变化	无变化
心排血量	下降					
循环功能影响	无	无	无	无	无	无
呼吸抑制	+	+	+	+	+	+
组胺释放	±~+++	±	++	++	++	-
自主神经节阻滞	+	-	-	-	-	-

（续　表）

比较项目	阿曲库铵	维库溴铵	哌库溴铵	杜什溴铵	米库氯铵	罗库溴铵
排　泄	不靠肝、肾，盐基催化分解，胆碱酯酶分解	肝、胆排30%～50%，肾排部分、体内代谢	肾排大部分，胆排小部分	肾排大部分，胆排小部分、胆碱酯酶分解	肾排、胆排，主要由血浆胆碱酯酶迅速分解	肝、胆排75%～86%，肾、尿排8.7%
代谢产物	N-甲氢噻窭碱抑制心血管	成三个乙醇代谢产物	-	-	无肌松作用	-
蓄积作用	一～±(微小)	一～±(极小)	-	-	-	一～±(微小)
新斯的明拮抗	++(>洋*)	-	+	+	+	+
抗胆碱酯酶药拮抗	-					
呼吸恢复率(min)	13.3±5.2	13.7±7.3	44.4±16.7	80～100	25	30
TOF比率(%)	51.3±12.2	53.8±22.3	186.7±80.4	20～30	70	10
特性	血钾降低	作用增强	心率稳定	心血管手术安全	对心血管无影响，时效短	无心血管反应
协同作用	氟烷，抗生素	神经肌肉，肾衰患者	吸入、静脉全麻药			
临床应用	肝肾功能损害患者，心脏功能差患者			心血管手术、肾功能损害患者	短小手术	心血管，肝肾功能不全患者
气管内插管	+	+	+	+	+	+
维持麻醉	+	+	+	+	+	+
通过胎盘	-	-	-	-	-	-

* 洋指洋库溴铵

第六节　受体与肌松药作用机制

一、受体

受体是药物发挥作用而与机体组织细胞相结合的部位或受点,在此形成药物受体复合物,引起生物学反应而起药理作用。

受体是一个细胞的某些小区的一种物质。其理化反应是细胞膜或细胞内的脂蛋白或糖蛋白部分,能同介质、体内其他活性物质或某些在结构上与介质相似的药物相结合,引起一系列理化反应,表现为细胞或组织的兴奋或抑制,前者称激动药(兴奋药、增效药、agonist),后者称拮抗药(抑制药、阻滞药、antagonist)。抗原-抗体反应也归属于药物作用的受体概念范畴。

受体学说可说明药物浓度极低就有效的原因,药物正体与异构体的效能差别很大的原因,药物结构相似可与同一种受体结合的原因。腺苷酸环化酶和 cAMP 是药理作用受体学说的重要组成部分。

(一)受体的特性

1. **选择性**　受体具有选择性,理化性质类似的药物才能使特定的受体起反应。同分异构体其效应之所以不同,是各自有不同的受体位置。

2. **特异性**　化学结构相似的药物只能与结构相似的同一受体高度结合,经相互作用起类型反应,这与细胞的性质有关。

3. **敏感性**　药物很小剂量就能起治疗作用。药物在体内发生药理作用必经 3 个阶段。

(1)生物期:适当剂量的药物进入体内,要经过吸收、分布和转运等过程,决定此药物在受体周围作用的大小。

(2)药物-受体复合物:药物与受体结合形成药物-受体复合物。

(3)亲和力:药物的作用强度与药物-受体结合的能力——亲和力相关。亲和力大的相似的药物作用强。如该药与相应受体的亲和力大,又具有内在活性(指药物与受体结合成复合物时发生一系列理化变化所引起受体兴奋的能力),一旦该药与受体结合成复合物时,能引起受体兴奋效应,该药就称为受体的激动药或兴奋药;如该药与相应受体的亲和力虽大,但不具内在活性,一旦该药与受体结合成复合物时,不能兴奋受体,并能阻断受体激动药与该受体结合,该药就称为受体的拮抗药或阻滞药。

4. 受体的性质　实验证实药物能与高亲和力的特殊部位相结合。

(1)靶受体:细胞作为含有特殊分子的特殊药物的靶受体,与药物相结合,然后经介导引起细胞反应。如吗啡在脑选择性结合,并有促进因素——递质与阿片受体起相互作用。

(2)第二信使学说:一个药物或自然递质、激素、递质和蛋白质等能起到将信息传给靶细胞的作用,称为第一信使。激素与靶细胞膜的受体结合后,导致细胞内产生的一种化学物质,此物质即第二信使,如 cAMP、Ca^{2+} 和 cGMP 等。第二信使将激素的信息传递给细胞内酶或其他分子,在细胞内调节生理功能和物质代谢,产生生理效应。细胞产生的激素、递质和蛋白质等特殊信号,可结合在细胞膜上的特殊受体,引起第二信使 cAMP 的浓度变化,激素等从而完成使命,经代谢失去活性。

5. 已被公认的受体

(1)阿片受体:1976 年 Martin 首先提出阿片受体分为 μ、κ、σ 三种亚型,后又发现 δ、ϵ 两种亚型,现有 μ、σ、κ、δ 和 ϵ 五种亚型。激动不同的阿片受体产生不同的药理作用,μ 受体兴奋产生脊髓以上的镇痛、呼吸抑制、缩瞳、冷漠、欣快、心动徐缓、体温下降等。δ 受体与 μ 受体有交互作用,起到调整 μ 受体作用,有平滑肌效应。κ 受体作用是脊髓性镇痛、缩瞳和淡漠,与 μ 受体有不相交叉的耐受性和成瘾性。σ 受体是氯胺酮等幻觉药物的结合部位。吗啡、芬太尼、舒芬太尼、阿芬太尼、哌替啶等是 μ 受体典型激动药。脑啡肽是 δ 受体激动药。酮基环唑是 κ 受体激动药。β-内啡肽为 ϵ 受体激动药,ϵ 受体药理作用至今未阐明。氯胺酮、苯环乙哌啶及某些吗啡类药物是 σ 受体激动药。μ 受体分布在丘脑核、导水管周围灰质、大脑皮质第Ⅳ层分布浓度高,脊髓分布浓度低。κ 受体在脊髓分布浓度高。激动-拮抗药,喷他佐辛、丁啡喃、纳布啡既是 κ 受体激动药,又是 μ 受体的拮抗药。这类药又称为激动-拮抗药。阿片类受体拮抗药,是指能竞争性地拮抗各类阿片受体,而其本身没有内在的活性,纳洛酮是典型代表。

(2)乙酰胆碱受体:与乙酰胆碱结合的叫乙酰胆碱受体。

(3)肾上腺素能受体:与去甲肾上腺素或肾上腺素结合的叫肾上腺素能受体。

(4)苯二氮䓬受体:与苯二氮䓬类药结合的叫苯二氮䓬受体等。

(二)受体-药物的结合

1. 共价键结合 共价键结合是由原子之间一对共有的电子形成,其结合强度为 $167\sim418kJ/mol$,由于很稳定,几乎不参与药物与受体的可逆性结合。

2. 离子结合 离子结合是发生在对电荷基团之间的静电力,其结合强度为 $16\sim25kJ/mol$。

3. 氢原子结合 氢原子结合是氢原子核具有强阳电,分子可接一对原子,在其间形成桥,其结合强度为 $8.4\sim29kJ/mol$。

4. 离子偶极结合 分子内部由于电子分布不均匀,在有阳电和阴电的区域可发生。在对电荷的偶极之间,因弱电力可发生分子间结合。

5. 范德华力 在任何两个原子或不同分子的原子基团之间产生弱结合所需的力,其结合的能量仅 $2\sim8kJ/mol$,这种吸引力与分子之间距离的 7 次幂成反比。虽单个结合是弱的,但药物与受体之间在空间构型上很密切时,可形成许多范德华力结合,产生有意义的键合,能量可达 $20.9kJ/mol$。

6. 药物-受体反应的动力学 药物进入机体后,大部分与血浆蛋白结合,转变成不起药理作用的形式,或被排泄。只小部分药物,经吸收、转运扩散,或是代谢物转化成有药理作用的形式,可达生物期,并在此与受体起生理反应。

(1)酶动力学:药物与其受体结合可用酶和基质的相互作用的方式分析。药物 A 可与受体 R 结合,形成药物-受体复合物 AR,方程式为:

$$A + R \underset{K_2}{\overset{K_1}{\rightleftharpoons}} AR$$

式中 K_1 和 K_2 为各部分反应的速率常数。

(2)受体占有:亲和力常数 K_A(解离常数的倒数)可用下式表示:

$$K_A = \frac{K_1}{K_2} = \frac{[AR]}{[A][R]}$$

亲和力也就是指受体占有的分数(受体被占的比例),其方程为:

$$K_A = \frac{y}{A(1-y)}, y 为受体占有的分数,该式可重排为: y = \frac{K_A A}{K_A A + 1}$$

二、作用机制

(一)拮抗机制

1. 单纯竞争性拮抗　竞争性拮抗是普遍的拮抗机制。增加拮抗药在受体部位的浓度即可逆转激动药的作用。

2. 真性非竞争性拮抗　称为不可逆的拮抗机制,亦称为非竞争性拮抗机制。在不同的受体部位起激动和阻滞的可逆性作用。由于增加激动药的浓度,可成为不可逆的。

3. 生理性拮抗　两药作用于不同的受体,各自产生相对的反应称生理性拮抗机制。两药所发生的生理效应是相反的。

4. 化学性拮抗　在化学上拮抗药与激动药起作用,形成无药理作用的化合物称化学性拮抗机制。如酸性的肝素被碱性的鱼精蛋白拮抗。

5. 混合性拮抗　有些拮抗药表现为混合性拮抗机制。如有的药低浓度时为竞争性,高浓度时则为非竞争性拮抗。

(二)竞争性阻滞

非去极化肌松药与去极化肌松药均与乙酰胆碱竞争受体上的乙酰胆碱结合部位,但阻滞方式不同。

1. 非去极化阻滞　非去极化肌松药与受体上的乙酰胆碱结合部位结合后,阻滞了乙酰胆碱进一步与受体结合,结合后不能改变受体构型,因此离子通道不开放。乙酰胆碱极易为胆碱酯酶分解,当用抗胆碱酯酶药后,分解乙酰胆碱的酶的活性受抑制,使乙酰胆碱生存时间延长,可反复参加与肌松药竞争受体,从而使整合的终板电位总量增加,使终板电位超过激发肌纤维动作电位的阈值,从而逆转非去极化肌松药的阻滞作用。

2. 去极化阻滞　去极化肌松药有类似乙酰胆碱作用,与受体结合后引起膜的去极化,去极化肌松药不为神经肌肉接头部的胆碱酯酶分解,去极化作用时间持续较长,乙酰胆碱极易为胆碱酯酶分解,使终板膜很快恢复静息状态,而为下一次乙酰胆碱释放再去极化。由于去极化肌松药的存留时间较长,反复与受体结合,反复打开终板区的离子通道,保持终板膜的去极化,产生较大的终板电位而使肌纤维收缩,终板周围的肌纤维膜很快适应终板膜的持续去极化变化,使肌纤维膜恢复静息电位。

(三)非竞争性阻滞

不与乙酰胆碱竞争受体的药物,作用于离子通道阻滞和受体脱敏感阻滞,且均不能用抗胆碱酯酶药逆转。

1. **离子通道阻滞**　是因离子通道在细胞膜外部分的内径较穿越细胞膜部分的内径大,大分子物质可以通过离子通道口而无法通过离子通道,停留在通道颈部阻塞离子通道,阻止离子流通,使终板膜不能正常去极化,减弱或阻滞了神经肌肉兴奋传递。离子通道阻滞有 2 种。

(1)关闭型阻滞:关闭型阻滞是药物在离子通道口部,在离子通道关闭时即可发生。

(2)开放型阻滞:此是离子通道因激动药激活开放后药物进入通道内,发挥其阻滞效应,开放的离子通道越多,其效应越强。去极化肌松药、抗胆碱酯酶药及神经受高频刺激时增加离子通道开放,则增强其效应,且效应也受药物的分子结构的影响。开放型阻滞的特点:药物在离子通道内运动受跨膜电位的影响,仅阳离子药物才能进入离子通道;药物在离子通道时也因不同分子结构而异,有的很快进入离子通道,其离开也快,但有的暂时结合在离子通道壁上,就较长时间影响离子流通;肌松药既可阻滞受体,又可阻滞离子通道,肌松药为阳离子,进入离子通道可能产生离子通道阻滞,效应与药物种类和剂量有关。泮库溴铵阻滞离子通道的浓度明显高于其与受体竞争的浓度;戈拉碘铵在任何浓度下都有离子通道阻滞和与受体竞争阻滞两种作用;筒箭毒碱大剂量时离子通道阻滞作用增强,而小剂量时此作用甚微;维库溴铵的离子通道作用很小;阿曲库铵能阻滞离子通道,降低终板膜对乙酰胆碱的敏感性;琥珀胆碱既是激动药,又是阳离子,可进入阻滞离子通道。抗胆碱酯酶药不能逆转其离子通道阻滞作用,反因乙酰胆碱时效延长而增强肌松药的离子通道阻滞作用。局麻药、阿托品和巴比妥类药也有离子通道阻滞作用,合用时影响肌松药的药效和时效。

2. **受体脱敏感阻滞**　受体对激动药开放离子通道的作用不敏感,受体与激动药结合,不发生受体蛋白构型的变化,不使离子通道开放。在持续应用激动药时,接头后膜的受体的敏感性进行性下降,受体与激动药的亲和力虽增加,但结合复合物的解离延缓,受体恢复原状的速率减慢。增强非去极化肌松药的阻滞。引起和促进神经肌肉接头受体脱敏感的药物有吸入全麻药、抗生素、激动药、抗胆碱酯酶药、局麻药、乙醇、P 物质、吩噻嗪类、巴比妥类和钙通道阻滞药等。

3. **Ⅱ相阻滞**　在较长时间持续使用大剂量琥珀胆碱下,引起典型的去极化阻滞,后改变为非去极化,称双相阻滞或Ⅱ相阻滞。与肌松药种类有关,不能被抗胆碱酯酶药拮抗。

(四)对接头外受体的作用

接头外受体是指存在于接头后膜以外肌纤维膜上的受体,常人数量很少,在上、下运动神经元损伤、大面积烧伤、软组织损伤、感染以致肌纤维失去神经支配时,接头外受体增多,使琥珀胆碱作用增强,且 K^+ 外流致细胞外液呈高钾状态,引起严重室性心律失常或心搏骤停。

(五)对接头前膜受体的作用

非去极化肌松药作用于接头前膜受体后,肌张力降低,即出现衰减。去极化肌松药发展为Ⅱ相阻滞。

第七节　麻醉用药原则

一、个体化

1. 年龄　不同年龄组其身体各种功能及药动学、药效学有显著差异。

(1)小儿:小儿的体重和体表面积同年龄呈正相关,其不仅反映小儿发育和一般情况,也影响药物的转运和转化。小儿用药按体重和(或)体表面积计算。体重与年龄关系详见本书末附录B。体表面积(m^2)与年龄的关系如下。

按体重推算:30kg 以内,$m^2 = 0.035 \times kg \times 0.1$,30kg 以上,体表面积以 30kg 时为基数,体重每增加 5kg,体表面积增加 0.1。

按年龄推算:1 岁以上:$m^2 = $ 年龄 $\times 0.07 + 0.35$ 或 $m^2 = ($ 年龄 $+ 5) \times 0.07$。

按身高(cm)和体重推算:$m^2 = 0.0061 \times$ 身高 $+ 0.0128 \times$ 体重 $- 0.1529$。

$$小儿用药剂量 = 成人剂量 \times \frac{小儿体表面积}{成人体表面积(按 1.8 计)}$$

根据公式结合当时病情等具体考虑。

(2)老年人:因老年人的身体成分(体液、肌肉、脂肪、血浆蛋白等)、心输血量和肝、肾等器官血流量的改变,使药物的转运和转化也具有一定的特点:①脂溶性药物分布容积增加,水溶性药物分布容积减少;②肝微粒体酶活性降低;③药物同血浆蛋白的结合随着年龄增加而降低;④药物半衰期同年龄正相关;⑤肾血流减少,肾小球滤过率降低,必然限制药物的清除;⑥老年人内环境稳定,有一定的功能障碍,在相同剂量的药物老年人体内效应增强,作用延长,甚至发生不良反应。老年人用药量为成人量的 3/4。

2. 性别　对某些麻醉药、镇痛药的耐受性,女性比男性稍差,用药量宜小,对女性用药要考虑到药物对生殖器官、内分泌功能及透过胎盘、对胎儿的影响等。

3. 精神因素和习惯性　情绪和精神状态无疑对麻醉用药及其效果有一定影响,要根据患者精神状态选用相应的药物。患者的生活习惯、烟酒嗜好、长期应用麻醉性镇痛药等使其对药物产生习惯性、成瘾性或耐药性,影响麻醉药的药效。

4. 个体差异　相同剂量的药物,用在不同人体上,其药效反应可出现高效反应、特异质反应及变态反应等,而有的人却出现耐受性,故用药前应询问患者用药史、过敏史,在分析麻醉效果或意外时更应注意。

二、病情变化

患者疾病的病情变化,涉及中枢神经系统的兴奋性、内分泌和代谢状态,也涉及心肺功能等。要根据疾病的严重程度及治疗情况选择麻醉药物。熟悉患者的营养,要考虑到患者的肝肾功能及麻醉前用药史对麻醉用药所能产生的反应。

三、合理用药

1. 熟悉药理特性　近年来新药不断问世,麻醉科医师在熟悉有关药物特性的基础上注意用药合理。

(1)性质:药物的理化性质(燃爆性、溶解度、pKa 等)和结构。

(2)体内过程:体内转运和转化过程。

(3)效应:作用机制、作用显效和持续时间。

(4)对重要器官的影响:了解该药对中枢、心血管、呼吸、肝肾功能和内环境稳定等影响,以及胎盘透过等。以决定适应证、禁忌证。

2. 选择最佳药物　根据麻醉方法选择原则,将药物进行比较、筛选,以选择最佳药物。

3. 最低有效药物剂量 药物的药理效应是当剂量越大或浓度越高时,其麻醉性能越强。当剂量或浓度超过一定限度时,其麻醉和治疗作用不增加反而转为毒性作用。应根据患者对药物的反应及麻醉效果,采取最低有效剂量或最低有效浓度,维持适中的麻醉深度。

4. 复合麻醉为主的趋势 为使小剂量的麻醉药能发挥较大的麻醉效应,减轻或避免药物对人体的不良影响,可将几种麻醉药或麻醉方法联合使用,称为复合麻醉。这是目前临床麻醉方法的一种趋势。复合麻醉时必须注意如下几点。

(1)毒性增强:在两种以上药物之间作用相加或协同作用的同时,是否有药物毒性的增强作用。

(2)麻醉效能:在减少药物不良反应的同时,是否也会降低药物的麻醉效能。

(3)宁少毋滥:对所用的麻醉药和辅助药必须有预见性,切忌盲目。在熟悉药物药理特性和药物之间相互作用影响的同时,用药要宁少毋滥,确保麻醉患者的安全和机体生理功能的稳定。

四、影响因素

1. 麻醉前治疗药物 麻醉前治疗用药与麻醉药的相互作用可能影响麻醉效果。

2. 麻醉时麻醉增效因素 应随时注意麻醉时影响药物强度的各种因素。

3. 对疑难危重患者 对疑难或危重患者宜选用最熟悉的麻醉药物和方法。

4. 急救抢救准备 时刻有居安思危的思想,麻醉用药随时会有危险,要娴熟各种急救操作和设备的使用。

第八节 α_2 受体激动药的麻醉应用

α_2 受体激动药是 α_2 肾上腺受体激动药的简称,其代表性药物为可乐定(Clonidine)。可乐定的药理作用有:①消炎,治疗鼻炎、鼻充血,1962年合成。②降压,1972年以中枢性降压药用于临床,起降压作用。③镇痛,具有镇静、镇痛、抗焦虑、抗惊厥、抗休克等。④辅助麻醉,近年来麻醉界对可乐定引起了极大兴趣。可乐定可减少麻醉期间麻醉药与镇痛药的用量,稳定患者血流动力学,使麻醉处理更方便,可提高局麻药神经阻滞、蛛网膜下腔和硬膜外腔阻滞的镇痛作用。⑤脱瘾治疗,可乐定能向下调节交感戒断症状,但不能解除焦虑与心理渴求及高复发率问题。

可乐定在麻醉中的应用课题令人瞩目,对探讨全麻药原理,对未来麻醉或许会产生飞跃。

【分类】

1. 肾上腺素能受体分类 肾上腺素能受体分为 α 和 β 肾上腺素能受体。α 肾上腺素能受体又分为 $α_1$ 和 $α_2$ 两个亚型。

2. $α_1$ 与 $α_2$ 受体药理效应的差别 $α_1$ 与 $α_2$ 受体的药理效应不同。

(1)外周神经:$α_1$ 受体效应主要表现为神经末梢突触后膜肾上腺素能作用,释放去甲肾上腺素,引起血管平滑肌收缩等机制。$α_2$ 肾上腺素能受体位于突触前膜,通过负反馈作用自动调节交感神经末梢释放甲肾上腺素,也调节交感神经节后胆碱能神经释放乙酰胆碱。

(2)中枢神经:$α_2$ 肾上腺素能受体广泛分布于人体大脑各部位的突触前膜与突触后膜,中枢 $α_1$ 受体主要释放去甲肾上腺素、增加中枢肾上腺素水平等。位于突触前膜的 $α_2$ 受体主要抑制中枢去甲肾上腺素合成、通过负反馈作用自动调节去甲肾上腺素的释放,降低中枢神经去甲肾上腺素水平。

3. $α_2$ 肾上腺素激动药种类 $α_2$ 肾上腺激动药主要有 3 组。

(1)苯乙胺:苯乙胺(Phenylethylamines),如 α 甲基去甲肾上腺素。

(2)Imidazolines:如可乐定是纯 $α_2$ 受体激动药。

(3)Oxaloazepines:如 Azepexde 等。

【药理作用】

1. 心血管作用 这是可乐定的主要作用。

(1)降压:可乐定作用于心血管调节中枢,引起持久降压作用,降压时压力感受器反射对调节血压作用依然存在,可避免直立性低血压。对血压升高的患者能大幅度降低,但对正常血压者没有降压作用。交感神经张力降低也是降压的原因。

(2)减慢心率:可乐定可使心率减慢、心排血量降低 10%～40%、外周血管阻力下降,导致"平衡性"降低血压,从而保持重要器官血流不变。在高血压重患者可使心功能获得改善。

2. 镇痛及镇静作用　可乐定具有较强的镇静、抗焦虑和镇痛作用。

(1)镇痛:可乐定作用于中枢神经系统的 α_2 肾上腺素能受体,抑制脊髓 P 物质释放、激活脊髓中突触 α_2 肾上腺素受体而产生镇痛。纳洛酮对可乐定的镇痛作用无影响。其镇痛作用仅能用相应的 α_2 受体拮抗药来拮抗。

(2)镇静与抗焦虑:可乐定用药后发生 Ⅰ～Ⅱ期睡眠波,可能是激动蓝斑核中 α_2 受体所产生的抑制效应。通过改变膜离子通道和腺苷酸环化酶的抑制作用。利血平或 6-羟基多巴胺可使可乐定镇静作用消失。

3. 对呼吸系统作用　可乐定对呼吸的作用比阿片类药甚轻,且对阿片类镇痛药的呼吸抑制无协同作用,对支气管平滑肌的作用无影响。

4. 对肾功能的作用　可乐定有利尿作用。因其抑制加压素的释放、阻碍加压素对肾小管的作用,增加肾小球滤过率、抑制肾素释放和增加心房利钠肽释放的结果。

5. 对胃肠道系统的作用　可乐定降低唾液分泌、降低胃壁细胞产酸,降低胃肠运动,可治疗腹泻综合征。

6. 抗阿片戒断综合征　可乐定通过蓝斑核神经元突触前膜的 α_2 受体,反馈性抑制去甲肾上腺素释放,抑制蓝斑核肾上腺素能神经元,可安全有效治疗阿片戒断综合征,且无欣快感。故临床用于二醋吗啡(海洛因)、美沙酮和吗啡等脱瘾治疗。

【麻醉应用】

1. 增强麻醉药作用　可乐定使麻醉药的需要量减少。伍用可乐定可使吸入麻醉药或麻醉性镇痛药减少 40%～50%。静注 $5\mu g/kg$ 或口服 $400～600\mu g$(分 2 次)可乐定,可减少芬太尼 40%～45%。在异氟烷-N_2O-O_2-芬太尼麻醉的择期手术患者,术前口服可乐定 $5\mu g/kg$,能降低维持麻醉异氟烷浓度 40%,芬太尼总量降低 74%。若与局麻药合用,可延长其镇痛作用时间和增强局麻药的镇痛作用。$1\mu g/ml$ 小剂量可明显延长局麻药的臂丛神经阻滞时间,无副作用。

2. 稳定麻醉期血流动力学　可乐定较强的镇静作用能保持麻醉前患者良好的镇静。其能缓和交感神经活动,围术期血流动力学稳定作用优于芬太尼族和利多卡因。在轻、中度高血压患者,术前用可乐定可控制血压,围术期麻醉易于管理。

3. 辅助控制性降压　可乐定与控制性降压药伍用,能明显提高控制性降压的效应,降低耐药性。应用 5～20μg/kg 可乐定,分别降低降压期间硝普钠用量 47%～81%。口服可乐定 0.6mg,能降低降压中异氟烷浓度的 30%～35%,且与芬太尼对异氟烷降压作用有相加性协同作用。

4. **椎管内注射镇痛**　蛛网膜下腔注射可乐定有镇痛作用,其镇痛效价是吗啡的 10～60 倍。鞘内注射可乐定后缓解疼痛比吗啡强 10～20 倍。不抑制呼吸,不阻滞感觉运动,无神经行为改变,无脊髓改变。硬膜外注射可乐定 75～150μg,对严重神经痛有效,镇痛持续 3～4h。若与吗啡合用,镇痛时间长达 9h 以上,且更完善。

5. 其他作用

(1)抗阿片戒断综合征作用:用药以个体化为原则,成人 20μg/(kg·d),最高日剂量 1.0～1.5mg;10～20d 为宜。

(2)降低眼压:术前用可乐定,可缓解和降低青光眼患者气管插管引起的眼压升高。

(3)抗寒战作用。

(4)减少唾液分泌。

(5)抗心律失常作用:可乐定是一个良好的抗心绞痛药物,并有效地改善心肌氧的供需比例。

(6)可乐定作用的可逆性:酚妥拉明和妥拉唑林可逆转可乐定的作用。

第4章 麻醉前准备

第一节 病情评估

一、访视患者

(一)目的

为了降低手术相关并发症的发生率,使患者尽快地恢复到正常功能状态。实施麻醉科医师于麻醉前 1~2d 到病室访视患者,可单独进行或与手术科室的经治医师共同进行。若麻醉科医师因故不能进行麻醉前访视时,应尽可能通过其他途径了解患者情况。

1. 获得患者病史、体格和精神状况的信息资料。

2. 了解患者并发症的治疗效果,根据患者意愿和病史提示的危险因素选择诊治计划。

3. 完善术前准备,决定需要进一步补充哪些检查、治疗和咨询的方案。

4. 解除患者恐惧心理,告知患者有关麻醉、围术期治疗及术后镇痛事项。

5. 进行麻醉前评估,获得知情同意。

6. 了解手术意图及手术人选,判断患者的病情,评估患者的麻醉耐受力,选择最合适的麻醉方法、药物及麻醉前用药。在取得最佳治疗效果下降低医疗成本。

(二)阅读病历和了解病情

对于要手术的患者,麻醉科医师在麻醉前的访视内容如下。

1. 详细阅读病历 包括现病史,既往史,个人史,各项常规化验,如血、尿、粪和 X 线、心电图、心导管检查报告,呼吸功能、肝肾功能等特殊检查。各科会诊意见,手术前讨论及小结等。

2. 全面了解病情　重点了解与麻醉有关的因素。

(1)个人史:着重了解患者的劳动能力,能否胜任较重体力劳动,长期卧床否,有无烟酒嗜好,量多少,有无"打鼾"失眠或常服催眠药等特殊病情。

(2)过去史及手术麻醉史:以往曾患过何种疾病,曾否施行过手术,曾用何种麻醉药和麻醉方法,有无不良反应及药物过敏史,全麻后有无并发症或呼吸功能不全等。脊椎麻醉后有无腰背痛等并发症。

(3)家族史:家庭血缘关系中有无支气管哮喘、糖尿病、变态反应性病、血友病及神经肌肉病等。

(4)药物治疗史及药物过敏史:何种药物长期使用,品种和用量;有无麻醉药的过敏史。

(5)重点了解患者对本次手术和麻醉的顾虑和要求,并进行必要的解释和安慰工作,以消除其思想顾虑,取得其信任和合作。

(6)估计患者对施行麻醉的合作配合程度,注意患者精神状态。

(三)体格检查

进行必要的详细的体格检查,包括患者的发育、营养、体重(消瘦或肥胖)、贫血、发绀、水肿、脱水等,重点了解心肺功能,并注意局部检查与麻醉有关的部位和器官情况。

1. 头部器官的危险因素

(1)眼:瞳孔大小,双侧是否等大,对光反应有无异常,虹膜有无粘连,有无眼部炎症等。

(2)鼻:两鼻孔是否异常,鼻中隔位置,鼻甲是否肥大,有无息肉、肿瘤。在小儿应注意有无鼻咽腔炎症,腺样体增殖,鼻旁窦有无炎症等。

(3)口腔:唇色,牙齿排列,有无松动牙齿或义齿,有无张口困难、巨舌症及小腭征,有无鼻咽、上下颌骨畸形,有无下颌关节活动障碍。

2. 颈部的危险因素　颈部活动情况,有无颈静脉怒张,有无瘢痕、肿瘤、炎症。颈部长度,颈与躯干的位置角度,气管位置,有无压迫及移动。

3. 呼吸系统的危险因素

(1)有无气道梗阻及气管移位、变形。

(2)有无胸廓畸形、胸腔积液、脓胸、血气胸。

(3)有无气道慢性肺病、炎症,如支气管哮喘、支气管炎、肺化脓症、肺水肿、肺气肿等,痰量多少、痰的性状及咳嗽情况如何,痰多而黏稠者,要做痰培养和抗生素敏感试验。

(4)一般呼吸情况有无异常,包括深度、频率、类型、有无呼吸困难、发绀等。

(5)有无急性炎症,听诊有无湿啰音、哮喘音,呼吸减弱或增强等。

(6)已做肺功能测定及血气分析者,注意有无低氧血症和高碳酸血症。疑有肺功能不全者,应做屏气试验、通气功能试验、换气功能试验或分测肺功能试验,确定肺功能损害程度。

4. 循环系统的危险因素

(1)除一般检查外,疑有先天性或风湿性心脏病或影响心功能的其他疾病,曾否出现过心功能不全症状,应重点了解循环代偿功能的情况,检查心脏大小、心律、心音和脉律。

(2)应行 X 线检查、心血管造影、心电图,有条件时行心音图、心向量图和超声心动图检查。行心导管检查者,检查心脏贮备能力的程度可做马斯特二阶梯运动试验(Master 2-step exercise)。

(3)有无出血性休克。

(4)有无高血压、动脉粥样硬化及其严重程度,目前是否服用降血压药等。

(5)有无末梢血管疾病,如雷诺现象、血管血栓闭塞等。

(6)曾否使用洋地黄、体内储量多少。

(7)有无特殊血液病。

(8)凡高血压患者或 40 岁以上患者,术前应施行心电图检查。凡有心房纤颤史的患者,要注意防止其他脏器发生血栓及血压的急骤变化。

5. 消化系统的危险因素

(1)进食情况,有无呕吐、腹泻、肠梗阻、腹胀,原因如何。曾否施行胃肠减压及其结果。注意电解质、酸碱平衡的检查结果,慢性腹泻造成的电解质失调、低蛋白、脱水等,术前应予纠正。

(2)有无肝肾疾病,如肝脾大、腹水、腹内巨大肿瘤,其妨碍呼吸的程度如何。

(3)肝功能如何,肝功能有损害者,应注意麻醉前用药及麻醉药的种类及剂量。

6. 泌尿系统的危险因素　肾脏有无疾病,尿常规及肾功能如何。曾否有慢性尿毒症等。肾功能障碍患者,用麻醉药要注意。尿毒症患者,如尿素氮高,出现肾性昏迷。

7. 中枢神经系统的危险因素

(1)患者是否安静合作,对手术有无恐惧,对麻醉有无疑虑,有无神经过敏,精神失常等。并适当做好心理治疗,以稳定情绪。

(2)有无头部外伤、颅内或脊髓损伤。有无脑出血、脑血栓、脑血管畸形、颅内压增高、神经麻痹、脊神经疾病。有无脊柱疾病,脊柱活动情况如何。四肢肢体有无异常,关节活动如何。

(3)有无癫痫、肌肉痉挛、重症肌无力、进行性麻痹、老年性痴呆、意识障碍等。

(4)有无脑炎、脑膜炎、脊髓炎、脊髓灰质炎、神经梅毒、艾滋病、其他中枢神经疾病。

(5)脊柱有无畸形,邻近有无感染;神经阻滞麻醉前,应检查解剖部位,标志等是否清楚,穿刺点附近有无感染。

8. 其他及化验结果

(1)基础代谢是否正常,有无发热。

(2)是否有维生素或营养缺乏(如贫血、水肿)、过敏性疾病、血紫质症等。

(3)合并有内分泌疾病,如有糖尿病及其他紊乱时,应酌情进行术前准备。

(4)水和电解质平衡、酸碱中毒及其程度,曾否加以纠正。

(5)患者年龄、体重(小儿更为重要)、体质,发育及营养,如女患者是否在行经期。

(6)皮肤病,如出血性疾病及皮肤癌、炎症等。

(7)术前备血多少,四肢浅静脉穿刺有无困难。

(8)补充检查:在了解病情时,若有不明确或麻醉前准备不完善之处,或应有的检查尚未进行、首次检查结果有必要复查等应与科室主管医师和上级医师及时联系,要求进行哪些补充检查,予以弥补,以防麻醉中发生意外。

二、危险性评估

通过访视主要了解:手术主要解决的问题是什么? 哪些生理指标异

常？对麻醉构成直接威胁的因素是什么？对病人的全身情况和对麻醉耐受力做出较全面的估计。

(一) ASA 分级

手术麻醉的安危评定标准,可采用美国麻醉医师协会(ASA)制订的标准(1963),是目前临床麻醉常用的评估方法之一,即手术危险性(surgical risk)分5级,其分级标准见表4-1。ASA分级可以看出麻醉风险与患者自身的病情及功能障碍有直接关系。第Ⅰ、Ⅱ级患者麻醉耐受力良好,麻醉经过平稳。Ⅲ级患者麻醉中有一定危险,麻醉前准备要充分,麻醉时有可能发生的并发症应提前采取有效措施,积极预防。Ⅳ级患者麻醉危险性极大,Ⅴ级患者不论手术与否,生命难以维持24h,麻醉前准备更应细致周到,并加强手术中的监测和麻醉管理。ASA分级简单、实用、价廉、真实,被全世界广泛应用。

表 4-1 ASA 病情危险度评估分级

分 级	标 准*
Ⅰ级	正常健康。除局部病变外,无周身性疾病。如周身情况良好的腹股沟疝
Ⅱ级	有轻度或中度的系统性疾病,无功能障碍。如轻度糖尿病和贫血,新生儿和80岁以上老年人
Ⅲ级	有严重的系统性疾病,日常活动受限,但未丧失工作能力。如重症糖尿病
Ⅳ级	有严重系统性疾病,已丧失工作能力,且经常面临生命危险
Ⅴ级	病情危笃,又属紧急抢救手术,生命难以维持,24h的濒死患者。如主动脉瘤破裂等

* 如系急症,在每级数字前标注"急"(或"E"字)

(二) PECs 分级

PECs(pitfalls events complications)系统是根据术后情况分级,而后反馈性评价术前评估指标。是比ASA分级更准确、内容更完整、适应性强、重复性好的科学的术前评估方法,但要求使用条件高,在计算机普及的条件下才能充分发挥作用。PECs组成如下。

1. 资料 术前年龄、性别、既往病史、病理发现、紧迫性、ASA分级;围术期处理;术后近期发生的意外事件、麻醉方式、手术方式等。

2. PECs 的内容　主要包括:呼吸氧合功能、换气功能;全身反应及系统损害;心血管系统;损伤或创伤;中枢及周围神经系统;血电解质;技术缺陷、失误、错误等共 89 项具体内容。

3. PECs 分 5 级　Ⅰ级术后无须恢复室处理;Ⅱ级需短时恢复室处理;Ⅲ级延长恢复室滞留时间或需病房内特别监护;Ⅳ级需转至 ICU 处理;Ⅴ级致残或致死。

4. 循环系统功能评估　患心脏疾病者围麻醉期可能发生心血管并发症甚至意外死亡,故应提高警惕。心脏病患者的术前评估详见表 4-2。

三、麻醉方法确定

若确定的麻醉方法与手术科医师的建议不同时,及时向其说明,共同协商确定之。一般多尊重麻醉科医师的选择意见。

四、麻醉会诊制度

为保证麻醉和手术安全,以下特殊患者应常规会诊。

1. 危笃患者　特殊手术及衰竭的垂危患者,手术和麻醉施行有较大的危险时。

2. 休克患者　患者有严重感染、中毒、脱水、缺氧或休克时。

3. 器官功能障碍　患者重要生命器官或系统有严重功能障碍时。

4. 手术艰巨　儿童营养和健康情况很差,拟行较长时间艰巨手术。

5. 特殊人物　首长、英雄模范人物、外宾及其他重要特殊人物等。

五、病例讨论制度

对新开展、重大复杂、高危性患者手术应由医院组织有关科室进行麻醉前病例讨论。其目的是充分进行术前全面评估,根据病情、手术特点及范围的要求、麻醉科的硬件设备和技术条件,提出麻醉方案,预测麻醉的风险如何?手术中可能发生哪些并发症,甚至意外,以及预防处理方案,提出对麻醉前准备的建议等。也可由麻醉科单独进行术前病例讨论,共同研究,不断提高。

施行特殊麻醉,或麻醉过程中需要特殊器材时,应于手术前通知有关人员,必要时麻醉科医师亲自参与特殊器械的准备工作。凡病情危急、发生特殊情况、特殊患者、估计麻醉可能发生困难或意外危险时,应事先汇报上级高职称医师解决。

第二节 患者的准备

一、一般准备

麻醉前了解并调整患者与麻醉关系密切的各器官功能,使之处于最佳状态,与手术医师共同做好患者必要的术前准备工作。提高病人的麻醉耐受力,保证手术顺利进行,术后恢复更迅速;增加麻醉期间的安全性。

(一)全身麻醉

为了全面增强患者的抵抗力,降低或抑制患者应激反应,要求做好以下工作。

1. 心理准备 术前根据患者的心理状态,做必要的解释工作,解除患者顾虑,消除恐惧、紧张和焦急的心理负担,取得其信任和合作。

2. 气道准备

(1)术前应禁止吸烟,加强口腔卫生护理,早晚刷牙、饭后漱口;松动龋齿或牙周炎症经口腔专科诊治;去掉义齿,活动牙齿相应护理。

(2)麻醉前应对患者进行深呼吸训练,病情允许时,鼓励患者做适当活动,以增强体质。

(3)胸部透视检查,注意有无气道炎症。对于急性上气道感染的患者应尽可能延期1～2周手术。否则要采取积极抗感染治疗,避免用吸入麻醉,并用抗生素预防继发感染。慢性支气管炎和支气管哮喘患者,应在缓解期施术,麻醉前给予抗生素治疗。如系"湿肺"病例,术前应指导练习体位排痰;或雾化吸入,使患者容易咳痰;或解除支气管痉挛等处理。胸部手术应进行肺功能检查。

3. 非急症手术加强处置 应检查血、尿、粪常规,肝功能及乙肝表面抗原(HBsAg),肾功能及电解质等。如并发贫血、肝、肾、内分泌功能障碍等应查明原因,须行必要的治疗和处理,使其功能恢复,或相对稳定后,方可施行手术麻醉。

4. 循环系统准备 术前应有心电图检查,如有高血压病或心脏病,请心肾内科会诊,高血压术前必须经过内科系统治疗;正确判断心脏功能。异常时给予适当处理等,如心肌梗死患者>6 个月,<3 个月之内为相对禁忌;心力衰竭控制后 1 周以上(非心血管手术患者)。积极做好术前准备,可降低患者的病死率。

5. **心肺功能评估**　对 40 岁以上,特别是老年患者,术前必须常规检查心电图,以排除冠心病。对心肺功能的代偿程度做出恰当估计。

6. **术前测量体重**　小儿术前应准备测量体重(kg),婴儿体重以克(g)计算。

7. **保持内环境稳定**　根据病情及血液化学的改变,纠正脱水、电解质紊乱和酸中毒,补充血容量,稳定内环境。

8. **胃肠道准备**　糖尿病病人术前必须经过系统内科治疗,对于营养不良患者,如果时间充裕,应尽量经口补充营养;如时间不充裕,或患者不能或不愿经口进食,可通过小量、多次输血,静脉注射水解蛋白和维生素等以补充营养。除手术需要外,如胃肠手术应内服抗生素或肠道清洁剂。手术前 1 天灌肠,手术日晨排空大小便。手术前禁食 8～12h。麻醉前禁饮 4～8h。放置胃肠减压管,持续胃肠减压。

9. **按"饱胃"原则处理**　急症患者,如肠梗阻或消化道内出血;或其他情况需要时,如进食不久的创伤患者、精神极度紧张者和临产足月的孕妇等,以"饱胃"原则处理,即放置胃肠减压管(胃管),将胃内容物抽空,或用盐水冲洗胃,并在头高位下采用气管内插管等安全措施。

10. **禁食**　小儿根据年龄决定禁食时间,禁饮、禁食一般 6～8h,婴幼儿一般术前 3～4h 即可。

(二)脊椎麻醉

除参考全麻做相应准备外,应做好以下准备。

1. **纠正贫血**　若并有贫血,应予以纠正。非急症患者对于血红蛋白的要求,男性至少在 110g/L,女性 100g/L 以上。

2. **肺功能评估**　高位、上胸部硬膜外麻醉,或高位腰麻,应注意肺功能检查。没有肺功能检查条件时,仍依据病史、体检及胸部 X 线做初步估计。

3. **维护循环稳定**　有休克、低血压应术前予以纠正。

4. **灌肠与导尿管**　术前 1 天晚灌肠。子宫、膀胱、结肠和直肠等下腹部大手术放置留置导尿管。

5. **禁食**　手术当日禁食、禁饮 8～12h,小儿 8h。

6.穿刺部位准备　穿刺部位有感染时,不能施行麻醉,待治愈后再行手术或改其他麻醉。

(三)全身状况

采取各项治疗措施,改善和优化患者全身情况,使之处于较佳状态。

1.无严重贫血与低蛋白血症。

2.控制高血压和高血糖。

3.内环境稳定。

4.增加心脏功能储备。

(四)留置导尿管

一般患者送入手术室前应嘱其排空膀胱。危重患者、复杂大手术,均需留置导尿管,以利观察尿量。

(五)输液输血准备

对中等以上手术,术前查患者血型,备血一定数量,做好交叉配合试验。凡施行麻醉的患者术前均常规输液。

二、特殊患者危险性评估

因病情需要,对特殊患者进行特殊准备,将全身情况及重要器官功能调整至最佳状况,以确保麻醉和手术的安全。

1.高血压病　轻度高血压病患者手术时,对接受麻醉和手术有一定危险,Ⅰ期较为安全;但严重的高血压病患者,即Ⅱ～Ⅲ期麻醉和手术危险性极大,麻醉前应进行1周至1个月的内科降压治疗,待血压稳定后再行手术。长期应用降压药物治疗的患者,因引起体内儿茶酚胺的减少,麻醉前理应停药。但目前认为,术前不一定都停用降压药,根据病情需要,全面分析,麻醉前要谨慎处理伴随疾病。

(1)保持内环境稳定:适当纠正脱水、失血和电解质紊乱等。长期用神经节阻滞药降压药的患者,要特别注意对低钾、心律失常和脱水的纠正。

(2)徐脉治疗:脉搏徐缓时应用阿托品纠正。长期用神经节阻滞降压药者要注意对心动过缓、低血压的纠正。

(3)降压药治疗:急症患者舒张压＞120mmHg时,用时效短而不影响体内儿茶酚胺储量的降压药,如美卡明等。

(4)麻醉前用药:术前药宜给阿托品,有利于麻醉诱导、维持及麻醉管理等。

2. **糖尿病** 老年人糖尿病的发病率增高。高血糖所致靶器官的病理改变是糖尿病患者麻醉的主要危险因素。术前评估糖尿病并发症的严重程度。其晚期并发症病变程度直接影响病死率。

(1)糖尿病性冠心病:糖尿病患者心肌梗死发生率是常人的 2 倍,是最常见的死因。可无症状,心电图无诊断价值,运动心电图、心肌血液灌注图可诊断,冠状动脉造影可确诊。

(2)高血压:糖尿病患者患高血压主要用 α 受体阻滞药、钙通道阻滞药和血管紧张素转换酶抑制药治疗。慎用 β 受体阻滞药和利尿药。

(3)糖尿病心肌病:在无高血压及缺血性心脏病情况下引起特殊心肌病。

(4)控制血糖:择期手术术前应行内科治疗,控制糖尿病患者血糖、尿糖。凡服用降血糖药或注射长效胰岛素者,必须在术前改用胰岛素。术前病情若已用胰岛素基本控制,可按原来每日定时定量给予,可根据麻醉和手术的影响,另辅以小剂量的胰岛素。术前空腹血糖以 $6.1\sim$ $7.2mmol/L$ 为佳,最高$<11.1mmol/L$。术前查尿糖,若$(-)\sim(+)$,则只给原来日需量的胰岛素;若$(++)$,可另加 6U;$(+++)$另加 10U;$(++++)$另加 16U 以上胰岛素。术前禁食者,可将其原应给的胰岛素的一次量减为原量的 2/3,余 1/3 留在麻醉开始后给予。除药物为主要准备措施外,还应增加营养,补充热量等,以便安全施术。

3. **急性感染及高热** 原则上手术应延期施行。急症手术,应同时采取抗感染和物理降温等治疗措施。

4. **激素治疗者** 长期应用激素治疗的患者,肾上腺皮质功能减退,容易发生休克,要予以注意。

(1)加大用药量:仍在用激素的患者,手术前 1 天和手术当天加大用量。

(2)麻醉前用药:术前 1~3 个月内曾使用激素治疗的患者,常规给预防药。行大手术者,麻醉前用药可肌注氢化可的松 100mg,以后每 6 小时 1 次,连用 3d;行小手术者,于术前给药时肌注氢化可的松 100mg,以后每 6 小时 1 次,连用 24h;或术前晚和术前各肌注 100mg;行短时间疾病检查、处理者,于临麻醉前肌注氢化可的松 100mg,手术中输注氢化可的松 100mg。如术中已有循环功能不全,且对补充失血和升压药不敏感者,给予氢化可的松每次 100~300mg 输注,术终氢化可的松 50mg 肌注,2 次;

术后可肌注 50mg,4 次,维持 3～5d,逐渐撤停,以预防急性肾功能不全引起的低血压危象。

(3)麻醉前不用药:3 个月至 2 年内用过激素治疗者,术前可不给予激素。经严密观察,若有怀疑时即给。

(4)激素术前准备的适应证:①腺垂体功能减退或艾迪生病患者;②已行或拟行垂体切除或肾上腺切除者;③术前仍在服用激素者;④术前 3 个月内曾服用激素持续 1 个月以上者;⑤术前 3 个月内服用总量超过氢化可的松 1000mg 以上者。

5. 心血管病 有严重心律失常和心力衰竭的患者,经内科治疗(洋地黄等)心律恢复正常、心力衰竭得到控制后>1 周方能麻醉和手术。凡心力衰竭患者非急症者禁忌手术。心力衰竭Ⅳ级必须在心衰控制后 1 年方可考虑手术。近期有心肌梗死发作的非急症患者,3 个月内禁止手术,6 个月以后才能手术。术前长期用洋地黄药物时,要注意低血钾和洋地黄中毒。术中应备有持续心电图监测。

(1)术前心脏功能:心脏功能估计很重要,麻醉科医师应熟练掌握。①先天性心脏病,无心力衰竭史、无缺氧,心脏代偿功能正常,接受一般性手术麻醉和手术中较安全,否则很危险。②后天性心脏病的估计方法,以体力活动试验为常用,根据患者活动后的表现估计心脏功能,分代偿功能 1～4 级。详见表 4-2。③屏气试验:患者安静后,令深吸气后作屏气,计算其屏气的最长时间。>30s 者示心功能正常;<20s 示心功能代偿低下,对麻醉耐受力差。是一简单而实用的麻醉危险评估方法。④吹火柴试验:患者安静后,令深吸气后吹一定距离的火柴。能吹灭>6cm 的点燃火柴,示心肺功能尚可安全耐受麻醉。也是简单的麻醉危险评估方法之一。⑤起立试验:患者卧床 10min 后,测量血压、脉搏,然后令患者突然从床上起立,再测血压、脉搏,2min 后再测 1 次。血压改变在 20mmHg 以上,脉率增快>20/min,示心功能低下,耐受麻醉力差。本法不适用于心功能Ⅳ级患者。

(2)维持离子平衡:长期用利尿药和低盐饮食患者,有并发低血钾和低血钠的可能,术中易发生心律失常和休克。术前应做化验检查,缺钠、钾患者在严密观察、严格控制输液速度下补钠和钾,防输液过多。

(3)纠正贫血:若伴有失血和贫血,携氧能力减弱,可影响心肌供氧,术前应该少量多次输血,或输用红细胞悬液更优。避免增加心脏负担。

表 4-2　心脏功能分级及其意义

心脏功能	屏气试验（s）	临床表现	心电图	运动试验	临床意义	麻醉耐受力
Ⅰ级	>30	日常劳动后无心悸、气短，一般体力活动不受限制	阴性	血压指数 50%（=脉压÷舒张压）	心功能正常	良好
Ⅱ级	20～30	只能胜任较轻体力活动，体力活动稍受限制	阴性	血压指数 <75% 或 >25%	心功能较差	麻醉处理正确恰当，耐受力仍好
Ⅲ级	10～20	不能胜任较一般的轻体力活动，出现心慌气短，必须静坐或卧床	阳性	血压指数 >75% 或 <25%	心功能不全	麻醉前充分准备，麻醉中避免心脏负担
Ⅳ级	<10	不能平卧，端坐呼吸，肺底啰音，任何轻微活动即出现心慌、气短	阳性	血压指数 >75% 或 <25%	心力衰竭	麻醉耐受力极差，手术必须推迟

（4）术前洋地黄类药物治疗：对有心力衰竭史、心脏扩大、心电图示心室劳损或冠状动脉供血不足的患者，术前可使用地高辛 0.25mg，每日 1～2 次。

（5）危及生命手术前准备：对严重冠心病、主动脉瓣狭窄或高度房室传导阻滞的患者必须施行急症手术者术前必备：①桡动脉穿刺插管直接测动脉压；②插 Swan-Ganz 导管测 PCWP；③备体外心脏起搏器；④准备血管扩张药（硝普钠）、正性收缩药（多巴胺）、利多卡因、肾上腺素等；⑤备电击除颤器；⑥定时查动脉血气分析等。

6. 单胺氧化酶抑制药治疗者　长期接受单胺氧化酶抑制药

(MAOI)治疗的患者,如帕吉林等,若施行择期手术,最好提前两周停止给药,后实施手术。MAOI可增强镇痛药、巴比妥类药、麻醉药、肌松药和升压药的作用,容易引起低血压。即使停药两周仍可发生惊厥、昏迷、血压剧烈增高和降低等,麻醉前应做到:

(1)麻醉前用药:麻醉前药禁用哌替啶等镇痛药,可选用异丙嗪、咪达唑仑、阿托品或东莨菪碱等。

(2)麻醉选择:选局麻为宜,禁用腰麻和硬膜外麻醉,以免出现意外。

(3)麻醉用药:麻醉时应慎重,全麻药应减量。

(4)出现险情的处理:①静注氢化可的松100～200mg,每30分钟1次,加快输液;②血压过高时,静注酚妥拉明5～10mg,或0.01%硝普钠,或乌拉地尔;③心动过速者,静注普萘洛尔1～2mg(β受体阻滞药),必要时可10～15min重复使用。

7. 创伤及休克患者   预防和积极治疗低血压,维持循环稳定。严重的低血压,特别是内出血合并出血性休克患者,应针对病因,快速大量的输血、补液,纠正脱水、电解质和酸碱紊乱,补充血容量的同时,适当使用升压药,使血压回升,并维持血压在80mmHg以上,脉搏变慢时,方可施行手术。紧急抢救手术时,一方面抗休克,一方面紧急手术治疗。

8. 帕金森患者   术前用左旋多巴治疗的帕金森患者,手术前不必停药,一直用到手术前日晚,不用增强心肌敏感的麻醉药,如氟烷等。

9. 术前应用β受体阻滞药患者   术前应用β受体阻滞药,如普萘洛尔、吲哚洛尔治疗的冠心病或高血压病的患者,应在术前2周即开始逐渐停药,至术前1周停止。症状加重时,继用普萘洛尔直至术前48h。术前常规用阿托品,必要时术中追加0.02mg/kg。普萘洛尔在术中使用要慎重。

10. 呼吸疾病患者麻醉前评估及准备   麻醉患者合并呼吸系统病,以呼吸系统慢性感染和肺通气不全最多见,做好麻醉前准备和治疗,可明显降低围术期呼吸系统并发症及其病死率。

(1)哮喘患者:①肺功能检查,肺活量<1.0L或第1s<60%时,应延期施行麻醉。若必须施行手术,应慎重。②术前血气分析,PaO_2<46.2mmHg,而$PaCO_2$超过46.2mmHg,一般是病情相当严重的。③术前应进行有效的药物控制气管和支气管痉挛,一般用支气管扩张药、甲基黄嘌呤和色甘酸钠及激素治疗,缓解后施行麻醉。若用激素才能控制者,

术前应加大剂量,术中应持续应用氢化可的松,并于术后维持一段时间。④注射抗生素抗肺部感染。⑤麻醉前用药,不用吗啡,而用哌替啶。⑥术中凡增加支气管收缩的药,包括麻醉药和引起组胺释放的药都禁用。

(2)麻醉前肺功能的估计:①测胸腔周径法。测量深吸气和深呼气时胸腔周径的差别,>4cm,示无严重肺部疾病和肺功能不全。②吹火柴试验(见前心功能估计)。如将置于 10～15cm 远火柴能吹灭者,示最大通气量(MVV)>40L/min,肺储备功能好,否则储备低下。

(3)呼吸困难程度分级:呼吸系疾病引起的呼吸困难,根据正常步速、平道步行结束后观察,是衡量肺功能不全的主要临床指标,依此可做出评估,详见表 4-3。凡呼吸困难程度超过Ⅱ级的患者,术前应予以重视,要有X线检查和肺功能测验。

表 4-3 呼吸困难程度分级

分 级	依 据
0	无呼吸困难
Ⅰ	能远走,但易疲劳,不愿步行
Ⅱ	步行距离有限,走稍长距离后需停步休息
Ⅲ	步行短距离即出现呼吸困难
Ⅳ	静息时也出现呼吸困难

(4)术前禁烟:术前禁烟至少 2 周。妇女月经期,非急症应延期手术。

(5)排痰:胸部叩击和体位引流,或雾化吸入等促使痰液排出。

11. 抗凝治疗患者 应用肝素抗凝时,静脉注射 5000U(相当于50mg),可使全血凝固时间延长 2 倍,维持 3～4h 后,逐渐自动恢复正常。于此期间,如果需施行急诊手术,术前需采用鱼精蛋白终止其抗凝作用,具体方法为:①刚静注肝素不久者,鱼精蛋白的剂量(mg)相当于末次肝素剂量(U)的 1/100;②静脉注射肝素已隔 30min 以上者,由于肝素的生物半衰期短于 1h,用鱼精蛋白的拮抗剂量只需上述剂量的 1/2;③注射肝素已隔 4～6h 者,一般已无须再用鱼精蛋白拮抗;④皮下注射肝素的吸收缓慢,鱼精蛋白剂量只需静注肝素(mg)量的 50%～75%,但由于肝素仍在不断被吸收,故需重复注射鱼精蛋白。鱼精蛋白的静注速度必须缓慢,若注射过快则可引起血小板减少;注药过量则鱼精蛋白本身可转为弱抗凝药,同时可能严重抑制循环,导致血压骤降而不易回升的后果。

应用双香豆素或其衍生物抗凝者,因凝血酶原时间仅延长 25% 左右,故较肝素容易被掌握,如需终止其作用,只需在术前静脉维生素 K_1 5mg,即可使凝血酶原时间恢复至安全水平的 40% 以上,维持 4h,但完全恢复正常水平则需 24～48h,且对今后再使用双香豆素抗凝,可产生耐药性达 1 周以上。因此,如果手术仅需数小时的暂时终止抗凝,可以不必用维生素 K_1,只需静脉滴注新鲜冰冻血浆 250～500ml 即可。因双香豆素的作用仅是降低凝血 Ⅱ、Ⅶ、Ⅸ、Ⅹ 因子,而储存于血浆中的这些凝血因子仍很充足,故可达到暂时恢复凝血酶原时间的目的。目前使用双香豆素类药物时一般用国际标准化比值(INR)进行疗效监测,接受华法林治疗,目标 INR 为 2.0～3.0 的患者,应在术前 5d 停止服药;目标 INR 为 2.5～3.5 的患者,应在手术前 6d 停止服药,手术前 1d 检查 INR,如果 >1.5,服用 1mg 维生素 K_1。术后第一天华法林可恢复术前剂量,但必须每日监测 INR。

第三节 麻醉选择

手术治疗的质量、效果和预后在很大程度上取决于麻醉方法。正确麻醉方法的选择也是麻醉质量、手术患者内环境保持稳定和麻醉前评估与处理正确的前提和标志。由麻醉科医师决定每例手术用何种麻醉方法。

一、麻醉选择原则

(一)选择原则

临床麻醉的方法和药物选择十分重要,总的原则是既要达到无痛,便于手术操作,为手术创造必要的条件,满足手术的需要,又要保证患者安全、减少麻醉意外和并发症、主动维护和控制患者的生命体征。选用麻醉者最熟悉的麻醉方法,在保证麻醉期间呼吸循环生理功能稳定的前提下,达到镇痛良好、安全、舒适、简便,为满足手术需要创造必要的条件,并适当考虑患者的要求。

(二)评价标准

1. **安全** 掌握适应证和禁忌证,麻醉药和方法不危及患者的生命和健康,麻醉意外少,无麻醉致死或其他不良后果。这是麻醉的首要任务。

2. **无痛** 能够保证麻醉效果,使手术能在完全无痛(基本无痛)和无紧张的情况下实施。为患者营造无痛和舒适的环境和条件。

3. **无害** 麻醉药作用快,毒性小,无蓄积作用。对患者生理功能的影响限制在最小范围。能维持正常的生理功能,或对生理干扰小,即对心率、呼吸、血压影响小,对重要脏器损伤轻。将所产生的毒性和并发症能降到最低限度,且影响是可逆的。万一发生意外,能及时抢救,能快速有效地排除干扰,使手术自始至终地安全进行。

4. **满足手术要求** 麻醉效果能达到预期目的,能为疑难手术创造良好的条件,包括时间、深度、手术部位、范围等。如心脏、大血管手术的低温;胸腔手术的控制呼吸,便于手术操作;腹腔手术有足够的肌肉松弛,消除内脏牵拉反应;高血压患者手术及出血多的手术要及时控制降压等。使既往不能施行的手术成为可行,使不能耐受手术(或麻醉)的患者变得可以耐受。

5. **睡眠无记忆** 防止觉醒,因为术中觉醒给患者带来潜在的心理障碍性后遗症,听觉模糊记忆影响术后行为。

6. **保持适当应激反应** 能降低应激反应,阻断向心性手术刺激,血流动力学稳定,减少术中、术后出血,减少输血及其并发症,预防负氮平衡,降低病死率。

7. **术后恢复快** 麻醉中合理地利用了各药物之间的协同和拮抗作用,麻醉结束患者即醒,可以早期拔管,并在短时间内尽早完全恢复。

8. **简便易行** 麻醉技术难度不高,方法实用,使用简便,麻药花费不过大,容易掌握,平战能结合。

(三)选择参考依据

在选择麻醉时,务必全面考虑以下条件。

1. **患者一般情况** 依据患者年龄、性别、体格及心、肺、肝、肾功能等情况、病理生理改变、患者意见,手术患者病理和病情是主要的参考因素。

2. **手术的性质和意图** 取决于手术部位、切口、手术卧位、范围、深浅、繁简、创伤和刺激大小、手术时间的长短、是否需要肌肉松弛及手术时可能发生的意外等,如施行胸椎手术、胸壁手术、肾及肾上腺手术等,易误伤胸膜而发生气胸的可能,故采用气管内插管全麻。

3. **麻醉设备条件**   包括器械设备、药品条件和麻醉科医师的技术水平条件(能力和熟练程度)。

4. **麻醉药及麻醉方法**   根据麻醉药的药理作用、性能和对患者病情的影响、麻醉方法本身的优缺点等,正确选择适当的麻醉药和麻醉方法,达到灵活机动,及时调整。根据术中病情变化及手术的具体情况与要求,能及时改变麻醉方法。

5. **麻醉科医师技术能力和经验**   根据麻醉科医师的技术能力、理论水平和经验:①充分参考术者的意见,选择安全性最大、对机体干扰最小的麻醉方法;②选择自己操作最熟练的方法;③若是危重患者或急症患者时,术前讨论或向上级请示,以保证患者的安全,减少麻醉意外和并发症;④用新的麻醉方法时,要了解新方法的优缺点,还要注意选年轻、健壮的受术者作为对象。

二、根据手术部位选择麻醉

(一)头部

可选局麻或支气管内插管吸入全麻。如颌面、耳鼻咽喉和颅脑手术。颌面外科患者,常因颞下颌关节疾病、瘢痕挛缩、肿瘤阻碍或对组织器官的推移、变位等,造成张口困难、头后仰受限、上气道的正常解剖位置异常等因素,往往导致气管内插管困难,故需要用鼻腔盲探插管法。颅内手术的麻醉选择,应考虑以对颅内压的影响最小的原则,去选用各种麻醉药和麻醉方法,并根据手术的具体要求及患者全身情况等,来权衡其利弊。

(二)颈部

最常见的是甲状腺手术,包括甲亢手术。可考虑局麻、颈丛或硬膜外阻滞。若颈部肿块过大,气道已有压迫或推移,致气管扭曲等已有呼吸困难者,或精神过于紧张而不合作者,可考虑选择气管内插管、复合全麻,以策安全。此类患者如有气管插管困难者,宜采取清醒气管内插管再行全麻较安全。

(三)胸部手术

1. **胸壁**   可选局麻、硬膜外或肋间神经阻滞、静脉复合或吸入麻醉。

2. **胸内手术**   以气管内插管静脉复合或吸入静脉复合麻醉为佳。也可选局麻或硬膜外阻滞,但应注意开胸后对呼吸生理的扰乱,肺部病变对呼吸功能的影响,肺内分泌物的控制。心脏手术选用低温体外循环下全凭静脉复合麻醉。

(四)腹部

硬膜外或腰硬膜联合阻滞比较理想而常选用。也可选腰麻。患者对硬膜外阻滞有禁忌、过度肥胖、过分紧张或全身情况较差或有危重休克、感染或内出血性患者,可用静脉复合或静吸复合、气管内插管全麻。达到无痛、肌松良好、抑制自主神经反射,术后胃肠功能扰乱少。全麻时,配合肌松药,可减少对循环及肝、肾等功能影响,能提高麻醉手术的安全性。

(五)肛门会阴部

可选鞍麻或骶管麻醉较满意。有时选硬膜外阻滞,静脉复合全麻或静吸复合全麻。盆腔与妇产科手术绝大部分可在骶管麻醉、鞍麻或持续硬膜外麻醉下完成。

(六)脊柱四肢手术

1. 脊柱手术　选局麻往往效果不佳,可用硬膜外阻滞或气管内插管静脉复合或静吸复合全麻。

2. 上肢　臂丛阻滞和硬膜外阻滞最常用。高位硬膜外阻滞不如臂丛阻滞安全,臂丛阻滞也要预防气胸等并发症。必要时选气管内插管,静脉复合全麻或静吸复合全麻。

3. 下肢　可选用腰麻、腰硬膜联合或硬膜外阻滞,能满足手术需要;气管内插管静脉复合或静吸复合少用。

4. 断肢再植　该手术时间甚长,要求循环功能稳定,血管不发生痉挛,使再植的肢体供血良好,避免血栓形成。因患者失血量较多,血容量不足,常有代偿性的血管痉挛。要预防休克、补充血容量、输右旋糖酐-40等胶体液;改善微循环、预防血栓形成;纠正酸中毒,补充碱性药,防止发生毛细血管内凝血,减少血栓形成的机会。患者要处在比较安静的状态下,以保证手术的顺利进行及再植血管、神经的功能。麻醉的选择必须全面考虑,并做必要及时的处理。上肢选用持续臂丛阻滞或硬膜外阻滞,下肢选用硬膜外阻滞,麻醉要辅以足够的镇静或麻醉性镇痛药,减少患者因紧张情绪或疼痛刺激,所致的血管痉挛,满足手术要求。个别精神紧张或重度创伤,或严重休克者,可选用气管内插管,静脉复合或静吸复合全麻,但手术时间冗长,要控制麻药量,以防药物蓄积作用。术中应尽量避免用升压药物,要保温,避免室温过低刺激血管痉挛。

(七)烧伤及瘢痕整形手术

患者曾经过多次手术,对疼痛敏感,上肢可选用臂丛或硬膜外阻滞,下肢可选用硬膜外阻滞,麻醉中辅助一定量的镇痛、镇静药物,均可满意完成手术。手术面积大者或病情严重者,可选用气管内插管、静脉复合或静吸复合全麻。早期创面渗液丢失多,要及时补充血容量,预防休克。特别是头面部烧伤、颈胸或颈颏瘢痕粘连手术者,存在张口困难或颈部不能活动、头向前倾、呼吸困难等病理改变者,往往气管内插管操作十分困难。先要用鼻腔插管或行气管切开或瘢痕松解后方可上麻醉药。气道烧伤、呼吸困难者,应气管造口术。

三、特殊患者的麻醉选择

(一)常见特殊患者

1. 有过敏史患者　即使选用局麻,也应注意过敏问题。对静脉麻醉药或吸入麻醉药发生过敏者少见。

2. 贫血患者　用腰麻或硬膜外阻滞时,应预防血压下降。严重贫血或大失血者应禁用腰麻或硬膜外阻滞。以选气管内插管静脉复合全麻较安全。应给予较正常浓度高的氧气吸入。

3. 癫痫患者　注意避免抽搐的因素,麻醉前苯妥英钠 0.1～0.2g 或地西泮 10～20mg 口服,以预防发作。选气管内插管,硫喷妥钠加琥珀胆碱诱导,维持麻醉不选用普鲁卡因或利多卡因静脉注射。

4. 发热患者　无论采取何种麻醉方法,都应采取降温措施并充分供氧。

(二)高危及危重患者

1. 全身衰竭　宜用局麻或神经阻滞,禁用腰麻,包括硬膜外阻滞。需用气管内插管,以浅全麻为妥。硫喷妥钠诱导时应减量,或清醒气管内插管,或用咪达唑仑、芬太尼、维库溴铵、丙泊酚静注诱导,气管内插管,浅全麻加肌松药维持,是安全、常用的方法。也可用气管内插管加硬膜外麻醉方法。

2. 休克　由于休克患者对麻醉药的耐量低,对巴比妥类药物较敏感。创伤性休克要充分补充血容量,近年来,应用高渗盐水和右旋糖酐溶液有较好的疗效。严重休克时肾滤过率减低,肾排药物不宜应用。一般选用气管内插管、浅全麻维持,用对循环功能影响小的药物,并保持适当的呼吸交换量及供氧。禁忌椎管内麻醉方法。也可用气管内插管加硬膜外麻醉方法。

3. **瘫痪**　由于患者长期卧床，血容量潜在不足，循环代偿功能差，瘫痪平面高者，影响呼吸功能，或并发坠积性肺炎。胸$_7$以上损伤或病情严重者宜选气管内全麻，尽量不用琥珀胆碱，因其诱发高血钾；保证足够通气和循环稳定。胸$_7$以下损伤或病情较好者，可选硬膜外阻滞。

4. **呼吸系统疾病**　应根据以下情况选择。

（1）气道炎症：不宜选用吸入麻醉药，以静脉复合麻醉较理想。

（2）哮喘：术前应用色甘酸钠进行有效的药物控制，宜选哌替啶，均不宜用吗啡、硫喷妥钠和筒箭毒碱等，腰麻及高位硬膜外阻滞均应慎重。

（3）"湿肺"及活动性肺结核：由于有大量分泌物或咯血（肺结核活动期、肺炎、支气管感染、支气管扩张、肺脓肿和肺肿瘤等），应选支气管内插管。如用双腔管插管，可保证术中安全，并防止下气道阻塞和感染扩散。肺叶切除范围较大者，选用对气道刺激小的麻醉药。注意气道的管理。

5. **心血管疾病**

（1）非心脏手术：应把重点放在心脏问题上。若心脏功能差，术前、术中应适当地应用强心药物。心脏代偿功能较差的心脏病患者，只要不过分紧张，尽量采用局麻，或神经阻滞，配合镇静药。若选用气管内插管、静脉复合全麻时，深度应浅，肌松药均可选用。不宜使用抑制心脏功能的麻醉药和麻醉方法。心脏功能代偿较好的患者，仍可选用硬膜外阻滞，但应慎重。

（2）心血管手术：大而复杂的手术，如心内直视手术，应考虑气管内插管静脉复合全麻、低温麻醉和体外循环。选用药物及方法应避免导致缺氧、CO_2蓄积和低血压，诱导应避免兴奋和挣扎。

（3）病态窦房结综合征患者：均选用静脉复合全麻，心率缓慢用阿托品等对抗，术中监测心电和血压，术前备好起搏器；经食管心房起搏安全。

6. **神经系统疾病**　包括颅脑外伤、颅内肿瘤摘除及脊髓手术，禁用腰麻，宜选气管内插管，适宜用效能微弱的麻药，如氧化亚氮、羟丁酸钠、氯胺酮或局麻比较安全。颅内术中充分供氧，预防脑肿胀、颅内压剧增。

7. **肝病**　对肝功能不全者，应选择对肝功能影响小的麻醉药或麻醉方法。避免用毒性较大的全身麻醉。用局麻、腰麻或硬膜外阻滞较好。全身情况差者在气管内插管下静脉复合全麻。选用羟丁酸钠、芬太尼、氟哌利多、地西泮及氯胺酮等对肝功能影响小的药物,全麻中应防止缺血、CO_2蓄积和低血压。肝功能障碍者手术选用低温麻醉时,可加重凝血机制的扰乱,应十分审慎。

8. 肾病　免用对肾有毒害、由肾脏排泄药物的麻醉方法。如戈拉碘铵、溴己氨胆碱和地高辛等。局麻、腰麻和硬膜外阻滞常用,全身情况差者,在气管内插管下静脉复合全麻。肾炎有水肿、尿少、严重贫血、血浆蛋白低下、腹水,并常有血压的变化,均与麻醉有关,应避免选择影响血液酸碱平衡及易造成缺氧、CO_2蓄积、血压波动大的麻醉药及麻醉方法。尿毒症患者,伴有昏迷、酸中毒和抽搐等,宜选局麻、神经阻滞;气管内插管静脉复合全麻时,可选用羟丁酸钠、氟哌利多、芬太尼等静脉麻醉药;选用不从肾排泄的肌松药,不选用硫喷妥钠。硬膜外阻滞及腰麻平面应控制得当,可慎选。

9. 孕妇　忌全麻。腰麻要慎重,因为麻醉平面不好控制。宜选硬膜外阻滞(临产的平面最好不超过脐部)和局麻。

10. 小儿　在基础麻醉下加局麻。较复杂、较大的手术用静脉复合全麻也较恰当。腰麻、硬膜外阻滞或神经阻滞,只要施用得法,效果很好,但必须慎用,骶管阻滞效果也好,但均要配合基础麻醉。

11. 老年人　选用局麻或硬膜外阻滞(慎用,麻醉平面妥为掌握,麻药小剂量、分次)为妥。也选腰硬联合麻。全麻以静脉复合为宜。高血压患者若无心脑肾的并发症,麻醉的选择无问题。凡顽固性高血压经治疗不易下降者,血管弹性较差,血压波动较大,应注意麻醉对血压的影响。全身麻醉掌握得当,对循环影响较小,否则使血压波动剧烈,增加麻醉中的险情。长期服用降压药的患者,术中可能出现严重低血压,不宜选腰硬联合麻。

12. 糖尿病　以选局麻及神经阻滞较安全,也可首选硬膜外阻滞。硬膜外麻醉可减少神经内分泌的应激反应,减少分解代谢并发症,增加代谢稳定性。尽量避免全麻。若选全麻时,要注意控制血糖浓度,大剂量强效阿片类药可阻断应激反应,大剂量芬太尼能有效控制血糖,但要限制使用阿片类药物。选氧化亚氮、硫喷妥钠等对血糖影响小的全麻药。术前、术中应给予胰岛素。

(三)急症手术

1. 全身麻醉　主要用于颅脑外科、心包填塞、心胸外科、五官科的急症手术或多发性复杂性外伤患者。静脉复合或静吸复合全麻。注意防治休克,维持一定的血压等。

2. 硬膜外阻滞 禁忌急症手术,相对禁忌证慎用。注意麻醉管理。

3. 部位麻醉 局麻、颈丛、臂丛用于颈部、颌面部、上肢手术等。

4. 小儿 选基础麻醉加局麻、部位麻醉或椎管内麻醉。

四、麻醉药选择

(一)一般要求

1. 用良好的麻醉药 良好麻醉药应具备以下标准。但目前尚无一种麻醉药能满足以下要求。

(1)诱导快:无刺激性、患者舒适,乐于接受。

(2)不影响生理:对生理无不良影响,在病情危重情况下也能使用。

(3)物理性能稳定:能与钠石灰接触,与光接触或长期贮存均不起变化。

(4)不燃烧爆炸:可用于多种麻醉方法。

(5)无蓄积:无个体差异或个体差异很小。

(6)作用强:麻醉效力强,能产生良好的催眠、止痛作用,并能随意控制麻醉深浅、苏醒快,安全可靠。

(7)对呼吸循环无影响:对呼吸无影响,循环易维持平稳。

(8)满足手术要求:如提供满足手术要求的肌肉松弛及其他特殊手术要求等。

2. 联合用药 在目前尚未发现单一麻醉药具备以上标准之前,临床上多采用两种以上的麻醉药联合应用,取长补短,发挥其各自优点,减少不良反应和危害,尽可能满足手术要求,是目前广泛应用的方法。近年来,国内外麻醉发展较快,众多新药物的引进,为麻醉药的多种选择提供了条件,但要达到最佳选择。

(二)吸入麻醉药

1. 安全 从患者生存利益出发,首先考虑吸入麻醉的安全性。

(1)麻醉药所需的浓度与氧浓度比例:如氧化亚氮需要高浓度时,氧浓度降低,易致缺氧。

(2)燃烧爆炸性能:目前应用氧化亚氮及氟类吸入全麻药,无燃烧爆炸的危险。

(3)稳定性:氟烷与加热的钠石灰接触即变质,产生剧毒物,说明化学性质不稳定;物理性质也不稳定,在蒸气饱和下,腐蚀锡、铝、黄铜和铅,又能溶解于橡胶和塑料,而后徐徐释出。

(4)安全性:氟烷安全界限小,扰乱心肌正常的应激性,对肝有毒性,肝炎、休克、心功能不全、心肌损害患者禁用。

(5)对自主神经系统功能:氟烷易使血压下降;恩氟烷吸入高浓度时,心排血量减少、血压下降、心率减慢等严重心肺功能不全、肝肾功能损害、癫痫、颅内压高患者勿用。控制性降压时,可选用氟烷配合。重危、重症肌无力和嗜铬细胞瘤患者皆选用恩氟烷。异氟烷心律稳定,增加脑血流量轻微,癫痫患者和颅脑外科首选异氟烷。

(6)对机体的毒性:氧化亚氮在无缺氧时无毒,对肝肾功能则无影响,肝肾功能不全者选用适宜。恩氟烷对肝肾功能损害的危险性存在,肝肾功能不全患者慎用。异氟烷是不引起肝损害的。

(7)对代谢与酸碱平衡的影响:氧化亚氮对大脑代谢有轻度刺激作用,并增加脑血流量(CBF);氟烷对肝的代谢明显抑制;七氟烷麻醉时CBF及脑氧代谢率(CMRO$_2$)明显减少,分别下降34%和52%;地氟烷使脑氧代谢下降,抗分解代谢强作用等。注意氟离子释放后的多尿性肾衰。

(8)麻醉后反应:氟烷、恩氟烷、异氟烷、七氟烷及地氟烷等苏醒后无呕吐反应。

(9)环境污染:废气排放虽可减少空气中麻醉气体浓度,但污染仍存在。

2. 患者易接受　吸入全麻药的气味和刺激性常使患者不乐意接受。氟烷有水果样香味,七氟烷易被患儿乐于接受,氟类麻醉药对气道黏膜无刺激,分泌物不增多,地氟烷对气道有轻度刺激作用。

3. 麻醉效能强

(1)镇痛及麻醉效力:氧化亚氮麻醉效力弱,常作为辅助麻醉并用,氟烷、恩氟烷、七氟烷和地氟烷等效能强,可以单独使用。

(2)作用快慢:氟烷、恩氟烷、异氟烷、七氟烷和地氟烷作用快,诱导快。

(3)苏醒时间:氟类吸入全麻药苏醒快,可减少术后并发症的发生率。

(4)肌肉松弛效果:氧化亚氮肌松作用较差,氟类吸入全麻药中,地氟烷肌松作用最强,氟烷肌松作用最差。

4. 药物价格高　恩氟烷、异氟烷、七氟烷和地氟烷效果好,但价格昂贵,广泛应用受到限制。

（三）静脉麻醉药

1. **速效药**　静脉麻醉药有对气道无刺激性、无燃烧爆炸危险等优点,适应证广,已被广泛接受。速效静脉药包括硫喷妥钠、丙泮尼地、阿法多龙、依托咪酯和丙泊酚等。详见第 16 章麻醉常用药物。

2. **缓效药**　包括有氯胺酮、地西泮、氟硝西泮、咪达唑仑、吗啡、哌替啶、芬太尼、阿芬太尼、神经安定镇痛药和羟丁酸钠等。其缓效药药理特点详见第 16 章。

3. **肌松药**　胸部和上腹部手术需要肌松药复合。最适宜的肌松药是阿曲库铵、维库溴铵和米库氯铵等短效肌松药。

第四节　麻醉前用药

麻醉前为了减轻手术患者精神负担和提高麻醉效果,在病室内预先使用一些药物,称狭义的麻醉前用药。凡是为了手术顺利和麻醉效果完善及保证患者安全,麻醉前在病室内预先给患者使用的所有药物,为广义的麻醉前用药。包括止血药、抗生素及特殊用药等。

【基本原则】

1. **必须用药**　任何一种麻醉方法都必须有麻醉前用药。

2. **按时投药**　任何麻醉前用药都应按时给予,根据患者具体病情需要而适当掌握用量。麻醉前有疼痛的患者,宜加用吗啡或哌替啶等镇痛药。2 岁左右的小儿需用较大剂量的镇静药。

3. **灵活运用**　遇有年老、体弱、久病、孕妇、休克、糖尿病、酸中毒及毒血症等患者,若用强效麻醉药时,镇静药用量酌减或免用。麻醉前需多种药物复合应用时,因其有协同作用给予减量。急症、休克患者应在入手术室后静脉给药。如患者体温高、甲状腺功能亢进、身强力壮、过度兴奋、情绪紧张、长期嗜酒或经常使用催眠药时,或用局部神经阻滞或使用效能较弱的全身麻醉剂时,镇静药的用量宜酌增。

4. **及时补充**　麻醉开始前,如麻醉前用药量不足时,则及时从静脉补充,特别是休克患者。

5. **特殊者减量**　对老年、体弱和肝功能有严重损害者,哌替啶或吗啡用量应减少 1/2～1/3。心脏病和高血压患者,宜用适量的吗啡或哌替啶。哮喘患者宜用异丙嗪。

6. 禁用中枢性镇痛药者　颅内压增高、严重肺感染、肺气肿、支气管哮喘、呼吸受抑制、急性气道梗阻(如巨大甲状腺囊肿压迫气管)、产妇、口腔手术及<2 岁小儿,禁用吗啡等中枢性镇痛药。

7. 颠茄类药的用药原则　对老人、小儿、迷走神经紧张症、消化道手术、口腔手术、硫喷妥钠麻醉等,麻醉前给药应给予阿托品。而高热、严重脱水、甲状腺功能亢进、高血压病、心脏病及心动过速等,应给予东莨菪碱,而不用阿托品。对青光眼患者,颠茄类药应减量应用。对气道有浓稠痰液者,术前应充分清除分泌物,清除后再给予颠茄类药物,其用量可适当减少。阿托品与东莨菪碱的比较见表 4-4。

表 4-4　阿托品与东莨菪碱比较

比较项目	阿 托 品	东 莨 菪 碱
中枢神经	兴奋延髓以上高位中枢,疼痛时引起短时间谵妄	有中枢抑制(镇静和记忆缺失),谵妄作用强
呼　吸	支气管平滑肌松弛作用强,分时通气量增加,拮抗吗啡呼吸抑制作用	支气管平滑肌松弛作用弱,增加无效腔量、拮抗吗啡的作用强
循　环	阻滞迷走神经(心脏)作用强,增加心率、扩张皮肤血管,颜面红、口周苍白	对心率无影响,大剂量时增加
胃　肠	松弛胃肠道平滑肌,抑制吗啡的致吐作用	松弛胃肠道平滑肌弱,抑制吗啡致吐作用
眼	0.6mg 以下几乎无影响	引起散瞳与调节麻痹
分　泌	抑制唾液腺及气道腺体分泌	抑制腺体分泌作用强
基础代谢	大剂量可增加基础代谢,小剂量无明显影响	无影响
体　温	可使婴幼儿体温上升	无影响
禁　忌	发热的小儿、甲亢等	老年人(65 岁以上)、小儿、有剧痛兴奋躁动者
用　量	成人 0.4~0.8mg,小儿 0.01~0.03mg/kg	成人 0.2 ~ 0.3mg,小儿 0.003~0.006mg/kg

8. **丙嗪类禁忌**　凡术前应用利血平等类药,或年老体弱、有失血性或中毒性休克及严重脱水未纠正者,麻醉中易于产生严重低血压,麻醉前用药中,丙嗪类应列为禁忌。即使是体质健壮的年轻患者,也宜谨慎。必须使用时,用药后严密观察血压,注意直立性低血压的发生,一旦低血压时,应及时予以处理。

9. **防止用药过量**　若术中呼吸循环受抑制是因麻醉前用药过量时,应暂停手术,或以局麻进行手术。

10. **门诊手术**　应按上述要求进行准备,术后若需要观察者,留门诊观察室观察。

11. **小儿**　应按年龄、体重和体表面积(m^2)计算(表 4-5)。

【麻醉前用药目的】

1. **充分镇静**　患者麻醉前得到充分镇静,可减低患者对手术和麻醉的紧张情绪和恐惧心理,使麻醉诱导平稳,也便于麻醉操作的顺利进行。减轻术前置管、局麻、搬动体位时疼痛。

2. **减少麻醉药用量**　降低患者麻醉前新陈代谢,提高机体对手术的耐受力,减少麻药用量和氧的消耗,使麻醉的安全性增加。

3. **降低应激性**　降低患者麻醉前的应激性,预防某些麻药或麻醉方法引起的不良反应,减低对抗麻醉药毒性。如巴比妥可对抗局麻药的毒性反应。

4. **加强麻醉作用**　提高痛阈,辅助某些麻醉效力不强的麻醉药(如氧化亚氮麻醉)的作用,增强镇痛,以便获得满意的麻醉效果。

5. **减少分泌**　减少口腔、气道和消化道腺体分泌,保证气道通畅,防止窒息。降低胃反流和误吸的危险,便于术中呼吸管理,减少术后肺并发症的发生。

6. **保持自主神经平衡**　降低麻醉中副交感神经过度兴奋,保持自主神经的平衡及稳定性,避免迷走神经的反射而发生心律失常和心搏骤停。

【麻醉前用药方法】　根据麻醉方法、患者的精神状态、全身情况、是否伴有并发症和手术的性质等原则,恰当合理地选用麻醉前用药,以达到预期效果(表 4-6)。

【常用药物】

1. **麻醉镇痛药(阿片类)**　提高痛阈,且与全身麻醉药起协同作用,可减少全身麻醉药的用量;使有手术前剧烈疼痛的患者安静合作;减轻椎

表4-5　麻醉前用药剂量表

年龄	体重(平均值)(kg)	巴比妥类		阿片类			颠茄类		吩噻嗪类			咪达唑仑(mg)	氟哌利多(mg)
		异戊巴比妥(g)	苯巴比妥钠(g)	吗啡(mg)	哌替啶(mg)	可待因(mg)	阿托品(mg)	东莨菪碱(mg)	氯丙嗪(mg)	异丙嗪(mg)	乙酰马嗪(mg)		
新生儿	3						0.1	0.1					
1~3个月	4~6						0.1	0.1					
4~12个月	5~9						0.1	0.1					
1~2岁	9~11	0.015	0.015	0.5	10.0	4.0	0.15	0.1	7	7			
3~4岁	11~15	0.02	0.03	1.0	15.0	6.0	0.2	0.1	10	10			
4~6岁	15~18	0.03~0.04	0.05	1.3	15~20	7.5	0.3	0.15	10	12			
7~8岁	18~22	0.05	0.06	1.5	20~30	10.0	0.3	0.2	12	15			
9~10岁	22~25	0.06	0.07	2.0	25~40	15.0	0.4	0.25	15	20			
11~12岁	25~30	0.07	0.08	3.0	30~50	20.0	0.4	0.3	20	25			
12~14岁	30~38	0.08	0.09	4~8	30~50	30.0	0.5	0.3	25	30			
14岁至成人	38~50	0.09	0.1	8~10	40~50	30.0	0.5	0.3	25	30			
成人	50以上	0.2~0.3	0.1~0.2	10~15	50~100	10~50	0.4~0.8	0.3~0.4	25~50	30~50	5~20	5~20	5
	mg/kg	2~4	3~5	0.05~0.2	0.5~1	0.3~1	0.01~0.02	0.01~0.02	0.5~1	0.5~1	0.4~0.5	0.02~0.05	0.04~0.4

表 4-6 不同麻醉方式的麻醉前用药方法

麻醉方式	麻醉前用药方法	备 注
吸入麻醉	手术当晚,内服长效巴比妥或苯二氮䓬类;手术当日,术前 60min,肌注麻醉性镇痛类及颠茄类、咪达唑仑等	氟烷麻醉不用镇痛类
静脉复合(包括氯胺酮、γ-OH)麻醉	手术前晚,内服长效巴比妥或安定类;手术当日,术前 60min,肌注颠茄类或苯二氮䓬类和镇痛类、咪达唑仑等	
小儿基础麻醉	手术当日,术前 60min,肌注颠茄类和苯二氮䓬类	
神经阻滞或局麻	手术前晚,内服长效巴比妥;手术当日,术前 60~120min,内服短效巴比妥或肌注颠茄类和镇痛类、咪达唑仑等	
椎管内麻醉(腰麻、腰硬联合和硬膜外麻醉)	手术前晚,内服长效巴比妥类;手术当日,术前 60min,内服短效巴比妥,或肌注颠茄类和镇痛类、咪达唑仑等	颠茄类不能省
急症或临时改全麻	肌注颠茄类或并用咪达唑仑等	
表面麻醉	手术当日,术前,肌注颠茄类和巴比妥类、咪达唑仑等	
门诊手术	手术当日,肌注巴比妥或不用	

管内麻醉患者腹部手术时内脏牵拉痛,常用药物如下。

(1)吗啡:每次 5~10mg 或 0.15~0.2mg/kg,术前 30~60min,皮下或肌注。

(2)哌替啶:每次 50~100mg,或 1~2mg/kg,术前 30~60min,皮下或肌注。

(3)芬太尼:每次 0.1mg,术前 30min,肌注。

2. **颠茄类** 能阻断节后胆碱能神经支配的效应器上的胆碱受体,使气道黏膜及唾液腺分泌减少,维持气道通畅;调整、稳定自主神经功能。

(1)阿托品:每次 0.4~0.8mg,术前 30~60min,皮下或肌注。

(2)东莨菪碱:每次 0.3~0.4mg,术前 30~60min 皮下,或肌注。

(3)长托宁(盐酸戊乙奎醚):0.5~1.0mg,肌注。小儿,0.01~0.02mg/kg,肌注。特别适用于需避免心率增快者(甲亢、心脏病等)。

3. **镇静药** 有镇静、催眠、解除焦虑、抗惊厥作用;苯二氮䓬类药还有遗忘及中枢性肌肉松弛作用,预防术中知晓作用明显;巴比妥类药还能预防局麻药毒性反应。

(1)巴比妥类:长效和短效巴比妥类多用。苯巴比妥 0.2～0.3g,术前晚或术前 60～120min,口服;异戊巴比妥(阿米妥)0.1～0.2g,术前晚或术前 60～120min,口服;司可巴比妥(速可眠)0.1～0.2g,术前 60～120min,口服;苯巴比妥钠 0.1～0.2g,术前 30～60min,皮下或肌注;异戊巴比妥 0.1～0.2g,术前 60min,皮下或肌注。

(2)丙嗪类:氯丙嗪 25～50mg,术前 60min,深部肌注,6.25～25mg,静脉注射,麻醉前 15～20min;异丙嗪 25～50mg,术前 60min,肌注或 12.5～25mg 麻醉前 15～20min,静注;乙酰丙嗪 10～20mg,术前 60min 肌注,或 5～10mg,术前 15～20min,静注。临床应用中将两者或三者合用,减少用量,不良反应小,作用更全面;或组成冬眠合剂,肌注或静注较常用。

(3)丁酰苯类:氟哌利多每次 5mg,术前 30min,肌注;氟哌啶醇每次 5mg,术前 30min,肌注。

(4)地西泮:每次 10～20mg 或 0.1～0.2mg/kg,术前 30～60min 肌注或静注。或 5～7.5mg,术前晚口服。长效如劳拉西泮等。咪达唑仑 2.5～5mg,术前 30～60min,肌注。

(5)萝芙木类:利血平不单独作麻醉前用药,但长期服用利血平治疗者,其他镇静药应减量或免用。

4. **其他药物**

(1)可乐定:为中枢性 α 受体激动药,可有效降低交感神经活性,被推荐用于高血压患者的术前用药;也可消除气管插管诱发的心血管不良应激反应;对并发高血压未能控制的急诊手术患者也适用,但由于其存在不可逆性交感反应减退,由此可干扰对潜在血容量丢失及其代偿情况的正确判断。

(2)右美托咪定:一种新型的 α_2-肾上腺素能受体激动药,可以产生剂量依赖性的镇静、镇痛、抗焦虑作用,清除半衰期为 2h;对 α_2 受体有高度选择性,对 α_2 受体和 α_1 受体的亲和力之比为 1300～1620:1(可乐定为 39～200:1),因此可以避免某些与 α_1 受体激动相关的不良反应。与苯二氮䓬类的传统镇静药不同,其产生镇静的主要部位不在脑皮质;通过减少中枢交感传出,起到镇静、抗焦虑和血流动力学稳定的作用。24h ICU 镇静镇痛的使用方法:负荷量 $1\mu g/kg$,输注时间 $10\sim15min$,维持量 $0.2\sim0.7\mu g/(kg\cdot h)$。

第五节　特殊血管穿刺及置管

血管穿刺后,将针留置或置入导管,作为术中输液、补血、给药治疗、采取生理研究标本血样及有创监测的重要途径。麻醉科医师必须掌握此项基本技术,成为各种穿刺及置管的熟练者和能手,学会处理各种应急情况,更好地提高危重和复苏患者救治率。特殊血管穿刺及置管包括中心静脉压、周围动脉压和肺动脉压测定的操作方法、步骤和临床价值等。

一、静脉穿刺及置管

1. 一般输液输血　以上肢静脉为首选,其中贵要静脉、头静脉及手背静脉,便于麻醉科医师管理,较少引起血管痉挛。

2. 大量输血及补液　当其他静脉穿刺失败时,选颈外静脉、颈内静脉、锁骨下静脉和股静脉行深静脉穿刺、置管。

3. 中心静脉压(CVP)监测或高营养液输入　多用颈内及锁骨下静脉,并需用导丝导引置管;也有由股静脉置管入上腔静脉。

4. 特殊情况处置　术中突然发生意外,需紧急大量输血时,由手术者在手术野置管入较大静脉,有时也可长时间留置,如腹内手术可选用门静脉,开胸可选用奇静脉或右心房等置管。

二、中心静脉压测定及置管

中心静脉压是测定近心脏上、下腔静脉或右心房内的压力,了解回心血量与心脏功能状况的指标。操作简单方便,不需特殊设备,临床应用很广。

(一)置管指征

1. 创伤及危重患者　严重的创伤、休克及急性循环衰竭等危重患者。

2. 长期输液患者　长期输液或静脉抗生素治疗的患者。

3. 静脉高营养　需要静脉高营养治疗者。

4. CVP 测定　接受大量、快速输血和输液的患者,CVP 的测定可指导输入量和速度。

5. 重症监测　体外循环、心血管代偿功能不全的患者,进行危险性较大的手术,或手术本身可引起血流动力学显著的变化,如嗜铬细胞瘤、大动脉瘤和心内直视手术等,有利于维持循环。

6. 生理药理研究　研究麻药或治疗用药对循环系统的作用等时收集有关资料。

7. 安置心脏起搏器　经导管安置临时心脏起搏器。

8. 液体复苏及水电解质平衡　严重烧伤、肾衰竭做人工肾透析的患者,或其他原因致水电解质难以保持平衡的患者,在 CVP 观察下快速输液较安全。

(二)置管途径

目前多数采用经皮穿刺锁骨下静脉或颈内静脉进行置管是经皮穿刺置入中心静脉导管的最佳途径。股静脉穿刺经下腔静脉置管的应用目前已减少,因在腹股沟插管有引起血栓性静脉炎和败血症的危险。经肘静脉置管失败较多,经颈外静脉置管不容易成功,故现不多用。

(三)经皮穿刺置入中心静脉导管

1. 穿刺　选好穿刺皮肤位点,常规消毒,套管针穿刺,穿刺成功后,经穿刺针置入导管。

2. 置管　置入静脉的导管,以硅胶管为佳,软硬度合适,导管要严格消毒。置入导管长度分别为:经颈内静脉插入的,15～20cm;从下肢静脉插入的,自切口至剑突的距离加 3～4cm,成人 40～50cm;从上肢静脉插入的,自切口至右侧肋骨胸骨旁的距离,成人 40～50cm;经锁骨下静脉插入的,右侧 10～12cm,左侧 12～15cm。置入的导管须先接注射器,注射器吸满生理盐水液体,当回吸有静脉血时,插入所需深度后退出穿刺针,留管。插管时动作要轻柔,以免发生血管破裂。遇有阻力时,要使导管稍微改变方向,再行插管。

3. 预防气栓　插管完成后,连接输注液体时,要注意预防气栓进入导管。导管用无菌丝线固定于皮肤,无菌纱布覆盖、胶布固定。

4. 管理　长时间留管的患者,每隔 2～3d,更换敷料 1 次,如局部皮肤有感染迹象或皮肤发红时,须拔管,并做导管细菌培养及药敏试验。大静脉内留管时间,可达 6～8 周,留管到时间后,若病情仍需要时,须拔管重新穿刺,拔管后压迫穿刺点 3～5min,重新以敷料覆盖固定。

(四)颈内静脉穿刺置管

右颈内静脉不但离右房最近,且与无名静脉、上腔静脉几成一直线相连,易暴露,置管后易管理且安全,是最佳置管位点。

1. **优点**　颈内静脉颇粗,扩张时直径可达 2cm。解剖部位固定,较少变异,不受年龄、肥胖等因素的影响。尤其右侧气胸、血胸、胸导管及臂丛神经损伤的机会较少,故较多选用,因右侧与无名静脉和上腔静脉几成一直线,加之胸导管位于左侧,胸膜顶右侧又低于左侧,且右颈内静脉血流波动可引导穿刺,穿刺置管较易成功且安全。

2. **体位**　仰卧,头低 15°～30°,使静脉充盈;头后仰偏向对侧;小儿及颈短者,肩下垫以薄枕,以使颈部放松。麻醉科医师站于患者头前。常规消毒穿刺位点。

3. **穿刺置管方法**　分别在胸锁乳突肌的前、中、后 3 种不同的入路选择穿刺点。

(1)前路:于胸锁乳突肌前缘向内推开颈总动脉,以其中点作为穿刺点。针与皮肤成 30°～45°,针尖指向同侧锁骨中、内 1/3 交界处前进,常在胸锁乳突肌中段后面进入静脉,易穿刺成功。此法又叫前位进针或 Boulanger 法。

(2)中路:由胸锁乳突肌下端胸骨头与锁骨头和锁骨上缘所组成的三角形(称胸锁乳突肌三角),颈内静脉正好位于此三角的中心位置,在三角形的顶角做穿刺点,针与皮肤成 30°,针尖指向尾骨前进。若穿刺未成功,针尖可向外偏斜 5°～10°,指向胸锁乳突肌锁骨头内侧缘前进;或针尖朝同侧的乳头方向前进。一般进针 2～3cm 即入静脉。即为中路或中位进针法。

(3)后路:从胸锁乳突肌的外缘中、下 1/3 交界处进针,在此部位颈内静脉位于胸锁乳突肌的下面略偏外侧,针尖指向胸骨上窝方向推进,即可刺入静脉,称为后路或后位进针法。此法较可靠,易于插入导管。

4. **穿刺管理要点**

(1)试穿:颈内静脉先用 7 号穿刺针,接注射器,内装生理盐水 2～3ml,穿刺点皮肤先用透皮针穿一孔开道,然后按上法穿刺,边进针边回吸,有静脉血时拔出。随即换套管针行穿刺,见静脉血,即按上述操作法连接。不允许用粗针多次试穿,为安全起见,可采用小针头试穿的办法。

(2)进针深度:进针深度 4cm 即可,以免进针过深而发生气胸。

(3)不选左侧:一般不做左颈内静脉穿刺,以免伤及胸导管。

(4)预防并发症:并发症为血胸、气胸、颈部血肿压迫气道、纵隔血肿、心包填塞、Horner 征、乳糜管损伤、臂丛损伤、膈神经损害、气栓、皮下气肿、气管穿孔、动静脉瘘及误入蛛网膜下腔等。

(五)锁骨下静脉穿刺置管

锁骨下静脉穿刺置入中心静脉导管也是最常用的方法。

1. 优点　锁骨下静脉位于锁骨内侧面,长 3～4cm。较表浅粗大,直径约 2.5cm,多处于开张状态,浅面无重要组织器官解剖结构,穿刺易成功;可以重复多次穿刺应用。

2. 禁忌证　①局部感染;②锁骨和肩胛外伤患者;③胸廓畸形或有明显肺气肿;④凝血障碍者;⑤上腔静脉综合征;⑥应用起搏器的患者;⑦多发性血栓性静脉炎。

3. 体位　同颈内静脉穿刺,头低 $10°～20°$。

4. 穿刺置管方法　穿刺可经锁骨上及锁骨下两种进路。

(1)经锁骨下进路:于锁骨中、内 1/3 交界处,紧靠锁骨下缘进针,针尖指向锁骨胸骨端的后上缘前进;或于锁骨中心,在锁骨下缘一横指处,针尖指向胸骨上切迹进针,即可刺入静脉。若未刺中,可退针至皮下,使针尖向甲状软骨前进。在穿刺中,针与胸壁呈水平位,预防过深引起并发症。有一定概率的气胸并发症,是较少采用的主要原因。

(2)锁骨上进路:在胸锁乳突肌锁骨头的外侧缘与锁骨上 1cm 的相交点为进针点,针与锁骨或矢状面(中线)成 $45°$,在冠状面针保持水平面或向前偏 $15°$指向胸锁关节前进,通常进针 1.5～2.0cm 即可进入静脉。静脉较为浅在,易于刺中,误伤臂丛神经,或误刺胸膜及锁骨下动脉的机会较少。故安全性可有保证,成功率较颈内静脉为高。

5. 穿刺管理要点　锁骨下穿刺须注意以下两点。

(1)用透皮针开道:用透皮针戳的皮肤口要大,使套管针通过皮肤、皮下组织无明显阻力,保护外套管不被组织引起裂开或卷曲,使穿刺容易成功。

(2)预防并发症:预防空气栓塞、血肿、感染等。

三、双导管穿刺及置管

双导管指一条静脉内置入两根导管或两条静脉各置一管,是大量输液,或同时输入不同营养液或药物时的需要。若保护良好,导管可放置 8 周。一条静脉置入双管,有多种方法。

1. **两点穿刺**　通常多用锁骨下静脉,或同时自锁骨上、下进针,置两管。

2. **利用导丝**　用导丝的具体做法:①先做静脉穿刺,置入导丝;②顺导丝再次做穿刺,将套管针的外套管留置,针芯拔去;③用长导管套入导丝,插入至上腔,退出导丝;④将导丝置入第 2 针的套管,拔去套管,顺导丝套入第 2 根长导管至上腔,再退导丝,完成操作。

3. **穿刺管理要点**　注入导丝或导管仅至上腔静脉而止,若进入心室和心房,可能导致心律失常或心搏骤停。

四、周围动脉穿刺及置管

1. **适应证**　外周动脉穿刺后,将针留置或置入导管,为血流动力学有创监测的重要途径之一,应用较广,多用于如下情况。

(1)连续有创动脉压监测:重症患者做持续的直接动脉压监测,包括循环功能不全,体外循环心内直视手术,大血管外科及颅内手术等,了解危重患者瞬间的血压变化。

(2)控制性降压时血压监测:拟行控制性降压者,连续监测降低的血压值。

(3)休克患者等抢救时监测血压:严重低血压、休克和需反复测量血压的患者。或间接测压有困难者,脉压狭窄难以测出者,动脉直接测压,可准确地测量。

(4)采取血样标本:采动脉血样标本做血气分析和 pH 测定者,可减少动脉采血的困难、穿刺不适和频繁的穿刺损伤,提高测量数据的准确性。

(5)监测心排血量:用染料稀释法测量心排血量。

(6)抢救复苏:紧急时用作动脉输血、输液,是紧急抢救的措施之一。

(7)液体过荷抢救:液量过荷时,用作紧急放血的通道之一。

(8)鉴定升压药的效果:鉴定某血管收缩药的疗效时,宜连续监测动脉内压力,这是进行科学研究的方法之一。

2. **动脉的选择**　一般选择中等粗细、较表浅的动脉血管,常选用桡动脉、肱动脉、腋动脉、尺动脉、股动脉、足背动脉等。最常选用的为桡动脉穿刺或直视穿刺置管。具体操作、注意事项及常见并发症见有关麻醉著作。

3. Allen 试验 为了预防桡动脉穿刺测压不会影响掌浅弓的血供。在施行桡动脉压直接监测穿刺前，应做 Allen 试验。

(1)标准:用 Allen 试验估计尺动脉的掌浅弓血流,正常$<5\sim7s$,平均 3s。$0\sim7s$ 为血供良好,$8\sim15s$ 为可疑,$>15s$ 为血供不足。$>7s$ 为 Allen 试验阳性。不宜选桡动脉穿刺行直接动脉压监测。

(2)操作:患者前臂上举,令做交替握拳及放松动作,然后紧握拳,以尽量驱走手内血液。术者用两拇指紧按压腕桡、尺动脉部位,以阻断手部血供。令患者松拳,此时见手掌面苍白,无血色,示驱血有效。术者放松压迫尺动脉的拇指,桡动脉仍紧压不放,在 5s 内,如见全部掌面红润,示尺、桡动脉之间有侧支,可做桡动脉穿刺,否则不能穿刺。

4. 指脉搏容积波法 指脉搏容积波(尺桡、尺、桡指脉搏)测试来自尺动脉的掌浅弓的血供,较 Allen 试验更加可靠科学。

五、超声引导下桡动脉可视穿刺置管术

床旁超声技术的诊断及操作准确度较高,能减轻患者焦虑及不适,减少操作相关并发症。与盲法下穿刺置管相比,超声引导下桡动脉可视穿刺置管穿刺成功率高,且节省时间。

(1)消毒超声探头:一人用蘸有消毒液的无菌纱布擦拭超声探头,另一人在不污染无菌手套的情况下,用内侧底部涂有无菌凝胶的透明袋接过包裹探头。

(2)穿刺部位的选择:保证探头在 $5\sim13MHz$ 的频率下开始评估血管。确保探头左侧所处部位的显影在屏幕左侧。起自腕部,对前臂侧面进行横向扫描,在桡骨茎及桡侧腕屈肌之间确定桡动脉及伴随静脉。必要时,应用光压鉴别动脉及静脉(静脉是塌陷的,而动脉是鼓起的)(图4-1)。确定桡动脉后,进一步调整,使血管与周围组织对比更分明。调整深度,使桡动脉成像处于屏幕中央位置,清晰可见。从腕部扫描至肘窝,注意观察是否存在动脉纤曲及钙化。穿刺部位则选在血管直径最大及钙化程度最低部位。

(3)横断面定位下插管:确定穿刺点后,移动探头位置使桡动脉成像处于屏幕中央位置。对穿刺部位皮肤进行局部麻醉后,以 $45°\sim60°$ 角插

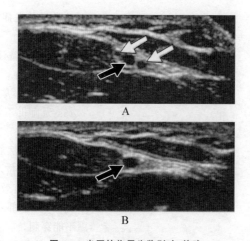

图 4-1　光压的作用为鉴别动、静脉

桡动脉（A. 黑色箭头）横断面可见有静脉伴随（白色箭头）。超声波
探头的光压可引起静脉塌陷但不影响动脉，动脉仍可见（B. 箭头）

入留置针。轻微挑动留置针，并调整探头保证针头在屏幕上清晰显影。
针尖向动脉推进过程中，注意倾斜探头，保证针尖一直可见。每隔一定时
间确定针尖位置，保证其一直在动脉血管上方。留置针插入血管腔后，检
查其反应（图 4-2），或有无血液回流，确定针尖位置正确。调整留置针至
水平，以再次确定针尖位于血管内。保持留置针内细针位置不变，将套管
继续向前推进，其后撤出留置针内细针，并将压力传感器与留置针套管
连接。

　　(4)纵向定位下插管：纵向定位的情况下也可进行插管（图 4-3）。超
声波探头纵向确定血管位置。桡动脉成像处于屏幕中央位置后，旋转探
头 90°。在屏幕中央可见动脉，可见长轴及血管最大直径处。以 15°～30°
角进针，使针尖与血管长轴保持平行向前推进。如果屏幕上不见针头显
影，其可能是在血管壁或血管外，回撤留置针，但不完全撤出，只调整角度
使针尖显影可见于屏幕。再次向前推进，直至其进入管腔，并见回血。保
持留置针内细针位置不变，将套管继续向前推进，其后撤出留置针内细
针，并将压力传感器与留置针套管连接。

　　(5)并发症：超声引导下桡动脉可视穿刺置管的主要挑战在于鉴别

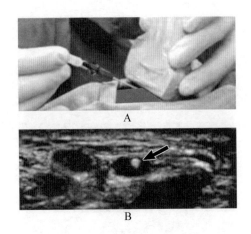

图 4-2　横断面定位下插管

超声波探头横断面定位下(A),细针插入桡动脉(B. 箭头)

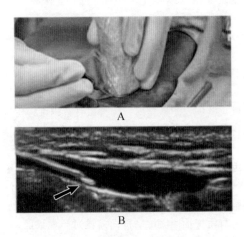

图 4-3　纵向定位下的插管

超声探头纵向定位(A)桡动脉,针尖刺入桡动脉(B)

针尖和针体,其在屏幕上都以白点显示。缺少经验的医师认为的显影通常来自针体,而针尖很可能已经穿过动脉,引起深部组织损伤(图 4-4)。

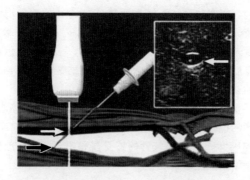

图 4-4　正确鉴别针尖与针体成像

屏幕上的白点可能是针体。此时，针尖很可能已经穿过桡动脉刺入更深处组织。屏幕上可见的是针体(白色箭头)而非针尖(黑色箭头)

因此，在插入留置针时，要保证针尖一直可见。桡动脉插管中会遇见的另一挑战是动脉痉挛，使进针存在阻力。如果发生动脉痉挛，应再次在近心端重新确定穿刺点或应换至对侧手臂。

六、测定肺动脉压穿刺及置管

1. 微导管　导管经周围静脉插管入肺动脉。

2. 气囊漂浮导管　目前临床上多经皮由颈内静脉或锁骨下静脉穿刺插管。详见第 8 章第一节七、肺动脉楔压监测。

第六节　气管内插管应激反应的预防

现代麻醉的基本条件和目的之一，就是麻醉前要降低、预防和控制围麻醉期的应激反应，增加围麻醉期患者的安全性。对气管插管应激反应的危害应予以重视预防。

一、麻醉应激反应概述

应激是机体对手术和外来刺激所表现出来的一种复杂的、代谢的、激素的和血流动力学的保护性反应。应激反应是指机体受到强烈刺激而发生的以交感神经兴奋和丘脑下部-腺垂体-肾上腺皮质功能增强为主要特点的一种非特异性防御反应。围术期应激反应是麻醉和手术共同面临的临床实际问题。应激反应起初可防止机体的进一步损伤,但长时间的应激可产生不良后果,出现高血压、心动过速、释放皮质素、细胞素和淋巴因子及产生代谢紊乱等。

麻醉和手术的创伤和心理因素作为应激源可引起机体的强烈反应。气管内插管术的操作刺激气管黏膜会产生显著的心血管应激反应,为喉镜暴露声门与压迫口、咽、喉、气管的感受器和插管刺激引起防御性神经反射所致。是潜在危险因素之一。

(一)应激反应的机制

围术期应激反应的确切机制未明,主要与以下因素有关。

1. 神经刺激　插管刺激引起全身躯体和内脏自主神经反射,插管时交感神经过度兴奋。

2. 体液因子　插管刺激使血中儿茶酚胺等增高,如儿茶酚胺、促肾上腺皮质激素(ACTH)、胆碱乙酰化酶(CH)、5-羟色胺(5-HT)、组胺、P-LPH、β-EP、皮质醇、血栓素 A_2(TXA$_2$)等体液增加,会严重改变和影响生理功能。

(二)临床表现

插管时表现为血压升高、心率加快、外周和肺循环血管阻力升高、心律失常、心电图缺血性改变等心血管不良反应。

(三)降低应激反应的措施及优点

麻醉前增强抵抗力,使患者处在最佳状态;阻断向心的手术刺激;用心理治疗和药物干预的方法抑制应激反应。其优点如下。

(1)保持血流动力学稳定,使心肌氧供需平衡。

(2)抑制体液活性物质释放,如儿茶酚胺、皮质激素等。

(3)改善缺血引起的心功能不全,减少心肌缺血发生及严重程度。

(4)保持血糖在正常范围,减少分解代谢,预防负氮平衡。

(5)增强免疫系统功能,保护人体内吞噬细胞(NK-C)功能,减少术后感染并发症。

(6)实施控制性降压,可减少出血和输血及其并发症。

(7)超前镇痛作用,增加镇痛药的镇痛效果。延长术后镇痛时间。

(8)保护纤溶机制,防止高凝状态和血栓形成。

(9)减少术后氧耗,缩短术后通气支持疗法。

(10)转归好,可提高存活率,降低病死率。

二、围麻醉期应激反应的调控

(一)麻醉前调控

麻醉前调控和降低应激反应,对预防围术期心脑血管意外发生十分重要。从患者被告知接受手术治疗开始,术前应做到以下几个方面。

1. 术前访视　针对患者的精神顾虑,耐心解释,帮助患者消除各种疑虑、恐惧和焦虑,降低术前应激反应。

2. 药物控制和干预　麻醉前应用地西泮、咪达唑仑、巴比妥类药、麻醉性镇痛药等,均能显著降低术前应激反应。

3. 基础麻醉　基础麻醉可消除病儿与父母分离的痛苦。

(二)全麻诱导期控制

对喉镜窥视和全麻诱导气管内插管引起的显著血压升高、心率加快等循环系统不良反应,可用下面药物控制和干预。

1. 表面麻醉　喷入 4% 利多卡因于患者咽、喉、气管内,在置入喉镜前 2min,静注利卡多因 2mg/kg,可有效地预防气管插管反应。

2. α 和 β 受体阻滞药　是针对血压升高、心率加快的治标药物。

(1)安替洛尔(Atenolol):β 受体阻滞药,拮抗儿茶酚胺。50～100mg 术前 2～4h 口服,减轻插管时心率增快和血压增高效果优于普萘洛尔。

(2)拉贝洛尔(Labetalol):α 和 β 双重受体阻滞药。可降低卧位时的血压和周围血管阻力,不降低心排血量和心搏量。冠心病者麻醉前 12h 静注 0.1～0.5mg/kg,随后持续输注 0.1mg/(kg・h)至诱导前。插管时心率、平均动脉压(MAP)、收缩压心率乘积(RPP)显著降低。

(3)埃斯莫洛尔(Esmolol):超短效 β_1 受体阻滞药,选择性作用于心脏。麻醉前静注 100～200mg 或 2mg/kg,均能显著抑制插管反应。

3. 降压药　是拮抗血压升高的治标方法。

(1)三磷腺苷(ATP):直接降低血压。将其 1～2mg/kg 稀释成 10ml,在琥珀胆碱之后静脉注射,收缩压(SP)、心率和 RPP 与术前比无显著差异。注意其降解后产生磷酸,后者与钙镁离子结合致明显心动过缓或心律失常。

(2)硝酸甘油(NTG):自鼻腔滴入,0.75μg/kg,滴鼻后,插管时平均动脉压和 RPP 明显降低。适用于缺血性心脏病和心功能不良者。

(3)硝酸异山梨醇(Isosorbide Dinitrate,ISDN):$80\mu g/kg$,或 $10\sim$ $20mg$ 溶于 $250ml$ 溶液中输注,$20\sim40\mu g/min$,在置喉镜时使用,恰好抑制升压反应。

(4)曲咪芬(Trimetaphan,TMP):短效交感神经阻滞药。$0.5\sim$ $1mg/kg$,静注,或 $250mg$ 加入 5% 葡萄糖液 $250ml$ 内($1mg/ml$)输注,有抑制 RPP 效果。

(5)可乐定(Clonidine):中枢 α_2 受体激动药,口服后吸收 $70\%\sim$ 80%,$30\sim60min$ 产生降压效果明显。麻醉前口服 $4\sim5\mu g/kg$,可有效地控制术前高血压。可预防和减轻气管插管应激反应,与咪达唑仑联用效果更好。

(6)乌拉地尔(压宁定,Urapidil):$0.5\sim0.6mg/kg$,静注,能抑制插管反应。快速静注效好。降血压有一定限度,不会发生低血压危险,相当安全。

(7)硫酸镁:于诱导前静注 $60mg/kg$,能抑制血压升高和心率加快、血浆儿茶酚胺水平升高。镁离子降低细胞兴奋性,减少交感神经递质释放,直接舒张血管平滑肌,也有松弛横纹肌作用。

4. 镇痛药　麻醉性镇痛药在预防插管反应上既治标又治本。

(1)吗啡类:吗啡 $0.1\sim0.2mg/kg$,或哌替啶 $1\sim2mg/kg$,麻醉前静注,抑制插管反应及儿茶酚胺释放。

(2)芬太尼类:芬太尼 $3.5\sim8\mu g/kg$,阿芬太尼 $15\sim75\mu g/kg$,舒芬太尼 $0.5\sim1\mu g/kg$,洛芬太尼(Lofentanil,R34995)$0.6\sim1\mu g/kg$ 和瑞芬太尼(Remifentanil)$1\mu g/kg$ 加 $80mg$ 丙泊酚静注麻醉诱导,显著抑制插管反应。

(3)其他:如丁丙诺非 $8\mu g/kg$、二氢埃托啡 $0.6\sim0.8\mu g/kg$ 和丙泊酚 $2.5mg/kg$ 麻醉诱导气管内插管静注,均抑制插管反应。

5. 钙离子通道阻滞药　抑制血管平滑肌膜钙离子内流而扩张血管(动脉)和负性心肌变时变力作用来拮抗插管反应,起治标作用。

(1)硝苯地平(NIF):诱导前 $10min$ 舌下含服 $10mg$,或 NIF $10mg$ 用生理盐水配成 $2ml$ 悬液,诱导前 $5min$ 滴鼻,能预防插管反应。

(2)维拉帕米:$5\sim10mg$ 以 5% 葡萄糖液稀释后,静注 $0.1\sim$ $0.15mg/kg$,可有效地预防插管时血压升高,除心率增快外;血压、MAP

及 RPP 均无明显变化。适用于插管困难、有脑瘤或主动脉瘤的患者。不适于缺血性心脏病、传导阻滞和循环功能低下的患者,因其抑制窦房结和房室结的自律性和传导性。

(3)地尔硫草:插管前 1min,缓慢静脉注射 0.2~0.3mg/kg,MAP、RPP 显著降低,心率升高。

(4)尼卡地平:按 10~30μg/kg,于置管前 1min 静注,插管前、中、后期循环系统非常稳定。是预防插管反应较安全、有效、合适的钙通道阻滞药。

(5)其他:尼群地平 10~20mg、尼莫地平 15~20mg 口服等,均有效抑制插管反应。

6. 联合用药　以取长补短、复合诱导用药的原则,预防气管内插管时的心血管应激反应。

(三)加深麻醉或改进插管方法

1. 加深麻醉　麻醉抑制应激反应。诱导时加大吸入麻醉药的浓度,可有效地减弱气管内插管的应激反应。但不适于缺血性心脏病或心力衰竭等患者。提高监测手段,保证插管时有一定麻醉深度。

2. 改进插管技术　技术熟练,缩短喉镜显露声门和插管的时间,可减弱插管反应。故要加强学习,平时苦练基本操作,这对初学者尤为重要。

3. 复合麻醉　一些重大手术选用硬膜外麻醉与全麻合用,可减弱插管反应。

第 5 章 麻醉方法

第一节 局部麻醉

在保持患者意识、神志清醒的情况下，注射局麻药（LA）于身体局部，使其局部的感觉神经传导功能暂时受到阻滞，产生可逆性感觉丧失，叫局部麻醉，简称局麻。其特点是：①患者保持清醒，能发挥其主观能动性；②阻滞是完全可逆的；③不产生组织损害，对机体生理扰乱小，并发症少，术后患者可早期活动，减少术后不适；④具有操作简便、安全、易行、术后有一定程度的镇痛作用、减轻手术创伤所致的应激反应及恢复快等优点；⑤以局麻药为基础的镇痛方法是最常用的方法之一。许多手术均能在局麻下顺利完成。

一、概述

（一）分类

局部麻醉方式分为表面麻醉、局部浸润麻醉、局部区域阻滞麻醉、神经阻滞麻醉、神经节阻滞麻醉、静脉局部麻醉、骨髓内局部麻醉和局部低温麻醉 8 类。神经阻滞麻醉包括神经干阻滞、神经丛阻滞、腰麻和硬膜外阻滞。

（二）麻醉前准备

1. 禁食　成人术前 6～12h，儿童术前 4～8h。禁饮 4h。

2. 用药　同其他麻醉，麻醉前常选用颠茄类、镇静药、镇痛药等。小儿用基础麻醉。

3. 心理治疗　包括安慰和解释等。

（三）常用局麻方法

1. 表面麻醉　指用局麻药与黏膜或皮肤直接接触后，被吸收阻滞浅表神经末梢所产生的麻醉作用称为表面麻醉。据操作法的不同,又分为喷雾法、填充法、涂抹法和点滴法等。只能用于黏膜,而皮肤效果较差(不能使皮肤的感觉完全消失)。1884 年 Koller 首次在角膜手术中用可卡因行表面麻醉。

2. 局部浸润麻醉 沿手术切口线分层注射局麻药,阻滞组织神经末梢的麻醉作用称为局部浸润麻醉。是临床上最常用的局麻方法之一。

3. 区域阻滞 局部区域阻滞的简称。将局麻药注射于手术野的四周和底部,以阻滞手术野的神经干和神经末梢,使手术野得到完善的麻醉作用称为区域阻滞麻醉。多适用于门诊小手术、身体情况差的虚弱患者或高龄患者手术等。

(四)局麻药选择

1. 依据

(1)安全:结合病情和药理,选择对机体影响最轻、危害最小的药。不应超过安全剂量和浓度,选用浓度最低而有效的局麻药。

(2)有效:选用对感觉阻滞具有更高的选择性、浓度合适、药物勿过期失效、效果佳的局麻药。

(3)作用时间:持续时间长短合适的局麻药,若手术时间长时,可加适量肾上腺素,以延长其阻滞作用时间。

(4)部位:哪个部位的手术,阻滞哪种神经,神经粗细,有无髓鞘保护等,都对局麻药的要求不一。

2. 与血管收缩药伍用 局麻时,局麻药中常需加入肾上腺素等血管收缩药。

(1)好处:除可卡因以外,局麻药皆有血管扩张作用,将肾上腺素或其他血管收缩药加入局麻药中,可拮抗血管扩张作用。

(2)目的:伍用目的是延长局麻药的麻醉作用时间和药效;减少局麻药的用量和其中毒反应的发生;对某些局麻药中加入血管收缩药可预防血压下降(如硬膜外用药中加麻黄碱);减少出血。

(3)常用血管收缩药物:临床上局麻药中常加用肾上腺素、去甲肾上腺素、麻黄碱、甲氧明、去氧肾上腺素(新福林)等,但以肾上腺素功效最好。

3. 加用肾上腺素的注意事项

(1)临用配制,现用现加。打开安瓿后,色泽变黄者弃用。

(2)药量严格限制:即使药量已很少,但也能使局部血管极度收缩,致组织坏死等严重并发症(叫作肾上腺素反应或肾上腺素并发症)。一次用量<0.25mg。浓度为1/20万为宜。不要用1/10万,个别患者对肾上腺素高度敏感,容易出现全身性反应。含肾上腺素的局麻药可用于皮下注射、皮下浸润、神经阻滞、腰麻和硬膜外麻醉等;但腰麻和硬膜外麻醉的局麻药中,还是不用为好,以免引起血管极度收缩,而招致脊髓缺血性损害和截瘫等严重并发症。

(3)药量须绝对准确:用皮试针头或小针头,经仔细计算后细心点滴加入,用一般针头点滴,所用药量常不可靠。

(4)禁用于特殊患者和特殊部位:加用肾上腺素的局麻药要禁用于高血压、冠心病、甲亢等特殊的患者;也禁用于缺乏侧支循环的耳垂、指(趾)端、鼻尖、阴茎等处;产妇分娩、氟烷全麻、血管栓塞性脉管炎等情况,也禁用。

(5)预防局麻药中毒:注意局麻药的浓度和用量,注射前常规"先回抽",避免局麻药直接注入血液循环。

4.常用局麻药的选择 常用局麻药的用量、特性和药效见表5-1。

(五)静脉局麻

在肢体的血液循环暂时阻断的情况下,将局麻药注入远端肢体静脉内,使该肢体起到局部麻醉作用的方法,叫静脉局部麻醉法(IVRA)。是一种老方法。

1.施行方法 先将患肢抬高5min,并用驱血带驱血,后将肢体近端扎一止血带,以阻断血液循环;在止血带的远端选择一静脉穿刺,注入0.25%普鲁卡因 100～150ml(或 0.5% 60～80ml,上肢),下肢注入0.25%普鲁卡因 150～300ml(或 0.5%80～150ml),注入后 5～15min起麻醉作用。或2%利多卡因 3～7ml。局麻药也可选用 0.25%利多卡因1.5mg/kg 或 0.5%利多卡因 3mg/kg。且 0.25%利多卡因加入芬太尼1μg/kg与泮库溴铵 0.5mg,有 100%镇痛效果,与利多卡因 3mg/kg 麻醉效果相同,减少了局麻药用量与潜在毒性。也用丙胺卡因。

2.技术特点 仅能用于四肢手术,先上止血带,最好用双气囊止血带,充气达 300mmHg,四肢以外不能用此法;上止血带后静脉空陷,穿刺困难;同时将对侧前臂静脉穿刺用于输液。止血带解除后,麻醉作用迅速消失。

表 5-1　常用局麻药药理特性、剂量和药效

| 药名 | 药物浓度及一次最大量 | | | | | 毒性 | 效能 | 药理特性 | | | | |
	表面麻醉	局部浸润	神经阻滞	硬膜外	腰麻			脂/水系数	血浆蛋白质结合	pKa	起效时间	作用持续时间(h)
可卡因 Cocaine	4%~10% 100~200mg	忌用	忌用	忌用	忌用	4.2~6	1.5	—	—	8.7		1.0~2.0 收缩血管
普鲁卡因(奴夫卡因)Procaine	一般少用 6%~10% 10~15ml 尿道、气管内	0.25% 500ml, 0.5% 200ml, 1% 80ml, <1000mg	2% 35ml, 1% 80ml, <600mg	3%~ 4% <800mg	5%~ 7.5% 150~180mg	1	1	0.6	5.6%	8.9	2~3 min	0.5~1.0 扩张血管
丁卡因(地卡因、邦妥卡因)Dicaine	0.5%~2% 40~60mg 2%肛门、尿道、气管内 少用	0.05% 0.1% <100mg 少用	0.15% 0.25% 50~ 60ml 60~ 90mg	0.3% 0.33% 50~60ml <90mg	1% 5~ 15mg	8~ 20	8~ 10	80	75%	8.1	> 5min 10~ 20min	2~3.0 扩张血管, 吸收迅速

（续　表）

药名	药物浓度及一次最大量					药理特性						
	表面麻醉	局部浸润	神经阻滞	硬膜外	腰麻	毒性	效能	脂水系数	血浆蛋白质结合	pKa	起效时间	作用持续时间(h)
辛可卡因（纽白卡因，地布卡因，苏夫卡因）Dibucaine 或 Nupercaine 或 Cinchocaine 等	0.1%～0.5% 20～40mg软膏 0.3%～0.5%	0.02%～0.1% 25mg 少用	0.1%～0.15% 10～30ml 少用	0.15% 10～30ml 少用	0.5% 2.5～10mg	20～30	20～30	—	—	8.39	12～20min	3～5，对尿道，口腔黏膜无作用
利多卡因（赛罗卡因，锡洛卡因）Lidocaine	1%～2% 或 2%～8% 500mg 咽，喉，气管 2%胶冻尿道	0.25%～0.5% 500mg <8mg/kg	1%～1.6% 400mg	1.2%～2% 500mg	2%～5% <120mg	1.5～2	1.5～3	2.9	64%	7.8	1～5min	0.5～0.75～1～1.5，表麻，浸透扩散能力强

（续表）

药名	药物浓度及一次最大量					药理特性					
	表面麻醉	局部浸润	神经阻滞	硬膜外	腰麻	毒性　效能	脂/水系数	血浆蛋白质结合	pKa	起效时间	作用持续时间(h)
氯普鲁卡因（2-氯普鲁卡因）Chloroprocaine	不用	0.25%~0.5%·1%，800mg,20~85mg/kg	2% 800~mg	2%~3% 800~1000mg	不用 或用5%,有神经毒性	0.5~1.5~ 1 2.4	0.14	—	8.7	1~3min	0.5~1,禁与丁哌卡因,依替杜卡因合用。用于产科
甲哌卡因（卡波卡因,美匹瓦卡因）Carbocaine或Mepivacaine	1%~2%	0.25%~0.5% 400mg	1%~2% 400~500mg	1%~2% 300~400mg	不用 4%	1.5~1.5 2 ~2	0.8	71%	7.6	1~3min	1~3,不加肾上腺素,不适于产科
丁哌卡因（丁哌卡因,丁呱卡因,麦卡因）Bupivacaine或Marcaine等	不用	0.125%~0.25% 90~100mg <2mg/kg	0.25%~0.375% 0.5% 100~150mg	0.5%~0.75% 100~150mg	0.5% 7.5~15mg	4~6 15(16) (8)	27.5	95%	7.7	5~10~20min	>3 (3~7),时间长安全,用于孕妇,心脏毒性大,用于腰麻

（续表）

药名	药物浓度及一次最大量					药理特性						
	表面麻醉	局部浸润	神经阻滞	硬膜外	腰麻	毒性	效能	脂/水系数	血浆蛋白质结合	pKa	起效时间(min)	作用持续时间(h)
三甲卡因（美素卡因）Trimecaine 或 Mesocaine	不用	0.125%~0.5% 500ml,1%100ml	1%~2% 20ml	1%~2% 20ml	不用	<1.5	>1.5	—	—	—	1.0~1.5	1~3
依替卡因（依铁卡因）Etidocaine 或 Duranest	不用	0.5% 200mg 4mg/kg	1%~1.5% 140~300mg	1%~1.5% 140~300mg	不用	1.5~4	6~8	140	94%	7.7	5~15	3.5~6，起效快，时间久，肌松满意
丙胺卡因 Prilocaine 或 Citanest	4%	0.5%~1% <400mg，<8mg/kg	1%~2% <300mg，<6mg/kg 或<600mg	1.5%~3% <600mg	2%~5%，0.6~2ml <400mg	1.5~4	2~4	0.4	55%	7.9	1~2（5~7.5）	1~1.5，可用于甲亢，起效慢

（续　表）

药　名	药物浓度及一次最大量					毒性	效能	药理特性				
	表面麻醉	局部浸润	神经阻滞	硬膜外	腰麻			脂/水系数	血浆蛋白质结合	pKa	起效时间(h)	作用持续时间(h)
哌罗卡因（美替卡因）Piperocaine 或 Metycaine	2%~4%	0.5%~1%	1%~2%	1%~1.5%, 骶部阻滞30ml	3%1ml+5%右糖2ml 30mg	1.4	1.4	—	—	9.8		1
罗哌卡因（丙哌卡因, 耐乐品, 洛哌卡因）Ropivacaine 或 LEA-103	不用	0.25%~0.5% 20~40~100ml, 2~200mg	0.5%~0.75% 1~30ml·50~100mg, 或 1.9~3.28 mg/kg	0.5% 30ml, 0.75% 25ml, 1% 20ml 100~200mg	1%	1.0	15	26	95%	8.0	4~10min	3~8, 可用于产科术后镇痛, 不加肾上腺素

3. 麻醉管理　加强临床观察,监测血压、心率和 SpO_2。术中、术后松开止血带后,观察 2h,患者应无不良反应及后遗症。止血带不应于注药 30min 内解除,否则会引起局麻药中毒反应。此法现已少用。但与其他麻醉方法比较,有成功率高、操作简便、易行及并发症少等优点,适用于 2h 以内的四肢短小手术,特别是 10～20min 的单纯手部外伤和单个手指等手术。术后应缓慢、分次松开止血带。

(六)骨髓内局麻

为静脉局麻的改进。其优点为没有结扎止血带后寻找静脉的困难,局麻药注入骨髓后再经血管扩散。

1. 施行方法　于患肢抬高数分钟后,于高位扎止血带(也可先用驱血带缠绕肢体驱血后再扎)。严密常规消毒后,用骨髓穿刺针于骨松质或干骺端穿刺。

(1)常用穿刺部位有:第 1 掌(跖)骨头,尺桡骨茎突,胫腓骨下端(内外踝),尺骨鹰嘴突,胫骨结节,跟骨内。

(2)穿刺:注入部位要有 3 个条件:①皮质较薄或骨松质部位;②离表皮较近,且无重要神经和血管分布;③离上止血带较远的部位。

(3)局麻药用量:上肢可注入 0.5% 普鲁卡因 40～60ml,下肢手术可注入 0.5% 普鲁卡因 60～100ml。局麻药内可加入 1:20 万肾上腺素,以延长麻醉时间,预防放松止血带后术后疼痛恢复过早。麻醉药注射完毕 15～20min 后作用完全。麻醉作用产生后,于第 1 根止血带下面,重扎 1 根止血带,解去第 1 根止血带,可以避免止血带的压迫痛。

2. 并发症防治　骨髓内麻醉不是一种理想方法,有一些潜在并发症,应予以防治。

(1)局麻药中毒反应:松止血带后,普鲁卡因有可能大量进入血液循环,出现中毒反应,如发生寒战、头晕、恶心呕吐等症状,手术结束前,皮下注射苯甲酸钠咖啡因 0.25g,可预防以上症状发生。

(2)骨髓炎:消毒不严格而感染,引起炎症和骨髓炎。

(3)脂肪栓塞:由于加压注入局麻药后,使骨髓内脂肪进入血液循环所致。症状为抽搐,意识丧失,脸色苍白,呼吸促迫,脉搏细弱,但少见。

(4)药物不良反应:局麻药往往出现不良反应,详见第 10 章第一节围麻醉期局麻药反应的防治。

二、麻醉镇静技术

麻醉镇静技术是指使用一种或多种药物,对患者中枢神经系统产生抑制,而使手术得以完成的麻醉技术,能使患者遗忘、抗焦虑,并达到不同程度的镇痛、镇静和催眠作用,或使其在舒适的安眠中度过手术,是医学发展、提高医疗质量和患者满意度的需要;也是近年来麻醉领域临床工作研究的热点之一。又称快通道麻醉和"办公室麻醉"。

（一）镇静目的及临床意义

1. **镇静目的**　镇静是以心理的或作用于中枢神经系统(CNS)的药物,对人体精神活动所产生的一种抑制效应。其目的为:①降低危险性;②缓解或消除焦虑心情;③使患者部分或完全遗忘;④缓解或消除疼痛及其他有害刺激,为手术或诊疗操作提供一个安全满意的条件。

2. **临床意义**

(1)增加了患者舒适度:使用镇静可增加局麻和区域麻醉下手术患者的舒适度。

(2)恢复迅速,并减少恶心呕吐不良反应,减少并发症,也减少了术后重症监护,且加强术后镇痛。

(3)阿片类和非阿片类镇痛药并用镇静药,可以加强镇痛。

(4)提高麻醉质量,降低应激反应,保持血流动力学稳定,抑制激素释放等,以保证手术安全。

(5)新型短效麻醉药的问世、TCI、BIS 和心率变异指数(HRVI)的出现,均有利于麻醉镇静技术的开展。

（二）常用镇静药物

1. **基本要求**　理想的镇静药应具备如下特点。

(1)快捷,起效快,作用迅速。

(2)有效,剂量-效应可用其镇静、催眠作用预测。

(3)安全,对呼吸和循环抑制轻。

(4)苏醒快,半衰期短,停药后恢复迅速。

(5)无活性代谢产物,排泄不经肝、肾。

(6)与其他药物不发生相互作用,对其他器官无毒性作用。

(7)价格低廉,易于保存和使用。

2. **静脉麻醉镇静药**　包括局麻药,镇静、催眠药,麻醉性镇痛药,抗焦虑药等。常用静脉麻醉镇静药见表 5-2。

表5-2 常用静脉镇静药物的药动学和剂量

药　物	分布容积 V_{DSS} (L/kg)	半衰期 $t_{1/2}$ (h)	治疗浓度 C_{SS} (μg/ml)	血浆清除率 CL[ml/(kg·min)]	常　用　剂　量
阿片类					
吗　啡	3	2~3	0.02~0.2	14	8~10mg 肌注或 0.05~0.1mg/kg 静注
哌替啶	4	2.5~4.4	0.3~2.0	11	50~100mg 肌注 或 1mg/kg 静注
芬太尼	4	4.2	0.002~0.035	13	0.05~0.1mg 肌注或 2~5μg/kg 静注
阿芬太尼	0.7	1.2~1.5	0.05~0.5	6	0.5~1.0mg 肌注或静注
舒芬太尼	2.5	2.5	0.0002~0.002	11	5~15μg 肌注或静注
瑞芬太尼	0.39	0.16	—	—	0.5~1.0μg/kg 静注·0.25~0.5μg/(kg·min)维持
纳布啡	—	3~6	—	—	100mg 肌注或静注
布托啡诺	—	2.5~3.5	—	—	2mg 肌注·或 1mg 静注
巴比妥类					
硫喷妥钠	2.5	5.1~11.5	5~20	3	3~6mg/kg 静注或 5~10mg/kg·肌注

（续 表）

药　物	分布容积 V_{DSS} (L/kg)	半衰期 $t_{1/2}$ (h)	治疗浓度 C_{SS} (μg/ml)	血浆清除率 $CL[ml/(kg \cdot min)]$	常 用 剂 量
美索比妥	1.13～2.1	1.5～4.0	1～4	11	1～2mg/kg 静注或 50～250mg/h 静注
丙泊酚	2	0.92	1～10	30	2.5～6mg/(kg·h) 静注
依托咪酯	4	3.88±1.11	0.1～0.5	17	0.0025～0.3mg/kg 静注
氯胺酮	3	2～3	0.5～2.5	18	4mg/kg 肌注或 0.2～1mg/kg 静注
水合氯醛	—	7～10	—	—	25～100mg/kg 口服
苯二氮䓬类					
地西泮	1～1.5	25～50	>0.6	0.45	0.05～0.25mg/kg 口服或 5～10mg 肌注或静注
咪达唑仑	1.5	2～4	0.05～1.0	7	0.3～0.7mg 口服或 0.035～0.15mg/kg 静注
α_2 受体激动药					
可乐定	2.1	8.6	0.00135	3.1	300μg 口服或肌注或 5μg/kg 口服或静注

3. **吸入麻醉药** 吸入氧化亚氮(30％～50％)辅助局麻或区域麻醉镇静效果好,恩氟烷、异氟烷、七氟烷和地氟烷等也有许多理想镇静药的特点。但是国内临床上很少应用,因为麻醉气体可造成对手术室环境污染;目前有简单、方便、超短效的静脉镇静药方法可代替。

(三)镇静深度分级和评价方法

根据美国牙科协会(ADA)定义:①清醒镇静是指用药理和非药理的方法最小抑制意识的一种状态,即清醒、舒适、放松状态;②患者可独立保持连续的气道通畅,对语言命令和生理刺激有正常的反应;③深度镇静指用非药理或药理的方法,单用或联合应用后,患者意识受到严重抑制的可控状态,部分保护性反射消失,不能按外在命令做出反应。即无意识、催眠状态。镇静药均产生剂量依赖性抑制中枢神经系统,从清醒镇静至深度镇静是一个连续过程。

1. **镇静深度分级** 根据英国 Wilson 等学者提出的将镇静分为五级:Ⅰ级:完全清醒,定向力好;Ⅱ级:瞌睡;Ⅲ级:闭目,回答问题清楚;Ⅳ级:入睡,轻推可唤醒;Ⅴ级:入睡,不能唤醒。

2. **评价方法**

(1)主观评价法:最为常用的主观评价是 OAA/S 等方法,测定基础和术中镇静水平。OAA/S 法,即 Observer Assessment Alert/Sedation Scale法(表 5-3);还有视觉模糊评分(visual analog scale)法和 Rasmay 法。

表 5-3 镇静深度 OAA/S 评分法

反　　应	言　　语	面部表情	眼　　睛	得　　分
对呼唤名字应答自如	正　常	正　常	明亮,无下垂	5(清醒)
对呼唤名字反应倦怠	稍　慢	轻度放松	有光泽或轻度下垂 (小于眼的一半)	4
仅对大声呼唤名字有应答	言语不清或明显变慢	明显放松	有光泽并明显下垂 (大于眼的一半)	3
仅对轻度刺激或摇动有反应	几不能分辨	—	—	2
对轻度刺激或摇动无反应	—	—	—	1

各采用 3 分、5 分、100 分法不等。就 5 分法讲,3 分为中度镇静。

(2)数字-符号替换试验(digital-symbol substitution test)法:测定患者对随机数字、图形的配对能力,用来对比术前和术后的认知水平,得分以 90s 内能正确配对的多少而定。

(3)Maddox wing test:根据正常人休息时两眼球水平震颤,且是一致的现象,用特制的眼科装置来检验麻醉时的功能情况。

(4)BIS 法:这是 Leslie 等报道双频谱指数(bispectral index,BIS)与丙泊酚的血浆浓度呈线性关系,可预测丙泊酚镇静水平。其用计算机处理 EEG 数值,以预测意识抑制程度。BIS 预测与 OAA/S 评分相吻合,可作为客观指标,评价意识状态,防止镇静过度。然而客观评价方法的费用高、较复杂,国内应用较少,仅作为研究的方法而用。

(四)镇静方法

1. **心理的方法**　镇静的需求是十分主观的。心理的镇静包含:术前访视与患者沟通交流,安抚患者,用情感解除患者恐惧;心理疏导可对镇静起辅助作用;术中分散患者注意力,在一定程度上解除其焦虑,可减少镇静药的用量。

2. **自控镇静**　阿芬太尼、丙泊酚和咪达唑仑等,已成功用于患者自控方式给药。

(1)丙泊酚:2.5～3mg/kg,静注,可 3～5min 一次,效果好。或 150～200μg/(kg·min)输注,或者 3.0～4.1mg/(kg·h)泵入速度,停药后 4min 清醒,无后遗效应。

(2)咪达唑仑:适用于患者可配合、理解和合作的中短手术。2.5～10mg 或 0.2～0.3mg/kg 静注,以其半量维持镇静。或 0.15～0.68mg/(kg·h),输注。

(3)瑞芬太尼:负荷量 0.5～1.0μg/kg,静注,维持量 0.25～0.5μg/(kg·min)。只要避免负荷给药,用于监控麻醉、镇静和术后镇痛。或阿芬太尼 50μg/kg,静注,或以 3～5μg/(kg·min)速度连续给药。或舒芬太尼 15～30μg/kg,静注。

3. **静脉给药**　麻醉经静脉给药是最为广泛的,方便、效果好、镇静深度易于控制。合理地选择镇静镇痛药,达到平衡镇静(balanced sedation)的效果,以提高麻醉质量。

(1)镇静合理用药:利用镇静药的相互作用,以达到镇静目的。

①苯二氮䓬类:咪达唑仑用于镇静和遗忘效果好,遗忘程度深。地西泮也有同样作用,但术后恢复较迟。咪达唑仑遗忘作用可延长至术后,术后镇静轻。剂量-效应曲线陡直,剂量控制应严格。$0.1\sim0.2mg/kg$,静注。脊麻时$<0.1mg/kg$。

②丙泊酚:镇静起效快,镇静水平易控制,$1\sim2mg/kg$,单次给药或$100\sim120\mu g/(kg\cdot min)$连续输注,停药4min患者即清醒。低催眠剂量输注可产生遗忘,是局麻和区域麻醉镇静术的最佳药物。低剂量丙泊酚输注用于局麻下中心静脉置管、口腔手术、浅表手术、眼科手术、内镜检查等作用最佳。

③美索比妥:小剂量美索比妥(Methohexital)$1\sim2mg/kg$,静注。可提供满意镇静。用量$>600\sim800mg$,有蓄积作用,故不适宜$>2h$泵入。注射痛发生率高。

④氯胺酮:亚麻醉剂量的氯胺酮在局麻和区域麻醉中能提供有效的镇静、健忘和止痛,$0.25\sim0.75mg/kg$,输注,可使患者在整容术中,舒适地接受大容量稀释的局麻药,或者$0.5\sim1.0mg/kg$,用于脊麻阻滞不完全。阈下值时不致出现严重的呼吸抑制。亚麻醉剂量的氯胺酮与苯二氮䓬联合是一有效的镇静方法。氯胺酮与地西泮联用于整形手术。咪达唑仑$0.05\sim0.1mg/kg$+氯胺酮$0.25\sim0.5mg/kg$,静注,用于整形等局麻手术,镇静、抗焦虑和止痛效果极好,且无呼吸抑制,又消除了单独使用氯胺酮的许多不良反应,也不延迟恢复时间。过去以氯胺酮和硫喷妥钠合用,现在以丙泊酚取代后者,是有效的镇静镇痛方法,无血流动力学反应和呼吸抑制,剂量为氯胺酮:丙泊酚$=1:10\sim15$。

⑤依托咪酯:小剂量依托咪酯也用于局麻镇静,但依托咪酯抑制类固醇生成,不适合连续泵入,已有淘汰趋势。

(2)辅助镇痛药:用镇痛药辅助镇静药,以加强镇痛,但要掌握其剂量与配伍,避免呼吸抑制和所致的危险性。

①阿片类:在不导致严重通气抑制的情况下,阿片类药的镇静作用不可靠,故常并用镇静药。芬太尼-咪达唑仑联合最为常用。咪达唑仑$2\sim5mg$+芬太尼$0.025\sim0.075mg$静注,有协同作用,但也有潜在呼吸抑制,并致恶心呕吐发生。瑞芬太尼-咪达唑仑联合,瑞芬太尼$0.05\sim0.5\mu g/(kg\cdot min)$+咪达唑仑2mg,可提供有效的镇静和止痛。纳布啡-咪达唑仑联合,不引起通气抑制。芬太尼-丙泊酚联合,有协同作用,丙泊酚抑制阿芬

太尼和舒芬太尼的代谢,故增加了其二者的血药浓度。芬太尼
$0.025\sim0.075$mg+丙泊酚 $25\sim50\mu$g/(kg·min)(3.5mg/ml);瑞芬太尼
$0.05\sim0.5\mu$g/(kg·min)+丙泊酚 $25\sim50\mu$g/(kg·min)($2.5\sim3$mg/
ml)。阿芬太尼-丙泊酚-咪达唑仑联合,咪达唑仑 2mg 静注,泵入丙泊酚
$25\sim50\mu$g/(kg·min),局麻前,用负荷剂量阿芬太尼 25μg/kg,维持量
$0.2\sim3\mu$g/(kg·min),镇静镇痛满意,不良反应少。或布托啡诺-咪达唑
仑联合(咪达唑仑 $2.5\sim5$mg,布托啡诺 1mg),静注。曲马多:无成瘾性,
不抑制呼吸。每 $4\sim6$ 小时口服 $50\sim100$mg 1 次,镇痛、镇静效果好。
1.5mg/kg 或 $50\sim100$mg,静注,有协同作用。

②非甾体抗炎药:酮咯酸(Ketorolac)0.5mg/kg,静注。小剂量阿片
类与非甾体抗炎药合用,同时输注丙泊酚,镇静镇痛增强,恶心发生率
降低。

③α_2 受体激动药:可乐定和右美托咪定(Dexmedetomidine)有显著
的镇静、抗焦虑和镇痛作用。可乐定 150μg+丙泊酚 $1.5\sim2$mg/kg 静注,
可防止躁动、寒战。右美托咪定可减少辅助镇痛药用量。

4. 吸入麻醉药加局麻镇静　注意镇静过度而产生全麻作用。

(1)氧化亚氮+丙泊酚:降低了丙泊酚药量和恶心呕吐率,且费用低
廉,清醒快,30min 后患者可出院。吸入氧化亚氮 $30\%\sim50\%$。

(2)七氟烷:亚麻醉浓度七氟烷能产生情绪镇静、顺行性遗忘,精神活
动受到抑制等,比同浓度的氧化亚氮作用强。镇静依赖止痛和遗忘相辅
相成。

(3)异氟烷:0.2%异氟烷有镇静药的特点,对通气无任何影响。

5. 其他途径给药　除以上静脉、吸入给药外,还有以下途径。

(1)TCI 给药:①双通道 TCI 瑞芬太尼给药,先 TCI 丙泊酚,血浆靶
浓度定为 2μg/ml,待效应室浓度升至 1.0μg/ml 时,调整血浆靶浓度至
1.2μg/ml,启动 TCI 瑞芬太尼,血浆靶浓度 1ng/ml,视病人情况设定瑞
芬太尼血浆靶浓度范围,为 $1.0\sim1.5$ng/ml。②双通道 TCI 舒芬太尼给
药,先 TCI 舒芬太尼、血浆靶浓度,定为 0.3ng/ml,待效应室浓度升至
0.2ng/ml 时,启动丙泊酚,视病人情况,设定丙泊酚血浆靶浓度范围,为
$1.0\sim2\mu$g/ml。

(2)直肠给药:水合氯醛是古老和最安全的婴、幼儿镇静药,MRI 检
查时 $25\sim100$mg/kg,半量口服,半量直肠给药,30min 后直肠追加

25mg/kg,最大剂量 150mg/kg。单次＜1g,1d＜2g。必要时,羟嗪1mg/kg,直肠给药,胃肠刺激轻,镇静良好。

(3)口服:氯胺酮 6～10mg/kg,用 50％葡萄糖稀释,口服 0.2～0.3ml/kg,溶液 pH 为 4.75±0.23。服后 10～20min 安睡,呼之不应,用于小儿烧伤创面换药,达到满意镇痛、镇静。术前给抗胆碱药。将氯胺酮原药重新做成片剂,每片含盐酸氯胺酮(60±7.5)mg 加蔗糖适量,舌下含化,起效时间(6.57±1.23)min。每次含化 60mg 左右,达到镇痛、镇静目的。效果确切,方法简单,重复给药性强,患者易于接受。

(4)鼻腔给药:棉签清洁鼻腔,将 5％氯胺酮,滴入两侧鼻孔,各 3 滴,含氯胺酮 10mg,每次 10～15mg。滴药后 5min,出现明显镇痛镇静,一次维持 1～3h,患者意识清楚,无噩梦、幻觉和呼吸抑制。虽有鼻部不适、鼻出血等,但用药安全、简便。

(五)镇静药物的拮抗

一旦患者术毕未能按时苏醒,无明显中枢神经系统(CNS)抑制因素,评价通气、氧合、脑灌注,测定体温,同时给予拮抗药。

1. 纳洛酮　纳洛酮是阿片类的拮抗药,肌注或静注 200～400μg(最大 800μg),或 0.5～5.0μg/kg 纳洛酮,可特异性地拮抗阿片类产生的嗜睡、镇静和欣快反应。但有恶心呕吐、肺水肿和心律失常,须注意。

2. 氟马西尼　氟马西尼(Anexate 或 RO15-1788)为选择性苯二氮䓬受体拮抗药。因其半衰期短,拮抗后可发生"再镇静"。有诱发癫痫和惊厥的潜在危险,长期服用苯二氮䓬类药可导致戒断症状。静注剂量,每次0.1～0.2mg,最大 1mg/次。可用于老年和虚弱患者,对通气和心血管无不良影响,对抗大剂量咪达唑仑,可明显提高通气功能。部分老年人,在拮抗时有焦虑和濒死感。术前肌注喷他佐辛等镇痛药,可减少此不良反应。

3. 氨茶碱　氨茶碱拮抗地西泮深度镇静,效果迅速,剂量 60～120mg 静注,可重复注射,由腺苷受体阻滞所介导。

(六)镇静中监测

1. 重要性　镇静药对呼吸及循环有轻微影响作用,只要达到一定深度,不可避免地会对患者各器官产生抑制作用,甚至个别患者会出现意外等严重后果,镇静中的监测,可减少并发症,增加安全性。因为清醒镇静并发症较高。

2. 监测 镇静过程中与全麻一样进行监测,如监测 SpO_2、心率、ECG 和血压。以便及时发现异常,有效地处理,故也称为监控麻醉(monitored anesthesia care,MAC)。

(七)麻醉管理

1. 镇静恢复评价 门诊和手术室外手术日益增多,应用镇静技术也日渐广泛,因个体差异的存在,恢复评价尤为重要。

(1)离院标准:麻醉镇静镇痛大多数是门诊病人,离院标准为:①生命体征稳定,具备良好的呼吸功能;②神志完全清醒,辨别能力全恢复;③功能恢复、肌张力恢复,咳嗽吞咽能力恢复,无行走困难;④无显著恶心,可以进食;⑤能自行排尿;⑥患者接受诊疗后及家属也对"家庭护理"的基本知识有了了解。

(2)离院时须向患者交代的注意事项:①头晕时席地而坐或卧床休息,不要因跌倒而受伤;②术后 6h 内可能发生恶心呕吐,请侧卧,做深呼吸;③有特殊不适及时来复诊;④24h 内不要高空作业、驾车、操作电器等。

2. 监测保障 必须有严密的、安全有效的监测保障。

3. 加强管理 实施镇静术后患者处于镇静、意识消失状态,必须由有经验的专业麻醉技术人员管理。具有抢救患者生命的能力。同时配备麻醉辅助人员,协助麻醉医师妥善处理病人,包括术前及术后的管理。

4. 急救复苏设施 复苏设施宜齐全,功能应处最佳状态。

5. 镇静控制 镇静是可逆可控的,非可控的镇静是危险的。

三、强化麻醉

凡是将人工冬眠药物应用在麻醉中,减低机体对手术时的创伤、失血等不良反应,增强局部麻醉药或区域麻醉方法效果,减少全麻药或局麻药用量的方法,称为强化麻醉。

(一)强化麻醉的作用

强化麻醉不能作为一种单独的麻醉方法用于临床,只能作为一种辅助麻醉方法而起作用。其作用为:

1. 提高麻醉效果 作为辅助麻醉起到加强麻醉的作用。

2. 抗休克作用 加强对机体的保护,使机体免于衰竭。特别是对于重危症患者,要在补充血容量、有效提高血压后再用强化药。

(1)强化药物具有镇痛催眠作用,对于紧张的患者,麻醉前用药可充分镇静。

(2)降低应激反应性,使患者安定合作,消除清醒状态的恐惧心理和不安情绪,预防不良反应。

(3)减少硫喷妥钠等药用量,提高基础麻醉的效果,并具有轻度的肌松作用,减少肌松药的用量;减少药物的不良反应。

(4)加强局麻或部位麻醉等麻醉效果。

(5)增强普鲁卡因静脉麻醉的效果,减少其用量、增强安全性,降低危险性。

(6)小儿用强化麻醉后,便于接受其他麻醉。

3. 阻断向心手术刺激　降低或解除胸、腹腔内手术操作所引起的不适和内脏牵拉反应。

4. 降低代谢和体温　强化麻醉可降低机体代谢和温度,防止发热,减少耗氧量。用于颅脑手术。

5. 保证有效通气量　使患者呼吸深而慢、平稳、保证有效呼吸量。

6. 保持气道通畅　减少分泌物,抑制呕吐。

7. 增强机体的免疫功能　减低血管的通透性及抗组胺作用。

(二)麻醉方法

若采用静注和肌注相结合,既安全,效果又好,作用时间也长,临床中多应用。

1. 肌内注射法　用于麻醉前给药,麻醉前1h,肌注哌替啶异丙嗪合剂1/2,或冬眠1号1/2;并配合颠茄类或安定类。

2. 静脉诱导　入手术室后,哌替啶50~100mg加异丙嗪25~50mg,静注,加γ-OH 2.5g,静注,表麻后气管内插管。

3. 分次静脉注射　作为维持麻醉的辅助麻醉用药,少量多次效果好,对呼吸、循环影响小,安全。如哌替啶异丙嗪合剂1/4~1/2个单位静注,以加强臂丛、腰麻、硬膜外等麻醉效果。作为维持麻醉辅助用药。

4. 静脉输注　麻醉诱导和辅助麻醉用哌替啶异丙嗪合剂加入静脉输液内,如加入5%葡萄糖250ml输注,以达到同样目的。

(三)麻醉管理

1. 不能单独应用　强化麻醉不能单独应用,主要是作为辅助麻醉的目的而应用。

2. **酌情减量**　年老、体弱、严重贫血、血容量不足、心血管功能低下、呼吸功能低下等不能用丙嗪类药,若用时宜谨慎,要注意酌情减量。

3. **防止血压下降**　使用强化麻醉时要防止血压下降。

(1)氟烷等麻醉易发生剧烈低血压,只选强化药物应用,禁用氯丙嗪。

(2)腰麻、硬膜外及腹腔神经节阻滞等麻醉不用氯丙嗪。如用时,需＜2mg/kg,并防止直立性低血压的发生。用药后,要用平车接送,不要过多搬动患者。

4. **防止用药过量**　用量一般不超过一个单元。用药后,患者处于深睡眠状态,要正确识别强化麻醉深度。

(1)轻度睡眠:能唤醒,并应答。痛觉、咽喉反射及睫毛反射存在。

(2)中度睡眠:不易唤醒,痛觉反应减退,重刺激仍有反应,咽喉反应减弱,睫毛反射仍存在。

(3)深度睡眠:呼唤无反应,痛觉消失,重刺激无反应,咽喉反射消失,肌肉松弛,睫毛反射减弱或消失,可顺利施行气管内插管。

5. **防止药物中毒**　药物中毒后,知觉全消失,但血压正常。要防止强化药输注速度过快,以少量多次静注为原则。

6. **注意维护气道通畅**　深度睡眠使喉肌松弛后,容易发生舌后坠而堵塞气道,应及时予以处理。及时清除气道分泌物,分泌物多时予阿托品0.5mg 静注。

7. **加强苏醒期管理**　强化麻醉掌握不好易引起药物蓄积,使患者苏醒迟缓,精心护理极为重要。

(1)预防误吸和低血压:嗜睡、苏醒延迟时,要防止呕吐后发生误吸,翻身时要预防低血压。一旦发生要处理。

(2)预防处理头部包块和脱发:头部包块或脱发是强化麻醉的常见局部并发症,系因周围血管扩张、头部受压过久所致。术中应不断变换头位,按摩受压部位以预防。头部包块出现时,予以物理疗法或不予处理可自愈。

8. **及时改变麻醉方法**　神经阻滞、腰麻,或硬膜外等麻醉失败时,要及时改用全身麻醉,不能依靠强化的加深来维持麻醉,否则易出危险,很不安全。

四、胸膜腔麻醉

胸膜腔内注射局麻药可用于治疗腹部手术后持续性呃逆,也可用于胸腔镜辅助小切口手术术后镇痛等。

1. 麻醉前准备

(1)麻醉前访视:了解、熟悉病人病情;危险性评估。

(2)知情并签字:与病人家属谈话,告知病情,交代检查、操作大致过程、可能出现的并发症及治疗等,并在知情同意书上签字。

(3)器械准备:胸腔穿刺包、无菌胸腔引流管、引流瓶、皮肤消毒剂、麻醉药、无菌棉球、手套、洞巾、注射器、纱布及胶布等。

(4)抢救准备:麻醉机处于完好状态、气管内插管、喉镜及抢救药品。

2. 麻醉方法

(1)皮肤消毒:采用常规消毒皮肤方法,以穿刺点为中心,直径 15cm,消毒两次。

(2)铺消毒巾。

(3)步骤:患者取坐位、屈膝,两臂交叉上抬至与肩平,以拉宽肋间隙。穿刺点选取右侧腋后线第 5～6 肋间隙。嘱患者深呼气末屏气,在第 6 肋骨的上缘局麻后进针,有突破感后,回抽无血或气体,迅速注射局麻药,拔除针头,穿刺点予敷贴。

(4)变换体位:穿刺完成后,患者取头高 45°半卧位,有利于局麻药向膈面扩散,5min 后改左侧卧位,有利于药液向纵隔分布。

3. 麻醉不良反应及风险　胸膜腔麻醉后可能会出现头晕、心慌等不适,或出现出血、气胸等并发症。

4. 麻醉后处理

(1)监测:术后嘱病人卧位或半卧位休息 30min,监测血压、脉搏、呼吸并观察有无异常病情变化;一旦有异常变化,对症处理。

(2)做好麻醉记录。

(3)禁忌证:对麻醉药过敏、凝血功能障碍、严重出血倾向患者,在未纠正前不宜麻醉。

第二节　神经(丛)阻滞麻醉

神经(丛)阻滞属于局麻或区域麻醉的一种,是在患者保持意识的情况下施行麻醉。神经阻滞亦称传导麻醉,是将局麻药注射至神经干(丛)旁,暂时阻滞神经的传导功能,达到手术区无痛的方法。麻醉前患者要有充分的思想准备,并要求其合作,能顺利完成阻滞麻醉操作。术前给予患者充足的镇静药和足量的麻醉性镇痛药。

常用局麻药的药理特性见表 5-1。由于局麻药的浓度比较高,若阻滞成功,麻醉效果优于局麻。但穿刺中应避免误入血管,注射前应先回抽注射器芯,无回血后再注入,注射后注意观察毒性反应。若注射器内有回血时,将针尖拔出少许,再回抽无血液时即可注入,边推注边问患者有无异感,并说明异感放射的部位。术前准备皮肤时,毛发部位剃毛(如经腋路臂丛阻滞)。穿刺入路正确定位,患者的体位必须正确。在严格无菌操作下,先做皮内小泡,充分局部浸润麻醉后,再做阻滞穿刺,既减少痛苦,也使患者保持良好的体位,为麻醉成功创造条件。

一、颈神经丛(颈丛)阻滞

【解剖部位】 颈丛由颈$_{1\sim4}$脊神经的前支组成。每一神经出椎间孔后,经过椎动脉之后的前支到横突尖,位于横突尖前、后节间的沟内。离开横突后,分为上、下二支,与邻近的分支互相联合组成网状的颈神经丛。自每一联络网又发出浅支(皮支)和深支(运动支)。浅支自胸锁乳头肌中点后缘穿肌层分支为颈皮神经、锁骨上神经、枕小神经和耳大神经共 4支,称为颈浅丛;深支分布于颈深层肌肉和组织,并分出舌下神经到舌骨下肌群,总称颈深丛。故颈丛麻醉适用于甲状腺、枕部头皮的一切手术和疼痛治疗。

【操作方法】 患者去枕平卧,头偏向对侧,后仰位,双手自然放于身体两侧。医师立于患侧的对侧。

1. **颈深丛多点阻滞法** 在患者乳突尖下 1~1.5cm 处为颈$_2$横突尖,用 6~7 号注射针头做皮丘,经皮丘垂直向下刺入,触到骨质感即为颈$_2$横突,针尖稍后退注入局麻药 5~7ml。并于胸锁乳突肌后缘,与颈外静脉交界后约 1cm 处做一皮丘,垂直下针,刺到骨质即颈$_4$横突,注入麻药 5~7ml。在颈$_2$与颈$_4$中点间做一皮丘,垂直下针,刺到骨质,即颈$_3$横突,注药 5~7ml。即完成颈丛一侧麻醉。如上步骤完成对侧麻醉。可获得双颈深丛阻滞。颈部手术,一般阻滞 6 个(双侧)点即可满足手术要求。

2. **颈深丛一点阻滞法** 体位同上。自胸锁乳突肌后缘中点后1.5cm 处,做皮丘,垂直刺入,有骨质感停进针,即为颈$_4$横突,回抽无血或液体,注药 12~15ml。如上完成对侧穿刺并注药 12~15ml。

3. 颈浅丛阻滞法　体位同上。自胸锁乳突肌后缘中点做皮丘,以5～6cm之针头垂直刺入深达肌膜下注入局麻药,分别向头侧及足侧、向对侧做一扇形阻滞。注射药量为10～15ml。切口处也以少量麻药做皮内、皮下浸润,以阻滞面神经分布支及颈阔肌的颈支,使麻醉更完全。如上法完成对侧麻醉。

【并发症】

1. 高位硬膜外麻醉　药液误入硬膜外隙即引起高位硬膜外麻醉。注药后要严密观察,给氧,必要时辅助呼吸,并注意维持循环的稳定。

2. 全脊麻　药液误入蛛网膜下隙后,引起全脊麻,是最严重的并发症,非常危险,一旦发生,按常规抢救处理。

3. 局麻药中毒反应　注射针头刺入血管内致药液入血或因颈部血供丰富,药液吸收过快所致。单位时间内血液中局麻药浓度超过了机体耐受力而引起。

4. 膈神经麻痹　阻滞时累及膈神经(由颈$_4$及颈$_{3,5}$小分支组成)所致,出现胸闷、呼吸困难症状,吸氧即缓解。

5. 喉返神经麻痹　喉返神经被阻滞后,出现声嘶或失声,呼吸困难。呼吸困难时,可吸氧。

6. Horner 综合征　表现为患侧眼睑下垂,瞳孔缩小,眼球下陷,眼结膜充血,鼻塞、面微红、不出汗等。系颈交感神经(星状神经节)被阻滞的结果。

7. 出血　椎动脉被刺伤出血所致引起血肿。

【麻醉管理】

1. 注药前回抽　注药前反复回抽注射器芯,是预防刺入硬膜外腔、蛛网膜下腔和入血管的好办法。当回抽无血或液体时方可注药。

2. 及时抢救　边注药边询问患者的感觉或有何不适,边严密观察患者。如注药中患者突然问话不答时,或患者出现昏迷,是局麻药入血中毒的表现。即停注药,进行抢救,吸氧,立刻静注咪达唑仑10～20mg。如注药中突然出现惊厥,也如上处理。静注硫喷妥钠或琥珀胆碱制止惊厥,必要时,行气管内插管,通气供氧,直至自主呼吸恢复。

3. 明确注药标志　穿刺针刺入,碰到骨质(即颈椎横突),即可注药,如实在难以碰到骨感时,可按穿刺方向和深度(2～3cm)注入药物。

4. 禁忌证　特别危重患者、穿刺局部感染、严重高血压或局麻药过敏者等为禁忌证。

5. **辅助用药** 区域麻醉有一定的失败率,当效果不满意时,或手术时间长、麻醉作用已渐消失时,可用强化或局麻等辅助。

6. **做好麻醉前准备** 麻醉前备好急救用品、氧气等。

7. **不能使用肾上腺素** 对毒性甲状腺肿瘤及甲亢患者,不用血管收缩药。

二、臂神经丛(臂丛)阻滞

臂丛由颈$_{5\sim8}$及胸$_1$脊神经节前支组成,有时颈$_4$及胸$_2$脊神经的小分支也加入。汇入前中斜角肌间沟,到上肢形成 4 个终末分支:肌皮神经、正中神经、尺神经和桡神经。臂丛神经阻滞是一种简单、实用的麻醉方法,但阻滞作用往往不全。适用于肩部以下的上肢手术的麻醉及上肢疼痛治疗。以手部及前臂的手术效果最佳。穿刺处有感染及不合作的患者不宜应用。臂丛有肌间沟、锁骨上及腋窝内等多种阻滞方法,但以肌沟法应用最多且效果好,以腋路法最安全。臂丛分支在皮肤上的分布见图 5-1。

(一)腋路(腋窝臂丛阻滞)法

上臂、前臂内侧及手的尺侧手术可选择腋路法,以肘关节以下手术更为有效。

【体位与标志】 患者仰卧,患肢外展 90°,肘屈曲,前臂外旋 90°,使手背靠近床面、腋窝完全暴露。似行军礼姿态。常规消毒,铺巾后,用左示指摸到腋动脉搏动处作为标志,并以左示、中指固定动脉,准备穿刺。

【操作方法】 局麻皮丘(或不做),以 4.5～6 号针头沿动脉一侧搏动最高点向肱骨垂直刺入,当有阻力消失感或破膜感,将手指松开针柄时,针柄随动脉搏动而摆动,即进入腋鞘内。有少部分患者有异感,故不必寻求触电感。固定针头,回抽无血液,分别在动脉的上、下缘各注入局麻药15～20ml。注完药见腋窝有梭形肿胀。

【麻醉管理】 为了提高效果,穿刺时的过鞘感、异感及针头摆动只能做参考,麻醉科医师必须熟悉臂丛的解剖,还要注意以下几点。

1. **阻滞效果分析** 穿刺点部位越高时,麻醉效果越好。腋路法进针点较低,常不能阻断腋神经、肌皮神经及肋间臂神经,是作用不全的主要原因。而上臂内侧及前臂内侧、肘部以下的尺侧手术麻醉效果都满意。

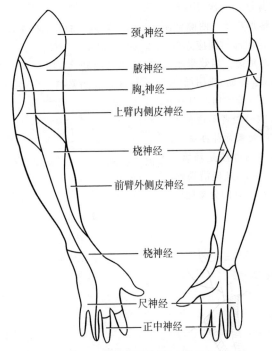

图 5-1 臂丛分支在皮肤上的分布

肱骨部位手术阻滞效果欠佳。可选择肌沟法效果好。

2. 多点阻滞 一般将麻药先从动脉的上缘,后从动脉的下缘分两次注入,注射在腋动脉周围,使局麻药液与神经分支密切接触。多点小量局麻药注药,是麻醉效果完全有效的注药法。有异感出现,则效果会更好。但常因从腋动脉上缘注入麻药后,大部分神经分支已被麻醉,患者不出现异感,以及局部肿胀等影响从动脉下缘穿刺注药时,故有以下两点改进:①用两个穿刺针,分别从动脉上、下缘刺入腋神经鞘后,再分别注入麻药到腋动脉周围;②从动脉上或下缘穿刺入腋鞘,一次穿刺成功后,将诱导量局麻药全部注入。不过,要根据手术部位决定从腋动脉上还是下缘进针,例如,桡侧部位的手术,桡神经在腋动脉的后方,若从动脉上缘刺入进针,就比下缘进针效果较好。

3. 二次穿刺 当手术时间超过 2h 时或麻醉效果逐渐消失时,可重复穿刺,追加注药一次,用药量为首次量的 1/3～1/2。

4.**严格用药量**　两侧臂丛同时阻滞时,只能用一个剂量,若要用两个剂量,两侧阻滞时间应先后相隔 30～45min,避免药物过量中毒。

5.**辅助用药**　当效果不满意时,且在肢体扎有止血带情况下,可用局部静脉麻醉辅助,或用局麻药及其他麻醉药辅助。

6.**扎止血带时间**　凡扎止血带的时间超过 40～60min,要放松 5min后再用,可减轻患者不适和疼痛。

7.**提高效果弥补办法**　用腋路法做肘部以上部位的手术麻醉效果欠佳时,弥补的办法是环绕上臂内侧做半圈的皮内、皮下组织浸润(图5-2)。局部手术,还应沿锁骨、斜方肌边缘、腋窝做皮内、皮下组织的半周浸润,才能将所有的分支阻断(图5-3)。

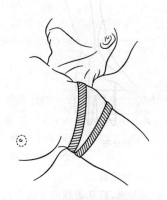 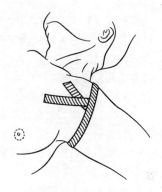

图 5-2　上臂内侧半圈浸润　　　　**图 5-3　锁骨斜方肌浸润**

【优点】

(1)在腋窝部臂丛与腋动脉走行平行,其位置浅表,动脉搏动明显,易于阻滞成功。

(2)最安全,不会引起气胸并发症。

(3)无膈神经、迷走神经或喉返神经被阻滞后的并发症。

(4)无误入硬膜外隙或蛛网膜下隙的危险。

【缺点】

(1)局部感染、肿瘤或上肢不能外展的患者不能用此法。

(2)局麻药中毒反应率高、注药前要反复回抽,注药速度要缓慢。

(3)阻滞范围有限,肩部、上臂手术最好选肌沟法,前臂桡侧手术最好选择肌沟法或锁骨上路法,可大大提高阻滞的效果。

(二)锁骨上(臂丛阻滞)路法

前臂外侧及手部手术选锁骨上路法效果好。定位简单,对肌间沟摸不清者适用。

【体位】 患者平卧,去枕,两肩平放,头转对侧,双臂靠于身侧。

【标志】 于锁骨中点以上 1~2cm 处,在锁骨下动脉搏动最明显处做皮丘。左手示指按压动脉并将其牵开,右手持 3~5cm 细针头经皮丘向足、向内、向背的方向徐徐刺入,碰到骨质(第 1 肋骨),并注意患者是否出现异感,有异感后,将针头固定,抽吸无血液及气体时,将注入局麻药 20~25ml。

【操作方法】 如果触及第 1 肋骨时无异感出现,可沿其骨面向内、向外寻找,若不能找到异感时,可将局麻药 30~35ml 注入第 1 肋骨骨面上,亦可得到麻醉作用。

【防治并发症】

1. 气胸 上臂中 1/3 以下手术的麻醉成功率较高,但穿刺针应紧贴骨面寻找异感,深度切勿超过第 1 肋骨内缘或进针过深,以避免损伤肺尖胸膜,引起气胸;进针过深,还可刺伤肺脏而出现咯血。一旦发生气胸,引起呼吸困难者,施行胸穿抽气或胸腔闭式引流处理。因气胸发生率较高,临床上已被肌间沟法取代。

2. 血肿 注意勿损伤锁骨下动脉,以免发生血肿。

3. 膈神经麻痹 当膈神经麻痹时,患者有胸闷、气急,听诊时同侧呼吸音减低。给氧吸入处理。

4. 霍纳综合征 霍纳综合征(Horner)无须处理。

(三)肌间沟(臂丛阻滞)路法

对于肩部、肘以上手术、前臂桡侧手术麻醉效果特好。其优点:①麻醉效果好。肌间沟法穿刺点较高,不引起气胸并发症;将腋神经和上臂外侧皮神经(为颈$_{5,6}$)分支、肌皮神经(颈$_{5\sim7}$)分支均被阻滞,效果好,麻醉范围比腋路和锁骨上路均广,适用于肩部以下的手术和疼痛治疗。②操作简便,易于掌握,对肥胖和不易合作的小儿较为适用。③此阻滞可在任何体位下完成。适于上肢手术时间冗长,且需要重复追加药液臂丛阻滞者。

【操作方法】　患者体位和锁骨上法相同。在锁骨上 2 横指处,于前斜角肌与中斜角肌之间的肌沟内,呈垂直向内、向尾和向背方向进针,穿过浅筋膜后有突破感。对准对侧肩部、乳腺或尾骨寻找异感。大部分患者有异感或神经刺激器引出刺激症状,针尖深 1~2cm,当回抽无血液、无液体和无气体时,注入利多卡因,或丁哌卡因或罗哌卡因等局麻药15~30ml。可取得良好阻滞作用。

【麻醉管理】

(1)霍纳综合征,无须处理。尺神经阻滞起效迟。

(2)用药的浓度和药量按体重计算,操作时细心,进针切勿过深,注药后严密观察患者,避免局麻药误注血管内、气胸和膈神经阻滞等并发症。有误入蛛网膜下隙或硬膜外隙的危险,一旦出现高位脊麻或颈胸段硬膜外麻醉时,立即插管抢救,详见麻醉并发症常规抢救处理。

(3)喉返神经麻痹,不必处理。

(4)神经损伤比较少见。有损伤椎动脉可能。避免进针过深,大部分穿刺并发症可避免。

(四)连续臂丛阻滞麻醉

通常采用单次注射法;如遇断臂、断指再植与指再造等上肢复杂手术及时间冗长的手术时,为延长麻醉时间,扩大其手术范围,方便术中麻醉持续给药,可选用连续臂丛阻滞麻醉。或为了术后镇痛,并适应慢性疼痛患者的长期镇痛要求。

1. 入路　腋路、锁骨上及肌沟法均可选用。但肌沟法穿刺置管位点较表浅,操作方便,效果可靠;腋路法较安全,操作法同腋路臂丛阻滞法。与一般臂丛所不同的是,仅将细短针头换为 16~18 号硬膜外穿刺针。穿刺针入腋鞘并出现异感后,取出针芯,单次注入负荷诱导量局麻药后,置入硬膜外管,深度为鞘内 1~2cm,退出硬膜外套管针,固定导管。按药物作用时间,按时追加维持药量。注意事项同腋路法。有报道细针、细导管效果更好,可防止药液经穿刺针孔溢出。

2. 新方法　锁骨上或肌间沟可常规用静脉留置针,穿刺成功后可拔除针芯,将其固定在第 1 肋骨表面,可注入负荷诱导量,连续维持给药,对循环、呼吸影响小。不致发生局麻药中毒的意外,负荷诱导量可预测麻醉成败。

(五)臂丛神经阻滞新技术

近年来临床应用新技术较多。

1. 应用静脉留置针施行臂丛阻滞　如上所述,现已有锁骨上路、腋路连续和肌间沟单次应用静脉留置针法的报道。除上述的优点外,还有出血率、对组织损伤率大为降低,不必寻找异感,仅凭落空感就能确保阻滞成功。

2. 神经刺激器用于施行臂丛阻滞　采用神经刺激器先进技术,肌沟法以静脉留置针穿刺入鞘,针尖触到神经时,相应肌肉发生节律性收缩。即将局麻药注入,手术时间长者可行连续臂丛阻滞。增加穿刺的精确度,有客观指标明确、便于教学、成功率高、准确地刺中神经鞘、减少局麻药用量、减少局麻药中毒机会等优点。

3. 低温利多卡因臂丛阻滞　选用温度为 2～4℃ 的 2% 利多卡因 20ml,行肌沟法穿刺,有异感后,一次注入诱导量,有显效快、镇痛时间增长及效果完善率高等优点。

4. 局麻药中加用吗啡等　局麻药中加入 2mg 吗啡(或芬太尼),可加强阻滞作用,明显缩短起效时间,延长镇痛时间。

三、肋间神经阻滞

这是较常用、较实用的麻醉方法之一。适用于下胸、腹部各种手术及疼痛治疗。尤以上腹部手术效果最好。对休克、循环代偿功能差或体质衰弱的患者,与其他麻醉复合使用,可起到良好的止痛和肌松效果。

【操作方法】　一般于腋后线(或肋骨角)处选择穿刺点,阻滞效果最好。患者侧卧屈膝位,术侧向上,常规消毒皮肤,在距后正中线 3～6cm 的肋骨角处,或腋后线相应的肋骨下缘稍上作标志做皮丘,穿刺针触到肋骨后,稍退出,再改变针尖方向向下,进针 0.2～0.3cm 至肋骨下缘时,有阻力消失感,同时患者出现异感,回抽无血液、无气体,注麻药 3～7ml 无阻力(图5-4)。依次按此法阻滞所要麻醉的每一肋间神经。若沿腋后线阻滞,患者取侧卧位,但切皮时效果不充分,须辅助局麻。

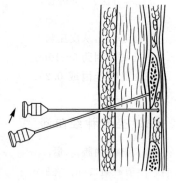

图 5-4　肋间神经阻滞方法

【局麻药】　2%利多卡因 20ml＋0.3%丁卡因 20ml。或 1%罗哌卡因 10ml＋2%利多卡因 10ml。

【麻醉管理】

1. 进针勿过深　进针要掌握深度,勿过深,以免刺破胸膜引起气胸。先回抽针芯,无血液、无气体后方可注药。

2. 以手术部位确定阻滞范围　即阻滞手术野涉及的神经及超过手术区域上下各一肋间神经,才易获得满意效果。例如,施行肋骨切除术,可阻滞拟切除肋骨的肋间神经,以及上、下各一肋间神经。上腹部手术阻滞双侧胸$_{6\sim11}$肋间神经。下腹部手术阻滞双侧胸$_{8\sim12}$肋间加双腰$_1$椎旁阻滞。凡手术范围超过中线应行双侧阻滞。

3. 提高阻滞效果　一般不选用上胸部和下腹部,因效果不佳。若要选用时,对浅颈丛、锁骨中、内、外神经支及髂腹股沟神经及髂腹下神经亦应阻滞。

4. 用药量　局麻药总量不应超过一次极量。

四、股神经阻滞

【解剖部位】　股神经由腰$_{2\sim4}$脊神经前支分出的背侧分支组成。适用于股内侧前部小手术及大隐静脉手术或疼痛治疗。操作简单、危险系数低。

【操作方法】　仰卧位,双手置于枕后。常规消毒。以左示指于腹股沟韧带中点下方 1～1.5cm 处作标志,触到股动脉搏动后,在其外侧做皮丘,固定股动脉,从皮丘刺入出现异感后,回抽无血,注 0.3%罗哌卡因或 0.25%丁哌卡因药 5～10ml。无异感时,可在股动脉外侧做一扇形浸润,注 0.3%罗哌卡因或 0.25%丁哌卡因 15～20ml,也可获得满意麻醉效果。

五、坐骨神经阻滞

坐骨神经由腰$_{4,5}$、骶$_{1\sim3}$的脊神经前支发出并组成。为人体最粗大的神经干,直径近 2cm。在股骨下 2/3 处分为胫神经和腓总神经。

【适应证】　主要适用于大腿后正中及小腿外侧、足部手术及疼痛治疗。或踝关节附近的骨折复位,坐骨神经痛的诊断和治疗。

【操作方法】　患者侧卧,患侧向上,大腿屈曲 30°～50°,膝关节屈曲

90°,健侧伸直。骶旁路阻滞法:于股骨大转子与髂后上棘之连线中点下方 3cm 处作标志,常规消毒后做皮丘,用 10cm 长针头做垂直穿刺,出现异感后,可注 0.4%罗哌卡因+0.5%利多卡因 10~30ml。也可在坐骨结节与股骨大转子连线中内 1/3 交界处垂直穿刺,获得异感后注药(后路阻滞法),可取得阻滞效果(图 5-5)。

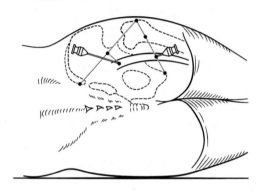

图 5-5　坐骨神经阻滞部位

六、腹腔神经丛阻滞

【解剖部位】　腹腔神经丛由内脏大、小神经和右迷走神经在腰椎$_1$椎体前面组成左、右腹腔神经节,两者间有致密的神经纤维网相连接,并包绕腹腔动脉和肠系膜上动脉的根部,形成腹腔神经丛,支配内脏各处。

【适应证】　适用于盆腔以上的腹内手术,以解除手术引起的牵引、不适及不良反应,保持患者术中血压、脉搏和呼吸的平稳,即使在全麻下,给予内脏神经阻滞也可减轻应激反应。亦适于腹腔内脏的疼痛及癌性疼痛的治疗。

【操作方法】　腹腔神经丛阻滞的方法分闭合性和开放性。

1. 闭合性　取俯卧位,由正中旁开 6.5~7cm 与第 12 肋下缘的交点处作标志,垂直刺入达腰$_1$椎体侧方,再向其前方,距皮肤 7~8cm 处注入局麻药 20~30ml(单侧),注药无阻力。若阻力大,应重新调整方向,再刺入。回抽无血、无脑脊液再注药。以同法行另一侧阻滞。

2. 开放性　开腹后,用深板钩将肝右叶拉向上方,术者左示指下压小网膜,触及腰$_1$椎体前面,将腹主动脉推向左侧,下腔静脉推向右侧,以长针头沿示指向椎体方向刺入,在前纵韧带前注入麻药 70～80ml。

【并发症防治】　腹腔神经丛阻滞有三大并发症。

1. 误入大血管　回抽是判断和预防的好方法。

2. 低血压　必要时升压。

3. 腰麻　局麻药误注入蛛网膜下隙成为腰麻。是经腰椎棘突间隙注入的。

七、胸长神经阻滞

胸长神经发自颈$_5$、颈$_6$和颈$_7$神经根的前支,少数发自颈$_8$。支配前锯肌,不向皮肤分布。方法:去枕平卧,抬头使胸锁乳突肌更突出。操作者用示指触摸胸锁乳突肌后缘,让患者低头,放松颈部肌肉。用示指和中指置于中斜角肌,用 22 号 3cm 长的针头,在颈$_6$水平进针,沿与中斜角肌长轴平行的方向缓慢进针,观察前锯肌产生最大收缩时停止进针。回吸阴性后注入 15ml 局麻药。适用于诊断和治疗前锯肌疼痛。

八、腰骶神经丛阻滞

这种方法是腰骶丛联合阻滞,局麻药注入腰方肌和腰大肌间的筋膜间隙,向上下两端扩散,使该间隙内的腰丛、骶丛均被阻滞。将腰丛的股神经、股外侧皮神经和闭孔神经三支神经完全阻滞。

【适应证】　此法适用于下肢手术。手术部位若在大腿后与小腿下部,应并用同侧坐骨神经阻滞,麻醉效果更为完全。坐骨神经来自腰$_4$和腰$_5$脊神经的头端纤维麻醉。需加用时,腰骶丛联合阻滞用药量<25ml,坐骨神经阻滞用药量为 15ml。

【操作方法】　患者侧卧,术侧在上,在两髂嵴连线与术侧髂后上棘和脊柱平行线的交点处作标志做皮丘,用 22 号长 10cm 的长穿刺针垂直刺入,稍偏中(向内)线,如碰到横突则转向尾侧进针,直至出现异感(深4～6cm),注入局麻药 30～40ml,宜保持此体位 5min。应注意针头不能过于偏向中线(内),因可误入蛛网膜下隙或硬脊膜外隙而导致严重并发症。

九、腰神经丛阻滞

由腰$_{1～5}$脊神经前支组成。分支为腰$_1$髂腹下神经和髂腹股沟神经;

腰$_{2\sim4}$股神经;腰$_{2\sim3}$股外侧皮神经;腰$_{3\sim4}$闭孔神经;腰$_{1\sim2}$生殖股神经。将局麻药注入腰大肌间隙以阻滞腰丛,称为腰大肌间沟腰丛阻滞。

【定位】 侧卧位,患侧在上。髂嵴连线中点向尾侧 3cm,旁开外侧5cm 处做皮丘。

【操作方法】 经皮丘垂直刺入,直达腰$_4$横突,针尖向头端倾斜,滑过腰$_4$横突上缘,再垂直进针约 0.5cm,有落空感,刺入腰大肌间隙,注0.4%罗哌卡因或 0.25%丁哌卡因 20~35ml。还可选用腹股沟血管旁腰丛阻滞。

十、椎旁神经阻滞

在胸或腰脊神经丛椎间孔突出处进行阻滞,称为椎旁脊神经阻滞。

(一)胸椎旁阻滞

在棘突尖旁开 3~3.5cm(根据患者胖瘦)处做皮丘,以长 22 号的10cm 穿刺针,从皮丘垂直刺入至横突(下一胸椎横突),深度 2.5~3cm,稍退针后,再将针头斜向头端推进,使针头滑过横突上缘,推进约 2cm,回抽无血液、无脑脊液,注入局麻药 5~8ml。注意预防气胸、局麻药中毒反应、误入蛛网膜下腔或低血压等并发症。

(二)腰椎旁阻滞

在棘突尖上缘旁开 3.5~4cm 做皮丘,用 22 号的 10cm 穿刺针,从皮丘垂直刺达横突(同一腰椎的横突),同上法进针,但方向向足端滑过横突2~2.5cm 处,为同一脊神经通过处,注入局麻药 5~8ml。并发症为局麻药中毒反应、脊麻或低血压,处理见第 10 章围麻醉期并发症的处理有关内容。

十一、股外侧皮神经阻滞

【解剖部位】 由腰$_{2\sim3}$脊神经组成。在邻近腹股沟韧带的深层组织处汇集后至筋膜之下,在髂前上棘内侧 2.5cm。在穿过筋膜后,即至皮下而分支于大腿外侧的皮肤、皮下组织等。

【操作方法】 患者仰卧位,双手置于枕后。在髂前上棘内侧 2.5cm之下方 2.5cm 处作标志做皮丘,用 22 号长约 4cm 的针头,从皮丘垂直穿刺,穿过筋膜边进针边注药,直至髂骨,并向内、外侧做一扇形浸润,深2~3.5cm。药液必须注射在筋膜下才有效,总量 15~20ml。

十二、闭孔神经阻滞

【解剖部位】　由腰$_{2\sim4}$脊神经前支分出的腹侧支组成。在闭孔的上面自盆腔穿出,至大腿的部位分前后分支。前支又分支至髋关节。分出肌支至内收长短肌、股薄肌、耻骨肌及皮支至大腿内侧上 1/3。后支发出肌支至闭孔外肌、内收大肌和内收短肌,并分出关节支至膝关节。

【操作方法】　患者仰卧,双手置于枕后。下肢略为外展,先扪得耻骨嵴,在其下 1.3cm 处,向外侧 1.3cm 处做皮丘,以 22 号长 6～8cm 针头,与皮肤呈垂直方向刺入,直抵耻骨支,深 2.5～6cm。退针 2cm,偏向外上方,与皮肤约呈 80°再往内刺入,直至针尖在闭孔内上方滑过闭孔,在其前后约 1.3cm 来回浸润药液 15～20ml。边退针头边浸润 5～10ml。

十三、阴部神经阻滞

【解剖部位】　阴部神经分支有 3 支:即阴茎背神经或阴蒂神经、阴唇或阴囊神经和直肠神经。阴部神经是会阴神经丛中最粗大的神经,由骶$_{2\sim4}$神经前支组成,经过坐骨大孔后离开盆腔,处于梨状肌与尾骨肌之间,然后前行越过坐骨棘,穿过坐骨小孔进入会阴。

【操作方法】　阴部神经阻滞是最常用的神经阻滞,分为经会阴和经阴道两种方法。

1. 经会阴阻滞　截石位,扪及坐骨结节后内侧缘做皮丘。10cm 长穿刺针从其内后缘进针,刺入 2.5cm,注入局麻药 5ml,再进针直抵坐骨直肠窝,注药 10ml。

2. 经阴道阻滞　示指伸入阴道扪及坐骨棘及骶棘韧带,以两者交界处为进针方向,针沿示指外侧刺入阴道黏膜抵达坐骨棘,注入局麻药 3～5ml,再推向内侧恰在棘后注药 10ml。

【并发症】　常见并发症有 3 种:①刺入直肠;②股及臀部血肿;③局麻药中毒反应。

十四、踝神经阻滞

【适应证】　适用于足部手术及疼痛治疗,在踝部阻滞,效果好,麻醉意外及并发症少。

【操作方法】　踝神经阻滞方法如下。

1. 进针点　常规消毒,取 3cm 长穿刺针,在内踝后 1.5cm 处进针,做扇形封闭,以阻滞胫后神经。

2. 胫前神经阻滞　在胫距关节平面附近的伸跗肌内侧缘进针,便可阻滞胫前神经。

3. 腓肠神经阻滞　在腓骨末端进针,便可阻滞腓肠神经。在两踝关节皮下做环形浸润至骨膜,以阻滞许多细小的感觉神经。局麻药不加肾上腺素。

十五、尺神经阻滞

【解剖部位】　尺神经纤维来自颈$_8$及胸$_1$脊神经根前支组成的臂丛的下干。下干主支形成内侧束,在腋动脉内侧分出尺神经。沿上臂内侧肱二头肌与三头肌间隔下行,在上臂中部穿出间隔,沿三头肌内侧头前行直至肘部,继续下行于内上髁与鹰嘴间沟。后在尺侧腕屈肌二头肌之间进入前臂,再向腕部于尺侧腕屈肌及屈指深肌间,在尺动脉内侧进入手掌。

【操作方法】　尺神经阻滞常用方法有如下 2 种。

1. 肘部法　在肱骨内上髁及尺骨鹰嘴间沟内(尺神经沟),手指可摸到尺神经。前臂屈至 90°,在尺神经沟下缘相当于尺神经部位做皮丘。以 3.5cm 长针头刺入皮肤,针与神经平行,有异感时,注入局麻药 5～15ml。

2. 腕部法　在腕部第二条横线与尺侧腕屈肌肌腱桡侧缘的交点处做皮丘。取 3.5cm 长的针刺入,出现异感,注入局麻药 5～10ml。若不出现异感时,改在肌腱尺侧穿刺或针刺尺侧腕屈肌下面,深约 0.5cm,注药 5ml。

十六、正中神经阻滞

【解剖部位】　起源于颈$_{6～8}$及胸$_1$脊神经根,进入臂丛的上、中、下三干,进入内、外侧束,两束主支形成正中神经的内外根。沿肱骨内侧下降到中段,横过动脉并转至动脉内侧。在肘部处于肱二头肌纤维束之下,肱动脉及肱二头肌肌腱内侧,穿过旋前圆肌,下行于屈指浅肌与屈指深肌之间,沿中线降至腕部,在掌横韧带处位置浅表,在桡侧腕屈肌与掌长肌之间的深处,然后穿过腕管在掌筋膜深面到达手掌。

【操作方法】　正中神经阻滞分为肘部法和腕部法。

1. *肘部法*　肱骨内、外上髁之连线与肱动脉交叉点的内侧 0.7cm 处做皮丘。以 3.5cm 的针头,经皮丘垂直刺入,直至出现异感,注药 5ml。无异感时退针至皮下,偏桡侧重找。

2. *腕部法*　在桡侧腕屈肌腱与掌长肌腱间的腕横纹上做皮丘,以 3.5cm 针头垂直刺入,穿过深筋膜进针约 0.5cm 即出现异感,注局麻药 5ml。

十七、桡神经阻滞

【解剖部位】　桡神经起源于颈$_{5\sim8}$ 及胸$_1$ 组成的臂丛的前、中、后三干的后束形成,桡神经是从后束发出的一粗大神经。是上肢后群肌肉的运动神经及上肢后面皮肤的感觉神经。处于腋窝在腋动脉后方,和肱动脉并行向外下,于肱三头肌长头与内侧头间进入肱骨肌管(由肱三头肌与肱骨桡神经沟组成)。至肱骨外上髁的上方,穿出外侧肌间隔至肱骨及肘关节的前方,并分为深浅二支。浅支循桡动脉外缘下降,在前臂中下 1/3 交界处转向背面,并降到手背。深支则走向背侧,从桡骨颈外侧穿旋后肌至前臂背面,在浅、深层伸肌之间下行至腕部。

【操作方法】　桡神经阻滞可在肘部和腕部进行。

1. *肘部法*　桡神经位于肱二头肌外侧沟内肱桡肌与肱肌之间。在肱骨内外髁连线上肱二头肌腱外侧缘桡侧 1cm 做皮丘,以 3.5cm 的针头垂直刺入,有异感注入局麻药 5～10ml。

2. *腕部法*　一是在拇指背部基底部见到的凹陷(腕背桡凹)内注入局麻药 5～10ml。二是在腕横纹处做一环形皮下浸润,即阻滞分支多而细的腕部桡神经。

十八、交感神经阻滞

(一)星状神经节阻滞

星状神经节阻滞应用越来越广泛,主要用在麻醉治疗。

【解剖部位】　由下颈交感神经及胸$_1$ 交感神经节融合而成,位于颈$_7$ 横突与第 1 肋骨颈部之间,在颈$_7$ 椎体的前外侧面。靠近星状神经节的有颈动脉鞘、椎动脉、椎体、锁骨下动脉、喉返神经、脊神经及胸膜顶。

【操作方法】

1. *常用气管旁入路*　平卧,肩下垫小枕,取颈部极度后仰位,在环状软骨平面,将胸锁乳突肌用手指拨至外侧。在环状软骨外侧垂直插入长4cm穿刺针,推进 2.5～4cm 触到骨质,退针 0.5cm,回抽无血后注入局麻药 10～20ml。

2. 忌双侧阻滞　阻断支配头部、上肢和胸腔的交感神经及内脏传入神经功能。出现上肢循环增加及霍纳综合征。应避免同时施行双侧阻滞。

【并发症】　星状神经节阻滞的常见并发症有局麻药毒性反应、腰麻、气胸、膈神经麻痹、喉返神经麻痹和血肿。

(二)胸腰交感神经阻滞

胸腰部交感神经链或交感神经节阻滞方法简单,应用较多。

【解剖部位】　交感神经链及交感神经节位于脊神经之前,在椎体的前外侧面。

【操作方法】　胸交感神经阻滞在棘突旁开 4～5cm 做皮丘。腰交感神经阻滞在其旁开 4cm 做皮丘。用 10～12cm 穿刺针经皮丘垂直刺入,针尖碰到肋骨和横突。胸交感神经阻滞时,针体向尾端斜 30°刺入;腰交感神经刺入时,反向头斜 30°刺入,同时将针尖均向偏 30°刺向椎体,注局麻药 5～10ml。并发症与椎旁阻滞者相同。

第三节　椎管内麻醉

一、腰麻

腰麻,或称脊麻,是蛛网膜下腔阻滞麻醉或脊椎麻醉的简称。是将局麻药注入蛛网膜下腔以使脊神经前后根受阻滞,使其支配的相应区域而产生麻醉效果的技术。腰麻设备简单,用药量少而麻醉效果确实,止痛完善,肌肉松弛好,为手术操作创造良好的条件可延迟手术应激反应,减少术中出血,降低术后血栓栓塞发生率,降低高危患者术后并发症的发病率为其特点。

【适应证】　临床上主要适用于膈平面以下的手术,以下腹部、下肢、盆腔及会阴部手术效果较好,最常用。是甲亢、气道炎症、肝肾疾病及妇产科肥胖者患者的最适宜的麻醉。由于穿刺针制作越来越微细,细针、细导管对组织损伤小,用药量少,使脊麻在临床上的应用正在不断扩大。

【禁忌证】　对于不合作者;中枢神经疾病,如颅内高压症、癫痫、脊髓肿瘤;穿刺部位有感染;腰椎有畸形;严重毒血症(如晚期肠梗阻)、全身衰竭及各种休克等患者禁用腰麻。长期用降压药者、严重高血压、严重动脉硬化、心脏病(尤其心力衰竭、心功能在 II 级以上)、严重贫血(Hb<60g/L)及外伤大出血、血容量不足等患者,一般不宜选用。年龄过大(>70 岁)、小儿(<6 岁)、呼吸困难、腹内巨大肿瘤及产妇患者慎用。

【麻醉前准备】　术前 12h 禁食。术前晚灌肠。麻醉前镇静药量要重。阿托品可减轻腰麻的反应。患者入手术室后监测血压、脉搏、呼吸和 SpO_2。

【方法】

1. 类型　根据手术野所要求的麻醉范围,可分为如下几类。

(1)高位腰麻:麻醉平面在胸$_6$ 以上,在胸$_{4\sim5}$ 神经。

(2)中位腰麻:麻醉平面在胸$_{6\sim10}$。

(3)低位腰麻:麻醉平面在胸$_{10}$ 以下。用于盆腔及下肢手术。

(4)单侧腰麻:麻醉范围仅局限于患侧。

(5)鞍麻:又叫鞍区麻醉。仅骶尾神经被阻滞。仅适用于肛门、会阴部手术。

(6)连续腰麻:穿刺成功后,置以腰麻导管。近年应用有增多趋势。

2. 穿刺部位　成人不得高于腰$_2$,小儿不得高于腰$_3$。常选用腰$_{3\sim4}$ 间隙,此处蛛网膜下腔最宽(终池),脊髓也在此形成终丝,穿刺较易成功。腰$_{2\sim3}$ 或腰$_{4\sim5}$ 间隙成功率相对较低,故少用。

取两髂嵴连线与脊柱相交点为腰$_4$ 棘突或腰$_{4\sim5}$ 间隙。穿刺体位取侧卧位和坐位。

(1)侧卧位:背部靠近手术台边缘,并与地面垂直,肩关节与髋关节在一条直线上,患者头尽量前屈,头下垫枕,双手抱屈膝,脊柱强度屈曲,使腰部尽量后突、腰椎间隙增宽。

(2)坐位:于鞍麻和特殊情况时,取坐位,弯腰,胸前伏,腹内收,双足最好放在手术床上,低头,双手抱膝(图 5-6)。手术床应为水平位,麻醉药液注入后根据手术需要,于患者转为仰卧时调整平面至固定为止。

3. 操作技术　打开腰麻包,戴消毒手套,要严格执行无菌操作,消毒皮肤范围合乎要求,上至肩胛下角,下至尾骨尖。拿、接、穿刺、注药注意无菌观念。穿刺点用 0.5%～1%普鲁卡因或 0.5%～1%利多卡因做皮

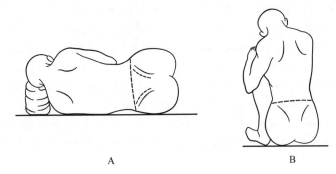

图 5-6 腰麻穿刺体位

A.侧卧位;B.坐位

丘,并浸润皮下、骶棘肌和棘间韧带等,常采用直入法,侧入法少用(图5-7)。

(1)直入穿刺法:用左手拇、示指固定皮肤,右手把握持针穿刺,当针尖

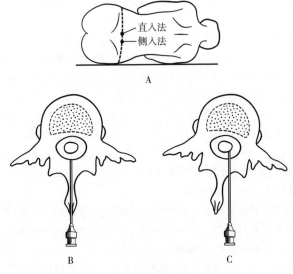

图 5-7 腰麻直入法与侧入法穿刺

A.腰麻穿刺点;B.直入法;C.侧入法

刺入棘上韧带后,换手持针,左手持针身,右手持针柄,于患者背部垂直推针前进,左手背紧紧贴住患者皮肤,给进针以对抗力量,以防"失手",穿刺过快过猛,而造成刺伤脊髓或马尾神经(图 5-8)。穿刺针经过皮肤、皮肤下组织、骶棘肌、棘上韧带、棘间韧带、黄韧带、硬膜外腔、硬脊膜、硬脊膜下

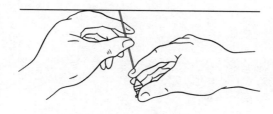

图 5-8 腰麻穿刺时的持针法

腔、蛛网膜、蛛网膜下腔。当针尖刺入黄韧带后阻力增加,随后突然感阻力消失(第 1 次落空感),示针尖已进入硬膜外腔,再前进穿过硬脊膜及蛛网膜(两者粘为一层),又出现阻力消失感(第 2 次落空感),即进入蛛网膜下腔(图 5-9)。拔出针芯,如有脑脊液(CSF)流出,即穿刺成功。若进针较快时,仅能感到一次落空感,即已进入蛛网膜下腔。

（2）侧入穿刺法:于棘突间隙中点旁开1.5cm,做皮丘并浸润各层,穿刺针与皮肤成 75°,对准棘突间孔刺入,经黄韧带、硬脊膜而达蛛网膜下腔。本法可避开棘上韧带及棘间韧带,适用于韧带钙化的老年人、脊椎畸形或椎间隙不清的肥胖患者。当直入法失败时,也可改用本法。

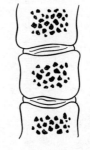

图 5-9 腰麻穿刺局部的解剖

4. 注药前核对 注药前应经两人核对药名、浓度、剂量及有无变质等,了解其比重,以便根据手术需要给药量,然后抽取所需剂量。

5. 腰麻局麻药比重 系药液与 CSF 比重的关系。CSF 比重为 1.006～1.009。将腰麻药比重分为重、轻和等比重 3种。每种局麻药用于腰麻都可起作用。腰麻常用局麻药及剂量参见表 5-4。

表 5-4　腰麻常用药物

药　名	剂　量 (mg)	浓　度 (%)	配　制　法	潜伏期 (min)	固定时间 (min)	持续时间 (min)	小儿用量 (mg/kg)	消失特点
普鲁卡因	50~150	3~10	5%普鲁卡因2~3ml	1~5	5~15	40~90	2.5	突然
辛可卡因 葡萄糖	3~10 50~100	0.06~0.5	0.5%辛可卡因1~2ml 10%葡萄糖1ml	15~20	20以上	180~240	禁用 不安全	逐渐
丁卡因 葡萄糖 麻黄碱	5~15 100 5~15	0.3~1	1%丁卡因1ml 10%G.S.1ml 1%麻黄碱1ml	5~10	10~20	120~180	0.25	逐渐
利多卡因	40~120	2~5	2%利多卡因2~6ml 10%G.S.0.5ml	3~5		40~120	4.5~5	逐渐
丁哌卡因	7.5~15 一次总量 <22.5	0.25~ 0.75	0.75%丁哌卡因2ml 10%G.S.0.3~0.5ml	3~5	5~10	180~600	0.21~ 0.4,总 量<5mg	逐渐
丙胺卡因	30~100	2~5	5%丙胺卡因0.6~2ml	9	10	150~1800		逐渐
哌罗卡因	30~50	3~5	3%哌罗卡因1ml,5% 右旋糖酐2ml	9	10	150~1800		逐渐
罗哌卡因 (丙哌卡因)	10~25mg	0.5~0.75 1.0 (少用)	1%罗哌卡因1~2ml 10%G.S.0.5~1.0ml	9	10	150~1800		逐渐

6. **注入局麻药** 若 CSF 回流通畅后,左手固定穿刺针,右手将重比重局麻药在 20~30s 缓慢注入。轻轻翻身仰卧;单侧腰麻采取侧卧位,患肢向下;鞍麻采取坐位。应以针刺法测定麻醉平面,即用细针头从下肢向腹、胸方向轻刺,以痛觉的改变与消失,测定麻醉平面的高低,并尽快(在 5min 内)按手术部位需要适当调节体位,达到满意的麻醉范围。

7. **调节麻醉平面** 麻醉平面是指腰麻后皮肤痛觉消失的最高界限。麻醉平面的调节是麻醉科医师的基本功,要求在短时间内,将麻醉平面限制在手术所需范围内,以避免发生意外。腰麻平面最高以不超过胸₄为宜。除病人的身高、腰部弯曲度、腹内压力和妊娠等因素外,影响麻醉平面有以下因素。

(1)局麻药比重与体位的关系:局麻药比重是影响脊麻平面的重要因素之一。2.5%普鲁卡因,0.75%丁哌卡因,0.5%辛可卡因生理盐水,1%丁卡因溶于生理盐水与脑脊液的比重相等,故称为等比重溶液。高于此浓度为重比重溶液;低于此浓度的为轻比重溶液。本书中提及脊麻大都使用重比重液,目前多用等比重液。如用重比重液时,床头摇低 15°~20°,使药液在蛛网膜下隙迅速移动,平面升高;当平面升至低于所需手术平面 2 个脊神经节段时,即将床头摇平。若头低位过久或斜面过大时,易使平面上升过高而出现险情。丁卡因即使在 30min、丁哌卡因 2h 左右,麻醉平面仍有可能因体位变动而向头端扩散,应予注意。这是利用重比重液下沉,轻比重液上浮的特性和原理,体位的变动,可使蛛网膜下腔的局麻药液在一定范围内移动。37℃体温,CSF 比重为 1.003(0.003 偏高),>1.015 属重比重。要使局麻药变为重比重液,可加入 10%的葡萄糖液 0.3~0.5ml。临床上常用重比重液,便于控制和调节平面。0.75%丁哌卡因加入 5%~10%葡萄糖,配成 0.5%丁哌卡因,比重略高于 CSF,使平面不致过高。若用轻比重液,只将床尾摇低 15°~20°,可使平面升高,其方法与重比重液正好相反。

(2)局麻药剂量与平面的关系:即同一药物,剂量大时,平面高;反之亦然。

(3)局麻药的浓度与平面的关系:当药液的容积固定时,浓度越大,平面越高;反之亦然。

(4)局麻药的容积(量)与平面的关系:当麻药的浓度固定时,容积越大,平面越高;反之亦然。

(5)穿刺针的斜面朝向:向头侧时,平面较高;反之就低。

(6)注药速度与平面的关系:若过快时,所得麻醉平面高,消失亦快;反之亦然。

(7)穿刺椎间隙的高低与平面的关系:穿刺部位高,所得麻醉平面高;反之亦然。

(8)穿刺针粗细与平面的关系:穿刺针细,平面易升高;反之则低。

(9)局麻药的效能:局麻药的性能不同,平面高低不同。如利多卡因,浸润扩散性能强,平面易升高。

(10)年龄与平面的关系:年龄越小,平面越高。青少年的麻醉平面较成人为高。

【麻醉管理】

1. 加强监测　常规监测血压、脉搏、呼吸,每 5～10 分钟 1 次,用监测仪连续监测。

2. 防治心血管不良反应　凡恶心呕吐者,并脉细者,大多是血压下降或平面过高而使中枢缺氧所致,应排除腹内探查引起牵拉反应等原因,及时、主动处理。

(1)低血压的处理:除控制性低血压外,当血压有下降时,加快输液、输血速度,或麻黄碱 15～30mg、静注或肌注,面罩吸氧。如麻黄碱效果不佳时,改用去氧肾上腺素 0.3～0.5mg 静注,使收缩压维持在 80mmHg 以上。必要时,要告诉手术医师,共同处理,包括暂停手术,以保证术中安全。

(2)预防血压下降措施:①局麻药中加血管收缩药,局麻药皮丘时加用麻黄碱 5～15mg,以对抗血压下降。②预防直立性低血压,麻醉操作完后,协助患者轻轻翻身平卧,不使体位发生大的变动。③头高位,预防广泛脊神经阻滞。平面过高时,摇高床头。④麻醉操作前应先输液,术中及时补充液体和血容量等。

3. 严密观察呼吸　严重低血压,致呼吸中枢缺血缺氧,出现呼吸困难、发绀等呼吸受抑制或平面超过胸$_4$以上时,面罩吸氧或行辅助呼吸。如呼吸停止时,则行气管内插管、人工呼吸及对症处理。

4. 填写麻醉记录单　填写麻醉记录单的要求如下。

(1)麻醉最高平面栏:至少有 3 次以上的麻醉平面测定记录(术前、术中和术后)。

(2)局麻药栏:麻醉药应写清药名、辅助剂、比重和重量等。例如:0.75%丁哌卡因 1.5ml＋10%葡萄糖 1ml;重比重;即 0.45%丁哌卡因(11.25mg)。

(3)麻药方法栏:写清麻醉方法、患者体位、穿刺部位、穿刺针斜面方向、注射速度时间、注药后体位及维持时间(依次顺序用简明符号记录)。例如:腰麻(方法)→侧(体位)→腰$_{3\sim4}$(穿刺点)→头(针斜面)→30s(注药时间)→头低 15°(注射后体位)→2min(维持时间)。

(4)作用范围栏:麻醉范围测定。脊神经在躯体皮肤上具有一定的支配范围,腰麻时,可借助躯体皮肤痛觉消失的范围,以判断脊神经麻痹的范围(图 5-10,图 5-11)。

5. **腰麻后头痛防治**　头痛多在麻醉作用消失后 24h 内出现,2～3d 最剧烈,7～14d 消失,一般认为是脑脊液通过针孔丢失,是颅内压降低所致。也可能与局麻药中含的杂质刺激有关,目前仍不清楚。

(1)预防方法:为降低脊麻头痛发生率,应采取:①选细穿刺针,针孔小,脑脊液外漏少。也可使用微细导管做连续腰麻,使用最低有效浓度,略高于等比重液,徐徐注入,术后头痛发生率显著减少,脑脊液的丢失又能以注入容量取代,故目前倡导应用。新推荐用 25～27G 细针(Whitacre 脊麻针),使头痛发生率从 10%降至 2.5%～3%。②避免反复穿刺。③麻药浓度不要过高。④术中适当补充液体。⑤麻醉送回病房后,去枕平卧 6～8h。

(2)治疗:腰麻后头痛的治疗方法:①平卧,平卧时症状减轻;坐、立、活动时加剧。②补液,2000～3000ml/d,会减轻头痛。③对症,针刺太阳、风池等穴;服用镇痛镇静药物。如可待因 0.03g、阿司匹林 0.6g 合用。④腰部硬膜外腔充填,硬膜外穿刺成功后,注入生理盐水 30ml,1/d,2 或 3 次有效。自家血 3～25ml 注入硬膜外隙,也有效。但要注意无菌,应用时慎重。

6. **尿潴留的处理**　肛门、会阴、下腹及盆腔手术的患者常发生,当骶$_{2\sim4}$脊神经发出的副交感神经被阻滞后,抑制膀胱逼尿肌收缩和膀胱内括约肌,排尿困难,也与手术刺激有关。若发生尿潴留,阻滞作用消除后排尿功能立即恢复。改变体位,精神疗法,鼓励患者自行排尿;热敷下腹部;针刺中极、关元、三阴交等穴;可自行排尿,若无效时导尿。

7. **神经并发症的防治**　神经损伤和下肢瘫痪也称马尾综合征。是

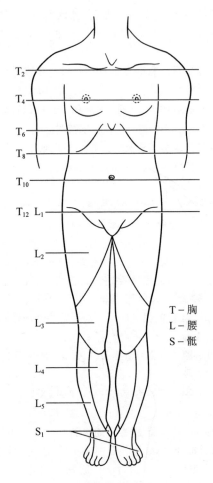

图 5-10　脊神经的分布(正面观)

腰麻少见的并发症,一旦发生后果十分严重。表现为下肢运动、感觉长时间不恢复,大小便失禁,尿道括约肌麻痹,恢复缓慢。处理如下。

(1)机械性损伤:因技术性问题,直接脊神经根或脊髓损伤少见,可能多为药物粘连性蛛网膜炎所造成。亦可为无菌操作不当引起。预防:①注意局麻药物配制的浓度、渗透压和药物的纯度;②严格无菌技术,尽

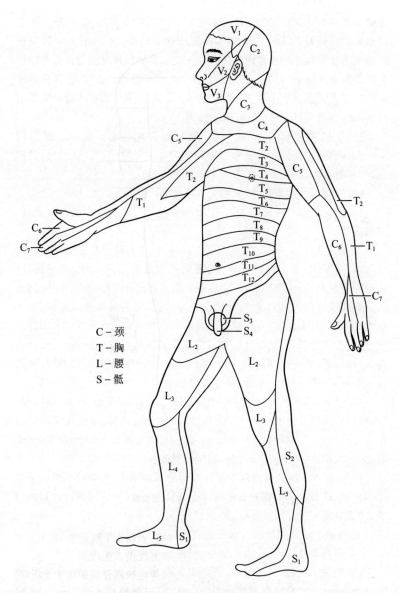

C - 颈
T - 胸
L - 腰
S - 骶

图 5-11 脊神经分布(侧面观)

量减少对穿刺针的接触。药液中尽量不要应用肾上腺素;③麻醉中不要使血压长时间处于低水平状态;④腰麻操作要轻柔,勿使用暴力,针尖进蛛网膜下腔要防止手操作时失控。详细记录穿刺操作时感觉异常及注射局麻药时有无痛觉,有助于术后判断神经症状的原因。治疗:①在精神疗法的基础上大量用维生素 B_1、维生素 B_{12};②有急性炎症时可给予激素治疗;③理疗、推拿、按摩和锻炼走路等。

(2)颅脑神经麻痹:偶尔发生,展神经失能多见。发生在腰麻后 $3\sim12d$,脑脊液漏出丢失,使颅内压降低为其主要原因。一旦发生,对症处理,主要表现为复视,多数患者 1 个月内恢复。

【失败原因及对策】 腰麻的失败率较高,为 $2\%\sim5\%$,其原因如下。

1. 穿刺困难 多见于老年、肥胖和脊椎畸形者。可用侧入法穿刺,多易成功。

2. 高平面脊麻 若腰麻麻醉平面超过胸$_4$脊神经称高平面脊麻。

(1)原因:①患者脊柱短小,而腰麻药剂量仍用成人量,没有减量;②麻药剂量大;③麻醉容积大;④患者应用重比重麻醉时,患者头部过低;⑤注药速度过快;⑥穿刺针口斜面向头端;⑦患者的身体情况差,准备不足等;⑧麻醉平面控制不当;麻醉平面的调节和固定不熟悉或没掌握好。

(2)临床表现:高平面脊麻使胸脊神经和膈神经遭受抑制,有血压下降,心动徐缓,呼吸抑制;如麻醉平面超过颈$_3$,膈神经受阻滞时,则呼吸停止。恶心呕吐为腰麻并发症,较常见,如麻醉平面过高,发生率也提高。

(3)处理:麻醉平面过高一出现,立即处理。①吸氧,必要时辅助呼吸,或气管内插管辅助呼吸。②输液输血,血压降低时,加快输液输血速度。③升压药,如麻黄碱 $10\sim15mg$,静注,或甲氧明 $5\sim10mg$,滴注,必要时,多巴胺输注。若心搏骤停时,心肺脑复苏。

3. 平面不当 平面过高作用易在短时间内消失,平面过低则达不到手术要求,或在手术操作时有牵拉反应,患者不适。可应用麻醉性辅助药物,如哌替啶 $50mg$ 加异丙嗪 $25mg$ 静注等。

4. 药物不当 因药物方面造成麻醉失败的病例很多。

(1)药物失效:药物失效或错用。用前要仔细检查核对。

(2)剂量不足:药量不足,或药物未完全注入蛛网膜下腔。针斜面没有完全在脊髓腔内,脑脊液回流不畅。注药前后,都要轻轻回抽,如脑脊液回流通畅,可证明药液确实完全注入蛛网膜下腔。

(3)加入血管收缩药过多:加入血管收缩药确有延长药效之功能,但加用血管收缩药过多时,也影响麻醉效果。要切实精确掌握血管收缩药剂量。

5.患者个体情况　患者也是影响麻醉效果的因素。

(1)精神刺激:精神所受刺激大,如截肢患者,要用辅助药配合呈睡眠状态,可取得满意效果。

(2)产妇:产妇因脊柱生理弯度变化用药量要小,且在麻醉操作时,将床头摇高 $10°\sim15°$ 。

(3)拮抗局麻药:碱性脑脊液可破坏或对抗局麻药的作用。

6.环境的影响　如室温过高,易发生药物吸收过快而致中毒反应。应注意调整室温。

二、硬脊膜外麻醉

将局麻药注入硬脊膜外腔,使脊神经根被阻滞,其支配的相应区域产生暂时性麻痹,叫作硬膜外阻滞麻醉或硬膜外麻醉。自 1933 年,由意大利外科医师 Dogliotti A. M. 创始,距今已有 80 多年历史,近 40 年来,得到广泛的应用,已成为我国临床应用最多的主要麻醉方法之一。

【适应证】　适用于颈部以下的手术。如颈部、胸壁、腹部、盆腔、会阴、脊柱及四肢手术。亦可用于相应部位的疼痛或其他疾病的诊断治疗。不仅可用于老年人,也可用于婴幼儿。临床适应证广,对呼吸肌麻痹作用不明显,麻醉效果确切,且麻醉持续时间可根据手术需要延长,对血液循环系统影响也较轻微,对肝肾功能影响小。还可用于术后镇痛,是胸、腹部手术术后和分娩镇痛的主要镇痛方法。

【禁忌证】　脊柱畸形,穿刺部位有感染、严重大失血、休克、垂危、脱水、循环功能不全、严重高血压、严重贫血、出血倾向、脊髓腔内有肿瘤者,应为禁忌证。过度肥胖,穿刺有困难者,精神病及精神紧张,不合作者,为相对禁忌证。

【麻醉前准备】

1.急救复苏准备　术前做好急救准备,必须将麻醉机、氧气、气管插管、急救药品等急救复苏用具,准备齐全。

2.麻醉前准备　术前准备同腰麻。入手术室后监测血压、脉搏和 SpO_2 。连续心电监测等。开放静脉输液通路。

3. 穿刺物品准备 穿刺准备同腰麻。

【硬膜外方法】 硬膜外麻醉分为单次法和连续法两种。单次法少用,主因其缺乏可控性。也不宜用于老年人、小儿和体质差者,因其平面较高,对血压、呼吸有影响。连续法失败率较高,牵拉反应明显。单次法加连续法有缩短诱导时间、平面适宜、减少手术牵拉反应和辅助用药后效果确切、麻醉平稳等优点。临床上主要用连续法或单次法加连续法。

1. 穿刺路径 一般采取棘突中线(直入法)穿刺及棘突旁(侧入法)穿刺,前者定位明确,方向易掌握,较易成功,已被多数认定。还有正中旁法,但临床上少用。

(1)直入法:体位取侧卧,使穿刺部位的脊椎强力后突,以利于椎间隙开大后穿刺顺利。并有一助手协助扶持正确体位。

穿刺点:以手术部位为中心,依据脊神经的体表分布,选好穿刺点(表5-5)。

表 5-5 硬膜外麻醉穿刺点选择参考

手术部位	神经支配	穿 刺 点	置管方向
颈部、上肢	颈$_{3\sim8}$;颈$_5\sim$胸$_{1\sim2}$	颈$_7\sim$胸$_4$	向 头
上胸壁	颈$_4\sim$胸$_2$	胸$_{4\sim5}$	向 头
下胸壁	胸$_{2\sim5}$	胸$_{7\sim8}$	向 头
上腹部(肝、胆、胃、脾)	胸$_{6\sim10}$	胸$_{8\sim10}$	向 头
十二指肠、肾、肾蒂	胸$_{6\sim11}$	胸$_{8\sim11}$	向 头
中腹部(输尿管、小肠)	胸$_{6\sim12}$	胸$_{9\sim12}$	向 头
下腹部(阑尾、疝、盲肠、结肠)	胸$_{10}\sim$腰$_2$	胸$_{12}\sim$腰$_2$	向 头
下　肢	腰$_2\sim$骶$_2$	胸$_{12}\sim$腰$_1$、腰$_{3\sim5}$	向尾+向头
盆腔(子宫、附件、膀胱)	腰$_2\sim$骶$_2$	胸$_{12}\sim$腰$_1$+腰$_{3\sim5}$	向头+向尾
直肠、宫颈	胸$_{10}\sim$腰$_1$	腰$_{3\sim5}$+骶孔	向 头
腹、会阴手术	胸$_{10}\sim$腰$_1$	胸$_{12}\sim$腰$_1$+腰$_{4\sim5}$	向头+向尾
会　阴	腰$_2\sim$骶$_4$	腰$_{2\sim4}$(骶孔)	向 尾
足	腰$_5\sim$骶$_2$	腰$_{2\sim4}$	向 尾

穿刺技术:严格执行无菌原则,消毒范围以穿刺点为中心,半径至少 15cm。铺无菌巾要规范。用 0.5%～1% 普鲁卡因或 0.5%～1% 利多卡因做皮丘,并分层浸润。穿刺针斜面与身体纵轴平行,进针方向在颈、上胸和腰部与脊柱几乎垂直($80°～90°$),在胸部将针向头倾斜 $30°～60°$。穿刺针进入棘间韧带后,应缓慢进针,抵达黄韧带时,取下针芯,针内充满生理盐水,并有一滴悬垂于针蒂,继续向前推进,体会阻力突然消失,同时水滴被吸入,即针达硬膜外腔。判断要确切。

判断针尖进入硬膜外腔的指征:①突破感,针通过黄韧带时阻力消失感(落空感)。②负压法,一般有负压现象,水滴试验阳性,针蒂上水滴随呼吸而波动(50%)或水滴被吸入。或以小玻璃管法或 2ml 注射器接于针蒂(毛细玻管法)管内水柱被吸入。颈胸段最明显,腰椎段不明显。③阻力消失法,注射器注入空气或生理盐水时无阻力。④抽吸无血和 CSF 流出。⑤气泡试验法,无气泡压缩现象。⑥患者感觉法,注入空气或生理盐水时患者感觉脊柱部位发紧发凉,或下肢发热、发胀、轻痛等感觉。⑦置管无困难法,试置入导管,无阻力而顺利插入。⑧测试有麻醉平面,注入试验量局麻药,5～15min 出现平面。以上方法都无特异性,符合的特征越多,成功的可能性越大。

导管置入长度:综上所述,判断穿刺针确实在硬膜外腔内,然后测量进针深度,置入硬膜外导管,用右手顶住导管,左手将针拔出。导管留在硬膜外腔的长度为 3～5cm。胶布固定导管于背部皮肤,以防脱出。将患者转为平卧位。

用好试验量:置管前或后先注入 3～5ml 局麻药的试验量。观察5～10min,后测试平面,利用试验量的麻醉效果,了解患者对局麻药的耐量及导管的位置。监测血压后无明显异常,询问患者是否有下腹部发热感,有无脊麻征象及其他不良反应时,将麻药诱导量分次注入或一次注入(单次法)。局麻药剂量见表 5-6。

注药中的技巧:在置管前注药时,左手固定针头,并以手背紧靠患者的背部,固定针头牢靠,使之不来回进退,保持在原位,以免穿破硬脊膜或脱出。应用辅助药物:于手术野皮肤消毒时,静注哌替啶 50mg、氟哌利多 2.5mg。术中必要时追加药量的 1/2。

(2)侧入法:上胸部多选用,或直入法穿刺有困难时,可采用侧入法穿刺较易成功。在棘突旁约 1.5cm 处经皮肤、皮下、肌肉和黄韧带抵硬膜

表 5-6　硬膜外局麻药剂量(成人)

药　　名	浓度(%)	诱导量(ml)	麻醉生效时间(min)	麻醉维持时间(min)	极量(mg)	备　注
普鲁卡因	2～3	25～40	5～20	30～60	1000	老、弱、乳癌等
丁卡因	0.15～0.3	15～20	10～30	90～150	60	肌松好、毒性大
利多卡因	1.2～2	20～40	5～10	40～60	500	扩散、浸润性强
利＋丁	1.5～1.6 ＋0.1～0.2	20～30	10～15	30～90		丁卡因<50mg
利＋普	2＋2	20～30	5～10	40～60		
丁＋普	0.3＋2	20～30	10	90～120		
甲哌卡因	1.0～2.0	10～15	5～10	90～180	500	扩张血管
氯普鲁卡因	1.5～2.0	20～30	5～10	30～60	1000	产　妇
三甲卡因	1.0～2.0	20	3～5	60～90	600	
丁哌卡因	0.5～0.75	10～15	5～20	180～420	225	产　妇
依替卡因	1.0～1.5	10～15	5～15	220～360	300	运动神经阻滞强
丙胺卡因	1.5～3.0	20～25	5～7.5	60～180	600	
哌罗卡因	1.0～1.5	10～30	5～20	60～80	650	
罗哌卡因	0.5～1.0	10～30	5～12	180～480	200	扩张血管

外腔。穿刺点先做皮丘,穿刺针进入皮下后,先找上下椎板,然后针尖偏向正中线自椎板间倾斜进针,力争针尖在近正中线处进入黄韧带,再入硬膜外腔,有阻力消失(落空感)。阻力消失,勿过多注入液体或空气,穿刺成功后置管顺利。因针与身体矢状面呈一定的角度,导管进入硬膜外腔后易至侧方,有可能进入椎间孔而失败。

　　2.意外处理　硬膜外麻醉技术要求高,需要一定的条件,特别是颈部、上胸部、上肢手术,穿刺操作较困难。

　　(1)全脊髓麻醉:若操作中不慎,极易穿破硬膜误入蛛网膜下腔,造成严重麻醉事故。应恰当选择适应证。操作必须慎重、仔细,加强责任心。只要严格按照操作规程施行,麻醉意外是可以避免的。万一穿破脊膜,则 CSF 流出。必须向上级医师汇报,以决定是否改换其他麻醉方法。有人报道可改换上一椎间隙,再行穿刺,穿刺成功后,导管放的位置较高,注药量要少,速度要慢,密切观察患者病情和测试平面。如出现过快、过宽平面,应考虑改换全身麻醉方法。因其既增加危险又浪费时间,不如早改为全身麻醉比较安全。注药后 5~10min 出现麻醉范围,测试并调整至满足手术范围要求。

(2)局麻药毒性反应:穿刺针或导管误入血管,局麻药直接注入血管,或大量药物经硬膜外丰富的静脉丛吸收,发生毒性反应。

(3)空气栓塞:注气试验将气体通过损伤硬膜外血管进入血循环,进气量>10ml 有致死可能。

(4)穿破胸膜。

(5)异常广泛的阻滞。

(6)脊神经根或脊髓损伤。麻醉作用完全消退后出现该神经支配区域感觉异常、缺失或运动障碍。

(7)硬膜外血肿。如患者有凝血机制障碍或接受抗凝治疗,术后有硬膜外血肿,压迫脊髓而致截瘫。麻醉作用久不消退,或消退后又复出现,为血肿先兆。

(8)硬膜外腔感染。多由患者合并全身脓毒血症或全身严重感染,或无菌技术不佳或器械被污染造成。

【麻醉管理】

1. 认真操作　连续法应用硅胶塑料硬膜外导管质量优良,软硬度适宜,不易打折或穿破硬膜,同时可看到管内是否有出血。置管方向一般向头,会阴、下肢及盆腔手术向足。或根据所选穿刺点的高低与手术部位的高低而决定置管方向。置入导管长度以 3~5cm 为宜。太短易被带出,太深时影响麻醉平面和效果。试验剂量不可缺少,用药前要回抽,回抽无液体、血液,以鉴别导管是否误入蛛网膜下腔或血管内。注药有阻力时,可将导管拔出 0.5cm,再注药,可能好转,是管尖端打折引起;也可能是导管被凝血块堵塞,可用 5~20ml 注射器内生理盐水,加压推入,若阻力减小就说明是血块堵管的问题。置入导管越过针斜面之后,导管不能从针内退出,以防导管被针斜面割断,而遗留在硬脊膜腔内。手术结束拔管时应谨慎,不能强行硬拔,以免管断后遗留体内。

2. 导管消毒　硬膜外导管可用高压蒸汽消毒 30min,或用 75% 乙醇浸泡消毒(管腔内应充满乙醇),或 0.05% 聚维酮碘(管腔内注满)浸泡消毒,分别为 30~50min。应用前以生理盐水将乙醇和聚维酮碘等冲洗干净。当今多用一次性导管。

3. **严密注意呼吸管理** 如麻醉平面过高,超过胸$_3$以上,出现呼吸抑制时,面罩给氧吸入,或辅助呼吸,并随时观察记录呼吸情况。若患者出现呼吸幅度变小,呼吸困难,喉发音不响,心慌、胸闷、恶心、呕吐等,为全脊麻的先兆或药物毒性反应。立即辅助呼吸,监测、提升和维持血压,做好急救准备,如气管内插管等。并查明病因,予以处理。

4. **维持血流动力学稳定** 穿刺前要建立两个静脉通路,注意和防止血压大幅度下降,若收缩压降至 80mmHg,面罩吸氧,加快输液速度,或使用血管收缩药等提升血压。若老年患者,收缩压不宜低于 90～100mmHg。升压药用法详见本节并发症防治内容。

5. **维护脉率** 注意脉搏强弱及速率的观察,若心率<50/min 时,应给麻黄碱或阿托品纠正。

6. **预防药物毒性反应** 局麻药进入血管内引起毒性反应,约为0.2%。一旦发现时,要及时处理,如苯巴比妥 0.1g 肌注,或咪达唑仑2.5～20mg 静注。特别是判断穿刺针是否进入硬膜外腔,用 1%普鲁卡因或 1%利多卡因反复进行负压试验时,要防止麻药注入过多而发生中毒反应。为了预防麻药中毒,延长麻药时间,局麻药内加 1/20 万肾上腺素 0.1～0.2ml。10%葡萄糖、6%右旋糖酐-40 或自身静脉血(又名填充法)均可达到延长麻药时间,以预防麻药中毒反应的目的,都可加入,但加用以上液体时,不要改变麻药的浓度。

7. **观察麻醉平面** 麻醉中至少测试 3 次麻醉平面。一般麻醉后30min 内用针刺法测定一次,术中及术后各测定一次,并记入麻醉单上,如胸$_8$等。

8. **防治误入蛛网膜下腔** 如有局麻药进入蛛网膜下腔而引起全脊麻,一旦下肢麻痹,呼吸困难,发绀,血压下降,脉搏变快、变弱时,必须迅速抢救,不误时间。临床上有处理不当致死亡的报道。

(1)抢救方法:为患者取头低位,面罩加压给氧,静注麻黄碱 15～30mg 等药升压;呼吸停止时行气管内插管,辅助呼吸加压给氧;循环停止者立即行心脏胸外按压等心肺复苏处理。

(2)预防全脊麻:①置管时勿用力过大;②注药前回抽,反复检验无脑脊液回抽到注射器内方可注药;③硬膜外导管质软而韧,用透明硅胶管质量很好;④按操作规程操作,先用试验量后置管,好处:先注入试验量后,硬膜外腔被相对被撑开,导管易通畅地置入;缩短了麻醉诱导时间;缩短了手术医师等待麻醉的时间,增加患者的舒适感和安全感;可取得更广泛的平面;减少穿刺针和置管刺破硬膜的机会。观察呼吸和平面,无异常问题时再注入全部诱导量药物。

9. 用药量要科学准确　一般认为诱导用药量,颈或胸段的每一脊神经分节,需要麻药 1.5～2.0ml,腰骶部阻滞,每一分节则需要 2.0～2.5ml。追加药物的时间,要在首次诱导用药 30min 后,其药量为首次量的 1/3～1/2。以患者的个体情况来确定,年轻体壮,除原有手术的疾病外,无其他并发症者,可给 1/2,且用药浓度要大;老年、垂危、体弱、久病、脱水或中位胸部以上的硬膜外麻醉,用药浓度要淡、用量要小;择期手术的低位手术用药浓度要浓,用量要大;联合用药,即将长效与短效局麻药、起效快与起效慢的局麻药联合用药,以求取长补短,提高效果。小儿硬膜外要按千克体重给药。

公式一:小儿首次用量(1%利多卡因总毫升数)$=\left(\dfrac{\text{kg}}{3}-1\right)\times2+4$

或按 8mg/kg 利多卡因计算总量,可先给总量的 1/3～1/2,以后酌情追加。

公式二:小儿首次用量(总毫升数)$=2+\dfrac{颈_7～骶_5 长度(\text{cm})-20}{5}+\dfrac{\text{kg}-3}{5}$

即采用椎管长度与体重两个因素,来估计小儿硬膜外麻醉的用量。1个月内的婴儿,持续硬膜外麻醉的浓度,为 0.5%～0.75%的利多卡因,容量平均为 2～3ml,即可以满足 4 个节段左右的麻醉需要。两个公式中药物的浓度和用量也不是硬性规定,需根据病儿个体情况灵活掌握。6个月至 12 岁的小儿,一般不予合作,可先做基础麻醉后进行硬膜外穿刺操作,用药后吸氧,随时注意呼吸的变化。

【失败原因及处理】　注入局麻药(15～30ml)后,观察 20～30min,无阻滞平面或切口上下缘疼痛,或镇痛不全、肌松不良,经追加局麻药或辅助用药仍不能完成手术者,为阻滞不全或失败。

1. 原因　连续硬膜外阻滞失败的原因如下。

(1)穿刺困难:穿刺针进不到硬膜外腔,无法置管和注药,除操作技术因素外,可因患者肥胖、韧带钙化、椎间变窄、老年性脊椎骨质增生、强直性脊柱炎、脊椎外伤史、先天脊椎畸形及患者穿刺时的体位不好等,增加了穿刺的困难性。

(2)出现阻滞不全和神经根阻滞现象:其表现为斑块状麻醉或单侧麻醉。因置管或置入管太长时,导管自椎间孔穿出,或由一侧神经根后方转向前方,或导入脊神经孔。或因个别患者某一神经根附近的结缔组织较致密,局麻药难以向该处扩散。

(3)麻醉平面不够:由于阻滞平面不够高而使硬膜外阻滞不完善或失败。麻醉平面过低,满足不了手术要求。因硬膜外腔粘连,致局麻药扩散受阻,或穿刺点取得过低所致。麻醉平面过高,满足不了手术要求。因放管过长或穿刺点取得过高所致。

(4)局麻药未注入硬膜外腔:穿刺针不在硬膜外腔或导管未进入硬膜外腔,留于软组织中。见于肥胖或软组织疏松的患者,或导管置于硬膜外腔过短,退针时或患者体位改变等,使导管脱出到软组织中,测试无麻醉平面出现,当针刺法测试手术野区皮肤时,患者的疼痛阈无减低或消失。

(5)局麻药因素:局麻药扩散不良,或过分分散给药操作,局麻药浓度剂量不足等。当及时追加局麻药无效时,说明患者产生快速耐药性,若对利多卡因已产生快速耐药时,可改用丁哌卡因或哌卡因,或罗哌卡因。注入药量浓度太低,或药量太少,或容积过小等,也会致使麻醉范围较低,扩散范围不够。分次(追加)注药间隔时间过长,首次诱导或前次追加药物阻滞作用已消失。局麻药效价太低或失效。药物性能不佳,弥散性、穿透性弱等均影响麻醉效果。

(6)导管因素:当置管顺利时,失败多与硬膜外导管有关。置管过深或用力过大使导管折叠,折成锐角,扭转改变方向,是导管质量不好或多次使用后塑料老化、脆性增加,以致有平面与手术范围不相符合的结果。导管误入静脉血管,或误入血循环,造成麻醉无效或效果不佳。因导管被血液回流或血块堵塞。

(7)麻醉诱导期过短:手术开始过早,硬膜外麻醉阻滞效果不完善。

(8)肌肉不松弛:影响手术操作。若效果不佳时,则应及早改全麻。

(9)内脏牵拉反应:胆心反射,一是因麻醉平面低,二是即使麻醉平面过高,但内脏迷走神经未被阻滞,术中因仍有明显的牵拉反应,患者出现上腹部牵拉不适、恶心、呕吐,甚至心搏骤停等。

(10)导管进入血管:注药后可发生局麻药的寒战反应或毒性反应。

2. 处理 麻醉效果不好或失败时,应尽快处理。

(1)麻醉前做好充分的评估:凡脊椎畸形、过度肥胖,穿刺点定位困难者,不宜选择硬膜外麻醉。凡选用硬膜外麻醉的患者,麻醉前应向患者讲清配合要求,强调穿刺时体位得当与麻醉成功的关系。麻醉穿刺操作时,正确指导患者如何配合,保持正确体位,保持体位不动,诱导局麻药量要充足,效果确切,穿刺进针方向和角度要正确。

(2)针对原因处理:根据作用不完善的原因予以处理。

主动放弃:多次穿刺不成功者应放弃硬膜外麻醉。出现斑块状麻醉或单侧麻醉时,可将导管退出 0.5cm 以测试平面;或用辅助药或改全身麻醉。

灵活处理:①选好穿刺点,不要离手术部位中心太远;置管长度勿太长或太短,以 3～5cm 为佳。反复多次使用硬膜外麻醉者,应上移椎间隙穿刺;②要准确判断穿刺针在硬膜外腔,置管困难要检查原因。硬膜外导管要牢靠固定;③快速耐药性产生时,一是加大剂量;二是换用另一种局麻药;④导管要选优质的,劣质的坚决淘汰掉;⑤置管动作要轻巧,勿使暴力;⑥追加局麻药要及时,最好给予提前量,使阻滞作用连续不断线或作用不减退;⑦局麻药量要充足、容积够大、浓度合适,如腹部手术或低位硬膜外,或年轻力壮者应选 2% 利多卡因或 0.75% 罗哌卡因。效价低或失效的药物应弃掉;⑧诱导时间要足够,诱导不到时间可让手术医师稍等候;⑨注药前反复回抽,有回血时不能给药,应将导管外退少许,无回血时方可注药。当血块堵管时,可用 5～10ml 注射器,加压向导管内注入生理盐水或局麻药液将血块冲开,可使导管通畅;⑩扩散力和穿透性强的局麻药物,如利多卡因或罗哌卡因,扩散范围比丁卡因要广泛些。

(3)重视腹部手术麻醉效果:硬膜外麻醉施行腹部手术时,要用较高浓度局麻药,麻醉平面要满足手术所需;上腹部需阻滞胸$_{4～5}$～腰$_{1～2}$范围,手术开始前要使用麻醉辅助药。

(4)预防性静脉辅助用药正确处理牵拉反应:单凭硬膜外麻醉,难以让患者安全舒适地度过手术期,内脏牵拉反应仍然存在,是阻滞效果不完善,麻醉平面过低所致;如出现牵拉反应时,再加用辅助药其剂量必然明显高于预防性用药量。如无禁忌,在出现阻滞平面后,必须适量给予以下辅助药。①镇痛药:哌替啶 50mg 加异丙嗪 25mg,静注。②镇静药或神经安定药:γ-OH 2.5～5g,静注。③局部神经丛浸润阻滞:如 1% 普鲁卡因或 0.5% 利多卡因,腹腔神经丛封闭等。

（5）导管插入硬膜外腔血管：导管有血液时，将导管拔出 0.5cm 后，继续送管少许，以避过出血部位，回抽无回血时再注药。若往外拔管 0.5cm 后，仍有回血时，可将导管拔出重新穿刺。一旦导管插入静脉丛，未能及时发现，注药时或注药后心慌、头晕、暂时神志消失，发生中毒反应，甚至惊厥等险情，应及早停止注药，进行急救和处理。

（6）患者多次接受硬膜外麻醉之后硬膜外麻醉效果问题：一般硬膜外腔穿刺是不容易发生广泛粘连的。不能认为有过前次硬膜外麻醉，就会引起硬膜外腔粘连，而影响这次的麻醉效果。应做好具体问题具体分析。

【并发症防治】

1. **血压下降**　血压下降最常见，多发生于胸段硬膜外，主要是由于胸段阻滞使内脏大、小神经麻痹，腹内血管扩张、血液淤滞，回心血量减少，血压下降；一般多在用药后 15～30min 出现，当下降到 80mmHg 或降至术前血压的 2/3 时，应及时处理：麻黄碱 15～30mg，或甲氧明 10～20mg，静注或加快输液输血；吸氧，当以上处理不佳时，可静注去氧肾上腺素 3～5mg，或间羟胺 2～5mg，使血压回升。

2. **呼吸困难**　硬膜外麻醉易发生不同程度的呼吸抑制，尤其颈及上胸段硬膜外麻醉时，故颈和上胸段麻药浓度不能过高。

3. **神经并发症或截瘫**　神经并发症及截瘫是硬膜外麻醉后的严重并发症。国内硬膜外麻醉后脊神经根损伤并发截瘫的发生率，为 0.14/10 万和 3.9/10 万。血肿压迫占 30.6%。

（1）原因：硬膜外麻醉导致脊髓严重损伤的原因有：①损伤性，穿刺针或置管时直接损伤神经根、干或脊髓；②压迫性，如术后硬膜外血肿形成，压迫神经根、干或脊髓；③感染性，如术后硬膜外腔感染、炎症、脓肿或水肿压迫；④偶合性，并发脊髓肿瘤的偶合性等压迫引起；⑤缺血性，麻醉期间的低血压时间过久，尤其老年人，或局麻药加入较多的肾上腺素反应等因素的影响，出现"脊髓前动脉综合征"；⑥中毒性，脊髓后动脉受局麻药的压力、肾上腺素反应的影响，发生病理改变，使脊髓局部缺血和血供障碍；⑦骨质性，并发椎管狭窄症；⑧医源性，硬膜外腔误注腐蚀性药物，如误注 10%甲醛（福尔马林）；⑨并发其他疾病发生。

（2）防治：应加强麻醉后随访，及时确诊和尽早处理是关键。

①预防为主：不提倡在成人 $L_{2\sim3}$ 间隙进行硬膜外阻滞和 CSEA 穿刺。穿刺方向要在正中，操作时勿使暴力，以免穿刺时手法失控，使穿刺

针进入硬膜外腔过猛、力量过大,以减少穿刺针直接损伤神经的机会。当患者诉说某侧下肢有触电样痛或下肢有不自主的抽动时,不能强行进针、置管,应退出针、管,稍调整进针方向,以免伤及神经根等。

②心理治疗:麻醉前应注意患者心理和情绪,不要因惧怕麻醉手术而过分紧张。

③严选适应证:对凝血障碍或出血不止患者,应放弃硬膜外麻醉;当穿刺针进入硬膜外腔不断向外滴血时,可换椎间隙重新穿刺,换穿刺点再次穿刺后,仍出血不止时,应放弃硬膜外麻醉。

④积极诊断和治疗:当操作失控,出现强行进针或进针过深,怀疑或已证实损伤脊髓或神经根时,应放弃硬膜外麻醉。穿刺时,出现痛觉过敏或麻木现象,或出现同一侧麻醉区域与对侧平面较低的另一区域有皮肤过敏现象,或术后有难以忍受的疼痛,或因疼痛而术后彻夜不眠,说明已损伤神经根或脊髓。若麻醉后肢体运动、感觉和反射等未能如常恢复,或恢复后又出现神经功能障碍时,即应急行椎管内造影、CT 或 MR 等检查。发现有截瘫或脊髓损伤症状时,应仔细检查,找出截瘫时的直接原因,积极进行治疗。主要措施:对症和支持疗法;大量抗生素疗法;用促进神经损伤恢复的药物,如维生素 B_1、维生素 B_{12}、ATP、辅酶 A、理疗等。

⑤局麻药中少加或免加肾上腺素:局麻药中加肾上腺素浓度,不能过大,常用 1:20 万或 1:40 万,或 1:75 万。1:20 万,即 20ml 局麻药液中,加 0.1%肾上腺素 0.1ml。高血压等患者用 1:40 万或 1:75 万较安全。

⑥绝对禁忌:有血液凝血机制障碍或正施行抗凝治疗的患者,绝对禁忌选用硬膜外麻醉,因其易并发术后硬膜外血肿。必须应用时,应早停药,使凝血机制恢复正常后,采用直入法,避免反复穿刺,可减少血肿发生的机会。如怀疑或确诊为血肿或椎管狭窄者,且经 CT 等诊断明确时,应在<8h 内行手术探查,手术清除血肿或脊椎板减压,以减轻血肿或狭窄椎板对脊髓组织的持续性压迫,解压以保护脊髓,预防脊髓组织的软化和变性。如截瘫持续 8h 以上,即使行减压手术,但也难以恢复正常神经功能。

⑦脓肿处理:如截瘫为数日后出现,为操作时未严格遵照无菌操作规程,使硬膜外腔感染,若诊断一旦确立,立即进行手术切除引流。

4. 导管拔出困难或折断　偶尔(发生率约 0.1%)也会碰到导管拔出困难或导管折断在硬膜外腔内。原因:一是导管置入过长,太长的导管在硬膜外腔扭折、打圈后,自成一结,使拔管困难。二是患者体位使脊柱挺直或扭曲,棘突互相挤压,导管被紧压在棘突和韧带间,拔出困难。三是导管质量问题,经反复消毒使用的导管韧性减退,脆性增加,经不住拉力,或拉力过猛,将导管断在组织内。处理措施如下。

(1)调整体位:若遇手术结束拔管困难时,应让患者恢复至穿刺时的体位,常可拔出。否则,强行拔管,可能将导管断在体内。必要时采取局部按摩、注射局麻药、注射肌松药、骨盆牵引等,以减轻拔管困难。实在拔不出时,可带管送回病房,1~3d后到病区拔管,即可顺利拔出。

(2)做好预防:若导管变质、较脆,塑料老化或已有折痕、破口,应予弃用。换质量好的新管应用。

(3)一旦发生断管后应严密观察:万一导管拔断,残端留在硬膜外腔或组织间,也不是很长,只有1~2cm,如无感染、无局部化脓感染、无全身炎性反应、无神经压迫症状或刺激症状,无后遗症,可不处理,不做手术取出。可暂时或出院继续观察。如一旦有症状,或断端留入较长,且浅表,可做一小切口探查取出。若导管已通过穿刺针尖斜面后,又需要退出时,应与针体一起退出,避免导管被锐利的针斜面割断。重做穿刺。

5.硬膜穿破后头痛

(1)发生率:硬膜穿破率,为2.3%~2.5%。穿破后脑脊液(CSF)外漏使颅内压降低,脑组织向枕骨大孔下降,牵动了脑神经及大血管伴行的神经,发生头痛。亦称为体位性头痛。属于血管性,以前额与枕部疼痛为主,当直立和坐位时加重,平卧时减轻。严重者呈爆炸性,并伴听力、视觉障碍。女性高于男性,年轻人高于老年人。

(2)治疗:减少CSF漏出,促使CSF压力恢复正常范围。防治措施:①平卧休息,术后平卧去枕8h。②腹带捆扎,减少CSF外漏。③持续输液,增加CSF循环。④镇痛,服用镇痛药或针灸治疗等。口服咖啡因300mg,4h可缓解。⑤自身血液硬膜外腔填充,10ml自身血,注入硬膜外腔,1~2次,有效率90%;无效时,硬膜外腔持续输入生理盐水,24h(30ml/h)有满意效果。

【特殊硬膜外麻醉】

1.单侧硬膜外麻醉　利用穿刺及置管技术,使麻醉选择性控制在手术一侧。即控制性单侧上肢或下肢硬膜外麻醉。患者侧卧,患肢向下,从正中棘突间隙穿刺,穿刺针斜面可半对向患侧,半对向头(或尾),使导管插入后能偏向患肢。人为地将导管置入侧腔,达到单侧阻滞目的。放置10～20min,或按不同麻药的起效时间,稍微延长,然后摆成手术卧位。一般患肢较健肢的麻醉范围高 2～3 脊神经节段。

2. 两点穿刺　在硬膜外麻醉实践中,应用两点穿刺的机会不少。

(1)适应证:根据手术部位要求的麻醉范围较广泛,或两个部位同时进行手术操作。

(2)穿刺点的选择:根据手术部位要求的麻醉范围选择。

①乳腺癌根治术:选颈$_{3\sim4}$ 向头及胸$_{7\sim8}$ 向头两点分别穿刺,分别置管,即可满足手术要求。

②腹部手术:手术范围过于广泛,如胆囊手术加阑尾手术,选胸$_{8\sim9}$ 及胸$_{12}$～腰$_1$ 两穿刺点。

③脊柱手术:手术范围广泛选用胸$_{3\sim4}$ 向尾及胸$_{10\sim11}$ 两点穿刺。

④腹部会阴联合切口:腹部及会阴同时开始手术,选胸$_{12}$～腰$_1$ 和腰$_{4\sim5}$ 两点穿刺,导管分别向头和向足置入。

⑤盆腔内手术:如子宫、膀胱和直肠手术,均应选胸$_{12}$～腰$_1$ 和腰$_{4\sim5}$ 两点穿刺,分别向头和向尾置管,均可达到术中无痛。

(3)局麻药用量:两点穿刺的局麻药用量与一管法总量相接近。大于一点穿刺法的一次剂量。若两个部位的手术操作有先后之别,即先做的手术部位先注药,后做的手术开始与先做的手术只要相差 30min 以上,即可用一点穿刺的一次局麻量。

(4)试验量:试验量可每管各用 3ml,或先试一点,隔 15～20min 再试另一点。可以判断和确定是哪一点穿破硬膜。

(5)一针双向注药阻滞法:硬膜外穿刺针到达硬膜外腔后,针口向尾或向患侧注入试验量,然后将硬膜外穿刺针口转向头侧,置入硬膜外导管长 3～4cm,测试麻醉平面,将诱导量的局麻药全部注入。实验证明该阻滞法可提高麻醉效果,对腹部、盆腔和下肢手术效果满意。是两点穿刺的一种改良方法。

3. 硬膜外麻醉与气管内插管全麻联合　根据手术部位选择硬膜外穿刺部位,行硬膜外穿刺置管,注入试验量局麻药。再行快速诱导,气管内插管,控制呼吸,进行麻醉管理。静吸复合麻醉维持。麻醉监测。按时分头追加用药。适应证为心胸部手术,如肺叶切除或食管癌根治手术;心血管手术;如需要全身麻醉的上腹部手术;骨科,如脊柱侧弯矫正术;盆腔巨大手术、老年患者手术、高危患者和小儿外科手术等,麻醉后还可用硬膜外止痛。此法国内外目前用得较多,如心内直视手术、冠状动脉旁路移植术、胸和胸腹主动脉瘤手术、动脉导管手术等。优点如下。

(1)减少全麻药及辅助药、局麻药用量,患者早醒。

(2)互补彼此不足,减少全麻的并发症,有利于缓解术中、术后的应激反应,减少其对机体的不良反应。

(3)协同满足麻醉要求:可行控制性降压,有利于对血流动力学调控和保持稳定。

(4)麻醉中呼吸管理容易,呼吸平稳。是颇为安全的麻醉方法。

(5)止痛完善,肌松好,麻醉效果满意。麻醉深度易控制。

(6)术后恢复快:术后镇痛可靠,留置硬膜外导管进行术后镇痛。

(7)适应证宽,适用于小儿、老年人、危重患者等。

4. 硬膜外麻醉配合降压麻醉　利用硬膜外麻醉的降压作用,可作为控制性低血压的配合措施,对手术有利。详见第 5 章第十二节控制性降压麻醉有关内容。

5. 术后止痛　做连续硬脊膜外麻醉的患者,将导管带回病房,患者出现切口疼痛时,按常规分次注入局麻药或接备用的镇痛微泵,效果可靠。避免术后应用大量的镇痛药。腰背上留置的导管要固定牢,注意无菌操作,管端要保持绝对无菌,以防污染。低浓度、小剂量的局麻药即可达到无痛要求。硬膜外术后自控镇痛术(PCEA)详见第 13 章第二节术后镇痛的有关内容。

6. 癌症止痛　根据疼痛部位选择硬膜外穿刺点,置入导管,用局麻药及生理盐水稀释的麻醉性镇痛药,如吗啡 2mg、哌替啶 20mg 或芬太尼 0.025mg,稀释成 10ml 一次性注入;注药后须注意观察并发症。或接硬膜外 PCEA。详见第 13 章第五节癌性疼痛。

7. 其他治疗　硬膜外用于分娩止痛、下肢血栓性闭塞性脉管炎、胆结石排出、肠梗阻、椎间盘脱出及增生性脊柱炎等治疗。

【新技术进展】　为了提高连续硬膜外阻滞的成功率,减少不良反应和局麻药用量,新技术不断应用到临床。

1. 硬膜外泵输注局麻药麻醉　将硬膜外导管连接微电脑输液泵,以 1ml/min 持续输入 2%的利多卡因 15ml,不给试验量,局麻药不加肾上腺素。15min 中止给药。麻醉效果满意。节省麻药,降低利多卡因中毒的潜在危险。

2. **三孔硬膜外导管**　白色透明导管,质地韧而软,全长 100cm,内径 0.7mm,外径 1mm,盲端闭塞,距盲端 0.6mm、10mm、14mm 处分别有一小孔,分布于三个不同方向,孔间距 4mm。又叫多孔导管。在导管的 10cm、15cm、20cm 处有蓝色标记,并携带细菌过滤器,能防止 0.2μm 以下的细菌和微粒进入,可保持局麻药的纯度,有效地预防感染。置管深度 3～4cm。一组资料表明阻滞完善 98.6%,阻滞不全 1.3%。具有药液用量少、平面阻滞广泛、完善、腹肌松弛,并发症少,能有效地预防感染,患者安全、舒适等优点,值得临床推广应用。

3. **硬膜外腔注入晶体液逆转局麻药**　对术中麻醉效果满意,100% 运动神经阻滞的术毕患者,经硬膜外腔 2 次、以 10ml/min 速度推注生理盐水(首次 20ml,间隔 15min 再注入 20ml)。可使硬膜外阻滞术后,100% 运动阻滞完全消退的时间缩短一半。表明晶体液能有效地逆转局麻药的运动神经阻滞,对消除术后患者忧虑、促进康复、减轻护理负担很有利,不影响术后镇痛时间,无不良反应和并发症。

4. **局麻药内加阿片类药**　如加入哌替啶 0.5mg/kg,可延长阻滞时间。

三、骶管阻滞麻醉

局麻药从骶裂孔注入骶管腔内,以阻滞骶部脊神经的方法,叫作骶管阻滞麻醉,又称骶部硬膜外麻醉,简称骶麻。骶麻为最早开始应用的硬膜外阻滞,除麻醉骶脊神经外,还可麻醉部分腰段、胸段脊神经。分为单次法和持续法。由于较为安全,效果确实,伤及硬脊膜和脊髓的危险性很小,目前在会阴部手术麻醉、小儿外科麻醉和疼痛治疗等应用广泛。

【适应证】　适用于肛门直肠、阴道、会阴部、下肢、尿道手术,以及婴幼儿及学龄前儿童的腹部手术及术后镇痛,产科镇痛及慢性疼痛治疗等。

【禁忌证】　穿刺部位感染,凝血机制障碍或应用抗凝药及解剖标志不清等。

【解剖部位】　骶裂孔和骶角是骶管穿刺术的重要解剖标志。

1. **定位法**　先扪清尾骨尖,沿中线向头端摸,距尾骨尖 4～8cm 处,可触及一弹性的凹陷,即为骶裂孔。其两侧可触及突起如豆状物的骨质隆起,即为骶角。两骶角连线中点的凹陷点即为穿刺点。此点相当于第

4、第 5 两块骶骨的背面正中。髂后上棘连线在第 2 骶椎平面,是硬脊膜囊的终止部位,骶麻穿刺如超过此线,即误入蛛网膜下腔,而有发生全脊麻的危险。从骶裂孔到此线的距离平均 47mm,最长 75mm,最短 19mm。骶裂孔与髂后上棘呈一等边三角形。

2. 穿刺法 骶裂孔穿刺,由浅入深分别经过皮肤、皮下组织、骶尾韧带、骶骨。骶管容积 12～65ml,平均 25～30ml。须注意在成人中有较大个体差异。

【麻醉前准备】 同腰麻。即禁食,复苏设备准备,抗惊厥药物,麻醉前颠茄类药物准备,开放上肢静脉通路等。

【操作方法】

1. 单次骶管阻滞 是经骶裂孔一次将局麻药注入骶管腔。

(1)体位:患者侧卧位,膝关节尽量向腹部屈曲;或俯卧位,在耻骨联合下垫枕头,让患者两腿略分开,内旋双踝,可使骶部突起更高一些,臀部肌肉放松。或利用手术台将躯体和下肢放低,使骶部突出,便于穿刺。

(2)穿刺:严格无菌操作,戴消毒手套,皮肤严格消毒后铺巾,局麻药做皮丘,以 7 号针头垂直刺进皮肤,针尖向头改变方向,与皮肤呈 45°刺入,经皮下、骶尾韧带有阻力突然消失的感觉(落空感),即示进入骶管腔,将针尖减至与皮肤成 10°～15°,再向前推进 2cm 即可。

(3)注药:抽吸无回血、无脑脊液,将针尖固定,注射空气或生理盐水无阻力时,可注入试验量 3～5ml,观察 5min,无腰麻征象,即可将其余诱导量局麻药,全部缓慢注入。注速不宜过快。每 30s 注入 10ml,边注药边时刻观察是否出现急性药物毒性征象。

2. 持续骶管阻滞 方法与硬膜外法相同。穿刺点选腰$_{4\sim5}$ 或腰$_5$～骶$_1$ 间隙,导管置入骶管腔即可。也可用 16 号直针将针斜面磨短,边缘不过于锐利,自骶裂孔穿刺,与单次法穿刺操作相同,然后置入导管。

【用药】 选用作用时间长、不良反应少的局麻药,常用药浓度较胸腰段硬膜外麻醉为低。1%～1.5%利多卡因 15～20ml 或 0.2%～0.25%丁卡因 20～30ml 或 0.25%丁哌卡因 10～15ml;或 0.5%耐乐品 10～20ml。若经腰$_{4\sim5}$ 或腰$_5$～骶 持续骶麻,如腹会阴联合切口或子宫全切等手术,采用两点穿刺时,药量较小,仅 10～15ml 即可;若经阴道做子宫全切手术,有良好的肌松条件,才能方便手术操作,用药浓度要高,可用 2%利多卡因 15～20ml 或 0.2%～0.33%丁卡因 15～20ml;若为单次骶麻需 25～30ml,但不能超过一次局麻药的极量;老年人、体弱者用药量酌减。小儿按年龄和体重计算药量。

【注意事项】

1. **穿刺困难或失败**　骶裂孔大小和形状变异较多,易造成穿刺困难或失败,应注意穿刺部位骨性标志的确定和操作要领。

2. **出现腰麻症状**　注药后出现腰麻症状,主要是骶管腔的终止部位低于髂后上棘,穿刺针虽然进入骶管不深,也可穿破硬脊膜囊。将骶麻诱导剂量的局麻药误注入蛛网膜下腔引起。故注药前要先用试验量,无腰麻症状时,再注入诱导总药量,决不可忽视,以免造成意外。一旦发生全脊麻,患者很快呼吸停止,血压极度下降,应维持气道通畅,控制呼吸,静脉输液,升压药物如麻黄碱等升压。

3. **骶麻阻滞范围有限**　较高手术范围的麻醉难以达到。临床上也有用大诱导容量的麻醉药物做骶麻,获得较高的麻醉平面,行下腹部手术,这在小儿成功率较高,而成人则失败率高,难以保证患者的麻醉效果和安全,还是选下腹部硬膜外麻醉为好。

4. **骶管反应**　单次法骶麻时,用试验量无反应,但当注入诱导量药液时,注后立即或于数分钟内出现毒性反应,称为骶管反应。患者头昏头涨、意识消失及牙关紧闭等表现,或肌张力高度增加,或惊厥、抽搐等,甚至发绀,屏气。立即给予吸氧、平卧,可于数分钟后自行缓解、意识恢复。重者应立即给予镇静、镇痛药物,如咪达唑仑 10mg 或哌替啶 50mg 静注。有发绀者,应面罩下吸氧或辅助呼吸。发生原因是骶管腔内神经分布丰富受刺激,也可能是注药速度较快,或注入量较大,迅速进入血循环,出现毒性反应。或是注药过敏,因刚注完药即发生以上反应。也可能为骶管内压力过大所引起的神经反射。故推注药物时速度应缓慢,可预防骶管反应。

5. **血压下降**　骶麻时血压下降轻微,持续时间也较短。处理同腰麻或硬膜外麻醉。

6. **尿闭**　尿潴留是骶麻常见的并发症,同腰麻处理。

7. **骶管感染**　骶管位置近肛门,卫生环境较差。若消毒不严,可引起感染、发热、骶骨疼痛。按感染予以处理。

8. **阻滞范围局限**　一般阻滞范围比较局限,对较高手术范围的麻醉要求难以达到。

9. 局麻药毒性反应率高　全身中毒发生率较高于硬膜外麻醉。

10. 局麻药用量较大　如丁哌卡因的最大剂量 2mg/kg,利多卡因 4mg/kg,为注射无误时的最大剂量。

11. 失败率高　达 5%～15%。

四、脊麻-硬膜外联合麻醉

脊麻-硬膜外联合麻醉(CSEA),于 1981 年 Brownridge 首先应用,是近十几年来兴起的一种椎管内阻滞的新技术,正在国内外麻醉中日益普及。因为 CSEA 综合了脊麻(SA)和硬膜外麻醉(EA)的优点,弥补了两种麻醉方法的各自弊端。将"可靠"的脊麻与"灵活"的硬膜外麻醉技术联合应用,达到取长补短的功效。

【效果评价】

1. 脊麻的优缺点

(1)优点:①操作简单,容易掌握;②腰骶神经根阻滞充分,成功率高,在 99% 以上;③腰麻起效快;④局麻药用量少,减少了局麻药对心血管及神经系统毒性的潜在危险;⑤效果可靠,阻滞完善,肌肉松弛满意;⑥经济,是目前临床麻醉技术中最具经济效益者。

(2)缺点:①麻醉时间有限,不能随意延长;②平面不易控制,出现高平面或低平面阻滞;③术后头痛发生率高;④不能行术后镇痛等。

2. 硬膜外麻醉的优缺点

(1)优点:①节段性麻醉,使麻醉范围限制在手术区域;②无头痛;③血压下降较轻,引起的心血管不良反应小;④可控性强,麻醉时间长,麻醉有可延时性,经导管间断给药满足长时间手术的需要;⑤术后镇痛,可留管行疼痛治疗。

(2)缺点:①起效慢,诱导时间长;②操作技术要求高,技术掌握较有难度,且有骶神经阻滞不全;③药物用量大,达到麻醉的剂量为脊麻的 4～10 倍;④有一定的阻滞不全发生率;常需用辅助药;局麻药再吸收可能出现寒战及中毒性全身反应;⑤可发生致命的严重并发症——全脊麻。

3. CSEA 优点　CSEA 是将脊麻与硬膜外麻醉有机结合的一种新麻醉技术。综合了 SA 与 EA 两种麻醉方法的优点,与单纯脊麻与硬膜外麻醉比较,CSEA 特点如下。

(1)起效快,作用迅速可靠,缩短了麻醉诱导时间。

(2)阻滞完善,肌肉松弛完全,效果确切。

(3)用药量少,减少了局麻药用量过大引起的不良反应。

(4)可控性强,麻醉时间不受限制。

(5)并发症少,术后头痛发生率降低,心血管不良反应的发生率也降低。对老年人合并其他系统疾病者及高危产妇安全性高。

(6)阻滞平面的可控性强,易于控制。

(7)对机体生理干扰轻,镇痛完善,呼吸、循环平稳,牵拉应激反应少。

(8)术后镇痛方便、效果良好。

4. CSEA 存在问题和争议　CSEA 作为一种新技术,具有许多优点,但也存在着以下问题和争议。

(1)设备上要求较高:对穿刺针的选择有一定要求。脊麻针长度比硬膜外针长 12mm。

(2)操作复杂:操作较单纯脊麻或硬膜外麻醉复杂,有一定难度。

(3)脊麻针尖受损或脱落金属粒子:脊麻针通过硬膜外针时,有可能使脊麻针尖受到损伤、折断或有金属粒子脱落,但未见临床和实验报告。

(4)导管误入蛛网膜下隙:导管经脊麻针穿破孔处误入蛛网膜下隙。已有类似报道。

(5)局麻药漏入蛛网膜下隙:硬膜外腔的局麻药有可能通过脊麻针穿孔漏入蛛网膜下隙。

(6)无脑脊液回流:硬膜外穿刺针不在硬膜外腔,腰穿针自硬膜外侧腔通过;或是腰麻针被神经根或结缔组织阻塞等。也有硬膜外腔置管困难出现。

【适应证】　CSEA 在临床上有较好的应用前景,是安全、可靠的麻醉方法之一。保证了安全,提高了麻醉质量。据文献报道,目前应用在以下手术。

(1)肾移植:在泌尿外科同种异体肾移植术中应用。

(2)产科:剖宫产中应用最多,也是首先在产科开始应用的新型椎管内阻滞法技术。

(3)妇科:子宫切除术等腹盆腔手术。

(4)骨科:髋及下肢骨科手术。

(5)其他:结肠、直肠手术、前列腺手术、疝修补术、外周血管手术、截肢等脐以下长时间手术。

(6)术后镇痛:适用于术后镇痛病例。

【禁忌证】 同腰麻及硬膜外麻醉。

【麻醉前准备】 麻醉前用药及准备同"脊麻"和"硬膜外麻醉"。

【操作技术】

1. CSEA 发展 1982 年 Coates 推广 CSEA。1992 年 Lifschitz 和 Jedeikin 发明"背扎"Tuohy 针,使 CSEA 技术逐渐成熟。2004 年 Abenstein 在美国第 55 届 ASA 年会上评价优点较多。从历史上看有 4 种方法。

(1)单针单椎间隙穿刺法:为向硬膜外腔插入细针,给局麻药后将针再刺入脊椎蛛网膜下隙,再注入局麻药。

(2)双针双椎间隙穿刺法:在一椎间隙置入硬膜外导管,而在另一椎间隙(一般为相邻椎间隙),进行脊麻,近年来也有在同一椎间隙分别进行硬膜外和脊麻穿刺。

(3)针内针(双针)单椎间隙穿刺法:1982 年首先用于骨科,1984 年用于妇产科,1991 年用于产科止痛,最近又发展了双导管单椎间隙技术,目前推荐用 Whitacre 针,经硬膜外针内用脊麻针穿刺至蛛网膜下腔,腰麻后拔出脊麻针,向头向置入硬膜外导管 3~4cm。为目前临床上常用方法。

(4)针旁针(针并针)单椎间隙穿刺法:使用一特殊装置,在硬膜外针侧方焊接或在硬膜外针管上附一腰麻针导引管,可避免硬膜外导管误经脊麻针穿破的硬膜外孔误入蛛网膜下腔,也可避免腰麻针通过硬膜外针时金属小粒脱落或针尖损伤。

2. CSEA 设备的改进 为了避免 CSEA 上述的缺点发生,对其进行了改进。

(1)降低穿刺针的直径:采用 25 号以下细针,尤其是铅笔头型者,已显著降低头痛发生率。

(2)针背眼:在硬膜外针斜面处增加一个背眼,脊麻针从此眼穿刺,提高成功率,减少脊麻针经过硬膜外针斜面时的受损。

(3)针尖形状:将切割形改为笔状针、锥尖针等对硬膜组织损伤小,头痛发生率低。

3. CSEA 操作技术 其技术操作与硬膜外的常规操作相似,在硬膜外针进入硬膜外腔后,先以脊麻针经硬膜外针穿破硬膜进入蛛网膜下腔,见脑脊液流出后,注入脊麻药,注完药后退出腰穿针,置入硬膜外导管备用。硬膜外注药的时机、用药量要根据脊麻平面、手术时间等具体情况而定。

(1)穿刺点:以手术部位要求选择,中下腹部手术,一般选一点穿刺法,于腰$_{1\sim2}$或腰$_{2\sim3}$间隙,用 17G 穿刺针常规硬膜外穿刺成功后,用脊麻针从硬膜外针中穿入到蛛网膜下腔,脑脊液流出,注入脊麻药后拔出脊麻针,再将硬膜外导管头向置入 3～4cm,当脊麻作用开始消退、血压开始升高,患者有轻度疼痛,或患者有牵拉反应、肌肉紧张时,经硬膜外导管注入 2％利多卡因 3ml 试验量,5min 后追加 2％利多卡因 8～12ml 诱导量。也可选两点穿刺法,即胸$_{12}$至腰$_1$穿刺硬膜外置管,腰$_{2\sim3}$或腰$_{3\sim4}$蛛网膜下腔穿刺麻醉。

(2)CSEA 用药:与脊麻和硬膜外麻醉的用药无太大差别。用药先用脊麻,而硬膜外用于确保效果和术后镇痛。①脊麻药,0.5％丁卡因重比重液 2.2～2.5ml(7.0～12.5mg),注药速度 50～70s;或 0.5％丁哌卡因重比重液 2ml(0.75％丁哌卡因重比重液 1～2ml,即 7.5～15mg);或 2％利多卡因 2～6ml(40～120mg),尽量避免应用;或 0.5％～1％罗哌卡因。②硬膜外药,2％利多卡因 20ml+1％丁卡因 5ml;或 0.75％丁哌卡因 5～10ml。根据手术需要硬膜外用药,大部分手术不用,需用时,给药时间距蛛网膜下腔注药时间,为 60～80min。

(3)辅助药:①芬太尼 0.025～0.1mg 加入局麻药内,也可用舒芬太尼,因其对呼吸有抑制作用,应用时注意监护;②哌替啶:25～50mg 静注;③咪达唑仑 2～5mg,静注,必要时给药。

(4)效果:CSEA 起效时间比连续硬膜外麻醉缩短 6.1min,用药量明显少于连续硬膜外组,效果获 100％成功。

【麻醉管理】

1. 加强监测　麻醉期间合理应用局麻药,密切监测生命体征,术中监测心率、血压、ECG 和 SpO_2。

2. 观察麻醉平面　阻滞范围较腰麻或硬膜外广泛,因经硬膜外导管注入局麻药。借助注入硬膜外试验量,观察阻滞平面,判断硬膜外导管的位置。如给 2％利多卡因 2～5ml,阻滞平面升高 2 个节段,证明导管在硬膜外腔,若＞2 个节段或更高,警惕误入蛛网膜下腔的可能。硬膜外注药应先注入试验量。

3. 并发症　CSEA 并发症同脊麻及硬膜外,也有特有的并发症。若有血压下降时,通过输血、补液及静注麻黄碱纠正。反复操作,易引起脑膜炎,要加强设备的消毒和无菌操作观念。头痛的发生率很低,出现时予以处理。

4. 补充血容量 入手术室后,开放静脉,缓慢输注乳酸钠平衡盐液,扩容。已注入腰麻药后,变换体位时,应考虑到对阻滞平面和血压的影响。产妇剖宫产时,采取左侧位,头下垫 3 个枕头,肩下垫 1 个 3L 袋的方法,抬高上胸段脊髓,重比重液不易向头侧扩散。

五、碱性局麻药及局麻药的非麻醉临床应用

局麻药碱化后可提高其麻醉效能,其碱化后的血药浓度也有改变;生理浓度或大于生理浓度的含钾局麻药的麻醉效果明显提高;局麻药有许多非麻醉作用,使局麻药的临床应用领域进一步扩大。

(一)碱性利多卡因

【优点】 局麻药碱性化后与盐酸利多卡因相比有以下优点。

1. 增加麻醉效能 局麻药碱性化后,脂溶性具有穿透性的非离子碱基形式增加。①麻醉起效快,即起效时间缩短;②阻滞完善时间缩短;③肌肉松弛较好,血药浓度、峰值浓度及达峰时间,都提高或缩短,是碱性利多卡因的药效学特点。

2. 新生儿脐静脉血药浓度增高 碱性利多卡因硬膜外阻滞行剖宫产时,新生儿剖出后,脐静脉血药浓度增高。

3. 麻醉维持时间延长 碱性利多卡因行肌间沟臂丛神经阻滞,不仅使麻醉诱导期缩短,麻醉作用增强,而且维持时间延长。

4. 毒性 与盐酸利多卡因无差异。

【缺点】 在增强麻醉效能的同时,局麻药穿透血管壁的能力及全身性吸收率增加,可能增加局麻药的毒性。利多卡因血药浓度的安全范围较窄,一般为 2~4mg/L,>5mg/L 时可出现毒性反应,>6mg/L 时发生惊厥症状。若达到利多卡因单次最大剂量 400mg,则可能出现中毒症状。

【方法】

1. 配制 2% 利多卡因 16ml+5% 碳酸氢钠 4ml。目前临床使用的为市售的 1.7% 碳酸利多卡因注射液。

2. pH 7.30,未加肾上腺素。非碱化 pH 为 4.97。

3. 注药方法 于 20~30s 注入硬膜外腔 5ml,观察 1min 无脊麻症

状,30s 注完诱导量 10～15ml。

(二)碱化丁哌卡因

【优点】　0.25％碱化丁哌卡因硬膜外麻醉具有以下优点。

(1)诱导时间比单用利多卡因缩短。

(2)阻滞范围广,包括肋间神经、膈神经也被阻滞等。

(3)麻醉诱导量相对较少。

(4)麻醉效果满意,血药浓度增高。

【缺点】　对呼吸功能有影响,阻滞后潮气量、呼吸频率和每分通气量值均有下降,尤以潮气量较显著。主要是高位硬膜外麻醉时阻滞了肋间神经和膈神经,影响肋间肌和膈肌的运动。

【方法】

1. 配制　0.75％丁哌卡因 10ml＋0.9％生理盐水 19.6ml＋5％碳酸氢钠 0.4ml。

2. pH　7.12。

3. 注药方法　硬膜外穿刺成功后向头端置管 3cm,将配制药液先注入 5ml,观察 5min 无脊腰症状时,将诱导药在 30s 内注完。

(三)碳酸利多卡因

【优点】　提高局麻药的 pH,对局麻药的麻醉效能产生增强的影响。碳酸利多卡因新产品在临床普遍应用。其优点如下。

1. 起效快　其药液 pH 较高,使非离子成分比增高,促进利多卡因扩散,加快起效作用,使诱导时间缩短。

2. 阻滞完善,时间缩短　改善了阻滞作用的完善时间。

3. 麻醉效能增强　其非离子形式增加,活性增强,对神经膜的穿透性增强,碳酸利多卡因穿透能力比盐酸利多卡因强。

4. 中毒反应发生率低　欲增加麻醉效能,单用盐酸利多卡因时,就要增加利多卡因血药浓度,这样就易引起中毒反应,因为利多卡因血药浓度安全范围较窄,＞5mg/L 出现中毒反应,＞6mg/L 发生惊厥。碳酸利多卡因的血药浓度却在安全范围之内。

5. 呼吸循环血气参数影响小　麻醉期间未见呼吸抑制,SpO_2、PaO_2、$PaCO_2$、pH 无明显变化,血流动力学改变相对较轻。

【缺点】　麻醉持续时间无明显延长。因其扩散力强,不用于腰麻,慎用于浸润麻醉。

【方法】 碳酸利多卡因同盐酸利多卡因一样,被广泛用于硬膜外阻滞、骶管阻滞和神经干(丛)阻滞。

1. 配制 1.72%碳酸利多卡因 12ml+0.9%生理盐水 8ml 配成 1%碳酸利多卡因 20ml(含或不含 1:20 万肾上腺素),注药前新鲜配制。

2. pH 1%碳酸利多卡因为 6.92。1.72%碳酸利多卡因为 7.03 (7.2~7.7)。

3. 注药方法 硬膜外穿刺成功后向头端置管 3~4cm 处,分次将配制药液注入硬膜外导管,进行观察。神经阻滞每次 15ml,极量 20ml。

(四)微量钾局麻药

【优点】 含钾局麻药麻醉效果增强。

1. 缩短麻醉潜伏期 不同浓度的含钾局麻药可明显缩短麻醉潜伏期。诱导时间缩短。

2. 延长神经阻滞时间 不同浓度的含钾局麻药延长神经阻滞时间。

3. 钾离子提高局麻药对各类神经纤维的阻滞效果 对提高局麻药的临床效果和减少用药量、降低不良反应发生率都有重要意义。生理浓度(5mmol/L)的 K^+ 可显著提高利多卡因的麻醉作用,降低利多卡因及丁哌卡因的最低有效浓度。

【缺点】 随着 K^+ 浓度的增加,其毒性反应也明显增加,主要对神经系统和心脏功能等方面的影响。

【方法】 常用以下方法配制和使用。

1. 配制 一是于局麻药内加入近似或大于生理浓度的氯化钾 5mg 或 150mg,约 5.8mmol/L 或 176mmol/L。

2. 注药方法 头向置管 3.5cm,将配制的局麻药按实验量、诱导量注入。

利多卡因可阻断 K^+ 通道和降低膜对 K^+ 的通透性,干扰膜的脂质和蛋白质的结构和功能,改变膜的静息电位水平和动作电位幅值,影响神经冲动的产生和传导,为利多卡因产生神经阻滞的主要机制之一。K^+ 是通过加强利多卡因的上述作用,而增强其麻醉效果的。

(五)局麻药非麻醉临床应用

局麻药作为单一的麻醉药在临床麻醉中被广泛应用,目前发现有许多非麻醉临床应用。

1. 抗菌活性 Jonnesco 于 1909 年,首次报道局麻药的抗菌特性。

局麻药的抗菌作用机制不清楚。

（1）丁卡因：0.5％丁卡因对假单胞菌属有毒性作用。可明显抑制表皮葡萄球菌和铜绿假单胞菌的生长。

（2）利多卡因：对致病菌和孤立的真菌均有不同程度的抑制作用，抑制率随浓度的增加而增加，以 2％的浓度抑制率最高。对铜绿假单胞菌无作用。

（3）普鲁卡因：同利多卡因。

（4）丁哌卡因：0.25％丁哌卡因抑制体表葡萄球菌和棒状杆菌的生长。0.5％丁哌卡因抑制 9 种微生物的生长。0.25％浓度可抑制金葡菌、大肠埃希菌、表皮葡萄球菌生长。0.125％浓度可抑制金葡菌和表皮葡萄球菌的生长，0.1％及 0.05％无抑菌作用。0.5％浓度不抑制铜绿假单胞菌的生长。丁哌卡因和利多卡因行硬膜外麻醉或镇痛时，可防止微生物在硬膜外腔及导管内生长，安全可行。

2. 降颅压与脑保护

（1）抗头痛：利多卡因有抗头痛作用。0.5～2.0mg/kg，静脉注射，治疗头痛效好。

（2）降颅压：1.5mg/kg 静注，或 1～2mg/min 输注，均能达到降颅压作用。降压速度快，重复用药同样有效。机制不清。主要通过增加脑血管阻力，降低脑血流量和颅内血流量而使颅内压下降。在颅脑手术中有良好的降压效果。

（3）脑保护作用：利多卡因可减少缺血后的神经元损害，具有脑保护作用。其机制可能是：①收缩脑动脉，拮抗局灶性缺血引起的血管扩张和脑容积增加；②对脑梗死部位旁微循环血管有特殊的扩张作用；③选择性地阻断神经膜上的钠通道，抑制缺血性脑细胞 K^+ 外流及游离脂肪酸释放，抑制缺血性脑再灌注后脑型肌酸激酶释放，从而使脑缺血时的神经膜保持稳定。若配合低温，则脑保护的效果更佳。

3. 抗癫痫作用　利多卡因 1～3mg/kg，用葡萄糖稀释后，以 25～50mg/min 的速度静注，20～30s 出现效果，持续 20～30min，再以 2～6mg/(kg·h)速度持续输注，治疗癫痫持续状态，可获得满意疗效。与咪达唑仑、巴比妥类合用效果更佳。对脑膜炎所致的痉挛状态也选利多卡因治疗。

4. 抗心律失常　丁哌卡因 1.0mg/kg 与利多卡因 4.0mg/kg 的抗心

律失常作用效应一致。丁哌卡因 0.5mg/kg 已有明显的抗心律失常效应,安全范围大。

5. 对肿瘤组织的热增敏效应　普鲁卡因能增强正常组织和肿瘤组织的热增敏效应。丁哌卡因与利多卡因亦均有明显的热增敏效应,可使与高温治疗的细胞死亡率增加 35% 和 28%。高温合并放疗、化疗有很大的治癌潜力,是晚期或无法手术治疗的肿瘤的新方法,被誉为第 5 种(继手术、放疗、化疗和免疫治疗之后)治癌法。局麻药热增敏效应机制尚不清楚。

6. 增敏抗癌药物　局麻药普鲁卡因、利多卡因与多柔比星或平阳霉素合用,可显著增强两药的细胞毒作用,且随局麻药的剂量增加而增效作用增强。局麻药增强抗癌药物的疗效机制尚不清楚。

第四节　全身麻醉

全身麻醉简称全麻。是指麻醉药经呼吸道吸入、静脉或肌内注射进入体内,产生中枢神经系统的暂时抑制,抑制是完全可逆的,当药物被代谢或从体内排出后,神志及各种反射逐渐恢复。

一、吸入麻醉

吸入麻醉是通过气道将麻醉气体或挥发气吸入人体后而产生中枢神经系统抑制,使患者暂时意识丧失而起全麻作用的方法。吸入麻醉是现代麻醉学的开端,与静脉麻醉相比,可控性较强,有效性及安全性较高,是临床使用的主要麻醉方法之一。

(一)概述

吸入麻醉是一种全身麻醉,使中枢神经系统产生广泛暂时抑制,患者意识、感觉和反射逐渐消失,骨骼肌松弛或部分松弛,而延髓的生命中枢仍然维持着呼吸和心搏功能,当药物被排出或代谢后,患者苏醒,全身功能活动也逐渐恢复正常。适用于大型手术或禁忌用部位麻醉的患者。

【术前准备】

1. 灌肠　术前晚清洁灌肠。

2. 术前禁食　急症饱食者不选用吸入麻醉,术前应做防止误吸的有效措施。

3. 麻醉前用药　麻醉前用药量要充足。

4. 麻醉用具和药品　麻醉科医师于预定手术前 30min 到达手术室,做好麻醉用具和药品准备工作。

5. 用品处于完善状态　检查麻醉所需的各种器械、监测仪及药品。准备处于完善状态。

6. 心理治疗　再次对患者进行询问,检查有无不适或特殊情况。向患者作简要心理治疗,以取得其合作。

7. 保护牙齿　再次检查口腔,有无未取掉的义齿。松动牙齿加以保护,必要时应事先拔掉,以免误入气管内。女性患者除去发夹。

【麻醉前处理】

1. 监测血压　麻醉开始前,脱去贴身衬衣。监测血压、脉搏、呼吸,并记录于麻醉记录单。

2. 保护肢体　诱导前适当固定四肢。麻醉中应注意肢体位置,防止过度牵拉或使肢体、神经受压及伸张时间过久而受损伤。

3. 吸入全麻的方式　根据需要选择吸入麻醉的方式。

(1)高流量开放法:呼出气体不被再吸入,保证患者有足够的通气量是掌握好本法麻醉的重点。操作时要注意保护眼睛、口腔及皮肤。因对环境污染严重,药物浪费大,诱导时间长,不平稳,不能做辅助呼吸和供氧,故弃用。有时也用于小儿麻醉。吹气式也是开放法的一种,是用金属口罩或鼻导管等,将氧和吸入麻醉气体吹入气管内,目前也少用。

(2)中流量半紧闭法:近年来多用,成人流量为 1000～6000ml/min(氧比例>40%),精密蒸发罐多安装在循环圈外,使呼出气不通过蒸发罐,便于确切控制麻醉中吸入麻药浓度,麻醉平稳,可进行辅助或控制呼吸,吸入气中含一定湿度。缺点是装备复杂、吸入麻药和氧浪费严重及手术室内环境被污染等。

(3)低流量紧闭法:目前国内使用最为普遍。节约麻药、减少工作环境被污染或减少水分丢失;吸入气的湿度接近正常,CO_2 排出完全。但不能精确地监测吸入麻药量。吸入麻药量不但受组织摄取、载气流量、患者通气量改变的影响,而且吸入麻药也受呼吸螺纹管橡胶的吸收和麻醉机漏气等因素影响,吸入浓度时高时低,不易掌握深浅,若吸入强力麻药时,要警惕逾量。蒸发罐在循环圈内,要求麻醉机的质量高,以防气体泄漏;有良好的气体监测,以预防供氧不足和 CO_2 蓄积;氧化亚氮吸入时,应进行氧浓度监测,方可保证安全,不致发生缺氧意外。

4. 掌握术中治疗　根据手术情况需要,在麻醉过程中,正确地掌握输血、输液、吸氧及其他治疗。

5. 处理异常情况　麻醉中,严密观察,根据患者血压、脉搏、呼吸的异常变化,及时去除诱因,予以正确处理。如吸入麻醉药影响心排血量和血压。要采取正确的呼吸通气方法,不使心排血量减少和血压下降。保持气道通畅,如有异常,立即查找原因,进行正确处理。

6. 满足手术需要　根据手术需要,准确调整并维持适当的麻醉深度。多年来,乙醚典型的麻醉分期已不适应当前多种麻药搭配的复合方法。吸入全身麻醉的深度判定,可根据患者的意识消失程度、运动和自主神经系统对手术操作的刺激及呼吸、循环功能的变化情况来分析判断。目前国内单独的吸入麻醉已摒弃,代之以静吸复合麻醉,即以镇静药、镇痛药和肌松药为主,辅以小剂量吸入麻醉,作为控制过浅麻醉的手段,保证术中麻醉效果,以满足手术需要。最重要的是能保证患者术中生命安全,使血流动力学平稳,降低了吸入全身麻醉药的成本和减少工作环境污染等问题。

7. 催醒与逆转　手术结束后,如麻醉仍深,可用催醒和拮抗药逆转残余肌松药或麻醉镇痛药。如有循环衰竭、呕吐、发绀及呼吸障碍等特殊病情,应分析原因,进行处理,未达到完全恢复状态者,不宜送回病室。

8. 掌握、控制和调节麻醉深度　麻醉深度与药物在脑组织中的分压高低有关。所需麻醉药浓度(等价浓度)因吸入麻醉药的不同而不同。吸入麻醉药的效力用肺泡气最小有效浓度(minimum alveolar concentration,MAC)来表示,该值愈低,麻醉效力愈强。反映麻醉深度的临床体征,也可用 MAC 的倍数来表示。

(1)MAC:系指人或动物在接受疼痛刺激后,一个大气压下 50% 的人或动物不产生体动反应(逃避反射)时的最小肺泡有效浓度。使患者绝大多数全无疼痛反应的麻醉药量为 MAC_{95},即还有 5% 的受试者出现疼痛反应。MAC 只相当于麻醉半数效应剂量(AD_{50}),故 95% 患者手术刺激不动时的剂量(AD_{95})在临床上更为有用。常用吸入麻醉药的强度见表 5-7。

表 5-7　不同吸入麻药对人的 AD_{50} 及 AD_{95}

麻　药	$AD_{50} \pm S_{\bar{x}}$	MAC	AD_{95}
甲氧氟烷	0.16 ± 0.01	0.16	0.22
氟　烷	0.74 ± 0.03	0.74	0.90
异　氟　烷	1.16 ± 0.05	1.15	1.63
恩　氟　烷	1.69 ± 0.04	1.68	
氧化亚氮		101(105)	
七　氟　烷	1.50	1.50~2.2(2.0)	2.55
地　氟　烷	6.00	6.00~7.25(7.0)	15.00

(2)影响 MAC 的因素:MAC 受诸多因素影响。

MAC 减少因素:①CO_2 变化时,$PaCO_2 > 92mmHg$ 或 $<10mmHg$;②缺氧,$PaO_2 < 35mmHg$;③代谢性酸中毒;④低血压,平均动脉压 $<52mmHg$;⑤水电解质紊乱;⑥年龄:老年人对 MAC 影响大,以恩氟烷为例,13—30 岁为 1.28%,30—55 岁为 1.15%,>55 岁是 1.05%;⑦贫血,血细胞比容 $<10\%$ 以下;⑧妊娠;⑨中枢神经儿茶酚胺减少的药物,如利血平等;⑩加镇痛药、催眠药,静脉输注局麻药等。如以恩氟烷加芬太尼为例,芬太尼血浆浓度为 $5\mu g/ml$ 时,恩氟烷 MAC 值减少 40%;$10\mu g/ml$ 为 55%;$30\mu g/ml$ 下降为 65%。

升高 MAC 的因素:①体温升高,但 $>42℃$ 时 MAC 减少;②使中枢神经儿茶酚胺增加的药物;③脑脊液中 Na^+ 增加时。

不影响 MAC 因素:MAC 与麻醉时间、昼夜、种属、性别及代谢性碱中毒等差异不大。

(3)预防吸入麻醉药浓度大幅度上升:使用国产麻醉机,蒸发罐于循环圈内,必须警惕和预防吸入药浓度大幅度上升而发生麻醉意外。经蒸发罐出口处的麻药浓度=麻醉药蒸发体积÷(载气容积+麻药蒸气量+不经蒸发罐的短路气量)。用强力挥发性麻醉药,如氟烷若用乙醚蒸发罐时,不仅须去掉棉芯,控制低流量载气,开启开关尽量放小,要避免在蒸发罐开启下做快速充气。监测血压、维持稳定、防止麻药过量造成循环衰竭。并在术后或诊疗操作后使患者及时脱离麻醉状态,尽快苏醒。

【苏醒及恢复期处理】

1. 送患者回病室　手术结束后,如无特殊情况,符合拔管指征,应尽量清除口咽腔及气道的分泌物,可拔除导管,负责和外科医师一起将患者送回病室,或送麻醉恢复室或 ICU,必要时,也可留手术室继续观察。

2. 回病房处理 患者回到病室后,搬动应轻抬轻放,妥善安置病床上,交接病情、呼吸、脉搏、血压及注意事项。向病区医师和护士交接清楚病情。拔管后应保持气道通畅,留管送回的患者难以忍受气管导管时,应静注镇痛或镇静药,继续监测。送回病室如带有麻醉器械,应与有关科室点清数目,并办理借用手续。

3. 麻醉器械清洁消毒 操作中尽量不使麻醉机及监测设备受到气管内导管、吸痰管、通气管及注射器的污染。手术后按常规进行清洗消毒处理。

(1)导管和吸痰管:导管和吸痰管再次使用前要消毒灭菌,目前多用一次性导管。

(2)感染病例:感染病例,包括钠石灰吸入罐,面罩、喉镜、衔接管、贮气囊和螺纹管等应洗净后,用甲醛蒸气熏蒸 2h。

(3)监测仪:所用过的监测仪应进行擦拭,妥善处理,放回原处。有损坏或故障者送修理室修理,平时保证处于完好状态。

(4)麻醉分工:如两人共同施行 1 例全身麻醉时,分主要麻醉责任及辅助麻醉责任(也称主麻和副麻)。主麻负责麻醉的实施和术中各种治疗,副麻除协助上述工作外,主要负责血压、呼吸、脉搏和其他情况的观察和记录。

(二)吸入麻醉性能要求与通气方法分类

将麻醉气体从麻醉机输送到患者体内的传送方法,叫吸入麻醉通气方法。

1. 吸入麻醉性能标准要求

(1)易于维持,并预知吸入的麻醉气浓度。

(2)易于维持,并预知吸入的氧浓度。

(3)温度与湿度:适当保留吸入气温度和湿度。

(4)能有效地排尽 CO_2,经常使用钠石灰。

(5)能控制和监测肺通气量,不影响呼吸通气量计的数值。

(6)无过多的麻醉气体(或液体)的浪费。

(7)不浪费新鲜气流(氧),不污染手术间环境。

(8)使用简单,操作方便,适于自主呼吸及控制呼吸。

(9)便于消毒、清洁。

2. **通气方法分类**　　根据麻醉机装置有无贮气囊、呼出气的重复吸入、CO_2 吸入罐装置、导向活瓣的不同,麻醉通气方法有开放、半紧闭法或半开放法、紧闭和 T 形管法。

(1)开放法:是麻药液滴在纱布块覆盖的口罩上,蒸发后,随空气被患者吸入,呼气经纱布块而排入大气。患者头低 $10°\sim15°$,后仰,麻醉科医师位于头侧,叫作开放点滴法。结构简单,因其污染环境严重,不安全,目前少用。但要熟练操作方法,偶尔用于小儿麻醉。

①单人操作法:一人操作,简单方便,安全。适用于农村、野战医疗机构及小儿。左手固定口罩(图 5-12)。

②及时更换纱布块:随着麻药的蒸发,纱布块上的温度降低,蒸发速度减慢,麻醉诱导期将延长,患者也丧失热量和水分,每分钟热量丧失达 300kcal。呼出气在纱布块上凝成水,堵塞纱布网眼,使无效腔量增大,CO_2 蓄积。要及时更换纱布块。

③面罩下吸氧:开放法麻醉中的麻醉蒸气参与呼吸气体成分,可出现 PaO_2 降低和部分 CO_2 复吸,故可在面罩下通入氧气,以策安全。

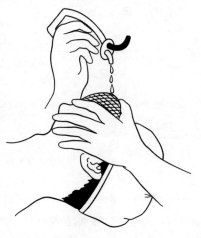

图 5-12　开放点滴麻醉

④防止麻醉过深:滴麻药时一开始就慢滴,使患者有个适应过程,防止滴得过快而出现麻醉过深现象。如有呼吸抑制,瞳孔散大,对光反应迟钝及血压下降时,除去面罩后即可减浅麻醉。

(2)半开放或半紧闭式

①半开放式:呼出气大部分被排到大气中,一小部分被重复吸入,其容量决定于新鲜气体的流量,无 CO_2 吸入罐,若吸入气流量很大,则重复吸入极少。适用于小儿麻醉、呼吸治疗。

②半紧闭式：半紧闭装置不用 CO_2 吸入罐，大部分 CO_2 依靠气流量和逸气活瓣控制而排至大气，约＜1％的 CO_2 复吸入。由于环路中安装 CO_2 吸入罐，CO_2 潴留的可能性比半开放式更小，主要是保证氧供给。自主呼吸保留时，将逸气活瓣启开，增加氧流量即可。用于控制呼吸时氧＞2L/min。本法也称 Magill 系统，北美叫"半开放法"。半紧闭装置类型较多。1954 年 Mapleson 将其归纳为 5 类，并定名为 Mapleson A、B、C、D、E 型（下称麦氏 A、B、C、D、E 型），见图 5-13。

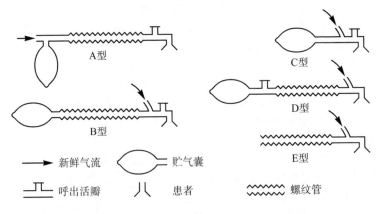

图 5-13　半紧闭或半开放类别（Mapleson 分类）

麦氏 A 型：又称 Magill 装置，仅适于自主呼吸存在的病人。具有选择性排出肺泡气的特点，保持新鲜气流不低于每分通气量的 70％〔2～4L/min 或 80ml/(kg・min)〕，可无明显 CO_2 复吸。如果控制呼吸，则这种选择性排出肺泡气的特点就不复存在，新鲜气流必须增至每分通气量的 3 倍，才能有效地防止 CO_2 重复吸入。

麦氏 B 型与 C 型：原理相似，将新鲜气流源移至逸气活瓣的位置上，为保证 CO_2 重复吸入浓度不超过 1％，必须用足够大的新鲜气流。麦氏 B 型至少需每分通气量的 2 倍；麦氏 C 型因无呼吸螺纹管，故不具备选择性排出肺泡气的性能，大部分呼出气将进入贮气囊，因此需要更高的新鲜气流量（每分通气量的 2～3 倍），才能防止 CO_2 重复吸入过多。

麦氏 D 型与 E 型：两者均为 T 形管装置改良型。自主呼吸时无效。

（3）紧闭法：CO_2 排出完善；利用低气流量，辅助或控制呼吸方便；气道不易干燥,易于水分和热量保留;用药经济;麻醉易于加深和维持平稳等。

①类型方法简介:1924 年 Waters 首创用于临床。基本类型有两种。一是来回式:装置比较简单,但因 CO_2 吸入罐近在头部,颇难安置得当,给操作带来不便,且易形成无效腔,增加 CO_2 聚积;吸入钠石灰粉末,引起剧咳及支气管痉挛等,现在已很少应用。二是循环式:为目前成人吸入全麻常用的方法,但装置比较复杂,要注意钠石灰的效能和活门的作用,具有一定的阻力和无效腔,麻醉机愈旧,阻力愈大。

②测麻醉机阻力:麻醉机阻力的检查,分别测定吸入侧及呼出侧的压力。螺纹管与钠石灰吸入罐的阻力相似,两者约为总阻力的 1/3。如阻力越大,则吸气时负压越大,而呼气时正压增加,对肺内压及肺循环有影响。紧闭麻醉机的阻力大,故不用于小儿。12 岁(体重 30kg)以上尚可用。

③半紧闭:循环紧闭麻醉装置,也可施用半紧闭法麻醉。在开启逸气活瓣和并用高流量气流的条件下,同样可施行不同 CO_2 吸入罐而无 CO_2 复吸入。据 1976 年 Kerr 测定,新鲜气流量在成年女性用 4.5L/min,男性用 6L/min 时,可保持 $PaCO_2$ 在正常低水平范围(31～37mmHg,平均 34mmHg)。

(三)T 形管吹入法

1937 年由 Ayre 提出,是气管内高流量氧半开放吹入麻醉的一种,故又叫艾尔(Ayre)法麻醉。结构简单,是将麻醉蒸发气经导管吹入气管内维持麻醉的方法(图 5-14)。一般适用于小儿,特别是婴幼儿,8—12 岁也可以用。也叫吹入法。

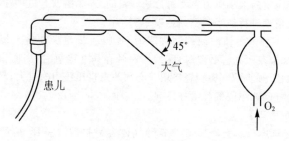

图 5-14　T 形管麻醉

【优点】

1. 呼吸无效腔和阻力均小　无活瓣、阻力小、无效腔小,减少气道无效腔和阻力。无效腔小,呼吸阻力 $1\sim2cmH_2O$。

2. 用氧量科学　儿童用氧流量可按 300ml/kg 计算。

3. 安全　可充分给氧,保证安全。

4. 小儿麻醉适应证宽　小儿施行颅内、颌面、口腔、颈部、胸部、骨科手术时均可应用。

【缺点】

(1)控制呼吸不方便:辅助或控制呼吸不方便;临床上多用改良法。将 T 形管改为 Y 形管,一端有贮气囊,以便辅助或控制呼吸。

(2)呼吸深浅难以观察。

(3)麻醉深度难以加深,要加大麻醉气体流量。

(4)可有大量麻醉气体弥散于手术室内,造成工作环境污染。

【装置规格】

(1)小儿插管号码选择,可按年龄加 16~18 来估计。

(2)导管金属接头、T 形管连接橡皮管、弯金属连接管。Y 形管或 T 形管的内径:婴儿 6~7mm,幼儿 13mm,平均 10mm;成人为 13mm。

(3)将 T 形管于远端与贮气囊橡皮管连接,主管内径 11~13mm,长 20~25cm。与主管垂直或成 45°的管,内径稍细,为空气和呼出气口。

【麻醉方法】

1. 气管内插管　麻醉诱导后行气管内插管。

2. 连接装置　将各种管连接好,与主管呈垂直(T 形管)或平行(Y 形管)的部分,可接一贮气囊,贮气囊的另一开口端与麻醉气体蒸发罐相连接。氧流量的大小应为患者每分通气量的 2~3 倍以上,并根据病儿体重和潮气量来进行适当调整。见表 5-8。

3. 控制呼吸　辅助或控制呼吸时,呼吸流量至少 3 倍于每分通气量,才能保证复吸入。必要时,麻醉科医师在病儿吸氧时,用拇指将呼气管口处堵住,并将贮气囊轻轻挤压。必须注意挤压压力勿过大,严防肺泡破裂,发生气胸、纵隔气肿等并发症。

【麻醉管理】

1. 保证麻药浓度的恒定　麻醉气体容易被空气稀释,麻醉不易加深。要保持麻药浓度的恒定。

表 5-8　不同年龄 T 形管延长管长度及氧流量计算

年　龄	体　重 (kg)	呼吸次数 (/min)	潮气量 (ml)	呼吸管长　度 (cm)	气流量 (L/min)	呼出管容　量 (L)
新生儿	2.7	40～50	20	3.5	1.8	0～5.0
3—6 个月	5.4～7.0	40～45	30～40	5.1～7.6	2.7～3.2	5.0～5.5
1 岁	9.0	30～40	50	10.0	3.7～4.0	6.0～6.6
2 岁	13.5	25～30	65	12.7	4.0～4.5	6.8
3 岁	16.0	25～30	80	15.0	4.8～5.0	6.8
4 岁	18.0	20～25	100	17.8	5.0～5.5	8.0
5 岁	24.5	20～25	125	22.8	6.2～7.5	9.5

　　2. 加深麻醉适当　　T 形管的呼气管适当延长,可易于加深麻醉,但必须适当,其容积等于病儿潮气量的 12.5％～33.3％。

　　3. 呼气管勿扭折　　注意避免呼气管的橡皮管因加长而扭折。

　　(四)改良型 T 形管吹入法

　　1. 持续冲气装置　　将麻醉新鲜气流与口腔撑开器连接,对准口咽腔或气管内持续冲气,口咽腔也被看作呼气管。新鲜气流量要等于吸气最高气流量,否则无法控制麻醉深度,只适用于婴幼儿口咽腔手术。

　　2. 间歇冲气装置　　喷射人工呼吸机(jet ventilater)对气管导管、气管造口导管或支气管镜间歇性冲入新鲜气流,可提供 25％～30％氧浓度,于冲气间歇气流将呼出气带入大气。

　　3. T 形管不带呼气管装置　　将 T 形管的呼气管延长取消,即变成直角度,麻醉科医师反复用示指对呼气口做间歇短促堵塞,新鲜气流吹入肺内,使肺膨胀,手指立即松开,肺内气体即呼出。适用于婴儿麻醉和复苏治疗,尤其新生儿窒息呼吸急救时。

　　4. 麦氏 E 型装置　　本节一、(二)已叙及。在 T 形管呼气端连接一根超潮气量容积的延长管,导入 2～2.5 倍每分通气量的持续新鲜气流,使麻醉深度易于维持,不致有 CO_2 复吸。见图 5-13。

　　5. 麦氏 D 型装置　　本节一、(二)已叙及。在麦氏 E 型装置的延长(呼气)管端连接带逸气活瓣的贮气囊即是。本装置适用于成人麻醉,在自主呼吸保留下使用。新鲜气流量遇呼吸频率快、呼气期短促者,需 2 倍每分通气量;遇呼吸频率慢、呼气期较长者,可予 1.5 倍。控制呼吸用 5L/min 新鲜气流[相当于 $70\sim100ml/(kg \cdot min)$]。

(五)无重复吸入法

【优点】 氧和全麻药蒸发的混合气体经麻醉装置供患者吸入,呼出气全部进入大气中。适用于婴幼儿。其优点如下。

(1)不需要复杂的麻醉装置,不用钠石灰。

(2)CO_2 蓄积的机会少,无钠石灰引起的热潴留、粉尘吸入、失效等意外。

(3)重复吸入仅由无效腔多少而定。无效腔和呼吸阻力极小。

(4)吸入麻醉气体成分较恒定,不受水蒸气、氮气或 CO_2 等影响。能进行辅助及控制呼吸。

(5)利于"祛氮法"及氧化亚氮麻醉。

(6)患者每分通气量可从气量表上准确看出。只要呼气末贮气囊仍保持 3/4 的膨胀,气量表上的数字等于患者的每分通气量。对手术终测定呼吸交换量是否满意,决定是否需要新斯的明对抗肌松药等有用。

【缺点】 ①水分损失仍很多;②长时间使用,可使气道干燥,分泌物易致干厚成痂;③热量散失较多;④氧和麻醉气体消耗较大。工作环境污染严重。

(六)重复吸入回路

重复吸入是含 $5\%CO_2$(氧浓度低于正常)的肺泡气,在下次吸气中被作为潮气量的一部分。

1. **特点** 有呼气活瓣而无吸气活瓣,紧闭法使呼出气全部重复吸入。一部分呼出气返回贮气囊,变成重复吸入的半紧闭法,因其有重复吸入,故多用于成人。

2. **重复吸入的影响因素** 重复吸入受以下因素影响。

(1)新鲜气体供应多少:新鲜气体供应量多,重复吸入少;反之供应量少,重复吸入多。

(2)氧气流量与每分通气量比:气流量为患者每分通气量的 50% 时重复吸入为 3.6%,75% 时为 1.8%,与每分通气量相等时为 0.3%,1.5 倍时为 0.2%,2 倍时为 0.05%。

(3)贮气囊压力大小:呼出气活瓣要防止不灵活或关闭,使贮气囊压力增高,重复吸入多。

二、全麻诱导和维持

全身麻醉(简称全麻)能使患者产生无痛、记忆缺失、舒适及肌肉松弛的良好麻醉效果。如用药恰当,配合监测,及时调控全麻深浅,保证诱导过程中循环平稳,呼吸管理方便,充分供氧,安全性较大,患者无心理负担。全麻是临床麻醉中使用的主流,国外应用达 90% 以上,国内应用有逐年增多趋势。

【适应证】　全麻适用于:头颈部大手术,包括神经、口腔、胸腔及心血管外科手术;上腹部手术;需特殊卧位的手术;骨科大手术,如脊髓探查、截肢等;休克患者,包括创伤患者、肥胖患者、危重患者、精神过度紧张患者手术;小儿手术;烧伤患者;局麻或神经阻滞患者麻醉失败而改为全麻等。

【全麻诱导期】　从麻醉开始患者接受全麻药后,意识自清醒进入全麻状态到手术开始切皮这一阶段叫全麻诱导期,是全麻的关键期,此期间容易出现各种意外。对全麻诱导的要求是安全、平稳、迅速,其目的是:①使患者神志迅速消失;②不抑制或轻微抑制心血管功能;③保持气道通畅:防止喉痉挛、分泌物积聚过多、呕吐物或胃内容物反流及其他;④无应激反应:气管插管时无或有轻微应激反应。

【诱导期管理】　诱导期应注意安全,避免精神恐惧和不安,用药适量得宜,麻醉必须达到一定深度直至外科麻醉期;尽量缩短,避免和消除兴奋期;避免缺氧;尽可能减轻对循环系统的扰乱;经常注意保持气道通畅和呼吸交换量;必须避免各种刺激的反射,并维持一定的肌松;患者一般取仰卧位。

【诱导前准备】

1. 麻醉机及麻醉器械准备　在患者入手术室前,应将所用的麻醉机、氧气、喉镜、气管导管、各种连接管、接头、监测仪器、麻醉药、抢救药及治疗用药等用品准备妥当,一一检查核对,测试其功能完好后置于麻醉台上。

2. 气管插管器械准备　气管内插管按术前估计,一般准备 3 根,经过彻底灭菌后置于灭菌巾上,同时备气管导管管芯、吸痰管 3 根,以及牙垫、滑润剂、喉镜叶片,固定用粘膏、气囊注气用注射器等,经彻底灭菌消毒,一一试过,无问题时列放于气管导管旁。目前多用一次性气管内导管。

3. 麻醉药品盘准备　抽吸好一切备用药在注射器内,放置在无菌盘内,注射器上贴一胶布标签,注明药名及浓度。用前核对,以防误用。

4. 吸引器准备　吸引器要有吸力,吸引管要通畅,要先试好吸引力。

5. 麻醉前复查　患者入手术室后,再次查看病历,核对手术患者姓名、性别、年龄、术前准备情况,了解当日体温、询问有何不适、昨晚睡眠、精神紧张及焦虑状态等,作为用麻药的参考。听诊心肺,检查有无异常情况,监测血压、脉搏、呼吸,一切无误时,方行麻醉。

6. 小儿基础麻醉　如为小儿,应先行基础麻醉,使病儿入睡后,再入手术室。

7. 监测与并发症处理　连接监测导线,施行监测,如发现有严重并发症时,应先行处理后,方施行麻醉。如心脏病患者出现室上性心动过速或房颤等,麻醉前先行处理,尽量恢复至正常情况,然后麻醉。

8. 开放静脉　先行静脉或深静脉穿刺输液,建立好静脉通路,某些特殊危重患者,需要建立 3 条或以上静脉通路,然后进行麻醉诱导。

9. 检查准备无遗漏　一切准备妥当,并经检查无遗漏、无误后进行麻醉。

10. 预先吸氧　麻醉诱导前,常规给患者吸高浓度氧 6L/min,给氧祛氮 3min,增加肺中氧充分的储备,保证诱导后通气安全。

【诱导方法】　诱导方法的选择取决于麻醉医师的习惯、经验和麻醉条件、患者情况及患者、手术者要求等。

1. 吸入诱导法　用面罩吸入麻醉诱导法或开放点滴法(又叫慢性诱导法)。此法仅用于小儿,不适于成人。目前仅用氟烷或七氟烷。

2. 快速诱导法　又叫静脉诱导法,是临床上应用最多的麻醉诱导方法。

(1)特点:快(诱导期缩短)、省(节省麻药)、舒(患者舒适无痛苦)、净(不污染环境)。

(2)条件:快速诱导的条件,是患者意识消失,喉部肌肉(全身肌肉)松弛,消除不良刺激和不良反应,控制呼吸或辅助呼吸。

(3)技法:快速诱导的技法是预先氧合,先祛氮,用纯氧 6L/min 吸入 3min,以置换肺泡内的氮气,使肺泡内全部(尽量)充氧。①硫喷妥钠静脉诱导,用麻醉机面罩吸氧 5~10min,2.5% 硫喷妥钠 8~15ml,琥珀胆碱 30～100mg,静注(或泮库溴铵 4mg 等其他肌松药,无肌松药时对喉咽部、气管内可用表麻),即行辅助呼吸和控制呼吸。患者意识消失,待下颌松弛、呼吸肌震颤消失后施行气管内插管。②丙泊酚静脉诱导,芬太尼 1～2μg/kg,静注;维库溴铵 0.08～0.12mg/kg 或阿曲库铵 0.6～0.8mg/kg,丙泊酚 1～1.5mg/kg,静注,患者意识消失 2min 后,行气管内插管;导管插入前再静注丙泊酚 0.5～1mg/kg,插管后开始吸入麻醉;或静注芬太尼前,先静注咪达唑仑 0.04～0.07mg/kg,联合诱导效果更好。③氯胺酮快速诱导,吸氧祛氮后,静注氯胺酮 50～100mg、咪达唑仑 10～20mg(或用依托咪酯 0.2～0.3mg/kg)、琥珀胆碱 50～100mg,患者意识消失,肌颤消失后施行气管内插管。适用于老年、体弱者。④静脉全麻诱导药组合方法较多,根据不同病情、不同患者及不同手术要求灵活选用。⑤静吸复合诱导,静注全麻药患者入睡后,可同时吸入全麻药,2～3min 患者入睡后麻醉深度至外科麻醉期,可行气管内插管。或者先吸入全麻药,如吸入 $N_2O:O_2$ 为 70%～80%:30%～20%,或七氟烷等,静注全麻药、肌松药患者入睡后,气管内插管。

(4)加深麻醉:诱导插管完成确定气管导管的正确位置,胶布固定导管与牙垫后,继续加深麻醉,进入麻醉维持阶段。

(5)健忘镇痛术:用适当药物组合,使患者入睡、忘却麻醉诱导用药前的事(逆向健忘,包括访视患者谈话、医务人员言谈等)和用药后的事(顺向健忘),提高麻醉效果。常用咪达唑仑、氟哌利多、羟丁酸钠和麻醉性镇痛药等。

(6)预防气管插管时的应激反应:气管内插管时的应激反应主要表现有血压上升或剧升、心率增速等循环系统的兴奋,对患者,特别是高血压、颅内高压和外伤的患者不利,事先应预防性给药,如气管插管前,静注芬太尼 0.1～0.3mg,或氟哌利多 2.5～5mg,或可乐定 100～150μg 等,应激反应抑制效果较理想。

(7)评估患者对麻醉药的耐受性:根据诱导时用药量及患者的反应,了解患者对麻醉的耐受力,以便及时修改原来麻醉用药方案,做到用药量恰当,药量恰到好处。

(8)预注剂量:为了减少琥珀胆碱的肌震颤,如用琥珀胆碱时,可预先静注小剂量非去极化肌松药(约为常用量的 1/5),然后静注琥珀胆碱。快速诱导法强调用药量个体化原则,老年、休克、心血管疾病等患者用药量小,注速慢。

3. **清醒插管**　清醒插管安全性大、技术要求高。患者清醒或给予适量镇静及催眠药后,施行完善的表麻,气管内置管。

(1)适应证:气道不全梗阻患者;"湿肺"及气管内出血患者;颈部巨大包块有气管压迫症状者;肠梗阻或急症饱胃患者;上消化道出血合并大量呕血患者;垂危患者及张口困难(障碍)等,特殊情况患者,全麻时选清醒插管较安全。

(2)技法:是先行插管,后静注全麻药物,才使患者意识消失。令患者伸舌后被麻醉科医师拉住,用 0.5%～1%丁卡因喷雾舌根、会厌、咽壁、声门喉部及气管内,如此行表面麻醉 3 次(1%丁卡因<40ml),经声门裂插入塑料管,将事先备好的 1%丁卡因注入气管内 1～2ml,行支气管表麻。凡经声门裂注药支气管表麻困难者,可行环甲膜穿刺,经注入气管内 1%的丁卡因表麻后,用喉镜显露声门,在明视下将气管导管置入气管内。用听诊器听诊肺部,以确定导管在气管内无误后,立即静注 2.5%硫喷妥钠 5～10ml,或丙泊酚 1～1.2mg/kg,患者入睡后,开始吸入麻醉药,并输注麻醉维持复麻液。每例每次表麻用丁卡因剂量<50mg,以防逾量中毒。为减少丁卡因用量,也可选用利多卡因表麻。

(3)减低应激反应:如前所述,插管前,芬太尼 0.1mg 加氟哌利多 2.5～5mg 静注,以减低患者应激反应,使插管顺利完成。

(4)充分表麻:清醒气管插管成功的关键是具有充分良好的表麻效果。

(5)环甲膜穿刺支气管内表麻法:患者仰卧,头后仰位。常规消毒皮肤,麻醉科医师以消毒的左手固定穿刺部位皮肤,右手持注射器,以甲状软骨与环状软骨间的环甲膜为穿刺点,针头向气管正中线垂直刺入,深 1.5～2cm,即有落空感,患者剧烈呛咳,回抽有气体,即标志进入气管内,令患者屏气的同时,快速将表麻药注入,患者剧咳,快速拔出针头,用乙醇棉球压迫穿刺部位,因病人应激反应大,痛苦重,剧烈呛咳,故现在少用。仅在个别患者声门显露困难时应用。经声门插入细塑料管注入局麻药于支气管内表麻法,简单易行,痛苦小,表麻效果满意,是气管内表麻的常用方法。

(6)环甲膜穿刺急救法:当麻醉中无气管内插管条件的情况下,发生紧急性完全性喉阻塞时(如严重的喉痉挛,或急性喉头水肿等),患者出现严重发绀，来不及进行急性气管切开时，为救命，可先用16～18号输血针头，从环甲膜部位刺入，并导入氧气，作为临时急救措施。环甲膜解剖及穿刺部位见图5-15。

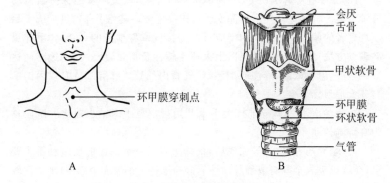

环甲膜穿刺点

会厌
舌骨
甲状软骨
环甲膜
环状软骨
气管

A　　　　　　　　　　B

图 5-15　环甲膜解剖及穿刺点
A. 穿刺点；B. 环甲膜解剖

4. 其他诱导法　还有一些诱导方法，可以根据条件选用。

(1)强化加表麻：抑制喉返神经的反射。

(2)羟丁酸钠加表麻：80～120mg/kg，静注。表麻后气管内插管。

(3)羟孕酮酯钠加表麻：镇痛作用强，抑制喉肌。用1%浓度，不能太大浓度，因对血管刺激大。用5%葡萄糖稀释成乳白色，快速静脉注射，表麻后插管。价格昂贵，临床少用。

(4)针灸：针刺合谷、内关等穴位后，配合表麻气管内插管。

(5)氧化亚氮诱导法：先祛氮5min。用半紧闭法，不能用紧闭法。将氧化亚氮和氧混合后吸入，4～8L/min新鲜气体流量，1～2min神志消失，配合静注静脉麻醉药和麻醉性镇痛药，行气管内插管，吸氧浓度在20%～25%，用于体弱不需要较深麻醉的患者。诱导中要预防缺氧。此法只在国内部分大医院应用。

(6)咪达唑仑芬太尼诱导法：心包炎重危患者，不能活动，诱导时最易发生心搏骤停，应特别当心，预防意外发生。一旦心搏骤停，积极复苏抢救。诱导方法，咪达唑仑2.5mg，芬太尼0.025～0.1mg，缓慢静注，吸氧、表麻后再静注咪达唑仑2.5mg，或1.25%硫喷妥钠2～5ml，患者入睡，泮库溴铵 4～8mg,控制呼吸,气管内插管。

(7)氯胺酮诱导法:用于小儿,氯胺酮 4～6mg/kg,肌注,或 2mg/kg,静注,以表麻配合,气管内插管。

(8)TCI 静脉麻醉诱导法:使麻醉诱导平稳,最大限度地保持血流动力学稳定。科学地调控麻醉深度。可控性增强。避免了药物过量或不足或观察者的偏差。诱导期的反应可作为预设麻醉维持的参考,比手控更准确。方法:给予指令,微泵以最大速率输注负荷量,使效应室短时间达目标浓度,患者入睡,静注琥珀胆碱,气管内插管。麻醉维持时以丙泊酚与芬太尼目标不变。

5. 全麻维持　麻醉维持为手术开始切皮至手术结束前这一阶段称为麻醉维持期。

(1)全麻药:麻醉诱导完成后,根据患者对麻醉深度的反应和手术要求,继续以吸入全麻药或静脉输注麻醉药维持。①吸入全麻药,维持比较方便。常用恩氟烷或异氟烷、地氟烷、氟烷、七氟烷和氧化亚氮等,加肌松药维持。②静脉输注复合液,复合液含有镇痛药、肌松药和镇静药。丙泊酚泵。肌松药常选非去极化肌松药,用肌松药监测仪。③静吸复合,吸入麻醉药和静脉药输注相结合是目前应用最多、效果最佳的麻醉维持方法,被称之为静脉吸入复合麻醉技术,简称静吸复合麻醉。如氧化亚氮-氧-泮库溴铵-咪达唑仑,或恩(异)氟烷吸入,微泵泵入丙泊酚,分次静注维库溴铵等肌松药。静吸复合麻醉维持在当前临床麻醉工作中占主要地位。

(2)麻醉深浅的判断:麻醉维持的基本要求是安全、平稳、无痛、肌松、无觉晓、无应激、器官功能正常,水、电解质及酸碱保持平衡,血液丢失及时补充,能满足手术的要求,调整好维持期的麻醉深度,准确判断麻醉深浅。①麻醉深度判定标准:目前无统一认识,一般常用指标为"标准"。第一为 PRST(血压、心率、汗腺、泪腺),血压稳定是唯一重要指标,以及心率、汗腺和泪腺分泌四项指标的变化来对麻醉深度做出判断,来调整吸入麻醉药的给药浓度;第二为肌松程度,肌肉松弛情况,与手术医师密切配合,准确判断;第三为呼吸,呼吸频率快、浅为浅麻醉的标志,反之为深麻醉;气道阻力在使用肌松药情况下有阻力,表明为浅麻醉,反之为深麻醉;第四为眼睑反射,眼球运动和流泪是浅全麻的反应,反之为深麻醉;第五为吞咽反射,吞咽运动反射、体动、出汗均为浅全麻的表现;第六是血药浓度,比较可靠的是血药浓度监测。②患者应激反应及手术刺激:根据患者对手术刺激的强弱的应激反应,正确判断并及时调控麻醉的深浅,保持患者正常的生理体征,避免、消除和减轻不良刺激,达到安全、无痛和满足手术特殊要求的目的。③全麻四要素:时刻观察患者的变化,因为患者受到手术因素刺激,生理干扰大,随时会发生各种意外。加强各项监测,做好应变准备。及时发现患者的生理改变,正确处理,保持呼吸、循环、血容量及内环境的稳定。无痛觉、肌松、意识消失和神经反射抑制为观察判断全麻深度的四要素指标。④警惕发生全麻觉晓:维持适当深度的麻醉,及时主动加药,减少觉晓。手术人员谈话时也应注意术中觉晓对患者的影响,避免精神创伤。⑤脑电双频指数(BIS)和边缘频率(SEF):可有效地监测大脑皮质抑制程度(镇静深度或睡眠深度)。意识与皮质活动有关,BIS和 SEF 虽不能完全达到临床判断麻醉深度的要求,但可保证绝大多数病人不发生术中知晓。适宜麻醉深度时,BIS $40\sim60$,SEF $8\sim12$。<下限,示麻醉较深;>上限,发生术中知晓。

6. **麻醉中观察**　麻醉期间应经常注意气道通畅及通气量大小,有无缺氧和 CO_2 排出障碍等现象。管腔的分泌物,应随时吸出。如出现低血压、严重心动过缓时,应先对症处理,然后查明原因,对因处理。无效时应适当降低吸入麻醉药浓度。凡急症手术,为防止大量呕吐物误吸,麻醉中最好行气管内插管全麻为最安全。

【拔管指征】

1. **清醒**　是最理想的拔管条件。目前也可在患者意识未完全恢复时拔管。

2. **呼吸恢复**　潮气量等通气功能正常,氧合良好;肌力恢复。

3. **反射恢复**　吞咽反射、咳嗽反应恢复。

4. **循环功能稳定**　此时方可拔出导管。

【全麻苏醒恢复期管理】　吸入麻醉的苏醒期是保证病人安全、舒适地由麻醉状态转为清醒状态的重要环节,应予足够重视。苏醒期适时关闭吸入麻醉挥发器,以丙泊酚维持麻醉,并尽快脱离麻醉状态、适时充分术后镇痛,必要时适时选用拮抗肌松药。

1. **保证呼吸通气量**　拔管前呼吸恢复良好,应将口咽腔和气管内分泌物彻底吸引干净,使呼吸通气量正常,气道通畅。

2. **保持气道通畅**　拔管后应将口咽腔和气管内分泌物进一步吸除

干净,每次吸痰时间<30s,间隔3min再吸,其间充分吸氧,鼓励咳嗽。如果是舌根下陷引起气道不畅,放置口咽或鼻咽通气管,或置入喉罩,尤其小儿常用。

3. 清洁面部 拔管后将面部分泌物彻底擦干净,包括胶布痕迹。

4. 病情完全稳定后拔管 如颅脑外伤等昏迷、不清醒者,可将导管带回 PACU 或病房,并加强导管护理,等病情完全稳定后再拔除。

【拔管并发症防治】 同插管一样,拔管时可能发生呼吸、循环等多方面问题,严重者可危及生命。拔管时及拔管后一段时间可发生以下紧急病情,要及时处理。

1. 误吸 主因是口腔、气管内分泌物麻醉下发生呕吐或反流物吸除不彻底,或拔管方法不妥当引起。要注意预防,将口腔和气管内分泌物吸干净,拔管时将吸痰管放入气管导管内,边吸边将导管拔出,导管拔出后,立即将吸痰管放入口或鼻孔内,吸净口腔及声门周围残留的分泌物。仔细观察。落实好术前禁食、水。

2. 喉痉挛 拔管后发生急性支气管痉挛,轻症有鸡鸣呼吸,重症为呼吸困难、发绀,甚至窒息。处理:轻症,面罩加压吸氧,扳起下颌,以缓解;重症,静注少量琥珀胆碱,托起下颌,控制呼吸,氧气加压吸入,必要时应再次插管。清醒拔管即可避免喉痉挛。拔管前充分吸引,以免分泌物刺激咽喉诱发喉痉挛。近期新观点:为避免咳嗽、喉痉挛,支气管痉挛,无呕吐误吸危险者,可在全麻第Ⅲ期拔管。

3. 拔管后呕吐 全麻后常见,其严重后果是发生误吸、窒息。有呕吐危险时,在全麻第Ⅰ期拔管。带有胃管时拔管前胃吸引充分,待完全清醒后再拔管,处理见麻醉并发症。

4. 舌根下坠 患者清醒不彻底时常见。如有舌下坠,将患者头偏一侧或托起下颌或用口咽或鼻咽通气管以保证气道通畅。

5. 刺激促醒 麻醉后不彻底清醒时,发生躁动,与术前、术中用药、术后疼痛有关,可用吸痰刺激等方法促使患者早醒,或用催醒剂催醒,如氨茶碱 2mg/kg,静注。

6. 减轻拔管时的应激反应 拔管前 3~5min,向气管内注入 2%~4%利多卡因 1.5ml,然后拔出导管,心率和血压没有明显增加。或静注 1~2mg/kg。

三、静脉麻醉

凡由静脉注入全麻药通过血液循环作用于中枢神经系统而产生全麻作用者称为静脉全麻。近 20 年来静脉麻醉得以迅速发展。静脉麻醉质量不断提高。是全身麻醉主要方法之一。完善的静脉麻醉主要实现全身麻醉 6 个基本要求：一是完善的止痛，是最为重要的问题；二是使患者的意识暂时消失，术中保持安静，无挣扎和乱动；三是保持肌肉适当的松弛，使手术操作顺利进行；四是降低和阻断向心的手术刺激，抑制躯体、心血管和内分泌自主神经不良反射，保证患者术中安全；五是消除患者术中清醒和记忆，预防术中知晓；六是术后早期拔管，使患者术后康复平稳，延长术后镇痛，获得最好的转归。根据这 6 方面的需要，近年来的发展趋势，是分别要用多种药物（麻醉药和辅助药）复合，全部经静脉给予，以相复合使用的方式，来完成全身麻醉状态。国内称作"静脉复合麻醉"，或"全凭静脉复合麻醉（TIVA）"或"全部静脉内麻醉"。是相对于吸入麻醉而言。国外沿称"平衡麻醉"，含有取长补短之意。

【优点】　静脉麻醉的使用日益增多，相对于吸入麻醉而言，静脉全麻有以下优点。

(1)舒适：麻醉中患者适应性好。患者不紧张、舒适、无痛感，对周围环境无反应，麻醉方法易于被患者接受。

(2)可控性强：起效快，效能强。全麻药进入血液循环后，作用于靶细胞(中枢神经系统)即能产生麻醉作用，血液内麻醉药浓度的高低可控，直接地决定麻醉深度的程度。

(3)操作简单，对设备要求不高；诱导迅速。当一次性注入较大、适宜剂量静脉麻醉药后，迅速达到诱导的麻醉深度。

(4)无刺激：不必经气道给药，对气道无刺激，无燃烧爆炸之虑。对气道手术无影响。

(5)麻醉平稳：循环系统平稳。复合肌松药后不出现肌松差的问题。

(6)并发症少：复苏后患者很少有恶心呕吐、躁动等不良反应。

(7)药量小：药物种类齐全，充分发挥每种药的优点，互补缺点，每种药仅用较小剂量，便能达到麻醉目的。

(8)苏醒快：麻醉作用可用相应拮抗药逆转和解除麻醉药物的残留作用，随即催醒。

(9)环保意识增强:不污染工作环境,使参加手术的医务人员免受其害。

(10)安全:对生理扰动轻,不良反应少,对肝肾功能无抑制、无损害。避免某些吸入麻醉药的毒性。

【缺点】 静脉麻醉也存在一定的局限性。

(1)麻醉分期不易辨认,影响判断和控制麻醉深浅度。

(2)控制性不如吸入麻醉。一旦注入剂量过大,致麻醉深度过深,麻醉效应的解除依赖于肝肾功能和机体内环境,不能较快减浅麻醉。故必须精确掌握用量,注意各药间的搭配合理。

(3)静脉全麻复合用药较多,药物之间相互作用比较复杂,难预测。

【麻醉方法】

1. 静脉基础麻醉 在病房内静注麻醉药,入睡后送至手术室内进行麻醉。

2. 静脉诱导麻醉 患者接受静注麻药后,由清醒到神志消失。实施麻醉诱导要注意对血压、脉搏和呼吸的监测。详见快速诱导法一节内容。

3. 静脉维持麻醉 诱导后用静脉连续输注法或泵注法,达到最低麻醉维持血药有效浓度的复合麻醉,或全凭静脉麻醉的维持麻醉全过程。

4. ICU患者清醒镇静 在ICU病房内静注麻醉药,是针对患者紧张、躁动和机械通气的不适等而采取静脉麻醉的治疗措施。

【给药方式】

1. 单次静注法 一次注入较大剂量的麻醉药,迅速达到适宜的麻醉深度,用于全麻诱导和短时间的体表手术、腔镜检查等的麻醉。注意此时麻醉深度对循环、呼吸的抑制,并予干预。

2. 分次静注法 先注入一较大剂量(负荷量)的麻醉药,达到一定的麻醉深度后,开始手术。以后根据患者反应及手术的需要,分次间断静注追加,以维持麻醉平稳。要注意用药量的限制及血药、脑药浓度波动,血药浓度的大幅度变化,可引起麻醉深度的迅速变化。

3. 连续输注法 诱导后,采用速度不等的静脉输注法或泵注法以维持麻醉平稳,要注意药物的蓄积、协同与拮抗作用。为迅速达到麻醉血药浓度,可先给一个负荷量(LD),再输注维持量。负荷量和初始维持输入速度(最小输注速度,MIR)可根据药动学参数,由公式估算。

$LD = Cp(\mu g/ml) \times Vd(ml/kg)$

$$MIR = Cp(\mu g/ml) \times CI(ml/kg)$$

式中 Cp 指血药浓度,Vd 指分布容积,CI 指廓清率。

4. 靶控输注法(TCL)　详见本章第十一节静脉麻醉靶控技术有关内容。

【操作方法分类】　凡经静脉给药产生麻醉作用的药物统称为静脉全麻药。静脉麻醉药、镇痛药、肌松药及维护自主神经平衡的药物联合使用可达到完善的全麻效果。关键是药物的合理搭配,注意用药量和用药时间。新发现的超短效静脉麻醉药丙泊酚、麻醉性镇痛药雷米芬太尼、肌肉松弛药罗库溴铵(爱可松)均可合理选择。

1. 单一药物　使用一种静脉麻醉药能完成麻醉,操作简单,但总药量应有限制。

2. 复合药物　同时经静脉使用两种或两种以上的麻醉药来完成麻醉的方法。即包括镇痛、镇静(催眠)、肌松药和抑制不良自主神经反射药(即全凭静脉麻醉,total intravenous anesthesia,TIVA),作用完善,麻醉效果理想,可用于长时间手术。

3. 静脉吸入复合用药　静脉麻醉如同时辅助吸入麻醉药,则为静吸复合全麻。此法是全身麻醉的主流,临床应用广泛,可以充分发挥静脉麻醉药和吸入麻醉药的优点,克服静脉麻醉和吸入麻醉的不足。称为平衡麻醉。是麻醉技术向麻醉艺术的升华。

【麻醉深度判断】

1. 临床指标　麻醉科医师要用各种药物和技术维持一定深度的麻醉状态,其临床指标详见本节吸入全身麻醉。

2. 最小输注速度(minimum infusion rate,MIR)　MIR 是最好的指标。MIR 是指半数患者对手术切口的疼痛刺激没有肢动反应的最小输注速度。MAC 与 MIR 等效。缺点是 MAC 与血浆药物浓度成正比;MIR 加倍后,血浆药物浓度不一定加倍,且不知是哪种麻醉药的 MIR。

3. 自主神经活动增加　自主神经活动增强的指征:心率增快、血压增高、流泪、出汗等。若合用了影响心率、血压的药物,其指征也可能被掩盖。

4. 其他　EEG、EMG、LEC 及诱发电位反应等评价静脉麻醉深度尚有限制。

5. Cp50 及 Cp50-BAR　两者均为静脉麻醉强度新概念。Cp50 指

50％患者切皮时无躯体反应时静脉麻醉药最小稳态血药浓度。Cp50 与MAC 相当;Cp50-BAR 指 50％患者在切皮时无躯体的、血流动力和自主反应时静脉麻醉药最小稳态血药浓度。

【麻醉管理】

1. 严格掌握适应证与禁忌证　时间长的手术选用长效麻醉药,短小手术宜选用短效麻醉药。麻醉前处理与全身麻醉相同,主要包括患者准备、评估及麻醉前用药等。应禁食 8～12h,禁饮 4～8h。急症饱腹患者应留置胃管等。

2. 注意药物相互作用的影响　多种静脉全麻药合用时,要注意以下各药之间的相互作用。

(1)用药禁忌:硫喷妥钠与琥珀胆碱不能混合使用。

(2)协同作用:如硫喷妥钠与咪达唑仑、依托咪酯与丙泊酚有协同作用。

(3)相加效应:芬太尼与氟哌利多或硫喷妥钠与咪达唑仑等合用时药效增强,应减少剂量,使不良反应减弱。

(4)注意药物的拮抗作用。

3. 合理搭配用药　药物选配应合理,避免用药带来的不良反应。用药必须临时抽取,做到一针一药。

4. 选安全的药物　如选用半衰期短,体内代谢快、无蓄积作用的丙泊酚等药。

5. 要注意保持气道通畅　单次静注麻醉药若有呼吸抑制时,吸氧的同时要用托下颌法保持气道通畅,其余均应气管内插管。

6. 药物起效时间与病理改变有关　静注药物的起效与循环时间有密切关系。如心功能不全患者,麻醉起效作用就比正常人慢。

7. 加强监测和责任心　须经常监测输注速度,密切观察及调整麻醉深浅,不擅自离开患者,及时确定追加药物时机。抽取药物的注射器上面,要贴标签写明药物的名称、浓度和剂量,以防用错药物。

第五节　气管与支气管内插管术

气管与支气管内插管术是全身麻醉的重要组成部分,是麻醉科医师必须掌握的最基本操作和抢救技术之一。在临床麻醉和呼吸功能障碍的紧急危重患者抢救及心肺复苏治疗中的重要措施。

一、气管内插管

气管内插管是将一特制的气管内导管,经声门置入气管的技术,能为气道通畅、通气供氧进行有效的人工或机械通气、吸入全身麻醉药、气道吸引和防止误吸等提供最佳条件。是气道管理中应用最广泛、最有效、最快捷的手段之一,对抢救患者生命、降低病死率和提高抢救成功率具有至关重要的作用。

【优点】

1. 增加安全性　保持气道通畅,充分给氧,减少气道阻力,呼吸平稳。在临床麻醉和重症复苏中增加了安全性。

2. 肌松药使用有保障　肌松药能方便地进行辅助和控制呼吸,肌松药的使用使呼吸管理有了保障。

3. 方便手术操作　控制呼吸便于心血管及开胸手术的操作顺利进行。

4. 方便呼吸管理　使呼吸的管理更方便,可随时进行气道分泌物或异物的清除。

5. 增加有效通气量　减少气道无效腔,增加有效通气量。防止患者缺氧和二氧化碳潴留。

6. 便于吸入麻醉药使用　使吸入麻醉方法容易进行,成为有效的气管内麻醉。

【缺点】　气管内插管可引起机体循环等各系统的应激反应,特别是血压骤增,心率增快,甚至心律失常,应预防和警惕。

【适应证】　全身麻醉的组成部分。

1. 头颈部手术全麻患者　便于呼吸管理。

2. 心胸上腹部手术　凡开胸的胸外、心血管、上腹部手术,需要术中辅助或控制呼吸的手术,或需要肌松便于肺、食管等手术操作的实施。

3. 急性肠梗阻或急症饱胃患者　可预防术中误吸或窒息的发生。

4. 颅脑外科手术　充分给氧,降低颅内压,对抗呼吸停止和呼吸紊乱的变化。

5. 口腔内手术　预防血性分泌物误吸。

6. 特殊体位手术　如俯卧位或气管受压(颈部局部巨大包块,或纵隔肿瘤)等,影响气道通气量的手术。

7. **特殊手术麻醉患者**　低温及控制性低血压手术麻醉。

8. **急救重危患者**　呼吸功能不全,如急性呼吸窘迫综合征等需机械通气者、不能自主清除上气道分泌物、胃内容物反流或呕血、咯血误吸者。

9. **心搏骤停复苏**　患者心搏、自主呼吸突然停止,本法为手术室内外的抢救提供安全、可靠的人工或机械通气和呼吸支持疗法的最佳条件。

10. **新生儿复苏**　可尽快建立婴儿呼吸衰竭等复苏与抢救的人工气道。紧急气管内插管是否及时? 直接关系到抢救的成功与否、患者能否安全转运及预后转归。

气管内插管无绝对禁忌证。但喉头急性炎症、喉头严重水肿、主动脉弓巨大活动瘤患者应谨慎。

【副损伤】　因操作不当,不熟练或强行插管可引起以下损伤。

1. **牙齿脱落**　牙齿脱落是气管插管的常见损伤。

(1)原因:主要为插管操作时以上颌牙为支点,向上撬的结果。或患者过度肥胖,或颈部粗壮的患者,或已有牙齿残缺和松动等因素引起。给患者增加痛苦,脱落的牙齿还可误入食管、气管,发生气管异物堵塞气道引起窒息等严重并发症。

(2)预防方法:①正确掌握喉镜使用要领,喉镜显露声门时只能往上提,不能以上颌牙为支点向上撬;②注意保护残牙,操作时避开不碰;③加深麻醉或使用肌松药后置管;④清醒插管时,表麻要充分,令患者合作,尽量张开口;⑤使用塑料牙托对牙齿进行保护,尤其对已松动牙齿或老年人。脱落牙齿应找到,并保存于盐水中,术后再植。术前检查有义齿者和已松动牙齿应去除或摘掉。

2. **口腔损伤**　多为口腔黏膜、鼻咽腔黏膜及舌损伤。当置入喉镜于口腔时,将上、下唇或舌尖挤压在切牙与镜片间而造成误伤。

3. **声门损伤**　喉头损伤可引起术后喉头水肿,常在术后 24h 内出现。

(1)原因:①导管过粗;②麻醉过浅,病儿反复多次呛咳、吞咽等,使气管导管与声门组织不断发生摩擦;③插管动作粗暴;④插管困难,导管多次强力试插,造成损伤;⑤近期有上气道感染,或导管无菌程度差而诱发急性喉炎;⑥长时间置管操作对局部组织的刺激作用。

(2)预防方法:①选管要细;②动作要轻柔,待声门完全开启时再插入,避免导管与声门顶撞,保护声门、咽后壁黏膜,减少喉头水肿的发生;③维持一定深度的麻醉;④插管困难者不要一味强插;⑤严格无菌操作;⑥对长时间置管操作的患者要注意预防,必要时行气管切开。声门损伤的主要症状:严重者术后 1~3h 出现吸气性呼吸困难,声嘶、鸡鸣;肺部听诊无异常;严重时发绀、大汗、三凹征、窒息。

(3)治疗与急救:①雾化吸入,地塞米松 5mg 加抗生素,2~3/d;②地塞米松 5mg 加麻黄碱 30mg 加生理盐水 5ml 喷咽喉,每次 0.5ml,每小时 1 次;③输注或静注地塞米松 5~20mg,每日 2 或 3 次;④吸氧;⑤镇静;⑥半坐位;⑦喉痉挛严重、发绀不能纠正者,立即行环甲膜穿刺给氧,或者施行气管切开,不允许犹豫耽误。声门损伤病儿发生率比成人多见。

4. 下颌脱臼　置管操作粗暴所致。

5. 杓状软骨脱臼　喉镜片过分深入所致。

6. 颈椎脱位　头后仰过度、用力过大和喉镜伸入过深,形成用力过猛所致。

7. 纵隔气肿　气管壁损伤致纵隔气肿等。

上述损伤的预防,关键是注意操作轻柔,禁用暴力。一旦发生,应给予适当处理。

8. 食管损伤　有作者报道气管插管致食管损伤。拔管后咽喉疼痛,进食后颈部增粗,扩散到颜面部、胸部,致颜面出现捻发音,气管造口处有食物残渣脓性分泌物流出。证实为气管食管瘘。由插管困难所致,要预防。

9. 气管动脉瘘　是气管内插管最严重的并发症,要警惕。

【并发症】

1. 咽喉炎　术后咽痛,多发生在女性;喉部异物感或声嘶,一般术后 48~72h 自愈,无后遗症。与导管过粗和组织损伤有一定关系。雾化吸入或口含片或对症处理。

2. 肺损伤　吸入干燥空气对肺泡组织有一定损伤作用。

3. 导管误入食管　气管插管时误入,或麻醉中导管脱出而盲目推进误入食管。

(1)后果:当保留自主呼吸时,不致引起严重后果。如果使用肌松药,当致严重后果,如不能及时发现,可因缺氧心搏、呼吸骤停而致命。

(2)预防方法:①置管后常规肺部监听,用贮气囊加压,在肺部和剑突处对比听诊,不难判断是否误入食管。胸部视诊、挤压贮气囊的感觉均能辅助判断导管是否误入食管。若误入食管后拔出重插。②插管时尽量做到裸眼看清导管尖端进入声门才放心。

4. 导管插入过深 插入导管易误入一侧总支气管,引起对侧总支气管堵塞。肺部监听或观察呼吸动度以确诊。发现插入过深时,可回拔少许,再次肺部听诊以确定。插管前要估计插管深度,一般以门齿为21~23cm。患者翻身或变动体位后,均应进行肺部听诊判断,预防插入过深。

5. 导管插入过浅 与插入过深相反,插管过浅,容易脱出声门,出现险情。患者若出现发绀等病情改变时,进行肺部听诊和检查。若已脱出声门,予面罩吸氧,待缺氧病情改善后重新插管。插入深度应合适,也要预防脱出。

6. 导管阻塞 此并发症较常见。

(1)原因:①分泌物、痰、血、异物堵塞;②导管扭曲、弯折;③充气囊老化,气囊一侧膨胀堵住导管管口;④因患者体位如头后仰或俯卧位,使导管斜口贴向气管壁;⑤气囊套在导管上很松,滑脱向管口而堵塞;⑥连接管过细,造成阻塞。

(2)预防:应选择与导管相匹配的气囊套,凡松动者用丝线捆扎,固定在导管上,防止其滑脱落入气道而致严重后果;检查导管的位置,防止导管口位置不当。一旦发生,经处理无效者,必要时更换导管;导管堵塞的症状:①呼吸阻力大,不能挤压氧入肺;②肺听诊无呼吸音或极弱;③患者呼吸困难,三凹征,严重时发绀。

7. 呛咳及支气管痉挛 由麻醉过浅引起。对患者的影响很大,应立即制止,静注芬太尼 0.05~0.1mg,适当加深麻醉或静注琥珀胆碱,控制呼吸。

(1)对机体的危害:①低氧血症:轻度呛咳引起阵发性腹肌紧张、屏气;中度呛咳有颈后伸、下颌僵硬、屏气、发绀;重度呛咳使腹肌、颈肌和支气管平滑肌痉挛、长时间屏气而严重发绀。②腹内压升高:使手术中腹腔内脏鼓出,切口缝线断裂和组织撕裂。③颅内压剧升:使原有颅内病变加重,出现脑出血或脑疝意外。④血压剧增:伤口渗血增多,心脏做功增加,诱发心衰。

(2)支气管痉挛,造成下气道梗阻和缺氧。

(3)处理方法:①加压氧控制呼吸;②加深麻醉;③不见好转,氨茶碱0.25g静脉缓注;④静注氯胺酮 25～50mg;⑤无效时,琥珀胆碱 50～100mg 静注,迅速有效;⑥情况好转后,立即吸痰,但不要影响通气。

8. 喉溃疡和肉芽肿　发生在声带后部,女性多见,为导管摩擦声带所致。诱因为颈过度后仰,头位变动过频,咽喉反射抑制不完全等。长时间留置导管者,都发生喉溃疡。经口插管者比经鼻插管者易发生喉溃疡。有时在溃疡基础上发生肉芽肿。肉芽肿发生时间为术后 3～21d。溃疡形成后患者声嘶、咽痛、异物感,严重时有气道阻塞。处理:雾化吸入、严格限制声带活动、吸氧等治疗即可治愈。若长期有嘶哑、咽痛和异物感时为肉芽肿形成,请喉专科处理。一般在直达喉镜下,切除肉芽肿,使声带绝对休息,可痊愈。

9. 声带麻痹　左侧发生率高于右侧 2 倍。男比女高 7 倍。为迷走(喉返)神经分支受刺激或受压所致。或原已有声带麻痹,无明显症状而未发现,气管内插管使声带受机械刺激而诱发。预防方法:麻醉诱导药物剂量要偏大,操作要熟悉,导管气囊充气适当。

10. 气管炎　导管斜口摩擦气管黏膜致使发炎和溃疡形成,出现咳嗽和胸前不适感。

11. 气管狭窄　气管狭窄是气管内插管后期的严重并发症。

(1)原因:导管气囊压力、导管移动等,加之细菌感染和局部缺血等原因,局部黏膜缺血性坏死,日后形成瘢痕挛缩,致气管狭窄,出现呼吸困难。应及时治疗。先行气管扩张术,必要时手术切除狭窄部分。

(2)预防:用低压气囊,并定期进行充气气囊放气,恢复局部血供,当可避免;适当加深麻醉,消除吞咽反射;尽量避免头部移动。

12. 肺炎　无菌操作技术规程执行不严,或诱导期误吸性,并发肺部感染、吸入性肺炎。急性肺不张意外,请呼吸科协助处理。

13. 防止插管意外　气管内插管操作在挑起会厌时,可发生迷走神经反射,有可能造成呼吸、心搏骤停,特别是患者已生命垂危、原有严重缺氧、心功能不全时更易发生。是气管内插管早期最严重的并发症。麻醉前应向患者家属交代清楚,取得理解和配合。预防:插管时应充分吸氧、监测、备好急救药及器械。一旦发生,立即行心肺复苏。

【气道解剖】

1. 上气道轴线　是指口腔至气管之间所存在的 3 条解剖轴线。

（1）口轴线（AM）：从口（或鼻）腔至咽后壁的连线。

（2）咽轴线（AP）：从咽后壁至喉头的连线。

（3）喉轴线（AL）：从喉头至气管上段的连线。AM 与 AP 成 90°，AP 与 AL 成锐角。

为显露声门，使平卧位的患者头尽量后仰，使口、咽、声门 3 条线重叠为一条直线上，并利用喉镜上提会厌，来显露声门，便于气管内置管。

2. 喉部   位于颈$_{4\sim6}$椎体前面，舌骨以下，上连咽腔，下为喉腔，是气管的入口，也是发音的器官。其位置越低越易看到声门；越高越难显露声门。

（1）会厌：会厌在声门上方，并覆盖着声门。少数人长＞3cm，厚＞5mm，使之用喉镜挑起困难。

（2）喉头：喉头有丰富的迷走神经分支支配，当用喉镜时的刺激，使声门裂或喉头处于收缩状态，出现喉痉挛，使插管不能成功，且有窒息危险。

（3）喉肌：为肌块小而多的横纹肌，对声门裂的大小、声带的紧张松弛，喉入口的开闭有显著调节控制作用。

3. 总支气管   位于胸$_{4\sim5}$的水平，全长 10～14cm，上连喉头软骨，下至于隆突分左右各一主支气管。插管深度至总支气管的中段即可。不宜触及隆突，否则因刺激其分布丰富的迷走神经而引起剧烈呛咳。门齿至隆突长 22～27cm。左主支气管长约 5cm，与总支气管成 45°；右主支气管长 1.5～2cm；与总支气管成 25°，气管导管插入过深易入之。与不同年龄气管的长度、内径及气道各段距离不同。表 5-9 供插管时参考。

表 5-9   气管各段的长度和内径（cm）

部　　位		成　　人	小　　儿	婴　　儿
门齿—会厌	长　　度	11～13	10	9
门齿—声门		13～15	8～10	
会厌—隆突		10～14	4～6	3.5
门齿—隆突		22～32	15～19	12.5
鼻孔—隆突		28.4～33	17～21	
声　门	内　径	1～1.5	0.8～1	0.5～0.6
气　管		1.6～2.0	0.6～1	0.6
右总支气管		1.2～1.6	1～1.5	
左总支气管		0.8～1.2	0.5～1	

4. **鼻腔** 鼻腔轴与鼻外纵轴成垂直,鼻前庭由软骨组成,可塑性较大。

(1)鼻道:有下鼻甲、鼻中隔影响,可塑性小。从鼻孔到后鼻孔成弧形,相当于鼻翼到耳垂的长度,成人 12～14cm 长,腔较狭小。

(2)鼻腔插管路径:鼻孔宽 1～2cm,鼻腔插管经鼻孔沿下鼻道插入鼻腔。后鼻孔对准声门,导管可顺利通过声门。

(3)经鼻插管要求:鼻腔内表面是黏膜,血管丰富,容易损伤出血。经鼻插管的导管必须细、薄、软、韧,操作须轻柔。

【插管前准备】 术前访视时了解患者气道相关的病史,对气道评估,预测插管的难易程度、气道分级,并做好以下工作。

1. **用具准备**

(1)喉镜:喉镜 1 把,直和弯喉镜片的弯曲度及直面宽度要合适,灯泡接触要良好。

(2)导管:选气管内导管 3 根,即术前估计适合患者的直径号的略大 1 根和略小 1 根。有一定弯曲度,管端有斜面口,且有侧孔者较好。

(3)管芯:软硬度合适的软细铜丝最好。

(4)牙垫:牙垫 1 个,表麻用硅胶塑料管 1 根。

(5)插管钳等:开口器、润滑剂、插管钳、喷雾器等。

(6)秃针头注射器:有秃针头的注射器备充套囊气用。

(7)血管钳:直血管钳 1 把。

(8)吸引器:吸引连接管 1 根,吸痰管 3 根(1 根吸口腔备用,2 根吸气管内备用)和吸引器 1 个(或中心吸引器)。

(9)其他:必要的各类金属接头、橡皮接头及其他全麻器械。直型、弯直角型和弯锐角型接头全备齐。

(10)麻醉机:麻醉机、氧气和各部件功能正常完好状态。

2. **用具性能测试** 气管插管用具用前进行检查,保证其功能处于最佳状态。

(1)气囊:气囊的容量、压力,是否漏气。

(2)喉镜:喉镜是否好用,电灯泡照亮程度。

(3)导管:导管质量如何,是否容易发生锐角扭折,导管内有无异物。导管前端 0.5～1cm 处安装套囊,必须紧贴导管壁,不能过紧和过松。目前多自带套囊,应先检查是否有漏气。

(4)衔接管及喷雾器:各衔接管是否合适。喷雾器功能效果好。

(5)吸引器:吸引器功能是否好,有无吸力。

(6)麻醉用药:抽好一切备用麻醉用药,注明标签,一一核对放置盘内。

(7)监测:患者入室后连接好各项监测仪,监测各项生理参数。

3. 气管导管选择　理想导管是坚韧有弹性,易弯不折叠,壁薄而光滑。硬度适中,无毒性,顺应性好。

(1)鼻腔导管:如施行经鼻插管时,应选软而有韧性的导管 2～3 根。选择鼻插管导管号码原则上比口腔导管法制编号小 3～4 号数。如成人,36－4＝32;28－4＝24;鼻腔最大可以通过 F28～32 号,导管充分涂润滑剂。长度比口腔导管长 2～4cm。

(2)口腔导管:经口成人导管 F30～42,男性 F32～38,女性 F30～34。

(3)小儿导管:小儿进行气管内插管时,应妥善选择气管内导管的口径,若选内径编号导管与下编相对应。见表 5-10,以求粗细适宜。小儿气管插管的号码 F＝年龄(岁)＋17 或 18;ID＝年龄(岁)/4＋5 估计,见表 5-11。插入导管的深度(cm)＝年龄/2＋12。

表 5-10　气管内导管型号内径及长度

分号(mm)(内径规格)	相当法制(F)编号	导管长度(cm)
2.5	12	14
3.0	14	16
3.5	16	18
4.0	18	20
4.5	20	22
5.0	22	24
5.5	24	27
6.0	26	28
6.5	28	29
7.0	30	30
7.5	32	31
8.0	34	32
8.5	36	33
9.0	38	34
9.5	40	35
10.0	42	36

表 5-11　年龄与选择气管内导管的参照

年　　龄	F 编号	导管内径编号(mm)	门齿至气管内长度(cm)
初生儿至 3 个月	10～14	2.5～3.0	10～11
3—6 个月	16～19	3.5～4.0	10～13
6—12 个月	18～20	4.0	12～14
1—2.5 岁	20～22	4.5	12～15
2.5—5 岁	22～25	5.0	14～17
5—7 岁	24～26	5.5	15～19
7—9 岁	25～28	6.0	16～20
9—12 岁	28～30	6.5	17～21
12—15 岁	28～32	7.5～10.0	18～22
成　　人	32～42	10.0	20～26

(4)气管气囊:理想气囊是软气囊,低压(<20mmHg)、薄壁、高容量的气囊。<8 岁不用气管气囊,小儿非必要时不用气管插管。

4. **注意事项**　凡气管内插管用具经乙醇浸泡消毒 30min 后,应按顺序排放于麻醉平车或专用无菌盘内,用无菌巾盖好,尽量避免医源性交叉接触污染。吸痰管、气垫、管芯或导管、表麻塑料管用具均经消毒后放置在消毒的吸痰罐内备用。目前多趋向于使用一次性导管、牙垫和吸痰管等。

【插管方法的选择】

1. **经口腔明视插管法**　经口腔明视插管是用喉镜显露声门后,直视下将导管送入气管内,此法操作快速、方便,全身麻醉及心肺复苏等抢救时常用,是临床上应用最多、最广的插管法,是麻醉科医师必须熟练掌握的一项基本技能,要求做到安全、正确和无损伤。

(1)分类:插管时患者是否清醒,分为清醒插管及全身麻醉插管两种。明视经口腔全麻后插管最为可靠,采用较多。

(2)麻醉深度:气管内插管的麻醉深度要求达到嚼肌和咽喉肌完全松弛,咽喉反射消失,即称为外科麻醉期。达到预防心血管应激反应的目的。

(3)头位:插管时一定要有正确的头位。即将头极度后仰位,使口、咽和喉 3 条轴线重叠成 1 条直线(图 5-16)。右手拇指、示指分开上下唇。用左手持喉镜从右口角轻置入喉镜片,边推进边向中线移动,将舌体推向左侧,喉镜片得以移至口腔中间,显露悬雍垂;沿舌背推进镜片深入抵达舌根,上提喉镜,可见到会厌;若用直喉镜片,稍微继续推进,越过会厌的喉侧面,上提喉镜,应挑起会厌而显露声门(图 5-17)。若用弯喉镜片,继续推进镜片抵达会厌与舌根交界处,上提喉镜,可显露声门(图 5-18)。声门裂全貌见图 5-19。右手以握笔式姿势将导管对准声门裂,轻柔插入气管内。放入牙垫,退出喉镜,拔出导管芯,再进入少许,导管入气管内

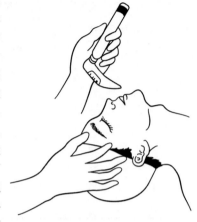

图 5-16　插管时的头位

(极度后仰位)

长度成人约 5cm,小儿 2~3cm。听诊双肺,判断进入气管内无误后,将导管与牙垫一起妥善固定于面部。导管连接麻醉机,立即加深麻醉。气囊注气,钳夹或自带堵塞塞住小气管,使气囊紧密有效地封闭气管。

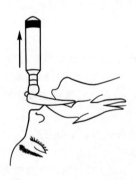

图 5-17　直喉镜片挑会厌

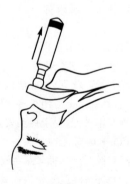

图 5-18　弯喉镜片不挑会厌

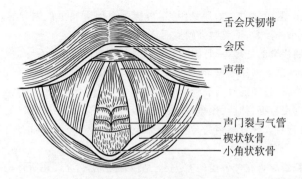

舌会厌韧带

会厌

声带

声门裂与气管

楔状软骨

小角状软骨

图 5-19　喉腔及声门裂全貌

（4）判断导管位置：插入导管后，立即用听诊器听诊胸部，在胸骨柄上、左右肺部、左上肺尖部、剑突下的上腹部听诊，挤压贮气囊或麻醉科医师用口向导管内吹气，若肺部听到明显呼吸音，上腹部未听到气过水声，证明导管在气管内；也可用一手或双手挤压胸部，用一耳贴在导管口近听，若有气流冲出；如用透明导管时，呼气时可见到管壁内明显的"白雾"样变化；患者如有自主呼吸，可见到麻醉机的呼吸囊随呼吸动度而张缩；如能监测 $ETCO_2$，其 CO_2 波形图有显示即可确认导管在气管内。

（5）经口插管管理

①预先吸氧，快速诱导前，先用面罩半开放法吸氧，祛氮 5～10min（8L/min），亦可加压贮气囊换气，以提高祛氮效果。

②看清声门，显露声门是经口气管内插管术的关键步骤，必须依解剖标志循序推进喉镜片，看不清声门时不要盲目插入。

③防缺氧和 CO_2 蓄积：在快速诱导时，显露声门操作动作必须迅速准确。如在 2min 内仍未插入气管，或麻醉已经转浅、麻药已消失作用时，插管更不易成功。应立即放弃插管动作，用面罩加压吸氧 1～2min，再行第 2 次快速诱导，如插管仍有困难，时间较长，可行第 3 次快速诱导，直到成功插入为止。但诱导过程中切忌缺氧和 CO_2 蓄积。

④置入喉镜正确操作要领是：应将喉镜着力点放在镜片的顶端，向上提喉镜，不可以上切牙作为支点，否则向上"撬"动会撬落牙齿。并应妥善保护上、下唇，尤其应注意避免压伤下唇。

⑤导管插入声门要轻柔，禁用暴力。最好采用旋转导管法做轻柔推

进的动作,避免强力。如遇到阻力,可能为声门下狭窄或因导管过粗所致,应换小一号管,不要勉强硬插而造成副损伤。

⑥喉痉挛的处理:一旦因喉镜或导管的刺激而诱发喉痉挛,应立即停止插管,面罩下加压吸氧,待喉痉挛解除后,或静注琥珀胆碱 50~100mg,待肌颤停止,过度通气后插管。

⑦选用盲插:体胖、颈短、喉头过高及张口障碍等特殊患者,显露声门困难,插管时无法看清声门,在尽量挑起会厌的情形下,有目的地盲插,也可成功。

⑧判断导管在气管内的方法,一是插管完成后,立即用听诊法判断导管是否在气管内,用听诊器听肺部有呼吸音;二是用加压过度通气法,两肺吹起,胸廓有呼吸动度,两侧肺对称性使胸部膨胀;三是双手挤压胸部,用一耳凑近导管口,或将手放在导管口感到有气流冲出;四是将棉签细毛放在管口,随挤压呼吸气囊可看到细毛波动;五是如有呛咳,可证明导管已在气管内。

⑨气管导管勿插入过深,成人越过声门 5~6cm(小儿 2~3cm),避免插入过深进入一侧支气管,或插入过浅脱出声门。导管插入的深度估计为:插管深度=鼻翼到耳垂距离加 5~6cm(成人)。

⑩妥善固定导管,确定导管插入气管后,应先垫妥牙垫,再取出喉镜。将导管和牙垫一起,用胶布妥善固定于口外面部,不使导管上下移动。

⑪正确使用管芯,如用管芯时,应预先测定其长度,其内端应比导管口短 1~1.5cm,决不可突出管口外,以免损伤气管黏膜组织,用前调整其曲度。

⑫导管外端适宜,所用导管不宜过长,以外端恰露口外为佳。

⑬气囊注气量勿过多,要注意注气数量和时间,注气量以恰不漏气为度,切忌注气过多,增加压力压迫气管黏膜,使气管软骨环软化和坏死。注气量<10ml。如手术时间长,可隔 1~1.5h 做 1 次短时间放气,以恢复气管黏膜血供。

⑭吸痰,导管插入气管后,常规做第一次吸痰,将导管内的肺部痰液清除干净,也可检查导管有无阻塞。如有阻塞应做适当处理,始终保持导管要通畅。

2. **经鼻腔明视插管法** 是将导管经鼻腔出后鼻孔到达咽腔,再用喉镜暴露声门,直视下将导管送入气管内的方法。

（1）适应证：①口腔、颌面、咽腔手术。②经口插管有困难或不可能者（如张口受限、头后仰受限等）。③可能损伤牙齿者：如切牙松动避免损伤者。④在呼吸、心搏骤停抢救时，采用经鼻腔气管内插管较方便、易固定、不影响口腔护理。但如有鼻息肉、鼻咽部血管瘤，颅底骨折、脑脊液漏、严重凝血功能紊乱等不宜经鼻腔气管内插管。

（2）方法：基本上与经口腔插管法相同，不同点：①先用麻黄碱行收缩鼻腔黏膜血管和表麻鼻腔黏膜，选择较大一侧鼻孔或不影响手术操作侧的鼻孔。插管前，用1％麻黄碱滴双侧鼻孔，使黏膜血管收缩，鼻腔扩大，利于插管，减少出血。以0.5％～1％丁卡因喷雾或贴敷棉片，表麻鼻腔黏膜。鼻腔滴入液状石蜡，导管前端涂抹润滑剂。达到合适的全麻深度后开始插管。②必须保留自主呼吸。插管时右手将导管做垂直方向插入鼻孔，沿鼻纵隔左右捻转而推进，导管经鼻腔出后鼻孔到达咽腔，有阻力减低感时，听到导管内的呼吸音，可用喉镜经口明视下显露声门裂张开时，右手推进导管送入声门裂内再进入气管。当送导管遇有困难时，可借助插管钳夹持导管尖端送入声门（图5-20）。退出插管钳，仍以轻柔的动作旋转推进5～6cm，呼吸无阻力时，将导管固定，接麻醉机。③填塞咽腔，为进行辅助呼吸或防止误吸的需要，导管周围咽腔填塞纱条。

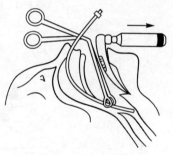

图5-20 经鼻明视用插管钳夹持导管前端送入声门

3. **经鼻腔盲探插管法** 是因无法暴露声门，又必须插管施行气道管理的方法。

（1）适应证：多用于张口困难或喉镜不能置入口腔或后仰困难的患者。术中需保持气道通畅，或需要全麻而行时间较长的手术。

（2）插管方法：插管方法与经鼻腔明视插管法相同。

（3）导管尖端位置判断：因不用喉镜协助显露声门，根据患者保留的自主呼吸的气流通过导管的声音强弱，以判断导管尖端的位置。①以呼气声判断，导管出鼻后孔，在导管外口近处听呼气声及强度（图5-21）。徐徐把导管左右移动，或令患者颈部前倾后仰，并略向高处移动头的位置（图5-22）。在导管外口气流响声最明显处，推进导管，探插多能成功。

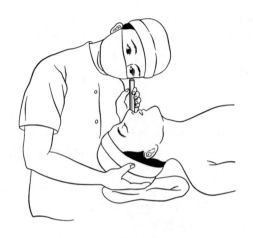

图 5-21　经鼻腔盲探插管法

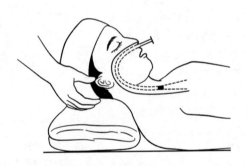

图 5-22　将患者头部前倾协助导管入声门

②趁吸气声门张开时送入导管,导管触及声门可听到汽笛声,说明麻醉过浅,应将导管停在原处不动,当患者深吸气时,迅速将导管送入声门,患者若出现剧烈咳嗽,立即加深麻醉。③当送管时,若气流声突然中断,可能误入咽后间隙或食管。应将导管拔出少许,使气流声重新出现,并旋转导管 90°,重新探插入,多能重新达咽喉腔进入声门裂。④线带法辅助插管,对于头颈部活动受限者,或不能置入喉镜者,因不能调整导管方向,常难以成功。有人经口腔塞入一带,呈半弧形置于咽后壁,两端留口外,导管出后鼻孔后入带半弧圈,牵拉口外线带两端,以调整导管斜口方向,同时

推进导管,较易成功(图 5-23)。

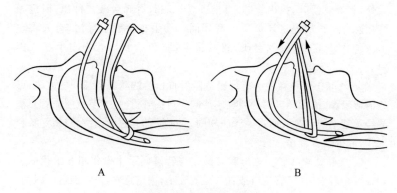

A   B

图 5-23　线带法辅助插管

A. 套住;B. 拉紧

　　(4)咽腔填塞:为了控制呼吸或预防误吸,在导管四周咽腔填塞纱条。

　　(5)经鼻插管管理:①插管成功必备 3 个条件,导管曲度好、弹性和光滑度合适;鼻腔无畸形、腔够大;适当深度麻醉和保留自主呼吸。②避免损伤,插管不可用暴力,遇到阻力,稍微用力,如仍不能通过,退管重插。③处理鼻出血,偶有鼻孔出血,要予以处理。④插管时喉痉挛处理,有喉痉挛发生或发绀者,应将导管退出少许,等待其缓解。给氧,加深麻醉,待缓解后重插。⑤插管成功的标志,呛咳,管口气流感很强,或管口棉毛波动,或贮气囊有呼吸动度。⑥填塞咽腔时,可用湿盐水或油纱布条,在导管周围均匀填塞,并将纱条一端留于口外。填塞操作不要使导管脱出;不可压力过大,将导管压扁,造成气道梗阻或缺氧而发生险情。⑦导管外端长短适宜,导管不宜过长,恰在鼻孔外为佳。

　　4. 经口腔盲探插管法　对一些特殊患者,也可采取经口盲探法。

　　(1)适应证:①不能置入喉镜,但能容纳导管和牙垫的部分张口困难患者;②气道部分梗阻;③颈项强直;④颈椎骨折脱臼;⑤颈前瘢痕挛缩;⑥喉结过高;⑦颈项短粗;⑧小颌或下颌退缩等。

　　(2)优点:经口可以插入较粗导管,以减少通气阻力。

(3)方法:插管方法较多,只介绍两种。①鱼钩状导管法,用管芯将导管弯曲成鱼钩状。经口插入,利用导管内气流声引导,在气流响声最大处,将导管滑入,拔出管芯,再推进 5～6cm,有呼吸气流冲出,固定导管接麻醉机。应先将牙垫置入磨牙间。②手指探触引导法,有人将左示指伸入口腔,探触到会厌,将其挑起,将鱼钩状导管用右手插入声门裂。

5. 清醒气管内插管　有误吸危险者首选清醒状态下插管的方法,可分清醒经鼻、清醒经口两种插法。清醒经口插管,详见本节清醒插管。清醒经鼻基本与经鼻腔明视插管法相同,所不同的是患者清醒,应做好解释工作,取得患者合作。

6. 气管造口插管　对于麻醉操作与管理同手术操作相互干扰的患者施行全麻者,经气管造口插管。无效腔小,固定良好,患者能适应耐受、痰液易吸出,不影响进食和口腔护理,并发症少,是理想的通气方式。

(1)适应证:需要做气管切开插管全麻者,常有以下情况:①术前已行气管造口者;②气道有明显梗阻,麻醉诱导无法保持通畅者;③喉切开术;④需要较长时间机械通气或昏迷者,以及痰液较多而排痰不畅者。

(2)方法:局麻下行气管造口。当气管切开后,用 1% 的丁卡因喷入气管做表麻,然后插入带气囊的气管切开导管(F28～30,长 15～20cm),同时静脉注入麻药。吸痰后连接麻醉机。

二、支气管内插管

支气管内插管有两类:①单腔导管健侧支气管内插管(简称单腔插管);②双腔导管支气管内插管。自从双腔支气管导管得到普及应用以后,单腔插管已基本废用。

(一)单侧支气管内插管法

支气管内插管可隔离双侧肺及气道,实施单肺(健侧)通气,以防止病侧肺分泌物、血液和组织等流入健侧,造成污染、扩散和阻塞。但单肺通气时常有低氧血症、高气道阻力等缺点。

【禁忌证】　单腔插管不宜用于肺叶切除术的麻醉。

【适应证】

(1)"湿肺":如肺脓肿、支气管扩张、一侧肺毁损,其痰量>30ml/d。

(2)开放性结核:其分泌物有扩散感染可能者。

(3)近期有大咯血者：术中若突然发生咯血易引起窒息。

(4)气道瘘管：如支气管皮肤瘘和支气管胸膜瘘、外伤性支气管断裂者，以健肺维持有效通气量和一定麻醉深度。

(5)常见胸科手术的需要：巨大单侧肺大疱、中心型肺癌、肺泡蛋白质沉积症及肺泡纤维化行支气管肺灌洗术、视频辅助胸腔镜（VAT）、肺叶切除术、肺切除术和胸主动脉瘤手术等。

(6)分侧肺功能测定。

【导管选择】　导管较细，常选用 F26～32，长度 32～36cm。左右不同，右侧支气管导管开口向右，前端呈舌状，以利导管插入后保持其位置，避免阻塞右上叶支气管开口。因技术上缺陷，不能吸引非通气侧肺内的分泌物及操作不满意，现已少用。

【麻醉要求】　全麻要求较深，并用肌松药，隆突表面麻醉完善。

【方法】　施行右侧支气管插管时，导管弧度弯向右，患者头部尽量偏向左，导管尖端触到隆突时有阻力感，导管继续插入时通气量减少，即导管已越过隆突，再推进 2cm 进入右健侧支气管内即止。左侧支气管插管时，导管弧度弯向左，其顶端沿气管壁的左后侧滑行，患者头部尽量偏向右侧，同样依据导管尖端触及越过隆突的感觉，再推进 3～5cm 即进入左健侧支气管内。在肺部听诊时，插入侧呼吸音响亮，对侧则微弱或消失，即示插管成功。插入气管后，套囊充气，并判断导管位置无误后，固定牢靠。多用于一侧肺全肺切除术。导管见图 5-24。

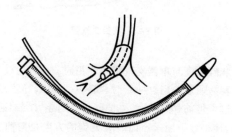

图 5-24　右侧支气管导管

（二）双腔管插管法

双腔支气管导管与支气管插管不同的是，可使左、右支气管的通气完全隔开,且分别用一侧或双侧施行通气麻醉,或进行单侧通气,另一侧吸除分泌物。目前应用广泛。

【适应证】 除同单侧支气管内插管外,还适用于心腔镜手术,如腔镜房/室间隔缺损修补术、腔镜二尖瓣置换成形术、腔镜黏液瘤切除术等。

【导管选择】 双腔管有两种:①Carlen 双腔导管,最早用于单肺通气的双腔导管,其左双腔管即左分支导管附有套囊斜向左侧便于进入左主支气管,它有一个隆突钩,用来辅助双腔管的位置并最大限度避免导管移位。右双腔管即 White 双腔导管,其结构与 Carlen 管相反,进入右主支气管的导管。②Robertshaw 双腔导管,取消了隆突钩,便于操作,目前为大多数麻醉医师首选使用,一般多选择左侧双腔管。双腔管插管是用 Robertshaw 双腔导管,左右不同,使左右支气管通气隔离。导管号F35～39,男性常用 F37～39,女性常用 F35～37,结构较特别(图 5-25)。

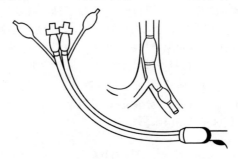

图 5-25 双腔支气管

【方法】 麻醉深度与单侧支气管插管相同。插管的技巧是采用旋转法使舌状小钩容易通过声门。插管时,如果双腔气管导管是带隆突钩的,在导管尖端通过声带前,隆突钩的方向向后。当导管尖端通过声带后,将导管旋转 180°,使得导管通过声门时隆突钩的方向是向前的。当导管尖端和隆突钩通过喉部后,再将导管旋转 90°,继续向前直到进入合适的支气管。目前,带隆突钩的 Carlen 双腔管已很少应用。放置 Robertshaw 型双腔管时,远端弯曲的凹面先向前。当导管尖端通过喉部后,继续喉镜暴露。如果使用了管芯,则撤出管芯并将导管旋转 90°,使导管能够进入拟要旋转的支气管。在双腔管旋转期间喉镜持续向前用力以暴露出下咽部,使双腔管的周围留有空间以防阻碍双腔管远端自由旋转。旋转完成后,继续将导管向前推进,直到双腔管的大部分都进入口腔。当双腔管到达正确位置,即支气管套囊的上面正好位于隆突分叉的下方,身高170cm的男女病人的平均深度约29cm,身高每增加或减少10cm,导管的深度增加或减少1cm。估计插管困难,或是初学插管时,也可将卡轮小钩用粗线与导管绑紧,并结一活扣,称缚线法(图5-26)。这样便于使舌状小钩进入声门裂。此时松开活扣,再将导管按上法推进。声门显露非常困难的患者,用缚线法并用管芯,当舌状小钩入声门后,拔出管芯,松开活扣,再将导管按上述法推进,直至成功。

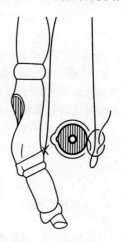

【麻醉管理】 接上麻醉机,将左侧气囊先充气,再将导管套囊充气。用听诊器反复进行双侧、上下肺部听诊,分辨左右肺呼吸音,确定双腔管的位置和插入的深度无误后,用胶布固定双腔管。贴胶布处应在管壁包有一层薄纱布,以免损坏管壁。双腔管管腔较细窄,呼吸阻力大为增加,麻醉中必须持续进行辅助呼吸或控制呼吸,吸痰管左右分开,要求有弹性的硬塑料管,吸痰

图 5-26 缚线法的活结线扣

动作要轻柔。为了定位准确,可经气管导管腔,插入纤维支气管镜,直视下协助插入。应用纤支镜可对双腔支气管精确定位,纤支镜除了用于双腔管定位外,还可以辅助双腔气管插管,尤其适于解剖异常或隆突移位的病人。

(三)纤维喉镜、纤维支气管镜插管法

当经口腔明视插管失败或鼻腔盲插困难的患者,可以用纤维喉镜或纤维支气管镜引导插管。纤支镜辅助气管内插管技术是目前解决困难气道插管最可靠和最有效的方法之一,具有调节角度大、直视以及直接引导插管等特点和临床应用刺激小、损伤轻、成功率高等优点。纤支镜引导插管技术经口和经鼻均可使用,经鼻路径比较容易成功,但引起鼻腔出血的概率较高。经口插管时可以使用专门的口咽通气道帮助纤支镜引导,或者通过气管内插管型喉罩引导。存在面罩通气困难的病人应该进行清醒镇静插管。

【适应证】 已知或疑似困难气道的病人。

【禁忌证】 ①气道活动性出血和不透明分泌物(如呕出的胃内容物)者;②喉或气管内占位已致气道严重狭窄者;③急症气道。

【方法】

(1)选择合适的气管导管套在纤支镜外,使用水溶性润滑剂涂抹气管导管。

(2)病人处平卧位或坐位,助手托起下颌。

(3)经口插管时,在牙垫的保护下插入纤支镜。在目镜的窥视下调节方向控制杆找到会厌、声门、气管环甚至隆突,将光镜送至气管中段并把持镜体。将气管导管向前徐徐推进,接近声门前逆时针旋转气管导管90°后再缓慢推入声门和气管内,以防气管导管的斜面在通过声门时导致损伤或脱位。气管导管就位后一手稳住导管同时另一只手拔除光镜并固定导管。

(4)经鼻插管时先将已选好的气管导管自鼻孔轻轻送入咽后部,再将润滑过的纤支镜沿气管导管内腔导入纤支镜。

第六节　插管困难的处理

插管困难也叫气道困难,指具有 5 年以上临床麻醉经验的麻醉科医师在面罩通气和直接喉镜下气管插管时遇到困难的临床险况。麻醉科医师的责任,就是在临床麻醉中必须控制气道,始终保持患者的气道通畅。气道不通数分钟,就致心搏骤停、大脑损害,甚至死亡,约占麻醉死亡病例的 30%。仅有气管插管困难而无困难面罩通气的为非紧急气道;只要存在困难面罩通气,无论是否合并困难气管插管,均为紧急气道,可危及生命。故气道困难的处理是麻醉中最具挑战性的操作之一,为了使气道困难的处理更为便利,减少不良后果的可能性,对气道困难处理方法作一介绍。

【分级】 气道困难的程度可从 0(极容易进行)到无限大(无法进行)。一般医院气管内插管困难的发生率,为 0.04%~1%;一般患者插管失败,约为 1:2303,产科患者高达 1:300。发生率根据其严重程度而不同(表 5-12)。

表 5-12 插管困难的发生率

插管困难的程度	发生率范围	
	每万人	百分比（%）
插管成功，但经多次和(或)多镜片，可能为Ⅱ或Ⅲ级	100～180	1～18
插管成功，但经多次和(或)多镜片，多人操作，Ⅲ级	100～400	1～4
插管不成功，Ⅲ或Ⅳ级	5～35	0.05～0.35
面罩无法通气＋无法插管，经气管喷射，气管造口	0.01～	0.001～
术脑损害或死亡	2.0	0.02

经直接喉镜显露喉头分为 4 级：Ⅰ级，见到整个声门；Ⅱ级，见到声门的后半部；Ⅲ级，只能见到会厌；Ⅳ级，只能见到软腭(图 5-27)。Ⅰ～Ⅱ级插管多无困难，Ⅲ～Ⅳ级者插管都有困难。气道困难分可见及不可见会厌两类。

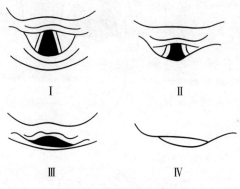

$$Ⅰ \qquad Ⅱ$$

$$Ⅲ \qquad Ⅳ$$

图 5-27 喉镜显露的四级分类

【原因】 术前气道评估，进行气道检查者，术前可对 90% 的气道困难做出预测。而术前预测判断插管困难的，只有 26% 是真正插管困难。

1. **病理原因** 引起气道困难的病理原因很多，常见的有以下几方面。

(1)面部畸形：如面部和上气道先天性畸形。

(2)损伤：颌面和气道损伤。

(3)气道肿瘤：口底、咽侧壁等部位肿瘤使显露视野缩小或不见会厌，或舌根前提困难等。

（4）面部或颈部纤维化：如烧伤或放射治疗后瘢痕纤维化,使头后仰受限。

（5）寰枢椎脱位：当寰枢椎脱位或半脱位时,使头后仰受限。

（6）手术后畸形：如甲状腺次全切除或甲状腺癌根治术后,瘢痕使解剖位置畸形。

（7）声门下狭窄或气道受压变形：上气道梗阻,气管狭窄、移位等,使导管进入声门后,再进入气管困难。

（8）其他：面部包扎等。

2. 解剖原因　术前能准确地预测气管插管困难的解剖原因。

（1）体形：体胖、颈短、颈部肥厚、有脂肪垫等,使头后仰角度变小,使口、咽和喉轴线不能接近为一直线,声门不可显露。舌骨颏间距<4cm,颈围>60cm,胸颏间距<12cm 者,示插管困难。

（2）口颌：口小、切牙过长、无牙、巨下颌、鸟颌、牙咬合关系不良等,使张口显露角度缩小,张嘴<4cm,喉镜或导管不能进入口腔。

（3）舌及会厌巨大：舌或会厌宽大或厚长,显露声门困难。咽部结构分为 4 类：Ⅰ类,可见软腭、咽腭弓、悬雍垂；Ⅱ类,可见软腭、咽腭弓,悬雍垂被舌根遮盖；Ⅲ类,仅见软腭；Ⅳ类,未见软腭（图 5-28）。此舌咽结构的气道分类与直接喉镜插管的难易程度很密切,气道Ⅰ类者,喉镜显露Ⅰ级者,占 99%～100%；而气道Ⅳ类者,几乎喉镜显露多属Ⅲ～Ⅳ级；气道Ⅱ

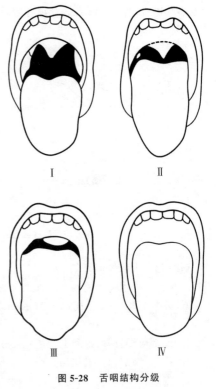

Ⅰ　　　Ⅱ

Ⅲ　　　Ⅳ

图 5-28　舌咽结构分级

类中,约 10％的患者喉镜暴露为Ⅳ级。此法常用、简单、快速,但不是最可靠之法,约能预测 50％的插管困难。插管困难与软腭被舌根挡住有关。Ⅰ～Ⅱ类气道插管多无困难,Ⅲ～Ⅳ类气道,插管有危险。

(4)喉结过高:喉结过高、舌骨肥大固定、声门向前倾斜等,致使显声门困难。

【识别】　完整病史询问和仔细地检查等气道评估有助于预测气道困难。

1.病史　阅读病史非常重要,有无气道管理困难病史、喉或颈部手术及外伤史等。以发现气道困难因素。

2.体检　有无肥胖、颈短、颌小、张口困难、颈部活动受限、颈部肿物、瘢痕、颈椎脱位等。

(1)张口度:正常上下切牙间距离 3.5～5.6cm;＜3cm 气管插管有困难;＜1.5cm 无法用常规喉镜进行插管。

(2)颈部活动度:上切牙前端至枕骨粗隆连线与身体纵轴线相交的角度,正常＞90°;＜80°时,颈部活动受限,插管可能困难。

(3)寰枕关节伸展度:寰枕关节正常时,可以伸展35°。检查当患者头后仰、伸展寰枕关节,用量角器或目测法,测量上齿咬合面旋转的角度,估计分级:1 级为寰枕关节伸展度无降低;2 级降低 1/3;3 级降低2/3;4 级为完全降低。

(4)下颌间隙的间距:当颈部完全伸展时,以下颈至甲状软骨切迹的距离(甲颏间距)或从下颌角至颏凸(下颌骨的水平长度)来表示下颌间隙的间距,以此来预测插管的难度。甲颏间距＞6.5cm,插管无困难;6～6.5cm 插管可能有困难;＜6cm 插管多不成功。下颌骨的水平长度＞9cm,插管多无困难;＜9cm,则插管困难发生率很高。

3.放射学检查　只要可行,都应进行颈部及胸部正侧位摄片检查,必要时行 CT 检查。了解颈椎、气管直径及位置。

4.喉镜检查　进一步气道检查应包括间接喉镜、纤维喉镜及直接喉镜检查,以了解咽和喉头解剖情况,有无新生物,以便发现可能致气道处理困难的征象,若直接喉镜可见到会厌和声门,则插管一般无困难。

5.综合评估　将预测气道困难的 5 个因素,可分别予以评定 0、1、2分,然后累计进行评定。

(1)体重:0 分＜90kg,1 分 90～110kg,2 分＞110kg。

(2)头颈屈伸最大活动度:0 分 90°以上,1 分约 90°,2 分 90°以下。

(3)下颌活动度:0 分 IG>5cm 或 Slux>0,1 分 IG<5cm 和 Slux=0,2 分 IG<5cm 和 Slux<0。IG 指最大张口时上下切牙间距,Slux 指下切牙超越上门齿的最大向前移动。

(4)下颌退缩和上切牙增长的程度:0 分正常,1 分中度,2 分严重。

如总分≥5 分,可预测 75%的插管困难,但假阳性率高达 12%;如总分≥4 分,则阳性率为 42%,假阳性率仅 0.8%。

【处理】

1. 拟定插管的准备及处理方案 清醒插管用于术前已知有气道困难的患者,一般在患者清醒时保留自主呼吸下插管。原则上对无插管成功把握者不得轻易做快速全麻诱导,妥善解决气管通气后再做全麻。

2. 插管技术选择 处理气道困难时应选择最熟悉和最适合的技术,包括喉镜等处理气道困难的专用器材、技术及其他方法。

(1)喉镜等:包括直接喉镜、可曲纤维内镜、纤维可塑芯喉镜等,以及气管导管引导物等。

(2)技术:有逆行引导技术(经喉引导插管)、光索(light wand)引导插管、经鼻(口)盲探插管和硬质支气管镜等。

(3)其他:如果首选方法失败或不可行,可选择其他有创方法,包括:①气管造口术:上述方法失败,行气管造口术。②手术切开:如对颈部瘢痕挛缩者,横行切断瘢痕后,再行常规气管插管。

3. 已麻醉患者的处理 指昏迷或已麻醉患者,患者拒绝或不能耐受清醒插管,以及术前未识别气道困难的插管患者,这是最多见的情况。

(1)常规的气管内插管:中断通气的时间不能过长,保证患者有足够的气体交换。

(2)专用口咽通气道:使用有隔膜的面罩和插管专用的口咽通气道,可在全麻肌松药下,行纤维喉镜和纤维支气管镜引导下,气管内插管,又不会间断面罩通气和吸入全麻药,是处理已知插管困难的好方法。

(3)气管内逆行引导插管:术前未预知插管患者,常规全麻下插管屡屡失败,情况较紧急,又无纤维镜等条件,选用气管内逆行引导插管。或口鼻畸形及颈部瘢痕挛缩致下颌不能前伸,看不到会厌的患者,也采用气管内逆行引导法,可进行顺利的气管内插管。方法和技术:术前检查气管的位置。麻醉前 30min 肌注哌替啶 50mg 加咪达唑仑 2.5~

5mg 加阿托品 0.5mg。患者平卧,环甲膜穿刺注入 1％丁卡因 2～3ml,于环状软骨正中局麻后,用硬膜外穿刺针穿刺,针斜面向头侧刺入气管内,导入较硬的硬膜外导管,经过声门自口腔拉出,将气管导管套入,并将硬膜外导管固定(中号丝线缝扎)于气管导管尖端,以便其能沿硬膜外导管进入气管内(图 5-29)。气管导管尖端涂抹 4％丁卡因油膏,将硬膜外导管向颈部方向拉,导管经声门进入气管后,剪断固定线,将硬膜外导管拉出。如需经鼻腔插管者,可自鼻腔插入一导尿管,由口腔引出,将外导管自导尿管内自鼻腔引出,后按上法进行鼻腔插管,方法如前述经鼻插管法。

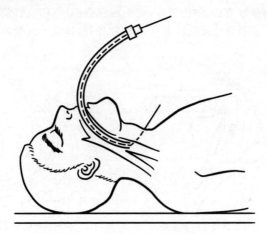

图 5-29　用硬膜外导管逆行引导插管法

(4)坐姿插管法:颈部肿瘤压迫气管者,呼吸困难,头后仰可加重压迫气管,有发生严重气道梗阻甚至窒息的危险。可采取坐位姿势插管法,既安全又易成功。方法与技术:术前颈部拍 X 线片,间接喉镜等检查,了解气管受压及声门位置。术前给咪达唑仑 5mg 加阿托品 0.5mg。患者取坐位,气溶吸入 1％达克罗宁 6～8ml(氧流量 6～8L/min)。于气管内注入 1％丁卡因 2～3ml,表麻咽喉部后,麻醉科医师站在患者右侧,或背后居高临下,右手持喉镜,显露会厌、声门后,将喉镜换在左手,右手握 F30～32 较细管,由会厌后方插入声门,再推进导管,使导管尖端越过肿瘤压迫部位,固定导管,患者平卧,静注全麻药。要警惕拔管后发生气管塌陷,拔管后一旦有气道梗阻,便要怀疑之,可立即重新插入导管或者行气管造口术。

(5)诱导后保留自主呼吸插管:多见于声门位置高,快速诱导后,声门无法显露,由会厌下方上滑也不易成功,经数次试插均不能成功,立即面罩给氧正压通气,待自主呼吸恢复后,当喉镜仍不能显露声门时,可在会厌下方寻找导管口气流声最大处,盲探插管易成功。

(6)颈前屈曲口腔插管法:插管中常遇到导管插入声门,但不能进入气管内的情况。多因头后仰使导管尖端顶在声门或气管前壁所致。小儿多见。处理方法:取出镜片,将头前屈曲位(俗称喷嚏位),导管即顺利插入。或将导管先旋转180°,再推进导管,即插入气管内(图5-30,图5-31)。

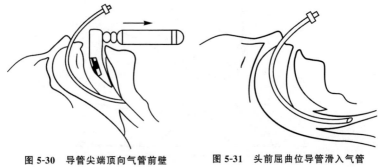

图5-30　导管尖端顶向气管前壁　　　　图5-31　头前屈曲位导管滑入气管

(7)导管弯度定型鼻腔插管法:用于小儿腭裂修补术行鼻腔插管时,即将有管芯的导管加大弯度后再插入,当导管进入咽腔或声门后拔出金属丝,明视或盲视探插,易插入气管。

(8)应用喉罩:当插入的喉罩远端骑跨在声门裂时,前进的导管滑入气管。喉罩是气管插管困难患者快速通气的首选有效方法,此时通气和氧合充分。详见本章第七节喉罩通气内容。

(9)纤维可塑芯喉镜:用于经口腔气管内插管。镜杆不入声门,待声门显露清楚后,将导管推入气管内。镜杆硬,在口腔内易固定及可控,镜杆细可套入6.0mm(F26)的导管。在浅麻醉或安定镇痛药加表麻下完成气管内插管。不能套入6.0mm以下导管腔内。方法同经口明视插管法。不同的是接通电源,调整焦距,镜杆代替管芯,导管套在镜杆上;以镜杆入口腔至声门。

(10)紫光引导插管:为一根可弯曲的导管,前有灯泡,后有电池和开关把柄。紫光穿过导管腔内,并突出远端。在环境黑暗中,紫光入口至喉头,观察环甲膜,紫光在环甲膜后,若在食管内,无透光。送入导管,退出紫光。

(11)联合导管:联合导管(ETC)为一新型的紧急通气管,对于声门显露困难的插管者不再是障碍。有食管封闭式导气管(EOA)和常规气管内插管的联合功能,又叫食管气管双用导管。可插入食管(食管型),也可插入气管内(气管型)的双腔导管,两管腔间有隔板,在咽部水平位有数个侧孔,气流经"食管型"管腔的小孔进入肺内,"气管型"的管腔远端有开口,气流直接经"气管型"管腔进入气管至肺内。在邻近咽部侧孔处有一口咽气囊,充气后封闭口和鼻腔,导气管末端有一气囊,可同时封闭食管或气管。其插入不需喉镜,建立通畅气道不受不利环境因素或缺乏熟手的影响,对显露声门困难的插管不再是难题。无论导管插入食管还是气管均可通气。导管也不需要外固定。方法:一手提起下颌骨和舌,将导管插入至环形标志位于牙齿或齿龈嵴之间,咽部气囊充气 100ml,远端气囊充气 10～15ml。为盲探法插管法。当联合导管位于食管内时,气体食管→咽腔→气管,两肺野可听到呼吸音,腹部无呼吸音,导管虽位于食管内,但证明有足够通气;若肺野无呼吸音而上腹部可听到呼吸音时,说明导管已插入气管内,将通气与导入气管腔的接头相连接,两肺便听到呼吸音,管腔进入气管。只有 41F 和 37F(12mm 外径)不适用于 16 岁以下,身高在 150cm 以下和食管有病变的患者。

(12)经气管喷射通气:不是间接气管内插管术,但在危急情况下和插管困难时可以成功地应用。能及时快速供氧,提供宝贵的抢救时间。方法:经环甲膜用 G14 号静脉套管针,针尖向足穿刺成功后,将套管针推入气管内,退出针芯。以硬质动脉测压导管连接高频喷射呼吸机,行气管喷射通气(TTJV)。必须证实胸廓起伏及呼气通过声门逸出。需 $3kg/cm^2$(300kPa)的高压氧源克服阻力,才能奏效。无高频喷射呼吸机,以常规麻醉机上的共同开口管道,经 3mm 的接头与套管针连接,间断按压快速充氧按钮,行喷射通气。注意组织水肿、气胸等并发症。

(13)手术干预:需要紧急开通气道通路时,可行气管切开造口术。对于口面部、颈部瘢痕挛缩者,可于术前有创横断颈部瘢痕,松解后再行常规气管内插管。

【并发症】 插管困难的患者常发生同本章第五节气管内插管的并发症,常见的有以下几种。

1. 牙齿断裂或脱落 最为常见。

2. 直接或特异性损伤 直接损伤可累及颜面、牙、上气道等,引起局部出血、溃破、气肿、感染,严重者可发生颈椎骨折或脱位、眼外伤等。上气道轻度损伤、咽后壁损伤和口唇撕裂的发生率约 5%。术前预期气道困难的患者高达 17%,多次喉镜显露后才插管成功的为 63%,若所有插管方法均告失败,则并发症更多、更严重或死亡。

3. 低氧血症 处理气道困难所致的气体交换中断,出现低氧血症,可引起脑损伤、心血管系统兴奋或抑制等。

第七节 喉罩通气

喉罩是 Brain 1981 年发明并于 1983 年首先提倡使用的一种新型通气道。喉罩插入咽喉部,充气后在喉的周围形成一个密封圈,患者可自主呼吸,也可施行正压通气。喉罩是介于气管插管与面罩之间的通气工具,是近年来临床应用比较多的一种新型气道通气维持方式。

【优点】 喉罩的临床应用日趋广泛,主要优点如下。

1. 操作简便 与气管内插管相比,操作简便,不需要喉镜。

2. 置入快捷,容易掌握 喉罩易掌握,不需特殊器械。可盲探插入,不插入气管,无须使用咽喉镜,不需肌松药。可保留患者自主呼吸。

3. 损伤小 对喉头和气管不会产生机械损伤,对循环功能影响轻微。引起的心血管系统应激反应明显轻于气管插管。避免使用气管导管引起的插管反应及喉部水肿,对气道有一定保护作用。对眼内压及颅内压影响小。

4. 通气功能管理确实 能即时建立通畅的气道。与面罩相比,喉罩通气功能的管理更为确实,并可减轻麻醉医师的负担。具有面罩和气管插管的共同优点。近年来又发明了双管喉罩、可弯曲喉罩等型,可行正压通气,应用更方便。

【缺点】 喉罩也存在以下缺点。

1. 不能防止胃反流和误吸　不宜用于饱胃及反流危险患者。

2. 漏气　气道压力过高时发生漏气。不能气管内吸痰,可发生喉痉挛和喉痛。

3. 部分梗阻　置入喉罩时将会厌推向后覆盖喉口所致。

【适应证】　适用于各年龄组的一般患者,尤其是以下患者。

1. 气管插管困难患者　遇有气道困难患者,选用喉罩通气是行之有效的方法。

2. 伴有严重并发症患者　特别是伴有高血压、冠心病及颅内高压等。

3. 心肺复苏　为抢救赢得时间,挽救患者生命,能迅速建立紧急通气道。

双管喉罩使用范围:包括妇科手术、骨科手术、泌尿外科手术、整形手术、腹腔镜手术、开腹手术、甲状腺手术、眼和耳鼻手术。

【禁忌证】

1. 绝对禁忌证　未禁食、饱胃、妊娠>15周、广泛和重度外伤、腹部外伤、药物中毒、自主神经障碍、裂孔疝和气管受压而软化的患者列为喉罩禁忌证。

2. 相对禁忌证　肺纤维化等肺顺应性低的患者、气道分泌物较多及下气道梗阻的患者、咽喉部肿瘤和特殊体位手术患者。

3. 张口困难者

4. 需要单肺通气者

【插管准备】

1. 型号选择　目前喉罩发展为5种,即普通喉罩、可弯曲喉罩、插管喉罩、双管喉罩和 Supreme LMA。使用前要选择大小合适的喉罩。一般选3~4号。现只有4个型号。1号供新生儿至3个月以内婴儿(<6.5kg)使用。2号用于3个月至6岁儿(6.5~25kg)。3号用于年长儿和体形小的成人(>25kg)。4号用于成人。

2. 消毒　消毒前用20ml注射器抽喉罩环形气囊内空气,经高压消毒,最高温度<134℃,不能使用戊二醛、甲醛或氧化乙烯消毒。

3. 润滑　使用前先检查无漏气后,抽尽通气罩内空气,罩和管下端,涂上润滑油充分润滑。

4. 诱导　麻醉前准备和麻前药同气管插管,诱导前静注阿托品。插入喉罩时,不需使用肌松药,麻醉深度略深于使用口咽通气道时的深度,以消除咽反射,使下颌松弛,以免引起咳嗽或喉痉挛。吸氧祛氮后,静注硫喷妥钠,吸入 N_2O 或挥发性吸入麻醉药,也可采用琥珀胆碱或咽喉部表面麻醉等。

【插入方法】

1. 盲探插入法　绝大部分用此法,患者头颈轻度后仰,一手将患者口腔开大,另一手持喉罩,顺患者舌正中,一直插至咽喉部(图 5-32A、B)。若有阻力感,入口腔后,再侧入过舌根,然后转平至会厌较易到位。向前移动可观察喉结。

2. 喉镜插入法　一般不需喉镜,对于插入受阻病例,借助喉镜可顺利置入,喉镜下插入喉罩,可防止会厌向后覆盖喉口而造成部分梗阻。方法:左手持喉镜,将患者舌向上抬,使口腔空间增大,右手持喉罩经口顺舌正中插入咽喉部。

3. 充气和固定　喉罩插入后,气囊充气,充气后喉罩会自动退出少许,以适应咽喉局部形态(图 5-32B)。再加压通气,若气道通畅,胸部听到清晰呼吸音,喉结两侧为清晰管状呼吸音,无异常气流声,无漏气感;自主呼吸时贮气囊有动度,胸腹无反常呼吸运动(图 5-32C、D)。插入后和牙垫并用胶布妥善固定。1 号喉罩注气 2～4ml,2 号注气 10ml,3 号注气 20ml,4 号注气 30ml。

4. 维持气道通畅　喉罩能够确保气道通畅,在自主呼吸下维持麻醉,也可正压通气。

(1)自主呼吸:喉罩固定后,浅麻醉下仍能耐受。麻醉期间经常检查呼吸音或监测 SpO_2 等。

(2)正压通气:正压通气的压力在 15mmHg 以下,否则发生漏气或气体大量进入胃内。

5. 拔除喉罩　手术结束后,待患者清醒或保护性反射恢复后或深麻醉下,放掉喉罩内气体,将喉罩拔出。

【通气管理】

1. 严格掌握禁忌证　如肠麻痹、插胃管者、严重肥胖和肺顺应性低的患者等禁忌使用,防止并发症。

2. 保护喉罩气囊　用前检查是否漏气、有无疝形成。重复使用者,以 10 次左右为宜。消毒严格。插入前排空气囊,罩前不可涂润滑剂。

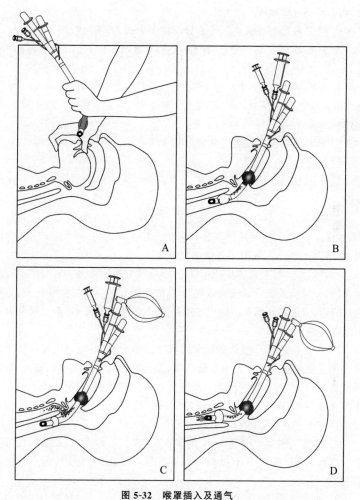

图 5-32　喉罩插入及通气

A.开大口腔;B.气囊注气;C.通气导管入食管;D.通气导管入气道

3. **麻醉深度足够**　插入时麻醉深度要足够,操作准确轻柔,牙垫固定喉罩牢靠,以防移动。

4. **防止罩囊漏气**　尽量避免不必要的高压力通气。

5. **防止气道梗阻**　插入喉罩后,再不得做扳起下颌等操作。有条件者,可监测 SpO_2 和呼气末 CO_2。

6. **喉罩用后不易吸痰** 气道分泌物多的病例,不易吸痰。

7. **预防损伤** 对喉罩不熟悉,插入不适当,可引起咽后壁损伤、出血,术后咽喉痛等。

8. **拔喉罩时机** 患者指令下能张口,方是拔除喉罩时机。在患者保护性反射恢复之前,不宜移动喉罩,气囊也不可放气。目前提倡在深麻醉下,拔除较好。

9. **术后镇痛** 采取更优的术后镇痛方案,有效地控制术后疼痛。

【并发症】

1. **气道梗阻** 是喉罩使用中最严重的并发症。仅有 1%～4%气道梗阻。

(1)喉罩位置不当:由喉罩位置不当时表现为完全性气道梗阻的发生率,为 1%～5%。主要原因是会厌向后盖住了声门,一旦发生,应立即拔出,将喉罩重新插入或改用其他通气方法。

(2)喉痉挛:按正常方法使用喉罩,喉痉挛发生率极低。麻醉深度较浅时诱发,分泌物或润滑油进入喉腔也诱发喉痉挛。一旦发生喉痉挛,应加深麻醉后,方能移动喉罩。插入喉罩前,行喉上神经阻滞,可避免局部刺激引起喉痉挛。

2. **反流和误吸** 喉罩在喉部的密闭性不完全,不能阻止胃内容物的反流和发生误吸的可能。正压通气时,大量气体从食管入口直接入胃,致胃扩张,促使胃内容物的反流。严重胃扩张压迫膈肌,影响呼吸。一旦发生反流和误吸,应拔出喉罩,清理气道,改用其他通气方式。有反流和误吸危险性的患者,不用喉罩通气。

3. **漏气** 喉罩周围漏气,发生率 8%～20%。改变喉罩位置、型号及罩内气体容积,通气压不过高,可以纠正部分病例的漏气现象。加强监测。

4. **咽喉疼痛** 术后喉罩所致咽喉疼痛,占 3.9%,与气管内插管患者同期咽喉疼痛发生率(28.6%)相比,低得多。其发生与使用不熟练有很大关系。

5. **局部损伤** 操作不当可使悬雍垂或肥大扁桃体损伤,发生率极低。

第八节　低流量紧闭麻醉

低流量麻醉是指在重复吸入麻醉紧闭环路系统中,提供的氧(新鲜气体)流量<1L/min,>500ml/min,是按使用的新鲜气流量分类的一种麻醉方式。1952 年 Foldes 及其助手提出低流量麻醉(low flow anesthesia,LFA)的概念,主要用于乙醚麻醉。20 世纪 50 年代后期含氟吸入麻醉药问世,为了安全,要求有较高的新鲜气流量,半紧闭麻醉遂占优势,70 年代末 Lowe 倡导,重新启用低流量麻醉,1974 年 Virtue 提出了最低流量麻醉法,是指新鲜气流量<0.5L/min,1978 年召开了第一次国际会议,制定规范,引起国际关注。

【分类】　紧闭式麻醉(closed circuit anesthesia,CCA)与 LFA 是不同分类范畴的麻醉方式。按提供新鲜气体流量高低分类的麻醉为:

1. 高流量麻醉　提供的新鲜气流为 2～4L/min,≥5L/min,为极高流量麻醉(high flow anesthesia,HFA)。

2. 中流量麻醉　所提供的新鲜气流量为 1～2L/min 时,为中流量麻醉(intermediate flow anesthesia,IFA)。

3. 低流量麻醉　新鲜气流为>500ml/min,<1L/min,为低流量麻醉(LFA)。

4. 小流量麻醉　新鲜气流量为<500ml/min,为小流量麻醉(minimal flow anesthesia,MFA)。

5. CCA 与 LFA 的区别　除定义及新鲜气流量不同外,主要区别如下。

(1)CCA:CCA 是回路闭合,给予的新鲜气流容量与患者的吸收相匹配,即流量不由麻醉医师随意认定,而是根据患者情况决定。

(2)LFA:LFA 和 MFA 均为半紧闭循环麻醉,即回路没有完全紧闭,提供新鲜气流量比患者所需量高,则为半紧闭循环麻醉。

【优点】　LFA 在国际上已得到逐步的普及和广泛应用。因其优点较多,而在临床上有极大推广价值。

1. 麻醉平稳　麻醉操作简便而平稳。

2. 用药量少　LFA 减少麻醉气体的消耗,支出最低节省 75%,降低费用。

3. 污染少 减少手术室内 N_2O 的浓度,减少了环境污染,达到环境保护。

4. 安全 用药量少,以及加强对患者的监护和报警。麻醉状态可自发调整,LFA 变得更为安全。

5. 改善吸入麻醉的条件 改善手控呼吸的特性,保温保湿,减少了对患者的气道刺激。减少、预防术后肺部并发症。

【设备】 LFA 对设备的特殊要求高。麻醉机是实施 LFA 的设备和先决条件。麻醉机要配有精确低流量刻度,即从 $50\sim100ml/min$ 的流量开始,每一分度为 $50ml/min$。还有以下要求。

1. 蒸发罐 要有压力和温度补偿,在低流量时应可靠地显示出预置的麻醉药浓度。回路外蒸发罐能在 $200ml/min$ 甚至更低的流量下正常工作,并有精密度。所输出的药物容量与流量成正比,如需要大量的麻醉蒸气时,蒸发罐所输出的药物容量可能不能满足要求。于回路内有精密注药或用微泵向回路内注药,对蒸发罐无特殊要求。

2. 流量计 氧和一氧化氮的流量计要有足够的精度。

3. CO_2 吸收罐 钠石灰罐必须足够大,对 CO_2 吸收量大,最好使用钡石灰,有一定湿度,保证 CO_2 能被完全吸收。

4. 呼吸回路 要有好的密封性,不漏气($<50ml/min$)。用聚乙烯管为好。使用风箱向上的呼吸机,保证持续正压,防止空气泄进回路内。呼出活瓣应远离吸入气流管道,以保证所有新鲜气体都送入气道。

5. 呼吸机 观察风箱垂直运动的呼吸机风箱吸气期向下运动情况、肌松程度、自主呼吸情况及呼吸回路有无漏气。

【方法】

1. 吸入麻醉药的计算 按 mg/kg 给药,即按 Brody 公式($\dot{V}O_2=10kg^{3/4}$,即分钟耗氧量,ml/min)计算出耗氧量,乘以 2.5 得 $25kg^{3/4}$,即为 CCA 上限及 LFA 下限;再乘以 2.5 得 $62.5kg^{3/4}$,即为 LFA 上限及 IFA 下限($=60kg^{3/4}$);继乘以 2.5 得 $150kg^{3/4}$,即为 IFA 上限及 HFA 下限。为了方便麻醉医师施行 LFA,只要测得患者体重,查表 5-13,即可得出有关容量数据。如 70kg 及 10kg 的患者 LFA 分别为 $605\sim1452ml$、$140\sim336ml$(图 5-33)。

表 5-13　通过 Brody 公式计算出的气体容量

体　重 (kg)	Brody 值 ($kg^{3/4}$)	紧闭系统		LFA ($60kg^{3/4}$)	IFA ($450kg^{3/4}$)	HFA ($150kg^{3/4}$)
		纯氧 ($10kg^{3/4}$)	N_2O/O_2 ($25kg^{3/4}$)			
100	31.6	316	790	1896	4740	∞
90	29.2	292	730	1752	4380	∞
80	26.7	267	667	1602	4005	∞
70	24.2	242	605	1452	3630	∞
60	21.5	215	537	1290	3225	∞
50	18.8	188	470	1128	2820	∞
40	15.9	159	397	954	2385	∞
30	12.8	128	320	768	1920	∞
20	9.4	94	235	564	1410	∞
10	5.6	56	140	336	840	∞
5	3.3	33	82	198	495	∞
3	2.2	22	5	132	330	∞

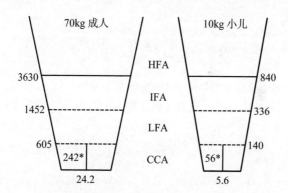

图 5-33　70kg 成人和 10kg 小儿进行 CCA、
LFA、IFA、HFA 定义

2. LFA 的理论基础　以 Lowe 的基本理论为基础。

(1) 有关缩写词的定义 (1 dl = 100ml) 如下。

C_A = 肺泡气浓度 (ml 蒸气/dl)

Ca＝动脉血中浓度(ml 蒸气/dl)

CD＝新鲜气流中浓度(ml 蒸气/dl)

MAC＝最低肺泡有效浓度(ml 蒸气/dl)

λt＝组织/血液分配系数

λB/G＝血/气分配系数

$\dot{Q}$＝心排血量(dl/min)

$\dot{Q}_{AN}$＝麻醉气体摄取率(ml 蒸气/min)

Q_{AN}＝总摄取率(ml 蒸气)

$\dot{V}O_2$＝每分钟耗氧量(ml/min)

$\dot{Q}t$＝组织血流量(dl/min)

t＝麻醉气体吸入时间(min)

V_t＝组织容量(dl)

$\dot{V}_A$＝每分钟肺泡通气量(dl/min)

(2)吸入麻醉药的体内摄取率与时间的平方根法则:在动脉血麻醉浓度恒定下,任意时间 t 的麻醉气体摄取率 $\dot{Q}_{AN}$ 均等于自给药开始各器官摄取之和。

$$\dot{Q}_{AN}=Ca \sum Qt \exp(-\frac{QtXt}{VtX\lambda t})$$

经验证明,$\dot{Q}_{AN}$ 可近似于下式:$\dot{Q}_{AN}=Ca \times \dot{Q}Xt^{-0.5}$

由于 $Ca=C_A \times \lambda B/G$,将上式积分得到特定麻醉时间 t 的累计麻醉气体摄取量 Q_{AN}。

$$Q_{AN}=2 \times Ca \times \dot{Q} \times t^{+0.5}$$

由此可知,Q_{AN} 与 $\sqrt{t}$ 成比例。这就是摄取率的时间的平方根法则,即在各个时间的平方的间隔之间吸收的麻醉药量是相等的。即 0～1min、1～4min、4～9min 之间的剂量都是一样的,这个剂量称为单位量(unit dose)。

1 单位量＝2(Ca)($\dot{Q}$)($\sqrt{1}$)

2 单位量＝2(Ca)($\dot{Q}$)($\sqrt{4}$)

3 单位量＝2(Ca)($\dot{Q}$)($\sqrt{9}$)

4 单位量＝$2(Ca)(\dot{Q})(\sqrt{16})$

3. **体重的 $kg^{3/4}$ 法则**　体重的 $kg^{3/4}$ 法则是 LFCCA 的重要理论基础。它是通过体重与代谢成正比的假设,以体重的 $kg^{3/4}$ 不同倍数,得到一系列生理近似值,构成实施 LFCCA 时计算单位量的基础。

$kg^{3/4} \times 10 = \dot{V}O_2$(ml/min),$kg^{3/4} \times 8 = \dot{V}CO_2$(ml/66min),$kg^{3/4} \times 2 = \dot{Q}$ (dl/min)〔设($a-v$)$O_2 = 5Vol\%$〕,$kg^{3/4} \times 1.6 = \dot{V}_A$(dl/min)(设 $PaCO_2$ ＝5%)。

【准备】　麻醉前用药同往常。在实施 LFA 前要做以下准备。

1. **麻醉回路**　测定麻醉机回路是否泄漏,CO_2 吸收罐是否正常,呼吸机的风箱从上向下摆动,有低流量刻度的麻醉机。

2. **监测仪**　麻醉气体监测仪(O_2、N_2O、麻醉气浓度)及常规的监测仪(ECG、SpO_2、$P_{ET}CO_2$ 和温度)准备好。

3. **诱导**　同常规静脉麻醉药或吸入麻醉药诱导,面罩下纯氧呼吸 2~5min 祛氮,静注肌松药后进行气管内插管。

【麻醉管理】　计算 LFA 新鲜气体及吸入全麻药。

1. **初始阶段**　给予高流量新鲜气体 4.4L/min(如 1.4L/minO_2、3L/minN_2O 或 2.2L/minO_2、2.2L/minN_2O)和吸入全麻药(成人氟烷 1%~1.5%,异氟烷 1%~1.5%,恩氟烷 2%~2.5%,七氟烷 1.7%~2%,地氟烷 4%~6%)。必要时用肌松药,尽快地过渡到机械通气,吸入高流量新鲜气体 10~20min,将氮气从回路排出,麻醉迅速加深,麻醉气体浓度在输送系统趋于平衡,呼气末麻醉药浓度达到 0.8MAC。

2. **低流量麻醉阶段**　低流量 1L/min(600ml/minN_2O,400ml/minO_2),提高吸入麻醉药浓度(氟烷及异氟烷分别 2%,恩氟烷 3%,七氟烷 2.5%,地氟烷 6%~7%)。

3. **调整麻醉深度**　如需调整麻醉深度,先提高新鲜气流达 4L/min,根据手术情况相应地改变吸入麻醉药浓度,维持 5min 后即又转回低流量。如需迅速加深麻醉时,可采用静脉注射芬太尼等方法。

4. **排洗回路**　手术结束前 15min,或手术时间长时,则应术毕前 30min 关闭蒸发器,在维持紧闭回路下,低流量新鲜气体不停吸入麻醉药。可在紧闭式下,用手法辅助通气,转向自主呼吸。拔管前 5min 开放回路,停吸 N_2O,并用 4~6L/min 高流量氧,将麻醉气体冲洗排出回路系统,减浅麻醉,以半紧闭法冲洗回路,促进苏醒。

5. 监测 为保证安全,除常规监测心电图、血压、SpO_2 生命参数外,还应监测下列指标。

(1)吸入气氧浓度监测:在 LFA 时,氧吸收在一定范围时是固定的,N_2O 的吸收则具有指数函数的特征。应监测 FiO_2 和 FEO_2,防止氧供突然中断或 N_2O 浓度过高而造成缺氧,FEO_2 直接了解肺泡气中氧浓度。FiO_2 报警低限:28~30Vol%。只一个测氧仪时,应置于呼气侧。

(2)通气量和气道压监测:同时监测吸入、呼出潮气量与分钟通气量,了解回路的泄漏情况。气道压峰值减 5mbar。气道压监测可及时发现漏气、管道脱开、送气压不足等。

(3)吸入气麻醉药浓度监测:LFA 时即使新鲜气流中麻醉气体浓度有巨大变化,麻醉气体成分的变化也相当缓慢。可防止注入过量的麻醉药而造成浓度过高或因心功能严重抑制,导致的相对麻醉过深。

(4)N_2O 浓度监测:LFA 中是否应监测 N_2O 至今有争议。否定者认为连续监测吸气氧浓度,可排除 N_2O 过量,不需另外进行 N_2O 监测。肯定者认为,不是在任何情况下,都能通过氧浓度监测加以识别。德国明文规定,应对 N_2O 浓度进行监测。

(5)CO_2 浓度监测:连续监测呼气末和呼气 CO_2 浓度及 CO_2 曲线图形描记监测。

(6)麻醉深度监测:监测血压,若血压波动范围在术前值的 20%,麻醉深度良好,能满足手术要求,测定呼气末麻醉浓度,MAC<1。

【注意事项】

1. 麻醉医师注意学习 LFA 优点显著,但若应用不当,易致缺氧和 CO_2 潴留。进行 LFA 前,麻醉科医师必须认真学习,包括有关的理论和观点,了解麻醉过程中的动态变化和麻醉设备技术的掌握等。

2. 维持足够的吸入氧浓度 LFA 中应维持吸入氧浓度>30%,若低于此值时,应增加氧流量 100ml/min,同时降低 N_2O 流量 100ml/min。

3. 贮气囊不倒挂 当使用新型麻醉机时(如 Cicero),贮气囊不要将尖端的橡胶环挂起来,而应放在推车台上。挂起来拉直螺纹管,使存储的气体,在开放废气排出活瓣时排空。

4. 机械通气 当机械通气改为手动时,呼吸机只能在吸气相关闭,否则有很大部分气体留在麻醉机的输送系统中;同样,在转用机械通气前,将贮气囊中的气体输入回路系统,排空后再接呼吸机。

5. 小儿可用不带套囊的导管　小儿诱导时,将手动贮气囊换为容量大的贮气囊,以防流量减少后,保证有较大的储气容量,以补偿容量的不平衡。

6. 高流量排氮或 CO　LFA 时,呼吸系统会聚集外来气体,主要是氮气和 CO,每隔 1h,进行几次高流量排氮或 CO,以策安全。

7. 加强监测　严密监测显得尤其重要,可保证患者的安全。

8. 绝对禁忌证　CO 中毒、败血症、恶性高热、吸收剂耗竭、氧浓度监测失灵、麻醉机或呼吸回路泄漏、新鲜气流控制失准。

第九节　氧化亚氮辅佐麻醉

氧化亚氮(nitrous oxide, N_2O)又称笑气。是最古老而当今仍然相当有用的麻醉药之一。1772 年由 Priestley 制成,1799 年 Davy 发现有麻醉作用,1844 年 Wells 用于拔牙麻醉。是一种简便的单纯氧化亚氮和氧吸入的麻醉。因其全麻效能很差,仅镇痛良好,无肌松作用,仅辅佐麻醉,应用较广泛。

【优点】

(1)在体内不转化,绝大部分仍以原药随呼气排出体外。麻醉诱导和苏醒迅速,对心肺抑制轻,循环功能稳定。

(2)在不缺氧情况下,对人体无害无毒。

(3)镇痛作用强、平稳。

(4)对气道无刺激性,不增加气道分泌,与钠石灰不起化学反应。

(5)可降低强力吸入全麻药的最大允许浓度。

【缺点】

(1)麻醉效能低,只能维持浅全麻。

(2)无肌松作用,须与其他麻醉药配合使用,才能表现出其用途,收到满意麻醉效果。

(3)单独使用时,特别是高浓度时,易造成缺氧。麻醉效果甚差。听觉消失最晚。

(4)易进入体内腔隙,引起体内含气腔隙容积增大等为其缺点;使用时间过长,可抑制骨髓造血功能。

(5)半紧闭法消耗量大,麻醉费用高,且污染空气。

【适应证】

1. 辅佐麻醉 与其他吸入麻醉药、肌松药并用,用于各科各类手术麻醉患者。

2. 呼吸系统疾病患者 肺部有感染、"湿肺"的患者。

3. 危重症患者 如肝肾功能障碍、严重休克和危重症患者,以及脑外伤昏迷、妇产科大出血等麻醉。

4. 镇痛 如无痛分娩、创伤镇痛、术后胸部疼痛等。

【禁忌证】

1. 肠腔和密闭气腔患者 肠梗阻、空气栓塞、气胸和气脑造影麻醉。

2. 有可能发生气栓患者 孕妇、哮喘、气道堵塞的患者麻醉。

3. 癫痫和精神病患者麻醉

【方法】

1. 麻前药 阿托品 0.01mg/kg,哌替啶 1mg/kg,异丙嗪 0.5mg/kg。

2. 诱导 只能用半紧闭法,不能用紧闭法。

(1)与氧吸入比例:氧化亚氮单独吸入,与氧比例为 4:1 或 3:1。

(2)快速插管:硫喷妥钠 4~6mg/kg 加琥珀胆碱 1~2mg/kg,静注后快速诱导插管。

(3)氧化亚氮-氧高流量并用氟烷(或恩氟烷或七氟烷等):蒸发罐半紧闭法,或 Magill 装置或 Bain 回路,以避免缺氧。

3. 麻醉维持 一般辅助于其他麻醉药。

(1)N_2O-O_2-全凭静脉全麻:可弥补 N_2O 全麻浅、肌松差的缺点,减少 N_2O 吸入。①N_2O 加肌松药及哌替啶,诱导插管后,N_2O 与氧(1~3):1比例吸入,氧流量>500ml/min,泮库溴铵 2~4mg,或筒箭毒碱 5~15mg 或溴己氨胆碱 2~4mg 静注,或用琥珀胆碱 0.1% 溶液连续输注。分次静注哌替啶 25mg/次,或 0.02%~0.04% 哌替啶溶液静脉输注,辅助或控制呼吸,麻醉维持平稳。②氧化亚氮加普鲁卡因-肌松药-哌替啶静脉麻醉。

(2)N_2O-O_2-挥发性吸入全麻药:N_2O 配合于低浓度强效全麻药,成为良好的全麻方法。如 N_2O-肌松药-氟烷:患者吸入氧化亚氮与氧 3:1比例,用肌松药,循环紧闭麻醉机蒸发罐取芯后,注入氟烷 5~10ml 于蒸发罐内,视麻醉深浅需要,间断开启开关。此法方便,可减低氟烷的用量,减少氟烷对循环的影响,可缩短苏醒期,控制呼吸,仍为较好的麻醉方法。

(3)N_2O-肌松药-恩氟烷(或七氟烷或异氟烷或地氟烷):N_2O 作为辅助、肌松药维持麻醉下,可间断恩氟烷吸入。一般在麻醉初期或麻醉变浅时吸入,以维持麻醉平稳。可降低恩氟烷 50%浓度。

【麻醉管理】

1. **只起辅助麻醉作用**　因 N_2O 麻醉效能差,不宜单独使用,在高原或海拔过高之地,更不能单独使用。否则,达不到较好的麻醉效果,反而造成缺氧。

2. **防止缺氧和 CO_2 蓄积**　使用 N_2O 最大的危险是缺氧,务必随时保持警惕。

(1)麻醉前预先吸氧:麻醉前常规吸氧 3~4L/min,祛氮 5~10min。

(2)掌握好吸入浓度:不必为求得深麻醉而吸入高浓度的 N_2O。麻醉诱导时,可吸入较高浓度,维持时应吸入低浓度。掌握好 N_2O 的吸入浓度。①止痛、镇静时,40% N_2O 及 60%氧即可;②麻醉诱导短时间内可吸入 70% N_2O 及 30%氧,年轻力壮者亦可吸入 80% N_2O 及 20%氧;③麻醉维持时吸入 40%~60% N_2O 及 60%~40%氧,酌情而调,保证氧>40%。

(3)停吸入 N_2O 后吸氧:麻醉终止、停吸入 N_2O 后,继续吸纯氧 10~20min,排净呼吸囊内 N_2O 气体,以纯氧吸入,避免弥散性缺氧发生。

(4)氧监测与报警:半紧闭麻醉要注意调准 N_2O 流量和避免供气道接错。宜有氧监测及报警装置。FiO_2>0.4,SpO_2>94%。

(5)严密观察:重点严密观察有无缺氧的表现。

(6)紧闭法麻醉:要求吸氧>30%,<3h 安全,>3h 则属冒险。除 N_2O 不低于 30%外,仍需注意:①麻醉机 N_2O、氧流量表精确,定期监测,误差<10%;②麻醉维持期及时吸净痰液,及时调整吸入氧浓度;③必须辅佐挥发性吸入麻醉药,如吸入低浓度的恩氟烷等。

3. **加强术中管理**　正确观察和识别应用 N_2O 时的麻醉深度,以血压、心率改变及 BIS 等,作为判断麻醉深度的主要依据,及时调节吸入浓度。严防麻醉过深。

(1)N_2O 麻醉作用极弱:吸入 40%体内 30~40s 有镇痛作用,要达到 80%以上方有麻醉作用,N_2O 的最大允许浓度(MAC)为 105%,见表 5-14。

表 5-14　常用吸入全麻药的物理与化学性质

| 全麻药 | 沸点(℃) | 溶解度(37℃) | | 饱和蒸气(20℃)kPa | MAC(%) | 吸入气体浓度(%) | | 动脉血浓度(mmol/L) |
		血/气	油/气			诱导	维持	
氧化亚氮	−89	0.47	1.4	5174	105	75	50～70	9.05～13.57
氟　烷	50.2	2.36	224	32.32	0.77	1～4.0	0.5～2.0	0.25～1.27
恩氟烷	56.5	1.91	98.5	24.0	1.68	2～5.0	1.5～3.0	0.81～1.36
异氟烷	48.5	1.4	99.0	32.5	1.2	1～4.0	0.8～2.0	0.54～1.62
地氟烷	23.5	0.448	19.8	93.1	5.1	12～15	2.3～3	0.12±0.391
七氟烷	58.5	0.65	55	21.3	1.71	4	1.5～2	0.12±0.391

(2)识别麻醉深浅:维持麻醉中,若吸入 N_2O <50％时,患者对手术过程中可保持记忆,麻醉效果不满意。麻醉变浅时,眼球活动,呼吸不规则,呼吸阻力增加,血压、脉搏上升,皱眉、肢体动,有呼唤反应,BIS<40。麻醉变深时,可表现为严重缺氧。中度缺氧时,呼吸出现过度换气,呼气时间延长,吸气时间短促呈痉挛状态;脉搏快,出现心动过速,>120/min;血压增高;肌张力增加;皮肤发绀。严重缺氧时,呼吸变慢,呼吸频率不规则,喘息样或潮式呼吸;脉搏变慢,不规则或出现期外收缩,低血压;肌肉强直性痉挛或阵挛性运动,乃至抽搐;皮肤苍白或灰色,或花斑。深麻醉时也可呼吸呈痉挛状态,呼气延长,次数增加,呈喘息样呼吸或呼吸停止;瞳孔散大,对光反应减弱,眼球偏向下方。

(3)血流动力学稳定:若辅助氟烷等吸入麻醉药时,要保持血流动力学相对稳定。

4.麻醉注意

(1) N_2O 毒性最小,对心、肺、肝、肾等重要脏器功能均无影响(表 5-15)。关系到合理选药。

(2)第 2 气体效应: N_2O 麻醉效能差(表 5-16),一般用于辅助配合其他麻醉,但要注意辅助吸入麻醉药的 MAC 变化,并加以合理利用(表 5-17)。 N_2O 可减低吸入麻醉药的吸入浓度,后者也减低前者吸入浓度,使全麻安全平稳,称为第 2 气体效应。

(3)对心瓣膜术后心肌有抑制:研究认为 N_2O 对体外循环瓣膜手术后患者的心功能有明显抑制作用,左室功能障碍者更加危险,应引起重视。

表 5-15　吸入全麻药对重要脏器的影响及排泄

影响项目	氧化亚氮	氟　烷	恩氟烷	异氟烷	地氟烷	七氟烷
心律失常	缺氧+	过　缓	—	—	—	—
心肌抑制	+	++	+	+	+	±
血压下降	—	++	+	+	±	±
肾上腺素禁忌	—	+				
气道刺激性						
腺体分泌	+					
呼吸抑制	—	++	++	++	++	+
喉痉挛						
支气管痉挛						
恶心呕吐						
肝损害	—	++	±	±	—	—
肾损害	—	±				
主排泄途径	肺	肺	肺	肺	肺	肺
子宫肌松弛	—	++	+	+	+	+
代谢产物	NO、NO_2	HCl、HBr、Cl、Br 光气				
代谢率(+)	—	10.6~23.2	2.4~2.9	0.17~0.2	0.02	2~3

表 5-16　吸入全麻药的麻醉效能与使用方法、作用特点

麻醉药	诱　导	止痛	骨骼肌松弛	嚼肌	全麻效能	临床应用	使用方法	术后苏醒	寒战
氧化亚氮	快、平稳	+	不佳	差	差、安全宽	复合其他药、各种手术、危重	半紧闭	快	无
氟　烷	快、平稳	+	不良	佳	很强、安全窄	各种手术	开放、半紧闭、紧闭	快	有、重
恩氟烷	快	++	良	优	很强、安全宽	同氟烷	同氟烷	快	有
异氟烷	快	+	优良	优	很强、安全宽	同氟烷	同氟烷	快	无
地氟烷	快	++	良	优	很强、安全宽	同氟烷	同氟烷	快	无
七氟烷	快	++	良	优	很强、安全宽	同氟烷	同氟烷	快	无

表 5-17   常用吸入全麻药合用氧化亚氮引起 MAC 值的变化

	氟 烷	恩氟烷	异氟烷	氧化亚氮	地氟烷	七氟烷
MAC(%)	0.75	1.68	1.15	101 (105～115)	6.0～ 7.25	1.71
与 70%氧化亚氮合用 时的 MAC(%)	0.29	0.57	0.5		2.7～ 3.86	0.66

5. 注意复合应用麻醉性镇痛药对心血管的抑制 吸入 N_2O 后,使对心血管无明显影响的大剂量麻醉性镇痛药(如吗啡或芬太尼等),呈现心血管抑制作用。

第十节 氙气麻醉

氙(xenon,Xe)是一种惰性、属稀有的气体,原子序数为 54,原子量为131.3。氙气在医学上应用广泛,自 1950 年 Cullen 和 Gross 首次用于麻醉,因其生产造价高、价格昂贵,限制其临床应用,进展缓慢。能溶于细胞的油脂里,使神经末梢作用暂时停止。90 年代后,新研究方法的引进及麻醉机械的应用,进行极低流量紧闭式吸入麻醉。预测将来会广泛应用。

【优点】 Xe 麻醉的优点如下。

(1)麻醉诱导快,苏醒迅速,血液溶解度极小,吸入后很快进入麻醉状态。安全有效,停吸后很快排出,苏醒彻底而不受麻醉时间的影响。

(2)麻醉效能强:镇痛效应好,MAC 71%,麻醉效能强于 N_2O。

(3)无任何不良反应,苏醒迅速平稳,且增加机体对有害刺激的防御能力。

(4)具有良好的心脑血管保护作用。

【缺点】

(1)稀有,大气仅含 0.000 86%,提取难度大,价格十分昂贵,难以广泛用于临床。

(2)目前仅有首架回收机在德国研制成功,并提供医院使用。

(3)患者恐惧,主要表现在失去知觉前,有最大的恐惧感。

(4)麻醉中受试者主观感觉欣快,但 60%的健康者不可能产生完全遗忘。

【适应证】 氙气麻醉适应证广,因其对心肌无抑制,对呼吸无影响,对手术刺激的适应性较强。适于全身各部位手术;心血管胸科手术;某些短小手术和门诊手术。

【禁忌证】 氙气麻醉没有发现更多的禁忌证,脑血管损害、脑组织水肿的患者,颅内压高的患者慎用。

【麻醉前准备】

1. 颠茄类药 减少分泌和保持自主神经平衡。

2. 镇静及镇痛药 消除患者恐惧心理。

3. 其他 同全麻。

【麻醉方法】

1. 麻醉诱导

(1)常规诱导法快速插管:即 2.5% 硫喷妥钠加肌松药,静注,气管内插管。

(2)Xe 吸入诱导:Xe 吸入诱导 5~6min。

2. 麻醉维持

(1)半紧闭法:常用的方法,但麻醉费用大。

(2)紧闭法:吸氧,Xe:O_2=70:30,在一个紧闭系统内预充 60% 以上的 Xe 和氧,气管内插管后再吸入氙气。有的先高流量吸氧祛氮 30min,然后再接到 Xe 系统。

(3)低流量循环紧闭法:Xe 和芬太尼平衡麻醉,可减少 Xe 吸入。

【麻醉管理】

1. 诱导迅速 Xe 麻醉诱导时间比异氟烷、七氟烷快一半,要掌握这个特点。

2. 单纯 Xe 麻醉分 4 期 研究认为,单纯 Xe 麻醉分为 4 期。第 1 期为感觉异常和痛觉减退,第 2 期为欣快和精神运动异常,第 3 期为镇痛和部分记忆缺失,第 4 期为麻醉期(镇痛和完全记忆缺失)。对 Xe 麻醉的机制了解尚少,可能对脊髓后角神经元起作用。

3. 推广应用还待时日 Xe 是一种很好的麻醉药物,使患者很舒适地进入被动睡眠,是 N_2O 的良好替代物,消除 N_2O 的一切不良反应。如何来降低麻醉成本,是临床应研究的课题。

第十一节　常用的静脉复合麻醉

一、普鲁卡因静脉复合麻醉

普鲁卡因复合多药静脉麻醉始于 1948 年。1950 年北京医学院第一附属医院曾于硫喷妥钠诱导后,单纯用 1% 普鲁卡因作为全麻维持药,既不安全,效果也不佳。后与镇痛药、肌松药、强化药、神经安定药等静脉药复合,或与吸入麻醉药复合,提高了安全性,全麻效果显著改善。普鲁卡因静脉复合麻醉(IPA)是当前我国各级医院中,仍在用的全麻方法之一。

【优点】　IPA 是我国传统的麻醉方法,具有一定的优越性。

(1)优点除安全外,尚有简便、药源广、价廉等。

(2)特别适用于大、中型手术和手术时间长的手术,胸科、整形外科、五官科、腹部手术及脊柱四肢手术等。

(3)诱导和苏醒均快。

(4)对肝肾功能无明显影响。

(5)气道干燥、分泌物少、干净,唾液腺、汗腺分泌少,且麻醉后无恶心呕吐。

(6)浅全麻下患者可以耐受气管内导管。

(7)血流动力学稳定,有抗心律失常、减少心律失常和提高室颤阈的作用。

(8)麻醉后患者安静,并有良好而长时间的轻微镇痛作用(数十分钟至数小时之久);能减低恩氟烷最大允许浓度 39.3%。

(9)体内不蓄积,手术后恢复迅速,清醒快而质量高,后遗症和并发症少。术后肺并发症少。

(10)呼吸管理方便,可以充分吸入氧。

【缺点】　目前国内对普鲁卡因静脉复合麻醉有不同的认识,因其本身不足处多而严重,应用有渐渐减少趋势。

(1)镇痛、镇静作用弱,以 1mg/(kg·min)速度滴注时,麻醉效能仅相当于 40% 氧化亚氮,麻醉不易加深,需辅助哌替啶、芬太尼药才能完成麻醉。

(2)不良反应多:持续输注高浓度 IPA 会增加麻醉深度,但易过量,使呼吸、循环发生严重抑制。中毒时还可引起阵挛、抽搐及惊厥。术中过多应用辅助药可使苏醒延迟。

(3)输液过多,长时间手术及心力衰竭患者等输液过多的问题而使其应用受到限制。

(4)致高铁血红蛋白血症:普鲁卡因复合全麻可并发高铁血红蛋白(MHb)血症。

(5)抑制应激反应较差,术中不能有效地防止伤害刺激所造成的多种内分泌改变,机体内应激反应较活跃。术中常出现血压升高、心动过速,甚至有知觉、知晓。

【禁忌证】

1. 过敏者　普鲁卡因过敏的患者。

2. 心脏病患者　严重心功能不全的患者,用洋地黄者。

3. 神经外科患者　颅内压升高及颅脑手术患者。

4. 肝肾功不全　肝肾功能受损患者。

5. 危笃患者　休克及恶病质患者。

6. 小儿　特别是婴幼儿。

7. 深静脉穿刺困难者　肥胖患者及静脉穿刺困难的患者。

8. 特殊病情　重症肌无力患者应慎用。

【麻醉前准备】

1. 空腹　麻醉前 4～12h 禁食。灌肠。麻醉前用药,宜给阿托品 0.5mg 或东莨菪碱 0.3mg,地西泮 10～20mg。吗啡 5～10mg 或哌替啶 50mg,要注意用药后呼吸抑制。

2. 常规用具　同全麻。

3. 备好输液工具　必须开放两条静脉(或静脉切开)通路。一条作为麻醉复合液通道,另一条供输液输血。

【麻醉方法】

1. 诱导　普鲁卡因本身不能做诱导。常用 2.5％硫喷妥钠 5～20ml 加琥珀胆碱 50～100mg 静脉注射,施行快速气管内插管。或表面麻醉后清醒插管,用于颈部巨大肿物及插管困难的患者。吸入麻醉药施行慢诱导现已少用。

2. 维持用药选择　与丙泊酚、芬太尼等静脉全麻药或强效吸入全麻药复合应用,以提高普鲁卡因静脉麻醉的质量。减少不良反应。

(1)1%～2%普鲁卡因溶液:10%葡萄糖 200ml 加 2%～4%普鲁卡因 200ml。速度 0.5～1mg/(kg·min)。

(2)普鲁卡因哌替啶复合液:10%葡萄糖 200ml 加 2%～4%普鲁卡因 200ml 加哌替啶 50～200mg。

(3)普鲁卡因哌替啶肌松药复合液:肌松药一般选用琥珀胆碱静脉输注,或用箭毒 5～10mg 或溴己氨胆碱 2～4mg 或泮库溴铵 2～4mg 等长效肌松药间断分次静注。多用于胸科等手术,便于呼吸管理。10%葡萄糖 200ml 加 2%～4%普鲁卡因 200ml 加哌替啶 50～200mg 加琥珀胆碱 100～300mg。肌松药使普鲁卡因用量减少,毒性相应减弱,安全性增高,麻醉效果完善,肌肉松弛满意。

(4)普鲁卡因丙泊酚复合麻醉液:10%葡萄糖 200ml 加 2%～4%普鲁卡因 200ml 加丙泊酚 200～300mg 加琥珀胆碱 200mg。

(5)普鲁卡因氯胺酮琥珀胆碱复麻液:10%葡萄糖 200ml 加 2%～4%普鲁卡因 200ml 加氯胺酮 400mg 加琥珀胆碱 200mg。复麻液含 0.1%氯胺酮。镇痛效果可增强,血压稍升高,苏醒快,宜用于早醒或危重患者。

(6)普鲁卡因芬太尼(阿芬太尼、舒芬太尼等)复麻液:芬太尼是辅佐 IPA 的常用药物。镇痛效能强,抑制术中应激反应,耐气管内导管性能好。复合液中每单元含芬太尼 0.1～0.5mg 或每 100ml 内含芬太尼 80μg(10～15μg/kg)或阿芬太尼 50μg/kg 或 50μg/(kg·h)。

(7)普鲁卡因芬氟合剂复麻液:麻醉中分次静注芬太尼 0.1～0.5mg 加氟哌利多 2.5～5mg。对循环影响轻微,早醒,宜用于情况差的并发心血管疾病的患者。

(8)普鲁卡因哌替啶羟丁酸钠(或地西泮)复麻液:术中分次静脉注射追加羟丁酸钠(或咪达唑仑),诱导用羟丁酸钠 3～5g(或咪达唑仑 5～20mg)静注,之后以诱导量的 1/3～1/2 追加。

(9)普鲁卡因哌替啶与吸入麻醉药复合:麻醉中间间断吸入或麻醉减浅时吸入低浓度的氟烷,或异氟烷或恩氟烷,或七氟烷或地氟烷,或 50%氧化亚氮与氧。普鲁卡因以 1mg/(kg·min)的速率输注,可使异氟烷和恩氟烷的最大允许浓度分别降低 43.5%和 39.3%。麻醉效应增强,用药量减少。

(10)增加复麻液的浓度:复麻液内各药浓度增加 1 倍,其目的是避免输液过多和增强麻醉效果。

3. **麻醉管理**　维持麻醉以静脉连续输注给药。

(1)调整输注速度:麻醉诱导气管内插管完毕后,与麻醉机连接好,输注咪达唑仑复麻液。根据麻醉的深浅,调整输注速度是操作的关键。

(2)加深麻醉:普鲁卡因的镇静安眠和全身镇痛作用均较弱,麻醉不易加深。手术前或手术中必要时分次静注一定量的 2.5% 硫喷妥钠(2~5ml)或咪达唑仑 10mg、羟丁酸钠、氯胺酮、哌替啶或吸入全麻药,以加深麻醉,使开始手术麻醉就平稳。对普鲁卡因复麻液输注速度加以调整,力求以最小剂量来维持麻醉。开始输注的最初 30min,速度较快,约 1mg/(kg·min)。手术中,如无疼痛反应,则应减慢速度,并逐渐地找出维持量[一般为 1.0~0.3mg/(kg·min)]。使麻醉过程平稳,普鲁卡因不过量。手术时间过长的手术,患者耐力渐差,维持量也不断递减。普鲁卡因第 1 小时用量 1~3g;以后 1~2g/h,或更少。手术中必须施行控制呼吸。

(3)详细记录:1%~2%普鲁卡因每分钟滴数详细记录于麻醉记录单上,每小时记录用量一次。如 80 滴/min,200ml/min。

(4)不以增加输注量来增加麻醉深度:术中根据患者的反应(血压、脉搏、呼吸)和手术的需要,调整输注速度于安稳状态。如麻醉过浅,患者有吞咽、皱眉、肢体乱动等反射动作,或血压升高、脉搏增快时,应追加肌松药和辅助少量静脉麻药加深麻醉。不可一味加快输注速度来加深麻醉,以免发生中毒反应,如发生中毒惊厥,甚至呼吸循环停止。

(5)限制输注速度和静脉用药量:严格计算液体出入量,勿静脉内输液量过大。2.5%硫喷妥钠控制在 30ml 以内,哌替啶总量以 200~300mg 为限。

(6)确定停止输注的时间:手术结束前 10~30min(根据手术大小,一般在缝合皮下组织时)即停止输注复麻液。停药后苏醒快,恢复平顺,呼吸交换量及重要生理反射恢复,血压稳定,观察一段时间(10~15min)无变化,拔除导管后送回病房。

【注意事项】

1. **判断麻醉深度的指征**　以血压、脉搏、皮肤温度、眼球位置、瞳孔大小等判断。

(1)全麻过深:循环抑制,血压下降,脉细而弱,脉压小,心动过缓、微循环淤积。瞳孔散大,眼内压力变小、眼睑无张力,手指屈肌无张力等。应减慢或停输复麻液。

(2)全麻过浅:血压上升,脉搏快,呼吸快浅、手指张力、眼睑张力变大。刺激躁动。应加快输注复麻液或静注硫喷妥钠加深麻醉。

2. 过敏试验 麻醉前应先做普鲁卡因过敏试验。并询问有无过敏史。

3. 保证麻醉液体畅通 勿使复麻液自血管脱出,否则复麻液输注被中断,全麻深度很快变浅,停药后 2min 普鲁卡因在血内消失,不能维持,患者清醒。应用 Y 形输液管或"三通"给药较为方便。

4. 普鲁卡因麻醉以成人应用为主 小儿为相对禁忌。小儿一旦选用时,滴数应严格控制。以防止呼吸抑制及中毒惊厥、呼吸停止的发生。

5. 术前一定要测定滴数与毫升之关系 如 15 滴＝1ml。

6. 检查麻醉药配制时间和浓度 静输时普鲁卡因浓度不宜过高,速度要适当。输注复麻药的液体通道尽量放在上肢,离麻醉医师距离近,便于观察。溶液瓶上要标注清楚溶液名称及浓度。复麻液输液瓶要有明显的标志标签。随时观察,调整滴数。

【预防不良反应】

1. 呼吸抑制 IPA 所致呼吸抑制是中枢性的,亦可为周围性的,如肌松药逾量或不当所致。一般是混合性的。麻醉维持期间,要时刻警惕预防呼吸抑制的发生,避免药物过量,且要考虑到药物间的相互作用。一旦发生呼吸抑制,立即使用控制呼吸,停用复麻药,并用纳洛酮拮抗等处理。麻药及肌松药要用最小量,以保留患者微弱呼吸为妥。肌松药使用越单纯越好。

2. 循环抑制 由输注普鲁卡因药量过大或速率过快引起,心肌抑制后心肌收缩力减弱,脉压变窄,尤以体弱患者易发生。临床表现先为脉弱细,突然测不到血压。防治:麻醉中应维持脉压在术前水平。如出现脉压变窄,应及时减低普鲁卡因滴数,或静注 10% 葡萄糖酸钙 10ml,可能有显效。如麻醉中发生较明显的循环抑制,应首先考虑到是普鲁卡因的作用,不容置疑,停止输注,予以处理。心动过缓时,也应停止输注,静注麻黄碱 15～30mg。麻醉过浅时的脉快,伴有血压增高和患者疼痛反射动作;麻醉过深时的脉快,无血压增高或呼吸浅速的表现。还有其他深麻醉征象,如血压降低、肌张力减弱或眼压力降低等,要判断准确,正确处理。

3. 惊厥　惊厥是普鲁卡因中毒反应的表现,其最明显最严重的后果是导致呼吸循环停止,惊厥是其先导。故惊厥是一个危险征象。应尽量预防,不让其发生。发生前有颜面肌肉抽搐的表现,眼球转动或震颤最先开始,停止输注给药,即可避免发生。不要将这些体征误认为是麻醉过浅的表现,反而加快普鲁卡因输速,促进惊厥的发生;故麻醉过浅时,处理先应想到惊厥的可能,不要以加快普鲁卡因输速来加深麻醉,宜选小量硫喷妥钠静注是对的。如果一旦发生惊厥,停止输入,立即进行抢救,仍以2.5%硫喷妥钠 3~5ml 缓慢静注;加压氧吸入;惊厥不停止时,硫喷妥钠可重复给予;或咪达唑仑 10~20mg 静注,直至惊厥停止。麻醉前用适量的巴比妥类药物,静脉麻醉诱导用硫喷妥钠等都可对惊厥起到预防作用。所用辅助药物的品种增多,普鲁卡因用量必然大大减少,使惊厥的发生率也降低,仍应注意。

4. 苏醒延迟　多与强化药物、静注麻药的种类过多有关。麻醉中辅助药物的品种和剂量宜求恰当,避免品种过多、剂量过大,以免苏醒延迟。

5. MHb 血症　普鲁卡因麻醉期间的代谢产物对氨基苯甲酸(PA-BA)有抑制 MHb 还原酶的作用,可导致血 MHb 含量增多。当血内含量达 10%~15% 出现发绀,>30% 有神经系统和呼吸系统症状,>70% 则可危及生命。监测血 MHb 含量可明确 MHb 血症诊断。普鲁卡因输注期间,纯氧吸入,排除通气因素后,若出现 SpO_2 进行性下降,即提示MHb 血症发生。静注亚甲蓝 0.5~10mg/kg,可有效地使过多的 MHb还原成氧合血红蛋白,恢复其携氧能力。亚甲蓝为一种有效的氧化还原剂,大剂量(8~10mg/kg)起氧化作用,用于氰化物中毒的急救。

二、利多卡因静脉复合麻醉

【适应证】　利多卡因中枢性镇痛作用强,起效快,且持续作用时间长,麻醉过程平稳,抗心律失常作用更为突出,但因过量易蓄积中毒、惊厥等,近年来以利多卡因为主的静脉复合麻醉临床越来越少应用。

1. 各科手术　需要全麻的各科手术。

2. 对普鲁卡因有禁忌者　对输液量有限制的患者,如肾功能不全、水肿、心脏病、心律失常等,是一种安全可靠的麻醉方法。

3. 颅脑手术　利多卡因对大脑有保护作用,可改善神经细胞的抗缺血、缺氧作用,循环稳定,降低脑代谢,降低颅内压,术后拔管反应小,清醒无躁动而彻底。多不使用其他麻醉。

4. 限制在临床广泛应用　因其消除半衰期长,毒性较大,连续输注有蓄积作用,难以调控,易发生中毒性反应。选用利多卡因者少,且要慎重。麻药量用量极小。

【麻醉前准备】

1. 苯巴比妥钠　成人,一般用苯巴比妥钠 0.1～0.2g,肌注。

2. 阿托品　0.4～0.5mg 肌注。

3. 哌替啶　50mg 肌注。或开放静脉后输注。

4. 麻醉前准备　麻醉前按全麻常规准备和检查用具。

【方法】

1. 诱导　利多卡因 1～2mg/kg 加 2.5%硫喷妥钠 12～15ml 加琥珀胆碱 50～100mg 静注,快速气管内插管,接麻醉机,控制呼吸。

2. 麻醉维持

(1)静脉输注:开始时用 0.5%利多卡因溶液维持。即 2%利多卡因 60ml 加 5%～10%葡萄糖 180ml,共 240ml 为一个单元。静脉输注。总剂量<20mg/kg 为宜。诱导量约为 10mg/kg(即 100ml 左右)。麻醉达到适当深度后,宜减慢输注速度(通常可维持在 10～20 滴/min)。

(2)分次静注法:2%利多卡因 3ml,每 5～10 分钟静注 1 次,比较麻烦,现很少用。

3. 加深麻醉　维持麻醉开始,或当血压升高,脉搏增快,挣扎躁动。可用辅助药物加深麻醉。

(1)镇痛药:哌替啶 100mg 或芬太尼 0.1～0.2mg 加到利多卡因溶液输注。

(2)冬眠 I 号合剂:哌替啶 100mg 加异丙嗪 50mg 加氯丙嗪 50mg 共 6ml 为一单元,用 1～3ml 加入利多卡因溶液中静注。

(3)冬眠 IV 号合剂:哌替啶 100mg 加异丙嗪 50mg 加乙酰丙嗪 20mg 共 6ml 为一单元,用 0.5～1ml 静注。

(4)肌松药:如琥珀胆碱 100～200mg 输注,在浅全麻下行胸腹手术时。

(5)静脉麻醉药:如每次 2.5%硫喷妥钠 5ml 或丙泊酚或咪达唑仑或依托咪酯等静注。

(6)吸入麻醉药:或需复合氟烷,或异氟烷,或恩氟烷,或七氟烷,或地氟烷,或氧化亚氮与氧吸入,间断吸入。

4. **掌握麻药剂量**　一般手术用一个单元以下的利多卡因溶液,即满足手术需要。当利多卡因用于时间过长手术时,可改用其他辅助药,以防利多卡因过量蓄积中毒,而发生惊厥。每小时计量 1 次。用量一般维持在第 1 小时 $400\sim500$ mg,第 2 小时 $200\sim250$ mg,以后递减至 $125\sim150$ mg,总剂量 <1000 mg 为宜。输注速度相当慢。有效血药浓度为 $1.5\sim6$ mmol/L($3\sim5\mu$g/min),>7 mmol/L 有轻度中毒症状,>20 mmol/L 发生抽搐等中毒反应。全麻时可超过中毒阈值。

【注意事项】

1. **注意输注速度调整**　利多卡因对中枢神经系统的抑制作用强,中枢性镇痛作用强,利多卡因半衰期为 12min,作用快且持续时间长,麻醉平稳,只要输注速度调整适当,少出现忽深忽浅的现象。

2. **防治中毒反应**　利多卡因代谢慢,过量易蓄积中毒,易发生惊厥,即使在减慢滴数的情况下,也可发生惊厥,应予以警惕。应严密观察脉搏、血压和呼吸,避免术中缺氧、血压下降和惊厥发生。若发生惊厥前症状(如面肌抽搐等),用硫喷妥钠处理之。

3. **辅助麻醉**　只要注意应用辅助方法,苏醒平稳。麻醉后有 $2\sim3$ h 睡眠,苏醒后安静,术后镇痛作用好,无须给予镇痛药。恶心呕吐少见。

4. **预防苏醒延长**　手术结束前 $20\sim30$ min 停药。辅助药,特别是冬眠药用量勿过大,以免苏醒延长。

三、硫喷妥钠静脉麻醉

【优点】　硫喷妥钠是最古老的一种静脉全身麻醉药,从 1934 年由 Waters 等试用到现在已半个多世纪,仍为应用最多的麻药。

(1)静注后麻醉深度调控容易。

(2)短效巴比妥类,作用可靠、迅速、效果好、简便。

(3)诱导作用迅速,神志消失快;诱导期中患者无不适感、麻醉平稳。

(4)恢复迅速,苏醒快。

(5)对大脑的保护作用好,能降低脑代谢,降低颅内压,降低脑耗氧量,是神经外科的良好麻醉药,用于复苏后对大脑的保护。

(6)麻醉恢复期无恶心呕吐。

(7)易溶于水,便于注射,且注射时无痛。

【缺点】

(1)注射过快或注药过量可引起中枢性抑制。延髓生命中枢受抑制。

(2)抑制交感神经作用强,迷走神经相对兴奋,麻醉诱导期容易发生喉痉挛和支气管痉挛。哮喘患者禁忌硫喷妥钠麻醉。

(3)注射过快或注药过量可抑制心肌,使心肌收缩力减弱,出现血压下降,脉搏细弱。

(4)睡眠作用强,镇痛作用差。

(5)对肌肉无松弛作用。

(6)溶液呈强碱性,皮下或动脉内注射有刺激。

(7)有过敏现象,但较少见。

(8)单独不能作为全麻维持,可迅速通过胎盘屏障进入胎儿血中,间断追加有蓄积作用,大剂量使用有肝损害。

【适应证】

(1)全麻诱导,无不适感,快速。是临床常用的静脉麻醉诱导方法。

(2)辅助全麻等复合麻醉方法。

(3)体表小手术静脉麻醉,适用于 30min 以内,不需要肌松的短小手术麻醉,如体表脓肿切开引流术等。

(4)控制惊厥、痉挛。

(5)基础麻醉。

【禁忌证】

(1)气道梗阻及呼吸困难患者,如哮喘、气道阻塞、各种呼吸困难的患者;颈部手术及难以保持气道通畅者。

(2)10 岁以下小儿、婴幼儿更为禁忌。

(3)分娩或剖宫产者,以防导致胎儿窒息。

(4)严重血尿、休克及低血容量者。

(5)严重肝肾功能不全者。

(6)头颈部瘢痕、肿瘤、尤其口腔、咽喉部位手术者。

(7)慢性衰竭、营养不良、贫血及低蛋白血症等患者。

(8)老年、高血压、动脉硬化、电解质紊乱、严重糖尿病和巴比妥类过敏者。

(9)肾上腺皮质功能衰竭,包括肾上腺皮质功能不全或长期使用肾上腺皮质激素者。

(10)心功能不全、循环衰竭,包括心衰或心功能不全者。

(11)紫质症、先天性卟啉代谢紊乱者,绝对禁忌。否则引起急性发作,出现腹痛、自下而上软瘫、四肢感觉异常和疼痛,可死于呼吸麻痹。致死率达 10%。

【麻醉前准备】

(1)术前肌注阿托品 0.5~0.8mg。

(2)吗啡或哌替啶不用或少用。

(3)术前 12h 禁食。

(4)术前晚及术日晨必须灌肠。

(5)下胃管,避免呕吐、胃内容物涌出(硫喷妥钠使胃贲门松弛)造成误吸。

(6)备好人工呼吸、加压给氧的设备。

(7)备好一粗输血针头和琥珀胆碱在旁。以便解除重度喉痉挛时急救用。

(8)患者入室后测血压、脉搏、呼吸。注药前先吸氧祛氮 5min。0.5g 硫喷妥钠加蒸馏水 20ml 稀释后浓度为 2.5%。

【麻醉方法】

1. 单次静注法　2.5%硫喷妥钠 20~25ml,每次<1g。成人 2.5~4.5mg/kg;小儿 5~6mg/kg,老年 2.5~3mg/kg,以 1ml/5s 速度注入。全麻快速诱导气管内插管时,配合琥珀胆碱等肌松药,单次静注。儿童基础麻醉,2.5%硫喷妥钠 15~20mg/kg,深部肌注,5min 后入睡。现已少用。

2. 分次静注法　2.5%硫喷妥钠,先推注 3~6ml,待 15~30s 患者入睡后,血压、脉搏、呼吸无变化,再推注 1~2ml,睫毛反射消失,眼球固定中央,酌情边推注边行小手术。以 1ml/1~2min,维持不醒。成人总量每次<0.5g。最大剂量 0.5~1g。根据患者的反应,灵活掌握。近年来,由于氯胺酮的广泛应用,此法已渐少用,仅在静脉复合麻醉突然变浅时,2.5%硫喷妥钠 3~5ml,即可达到加深麻醉的目的。本法主要用于短小浅表手术麻醉,或辅助麻醉、控制惊厥。现已被氯胺酮代替,很少用。

3. 连续静脉输注法　常用 0.2%~0.25%溶液。即硫喷妥钠 0.5g 加 10%葡萄糖 150~200ml 输注,按 20~100 滴/min 速度或根据麻醉深浅、手术需要、呼吸情况而调节滴速。本法对呼吸和循环影响较轻。但麻醉效能弱,仅用于辅助局麻、部位麻醉,或破伤风、烧伤及其他痉挛性疾病,缓解强直性惊厥或痉挛,或达到止痛镇静作用,使患者处于全麻状态。

【麻醉管理】

1. 达到稳定的药物血浆浓度 患者因麻醉减浅易躁动,要连续推注或连续输注,维持一定的血内浓度,使患者不醒。要固定好针头,防止针头被凝血堵塞;注意预防药液漏在血管外而引起皮下组织坏死。穿刺要防止误注入动脉内,以免产生肢体远端坏死。

2. 不宜以加大剂量来加深麻醉 硫喷妥钠无镇痛功效,在浅全麻下痛觉更明显或敏感,肌肉不松弛,不能一味加大其剂量来加深麻醉。否则不但不能加深麻醉,反而不安全。

3. 加强呼吸管理 麻醉期间应特别注意呼吸的变化,保持气道通畅,必须氧气吸入。

(1)气道保持通畅:用枕垫高肩部,置头后仰位;必要时托起下颌或用口咽通气管;防止反流误吸。

(2)呼吸有无抑制:要慎重掌握注药速度,注速过快会造成严重呼吸循环抑制。要防止突然推注或输注过速或过量而导致呼吸抑制或呼吸停止。

(3)监测血压和脉搏:用手触摸桡动脉,注意脉搏的强弱、速度和节律。若出现血压骤降、脉搏细弱,或呼吸突然停止,是过量或单位时间内剂量过大所致,特别是易发生在高血压、心脏功能差或衰弱患者。应立即面罩加压给氧,或立即施行气管插管;辅助呼吸;静注麻黄碱 15～30mg;适当加快输液,以提升血压;静注戊四氮或多沙普仑(Doxapram)2mg/kg,可能对呼吸恢复有效。

(4)防治喉痉挛:喉痉挛是硫喷妥钠最常见和最严重的并发症。术前药用吗啡和阿托品可预防其发生。一旦发生重度喉痉挛,面罩给氧,加压辅助呼吸无效时,静注琥珀胆碱 50～100mg 后施行气管内插管,控制呼吸,或经环甲膜刺入备好的粗输血针头,给氧或加压通气救治。

4. 现配现用 硫喷妥钠新配制溶液在室温下可保持 24h。使用前应注意有无沉淀、变色或奇臭,若有时即表示已变质,不可再用。

5. 预防过敏 其发生率低,但后果严重。硫喷妥钠发生过敏的范围在 0.1～0.4g 剂量。若静注硫喷妥钠中患者发生连续不断地咳嗽或打喷嚏、呃逆等,应改为其他麻醉。

6. 预防苏醒延迟 术后未清醒时,麻醉科医师应护送回病室,并向病房医师、护士交代病情,并按昏迷病人护理。

四、氯胺酮静脉麻醉

氯胺酮是 20 世纪 60 年代新合成的、具有麻醉和镇痛作用的"离解性"静脉全麻药。对中枢神经系统的作用部位,是选择性抑制大脑网络系统和丘脑新皮质系统。由于具有镇痛又有镇静效果确实、作用迅速、安全、苏醒快、给药方便和不良反应小(表 5-18)、操作简便、无须特殊设备等特点,被广泛应用于临床。尤其是野外和战伤麻醉条件下,一个麻醉科医师要兼数台麻醉,以适应战伤特点的需要。氯胺酮问世超过半个世纪,仍然在麻醉中占有重要位置。

表 5-18　氯胺酮与其他麻醉药的药理作用比较

药理作用	氯胺酮	硫喷妥钠	吗啡类	丙嗪类	苯二氮䓬类
体表镇痛	优	差	良	可	差
内脏镇痛	差	差	良	良	可
抑制呼吸	较轻	重	重	轻	轻
循环影响	兴奋	抑制	稍抑制	抑制	轻
保护性反应	保存	抑制	抑制	抑制	抑制
肌松作用	无	轻	无	轻	中
蓄积作用	小	明显	明显	明显	明显
奏效快慢	快	快	较慢	较慢	较慢
持续时间	短	较短	长	长	长
苏醒时间	快	中等	可	慢	慢
酸碱度	偏酸	强碱	稍酸	稍酸	稍酸
能否混合	多数能	很少数	多数能	多数能	不能
肝肾损害	小	大	大	大	大
胃肠紊乱	轻	轻	重	能抑制	能抑制
安全限度	大	小	较小	较小	较大
术后护理	注意躁动	注意躁动、缺氧	注意缺氧	注意低血压	注意意识

【适应证】

(1)小儿基础麻醉:广泛用于小儿各种中、小手术、诊断性检查和操作;如包皮环切术等不需气管插管。

(2)体表手术:大面积烧伤清创、切痂植皮、更换敷料、整形、软组织及表皮的外伤缝合,切开引流,创伤休克镇痛等。

(3)短小手术:如骨折复位、人工流产、心血管造影等。

(4)特殊患者:老年人或危重、哮喘等患者手术麻醉。

(5)各型休克或低血压者:有拟交感兴奋作用,对循环功能无明显抑制。如合用琥珀胆碱麻醉诱导,施行气管内插管、控制呼吸。阈下剂量时镇痛和循环兴奋作用明显。

(6)辅助麻醉:作为其他各种麻醉效果不佳时的辅助麻醉,如硬膜外麻醉的辅助麻醉。

(7)心血管手术,如冠状动脉搭桥和瓣膜置换手术,配合苯二氮䓬类药是麻醉药的最佳选择。

(8)抗惊厥作用:1.6～5mg/kg 静脉输注,控制抽搐。复发时,再次追加。

(9)静脉复合麻醉:氯胺酮静脉复合麻醉特别适用于小儿手术的麻醉。

【禁忌证】

(1)高血压及脑血管意外者,因氯胺酮增加脑血流,使动脉压和心率增加,高血压患者禁忌(血压>160/100mmHg)。

(2)颅内压增高患者,如颅内动脉瘤、肿瘤和气脑造影时禁用。

(3)眼压增高或开放性颅脑及眼球损伤者,手术需要眼球固定不动者。

(4)心力衰竭,心脏代偿功能不全,冠状动脉硬化性心脏病、心肌病或有心绞痛史者。但对某些手术配合苯二氮䓬类药也证明是好方法者例外。

(5)严重呼吸功能障碍者。

(6)颜颌面、咽喉、口鼻腔手术、气管内插管,或气管镜检查时,严禁单独使用,如结合表浅麻醉或肌松药仍可用。

(7)癫痫和精神分裂症者,但也有用于这方面成功的实例,需进一步研究。

(8)甲亢、嗜铬细胞瘤者。

【麻醉前用药】 术前4～6h禁食。麻醉前使用足够的阿托品、东莨菪碱或长托宁。咪达唑仑5～10mg,术前1h肌注。

【麻醉方法】

1. 单独应用 用于一些小手术。

2. 联合全麻诱导 2～5mg/kg,静注,因心血管稳定性好,应用广泛。配合咪达唑仑0.15mg/kg。或注入氯胺酮前3min,静注舒芬太尼1μg/kg。血压心律更平稳,气管插管条件更好。小儿剂量4～6mg/kg。静注。

3. 全麻维持 1.5～2.0mg/(kg·h),咪达唑仑100～500μg/(kg·h)。加去极化肌松药,必要时少量吸入麻醉药、NO_2或静注丙泊酚或镇痛药。

4. 给药方法 氯胺酮给药方法较多,以下3种是最为常用的途径。

(1)肌注法:5%溶液,按4～6mg/kg,<1岁者,按10mg/kg,3～5min入睡,持续12～40min,臀肌注射。用于小儿及静脉穿刺有困难的短小手术麻醉。追加量为首量的1/3～1/2。

(2)静注:分单次和分次静注,1%溶液,首量0.5～2mg/kg,0.5～1min入睡。维持10～20min。追加量为首次量的一半或全量,总量<6mg/kg。静注速度要慢。用于成人短小手术麻醉;或辅助麻醉;或用于小儿中等手术,分次静注。

(3)输注:氯胺酮100mg加5%葡萄糖100ml配成0.1%溶液。1～2mg/kg,静注诱导,继以20～40滴/min速度输注。用于时间较长的手术。根据麻醉深度调整滴数。手术后期减慢至10滴/min。

【辅助用药】 氯胺酮作用时间短,注射次数较多,致剂量过大而易产生蓄积。于较长时间的手术,宜辅助其他药物,以减少其他麻醉药用量,延长其作用时间,预防术后出现精神症状和副作用。静脉氯胺酮复合麻醉常用的辅助药如下。

1. 与强化复合 常用哌替啶异丙嗪合剂1～2ml或冬眠4号合剂1～2ml静注。必要时追加。

2. 与咪达唑仑复合 咪达唑仑0.2～0.4mg/kg,静注,可酌情分次追加,追加量为首次量的1/2。氯胺酮与咪达唑仑复合肌注后,抑制呼吸轻微,适用于小儿。

3. 与芬氟合剂复合 两者组成复合麻醉是合理的。芬太尼 0.1mg、氟哌利多 2.5～5mg(或氟哌啶醇 2.5～5mg),静注。可酌情分次追加,追加量是首次量的 1/2。复合后可减少麻醉后幻觉反应。

4. 与羟丁酸钠复合 适用于婴儿。羟丁酸钠 80～100mg/kg,静注,分次静注氯胺酮 1mg/kg。两药有协同作用,剂量应减少。

5. 与吗啡东莨菪碱复合 吗啡 0.5mg/kg,东莨菪碱 0.3mg 静注。分次静注氯胺酮 1mg/kg。

6. 与咪达唑仑琥珀胆碱复合 是临床常用的联合用药法。

(1)诱导:氯胺酮 50～100mg、咪达唑仑 10～20mg、琥珀胆碱 50～100mg 静注后,施行气管内插管。控制呼吸。

(2)维持:5％ 葡萄糖 500ml 加氯胺酮 500mg 加咪达唑仑 2.5～5.0mg 加琥珀胆碱 500mg,静脉输注,初速 20～60 滴/min,后 10～20 滴/min。

7. 与普鲁卡因琥珀胆碱复合 麻醉诱导气管内插管后,控制呼吸。输注 1％普鲁卡因 200ml 加氯胺酮 200mg 加琥珀胆碱 200mg 复麻液维持。初速 30～40 滴/min,后 10～30 滴/min。用于长时间手术、胸腹部手术及需要肌松的手术;非胸、腹手术可以不加琥珀胆碱。

8. 与丙泊酚复合 30s 内均匀静注丙泊酚 2～2.5mg/kg,意识消失后在 30s 内静注氯胺酮 1mg/kg,总量控制在 1.32:1,静注维库溴铵 0.1mg/kg,2min 后插管。控制呼吸。氯胺酮 1.5～2.0mg/(kg·h),维库溴铵 1～2μg/(kg·min)静脉输注,丙泊酚 40～80μg/(kg·min)维持麻醉。氯胺酮有较强的镇痛作用,苏醒期有躁动和梦幻等,丙泊酚镇静作用强,起效和消除快,苏醒质量高,两者联合应用后,丙泊酚可有效地减轻或逆转氯胺酮引起的各种不良反应,氯胺酮可抵消丙泊酚对心血管的抑制作用,起到了取长补短效果,复合较为合理。

【麻醉管理】

1. 防止用量过大和耐药性 追加时逐步减量,以防止总用量过大。多次手术反复用氯胺酮麻醉者,再次使用时会产生耐药性,表现为麻醉效果不佳,或作用时间缩短,应用时剂量有增大趋势,需增大 25％剂量(张立生综述.国外医学参考资料·外科分册,1975)。

2. 加强呼吸管理 麻醉中的一过程呼吸抑制并不少见,多因注射过速所致。复合芬氟合剂、丙泊酚等均对呼吸有明显抑制,为预防低氧血症,一是常规吸氧,成人 4L/min,儿童 2L/min,FiO_2 达 0.3;二是适当控制静脉注药速度和剂量;三是严密观察,加强 SpO_2 监测;四是维持气道通畅,及时清理气道分泌物,以防过量或注药过快而引起的一过性呼吸抑制、喉痉挛、血压过高、颅内压过高、谵妄、躁动和清醒延长等副作用。麻醉浅时眼科手术麻醉要防止眼-心反射。当 SpO_2 下降时,立即改用紧闭式麻醉吸氧,并施行辅助呼吸。手术要求眼球固定不动时,禁用氯胺酮麻醉。

3. **及时停药** 由于其恢复时间长,手术结束前 10min(一般在开始缝合伤口时)停药。

4. **预防恢复期不良反应** 苏醒中注意不良反应发生,血压升高、呼吸抑制、颅内压升高均为一过性;若发现有谵语、幻觉或兴奋躁动不安时,应静注咪达唑仑或氟哌利多等,及时处理,使其平静。

5. **硬膜外麻醉行腹部手术辅助药不用氯胺酮** 氯胺酮内脏镇痛作用差,辅助硬膜外阻滞镇痛不全时,因其不能抑制内脏牵拉反应,反而不安全,故腹部手术选硬膜外麻醉辅助药慎用氯胺酮。

五、羟丁酸钠静脉麻醉

羟丁酸钠 1961 年始用于临床麻醉,静脉复合麻醉可被外科、妇科、五官科等手术选用。羟丁酸钠(γ-OH)具有毒性低,无蓄积作用,对呼吸循环抑制轻,安全范围大,使骨骼肌松弛、咽喉反射抑制、迟钝、下颌松弛和时效较长、镇痛作用弱等特点。目前主要用于小儿麻醉等。

【适应证】

1. **麻醉诱导** 静注麻醉作用完全后下颌中度松弛,配合咽喉喷雾表面麻醉可施行气管内插管,对于呼吸、循环、肝肾功能受损或全身情况差的患者,包括小儿、老年人、体弱、创伤、颅脑、烧伤和休克患者,是一种良好麻醉药。

2. **辅助麻醉** 作为氯胺酮、神经安定镇痛或芬太尼麻醉时的辅助用药,常适用于胸腔、心脏直视、颅脑、头面、五官及脊柱四肢手术。尤其对危重、体弱、休克、衰老和小儿患者更为适应。是全麻和其他麻醉的优良辅助药。

3. **基础麻醉** 与氯胺酮等复合小儿基础麻醉或诊断治疗性操作的麻醉,如内镜检查、烧伤换药、心导管检查、脑室造影等。以 γ-OH 2.5g

与戈拉碘铵 40mg 混合后缓慢静注,用于气管镜等内镜检查,但麻醉中应注意防治呼吸抑制。

【禁忌证】 严重高血压、严重心脏传导阻滞(房室性或左束支性)、心动过缓(HR<50/min)用阿托品治疗无效者、慢性乙醇中毒、癫痫等患者及短小手术应列为禁忌证。

【麻醉前准备】

1. 禁食及麻醉前给药 术前常规禁食,术前必须给颠茄类、巴比妥类或安定类药物。

2. 麻醉前准备 麻醉前按全麻准备和常规检查用具准备。

【麻醉方法】

1. 麻醉诱导 一般用 25% 溶液。成人 80～100mg/kg,每次 2.5～5g;小儿 100～150mg/kg;婴幼儿可给较大剂量;衰老、体弱、电解质紊乱、脱水、休克等,25～50mg/kg。发绀性心脏病患者要达 125mg/kg。静注后 2～10min 入睡。10～15min 进入深睡。注射速度为 1g/min。配合肌松药或表麻下气管内插管。控制呼吸或保留自主呼吸。若注药后 15min 内仍未入睡者,宜复合其他辅助药。或追加首次量的 1/2。麻醉维持:一般作用时间 50～75min,追加首次量的 1/3～1/2。

2. 复合用药 γ-OH 可反复多次用药,总量无严格受限,有报道用到 18g/24h。但应尽量减少总量,与下列药物合用以增强麻效。

(1)与镇痛药哌替啶、芬太尼类或氯胺酮复合,以弥补其镇痛不足。

(2)与氯丙嗪、冬眠合剂、安定或氟哌利多等合用,可抑制网状激活系统和对抗其不良反应,增强其麻醉作用。

(3)与静脉麻醉复合,起到辅助用药的作用。

(4)与肌松药复合,控制呼吸。

3. 单次静脉注射 单独应用于刺激性不大的手术、小儿手术、垂危患者手术或内镜检查等麻醉。

4. 鉴别麻醉深浅

(1)意识:有人指出,成人 100mg/kg,静注,当血内浓度>2.5μg/ml 时,临床表现为深睡;2.0μg/ml 时,为中度睡眠;<0.5μg/ml 时则清醒。

(2)瞳孔、血压等:当瞳孔缩小、血压升高(收缩压比基数升高 10～20mmHg)、心率慢而有力,呼吸深而慢,甚至有鼾声,指压眶上神经无反应时,提示全麻已够深,可行手术。反之,瞳孔散大,血压回到基数,呼吸快而浅,鼾声消失,指压眶上神经有头动反应等,说明全麻已浅。要追加 γ-OH 或应用其他药辅助,加深麻醉。

(3)其他表现:麻醉中较常见的表现为肌肉震颤、手指微动和突然睁眼后又复睡等,并非为麻醉过浅,是手术刺激所致的反射活动。

【麻醉管理】

1. **全凭静脉复合**　γ-OH 镇痛作用较弱,仅能维持较浅的全麻,对于体壮者单独应用效果较差,目前趋向于全凭静脉复合,配合间断吸入恩氟烷等静吸复合全麻比较平稳,要结合具体患者、手术情况灵活应用。

2. **辅助麻醉**　当局麻或部位麻醉效果不佳或患者不合作时,或腹部手术出现牵拉反应等情况时,静注 γ-OH 辅助麻醉。

3. **防止注速过快**　静注速度不可过快,若注速过快或用量过大时,易出现锥体外系兴奋症状,如肌肉震颤、手指不自主动作等。当注速过快或剂量过大时,还可出现呼吸抑制或呼吸频率过慢。当通气量不足时,引起患者缺氧而躁动不安。应及时予以吸氧等对症处理。

(1)当出现肌颤或阵挛时,静注 2.5% 硫喷妥钠 3～5ml,或咪达唑仑 2～5mg 治疗。

(2)一旦出现呼吸抑制时,需行控制呼吸。如术后呼吸频率<14/min,要给氧治疗。特别是在手术时间冗长、γ-OH 用量过大、小儿、恶病质或衰竭患者,更要注意呼吸管理,若术后呼吸抑制和呼吸频率过低,必要时,间断吸氧。

(3)静注速度过慢,诱导时间过长,患者不能入睡及 γ-OH 用量增大时,苏醒时间延长,应注意安全。

4. **加强呼吸管理**　加强呼吸管理、防止出现气道不通畅。

(1)注入 20～30min 后,麻醉作用完善。在气管不插管时,当下颌松弛、咽反射迟钝、舌根下陷时,使用口咽通气管。

(2)分泌物增多时,及时吸除,静注阿托品 0.5mg,以减少气道分泌物。

5. **维持循环稳定**　血压轻度升高可不予处理。过度升高时要分析原因,下降也要分析原因,并根据原因予以处理。

6. **注意预防低血钾**　γ-OH 可降低血钾,对肠梗阻、长期不能摄食、呕吐或腹泻较重的患者,有可能使血钾降低。若出现低血钾时,要补充

10%氯化钾。心率减慢时,静注阿托品 0.5mg 予以纠正。

7. 及时处理躁动　对于术后有躁动不安者,给予地西泮 5～10mg 静注以控制。

六、神经安定镇痛麻醉

神经安定镇痛麻醉,又名神经安定镇痛术(neuroleptanalgesia, NLA),是在人工冬眠的理论基础上,以神经安定药和强效镇痛药联合应用的一种全静脉复合麻醉方法。1959 年比利时学者 De Castro 及 Mundeleer 首先倡用。国内外应用也日益普遍,其特点是:①方法简单,容易控制,维持浅全麻;②用药量小,镇静、镇痛作用良好,毒性小,对生理干扰小,对意识和反射抑制轻微;③消除病理反射,对自主神经有保护作用,外周组织灌注良好,有抗休克作用;④心血管功能和内环境稳定;⑤对肝肾功能及抗体代谢影响小,术后清醒快,恶心呕吐发生少;⑥能使患者耐受长时间的插管。

【适应证】

(1)适应证较广泛,手术时间较长的颅脑、胸科手术、心血管手术、普外、骨科、泌尿、老年、五官科较大手术和妇产科手术者。

(2)各种内镜检查和造影术者。如无痛胃镜检查和治疗、无痛人工流产等。

(3)严重烧伤、清创及植皮术。

(4)辅助麻醉,包括局麻、部位麻醉、针麻、中麻、全麻的辅助麻醉。强化麻醉现已逐渐被神经安定镇痛麻醉所代替。

(5)一般情况差的患者,如对于心血管功能差、老年、小儿、休克、病情重、严重创伤等患者手术麻醉更为理想。

(6)肝肾功能不全的患者麻醉适用。

(7)术后需上机械通气者,宜用芬氟合剂,以适应和保持镇静。能较好地耐受气管导管。进行同步或控制呼吸。

【禁忌证】　门诊急症各种小手术、短小手术及剖宫产手术;严重心功能不全和哮喘患者;有癫痫病史者;帕金森病(震颤麻痹)患者应为禁忌。婴幼儿和新生儿不宜应用。嗜睡者及身强体壮的患者单独使用效果欠佳,需用强效全麻药复合。

【常用配方】

1. 氟哌利多（Droperidol）　静注后 2～3min 产生效果，10～20min 达高峰，持续 30min 左右。具有安静作用，对循环影响轻微，可使周围血管阻力降低，血压稍有下降，使肾血流量增加，尿量增多，有良好的抗休克作用；给药后心率轻度增快，有抗心律失常的作用。

2. 芬太尼（Phentanyl）　静注后 1min 发生作用，4min 达到高峰，维持镇痛 17～30min。给药后呼吸抑制明显，血压轻度下降，心率稍减慢。

3. 氟芬合剂（innovar）　按氟哌利多 5mg 与芬太尼 0.1mg 的比例（50∶1）混合为一单元，称为氟芬合剂或神经安定镇痛合剂（innovar）。两药结合后，保持心律和心率的稳定，心血管功能稳定。

4. 麻醉前用药　麻醉前用药为颠茄类药和苯海拉明或苯巴比妥钠。按全身麻醉前准备，常规检查用具。

【麻醉方法】

1. 麻醉诱导

(1) 分次静注法：氟哌利多 5～20mg（0.1～0.4mg/kg），芬太尼 0.2～0.4mg（0.002～0.008mg/kg），或 0.05 单元/kg 氟芬合剂，分 2 或 3 次静脉缓注或自墨菲管内缓注，特别是年老和体弱者，要小量分次静注。

(2) 连续输注法：将氟芬合剂稀释后静脉输注。

(3) 气管内插管：给药后呼吸抑制渐渐出现，面罩吸氧，辅助呼吸。需要肌松的手术，静注琥珀胆碱 50～100mg 后，快速气管内插管或表麻后气管内插管，控制呼吸。

(4) 复合用药：诱导中，如能配合硫喷妥钠或其他小剂量静脉全麻药使神志消失，使诱导更平稳和迅速。

2. 麻醉维持

(1) 维持用药：根据术中患者不同情况及对疼痛的反应，酌情追加氟芬合剂。插管后给 1 单元，手术开始 30～60min 追加 0.5 单元；或芬太尼 0.05～0.1mg 静注；若患者有疼痛反应，或心率加快、血压升高、瞳孔散大或呼吸浅快等，也是追加药的指征。

(2) 呼吸管理：根据呼吸抑制的程度及是否用肌松药进行辅助或控制呼吸。

(3) 复合其他麻醉药：年老、体衰及一般情况差者，单用安定镇痛麻醉即可达到良好效果,无需加用其他辅助麻醉药。但对体壮者,应辅助全麻药:①间断吸入50％氧化亚氮和50％氧。②吸入低浓度的氟烷或恩氟烷或异氟烷。③哌替啶25～50mg,或吗啡5～10mg,分次静注。④哌替啶异丙嗪合剂1/2,分次静注。⑤羟丁酸钠2.5g,分次静注。⑥氯胺酮25～50mg,分次静注。⑦1％普鲁卡因,静脉输注。

(4)芬太尼与氟哌利多单独追加:氟哌利多的时效长,可达3～4h,而芬太尼的作用时间短,仅30～60min,故二药混合后,追加时间不一致。为减少芬太尼的用量,目前临床上多主张分别用药的方法,单独追加芬太尼,0.05～0.1mg/次,使心率不过慢、血压不下降为原则。

【麻醉管理】

1. 适时停药　此法有苏醒快的特点,多数患者术后清醒,即能应答,保持安静。手术结束前45～60min,应停用芬太尼及其他麻醉药。当患者生理反射和呼吸恢复后,清醒、潮气量足够时,拔出气管导管。

2. 控制芬太尼用量　芬太尼总量一般以0.4～0.5mg为限,虽因手术时间长,但最大量也要＜0.7～0.8mg。如用量过大或注射速度过快时,易出现呼吸、循环抑制,表现为心动过缓、脉细弱、血压下降,严重时呼吸停止、发绀等不良反应。严密管理呼吸,及时施行人工辅助或控制呼吸。

3. 神经安定镇痛药的改良型　芬太尼可用喷他佐辛、哌替啶或阿法罗定等镇痛药代替,但效果均不如芬太尼。用舒芬太尼和阿芬太尼替代芬太尼,据报道可获得更好的麻醉效果。

4. 氟哌利多用量　一般氟哌利多用量为0.2～0.4mg/kg,最大总量不宜超过20～25mg。用量过大,易出现兴奋不安等锥体外系症状和血压下降。如与芬太尼合用时,发生率就很低。若出现烦躁不安、颤抖、痉挛时,可用氯丙嗪5～10mg,或异丙嗪12.5～25mg,或哌替啶25～50mg,静注,阿托品0.5mg静注予以控制。但要注意丙嗪类药物对循环功能的影响。

5. 神经安定药的改良型　氟哌利多可用氟哌啶醇、地西泮类代替。但作用强度不如氟哌利多。地西泮的催眠与遗忘作用较氟哌利多强,对血压影响轻,但术后嗜睡时间长,偶有精神症状。氟哌啶醇2～5mg,或咪达唑仑5～10mg,静注。氟哌啶醇抑制循环系统明显,锥体外系症状较多,近年来已少用。

6. 维护循环功能稳定　神经安定镇痛麻醉有不同程度的降压作用。对于低血压、休克及心功能不全者,注意纠正血容量及水电平衡紊乱,用药勿输注过快。复合吸入氟烷时,注意减低吸入麻醉药浓度,以防加剧血压下降。若有血压下降时予以纠正,要加快输液,必要时输血或用升压药提升血压。

7. 加强术后护理　若出现呼吸抑制或暂停,即为芬太尼用量过多之故,除吸氧和辅助呼吸外,可静注烯丙吗啡 5mg 或纳洛酮 0.3～0.8mg 对抗和逆转之。

七、芬太尼静脉麻醉

芬太尼(Phentanyl)是 1960 年人工合成的麻醉性强效镇痛药,按量(mg)相比较比吗啡镇痛强 100 倍,比哌替啶强 500 倍以上。它作用于下丘脑,干扰疼痛刺激的传导而产生镇痛作用,对大脑皮质的抑制较轻,对神志无影响,不产生催眠作用,近年来成为全凭静脉麻醉中常用的麻醉性镇痛药,被广泛应用。1976 年合成阿芬太尼(Alfentanil,Rapifen),是芬太尼族的超效型。1974 年舒芬太尼(Sufentanil,Sulfent-anyl)问世,是其家族的强效型,其镇痛效能是芬太尼的 5～10 倍。1975 年合成洛芬太尼(Lafentanil)为其家族的长效型。1993 年合成了瑞芬太尼(Remifentanil),是其家族的超短效型、无蓄积型、可控性好、较理想的镇痛药。

【优点】

(1)镇痛效果确实可靠,是目前强效镇痛药之一。

(2)毒性低,无组胺释放作用,对循环影响轻,心血管功能稳定,外周灌注良好。尤其适用于心功能低下患者心血管手术的麻醉。

(3)对肝肾及各器官影响轻微,可减低颅内压。

(4)起效快,诱导迅速,可降低和减轻插管时的应激反应,使诱导平稳。

(5)持续作用时间短,麻醉可控性强。

(6)术后恢复快,自主呼吸恢复好,无恶心呕吐;术后无须特护。

(7)并发症少,老年人、小儿及危重患者等都可应用。

【缺点】　芬太尼及其家族的缺点如下。

(1)呼吸抑制:呼吸抑制是中枢性的。用药后呼吸频率、潮气量减少,每分通气量降低。用量至 0.3mg 即可产生。当剂量达 0.5~0.6mg 时，3~4h 后出现迁延性呼吸抑制，呼吸停止可达 5~15min，或出现遗忘呼吸，嘱令患者呼吸，于短时间内恢复呼吸。

（2）心动过缓：阿芬太尼更显著，是兴奋迷走神经所致。术前可用阿托品以预防和减轻。

（3）颈胸部肌紧张：静脉注射过快时，出现颈胸部肌肉僵硬而影响呼吸，甚至导致呼吸困难。控制呼吸；必要时可用肌松药或吗啡拮抗。

（4）有成瘾性：但成瘾性轻，作用时间短。

【适应证】　适用于麻醉前、中、后的镇静与镇痛。

1. 麻醉诱导　多与静脉麻醉诱导药复合用于以下情况。

（1）心内直视手术及心脏手术者。

（2）长时间的胸内手术者。

（3）休克、危重、衰竭者的全身各部位手术。

（4）肝肾功能不全者。

2. 麻醉时辅助用药　用于麻醉前给药及作为针麻、部位麻醉和全麻等辅助用药。

3. 门诊小手术者　麻醉及诊断检查、镇静镇痛；神经安定镇痛麻醉。

【禁忌证】

（1）剖宫产手术及孕妇手术者。

（2）并存呼吸功能不全、气道梗阻、哮喘和重症肌无力等手术者。

（3）老年人、2 岁以下小儿等麻醉时应慎重。禁止与单胺氧化酶抑制药合用。

【麻醉前准备】

1. 麻醉前用药　颠茄类药必备。阿托品 0.5mg 或东莨菪碱 0.3mg，麻醉前 1h 肌注。

2. 镇痛药　哌替啶 50mg 或吗啡 10mg，麻醉前 1h 肌注。

3. 麻醉前准备　按全麻麻醉前准备，常规检查用具。患者入手术室后接心电监测等。

【麻醉方法】

1. 单独应用　主用在麻醉前用药及辅助麻醉。

（1）麻醉前用药：0.1mg 肌注或静注。阿芬太尼用在短小手术和诊断检查镇静镇痛，$100\mu g$/次缓慢静注（2min）。

(2)辅助麻醉:如全麻和硬膜外麻醉,0.1～0.2mg,静注,必要时1～2h 追加给药。0.1mg、2%利多卡因 1～2mg/kg、丙泊酚 1.5～2mg/kg 依次静注,入睡后用于无痛人流等。

2. 诱导　与静脉麻醉药、肌松药联合诱导,效果好。

(1)芬太尼-咪达唑仑-琥珀胆碱:5～6μg/kg,咪达唑仑 0.2～0.4mg/kg,琥珀胆碱 1～1.5mg/kg,静注,过度换气,气管内插管,控制呼吸。

(2)芬太尼-氟哌利多-咽喉表麻:0.1mg、氟哌利多 2.5～5mg 静注后,配合表面麻醉,气管内插管。控制呼吸。与氟哌利多按 1:50 的比例混合,即氟芬合剂(Innovar)用于神经安定镇痛麻醉。

(3)芬太尼大剂量诱导法:50μg/kg,慢诱导麻醉法。或硫喷妥钠8mg/kg,静注。面罩给氧去氮。气管内插管,控制呼吸。

(4)阿芬太尼-维库溴铵-硫喷妥钠:40μg/kg,加生理盐水 20ml,缓慢5min 内静注,继静注维库溴铵 0.1mg/mg 和 2.5%硫喷妥钠 5mg/kg,气管内插管,控制呼吸。

(5)芬太尼-咪达唑仑-阿曲库铵:4～5μg/kg,咪达唑仑 0.3mg/kg,阿曲库铵 0.5～0.6mg/kg,依次静注,2%丁卡因 2ml 行气管内表麻,气管内插管,控制呼吸。

(6)芬太尼-丙泊酚-维库溴铵:3～5μg/kg(或瑞芬太尼 1μg/kg),丙泊酚 1.5～2mg/kg 及维库溴铵 0.1mg/kg(或哌库溴铵 0.1mg/kg)依次静注,气管内插管。控制呼吸。

(7)舒芬太尼-硫喷妥钠-依托咪酯:0.53～0.7μg/kg,硫喷妥钠4mg/kg,维库溴铵 0.02～0.08mg/kg,依托咪酯 0.3mg/kg,依次静注,控制呼吸,气管内插管。

3. 维持　作为静脉复合全麻的一个主药,而改变麻醉技术和患者预后。常作为吸入麻醉时辅助用药,2～5μg/kg 静注,增加镇痛效果。

(1)单次静注:0.1～0.2mg,咪达唑仑 10～20mg 或硫喷妥钠100～125mg、泮库溴铵 2～4mg 或筒箭毒碱 10～20mg,根据术中情况,追加静注。持续输注丙泊酚或间断吸入异氟烷等。

(2)静脉输注:20～30μg/kg,加入 5%葡萄糖或平衡盐液 200ml 内,静脉输注,间断注泮库溴铵 2～4mg,控制呼吸。于切皮前及术中必要时,追加 0.1mg,或术中吸入少量恩氟烷;或辅助 γ-OH 50mg/kg 等。

(3)大剂量静脉维持法:在体外循环手术中,可用单纯大剂量行全凭静脉麻醉,50~100μg/kg,静脉输注,控制呼吸。在胸科手术锯胸骨前后输完,即70~300μg/min速度输注。对心血管的影响轻微,循环稳定,心排血量和心脏指数上升等。

【麻醉管理】

1. 必须复合其他静脉麻醉药　芬太尼麻醉镇静作用较差,麻醉诱导和维持中必须要复合咪达唑仑和丙泊酚等镇静药。

2. 加强呼吸管理　芬太尼抑制呼吸,注药速度稍快也会导致胸壁肌肉强直,致呼吸困难。用足量的肌松药,施行控制呼吸,充分供氧,保持气道通畅,可无呼吸抑制和胸壁肌肉僵直之虑。或使用呼吸机时,血气监测可指导和调节呼吸功能。

3. 预防继发性呼吸抑制　芬太尼静脉麻醉后,应将气管导管带回恢复室或病房。以防术后发生继发性呼吸抑制。对于小儿及老年人,更应警惕延迟性呼吸抑制的发生。呼吸机是芬太尼静脉麻醉后的常规支持呼吸疗法。一般呼吸机支持疗法在4h以上,个别体外循环下心血管手术及重症患者,有延至第2天早晨或更长时间拔管的。拔管的指征是:患者清醒;自主呼吸的呼吸次数、潮气量、PaO_2和$PaCO_2$在正常范围内。

4. 采取最小有效剂量　大剂量芬太尼麻醉对心血管影响轻微,用于体外循环下心血管手术,能相对地维持内环境的稳定,但不能完全消除手术刺激所引起的不良反应。故单独应用芬太尼不可取,大剂量也无很大必要。若以芬太尼为主药,采取较小剂量的复合麻醉,可发挥更大的优点。

5. 维护循环和呼吸稳定　当血压下降时,加快输液或用升压药处理;心动过缓时用阿托品纠正;反复或大量使用芬太尼后,可在用药后3~4h出现迟发性呼吸抑制,应严密观察;若有遗忘呼吸,提示中枢仍有抑制存在,继续施行控制呼吸,或用丙烯啡诺5mg,或纳洛酮0.3~0.8mg静注对抗之。

八、非巴比妥类静脉麻醉

(一)甾类药

阿法双龙(安泰酮)、羟孕酮和米那索龙(明醇酮)组成了甾类静脉药,大大丰富了平衡麻醉的内容,也扩大了静脉麻醉的适应范围。羟孕酮因有不良反应,现已少用。阿法双龙和米那索龙过敏反应发生率高,已少用。

阿法双龙静脉麻醉

1971 年 Glaxo-Allenbury 研究室合成了第 1 个迅速作用的甾类合剂阿法双龙。阿法双龙(安泰酮,安合酮,Althesin,Alfathesin,CT1341)属于新型类固醇类的非巴比妥静脉麻醉药。自本药合成,在临床上完全取代同类药羟孕酮。阿法双龙具有以下优点。

(1)起效迅速,速效,麻醉诱导快;持续时间短;且有肌松作用。

(2)安全范围大,对肝肾功能无不良影响。

(3)无蓄积作用和静注无血管刺激作用。

(4)具有脑保护作用,可降低颅内压、脑耗氧量、脑代谢和眼压。

(5)苏醒平稳而快。

【缺点】　阿法双龙的缺点及过敏反应妨碍了其临床应用。

(1)血压下降:阿法双酮使周围血管扩张,周围血管阻力降低,血压下降,脉搏增快。

(2)呼吸抑制:当用量达 0.08ml/kg 时,1/3～1/2 的患者发生呼吸暂停,但可逐渐恢复,潮气量减少,通气功能仍低下,呼吸抑制与注入速度有关。

(3)过敏反应,如诱导中释放组胺,出现皮疹、呃逆和严重支气管痉挛。

(4)肌颤和眼球震颤。

(5)有效期短:一般在注射前配制。

【适应证】　阿法双龙静脉麻醉,用于短小手术或诊断性检查,监护室患者镇静,儿童、老年、甲状腺功能不全、多种并发症和严重糖尿病变者手术麻醉。

(1)麻醉诱导:静注全麻诱导。与琥珀胆碱无协同作用,与筒箭毒碱也无明显协同作用,但有一过性增强。

(2)麻醉维持:与镇痛药等组成静脉复合全麻液输注,用于全麻维持。

【禁忌证】　阿法双龙用途很广,但并非为理想静脉麻醉药,其禁忌为:

(1)心功不全患者:因阿法双龙对心肌有抑制作用。

(2)严重肝功低下和受损患者及胆道梗阻患者:若用时应慎重。

(3)产科手术和孕妇患者:因阿法双龙能通过胎盘。

(4)有过敏史、哮喘患者及丙米嗪(Imipramine)治疗者:因溶剂可引起过敏反应。

【麻醉前准备】　麻醉前多用颠茄类、安定类和吗啡类。麻醉前 4h 禁食。按全麻麻醉前准备,常规检查用具。

【麻醉方法】

(1)常用量:0.05～0.06ml/kg。

(2)诱导:阿法双龙 10ml ＝ 120mg ＋ 5% 葡萄糖 120ml 输注。0.12ml/kg 3～4min 滴速,或 60～100μl/kg,静脉输注。

(3)维持:为首次量的 1/2,即 0.27ml/(kg · min)或 2.7μl/(kg · min)输速。并间断分次静注芬太尼 0.1mg,或酚哌啶(Phenoperidine)0.5～1mg,或喷他佐辛 6～12mg 共同镇痛。阿法双龙用量达 0.08ml/kg,维持麻醉 8～10min。

【麻醉管理】

(1)注意输注速度:麻醉中输注速度应递减,诱导 100 滴/min,维持50～75 滴/min,缝合伤口＜25 滴/min,手术结束前 5～10min 停输,停药后可望速醒。

(2)加强麻醉管理:加强观察,注意呼吸、循环的管理。吸氧或气管插管控制呼吸时,要维持气道通畅。血压下降时,加快输液、输血或用升压药提升血压。当心率＞120/min 时,静注咪达唑仑 5～10mg,或芬太尼0.1mg,无效时,普萘洛尔 5mg 静注以纠正。

(3)防治过敏反应:发生率很高,表现为皮肤丘疹或支气管痉挛,或呼吸暂停,应以预防为主。一旦发生时,迅速静注氢化可的松 100～300mg,或地塞米松 5～20mg,治疗。也可根据具体情况,对症治疗。

米那索龙静脉麻醉

【优点】　米那索龙(Minaxolone,胺乙氧孕烷酮,明醇酮)为一新的水溶性甾类静脉全麻药,其优点如下。临床少用。

(1)起效快、作用强,维持时间短,约 15min。麻醉效能是阿法双龙的2～3 倍,硫喷妥钠的 8 倍(动物实验),需进一步临床观察。

(2)对呼吸、循环影响小,不良反应轻。

(3)苏醒期平稳、迅速、安全。无恶心、呕吐,无蓄积作用,是一种较有前途的静脉诱导药。

【缺点】　在诱导期有呼吸抑制,麻醉过程中可出现兴奋现象,因肢体不自主活动,肌张力增强所致;镇痛作用不明显、较弱。能迅速通过胎盘,广泛在胎儿体内分布等,故也为非理想的静脉全麻药。临床少用。

【麻醉前准备】　麻醉前用药为安定类、吗啡类和阿托品。按全麻麻醉前准备,常规准备用具。

【麻醉方法】

(1)麻醉诱导:0.5mg/kg,最大量 1mg/kg,静注。

(2)小手术麻醉:妇科、普外科、泌尿科等小手术的麻醉。静注 0.3～0.5mg/kg,3～4min 追加 2.5～15mg。总量 0.75～1.5mg/kg。

(3)维持:连续静脉输注,用于全麻或全吸复合麻醉的维持麻醉。因其镇痛作用不明显,时间长的手术或需要肌松的手术麻醉要与下列药物复合:①氧化亚氮和氧 1∶1 吸入,芬太尼 0.1mg,静注;②氯胺酮、咪达唑仑;③氯胺酮、琥珀胆碱;④哌替啶普鲁卡因琥珀胆碱;⑤氯胺酮、γ-OH 等复合。

【麻醉管理】

(1)掌握特点:起效十分迅速,静注 8～13s,平均 11s 入睡,诱导比硫喷妥钠和安泰酮作用快。麻醉维持时间 6～84min,平均 15min。苏醒时睁眼示意 14min;正确回答问话 20min,平稳、无恶心呕吐、无欣快感。

(2)加强呼吸管理:麻醉诱导时注速勿快,大剂量可出现呼吸抑制,合用麻醉性镇痛药,会加重呼吸抑制。

(3)处理肌张力增高:麻醉中有中枢兴奋现象,肌肉不自主运动和肌肉震颤,很轻微,不影响手术操作和麻醉过程。发生时可用咪达唑仑 5～10mg 静注以控制。

(4)禁用于产妇:无激素作用。因通过胎盘,禁用于产科、孕妇。

(5)过敏反应:为 1∶(900～27 000)。

(二)依托咪酯静脉麻醉

依托咪酯(Etomidate,乙咪酯,甲苄咪酯)为一强效、超短时效和安全的非巴比妥类静脉麻醉新药。1965 年由 Godefroi 合成,并相继应用于临床。国内 1984 年始用于临床。目前国内应用普遍。1989 年青岛市鸿雁制药厂、1995 年以来恩华药业集团徐州第三制药厂分别生产。

【优点】

(1)心血管功能稳定,对循环无抑制作用。

(2)不释放组胺,故不引起变态反应。

(3)麻醉诱导快、平稳、时效短。起效时间 1min;催眠作用强,持续时间 10min。

(4)苏醒迅速、完全而平顺。

(5)安全,对呼吸抑制轻微、无蓄积作用。对脑缺氧、缺血有保护作用,与抗高血压药合用,无协同作用。对肝肾几无毒性。

(6)麻醉效能强,作用强度 4 倍于美索比妥钠,12 倍于硫喷妥钠。

【缺点】

(1)诱导时有肌阵挛/肌张力增高,肌震颤的发生率 85%。

(2)对局部血管有刺激性,易发生局部血栓性静脉炎,有 15%～30%患者局部注射部位疼痛。

(3)无论长期或短期输注,都会引起肾上腺皮质抑制。

【适应证】

(1)全麻诱导:与琥珀胆碱配合施行气管内插管。常用于危重患者、心血管功能差的危重患者麻醉的诱导。

(2)短小和门诊手术麻醉,如内镜检查、人工流产等。

(3)特殊检查的麻醉,如电转复心律等。

(4)全麻维持:用于脑动脉瘤、主动脉瘤、颈动脉瘤和冠状动脉闭塞等心功能极差患者,施行血管移植、瓣膜置换和冠状动脉旁路术时,麻醉维持。也用于癫痫、青光眼、紫质血症、颅内占位病变伴颅内高压及有恶性高热史患者的麻醉。

(5)辅助麻醉:局麻和部位麻醉的辅助药。

【禁忌证】

(1)重症糖尿病患者,因其能促使血糖升高。

(2)高血钾患者,血糖升高对琥珀胆碱致高血钾症无助。

【麻醉前准备】

(1)术前禁食 6h。

(2)东莨菪碱 0.3mg,术前 1h 肌注。

(3)哌替啶 50mg,术前 1h 肌注。

(4)咪达唑仑 10mg,术前 1h 肌注。

【麻醉方法】

(1)单次静脉注射全麻诱导:静注 0.2～0.3mg/kg,加芬太尼 2μg/

kg,入睡后,静注琥珀胆碱 1～1.5mg/kg,气管内插管。控制呼吸。注速15～16s。芬太尼可减轻注射部位疼痛。芬太尼静注注速 2min。用于电转复心律。0.2～0.3mg/kg 静注用于门诊小手术或特殊检查。

(2)静脉输注:0.1%依托咪酯,先溶于纯乙醇,继用 5% 葡萄糖溶液稀释。用于全麻维持,成人 0.12～0.3mg/(kg·h)输注,很快减至0.1mg/(kg·h),酌情调节。同时复合静注,氟芬合剂 1 单元,或吸入氟烷,或吸入氧化亚氮和氧,加强镇痛。

(3)肌松药:若为胸、腹手术,需给肌松药。依托咪酯与琥珀胆碱有协同作用,故两药不宜同时应用。

(4)重复给药:根据情况给予,一日总量以 100mg 为限。

【麻醉管理】

(1)防治肌震颤:麻醉中有时出现肌震颤,可用氟哌利多、咪达唑仑、芬太尼或东莨菪碱静注治疗;或术前予以预防。

(2)预防静脉刺激性和疼痛:穿刺选用外周大静脉,不选用手背小静脉,否则疼痛发生率高。

(3)提高肾上腺皮质功能:中毒性休克、多发性创伤或肾上腺皮质功能低下者,应先静注氢化可的松 100mg。

(4)肾上腺皮质功能抑制:依托咪酯输注引起肾上腺皮质抑制,使皮质醇和醛固酮生成减少,ACTH 增加,故使临床持续输注受到限制,值得警惕,可同时输注氢化可的松或地塞米松,并进一步研究。

(5)防治不良反应:注意预防注射部位疼痛、局部静脉刺激后遗症、肌震颤和影响内分泌、恶心呕吐、心律失常等。

①术后恶心呕吐:发生率一般为 30%～40%,与芬太尼合用时发生率增加,是患者对依托咪酯不满意的最常见原因。无确切防治措施。

②抑制肝药酶:依托咪酯抑制氯胺酮生物转化不明显。

③心律失常:静注依托咪酯,气管插管时,心律失常发生率,为 14%,与芬太尼合用时,为 10%。以窦性心动过缓为主,不必处理;与维库溴铵合用,可增加心动过缓发生,有时致心室颤动,值得注意。

④过敏反应:极少见,且多数症状轻。

⑤溶血作用:对伴有高渗脱水或红细胞脆性增加的患者,是否引起显著的溶血作用,待进一步研究。

九、丙泊酚静脉复合麻醉

丙泊酚(Propofol),又叫异丙酚,是一种新型快速、短效的静脉全麻药,商品名为得普利麻(Diprivan),1977年研制成功,1984年改良成乳剂,被麻醉医师称其"牛奶",使其不良反应明显减少,现已最广泛用于临床麻醉及重症患者镇静。

【优点】 丙泊酚是速效、短效的药动学特点,使之利于静脉麻醉中使用很有前途。其优点如下。

(1)起效快,作用持续时间短,使诱导迅速平稳。静注1min内眼睑反射消失,2min后,血药浓度达峰值。

(2)可控性强,清除率高,清除速度快,输注血浆浓度和药效作用变化快,麻醉深度易控可调。轻度镇静、深度镇静和麻醉所需的血浆浓度分别是 0.5~1.0mg/L、1.0~1.5mg/L 和 3~6mg/L。

(3)心血管稳定性好,输注比单次给药心血管稳定性更好。

(4)安全度高,苏醒迅速而平稳,无肌肉不自主运动,无咳嗽及呃逆。停输注后迅速恢复,清醒时间 4~7min;长时间输注,体内无明显蓄积,不良反应少。

(5)脑保护作用好,呈剂量依赖性,能降低颅内压、降低脑血流和脑氧代谢率,麻醉迅速恢复,有利于评价术后早期中枢神经系统的功能。丙泊酚促使其功能快速恢复。

(6)具有高亲脂性,可与多种药物相容,是一高度脂溶性药,化学性质与其他静脉药不同,可与多种药物相容,而组成全凭静脉麻醉复合液。

【缺点】

(1)循环抑制:可能发生低血压和心率减慢。其作用比硫喷妥钠强。与注药速度、用药量、联合用药、年龄、ASA分级及病情有关。首次注药后收缩压、平均动脉压都有轻微下降。短时间可恢复,缓慢注药可预防。老年、高血压病患者及心功能差的患者应减量,与泮库溴铵合用,可提高心率。

(2)呼吸抑制:比较明显,呈一过性。引起呼吸变浅,频率变慢,呼吸停顿,SpO_2 下降。

(3)惊厥、肌痉挛和角弓反张:与意识抑制相关,大多发生在丙泊酚麻醉恢复期,约占 85.74%,少数发生在诱导期,占 14.26%。发作时,静注地西泮类对抗。

(4)恶心、呕吐和头痛:仅少数患者可出现。

(5)局部疼痛:选用较粗静脉或合用利多卡因静注。

(6)费用昂贵:丙泊酚费用较昂贵。还需特殊设备,如输液泵和连接延长管等。

【适应证】

1. 麻醉诱导　丙泊酚是目前全麻诱导的"金标准"。推荐剂量 $1.5\sim2.5mg/kg$。宜与咪达唑仑,芬太尼及肌松药配合完成气管内插管,是当前流行的诱导方法之一。

2. 麻醉维持　临床推荐剂量为 $4\sim12mg/(kg\cdot h)$,可用微注射泵、单次静注、连续输注或 TCI 技术(包括多靶控)给药方式,或以 $1:5$ 稀释于 5% 葡萄糖液中输注,配合镇痛药和肌松药进行复合静脉麻醉。如手术时间短,麻醉诱导后 2min 开始,每隔 3min 追加静注 1/4 诱导量。

3. 短小手术麻醉　适应于门诊小手术等,如人工流产、脓肿切开、关节及骨折复位、角膜手术拆线等。

4. 诊断和治疗性检查的镇静麻醉　无痛内镜检查与治疗。如胃镜、肠镜、支气管镜、心导管检查、膀胱镜检、尿道电切、宫内节育器取出和食管异物取出等镇静麻醉。

5. 辅助区域麻醉的镇静　用于区域阻滞和局麻手术的镇静,可用单次剂量,如整个手术过程中都需要镇静,可连续输注。

6. ICU 患者镇静　ICU 镇静时间较长,丙泊酚不出现明显蓄积,必要时停药,可及时唤醒患者,能降低机体代谢耗氧,并增加混合静脉血氧浓度。

7. 患者自控镇静　患者自控镇痛,患者每按动一次输药泵按钮,就可追加一定量的丙泊酚,维持适合的镇静深度。

【禁忌证】

(1)对丙泊酚过敏者。

(2)严重循环功能不全者慎用。

(3)妊娠与哺乳妇女。

(4)3 岁以下小儿。

(5)癫痫患者不用。

【麻醉前准备】

(1)用吗啡类、安定类和颠茄类。

(2)按全麻常规麻醉前准备。

【麻醉方法】 应探讨其最佳输注方式。

1. 单次静注 以递减速度,维持血药浓度。

2. 连续输注 血药浓度缓慢上升至稳定状态。

3. 单次静注加单一速度连续输注 使血药浓度比连续输注更接近稳定状态。

4. 小剂量单次静注加递减速度微注射泵泵入输注 血药浓度的维持,更接近理想的稳定血浆浓度。

5. 其他 如TCI。

6. 常用方案

(1)10/8/6方案:单次静注1mg/kg,同时10mg/(kg・h)输注10min,以8mg/(kg・h)再输注10min,然后以6mg/(kg・h),使丙泊酚血药浓度达到$3\mu g/ml$。同时要辅助镇痛药。

(2)8/6/4方案:用于老年人。

(3)合用阿芬太尼用法:单次给予$50\mu g/kg$,如手术时间>30min,则以$3\sim5\mu g/(kg・min)$,连续输注,是不用氧化亚氮和其他吸入麻醉药而言。

(4)微注射泵给药:以Graseby-3400麻醉注射泵,或Infusomat微量泵等,分别泵入输注$4\sim8mg/(kg・h)$,伍用芬太尼及肌松药,可保持术中稳定状态。$2mg/(kg・h)$泵注,需要复合较大剂量的芬太尼。可保持稳定。

7. 使用方法

(1)麻醉诱导:静注剂量为$2\sim2.5mg/kg$,以$30\sim40s$推注完,诱导迅速平稳,可明显减轻插管心血管反应,常用搭配法:

①丙泊酚-咪达唑仑-芬太尼-去极化肌松药:$1\sim2mg/kg$,咪达唑仑$0.1\sim0.2mg/kg$,芬太尼$2\sim5\mu g/kg$或0.1mg及阿曲库铵0.5mg/kg(或维库溴铵$0.1\sim0.15mg/kg$,或泮库溴铵0.1mg/kg)静注,1%丁卡因咽喉黏膜表麻,气管内插管,控制呼吸。

②丙泊酚-芬太尼-琥珀胆碱:静注$2.5\sim3.2mg/kg$,芬太尼$2\sim5\mu g/kg$,琥珀胆碱$1.5\sim2mg/kg$后,控制呼吸,气管内插管。

③咪达唑仑-丙泊酚:静注咪达唑仑 0.1～0.2mg/kg 及丙泊酚 1～2mg/kg,可达到麻醉诱导目的,咪达唑仑明显增强丙泊酚的镇静作用,降低术中焦虑,减轻了丙泊酚对血流动力学影响,不影响丙泊酚的快速苏醒,也不增加其不良反应。

(2)麻醉维持:推荐剂量 4～12mg/(kg·h),主要采取以下全凭静脉麻醉方法。

①微注射泵:麻醉诱导后,用麻醉泵或输液泵维持,麻醉平稳。6～12mg/(kg·h)输注,必要时,静注追加芬太尼 2～5μg/kg 和阿曲库铵 0.1～0.3mg/kg,或维库溴铵 0.02～0.08mg/kg,手术结束前 10～30min 停输丙泊酚。

②单次静注:以 1.5～2mg/kg 静注,每 4～5 分钟追加 1 次。可使血药浓度维持在有效浓度范围。在心胸、颅脑及腹部手术患者,维持满意的麻醉深度。推注速度 15～20μg/(kg·min)。手术时间短者也用。

③连续输注:1%丙泊酚以 4～12mg/(kg·h)稀释于 5%葡萄糖液中,持续输入,间断静注芬太尼 0.05～0.1mg 及阿曲库铵 12.5～25mg。

(3)静脉麻醉:丙泊酚与氯胺酮配伍用于静脉麻醉,血流动力学稳定,患者无噩梦及异常行为,有效地减少氯胺酮的不良反应,增强麻醉效能。静注 2.5mg/kg,30s 后静注氯胺酮 1mg/kg,或 400mg 和氯胺酮 300mg 加到 5%葡萄糖 500ml 中,微量泵输注。或以 50μg/(kg·min),氯胺酮 37.5μg/(kg·min)输注,入睡后减量。

(4)短小手术麻醉:静注 1.5～2.5mg/kg,并以 4.0～12.0mg/(kg·h)维持,同时复合局麻药或镇痛药。

(5)复合麻醉:丙泊酚用于复合麻醉法。①静吸复合麻醉,静注 2.5mg/kg,芬太尼 5μg/kg,阿曲库铵 0.5mg/kg 后,气管内插管,机械通气,吸入恩氟烷-氧-N₂O,必要时间断追加阿曲库铵维持。②硬膜外阻滞复合丙泊酚全麻,硬膜外穿刺成功后常规给药,静注芬太尼 1.5～2μg/kg、维库溴铵 0.1mg/kg、丙泊酚 2mg/kg 诱导,气管内插管,术中以芬太尼 2μg/(kg·h)、丙泊酚 6mg/(kg·h)微量泵输注、分次静注维库溴铵 2～4mg 维持,机械通气,硬膜外分次追加利多卡因等局麻药。

(6)辅助麻醉:丙泊酚是硬膜外麻醉等区域麻醉的良好辅助麻醉药。达到镇静、抗焦虑、消除内脏牵拉反应及克服术中身体的不适,常用法:①辅助硬膜外麻醉上腹部手术,静注 1mg/kg 负荷量后以微量泵

3.75mg/(kg·h)维持,入腹前静注芬太尼1~2μg/kg、丙泊酚15~50mg或2mg/(kg·h)。②辅助区域麻醉,静注0.2~0.7mg/kg负荷量后,以0.5mg/(kg·h)微量泵维持;如要使患者记忆消失时,>2mg/(kg·h)。一般负荷量<1mg/(kg·h),维持量<4mg/(kg·h)。

(7)诊断性或治疗性检查镇痛、镇静:静注0.5~1mg/kg,为负荷量,以2~8mg/(kg·h)微量泵输注,维持适当麻醉深度,使患者无不适感。停药后迅速清醒。

(8)ICU患者镇静:静注0.2~0.7mg/kg负荷量后,以0.3~4mg/(kg·h)微量泵输注镇静。可使患者耐受机械通气。常用维持剂量,0.5~3mg/(kg·h)。

(9)心脏手术麻醉:丙泊酚用于心脏手术麻醉具有很好的效果,如冠状动脉架桥手术、冠状动脉旁路手术等。诱导:静注1~1.5mg/kg,芬太尼20μg/kg、泮库溴铵(或维库溴铵)0.1~0.2mg/kg后,气管内插管,机械通气。以微量泵5mg/(kg·h)持续输注维持。

(10)神经外科手术麻醉:丙泊酚对降低ICP、CBF、MAP等有满意的效应,能提供很好的脑保护,能使大脑功能快速恢复,苏醒迅速。静注1~2mg/kg、芬太尼2~5μg/kg诱导,气管内插管,机械通气。后以50~120μg/(kg·min)、芬太尼0.03~0.05μg/(kg·min)维持麻醉。

(11)小儿麻醉:小儿用量,特别是婴幼儿诱导剂量,按千克体重计算稍高于成人,小儿维持剂量略大,9~15mg/(kg·h),是安全有效的,恢复快。注射部位疼痛发生率,高达20%~50%,选肘、踝大静脉可减少这一不良反应,提高了麻醉的安全性。如和氯胺酮并用,可降低后者用药量,苏醒较快。静注芬太尼2~5μg/kg、丙泊酚1~2mg/kg,继之静注维库溴铵0.1mg/kg,气管内插管,控制呼吸。

(12)患者自控镇静:患者PCA方案较多,一般静注0.5mg/kg,负荷量,维持量0.5~1.0mg/(kg·h),每次注入量0.5~1.0mg/kg,锁定时间3~5min。

【麻醉管理】

1. 诱导时注药速度 诱导剂量一般宜在30~40s注入,若注射速度过快,对循环呼吸抑制影响较大,可能发生低血压和一过性呼吸暂停。

2. 丙泊酚用量 其用量个体差异较大,应根据患者具体情况调整用量。老年、心血管功能减退者,其诱导量酌减,注速宜慢;与咪达唑仑等合用时剂量适当减少。

3. 加强监测 应用丙泊酚时必须监测血压、心电图、脉搏、脉搏血氧饱和度,备好人工通气装置。一旦出现呼吸抑制时,应进行辅助或控制呼吸;出现循环抑制时,宜将患者头部放低,给予血浆增容药和血管活性药物处理。

4. 注意药物相互作用 丙泊酚与吸入麻醉药、肌松药之间无相互作用,合用阿片类药物可加重其呼吸抑制,合用地西泮时延长睡眠时间。

5. 临用前配制 丙泊酚临用前配制,用前振摇,单次输注完毕或达到 12h 必须丢弃,或更换含有丙泊酚的注射器和输液管等输注装置。

6. 监测血脂水平 ICU 长期应用者,宜监测血脂水平,并应考虑将丙泊酚制剂中的脂肪量列入静脉高营养中。

十、静脉麻醉靶控技术

静脉麻醉靶控技术是 80 年代以来静脉麻醉给药的新方法和技术,即计算机化静脉自动给药系统,是静脉麻醉划时代的新进展。是麻醉输注技术和可控性、方便性的一种进步。

(一)靶浓度输注

麻醉药静注后,即迅速达到血浆峰浓度,但发挥作用则依赖于靶器官(脑)浓度,通过调整靶浓度来控制麻醉深浅,故靶浓度或叫效应室峰浓度,比血药峰浓度更重要。

1. 滞后 滞后(hysteresis)是达到血浆峰浓度与靶器官峰浓度之间的间隔。

2. $t_{1/2}$ Keo 血浆浓度与效应室之间平衡达到 50% 血浆浓度所需的时间为 $t_{1/2}$ Keo,而药物自效应室转运至中央室(血浆)的速率常数称为 Keo。效应室峰浓度:①取决于该药的药动学特性,一次推注血浆浓度迅速降低的药,效应室迅速达峰浓度(如阿芬太尼效应部位,90s,达到峰浓度)。②取决于 Keo,前者与 Keo 值关系不大。具有快速 Keo 的药物,注药后血浆浓度缓慢降低,效应室峰浓度主要取决于 Keo,而与血流动力学关系小(如芬太尼效应室峰浓度在注药后 3~4min 达到)。当芬太尼达效应室峰浓度时,则已有 80% 的药物已转移到周围组织或被排出;而当短 Keo 药物阿芬太尼达到效应室峰浓度时,大约有 60% 药物已分布到周围组织或经肝肾排出,分布越慢的药物,需较多药量,而且起效较慢。故如欲迅速起效,就应选短 Keo 药物,用阿芬太尼诱导,峰浓度和琥珀胆碱,行气管内插管时间相同;用作用较慢的非去极化肌松药与芬太尼或舒芬太尼诱导,可同时达到最大作用。

3. Cp_{50} 可防止 50% 患者对伤害刺激产生反应的血浆浓度称为 Cp_{50},与吸入麻醉药的 MAC 有类似意义。

(1)Ce_{50}:是指防止 50% 患者对伤害刺激产生反应的效应室浓度。

(2)确定 Ce_{50} 的方法:一是建立达到血浆和效应室药物浓度相平衡的稳定的药物血浆浓度,此时 $Ce_{50} \cong Cp_{50}$;二是根据麻醉药对 EEG 的作用,即提供 EEG 50% 最大抑制的稳态血浆浓度,称之为 IC_{50},是测量麻醉效应的常用方法。

(3)Ce_{50} 意义:Ce_{50} 值为合理用药提供的科学的基础。Ce_{50} 是大量患者的平均值,不同患者对同一伤害刺激可能有不同的麻醉需求,同理,每个患者对不同的伤害刺激也会有不同的麻醉药需求,在决定给药剂量前,应考虑到可能改变患者对麻醉需要的因素。

(二)静脉给药的理论基础

为了更好地理解靶浓度给药,首先要对静脉给药的理论基础进行了解和复习。临床静脉麻醉基本上采用两种方法,即间断静注和连续输注,前者常用,但血药浓度波动大,注药初血药浓度上升且超过治疗浓度,带来不良反应,随之药物在体内的重新分布及代谢,血药浓度降低,达不到有效浓度,麻醉处于不平稳状态。随着静脉新麻药的研制,静脉给药装置的完善,微机技术的应用,输注的方式日趋增多,明显地提高了静脉麻醉质量。

【药动学基础】

体内药物浓度随时间变化的规律,影响其作用的强度和性质,是用数学方式来表达基本过程。对临床合理用药等有重要指导意义。

1. **连续输注** 稳态浓度的高低取决于输注速率。

(1)负荷剂量(DL),为了得到一个即时的治疗效应,必须在一开始(即零时间)给予一个较大的剂量,该剂量称为负荷剂量。$DL = C_{ss} \cdot V_d$,C_{ss} 为稳态血药浓度,V_d 为表观分布容积。

(2)理想输注速率(I),即单位时间给药量。$I = K \cdot V_d \cdot C_{ss}$,K 为消除速率常数。

(3)总体消除率(CL),$CL = K \cdot V_d$,消除速率决定于消除速率常数 K。

2. 间断静注 此法不能精确地维持稳态浓度,在平均稳态浓度(Cav)上下波动,即处于最高稳态血药浓度(C_{SSmax})与最低稳态血药浓度(C_{SSmin})之间。

(1)平均稳态浓度(Cav),$Cav = \dfrac{DM}{t} \cdot CL$,式中维持剂量为 DM,给药间隔为 t,则药物平均摄取速率为 DM/t。

(2)维持剂量(DM),为维持 Cav 所需要的维持剂量。$DM = CL \cdot Cav \cdot t$ 或 $DM = K \cdot V_d \cdot Cav \cdot t$,式中 Cav 为所要维持的浓度,K 和 V_d 为常数。故 DM 与 t 成正比,即 t 较短,维持剂量就下降,浓度较小。浓度波动性变小,给药安全性改善,反之亦然。常用镇静、镇痛药药动学参数见表 5-19。

表 5-19　临床常用镇静镇痛药药动学参数

	C_{SS} ($\mu g/ml$)	V_d (L/kg)	V_{dss} (L/kg)	CL [$ml/(kg \cdot min)$]
硫喷妥钠	5~20	0.4	2.5	3
甲己炔比妥	1~4	0.3	2	11
依托咪酯	0.1~0.5	0.3	4	17
丙泊酚	1~10	0.3	2	30
咪唑西泮	0.05~1.0	0.4	1.5	7
氯胺酮	0.5~2.5	0.5	3	18
吗啡	0.02~0.2	0.3	3	14
哌替啶	1.0~2.0	0.7	4	11
芬太尼	0.002~0.035	0.6	4	13
舒芬太尼	0.000 2~0.002	0.1	2.5	11
阿芬太尼	0.05~0.5	0.15	0.7	6

注:C_{SS}. 稳态血药浓度;V_d. 表观分布容积;V_{dss}. 稳态表观分布容积;CL. 总体消除率

【生理学模型】

将机体视为一个"生理室"(physiological compartment)的概念,静脉麻醉药的注速和疗效,不仅取决于血浆药物浓度,还取决于效应室或生物相(biophase)浓度。因为血浆浓度和效应室浓度并非为完全对应关系。血浆药物浓度可存在有限滞后期(finite lag period),是因不同药物而异,详见表 5-20。测定血浆、脑脊液及脑容量的药物浓度,发现它们间的关系,使之更合理地指导控制麻醉深度的临床用药。

表 5-20　镇静、镇痛药血脑平衡半衰期($\bar{x}\pm s$)

	$t_{1/2}\text{Keo}$（min）	E_{max}（Hz）	IC_{50}（$\mu g/ml$）
硫喷妥钠	1.2(0.3)	16.6(6.7)	19.2(6.3)
依托咪酯	1.6(0.5)	7.2(1.2)	0.93(0.14)
氯胺酮	—	7.9(1.7)	2.0(0.5)
地西泮	5.4(0.8)	—	0.19(0.11)
咪唑西泮	1.6(0.8)	—	1.0(0.21)
丙泊酚	2.9(2.2)	8.6(1.5)	2.3(0.8)
芬太尼	4.7(1.5)	13.0(2.7)	7.8(2.6)
阿芬太尼	0.9(0.3)	13.5(4.1)	479(271)
舒芬太尼	6.2(2.8)	—	0.68(0.3)

注：$t_{1/2}\text{Keo}$. 血脑平衡半衰期(biophase)；E_{max}. 脑电图波幅最大抑制程度；IC_{50}. 50％脑电图最大减慢速度的血浆药物浓度

(三)静脉麻醉给药新方法

要用不同的给药方法尽早达到稳态血药浓度(C_{SS})。

1. **恒定速率输注**　可使血药浓度呈指数增加,但不能缩短到达稳态浓度的时间。

2. **负荷剂量加恒速输注**　负荷剂量使初始血药浓度高于稳态血药浓度,维持剂的血药浓度在有效浓度之上,但低于毒性浓度。在治疗窗较宽的药物,如 $t_{1/2}$ 在 6～12h,负荷剂量约为维持剂量 2 倍,治疗窗较小的药物,负荷剂量应小。

3. **双重速率输注**　为避免负荷剂量可能导致的明显不良反应出现,采取快速输注和维持量输注,即为双重速率输注,以快速输注代替负荷剂量,维持量根据需要的稳态血药浓度计算。

4. **单次大剂量静注加两种以上速率输注**　单次静注使之达到有效

血浓度,其剂量为稳态血药浓度乘初始分布容积($C_{ss} \cdot V_d$);补充药物代谢和排泄的维持量(E),即 $E = C_{ss} \cdot Clp$;指数降低速率(T),以补充药物从中央室输送到周围组织的量,即 $T = C_{ss} \cdot K_{12} \cdot e^{-k21t \cdot V_1}$。计算过程复杂,只有应用计算机控制输入。

5. 改变溶液浓度输注　是近年提出的新的不需要通过复杂计算而达到稳态血药浓度的方法,注速恒定,根据需要改变溶液中浓度,全程由微机控制。详见下面靶控输注。

(四)靶控输注技术

靶控输注系统(target-controlled infusion,TCI)是靶浓度控制性输注的简称,是一项静脉麻醉给药的新技术和新方法,是指输注静脉麻醉时应用某一药物的药动学与药效学原理,通过调节目标或靶位(血浆或效应部位)的药物浓度来控制或维持麻醉在适当的深度,以满足临床要求的一种静脉给药麻醉方法。只要确定了使用药物所需靶控浓度,输入病人的年龄、性别、体重后,一切都由电脑泵完成,根据病人的反应调整靶浓度即可。用药量较人工方法减少,苏醒速度也略快于传统方法。临床发展前景很好。

靶控输注适用于时间短、刺激强度大且变化迅速的手术,其特点是起效快、能持续显示所计算的血药浓度、对中断输注有补偿作用、麻醉维持平稳、可控性好、恢复迅速彻底、安全有效、操作简单、使用方便、麻醉效果确切和不污染环境。

【药物选择】

(1)所用药的药代模式:选择适合的病例、手术和药物,短效和无蓄积作用的药物,最适于 TCI 给药法。也要求药物的血浆浓度和效应部位浓度间,有良好的相关性,易达到新的、可预期的平稳。丙泊酚高脂溶性,$t_{1/2}$Keo 2.4min,Keo 快,被公认为最适用、有效的药物。瑞芬太尼、舒芬太尼等为 TCI 新药物。

(2)人群药代参数资料:性别、年龄、体重。

【理想的麻醉用泵和微机硬件】　使用安全和简便是基本要求,还要具备用电安全性和效果准确性;灵敏度高;不仅维持恒定的血药浓度,还可按需要调节稳态血药浓度。临床上常用的微型泵包括 Ohmeda 9000泵、Graseby 3400 泵、IVACP 4000 泵、Medfusion2010(ICu 的)泵、INFU-SOMAT 泵、3MAV1600 微型泵和 Terumo 输液泵等。微机程序和模拟药代转换控制系统性能要稳定。

【方法步骤】

1. 靶控输注的建立 进入 20 世纪 90 年代,在不同外科各种静脉麻醉药刺激时血浆和效应室浓度,各种药物持续用药维持稳定血浆浓度,在输注停药后,血浆浓度下降 50% 的所需时间(context-sensitive half-time)值已被确定,以丙泊酚为代表的靶控输注,已通过计算机控制泵走向临床。正确设置药物的输注模式(儿童或成人)和配制浓度,并选择适当的靶控浓度,开始靶控输注。

2. 给药基础 为达到靶控输注的目的,以给予负荷量迅速建立预期的血药浓度,再用维持量输注,以补偿从血浆和效应部位中清除的药物,作为给药的基础。麻醉过程中,根据具体情况调节靶控浓度。TCI 麻醉控制呼吸或保留呼吸。

(1)负荷量:根据药代学,负荷量 = 效应室分布容积(V_d)× 药物血浆浓度(C_{SS})。

(2)维持量,根据药代学,维持量 = 清除率(CI)× 药物靶部位浓度(CT)。

(3)何时停药:大多数静脉麻醉药,血浆浓度需降低到 50% 时才能恢复清醒。麻醉科医师根据 context-sensitive half-time 值来决定手术结束前何时停药。手术结束前,选择适当的时机停止靶控输注。不宜过早。

3. 靶控输注丙泊酚芬太尼全静脉麻醉 丙泊酚芬太尼靶控输注方案:

(1)准备微机及软件:靶控输注应用 PC 微机与两台佳士比 3500 输液泵的 R_{232} 接口连结,分别输注丙泊酚和芬太尼。控制软件应用 jacobs 以效应室浓度为靶控目标的计算方法。

(2)选病例分组:成年患者,A 组 X 例应用 Shafer 报道的丙泊酚与芬太尼药代学参数与药效学参数,维持丙泊酚效应室 3~4μg/ml 和芬太尼效应室 2ng/ml 的目标浓度。B 组 X 例,对参数重新选用。

(3)指令微机给药:麻醉开始,给予指令,微泵同时输注芬太尼与丙泊酚。

①负荷剂量:给予指令,微泵以最大速率(1200ml/h)输注负荷剂量,使效应室在最短时间内达到目标浓度,患者入睡后静注琥珀胆碱,气管内插管。效果满意。

②维持剂量:麻醉维持中,丙泊酚与芬太尼目标浓度不变,辅以维库溴铵。

(4)检测血药浓度:以上腔静脉导管等部位抽取血标本检测血药浓度。丙泊酚应用荧光法,芬太尼应用放射免疫法。药效学指标,BIS 保持在 40 左右。

(5)结果对比:以血浆为靶控目标,维持恒定血药浓度时,丙泊酚10min 内达到 95% 的效应室平衡。芬太尼 20min。以效应室为靶控目标,丙泊酚与芬太尼约 4min 达到效应室的目标浓度。

每推注 10mg 丙泊酚,提高血浆浓度约 $0.25\mu g/ml$,或 15mg 丙泊酚,提高血浆浓度 $0.375\mu g/ml$。丙泊酚清除率约 2.2L/min,计算维持量,每增加 $0.75mg/(kg \cdot h)$,血药浓度可提高 $0.37\mu g/ml$。已证实,丙泊酚血浆浓度 $0.8\sim1.2\mu g/ml$ 为镇静作用,$1.2\sim2.0\mu g/ml$ 为催眠作用,$>2.0\mu g/ml$ 为麻醉作用,诱导时 $8\mu g/ml$。

第十二节 控制性降压麻醉

在全身麻醉手术期间,采用降压药物与麻醉技术等措施,主动而有限地降低血管内压,以减少手术中出血的方法,称控制性降压麻醉。使用控制性降压麻醉的主要目的,可主动控制术中大量失血和失血的速度,使手术野出血减少;减少手术中输入大量库存血及其引起的严重并发症;保持手术野干净清晰,是便于手术精细操作和顺利进行的先决条件。终止降压后血压可以迅速回复至正常水平。

机体各器官对低血压的耐受力各不相同。正常人的 MAP 40.8mmHg 和收缩压 61.6mmHg 为大脑的安全界限。当收缩压为 61.6mmHg 时心脏较少损害。降压后患者肺呼吸无效腔增加,肺泡血流灌注增加,通气量不足。降压患者收缩压不宜低于 61.6mmHg 以下,MAP>52mmHg,肝血流量极小改变。MAP>85mmHg 时肾血流不受影响,<70mmHg 时肾脏滤过率不能维持。MAP 降至 50~70mmHg 不影响组织的氧合。以上是给正常人体的最低降压限度提供的依据。

【适应证】

1. 心脏大血管手术 如动脉导管钳闭术或切断缝合术,主动脉狭窄及主动脉瘤手术等,降压后降低血管张力,为手术顺利进行创造条件。

2. 颅脑手术等 血液供应丰富的组织和器官的手术,对出血较多、止血困难的颅脑手术,或其他广泛性渗血的手术,如耳显微外科手术、肺脏胸膜剥脱术、髋关节置换术及脊椎前外侧入路减压术等。

3. 高血压危象 控制麻醉中难以控制的高血压危象,包括嗜铬细胞瘤、恶性高血压等。

【禁忌证】

1. 心血管疾病及老年患者 如严重高血压、心力衰竭、冠状动脉硬化及老年患者。

2. 衰竭及肝肾功能障碍患者 如恶病质、严重贫血、休克、肾功能衰竭、肝功能障碍、艾迪生病、真性红细胞增多症及糖尿病等均应免用。

3. ICP 高者 慎用。

【麻醉前准备】 麻醉前镇痛药量要大。麻醉前应特别注意:心血管系统和呼吸功能;肝肾主要器官的功能;颅内高压症者颅内压是否降至正常;出血和凝血时间等。

【降压原则】 是采取综合性降压措施,增强降压效果,减少降压药物用量,减轻或消除不利影响,减少并发症。

1. 以药物降压为主 在气管内全麻或硬膜外阻滞下并用血管扩张药,或神经节阻断药的方法。

2. 联合应用 采用各种降压方法和药物的配合,降压起效快。

3. 药物降压的发展史 1917 年 Cushing 首先阐明其优点。1946 年 Cardnerr 用足背动脉放血法降压,术后输血。1948 年 Griffiths 等用高平面脊麻降压。反应多。1950 年广泛采用六烷季铵和咪噻吩,因并发症多,现已少用。用吸入麻醉药降压,氟烷抑制心排血量而起作用,使组织灌注减少,现少用。异氟烷扩张周围血管而降压,可维持心排血量(CO),但老年和高血压患者心排血量降低,故不宜单独应用,若与 α 受体阻滞药或 α、β 受体阻滞药并用为佳。1962 年以来,用血管扩张药硝普钠(SNP)降压,效果更满意,是当前的主要降压药物之一。近年多用三磷腺苷(ATP)、硝酸甘油(NG)、腺苷、前列腺素 E_1(PGE$_1$)、乌拉地尔、β 受体阻滞药(艾司洛尔、美托洛尔、拉贝洛尔等)、钙通道阻滞药(尼卡地平和尼莫地平等)药物输注降压,安全、效果好,而被临床多选用。

【方法】 按手术所需要降压的程度、时间及要求,选择适宜的降压药物及方法,有效联合,效应互补,可减少并发症和不良反应。

1. 咪噻吩(阿方那特,Arfonad)　在成人,初量要给足,静注 25～50mg(0.5～1mg/kg)负荷量,后将 250mg 加入 50％葡萄糖 250ml 内配成 0.1％溶液输注。开始稍快,3ml/min(1～4mg;100 滴/min);1～4ml/min 的速度,当收缩压降至 100mmHg 时,减至 2ml/min(40 滴/min 以下)。结合体位改变,调整血压至需要水平(80～100mmHg),维持 30min,总量达 250mg。配合主要手术步骤完成后,停止输注,只要血容量不低,血压多可恢复至原来水平。亦可 50％葡萄糖输注或小量麻黄碱静注,协助恢复血压。为防止降压过程中血压有大的波动,使血压恒定在低水平有困难以及输液量过多之缺陷,小儿多用 0.2％溶液(500mg 加入 5％葡萄糖 250ml)。因同时阻滞交感神经而致并发症,目前已少用。

2. 硝普钠　硝普钠是直接扩张血管而首选常用的降压药。作用迅速而无不良反应,控制性降压效果满意,调节容易,不影响心肌收缩。0.61～3.87μg/kg,最大剂量<1.5mg/kg,静脉输注 0.01％溶液(50mg 加于 5％葡萄糖 500ml 中),开始按 0.5～8μg/(kg·min)[平均 3μg/(kg·min)]速度输入,或用微泵输注,0.5mg/(kg·h)为最大流率,2～5min,血压开始下降,降压程度与输速成正比例。停输后,1～5min 血压即回升至正常。硝普钠易发生急性耐药性,停药后有反跳性高血压;抑制脑血流,升高颅内压,开颅术前不宜应用;剂量过大时易引起氰氢酸中毒,当不能达到降压目的时,不要盲目加大用药量。术前 1h,口服可乐定 5mg/kg,可使硝普钠用量及输注速度减少 41％,氰离子(CN⁻)浓度减少 30％,减少了氰化物中毒的危险。

3. 硝酸甘油(NTG)　是仅次于硝普钠而被常选用的降压药。代谢产物无毒性,降压后组织氧分压不降低。用 0.01％溶液静脉输注。即 10mg＋5％葡萄糖 100ml 输注。开始速率 1μg/(kg·min),一般 3～6μg/(kg·min),就使血压降至所需水平。停药后 9min 血压回升正常。降压效应不如硝普钠,短时间内降压,可一次静注 64～96μg/kg,1～3min 出现降压作用,持续 5～10min。需要时,可重复注射。NTG 为速效、短效性血管扩张药,能降低心脏前后负荷、改善冠状血流和降低心肌氧耗。经鼻滴入 NTG 溶液 0.02～0.03mg/kg(2.5ml 生理盐水中含 NTG 5mg),在 2～10min 血压降至最低值,15min 回升至用药前水平。

4. 三磷腺苷(ATP)　ATP 用药后很快分解为腺苷,直接作用于血管壁,扩张并降低血管周围阻力,动脉压、肺动脉和右房压均下降。降压作用迅速可靠,可控性好,不发生快速耐药性,也无停药后的血压反跳。多用于暂时性降压者,如动脉导管结扎术的短时间降压。降压期间不产生心动过速且常致心率减慢,伴脑血管和冠状血管扩张,血流量增加。$0.36\sim2.9mg/kg$ 静注,使收缩压和舒张压分别下降 28mmHg 和 25mmHg,持续 $2\sim4min$。200mg,加于 10%葡萄糖 100ml,连续输注,开始 $0.5mg/(kg \cdot min)$。或用输液泵连续输注1%ATP。双嘧达莫可提高 ATP 的降压效能。输注双嘧达莫 $0.3\sim0.4mg/kg$,再输注 ATP $0.1\sim0.18mg/(kg \cdot min)$,使 MAP 下降 $40\%\sim46\%$,降低 ATP 的用药量。注意单次静注增加剂量时,只能增加降压程度,不能明显延长降压时间;ATP 降压个体差异很大,若注射速度缓慢时,就达不到降压效果;当浓度过高、剂量过大或注速过快时,血压下降的同时,也出现程度不等的心动过缓、心律失常或房室传导阻滞。禁用于冠心病等患者。复合吸入麻醉药恩氟烷,可使控制性降压更为理想,血压平稳,心率不增加。使用 ATP 长时间降压的还未见报道,需临床实践做出评价。

5. PGE₁　PGE₁ 以其较强的扩血管、降低外周血管阻力而降低血压。也抑制交感神经末梢释放去甲肾上腺素。心率增快,心排血量增多,肺血管扩张,降低肺血管和冠状血管阻力。降压效果确实,作用缓和,降压作用时间短,降压可控性强,无明显快速耐药性,无反跳高血压,对脑、心、肝、肾等重要器官影响甚小,无不良反应,其降压显效时间与血压回升时间比硝普钠缓慢。给药后 $2\sim4min$,血压呈不同程度下降,停药后 $3\sim5min$,基本恢复至原水平。降压效果与给药浓度、剂量和速度呈正相关,也与给药时间有关,还与降压时所选麻醉有关。一般手术,用 $0.02\sim0.2\mu g/(kg \cdot min)$输注速度,或 $400\mu g$ 溶于 0.85%盐水 200ml,用微量泵,以 $0.1\sim0.4\mu g/(kg \cdot min)$ 的速度,连续泵注,使 MAP 下降 $20\%\sim30\%$,停止降压后,以小于使用量的输注速度维持。对老年人安全有效,是蛛网膜下腔出血患者行脑手术降压的最佳药物。

6. 乌拉地尔　抗高血压药乌拉地尔(Urapidil,Ebrantil,压宁定)有周围 α-拮抗及中枢调节脑内 5-HTA 受体,使血管扩张,外周阻力下降而降压,若增加剂量,只能达到中度降压,仅 30%达预期效果,且维持时间短($2\sim25min$)。故难以达到控制性降压效果,主要用于术中高血压的治疗。$25\sim50mg$ 静注,或 $0.5\sim1.0mg/(kg \cdot min)$输注。也用于嗜铬细胞瘤血压稳定。

7. 尼卡地平　新的钙通道阻滞药尼卡地平(Nicardipine,硝吡胺甲酯)、尼莫地平、硝苯地平等扩张周围血管而降压。也扩张脑及冠状血管。$0.5 \sim 5\mu g/(kg \cdot min)$连续输注。或静注 $0.01 \sim 0.02mg/kg$,控制性降压迅速、平稳、可控性强且无血压反跳现象。不适用于降颅内压。

8. 吸入麻醉药　加深吸入异氟烷可与血管扩张药合用于控制性低血压更为合理,使周围血管阻力降低,心排血量不变。扩张冠状动脉,增加冠状动脉血流量,预防颅内压升高,对脑缺血有保护作用。有利于保证组织灌注,降压起效快,停药后血压迅速恢复,适用于短时降压,无反跳作用,若需长时间降压,并用乌拉地尔等降压药复合用药可减少其用量。

9. 硬膜外麻醉　也可配合硝普钠,用于控制性低血压,是较为理想的麻醉方法。

【麻醉管理】

1. 降压前的要求　静注降压药前麻醉不宜过浅,麻醉诱导力求平稳,尽量避免激动、兴奋。血压平稳,无缺氧和 CO_2 蓄积。手术床一般先置于水平位。

2. 及时扩容　手术过程中一切失血都应精确估计,及时等量补充,确保血容量充足,以免影响血压恢复。术中常规输注乳酸钠林格液$400 \sim 500ml/h$,或代血浆胶体液,根据失血量及输血标准,输注库血$600 \sim 900ml$。指标是动态观察尿量。

3. 监测　血压计必须准确,降压中专人测量,或有创或无创持续血压监测。注药后 15min 以内,至少每分钟测量血压 1 次。连续动脉血压监测,即桡动脉置管连续监测 MAP 变化,同时连续监测心电图、CVP、尿量、心率、SpO_2 等。并随时注意脉搏和瞳孔的变化,以防意外。

4. 防止血压骤降　施行降压时,应使血压逐步降低,降速控制在$6mmHg/min$。静注或输注降压药物,速度要慢,以防血压剧降。正常体温患者,MAP 安全低限为 $50 \sim 65mmHg$。老年人、高血压患者、动脉硬化患者不宜降至基础血压 30%。

5. 保持手术所需的血压　如果血压下降不及预期水平时,可将床头逐步抬高 $10° \sim 30°$(不能$>30°$);如果血压下降过低时,可将床头放低$10° \sim 30°$;尽量使手术部位,设法高于身体其他部位。如果血压突然下降,或降至不能测得时,立即停降压药。应分析具体情况,立即采取升压措施,提升血压,加快输液、输血速度;静注麻黄碱 $15 \sim 30mg$ 或甲氧明

5~10mg,或去氧肾上腺素 2~5mg 等升压。

6. **充分保护生命器官功能** 控制性降压造成的不良后果,是脏器灌注不足。除非手术特殊需要,一般应维持 SP 80mmHg。常在 60~80mmHg,脉压>20mmHg。但某些特殊患者,如血管硬化、高血压和老年等,血压相应要高一些,SP 80mmHg,以免重要脏器因贫血而发生缺氧性损害。

7. **保持呼吸交换量良好** 低血压期间应保持呼吸交换量良好,充分给氧,必要时加压吸入,以保证血氧良好,手术野动脉血液颜色鲜红,静脉血也不能过分暗紫;皮肤保持干燥,口唇及甲床红润。控制呼吸及辅助呼吸压力略大于正常,但不宜太大,以免胸膜腔内压过高,影响静脉血回流,使血压难以维持恒定水平。降低血压期间,应加强全面监测,注意观察伤口颜色、呼吸情况;监测收缩压、舒张压及平均动脉压,注意心电图、心率、脉压、中心静脉压、尿量和 SpO_2 的改变。若皮肤有苍白、发绀、潮冷及静脉痉挛等,要分析原因,及时处理。

8. **按手术步骤所需降压** 降压时间应集中在主要手术步骤时期,并力求缩短时间。一般时间不应超过 30~50min。老年患者低血压时间不能维持过久。

9. **及时恢复血压** 手术主要步骤完成后,立即停止降压,待血压回升至 90mmHg 以上时,调整患者体位,放平手术床(或抬高双下肢);个别不回升时,快速输注 50%葡萄糖 100~200ml;必要时用升压药,使血压回升至原来水平;手术医师应彻底止血后,才可缝合切口,以免术后发生出血并发症。

10. **维持心率** 降压过程中,静注普萘洛尔 0.035mg/kg,或0.5~1.0mg 分次静注,可有效地控制心动过速。用普萘洛尔后如心动过缓,可用阿托品 0.5mg,静注以对抗。若出现心动过速,代谢性酸中毒或静脉血氧分压升高等,是氰化物中毒,立即停药,并用硫代硫酸钠150mg/kg,静注。

11. **暂时性控制性降压** 对于手术需要暂时的低血压,如动脉导管结扎或切断术,可选用恩氟烷或异氟烷吸入方法达到,降压和麻醉并举,对通气无影响,可控性好,起效和复压迅速,只要减浅麻醉后血压即回升;或向双鼻腔一次滴入 0.02~0.03mg/kg NTG 溶液(2.5ml 生理盐水中含 NTG 5mg),2~10min 降至最低值,15min 回升至用药前水平。或单次静注 ATP;或连续输注 0.01%尼卡地平;或选用硬膜外麻醉。

12. **手术后专护** 麻醉中保持气道通畅,使组织供氧充分,血容量接近正常,血压稳定,患者苏醒后送回病房或 PACU。搬动患者时注意严禁剧烈变动体位。必须加强手术后护理,控制性降压作用在手术结束后仍然会有作用。专护观察时,应特别注意:①有无反应性术后出血及出血量;②有无血栓形成及脑部并发症,视物模糊及其持续时间;③尿量及肾功能:有无肾功能损害,有无尿少、尿闭、腹胀和肠麻痹;④及时发现心肌缺血,有无心脏并发症;⑤有无肝功能改变等并发症,遇有不良反应时,及时处理,使症状减轻。

第十三节 低温麻醉

1950 年后 Bigelow 将低温应用于麻醉。我国 1956 年用于临床麻醉。1973 年 Barratt-Boyes 首次将深低温停循环(DHCA)技术用于先心病的手术修复。在全麻下用药物抑制体温调节中枢,人为地用物理方法将体温降到预定温度,达到降低麻醉患者机体代谢率,减少氧耗量,提高机体对缺氧和阻断血流供应的耐受能力目的,称低温麻醉。用于心血管和颅脑手术,预防其导致重要器官的缺氧性损害,是目前最常用的一种麻醉方法之一。也适用于治疗心肺复苏后脑缺氧性损伤。低温可分 4 类:34～32℃为轻度低温、31～28℃为浅低温、27～20℃为深低温、20～10℃为超深低温。

【生理影响】

1. **对代谢的影响** 在低温下,耗氧量明显下降,脑和其他器官循环被阻断的时间可延长。酶的作用受到干扰,需氧代谢降低,氧合血红蛋白的离解曲线左移,释放至组织的氧减少。身体各器官的氧耗量也有不同程度的下降。当温度降至 26～27℃时,总的氧摄取量为常温的40%,心脏 50%,每 100g 脑组织对氧的摄取量由常温时的 2.5～4.7ml/min,降温到 27℃时为 0.8～1ml/min。实验证明,当体温降至28℃左右,阻断脑循环 10～12min,或阻断全身循环 6min 是安全的。阻断的时间界限与年龄、体质、阻断循环前有无低血压、缺氧、脑压高低、心脏功能状况、有无贫血、脱水、开放循环后血压能否维持等有一定的关系。如深低温度降至 20℃以下,阻断循环 45min,动物生存率可在

90％以上。低温使代谢普遍降低,每降低10℃,代谢率降低50％。由于葡萄糖的代谢降低,可发生血糖增高,而在低温下注射胰岛素时,其作用较常温为强,使血糖下降幅度较大,可能与肝糖原分解酶和胰岛素分解酶的活性减弱所致。低温对蛋白的合成速度也降低,代谢率与体温的关系见表5-21。

表 5-21 代谢率与体温的关系

体温(℃)	代谢率(％)
36.8	100
31.8	75～80
30.3	60～70
26.8	50
20.0	25
16.8	20
15.0	15
6.8	6

2. 对血液内电解质的影响 对血清钠没有影响,血氯化物变化不明显或轻度增加,血清磷酸盐可有轻度下降,血钙无变化,血清钾增高。这可能与低温时酸碱度下降有关,或与低温时细胞损伤有关。

3. 对酸碱平衡的影响 低温易有代谢性酸中毒趋向,尤其循环停滞时,组织缺氧,产生大量酸性代谢产物,更易发生代谢性酸中毒。CO_2在血浆内的溶解度增加,故血中含有较多的碳酸而其张力将会下降。

4. 对血液的影响 当体温下降后,血液黏稠度增高,血容量减少,血液浓缩,细胞外液量无明显变化。白细胞和嗜伊红细胞减少。出血时间和凝血酶原时间延长,血小板和纤维蛋白原减少,血块收缩不良,复温后,可重新恢复正常。低温对凝血功能的影响,尚不足引起致死性出血倾向的程度。但若是术前有肝硬化等凝血机制紊乱疾病的患者,则可达到难以控制的出血而危及生命。

5. 对中枢神经的影响 低温时,脑代谢、神经系统的兴奋性与传导性均降低。中枢神经系统各部位的活动降低或停止的顺序是:中枢大脑皮质、脊髓。低温使脑血流减少、脑体积缩小。体温至20℃以下,脑电活动逐渐消失。

6. 对循环系统的影响　降温初期心率加速,随体温的下降,若无寒战时,心率可逐渐减慢,是低温对窦房结及希氏束传导的抑制所致。故用阿托品或其他抗副交感药物效果均显著。心脏收缩期和舒张期均随体温下降而逐渐延长,以舒张期延长为显著。心脏的整个不应期和心室传导时间亦显著延长,但在复温后,均可恢复。若复温后心率仍过缓,则可能预后不佳。体温低于 30℃时,心电图有 P-R 间期延长,P 波变宽,QRS 波时间延长,Q-T 间期延长,T 波平坦,甚至倒置的改变。心输出量早期有轻度增加,而后逐渐下降;血压轻度降低,有心功能不全或血容量不足的患者,则下降更为显著。当体温降至 24～26℃时,出现严重心律失常,如窦性心律停止、严重心动过缓、房室传导阻滞,频繁的室性期前收缩,甚至室颤,达 20℃时,心搏可完全停止。室颤与低温的作用有关,当体温在 28℃以上时,则极为少见。同时与心肌本身状况有关,如风湿性心脏病或心肌肥厚劳损时,易发生室颤;与心肌缺氧、血液酸碱度的改变、手术直接对心肌的机械性刺激、血液电解质变化、血内肾上腺素含量等,均对室颤的发生产生一定的影响。

7. 对呼吸系统的影响　低温使呼吸变慢、变浅,当 28℃以下时,呼吸可逐渐停止。其原因是低温对中枢的抑制作用,低温时代谢降低,CO_2产生减少,CO_2 血内溶解增加,血内 CO_2 张力减低是呼吸抑制的原因之一。有研究认为,26℃时,体内 CO_2 的作用不再是刺激呼吸,而是抑制呼吸。但此时缺氧仍能引起呼吸增快。低温使支气管扩张,解剖无效腔增加。

8. 对肝肾的影响　低温使肝脏分泌胆汁的功能减低,并使解毒时间延长。抑制肝功能,复温后肝功无变化。低温增加肝脏对缺氧的耐受力,是肝叶切除术阻断循环需要低温的依据。低温使血压下降,肾血管阻力增加,肾血流量减低,肾小球滤过率减少,尿量常减少。肾小管的浓缩能力和重吸收作用降低。降温过程中,尿钠和氯增加,钾排泄减少。恢复体温后恢复正常。

9. 对内分泌的影响　低温使内分泌都受抑制。恢复体温后,功能恢复,还可能出现亢进的肾上腺功能现象。

10. 寒冷反应　冷刺激可使局部血管扩张,若行体表降温,一些末梢循环较差的部位,长时间接触低温,有发生冻伤的危险。浅麻醉下,视丘下部和皮肤对冷的感受器间出现温差增加时,产生寒战反应。其结果使代谢、心率及呼吸频率增加。当体温 30℃ 左右时,低温对中枢抑制加强,不易发生寒战反应。

【适应证】

1. 心血管大手术 如心内直视手术的肺动脉瓣狭窄、主动脉瓣狭窄、主动脉瘤手术、房间隔缺损、室间隔缺损和法洛四联症等。

2. 神经外科出血较多的手术 如脑动脉瘤、颅血管畸形或其他血管丰富的肿瘤。降低脑代谢、脑水肿、ICP,有利颅内手术操作。

3. 耳鼻咽喉出血较多的手术及口腔颌面特大手术 如鼻咽腔巨大血管瘤、恶性肿瘤颅颌面联合切除术等。

4. 极度衰竭的患者施行侵袭大的手术 增加机体对失血、创伤的耐受力,减少对重要器官缺血性贫血引起的损害。

5. 特殊患者 高热或特殊情况的患者而必须行大手术治疗者。

6. 减轻脑缺氧 预防和减轻脑缺氧,如脑复苏后。一般无特殊禁忌证。

7. 其他 肝叶切除术阻断肝循环时。

【麻醉前准备】

1. 重要脏器功能检查及人造冰等物品准备 确定施行低温麻醉后,术前做肝、肾功能及心电图检查,并应于手术前一日准备好人造冰等物品。接触皮肤处,要隔以毛巾,以防皮下冻伤性缺血坏死。

2. 低温麻醉前用药 镇静药量要大。应于预定手术时间,提前 1h 开始麻醉。

3. 麻醉前检查 开始麻醉前,对降温及其他设备、仪器进行检查。

【麻醉方法】

1. 先行全麻 一般在全麻及肌松药应用条件下降温,以防寒战反应发生。必要时可酌用冬眠合剂。加深全麻,以平衡麻醉维持。开始降温,随着降温的加深,麻醉可逐渐减浅。降温期间严格监测血压、脉搏、呼吸、尿量、体温及心电图的变化。

2. 降温幅度及方法 可分为浅低温(33℃左右)、中度低温(28～30℃)和深低温(20℃以下)。常用降温法如下。

(1)体表降温法:此法操作简便,适用范围广,常用于浅低温及中度低温的降温。在深全麻和肌松药配合下,于大血管周围,即枕后、颈两旁、双腋窝、腹股沟及腘窝放置冰袋。若加以降温毯效果更好。当血液循环通过体表浅层被冷却的组织变冷后,带至全身,使全身温度逐渐下降。对颅脑手术和外伤者,以头部降温为重点,可将冰袋放在颈两旁、枕部、头顶、额及两颞部。体温下降的速度较缓慢,但只要下降 1℃ 以后,降温速度逐渐加快。体温降到预期温度前 1~2℃,可适当撤去部分或大部分冰袋,依靠续降作用达到预期温度。持续一段时间后,自然复温,初复缓慢,当达 32~33℃ 后,则复温较快。当手术主要步骤完成后,不需维持低温时,开始复温。复温方法有热水袋、电热毯、变温器等法,促使体温回升,当复至 33~35℃ 时,即可停止复温。冰水浴法是一个常用降温法,在手术台上铺一橡皮布或塑料薄膜,将患者平其上,将橡皮布四周兜起,患者浸泡于冰水中或包埋在冰屑中,接触面积大,降温迅速。夏季浸泡 30min,肛温 33~34℃ 时出水;冬季浸泡 15~20min,肛温至 34℃ 左右才出水。出水后体温可继续下降,少者 2~3℃,多者 5~6℃,出水后可用冰袋辅助续降至所需温度。其他同冰袋法。其他体表降温法如用降温垫、降温毯或半导体降复温毯等,虽然使用方便,但价格昂贵,易于失灵。

(2)体腔降温法:体腔血管丰富,表面积大,是良好的热交换场所。又分为胸腔、腹腔和胃内降温法等。

胸腔降温法:开胸患者将冰屑盐水灌入胸内,通过心肺的血液来降温。其缺点:不断地灌冰屑水及吸引,较麻烦又影响手术操作;消耗大量的冰屑盐水;冰屑盐水对心脏直接形成刺激,容易发生心律失常。故一般单独少用。可与体表降温合用。

腹腔降温法:机制同胸腔降温法。单独应用冰屑盐水量太大,一般应用较少。

胃内降温法:自胃管将冰盐水灌入胃内,保留时间短,抽出后反复灌注,进行降温。此法不简便,效果差,少采用。

(3)血流降温法:利用体外循环将血液经变温器降温后输入机体,使体温下降的方法。此法多用于体外循环时的降温。可以先在一般常温下手术,当手术需要时再配合此法降温。此法降温速度快、复温快、可控性强,但方法复杂,需降温机及在体外循环下进行,不宜广泛应用。一般低温麻醉,不用血流降温法。

【降温指征】

1.最低温度　心血管手术一般最低体温不应低于 28℃。降温至

28℃,一般手术可耐受阻断循环 8(6～10)min,否则不安全;若深低温,体温降至 15℃左右,可以阻断循环 45min。

2. 大血管手术温度　如主动脉瘤、主动脉狭窄和肺动脉狭窄等手术,一般降到 30℃左右。在肾动脉以下阻断主动脉者,则不一定要低温。

3. 心内直视手术温度　二尖瓣狭窄等后天性心脏病及房间隔缺损等先天性心脏病,以血流降温法为佳,降至中度低温即可。

4. 大出血及创伤大的休克患者低温　术中因急性大出血或手术创伤大而出现休克的患者,采用低温可增强对失血、创伤的耐受力,减少缺血、缺氧对重要器官的损害。采用浅低温 30℃,增加其安全性。

5. 神经手术温度　如阻断颈内动脉行脑动脉瘤手术时,降至浅低温(30℃左右)即可。

6. 肝叶切除的温度　降至浅低温(28～30℃),肝门血管阻断 1h。

7. 脑复苏的头部降温　在脑水肿高峰到达前,尽早开始,效果较好。脑温降至 28～30℃、中心温 32℃左右为宜。

【降温标准】　通常以鼻咽温(NPT)为标准。避免降温中如出现鸡皮样变化、肌肉强硬、寒战、面色苍白等明显的御寒反应时,应加深麻醉,加大肌松药的用量使肌肉完全松弛,或酌用少量冬眠 1 号药物或氟哌利多等。末梢血管扩张良好。

【麻醉管理】

1. 充分供氧　低温过程中,要注意充分给氧,血流降温法多与体外循环机并行。阻断循环前一般应控制呼吸,加强换气,避免缺氧和 CO_2 蓄积。

2. 详细记录循环阻断时间　主动脉阻断后,应停止人工呼吸,用秒表记录阻断时间,并将循环阻断时间详细记录。以上、下腔静脉完全阻断时起至其中之一(一般是上腔)开放时,为循环绝对阻滞时间。至上、下腔静脉完全开放时为相对循环阻断时间。如发生室颤时,注明室颤发生时间、除颤方法、次数等,及其室颤消失时间和血压能听到的时间。

3. 贮气囊加压　当心内修复手术将完成时,以压力挤压贮气囊,送氧入肺,可使肺内血液返回左心,或其他的方法协助排出心内空气。

4. 控制呼吸　开放循环后立即施行控制呼吸。

5. 监测并及时处理异常情况　常规监测体温、ECG、BP、CVP、尿量、电解质和血气。阻断循环后应密切注意监测心电图等,观察心脏有无蠕动及血压情况。并与手术医师、手术室巡回护士密切合作,进行必要处理,如心肌缺氧、低血压和心律失常的处理等。

6. 及时复温　心内直视手术主要步骤操作完成后,即进行复温,复温速度每 3～4min 1℃。复温至 35℃左右,手术结束,血压、脉搏及呼吸良好者,方可送回苏醒室。导管可不急于拔除,带回苏醒室进行术后呼吸治疗。

7. 防治并发症　在术后应特别注意低温麻醉和呼吸循环方面的多见并发症,与科室医师进行必要的检查和处理。①心律失常,是低温对心脏传导系统和收缩力的抑制而引起,术后应持续心电监测;②呼吸抑制,术后应辅助呼吸,按时血气分析,避免缺氧和 CO_2 蓄积;③寒战;④体温反跳;⑤冻伤及体表复温烫伤等。

8. 停循环延长者要做好脑保护　停循环时间尽可能＜30～45min,一旦＞45min 者,或估计循环阻断时间过长者,或心肌功能恢复较困难者,而易招致脑缺氧的患者,应继续行冰帽降温,以减轻对脑细胞的缺氧损害。

第十四节　体外循环下心脏手术麻醉

自 1950 年 Bigelow 介绍低温,就开创了心脏手术的新纪元。体外循环麻醉 1953 年应用于临床,揭开了麻醉发展史上光辉的一页。1958 年 6 月,我国第 1 例体外循环(CPB)心内直视手术,在西安成功完成。目前全国各地均开展了此项工作。

【适应证】　适用于复杂的心内直视手术,或一些大血管手术,需要阻断循环抢救时间较长的手术。

1. 先天性心脏病,如房间隔缺损、室间隔缺损、法洛三联症或四联症等外科治疗的必要条件。

2. 后天性心血管疾病,如瓣膜成形或置换术、主动脉弓移植术等外科治疗的确切保证。

3. 冠状动脉的手术,如 CABG 等。

4. 临床上抢救,还可用于气管切除吻合术、肝移植手术、恶性肿瘤的局部药物灌注,成人 ARDS 及小儿呼吸循环功能衰竭的支持(ECMO),心肺复苏的抢救,急性或慢性循环呼吸功能不全的辅助,恶性高热的迅速降温等。

【麻醉前准备】

1. 麻醉前用药 用药量要小。不同的心功能用不同剂量,个别的可免用。应用 1 个剂量的抗生素。吗啡 $0.08 \sim 0.2mg/kg$,东莨菪碱 $0.006mg/kg$;也可用哌替啶、氟哌利多合剂 $1/4 \sim 1/2$;精神紧张者,咪达唑仑 $3 \sim 5mg$ 肌注。有足够的镇静。与患者术前沟通、解答疑问、说明麻醉优点及危险性,尽可能减少患者恐惧、焦虑及由此引起的心血管刺激反应。

2. 心功能评估及化验检查 据心电图、超声心动图、心脏导管、放射学造影等综合评估心功能状态,pH 及其他化验检查。消除感染病灶;纠正贫血、肝肾及其他脏器功能障碍和心力衰竭。术前保护心肌。

3. 术前长期药物治疗者的准备

(1)洋地黄:宜在术前 2d 停用,因低温和体外循环后,易发生洋地黄中毒,导致心律失常。若术前已洋地黄化,体外循环后若有心功能不全,则将增加处理的困难。利尿药术前 48h 停用。

(2)β受体阻滞药:术前停药,因其可影响心肌对肾上腺素和异丙肾上腺素等药物的反应。

(3)促红细胞生成素:术前 $2 \sim 3$ 周皮下注射,每周 $100 \sim 600\mu g/kg$。可提高术前 Hct,减少同种血液输注的需求,改善术后红细胞恢复指标。

4. 监测 体外循环(CPB)患者先用袖带测血压、数脉搏。有条件时,连接经食管超声心动图(TEE)、光导纤维导管血氧饱和度仪(FCO)、脑氧饱和监测仪和颈静脉血氧饱和度(SjO_2)等。

(1)有创动脉测压:动脉内置管,平均动脉压测定,及抽取血标本,是常用的方法。

(2)心电图:Ⅱ导或 V_5 连续监测。

(3)尿量:动态观察。调整液体平衡、判断肾功能的良好指标,也是心功能的判断指标。

(4)体温:鼻咽温和肛温同时监测,评估复温情况。

(5)血气和血钾监测:准确调整通气和氧合,每 30 分钟 1 次。

(6)CVP、Swan-Ganz 和 TEE:有条件时监测使用。

5. 放置硬膜导管 术前 $12 \sim 24h$ 或手术日放置,或与肝素注射时间至少早 1h。

【方法】　静脉复合麻醉、芬太尼麻醉和低温麻醉是目前体外循环心内直视手术最常用的麻醉方法。

1. 诱导

(1)开放静脉:左上肢建立一支输注麻醉药的静脉通道。

(2)吸氧祛氮:面罩下吸氧,祛氮 5～15min。

(3)快速诱导:用咪达唑仑 0.1～0.2mg/kg、芬太尼 5～15μg/kg、丙泊酚 1.5～2mg/kg、泮库溴铵 0.12～0.2mg/kg 或阿曲库铵 0.3～0.6mg/kg,或维库溴铵 0.07～0.15mg/kg 等,静注,快速诱导,气管内插入单腔或双腔支气管导管。控制呼吸。

(4)辅助用药:诱导中要根据具体病情选用辅助药,当患者紧张、心率增速,则加用咪达唑仑;若患者血压较高,则加用氟哌利多;若心律整齐,而心率慢时,则加用少量氯胺酮(0.2～1mg/kg)等。全麻加硬膜外阻滞可减少手术期间的应激反应,会使全麻更加完善,全麻用药量明显减少,苏醒快,缩短术后拔管时间,改善术后早期肺功能,减少室上性心动过速的发生;硬膜外阻滞又可用于术后镇痛。

(5)降温:同低温麻醉处理。肛温及咽温(NPT)两极测温。

(6)动脉穿刺置管和中心静脉测压:诱导后施行桡动脉穿刺或切开术,中心静脉穿刺,置管,直接测平均动脉压及中心静脉压。为预防低血压,插管时,输注 706 代血浆 500ml 或 50%葡萄糖 60ml(小儿 40ml)。

2. 麻醉维持　静脉复合麻醉维持,不宜过深。

(1)芬太尼类:芬太尼 30～50μg/kg 输注,或阿芬太尼 2μg/(kg·min)或舒芬太尼 10～20μg/kg 配合泮库溴铵,或维库溴铵或阿曲库铵分次静注,控制呼吸。于切皮前、锯开、牵开胸骨前、切开心包、转机前或必要时加深麻醉,静注芬太尼 0.1～0.2mg,泮库溴铵 1～2mg;或吸入恩氟烷或异氟烷等,辅助加深麻醉。

(2)吗啡:吗啡配合咪达唑仑镇痛,复合麻醉,辅以泮库溴铵或阿曲库铵分次静注,控制呼吸。加深麻醉方法同上。现已少用,被芬太尼族替代。

(3)丙泊酚:3～6mg/(kg·h),静脉微泵注入,与芬太尼 2～5μg/kg、氯胺酮 1～1.5mg/kg 合用,或丙泊酚与芬太尼加氯胺酮,辅以肌松药分次输注,加深麻醉的方法同上。

(4)建立 CPB:建立体外循环管道,连接无误后开始体外循环,并行循环数分钟后,进入完全体外循环状态,同时进行血液降温。CPB——开始停止输注复麻液和吸入麻醉药。

(5)阻断主动脉:当并行循环,或阻断上、下腔静脉后,在阻断主动脉、肺动脉前,尚有一部分血液经肺循环回至左心,故仍需行控制呼吸,才能使血液有充分的氧合。当体温降至30℃左右时,阻断升主动脉。立即从主动脉根部灌注管灌入4℃冷心停搏液(10~15ml/kg),同时心脏表面用4℃冰盐水或冰屑降温,使心脏迅速停跳。当阻断主动脉及肺动脉后,即停止控制呼吸。若联合用硬膜外阻滞可经硬膜外阻滞做适当止痛和降压。

(6)降温的限度:体温降至30℃或以下。

【麻醉管理】

1. 监测尿量　将留置导尿管用皮管引至量筒中,随时测量和监测。记录 CPB 前、CPB 中及 CPB 后的尿量,最低尿量保持在 1ml/(kg·h)。体外循环开始 10min 内即应有充分尿量;少尿[<0.5ml/(kg·30min)]时,提高灌注量和灌注压,静注甘露醇 0.25~0.5g/kg,并注意观察 CPB 后的排尿时间和颜色,并记录于麻醉记录单中。

2. 预充液的准备　安置动静脉插管前,再次检查 pH 及其他化验,然后按 2~3mg/kg 的肝素自右心耳注入心脏,血液肝素化。预充液的肝素量 1mg/100ml。肝素化时间超过 1h,追加总量的 1/3。Hb>70g/L;血细胞比容>25%。预充液用平衡盐液、羟乙基淀粉或右旋糖酐-40 等,按 30~50ml/kg 预充机器内,不足时再用新鲜血液。

3. 停循环　阻断循环前,加强换气。

(1)灌注停搏液:当温度降至30℃,主动脉冷灌注停搏液。用量为 10~15ml/kg,使心搏完全停止,20~30min 再灌注第 2 次,甚至第 3 次,同时于心包内放置冰屑或小冰盐水袋,以使停搏的心肌保持安静、低温状态。停降温后,可续降 1~3℃。

(2)肺内轻度充氧:阻断主动脉、肺动脉后,停止控制呼吸,但应打开低流量氧气为 50~200ml/min,使贮气囊内鼓胀及肺内要轻度充氧,气道压 5cmH$_2$O,发绀肺动脉高压 20~30cmH$_2$O,避免肺脏完全萎陷。

(3)氧供:开放循环后,再开始控制呼吸,加强换气。

4. 观察眼部体征　体外循环中,注意患者面色、眼压、瞳孔、眼结膜等充血或缺氧情况,若上腔静脉压升高,面色涨紫,与机器操作者联系及时调整引流管。

5. 心内排气 如果需要时,配合手术医师,进行左室压水试验和心内排气工作。

6. 复温及心复跳 复温开始时,输注硝普钠 $0.5\sim3\mu g/(kg \cdot min)$,减低周围阻力和左心负担,增加心排血量。若阻断时间不长,体温不低于 32℃时,一般当心内手术主要操作步骤完毕,即开始血流复温,心搏即可自动恢复。否则,应先行心脏按压,待心室纤颤变粗大时,用电击除颤,血流复温达到一定温度后,便于除颤的成功。保证生理条件下复苏成功。心搏恢复后,保持一般时间心脏无负荷跳动,以利心肌功能恢复。开放主动脉后,输注多巴胺,100mg 加入 10%葡萄糖 100ml 内或 $2\sim10\mu g/(kg \cdot min)$,或氨力农 $1.5mg/kg$,静注,再连续输注 $10\mu g/(kg \cdot min)$ 等,以辅助循环,直至手术后。但要注意输速不要过快。尚需并行循环一段时间,以辅助心脏搏动,降低心脏负担。阻断时间越长,辅助循环的时间也越长,以利心脏代谢及功能恢复。逐渐减低流量。用硝普钠血管扩张药减轻心脏前后负荷,扩张冠状血管和肺血管,同时也用多巴胺维持血压。

7. 容量管理 体外循环开始前,及时追加静脉麻醉药、肌松药;体外循环一开始停止吸入性麻醉药和静脉输液。出血量按 CPB 前、中、后等分别收集,并定时记录之。一旦停机后,立即输血,等量补充失血。机器内剩余血,少量多次输还。防止血容量不足,也要防止输入速度过快而使心脏膨胀、过荷,损害心肌功能。一般 $2\sim4ml/(kg \cdot h)$,输液的量及速度根据血压、尿量、中心静脉压、心脏的充盈度来决定,平均动脉压在 $50\sim70mmHg$。CVP $6\sim12cmH_2O$,尿量 $2\sim10ml/(kg \cdot h)$。MAP 偏低时,多巴胺 $1\sim5\mu g/(kg \cdot min)$ 输注。伴颈动脉狭窄者,MAP 应维持在 $82\sim92mmHg$,$PaCO_2$ 接近正常。

8. 拮抗肝素 当心脏功能状况及血压稳定时,拔出心脏插管后,及时从静脉及心内各注入 1/2 的(肝素量的 $1\sim3$ 倍)鱼精蛋白,以拮抗肝素。其中 1/2 自右心耳注入心内,减少创面出血。余 1/2 在 $10\sim15min$ 连续输注完。

9. 全血凝固时间(ACT)监测 CPB 期间,常规应用 ACT 作为肝素抗凝水平的监测,ACT 还可了解鱼精蛋白中和肝素情况。用完鱼精蛋白后,连续观察出、凝血时间,再以 ACT 测定,直至回到正常为止。大量渗血时,可给予止血药物。手术野彻底止血后方能关胸。术中采用缝合结扎止血法较稳妥。

10. 补充血容量　心脏复搏后并行辅助循环,达停机条件后,停止体外循环。CPB 后,连续观察血压及 CVP 作为输血指标,输入新鲜血及血浆补足血容量。Hct<20％时,输全血。同时要观察心搏及心脏充盈情况,作为输血指标。当 CVP>15cmH_2O 时,输血,补液应缓慢。

11. 抽取血样标本　麻醉后,手术前,手术中分别采取动脉或静脉血标本,检查血气分析,测定 pH 和通气情况,及其他必要的化验检查。一般排出 500ml 尿,应输入 0.7~1.0g 氯化钾,为防止液体过度负荷,可用 6∶1000~15∶1000 氯化钾溶液输注。为预防 CPB 引起的代谢性酸血症,术中给予 5％碳酸氢钠 100ml,从机器内给予,转流中及后给予 150~250ml,以后根据血气分析中的 pH,尿中有血红蛋白时再补充。

12. 送回患者的时机　术后患者入复苏室,进行 6~12h 辅助呼吸,血压、脉搏、呼吸稳定、清醒后方能送回病房。气管导管带至复苏室,或送 ICU 病房,进行严密监测治疗。

13. 记录化验结果　将所有的化验检查结果转记在麻醉记录单上。

14. 术后镇痛　静脉 PCA 或 PCEA 均有最佳的镇痛效果。利于术后咳嗽排痰,防止术后肺部并发症。

第十五节　体外循环心肌保护

1953 年美国外科医生 Gibbon 发明了人工心肺机,使心脏外科手术矫正心内畸形成为现实。但是体外循环对患者心脏都有不同程度的损害,甚至有的心脏扩大达 120％以上,肺动脉高压达 100mmHg 以上,发绀患者血红蛋白 200g/L 以上等。1977 年 Hearae 首次提出了缺血再灌注损伤(ischemic reperfusion injury,IRI)的概念。系指局部组织或器官的缺血将导致其损害,但随着血供恢复,而损伤逐渐加重的现象。病情重、手术复杂、CPB 停止循环长达 1h 以上者,心肌处在缺氧状态,如何有效地保护心肌,就成为心脏复苏、防止术后严重并发症发生及手术成败的关键。心肌保护涉及整个围术期影响心功能的因素。

一、围术期保护

心肌保护的原则是增加能量储备,减少能量消耗;开始手术前,着重于术中,巩固于术后。

(一)手术前

心肌保护应从术前开始,贯彻始终,手术中及转机中为重点。

1.改善心脏功能状况　如病情程度和病理生理,内科治疗是否满意,术前评估,强心药的准备,纠正电解质紊乱等。

2.选择麻醉药和方法　注意选用对心肌抑制作用轻微,对心脏复跳影响小的麻醉药。丙泊酚、巴比妥类药、依托咪酯、氯胺酮和吸入麻醉药等具有自由基清除和心肌保护作用。

3.放血或血液稀释　发绀患者有较高的血细胞比容时,使血细胞比容降至60%即可。取出的红细胞或放出的全血,术后可回输。

4.重组促红细胞生成素(CA)　术前2～3周静注或皮下注射CA,也能维持围术期的Hb水平。$100～600\mu g/kg$,每周量,皮下注射。

(二)转机前

注意纠正影响心功能的要素,保持循环系统的稳定。

1.处理危险因素　转机前突发性高血压或肺动脉楔压上升,冠心病症状、左心室功能障碍等,必须处理,静注硝酸甘油等药治疗。

2.保持血动力稳定　麻醉诱导时,要保持血流动力学稳定,转机前适量补充胶体液或晶体液,尽力使血压、心率、心律、心电图及肺动脉楔压平稳。

3.加强麻醉管理　麻醉中血压、心率平稳,保持呼吸交换量,纠正心律失常,药物的追加要少量多次等。

(三)转机中

减轻和防止心肌缺血、缺氧和再灌注后损伤主要手段是采用停搏液、低温和体外循环。

1.停搏液灌注　是心肌保护的主要方法,目前停搏液的配制、温度和灌注方法,已有很大的改进和完善。

(1)升主动脉冷灌注:局部深低温的方法,心肌耗氧量降低,对心肌保护效果很显著,是目前最常用的方法。阻断主动脉后,在升主动脉的近心端,缝一荷包后,插入18号针头(短斜面式),连接输液瓶或塑料袋装液体。将预先降温至4℃左右所备好的冷停搏液,加压灌注入心脏内,成人2～3min,首次用量8～15ml/kg,成人300～500ml,小儿150～200ml。手术中每20～30min再灌注1次,其量酌减。

(2)晶体停搏液组成:目前广用低温晶体停搏液,主要成分是氯化钾 15~20mmol/L、镁、钠、钙和葡萄糖等。国内外多年来采用 St. Thomas 停搏液,高钾冷停搏液有多种配方,各种配方的基本组成为:钾离子、镁离子及普鲁卡因,使心脏立即停搏的作用;高渗葡萄糖、ATP、适量胰岛素;血液或血浆,提供有氧与无氧代谢所产生的能量,血经氧合,能提供一定氧量;碳酸氢钠等为缓冲物质,使心肌 pH 能够维持在正常范围(7.5~7.6);钙、地塞米松等膜稳定剂,钙能稳定心肌细胞的胞膜;甘露醇,防止心肌细胞缺血后水肿反应和肿胀;钙通道阻滞药,具有停止心肌细胞的电机械活动效应,减少心肌停搏时 ATP 的耗用,在心脏冠状动脉重新恢复血液灌注时,不致心肌细胞内集积钙离子;氨茶碱,可提高 pH 至 7.4 左右,用停搏液冲洗心肌内阻断循环后发生的微血栓,以减少对心肌的损害。缺陷:此液低温可影响酶的功能、细胞膜的稳定性、糖的利用、ATP 的生成和利用及 pH 和渗透压的平衡,造成缺血性再灌注损伤;不能携带氧;心肌在阻断循环后,仍处于无氧代谢,会导致严重的代谢性酸中毒;晶体液不含胶体成分,易致心肌水肿等。

(3)插入针头技术:经主动脉根部阻断钳的近端顺行灌注时,注意针头不要插入过深,而造成出血,不易止血。

(4)低温血停搏液:低温血停搏液于 1978 年由 Follete 等用于临床。由低温停搏液加充氧血组成,除低温、高钾外,还含有较高氧,血中蛋白成分使其具有胶体压,可预防心肌水肿,补充缓冲物质,红细胞既可提供对微血管流体力学的改善,又可连同血浆清除自由基,还可避免大量停搏液体进入心内,使体内水超负荷及组织水肿。与晶体停搏液对比,无论从心肌氧,乳酸摄取率、血清酶漏出量、心肌超微结构、心脏复搏率、术后多巴胺用量等各方面,均明显优于晶体停搏液,故含血停搏液已在逐渐代替晶体停搏液。目前血液与液体比多为 4:1,或 8:1,血液比例还会提高。

(5)顺灌+逆灌:应用顺灌加逆灌术可明显提高保护心肌效果。近年来主张心停搏液自冠状静脉窦灌注称为逆灌,是将插入针从右房插入,逆行灌注停搏液的方法,广泛用于临床,有良好的停搏液分布,使粥样硬化物及气栓反流,可避免冠状动脉直接插管的损伤,缺点是可能损伤冠状窦,灌注压 40mmHg,>50mmHg 造成心肌水肿和出血。

(6)含钾温血停搏液持续灌注:此停搏灌注液为心肌保护开辟了一个新领域。克服了冷停搏液及间断缺血的不足。自主动脉根部持续灌注氧合温血,流量 150～200ml/min,同时以微量泵将 15％氯化钾经三通泵入此温血中,初泵速 120～160ml/h,停搏后泵速 15～20ml/h,维持停搏状态。

(7)常温不停搏心内直视手术:优点是温血更有利于心肌代谢的恢复,有效保护高能磷酸键,改善术后血流动力学,组织对氧的摄取及血液对 pH 和渗透压改变的缓冲能力也明显加强。主动脉阻断前灌注心肌保护液称之为温血诱导,主动脉开放前灌注称之为终末温血再灌注,两者均使心肌在常温停搏下,获得充分的氧供,补充心肌的能量储备,修复心肌损害。近年国内已开展,又可分为体外循环、心脏空搏手术及非体外循环下冠状动脉旁路移植术。因心脏处于跳动状态,更加接近生理,心肌损伤较小,可避免低温和 CPB 心肌缺血等不良影响。

2. 心脏局部降温 心脏表面局部冰屑降温,使心肌温度保持在15～20℃,对心肌保护起主要作用。

3. 全身降温 是最常用心肌保护法,低温有助于心肌保护。

4. 手术操作因素 减少手术操作对心肌功能产生影响。

5. 阻断时间 血流阻断的时间要短。尽量减少对心肌的损害。

6. GIK 溶液输注 术前、术后均可用 GIK 溶液静脉输注,以提高心肌糖原的储备,改善心肌的能量代谢。

(四)转机后

主要是保持循环稳定。

1. 纠正心律失常 如室上性心动过速。

2. 纠正低血压 余血回输分次,鱼精蛋白分次注入,术后输注多巴胺等改变血压偏低状态。

二、控制性心动过缓

又叫诱导性心动过缓(induced bradycardia),心率控制可减低心肌氧耗,将为手术提供良好条件。一般为心率控制在 40～50/min,常采取下列措施。

(一)术前预处理

术前用药合理是术中心率控制的基础。术前 30min,肌注,吗啡0.2mg/kg,东莨菪碱 0.3mg 外,另在术前 1～1.5h,口服 β 受体阻滞药和钙通道阻滞药,可为术中心率控制奠定牢固基础。精神过度紧张者加服地西泮。

(二)麻醉用药合理

用小剂量的芬太尼（5μg/kg）时，持续静脉泵入丙泊酚、辅助吸入安氟烷或七氟烷，肌松药用不加快心率的维库溴铵或泮库溴铵。要达到一定的麻醉深度。

(三)前负荷及后负荷

麻醉中要维持一定量的容量负荷，但应避免容量过多。当以上方法处理后不理想时，使用 β 受体阻滞药、钙通道阻滞药和 M 受体兴奋药等药物降低心率。

1. 艾司洛尔　10～20mg 静注，每 5 分钟追加 1 次，每次剂量＜50mg。

2. 美托洛尔　1～2mg 静注，每 10 分钟追加 1 次，每次剂量＜5mg。

3. M 受体兴奋药　当以上处理后心率仍快时，用小剂量的 M 受体兴奋药。新斯的明 0.1～0.5mg，每 5 分钟 1 次，每次剂量＜0.5mg，应注意新斯的明对肌松药的拮抗作用，防止患者体动。

4. 钙通道阻滞药　可酌情使用负性心律的钙通道阻滞药，起到心肌保护作用。维拉帕米 5～10mg 静注。

三、微创体外循环

系指孔口入路 CPB，要求整个治疗组（外科医师、麻醉医师、巡回护士、洗手护士及灌注医师）经过专门培训、长期合作、协调操作，可改善临床效果。要加强术中的麻醉管理，通过 TEE 或荧光镜，导引放置冠状静脉窦导管，详细地掌握"管道"。监测主动脉内阻塞导管，顺行和逆行孔口心脏停搏液的输注和预防并发症。

四、并发症预防和治疗

(一)气栓或固体栓塞

CPB 心脏手术后，如果出现严重中枢神经系统的并发症，不但意味着手术失败，而且气栓可导致死亡，预防很重要。心内手术操作时，要注意减少气栓发生。否则，预后甚为危险。应从多方面预防。

1. $PaCO_2$　术中 $PaCO_2$ 保持在 36.5～45mmHg，CPB 期间，$PaCO_2$ 每变化 1mmHg，大脑中动脉血流速度平行变化 1.9%～4%，$PaCO_2$ 越

高,脑的氧代谢抑制越明显。一般要求灌注压$>60\text{mmHg}$,应用肌松药等,采取正压呼吸。术中监测动脉血气,颈静脉血氧饱和度(SjO_2)监测,也反映脑对氧的利用率。

2. **体外循环操作**　CPB 时,动脉的滤过可预防或清除动脉中的微栓;逆行性脑灌注可避免血管损伤,手术视野清楚,减少空气及动脉粥样纤维素的栓塞,达到有效的脑氧输送;使空气和血液交界面高于二尖瓣和缝合的缺损处。吸引器不应伸入左心房吸引。

3. **左室引流**　常规做左心室引流,在排气时使心尖抬高,可按摩心底部以助排气,未做左心室引流者,用排气针刺入排出左心室内气体。充分左心减压,使术野清晰,且是心肌保护的重要环节。

4. **心腔内残留气泡**　使缺损部位处于高位,则空气不易进入。

5. **心肺机**　防止心肺机产生气泡(软盘式),氧合血除去所有气泡(鼓泡式氧合器)。采取膜式氧合器,可减少脑栓塞发生率。

6. **手术操作**　心内手术操作期间,心脏处于停搏状态。在有明显主动脉病变者而游离操作时,应避开主动脉病变节段,以免发生组织脱落。

7. **排气针排气**　开放主动脉钳前,在升主动脉高处插入排气针,后开放主动脉钳,或用空针将空气抽出。

8. **谷氨酸**　谷氨酸受体(NMDA 及 AMPA 型)拮抗药,应用于 CPB 可起到神经保护作用。

9. **氧自由基清除剂**　静注氧自由基清除剂预防脑损伤。

10. **监测**　新的影像学方法和监测手段,如 TEE、rSO_2 和经颅多普勒超声监测(TCD)等监测,有助于确定有无主动脉硬化,发现心内气泡和颗粒物质。

(二)术后出血

凝血障碍是 CPB 后常见的重要并发症,有一定的发生率。多发生在术后早期。主要因素是凝血因子的减少或功能低下,如血小板、纤维蛋白原、凝血酶原、凝血 Ⅴ、Ⅶ、Ⅷ、Ⅸ 因子均减少。关键在于预防,即术中、停机后要耐心细致地彻底止血。术后出血的处理措施如下。

1. **针对诱因治疗**　CPB 后凝血障碍(PCC)的原因如下。

(1)大量输血:包括预充血和补充失血的量过大。使凝血因子很快发生缺乏。等量输新鲜全血和新鲜冷冻血浆(FFP)或干冻血浆予以纠正。或输入血小板。

(2)DIC:全部凝血参数均明显异常,Dimers 试验(栓溶二聚体,D-dimers)阳性是最特异诊断指标。用抗纤溶物及小剂量肝素治疗。

(3)纤溶:是指纤维蛋白溶解亢进。CPB 后出血的 12%～15%与纤溶有关。纤维降解产物(FDP)的效价＞1∶32 或 30μg/ml,便可导致术后出血。测定 FDP、凝血弹性描记图(TEG)或 D-dimers 试验可确诊。适当使用止血药,用氨基己酸(EACA)、氨甲环酸(凝血酸,AMCA)和氨甲苯酸(止血芳酸,PAMBA)、抑肽酶等治疗。抑肽酶用法:先静注 200 万血管舒缓素抑制药单位(KIU)负荷量(280mg),在 CPB 预充液中加 200 万 KIU,接着术以 25 万～50 万 KIU/h 维持输注至缝皮。可避免二次手术开胸止血,减少术后失血量和输血量,继发于血管内凝血或原发性纤溶。

(4)肝素中和不完全:CPB 后未完全中和肝素,CPB 结束后每 100U 肝素需鱼精蛋白 1～1.5mg,才有比较满意的效果。若要回输机器余血 100ml,还需追加鱼精蛋白 5mg,也只能中和 90%肝素,因患者对肝素的个体反应差别很大。

(5)使用鱼精蛋白过量。

(6)溶血,如输入血型不合的血液。

(7)CPB 通路不清洁,血小板易破坏,或因细菌内毒素的作用产生渗血不止。

(8)血浆蛋白变性。

(9)手术止血,当出血较多、较猛,动态观察中无减少趋势,应当机立断,在病人还未发生休克时,手术室内进行止血手术。

2. 消耗性凝血病 CPB 后的渗血不止,常与创伤、休克、大量输血后的弥散性血管内凝血相似,即所谓消耗性凝血病(consumption coagulopathy)。表现:血小板减少、纤维蛋白降低及 APTT、PT 延长等,但 Dimers 试验阴性。预防方法:肝素用量要够,用低分子右旋糖酐和其他预充液,使血液有一定程度的稀释,采用高流量灌注,大量维生素 C 等。

3. 心脏压塞 术后出血而未能引流出,被限制在心包或纵隔内而产生心脏压塞。常不易与低心排血量综合征相区别。颈静脉怒张、静脉压升高,无心功能不全的其他原因,当 $CVP>23cmH_2O$、血压下降、对强心升压药物反应不佳时,应及时确诊,紧急送手术室内,手术清除血块、积血、彻底止血。

(三)急性心脏扩张

虽然 CPB 时,上、下腔静脉血被引流至体外,但仍有两条途径的血液回至心内。一条冠状循环入右心房;另一条来自支气管动脉与动脉间的许多吻合支进入肺循环,经肺静脉入左心房。若血液在心内不能排出,可导致急性心脏扩张。用 CPB 时,高流量灌注不可使灌注压过高。预防方法,是血液自心腔引出,不使心脏过度充盈。

(四)心律失常

心内手术操作及心脏疾病本身是导致心律失常的重要因素,包括 CPB 的插管或阻断循环,对冠状窦的吸引、低血钾和气栓等。CPB 术后心律失常的主要原因是低血钾,可用治疗心律失常的药物维拉帕米 5～10mg 或甲氧明 5～10mg 静注;或氯化钾 0.4％～0.6％输注。房颤也可用电复律;反复出现的室早、室速用利多卡因 1～2mg/kg 静注,如反复出现,利多卡因 50～100mg 静点或 1～3mg/(kg·min)输注。

(五)低心排血量综合征

心内直视手术术中或术终不久,出现血压下降及低心排血量。在瓣膜置换术后易发生,是 CPB 最常见、最严重的一种并发症,其死亡率是较高的。

1. 原因　低心排血量综合征原因有多种。

(1)前负荷过低,包括血容量不足;麻药或组胺所致的血管扩张;过敏反应;严重心动过速;心脏压塞;右心室衰竭(左心室前负荷下降);肺动脉栓塞(左心室前负荷下降)。

(2)各种原因所引起的心率过慢。

(3)心肌收缩力低下,包括麻药及其他药的影响;心肌缺血;心肌梗死;心律失常;缺氧;酸碱失衡;心肌病;心室功能障碍,手术后心功能代偿不全。

(4)手术的影响,包括手术本身的创伤;冠状动脉气栓、微粒等异物栓塞;心肌保护不当,心肌缺血;未能解决心脏病变等。

(5)后负荷增加,包括交感活性增加;肾素-高压素及其他内分泌血管加压素的释放增多;拟交感性增强心肌肌力的药物不良反应;主动脉或肺动脉血栓形成;肺不张,肺动脉高压等。

(6)后负荷下降,包括过敏反应;发热;感染、败血症性休克;CO_2 蓄积、直接作用于血管;药物的不良反应等。

2. 处理 主要为针对病因改善心功能。

(1)注意补充血容量:停机前将机器血尽可能输入体内,要求适当正平衡;停机后机内余血缓慢输入。使 MAP 达 60～80mmHg,CVP 15～20mmHg。停止机器余血输入后,立即输新鲜血,根据尿量、MAP 及 CVP 调整速度及量。或以左房测压指导输血治疗。或定期查血细胞比容和血红蛋白,以指导输血治疗。当血压、中心静脉压、肺动脉楔压及心排血量都低下时,先补充液量,若经少量输注后,血压及心排血量有好转,则额外补给 500～1000ml 液体。

(2)强心药:如补液不见好转,且肺动脉楔压>15mmHg,心排血量仍低,考虑左室衰竭,应用强心药毛花苷 C 0.4～0.8mg 静注后,血压、心排血量、肺动脉楔压及外周总阻力,都可逐渐正常,每 2h 后再静注 0.1～0.2mg,但总量应<1.2mg/24h。

(3)血管扩张药:如发现外周总阻力大,用血管扩张药可改善心脏功能,减轻心脏前后负荷,也可扩张冠状动脉血管和肺血管,有利于心肺功能的改善。即使血压偏低,也非血管扩张药的禁忌证。用血管扩张药的同时,合用多巴胺。硝普钠 0.5～5μg/(kg·min)输注,若血压、心排血量及外周总阻力恢复正常,处理即满足。

(4)升压药提高血压:肺动脉楔压<15mmHg,心排血量仍低,可能血容量不足,输注多巴胺 2～10μg/(kg·min)后,血压、心排血量、肺动脉楔压、外周总阻力恢复至正常范围。两种药同时输注,有利于心功能恢复,治疗低心排效果较好。

(5)心脏辅助循环:但当肺动脉楔压仍<15mmHg、外周总阻力及心排血量仍低,应考虑为难治性左心室衰竭或严重的病人,采用心脏辅助循环或主动脉内球囊反搏等。

(六)出血性肺不张(灌注肺)

为 CPB 产生最严重的并发症之一,可因进行性肺功能不全而死亡。

1. 症状 肺的顺应性逐渐降低,进行性缺氧,胸 X 线片可见弥散性多发阴影,听诊可闻及湿鸣音。术后数小时,即可出现上述症状,并进行性加重,常难以控制。尸解有肺充血、出血、实变,支气管内常有血性液体,镜检有红、白细胞浸润,但与肺不张和肺水肿不相同。

2. 机制 系 CPB 灌注过程中或结束时肺毛细血管压力增高所致,特别是心搏骤停或阻断循环时,自支气管动脉回流入左房的血液不能排出,左房过度充盈,使肺毛细血管压力增高,造成毛细血管损伤。左房减压可以减少其发生,但不能完全防止。此出血性肺不张与循环过程中的低血压、弥散性血管内凝血、组织的缺氧、酸中毒等有关。也与肺表面活性物质的下降有关。

3. **防治**　采用灌注高流量、少用血预充、用较大量的肝素等方法,可降低其发生率。减少酸中毒、预防弥散性血管内凝血,对减少此并发症可起一定作用。

(七) ARDS

CPB 后常发生 ARDS。原因为肺毛细血管被血小板、白细胞和巨噬细胞栓塞,并释放溶酶体酶和血管活性物质、自由基,使肺毛细血管内膜和肺泡上皮细胞受损,增加肺毛细血管通透性,导致肺渗出和肺出血,血浆胶渗压下降使渗出和出血加剧。临床特点为呼吸困难、支气管痉挛、肺顺应减退,X 线呈弥散不透亮区。

(八)肾衰竭

CPB 后发生肾衰竭的原因为术前肾病、肾功能不全、年龄大、长时间CPB、灌注不足、大量溶血、血容量不足、失血和低心排综合征等。CPB 后约有 30% 的发病率。按第 11 章第六节围术期急性肾衰竭处理。

(九)电解质紊乱

CPB 后最常见最严重的电解质紊乱是低钾,低钾引起心律失常。原因为预充液中钾不足、血液稀释、利尿药和肾素、血管紧张素-醛固酮系统被激活等。尿量正常时,CPB 后补钾应达 100mmol 以上。每排出 500ml尿补氯化钾 $0.7\sim1.0g$,力求钾保持在 $4\sim5mmol/L$。CPB 后有轻度低钠,不需处理,术后 $2\sim3d$ 多能自行恢复。CPB 后常发生低镁血症,造成心动过缓、室性心律失常、快速性心律失常、心功能低下和呼吸衰竭而导致突然死亡。故 CPB 后应常规补充氯化镁 2g 或静脉输注硫酸镁 $10\sim40mg/kg$。

(十)其他

1. **预防**　溶血及机器故障。

2. **预防污染**　心内直视术患者常出现严重的感染性并发症,是麻醉对患者免疫功能干扰、污染及各种促炎性细胞因子等所致。术后 $3\sim5d$有严重感染,严重者出现脓毒血症。表现为发热、白细胞增多、毛细血管通透性增加、组织间隙液体积聚等。预防和治疗是用常温 CPB,用皮质类固醇,术前 2~3d、术日麻醉前用药、术中机器内和术后应用大剂量抗生素;术中操作、各种通道的建立,均应严格遵守无菌操作规程,防止污染。

3. **防治贫血** 血液稀释引起严重的贫血;CPB 使红细胞存活时间缩短。术后 1~2 周内出现贫血。

4. **防治循环灌注不足** CPB 的有效灌注量较正常的心输出量为低,有人称为控制性休克。加强监测,但血压在血管收缩时不能反映组织灌注情况;脑电图难以与脑灌注情况有区别;尿量可大致反映肾的灌注量;血气分析可反映代谢情况,代谢性酸中毒使碱基缺乏,常提示流量不够,使脑贫血造成程度不同的神经损害。

5. **心脏手术危险性及并发症预测**

(1)死亡的有关因素:休克、左心室功能不全、肾衰和再次手术。

(2)并发症的有关因素:充血性心衰、红细胞老化率高、高血压、脑卒中史。

第6章 专科手术麻醉

第一节 腹部外科手术麻醉

【特点与要求】

1. 麻醉前准备 麻醉前积极而适当地处理和纠正生理紊乱,改善全身营养不良,提高患者对麻醉的耐受性。

(1)纠正生理紊乱:胃肠道每日分泌大量含有相当数量电解质的消化液。腹部外科手术,多系腹腔内脏器质性的慢性疾病,常并发全身营养不良、贫血、低蛋白血症及水电解质紊乱等病理生理改变。为保证手术麻醉的安全,减少术后并发症,术前应予以纠正。包括输入全血、血浆、水解蛋白和液体,改善患者的营养及全身情况。

(2)全面估计病情:腹部外科手术以急腹症多见。如胃肠道穿孔、急性腹膜炎、急性胆囊炎、化脓性阻塞性肝胆管炎及肝、脾、肠破裂等,继发大出血,病情危重,必须施行急症手术,麻醉前往往无充裕时间准备和检查。急腹症手术麻醉的危险性、意外和并发症的发生率均高于择期手术。麻醉科医师应在术前有限时间内对病情做出全面估计,争取时间有重点地进行检查和治疗,选择适当的麻醉前用药和麻醉方法,以保证麻醉手术患者的生命安全和手术的顺利进行。

2. 安全无痛 麻醉要镇痛完全,对生理扰乱小,对代谢、血液化学、循环和呼吸影响最小。

3. 肌肉松弛 腹腔内手术中牵拉内脏容易发生腹肌紧张、鼓肠、恶心、呕吐和膈肌抽动,既影响手术操作,又易导致血流动力学剧变和病人痛苦。在确保患者生命安全的条件下,麻醉必须要有足够的肌肉松弛。但肌松药不能滥用,要有计划地慎重应用。

4. 降低患者应激反应 腹腔内脏器官受交感神经和副交感神经的

双重支配,要及时处理腹腔神经丛的反射——迷走神经反射。腹内手术中内脏牵拉反应显著,严重时发生迷走神经反射,不仅影响手术操作,且易导致血流动力学的改变和严重的心律失常,甚至心搏骤停。要重视术中内脏牵拉反射和神经反射的问题,积极预防和认真处理,严密观察患者的反应,如血压下降,脉搏宽大和心动过缓等。可辅助局部内脏神经封闭或应用镇痛、镇静药,以阻断神经反射和向心的手术刺激,维护神经平稳。

5. 预防呕吐和反流误吸　误吸是腹部手术麻醉常见的死亡原因。术前应留置胃管行胃肠减压,彻底清除胃内容物;对胃内容物潴留患者,采取清醒插管、全麻诱导平顺等有效的预防措施,可以避免呕吐误吸和反流误吸。若发生呕吐时,应积极处理。

6. 术前做好输血准备　腹腔脏器血供丰富,粘连性手术或消化道癌肿根治性手术,术中出血量较多,失血量大。采用中心静脉穿刺补充失液,术中应保证输液通畅,均匀输血,防止输液针头或导管脱出。消化道肿瘤、溃疡、食管胃底静脉曲张和胆囊等,可继发大出血,术中也有误伤大血管发生大出血的可能性。如果一旦发生大出血,补充血容量不及时,或是长时间的低血压状态,易引起严重后果,甚至危及性命。麻醉前就应补充血容量和细胞外液量,并做好大量输血的准备。

7. 预防手术的高腹压反应　手术常使严重腹胀、大量腹水、巨大腹内肿瘤等病人高腹压骤然下降,而发生血流动力学及呼吸的骤然变化。应做好预防治疗,避免发生休克、缺氧和二氧化碳蓄积。

8. 维持术中气道通畅　对于慢性缺氧和术中头低位的病人,应施行辅助或控制呼吸,改善肺泡通气量。防止缺氧和二氧化碳蓄积。

9. 预防术后气道并发症　避免麻醉前用药过重,麻醉过深;避免区域阻滞麻醉平面过宽、过广;避免肌松药用量过大等,否则会导致术后长时间的呼吸抑制。忌辅助镇痛、镇静药量过大、用药种类过多,以防引起术后苏醒延长等。患者因术后刀口疼痛、麻醉因素等原因,咳嗽反射弱,分泌物阻塞,易造成感染的机会。在术中不能发现的反流误吸,也可导致术后吸入性肺炎或肺不张等严重后果。术后要采取麻醉术后镇痛措施,经常协助患者翻身、咳嗽和练习深呼吸运动。

10. 重视胆道外科麻醉　胆道疾病是腹部外科最多的手术之一。往往伴有反反复复的感染、梗阻性黄疸和肝功能损害。麻醉中要注意肝功的维护、纠正凝血机制的紊乱、关注肾功能的保护及预防术中胆-心反射,或迷走-迷走神经反射的防治。

【麻醉前用药】　颠茄类药物绝不可缺，镇痛药和镇静药常需应用。

【麻醉选择】　麻醉方法的选择取决于病情、手术过程及麻醉者的知识与技能。

1. **连续硬膜外麻醉**　是目前腹部手术最常用的麻醉方法之一。

（1）优点：①痛觉阻滞完善；②腹部肌松满意；③对生理扰乱小、呈节段性阻滞，麻醉范围局限在手术野范围，对呼吸、循环、肝、肾功能影响小；④因能阻滞部分交感神经，可使肠管收缩、塌陷，手术野显露较好；⑤麻醉作用不受手术时间的限制，分次按时间追加药，使手术长时间内持续不间断进行；⑥术后并发症少，恢复快，不需特殊护理。导管还可用于术后止痛等。

（2）缺点：肌松比全麻要差，内脏牵拉反应存在，并需要术中辅助用药解决为其缺点。然而仍为较理想的麻醉方法之一。

2. **全麻**　全身麻醉在腹部手术的应用日益增多。中上腹部手术，凡不适宜选用硬膜外麻醉，或手术有特殊要求者，或患者过于紧张而不合作者，或主动要求全麻者，可选全麻。如全胃切除、高位选择性迷走神经切断术、胸腹联合切口手术（肝右半切除及巨脾切除）及休克患者手术等，适宜选用全身麻醉。选快速诱导或清醒插管。以丙泊酚静脉复合麻醉、NAL复合麻醉或静吸复合麻醉等维持。辅助肌松药，控制呼吸，效果满意。具有易控制、麻药用量少、安全范围大、术后苏醒快等优点。但是，全麻对生理扰动大，术后恢复期需特护，价钱昂贵及术后并发症的发生仍为其不足。

3. **腰麻硬膜外联合麻醉**　适用于下腹部及肛门、会阴手术。起效快，麻醉效果好，肌松满意，肠管塌陷，手术野显露清楚。麻醉维持时间不受限，局麻药用量少，改进技术，术后患者头痛及尿潴留等并发症少，因具有两种麻醉方式的优点使用较多。

4. **全麻加硬膜外麻醉**　上腹部及危重患者手术使用全麻加硬膜外麻醉，可抑制手术引起的应激反应，安全平稳，麻醉效果更可靠。导管用于术后镇痛。先行硬膜外穿刺注药、置管后再行气管内插管全麻。

【常见手术麻醉】

1. **阑尾切除术**　阑尾切除术麻醉为腹部外科最常见的小手术，但无小麻醉。

(1)麻醉选择:成人手术选硬膜外麻醉、腰麻硬膜外联合麻醉。硬膜外麻醉经胸$_{12}$～腰$_1$椎间隙穿刺。腰硬膜外联合麻醉选腰$_{1～2}$或腰$_{2～3}$椎间隙穿刺。

(2)小儿患者:小儿手术选基础麻醉加局麻,或基础麻醉加硬膜外麻醉,或恩氟烷等吸入(开放或半开放)麻醉,或氯胺酮静脉复合全麻。

(3)病情复杂患者:肥胖、估计病情复杂、手术困难时,如阑尾异位、阑尾粘连严重、阑尾穿孔形成腹膜炎或阑尾周围脓肿等,宜选硬膜外麻醉或全麻。

2. 疝修补术 优选硬膜外麻醉、腰硬膜外联合,也很少出现术后并发症。小儿疝修补术以基础麻醉加局麻为常用。个别患者选用静脉复合全麻。硬膜外选胸$_{12}$至腰$_1$穿刺。

3. 胃及十二指肠手术

(1)连续硬膜外麻醉:安全、有效、简便,为首选麻醉方法之一。硬膜外麻醉可经胸$_{8～9}$或胸$_{9～10}$椎间隙穿刺,向头侧置管,阻滞平面以胸$_4$至腰$_1$为宜。麻醉中应严格控制阻滞平面,并观察呼吸的变化。为消除内脏牵拉反应,进腹腔前,静注哌替啶及氟哌利多合剂 0.25～0.5ml,或氟芬合剂 0.25～0.5ml,辅助。

(2)全麻:全胃或未定形的剖腹探查术选用。快速诱导或急症饱胃者清醒插管后,辅助肌松药。手术可在浅全麻下进行。注意呼吸、循环及尿量的变化,维护水电解质、酸碱平衡。

4. 胆囊及胆道手术 为腹部外科手术麻醉中最常遇到的,因病人为迷走神经紧张型,应足够重视。

(1)麻醉选择:常选用连续硬膜外麻醉或气管内全麻较为安全。

(2)麻醉前准备:使患者各器官功能处于最佳状态。

①详细了解心、肺、肝、肾功能。对并发的高血压、冠心病、肺部感染、肝功能损害及糖尿病等应先进行内科治疗。

②心脏情况术前要详细了解和重点检查。心绞痛与胆绞痛易混淆,两者往往同时存在,因合并心绞痛时,病死率高。

③多伴有反复感染,尤其化脓性胆囊炎,麻醉前要给予抗感染、利胆和保肝治疗,合并严重肝功能不全时,其手术死亡率相应增高。术前积极抗休克治疗。

④阻塞性黄疸可导致胆盐、胆固醇代谢异常,维生素 K 吸收障碍,致

使维生素 K 参与合成的凝血因子减少,发生出凝血异常,凝血酶原时间延长。麻醉前常规用维生素 K_1 治疗,使凝血酶原时间恢复正常。若凝血酶原不能恢复正常,提示肝功能严重损害,手术应延期。加强术前保肝治疗,尽量使肝功能改善后,再行手术。

⑤血清胆红素升高者或黄疸指数高达 100U 以上者,多为阻塞性黄疸,术后肝肾综合征的发生率较高,术前宜先加强保肝治疗,行经皮胆囊引流,使黄疸指数降至 50U 以下,或待黄疸消退后再手术。术中、术后应加强肝肾功能维护,预防肝肾综合征发生。术中应避免长时间的低血压。

⑥防治迷走神经反射。受胆囊及胆道反复发炎的刺激,特别是阻塞性黄疸患者,受胆色素、胆酸的刺激,自主神经功能失平衡,迷走神经紧张性增高,心动过缓。加之手术操作的刺激,表现为牵拉痛、反射性冠状动脉痉挛、心肌缺血、心律失常和低血压,易发生胆-心反射和迷走-迷走神经反射而致心搏骤停。麻醉前常规肌注阿托品以预防。

⑦纠正生理及水电解质紊乱。此类患者常有水、电解质、酸碱平衡紊乱、营养不良、贫血、低蛋白血症等继发性改变,麻醉前均应全面纠正,然后手术麻醉。

(3)硬膜外麻醉穿刺间隙。经胸$_{8\sim9}$或胸$_{9\sim10}$椎间隙穿刺,向头侧置管,阻滞平面控制在胸$_{4\sim12}$。为预防迷走神经反射,麻醉时应采取预防措施。①入腹腔前,静注哌替啶 50mg 加氟哌利多 2.5mg,或氟芬合剂 2ml 静注加深麻醉,以减轻牵拉反应和应激性;②入腹腔前应加深麻醉;③入腹腔后,对肝、十二指肠韧带或腹腔神经丛等部位用局麻药封闭;④必要时,术中应用阿托品对抗心动过缓;⑤吸氧;⑥当血压剧降时,暂停手术,待病情好转,血压回升后继续施行手术。

(4)保肝:麻醉中应避免低血压,注意保肝治疗。充分吸氧。当手术开始后即适当加快输液,术中及时补充血容量,血压不回升或呈"拉锯战"而波动性过大时,应用升压药稳定血压,使收缩压维持在 90mmHg 以上。胆道探查术者应逾量输血。

(5)用抗纤溶药物:术中如果有异常出血,应立即检查纤维蛋白原、血小板,并给予抗纤溶药物或纤维蛋白原等处理。

(6)禁用损肝药物:术中对肝功能损害者,应多输糖、维生素,少用治疗药物。特别是对肝肾有损害者,凡肝肾排泄的药物要禁用、少用。禁忌用吗啡及吸入麻醉药,如氟烷等。

(7)麻药量个体差异大:年老、体弱和肝功能差等患者,麻药量要小,用成人量的 $1/2\sim1/3$。要防止缺氧,充分吸氧。肥胖者逐年增多,麻醉选择与处理的难度也更复杂。

(8)监测:麻醉中连续监测血压、脉搏、呼吸和心电图、尿量、尿比重等。

(9)送 ICU 监测治疗:危重患者及感染性休克患者,送 PACU 及 ICU 监测治疗:持续监测血压、脉搏、呼吸和心电图等,直到病情稳定;监测尿量及尿比重;保肝保肾治疗,预防肝肾综合征;持续鼻腔导管吸氧,并行血气分析检验,根据检查结果给予调整治疗;记录出入量,及时输液,保证水电解质及酸碱平衡;预防肺部并发症等。

5. **脾切除术**　脾切除术麻醉在腹部外科麻醉中占有一定比例,尤其在腹部创伤急症手术麻醉中占 50%。

(1)连续硬膜外麻醉:对于无明显出血倾向及出凝血时间、凝血酶原时间已恢复正常者,选连续硬膜外麻醉最佳。经胸$_{8\sim9}$或胸$_{9\sim10}$椎间隙穿刺,向头侧置管。麻醉操作要轻柔,避免硬膜外间隙出血,但要防止血压波动,防止脾功能亢进者术中肝性脑病的发生。凡有明显出血者,应弃用硬膜外麻醉。

(2)全麻:巨脾切除、周围广泛粘连者、脾脏位置深、肝功能严重损害、病史长、体质差或病情危重的患者,有明显出血者选用全麻。有的必须采用腹胸联合切口才能完成手术,必须用全麻。可根据肝损害的情况,选用静脉复合或静吸复合麻醉,并用肌松药,控制呼吸,注意预防术后肝性脑病。气管内插管操作要轻柔,防止口咽腔黏膜损伤导致血肿或气管内出血。

(3)针麻和局麻:均不能达到良好肌松的目的,术野暴露困难,仅用于极个别重度休克和衰竭患者。

(4)麻醉要求:必须有良好的肌松,全麻时并用肌松药,机械通气,肌松当无问题。硬膜外用药选用 2% 利多卡因,剂量要适当增大,或用 $0.75\%\sim1\%$ 耐乐品;并辅助镇痛、镇静药物,使手术野显露满意。

(5)麻醉处理的难度:主要是决定于脾周围粘连的严重程度,游离和搬动脾脏、结扎脾蒂等操作刺激性较大。应适当加深麻醉,做好防治内脏牵拉反应的准备。

(6)肝功能损害者:麻醉前用药要轻,免用对肝脏有损害的药物,尽量避免用吸入麻醉药物。

(7)避免低血压：麻醉中预防失血性休克是麻醉科医师的一项主要职责。脾切除术中易出血的原因：①脾功能亢进、血小板减少，正常凝血功能遭到破坏，患者术前已有贫血；或术前已反复合并上消化道出血，对失血的耐受力差。②脾脏周围广泛粘连，或和肝脏粘连，并建立起丰富的侧支循环，手术分离脾脏周围时渗血增多，强行分离易撕脱肝脏表面或撕破腹腔内大静脉，发生意外大出血性休克。③巨大脾脏切除术后，脾内含血400～1000ml。术中应及时补充失血，保证输液、输血通畅，术前必须行静脉切开或深静脉穿刺，保证紧急时的快速大量输血。即使切除脾脏前已输600～1000ml全血，但仍不能保证不发生出血性休克。已有慢性失血的患者，如发生急性大出血，所出现的休克常常是极为严重和顽固的，血压长时间测不到，十分危险，必须紧急抢救处理。包括停止麻醉和手术、加压输血或成分输血、使用升压药、纠正酸中毒及使用巴曲酶（立止血）等止血药等抗休克措施。

(8)全麻插管时对口腔、气管内黏膜要妥善保护，以防损伤出血和血肿形成。一旦出血不止时，可成分输血，辅助静脉注射止血药和激素。术前长期服用激素的患者，术中继续给予激素维持量，以防止肾上腺皮质功能急性代偿不全。

(9)外伤性脾破裂多处于失血性休克状况，手术止血很紧迫，应立即大量输血，迅速补充血容量，争取尽早做脾切除术。麻醉的选择同休克患者选气管内全麻。必要时行动脉输血。手术一旦进入腹腔，即尽快用止血钳夹住脾蒂，使出血减少，血压可回升到正常值。当血压不回升时，注意有无漏诊其他器官并存损伤，避免发生意外。麻醉维持应平稳，不宜过深。

(10)脾切除时，可做脾血回收，自身回输，以减少输入过多的库存血，并节约血源。脾脏切除前应做好收集脾血和腹腔内血回收与回输的准备工作。

(11)改善全身状况：脾肿大、脾功能亢进、贫血、肝功能损害，黄疸和腹水等病理生理的改变，使患者对麻醉手术的耐受能力显著降低。术前应充分纠正贫血、放腹水、保肝、输血或血浆，改善特别差的全身状况。待贫血基本纠正，肝功能改善，出凝血时间和凝血酶原时间基本恢复正常后再行手术。

(12)粒细胞缺乏症者:患此症者常有反复感染史,术前应积极治疗。

(13)术前输血准备:术前要做好输血准备工作。

(14)麻醉后注意事项:在严密监测血压、脉搏、呼吸和血红蛋白的同时,凡硬膜外麻醉后,应观察预防硬膜外血肿的发生。预防内出血及广泛大量渗血、继续补充血容量。已用激素者,应继续给予激素维持量。

6. 门静脉高压症手术　门静脉高压及肝硬化可直接或间接损害肝脏功能,手术麻醉的选择与处理应引起重视。

(1)特点:门静脉高压症是指门静脉的压力因各种病因而高于25cmH$_2$O(2.45kPa)时,表现出一系列症状的病理变化。其特点为:①肝硬化或肝损害;②高动力型血流动力学改变,容量负荷与心脏负荷增加,动、静脉血氧分压差降低,肺内动、静脉短路和门、肺静脉间分流;③出凝血功能改变,有出血倾向和凝血障碍;④低蛋白血症;⑤脾功能亢进;⑥电解质紊乱,钠和水潴留,低钾血症;⑦氮质血症、少尿、稀释性低钠、代谢性酸中毒和肝肾综合征等。

(2)麻醉前准备:门静脉高压症患者手术前应认真做好准备。

①判断门静脉高压症麻醉危险性的指标。黄疸指数>40U;血清胆红素>20.5μmol/L;血浆总蛋白量<25g/L;A/G<0.8;GPT、GOT>100U/L;磺溴酞钠(BSP)潴留试验>15%;吲哚氰氯(ICG)消失率>0.08。糖耐量曲线如>60 值者,提示肝细胞储备力明显下降,麻醉手术死亡率极高。要做好麻醉前危险性评估。

②麻醉前治疗。因门静脉高压症多有不同程度的肝损害,麻醉前应重点做好改善肝功能、出血倾向及全身状态的准备。

③高糖高热量、高维生素、高蛋白及低脂肪饮食,总热量应为125.6～146.5kJ/kg。必要时可静输葡萄糖胰岛素溶液。静注 0.18g/(kg·d)精氨酸,脂肪<50g/d;每日肌注或口服维生素 B$_6$50～100mg;维生素 B$_{12}$50～100μg;复合维生素 B 6～12 片口服,或 4mg 肌注;维生素 C 3g,肌注。

④维生素 K$_1$ 肌注,或输新鲜血或血浆,以纠正出、凝血时间和凝血酶原时间,提高肝细胞合成的凝血第Ⅴ因子功能。

⑤伴有大量腹水者,说明肝损害严重。腹水直接影响呼吸、循环和肾功能,应采取补充白蛋白,利尿,补钾,限水和麻醉前多次、少量放腹水等措施。禁止一次大量放腹水。

⑥水电解质、酸碱平衡紊乱者,麻醉前应逐步得到纠正。

(3)麻醉选择与处理:根据肝功能损害的程度,选用最小有效剂量的麻药,使血压$>$85mmHg。具体处理如下。

①麻醉前用药:阿托品 0.5mg,或东莨菪碱 0.3mg;镇静药,咪达唑仑 5~10mg,其他镇静镇痛药减量或免用。

②硬膜外阻滞:经胸$_{8~9}$或胸$_{9~10}$椎间隙穿刺。辅助用药以氟芬合剂为好。

③全麻:诱导用氯胺酮加咪达唑仑加琥珀胆碱静注后快速插管。或氟芬合剂加琥珀胆碱静注,快速插管。控制呼吸。麻醉维持用氯胺酮、咪达唑仑、泮库溴铵静脉复合麻醉;或氟芬合剂、泮库溴铵静脉复合麻醉;或在上两种方法中吸入氧化亚氮和氧 1:1;或复合少量吸入恩氟烷或异氟烷等。

④禁忌使用:巴比妥类药、吗啡类药、箭毒、局麻药等。

⑤维持有效的血容量:术中连续监测血压、脉搏、呼吸、中心静脉压、尿量等,维持出入量平衡,等量输液,避免血容量过多或不足。预防低血压和右心功能不全、维护肾功能。要限钠输入,避免肺水肿和加重肝功能、肾功能损害。监测血气和电解质,测定血浆和尿渗透浓度,以指导纠正水、电解质紊乱和酸碱失衡。

⑥补充白蛋白:使白蛋白$>$25g/L,以维持血浆渗透压和预防间质水肿。

⑦维持血氧输送能力:使血细胞比容保持在 30%左右;对贫血者可输浓缩红细胞。

⑧补充凝血因子:麻醉前有出血倾向的病人,输用新鲜血或血小板。缺乏维生素 K 合成的凝血因子者,应输新鲜血浆。术中一旦发生异常出血,应立即检查各项凝血功能,对病因行针对性处理。

⑨输血:以全血为佳。适量给予血浆代用品。注意补充细胞外液,纠正代谢性酸中毒。充分给氧和及时补钙。

⑩麻醉止痛完善,避免应激反应。

7. 类癌综合征麻醉 类癌综合征是指类癌组织细胞释放大量肽胺类激素进入血液循环后,引起的一系列明显而有害的病征。1954 年由 Thonson 正式命名。类癌肿瘤源于肠嗜铬细胞的增生。肿瘤好发于阑尾、直肠、小肠和支气管等。约有 5%的类癌肿瘤发展为恶性类癌综合征。此类手术麻醉虽然少见,但应根据其因色氨酸代谢紊乱,分泌 5-HT、缓激肽、组胺等造成病人在麻醉中易使神经节阻滞药作用增强,致血压下降、支气管痉挛、高血糖,5-HT 使中枢产生抑制,使麻醉苏醒延迟等病理特点及手术部位和手术对麻醉的要求做好麻醉选择。手术目的是解除肠梗阻、切除原发肿瘤和(或)部分肝转移灶、结扎肝动脉或置换三尖瓣和(或)肺动脉瓣。

(1)麻醉前准备:对怀疑类癌综合征的病人,应重点检查,全面估价。对症治疗。

①麻醉前用 5-HT 拮抗药左美丙嗪(Levomepromazine)、缓激肽拮抗药抑肽酶(Trasylol)及皮质类固醇等进行试探性治疗,找出敏感有效药物,以供麻醉处理时参考。

②改善全身状况及营养不良,纠正水电解质失衡。术前禁用含大量色氨酸的饮料和食物(如茶、酒、脂肪及某些蔬菜)。

③麻醉前用药要重,以保持病人镇静,防止交感-肾上腺系统兴奋。

(2)麻醉选择及管理

①全麻:神经安定药,咪达唑仑和泮库溴铵静脉诱导,气管内插管。以氟芬合剂、咪达唑仑和泮库溴铵维持麻醉。充分供氧,维持气道通畅,预防支气管痉挛,可立即施行辅助呼吸。

②局麻、神经阻滞、脊麻和硬膜外等区域麻醉会引起类癌综合征病人症状发作,不宜选用。

③吗啡、氟烷、硫喷妥钠、右旋糖酐、多黏菌素 E,可促使 5-HT 增加,禁用。

④琥珀胆碱可增高膜内压,筒箭毒碱可诱发病人血压波动和支气管痉挛,应慎用。

⑤麻醉力求平稳,诱导期避免应激反应和儿茶酚胺释放等因素,要控制适当的麻醉深度,要尽量避免导致血压下降和呼吸抑制的各种因素。

⑥严密监测,一旦发生严重低血压或发作性心动过速与高血压的心血管衰竭时,是缓激肽危象的表现。应禁用儿茶酚胺类药,因其可增加缓激肽的合成,可使低血压更加严重;必要时选用甲氧明、间羟胺或加压素等升压药升压;要选用 5-HT、缓激肽和组胺的拮抗药及激素;补足有效血循环容量,纠正水电解质及酸碱失衡,对并存心肌、心瓣膜损害的类癌病人,应防止右心负荷增加的因素,正确掌握输血、输液的

速度和总量,监测尿量,预防心力衰竭。手术操作挤压肿瘤、变动体位、缺氧和二氧化碳蓄积、低血压等因素都会促使类癌的活性物质 5-HT、缓激肽的分泌增加,诱发综合征发作,应注意预防和处理。故抗介质活性药物直用到手术切除肿瘤。手术探查肿瘤时,静注奥曲肽(Octreotide)10~20μg,4~5min 达血浆峰值,后维持输注,450μg/d。

8. 肝叶切除术

(1)硬膜外麻醉:用于左肝叶切除。经胸$_{8~9}$或胸$_{9~10}$椎间隙穿刺,向头侧置管,严格控制阻滞平面,以防止低血压和缺氧对肝功能的损害。或+浅全麻。

(2)全麻:右肝叶切除时选用,麻醉药及处理都应注意对肝的保护。

(3)麻醉前准备:重视纠正贫血和低蛋白血症。加强保肝治疗,提高对麻醉、手术和失血的耐受性及抗感染能力。充分做好输血和抗休克的准备。

(4)选择对肝影响小的药物:麻醉中禁止用对肝脏有害的药物,尽量减低镇痛药及全麻药对肝脏的影响。

(5)加强肝脏保护:选用全身低温配合肝表面局部低温保护法,以减少术中出血和对肝脏的保护,具体方法是在肝周围放置小盐水冰袋或用冰盐水冲洗。降低肝代谢和耗氧量,使肝对缺氧的耐受时间延长。

(6)肝包囊虫病手术:要尽量避免包囊虫壁破裂,包囊虫液刺激腹膜后,可引起过敏性休克。其他详见肝病患者手术麻醉部分。

9. 胰腺手术 麻醉处理较为特殊,麻醉选择应考虑以下几点。

(1)硬膜外麻醉:循环呼吸功能稳定者,可选用连续硬膜外麻醉。穿刺间隙选胸$_{8~9}$和胸$_{9~10}$,向头侧置管。

(2)全麻:选用对心血管系统和肝肾功能无损害的麻醉药。

(3)急性坏死性胰腺炎的麻醉:起病急骤,最主要的症状是腹痛,循环呼吸功能还好者,一般选硬膜外麻醉,有休克者选全麻;选用的全麻药不影响呼吸、心血管和肝肾功能;麻醉中注意补充血容量,纠正水电紊乱;输注多巴胺,尽快纠正低血压;在抗休克同时,尽快实施麻醉和手术,清除坏死组织;术中补钙;避免缺氧、缺血,注意心肌抑制和循环衰竭发生,必要时静注毛花苷 C(西地兰)0.2~0.4mg;注意呼吸的变化,预防诱发间质性水肿,使呼吸功能减退,甚至发生急性呼吸窘迫综合征(ARDS)。同时警惕肾功能衰竭,对少尿、无尿等经快速输液无效时,用利尿药利尿。

(4)胰腺癌切除术的麻醉处理:胰腺癌是极度恶性肿瘤之一。手术切除是胰腺癌的唯一疗法。麻醉选择仍以连续硬膜外常用。个别情况太差,恶病质和特殊要求时选全麻。术式是行广泛癌肿切除。胰腺头部癌的手术范围更广,包括切除胰腺头部、胃幽门前部、十二指肠的全部、胆总管下段和附近淋巴结,再将胆总管、胰管和胃分别与空肠吻合。是腹部外科最大的手术之一,手术时间长,手术创伤刺激大,麻醉前准备要充分。根据病史、体检和各种检查结果,进行麻醉前评估;改善全身状况和营养不良,纠正水电解质失衡;纠正贫血、低血糖,适量补糖;必要时输新鲜血或血浆;有出血倾向者,给予维生素 K 等止血药;麻醉前选用颠茄类药物、镇痛药及咪达唑仑;麻醉中注意保肝,保证镇痛完善,避免应激反应。切除肿瘤前输液以补糖为主;一旦切除肿瘤及时终止输糖液,改换输乳酸钠林格液和生理盐水。根据血糖水平,适量补胰岛素、氯化钾等,防止高血糖代谢性酸中毒,而加重脑损害。

10. 直肠癌手术　一般行直肠癌根治手术,经腹会阴联合切口,手术取截石位,选用连续硬膜外麻醉。采用一点穿刺法时,经胸$_{12}$～腰$_1$椎间隙穿刺,向头侧置管。腹部先进行手术操作,将乙状结肠、直肠游离完后,再行会阴部手术操作。阻滞平面充分、简便、阻滞效果满意。术中适当加用辅助用药以消除内脏牵拉反应。在麻醉效果满足手术要求的情况下,注意尽量减少局麻药用量,避免过宽、过广阻滞平面对循环的扰动。也宜用两点穿刺双管法连续硬膜外麻醉。一点取胸$_{11～12}$或胸$_{12}$～腰$_1$椎间隙穿刺,向头侧置管;另一点取腰$_{3～4}$椎间隙穿刺,向尾侧置管,更能保证满意的麻醉效果。但要注意药物逾量及阻滞平面过宽对呼吸、循环的影响。先经低位管给药以阻滞骶神经,再经高位管给药,使阻滞达胸$_6$～骶$_4$,加适量辅助药以控制内脏牵拉反应,麻醉可满足手术的要求。采用腰硬膜外联合麻醉,效果好,小剂量腰麻药可迅速获得完全的、持续时间较长的腰骶神经阻滞,硬膜外给药满足较长持续手术的要求。先于胸$_{11～12}$连续硬膜外穿刺置管,再于腰$_{3～4}$行穿,注入丁哌卡因 7.5～10mg;平卧后根据麻醉平面要求,向硬膜外腔注入 2% 利多卡因 3～5ml,作为腰麻的补充。也可选腰$_{2～3}$椎间隙腰硬联合(CSEA)穿刺,注入 0.5% 丁哌卡因 2ml 后,置入硬膜外导管,术中必要时注入 2% 利多卡因,是直肠癌根治术有效的麻醉方法。病人情况差时,选用气管内插管,静脉复合全麻或静脉吸入复合全麻,可充分供氧,维持气道通畅,便于意外情况发生后的抢救。麻醉管理如下。

(1)预防休克:手术部位在盆腔内,位置深,手术时间长,出血多,手术创伤对神经刺激性大,易发生出血性及反射性休克。

(2)维持呼吸循环稳定:手术范围广,分腹部和会阴两手术组同时操作,组织损伤严重。麻醉中应注意体位改变对呼吸循环的影响。常规面罩给氧,并应注意维护呼吸通气量。加强监测,维护呼吸循环功能的平稳。

(3)预防低血压:术前纠正贫血和血容量不足。必要时术前要适当输血,恢复正常血容量,以增强病人对失血的耐受力。取截石位体位时避免因搬动患者体位引起的循环紊乱。术中及时充分补足失血。如果在进行腹内手术操作中未能使血容量得到充分补充,当行会阴部手术操作时,出血将会更多,会引起十分严重的低血压。术中出血要随时根据出血量,给予补偿。因有发生意外大出血的可能,要做好大量快速输血的准备。当直肠与骶骨粘连被强行分离时,易误伤骶前静脉丛。损伤一旦发生,止血相当困难。当止血效果仍不佳时,可将压迫纱布垫留置在直肠后间隙,暂时作为压迫止血的用物。缝合盆腔腹膜,关腹后可达到止血目的。将纱垫经会阴伤口引出一角,也可起到引流作用,当停止出血后,48～72h逐渐拉出。待患者生命体征稳定后送回病房或 ICU 监测治疗。麻醉科医师向外科手术医师及值班护士交代清楚病情后方可离去。

11. 结肠及肠道手术 肠道手术可首选连续硬膜外麻醉。右半结肠切除术可选胸$_{10～11}$或胸$_{11～12}$椎间隙穿刺,向头侧置管,平面控制在胸$_6$至腰$_2$为宜。左半结肠手术可选胸$_{12}$～腰$_1$椎间隙穿刺,向头侧置管,阻滞平面需达胸$_6$至骶$_4$。空肠或回肠手术选胸$_{11～12}$椎间隙穿刺,向头侧置管。进腹手术探查前可静注哌替啶 50mg 和氟哌利多 2.5～5mg,以减轻内脏牵拉反应。休克病人或身体情况差者,或手术范围过于广泛者选用全麻较安全。选用肌松药,控制呼吸。麻醉维持在浅麻醉下,维持血压平稳,保持气道通畅。用琥珀胆碱时,应注意与链霉素、新霉素、卡那霉素或多黏菌素等抗生素的协同作用,引起的呼吸延迟恢复等不良反应。麻醉前肠道准备除服用抗生素外,常需胃肠减压,多次清洁灌肠。对危重患者积极纠正脱水、电解质紊乱及酸中毒,故应注意血容量和血钾的变化,以防止低血压和心律失常等意外发生。术中加强监测,尤应关注监测心电图。

第二节 神经外科手术麻醉

【麻醉要求】

1. 一般要求

(1)保持患者安静、无痛,气道通畅。

(2)血流动力学平稳,避免继发性脑损害或加重脑损害,保持适当的脑血流,维持正常的颅内压和预防脑水肿。

(3)降低脑组织代谢。

(4)防止继发性脑损害,患者入手术室前,必须维护气道通畅,确保供氧,是预防致命性继发性脑损害的有效方法。

(5)诱导麻醉平顺、快速。

(6)维持麻醉以浅麻醉为主。

2. 对麻醉药的要求 苏醒快、对中枢抑制轻微且无脑损害为原则。根据手术需要和病情,选择药物和麻醉技术。对 CBF、ICP、ICC(脑顺应性)、CBV(脑血容量)和 $CMRO_2$ 影响小。麻醉药对脑氧代谢率($CMRO_2$)、CBF 和 ICP 的影响见表 6-1。

表 6-1 麻醉药对脑血流和颅内压的影响

麻 醉 药	$CMRO_2$	CBF	ICP
硫喷妥钠	↓(55%)	↓	↓
阿法多龙	↓	↓	↓
氯胺酮	↑	↑	↑
丙泊酚	↓	↓	↓
丙泮尼地	↓	↓	—
依托咪酯	↓	↓	↓
琥珀胆碱		?	↑
右旋筒箭毒碱	—	—↓	—↑
泮库溴铵	—	—↓	—↓
氧化亚氮	↓	↑	↑
γ-OH	↓	—	—
氟烷	↓	↑	↑

（续　表）

麻 醉 药	CMRO$_2$	CBF	ICP
阿曲库铵	—	—↓	—↓
维库溴铵	↓	↓	↓
罗库溴铵	↓	↓	↓
三氯乙烯	↓	↑	↑
甲氧氟烷	↓	↑	↑
氟乙烯醚	↓	?	↑
恩氟烷	↓(↑)	↑	↑
异氟烷	↓	↑	↑
七氟烷	↓	↑	↑
氟哌利多	↓	↓	—
芬太尼	↓	↓ 或—	↓ 或—
阿芬太尼	↓	↓	↓
舒芬太尼	↓	↓	↓
瑞芬太尼	↓	↓	↓
咪达唑仑	↓(—)	↓	—
氟哌啶醇(氟哌醇)	↓	↓ 或—	↓ 或—
吗啡	↓	↓ 或—	↓ 或—
喷他佐辛	↓	?	↓
利多卡因	↓	↓	↓

注：↑.升高；↓.降低；—.无变化

3. **输血补液正确**　静脉输液尽早进行，基本保持出、入量平衡。晶体液并不一定限制，近年用 3% 氯化钠、7.5% 氯化钠和高张乳酸钠林格液。失血量少者可不必输全血。输血要视血细胞比容，以胶体液的白蛋白为主。维持 Hct 为 30%～35% 可降低血黏稠度，增加缺氧缺血脑组织的血液灌流。严防因血容量不足引起低血压和低渗透压引起的脑水肿。

4. **注意手术特殊体位的影响**　手术时的特殊体位，对围术期的血液循环、呼吸功能、气道通畅的保持、颅内压力的变化等带来负影响，特别是预防静脉气栓的发生要予以重视。不仅坐位发生率高(有 25%～35%)，其他体位(仰卧头高位、俯卧位等)也可发生。

5. **防止误吸**　急性脑外伤使胃排空时间延长，在麻醉诱导期和苏醒期,易发生呕吐和反流,应麻醉前下胃管,注意防止误吸。

【麻醉前评估和准备】 麻醉前病情评估对神经外科手术十分重要。依病情做全面判断和处理。

1. 备足全血 神经外科手术时间长,出血量大,麻醉前应准备足够的同型全血。

2. 手术体位要舒适 开颅手术的头位均要高于躯干,以减少出血和降颅内压。坐位是神经外科手术部位显露最佳的体位,对大脑误伤的机会也大大减少。近20年来采取坐位手术的渐多。但要考虑到对循环的扰动。即心搏量降低、低血压、可减少脑灌注压及增加脑气栓的发生率。故老年人不宜采用坐位。半靠位要防止颈静脉受阻。侧卧位在腋下要垫枕,防止臂丛神经损伤及颈静脉压迫。俯卧位要预防气管导管因重力滑出气道外而发生意外。眼睛免因受压而失明。

3. 体温的控制 有中枢性疾病的患者,常有体温突然升高的现象,术前、术中要控制在常温以下为妥。因高温使氧耗量增加。

4. 控制术前寒战 因寒战可增加$50\%\sim200\%$氧耗量。

5. 保持通气功能 对术前已有呼吸抑制或通气不足的患者,及早行气管内插管。要及早采用过度通气的办法,加以调整脑容积,防止进一步增大。

6. 麻醉选择方案 对临床资料全面分析,拟订合理麻醉方案。

7. 深昏迷患者的观察 麻醉前对肺部及泌尿系的观察,各种生理反射的抑制程度,为麻药的选择和麻醉中管理提供重要依据。

(1)浅昏迷患者:有不自主活动和肌紧张,对机体耗氧量增加,易导致机体和脑实质器官的缺氧性损害,以脑为最敏感。

(2)昏迷:>24h病死率高。

(3)颅内压(ICP):>$3.3kPa(25mmHg)$时病死率高达80%以上。对甘露醇治疗无效者,病死率$92\%\sim100\%$。

(4)瞳孔反应:经治疗后瞳孔仍持续散大,并有眼球固定者病死率甚高。

(5)急性脑损伤的患者:有无全身合并多发性损伤,如气胸、腹内伤、颈椎骨折等。

8. 昏迷深度评分 Glasgow评分法是世界通用的,也是国内广泛采用的昏迷深度评分法。认为评分低达$3\sim5$分者为严重脑损伤,死亡率是

6～8 分者的 3 倍。≤8 分,总体死亡率平均为 33%。

9. 纠正水、电解质失衡及酸碱失衡　颅脑患者限制摄入水量,又不能进食,并长期利尿、脱水,易造成低钾血症。麻醉前补充氯化钾是必要的。术前应留置导尿管。

10. 麻醉前 ICP 估计　ICP 的改变反映颅内病变的程度,若轻度升高,麻醉安全限大;如脑疝治疗好转,安全限较窄,处理困难。

(1)ICP:>15mmHg,143cmH$_2$O 为颅内高压。

(2)颅内高压征象:头痛、恶心、视盘水肿,单侧瞳孔散大、动眼或展神经麻痹等。颅前窝病变引起颅内升压时,出现嗜睡、神志不清、瞳孔散大、对光反应消失、双眼球不能向上视物。颅后窝病变时,心动过缓、呼吸不规则或缓慢、高血压和嗜睡,出现颈僵硬强迫头位,提示延髓受小脑扁桃体压迫最终呼吸停止。CT 检查,间接诊断颅内块状病变、伴中线移位在 0.5cm 以上,可视为伴有颅内高压症。

(3)避免和消除 ICP 增高的因素:①低氧血症;②二氧化碳蓄积;③静脉压升高;④脑组织创伤、水肿和肿瘤(颅内占位性病变);⑤手术刺激;⑥药物,如用吗啡等。

【麻醉前用药】　麻醉前用药宜小剂量。如阿托品、咪达唑仑或巴比妥类是必须用的。禁用吗啡等。

1. 昏迷或颅脑外伤患者　免用镇静药,阿托品不能少。莨菪碱较好。

2. 癫痫患者　镇静、镇痛药宜酌减。对精神紧张或有剧痛者应适当给予。

3. 肢端肥大症或巨人症　镇静药量要足。兴奋或躁动者,酌情增加药量。

4. 脑垂体功能不足患者　中枢抑制药应减量。并可在麻醉前静滴氢化可的松 100～300mg。

5. 颅后窝手术患者　意识不清,或难以维持气道通畅者免用镇静药。

【麻醉选择】

1. 局麻　在病人合作的前提下,适用于简单的颅外手术等,单纯局麻可做到完全无痛。脑组织本身无痛觉。要注意下列部位:脑膜中动脉周围有上颌及下颌神经分支分布;硬脑膜深皱褶、大脑镰前端及天幕等处有眼神经分支分布;颅前窝底部硬脑膜的内侧有筛前神经分布;颅后窝硬脑膜有 $C_{1\sim2}$ 脊神经分支和颈上交感神经节节后纤维分布;动脉环和脑神经附近有交感神经纤维分布。以上可出现痛反应。浸润范围要广泛,注药前要常规做回抽。手术操作到以上部位时,或用局麻药阻滞,或辅助静注镇痛药。也可辅助强化麻醉,选 M_1 号药。

2. 全麻 为神经外科常用的麻醉方法,凡手术较复杂、术中估计出血多、呼吸难以维持通畅的或昏迷患者用全麻。

(1)诱导麻醉:要求迅速平稳,应激反应小。吸氧祛氮 10~15min,100%氧过度换气。静注氟芬合剂 0.5~1U,咪达唑仑 10~20mg,2.5% 硫喷妥钠 5~20ml,泮库溴铵 0.08~0.15mg/kg 或阿曲库铵 0.3~0.6mg/kg,或对 ICP 不高者琥珀胆碱 50~100mg,气管内插管。或丙泊酚 2mg/kg+阿曲库铵 0.5mg/kg,芬太尼 2μg/kg 静注,或芬太尼 4~8μg/kg,维库溴铵 0.1~0.12mg/kg,丙泊酚 2μg/kg 或依托咪酯 0.4~0.5mg/kg 静注,5min 后行气管内插管。可降低插管时的应激反应。有插管困难者,可用纤维光导喉镜辅助插管。

(2)维持麻醉:要求脑组织松弛、出血少、术野安静。常选用静吸复合麻醉。依诺伐(Innovar)和阿曲库铵 0.1~0.5mg/kg 静脉输注,间断吸入 0.5~0.8MAC 的七氟烷或异氟烷,维持浅麻醉。控制呼吸。必要时静注咪达唑仑、γ-OH,或静注硫喷妥钠或哌替啶少量,使全麻过程平稳。TI-VA 较理想。或丙泊酚 5~10mg/(kg·h)加间断静注芬太尼 0.002~0.004mg/kg 维持,更为理想。TCI,术前期、开颅期、颅内期和关颅期手术步骤,丙泊酚的血浆靶浓度分别为 3.2μg/ml、3.2μg/ml、3.0μg/ml 和 3.2μg/ml。

(3)辅助局麻肾上腺素:为了降低全麻用药量,减少切口出血,使麻醉平稳,在切开头皮前,沿切口注入 0.25%~0.5%普鲁卡因加肾上腺素。但高血压患者等,不能用肾上腺素。

【麻醉管理】 颅脑手术麻醉的管理很重要,应细心观察,准确处理。

1. 控制性降压和亚低温 对于血管丰富的颅内肿瘤、动静脉血管手术和严重高血压的患者,应采用控制性低血压麻醉(详见第 5 章第十二节控制性降压麻醉)。但血压最低不低于 70mmHg,并限制时间在 1h 以内。降压期间及时补充血容量,血压回升至正常后,彻底止血,预防肾缺血和肾功能衰竭。亚低温(32~35℃)状态下,神经细胞处于低代谢、低氧耗状态、ATP 消耗减少,抑制神经细胞的凋亡进程,使之安全度过急性损伤期,显著降低重度颅脑损伤患者的死残率,提高生存率,改善预后。目前采取血管内降温。

2. 输血补液 神经外科手术失血较多,麻醉前做好静脉穿刺,开放两条以上静脉通道,欠量补液。限制输液速度,以 1.5~2.5ml/(kg·h)为宜;及时均匀成分输血,预防低血压和休克发生。一旦出现低血压时,先加快静注乳酸林格液 100~200ml 提升血压。不输含糖液。液体管理总目标:维持正常血管内容量的同时,有恰当的高渗状态。选用等张胶体液,恰当的血液稀释与控制性降压相结合,开展血液回收,术前自体储血,术中监测电解质。

3. 呼吸管理 维持平静而规律的呼吸运动。术中控制呼吸,过度换气,保持潮气量 8~12ml/kg,分钟通气量 100ml/kg,呼吸次数,成人10~12/min,$PaCO_2$ 在 25~30mmHg 最理想。<25mmHg 时导致脑缺氧。维护气道通畅,保持足够的通气量,防止导管扭曲;及时吸痰,高浓度供氧和过度换气,避免缺氧和二氧化碳蓄积。注意呼吸停止的发生,对于延髓部的手术,要保留自主呼吸,维持有效的自主呼吸或手法辅助呼吸,禁用呼吸机,更要及时发现呼吸停止的发生,并尽快处理。

4. 术中监测 开颅术触及生命中枢、脑神经的牵拉、大量的失血等干扰,使循环、呼吸可发生突然的变化。监测可及时发现、尽早处理,确保术中安全;对提高手术疗效十分重要。监测项目较多,但应根据病人具体情况进行必要的监测。

(1)动脉血压:分无创和有创测压。在大出血时及时控制性降压。颅后窝及脑干部的手术应用有创持续测压,更为准确、可靠。

(2)心电图:肢导或遥控带电脑心电图持续监测。后者无电器干扰,效果好,可及时发现心律失常等,以便迅速处理。

(3)呼吸监测:呼吸监测可随时发现呼吸的异常变化,是神经外科必不可少的监测项目。监测脉搏血氧饱和度(SpO_2)、$ETCO_2$。

(4)ICP 监测仪:用于颅内高压症及留置脑室引流等手术,了解麻药对 ICP 的影响及手术效果有一定价值。一般多用于术后监测,以指导降颅压的治疗。

(5)CVP:凡大出血可能者、心功能及肺功能差的神经外科大手术及坐位颅后窝手术等,必须进行 CVP 监测,凡大手术应持续监测 CVP。指导补充血容量。

（6）血气监测：主要了解呼吸机通气效果，判断酸碱失衡，为确保较稳定的 $PaCO_2$ 和 PaO_2 提供科学依据。

（7）尿量：对预测和判断术中循环状态及输液、血容量的补充都有意义。术前应放留置导尿管。尿量保持在 30ml/kg 即可。

（8）心前区听诊或食管听诊：对小儿监测心率、心音强弱，及时听到静脉杂音很有价值。

（9）多普勒超声探测仪：监测脑血流量，开颅术时监测气栓的诊断仪，只能定性，不能定量。

（10）体温监测：开颅术可能发生高体温，连续体温监测是必不可少的。降温麻醉时更应持续监测。

（11）监测血糖浓度：血糖保持在 100～150mg/100ml 为宜。高血糖症对脑缺血和脑水肿有害。

5. 降低颅内压的措施

（1）体位的作用：头位高于胸部 30°体位，利于脑静脉血回流，降低颅内静脉压而降低颅压。

（2）麻醉诱导平稳：深麻醉状态防止呛咳和屏气，气管插管反应小。

（3）维持气道通畅：充分供氧和控制呼吸时适当过度换气，通气良好降低 $PaCO_2$ 至 25～30mmHg，可使脑血管收缩。

（4）手术野安静：应用镇静药物，如硫喷妥钠、苯巴比妥、地西泮、丙泊酚、咪达唑仑和利多卡因等，均为有效的脑血管收缩药，能快速降低颅内压。

（5）应用脱水药：在切开硬脑膜前，应使脑松弛，除以上 4 点外，予二甲亚砜（Dimethyl Sulfoxide，DMSO）0.5g/kg 静输，或 1～2.0g/kg 输入 20％甘露醇，或 25％山梨醇 250～500ml 或呋塞米 0.5～2.0mg/kg 等，快速输入。达到脱水利尿，是降低颅内压的常用合适方法。但要注意纠正内环境的紊乱，保证水、电解质在正常范围。

（6）限制液体入量：限制晶体液＜500ml；少输或免输等渗葡萄糖，可输等张胶体液；等量输全血或血浆；或成分输血；或白蛋白等胶体液最适用；忌大量快速输入，总量仅是正常需要量的 1/3～1/2。以达到血流动力学和脑灌注稳定，为手术提供适当的脑松弛，降低颅内压。

（7）应用激素：氢化可的松 500～1000mg/d；或地塞米松 30～

60mg/d,静注。可减轻脑水肿,使颅内压下降。

(8)低温及控制性低血压:人工降温至 30～34℃,使脑温度下降,脑代谢、脑血流及脑血容量降低,颅内压降低。控制性低血压,使 ICP 降低。

(9)减少脑脊液:腰椎穿刺或经脑室穿刺引流脑脊液,可暂时缓解高颅压。

(10)手术减压:摘除颅内占位性病变或切除部分颅骨等。

(11)其他:高压氧疗法和能量合剂输注等。

6. 心动过缓与昏迷的处理

(1)心动过缓:静注阿托品 0.5mg 纠正。

(2)昏迷:给予小剂量的镇静药以避免术中躁动,保持循环稳定、降低氧耗量。保持气道通畅,术后昏迷时间长的病人早行气管造口术,便于气道管理。

7. 苏醒应迅速　术毕病人即清醒最理想,不出现屏气或呛咳;长效麻醉性镇痛药在手术结束前 1～2h 禁用,以利术后迅速苏醒和防止通气量不足。肌松药拮抗药在头部包扎完后再使用,以尼卡地平等控制恢复期高血压,待自主呼吸恢复,吸空气 15min,SpO_2 不低于 98%,呼之睁眼,能点头示意后,方可送回 PACU 或 ICU 或病房。

【脑保护措施】　临床上迄今尚未确立标准的脑保护措施,本文前面散在提及,现将较强的措施归纳如下。

1. 立马醋胺　通过阻滞 NMDA 通道起到拮抗谷氨酸的作用。显示该 NMDA 受体阻滞药对脑保护有益。

2. 利多卡因　能阻滞 Na^+ 内流,可减轻脑坏死的损害。通过阻滞细胞色素 C 释放和 Caspase-3 激活等凋亡细胞途径,减轻半阴影区缺血性损害。术中术后输注利多卡因。对脑保护作用优于硫喷妥钠。

3. 脑预处理　择期神经外科手术前进行脑预处理,术前应用高压氧、电休克及 K^+ 通道开放药二氮嗪等。

4. EPO(促红细胞生成素)　在术前 24～48h 始用,术中追加,脑室内用药效果特优,术后在神经 ICU 继续维持。

5. 低正常体温　低温无益。在神经 ICU 中采用控制性低正常体温。

6. Mg^{2+}　术前 Mg^{2+} 负荷,对神经保护作用强。

7. 氙气麻醉　氙气具有 NMDA 受体阻滞作用,但目前推广应用还受到限制。

8. 慎用药 要慎用 N_2O、氯胺酮、尼莫地平和替拉扎特(Tirilazad)等对脑功能不良作用的药物。癫痫患者避免吸入恩氟烷。

【常见手术的麻醉】

1. 创伤性脑损伤手术麻醉

(1)须紧急处理:急性颅脑损伤手术多需要立即紧急处理。处理重点在于尽量避免加重因脑部原发损伤所引起的继发性脑损伤。①迅速恢复和维持患者心肺功能的稳定;②监测能反映继发性脑损伤的生理指标并迅速干预。

(2)麻醉危险性大:麻醉危险性与创伤性脑损伤(TBI)的严重程度、昏迷程度关系密切。

(3)麻醉前病情评估:在十分有限的时间里行复苏治疗和麻醉前评估,伤情估计依据为:①按 Glasgow 昏迷程度评分,积分<7 时为严重损伤;积分为 3~5 时其预后不良;积分≥8 时预后较好;②全身其他部位合并创伤情况,合并颈椎骨致高位截瘫;胸、腹部损伤或骨折引起低血容量性休克;③CT 检查,确诊的出血性脑挫裂伤或弥漫性脑肿胀的病情;④ICP>25mmHg,病死率达 84%,若对甘露醇脱水降 ICP 敏感时疗效好,甘露醇治疗无效者,ICP 仍高,病死率 100%;⑤治疗后瞳孔不回缩和眼球固定者病死率高;⑥发生 DIC、血压<90mmHg,ICP 升高 45%,血压>90mmHg,ICP 升高增加 6% 提示预后不良;⑦颅脑外伤患者有 10%~40% 并发气道梗阻,低氧血症加重脑水肿,合并中枢性呼吸衰竭时死亡率高。因呕吐引起误吸综合征。

(4)麻醉选择和处理:麻醉选择及处理措施是否得当是重要环节。

①昏迷患者:不需麻醉。表麻下气管内插管,以维持有效的自主呼吸或人工呼吸。维持轻度的高氧血症状态。纠正高碳酸血症和低氧血症,可利于改善颅内高压和继发性脑损伤。

②气管内全麻:表麻下或静注 2.5% 硫喷妥钠 3~10ml 加琥珀胆碱 50~100mg 或维库溴铵 0.07mg/kg 或罗库溴铵 0.6mg/kg,快速气管内插管,机械通气。以低浓度异氟烷或七氟烷吸入,或小量硫喷妥钠或丙泊酚与芬太尼维持。但要注意在颅内高压时,一旦掀开颅骨瓣就有发生严重低血压的可能,要做好快速输血的准备。

③局麻加强化麻醉:适用于中小型的开颅术,但气道的管理不方便。

④麻药量要小:颅脑外伤患者对全麻药往往敏感,用药量要偏小。

⑤预防和处理 ICP 增高:应用脱水药减轻脑水肿,充分给氧,保持气道畅通。控制呼吸,过度换气可进一步降低 CBF 和脑氧合。维持 CPP(大脑灌注压)及 CBF。

⑥注意血流动力学变化:积极治疗低血压,均匀输血,补充血容量,纠正休克,要限制输液量。但应保证脑灌注压,降低 ICP 和治疗脑水肿。同时,要预防开颅后的血压骤降。TBI 后输注胶体液维持低脑水含量。

⑦麻醉前要下胃管,预防呕吐和误吸。

⑧持续心电监测:MAP、SpO_2、$P_{ET}CO_2$ 监测,积极循环支持,大量液体输注,发生心律失常时,及时处理。

2. **颅后窝手术麻醉**

(1)术前评估:为使患者安全度过围术期,减少并发症,术前应正确评估。

①手术危险性大:颅后窝手术以脑桥小脑角手术为主。听神经瘤最常见,为来自内听道第Ⅷ对脑神经的良性肿瘤。因部位邻近生命中枢及其他如第Ⅸ、Ⅹ、Ⅺ、Ⅻ对后组脑神经,对脑神经刺激引起强烈的心血管反应,手术难度大,危险性大,死亡率高,并发症多。要求术中患者清醒,以便观测手术效果。多在手术显微镜下进行手术,细致程度高,手术时间长。麻醉处理稍不慎,常危及生命。

②副损伤多:为实质瘤。有包膜,含液体,在内听道紧挨面神经,肿瘤增大时,常侵犯第Ⅴ、Ⅸ、Ⅹ、Ⅺ、Ⅻ对脑神经及小脑、脑桥。手术易造成永久性面神经损伤或其他脑神经损伤。术后易出现吞咽不协调,可致误吸和窒息。

③麻醉前准备:应纠正营养不良、电解质紊乱及脱水,提高对麻醉手术的耐受力。术前应行血压、ECG 等监测,患有严重心血管疾病的老年人,应控制病情。

④麻醉前用药:阿托品不可缺少。

(2)麻醉选择

①全麻:呼吸已停止时,气管内插管,应用少量全麻药诱导,气管内插管时,头多后仰,特别是枕骨大孔区病变,强迫头位和颈部活动受限,增加插管难度。采用清醒插管。容易发生误吸及引起肺部并发症。

②强化局麻:术中患者清醒,便于观测手术效果。

(3)麻醉处理:麻醉诱导力求平顺;麻醉维持采用静吸复合麻醉,脑松弛好;采用侧卧位体位麻醉管理方便;保留自主呼吸,避免手术操作误涉及生命中枢;合适的麻醉深度。术中严密监测血压、脉搏、ECG、SpO$_2$、ICP、PaCO$_2$等,尽量减少手术刺激。手术期间因对脑神经的刺激,可诱发一系列不良反应,应适时处理。

①维持脑灌注和供氧,确保稳定的血压。刺激三叉神经根(分离肿瘤的上极时)可出现血压显著升高,心率增快。如果囊壁紧贴脑干,分离时常诱发呼吸紊乱、血压有时高达200mmHg,是手术操作致使脑供血不足引起。要立即采用降压麻醉,用乌拉地尔、硝普钠或硝酸甘油降压。

②维护心血管系统的稳定性:分离下极时,可因牵拉迷走神经而出现血压、脉搏突然下降,静注阿托品以对抗。

③若呼吸停止时,应停手术,待呼吸恢复,辅助呼吸或控制呼吸。当呼吸迟迟不恢复时,过度换气,用脱水药脱水等措施。经处理后,呼吸仍不恢复时,说明手术牵拉第4脑室底部,使附近的生命中枢直接受损伤,或血供受干扰,或脑干受损,提示预后很差。在坐位或俯卧位时易发生气管导管扭折、脱出或插入过深,应特别注意。

④积极防治空气栓塞:常取坐位手术,易出现气栓,一旦出现气栓栓塞时,可出现低血压、心律不齐、高碳酸血症、缺氧、继发性支气管痉挛和肺水肿,甚至致心搏骤停的危险。空气积聚>50ml时,可致右心室和肺动脉输出道受阻,也可直接通过肺循环,或从心内右向左分流,空气进入冠状循环或脑循环。空气栓塞死亡的原因是冠状动脉栓塞和心室纤颤。可听到空气在血流中有一种特殊的滚动声,仅0.25ml空气可被发觉。一旦发觉,即停吸氧化亚氮,同时通过Swan-Ganz导管或CVP监测导管迅速抽气。手术医师用盐水或骨蜡填塞手术区损伤静脉伤口,以防止空气再度进入血流。患者取左侧卧位可避免气栓。坐位手术体位时避免用氧化亚氮。

⑤手术时间长,易致麻药蓄积,苏醒延长,反射迟钝。故术后应带留置导管回PACU或病区。

⑥术后患者继发无呼吸或呼吸抑制时,可能是颅内血肿或脑水肿之可能。仍需严密观察,针对原因,标本兼治。

3. *颅内动脉瘤手术麻醉* 本病60%好发于40—60岁,20岁以前男性多,40岁以后女性多见。19%～30%为多发性。72%～90%的患者因蛛网膜下腔出血而被发现。仅少数患者出现压迫症状,如复视,眼睑下垂,视力及视野障碍,垂体功能低下,第Ⅱ、Ⅲ、Ⅳ、Ⅴ、Ⅵ、Ⅶ对脑神经麻痹,运动障碍,小脑症状,精神症状,脑干压迫,癫痫,痴呆,脑脊液鼻溢,慢性头痛,听力丧失等。早期手术干预可能增加动脉瘤术中破裂的危险。

(1)术前评估及准备

①病死率高:颅内动脉瘤破裂患者病死率甚高。30%患者24h内死亡,50%在14d内死亡,60%在6个月内死亡。死于颅内高压、脑内出血、反复出血的血管痉挛。手术死亡率4.5%～20.8%。

②手术时机:除急症外,手术最好在出血后72h内进行。颅内动脉瘤破裂后,3d后血管痉挛,7d达高峰,2周时消失。

③麻醉前准备:焦虑不安者用咪达唑仑镇静;头痛患者可给喷他佐辛等;控制血压,比正常人降20%～30%;维持围术期循环稳定,出血患者防止再出血。

(2)麻醉选择及麻醉处理

①均选全身麻醉:麻醉诱导期可因血压骤升和呛咳而并发动脉瘤破裂出血,发生率0.5%。当有ICP升高或手术野张力大时,不选吸入麻醉。

②诱导平顺:无应激反应。吸氧祛氮10～15min,芬太尼0.1mg加氟哌利多5mg静注,咪达唑仑2.5～5mg静注,2.5%硫喷妥钠3～5mg/kg,维库溴铵0.08～0.10mg/kg、利多卡因1.5～2mg/kg静注,气管内插管,控制呼吸。或吸氧后,可待因45～60mg肌注,氟哌利多5mg,咪达唑仑10mg,2.5%硫喷妥钠10ml,泮库溴铵6mg静注,利多卡因1.5～2mg/kg静注,气管内插管,控制呼吸。

③维持麻醉:用静脉复合或静吸复合麻醉。γ-OH有升压作用,应免用。过度通气以减少CBF及ICP。打开硬脑膜后,$PaCO_2$应在25～30mmHg。现多用丙泊酚0.35～0.8mg/kg及芬太尼2μg/kg维持较合理。临时阻断颅内大血管前静注硫喷妥钠3～5mg/kg,保护缺血脑组织。

④控制性低血压:选用乌拉地尔、硝普钠和三磷腺苷均可使瘤内压降低,瘤壁松弛,钳夹闭动脉瘤时,破裂机会减少,手术安全性提高。但要防止脑供血不足。降压限度:平均动脉压50～60mmHg为限;收缩压＞90mmHg;SP在手术结束前＞110mmHg为好。降压中控制输液量,及时补充失血量。停止降压后,通过输血,使CVP维持在$10cmH_2O$,血液

稀释、升高血压可防止术后脑血管痉挛。胶体液选 5％白蛋白或血浆，以维持 Hb 100～110g/L，血细胞比容(Hct)30％～35％。术中术后用中分子右旋糖酐 500ml，可防止脑血管痉挛。降颅压：用 20％甘露醇 0.5～2.0g/kg 等使脑松弛、脑容积缩小，便于暴露手术野。防治术后血管痉挛：术后重视治疗血管痉挛，如氨茶碱 0.9mg/(kg•h)静注。避免术后血压波动：血压升高时，用酚妥拉明或硝普钠等血管扩张药静注降压。

4. **脑血管畸形手术麻醉**　特点与颅内动脉瘤相似，其主要危险是出血，发生率为 38％～75％。危险性大，表现在第 1 次出血病死率 10％；第 2 次 13％；以后再次出血者 20％。脑血管畸形可与袋形脑动脉瘤或假性脑动脉瘤同时存在。高血流量可为 150～900ml/min。出现癫痫、脑实质出血及脑萎缩、头痛、智力衰退、痴呆、瞌睡、失语、面瘫、同侧偏盲、轻瘫、共济失调、感觉障碍和昏迷等。婴儿的巨大脑血管畸形可引起心脏扩大及心力衰竭。麻醉医师对上述各点应了解和掌握。

(1)麻醉前评估：脑血管畸形出血时，非手术疗法病死率＞20％。若行全部脑血管畸形切除手术治疗时，手术死亡率为 1.6％～18％，效果取决于术者技术水平。

(2)麻醉选择及处理：同颅内动脉瘤。

①麻醉选择：选全麻。但应使用降温、中度控制性降压。因畸形血管入口处的血压为 40～70mmHg，低于全身动脉压。多用硫喷妥钠、异氟烷降压，保护脑组织。

②预防大出血：应警惕低阻力高流量型的畸形血管被阻断后，出现血浆及红细胞外渗性血管型水肿、脑肿胀、多发性小血肿。Spetzler 称此为"正常灌流压的突破"(normal perfusion pressure breakthrough)，患者可因大量出血而休克。

③在畸形血管处理前，应保证足够的 MAP，以保障缺血区 CPP(持续正压)。畸形血管处理后应适当降低 MAP，用硝普钠控制性降压，预防"正常灌注压的反跳"；同时应用脑保护药和降低 ICP。

5. **脑垂体手术麻醉**

(1)麻醉前评估：了解下视丘-脑垂体-肾上腺的功能状态，以便决定是否应用氢化可的松。

(2)控制病情：对患者的高血压、缺血性心脏病、心肌病等，根据其病情做适当处理，使病情稳定。对糖的代谢异常，尿崩症的水电解质失衡、肥胖症等,均需做出评估和处理。

(3)麻醉选择:麻醉选用全麻。如安定镇痛麻醉及吸入异氟烷,或用丙泊酚和芬太尼,给予泮库溴铵或阿曲库铵静注,控制呼吸。高血压时,吸入异氟烷等辅助降压。经颅入路手术应控制好 ICP;经蝶入路可用吸入异氟烷或输注硝普钠降压,控制麻醉深度,等患者完全清醒拔除气管插管,使其保持有效的经口呼吸。

(4)麻醉处理特点

①气管内插管困难:肢端肥大症的患者气管内插管很困难。一是因舌大而厚、咽喉粗大,声门狭小,使喉镜暴露及气管内插管相当困难。二是下颌宽阔,不易托起,难以维持气道通畅,较为费力。三是个别患者病情重,还并有喉返神经麻痹、吸气时出声、呼吸困难等。采取清醒插管,导管不可过粗,用小一号管易成功。

②麻醉药量偏大:肢端肥大症的基础代谢率增高,甲状腺亦增大,一般用麻醉药量较大。但患者若有心肌肥大、房室传导阻滞等并发症时可致心功能低下。麻药量不宜过大较为安全。

③血糖增高:肢端肥大症患者并有血糖增高,不严重时一般不处理。

④术前激素疗法:颅咽管瘤的瘤体过大,或偏及视交叉,可出现偏盲。术前应用皮质激素、甲状腺素处理脑积水、垂体功能低下、尿崩症及下丘脑功能障碍。

⑤纠正下丘脑功能紊乱:当手术刺激或伤及下丘脑周围时,引起下丘脑功能紊乱。出现血压下降,严重时呈顽固性低血压,脉快、呼吸急促,应视为重症,及早停止手术。对症处理,可加用皮质激素,用输血或输注血管收缩药等措施升高血压。做好呼吸管理。如体温上升可行物理退热。并预防术后迟醒。出现下丘脑紊乱时,预后较差。

⑥监测尿量和电解质:术中或术后注意监测尿量及尿比重,以除外尿崩症。注重水电解质的监测及补充。若有尿崩症,应积极治疗。

【麻醉管理】

1. 缝合头皮前停用麻药　其目的是,尽量消除全麻抑制效应,使术后早清醒,以便于观察病情变化。

2. 术后管理　由于手术的刺激、创面出血、脑水肿等影响,一般苏醒期延缓,反射的恢复较慢。若术前患者已昏迷者,短期内难以苏醒,更需要术后加强护理。

(1)麻醉前清醒患者:术中平顺,无呼吸循环意外发生,手术结束后,吞咽、咳嗽反射活跃,各生理生命体征正常,待 Stewart 评分法达 4 分者,可送回病室。详见表 6-2。

表 6-2　Stewart 苏醒评分法

分　数	意　　识	气道通畅	肢 体 活 动
0	对刺激无反应	气道需予以支持	无
1	对刺激有反应	不用支持可维持	肢体无意识活动
2	完全苏醒	遵医嘱咳嗽	有意识活动

(2)术前已有昏迷的患者:术毕仍有深度昏迷者,由外科医师在手术台上行气管造口术,维持术后气道通畅,这比带管回病房安全。术后病人送 PACU 或 ICU 监测、治疗和重症监护。

(3)重大手术:如为颅内大手术或接近生命中枢(如听神经瘤、蝶鞍区、脑干区等)部位手术,或术中出现呼吸循环异常者,待生命体征稳定后,送 PACU 或 ICU 或病房监测治疗护理。

(4)术后观察项目:加强术后的观察和护理极为重要。①气道通畅程度、肌松药残余作用的消失情况。包括潮气量,分钟通气量,气道 CO_2、氧的百分浓度测定,肺部听诊、血气监测结果等。及时处理问题,及早预防肺部感染。②循环稳定程度。包括血压、CVP、SpO_2、肢端循环状态、尿量、ECG 检查的分析。③体温的观察及处理。④神志恢复状况、瞳孔、深浅反射等。若昏迷加深,应考虑颅内有反应性出血。如伴有心动过缓、血压升高,应及时药物治疗。⑤限制输液。术日及次日只用 1.5～2L。如出现尿崩症,应迅速补充足够的晶体液,用 0.18%氯化钠,3h 内补足先前 3h 排出量,合用 4.3%葡萄糖。⑥术后昏迷或清醒后吞咽困难的病人,常规置鼻饲管,加强补充营养。要预防误吸。⑦以避孕套接管代替导尿管,可防止尿路感染。⑧术后病人体位,不急于上半身抬高,待完全清醒后或循环稳定后才改变体位,否则欲速则不达。⑨术后少用镇痛药,以防止抑制呼吸,或有碍于神志恢复的观察。如有头痛、躁动时,用可待因,或咪达唑仑、巴比妥类药加以控制。⑩加强气道通畅的维护及压疮的防治。

第三节 胸腔内手术麻醉

【麻醉特点】

1. 对麻醉处理与管理的技术要求高

(1)呼吸管理为重点:开胸所造成的生理改变、肺萎陷、纵隔移动、缺氧性肺血管收缩(HPV)、V/Q 比例降低、胸腔内负压消失、反常呼吸等,间隙正压呼吸可以克服,消除纵隔摆动和反常呼吸。

(2)必须应用肌松药:肌松药使呼吸停止,有助于控制呼吸的实施。

(3)单侧肺麻醉:采用隔离术对肺脓肿、咯血、支气管胸膜瘘和败血症等"湿肺"患者避免肺内物质向对侧扩散,必须保护健侧肺,防止被污染,手术安全进行,必要时采用单肺通气,可缩短手术时间。

(4)用新的吸入麻醉药:如氟烷、恩氟烷和异氟烷等有良好的镇痛效果;可让患者吸入高浓度的氧,无燃烧爆炸危险;可安全地使用电刀,加快手术的速度。

(5)监测:如血气分析、多功能呼吸监护仪、有创及无创动脉直接测压及 CVP 的测定,以及呼气终末加压(PEEP)通气等技术的应用,保证 PaO_2 和 $PaCO_2$ 于基本正常范围;术中心电、心律监测,加强术中和术后管理,减轻循环障碍,增加手术的安全性。

2. 开胸手术麻醉对器官功能的影响大 如 COPD 及 RPD(限制性肺疾病)、支气管扩张症、肺癌及肺损伤、气胸等患者均有不同程度的低氧、心肺功能不全,营养障碍,肝肾功能损害等,手术可加重以上损害。保持体热。

【麻醉前评估及准备】 术前评估与准备的重要性,体现在充分考虑麻醉期与麻醉后机体状态及可能发生的并发症危险性。

1. 支持疗法 阻塞性疾病和限制性疾病需要手术治疗者,麻醉前应纠正贫血、血容量不足、电解质紊乱、代谢紊乱和水肿等病理生理改变。高蛋白、高糖、高维生素饮食。必要时输血或血浆,或补液,以改善营养和全身情况。

2. 控制痰量 对肺疾病的病人麻醉前要控制痰量。凡痰量＞100ml/d 者,除药物控制痰量外,每天要进行体位引流排痰。排痰不力时,应用祛痰药、支气管扩张药或蒸汽雾化吸入稀释痰液。尽量使痰量降至最小限度。痰液多而稀薄时,并用阿托品 0.5mg,以利排出。咯血病人(急症者除外),应延期手术,待咯血减少或停止后,再施行手术。感染者用抗生素治疗。

3. **禁烟** 吸烟增加气道易激性,如为择期手术,术前至少停吸烟3周。

4. **呼吸训练** 术前呼吸训练,对预防术后肺不张等肺部并发症有一定的意义。

5. **心理疗法** 术前向病人解释有关麻醉、手术情况,胸部切口痛、胸腔引流等术后不适感等情况。以取得病人合作。

6. **麻醉前评估** 麻醉前进行心肺储备功能的检查。根据肺功能评估。

(1)屏气试验:是最简单实用的办法。先令病人深呼吸数次,后深吸一口气,屏住呼吸,若持续 30s 以上为正常;若 <30s,说明心肺储备功能明显减弱。

(2)呼吸功能的测定:有条件时进行肺功能检查。测定肺活量、最大通气量和时间肺活量,结合病人活动量及活动后的呼吸气急情况,对肺通气量做出进一步评定。

最大通气量 <预计值 60%,说明肺功能明显降低,<预计值的 50% 有危险性。气速指数 >1 时,显示有限制性肺功能损害,如胸膜肥厚、脓胸等;气速指数 <1 者,显示有阻塞性肺功能损害,如肺气肿等。

一秒钟用力呼气量(FEV_1)<2L,或 <总时间肺活量的 50%。余气量/肺总量 >50%;呼吸空气条件下,$PaCO_2$ >45mmHg。其中有一条不正常时都有危险性,若肺功能明显损害时,呼吸管理更应严格。肥胖病人(>20%)术前应进行呼吸锻炼。

(3)血气分析:有条件时可做血气分析,了解通气情况、判断酸碱失衡。

(4)心血管系统:要充分评估并存肺心病、高血压病、冠心病、心肌梗死及 ECG 异常等病人对手术麻醉的耐受性。具体危险性评估见第 4 章第二节患者的准备相关内容。

(5)一般情况:吸烟、年龄 >60 岁、肥胖、广泛手术、手术时间 >3h,均为危险因素。增加术后并发症发生率。

7. **麻醉器械准备** 按气管内全麻的要求,进行各项麻醉前准备。

8. 麻醉前用药 宜给予巴比妥类、镇痛类药物,黏稠或呈脓性痰液者,颠茄类用量要小。

【麻醉选择】 选用全麻,力求麻醉诱导及维持平稳,避免血流动力学剧烈波动,插入单腔或双腔支气管导管,控制呼吸。用下胸段硬膜外阻滞复合全麻可减少全麻用药,便于术后镇痛,有效地减少并发症。

(1)诱导:入室后建立两条静脉通道,常规监测 ECG、SpO_2;桡动脉穿刺,监测血压、CVP、$P_{ET}CO_2$、HCT、尿量等。吸氧 $5\sim10min$,咪达唑仑 $0.1\sim0.2mg/kg$、芬太尼 $5\sim8\mu g/kg$、丙泊酚 $1.5\sim2mg/kg$、维库溴铵 $0.1\sim0.2mg/kg$,静注后,气管内插入单腔或双腔支气管导管,或表面麻醉下清醒插管。危重患者,如胸部外伤,大咯血等急症手术病人。静注咪达唑仑 $2.5mg$,氯胺酮 $50\sim75mg$ 加琥珀胆碱 $50\sim100mg$,气管内插入单腔或双腔支气管导管,或表面麻醉下清醒插管,控制呼吸。

(2)维持麻醉:用静脉复合麻醉或静吸复合麻醉,术中控制呼吸。最常用的方法为丙泊酚 $3.6\sim8mg/(kg\cdot h)$ 持续微泵注入、吸入恩氟烷等维持。也可选全麻复合硬膜外麻醉法。

【麻醉管理】

1. 保持气道通畅 气管插管时选用较粗导管,方便吸痰,防止手术体位引起的导管扭曲,防止支气管痉挛等,以保持气道通畅。下列步骤均需要施行气管内吸痰:①施行气管内插管后;②改变体位后,即摆手术体位后;③开胸后,患侧肺萎陷时;④手术操作探查病灶、用手挤压肺脏时;⑤切断支气管前、上直角钳后;⑥整修支气管残端后;⑦加压呼吸(膨肺),试验支气管残端和肺泡漏气前;⑧术终在扩张肺泡和拔除导管前。一次吸痰时间不宜过长,$<30s$,防止缺氧,必要时重吸引。气道压力限制 $<30cmH_2O$,$>35cmH_2O$,及早查明原因。单肺通气的管理详见本章第六节单侧肺通气麻醉内容。

2. 麻醉维持平稳 维持适当的全麻深度,达到手术要求的最浅麻醉和足够的肌肉松弛。维持麻醉多为静吸复合麻醉。可降低自主神经的不良反应,增进组织灌注,循环维持稳定,预防休克。以泮库溴铵 $0.08\sim0.1mg/kg$,或阿曲库铵 $0.3\sim0.6mg/kg$,等分次静注维持肌松。恩氟烷或异氟烷,或七氟烷,或地氟烷吸入,复合丙泊酚微泵泵注可使麻醉更平稳。丙泊酚以稀液微泵泵入,或静脉输注瑞芬太尼 $0.3\sim0.5\mu g/(kg\cdot min)$,或复合硬膜外麻醉,可减少吸入麻醉药的用量,使全麻满意平稳。

3. 循环管理

(1)输血补液的管理:麻醉诱导前,应适当给予胶体液 500ml,预扩容,因胸腔内血供丰富,血管直接来自心脏和主动脉,加之病灶粘连,手术操作易导致误伤血管,而发生意外的大出血。因麻醉药的扩管作用,手术时失血量比其他手术多,注意及时适量补充术中失血,手术一开始即均匀(或成分)输血,补充血容量,预防血压下降。维持血压、心率正常。如果在血压已经降低之后再输血,不但会造成被动和忙乱,而且补液量过多、过快,会增加心肺负担,导致心负荷过重和肺水肿。长期卧床或心功能代偿差或全肺切除术的病人,要注意控制液体入量。开胸后,胸腔内由负压变为正压,引起 CVP 的增加,静脉回流减少,要扩充血容量,提高周围静脉的压力,增加回心血量。避免输入过多,宁少勿多;避免过度血液稀释,Hb<80g/L,补充 RBC;疑有水过多或肺水肿,及时行利尿等处理;避免用硝酸甘油扩张血管,控制 PAP。

(2)管理好呼吸,避免缺氧和二氧化碳蓄积:吸 100％氧,维持良好通气,V_T 10(6～15)ml/kg,增加呼吸频率(15～18bpm),维持正常 $PaCO_2$,因缺氧和二氧化碳蓄积可使心肌应激性增高,诱发心律失常。如进一步加重,则最终又抑制心脏的收缩功能和传导功能,故应避免缺氧和二氧化碳蓄积。OLV 尽早行 CPAP 通气,避免出现低氧血症。发生低氧血症及时查明原因,并予以纠正。

(3)尽量减少手术操作的刺激:在胸腔的肺门及大血管区含有丰富的内脏感受器、交感神经和迷走神经末梢。当在肺门等部位进行手术操作时,应适当加深麻醉,或用 0.25％～0.5％普鲁卡因,或 0.5％～1.0％利多卡因对肺门及大血管区进行封闭,以阻断神经反射,是预防心律失常的一个重要措施。

4. 支气管内麻醉　避免肺内物质的扩散,单肺通气。详见第 6 章第六节单侧肺通气麻醉有关内容。

【常见手术的麻醉】

1. 食管癌手术麻醉　食管癌手术是胸科常见的大手术,麻醉风险因素很多。食管癌病人大多数年龄大,合并有高血压、心脏病、慢性支气管炎等病。由于长期进食困难,多伴有营养不良、低蛋白血症。低蛋白血症可引起肺间质水肿,造成低氧血症,胸腔积液;病情重,体弱,对麻醉和手术的耐受能力很差。食管癌手术创伤刺激大,时间长,失血多,血压随时可能发生变化。术中应积极维持血容量,及时补充失血。但也要防止输血、输液过多。

(1)预防神经反射:手术中,手术操作使胸主动脉可能受压。游离食管时,发生迷走-迷走神经反射,可使心搏骤停。预防和处理措施:①大血管周围用利多卡因等局麻药浸润;②连续监测,常规 SpO_2、$P_{ET}CO_2$ 及 ECG 等心血管的监测。由于术前脱水、手术创伤大、水分蒸发及失血等,综合考虑液体补充。术中逾量输血,尽量输入全血、红细胞液和血浆,其量应稍多于术中失血量。

(2)麻醉管理:①呼吸管理,为了对抗开胸后所出现的呼吸生理变化,要做到充分吸氧、勤吸痰,保持气道通畅;避免不必要的通气过度;患侧肺保持一定膨胀,防止通气/灌流的不平衡;游离食管时,若将对侧胸膜撕破,要适当加大吸气压力,及时抽吸积液、积气,以免影响健侧呼吸功能。②术中精确估计输液量,液体补充要及时、合理,防止液体过量。③维持血流动力学稳定,血压明显下降时,暂停手术。静注 50% 葡萄糖 100~200ml,或静注麻黄碱 5~15mg,提升血压。血压回升后,继续手术。④维持心率,心率缓慢时,静注阿托品 0.5mg 纠正。⑤维持电解质平衡,注意纠正电解质紊乱。⑥恢复期管理,手术结束前 1h 不用长效镇痛镇静药,术毕清醒不彻底或呼吸不满意者,不急于勉强拔管,可带管送 PACU 或 ICU,继续呼吸治疗,直至完全清醒;预防和治疗肺水肿等其他并发症。

(3)麻醉选择:采用气管内插管全麻(全凭静脉麻醉或静吸复合麻醉),需要支气管内插管,防止反流和误吸;或全麻加硬膜外复合麻醉,后者对病人呼吸循环扰动小、镇痛和肌松好,便于术后镇痛,是值得推广的理想麻醉方法。术后充分镇痛很重要。慎用氧化亚氮吸入。

2. 胸部创伤手术麻醉

(1)充分评估病情:胸部创伤多合并气胸、血胸、多发性肋骨骨折等。创伤范围大、伤及脏器多、失血量大、伴休克时间长者,病死率越高。由于疼痛和胸壁失去完整性等原因,使呼吸功能障碍,出现呼吸困难症状。若伤及肺组织、气管、支气管时,或有血痰,呼吸困难更突出。可能有严重的循环障碍,或并存其他部位创伤。麻醉的危险性很大。

(2)麻醉前紧急处置:合并血、气胸病人,患侧胸腔有大量积血、积气的压力,造成纵隔的移位,且影响静脉血的回流。张力性气胸患者麻醉前应先做胸腔闭式引流,使移位的纵隔复位,静脉血回流正常。心脏压塞行心包腔穿刺引流,或麻醉后心包切开减压;创伤性膈疝、饱胃者须置胃管行胃肠减压。首先维护气道通畅,当合并肺及气管损伤而致血痰较多时,易发生气道梗阻或窒息。应及时快速气管内插管,保持有效通气或紧急行气管切开,吸出血和分泌物,解除气道梗阻,改善呼吸功能。迅速建立静脉通道,积极输液输血,当血容量低时,有效地扩容,立即输血或成分输血,纠正低血容量。结合其他抗休克的措施,改善病人的休克状况后,再进行麻醉。

(3)选用全麻:全麻诱导可根据病人具体情况,选用清醒麻醉插管,或快速诱导插管。对肺内有出血的咯血痰病人,必须清醒插入双腔导管。静吸复合麻醉较好。在浅麻醉下配合肌松药,控制呼吸。术中注意补充失血,对心脏压塞未引流或大面积肺撕裂伤或爆震伤者,应控制输液输血。避免缺氧和二氧化碳蓄积,预防循环紊乱。同时保护重要器官功能。

3. 纵隔手术麻醉

(1)病情评估:临床上有不同情况的纵隔肿瘤。大的肿瘤压迫气管或累及心脏血管和腔静脉受压梗阻等,手术过程中,易引起循环紊乱和气道梗阻,给麻醉管理带来困难。要重视术前访视,麻醉前了解颈胸 X 线及 CT 检查片。明确瘤体大小、部位、气道及心肺受压情况,气管有无移位、狭窄;有无插管困难,方式等。

(2)选用全麻:麻醉诱导选用清醒气管内插管,无气道压迫症状时用静脉快速诱导;如有支气管漏时,应施行支气管内插管或双腔管插管,以分侧支气管通气麻醉为主。如有气管极度狭窄,估计经口插管危险时,则行气管造口插管。

(3)麻醉管理

①减少肿瘤的压迫:尤其是术中侧卧位时,肿大的瘤体压迫健侧肺,使健侧肺肺扩张受限,使呼吸受影响。严重时呼吸停止或心搏骤停,应预防。

②防止手术操作的影响:注意体位改变及手术操作中肿瘤加重对纵隔的气管、支气管和心脏的压迫,影响回心血流和肺血流。肿瘤取出时,要注意腔静脉突然扭动引起的循环障碍。

③防治心衰和肺水肿:瘤体摘除后,防止腔静脉回流改善后所引起的右心负荷过重,而导致心力衰竭和复张性肺水肿。

【麻醉处理】

1. 加强监测　术中持续心电、SpO_2、CVP、尿量监测,预防心搏骤停,做好复苏的各项准备工作。

2. 胸腔负压　关胸时注意有无漏气及肺膨胀的程度;关胸后,使贮气囊加压,膨肺,使胸腔保持$-10～-2mmHg$的负压。

3. 拔管时机　待病人恢复吞咽动作或清醒后,吸净口腔或气管内的痰液,拔除气管导管,术后镇痛。

4. 送回时机　拔导管后观察$10～20min$,患者呼吸交换量足够,血压、脉搏无异常时,送 PACU 或 ICU 或病室。术后注意肺膨胀情况,预防肺部感染等并发症。

第四节　呼吸疾病手术麻醉

【麻醉前评估】

1. 评估目的

(1)围术期避免呼吸衰竭:术中避免低和(或)高碳酸血症。在非全麻手术患者,因辅助药物对呼吸中枢的抑制,加之供氧和通气不足,易发生呼吸衰竭。

(2)保持循环稳定:在原有肺疾病患者,全麻和气管内麻醉激发支气管痉挛,是引起循环不稳定的重要因素。支气管痉挛时呼吸阻力增加,肺泡内压和胸膜腔内压上升,回心血量减少;加上心排出阻力增加,必然引起心排血量下降,产生低血压。

(3)减少术后并发症:术后的主要并发症为肺炎和肺不张。术前采取一切措施预防肺部并发症。发生率:胸部和上腹部手术为63%,下腹部3%。

(4)尽量缩短术后机械通气时间:术后机械通气有利于病人度过呼吸困难,但长期机械通气也有对病人不利之处,停用机械通气和拔除气管导管要依据临床综合判断而定。

2. 评估依据

(1)呼吸症状:咳嗽、多痰和呼吸困难为主要症状。

①咳嗽:表明气道黏膜受刺激、气道分泌物增加,气管纤毛传导分泌功能障碍。应了解咳嗽起始时间、严重性和咳痰情况。

②咳痰:痰量和颜色(黄或绿色发臭痰表示感染严重),痰的黏稠度、规律性,与体位的关系等。

③呼吸困难:起止时间、程度、季节性和激发因素。以什么方法有助于缓解。有无胸痛、哮喘和咯血史,有无吸烟史。

(2)体格检查:主要观察呼吸困难的临床表现,辅助呼吸肌是否参与,呼吸节律和深度;观察嘴唇和指甲有否发绀,患者肥瘦程度,气管插管条件如何。听诊有否哮鸣音。通过体格检查基本确定肺部病变范围、有无肺实变、肺气肿、肺纤维化、肺水肿和哮喘等,确定有无支气管痉挛在术前评估中有特殊意义。胸部X线片对确定肺部病变范围和手术方式有指导意义。气管有无偏移、阻塞对麻醉选择有重要意义;心肌缺血和心脏扩大患者对麻药的耐受性差;肺实质的病变使通气和灌注比例失调,有肺内分流存在。有10%血气异常的患者,X线表现却无异常。

(3)肺功能检查:有助于诊断肺病类型,确定病变范围和严重程度,判断治疗效果,监测疾病进展情况,区别限制性或阻塞性肺功能障碍。对手术的可能性和手术范围做出客观判断,确定手术的安全性。当高碳酸血症、第一秒时间肺活量(FEV_1)<0.85 或 FEV_1<2L,最大呼气容量(MBC)<50%预计值时手术的危险性大。

(4)肺血管和右心室功能:呼吸疾病患者多数有长期吸烟史,存在慢性阻塞性肺疾病(COPD),肺血管阻力(PVR)也随之升高,右心室肥大和扩张。心电图表现为右心房、右心室肥大和心肌缺血。麻醉和围术期引起PVR进一步升高的因素很多。正常情况下肺叶切除不会引起PVR上升,但在COPD的病人,肺血管弹性减退,PVR上升,导致肺叶切除后肺水肿。

【麻醉前准备】

1. 术前停止吸烟 中止吸烟可减少气道刺激和气道分泌物,降低HbCO的浓度,提高Hb携氧能力。禁烟4周以上较好。

2. 治疗肺部感染 选用广谱抗生素,如氨苄西林(Ampicillin)和头孢菌素(Cephalosporin),或根据痰细菌培养和药敏试验,选用敏感抗生素控制。尽量减少痰量。

3. 保持气管通畅和控制支气管痉挛 应用支气管扩张药。

(1)β-拟交感药:特布他林(Terbutaline)气雾剂 0.5mg,吸入 5～10min 生效,维持 4h 左右;2.5～5mg 口服,30min 生效,持续 5～8h。

（2）甲基黄嘌呤（Methyl Xanthines）类：茶碱 250~375mg 20min 内缓慢静注，继以 250mg 静脉输注，每 8 小时 1 次，一日总量<1.0g。氨茶碱 6mg/kg，用 0.2~0.8mg/(kg·h)连续输注。与 β_2 拟交感药合用有协同作用。

（3）过敏递质释放抑制药：色甘酸钠是一种拮抗支气管收缩递质的新药，治疗效果显著。色甘酸钠（DSCG）粉雾吸入，20~40mg，每日 4 次，治疗慢性哮喘效果显著，可预防性使用。

4. 胸部物理治疗　气道雾化吸入湿化黏膜，刺激咳嗽、拍击胸部和体位引流排痰，对减少术后肺部并发症非常重要。纠正营养不良、间歇经鼻给低流量氧（1~2L/min），对缺氧引起的红细胞增多症有治疗作用，同时减轻低氧性肺血管收缩，降低 PVR，对治疗肺心病有利。

5. 洋地黄的应用　病人术前有室上性心律失常和心力衰竭时用洋地黄；肺叶切除后，肺血管床减少，引起 PVR 升高，右心室右心房增大而导致心律失常，使用洋地黄治疗。但要注意低氧和高碳酸血症病人容易发生洋地黄中毒，故手术日停用洋地黄。

6. 麻醉前用药　麻醉前镇痛、镇静和颠茄类药物均不能缺少。但对肺功能差的病人、COPD 病人应慎重。

（1）肺功能好者：术前选用阿片、咪达唑仑和颠茄类，以提高术中镇静、镇痛效果，保证气道通畅。

（2）肺功能差者：阿片和安定类药抑制呼吸，应谨慎应用。手术短小者，可免用任何术前药。当 PaO_2<60mmHg，$PaCO_2$>45mmHg 时，少量给或不给术前药。

（3）COPD 患者：颠茄类药易使 COPD 患者气道分泌物变干，增加排痰和咳嗽的困难，也使支气管有扩张作用，增加了无效腔容量和无效通气，故免用。

【麻醉时机的选择】

1. 急性呼吸衰竭　当有急性呼吸窘迫综合征（ARDS）、肺炎、肺不张、充血性心力衰竭的患者麻醉时，会加重低氧血症，其中以 ARDS 者最重。肺内分流由术前的 23% 上升至术后的 30%。如果管理得当，术后短期内可自行恢复正常。一般麻醉呼吸机不能提供高流速气流，因其不能提供高吸气峰值压，弹性的麻醉回路管道随吸气压力升高而扩张，其扩张容量可达到 10ml/0.77mmHg，如峰值压达 39mmHg，将有 500ml 潮气量留在管道内,不能进入人体,故增加潮气量以补偿损失的容量。

2. 气道感染 近期有过气道感染(UPI)的患者,手术中易发生支气管痉挛,有哮喘史者更易激发支气管痉挛。故有 UPI 病史者在临床症状消失后 2~3 周施行手术为妥。术前有 UPI 的患儿,气管内麻醉术后肺部并发症增多,且气管内麻醉术后易发生肺部感染。若气道感染病情紧迫又必须进行紧急手术时,术中和术后对 SpO_2 应进行连续监测追踪观察。

3. 激素的应用 COPD 患者支气管弹性消失,其病理改变已不可逆。故激素无助于治疗 COPD。但用后仍有效。胸外科用激素雾化吸入,是治疗术前支气管哮喘的首选方法,能减少全身用激素治疗的不良反应。如外科需紧急手术,激素治疗 1d 也有益;若外科手术能等待,可用泼尼松(Prednison)递减疗法,第 1 天 40mg,第 2 天 30mg,第 3 天 20mg,以后用 10mg/d,使哮喘症状短期内缓解。

【方法和处理】 详见本章第三节相关内容。

第五节 气管外科手术麻醉

气管外科手术包括气管、主支气管和气管隆突手术,是近十多年来外科和麻醉领域内探索的新课题。气管离断时及双侧主支气管离断时的气道控制及供氧是极为重要的问题,目前已有相当成熟的经验。

【麻醉前评估】 患者麻醉前有不同程度的呼吸紊乱,手术又具有独特的操作,麻醉插管操作复杂,危及生命而风险大。急症手术给麻醉增加的风险极大。

1. 呼吸功能评估 麻醉前对呼吸功能要正确评估,判断气道阻塞情况。尽快解除气道梗阻,挽救生命。

(1)临床征象:下列征象提示气道严重梗阻。①病人烦躁不安,伴有发绀,心率快等缺氧症状;②呼吸困难,多数为明显的吸气性呼吸困难;③吸气时可见到三凹征,为吸气性呼吸困难严重时的体征;④肺部听诊,闻及吸气期明显延长,并有哮鸣、痰鸣音,严重阻塞者,呼吸音明显减弱;⑤X 线检查,气管正侧位片或 CT 片有阴影、管腔受压缩窄,直径 $<$ 0.5cm;⑥肺动脉血气分析,PaO_2 降低或伴 $PaCO_2$ 升高。

(2)支气管镜检查:进一步了解病变部位,气道阻塞程度,手术方式,以助于建立和维持气道的麻醉方案。

（3）挽救生命须保证供氧：已有严重气道阻塞的病人需要紧急处理。急救方法：①环甲膜穿刺术，对严重缺氧者，经环甲膜用输血针头穿刺术供氧较容易入气道，可迅速改善通气和缺氧，缺氧得以改善后行气管造口术。②气管造口术，施行气管造口因病人缺氧、挣扎而难以合作，造成气管造口术的困难。先行环甲膜穿刺使缺氧改善后，再做气管造口术。若直接进行气管造口术，就要以高浓度的氧吸入或高频通气。③喉罩通气，经喉罩通气可改善缺氧。④经口插入细长导管，紧急时经口腔插入细长导管，使其通过肿瘤狭窄处，以缓解梗阻，挽救生命。但有可能导管通过狭窄处时，使肿瘤脱落，"掉入"气管下段，导致窒息或出血误吸，威胁生命，有相当的冒险性。

（4）预防二氧化碳排出后休克发生：临近窒息的患者，经紧急处理，解除气道梗阻后，二氧化碳快速排出后，可能发生休克，要预防。

（5）气管镜检中窒息：气道严重阻塞的病人，支气管镜检必不可少，但在施行支气管镜等检查时，很可能发生窒息，应将这项检查安排在手术室或有抢救条件的室内进行。气管内插管的导管位于梗阻的上方，经辅助加压通气，也可改善通气。无效时，或气道严重梗阻时，用细而长的小导管（口径 0.2～0.4cm），让导管通过梗阻段后，解除气道梗阻。

2. 通气技术设备评估　麻醉在气管外科占有重要地位，供氧是麻醉成败的关键，术中气道控制很重要，术前要备好两套麻醉机及通气技术的设备。

（1）高频正压通气：在气管离断、左或右主支气管离断、端端吻合或气管吻合时应用此法通气。频率 130(60～600)/min，V_T 50～250ml，I/E 为 1/1。在气道漏气或气管离断下仍可保证有效的通气，为气管吻合操作提供充裕的时间，改善气体混合、通气/灌注比率及对心血管功能等均有好处。高频通气管内径为 3mm，驱动压为 1.5～2.5kg/cm²。其优点为：①由麻醉医师插入高频通气管，呼吸管理方法简单；②V_T 小，气道正压峰值低，肺膨胀幅度小，纵隔稳定，为气管吻合操作提供了安静条件；③高频通气管细，不碍外科手术空间，视野清晰，方便了手术操作；④如病变在左侧，与使用右支气管导管相比，则避免了右上肺开口被堵塞的并发症。但要注意二氧化碳潴留、血液倒灌和气压伤等并发症的预防。

（2）单肺通气：详见本章第六节单侧肺通气麻醉有关内容。

（3）缩式气囊导管:此管的特点是气囊在加压吸气期自行膨胀,呼气期气囊迅速萎缩。从术野直接向离断气管或离断主支气管远端插入。其优点为:①吸气期膨胀、呼气期萎缩气囊,可确保气体交换;②导管内径0.3～0.5cm,管径小不妨碍手术缝合。但也不能完全防止血液流入远端气管内。

【麻醉前准备】　按胸科手术常规及胸科手术麻醉的基本原则准备。根据肺功能选择用药。

（1）呼吸功能障碍患者不用镇痛、镇静药。

（2）呼吸功能正常患者:咪达唑仑10mg+阿托品0.5mg,术前30min肌注。

（3）心理治疗:患者手术前心理恐惧,精神紧张,可加重呼吸困难,除用药物外,注意麻醉前加强解释安慰工作。

【麻醉管理】

1. 麻醉选择　根据病变部位和手术范围常用方法如下。

（1）颈丛阻滞:颈部气管在皮下,其病变常由创伤、肿瘤或外来压迫所致。颈丛阻滞辅助小量的镇痛药效好,对生理干扰小、清醒合作者,有利于术中观察和防止误吸,术后恢复快,简便易行。

（2）气管插管全身麻醉:气管及主支气管手术时选用。

（3）硬膜外麻醉加全身麻醉:既保证麻醉效果良好,又保持术中气道通畅。优点较多。

2. 麻醉诱导　要选择较有把握的麻醉诱导方法。

（1）估计导管可通过狭窄部:可选静脉快速诱导插管。

（2）对气道无保障病人:根据病情和具体情况,结合麻醉医师自己的实际经验,可选用:①表麻下清醒插管,或加用小量安定镇静药,在清醒或半清醒下插管。导管可轻松地通过狭窄部,但有导致肿瘤脱落和出血的危险。②纤维支气管镜引导下,将较细的支气管导管轻柔地通过狭窄部比较安全,因完全在明视下操作;如病人不能平卧时,也可在坐位或半坐位下完成。③若导管无法通过狭窄部,或肿瘤位于气管隆嵴时,可将导管先停留在肿瘤上方,避免触碰肿物,以维持通气。然后在局麻下尽快开胸,游离气管,在气管狭窄的远端另建立气道,即将另一根带气囊的无菌导管插入远端的气管,或一侧主支气管,维持通气。此法的危险性很大。或通过气管导管,将一细塑料管通过狭窄部位,行高频通气。④气道未确实建立的情况下,保留自主呼吸,在局麻下开胸,凡不能耐受者,可辅助少量吸入麻醉药。

(3)插入双腔导管:中心型肺癌侵犯上叶开口,做袖式切除时应选择插向健侧的双腔导管。如侵犯隆突,累及一侧主支气管,可向健侧主支气管插入单腔支气管导管。如不是在纤维支气管镜引导下而行盲插,导管因受支气管角度的影响,易进入右侧主支气管,若病变又在右侧者仍有肿瘤脱落和出血的危险。

(4)创伤性主支气管断裂伤:此类病人行主支气管断裂修补或吻合术时,可行静脉快速诱导麻醉,向健侧插入支气管导管。

3. 维持麻醉　可维持较浅麻醉,吻合气管时应加深麻醉,有硬膜外麻醉时,以硬膜外注药为主。或同时应用肌松药,以利手术操作。

4. 术中气道管理　气管重建手术操作同时要气道控制。

(1)气管环形切除对端吻合或气管替代:先将气管内导管插至肿瘤上方,维持通气;开胸后由术者手术台上用通气管道经术野将台上已备好的另一根导管,经气管断端或造口处插向气管远端或另一侧主支气管,维持通气;切除病变气管,将气管后壁对端吻合缝合完毕后,拔除在术中插入的导管,并将气管内的导管下送到吻合部位下方,继而吻合前壁,气管吻合完毕,又将气管内导管退到吻合口以上,加压膨肺,检查吻合口有无漏气。

(2)隆嵴重建:气管隆突部肿瘤切除后重建,或成形术的气道控制是气管内插管开胸;当左主支气管切断后,经术野向左主支气管远端,插入第二根气管导管,维持通气;切除隆突部肿瘤后,气管与右主支气管吻合完毕后,即拔除插入左主支气管的导管,将原气管内导管向下送入右主支气管。

(3)靠近主支气管根部的肿瘤做袖式全肺切除:接近主支气管根部的肺癌做袖式肺切除时,气管和对侧主支气管对端吻合,参照上述气道控制法。

【常见手术的麻醉】　包括气管内肿物、气道狭窄及外伤、气管创伤等。主要是介绍气管肿瘤手术麻醉。

气管原发肿瘤切除后使气管部分也被切除,或隆突切除及重建术,是胸内手术中麻醉处理比较复杂而棘手的病例。

1. 术前检查　对有呼吸困难者术前应行支气管镜检及 X 线检查,明确肿瘤位置、阻塞部位和程度。

2. 麻醉方法 若肿瘤不大,估计能使导管尖端通过狭窄部位,可静脉诱导插管。若导管尖端通过狭窄部位有困难时,则应在表麻下清醒插管,轻柔地试行通过狭窄部,切勿暴力勉强通过,以防止肿瘤脱落及出血。若导管尖端不能通过狭窄部,可使导管尖端停留在气管肿瘤上方,避免触碰肿物,以维持通气。在局麻下尽快开胸,游离气管。在气管切断后,从手术台上将另一根导管插入远端的气管,或一侧主支气管。控制气道,开始全麻,麻醉药的选择以对呼吸、循环影响小,苏醒迅速,对缺氧性肺血管收缩影响小为原则。氯胺酮、芬太尼、恩氟烷、异氟烷等均可选用。切除肿瘤后,拔去远端的导管。将原气管内导管往下送过气管吻合部位,控制气道。气管吻合完毕后,再将导管退到气管吻合口以上,加压膨肺。并检查吻合口有无漏气。

3. 隆突重建 常因一侧肺癌侵犯隆突,而行隆突及全肺切除术的麻醉处理原则,同上述气管部分切除术的麻醉方法。

(1)呼吸困难的病人:免用麻醉前用药。向病人解释,取得合作。

(2)清醒插管:静注氟哌利多 2.5mg,以不抑制呼吸为原则,气管内插管。

(3)拔管时机:病人术后头取屈曲位,以减少气管吻合口的张力。拔除导管要待完全清醒和通气良好时,方可拔管。防止、避免苏醒期挣扎、烦躁不安或呛咳,导致吻合口崩裂或出血。

4. 术中监测 术中密切观察病人,常规监测血压、ECG,最好直接连续监测血压、动脉血气分析和 SpO_2 等。关胸后要使贮气囊加压,膨肺,使胸腔保持 $-0.3 \sim -1.3kPa(-2 \sim -10mmHg)$ 负压。

5. 麻醉后管理 如上述麻醉后病人,应完全清醒,通气量满意,肌力恢复满意方可拔管。常规给氧 24~48h,避免挣扎、躁动或呛咳,术后头部取屈曲位 10~14d,以减少吻合口张力,避免气管吻合处断裂或出血。保证气道通畅,及时清除口腔及气管内痰液。送入 PACU 或 ICU 或病室后,要注意肺膨胀情况,预防肺部感染等并发症。

第六节 单侧肺通气麻醉

应用 Carlen 双腔气管导管或单侧支气管阻断导管,行单侧肺通气

(OLV)麻醉,不但达到肺隔离呼吸管理的目的,而且为手术的操作创造、提供清晰的术野和方便手术顺利进行的良好条件,控制呼吸,增加手术安全性,减少术后并发症,肺隔离(lung isolation)技术在胸外科手术麻醉中具有里程碑意义,是近 40 年来普遍采用的麻醉方法。

【生理影响】

1. 对氧合的影响 OLV 对呼吸生理的影响如下。

(1)低氧血症:OLV 时,通气量减少 22%;所有流经未通气侧肺(萎陷肺)的血流都成为分流。分流量可达到 25%~40%。右向左的肺内分流肺泡气-动脉血氧分压差($P_{A-a}O_2$)增大,PaO_2 降低 1.2%~3.6%,甚至出现低氧血症。

(2)影响肺内分流出现的时间:由双肺通气(TLV)改为 OLV 时,萎陷侧肺内原存的氧仍可被流经的血液所吸收。吸收持续的时间取决于原肺内气体容量和氧浓度的高低,从而影响肺内分流出现的时间。

(3)V/Q 比值下降:OLV 时所形成的分流量受缺氧性肺血管收缩(HPV)、术野填塞物、术前患侧肺的病变程度和健侧肺的通气方式等影响。如肺血管床和间质已受损害,病侧肺血管阻力已增高,则 OLV 时 V/Q<0.8,但失衡较肺内无病变者轻。

2. CO_2 排出不受影响 OLV 损害动脉血氧合,但对 CO_2 的排出却无明显影响。若 OLV 时仍保持 TLV 的通气量,通气肺过量排出 CO_2 以代偿未通气侧肺。保持动脉-肺泡 CO_2 分压差不增加。

3. 避免抑制 HPV 的因素 HPV 是一种保护性机制,可减少 OLV 时的肺内分流。OLV 时,萎陷侧肺局部缺氧可引起 HPV,从而减少萎陷侧肺的血流量,使肺血流重新分布至通气良好的肺泡。HPV 是决定 PaO_2 的主要因素。影响 HPV 的因素很多,应尽可能避免抑制 HPV 的因素,是 OLV 管理中的重要点。

(1)吸入麻醉药:常用的氟烷、恩氟烷、异氟烷都抑制 HPV,N_2O 抑制较轻。

(2)静脉麻醉药:大多数麻醉性镇痛药、巴比妥类、安定类、氯胺酮和丙泊酚等均对 HPV 无影响。

(3)吸入氧浓度:降低吸入氧浓度(FiO_2),可使通气肺血管的张力增加,从而减少肺血流从缺氧区向通气区的分布。

(4)血管扩张药:大多数血管扩张药,如硝酸甘油、硝普钠、钙通道阻滞药、异丙肾上腺素、多巴酚丁胺等抑制局部 HPV。

(5)低碳酸血症:低碳酸血症直接抑制局部 HPV,相反,高碳酸血症却促进局部 HPV。

(6)肺动脉压(PAP):PAP 增高抑制 HPV,因肺血管含平滑肌较少,血管收缩不足以对抗已增高的血管压力。

(7)气道压(PaW):OLV 时,PaW 过高也可造成通气侧肺的 PVR 增加,而影响 HPV。

(8)混合静脉血氧分压($P\bar{v}O_2$):HPV 反应在 $P\bar{v}O_2$ 正常时最大。$P\bar{v}O_2$ 过高将提高 HPV 阈值,因为肺小动脉和毛细血管上的受体有足够的氧,而不发生血管收缩。而 $P\bar{v}O_2$ 过低会引起通气肺也产生 HPV,从而丧失保护作用。

(9)呼气终末加压(PEEP):PEEP 通气的影响是双重的。一是增加通气侧肺功能余气量(FRC)增加,从而降低 PVR,增加通气侧肺的血流,使氧合增加;二是若 PEEP 使 FRC 增加超出正常,PVR 升高,肺内分流加重,PaO_2 下降。

【适应证】 单侧肺通气和肺隔离已广泛用于各种胸科手术麻醉,适应证为:①湿肺患者,痰量>50ml/d,如肺脓肿、支气管扩张等;②大咯血患者;③支气管胸膜瘘、支气管胸膜皮肤瘘;④气管肿瘤及气管重建术;⑤外伤性气管断裂缝合术;⑥巨大的单侧肺大疱或巨大肺囊肿;⑦单侧支气管肺灌洗,肺泡蛋白质沉积症;⑧全肺切除术等;⑨胸降主动脉瘤等大血管手术,常采用单侧肺通气和左心转流(LHB)的麻醉和循环辅助方法;⑩视频辅助胸腔镜检查或手术(VAT),应选用支气管内插管麻醉;⑪纵隔手术;⑫食管癌手术等。无绝对禁忌。

【麻醉前用药】 同胸内手术麻醉。

【麻醉处理】

1. 全身麻醉 全麻诱导后插入单腔或双腔支气管导管。麻醉维持为全静脉复合加肌松药或静吸复合麻醉。虽然吸入氟烷、恩氟烷、异氟烷都抑制 HPV,但研究认为吸入麻醉药不损害单侧肺麻醉时的动脉血氧合。恩氟烷等对 HPV 的抑制并不能达到低氧血症的程度,故不影响其临床应用。N_2O 不宜用于单侧肺麻醉。

(1)麻醉诱导:静注氟芬合剂 1～2 单元,咪达唑仑 0.2mg/kg,丙泊酚 1～2mg/kg,琥珀胆碱 1～1.5mg/kg,快速诱导,插入 37～39 号 Carlen 双腔管,或静注非去极化肌松药,维库溴铵 $0.1\sim0.2mg/kg$,或阿曲库铵 $0.5\sim0.8mg/kg$,代替琥珀胆碱。或静注舒芬太尼 $10\mu g$($0.1\sim0.25\mu g/kg$)、咪达唑仑 $4mg(0.2\sim0.3mg/kg)$、丙泊酚 TCI 血浆靶浓度 $3.0\mu g/ml$,意识消失后静注罗库溴铵 $40mg(0.6mg/kg)$,2min 后快速插管。接麻醉机,行正压通气。$V_T8\sim10ml/kg$,频率 12/min,适当提高吸纯氧浓度,I/E 为 1:2,气道压(PaW)$15\sim20cmH_2O$。

(2)麻醉维持:微泵泵入丙泊酚,分次静注芬太尼、维库溴铵或阿库溴铵,间断吸入低浓度的异氟烷。先 TLV30min 后改为单侧健肺通气。

2. 麻醉管理　OLV 低氧血症发生率为 $10\%\sim20\%$,通过麻醉技术及方法的改进,可改善 OLV 氧合。

(1)呼吸管理:进行单侧或双侧控制呼吸。保证充足的通气量,防止缺氧和 CO_2 蓄积。尽可能采用双肺通气,配合手术需要,单侧肺通气时间尽量缩短。

(2)术中及时吸痰:彻底吸痰时,患侧和健侧各用一根长吸痰管,以免污染对侧肺,发生交叉感染。吸痰管不宜过硬,吸引操作不可用力过猛,以免损伤气管。

(3)导管位置及通气参数:经常用听诊器检查健侧肺呼吸音是否清晰。两肺同时通气时,双肺均可听到呼吸音。或借助纤维支气管镜确认导管的位置。也可用吸痰管法,或 $P_{ET}CO_2$ 观察法确认导管位置。预先设定最佳通气参数,单侧肺潮气量维持在 $8\sim12ml/kg$。连续监测 PaO_2、$PaCO_2$ 和 $P_{ET}CO_2$,调整呼吸频率 RR12/min,使 $PaCO_2$ 接近于 $40mmHg$。吸入氧浓度(FiO_2)$70\%\sim100\%$ 及 I/E 为 1:2。

(4)保持气道通畅:时刻注意有无因导管移位、脱出、扭折及管口紧贴气管壁等而致气道不畅。翻身摆位后再次听诊检查导管的位置。

(5)防治低氧血症:血气分析,连续监测 SpO_2。当患者出现低氧血症时,防治措施:①患侧肺用持续纯氧吹入,减少肺内分流,提高 PaO_2;②患侧肺持续气道正压(CPAP),$5\sim10cmH_2O$;③必要时双侧肺通气,停单侧肺通气;④增加正压次数,或适当加大通气量,单侧肺通气;⑤单侧肺通气时,非通气侧肺氧吹入,一般 CPAP,通气肺 PEEP,PEEP $2\sim3cmH_2O$ 即能满足需要;⑥用纤维支气管镜检查支气管导管的位置,首先排除支气管导管位置不当、氧供不当等原因;⑦FiO_2 提高至 1.0,OLV 时 $FiO_2>1.0$,已证明 $FiO_2<0.9$ 时低氧血症发生率高;⑧动态观察 PaO_2 变化,是

代偿还是继续恶化；⑨OLV 时麻醉对氧合的影响，异氟烷抑制 HPV 程度比恩氟烷和氟烷轻，1.0MAC 异氟烷抑制 20％HPV 反应，OLV 时，更能维持合适的 PaO_2，用神经阻滞加低流量吸入麻醉技术，通过维持心排血量间接地改善 PaO_2；⑩对未通气侧肺，在不停 CPAP 的情况下间断通气，膨肺 4～5 次，也可每 5 分钟 1 次，每次稍保持压力，以预防肺长时间的萎缩，但不能膨肺太频繁；⑪高频喷射通气（HFJV）可提供术侧肺较好的氧合，但 HFJV 增加中央气道的内径，且影响肺切除术操作，只在胸内非肺手术中应用有益；⑫有目的地阻断患侧肺动脉血流，可治疗低氧血症；⑬药理学方法：环氧化酶抑制药，如非甾体类抗炎药可增强 HPV 反应，拮抗吸入麻醉药的扩血管作用。NO 是肺血流的重要调节剂，当全身加用 NO 合成酶抑制药时，NO 可使通气侧肺缺氧区域的血流由 27％降至 3％。要完全解决 OLV 期间的低氧血症，还有待麻醉技术的进一步发展。

(6)维护循环功能：胸科手术麻醉循环功能的维护主要是处理心脏干扰、维持血容量和保证血管的完整性。

(7)术后镇痛：根据个体化原则，灵活选用术后镇痛方法，以减轻机体应激反应，降低围术期并发症，改善预后。

【并发症防治】

1. 低氧血症　10％～20％OLV 患者，可发生显著低氧血症，伴有高碳酸血症和不同程度的酸中毒。人们对 OLV 肺手术的顾虑仍未消除。

2. 患侧肺水肿　有报道 OLV 麻醉下患侧发生肺水肿。是因胸科手术长时间的 OLV，患侧肺组织的弹性回缩造成胸腔负压及肺泡表面张力作用所致，与肺间质静水压下降有关。患肺长期膨胀而处于无通气状态，缺氧可使肺血管通透性增加，造成了肺血管的外渗条件。预防方法是缩短单侧肺通气的时间。

第七节　心血管外科手术麻醉

一、心脏瓣膜置换术麻醉

心脏瓣膜包括主动脉瓣、二尖瓣及三尖瓣。其病变严重时进行置换是彻底治疗的方法。心脏瓣膜置换术占心内直视手术的 52.2％，心瓣膜病大多由风湿性心脏病引起。换瓣术中,其中单瓣置换为最多,占33.3%~91%,双瓣置换占9%~14.5%,再次换瓣占4%~4.4%。一是此类患者病例多、病程长,病情严重,心功能严重减退,心脏明显扩大,伴有严重心力衰竭、心律失常,急症多,多属抢救性手术,麻醉有很大风险性。二是病变粘连者多,心脏大,使手术难度增加,循环阻断时间较长,心肌受损大,严重并发症发生率高,心肌保护和大脑保护很重要,麻醉技术要求高,管理难度大。应了解每个瓣膜病变所造成的血流动力学改变的性质与程度,才能合理用药,做好麻醉管理,维持血流动力学的相对稳定。

【病理生理特点】

1. **主动脉瓣狭窄(AS)**　病因已由风湿性瓣膜病变为主改变为衰老、钙化的退行性变为主,正常主动脉瓣口面积约为 3(2.6~3.5)cm²,<0.9cm² 为重度狭窄。当狭窄至 0.8cm² 时,才会出现临床症状和体征,引起病理改变。

(1)左心室排血明显受阻,心排血量受限,当心动过缓时减少。

(2)左心室壁顺应性降低,循环容量已绝对不足,正常的心房收缩约提供20%的心室充盈量,而主动脉瓣狭窄病人则高达40%。

(3)左心室舒张末压升高引起肺充血,肺毛细血管楔压常较左心室舒张末压力为低。

(4)心功能不全,病变早期心肌收缩性、心排血量和射血分数均保持良好,后期则受损抑制,常见于心内膜下缺血引起的心功能不全。

(5)心肌缺血危险,心室壁肥厚使基础氧耗量增加,心室收缩排血时心室壁张力增加,心肌氧耗显著增多。心室收缩时射血时间延长,降低了舒张期冠状动脉灌注时间,及心室顺应性降低,舒张末压增高引起冠状动脉有效灌注压降低,部分病人因伴有冠心病而心绞痛。心动过速使氧供/需失衡,应大力预防和处理心肌缺血。

2. **二尖瓣狭窄**　二尖瓣狭窄(MS)多为风湿性,50%患者术前有充血性心功能不全、阵发或持久性房颤等。正常二尖瓣面积 4~6cm²,<2cm² 为轻度,<1cm² 为中度狭窄,0.3~0.4cm² 为重度狭窄。

(1)左心房向左心室排血受阻:左心室慢性容量负荷不足,左心室腔相对变小,左心房则是容量和压力过度负荷。中后期射血分数降低。

(2)越瓣流率增加:跨二尖瓣压差与瓣口面积和经二尖瓣血流率有关。当心动过速时,舒张充盈时间缩短较收缩期缩短更明显,为了保持心排血量恒定,就需增加越瓣流率,压差与流率平方成正比,当出现快速房颤时就容易发生肺水肿。

(3)呼吸困难:病程长时,左心房压和肺静脉压升高,使肺水渗漏增加,后期在两肺基底部组织肺水肿增加,肺顺应性降低,增加呼吸做功出现呼吸困难。

(4)三尖瓣反流:病情进展时,发生肺动脉高压,肺血管阻力增加,使右心室后负荷增加,而引起右心室功能不全和出现功能性三尖瓣反流。

3. 主动脉瓣关闭不全 先天性常伴其他畸形,后天性多为风湿性,主动脉瓣关闭不全常伴有主动脉根部扩张。病理改变如下。

(1)左心室肥厚:左心室容量过度负荷,左心室舒张末室壁张力增加,左心室扩大,室壁肥厚。

(2)心室舒张末压增加:心室舒张期顺应性增加,舒张期主动脉血液大量反流,虽然舒张末容量显著增加,但心室舒张末压增加有限。舒张压低,降低冠状动脉血流量。

(3)影响心肌氧供:左心室肥厚、扩大、基础氧耗高于正常;主动脉舒张压降低,有效冠状动脉灌注压下降,影响心肌氧供。冠状动脉内膜下缺血。

(4)左心室收缩力减低:后期影响心肌收缩性,心脏效能与每搏容量降低,收缩末容量增加,左心室收缩力减低而致左心衰,左心室做功增加。

(5)急性主动脉瓣关闭不全:其左心室大小及顺应性正常。但因突然舒张期负荷过多,造成舒张期压力骤升而降低反流量。左心室每搏容量,前向性心排血量和动脉压降低,通过交感代偿活动以增加外周血管阻力与心率来维持血压,但只能增加后负荷,将进一步降低前向性每搏容量。

4. 二尖瓣关闭不全 二尖瓣关闭不全(MI),以风湿性最常见。也可由细菌性心内膜炎、乳头肌梗死及二尖瓣脱垂等引起。其病理变化如下。

(1)心肌氧耗增加有限:左心室慢性容量负荷过多,等容收缩期室壁张力却降低;左心室收缩早期排血入低负荷的左心房,然后才排入主动脉,虽然心肌做功增加,但心肌氧耗增加有限。

(2)反流容量:取决于心室与心房之间的压差,以及二尖瓣反流孔的大小。

(3)心肌收缩性显著损害:一旦患者出现症状,提示心肌已有损害;病人有肺充血症状时说明反流容量极大,>60%,心肌收缩性已受到显著损害。

(4)急性二尖瓣反流:其左心房大小及顺应性正常,一旦发生二尖瓣关闭不全,形成反流,将引起左心房及肺毛细管压骤升。二尖瓣急性反流多发生在急性心肌梗死后,心功能不全、充血性心力衰竭和肺水肿均发生,即使做紧急二尖瓣置换术而幸存,5 年存活率<30%。

【麻醉处理】

1. 主动脉瓣狭窄麻醉管理

(1)保持窦性节律:应尽量保持窦性节律,避免心动过速,增加后负荷及对心肌明显抑制。①快速节律失常,即使血压在适宜范围,仍需积极治疗。普萘洛尔 1～5mg,或艾司洛尔(Esmolol)25～50mg,或维拉帕米 2.5～5mg,以 5%葡萄糖液稀释后,缓慢静注,必要时可增量。若药物治疗无效,且心电图提示 ST 段改变时,采用体外电复律。②室上性心动过速,去氧肾上腺素 0.1～0.5mg 静注。避免心动过缓,因每搏量已下降,靠较快的心率维持冠状动脉灌注。

(2)防治低血压:注意保持血管内容量,避免容量不足,低血压影响冠状动脉灌注和心肌缺氧,每搏量降低可使血压进一步降低。处理:①补充血容量,纠正血容量不足。②用 α 受体激动药,去氧肾上腺素 0.1～0.5mg,静注,可升高血压,还可治疗室上性心动过速。除非血压严重下降,避免应用正性肌力药。

(3)高血压处理:①加深麻醉,及时调整麻醉深度。②用扩血管药,一般连续输注硝酸甘油,可降低肺动脉压,而对外周动脉压影响较小。比硝普钠或肼苯达嗪效果好。③正性肌力药,瓣膜置换术后停体外循环时常用多巴胺,若剂量过大也可致血压过高。

2. 二尖瓣狭窄麻醉管理 二尖瓣膜置换时麻醉应注意:

(1)避免心动过速:患者术前存在的心房纤颤以洋地黄类控制心率,用至术前,不要随便停药。患者入手术室后,一旦出现快速房颤,或心室率过快,是患者焦虑、紧张所引起,处理:①静脉追加毛花苷 C,每次 0.2～0.4mg。②注意血钾水平。③立即静注镇痛药,更恰当的方法是静注吗啡,0.1mg/kg,解除病人焦虑紧张,降低基础代谢及肺动脉压。④面罩加压给氧。⑤必要时用硝酸甘油 0.3～0.6mg,含舌下,5min 即可奏效,使肺部过多的血流疏导至外周静脉,防止早期肺水肿发生。⑥控制心动过速,患者情况尚可、血压、脉压接近正常范围时,为控制心动过速,可静注普萘洛尔 1~5mg;或艾司洛尔 25~50mg;或维拉帕米 1.25~2.5mg;或柳胺苄心定 5mg 等。

(2)纠正血容量:保持适当的血管内容量。CVP 控制在 10~15cmH$_2$O,有尿排。

(3)避免加重已有肺高压:为减轻右心室负荷,围麻醉期应积极防治、避免加重肺高压。①及早用扩血管药物。②低血压治疗,瓣膜置换术后低血压治疗会有一定困难,除纠正容量外,静脉输注多巴胺,或多巴酚丁胺,或多培沙明,或肾上腺素 1mg,加入 5%葡萄糖溶液 100ml 中 0.05~0.5µg/(kg·min)等,剂量恰当,可增加心排血量和血压,而心率不致于过于加速。缩血管药应予避免,因其加重肺动脉高压而促使右心室衰竭。③用血管扩张药与正性肌力药,一旦发现右心室功能不全,应立即用之。

3. 主动脉瓣关闭不全麻醉管理

(1)避免增加左心室后负荷:外周血管阻力保持在较低水平,可增加前向性血流,降低反流分数,适当增加心率,可降低反流量和左心室腔大小。

(2)用血管扩张药:如硝普钠、酚妥拉明连续输注,防治围麻醉期血压过高及外周血管阻力增加。血压增高可加重血液反流。

(3)容量支持:部分患者需做容量支持。

(4)静脉输注异丙肾上腺素:当心动过缓时,可引起左心室腔严重扩大,用阿托品常无效,需输注异丙肾上腺素,若心包已被切开时,则可直接采用心脏起搏,提高心室率。

(5)急症主动脉瓣关闭不全:多属抢救性手术,术前已使用血管扩张药治疗,手术日不停药,并过渡到静脉用药。

4. 二尖瓣关闭不全麻醉管理　其血流动力学改变同主动脉瓣关闭不全类似。麻醉应注意事项如下。

(1)保持轻度的心动过速:因较快心率可使二尖瓣反流口相对缩小。

(2)维持较低外周阻力:降低前向性射血阻抗,可有效地降低反流量;保持周围静脉适当的扩张,使回心血量有所下降,可降低舒张期容量负荷过重和心室腔大小;血管扩张药对这类病人特别有益。保证足够血容量。

(3)改善换瓣后心室负荷:换瓣后左心室将面对"新"的收缩压峰压、心室排血阻力增加,改善术后心室负荷,可将正性肌力药支持与血管扩张药同时应用。

【麻醉前准备】

1. 麻醉前评估　心脏瓣膜置换术麻醉风险大,麻醉诱导及术中会出现室颤、心搏骤停。麻醉前全面了解病情,充分估计麻醉手术的危险性,做必要的麻醉前准备治疗和选择适宜的手术时机。

(1)心肌缺血或梗死:主诉有无频发性心绞痛,心电图及动态心电及彩超辅助诊断,诊断明确。因为体外循环及再灌注损伤加重病情。

(2)心功能状况:准确判断心力衰竭症状、类型及心功能级别,心力衰竭Ⅱ～Ⅲ级危险性较大,心力衰竭Ⅳ级必经内科治疗、心衰控制后1年方可手术。急症除外。

(3)心律失常的性质:室性心律失常Ⅱ级宜先治疗,Ⅲ～Ⅴ级禁忌麻醉,否则危险。急症可在复苏措施或复苏成功后施行。左束支及双束支阻滞患者危险性大。房颤、三度房室传导阻滞危险性大。

(4)高血压:三期危险性较大。

(5)呼吸困难:已有慢性缺氧,再出现急性缺氧其危险性增大。

(6)心脏明显扩大:心胸比例>0.7～0.95,心壁变薄,心肌收缩力减弱,麻醉处理困难,危险性大。

(7)心动过缓:仍然可为麻醉管理造成困难,危险性增大。

2. 精神准备　由于病程长,病变重,患者存在着焦虑、恐惧强烈,麻醉医师术前应与患者交谈,减少恐惧心理和由此引起的心血管反应,使患者不至于过分紧张,有充分的精神准备。

3. 麻醉前用药

(1)哌替啶1mg/kg(或咪达唑仑0.15mg/kg),术前30min肌注。氟哌利多0.1mg/kg。

(2)东莨菪碱0.1～0.3mg,术前30min肌注。麻醉前用药不可少。

4. 其他　备新鲜血及起搏器等。

【麻醉方法及管理】

1. 麻醉要求　心脏瓣膜置换术的麻醉要求有3点。

(1)对心血管功能的影响最小:力求各药物对心血管功能减损降至最低限度。

(2)降低应激反应:对气管插管和外科操作无强烈、过度的应激反应,改善心脏的负荷,保持血流动力学的相对稳定。

(3)控制性强:可按药效和病情随时加以调整。

2. **麻醉诱导** 须头高15°左右,必要时取半卧位或坐位,面罩吸氧及辅助呼吸,待患者入睡后将床摇平,行气管内插管。

(1)缓慢静注咪达唑仑,0.06～0.08mg/kg。

(2)静注,芬太尼6～8μg/kg＋泮库溴铵0.1～0.2mg/kg,或阿曲库铵0.5～0.6mg/kg,控制呼吸,气管内插管。

(3)诱导前监测:连接ECG、桡动脉穿刺测压CVP等,建立两条静脉通路,在ECG、SpO$_2$监测下诱导,诱导后监测MAP,15min后监测动脉血气。

3. **麻醉维持** 目前以芬太尼类为主的静脉或静吸复合全麻,吗啡因其本身缺点而不用。

(1)芬太尼:连续输注20～30μg(最大40～50μg)/kg＋氟哌利多10mg＋泮库溴铵0.015～0.02mg/kg,或阿曲库铵0.1～0.2mg/kg,分次追加,维持一定深度。

(2)咪达唑仑＋芬太尼＋丙泊酚:注意血压及心率变化。

(3)氯胺酮:用于心率过缓病人,静注1mg/kg。

(4)多巴胺:5～12μg/(kg·min),连续输注等。

(5)吸入全麻药:吸入低浓度的氟烷、异氟烷或恩氟烷,或七氟烷,加深麻醉,维持血流动力学稳定。

(6)安置心外膜起搏导线:所有病例均应预防性安置心外膜起搏导线。

4. **麻醉管理**

(1)维持循环稳定:患者心功能差、心脏显著扩大、心肌壁薄、收缩力减弱、对麻醉药物耐受性差,管理的关键是维持稳定的循环功能,诱导时循环稳定,避免麻醉药对心功能的进一步抑制。如血压升高、心率有异常时及时处理。防止心动过缓。

(2)严防缺氧:心功能严重减退者,对缺氧耐受性差,入室后吸氧,诱导期充分供氧,用表麻等方法减轻气管插管的应激反应。控制呼吸方法要正确,效果可靠。维持冠状动脉灌注压,防止心肌缺氧。

(3)严密监测:常规监测ECG、MAP、CVP、SpO$_2$、体温、尿量及血气电解质。ECG监测心率、节律和心肌缺血表现,即ST段、T波的改变。有条件时监测经食管超声心动图(TEE),监测心肌缺血比ECG更为敏感和准确。手术涉及心脏时,及时提醒手术者,以减少对心脏的压迫和刺激,尽早建立体外循环(CPB),可避免低血压、心律失常或心搏骤停的发生。

5. **麻醉后管理**　当瓣膜置换完毕,体外循环结束时,血细胞比容为25%左右,管理工作如下。

(1)余血回输:先回输体外循环机器内自体血,后依据计算的失血量,输注新鲜血或库血以补充血容量。

(2)心动过缓:排除低温的影响后,用小量肾上腺素或异丙肾上腺素静脉输注纠正。

(3)血压偏低:输注多巴胺 $3\sim10\mu g/(kg\cdot min)$。

(4)血压过高:血压过高并外周血管阻力增加,静脉输注酚妥拉明;室性早搏,静注利多卡因,1mg/kg。

(5)术后心功能不全:CPB 术后的低温、心肌缺血、缺氧、手术创伤和电解质紊乱等,对原有心功能减退者,更易发生低心排综合征,适当延长辅助循环时间,对患者有益。静注多巴胺,$5\sim12\mu g/(kg\cdot min)$,增强心肌收缩力,若 MAP>100mmHg 者,静输硝普钠,$0.5\sim5\mu g/(kg\cdot min)$,使 MAP维持在 $60\sim80$mmHg,降低了心脏前后负荷,减少了心肌耗氧,保证了良好的组织灌注。

(6)安置心外膜起搏导线:每例患者都应预防性采用,以便能及时治疗心脏直视手术后心搏无力或心律失常,尤其心功能差、心脏巨大者。

二、先天性心脏病手术麻醉

先天性心脏病(CHD)手术是常见的心脏手术,占心脏手术中的首位。发病率占存活婴儿的 $0.6\%\sim0.8\%$。常见的有室间隔缺损(VSD)修补术,房间隔缺损(ASD)修补术和法洛(TGA)四联症根治术等。目前手术成功率大大提高,麻醉病死率接近零,手术病死率也降到 2%。成功的麻醉是手术顺利完成不可缺少的重要环节。

【麻醉前评估】

1. **病史**　是病情评估的主要依据,必须详尽、准确。包括询问症状、畸形表现、活动状况、喂养方式、内外科治疗史和现状、过敏史、麻醉史、气道情况及新生儿母亲的病史等。

2. **体检**

(1)一般表现:低氧血症、肺血流增多、容量负荷增大、充血性心衰、皮肤发绀、活动能力下降等。

(2)生命体征:血压、脉搏、呼吸、气道以及心肺体征等。

3. 实验室检查 ECG、X 线胸片、超声心动图、心导管等。

(1)先天性心脏病的 ECG 表现 见表 6-3。

表 6-3 先天性心脏病 ECG 表现

CHD	ECG
室间隔缺损(VSD)	V_3、V_4 导联 QRS 高电位,LVH、RVH 或两者均有
房间隔缺损(ASD)	V_1 导联 rSR,右心房增大,一度 AVB,房性节律失常
动脉导管未闭(PDA)	与 VSD 相似,左心房增大,一度 AVB
主动脉瓣狭窄(AS)	LVH、伴 ST 段和 T 波改变,重度狭窄 25% 患者 ECG 正常
不对称性中膈肥厚(ASH)	明显 Q 波在 I、III、F、$V_{5\sim6}$,左胸前导联 R 波高耸,LVH
主动脉缩窄(COARS)	正常,或 LVH,V_1 偶见 rSR
肺动脉瓣狭窄(PS)	RVH,V_1,T 波向上或 qR(RV 压力>LV),V_1 为 Rs 或 rR(LV 压力<RV),$V_{1\sim3}$R 波为主,T 波向上(见于重症 PS)
法洛四联症(TOF、TGA)	RVH,$V_{1\sim3}$R 波为主,T 波向上,RVHqR 或 V_1 rSR
心内垫缺损	LAS,不完全 RBBB,偶见一度 AVB
Ebstein 畸形	右心房增大低电位,非典型 RBBB,10% 出现 WPW。15%~20% 一度 AVB,房性过速
三尖瓣缺损(TA)	80%~90%LVH 或 LAD 右心房增大

注:LVH. 左心室肥厚;RVH. 右心室肥厚;WPW. 预激综合征;LV. 左心室;RV. 右心室;LAD. 电轴左偏;AVB. 房室传导阻滞

(2)胸部 X 线片:术前 X 线胸片提示肺血流淤血、心脏大小、肺血管浸润气道、心脏错位和畸形、主动脉弓位置及内脏位置和肺部浸润等情况。

(3)生化检查:包括血常规、尿常规、电解质和尿素氮,以及肝功能和凝血功能等,其他特殊检查按病情需要进行。

（4）超声心动图：无创性二维超声图像和彩色多普勒技术对诊断先天性心脏病有价值，二维超声心动图能显示心内和心外解剖结构和动力学特征。M 型超声心动图测量大血管和心腔直径，心室功能（按收缩和舒张时心腔大小）及估计压力。多普勒超声心动图可判断血流方向、流速等。

（5）心导管检查：了解分流位置、方向和大小，各腔压力，肺血管阻力（PVR）、全身血管阻力（SVR）等。注入造影剂进行心血管造影。

4. CHD 高危指标　$SpO_2 < 75\%$；肺血流（Qp）：全身血流（Qs）> 2:1；左室流出道压力阶差 > 50mmHg；右室流出道压力阶差 > 50mmHg；$PVR > 6Wood\ U$；$HCT > 60\%$。具备任何一条均表示高危。

【麻醉前准备】

1. 患儿准备

（1）麻醉前用药：包括心脏用药、预防性抗生素和镇静药。达到保持患儿充分安静、合作、麻醉诱导平稳、减少麻醉药用量的目的，要求不抑制呼吸和循环，发绀型患者剂量要重。①基础麻醉，氯胺酮 $5\sim6mg/kg$，于术前 30min 肌注。或口服咪达唑仑糖浆，$0.5\sim0.75mg/kg$。②东莨菪碱，$0.01mg/kg$，术前 30min 肌注。③吗啡，$0.05\sim0.2mg/kg$，术前 $30\sim60min$ 肌注。④阿托品，仅用于心动过缓者，$0.02mg/kg$。或东莨菪碱，$0.01\sim0.04mg/kg$，术前 30min 肌注。

（2）充分吸氧：麻醉前吸入高浓度氧，提高 SpO_2 的高度。合并气道梗阻者，或呼吸功能不全者，禁用麻醉性镇痛药和镇静药。

（3）麻醉前准备：①术前用洋地黄和利尿药的患者，持续用药至术日晨，或连续用药至术中；②重症新生儿和小儿术前，连续输注多巴胺和前列腺素者，术中应维持输注；③婴幼儿术前喂清饮料，术前 $6\sim8h$ 禁食，$2\sim4h$ 禁饮水；④发绀型伴细胞增多症（$Hb > 60\%$），术前静脉输液，乳酸钠复方氯化钠溶液 10ml/kg，使血液稀释，输液量可增加 $1\sim1.5$ 倍。但充血心衰者应限制液量，仅需维持量的 $1/4\sim1/2$。

2. 诱导前准备　入室患儿要保持安静、合作，当焦虑、啼哭和挣扎时，可肌注氯胺酮或咪达唑仑，基础麻醉。

（1）吸氧：如前所述。法洛四联症患儿每天吸氧。

（2）监测和穿刺：行 ECG 及 SpO_2 监测。经桡动脉（或股动脉）穿刺置管，直接动脉测压，显示动脉波形、SP、DP 和 MAP 数值。测 CVP，输液、注药治疗(如5%碳酸氢钠、极化液等)。经鼻咽腔及肛门置入测温探头监测温度。有条件时,测左心房压、右心房压或肺动脉楔压(PAWP),或经食管超声探头行心血管功能监测。

(3)保暖:非CPB时要注意保暖,室温24~26℃,预防低温对心脏、肺血管的不良反应。备加温设备。低温CPB时,室温不宜过低。

【麻醉处理】

1. 静脉诱导 可使患儿尽快安静,减少干扰患者病理生理与代偿机制之间的平衡,药物选择根据年龄和病理变化决定。

(1)发绀型患者:静注,氯胺酮1.5mg/kg+芬太尼10μg/kg+泮库溴铵0.1~0.2mg/kg或维库溴铵0.08~0.1mg/kg。气管内插管,控制呼吸。

(2)右向左分流患者:可缩短诱导期选氯胺酮。

(3)充血性心力衰竭患者:避免用硫喷妥钠,选芬太尼、氯胺酮、舒芬太尼等。

2. 吸入全麻药诱导 其优点是麻醉浓度易于调节,苏醒迅速,减少心肌消耗,术毕可早期拔管。氟烷增加迷走神经张力,异氟烷扩张血管。

(1)面罩吸入全麻药:患者入室时已入睡,诱导开始用面罩吸入七氟烷诱导。

(2)先静注静脉全麻药后吸入全麻药:若患者未入睡,先用静脉全麻药,入睡后再吸入全麻药。

3. 麻醉维持 按病情、手术方法及术毕是否带回导管而定。多选用以芬太尼族(如芬太尼、舒芬太尼、瑞芬太尼等)为主的静脉复合或静吸复合麻醉。

(1)芬太尼:分次静注或连续输注。机械通气。10~20μg/kg,分次缓慢注射。连续输注,30~50μg/kg,稀释后连续静脉输注或泵注。咪达唑仑0.1~0.2mg/kg。分次静注。

(2)联合吸入全麻药:易于调节麻醉深度,术毕从肺部排出,可早期清醒拔管。常用1%恩氟烷吸入,或1%七氟烷吸入,或0.5%~1.0%异氟烷吸入,潮气量10ml/kg。吸入浓度可逐步减低,间断吸入。不用氧化亚氮吸入。

4. 监测 全面监测是安全的保障,先天性心脏病手术CPB中监测困难,但却十分重要,常用方法及其临床变化的意义如下。

(1)MAP:CPB 中 MAP 高,提示管道位置不当、SVR 升高或浅麻醉。低血压时通常表示 SVR 下降、支气管侧支循环存在及其测压管道移位等。

(2)CVP:转流开始 CVP 升高,因上腔导管位置不当、血容量过多和静脉管阻塞。CVP 降为负压,是静脉血回入储血器产生虹吸作用所致,CVP 正压或零见于右心室剖开时。

(3)体温:降温和复温过程必须由测温器监测,其探头置入鼻咽部示身体中央温度,温度变化的速度也表明组织灌注情况。

(4)血气分析及电解质和激活凝血时间:这 3 项监测在先天性心脏病手术 CPB 管理中很重要。①血气分析,CPB 中转流开始、转流中和转流后应监测 PaO_2、$PaCO_2$,以提示呼吸功能和 pH 等。$PaCO_2$ 应为 28～35mmHg。②电解质,血液稀释可造成电解质紊乱,尤其是钾;转流中使用高钾心肌保护液,使钾离子紊乱,应间断测定血钾变化。③激活凝血时间,在施行升主动脉插管前,常规经心内注射肝素 2.5～3mg/kg,通过测激活凝血时间(ACT)达 480s,提示抗凝作用合适,转流中每 30 分钟测 ACT 1 次,转流毕静注鱼精蛋白拮抗肝素(常用量之比为鱼精蛋白 1.5mg 拮抗肝素 1.0mg),注入鱼精蛋白 10min 后,再测 ACT,直至正常值(90～120s)即可。

(5)尿量:观察尿量,了解心功能和肾功能情况,指导术中输液。

(6)潮气量:术中充分供氧,可随时测定潮气量,按 6～7ml/kg 计算,轻度过度换气,全麻结束>6ml/kg。

5. 心肌保护　是先天性心脏病手术麻醉成功的关键之一,为麻醉医师和手术医师一直关注的热点课题,常用方法如下。

(1)体外转流全身低温:降温 25～30min,鼻咽温达 15～17℃,直肠温 18～20℃。酚妥拉明 0.5mg/kg,加入 5%葡萄糖液输注,促进降温。

(2)冷心停跳液:钳闭主动脉,于升主动脉正行灌注 0～4℃心肌保护液,是近 20 余年来临床采用的常规方法。首次灌注 15～20ml/kg。<1 岁婴儿(体重<10kg),或特殊复杂畸形矫正术,可采用深低温停循环(DHCA),手术野完全无血,无插管阻碍,不用心内吸引,有助于手术医师精细地进行心内操作;减少非冠状血流,加强心肌保护;缩短转流时间,以减少血液破坏。目前含血停跳液中,温血停跳液应用较普遍。

(3)心脏局部降温:心脏表面置冰生理盐水和冰屑、小冰袋等局部降温措施有助于降温。

(4)控制室温:降低室温,头、颈部置放冰袋等,有助于降温。

(5)深低温下停搏:对新生儿及婴幼儿未成熟心肌的保护方法未取得一致意见,有的主张血液降温至深低温后,心肌在深低温下停搏(DH-CA),不提倡用停搏液灌注。成人采用的多次停搏液灌注方法并不适用于小儿。

6. 转流技术 CPB 是先天性心脏病及心血管外科的重要条件和技术保证,有其特点。过去小儿 CPB 由于大量血液稀释、血液成分严重破坏等影响,婴儿 CPB 并发症发病率和死亡率较高。成人预充液与血容量之比为 0.25:1,而婴儿则为 3:1,故转流期间的循环容量是以预充液为主,在小儿的预充液内必须追加红细胞或全血。近年有以下改进。

(1)膜肺氧合:应用于小儿先天性心脏病手术有较快发展,氧合功能明显提高。总体设计上由分体式发展为氧合、变温、储血于一体的整体结构,并有肝素附着的先进工艺。

(2)离心泵:为 20 世纪 90 年代来比较普及的,以代替滚压泵。新的 CPB 机和氧合器,可减少预充液,减少血液成分破坏,提高氧合效果,克服和减少 CPB 存在问题和弊端。

(3)维持组织灌注良好:婴儿的血管床开放,无阻塞性病变,血管阻力小,转流中即使流量很高(达 150ml/kg),MAP 仍低,为 20~40mmHg,虽然 MAP 低,组织灌注氧合却良好。应严密观察,若 MAP 低而 CVP 稍升高(如上、下腔静脉管道移位或阻塞),将使组织灌注明显下降,而导致组织缺血。转流技术和手术操作影响病人的安危。

7. 转流期间的麻醉管理 先天性心脏病手术心肺转流期间需做以下麻醉处理。

(1)注意观察:①维持一定的气道压,钳夹阻断主动脉后,左心室射血停止,机械通气应即中断。麻醉机继续供氧,维持气道压 2.3~3.5mmHg。②转流,转流开始注意观察头面部肤色和 CVP,及时发现上腔管道阻塞,或动脉插管方向错误,并正确处理。③灌注,通过 MAP、CVP、尿量、体温下降速度、pH 和静脉血氧饱和度($S_{\bar{v}}O_2$)等监测,维持灌注良好。

(2)维持麻醉深度:转流中维持足够的麻醉深度,保持患者安静,无自主呼吸。转流前、中,追加芬太尼、咪唑唑仑、肌松药,也可在 CPB 机上安装吸入全麻药蒸发罐,吸入异氟烷以维持麻醉。

(3)备转流毕用药:备正性肌力药、血管扩张药、利尿药、鱼精蛋白等;备起搏器、冷冻血浆、血小板、平衡盐液等,转流毕使用。

(4)复温:心内手术操作完毕始复温。①停止转流的条件,畸形纠正完成;鼻咽温达 36～38℃,直肠温＞32.5℃;ECG 显示良好心律;pH、电解质、Hb 等均于正常范围;MAP 正常(即使应用正性肌力药时)等。②机械通气,转流停止,施行机械通气,吸入高浓度氧。③静注鱼精蛋白,CPB 机供血停止,不考虑再次转流时,可经主动脉根部推注或静注鱼精蛋白对抗肝素作用,密切观察血压,并复查 ACT。

8. 转流后管理 转流后的麻醉管理更为重要。

(1)维持血流动力学稳定:当转流停止,即连续输注正性肌力药和血管扩张药,可持续数日,至 ICU 中逐渐停药,过早停药对维持血流动力学稳定不利。根据左心房压(LAP)、MAP、CVP 或肺动脉楔压(PAWP)及尿量等纠正血容量不足或过多,连续输注冷冻血浆、5%白蛋白或全血等胶体溶液,以替换体内水分,给予血小板等纠正凝血功能障碍。

(2)拔除气管导管:术后可选择性早期拔除气管导管。

手术室内拔管指征:全清醒,全身暖,肢体有力;自发呼吸恢复,血气分析正常;转流时间短,用或不用 CPB,主动脉钳闭＜30min;肺动脉压正常或反应存在;血流动力学稳定,未用药支持;凝血功能正常,无须再次手术。

术毕早期拔管:可减少术后并发症和缩短病人在 ICU 停留时间,术后机械通气不宜过久,以免产生依赖性。满足下列条件者早期拔管:①术前呼吸功能正常,术后 SpO$_2$ 正常;②术前心功能Ⅱ～Ⅲ级,心脏畸形矫正满意;③心脏复跳后功能正常,循环功能稳定;④术毕很快恢复神志和自主呼吸。

安全护送患者至 PACU 或 ICU:对留置导管的病人,搬动前静脉追加芬太尼和非去极化肌松药,以保证病人护送途中安稳、防止躁动和寒战;准备急救用药,携带体积小的监测仪,护送途中继续人工呼吸,以确保安全。

【常见手术的麻醉】

1. 房间隔缺损(ASD)麻醉 以学龄前儿童为最理想手术年龄。

(1)维护心排血量(CO):维护心率、前负荷和心肌收缩性,以维护

CO,因为 CO 下降可影响全身器官组织灌注压。

(2)防止 PVR/SVR 下降。

(3)避免 PVR/SVR 升高:否则可导致右向左分流。ASD 多数病人心功能储备良好,诱导和维持麻醉均可获得合适的麻醉深度,血流动力学平稳,不合并肺阻塞疾病,通常术毕可早期拔管。

2. 室间隔缺损(VSD)麻醉　VSD 占先天性心脏病第一位,为 30%。以学龄前儿童为最理想手术年龄。麻醉原则如下。

(1)维护 CO 稳定:CO 减少将影响器官组织的灌注,故要维持心率、前负荷和心肌收缩性平稳,以维护 CO 稳定。

(2)避免 PVR/SVR 不稳定:比值升高,可造成右向左分流,比值下降,则 CO 下降。

(3)缓解右向左分流:若右向左分流增加时,应加强机械通气,降低 PVR,并维持和提高 SVR,以缓解右向左分流。

(4)麻醉选择:VSD 心功能良好,选用静脉或静吸复合麻醉诱导和维持,血流动力学平稳,气管插管后可维持良好通气,PVR/SVR 稳定。

(5)新生儿和婴幼儿 VSD:其 VSD 伴充血性心力衰竭时,选芬太尼或舒芬太尼,可维持血流动力学平稳,并可抑制因手术操作所致 PVR 升高,诱导前肌注氯胺酮 5~6mg/kg,用于不合作者。

(6)拔管:VSD 修补后,肺动脉压立即下降,术毕血流动力学稳定时,符合拔管指征即可拔管。

(7)维持正常心率:有的患者因手术操作影响,可出现房室传导阻滞,需用异丙肾上腺素 0.01~0.05μg/(kg·min),输注,或起搏器维持正常心率。

(8)支持右心室工作:若 PVR 下降不明显时,用机械呼吸,静脉连续输注多巴酚丁胺 5~10μg/(kg·min),或多巴胺 5~10μg/(kg·min),支持右心室工作。

3. 法洛四联症(TOF)麻醉　TOF 是最常见的发绀型先心病,麻醉期间尽管吸入纯氧,因受多种因素影响有时发生严重发绀,甚至诱发右心室漏斗部痉挛而致心搏骤停。死亡率高,麻醉有特殊性。TOF 根治术麻醉要求如下。

(1)维持 CO:通过维持心率、心肌收缩性和前负荷稳定,支持 CO。

(2)避免 PVR/SVR 升高或下降:否则将增加右向左分流,加重发绀。

(3)预防抑制心肌收缩性:尤其是严重流出道狭窄者。

(4)维持良好的机械通气:可降低 PVR,控制或提高 SVR,这对流出道重度狭窄者尤为重要。

(5)积极防治低氧血症:设法提高 SpO_2,防止漏斗痉挛,保障患者安全。①麻醉前充分吸氧,麻醉前吸入 100%氧。②充分镇静,因 TOF 病儿恐惧、哭闹、闭气致肺血流减少,加重发绀,且诱发漏斗部痉挛。术前肌注氯胺酮 5~8mg/kg,或口服氯胺酮,基础麻醉,消除恐惧、哭闹与闭气。③解除漏斗部痉挛,用普萘洛尔 0.01~0.1μg/kg,或艾司洛尔 2.5~5.0μg/(kg·min),静脉输注,可解除漏斗部痉挛。④提高 SVR,用去氧肾上腺素 10~20μg/kg 静注后,10mg 加于 5%葡萄糖溶液 100ml,以2~5μg/(kg·min)连续输注,可提高 SVR 并降低右向左分流。⑤纠正酸中毒、降低肺循环阻力,改善肺血流量可提高氧饱和度。5%碳酸氢钠2ml/kg 静脉输注纠正酸中毒。⑥及时补充血容量与纠正低血压,低血容量及血压降低,肺循环血流减少和右向左分流增加,加重缺氧和发绀,故术中应及时补充血容量。晶体液 5~10ml/kg 或羟乙基淀粉 2~5ml/kg。小儿腔静脉插管引流血量会引起严重低血压,应及时补充。当严重低血压时,去氧肾上腺素 0.02mg/kg 静注可增强体循环阻力,促使静脉血回流。

(6)麻醉选择:麻醉诱导和维持若选择吸入全麻药,可使肺循环阻力(PVR)和体循环阻力(SVR)同时降低,平稳。氯胺酮 1~2mg/kg 是唯一收缩血管的静脉麻醉药,适用于 TOF 患者诱导,使血压平稳或略升高。芬太尼 2~4μg/kg 或舒芬太尼 0.7~1.0μg/kg 对循环抑制小,抑制 PVR升高。

(7)支持右心室工作:术毕用机械呼吸,支持呼吸,降低 PVR;静脉输注多巴酚丁胺 5~15μg/(kg·min),或多巴胺 5~10μg/(kg·min)支持右心室工作,而不增加 PVR。同时输注硝普钠 0.5~2μg/(kg·min),或前列腺素(PGE)15~30ng/(kg·min)。处理后 PAP 仍高时,用 NO(浓度为 20~40ppm)吸入;心肌收缩力欠佳者用米力农 0.25~0.75μg/(kg·min)。

三、冠状动脉旁路移植术的麻醉

冠心病旁路移植手术(CABG)治疗是冠心病治疗措施中最有效和最

后的手段,在心脏手术分类中占第 3 位。手术病死率约为 2%,麻醉病死率更低。1967 年 Favaloro 首次报道用大隐静脉进行主动脉、冠状动脉旁路移植,以改善心肌血供,便在欧美推广。我国 1980 年开始此项手术,目前全国各大城市已普遍开展此项手术治疗。麻醉科医师在 CABG 中作用尤为重要,应有相应的技能。麻醉前应全面评估,制定合理的麻醉用药方案,术中严密观察,减少心肌缺氧、缺血发生,尽早发现,及时处理。

【适应证】

1. **三主干之一心肌梗死**　心绞痛,左前降支、左回旋支和右冠状动脉三主干之一梗死、狭窄>90%。

2. **与瓣膜同时手术**　因瓣膜疾病、冠状动脉主干梗死两者同时手术。

3. **急症手术**　急性心肌梗死伴休克、冠状动脉成形术失败、溶血栓性治疗后急症手术。使患者消除心绞痛,能正常生活和工作,并预防心肌梗死和猝死。

4. **无症状者**　无症状但冠状动脉造影及心电图运动试验阳性者。

【麻醉前评估】

1. **心功能**　手术和麻醉的风险极大。心功能麻醉风险评估标准如下。

(1)心功能佳:胸部绞痛,无心衰,左心射血分数(EF)>0.55,无高血压。

(2)心功能差:心衰,EF<0.4,室壁运动障碍,左室室壁瘤,LVEDP>18mmHg,冠状动脉左主干狭窄>90%,PTCA 失败后急症手术或心肌梗死后<7d 手术,年龄>75 岁,围术期危险性大。

2. **并发症的有无及处理**　并发症包括高血压、肥胖、肝肾疾病、糖尿病、肺疾病、心瓣膜疾病、甲亢、甲减、高胆固醇、精神病药物依赖、酒精中毒、吸烟等,危险性大。

3. **全面检查**　冠状动脉旁路移植手术患者术前应全面地接受心血管功能检查,以评估心功能。

(1)ECG 和运动试验:提高术前患者心肌缺血的检出率。①ECG,可查出心肌缺血及心肌梗死的部位,估计严重程度;估计左、右心室肥厚和左、右心房扩大,心律失常检测等。ECG 正常不能排除冠心病。②运动耐量试验,术前进行运动耐量试验诊断胸痛、估价冠心病严重程度及评价治疗心绞痛的疗效等。

(2)核素闪烁摄像术:闪烁摄像术比 ECG 检查更准确。左前降支病变诊断准确率为 86%,右冠状动脉敏感性为 80%,回旋支准确率为 60%。

(3)X 线检查:冠状动脉造影术,可明确冠状动脉病变部位和狭窄程度,并可计算 EF 等。X 线胸片后前位和侧位片等检查,两侧肺门充血,则提示收缩功能不全。冠心病病人心胸比例>0.5,心影增大,提示心功能。

(4)超声心动图:M 型超声心动图不能测定心室壁的缩短和厚度,对心功能估价有所限制;而二维超声心动图通过测量收缩末和舒张末的心腔直径,以测定左或右心 EF,计算 SV、CO 等估价心功能,可判断室壁活动正常、低下、反常和消失,评价心肌功能。

【麻醉前准备】　麻醉前准备极为重要,同体外循环麻醉,特别强调如下。

1. 消除焦虑和顾虑　麻醉前访视,按全麻常规要求,做好心理治疗和解释,消除患者焦虑和思想顾虑,安静和有信心。

2. 麻醉前用药　CABG 患者麻前用药应结合患者心肌缺血情况及术前药物治疗效果来考虑。

(1)术前治疗用药:重点在控制并发症。除抗凝药外,抗心绞痛药、β受体阻滞药、钙阻滞药、抗高血压药和强心药(正性肌力药)等。用药一律持续到术前当日。可降低围术期心肌缺血发生率。

(2)镇痛镇静药:吗啡 0.2mg/kg+东莨菪碱 0.3mg,术前 0.5h 肌注,用于左心功能正常者,焦虑者加服地西泮。左心室功能受损者(EF<0.25),吗啡和东莨菪碱量减半。可不用地西泮。

(3)镇静颠茄类:咪达唑仑 10mg+东莨菪碱 0.3～0.5mg,术前 0.5h 肌注。

(4)α 受体兴奋药:可乐定 5μg/kg,术前 1h 口服,减慢 HR。

【麻醉处理】

1. 麻醉选择　同体外循环麻醉。即选用气管内插管、全凭静脉或静吸复合全麻,在 28～30℃ 血流降温、体外循环、心脏停止跳动下进行手术。做好诱导前工作,诱导的方法和药物的选择,应根据患者心功能等情况进行。

2. 麻醉诱导

(1)面罩吸氧:入室后面罩或鼻导管吸氧。

(2)开放静脉:在左上肢及双下肢开放两条静脉。

(3)预防性用药:静脉连续输注 0.12‰～0.2‰NTG,根据血压调节其输速,以减少心肌缺血发生。

(4)监测:局麻下行桡动脉穿刺,监测 MAP,颈内静脉穿刺置管,监测 CVP、ECG、体温、尿等,必要时监测 LAP、PAP、PAWP 和 CI。入手术室后静注咪达唑仑 1～2mg,保持病人安静。

3. 诱导用药

(1)咪达唑仑 0.15～0.2mg/kg＋芬太尼 10～20μg/kg＋泮库溴铵 0.1～0.2mg/kg,或罗库溴铵 1mg/kg,或维库溴铵 0.15mg/kg,静注,肌松后气管内置管。麻醉呼吸机通气。

(2)依托咪酯 0.3mg/kg,或丙泊酚 2～3mg/kg＋芬太尼 5～20μg/kg＋哌库溴铵 0.15～0.2mg/kg(或阿曲库铵 0.16～0.6mg/kg,或维库溴铵 0.07～0.1mg/kg),静注,肌松后置管,控制呼吸,左心室功能差(EF＜0.4)的病人应用。

(3)咪达唑仑 0.15～0.40mg/kg＋芬太尼 20～100μg/kg＋泮库溴铵 0.1～0.2mg/kg,或维库溴铵 0.07～0.1mg/kg,静注,控制呼吸,同时吸入异氟烷,或地氟烷,或恩氟烷,预防血压升高和心率增快,左心室功能尚佳(EF＞0.4)病人应用。

(4)丙泊酚 50mg＋芬太尼 80～100μg/kg＋咪达唑仑 0.15～0.2mg/kg＋哌库溴铵 0.15mg/kg,静注,肌松后置管,同时吸入异氟烷,行机械通气。

4. 麻醉维持　以镇静药、麻醉性镇痛药、肌松药全静脉麻醉或与吸入全麻药联合用药,麻醉维持,相互取长补短,达到适宜麻醉深度和循环稳定。

(1)芬太尼 20～60μg/kg,咪达唑仑 0.1～0.2mg/kg,泮库溴铵 0.1～0.2mg/kg,或哌库溴铵 0.1～0.15mg/kg 分次静注,间断吸入 0.5%～1%恩氟烷或异氟烷。

(2)芬太尼 30～60μg/kg,连续输注,或 10μg/(kg·h)泵注,分次静注咪达唑仑 0.2～0.4mg/kg,或氟哌利多 0.1～0.2mg/kg,必要时吸入恩氟烷,或异氟烷,或地氟烷。灌注压高时,连续输注丙泊酚 30～

$50\mu g/(kg \cdot min)$，或硫喷妥钠 $2 \sim 3.5mg/kg$，间断静注。维库溴铵 $0.07 \sim 0.1mg/kg$，或泮库溴铵 $0.1 \sim 0.2mg/kg$，静注，维持麻醉。

5. 麻醉管理

（1）麻醉深度适宜：CABG 麻醉前用药剂量要偏重，达到充分镇静。CABG 麻醉最常用的是芬太尼类，可抑制气管插管反应，预防心率和血压急剧升高。舒芬太尼 $2 \sim 3\mu g/kg$，药效比芬太尼大 10 倍，用后血流动力学比芬太尼稳定，起效快，排泄迅速，易于诱导，苏醒快，深受欢迎，有替代芬太尼的趋势，是阿片类药物中 CABG 的首选药物。大剂量连续输注，或在切皮、锯胸骨、转机前、关胸等步骤，分次静注芬太尼 $0.7 \sim 2.0\mu g/kg$、哌库溴铵 $0.06 \sim 0.08mg/kg$，或吸入 $0.5\% \sim 1\%$ 恩氟烷等麻醉药加深麻醉。危重病人 CABG 麻醉处理较困难，要缓慢注药和用药个体化。特别是左主干冠状动脉疾病及其相应的冠心病病人，病情危急，突然血压下降，致左心室心肌的血供中断而心搏骤停。诱导时要预防低血压，以静脉麻醉为主，避免用吸入全麻药。用药小量分次，按病人的心血管反应予以调整，切忌用快速诱导法。

（2）麻醉管理的重点：是维持血流动力学稳定，力保心肌总供氧量及减少总耗氧量。①麻醉诱导力求平稳，尤其是诱导期，维持循环稳定，切忌血压波动，心率增快。②保持心肌氧平衡，麻醉中应避免缺氧和 CO_2 蓄积，避免减少氧供应和增加氧消耗的因素，应降低心肌耗氧量，减轻心肌工作量，保证心肌供氧，尽量减少心肌氧需求。避免减少氧供应因素，包括冠状动脉血流量下降；心动过速、舒张压下降、前负荷增加、低碳酸血症和冠状动脉痉挛等。氧摄取减少的因素，如贫血、大出血、血管扭曲、气道不通畅、缺氧、供氧不足和手术刺激心脏导致的严重心律失常等均可发生减少氧供。以下情况发生时增加氧消耗，如心动过速，心率与收缩压乘积（RPP）＝心率×动脉收缩压。RPP＜12 000 不会发生心肌缺血，否则有心肌缺血的阳性表现；心肌壁张力增加；无论增加前负荷或后负荷均可使心肌壁张力上升；三联指数（TI）＝心率×动脉收缩压×PCWP。TI 值应维持＜150 000。另以 RPP 12 000、TI 150 000 为标准进行计算，两者之商 PCWP 数值为 12.5，而 PCWP 12.5mmHg 为正常范围。室壁瘤切除病人，PCWP＞15mmHg；当增加心肌收缩力时。③补充血容量，应重视限制液体入量。术中根据血压、CVP、尿量等来指导输血、补液，输入乳酸林格液和 5％葡萄糖，输速为 $10 \sim 15ml/(kg \cdot h)$。血压偏低时，加快输注羟乙基淀粉或聚明胶肽。转流前不输血。复搏后及时输血。④应用扩张血管药,尽量维持血流动力学稳定的同时,常规应用血管扩张药作预防性用药。TNG 为围术期血管扩张药的首选药。$0.5\sim0.7\mu g/(kg \cdot min)$为常用量,根据 MAP 变化予以调整输注速度。SNP 用于高血压病人,或对 NTG 反应差者,及时用 $0.5\sim5\mu g/(kg \cdot min)$,使 MAP 维持在 $60\sim80mmHg$。⑤β受体阻滞药,心动过速时,除加深麻醉外,还用 β 受体阻滞药降低心率。于 CABG 术前普萘洛尔 $0.5\sim5mg$ 静注或溶于 5%葡萄糖液 100ml 连续静脉输注,术后心律失常的发生率下降。可减少心肌梗死面积,改善心肌缺血时局部血流。或将艾司洛尔 $150\sim300\mu g/(kg \cdot min)$从 CPB 连续注入,可有效控制心率,减少 CABG 围术期心肌缺血发生。⑥钙通道拮抗药,如尼福地平、尼卡地平、维拉帕米和地尔硫草等均可降低冠状动脉阻力,扩张冠状动脉,增加其血流量,降低心肌缺血的发生率。先以地尔硫草 $0.05\sim0.15mg/kg$ 静注,后以 $1\sim5\mu g/(kg \cdot min)$的速度输注,要警惕心率和血压下降。⑦避免深低温,降温维持在 28℃左右,一般在 $28\sim30$℃体温下进行。

(3)麻醉处理:①维持气道一定压力,频率为 $10\sim12/min$,据血气分析调整潮气量。维持 $PaCO_2$ $40\sim45mmHg$。完全灌注后停止通气,但维持气道压力于$+5\sim+10cmH_2O$,麻醉药经静脉或氧合器给药。②维持循环稳定,左心室功能尚好者,有低血压时停全麻药,加大灌注量,给甲氧明 $3\sim5mg$ 静注。有高血压时,加深麻醉和用血管扩张药治疗。③左心室功能不全者,一般用芬太尼量较大,不用吸入药。④维持钾平衡,血管吻合好后,先复温、除颤,抽血查 pH 及血钾。高血钾者给碳酸氢钠、氯化钙、50%葡萄糖和胰岛素。⑤房室传导阻滞者,安放起搏器。⑥停用体外循环机前 $15\sim20min$,停用全麻药,灌注量逐渐减少,密切观察心电图改变,以 CVP 和 PCWP 指导下,补充血容量。一般 $5\sim15min$ 可停止体外循环,此后维持浅麻醉。⑦心功能不好者用氯化钙、多巴胺等强心药,心排血量仍低或高血压者,可加用血管扩张药,有条件时,采用主动脉内反搏等辅助循环。

(4)预防体外循环后低心排:体外循环后低心排是最常见的并发症,防治方法:①应用正性肌力药,多巴胺 $2\sim10\mu g/(kg \cdot min)$或多巴酚丁胺 $2\sim10\mu g/(kg \cdot min)$,严重低心排者用 0.016‰肾上腺素 $1\sim2\mu g/kg$ 或去氧肾上腺素 $0.5\sim1.0mg$ 静注。对复跳后血压不易维持的患者早用。

②体外循环全心或左心辅助,利用左心室及右心室辅助泵装置辅助,适用于因心肌收缩无力所致的重度心肌缺血,或因心肌缺血引起的心衰。③主动脉内气囊反搏术,对冠心病伴心绞痛而心功能正常者,通常可缓解症状,对于心功能不全患者可提高冠状动脉灌注压(CPP),提高 EF,解除心肌缺血,改善心泵功能。④去氧肾上腺素,300~500μg 静注,对低血压患者可升压。

(5)术后管理:经 TEE 检测转流后心肌缺血发病率为 36%,85%患者术后发生并发症。ECG 监测术后心肌缺血发病率为 40%~75%,比术前、术中发病率高。加强术后管理,提高冠心病旁路移植术的成功率。术后管理措施为:①术后镇痛,丙泊酚 5~10ml/h 输注,使患者保持安静,降低应激反应,防止术后高血压。或术后 PCA 镇痛。②充分供氧,术后呼吸支持 8~48h,维持良好通气。③加强监测,术后持续监测呼吸循环 2~3d,静脉输注血管活性药 3~6d 监测下维持循环平稳。④防治出血及心脏压塞,观察病人面色、血压及引流管引流物的质和量,早期发现,及时处理。⑤防治再栓塞,使用双嘧达莫、阿司匹林 1 年以后,改善移植静脉的通畅,防止再闭合形成。⑥预防感染和高热,术后常规应用广谱抗生素,高热对症处理。

四、常温或浅低温不停搏心脏手术麻醉

低温心脏手术,心肌耗氧量减少,作为一种心肌保护方法被广泛采用。为避免低温心肌保护法和多次间断灌注损伤的缺点,一直在寻找更理想的心肌保护方法。近年来报道的常温 CPB,能显著降低心脏的氧需量,成为心肌保护较理想的新技术。1987 年由加拿大多伦多大学医学研究中心创立,国内 1991 年引进该项技术,效果满意。也有报道浅低温 CPB 对机体各种功能的不良影响极为有限,有其优越性。随着常温外科的发展,新的手术方式——心脏不停搏 CPB 心内直视手术正在兴起。现将常温及浅低温 CPB 心脏手术麻醉简述如下。

【概念】

1. 常温手术　一般指直肠温度在 35~37℃。手术是在心脏搏动的生理状态、无机械辅助循环的情况下进行的。即不降温。

2. 浅低温手术　一般指直肠温度在 32~36℃,在浅低温下进行手术。

3. 心脏不停搏手术 肝素化后分别行主动脉及上、下腔静脉插管，转机后仅阻断上、下腔静脉，不阻断升主动脉，维持心肌血供及心律，不用停搏液，保持心脏在空搏动状态下进行心内手术操作。无心搏停止及室颤发生。

【优点】

1. 常温不停搏 CPB 手术优点

(1)手术时间缩短：常温使 CPB 不存在降温和复温时间，节省 CPB 时间减少，也不需要心肺复苏时间，而使 ICU 停留时间和住院时间缩短。

(2)心肌和脑的损害少：防止因低温和再灌注对心肌抑制及心肌耗氧引起的各种损害，包括酸中毒、恶心等，且无脑损害。

(3)术后恢复早：对高龄和心肾功能不佳者，易于 CPB 撤离，且负担减轻。

(4)减少出血并发症：低温使肝素活性降低缓慢，而常温时较快；减轻了低温引起的凝血功能障碍和容易出血的并发症。

(5)操作简便且疗效确切：术中自始至终维持窦性心律和不需要阻断主动脉，不需要心肺复苏等。

2. 浅低温不停搏 CPB 手术优点 浅低温不停搏 CPB 心内直视手术比深低温阻断主动脉停搏有较多优点。

(1)避免了深低温心脏停搏的损伤、CPB 心内直视手术存在着心肌缺血、缺氧性损害和再灌注性损伤。

(2)手术时间短，不需要心脏复苏。

(3)操作简便，不等待复温等步骤。

(4)可始终维持心肌能量的供需平衡和内环境的稳定，对机体全身生理功能干扰少，并发症少。术中和术后 ICU 呼吸支持时间短。减少住院时间。

【适应证】

1. 常温不停搏 CBP 的适应证 对冠状动脉疾病、心功能不佳及心肌梗死后急症期病人等手术最为适应。具体为瓣膜(主动脉瓣，二、三尖瓣)手术、冠状动脉旁路移植手术、瓣膜手术和冠状动脉旁路移植术并行及其他手术等。

2. 浅低温不停搏 CBP 的适应证 此法主要适用于房、室间隔缺损的修补术或二尖瓣及三尖瓣置换术，不宜用于主动脉病变及主动脉瓣置换术,以及术前诊断不明确及复杂畸形者。

【麻醉管理】

1. 不阻断主动脉

(1)常温:一组研究结果显示,转流量 $80\sim180ml/(kg \cdot min)$,灌注压 $95\sim155mmHg$、腔静脉阻断时间最长 $75min$,CPB 转流时间最长 $120min$。轻度血液稀释以满足常温下代谢需要。

(2)浅低温:另一组研究结果显示,CPB 转流时间最长 $40min$。有报道灌注流量为 $1.8\sim3.02ml/(kg \cdot min)$。

2. 麻醉前准备　同 CPB 麻醉。

3. 麻醉选择　全麻,气管内插管,CPB,药物选择同 CPB 麻醉,多选芬太尼为主的静脉复合麻醉。

(1)维持麻醉深度:术中麻醉应足够偏深,完全阻断不良反应;减少氧耗;及时适宜追加足量肌松药,足够的芬太尼用量有助于降低气管内插管的应激反应、心脏应激性和维持术中循环的稳定,术中操作或搬动心脏应避免低血压,完全消除呼吸动度。

(2)充分排出心脏内残气:术中及时调整手术床的位置,使心脏切口始终处于最高位置。

4. 麻醉处理　此类手术对麻醉处理要求较高。

(1)预防术中脑损害:CPB 时间越长其温度越高,术后脑损害发生率越增加。心脏不停搏 CPB 心脏直视手术中 $MAP>50mmHg$;保持上腔静脉引流通畅,避免脑淤血,并保持良好的灌注;加强脑氧饱和度监测 (rSO_2),可较准确地反映脑血流量的变化及脑氧供需平衡情况。若 rSO_2 下降,提示预后不良及大脑受损。注意年龄、心功能及脑动脉硬化程度等影响因素。

(2)维持氧供需平衡:在常温下必须保持高流量的 CPB,应 $>2.4L/(kg \cdot min)$;维持 $RPP<12\,000$;及时输血输液,补充血容量,血红蛋白应 $>100g/L$;尿量 $200\sim300ml/h$;灌注压 $>77mmHg$;及时查血气和电解质。同时力求 BE、血糖及肌酸磷酸激酶 MB 同工酶(CPK-MB)变化轻微。

(3)合理选用血管扩张药硝酸甘油:对左主干重度狭窄和痉挛有减轻心脏做功的作用,在入室前 $0.5\sim0.8\mu g/(kg \cdot min)$ 泵注,一直维持至术后。

（4）维持循环稳定：选用去甲肾上腺素、多巴胺等维持血压、心率稳定。

（5）预防温血灌注可能出现的问题：对常温 CPB 可能出现的严重问题要予以预防。

常温：极少数出现以下情况。全身血管扩张，在预充液中加入微量去甲肾上腺素，使外周血管保持一定的张力；机械故障，可使 CPB 中断，手术医师立即夹住机器的动静脉管道，待机械故障排除；血液学并发症，常温下术后出血少，因为常温下凝血因素的保存较好；灌注导管变软，极少数情况下发生。

浅低温：对全身功能影响极为有限。防止转流中的室颤；预防冠状动脉和脑动脉的气栓。心内手术结束时认真排气。

（6）适当时机拔管：适当延长导管拔除时间，预防术后 48～72h 发生呼吸危象。

五、心脏肿瘤手术麻醉

心脏原发性肿瘤位于心房壁、心室壁或心腔内。良性约占 80%，以黏液瘤最多，是外科手术治疗的主要对象。范围不大的原发性恶性肿瘤虽可经手术切除，只可缓解症状，延长生命时间，本节只介绍以心脏黏液瘤为主的心脏肿瘤手术的麻醉处理。

【病情特点】 心脏黏液瘤（cardiac myxoma，CM）由胚胎发育期的心内膜黏液组织残余生长而成，多为良性。瘤体大部分位于左心房内，占 67.7%～90.9%，右心房 9.1%～29%，心室内 3%～5%。

1. 瘤体特点

（1）胶冻状：CM 呈胶冻状，包膜薄而软，随心搏动被血液冲击使瘤体组织极易脱落，其碎片可造成脑、肺动脉或体动脉栓塞。

（2）带蒂：CM 大多数带蒂，可使瘤体在心腔内游动，可影响房室瓣功能，导致排血受阻等病理改变。

2. 临床表现 CM 临床表现极为复杂。由瘤体所在位置、大小、形状、活动度、蒂部长短或是否分叶、碎片是否脱落、肿瘤内有无出血、变性和坏死等情况而决定。常见临床表现有 4 类。

（1）血液回流障碍表现：如心悸、气短、端坐呼吸、头昏、晕厥、心衰、心脏杂音及心音随体位改变而变化等，与 MS 患者十分相似。

（2）动脉栓塞症状：脑动脉栓塞有昏迷、失语和偏瘫；肺动脉栓塞可发生休克、呼吸困难、胸痛、咯血等；体动脉栓塞有下肢水肿、肝大、脾大和腹水等症状。

（3）全身反应：如发热、贫血、消瘦、荨麻疹、血沉加快、食欲缺乏和关节酸痛等。

（4）心律及传导异常：如心动过速，右束支传导阻滞等。

3. **麻醉耐力**　对麻醉的耐力降低。

【麻醉前准备】

1. **了解病情**　按心血管疾病检查，重点了解以下几点。

（1）患者习惯性体位：患者取何种习惯性体位，忌随意搬动患者。

（2）病史：有无咯血、昏厥史；有无充血性心力衰竭（CHF）和端坐呼吸；心脏功能；有无发热，关节痛及荨麻疹。

（3）特殊检查：X线胸片示左心房、右心室扩大、肺淤血与肺动脉高压（PAH）情况；胸透如瘤体有钙化点，钙化影随心搏跳动。超声心动图示瘤体随心脏收缩和舒张而活动及心电图，有无心律失常及其类型；有无贫血及低蛋白血症。

2. **手术时机**

（1）基本原则：CM一经确诊，抓紧时间积极准备，争取在1～5d内手术。

（2）改善全身状况：严格卧床休息；对于老年、体弱、心肺功能不全者，应强心、利尿，积极改善全身状况、改善心功能；控制肺部感染；纠正水电紊乱，以提高对麻醉的耐力。

（3）病情平稳后尽早手术：在全麻、低温和体外循环下摘除心腔内肿瘤。对严重复杂病情者，如端坐呼吸、夜间不能平卧、腹水或长期卧床等患者要提高警惕，查明原因，对症处理，病情平稳后再手术可提高安全性。

3. **并发症治疗**　严重贫血与低蛋白血症者，适当少量输血与血浆。CHF和心律失常进行适当治疗等。

4. **麻醉前用药**　病情较重者麻醉前用药不宜过大，以免使呼吸循环抑制；病情严重者，如严重贫血、昏厥发作或端坐呼吸者，应免用麻醉性镇痛药。

（1）镇痛药：吗啡 0.15～2.0mg/kg 或哌替啶 1mg/kg。麻醉前30min肌注。

(2)镇静药:氟哌利多 0.05～0.1mg/kg 或咪达唑仑 0.2～0.4mg/kg。麻醉前 30min 肌注。

(3)颠茄类:东莨菪碱 0.005～0.01mg/kg,麻醉前 30min 肌注。

5. 其他准备齐全　麻醉及急救用品准备齐全、参加手术人员就位后,患者入室,在手术台上应取患者自感舒适的习惯体位,不能强迫搬动或改变卧位。

【麻醉处理】

1. 诱导　静注诱导后气管内插管。控制呼吸。

(1)咪达唑仑＋吗啡＋肌松药:依次静注咪达唑仑 0.2mg/kg,吗啡 0.2mg/kg 或芬太尼 0.002～0.005mg/kg,琥珀胆碱 1～1.5mg/kg。

(2)英钠诺合剂＋硫喷妥钠＋肌松药:静注英钠诺合剂 5～7ml,硫喷妥钠 2～3mg/kg,琥珀胆碱 1.5mg/kg。

2. 麻醉维持　以芬太尼或吗啡、泮库溴铵分次静注,或芬太尼静脉连续输注、分次静注泮库溴铵维持。

3. 监测　围术期监测 ECG、MAP、CVP、T、尿量及电解质等。

4. CPB　麻醉后 CPB 用中度血液稀释,中度低温,预充液以平衡盐液为主。血红蛋白＞60g/L,血细胞比容＞0.25。CPB 装置应用动脉端安放微栓滤器。

5. 麻醉实施　遵循 CPB 手术麻醉的基本原则,要做到以下几点。

(1)抓紧时间:充分吸氧祛氮后,抓紧时间实施麻醉,不宜等待时间过久。

(2)诱导平稳:麻醉诱导力求平稳,选用镇痛效果强、对循环呼吸功能影响小的麻醉药,如吗啡、芬太尼族对心血管功能影响轻微,前者有降 PAP 作用,后者使心率减慢,末梢血管扩张,降低心脏后负荷,使机体代谢降低,心肌耗氧量(MOC)减少,苏醒快。咪达唑仑 0.15～0.2mg/kg＋芬太尼 4～5μg/kg＋罗库溴铵 0.8～1.0mg/kg,静注。

(3)维持避免深麻醉:此类患者常合并贫血、低蛋白血症和 CHF,故不能耐受深麻醉。吗啡、芬太尼镇痛效能强。对呼吸循环功能影响小。不用氯胺酮。

(4)诱导时缓慢注射:因为肺淤血及心脏排血受阻,静注药物发挥药效较迟,诱导时应缓慢注射。入睡后即静注肌松药,争取插管一次成功。

(5)肌松药量足:自诱导始即给予足量肌松药,防止麻醉中呛咳、屏气和肌束颤搐,预防发生肺水肿和瘤体脱落。

(6)持续挤压贮气囊:当缝合房间隔时,需持续挤压贮气囊,彻底排出心腔内气体,以防止发生动脉栓塞。在阻断主动脉前,避免搬动心脏和心内、外探查。

6. 加强心肌保护和循环支持 阻断循环血温应降至32℃,及时灌注含钾停跳液5～15ml/kg,每隔20～30min重复1次,为首量的1/2,确保心肌全层降温,缓慢开放主动脉钳,左心充分引流,严防心脏过大。避免增加SVR的各种因素,如交感神经兴奋、血管收缩药、氯胺酮和双下肢屈曲等。如无低血压,可给予小量血管扩张药0.01%NTG或SNP,以降低心脏后负荷。

7. 纠正低血压 转流早期,因急性血液稀释,如有低血压,应及时给予正性肌力药,静脉输注多巴胺3～10μg/(kg·min),或静注多巴酚丁胺2～15μg/(kg·min),或静注去氧肾上腺素0.5～1.0mg,可予以提升血压,使MAP维持77mmHg。

8. 控制输液 因为低蛋白、肺淤血及PAH,加之血流受阻,极易发生肺水肿。在CVP或PAWP指导下术中控制输血补液。

9. 头低足高位 如CVP急剧增高、血压急剧下降时,应怀疑房室口阻塞,立即取头低足高20°～30°,尽快建立体外循环。

10. 防止心脏黏液瘤(CM)破碎 CM易破碎,预防方法如下。

(1)注意患者体位改变:术前搬动和运转患者时,应注意体位改变,不宜突然改变体位,并注意观察循环功能改变。

(2)手术操作动作轻柔:因瘤体为胶冻状,质软,壁薄,故手术操作时应轻柔,避免瘤体破裂。

(3)预防栓塞:瘤体切除前后应预防动脉栓塞,手术操作还应注意:①CPB机常规应用微栓滤器,必要时动脉端加双层滤器,以防栓瘤脱落;②开放升主动脉阻断前,使头低于心脏平面,并用双手暂时压迫双侧颈总动脉,以防脑栓塞;③瘤体切除后应冲洗胸腔,防止瘤体碎片造成栓塞,同时严密观察患者。

11. 监测ACT CM患者血小板计数增高,抗凝血酶Ⅲ缺乏者可出现肝素耐药现象,故肝素用量应适当增加,并常规监测ACT。

12. 加强呼吸管理 患者长期肺淤血、低蛋白及体力消耗,使机体防御能力降低,多数并发慢性气管炎、肺动脉高压等,术后易发生肺内感染,易造成呼吸衰竭,故应加强呼吸管理,严格无菌技术操作,围术期应用强效抗生素防治。

13. 预防过敏反应 术前经常发生皮肤荨麻疹者,术中可能发生过敏反应,应加强观察与治疗。

14. 拔管 术后不需早醒,可带管回 PACU 或 ICU 或病房。一般通气支持 6~36h,正性肌力药辅助循环 2~7d,扩血管药物应用 4~12h。待循环稳定,自主呼吸满意,停机械呼吸,彻底清醒后拔管。

六、大血管手术麻醉

近年来我国大血管手术有增多趋势。大血管主要指躯干部位的主流血管,即主动脉及其主要分支的动脉瘤、狭窄等先天性和后天获得性疾病,手术时的创伤对患者损害大,失血多,麻醉处理困难。

【麻醉前评估】 主动脉及其主要分支手术操作复杂、创伤重、心肺并发症多,其麻醉处理是一个令麻醉科医师棘手的问题。

1. 病死率 大血管手术的病种分析为动脉硬化占 68.4%,创伤(假性动脉瘤)8.8%,马方综合征 7.0%,中膜囊性病变 5.3%,其他占 10.5%。腹主动脉瘤手术病死率,近年仍在 1.4%~3.9%;若主动脉破裂行急诊抢救手术病死率高达 35%~50%;若术前合并明显的心肺病变、肾功能衰竭或过度肥胖等,病死率高达 20%~66%。

2. 并发症 主动脉的手术以老年为多。常伴有缺血性心脏病(冠心病,CAD)、脑血管病、肾和内分泌等疾病,可能合并高血压、糖尿病、慢性阻塞性肺疾病(COPD)等,吸烟会使上述病情加重。术前应全面了解,根据临床检查结果全面评估。国外合并 CAD 者占 44%~62%,其中 24% 有明确心绞痛史,为手术死亡的主因,占死亡患者的 55%;围术期心肌梗死(MI)使病死率高达 70%。若患者术前曾有 MI 而进行大血管手术,围术期再发 MI 的机会与 MI 后行大血管手术之间的日期明显相关。<3 个月有 MI 者,手术的危险性增加,围术期 MI 再发生率高达 5.8%~ 37%;3~7 个月为 2.3%~16%;>6 个月为 1.7%~6%。特别注意 ECG 正常的 CAD。

3. 心律失常和电解质失衡 当术前存在心律失常和电解质失衡时为高危因素,术前应予纠正。

4. 抗高血压药物 大动脉手术患者 40%~60% 有高血压病史、对于已应用的抗高血压药、β 受体阻滞药或钙通道阻滞药等不主张停药,一直用到手术日晨。抗心绞痛、抗心律失常或正性肌力药都应继续到术日晨,以增加心肌保护。

【麻醉前准备】

1. 患者准备

(1)高危因素:如前所述,患者术前是否有高危因素:如冠心病、心肌梗死、高血压心脏病、隐性心肌缺血等。稳定情绪,使病人安静、卧床休息;治疗冠心病、高血压病、心绞痛,保护肾功能,预防动脉瘤破裂。

(2)辅助检查:常规检查 ECG,运动试验、24h 动态心电图、超声心动图及放射性核素血管造影等。

(3)其他:同体外循环手术麻醉。气管插管除常规备单腔管外,还应备双腔支气管导管及特制接头(胸降主动脉手术需要)。应备双套测压装置,包括穿刺针、三通、换能器等,使用上、下身分别灌注方法时,同时监测上肢及下肢 MAP;应备测温和降温设备。准备血液回收装置。

2. 麻醉前用药 因为应激反应对心肌缺血有潜在影响,故大血管手术的麻醉前用药量要偏重。

(1)镇痛药:哌替啶 1mg/kg,或吗啡 0.2mg/kg,麻醉前 30min 肌注。

(2)颠茄类:东莨菪碱 0.3mg,术前 30min 肌注。

(3)镇静药:咪达唑仑 0.05～0.1mg/kg,术前 30min 肌注。

3. 监测 ECG II 导联和 V₅ 导联及 SpO₂ 连续监测,桡动脉穿刺测 MAP,颈内或锁骨下静脉穿刺测 CVP,并监测体温、尿量、血气和电解质等。

4. 建立足够静脉通路 开放 3 或 4 根静脉,供输液、输血和治疗用药等。

【麻醉处理】

1. 麻醉选择 根据手术的部位、手术种类和方法的不同,麻醉宜选硬膜外麻醉、全身麻醉及全麻加硬膜外阻滞等,多种麻醉方法可选。

(1)硬膜外麻醉:在腹主动脉瘤切除及腹以下大血管手术、人造血管移植术时,既可保证肌肉松弛满意,又可合理地控制性降压,采取双管(T₉～₁₀、L₂～₃)置管法,可同时或先后给药,满足手术需要,还可降低外周血管阻力,减轻阻断主动脉后对后负荷的影响,因阻断肾交感神经,减弱反射性血管收缩,增加下肢和移植血管血流量,降低应激反应,术后留置导管,以备术后止痛进行,可减少全麻操作、全麻药及肌松药引起的各项并发症,对预防和控制术后高血压有帮助。患者术后可早活动、恢复快、住院时间短等,是这类手术病人较好的麻醉方法。限制阻断腹主动脉的时间应在 30～45min 较安全。

(2)全麻:无论是胸主动脉,还是腹主动脉及其主要分支手术,年老或全身情况较差的病人,多选用全麻,病人没有精神紧张,较舒适,易接受,对呼吸、循环管理有利。常用静注麻醉诱导,静吸复合全麻,可控性强,麻醉深度可根据术中心功能情况,随时调整吸入全麻药异氟烷或恩氟烷的浓度,有效地控制心脏负荷及血流动力学的变化,满足心血管手术麻醉的要求。单纯大剂量镇痛药静脉全麻,可控性较差,患者病情和手术变化较显著,目前均采用芬太尼为主的麻醉。一旦用药量大,术后需要较长时间给予呼吸支持。如果发生大出血,可能对生命器官造成损害,是本法的不足。

(3)硬膜外麻醉加浅全麻:对年老、全身情况较差、肥胖、动脉瘤接近肾动脉等病人,手术难度大及心肺功能差的病人等,若选用硬膜外麻醉加浅全麻,可使麻醉更加完善,全麻用药明显减少,术毕病人苏醒快,可术后镇痛。全麻可使术中呼吸与循环的调控更方便。胸部主动脉手术要用体表降温法,体温降至 32～34℃,减少全身耗氧量,保护器官对缺氧的耐受力,减少术后并发症。大范围大血管手术可在低温麻醉和体外循环条件下进行,在无血流状态下完成复杂大血管手术,增加了手术的安全性。但低温对机体产生强大的刺激,使选用受到限制。

2. 麻醉实施　主要介绍主动脉瘤手术的麻醉处理。

(1)诱导:咪达唑仑 0.1～0.2mg/kg,芬太尼 10～20μg/kg,泮库溴铵 0.1～0.2mg/kg,面罩加压充分供氧。血流动力学稳定,肌松后置管,控制呼吸。

(2)维持:静脉输注芬太尼 30～60μg/kg,间断吸入 0.5%～1.5% 恩氟烷。必要时静注咪达唑仑,或泮库溴铵等。

(3)术中输液:乳酸林格液和 5% 葡萄糖液,以 5～10ml/(kg·h)输注。在中度低温 CPB 下完成手术。

3. 麻醉管理

(1)麻醉选择要合理:麻醉选择合理时,心血管稳定。如果手术范围较大,估计出血较多,不宜选择硬膜外阻滞麻醉。手术面积大、手术时间长,大量冷血或液体输入,可致体温下降。年老和体弱者易发生心律失常和血压波动,应保温。

(2)确保循环动力学稳定:MAP 维持在术前或稍低于术前水平,应>80mmHg,维持血流动力学稳定,对心肌功能保护有好处。①SNP,血压偏高时,辅以小剂量 SNP 静脉输注,控制性降低血压,减少术中出血;开放主动脉前,首先停用降压药硝普钠,加快输血输液,备好多巴胺或去氧肾上腺素,开放后即时用抗酸药、甘露醇或呋塞米维护肾功能;②补充血容量,根据术中出血量、MAP、CVP 等及时输血或代血浆,纠正低血容量和低血压;③维持麻醉深度和平稳,麻醉既要满足外科要求,又要保持血压平稳,术野出血少。为手术创造良好条件;④连续监测,连续监测血流动力学各项指标,注意及时发现异常和正确处理。

(3)心肌保护:此类手术心肌保护很重要,详见第 5 章第十五节体外循环心肌保护。

【麻醉后处理】

1. 保持血流动力学稳定　纠正低血压、高血压和心律失常。

(1)低血压:若低血压合并心动过缓者,尤应积极处理。因为病人不能同时耐受两者的异常,可导致心肌缺血。快速输注晶体液或胶体液250ml 后,CVP 与血压同步上升,提示低血压来自低血容量。也可能是硬膜外阻滞范围广泛引起。

(2)高血压:少见,排除他因后,可静注 α、β 受体阻滞药拉贝洛尔(柳胺苄心定)5～25mg。

(3)心律失常:当有房颤或室上性心律失常者,应积极治疗心动过速。心率快时,引起心房失去充盈,继发严重低血压和心肌缺血。用普萘洛尔0.5～1.0mg,或拉贝洛尔 5～25mg,静注,使心率降至 70～90/min。

2. 止痛　用胸部硬膜外阻滞,术后几天持续镇痛,能做深呼吸、咳嗽和床上活动,使术后肺功能、神经内分泌和代谢反应、转归均得到较好的改善。要达到胸$_{6～12}$或腰$_2$的相应平面,需 0.5％丁卡因 4～6ml,使患者下肢的血容量来代替内脏的血管扩张,保持半坐位时有足够的动脉压。PCA 可让患者判断其阿片类需要量。

【常见手术的麻醉】

1. 主动脉狭窄症手术麻醉　先天性主动脉狭窄症,采用低温降压技术,施行狭窄段主动脉切除吻合术。

(1)麻醉前评估:根据术前狭窄及侧支血管情况,充分估计阻断安全时限和应维持的血压水平。

(2)麻醉处理:结合主动脉狭窄症病理生理特点和术中可能出现的血流动力学变化做到:①全身降温,增加肾脏、脊髓等重要脏器在术中阻断主动脉期间对缺氧的耐受性。②控制性降压,减少术中出血和阻断主动脉后高血压危象的发生。对降压的幅度、时机和利弊要熟悉。合理掌握低温、低压技术可预防脊髓缺血。③麻醉深度,麻醉的深浅度掌握有一定难度,易出现偏深和苏醒延迟。④血液稀释,术前急性血液稀释法是此类手术的适应证。

2. **主动脉窦瘤破裂修补术麻醉**　主动脉窦瘤破裂是较少见的一种先天性心脏病,多数病人为突然发生破裂,形成主动脉-心脏瘘,且伴有不同程度的主动脉关闭不全,严重影响心功能致患者死亡,危险性很大,麻醉处理有一定困难和特点。

(1)手术指征:主动脉瘤直径＞5cm为手术指征,否则每年约有10％病人发生动脉瘤破裂,当动脉瘤直径＞7cm时,则每年自然破裂发生率可高达40％。突然剧烈胸痛、心慌、气短等。甚至急性心力衰竭或严重心力衰竭,不能平卧。

(2)麻醉处理:主动脉窦瘤破裂为紧急手术,病人有严重低血压,麻醉处理很困难。①伴有心力衰竭,窦瘤破裂伴有心力衰竭,不应视为麻醉禁忌证,应及时手术。②保证循环稳定,窦瘤破裂血液反流,主动脉瓣严重关闭不全,SBP上升,DBP下降,P压增宽。诱导采用静脉麻醉药控制血压。修补前对心动过缓者静注阿托品或肾上腺素,使心率＞80/min。CPB后常规连续输注多巴胺$2\sim8\mu g/(kg \cdot min)$,辅助心功能,使血压维持平稳。同时输注硝普钠$0.5\sim2\mu g/(kg \cdot min)$,对心功能改善起到有益作用。③心肌保护,采取转流术中度低温(28~30℃),辅以局部冰屑包绕心脏,使心脏温度保持在10~15℃。④肾功能保护,主动脉阻断前静注10％~20％甘露醇20g或0.5g/kg,使主动脉阻断期间有足够的尿量。

3. **腹主动脉瘤破裂急症手术麻醉**　腹主动脉瘤破裂(RAAA)是目前最为棘手的麻醉和最为凶险的急症手术之一,其病死率＞50％(40％~90％)。危重患者选择全麻;主动脉瘤未破裂时,选用硬膜外与全麻联合麻醉。麻醉管理难度大。

(1)血流动力学评估和监测:快速建立血流动力学监测,如直接监测动脉内压(IBP)、CO、PAWP 和 CVP 等,指导复苏和救治,但不延误麻醉和手术时机,不影响抢救和复苏。血压愈低手术愈紧迫。监测 ECG 和 SpO₂。

(2)体液复苏:出血失血导致低血压、休克,术前尽快体液复苏,恢复循环血量、细胞外液丢失量和内环境稳定。所有液体均应加温后输入,以预防体温过低。先晶体液后胶体液;高张性生理盐水或右旋糖酐等胶体渗液更易改善 MAP、CO 和尿量。最好用新鲜血补充或采用自体血回输。或高渗盐溶液(HSL)在早期应用具有起效快、升压快、用量少、并发症少等优点。

(3)积极做好麻醉前准备:一旦有 RAAA 时,应立即抢救和尽快做好术前各种准备,麻醉科医师在现场参与抢救。在术前极有限的准备时间内,快速建立各种监测,维持有效循环血容量,纠正和治疗高血压、心律失常,改善心功能等。包括:外周和中心静脉穿刺置管、配血型、血交叉配合试验、快速诊断;接到手术通知,即准备各种抢救药物和液体,准备有创、无创多功能监护仪、电热毯、血液加温器、输液泵及血细胞回收仪等,放置桡动脉留置针、连接 ECG、SpO₂ 和其他有创、无创监测。麻醉前用药安全。HR 不快者,哌替啶 1～2mg/kg＋异丙嗪 0.5～1mg/kg＋东莨菪碱0.3mg,术前 30min 肌注;HR 快者,吗啡 8～10mg 代替哌替啶。

(4)麻醉诱导:静脉缓注芬太尼 2～5μg/kg 加咪达唑仑 0.1～0.15mg/kg,或氯胺酮 1.5～2.5mg/kg,心血管稳定,不致血压骤降和再出血。诱导后立即手术,进腹夹闭腹主动脉,及时恢复血容量。

(5)麻醉维持:保持病人无意识和血流动力学稳定,多选用 N₂O-O₂-芬太尼、异氟烷吸入等。

(6)肌松药:维库溴铵 0.07～0.12mg/kg,控制呼吸,对心血管稳定,优于其他各类肌松药。

(7)正性肌力药物和扩血管药:麻醉一开始,就输注硝酸甘油0.5～3.0μg/(kg·min),可降低主动脉阻断后左心室充盈压和改善心肌缺血。阻断主动脉后,一旦肺毛细血管楔压(PCWP)＞20mmHg 时,应再开放主动脉钳,并输注硝酸甘油,之后再缓慢阻断主动脉。多巴酚丁胺2.5～5μg/(kg·min)输注,用于腹主动脉夹闭后,心肌收缩力减弱有效。

(8)碳酸氢钠:主动脉开放后下腹部和两下肢得到再灌注,使低氧的酸性血入循环,即 5％的碳酸氢钠 100～200ml 输注,并增加通气量,消除

潮气末 PCO_2 升高产生的过多 CO_2。有报道用碳酸氢钠可加重酸中毒对心肌的损害,用碳酸氢钠纠正酸中毒是不可取的,但用新药代替尚待研究。

(9)保护肾功能:急性肾衰竭在 RAAA 的发生率>50%,是患者术后死亡的重要原因。只要保持血流动力学平稳,急性肾衰竭发生率就极少。输注 10%~20% 甘露醇 20g 或 0.5g/kg,就使阻断期间有足够尿量。对多巴胺小剂量预防肾损害的作用有质疑。

(10)腹主动脉开放:腹主动脉开放可因严重的乳酸性酸中毒、高钾血症、下肢乏氧性血管扩张、吻合口出血、无氧代谢后毒性物质和血管活性物质释放等原因,而导致不同程度的低血压和循环紊乱,尤其已有严重氧债的病人,可发生再灌注损伤。在开放主动脉时,应先停用一切降压药,加快输血补液,纠酸扩容,在即将开放之际静注去氧肾上腺素 1~2mg,收缩全身血管,增加静脉回流,维持血流动力学稳定。注意松夹时速度和心血管反应,使低血压不致过重、时间过长。

(11)防治常见并发症:救治成功后的 RAAA 患者,因组织严重缺血、缺氧和大剂量输血、补液等因素,可引起各种并发症,常见的有心肌损害 30%~50%,呼衰 30%~50%,肾衰 10%~40%,出血 10%~20%,缺血性结肠炎 5%~20%,脑卒中 5%,下肢缺血 4% 和截瘫 2%。如同时有两种以上的并发症,则术后死亡率更高。截瘫是在胸腹主动脉瘤手术中,主动脉被钳夹而致脊髓缺血性损伤、遗留神经系统严重后遗症的后果,是迄今无法完全避免的严重并发症,要从麻醉和手术两方面探讨对脊髓损伤的预防和保护方法,如低压、低温、旁路转流等。

(12)术后处理:术后严密监测循环、呼吸、肾、腹内压、移植血管和凝血状态。发现异常时予以纠正。机械通气支持呼吸,至病人体温正常和完全清醒,血流动力学平稳,血气结果最佳时停机和拔管。术后止痛时,禁硬膜外止痛。

4.马方(Marfan)综合征 Bentall 手术麻醉　马方综合征是一种遗传性中胚层结缔组织疾病,病变是升主动脉中层囊性变性坏死,形成主动脉夹层动脉瘤、主动脉窦动脉瘤等。在心血管系统病变中,其发生率为 30%~60%,其病变为不可逆性,预后险恶而严峻。升主动脉瘤破裂、夹层剥脱及严重主动脉瓣关闭不全是导致猝死的主因。近年用 Bentall 手术治疗,切除主动脉瘤和主动脉瓣、置换带瓣的人造血管,行左、右冠状动脉移植,取得满意疗效,因手术操作复杂、CPB 转流和心肌缺血时间长及术中失血多,给麻醉处理带来难度。除按一般心血管手术的麻醉处理外,管理重点如下。

(1)诱导期避免血压剧烈波动:麻醉诱导要平稳,保持适宜的麻醉深度,适当降低外周血管阻力,从而减少主动脉瓣反流,维持舒张压不低于正常临界限度。既要防止和避免呛咳及血压剧升而引起动脉瘤破裂,也要防止血压显著下降而致心肌急性缺血。

(2)维持氧供需平衡:术前输注葡萄糖、胰岛素、氯化钾混合液(GIK液),吸氧;术中需良好的心肌保护,转流前适当降低后负荷,维持心肌氧供需平衡。如术中输注硝酸甘油,将 SP 控制在 90mmHg 左右。转流期间采用左心引流,心内外同时低温,迅速停跳;复苏后有一段时间内,使心脏呈稍空虚低张力搏动,减低心肌氧耗,并增加冠状动脉血流。

(3)维持循环功能:术中保持正常血压和灌注压,保持体内环境稳定。转流后均给予正性肌力药维持心功能,须大量输血,防治心律失常、失血性休克,积极纠正病人凝血功能,备足新鲜血及纤维蛋白原,备多条静脉通路在紧急抢救时使用。

(4)术前危险因素评估:术前危险性因素包括①术前并发症,合并心肌缺血和心肌梗死、脑栓塞、严重高血压或心律失常,因内膜剥离致脑、肝和肾血管损伤等;②伴有夹层动脉瘤者,应明确夹层的性质(急、慢性)及其破口部位与内膜剥离的范围;③左心功能受损程度,左心室收缩内径>50mm、射血分数(EF)<0.5 及缩短率(FS)<0.3,示左心功能严重受损;④主动脉瓣关闭不全程度,脉压>100mmHg,超声波及主动脉造影示重度反流者;⑤瘤体大小,升主动脉瘤直径>6cm。要防治术前及麻醉诱导中主动脉瘤破裂。

七、闭式心脏手术麻醉

不需体外循环的心脏手术,即为闭式心脏手术。常见疾病有动脉导管未闭、二尖瓣狭窄粘连、缩窄性心包炎等。1956 年北京阜外医院开展二尖瓣闭式扩张术,随着人工心脏瓣膜及球囊扩张介入术的开展,闭式二尖瓣扩张术日益减少。代之为瓣膜替换术。

【麻醉前评估】

1. 心脏贮备力　基本和心内直视术相同。

(1)正常心脏贮备力:能应付日常体力活动而无心悸、气短等,心脏代偿功能好,能胜任任何麻醉和手术。

(2)心脏贮备力轻度减低:不能应付一般的体力活动。心脏功能不如正常人,但麻醉处理尚无特殊困难。

(3)心脏贮备力中度减低:不能应付比一般为轻的体力活动,病人休息时可有充血性心力衰竭的表现。心脏代偿功能已显著减弱,对麻醉和手术耐受性均很差。

(4)心脏贮备力重度减弱:在休息时心脏仍不能维护有效循环。麻醉手术危险性很大,要经过积极治疗,使心脏贮备力明显改善后,方可降低麻醉手术的危险性。

2. 循环代偿功能　以下为循环代偿功能提供参考。

(1)临床表现:临床病情、症状和征象。

(2)X 线片。

(3)心电图:对正常心电图做运动试验。

(4)屏气试验。

(5)Moots 系数:Moots 系数＝脉压/舒张压,正常为 50/100,过大或过小,均表现为代偿功能不足。例如缩窄性心包炎,患者血压为 100/80mmHg,Moots 系数为 20/80,说明代偿功能较差。

【麻醉前准备】　主要是加强营养,改善全身状况,控制气道或局部感染。纠正水电紊乱。心脏代偿功能低下的患者,手术指征应严格掌握。

1. 手术时机　心衰病人经过治疗,症状基本控制后进行。最好在心脏代偿功能恢复后 3 周,施行手术较为安全。

2. 麻醉前药物治疗　麻醉前应强心利尿,给洋地黄药物准备。其适应证如下。

(1)充血性心力衰竭:病史有充血性心衰者。

(2)心功能不全:有心功能不全时,肺部有啰音等。

(3)严重心律不齐:有心房纤颤或扑动。

(4)心动过速:并发房性或室性心动过速者,心率应控制在满意水平。

(5)心绞痛发作:有夜间心绞痛发病史者。治疗过程中要严密观察,及时停药或减量,以防洋地黄中毒。

3. 心包炎　心包炎并有心脏压塞症状,在局麻下施行引流术,先解除心脏压塞症状,以后再考虑较彻底的手术治疗。

4. **房颤**　二尖瓣狭窄伴有心房纤颤或扑动者,术前需用洋地黄治疗,使心率控制在＜100/min 时,进行麻醉手术较安全。但心功能在Ⅲ～Ⅳ级,或伴有房颤,则麻醉手术中发生意外的可能性较高。

5. **房室传导阻滞**　不宜手术治疗。一至二度房室传导阻滞,术中可能转变为完全性房室传导阻滞或心搏停止,除非有绝对指征,一般不宜手术治疗。经处理待情况改善后进行麻醉手术较安全。

6. **纠正贫血**　严重贫血患者,术前应适当输血纠正。

7. **纠正低钾**　低血钾时,应予以纠正至接近正常。术前 3～7d 输注GIK 液,每日 1 次。

8. **曾用激素者**　6 个月内曾用激素的患者,术前应给予激素准备,以免术中发生不明原因的低血压。

9. **镇静药**　患者充分镇静,避免过度兴奋,给予适量的镇静药很重要。

10. **麻醉前用药**

(1)镇静镇痛药:肌注苯巴比妥钠 0.1g,或吗啡 8～10mg,或哌替啶25～50mg 等。

(2)颠茄类:东莨菪碱 0.2～0.3mg,肌注。

【麻醉处理】

1. **麻醉选择**　和心内直视手术麻醉相同。

2. **手术径路**　手术需切开(左侧)一侧胸腔,不必插双腔管或支气管内插管,同单肺麻醉的原则,这是闭式心脏手术麻醉的特点之一。

3. **麻醉管理**　维护血流动力学的稳定是管理的重点。

【常见手术的麻醉】

1. **动脉导管未闭(PDA)手术麻醉**　PDA 是最常见的 CHD 之一,粗大短型者,或合并有肺动脉高压者在体外循环下施行手术,但是大部分轻症患者施行闭式手术。是在心脏附近的大血管手术,有相当大的危险性。

(1)麻醉前评估:根据导管的粗细、年龄、是否合并 PAH 和心功能来评估。①动脉导管直径为 5～15mm,若动脉导管管径＞15mm,为巨大未闭动脉导管。若短而粗,管壁又有退行性变,手术困难,易引起大出血。②若年龄大而动脉导管短粗壁薄者,手术困难,肺动脉钙化、粘连多、导管壁变得硬而脆,易引起大出血,麻醉的危险性增高。③若已并发有 PAH,右心压力负荷增大,右心室肥大,或伴有其他畸形,麻醉危险性很大。

④注意左心功能,是否受损,损伤者麻醉风险大。

(2)麻醉处理与操作:静脉开放后,在 ECG 监测下,快速诱导,气管内插管,控制呼吸;以静脉药(芬太尼、肌松药)、吸入麻醉药(恩氟烷等)维持。或用高位硬膜外阻滞＋全麻。根据病情和手术方式确定麻醉操作与处理。

①常温控制性降压全麻:单纯 PDA,没有或仅有轻度 PAH 者,在常温下全麻开胸,予以结扎或缝合即可。在游离及结扎动脉导管前,即开始做降压麻醉,使收缩压降至 60mmHg,持续时间约 20min。以降低导管张力,导管柔软下利于结扎术进行。降压药可用 ATP、硝酸甘油或硝普钠,也可吸入氟烷等。

②浅低温和控制性降压麻醉:年龄较大者或短粗型导管,且合并中度以上 PAH 者,或合并主动脉降部畸形者,应行低温和控制性降压麻醉。鼻咽温降至 33～32℃。

③低温 CPB 麻醉:导管粗、分流量大、心脏大、出现双向分流或右向左分流早期;年龄大、严重 PAH 并发假性主动脉瘤,合并其他心内畸形者若需要短时钳夹主动脉以断流时,则应以低温麻醉 CPB 为安全。

(3)麻醉管理:PDA 患者的吸入麻醉,麻醉效果出现较快,而静脉麻醉,起效较慢,不要误以为药量不足而盲目追加。术中输血、补液应严加控制,欠量输,过量易发生肺水肿。结扎或切断导管后血压高时,持续输注 0.01% 硝普钠 3～5μg/(kg·min)加以控制。

2. 二尖瓣狭窄闭式粘连分离扩张手术麻醉　　风湿性心脏病所致的二尖瓣粘连、二尖瓣口狭窄,须行二尖瓣闭式扩张术或球囊扩张术治疗。麻醉有一定危险。

(1)麻醉前评估:手术应在最佳时期进行,术前全面检查患者,以病情,如二尖瓣狭窄程度,有无房颤及 LAP 的高低等进行麻醉风险评估。

①二尖瓣狭窄程度:从超声心动或动脉导管检查以测算瓣膜口面积(MVA),或从症状估计二尖瓣口大小。正常人二尖瓣口面积为 4～6cm²,当瓣口面积减少时,通过血流量也减少,使 LAP 升高而使其排出量维持不变。瓣膜口面积＜2.6cm² 为轻度狭窄,患者的一般活动可不出现症状。遇到妊娠、发热等应激情况时,就会心慌气促,心排量无法增加;若≤1cm² 为中度狭窄,瓣膜口狭窄严重,LAP＞26mmHg,患者静息的心排量也显不足;当 MVA＝0.3～0.4cm² 时为重度狭窄,病人仅能生

存。估计 MVA 对病情及麻醉的危险程度的判断有临床意义。

②房颤:有心房纤颤时,术中能否出现栓子栓塞是应考虑的。

③心率:心率增速,诱发肺水肿。

④肺充血:胸 X 线检查,以了解肺充血程度,ECG 示有较明显右心室肥大,并从临床发现有无右心衰竭症状,对患者 PAH 的判断尤其重要。长期 PAH 症,能诱发右心衰竭,迫切需要手术治疗,是麻醉的危险因素之一。但术前必须先经内科治疗,将心衰控制后,才能手术。

⑤控制心率:心率过快的患者,以洋地黄控制,术前不宜停用。

⑥补钾:长期用洋地黄及利尿药的患者。

⑦术前 1h 肌注咪达唑仑 5～10mg、东莨菪碱 0.3mg。慎用吗啡等药,禁用阿托品。

(2)麻醉选择:在常温快速气管内插管、静脉复合或静吸复合全麻下施行二尖瓣闭式扩张术。同心内直视手术麻醉法。

(3)麻醉管理要点

①控制心律失常:麻醉诱导、气管插管或心脏内操作时,可出现不同严重程度的心律失常。若性质不严重,刺激停止后,心律失常也随之消失。若心律失常性质严重,应暂停手术操作,即术者将深入心房内探查二尖瓣孔的手指退出瓣孔,恢复血流,待心律恢复正常后继续手术操作。

②先手术后复苏:一旦出现室颤或心搏骤停,术者先迅速分离二尖瓣粘连,行闭式扩张术,后施行心脏按压或电击除颤等复苏处理。

③预防心排血量下降:心内操作使心排量下降。预防方法是在分离粘连前,静注麻黄碱 15～25mg。若血压已下降时,应予升压。术者手指伸入瓣膜口,若＞30s,应通知术者,迅速退出手指,恢复血流。

④不加重 PAH:已有 PAH 的病人,须迅速分离二尖瓣粘连,以改善症状,不加重 PAH。避免缺氧,纠正代谢性酸中毒;用药慎重,不用氧化亚氮吸入;不用或慎用血管收缩药,诱导时取头高位,术中不取头低位;PAH 发生时,应积极处理。用吗啡,有利于肺血管的扩张;严重 PAH 病人,控制呼吸用呼气末正压呼吸;必须要应用升压药时,以选用多巴胺等较适宜;高浓度氧吸入。

⑤限制入量:PAH 患者,对液体负荷很敏感,容易导致肺间质水肿,应严格限制输血、输液速度。若失血＞300ml,可输血 200ml 或更多。

3. 缩窄性心包炎手术麻醉　缩窄性心包炎是一种常见的心包疾病,

病因以结核性多见;因心包发炎后不能迅速地被治疗和控制而迁延成慢性,逐渐使脏、壁层心包瘢痕纤维化,形成硬壳将心脏固缩在里面,限制了心脏的舒张和收缩活动,严重地压迫心脏并妨碍心脏的正常充盈。临床以手术治疗为主,麻醉风险高。

(1)病因:慢性缩窄性心包炎多为结核性和非特异性心包炎所致。①结核病;②非特异性炎症,如特发性或病毒性心包炎、慢性肾衰、结缔组织疾病(如类风湿关节炎、心包炎)等;③心包肿瘤;④外伤;⑤心脏手术后心包积血或纵隔放射治疗之后等。

(2)治疗:外科心包切除术或心包剥脱术是主要治疗方法。术中有可能发生大出血或冠状动脉损伤导致心搏骤停,手术死亡率很高。近年来随科技的发展,病死率明显下降,但仍>6%。

(3)麻醉前评估与准备:根据麻醉前检查结果及病情严重程度进行麻醉风险评估。①心包缩窄程度,心包缩窄越重,以心脏舒张受限为主越重,心排血量减少,血压下降、脉压变窄及静脉压上升的程度越重。②胸腹水有无,若有大量的胸腹水,呼吸功能受限制,先用利尿药减少胸腹水及水肿,但要注意低钾血症。当利尿药不能减少胸腹水时,施行胸穿、腹穿抽尽胸水,但腹水不宜完全放净。③心力衰竭程度,心力衰竭及心律失常,术前应纠正。给予小剂量洋地黄制剂。④改善全身状况,高蛋白饮食,或静脉补充白蛋白或全血,或水解蛋白,尽可能改善全身状况,增加血浆胶体渗透压。⑤备好充足血源。

(4)麻醉管理:患者情况重危,对麻醉耐力极差,麻醉管理十分棘手。麻醉医师应该高度重视。

①麻醉选择困难,危险性极大。心包剥脱术宜在气管内全麻下进行。

②麻醉诱导是关键步骤,患者很难度过诱导关而死亡。诱导平稳,防止严重低血压甚至心搏骤停,是麻醉的重点。常选用小剂量的药物,静注氯胺酮 0.5～1mg/kg,泮库溴铵 2～4mg 或 0.02～0.08mg/kg,控制呼吸,进行气管内插管。硫喷妥钠 2～4mg/kg,或用依托咪酯 0.1～0.3mg/kg、咪达唑仑 0.15～0.2mg/kg,或小剂量氟芬合剂,静注缓慢、推推停停,间断小量注射,以观察病人反应,静注应特别小心。无心血管抑制时静注肌松药,气管内插管。清醒插管,极危重患者,在半卧位下,做清醒气管插管比较安全。局麻开胸,手法辅助呼吸,高浓度氧吸入,必要时辅助少量氯胺酮输注。快速插管,症状较轻病人,面罩纯氧吸入,缓慢静

注咪达唑仑 5～10mg,待入睡,静注芬太尼 2～5μg/kg,肌松药维库溴铵 0.07～0.2mg/kg,表面麻醉咽喉部,气管内插管。控制呼吸。

③麻醉维持困难:吸入麻醉对心肌抑制较强,一般不宜应用,若一旦用恩氟烷、异氟烷或七氟烷时,应十分小心、间断吸入勿过深。气管内插管后,静注芬太尼 5～10μg/kg,或连续输注 0.5～1.0μg/(kg·h),效果较满意。分次静注咪达唑仑 2mg,非去极化肌松药维库溴铵 0.05mg/kg,控制呼吸,保证血气指标正常及创造安静的手术野环境,以利于手术操作的进行。切皮前、锯胸骨前分别静注追加芬太尼 0.1～0.2mg。锯胸骨时静注呋塞米 20mg,2h 后追加 20mg。

④保持一定心率:心率不应过慢,适当增快,80～100/min 有利于 CO 的增加,是缩窄性心包炎患者唯一的有限的代偿途径。但术中心率过快也会导致心排血量下降。术中心率维持在 80～120/min。

⑤维持血压:严重低血压可导致心搏骤停。须分析血压下降的原因,针对性处理。升压药宜选药性弱的药物,如麻黄碱等,不选药性强的甲氧明、去甲肾上腺素及去氧肾上腺素等药物。等量及时补充失血,维持有效血容量,不能过量输血、输液,心包松解后回心血量剧增,容易发生心衰,剥离心包前适当补液,剥离后应加速利尿,限制补液,但也不能有血容量不足。

⑥控制呼吸有效:每 30～60min 施行血气分析检查,呼气末正压通气,避免缺氧和 CO_2 蓄积,术后早期呼吸的管理很重要。

⑦治疗心律失常:术前、术中大量利尿导致体内的镁、钾严重缺乏,剥离和切除心包操作时易出现心律失常,应密切监测心电图。术中注意补充电解质,以 3‰氯化钾 60ml＋硫酸镁 1g 按 50ml/h 速度泵注。胶体液每 500ml 加高钾 5 支＋钙 2 支输注。出现异常及时处理。房颤,毛花苷 C 0.2mg,缓慢静注;室性早搏,非连续性不必处理;连续性室性心律,应停手术,利多卡因 0.5～1mg/kg 静注,心肌表面喷洒 1%利多卡因或敷以利多卡因棉片,有助于防止其发生。室上性艾司洛尔 0.2～0.3mg/(kg·次)静注;心功能Ⅲ级者,多巴胺在剥离上下腔心包前 2～4μg/(kg·min)、剥离后调整至 6μg/(kg·min),支持心功能;同时纠正代谢性酸中毒。

⑧拔除气管导管时机:病人清醒、潮气量基本恢复、血气指标正常,方可撤出呼吸机和拔管。否则带管送回麻醉恢复室,或病房或 ICU 进一步

辅助呼吸和支持心功能治疗,不宜急于拔除气管导管。

八、冠心病非心脏手术麻醉

冠心病(CAD)患者占麻醉和手术病人的 5%～10%,其术后并发症的发生率和死亡率均高于非冠心病患者,属于外科高风险手术麻醉。

【病情特点】

1. **中老年患者多** 冠心病(包括心肌梗死)是冠状动脉供血不足引起的缺血性心脏病,为中老年人的常见病、多发病。发病率逐年增高,北京 1973 年为 21.7/10 万,1986 年为 62.0/10 万;上海 1974 年为 15.7/10万,1984 年为 37.4/10 万。国内心电图有改变的发病率高达 14.8%。

2. **手术病死率高** 须进行非心脏手术的患者也逐年在增多。美国心脏病占总死亡的 35%,其中冠心病死亡占 24.1%,居死因之首。国内冠心病或心电图有改变(心肌梗死多导联低电压等)者,其手术病死率比正常高 2～3 倍。

3. **并发症多** 冠心病患者麻醉和手术的病死率明显高于同龄的一般人,其分别为 6.6% 与 2.9%。尤其是心肌梗死,麻醉手术容易再度诱发而梗死。其并发症发生率也高于同年龄组,故必须注意,减少冠心病患者麻醉和手术的危险性,提高安全性。

4. **麻醉困难** 心脏病患者因并存其他疾病需要手术时,不仅心血管病变得不到纠正,且常因非心脏病而使心脏功能或使循环功能进一步恶化,特别是同时发生出血性、创伤性、烧伤性或感染中毒性休克时,可严重影响循环功能。如施行急症手术,因无充分时间准备,麻醉和手术的危险性就更大,有时形成恶性循环,危及患者生命。心脏病患者施行非心脏手术时,其麻醉处理有时比做择期心脏手术更为困难。

【麻醉前危险因素评估】

1. **非急症手术** 按照不同病情加以考虑,有急性心肌梗死的择期手术,延期推迟到 3～6 个月以后手术。

2. **急症手术** 危及生命的非心脏疾病必须施行手术时,如内脏穿孔、大出血及早期癌肿等,不必过多、过分强调心脏病病情,应在内科医师密切协作下,维持心脏功能。如快速洋地黄化、利尿、给氧等治疗,改善患者心功能,充分估计术中可能发生的危险或意外,并做好充分准备,急行手术挽救生命。

3. **限期手术**　非心脏疾病手术威胁患者生命时,必须外科手术才能得以彻底治疗,心脏病较重,术前又一时难以纠正心脏功能;或根本不能得以纠正者;或病情不允许拖延到病情稳定后再施行手术时。应在治疗冠心病的同时,积极手术治疗。手术种类和部位也影响 CAD 病人围术期并发症的发生率。如胸腔或上腹部手术围术期心脏并发症发生率为其他手术的 2～3 倍。并发心脏其他疾病,如伴有多瓣膜联合受损的风湿性心脏病、房颤、心功能 Ⅱ 级并发早期子宫内膜癌的患者,要施行子宫内膜癌根治术,患者心脏情况较差,可在短期内进行冠心病充分治疗,在内科医师指导及心电持续监测治疗下施行手术麻醉。

4. **心血管功能评估**　为预测围术期心血管危险因素而正确评估。

(1)心绞痛:有典型心绞痛发作者,提示冠状血管的病变范围广而严重,病死率高。既往有心绞痛史、运动试验阳性、ECG 有 Q 波、有 PTCA 或 CABG 史、心功能不全史等患者的相关病死率增加。但也有 4%～6% 无症状者。

(2)心肌梗死:3～6 个月内有心肌梗死史者,手术麻醉后早期再诱发心肌梗死的发生率为 6.5%,病死率也较高。

(3)心力衰竭:伴有充血性心力衰竭的患者,术前未洋地黄化时,其病死率增高。应于心衰纠正后 2～3 周才能施行非心脏手术。

(4)心电图:当心电图改变(有明显心肌缺血者)时应予以警惕。EF<35%,左主干或多支冠状动脉狭窄;休息状态下 ECG 缺血表现;心脏扩大等,其病死率比正常高 1.6 倍。但是,部分(15%)冠心病患者心电图无异常,故不能单靠心电图确诊冠心病,心电图正常也不能排除冠心病。对手术危险性和预后与 CAD 相同。

(5)老年人:老年患者有心脏改变者,或 X 线片显示心脏有潜在心力衰竭者,顽固性心律失常,并发脑血管疾病史,或糖尿病、肾功不全(血肌酐>2mg/dl)者;中重度高血压者危险性大。

(6)术前心功能:易疲劳,难以完成以前可胜任的体力活动,提示心功能减退;端坐呼吸或发作性呼吸困难,提示心功能不全;术前服洋地黄制剂提示心功能不全;运动耐力差等需进一步检查治疗。

【麻醉前准备】

1. **心脏疾病**　术前有心绞痛者,应给予治疗,以改善心肌缺氧状态。术前曾服用普萘洛尔治疗的患者,心功能减弱,全麻时危险性增加,可在麻醉前不停药。严重的冠心病患者,普萘洛尔可用至麻醉前禁食时。

对有心绞痛史、心肌梗死史、心电图有心肌变性者,心律失常者,X线片显示心脏有潜在心衰,以及老年有心脏病变者,术前应洋地黄化,以增强对出血和创伤的代偿能力,预防心脏病情变坏。

2. 高血压 冠心病合并高血压是 CAD、心力衰竭和脑卒中的高危因素。术前要得到控制,长期服用抗高血压药者,宜继续使用抗高血压药物治疗至术前。

3. 气道疾病 急慢性气道疾病,术前应进行充分治疗。急性肺疾病应在治疗后 2~3 周,做血气分析和肺容量测定等其他检查,满意后再做手术。慢性肺疾病应在积极治疗后,取得可能最好效果后施行手术。长期吸烟者应尽早戒烟。

4. 贫血 合并严重贫血者,应于术前纠正。胸部 X 线片、ECG、超声心动图、核素检查、心导管检查及造影等检查资料齐全。

5. 心理治疗 冠心病患者术前应施行必要的心理治疗,解除对麻醉和手术的顾虑,使之安静,取得其信任,建立起治疗的信心。

6. 监测 除常规麻醉监测外,ECG 监测胸前导联或选取术前缺血表现最明显的导联。在较重的患者或施行较大的手术时,应备好动脉和中心静脉压测压管、导尿管,备好快速输血输液泵等可能需要的器械与仪器等。

7. 麻醉前用药 充分镇静非常必要,但不能抑制呼吸和循环,根据病情许可和手术需要,选用适宜的镇静药。对心功能正常病人用药如下。

(1)颠茄类:阿托品因增快心率,一般不作常规用药。东莨菪碱 0.3~0.4mg,术前 1h 肌注。

(2)镇静药:高度紧张者常选用异丙嗪 0.75mg/kg 或咪达唑仑 0.1~0.2mg/kg。

(3)镇痛药:常选用吗啡 0.1~0.2mg/kg 肌注,或哌替啶 30~50mg 肌注。

(4)丹参等:针对心绞痛者,丹参 4~8g＋5％葡萄糖 250ml 静脉输注,或环磷酸腺苷 20mg,或布拉地新(双丁酰环磷腺苷)20mg,肌注。

【麻醉处理】

1. 麻醉选择 力求平稳,避免血压剧增和心率增快,具体达到的原则:降低心肌耗氧量和心肌应激性;防止麻醉过深,对心肌和呼吸抑制轻微,降低末梢血管的阻力;麻醉效果好,无痛,镇静充分,肌松良好;安全,术中术后无并发症。

(1)局麻:符合以上的原则。但仅能完成小手术。

(2)神经阻滞:用于手术范围较局限者,对心血管功能影响小,效果满意,四肢手术采用。

(3)持续硬膜外麻醉:下肢、盆腔、会阴及下腹部手术选用,对生理扰动小,较少发生高血压,术后可留置导管镇痛,减少深静脉血栓形成等,但禁忌高平面阻滞。

(4)全麻:中腹部以上手术,特别要强调的是硬膜外麻醉,由于阻滞平面较广,对血流动力学影响较大,为谨慎和安全起见,选用全麻。病情重,手术较大、复杂、时间长、范围大,应气管内插管。

(5)硬膜外麻醉与全身麻醉联合:CAD 患者非心脏手术选用,取两法之优点,应激反应轻,血压、心率平稳,减少全麻药用量,术后苏醒快,苏醒过程平稳,术后镇痛方便。抗凝血治疗者应禁忌硬膜外。

2. 麻醉诱导

(1)力求平稳:诱导平稳是麻醉处理的关键。避免诱导中的挣扎、呕吐、呛咳和屏气,以降低心肌耗氧量(MOC)。

(2)面罩吸氧:面罩下给氧祛氮 5～10min。避免缺氧,或加重心肌缺血缺氧。

(3)诱导方法:要避免心肌过分抑制,合理地采用药物组合。

①芬太尼 0.002～0.005mg/kg、硫喷妥钠 2～4mg/kg、琥珀胆碱 1.5～2mg/kg,缓慢静注,快速插管。控制呼吸。

②咪达唑仑 2.5～10mg,2.5％硫喷妥钠 2～4mg/kg、泮库溴铵 0.1～0.2mg/kg,再 2.5％硫喷妥钠 2～3ml,静注,控制呼吸,插管。

③芬太尼 0.1mg,氟哌利多 5mg,即英纳诺(50:1)混合液静注,诱导平稳,循环功能稳定,氟哌利多有预防心律失常的作用。用于心排量极低,且固定者。

④咪达唑仑 2.5～5mg,氯胺酮 1～2mg/kg,静注,短小手术,或表浅手术,面罩下给氧。

⑤咪达唑仑 0.1～0.2mg/kg、芬太尼 5～8μg/kg、丙泊酚 1.5～2mg/kg、维库溴铵 0.1～0.12mg/kg,或阿曲库铵 0.5～0.7mg/kg,静注、插管控制呼吸。

3. 麻醉维持

(1)芬太尼 $50 \sim 100 \mu g/kg$,分次静注,氧气吸入,是当前最常用的较好的麻醉方法。

(2)氧化亚氮(笑气)和氧 $1:1$ 吸入。对心肌无抑制作用,毒性低,最安全。但笑气浓度 $< 60\%$ 为宜,需加深麻醉:①吸入 $0.8\% \sim 2\%$ 恩氟烷或异氟烷。②γ-OH、氯胺酮或地西泮分次静注。③静注哌替啶 20mg,或吗啡 0.2mg/kg;或芬太尼 $2\mu g/(kg \cdot 次)$。④维库溴铵 0.08mg/kg,分次静注。机械通气。

(3)吗啡 $0.5 \sim 3mg/kg$,维库溴铵 0.08mg/kg。因吗啡镇静作用不强而少用。必要时追加少量咪达唑仑。机械通气。维库溴铵是目前对心血管效应最小的肌松药。

(4)连续微泵注丙泊酚 $3 \sim 6mg/(kg \cdot h)$,对心肾功能尚好,而不需严格限制输液的患者也可选用。

(5)静注氯胺酮,小量对不能耐受其他麻醉时可酌用。

4. 麻醉管理 冠心病患者非心脏手术的麻醉管理十分重要,要使患者舒适,避免增加心肌氧耗量(MOC)。心率、心肌收缩力和室内压是影响 MOC 的 3 个主要因素。心率越快,心肌收缩力越强,MOC 越多。麻药的种类、麻醉深浅和血管加压药的种类都与此有关。引起室内压上升的高血压患者等,都使 MOC 增加,或供氧不足。

(1)加强监测:非常重要,随时发现患者心肌氧的变化,及时恰当处理,确保生命安全。监测重点是血流动力学及心电图的变化。①监测血压、脉搏、呼吸、皮肤黏膜色泽及麻醉情况。②有条件者可持续监测 MAP、CVP、LAP 或 PAWP、RAP、HR、CO、SV、PVR 或 SVR(TPR)。③麻醉中可计算心缩间期(STI)、射血前期(PEP)、左心室射血时间(LVET)、总电机械收缩时间(Q-S_2),PEP/LVET 和 I/PEP。心率缩压乘积(RPP)和三重指数(TI),CAD 病人 RPP $> 22\,000$ 时发生心绞痛,其中 HR 改变比 BP 更敏感,麻醉期间控制 RPP $< 12\,000$。TI $=$ HR $\times$ DP $\times$ PAWP(mmHg),宜 <15 万。④监测尿量和血细胞比容。⑤监测 SpO_2,每 $15 \sim 30min$ 检验 1 次血气分析,及时纠正、酸碱平衡紊乱及电解质异常,维持 $PaO_2 > 80mmHg$,$PaCO_2$ 在 $30 \sim 40mmHg$。

(2)维持循环功能

①严密观察病情,力求血压平稳,避免血流动力学的剧烈波动,一旦

发现血压过高过低,积极处理。

②预防围术期心肌缺血,因冠心病患者对低血压耐受性极差,可使冠状动脉灌注不足、缺氧,有引起急性心肌梗死的危险,必须预防。开放静脉输液,维持循环有效血容量,手术一开始,等量补充失血、严防逾量,避免心脏前负荷增加过多;麻醉勿过深,麻药可使心排血量下降;纠正心律失常;充分供氧,维持好动脉压。也要防止输血输液不足造成低循环动力。保持 Hb>100g/L。如果血压下降超过原来病人静息状态血压平均值的 15%,或 SP 低于原 20mmHg 时,选用甲氧明 3~5mg,或去氧肾上腺素 0.2~0.4mg,或多巴胺 3~10mg 静注,对心肌有正性肌力作用,不增加外周阻力。

③冠心病患者高血压增加心肌耗氧量(MOC),加重心脏后负荷。严重高血压时,易出现意外,必须紧急处理。全麻太浅时加深全麻深度,神经阻滞范围不全时,调整阻滞范围,或辅助适量的芬太尼、氟哌利多等,使血压恢复正常。如不能控制,或不明原因的高血压,用血管扩张药物,其指征为 SP 升高>20%;PAWP>18mmHg;RPP>12 000;TI>150 000;心电图显示心肌缺血改变。常选用 NTG 0.01%溶液静脉输注,使血压降到预定水平,是常用首选药物。无毒性,低浓度时作用温和,是一种安全、效果好、作用快、时间短、易控制缓解心肌缺血、易控制调整血压的好降压药。也选用 SNP。即 SNP 50mg 加入 5%葡萄糖或生理盐水 250~500ml,配成 0.01%~0.02%的溶液,当血压降至预定水平,予以调整速度维持。防止用量过大,严密观察血压的变化。若发生反射性心率增快,可加快输液,或静注普萘洛尔 0.25~0.5mg 控制。后者可分次静注追加,一般不超过 2mg。

血压波动应控制在基础值 20%左右之内。插管前用 2%利多卡因喷雾充分表麻气管内黏膜,可防止血压升高和心律失常。术前病人血压高时,在诱导前开始降压,以防诱导时继续升高。拔管后经导管气管内注入利多卡因 40mg,或静注 2%利多卡因 1mg/kg,可预防拔管后心率加快,血压升高。

④心律失常:比较常见,但严重心律失常发生率不高,先检查发生诱因,酌情予以治疗。窦性心动过缓为诱导期常见的心律失常,多由硫喷妥钠等增强迷走神经紧张性所致,以阿托品 0.5mg 静注效果好。维持心率 90/min 左右。窦性心动过速,加深麻醉和补充血容量,低血压即可纠正;

低血压纠正后仍有心动过速时,用普萘洛尔 $0.25 \sim 0.5mg$ 静注,每 $1 \sim 2min$ 1 次,总量 $2 \sim 3mg$ 可以控制。持续性室性或室上性心动过速静注维拉帕米 $2 \sim 5mg$,或静注苯妥英钠、普鲁卡因胺、溴苄胺或利多卡因等,即可纠正;若无效时,可用电转复。当心动过缓并有低血压且对药物治疗反应不佳时,应安置心脏起搏器。

(3)严防低氧血症和二氧化碳蓄积。急性缺氧,可使心肌很快失代偿而发生心搏骤停;慢性缺氧,可诱发或加重心律失常,导致低血压或心力衰竭;二氧化碳蓄积,对心脏的危害比缺氧还大。麻醉期间必须确保气道通畅,维持足够的通气量,全麻时控制呼吸,以防止缺氧和二氧化碳蓄积。硬膜外麻醉平面不宜过高,用辅助药需防止呼吸抑制。

(4)输血补液要充足适量:必要时以 CVP 和 PAWP 作为输血补液依据。

(5)手术后处理:病人心血管功能稳定时,由手术室转运到病房或 PACU,或 ICU 抢救治疗。必要时将导管带到抢救室,以便于术后机械通气和监测治疗抢救。

【麻醉后处理】 全麻病人苏醒过程更危险,应保持平稳,避免疼痛和躁动,防治通气不足和心肌梗死。

1. 监测 急性心肌梗死更多发生在手术麻醉后,术后应持续进行生理功能监测,使 PaO_2 良好。

2. 气道清理 氧通过低浓度乙醇(也可 70%)湿化后吸入。注意无菌技术,吸出气道分泌物,以防气道感染。

3. 控制输液量 精确计算补液,不宜过量。

4. 纠正低钾 应特别注意纠正低钾血症,尤其在洋地黄化的病人。

5. 防治心肌梗死(MI) 冠心病者术中、术后 48h 内均可发生 MI,病死率为 10% $\sim$ 15%,要注意防治。

(1)原因:①麻醉和手术期间的血压波动是重要的诱发因素,有 MI 史者复发。②心律失常可发生在术后 1 周内,术后 $2 \sim 3d$ 较多。术后病人未清醒,若出现心律失常(室性期前收缩、心室纤颤等),呼吸困难,发绀,不能解释的低血压,胸痛,心力衰竭时,应怀疑 MI。

(2)预防:①术中、术后心电图连续监测,出现异常和术前对比。②防止低血压,一旦发生即予纠正;也要防止高血压、心动过速,出现后即予处理。③纠正电解质紊乱,尤其是低钾血症。④充分给氧,防止缺氧和 CO_2

蓄积。⑤术后消除疼痛,避免肌松药残余作用,如高热、寒战等。

(3)处理:术中、术后一旦发生 MI 时,应积极治疗。①静注吗啡 5～15mg 或哌替啶 25～50mg 镇静、镇痛;②吸氧;③补充血容量,用多巴胺或间羟胺等升压药维持收缩压至术前水平;④应用 NTG,SNP 或酚妥拉明等血管扩张药,降低心室的前后负荷,降低血管外周阻力,扩张冠状血管,增加心肌缺血区的血流量。

6. 术后镇痛　0.125%丁哌卡因(含芬太尼 $1\mu g/ml$),PCEA 微量泵注入 0.05～0.15ml/(kg・h)。

九、心脏手术麻醉后神经系统并发症的预防

神经精神紊乱或称术后认知功能障碍是心脏手术麻醉后的重要并发症,将影响病人以后的生活质量,术后死亡率增加,应该关注和研究预防,减少心脏手术后的神经精神紊乱,一旦发生时,认真治疗和处理。

【发生率】　神经及精神心理功能紊乱是心脏手术后的主要危险之一。手术后若出现严重神经系统并发症,则意味着手术失败。其发生率为 2%～6.1%。CPB 术后神经或精神心理功能障碍的发生率 80%,且可持续数月至数年。围术期脑卒中发生率 2%～6%。婴幼儿复杂心脏畸形术后达 25%。成人 CABG 并发中枢神经系统障碍达 35%～50%。国内报道术后 2～7d 并发严重障碍的发生率为 3.3%～4.8%。约 75%患者在 6 个月内恢复良好,但仍有 1%～3%患者成为残疾。心内直视手术后的神经并发症高于非心内直视术;CABG 术后患者神经系统并发症高于瓣膜置换患者。

【病因和危险因素】

1. 病因　微栓或脑的低灌注是主因。

(1)脑栓塞:微栓可分为 3 种,即组织栓子、气体栓子和异物栓子。均与术后 CNS 并发症有关。微栓是 CPB 设施及手术本身产生的,因近年来微泡型氧合器和微孔滤器的应用,微栓的脑损害已有所减少。

(2)脑灌注不足:CPB 血流达不到机体组织和器官的生理需要,长时间 CPB 灌注压低时,重量仅占人体重 2%,血流量却占心排血量 15%,占全身耗氧量 20%的脑组织即脑氧供需失衡,首先发生缺血、缺氧性损害。

(3)颅内出血:CPB 中急剧的血流动力学波动、手术中肝素化后易引起颅内出血。

2. **危险因素** 有多种因素影响其发生率。

(1)CPB 时间:其长短与脑损害的发生率密切相关,长时间低灌注压的影响,CPB 时间延长,血成分破坏增加,灌注中微凝物质在数量或大小上进行性增加,发生空气或颗粒栓塞的机会增加。CABG 的 CPB 时间较长,其神经系统并发症就高于瓣膜置换病人。

(2)年龄:年龄越大,神经系统并发症发生率越高。年龄是术后发生神经系统并发症重要因素之一。儿童、婴儿、新生儿比成人及青少年能耐受较长时间的缺氧、缺血。

(3)原有脑血管疾病(CVD):是术后并发神经系统并发症的重要因素之一,原有脑血管疾病者,脑卒中的发病率明显增加。

(4)术前心功能:心功能越差,术后神经系统并发症越高。

(5)CPB 方式:搏动性 CPB 可预防手术期内丘脑下部及垂体的应激反应,并能促进手术期内脑皮质血流和脑的代谢。而非搏动性 CPB 神经系统并发症就高。使用膜式氧合器或动脉滤网可减少栓塞的可能性。肝素化后凝血功能障碍,转流期间 MAP$>$100mmHg,脑内出血发生率明显增加。

(6)再灌注及低温损伤:再灌注使脑内氧自由基水平提高,导致脂质过氧化,细胞膜性结构遭破坏,能量代谢受阻及超微结构改变,是暂时的与可逆的变化。CPB 在深低温下,低流量循环比停循环后大脑神经元产生更多异常的高尔基体。

(7)主动脉壁粥样组织脱落:主动脉粥样硬化是导致神经系统的最主要危险因素。在主动脉游离、插管和横断钳夹过程中,主动脉壁粥样化组织易脱落,被主动脉的高速灌注血流冲刷而析离,引起脑栓。

(8)手术方式:心内直视操作所引起的神经损害发生率较高。因瓣膜碎片、栓子及心室内空气均可导致栓塞形成。

(9)血流动力学:围术期任何原因引起的血流动力学不稳定,如低氧血症、组织灌注不足等,均可导致中枢神经系统并发症发生。

【临床表现】 CPB 心内直视手术后神经精神障碍表现有定向力障碍、情感障碍、行为障碍,如躁狂、木呆、妄想、谵妄(既往史中均无神经精神疾病)等。围术期脑卒中,是心脏手术后严重症状之一。

【诊断】 在术后即刻出现或延迟数小时才出现的神经功能紊乱的诊断,应正确区分麻醉药的影响和神经系统并发症。术后若用拮抗药后,仍不能唤醒或 24h 病人仍有意识障碍者,即应考虑病人已发生中枢神经系统并发症。再进一步进行神经心理功能测验系统检查,做出定性、定位的明确诊断。利用仪器可协助诊断。

【治疗】　治疗包括:①环境疗法;②精神疗法;③药理疗法,包括人工冬眠、早期持续人工冬眠降温,是减轻脑组织因缺血、缺氧造成原发损害和治疗以后代谢障碍所致脑水肿、变性、坏死等继发性损害的重要措施。可有效地抑制大脑恢复过程的异常活动,与 CPR 同时进行时,维持正常呼吸功能,应适当过度换气,维持 $PaCO_2$ 30~35mmHg,轻度降低颅内压,有助于降低脑水肿的发生率。

【预防】　围术期神经功能紊乱或术后认知功能障碍的预防胜于治疗,据其诱因复杂、多源性的特点,应加强管理,做好预防。

1. 非药物预防

(1)认真的术前准备:①术前与病人沟通,做好解释工作,消除思想负担,稳定情绪,对减少和避免术后精神紊乱意义重大。②积极改善心功能,维持内环境的稳定。③选择合适的手术方式。④正确选择麻醉药,麻醉药可影响脑血流和脑代谢,对术后神经并发症也肯定有影响,氟烷、恩氟烷和异氟烷可增加脑血流,降低脑代谢,氯胺酮以外的静脉麻醉药均使脑血流、脑代谢下降,尚待进一步研究。⑤控制血糖,高血糖术后可能发生神经损害,应予避免。

(2)控制 CPB 时间:心胸外科医师手术操作技术熟练,手术、麻醉和 CPB 机管理者紧密配合,尽量缩短 CPB 时间。缩短麻醉和手术时间,缩短术后 ICU 停留时间和术后住院时间。

(3)灌注技术提倡使用膜式氧合器和管道滤网:对老年及原有脑血管疾病的高危患者,使用膜式氧合器及滤网,因清除了微栓,可减少术中神经系统并发症。动脉端用 25~40μm 滤过器,凡加入机器内液体及血液均应过滤。

(4)深低温技术:低温使全身氧需和脑氧需下降,中度低温(33~35℃),可有效地减轻短暂脑缺血对中枢神经系统的影响,深低温(<24℃),可有效地减少神经系统永久性损害。低温除降低脑代谢外,主要通过抑制兴奋性神经递质释放、限制缺血后血-脑屏障破损、抑制自由基生成和膜氧化、抑制白三烯(leukotriene)生成及减少异常的离子流等。

(5)血液稀释术:可补偿低温引起的血液黏滞度增加,使血流加快,以增加氧供应。CPB 患者通过此术降低血黏度,可增加低灌注组织,尤其是脑缺血区域的灌注,以改善神经并发症预后。防止血液稀释后外周阻力降低导致脑的低灌注;维持血液 Hb 浓度接近生理的渗透压;CPB 中保证充分抗凝,ACT 维持在 480s 以上;如应用抑肽酶,ACT 维持在 750s 以上。血液稀释可保护神经功能,在脑缺血 6h 内,使用中度血液稀释可改善脑卒中损害。

(6)逆行性脑灌注:最新提出,术后神经系统预后的关键是在循环完全停止(HCA)前,必须有足够的降温时间,脑组织的低温才能达到足够均匀程度。目前用逆行性脑灌注新技术,其优点是使用简便,避免了血管损伤;视野显露好;逆行血流减少了微小空气及动脉粥样纤维素的栓塞;有效的脑氧输送,为一个重要的低温停循环的辅助。用于升、降动脉疾病的患者,也用于广泛主动脉粥样硬化实施冠状动脉手术及瓣膜手术的患者。应彻底排出血中空气。

(7)控制血压:脑血管正常患者,低温灌注期间维持脑灌注压(由 MAP-CVP 测得)$\geqslant 36 \sim 40 mmHg$,CBF 就可保持适宜,即使短时间有更低的灌注压,仍不会出现神经损害。原有脑血管疾病患者,灌注压不足就可能导致或进一步加重神经损害。复温中低血压(SP$\leqslant 80 mmHg$)和低心排血量,可导致术后神经并发症。对于主动脉严重粥样硬化的病人,应减少对主动脉的钳夹。

(8)低温下血气分析处理:血气分析处理有 α 稳态法(不进行温度校正)和 pH 稳态法(进行温度校正)两种方法。CPB 低温期间以采用 α 稳态处理血气为妥,不仅无神经系统不利影响,且有益。

2. 药物预防

(1)谷氨酸受体(NMDA 及 AMPA)拮抗药应用于 CPB 可起到神经保护作用。

(2)利多卡因:CPB 下行 CABG 手术病人用利多卡因组比对照组可减少心脏手术术后认知功能障碍。

【监测】 神经功能监测对早期诊断、预防和控制神经并发症起很重要作用。

1. 颅内压监测 因其临床意义未得到证实,又具有创伤性,故未列入临床常规方法。

2. EEG 监测 当大脑缺氧和高碳酸血症时,EEG 反应灵敏而迅速。

当出现脑缺血、麻醉过深、体温过低或濒死时，EEG 呈现等电位。

3. CBF 监测　常人 CBF 约 750ml/min，相当于 50ml/100g。当脑半球平均血流量减至 25～30ml/(100g·min)时，即出现精神失常或意识障碍。在心脏手术患者监测 CBF，可避免发生中枢神经系统缺血性损害。

(1)惰性气体注射法：要反复行颈动脉穿刺，且分别行左右侧穿刺，临床应用有局限性。

(2)惰性气体吸入法：无创性、不需做颈动脉穿刺，可多次重复测定，可测出大脑两侧区域的 CBF，方法较准确，操作时间短(5～10min)。因需同时描记肺清除曲线，故不适用于有肺部疾病的患者。

(3)脑血流图：又称阻抗血流图(REG)，对诊断脑血管疾病有参考意义。因仪器的型号不同，波形标准不统一，不适用于临床监测。

(4)经颅多普勒超声监测(TCD)：可无创、动态监测颅内 Willis 环及其主要分支的血流动力变化特点，很适用于麻醉手术期间 CBF 监测。对确定微栓的来源及微栓的数量，是一极为有用的技术，也可作为微栓患者在手术室药物治疗的指导。低流量灌注期间，为维持有效的脑灌注，采用颅多普勒监测有实用价值。

4. 脑代谢监测　当氧供应不足以满足其代谢需求时，即可发生缺氧致神经损害。故应监测脑氧供需平衡。

(1)脑氧耗率测定($CMRO_2$)：在测定 CBF 的同时，抽取颈内动脉和颈内静脉血做血气分析，算出动静脉氧差。

$$CMRO_2 = (PaO_2 \times 0.0031 + CaO_2 \times 血红蛋白 \times 1.39 - P_jVO_2 \times 0.0031 - S_jVO_2 \times Hb \times 1.39) \times CBF。$$

式中 $CMRO_2$ 的单位是 ml/(100g·min)，P_jVO_2 为颈内静脉血氧分压，S_jVO_2 为颈内静脉血氧饱和度。

(2)颈内静脉血氧饱和度：从颈内静脉抽血行血气分析，也可经光导纤维进行氧饱和度连续监测。若颈内静脉血氧饱和度降低，说明脑氧供下降或脑氧需增加。颈内静脉血氧饱和度监测可作为传统温度监测的辅助，它反映了脑对氧的利用率。

(3)脑血氧饱和度(rSO_2)：是一项无创性的新型氧饱和度监测方法，可连续监测脑及其他局部组织器官的氧饱和度。可以预测患者是否出现降温不充分，持续脑氧摄取造成的精神损害。

5. 脑功能评价检查　在术中预测术后神经精神损害，为术后早期治疗提供信息。目前比较可靠的脑功能检查有：观察瞳孔大小有助于判断术后有无神经并发症；EEG 术中频繁地发生紊乱，可预示术后可能出现神经精神损害。CT 发现成人 CPB 之后脑梗死的发生率是 2%～3.9%；MR 检查术后脑梗死的发生率是 7%，为诊断 CPB 缺血并发症的手段；术后及术前客观的神经精神检查 NPT；阳离子发射 X 线体层照相（FDG-PET）监测，分析术前及术后大脑对葡萄糖的代谢是很敏感的。

十、肺动脉高压的麻醉

肺动脉压力高于正常值称为肺动脉高压（PAH）。

【分类】 正常肺动脉平均压（MPAP）≥20mmHg，或肺动脉收缩压＞30mmHg 即为 PAH。低于正常者提示肺动脉口狭窄，此时右心室收缩压应高于肺动脉收缩压 10mmHg 以上。PAH 根据其临床表现和严重程度，有以下分类法。

1. 原发性和继发性 PAH 原发性 PAH 较少见，继发性 PAH 常见于先天性心脏病，包括有动脉导管未闭（PDA）、心脏房室管畸形、VSD 和 ASD 合并 PAH 等。风湿性心脏病二尖瓣狭窄、左心衰、肺栓塞、慢性肺部疾病、高原性心脏病、原发性中枢性通气不足、肺泡纤维化、肺心病、严重贫血和甲亢等合并 PAH。

2. 分度 依据严重程度分为轻度 PAH（20～40mmHg）、中度 PAH（40～60mmHg）、重度 PAH（60～80mmHg）和极重度 PAH（＞80mmHg）等。

3. 按肺动脉收缩压与主动脉收缩压比值分级 近年来按肺动脉收缩压与主动脉（或周围动脉）收缩压的比值，分为轻度 PAH（≤0.45）、中度 PAH（0.45～0.75）、严重度 PAH（＞0.75）3 级。

4. 按肺血管阻力分级 按肺血管阻力大小分为轻度 PAH（＜7Wood U）、中度 PAH（8～10Wood U）和重度 PAH（＞10Wood U）。

5. 肺血管阻力（PVR）与手术危险程度 正常 PVR 是体循环阻力（SVR）的 1/10～1/20，PVR＞600mmHg/（s·L）为重度 PAH。当肺血管阻力指数（PVRI）每平方米≥460mmHg/（s·L）时，应给予扩血管药物治疗。PVRI 每平方米＜350mmHg/（s·L），则 PVR 增高是可逆的。

6. 手术预后的阻力指数标准 PRVI 每平方米＜300mmHg/（s·L），且 PVR/SVR＜0.4，说明 PVR 升高系由于肺血流量所致，缺损修补后可使 PVR 降低;若 PVRI 每平方米>600mmHg/(s·L),且 PVR/SVR>0.7,则缺损修补后 PVR 亦不能下降,手术病死率则明显上升。

7. **血氧饱和度** 肺动脉为 78.0%(73%~85%),血氧 14.2~16.2vol%。可了解氧合功能。

【影响因素】

1. **降低肺血管阻力的内源性介质** ①给氧;②NO;③PGI_2、E_2、D_2;④腺苷、ATP、镁;⑤缓激肽、组胺、乙酰胆碱;⑥碱中毒;⑦心钠素;⑧迷走神经兴奋;⑨β肾上腺素能神经兴奋;⑩钾通道激动药。

2. **增加肺血管阻力的内源性介质** ①低氧血症;②内皮素-1(ET-1),持久有效的维持血管收缩。由作用于血管平滑肌细胞的 ET_A 受体所引起;③$PGF_{2\alpha}$;④血栓素;⑤血小板活化因子;⑥酸中毒;⑦白三烯;⑧Ca^{2+} 通道激动药;⑨α肾上腺素能神经兴奋。

3. **降低肺血管阻力的机械因素** ①肺膨胀;②血管结构异常;③间质液及间质压变化;④心排血量(CO)增加;⑤气道压高;⑥重力增加。

4. **增加肺血管阻力的机械因素** ①通气过度或不足;②血管肌层过度肌化;③血管变形;④肺发育不良;⑤肺泡毛细血管发育不良;⑥肺血栓形成;⑦主动脉扩张;⑧心室功能不全;⑨静脉高压。

【麻醉前准备】

1. **危险因素评估** 有活动后心悸、气促史和反复上感史者,对麻醉和手术的耐受性较差。有下列情况时危险性增加。

(1)左向右分流心脏畸形合并 PAH:其危险因素包括①MPAP>60mmHg;②TPR>600mmHg/(s·L);③肺病理活检,Heath Edward Ⅲ级以上或严重间质炎;④合并严重呼吸衰竭,$PaCO_2$>50mmHg;⑤肺部炎症;⑥心力衰竭。

(2)瓣膜病的危险因素:①合并中度 PAH;②C/T>0.7;③心功能 Ⅳ级;④栓塞史;⑤房颤时间长、心室率>100/min;⑥肾功能衰竭;⑦超声心动图示左心室舒张末期直径>65mm。

(3)室间隔缺损(VSD)的危险因素:VSD 所造成的血流动力学紊乱,当为中等以上的缺损,因左向右分流量及肺血流增多,左心的血流亦多,出现左心舒张期负荷过重,而致左心扩大。当 PVR 低而分流量大时,可发生左心衰竭与肺水肿,此为婴儿 VSD 死亡的主要原因。在伴有 PAH 者,可出现左右心室扩大,在严重阻力性 PAH 时,左向右分流量虽可减少,但右心室收缩期负荷加重、心肌储备能力大为降低,可出现右室劳损,甚至右心衰,此为成年 VSD 者死亡的主要原因。在控制感染和通过强心、利尿等措施将心衰纠正后再手术。

(4)动脉导管未闭的危险因素:年龄较大的短粗型导管且合并中度以上 PAH 者,或合并主动脉降部畸形者,并引起左右心室肥厚、右和左心力衰竭,危险性大。

2. **降低肺动脉压和外周血管阻力** 对于严重 PAH 者,术前采取有效措施降低 PAP。

(1)吸氧:应持续吸氧降低 PAP、增加肺血流。

(2)输注硝普钠:$1\sim4\mu g/(kg \cdot min)$,降压。

(3)输注前列腺素 $E_1(PGE_1)$:$0.1\sim0.4\mu g/(kg \cdot min)$,降压。可提高手术安全性。

(4)吸入 NO:有条件时吸入 NO,以减轻 PVR 上升。

3. **积极预防和控制感冒和气道感染** 保暖、用抗生素、禁烟、做深呼吸练习;控制哮喘发作。

4. **先天性心脏病(CHD)合并 PAH** 用妥拉唑林控制肺动脉痉挛;年龄较大者加用抗凝血药;加强休息;间断吸纯氧,控制咳嗽,强心利尿,控制心力衰竭,加强支持疗法。

5. **麻醉前用药** 用药时确保发挥其治疗作用,避免发生不良反应。

(1)镇静药:一般用苯巴比妥钠 $0.05\sim0.1g$,术前 30min 肌注。严重肺疾病合并长期 PAH 者,镇静药应酌减。主动脉极度狭窄、心脏压塞、缩窄性心包炎等,使用镇静药应格外小心。有气道梗阻、纵隔气肿、开放性与张力性气胸、心脏急症等,均应免用镇静药。

(2)镇痛药:心功能Ⅲ级以上者,吗啡 $0.15\sim0.2mg/kg$,术前 30min 肌注;心功能在Ⅲ级以内者可用哌替啶,$0.5\sim1.0mg/kg$。患儿用氯胺酮 $4\sim6mg/kg$,肌注。

(3)颠茄药:东莨菪碱 $0.006mg/kg$,术前 30min 肌注。或阿托品 $0.01mg/kg$。

6. **其他** 按胸科和心血管手术进行准备。

【麻醉管理】

1. 麻醉选择

(1)麻醉选择原则:PAH 的麻醉宜深不宜浅,氧气宜增不宜减,浅麻醉、缺氧均可能加重 PAH。入室后高流量面罩下吸氧建立静脉通路。

（2）麻醉药选择：一般选用气管内插管全麻、按常规方法诱导和维持。二尖瓣成术或替换术、VSD 低温 CPB 下进行。复杂 PDA 应行低温和控制性降压麻醉。严重 PAH 的 PDA 也需在低温 CPB 下处理。①吸入麻醉药，除 N_2O 外均可选用。因 N_2O 刺激交感神经系统而致 SVR 和 PVR 增加。对 PAH 病人有害。②静脉麻醉药，除氯胺酮不适宜外，均可应用。因氯胺酮兴奋交感神经，使 SVR 及 PVR 增加。以咪达唑仑、芬太尼最为适宜。大剂量麻醉性镇痛药降低肺血管阻力较好。

2. **麻醉中处理**　PAH 在 CPB 后早期可加重，围术期对 PAH 进行治疗。以降低肺血管阻力，减轻右心室后负荷，保持血流动力学稳定为原则。

（1）正压通气：机械通气或高频振荡通气，充分供氧，以纠正严重低氧血症，使 $PaCO_2$ 降至 $28\sim25$ mmHg，有助于降低 PAP。停机后输注 20%人血浆白蛋白 10g，以提高血浆胶体渗透压，配合以利尿药，降低肺间质水肿。术后 $12\sim36$ h 行过度通气，以防止急性呼衰。

（2）降低应激性：合并严重 PAH 者，心肌多受累，心肌应激性增加，心肌收缩力与储备功能均已下降，故对麻醉耐力较差。维持合适的麻醉深度，凡挣扎、哭闹、激动、缺氧或二氧化碳蓄积均应避免。否则，不仅使心肌应激性大为增加，还使肺血管收缩，致 PVR 和 PAP 进一步升高，加重心脏负担或诱发心衰。

（3）降低 PAP 及外围血管阻力：术中输注 0.01%硝普钠，$0.33\sim1.5\mu g/(kg \cdot min)$，或 $PGE_1 0.05\sim0.4\mu g/(kg \cdot min)$；重度 PAH 可用 $0.05\sim0.5\mu g/(kg \cdot min)$，或硝酸甘油 $2\sim4\mu g/(kg \cdot min)$，输注，减低 PVR。维持血压、心率和心律的稳定，这是保证 PAP 不进一步增高的重要因素。

（4）合理应用正性肌力药：多巴酚丁胺 $3\sim25\mu g/(kg \cdot min)$，溶于 5%葡萄糖液内输注，可减低 PVR。尽量少用多巴胺。为维持动脉压，有时并用去甲肾上腺素。

（5）NO：经以上处理，PAH 仍高者，术中可联合继续吸入 $10\sim20$ ppm 的 NO，以减轻 PVR。应缓慢停用。

（6）纠正酸中毒：酸中毒使肺血管强烈收缩，应予避免。要预防代谢性酸中毒，呼吸宜碱不宜酸，保持 pH 稍高，伴酸中毒者使 PAP 升高，适当给予碳酸氢钠,使 pH≥7.25 即可。

(7)必要时 NTG 0.1～7.0μg/(kg·min),输注;或酚妥拉明 1.0～20.0μg/(kg·min),输注。

(8)异丙肾上腺素:0.05～0.1μg/(kg·min),输注;速度快、浓度高,可致室性期前收缩,成人应<20μg/min。

(9)加强术后处理:PAH 患者,因肺血管病变和肺血流增多等因素影响,肺顺应性降低,加上麻醉药的残余作用,开胸和手术创伤,CPB 引起的肺部改变及心功能不全等因素影响,术后呼吸功能进一步障碍,故应以<10cmH$_2$O 的 PEEP 的压力机械通气治疗 4～20h,以维持呼吸循环的稳定;患者要充分镇静睡眠,减少吸痰,镇痛镇静;0.01% 的硝普钠 0.5～2μg/(kg·min),输注也要持续到术后 24～48h,以控制血压;及时补充血容量,保障麻醉后安全。低心排患者可予多巴胺 2～4μg/kg,输注。

第八节　眼科手术麻醉

【特点】

1. **外眼手术**　尽管眼科手术范围较局限,但手术操作精细;眼眶区血管神经丰富,眼球又是十分敏感的器官,要求麻醉镇痛完善、安全,麻醉深度以使患者能安静合作、维持眼内压稳定即可,避免眼球操作时引起的眼-心反射、眼-胃反射。

2. **内眼手术**　除外眼手术所要求的以外,麻醉时要防止眼压升高。

3. **麻醉选择**　眼科麻醉的主要对象是老人和小儿,故麻醉处理比较棘手。眼科大部分手术可以在表麻、局麻和神经阻滞下完成。只有小儿、不合作者、时间长、较复杂(如破坏性眶内肿物等)的大手术才考虑全麻。

【麻醉前准备】

1. **降眼压**　有严重青光眼的患者要降眼压。如口服甘油 120ml,或 20% 甘露醇 200ml 静脉输注。

2. **治疗并发症**　对术前重要器官功能充分评估,对合并与麻醉有关的疾病,如糖尿病、高血压病、冠心病、心肌梗死、脑血管意外、哮喘、慢性支气管炎、前列腺肥大和习惯性便秘等,要适当治疗。

3. **麻醉前用药**　阿托品、镇痛药和安定类。青光眼患者禁用阿托品,用东莨菪碱。

【麻醉选择】

1. 全麻 以静脉复合麻醉常用。适于眼科显微镜手术、精神紧张、不合作者、小儿及复杂的内眼手术。

(1)选用药物:硫喷妥钠、γ-OH、地西泮、氟哌利多、冬眠合剂和丙泊酚等药物常用。目前常用氯胺酮、芬太尼、异丙酚、瑞芬太尼、咪达唑仑、维库溴铵和阿曲库铵等。

(2)诱导:选快速插管。静注硫喷妥钠 3～5mg/kg、筒箭毒碱 0.1～0.2g/kg 或维库溴铵 0.08～0.1mg/kg,再静注琥珀胆碱 1.0～2.0mg/kg,完全肌松后气管内插管。避免呛咳、激动、咬合。

(3)维持麻醉:不能过浅。所用麻药及方法要避免升高眼压。异丙酚 4～5mg/(kg·h)微泵输注,泮库溴铵静注,间歇性正压换气(IPPV)控制呼吸。配合吸入异氟烷、恩氟烷等。眼内手术不用吗啡,用哌替啶。小儿选用氯胺酮和咪达唑仑麻醉,可不做气管内插管,SpO_2 监测,术前球后注射 2% 利多卡因 1.0～2.0mg/kg,可减少全麻药量,预防眼-心反射。

2. 局麻 外眼手术和简单的内眼手术,如眼睑成形术、晶状体摘除术、周围虹膜切除和巩膜烧漏等,可以选用局麻。

【麻醉管理】

1. 避免眼压(IOP)增高 内眼手术要注意避免使 IOP 增高的因素。

(1)保持气道通畅:解除气道梗阻,防止通气量降低、缺氧、CO_2 蓄积。要降低呼吸的较大阻力。可降低眼内血管扩张。

(2)降低血压:血压增高时降压。减少颅内压增加。

(3)预防静脉淤血:输血输液勿过量。

(4)降眼压药物:眼压高时,用镇痛药、镇静药和甘露醇脱水药。取头高于胸 10°～15° 体位。

(5)麻醉平稳:诱导及维持要力求平稳,避免呕吐、呛咳和躁动,可降低静脉压升高。要过度换气,特别是吸痰时麻醉深度要够深。斜视手术全麻时不用琥珀胆碱和溴己氨胆碱,用泮库溴铵或阿曲库铵。静脉诱导药不用吗啡和氯胺酮等。

(6)避免眼压增高:>15mmHg(正常值 10～15mmHg),为 IOP 增高。其后果可使伤口裂开,眼内容物脱出,甚至可压迫视神经,导致失明等严重后果。

2. 预防眼-心反射及眼-胃反射　麻醉和手术中注意防止过度牵拉眼外肌,尤其是眼内直肌,以防压迫眼球。否则出现反射性心律不齐、心动过缓、血压下降,甚至心搏骤停。即称为眼-心反射。还会引起恶心、呕吐,即称为眼-胃反射。如发生后立即静注阿托品 $0.25\sim0.5mg$。预防和处理措施如下。

(1)术前注射阿托品:发生眼-心反射时静注。

(2)术中心电监测:发现心律不齐时暂停手术。

(3)球后注射:以 2% 普鲁卡因 $1\sim2ml$ 或 2% 利多卡因 $2\sim3ml$,球后封闭,或 1% 丁卡因点眼。术中做眼直肌的局麻药浸润。

(4)避免用引起心律不齐的药物:如氟烷。

(5)避免缺氧和 CO_2 蓄积:发生时改善通气,充分吸氧。

(6)手术操作应轻柔:避免牵拉和压迫眼球。一旦发生心律不齐时,要停止手术,特别要停止压迫眼球。对原有心脏病的患者更应注意保护。

(7)保持一定麻醉深度:在深麻醉时,不良反应可避免。对保证眼球固定是不可少的。

3. 严密观察和监测　麻醉科医师远离患者头部。但应仔细观察,监测 ECG、SpO_2、$P_{ET}CO_2$ 和肌松。加强呼吸管理,做好控制呼吸,必要时过度换气。若发现有心搏骤停等意外,复苏抢救。

4. 预防咳嗽反射　术后用阿托品或格隆溴铵和新斯的明拮抗残余肌松药作用,恢复自主呼吸。拔管时机为不完全清醒即麻醉不宜过浅,应预防拔管时咳嗽致缝合刀口裂开。应在患者呼吸不受抑制、安静时拔管,保护性反射恢复后,送回病房。给予止吐药以防止术后呕吐,术后 $3\sim6h$ 内禁食水。需要时可用吗啡 $0.1mg/kg$ 或 PCA 术后镇痛。必要时静注利多卡因 $1mg/kg$,可减轻拔管时的呛咳。

【常见手术的麻醉要点】

1. 眶内容物剜出术麻醉　此手术创伤大,有时涉及眶周围骨膜。手术时间长,创面出血易流入口腔进入气道,故采用气管内全麻,并需口腔与气道隔开。诱导和维持的麻药无特殊选择。术中出血多,应补充血容量。快速诱导,经口明视插管,充气套囊,静脉复合或静脉吸入复合麻醉应绝对制动。

2. 巩膜缩短术麻醉

(1)麻醉选择:手术时间长。选用气管内全麻。诱导时吸氧 5~

10min,静注咪达唑仑 0.05～0.15mg/kg,入睡后表麻喉头,静注 2.5％硫喷妥钠 5～10ml 加泮库溴铵 2～4mg,控制呼吸后气管内插管,充气套囊,固定。以丙泊酚输注麻醉或静吸复合麻醉维持,间断静注少量硫喷妥钠或肌松药加深麻醉,避免诱导和维持中呛咳。拔管前吸净口腔及气管内的分泌物,亦避免强刺激,因为呛咳引起眼压升高或对手术效果产生负影响。只要吞咽反射恢复,即可拔除导管,送回病室。

(2)全麻的优点

①无反射:麻醉中反射迟钝,很少发生呛咳。

②不缺氧:辅助呼吸使患者不缺氧,且使麻醉更加平稳。减低了患者的氧耗量。

③术后恢复平稳:能安静卧床休息,无躁动、恶心、呕吐,保持头部固定位置,以利术后的顺利康复。氟烷和恩氟烷等吸入麻醉药应用不方便,静脉 γ-OH 和氯胺酮可使眼压升高,且有精神上的不良反应,影响手术效果而有争论。

3. 青光眼手术麻醉

(1)麻醉前准备

①麻醉前,青光眼患者应得到彻底治疗。

②虽经治疗,而未能完全控制病情者,不急于手术,待病情已完全控制后手术。

③注意眼科治疗用药可能出现对麻醉的影响,术前用噻吗洛尔或碘解磷定等治疗的青光眼患者,要重视这两药的全身作用。噻吗洛尔是长效 β 受体阻滞药,有蓄积作用,可引起全身毒性作用。碘解磷定是假性胆碱酯酶抑制药,可延长和增强琥珀胆碱的肌松作用。

④麻醉前用药要全面。颠茄类:阿托品 0.007mg/kg,肌注;镇痛药:哌替啶 0.7mg/kg,肌注;镇静药:氟哌利多 2.5～5mg 肌注;禁用地西泮、苯巴比妥类等降低眼压,如要测定眼压,不宜应用。

(2)麻醉管理重点

①控制眼内压:青光眼手术麻醉的关键问题是控制眼内压,保护视力。

②避免眼压增高的因素:禁止使用升高眼压的药物;预防各种原因引起的散瞳;用毛果芸香碱缩瞳药间断滴眼,避免低血压;免用球后神经阻滞治疗;避免麻醉中呼吸抑制的因素。

③麻醉药选用:根据具体情况选用硫喷妥钠、芬太尼、瑞芬太尼、氟哌利多、丙泊酚和异氟烷吸入等,氯胺酮、琥珀胆碱等使眼压升高不宜用。

4. 小儿眼科手术麻醉

(1)特点:小儿许多眼科手术需用全麻。小儿可能并存先天性疾病,不能语言沟通。具有小儿麻醉与眼科手术特殊要求相结合的特点。

①小儿气道解剖的特点:舌大颈短,声门高又狭小,咽部腺样体增殖,扁桃体肥大,黏膜富于血管,组织脆,腺体分泌旺盛等,容易发生上气道机械性梗阻。

②代偿能力差:呼吸肌不发达,大脑发育不完善,代偿能力差,容易缺氧。

③呼吸管理困难:眼科手术野被盖消毒敷料巾后,麻醉科医师对气道的管理存在一定困难。

④不行气管内插管:由于手术时间不长,小儿的气管细,插管容易损伤声门、声门下及造成气管损伤后粘连,产生喉水肿,故一般不行气管内插管。

(2)麻醉前准备

①气道准备为重点:要重视麻醉前对气道的准备,是麻醉前准备的重点。

②抗感染治疗:详细查体,查体时的重点是咽部和肺部的情况。除外上气道感染和下气道感染。查看检验血象的白细胞、中性粒细胞、体温、胸透结果。当气道有炎症时,麻醉时特别容易发生喉痉挛,常是麻醉不顺利的主要原因。术前控制炎症,用抗生素。急症手术,又急需手术抢救眼睛时,避免用硫喷妥钠及吸入麻醉药,以冬眠合剂作为基础麻醉。加局麻,或表麻,或球后注射神经阻滞维持麻醉。用氯胺酮时也要特别小心并发症的发生。

③禁食水:术前禁食 6h,禁饮 4h,手术间必备吸引器,以免发生呕吐,造成误吸。

④保证气道通畅:患儿体位取平卧、头稍高于胸、麻醉后双肩下垫一薄枕,使头略向后仰。消毒前摆好位置,保持气道通畅。

⑤麻醉前用药:术前 30min 肌注阿托品 0.1mg/kg,或东莨菪碱 0.007mg/kg,减少分泌物,对抗迷走神经的兴奋作用。

(3)各种眼科手术的麻醉选择:眼科手术种类不同,麻醉选择各异。

①门诊手术麻醉:大多数手术时间短,需麻醉清醒快,免用延迟清醒的麻醉方法。常用基础加局麻。学龄前儿童,2.5%硫喷妥钠 20mg/kg 肌注。或氯胺酮 4～10mg/kg 肌注,入睡后 1～2mg/kg 静注维持。静注时需注意预防呼吸抑制的发生,地西泮或丙泊酚 2.5～3.8mg/kg 静注,极少见到有精神异常病例,清醒快,无恶心呕吐发生。

②手术时间长的眼科手术麻醉:如巩膜缩短及眶内容物剜出术,同成人的麻醉选择。气管导管的选择较该年龄的小一号;技术操作要熟练轻柔,避免损伤;以免引起喉水肿。

③眼肌手术及眼球摘除术麻醉:麻药的选择无特殊。各种麻药均可选用,麻醉要达到一定深度,应绝对制动,防止术中出现咳嗽、恶心和呕吐。目前常用氯胺酮静脉或丙泊酚复合麻醉。尽管氯胺酮麻醉时有的眼球不在正中,有震颤、肌肉较紧张、眼压上升等现象,但对眼肌及眼球摘除术尚不致造成困难。斜视矫正患者应预防和监测眼内直肌受牵拉或眼球受压迫,当牵动外直肌时,可能出现眼-心反射(OCR);若有心动过缓者,必须立即停止手术,等到恢复正常心率,或阿托品 0.02mg/kg 静注,心率恢复后继续手术操作;间断静注琥珀胆碱,肌球蛋白尿症的发生率较其他眼科手术多数倍,最好不用琥珀胆碱,因可引起眼外肌纤维持续的强直收缩,而影响斜视矫正的准确性;血碱性磷酸酶明显增高;斜视可能是全身疾病在眼部的一种表现。恶性高热与斜视之间可能有关。斜视患者发生恶性高热者较其他患者为多。要注意对斜视患者的体温监测,注意异常反应。如果静注琥珀胆碱后,出现孤立性大块肌肉痉挛,不明原因的心动过速,体温升高快,静脉血明显发暗,血气分析提示严重缺氧和酸血症时,应警惕发生恶性高热的可能。确诊高热后采取以物理降温治疗、停用触发恶性高热药物、纯氧过度换气,更换麻醉机和钠石灰;坦屈洛林(Dantrolene)10～20mg/kg 静注;纠酸补钾等。

④白内障手术麻醉:要求眼球绝对安静不动,眼压不过高,以免手术困难,玻璃体外溢,引起眼的永久性损害。眼球需固定,眼肌需松弛。肌注硫喷妥钠,局部麻醉眼轮匝肌。或氯胺酮复合地西泮持续输注,维持适当的麻醉深度,球后注射局麻药,既止痛,又能降低眼压。麻醉时注意呼吸变化,保持呼吸道通畅。

⑤虹膜手术麻醉:眼压已增高者,尤其是先天性双侧青光眼,以基础加局麻较适宜。必要时辅助氟哌利多静注。

⑥眼穿通伤手术麻醉:眼球穿透时眼压为零,即大气压。诱导时眼压升高严重者可使眼内容物溢出,导致眼球的永久性损害。急症修补时注意按饱胃病人防止呕吐和误吸原则处理,面罩吸氧时,面罩不要压迫眼球;禁用琥珀胆碱,用维库溴铵 0.15mg/kg 诱导,肌松完全时插管,同时持续压迫环状软骨,以防胃内容物反流。插管后按以上全麻原则麻醉。

【麻醉监测】 眼科手术患者头部被手术敷料单覆盖、麻醉医师远离患者头部,影响对患者的观察,但要加强监测。

(1)听诊器监测:胸部放置听诊器,监听心音、呼吸音。

(2)严密观察:观察皮肤、甲床色泽;胸腹呼吸动度。

(3)SpO_2 监测、呼吸监测。

(4)心电持续监测。

(5)体温持续监测等。

第九节 耳鼻咽喉科手术麻醉

【特点】

1. **身体状况较佳** 病变局限于头颈部,患者全身情况尚佳,对麻醉的耐受性较大。

2. **表麻和神经阻滞麻醉即可** 神经支配为脑神经及颈丛神经,其骨性标志明显,易于寻找和定位。耳鼻咽喉各部分表面被以黏膜,故多种手术可采用表面麻醉和神经阻滞麻醉来完成。

3. **手术麻醉特点** 手术操作在头颈部进行,其特点如下。

(1)手术操作刺激强烈:对病人的精神刺激远比其他部位手术更为强烈。无论局麻或全麻,麻醉前镇静药要重。

(2)易发生误吸:不少手术直接在气道上操作,易干扰呼吸,易发生误吸。

(3)维持气道通畅有难度:气道管理存有很大困难,从维护气道通畅观点上来认识,采用气管内全麻对保证气道通畅和气体良好交换很有必要。不应片面追求局麻等。

(4)全麻要求浅:耳鼻咽喉麻醉不需太深,肌肉不需松弛。除咽喉部手术要求咽喉反射减弱、需要较深麻醉外,其他部位麻醉维持浅全麻可完成手术。

(5)禁忌吸入麻醉药:耳鼻咽喉科手术野极小,显露困难,止血不便。头颈部血供又极其丰富,创面虽不大,但出血、失血量多。常用肾上腺素溶液局部浸润及肾上腺素纱条填塞止血。要禁忌吸入麻药,以免致严重心律失常。肾上腺素用量也限制在 0.1～0.2mg 以内。手术中出血多的手术应适当做控制性降血压处理。

(6)麻醉观察困难:手术操作在头颈部,麻醉管理者离头部较远,增加了麻醉观察和判断深浅的困难。要加强责任心,注意全面观察,以确保患者的安全。

【麻醉处理】

1. 局麻　绝大部分在表面麻醉、局麻,局麻加强化麻醉或神经阻滞下进行,操作简单,由手术医师自己操作完成。麻醉医师给予强化、监测。

2. 全麻　适用于小儿、老年、创伤大、出血多、手术时间长,患者有要求,手术复杂,手术部位在喉部、声门或气管的大手术。

(1)诱导:2.5%硫喷妥钠 10～20ml 加琥珀胆碱 50～100mg 静注,控制呼吸,气管内插管。

(2)维持:以全静脉复合为主。最常用丙泊酚静脉复合全麻。长时间的手术,要在浅麻醉下进行,而时间短的手术要在深麻醉下进行。根据手术需要适当调节麻醉深度。必要时辅助肌松药,控制呼吸。

3. 基础麻醉　使用硫喷妥钠和氯胺酮。而未进行气管内插管时,要防止发生喉痉挛。

4. 神经安定镇痛术　用于乳突根治术、中耳手术。

【常见手术的麻醉】

1. 扁桃体及腺样体刮除术麻醉　扁桃体手术是耳鼻咽喉科中的常见手术,在小儿多施行扁桃体摘除及腺样体刮除术。手术操作在咽部,口腔内牵引、器械的刺激及血腥气味,若在局麻下进行,成人往往都难以忍受,故小儿更难以在局麻下完成,除挤切外,必须在全麻下进行。

(1)麻醉特点:①手术小而麻醉深,手术操作的解剖位置是气道的关口,迷走神经丰富,手术刺激及血性分泌物的误吸均能刺激迷走神经兴奋易致喉痉挛或致死。因而手术时间短、手术小,但需要深麻醉。②必须保持气道通畅,保证口腔内干净。③麻醉科医师与手术医师互相配合,增加麻醉的安全性。保证气道通畅也主要靠术者。

(2)口腔冲气法麻醉:曾一度使用。其缺点是难以达到扁桃体手术要求的麻醉深度;扁桃体手术中血性分泌物多,稍不注意,易流入气管,造成气道梗阻,甚至有窒息的危险,此法现很少用。但仍有沿用的。

(3)气管内插管全麻:可以保持平稳的深麻醉,保持气道通畅,使进入气管内的分泌物大大减少,还可从气管导管反复吸引分泌物,故易保持气道通畅。缺点是经口腔插管的导管妨碍手术操作,摘除一侧扁桃体后,将导管在声门以外的部分推移向对侧,对喉头声带容易损伤。若不注意,导管还可能脱出气管外到口咽部,发生危险。经鼻腔插管时,无口腔插管的缺点,但小儿的鼻腔小,导管较细,气道阻力增大,又对鼻腔黏膜有不同程度的损伤,刮除腺样体不便,而摘除扁桃体手术便于进行。以丙泊酚 $40\sim80\mu g/(kg\cdot min)$ 微泵输注和 $0.1\%\sim0.2\%$ 琥珀胆碱静输维持麻醉。

(4)丙泊酚、芬太尼全静脉麻醉:诱导用丙泊酚 $2.5\sim3.8mg/kg$,芬太尼 $2.0\sim5.0\mu g/kg$ 静注;维持用丙泊酚 $10\sim15mg/(kg\cdot h)$,注射丙泊酚之前,先注入利多卡因 $1.0\sim1.5mg/kg$,芬太尼 $2\sim3\mu g/kg$。不用气管插管,以高频通气或面罩给氧支持呼吸功能,很适用于此类手术。

(5)丙泊酚、氧化亚氮复合麻醉:芬太尼 $1.0\sim2.0\mu g/kg$,利多卡因 $1\sim1.5mg/kg$,丙泊酚 $3mg/kg$,琥珀胆碱 $1\sim2mg/kg$ 或丙泊酚 $4mg/kg$,依次静注;加压给氧,气管内插管,控制呼吸。手术开始,吸入 $66\%\sim70\%N_2O$ 加氧维持麻醉。术中必要时追加丙泊酚、琥珀胆碱、利多卡因或阿托品维持麻醉平稳。具有全麻诱导迅速、维持平稳、苏醒快、不良反应少等优点。

(6)氯胺酮:$1.4\sim1.5mg/kg$,静注,作为小儿扁桃体摘除术的麻醉方法。临床发现 10%的小儿出现轻度发绀,1/3 的病儿出现不同程度的喘鸣,偶尔出现吞咽动作,也妨碍手术操作,失血量也较其他方法多,此为其缺点。

(7)全麻摘除扁桃体麻醉管理:应选气管内插管。全麻药以苏醒快、可控性强为原则。

①麻醉前用药:曾患心肌炎或心率快者,麻醉前用药宜给东莨菪碱,而不用阿托品。咪达唑仑 $0.05\sim0.1mg/kg$ 静注,或经口或经鼻给予中等度镇静。

②收缩鼻黏膜血管:双侧鼻孔应滴入 3%麻黄碱溶液数滴,以收缩鼻黏膜血管,使鼻腔空隙变大,减少损伤出血并利于鼻腔插管。

③评估后鼻孔受阻程度:如病儿扁桃体大,诱导后最好放一口咽通气

管,以保持气道通畅。

④麻醉深度:一定要达到手术所需的麻醉深度,使咽喉反射减弱,手术操作便利,避免忽深忽浅,反而不安全。

⑤吸出分泌物:吸口腔分泌物时,吸引管不要接触创面,以防创面再次出血、拔管后误吸而发生气道阻塞。

⑥预防颈动脉窦反射:扁桃体窝部分,接近颈动脉窦、迷走神经等重要反射区,手术压迫不宜过重,在此区操作时,要特别观察呼吸、脉搏和血压的变化。

(8)二次手术止血麻醉:扁桃体摘除术后出血是术后危险的并发症,需果断再次急症手术止血。对此类患者的麻醉甚为棘手。较小病儿不能取得合作,须在全麻下进行止血。在小量芬太尼、氟哌利多或丙泊酚静注下,局部表麻,做半清醒插管,比较安全。注意诱导时有大量胃内陈血反流,阻塞气道,甚至误吸。诱导时要备好气管造口器械和吸引器。若有呕吐致误吸严重、发生窒息或气道梗阻、发绀时,应迅速做气管造口术。从气管造口置入导管,以便吸出血液和分泌物,保持气道通畅,通过气管造口导管接麻醉机,维持麻醉。

2.气管内异物取出术麻醉

(1)麻醉前评估:因手术操作占用气道,使麻醉中控制气道难度增大,自喷射通气临床应用以来,得到较好解决。大部分成人及婴儿的气管异物,均能在表麻下完成。但小儿经多次取异物操作,且已有并发症者,则需在全麻下完成。其特点是手术时间短,对咽喉部刺激性强;因异物阻塞气道,致急性呼吸困难,或部分阻塞可引起气道炎症、肺不张;或在局麻下取异物已损伤气管,有皮下气肿、气胸等。术毕要求尽早清醒,对麻醉有较高的要求,必须有较深的麻醉。否则会引起迷走神经反射,呛咳,支气管痉挛等而加重缺氧,术中随时有呼吸心搏停止的危险。麻醉前应充分吸氧;有完善的表麻配合;诱导不能用肌松药;要保留自主呼吸。有的气管异物(如钉鞋钉等)需在 X 线下暗室操作,对于麻醉管理造成一定困难。气管内异物取出术的麻醉,绝不是小麻醉,而是高风险、高死亡率的麻醉。要时刻警惕缺氧及各种不良反射的发生,并针对原因及时处理。术中不断补充药量,以维持深麻醉。

(2)全麻选择:根据年龄、异物大小、呼吸困难程度、肺部感染情况而决定。最常用的是全静脉复合麻醉。

①冬眠 1 号(或 4 号):术前半小时肌注阿托品 0.02mg/kg,加地西泮(>2 岁)0.2~0.4mg/kg;面罩给氧祛氮,改善缺氧。哌替啶 1mg/kg 肌注或静注。喉头表麻,气管内支气管表面麻醉。即将 1%~2%丁卡因 2ml,或 2%利多卡因 2ml 置入一带有长塑料管的空针内,用喉镜显露声门,将塑料管经声门裂置入气管后,将局麻药推注入气管内。如需一侧支气管表麻,利用体位引流相反的方向侧卧。如右侧支气管表麻,则行头高位右侧卧位,使患侧向下,使表麻力求完善,方可避免呛咳、支气管痉挛的发生。表麻后静注 2.5%硫喷妥钠 0.4~0.6ml/kg,地塞米松 2~5mg,患者咽喉反射消失,可放置气管镜,于气管镜侧口连接氧管,持续给予纯氧吸入,或用高频喷射式通气给氧。如发生呛咳或支气管痉挛,可经纤维喉镜(或气管镜)侧孔注入 2%利多卡因 3~5ml 行表麻。此法优点是用冬眠合剂后,各种反射均减退,加上表麻及硫喷妥钠静注后,加深麻醉,保持自主呼吸及足够的麻醉深度。无缺氧及二氧化碳蓄积的顾虑,对于气道有炎症的患者不会增加分泌物,有利于术后恢复。其缺点是清醒延迟。要当心异物夹取至声门时,易堵住声门而造成完全性气道梗阻。此时必须暂时将声门异物推入气管,等待改善呼吸后再取出,以减少并发症和危险。

②神经安定镇痛麻醉:5%葡萄糖溶液 150ml 加 Innovar 10ml(含氟哌利多 2.5mg/ml,芬太尼 0.05mg/ml)输注。开始 60~120 滴/min,10~15min 入睡,40~60 滴/min 维持。然后行纤维气管镜检查,气管镜侧孔接氧管持续给氧。如有呼吸抑制,应减慢滴入速度,给氧并给予辅助呼吸,以增加通气量。在稳定血压的同时,又可缓解浅麻醉下的心动过速。阿芬太尼、瑞芬太尼等作用短暂,更可取;需配合完善的表麻。

③氯胺酮复合静脉麻醉:4~8mg/kg 肌注,入睡后开放静脉,面罩给氧,静注 γ-OH 50~80mg/kg 或咪达唑仑 0.05~0.07mg/kg 加地塞米松 2~5mg,0.5%~1%丁卡因 0.1~0.5ml 咽喉喷雾表麻,10min 后静注氯胺酮 1~2mg/kg,或芬太尼 2.0~4.0μg/kg,开始置入纤维气管镜,高频喷射通气,频率 60~80/min,驱动压 0.5~0.8kg/cm^2。或纤维支气管镜取异物时仍从镜的侧孔吸入氧,麻醉深度不够,可辅助少量哌替啶和异丙嗪。此法优点是对气道无刺激。但注意预防对呼吸的抑制。

④丙泊酚静脉麻醉:术前 30min 肌注地西泮 0.2~0.4mg/kg、阿托品 0.02mg/kg。入室监测 ECG、心率、血压和 SpO$_2$,面罩给氧,开放静

脉。静注 1%利多卡因 1mg/kg、丙泊酚 3mg/kg。用直喉镜显露喉头声门,用 1%利多卡因表麻,静注丙泊酚 1.5mg/kg。可行纤维气管镜取异物,仍要注意呼吸抑制,气管镜侧孔接管吸入氧。为维持一定麻醉深度,根据应激反应,间断静注丙泊酚 1.5mg/kg,术毕给地塞米松 2～5mg。有呼吸抑制时,堵住纤维气管镜之口,用来吹张肺或用喷射通气呼吸,防止二氧化碳蓄积。

⑤特制气管镜:现有特制的气管镜,其窥视装置装有呼吸活瓣,当气管镜置入后,患者气道即成一密闭系统,可连接麻醉机,便于呼吸管理,利于气管镜操作及避免不良反应,则更为安全。

(3)麻醉管理

①加强监测和观察:气管内异物取出术约 50%在放射科暗室进行,对观察病情不利。术中连续监测 HR、BP、ECG、SpO_2,麻醉科医师严密观察呼吸和脉搏,以手摸胸腹及扪脉搏,用听诊器心前区监测心肺,暗室用手电筒照明,观察口唇色泽,根据手术操作及时调整、加强麻醉深度,麻醉大多顺利进行。

②并发症处理:有分泌物增多、恶心呕吐、心率减慢、喉支气管痉挛和呼吸暂停或窒息等常见并发症,应分别予以处理。有时气管镜进入一侧主支气管或堵塞健侧主支气管,加重缺氧,应及时提醒术者。若发绀严重,应暂时停止手术,立即高浓度氧吸入,如发绀仍不缓解,应立即辅助或高频通气控制呼吸,或面罩辅助呼吸。待情况好转后,再行检查操作。

③术后处理:异物取出后,在气管直视下吸净深部气道内分泌物,以防肺不张;因麻醉深而通气不佳时,不急于退出气管镜,待情况好转后再退镜。宜继续吸氧数分钟,待病情平稳或清醒后送回病室。异物取出后,易引起喉头水肿,严重时窒息,应雾化吸入预防。

3. 鼻咽部肿瘤切除术麻醉 鼻咽部肿瘤是出血多、创面大、易于引起失血性休克的手术。常见者为鼻咽部血管纤维瘤。多为成年人,必须在全麻下手术。

(1)麻醉前用药:药量要重,术前 30min 肌注阿托品 0.5mg,哌替啶 50mg,异丙嗪 25mg,地西泮 10mg 或咪达唑仑 5～10mg。术前晚口服地西泮 5.0～7.5mg,有好的睡眠。

(2)麻醉特点

①麻醉够深:手术操作直接在咽喉部,刺激大,创面大,麻醉要完善,

要够深度。不宜采用部位阻滞麻醉。

②气道通畅:全麻用气管内插管,预防分离肿瘤时血性分泌物误入气管内阻塞气道。

③控制降压:由于出血多,止血又困难,常配合控制性低血压以减少创面出血,为手术顺利操作创造良好条件。避免出血性休克发生。

④补充失血:有较多出血时,应及时输血,补充血容量。

⑤麻醉管理便于手术操作:如需术后行气管造口时,宜于麻醉前先行气管造口,经气管造口插管麻醉,管理呼吸,便于手术操作。

(3)麻醉方法

①诱导:静注 2.5％硫喷妥钠 10～15ml 加琥珀胆碱 50～100mg/kg,气管内插管,导管套囊充气,防止血液和分泌物流入气管内。机械通气。

②维持:输注丙泊酚,负荷量 6～8mg/(kg·h),3min 后改为 4～6mg/(kg·h),或以芬太尼 2μg/kg 分次静注加深麻醉。

③控制性降压:硝普钠降压效速。50mg 溶于 5％葡萄糖 500ml 静输,开始 1μg/(kg·min),以 0.5～8μg/(kg·min)维持 SP 在 80mmHg,减低滴数,血压控制得当。对术中失血要注意等量补充,不可使血压降得过低。降压期间应保持气道通畅,充分给氧,避免缺氧和二氧化碳蓄积。降压时体位头高 15°～30°。降压时间尽量缩短,主要手术步骤完成后,即停止滴入降压药。降压完毕要注意手术野止血彻底。

4. 鼻腔及鼻窦恶性肿瘤根治术麻醉

(1)麻醉前准备:多为老年患者,麻醉前充分准备。

①术前评估:充分了解心、肺、肝、肾功能,准确地判断患者全身情况及对麻醉和手术的耐受能力。

②控制性降压:手术创面大者,失血多,为减少术中出血量,使用控制性降压或做同侧颈外动脉结扎术。麻醉前了解有无动脉硬化、冠心病和潜在的肾功能不全等降压麻醉禁忌证。若瘤体不大时,可不用控制性降压。

③输血准备:降压时间不宜过长,降压幅度不宜过大,对术中失血应等量补充。

(2)全麻方法

①诱导:2.5％硫喷妥钠 5～15ml,琥珀胆碱 50～100mg 静注后,快速诱导气管内插管。控制呼吸。

②维持:以芬太尼、丙泊酚加深维持麻醉。

③降压方法:硝普钠 50mg 溶于 5％葡萄糖 500ml 中输注。可减少术中出血,保持术野清晰。详见降压麻醉有关内容。

(3)术毕拔管:务必将气管及口腔分泌物吸净,患者清醒后拔管,确保经口气道通畅。否则极易引起喉痉挛。一旦发生严重喉痉挛,立即静注氯琥珀胆碱再次气管内插管给氧,行辅助呼吸,患者情况会立即好转。继续观察,当患者情况完全好转后拔管。必须重视此类病人拔管时机。如肿瘤已浸润脑硬膜,手术操作的强烈刺激可引起循环、呼吸紊乱,应注意观察脉搏、呼吸、血压等。

5. 全喉或部分喉切除术麻醉

(1)麻醉前准备:全喉或部分喉切除术是对声带及其邻近组织的恶性肿瘤的手术治疗方法,是耳鼻咽喉科最大的手术之一。麻醉特点是切除范围大、创伤重、刺激强、部分已有气道梗阻和喉解剖上的变异,给麻醉带来困难。术前应认真做好准备。

①麻醉前评估:患者年龄较大,多在 40 岁以上,常合并心肺疾病等,麻醉前必须正确评估患者体质状况、病变部位、范围及手术时间的长短等。因手术后患者失去说话能力,往往顾虑重重,麻醉前应做好心理治疗。

②经气管造口:喉头已有的新生物,使气道有梗阻的危险,由于全麻气管内插管易致瘤体出血或脱落,造成更严重的呼吸困难,对于有气道梗阻者宜先用局麻行气管造口术,经造口置入带套囊的气管切开导管,充气套囊,防止血液从手术切口流入气管而误吸。导管接麻醉机,再给予全麻。

③麻醉前用药:术前 30min 肌注阿托品 0.01mg/kg 或东莨菪碱0.004～0.008mg/kg。

(2)麻醉方法:全麻诱导后采取全静脉复合全麻或静吸复合全麻。

①全静脉复合全麻:静注冬眠 1 号,或 4 号,或哌替啶异丙嗪合剂,或硫喷妥钠,再予丙泊酚静脉维持麻醉。无须肌松药,保留自主呼吸。或琥珀胆碱复合液持续输注,分次静注哌替啶、氟芬合剂或咪达唑仑维持麻醉,控制或辅助呼吸。具有气道干净、易于管理、术毕苏醒快等优点。

②丙泊酚复合麻醉药:丙泊酚 2.5mg/kg、芬太尼 2.5μg/kg、琥珀胆碱 1.2～2.0mg/kg 静注做全麻诱导,丙泊酚复合液输注维持,作用迅速、

平稳、心血管应激反应轻、苏醒快,是较理想的维持麻醉法。或静吸复合全麻,使麻醉深度更易调节,停吸后 9～17min 清醒。若选控制性低血压麻醉,应严格掌握适应证。

(3)麻醉管理:由于术者在颈部及气道上施术,麻醉科医师远离手术患者头部,增加了麻醉管理的难度,故需加强麻醉管理。

①加强监测:警惕导管与麻醉机脱落之意外,用高频喷射呼吸比常频通气方便、安全。手术操作易失血,且离颈部大血管近,易致颈动脉窦反应,出现低血压及心动过缓,严重时可致心搏骤停,应注意监测。如出现反射,应立即暂停手术,做颈静脉窦周围封闭,或阿托品 0.5mg 静注等处理。保持静脉通路通畅。

②预防静脉气栓:警惕颈部大静脉破裂时可能发生气栓。一旦发生,应停氧化亚氮麻药。用纯氧控制呼吸;局部立即用湿纱布加压,以防止空气继续入血;改换头位为低左侧卧位;气栓量大时,应安置心导管至右心房抽吸空气。

③术前治疗:术前还应注意禁烟、肺功能测定,并给予祛痰、抗生素、理疗和支气管扩张药等治疗慢性气管炎。

④加强麻醉后管理:术毕更换气管造口的专用导管,更换前呼吸功能要恢复完全,必要时用药拮抗残余的肌松作用。术后抗生素治疗。

6. 乳突手术麻醉

(1)特点:乳突手术包括电子耳蜗植入术、乳突根治术、改良根治术和单纯凿开术等。手术麻醉特点如下。

①神经刺激大:由于手术靠近鼓膜附近,神经分布密集,对疼痛刺激甚为敏感。

②麻醉深度足够深:钻骨和凿骨时声音及振动较大,不少病人难以忍受。因而单独用局麻效果较差,手术在中耳内操作,须配合使用强化或分离麻醉。

③麻醉要求甚高:乳突手术对麻醉的要求,以手术刺激时病人不躁动即可,浅麻醉即能满足手术要求。

(2)麻醉选择:成人可在局麻或全麻下施行,小儿宜在全麻下施行。

①局麻加强化麻醉:成人选用。方法:哌替啶 50mg 加异丙嗪 25mg 静注,或冬眠 1 号,或冬眠 4 号 1/2 静注,然后 0.5% 普鲁卡因或利多卡因局部浸润。手术时间长时,可追加哌替啶 25mg 加异丙嗪 12.5mg。一般

手术均可完成。

②全麻:中耳及内耳(含电子耳蜗植入术)手术时间长;对精神紧张不易合作的成人和小儿宜采用吸入或静脉麻醉。因手术在头的一侧,气道较易保持通畅,一般不用插管,可置口咽通气管。凿骨时头部振动,气管插管易造成气管损伤。手术改变体位时,要特别注意气道通畅。麻醉科医师离病人头部较远,且被消毒手术单覆盖,气管内插管后,对气道的管理比较容易。一般行快速气管内插管或清醒插管,异丙酚泵注维持麻醉,分次静注哌替啶、芬太尼、咪达唑仑等加深麻醉,以病人手术刺激时不躁动即可,术后早清醒拔管。应避免用氧化亚氮。

(3)麻醉前治疗:对已并发耳源性颅内并发症(包括局限性或弥漫性脑膜炎、脑脓肿、迷走神经炎等)的患者,术前应进行适当输液、抗生素治疗等。

7. 悬雍垂腭咽成形术麻醉 阻塞性睡眠呼吸暂停综合征(OSAS)是指每小时睡眠呼吸暂停>5 次,每次发作呼吸暂停>10s,伴氧饱和度下降>4%,或每晚睡眠 7h 中呼吸暂停>30 次。在全麻下施行悬雍垂腭咽成形术(UPPP),也被称作鼾症手术,是近年来耳鼻咽喉科针对鼾症开展的效果满意的手术治疗方法。资料表明,全麻下行此种手术的手术死亡率高达 4.8%,应引起麻醉科医师的高度警惕。

(1)麻醉前评估:是将悬雍垂、软腭、腭扁桃体切除或部分切除,并加以腭咽成形,以改善睡眠状态下气道梗阻。手术刺激性强,气道管理困难,血流动力学波动大,肥胖者居多,血黏度增高,并存症多,麻醉风险大,应做好评估。

①潜在致死危险:有打鼾、逐年加重,夜间睡眠呼吸暂停憋醒等症状,常合并循环、呼吸、中枢神经系统功能改变,有多种并发疾病。一般合并高血压、肺动脉高压、冠心病、心律失常、糖尿病、肺心病和红细胞增多症等;反复发作缺氧和高碳酸血症;并发程度不等的脑血管疾病等均为潜在的致死危险。夜间睡眠时测得 SpO_2 90%~94%,或更低。应全面了解和准确估计循环与呼吸系统的代偿能力。

②麻醉风险较大:施行 UPPP 为患者治疗和缓解鼾症症状带来希望,但麻醉有困难和风险,术前应对气道困难做出合理估计。若估计不足,麻醉处理不当,可危及生命。多为肥胖型,存在不同程度的咽部梗阻,气道不通畅。插管困难的发生率可高达 13%,因为体胖、咽部气道梗阻

等多种原因使气管内插管很困难,插管失败后又可发生窒息。术前要仔细评估和预测气道困难的程度。术中因手术操作占用气道、开口器压迫导管或使导管脱出气管而发生险情。发现后及时处理。术后呼吸功能低下,部分患者术毕拔管后可发生呼吸困难,须紧急处理。

(2)麻醉前准备

①明确诊断:麻醉前要了解病史、症状,如用多导睡眠仪诊断是中度还是重度 OSAS,有无并发症等。

②身体处于最佳状态:并发症得到合理的治疗,缺氧状态改善、高血压有效控制、心功能改善,术前没有明显器质性病变及脏器功能损害,ECG 及有关化验项目在正常范围内,使患者处于稳定期。

③尽快解决气道通气:若术前 $SpO_2 < 40\%$ 时,应术前行气管造口术,解除致命性窒息。

④麻醉前用药:阿托品 0.5mg,术前 30min 肌注。

(3)麻醉特点及麻醉选择

①麻醉特点:要求对阻塞性 OSAS 患者再不能发生无效通气,否则,在数分钟内,可导致缺氧性心搏骤停。麻醉要保证患者平稳度过围术期。OSAS 患者因对各种镇静药、麻醉性镇痛药及所有中枢性抑制药都很敏感,故麻醉前少用或减量用麻醉性镇静镇痛药,或慎重应用。如在病房用后可能发生呼吸暂停等。手术时间短,麻醉要选用起效快、清醒快和可控性强的药物。麻醉科医师要高年资、富有经验者;因为 OSAS 患者咽部组织增生,张力下降,气管插管困难,麻醉技术必须熟练;麻醉管理和麻醉前评估要清楚准确。

②麻醉选择:局麻满足不了手术要求,也不能保证安全。选气管内插管全麻。经口插管的操作多有困难,不容易成功,气道管理也不容易;为便于手术操作,经鼻插管为宜,但经鼻插管技术难度更大,导管直径更细,气道管理更困难,一般多选经口插管,对手术操作没有更大的影响。

③麻醉诱导:重点是尽快建立通畅气道。麻醉前开始监测血压、ECG、SpO_2 等。进手术室开放 2 条静脉通路。面罩下吸氧祛氮。根据患者条件和术前评估插管难易情况,选择快速诱导或慢诱导。快速诱导,气道评估无困难者。静注 2.5% 硫喷妥钠 0.3~0.5g 或丙泊酚 1.5~2.5mg/kg,芬太尼 0.1~0.2mg,琥珀胆碱 100mg 或阿曲库铵 0.4~0.6mg/kg,控制呼吸,气管内插管。慢诱导,对预计和评估插管困难的喉

显露Ⅲ～Ⅳ者,静注芬太尼 2～3μg/kg,或舒芬太尼 0.5～1.0μg/kg,咪达唑仑 0.01～0.03mg/kg,在完善的表麻下采取清醒镇静插管。若有困难者使用纤维支气管镜或光杖(lightana)协助,必要时采用逆行插管技术。1‰丁卡因喷雾咽部表麻和气管内注射表面麻醉。

④麻醉维持:泵静注异丙酚 2mg/kg、吸入 1%～2%恩氟烷或七氟烷,或 N_2O-O_2,或芬太尼<2μg/kg,分次静注。用阿曲库铵 0.5～0.6mg/kg 静注或 1.0mg/kg 琥珀胆碱维持肌松。

⑤术毕处理:术毕沿切口缝线创面黏膜下注射地塞米松 10mg。常规应用新斯的明、阿托品拮抗残余肌松药作用。待患者完全清醒后持续抬头>5s,最大呼吸≥34mmHg,气道通畅,呼吸和循环稳定后拔除气管导管,拔管后观察≥5min,自主呼吸平稳,送回病房。

(4)麻醉管理

①麻醉前评估:麻醉前要充分评估气道通畅与插管难易情况,对预计插管困难或快速诱导插管遇到困难者,应选择清醒插管,或使用纤维支气管镜或光杖,必要时采用逆行插管技术。

②咽喉部表麻:在诱导前,对咽喉部充分表麻,利于减轻插管不良反射,可减少手术时的全麻用药量,术后可减轻局部疼痛,患者恢复期安静。

③使用短效易控药:选用芬太尼、阿芬太尼、异丙酚、瑞芬太尼、N_2O、阿曲库铵、异氟烷和七氟烷等短效可控制药物,术毕清醒快,不致因气道分泌物阻塞而发生问题。减量用麻醉性镇静镇痛药物。

④严密观察:术中加强监测,密切注意气管导管情况,及时发现和处理气管受压,防止气管脱出。

⑤术后管理要加强:OSAS 患者的主要危险是全麻拔管以后气道梗阻或窒息死亡,要严格掌握拔管指征,完全清醒后方可拔管;拔管后加强监测,密切注意呼吸的变化,及时处理呼吸困难,常规准备做好再插管或气管造口包。有条件时,术后应送入 PACU 或 ICU 观察。具体处理:凡清醒病人取坐位,减少上气道阻塞。提高 SpO_2,尤其是肥胖者。病人术后 1～5d 均有低氧血症,根据血气分析的 PaO_2、$PaCO_2$ 及临床表现,调整吸入氧气浓度(FiO_2)。术后镇痛用非甾体类消炎镇痛药,不主张用麻醉性镇痛药。术前异常肥胖、清醒后高碳酸血症、慢性肺疾病、肌营养不良等病人,术后不拔管送入 PACU 或 ICU 观察,机械通气到病情稳定再行拔管。必要时行气管造口术。

8. 内耳手术麻醉 内耳手术较大。如迷路造孔和鼓室成形术等,重要步骤须在手术显微镜或手术放大镜下进行,要求病人绝对安静、不能躁动,手术野十分清晰,术野无血,处理迷路的手术也很精细等。

(1)局麻加强化:局麻下按术前预案切开耳后方组织,入迷路时,病人往往有恶心、呕吐反应,甚至眩晕。须辅助强化麻醉,或氯胺酮,或氟哌利多等。氟哌利多对恶心、呕吐反应的控制很有效。也可用 2%利多卡因1mg/kg静注,或滴入钻孔内,行表面麻醉,以解除疼痛。药液宜加温,不致产生冷的刺激,或给病人带来恶心、呕吐和眩晕等并发症。

(2)全麻:气管内插管,用快速诱导或清醒插管。用神经安定麻醉或静吸(恩氟烷或异氟烷)复合等维持麻醉。深度不必过深,一般用浅麻即可。但必须平稳,要求病人不移动。如头部有轻微移动,均对手术有很大的影响。禁用吸入氧化亚氮,因其可大量弥散入鼓室,使鼓室压力迅升,遇鼓咽管狭窄者压力可猛升至 385mmHg,致使鼓膜破裂。

(3)控制性降压麻醉:使术野干净、无血,如无禁忌时,可用硝普钠静输,使血压处于一定的低值状态,体位取头高 15°,可达到目的。详见降压麻醉有关章节内容。

【麻醉管理】

1. 预防直立性低血压 辅助强化麻醉的患者变动体位时,应注意防止直立性低血压。

2. 拔管 手术后气管导管的拔除,应十分慎重。手术结束,清理并充分吸净口咽腔及气管内分泌物。待病人吞咽、咳嗽等保护性反射恢复,或清醒、呼吸无抑制时,可考虑拔管。拔管后,患者仰卧、头侧向一边,观察 10～15min,无缺氧,估计气道通畅无问题时,可送 PACU 或 ICU 或病室。如拔管后气道不通畅,可用面罩吸氧,继续观察,至呼吸频率、潮气量及气道完全通畅后,或放置口咽通气管后送回病室。术后要预防呕吐等并发症。

第十节　口腔颌面外科手术麻醉

【特点】

1. 手术复杂 颌面部主要为三叉神经分布区域,其神经的分布解剖标志明确,容易达到完善的神经阻滞作用,小手术绝大多数能在神经阻滞麻醉下完成,但操作细微复杂、涉及范围广泛、难度越来越高和时间冗长的手术必须在全麻下进行。

2. 手术与麻醉操作互相干扰　术者占据头部、术野被消毒敷料手术单覆盖和手术操作的干扰,对麻醉的管理和观察增加了困难。因为麻醉期间眼部征象的变化观察不到,只能仅靠呼吸、血压、脉搏、肌肉松弛程度、反射抑制等来观察、分析、判断麻醉深浅。气道分泌物的清除很不方便,易使手术野污染。麻醉机、监测仪等各种装置要尽量使麻醉操作和管理远离手术区,以便于手术操作的进行。

3. 经鼻插管　有的患者颌骨发育差、口裂小、张口受限、肿瘤压迫气道、烧伤瘢痕挛缩、颞下颌关节僵硬和下颌骨骨折错位等,多为气道困难病例。应用气管内麻醉时,增加了诱导和经口腔气管插管的困难,必须经鼻插管。

4. 全麻必须气管内插管　手术部位接近气道,有的患者术前已有不同程度的气道阻塞;术野的渗出血液可随时流入气道;若不行气管内插管,估计气道不易保持通畅,也不能保证气道通畅。即生命安全难以保证。

5. 经口插导管要带套囊　鼻腔插管者,用细纱布条填塞口咽部,使口腔内手术区与气道完全隔离,以防止血液流入气管内误吸。出血较剧时,使头部放低 $15°\sim20°$,以减少误吸和血液顺导管流入气管内。

6. 及时补充血容量　口腔颌面部血管丰富,出现渗血多时,估计其失血量,要及时补充血容量。术者也要注意彻底止血,防止出血性休克发生。

7. 预防呕吐　口腔整形手术,为防止切口感染,麻醉中和麻醉后避免呕吐发生。术前、术中及术后有预防措施。

8. 免用抑制呼吸药物　当肿瘤等病变组织阻挡气流或压迫气道而使气道梗阻时,麻醉前用药要避免使用抑制呼吸的镇静、镇痛药等。

9. 年龄跨度大　从患有各种先天畸形的婴幼儿,到有多种合并症的高龄老人,围术期的麻醉管理难度大。麻醉前有充分的思想和物质准备,治疗并存病,术中严密观察,及时发现异常正确处理。

10. 特殊要求　手术创面大、范围广、刺激性强、出血多,要求麻醉采取低温、低血压等措施,口腔颌面手术麻醉有其特殊性。

【麻醉前准备】

1. 治疗并发症　注意并存其他全身疾病的治疗,使病人处在最佳状态。

2. 术前检查治疗应细心 明确有无合并其他先天性畸形存在。尤其是小儿要纠正营养不良、控制感染等十分重要。

3. 镇静镇痛药的量要大 因手术部位离大脑组织近、神经丰富、手术刺激大，镇静、镇痛药量要大。

4. 颠茄类药 绝不能缺少，量也要偏大。

【方法】

1. 局麻 一般手术可在精确的局麻或神经阻滞下完成。如先天性唇裂修补术，成人可施行双侧眶下孔，眶下神经阻滞；上颌骨切除术，成人也施行同侧卵圆孔上颌神经阻滞；下颌骨切除术，可选同侧卵圆孔下颌神经阻滞等。

2. 全麻 创面过大、手术时间冗长、出血多、多个部位的手术必须选全麻。如癌肿根治术、小儿手术、气道难以保持通畅的病人、整形手术等。

3. 诱导 清醒插管。均不宜用快速诱导插管法。麻醉前评估插管困难者可采用慢诱导或清醒插管。清醒插管是比较安全有效的方法，用于气道不能保持通畅或插管极为困难的病例。

(1)口裂缩小或呼吸困难病例：颞颌关节强直；颜面软组织挛缩；下颌短小或下颌骨骨折；唇部肿瘤；舌体肥大或巨大肿瘤喉显露Ⅲ～Ⅳ级者。

(2)头颈部活动或头后倾受限病例：如颈颏瘢痕挛缩及颈颊胸瘢痕挛缩、体胖及颈部粗短、颈部大肿瘤、颈椎关节强直或颈部巨大肿瘤喉显露Ⅲ～Ⅳ级者。

(3)解剖变异病例：如切牙过长、会厌短小或扁长、喉结过高、声门移位等难以显露者。

(4)气管移位病例：如甲状腺癌手术瘢痕，使声门变形或完全经口看不到，或周围肿瘤挡住视线。

(5)气道难以保持通畅者。

4. 经鼻插管 经鼻盲插，或经鼻明视(能张口者)插管。经鼻腔插管的操作详见第5章第五节气管与支气管内插管术有关内容。经鼻腔插管的适应证为：①口腔小，张口受限、喉镜甚至导管难以放入口腔者；②颌面部巨大肿瘤和咽喉部囊肿；③严重颈颏、颌颊胸部瘢痕挛缩；④颞下颌关节强直，使张口受限，不能获得良好的声门显露；⑤颈椎关节强直或颈部巨大肿瘤。

5. 清醒经鼻插管困难的病例处理 清醒气管内插管具有一定的难度,对于已多次插管失败的病例,应暂停手术,手术延期进行,或采取以下处理。

(1)纤维喉镜或纤维支气管镜引导下插管:详见第 5 章第五节气管与支气管内插管术的有关内容。

(2)手术松解干预:在氯胺酮肌注加局麻下手术松解颈颏等瘢痕组织,使颈部能充分后伸,表麻下行气管内插管。

(3)先行气管造口术:气管造口术后经造口插入气管导管麻醉。

6. 全静脉复合麻醉维持 多以全静脉复合麻醉维持较理想。

(1)0.1%~0.2%氯胺酮溶液 $20\mu g/(kg \cdot min)$ 输注。

(2)γ-OH 分次静注。

(3)神经安定镇痛麻醉。

(4)1%~2%普鲁卡因哌替啶麻醉复合液。

(5)丙泊酚或咪达唑仑等复合麻醉。

7. 静吸复合麻醉维持 以恩氟烷、异氟烷等辅助吸入、静吸复合使麻醉维持平稳。N_2O 吸入效果好。静脉分次静注芬太尼和咪达唑仑或丙泊酚输注或微泵注入辅助麻醉。

8. 控制性降压 估计出血多、手术大的病人,可配合控制性低血压麻醉,以减少出血。

【麻醉管理】

1. 体位 为保持气道通畅,头后仰体位过久,易出现颈内静脉高压现象,使术中出血增多。

2. 拔管时机 术毕,病人清醒后,或通气量达满意程度,吞咽、咳嗽反射恢复,能半卧位时,可拔除导管。拔管前将口咽腔纱布取干净,吸净气管内和口腔内分泌物。拔管后无缺氧、发绀者,送回 PACU 病房或 ICU 病房,行呼吸支持及监测。

3. 预防术后并发症 术后尽早苏醒,自主呼吸平稳,注意预防上气道梗阻和呕吐等并发症。

【常见手术的麻醉】

1. 先天性唇裂修补术麻醉

(1)麻醉前准备:近年来主张在 3—6 月龄施术。具有小儿手术麻醉、颌面及口腔内手术麻醉的特点。入院后常规体检、称体重、胸透、化验及心电图检查等。

①控制气道炎症:详细查体,除外上气道及下气道感染,查看白细胞数、体温、胸透结果。查体时注意咽部和肺部的情况。当气道有炎症时,特别是痰堵气道容易产生喉痉挛及发绀,常是麻醉危险性的主要原因,术前抗生素控制炎症。若并存其他部位先天畸形适当处理。

②禁食禁饮:麻醉前禁食 6h,禁饮 4h。必备吸引器,以免发生呕吐,造成误吸。

③手术体位:麻醉后双肩下垫薄枕,使头略后仰,既保持气道通畅,又防止术中所出血液流入气管内,而是积于口咽腔内,便于吸出。

④麻醉前用药:术前肌注 0.02mg/kg 阿托品,或 0.006～0.007mg/kg 东莨菪碱。减少气道分泌,对抗迷走神经的兴奋作用。确保气道通畅。

(2)麻醉选择:小儿唇裂修补术的麻醉以基础＋局麻为宜。

①基础麻醉:<3 岁病儿,硫喷妥钠或氯胺酮基础麻醉,配合完善的局麻,使病儿安静地接受手术。局麻药 1％利多卡因加肾上腺素(1:40万)、双侧眶下神经阻滞,每一侧眶下孔注射 2ml,共 4ml,鼻小柱基部 0.5～1ml。总量,利多卡因<5～7mg/kg。术中分次静注或肌注氯胺酮,维持麻醉。>3 岁、身体发育较强壮病儿,单独基础麻醉常显不足,应辅助杜氟合剂强化。后者每一种药按 1mg/kg 辅助,可取得满意效果。

②静脉复合麻醉:2mg/kg 氯胺酮静注,气管内插管,仍能取得良好效果。局麻药同上,术中分次静注氯胺酮或氯胺酮复合咪达唑仑等。

③重度唇裂手术:<3 岁病儿,经口气管内插管,较大号的导管,不影响通气。>5-6 岁经鼻插管。

(3)麻醉管理:为增加唇裂术中的安全性,减少并发症,唇裂修复术必须加强麻醉管理。

①预防误吸:勿使创口的血液流入咽部,以免发生喉痉挛,或气道阻塞。手术医师应予以配合。头低位,注意及时吸出口腔内血液,以免血液流入下气道。单侧唇裂修复术中失血<30ml,不输血,以补充平衡盐为主。

②加强监测:胸前听诊,观察指甲、口唇。将经验管理与现代监测仪

器结合,密切观察、及时处理异常。

2. 先天性腭裂整复术麻醉

(1)麻醉前准备:同先天性唇裂修补术。目前趋向 2 岁学语前施行手术,近年来多主张在 12－18 月龄进行,以利语言功能训练和改善喂养。效果较好。

(2)年龄:若以 5－7 岁年龄段手术时,较为安全。但目前多为 3 岁左右。

(3)气管内插管:不合作患儿,肌注氯胺酮 4～8mg/kg 基础麻醉。静注咪达唑仑 0.1～0.3mg/kg、芬太尼 3～5μg/kg、维库溴铵 0.1mg/kg。控制呼吸后插管。

①经口气管插管:因<5 岁病儿气管细,经鼻腔插管的导管内径更细,影响通气量。婴幼儿鼻腔黏膜娇嫩弱脆,血管丰富,容易损伤出血。造成鼻出血后,使手术操作不便。且导管不易固定,导管左右移动容易脱出或造成喉水肿。

②经鼻插管:6－7 岁病儿,鼻腔较大,导管固定牢靠,方便手术操作。但多数管腔细,内径细,影响通气量。对于气道困难的小儿采用纤维光导支气管镜做直接引导插管,容易成功。

(4)麻醉维持

①氯胺酮复合咪达唑仑静脉麻醉:分次静注氯胺酮 2mg/kg、咪达唑仑 0.2mg/kg。或静注 γ-OH,或辅助强化;或神经安定镇痛术。保留自主呼吸,以细导管经鼻给氧,顺利完成手术。

②静吸复合麻醉:吸入异氟烷或恩氟烷,间断静注氯胺酮、维库溴铵,控制呼吸。亦可以吸入异氟烷或恩氟烷为主,间断静注小剂量芬太尼 0.5～1.0μg/kg 维持,麻醉应略深。

③N_2O 及恩氟烷吸入麻醉:吸入 $60\%N_2O＋40\%O_2$,恩氟烷循环紧闭式麻醉,根据麻醉深度调整恩氟烷的吸入浓度,手术结束前 20min 停吸恩氟烷;手术结束停吸 N_2O,吸纯氧至病儿清醒。麻醉深度易控制,术中循环平稳,清醒快、复睡少,较为理想。

(5)麻醉管理:腭裂为常见的先天畸形,手术是唯一修复治疗手段。为方便手术操作,麻醉科医师远离患者头部,不能直接进行呼吸管理,术中损伤、器械压迫舌根、血液及口腔分泌物又极易阻塞气道,为保证手术成功和患者安全,必须加强麻醉管理。手术失血量为 100～200ml,多主张手术中不输血,输平衡液。给予术后镇痛。

①咽腔填塞纱条:无论经口或经鼻插管均不能带气管套囊,喉咽腔均要填塞纱布条,以隔离口腔和气道。

②注意气道通畅:为预防血液流入气道内,可将头位稍放低,并及时吸出口咽腔分泌物。术中呼吸管理困难但又是麻醉管理的关键。仔细监测 SpO_2、心率、血压,判断和提示体温过高、麻醉偏浅和气道是否梗阻。若出现呼吸困难,SpO_2 下降要查清原因,及时处理。

③预防喉水肿:常规给予地塞米松 5~10mg 静注,预防喉水肿及舌受压肿胀而引起拔管后呼吸困难。

④气管导管的选择:气管内导管要选择比估计的小一号,以避免插管损伤喉头、气管黏膜而产生喉水肿。

⑤拔管指征:要求更严,麻醉拔管前,呼吸通气正常,吞咽、咳嗽反射恢复,呼之能应后,吸净口腔内分泌物,取净填塞物,拔管前予以吸氧,拔管后仍严密观察气道通畅情况,无气道梗阻和缺氧时,送回病室。或放置口咽通气管送回病室。

3. 口腔恶性肿瘤与颈淋巴结清扫整块切除术麻醉 创伤较大,血液丢失多,手术时间长。双侧颈内静脉易受阻,颅内压可增高。一般选用气管内插管全麻。配用降压、降温麻醉,使温度降至肛温 30~34℃。配合脱水药及激素的应用,使颅内压降低,减轻脑水肿。术后 1~2d 仍常规行脑脱水及激素治疗。

需要经口、经鼻,或经气管造口(局麻下完成)气管内插管,以确保气道的通畅。必须预防气道堵塞,气管导管套囊以低压充气,或用纱布条填塞,防止导管脱出。防止血液顺导管流入气管而误吸。保留自主呼吸。等量补充术中失血,保持通畅的静脉输入途径。术毕,须取出咽腔内填塞物,吸净口、鼻及气管内分泌物。拔管原则,同耳鼻咽喉科大手术。

第十一节 颈部手术麻醉

一般颈部手术包括颈部肿瘤、甲状腺和甲状旁腺疾病、颈部淋巴结疾病、先天性畸形、颈部大血管手术、外伤等,大多数可在局麻、颈丛阻滞或硬膜外麻醉下进行。但对于颈前巨大肿物,有压迫气道或已形成气道梗阻者,或者施行广泛的颈深部手术时,则需在全麻下进行。

【手术麻醉特点和麻醉前评估】

1. **气道难以保持通畅**　气管与食管纵行排列在脊柱的前方。当邻近气管的病变,或对巨大囊肿、甲状腺肿物、癌瘤的手术操作等,牵拉或直接压迫气管,使气管内径变窄,甚至完全梗阻不通,或使气管扭曲移位,造成程度不等的气道梗阻。麻醉中不易维持气道通畅。

2. **声带麻痹可发生窒息**　在气管和食管的前面及两侧有甲状腺、甲状旁腺及喉返神经和血管。若颈部手术损伤双侧喉返神经,导致声带呈内收型麻痹,声门闭合,气流不通,立即可发生窒息。必须有高度警惕和复苏抢救准备。

3. **拔管后气道易梗阻**　气管内全麻时,由于颈部手术操作反复牵拉气管,或手术体位的变动,可造成气管黏膜的损伤。术后可发生声带水肿,长时间的置管压迫气管引起黏膜坏死,故拔管后易出现气道梗阻。应该予以预防。

4. **拔管后气管软化窒息**　有的肿瘤长期压迫气管,已使气管壁软化。肿瘤切除后,失去支撑组织而塌陷,拔管后发生窒息,故应特别注意拔管时,在各种反射恢复或清醒后,仍有呼吸困难时,应怀疑有气管软化,需立即第二次气管内插管,或在手术台上行气管造口术,以策安全。

5. **术中出血多**　颈部大血管多、血流丰富,手术体位又常用头后仰卧位,使静脉回流受阻,出血往往较多。手术者要注意彻底止血,补充血容量。以免术后发生局部血肿,压迫气道导致窒息。

6. **神经反射及感受器反射**　颈部神经集中,广泛的颈部手术,刺激或牵拉颈内外动脉交界处的颈动脉窦的压力感受器,引起反射性循环干扰,出现心率过缓、血压剧降、呼吸减慢及脑内血流减少等循环和呼吸功能紊乱。麻醉中应密切观察和监测。有刺激该感受器可能时,应先行局麻封闭。若出现循环干扰时,应停止手术刺激,并对症处理。

7. **做好大量输血准备**　术中或术后有意外大出血的可能。术中损伤颈部动脉或大静脉时,断端回缩,难以止血,短期内可发生出血性休克、空气栓塞和反射性循环功能紊乱,甚至心跳停搏,是最危险的。术前要做好大量输血的准备。

8. **防治静脉气栓和栓塞**　当静脉损伤后,由于胸腔的负压吸引作用,静脉壁与颈筋膜粘连的牵拉,使静脉裂口不易闭合,而发生气栓或栓塞。当头过度后仰而自主呼吸强烈时,应当更加注意气栓和栓塞的发生。

【麻醉前准备】

1. 治疗并发症　对全身性并发症应予以治疗。对合并气道感染、痰液较多者,应积极控制感染后施行手术才较安全。对甲亢患者进行系统内科治疗;甲状旁腺疾病患者的钙磷代谢障碍应尽量纠正。

2. 纠正病理变化　患者要加强营养,提高对麻醉和手术的耐受力。如纠正贫血、低蛋白血症等。

3. 维持正常呼吸循环功能　如控制肺部感染等治疗措施。

4. 纠正水及电解质紊乱　术前正确估计病情,颈胸部正侧位 X 线摄片及 CT 检查,了解气管受压、移位、管腔狭窄大小和部位,心肺有无异常改变;对气管移位者应做 MV 摄片、气管断层摄影等检查,了解有无气管软化,常规检查电解质、心电图、肺功能、血气分析等;声音嘶哑者应做间接喉镜检查,了解声带情况等。

【麻醉处理】

1. 快速诱导　病变局限、手术范围小、良性、合作者,则选局麻。无呼吸困难、无气道压迫的慢性病患者,如复杂的甲状舌骨瘘、恶性肿瘤的淋巴结清扫术可选颈丛或硬膜外麻醉,而对颈部外伤血流流入气管内,造成气道梗阻者,可行快速诱导,气管内插管。吸出气道积血和分泌物后,往往转危为安。气道可保持正常通畅。舒适,增加了手术和麻醉的安全性。

2. 气管内插管　有气道压迫或呼吸困难者,气管已移位,气道管腔内径已变窄,喉头的解剖关系已经改变。如巨大甲状腺囊肿或实质性肿物,或胸骨后甲状腺肿等患者,为提高手术及麻醉的安全性,气管插管全麻应注意如下几点。

(1)诱导方法:插管困难者应在表麻下清醒插管。麻醉前镇静药和镇痛药均应减少或不用。吗啡、哌替啶等抑制呼吸药用时要慎重,以免减少通气量,加重呼吸困难。清醒状态下,自主呼吸及咳嗽反射存在,自身有克服呼吸阻力的能力。一旦全麻后,患者神志及自我保护能力消失,咳嗽反射被抑制,甚至呼吸中枢受到一定程度的抑制,失去了克服呼吸阻力的能力;颈部肌肉松弛,肿物失去了支撑后对气道进一步压迫,使气管阻塞加重,可造成患者窒息。因喉头声门的解剖关系已发生改变,声门显露困难,气管插管往往不能一次成功。

(2)插管途径:一般尽量争取经口明视插管,可减少损伤。对经口明视显露声门困难者,则经口盲探或经鼻盲探插管。有作者认为鼻插管后,患者可在浅麻醉下或清醒状态耐受导管,对维持气道通畅有利,对可能有气管软化的患者尤其更为适宜。

(3)导管粗细及长度:根据 X 线片气道受压的程度来决定。一般用小一号的气管导管。导管尖端要通过气道狭窄区之下 $1\sim2cm$。导管质量应有韧性,或用金属螺纹软乳胶导管,以防术中导管受压后,管腔内径变窄而影响通气。

(4)拔管时机:在麻醉已经减浅,咳嗽、吞咽反射恢复,或清醒后拔管。应先将导管尖端退至受压部位上方,如退管后发生极度呼吸困难,则应将导管尖端再次插入狭窄以下,直至施行气管造口术。气管造口术完成后,吸净分泌物后拔管。未有明显呼吸困难者,在转送 PACU 或病室后,也应有再次插管或气管切开包准备,以防万一气道堵塞。

3. 麻醉维持

(1)无呼吸困难和气道受压者:可选用各种麻醉药。以静脉复合麻醉较好,患者清醒快,术后恶心呕吐少。选择芬太尼、咪达唑仑、异丙酚等,静脉泵入。

(2)气道有梗阻者或肺部反复有炎症者:麻醉药的选择,以对气道黏膜刺激小的吸入麻醉药,或静脉药为宜。选用麻醉后清醒快、术后无恶心呕吐,反应小的麻醉药。

【麻醉管理】

1. 麻醉中要加强监测　密切监测 ECG、BP、SpO_2、T、R 等生命指标。麻醉管理的重点是保持气道通畅。颈部重大手术,可能造成胸膜破裂,出现大出血或迷走神经反射性血压下降、心律不齐或心搏骤停者,皆须暂停手术,积极抢救和处理。

2. 急救准备　麻醉前应做好抢救用具、药品及输血的准备,保持两条静脉通路。甲状腺功能亢进症手术中、术后应预防甲状腺危象的发生。

3. 全麻深度　一般不必过深。

【常见手术的麻醉】　以颈部外伤的手术麻醉为例。

1. 特点　严重伤及喉,气管,食管,动、静脉和神经等。开放性损伤有大出血、空气栓塞、纵隔气肿及血液误吸而窒息等。闭合伤致血肿、皮下气肿,发生休克或呼吸困难甚至窒息。麻醉配合复苏抢救、气管插管、抗休克、边复苏边手术。

2. 麻醉选择 根据外伤范围,手术范围和要求,患者等具体情况选择。

(1)部位麻醉:局麻下气管切开、动脉损伤结扎等。颈丛下行颈部气管断裂伤修补术,术中辅助哌替啶、芬太尼、阿芬太尼或瑞芬太尼等辅助药,患者清醒合作,术后恢复快。

(2)全麻:用于颈部大动、静脉损伤的修补,创伤严重复杂的清创,或血管吻合术,结扎颈内或颈总动脉等。

3. 麻醉管理 麻醉平稳,维持血压,防气栓。

(1)保持气道通畅:采取一切有效方法,挽救生命;有严重气道梗阻、严重缺氧者果断行环甲膜穿刺,用高频通气以解除气道梗阻。注意加压包扎对呼吸的影响。必要时辅助呼吸。

(2)止血:颈部血供丰富,外伤后出血多,止血要彻底,以输血等综合措施预防和治疗休克。及时开放静脉。

(3)脱水:合并有肺、脑损伤者,在确认无活动性出血及血流动力学稳定后,应用甘露醇等脱水药。

(4)监测:术前常规监测血压、脉搏、SpO_2、ECG 等。

(5)麻醉诱导与维持:以平稳、安全为主,机械通气保证有效通气,药量酌减,维持血压,防气栓。

第十二节 骨科手术麻醉

【麻醉前评估】

1. 长期卧床患者 可心率增速、心肺功能减退;血容量不足时要予以补充。患者焦虑紧张者,应予以心理疗法。

2. 激素治疗的患者 术前 1d 及麻醉当日,应给予大剂量的激素,即氢化可的松 300～600mg/d,输注。

3. 骨科患者见于各年龄组 小儿以先天性畸形为多,老年多为后天性疾病,除骨病外,骨折较多。以股骨颈骨折为例,多发生在 60 岁以后,病死率达 3.7%～36.5%。常并存心脏病、高血压、脑血管意外、阻塞性肺疾病、贫血、糖尿病及肥胖等。术前检查:ECG、X 线胸片、血糖、肺功能、心超、双下肢血管超声等必查;选查 24h 动态 ECG、冠状动脉 CT、24h 血清胰岛素、出凝血功能。并存症纠正至能耐受麻醉的水平。防治肺部感染。

4. **上止血带** 为减少术中出血量,保持手术野清晰和手术顺利进行,四肢骨科手术常用止血带。并应注意以下几点。

(1)辅助镇痛药:止血带所产生的缺血性疼痛和不适感,可用辅助麻醉性镇痛药进行完善的止痛。浅全麻会导致血压上升、脉搏增速、出汗等反应。须用辅助麻醉性镇痛药,以解除患者的疼痛及不适。

(2)上止血带的时间:止血带每 30～45min(＜60min)要松 1 次,以减少组织的缺血、缺氧性及细胞内酸中毒的损害,减轻和消除缺血性疼痛及不适感。到须松止血带时,应告诉术者暂停手术,予以配合。

(3)缓慢地松止血带:松下肢止血带时,应缓慢地放松,以免发生休克。

5. **手术体位** 手术的特殊体位常对呼吸及循环产生影响。如侧卧或俯卧等对呼吸及循环产生一定的影响。尤其是老年和小儿,要注意防止肺受压及气管导管扭折、脱出气管,或与麻醉机脱开等,要确保气道通畅、麻醉中安全。

6. **空气栓塞** 当手术部位高于右心房时,都有发生空气栓塞的风险,应注意防治。如颈椎和肩部手术多取头高位,应特别注意。

【麻醉选择】

1. **止痛完善** 多数骨科手术,无特别的肌松要求,但要有完善的止痛。

2. **及时输血** 术前要备足血液。脊柱、骨盆及股骨等部位血供丰富,止血困难,手术失血较多。麻醉中要估计失血量,及时把握输血以补充失血,维持血容量。

3. **上肢手术的麻醉选择**

(1)臂丛麻醉:是上肢手术主要的麻醉方法。根据手术部位选择臂丛的入路。详见第 5 章第二节神经(丛)阻滞麻醉有关内容。

(2)硬膜外麻醉:包括肩部在内的上肢手术,特别是双侧上肢及创伤面积大、时间长的上肢手术,或上肢显微外科手术更适合应用高位硬膜外阻滞。穿刺部位在胸$_{1\sim2}$间隙,向头侧置管,麻醉范围在颈$_3$～胸$_2$,局麻药浓度不宜过高。常用 1%～1.5%利多卡因或 0.25%～0.5%罗哌卡因。用量不可过大,首次量 8～15ml 为适宜。要注意避免严重的对呼吸肌的麻痹作用,麻醉中可吸氧,必要时辅助哌替啶等。

(3)局部静脉及神经阻滞:正中神经、尺神经、桡神经阻滞视手术部位的需要而定。

4. 下肢手术的麻醉选择

(1)神经阻滞:根据手术需要而施行坐骨神经加股神经阻滞用于膝关节以下手术时选用。

(2)硬膜外麻醉:穿刺点视手术部位而定。局麻药浓度 1.5%～2% 利多卡因,用药量要足,一般 20ml(15～25ml)。必要时静注哌替啶等辅助药。术后止痛泵止痛。

(3)腰麻:股部手术常用蛛网膜下腔神经阻滞,起效快、肌松良、效果好。

(4)局部静脉麻醉:膝关节手术采用关节腔内注入局麻药。

(5)脊麻-硬膜外联合阻滞:最适宜手术时间长的下肢骨科手术。术后止痛泵止痛。

5. 全麻 适用于少数不合作者、全身多发性骨折或腰椎骨折及俯卧位脊柱手术等。无特殊要求。小儿可在基础麻醉下,配合臂丛或硬膜外麻醉等。

6. 脊柱手术麻醉选择 脊柱手术常见,麻醉的选择有局麻、颈丛、硬膜外麻醉和气管内插管全麻等。

(1)局麻:适用于危重虚弱患者,如脓肿切开引流;颈椎骨折;上颈椎肿瘤和颈椎病手术等。

(2)硬膜外麻醉或蛛网膜下隙-硬膜外联合阻滞麻醉(CSEA):适宜腰椎手术,包括脊椎结核、椎管狭窄、椎间盘突出和脊椎融合术等。不适用脊髓外伤或脊髓有严重损害者。以手术切口下方选椎间隙穿刺,或切口上方椎间隙穿刺。分别向头侧,或向足侧置管,以 1.5% 利多卡因 15～25ml 或 0.5%～0.75% 罗哌卡因 10～15ml 注入,效果可靠。CSEA 者见脑脊液流出后,注入 0.75% 丁哌卡因 1～1.4ml 加 1% 葡萄糖溶液 1ml,<30s 注完,向头侧置入硬膜外导管后摆体位、测平面、调节平面。

(3)全麻:胸椎手术、脊柱侧弯矫形(正)术,胸₇以上脊髓损伤、颈椎骨折或过度精神紧张者等,用全麻,气管内插管,保留自主呼吸,维持浅全麻。或插入双腔气管导管,实施单肺通气。上颈部手术要注意避免全麻后"睡眠性呼吸停止综合征"。一旦发生,用呼吸器做机械呼吸。胸椎手术常伴有大量出血(100～1000ml),注意补充。

(4)颈浅丛阻滞:颈椎病前入路手术、颈椎骨折等手术。

(5)预防胸膜损伤:胸椎手术,手术操作过深,有可能误破胸膜致气胸。应备有麻醉机和气管内插管。一旦发生,一般仅需面罩给氧,破口在持续鼓肺下缝合即可。严重时须做气管插管。

【常见手术的麻醉】

1. 全髋置换术麻醉　此类手术创面大、时间长、出血多、多为老年人及近期骨折者。术前准备主要是治疗并发症,如高血压、混合性通气障碍、低血容量等,麻醉选择为硬膜外麻醉或 CSEA。术后硬膜外镇痛可有效地控制疼痛,促进术后恢复。>85 岁、身体条件差、并存病多、腰椎钙化并腰椎管狭窄、心功能Ⅲ～Ⅳ级者,为保证手术安全,选用全身麻醉。术后镇痛选静脉镇痛泵。

(1)全髋置换需要骨黏剂:骨黏剂(骨水泥)由甲醛丙烯酸甲酯(MMA)和聚甲基丙烯酸甲酯(PMMA)组成。

(2)骨黏剂对人体的毒性反应:骨水泥为高分子聚合物,两种相混用后对人体有毒性作用。骨黏剂充填并假体植入后 1～10min,约 5% 发生如下表现。

①温度升高:两者混合时能产生高温,注入股骨及髋关节内,各升温12℃及 80～90℃;故两者混合后,先等冷却至接近体温时,再予应用。

②过敏和循环反应:骨黏剂用后短时间内,可出现血压下降,个别者可有心搏骤停、心肌梗死。

③深静脉或肺栓塞:在长骨骨折、严重创伤为 1%～5%。应警惕骨水泥填充骨髓腔后,会造成髓腔内压力增高,脂肪从骨髓释放,入血,下肢深血栓脱落,累及肺和脑血管,造成脂肪静脉或肺栓塞,或气栓。填充前应采用髓腔快速冲洗器,放置引流管减压。减少脂肪栓子入血和单体聚合过度放热,以及有毒物质释放的危险性。

(3)预防方法:室温不过高;纠正低氧血症、改善心功能,增加心输出量;补充血容量,使患者无血容量不足;无麻醉引起的低血压;对老年及有心血管病的患者,应施行血压、心率及心电的监测。

(4)治疗:主要对症处理。在 CVP 监测下,积极慎重补液,应用血液稀释技术积极扩容;手术前快速补胶体 500～1000ml;右旋糖酐-40 有改善血栓形成的作用。行股骨头下端钻孔减压有一定的预防作用。骨水泥使用前使用激素和血管扩张药。必要时用血管活性药物升压。

2. 脊柱侧弯矫正术麻醉　国内以先天性脊柱侧弯为多。绝大多数手术时机在学龄及少年阶段施行。叫作脊柱侧弯矫正术（Cotrel-Dubousset，CD矫正术）。创伤大、出血多，是脊柱手术中较大的手术，极易损伤脊髓或神经根，术中行Wauzelle法唤醒试验以监测脊髓功能。手术过程中的多次唤醒和麻醉管理，易增加损伤脊髓的机会。要求麻醉平稳，达到一定深度，多次唤醒给麻醉带来很大的困难，一般在气管内插管全麻，或在硬膜外麻醉下进行。

（1）麻醉前准备与评估：除了解侧弯及后凸的程度、胸廓畸形外，重点工作如下。

①心肺功能检查：尤其严重侧弯胸廓变形，能妨碍心肺功能。呼吸功能的损害，以限制性为主。肺活量（VC）减少最明显。若VC较预计值超过70%，多能耐受侧弯手术矫正。若>40%，少数会发生心肺功能衰竭，若<30%，术中和术后都需上呼吸机辅助呼吸。肺的总容量低下，肺顺应性减低，MVV减少，RV在重病儿异常。肺泡-动脉的氧分压差增加，说明肺内存在分流。若Cobb角>65°，病儿往往存在PaO_2值低下，表明通气-灌注（V/Q）的异常。重症病儿，呼吸时胸壁活动的阻力增加，做功费力、能量消耗上升，不能胜任一般体力劳动。由于肺血流阻力增高，可引起PAP升高，时间久使右心肥大而致衰竭。

②唤醒试验和呼吸训练：术前数天，开始呼吸练习，以增进呼吸功能。包括平静的深呼吸、咳嗽，必要时还要用麻醉机随自主呼吸动作加压辅助呼吸。术前反复告诉病儿，术后要做好呼吸配合，并以上述呼吸练习至出院。对严重呼吸功能受损的病儿，应特别重视呼吸练习。

③呼吸机辅助治疗：术后呼吸出现以下情况时，须用呼吸机做辅助呼吸2~4d。故术终不应匆忙拔除气管导管，便于术后呼吸器的辅助治疗。呼吸次数>35/min；VC<15ml/kg；FEV_1<10ml/kg；吸气力<$25cmH_2O$；PaO_2<70mmHg；肺泡-动脉氧分压差（$A-aDO_2$）450mmHg；$PaCO_2$>55mmHg；V_D/V_T>0.6。

④了解病儿对麻醉的耐受程度：术前对病儿全身情况系统了解，病儿可能并存有心血管、中枢神经系统、胃肠或泌尿系统的畸形。术前ECG检查为常规，对侧凸角度>65°的，应进行呼吸功能检查。

⑤治疗原发病：因外伤、瘫痪、肿瘤或脊髓脊膜膨出等病变引起的侧弯症，重视治疗其原发病，以便做出合适的麻醉处理。如外伤截瘫的病儿，早期麻醉时，琥珀胆碱就禁忌应用等。

(2)手术特点对麻醉要求:CD矫正术有其特点,对麻醉的要求如下。

①手术体位:取俯卧位,对已有限制性呼吸功能障碍的病儿,更为不利,气道不易维持通畅,气管内导管容易滑出声门,造成心搏骤停的严重后果。要求以全麻、气管内插管较适宜;使用特制的俯卧架,对呼吸及腔静脉回流均有利。注意气管导管与麻醉机衔接牢靠,麻醉期间勤观察,发现异常及时处理。

②术中唤醒:为检查脊柱矫正术后是否伤及脊髓神经。术中常规唤醒病儿,令其活动双足足趾,即"术中唤醒"。要控制麻醉用药量,能按时唤醒病儿,按嘱咐配合活动,而不致躁动兴奋。另一检查办法为脊髓诱发电位,详见第8章第六节神经肌肉阻滞功能监测。

③减少出血:手术中创伤大,失血量较多,一般失血量在1000～2000ml。为减少失血,选择合适的手术体位,俯卧位手术使用俯卧架;用肌松药后控制呼吸,亦易使胸膜腔内压增加,使出血量增多;切口及术野局部加用1:50万肾上腺素;应用麻醉手段可配合控制性降压,使失血减少。在剥离脊椎等出血较多的步骤时,SP可降至65～75mmHg,硝普钠安全可靠;静脉穿刺针要粗针,保证两条以上静脉通路。还可改进外科技术,或使用抑肽酶等方法减少出血。

④麻醉达一定深度:麻醉要使病儿躯体绝对不移动,以免减少发生脊髓损伤的严重意外。以短效的肌松药,可保证术中唤醒时双趾能听从指令而活动;麻醉不可过深,以免术后呼吸过分抑制。止痛要完善,病儿在术中唤醒时不因剧痛而躁动。适量的吗啡,意识抑制轻而止痛良好,常被应用。

(3)术中唤醒做法

①唤醒试验训练:术前做好心理疗法,必须嘱咐病儿反复做唤醒试验训练,当听到动脚的声令时,按医嘱动作,如睁眼或动趾,而身体不乱动。这一步骤不可缺少。

②唤醒前工作:手术医师要在唤醒30～40min之前告诉麻醉医师,麻醉医师也应注意观察手术步骤,唤醒前20min停用吸入麻醉药,并过度换气,快速排出吸入麻醉药;或停输静脉麻醉药,以便准确掌握唤醒时间。

③用药量适当:病儿对麻药的反应,个体差异较大,应予以注意。用药量要合适,以便容易按时唤醒。

(4)诱导和气管插管:同一般麻醉。全麻维持要控制好,勿使病儿呼唤时沉睡难醒。

①静脉复合维持:芬太尼或瑞芬太尼、维库溴铵静脉输注,速度以使自主呼吸消失,切皮时躯体不动为度,先输速稍快,逐渐减慢输速。手术开始前,静注吗啡 0.1～0.2mg/kg。以后,每间隔 40～60min,分次追加,用量 0.01～0.05mg/kg;或间断吸入低浓度的异氟烷或恩氟烷。氨茶碱 1～1.5mg/kg 催醒是行之有效的方法。唤醒后适当吸入全麻药或静注少量吗啡。麻醉加深后,继续手术。

②吸入麻醉维持:泮库溴铵输注、间断吸入恩氟烷或异氟烷,或吸入氧化亚氮＋氧(1～1.5):(1～0.5),间断静注芬太尼(1～2μg/kg)。唤醒 1h 前停用泮库溴铵,30min 前将恩氟烷或异氟烷减半,10min 前停止吸入;若为氧化亚氮可吸入至唤醒前 5min;芬太尼在唤醒前 15～30min,仍需应用上述追加量。唤醒方法如上述。

③丙泊酚复合麻醉维持:丙泊酚 9～15mg/(kg·h)微泵输注,芬太尼 1～3μg/kg、泮库溴铵 0.02～0.05mg/kg(或阿曲库铵 0.3～0.5mg/kg,或维库溴铵 0.07～0.10mg/kg)静注,吸入 $N_2O:O_2=1:1$ 或低浓度异氟烷 0.4%～1%;唤醒前 20min 停吸入麻醉药,过度换气,然后停输注丙泊酚 1～2min 后,唤醒。唤醒完毕后静脉推注丙泊酚麻醉至术毕。麻醉平稳,深浅易控,利于术中唤醒,是此类手术的良好麻醉选择方法之一。

3. 断肢再植或断指再植术麻醉

(1)麻醉前准备:多为急症手术,争取时间,不贻误诊断,做好麻醉前准备如下。

①抢救休克:对休克或合并的其他外伤,做必要的处理。

②忌用肾上腺素:局麻药不宜加用肾上腺素。

③麻醉前用药:镇静药、镇痛药及颠茄类药不可缺少。

(2)麻醉选择:一般选部位麻醉,严重创伤选气管插管全麻。

①断肢(指)再植:可用硬膜外麻醉或臂丛阻滞。因有阻滞区域血管扩张,有利于吻合。

②断肢(趾)再植:可用硬膜外麻醉或腰麻,或下肢神经阻滞。或脊麻-硬膜外联合麻醉(CSEA)。也有利于血管吻合。

③全麻:患者有生命危险或严重复合伤时,神经阻滞或椎管内阻滞不能满足手术需要时,选气管内插管,静吸复合麻醉。

(3)注意事项:断肢(指、趾)再植术麻醉需注意以下几点。

①麻醉深度适宜:吻合神经、血管时,要求患者不能躁动。故阻滞麻醉中要辅助哌替啶等药物,加深麻醉。

②补充失血:术中失血较多,尤其在吻合接通动脉时失血多,要及时加以补充。

③局部抗凝:当吻合患者血管时需用抗凝药,以局部加用肝素为常用。尽量不要全身应用。

④保证术后血供畅通的措施:阿司匹林每天每次 0.3~0.6g,使血栓素 A_2(TXA₂)生成减少,抑制血小板聚集,血管扩张,血供畅通。

4. 颈椎手术麻醉

(1)麻醉范围:①疾病种类常见有颈椎间盘突出症、颈椎病、外伤并颈椎骨折脱位、颈椎椎管内占位性病变、颈椎结核及退行性疾病等。②手术方式有颈椎间盘摘除、颈椎病椎管成形术、颈椎骨折椎板减压术、颈椎骨折骨片摘除植骨融合术、颈椎占位性病变椎板减压术、寰枢椎脱位融合术等。

(2)颈椎手术麻醉的特点:①颈椎手术量日益增多,颈椎病是常见病、多发病,科学技术的发展使颈椎手术日益增多。②颈椎损伤发生率增高,在严重创伤中,颈椎损伤占 1.5%~3%。颈椎损伤中颈椎骨折脱位并发神经损害的发生率可高达 40%,其中 10% 的患者的神经损伤可能进一步加重,需要尽早手术治疗。特别是颈椎骨折合并高位截瘫的患者要及时手术。③手术对麻醉技术的要求较高,颈椎手术部位常涉及脊髓和延髓等重要区域,麻醉期间搬动、插管等与颈椎进一步神经损伤有着密切关系。④麻醉气道管理困难的发生率高,部分患者咳嗽排痰功能减弱,分泌物易堵塞气道,或胃反流误吸,或肺水肿等,气道管理很困难。

(3)麻醉选择:颈椎手术分前路、后路两种术式,麻醉以安全、平稳为重。

①浅颈丛或局麻:多用于颈前路手术,效果确切,无明显呼吸困难者。应备好面罩吸氧和气管内插管。

②气管内插管全麻:可保证患者气道通畅及充分供氧,但困难插管的发生率增加。诱导插管对颈椎的保护是关键,因患者颈椎稳定性差、头颈活动受限,脊髓已有不同程度的受压损伤,插管操作或体位改变时忌头颈过度后仰,否则易出现通气困难和加重神经损伤,尤其是骨折变位的椎体,再度变位可能会进一步加重损伤。

③其他:高位硬膜外麻醉。

(4)麻醉前估计和准备

①纠正并发症:患者呼吸功能障碍和循环功能低下,应予以纠正,纠正水、电解质紊乱。

②颈部制动:凡怀疑颈椎损伤者,应首先采取颈部制动治疗,颈椎正侧位片即可明确诊断。

③气道处理:原则是预防头颈部手术及麻醉操作进一步加重神经损害。有呼吸困难者立即经鼻导管吸氧。对颈椎创伤患者,在 X 线检查前,需要紧急插管者,经鼻插管可保持相对稳定性,而经口插管有可能引起损伤恶化。若采用光导插管的话,躁动、咳嗽发生率均较低;因插管有光源引导,声门清晰、动作迅速,困难插管也不困难。光束纤维气管镜插管,可克服颈椎损伤所致的插管困难,经口或经鼻插管可在局麻或全麻下成功地完成。但不适用于口咽腔分泌物及血液过多、呕吐及解剖异常的患者,操作时间较长。Bullard 喉镜,为附带纤维光源的硬质镜片,可间接观察喉部,能将引导丝插入气管而引导气管插管,可安全地用于不稳定颈椎损伤患者。其他还有引导插管、喉罩(LMA)及插管喉罩(ILM)等可使用。逆行插管,详见第 5 章第五节气管与支气管内插管术。对无法完成气管内插管者行气管造口术。气管导管应选择质地较软的加强管。

(5)麻醉前用药:不能省略。呼吸困难者酌减。①阿托品 0.5mg,术前 30min 肌注。②咪达唑仑 0.2~0.4mg/kg,术前 30min 肌注。③1mg/kg 哌替啶术前 30min 肌注。

(6)麻醉方法

①浅颈丛阻滞:操作动作轻柔,将头部轻轻转向对侧,0.25%~0.3%丁哌卡因或 1%利多卡因与 0.2%丁卡因混合液双侧阻滞,总量为 20~28ml,或 0.3%罗哌卡因 20~30ml,术前有呼吸困难者,仅行单侧阻滞,用药量 10~15ml,对侧用 0.15%丁哌卡因 10~15ml 局部浸润。术中必要时辅助哌替啶 25~50mg、异丙嗪 12.5~25mg。

②全麻诱导:诱导方式根据颈部活动范围和有无障碍而决定。颈椎活动正常者,快速诱导,经口插管。颈椎活动障碍者,清醒表面麻醉,经口插管。颈椎活动严重受限者,对强迫性头位患者清醒表麻后,经鼻腔插管。保持颈部中立位,是插管的最佳位置,避免头及颈椎过度后仰,以防脊髓受压过重或发生严重意外,是特别要注意的。可在患者双肩下垫一

薄枕,使口、喉头、气管尽可能呈一直线。

③全麻诱导用药:芬太尼 $2\sim3\mu g/kg$、硫喷妥钠 $5\sim8mg/kg$ 或咪达唑仑 $0.2\sim0.3mg$,泮库溴铵 $0.08\sim0.1mg/kg$(或维库溴铵 $0.11mg/kg$ 或阿曲库铵 $0.5mg/kg$ 静注),控制呼吸,经口气管内插管。

④全麻维持:吸入恩氟烷或异氟烷,或间断静注阿曲库铵维持肌松,机械通气;也可不用肌松药,保留自主呼吸,便于精确判断切除肿瘤的范围及手术操作对呼吸中枢的影响。

(7)麻醉管理

①监测:术中常规监测 ECG、HR、BP、SpO_2 及 CVP、$PetCO_2$(部分患者);严密观察呼吸频率、呼吸幅度、失血量及尿量。

②早期扩容:复合外伤者多伴有血容量不足,应及早扩容,补充晶体、胶体及浓缩红细胞。维持平稳的血压。

③最佳体位:神经损伤也与颈椎疾病患者放置体位有关,根据不同的手术方式,可选择仰卧位、俯卧位或坐位。某些情况下摆好患者体位时可进行神经学监测。合适的体位可使颈椎手术达到稳定颈椎、松解脊髓和神经根及切除增生性病变的目的。最佳体位是头、颈、肩保持中立位,身体着力点垫上垫子,使关节处于放松状态。搬动体位时麻醉医师必须妥善保护导管,俯卧位患者术中应避免导管脱落滑出。面罩通气、喉镜显露声门及气管插管、摆放体位等操作时应避免头颈部活动范围过大。

④气道管理:保证气道通畅和维持有效通气量是首要问题。患者容易因分泌物聚积而造成气道梗阻。应及早、反复吸引清除气道分泌物。对未行插管的患者,更应观察通气情况。防止患者术后气道分泌物很多,又因颈部固定降低了患者咳痰能力,使排痰受阻而影响气体交换,引起继发缺氧、呼吸衰竭、心搏骤停。

⑤预防气管损伤:由于显露术野的手术器械压迫、牵拉气管、捶击骨片震荡刺激及气管导管套囊充气过度、摩擦等,使气管产生缺血、坏死、咳痰无力,继发膜性气管炎、二氧化碳蓄积、缺氧致心搏骤停,应警惕预防。

(8)术后管理:掌握好拔管时机,待患者咳嗽、吞咽反射恢复,通气量满意后方可拔管,若呼吸<10/min 或交换量不足时,应继续观察,暂不拔管。术毕搬动患者要轻柔,回病房后加强呼吸管理,当出现喉痉挛、支气管痉挛时应抢救处理;及时吸引清除气管内的分泌物;颈前入路颈椎手术牵拉气管较剧,术后可能有颈部与气道损伤,水肿,$24\sim72h$ 易发生呼吸

困难或气道梗阻的危险,应静注地塞米松,或延期拔管,转入 PACU 或 ICU 进行呼吸支持、监测治疗。

(9)肌松药的应用:对于外伤致颈椎骨折或高位截瘫患者,John 提出伤后第 4 天开始应避免琥珀胆碱,也有人提出 3d 后血钾释放增加,为防止高钾血症,此类患者手术还是不用琥珀胆碱较安全。

第十三节　整形及美容外科手术麻醉

【麻醉前评估】

1. 求美者期望值高　随着我国人民生活水平的提高,要求整形及美容手术的人不断增多,整形美容手术在外科手术中所占的比例越来越大,对麻醉和手术的效果要求及期望值较高。

2. 麻醉镇痛完善和平稳　被手术者体质健康,弱体质者少;且手术部位在全身各部位的浅表组织器官,包括头、颈、面及四肢躯干的瘢痕切除、缺损修复与畸形矫正等,要在安全、无痛和良好的麻醉状态下完成,即麻醉不需太深、不需要肌松,要求镇痛完善,浅而平稳。麻醉相对安全、简单。

3. 求美者思想负担过重　精神紧张和担心手术不成功,或者怕不安全等,术前要做好心理治疗,使其在最佳体格状态及心理状态下接受手术。取得其对医生的信任与合作。

4. 严格防止麻醉并发症　应将麻醉并发症的发生率降至最低,如一个小手术后出现局麻药中毒反应或是频繁呕吐不止,甚至需住院治疗,会对求美者的身心健康带来不应有的损失。应积极预防。

5. 麻醉方法选择的灵活性和技巧性　医学整形美容手术范围广,麻醉方法选择的灵活性大,无论局麻还是全麻,都要绝对有效、安全、细密、顺利;还要注意技巧,如头面部手术,血供极为丰富,注射局麻药时要反复回抽。

【麻醉选择】　麻醉选择以求美者能接受,手术安全、无痛,术后麻醉作用消失快为原则。还应结合求美者的年龄、精神、体质及手术的部位、范围、时间长短等全面考虑而定。

1. 局麻及神经阻滞　适用于范围较小的整形手术。多为体表中小手术,成人居多,局麻对生理扰动小,是美容手术常用的麻醉方法。要求术者熟悉头颈部及身体各浅表组织的神经支配、熟练掌握麻醉操作法及局麻药的性能，但手术区疼痛感受器的阻滞常不易完善。如眼部、耳部和鼻部整形美容手术，以及躯干和四肢的整形美容手术一般选用局麻或神经阻滞麻醉。为手术医师自己操作，完成手术麻醉。

2. **基础麻醉或强化麻醉**　适用于小儿、手术不够合作者及部分精神紧张的求美者。在麻醉专科医师的配合下完成手术，以提高安全性。

3. **硬膜外麻醉**　适用于胸、腹、会阴及下肢的各类整形手术，对双肩、双腋窝及双上肢的手术也可适用。有阻滞完善、阻滞范围及时间可控性强等特点。

4. **全麻**　对于手术部位及某些解剖部位不宜采用局麻的求美者，术中需要降温、降压及机械通气的求美者，手术范围大、时间长，或多部位、多区域手术的求美者选用全麻。或精神过于紧张、术前思想负担过重，或主动要求全麻者，以及小儿也用全麻为宜。可完全消除术中疼痛和不适感，解除患者焦虑感，并对机体生理进行控制。

5. **清醒镇静镇痛麻醉技术**　是静脉复合全麻的一种形式，实际上是一种特殊形式的全静脉复合麻醉(TIVA)，也是医学整形美容手术最常用的全麻方法之一。麻醉平稳、安全，受术者舒适、苏醒快、恢复期平稳。

【麻醉管理】

1. **区域神经阻滞**　为减少麻醉的并发症，提倡应用可靠的局部麻醉。

(1)头皮神经阻滞：支配头皮的神经为三叉神经及颈神经的感觉支。前额主要受额神经(眶上神经及滑车上神经)及颧颞神经支配；颞部受三叉神经的颧颞支及耳颞支支配；枕部及顶部受颈神经的枕大神经及枕小神经支配。上述神经在头皮筋膜下绕头呈线状排列，并在耳上方穿过枕后及眉间。通过阻滞深筋膜下的头皮神经就可麻醉颅骨、颅骨膜、筋膜、皮下组织及皮肤，在阻滞完善时，这一区域的麻醉范围呈帽状分布。用于此部位的整形美容手术。颞窝处软组织及肌肉丰富，阻滞时应适当增加局麻药量。头皮的血供及神经并行分布，用肾上腺素可显著减少这一区域手术时的失血量，并可延长麻醉作用时间。

(2)额面部神经阻滞：额面部头皮为三叉神经分支支配；枕、颈项部为颈神经分支支配。额面部及近人字缝处的头皮整形美容手术只要阻滞滑车上神经及眶上神经即可。眶上孔、眶下孔及颏孔都在距面部正中线

2.5cm 的同一垂直线上,即瞳孔的中点线,依此来确认较难触及的眶上孔的位置。阻滞法:摸到眶上切迹处,垂直进针有异感或骨质感即注 1.0%～1.5%利多卡因药 1～2ml,即阻滞眶上神经,注药后稍退针后再向中线方向进针,且多为体表中小手术,成人居多,局麻药 1～2ml 可阻滞滑车上神经。额面部近中线的手术要采用双侧阻滞。

(3)眶下及牙槽神经阻滞:眶下神经起源于上颌神经,从眶下孔穿出分支为下睑部位是鼻外侧神经、鼻内侧神经、上唇神经及前上牙槽神经。阻滞后可麻醉下眼睑、鼻外侧部分上唇、口腔黏膜及上切牙范围。适用于该部位的整形美容手术。阻滞法:距眶下缘面部中线 2.5cm 处,垂直进针,至眶下缘深度,近眶下孔处注 1.0%～1.5%利多卡因药 2～5ml,不必找"异感"为指标,以免反复多次探寻而损伤神经。其最严重的并发症是将局麻药注入眼眶内导致眼压增高,产生视觉障碍。一旦产生,不需做特殊处理,待局麻药吸收后渐减轻;若为继发性出血(如球后血肿)应请眼科医师协助诊治。

(4)上颌骨神经阻滞:上颌及颊部区域的整形美容手术,要阻滞三叉神经的第二分支,即上颌支。上颌支从颅骨的卵圆孔穿出,卵圆孔位于蝶大翼内,在翼板前骨嵴的稍后上方,阻滞法有前方径路及外侧径路。

①前方径路法:患者平卧,两眼平视,触及冠状突的前缘及颧骨的下缘,取 10cm 针头,至针尖 6cm 处做一标记,垂直进针,有骨质感后略退针,再沿后上方的凹陷方向进针 6cm,回抽无血液后可注 1.0%～1.5%利多卡因药 2～5ml。

②外侧径路法:嘱患者张口,触及乙状切迹,垂直进针在翼板外深 4～5cm 处可及乙状切迹,略退针后再向前及向上方进针,在翼板前面进入蝶上颌孔中,针头向前推进 1～1.5cm,可达上颌神经附近,回抽无血液后注 1.0%～1.5%利多卡因药 2～5ml。

(5)下颌神经阻滞:下颌神经是三叉神经的第三支,也是最大的一个分支。从颅骨的卵圆孔穿出分为运动支和感觉支。感觉支司咽、下牙、舌前 2/3 的感觉,下颌骨、颏部及耳后区域的感觉。运动支司咀嚼肌等的运动。面部外下区域的整形美容手术常采用下颌神经阻滞法。对假性颞颌关节强直和神经痛的治疗效果良好。阻滞法:在颧骨下沿、下颌骨冠状突及髁状突之间垂直进针,深度 4～5cm 可达蝶骨大翼底部,略退针再向后上方继续推进,遇异感或骨质感即可注 1.0%～1.5%

利多卡因 $2.0\sim5.0ml$。

(6)下牙槽及颏神经阻滞:下牙槽神经的终末分支形成下切牙神经及颏神经。颏神经司下唇(包括黏膜部分)及颏部皮肤感觉。下唇及颏部的整形美容手术常采用。下切牙神经从下颌骨内侧发出,司下切牙及双尖牙的感觉。下牙槽神经阻滞法:仰卧,尽量张口,触及翼突下颌皱襞稍外侧的磨牙后凹陷,在下颌骨后面进针,针方向与下颌骨牙齿呈 $45°$,且与𬌗面平行,边进针边注入局麻药 $2\sim5ml$,有异感,即可达到阻滞下牙槽神经。颏神经阻滞法:以颏孔进针,达颏孔后有骨质感,回抽无血液后注 $1.0\%\sim1.5\%$利多卡因药 $0.5\sim1ml$。

(7)鼻部神经阻滞:司鼻部皮肤感觉的神经为滑车神经、眶下神经及鼻神经外支。司鼻腔黏膜感觉的神经为蝶腭神经节分支及鼻腭神经。外鼻整形美容手术时阻滞鼻外分支可产生满意的麻醉效果。阻滞法:用浸润 1%丁卡因或 4%利多卡因药液的小棉签 3 个,将其一置于中鼻甲后 $1/3$ 与鼻中隔之间以阻滞蝶腭神经节;另一置于中鼻部前端与鼻中隔间以阻滞鼻睫神经;最后一个棉签则放在下鼻甲以下阻滞鼻腭神经。注意局麻药勿逾量,因黏膜对麻药吸收迅速,易很快达到药物中毒水平,应加强监护。

(8)外耳神经阻滞:外耳腹面受耳颞神经支配,背面受耳大神经、枕神经及枕神经的乳突分支支配。适用于外耳部位的整形美容手术。阻滞法:在耳周围形成环形浸润,取得较好的效果。

2. 硬膜外麻醉

(1)颈部硬膜外麻醉:用于双侧上肢、双肩部及双腋窝的整形美容手术。穿刺点颈$_7$至胸$_1$间隙,向头侧置管,平面控制在颈$_5$~胸$_2$为宜,以较低浓度局麻药分次注入。但操作复杂,安全性差,易出现单侧阻滞,手术时间冗长的仍以全麻为宜。

(2)上胸部硬膜外麻醉:用于乳房整形术,胸$_{4\sim5}$椎间隙穿刺,向头侧置管,阻滞平面以胸$_{2\sim8}$为宜。局麻药浓度较低,一般利多卡因$<1.5\%$、丁卡因$<0.2\%$及丁哌卡因$<0.25\%$,或罗哌卡因$<0.5\%$,可达到良好的镇痛效果,而不致麻痹运动神经。术前和术中慎用镇静、镇痛药物。一旦出现呼吸抑制时,可常规面罩给氧,并行辅助呼吸;必要时才行气管内插管。阻滞平面过宽、平面$>$胸$_4$时,心交感神经受抑制,心率减慢,伴有不同程度的血压下降,可用阿托品或少量麻黄碱等血管收缩药治疗。

(3)腹部硬膜外阻滞:用于腹部脂肪抽吸或切除腹壁皮肤成形术,经胸$_{9\sim10}$间隙穿刺,向头侧置管,阻滞平面达胸$_4$至腰$_1$,注意平面过广对呼吸、循环的影响。不需肌松,用相对低浓度的局麻药,术中辅助适量的镇静、镇痛药物。手术野大,术中失血、渗液较多,及时给予补充。

(4)腰部硬膜外阻滞:用于妇科会阴和下肢整形吸脂及祛肌肉、神经等手术,若为妇科会阴部手术,经腰$_{3\sim4}$椎间隙穿刺,向尾侧置管,阻滞骶(S)神经;下肢手术可经腰$_{2\sim3}$或腰$_{3\sim4}$椎间隙穿刺,向头侧置管,平面达胸$_{12}$至骶$_3$。麻醉平面不要过高,对循环、呼吸功能影响小。硬膜外麻醉安全可靠,术中管理方便,如因手术时间长,可选用丁哌卡因或罗哌卡因等长效局麻药。也用脊麻-硬膜外联合麻醉。

3. 全麻

(1)麻醉药的选择:根据整形美容手术麻醉的特点和原则,选用静吸复合麻醉加用肌松药较为理想。

①吸入麻醉药:可选用恩氟烷、异氟烷、N_2O 等,恩氟烷、异氟烷有肌松效应,有强化非去极化肌松药的作用;N_2O 吸入后有良好的镇痛效果,大大减少术中麻醉性镇痛药物的用量。

②静脉麻醉药:常选用芬太尼、氯胺酮、丙泊酚等。芬太尼镇痛作用强,选用的较多,氯胺酮应用广泛,但对其引起的不良反应应予以充分重视,如使交感神经活性增强,导致血压增高、心率加快;氯胺酮对心肌也有直接抑制作用,有时可引起血压下降,在术前有血容量不足、心功能有损害的求美者,可发生严重循环抑制,甚至心搏骤停;氯胺酮静注过快、剂量过大或术前曾用麻醉性镇痛药时,呼吸抑制明显,甚至呼吸停止;氯胺酮麻醉后有 30% 患者出现精神症状,成人尤明显,应用时应注意,并用咪达唑仑、氟哌利多可减少精神反应。丙泊酚为新型静脉麻醉药,起效快、作用时间短,可连续输注使血药浓度维持在有效范围之内,用于整形美容手术,血压心率稳定,苏醒快、质量高,但应及时补充血容量。

③肌松药:非去极化肌松药均可选用,便于施行机械通气,以加强术中呼吸管理,并减少麻醉药用量和维持浅麻醉状态,避免深麻醉对循环、呼吸的抑制。也可以不用肌松药。

(2)插管方法和呼吸管理:选用何种插管方法应根据患者的张口度、颈部活动度、面颈部及咽喉部等检查结果来决定。气管插管后利于麻醉中呼吸管理。

①特殊气管插管方法：整形美容手术麻醉需要以下特殊气管内插管法。清醒插管法用于张口受限、颏胸粘连、面颊缺损、下颌退缩缺损、颞下颌关节强直、气道部分梗阻的患者，因能保留自主呼吸及保护性咽喉反射，插管较为困难，常采用经鼻插管。纤维光导喉镜或支气管镜引导，对于特殊插管困难的病例，如肥胖、颏胸粘连等求美者，使用纤维喉镜或支气管镜引导，可大大提高插管的成功率；或用喉罩为某些插管困难的病例提供了新方法。详见第 5 章第七节"喉罩通气"；气管造口术对个别难以完成插管的求美者，先在局麻下行气管造口，经造口置入气管导管后再施行麻醉。

②呼吸管理：气管内插管后，采用机械通气，控制呼吸，监测 SpO_2、$P_{ET}CO_2$ 等，避免缺氧和二氧化碳蓄积。也应防止过度通气，维持通气在正常水平。特别是头部整形手术更应加强呼吸管理，严密观察，以防意外。

4. **清醒镇静镇痛麻醉**　术前 30min 阿托品 0.5mg，苯巴比妥钠 0.1g 肌注。术前准备和麻醉管理与全麻一样，常用的静脉麻醉药为咪达唑仑、氟哌利多、芬太尼、阿芬太尼、异丙酚、瑞芬太尼、氯胺酮、哌替啶、利多卡因等。保留自主呼吸，鼻导管给氧，保持气道通畅。

【常见手术的麻醉】

1. **唇腭裂手术麻醉**　详见本章第十节口腔颌面外科手术麻醉项下。

2. **显微整形手术麻醉**

(1)显微整形手术麻醉特点：近年来显微整形美容手术比例增加，应用广泛。

①显微技术适应证：皮瓣、肌皮瓣、大网膜、骨肌瓣、神经及足趾移植手指再造术及同、异体断肢再植等手术。

②麻醉前准备：围术期准确的麻醉处理、积极的麻醉前准备是手术成功的关键。术前有水、电解质和酸碱失衡时，应常规输液，尽量纠正。有感染症状时控制感染，后行手术。纠正恐惧和焦虑心理，术前应保持良好的心态，术前晚应保持充足的睡眠。麻醉前给予镇静药，可减少术前的紧张与焦虑。

③对麻醉要求高：手术操作精细，要求麻醉浅而稳、镇痛完善，确保手术野绝对安静、制动。

(2)麻醉选择：根据具体手术部位而选择。

①单纯上肢手术:可选臂丛阻滞。

②双上肢同时手术:可用硬膜外麻醉。

③下肢手术:选硬膜外麻醉或脊麻-硬膜外联合麻醉。

④上下肢同时手术:采用臂丛+硬膜外阻滞,但应注意诱导时药物的剂量,以防局麻药逾量。

⑤全麻:头皮撕脱伤后行再植术或游离皮瓣移植术者;双上肢同时手术,且手术时间冗长者;手术时间过长或术前精神极度紧张者,均应采用全麻。气管内插管,静吸复合或全静脉麻醉或清醒镇痛麻醉(MAC)维持麻醉。

(3)麻醉管理:麻醉管理是手术成功的关键。

①保证移植处组织有足够的血流灌注:应及时输血输液,维持有效血容量,特别是长时间手术。

②防止吻合后血管栓塞:术中输注平衡液和右旋糖酐-40,可减少血液黏稠度,防止吻合后血管栓塞。避免疼痛、寒冷、滥用血管收缩药等。

③监测:应监测心电图、血压、脉搏及尿量等。

④维持水、电解质平衡:维持水、电解质及酸碱平衡。

⑤术后管理:拔管不宜过晚,避免术后疼痛、烦躁、呕吐、躁动、血压过高或过低。对于张口困难、后仰受限者,可在其通气量、咳嗽、吞咽反射恢复后拔管,不必等完全清醒;术后止痛。

3. 腹部脂肪抽吸术麻醉 腹部脂肪抽吸术是近10年来国内开展的一项整形减肥美容手术。其手术效果可观,可解除或改善肥胖患者因肥胖引起的生活不便,并获得形体美的感受。腹部脂肪抽吸术的麻醉不可忽视,常选用肿胀浸润麻醉,是一种特殊形式的局部麻醉,且有一定特点。

(1)麻醉前准备

①心理治疗:做好术前解释工作,消除患者对手术的恐惧感。

②其他准备:同一般手术。

③麻醉前用药:前驱药必给,且量要偏重。镇静药,苯巴比妥钠 0.1g 或地西泮 0.2～0.4mg/kg,术前 30min 肌注,或咪达唑仑 0.05～0.1mg/kg 肌注。镇痛药,哌替啶 1mg/kg,术前 30min 肌注。颠茄类,阿托品 0.5mg 或长托宁 0.5mg,术前 30min 肌注。

(2)麻醉选择

①硬膜外阻滞:为腹部脂肪抽吸手术常选用的方法。腹肌松弛,麻醉

效果满意。一般选胸$_{10\sim11}$和胸$_{12}\sim$腰$_1$两点穿刺,分别向头、向足置管。术中以 1.6%～2%利多卡因或 0.5%～0.75%丁哌卡因 10～15ml 维持,或 0.15%～0.75%罗哌卡因 10～15ml,根据手术需要追加。

②静脉复合全麻:是腹部脂肪抽吸术的较好麻醉选择之一。优点是静脉复合全麻表面镇痛完全,腹部肌肉可保持一定张力,可满足多部位手术操作的要求;静注或输注很方便,也无须插管,操作简便,可控性强,麻醉深度易掌握,苏醒快;安全性大,腹肌可保持一定张力,便于术者操作时判断抽吸深度,避免穿透腹肌损伤内脏的可能。静注哌替啶 50mg、氟哌利多 5mg。吸氧。术野消毒毕,1%普鲁卡因 200ml 加氯胺酮 200mg 输注,60～80 滴/min,手术开始后维持 30～40 滴/min,手术前 1min,术中酌情追加氯胺酮 50mg。气管插管患者,咪达唑仑 0.2～0.4mg/kg,芬太尼 2μg/kg 静注,琥珀胆碱 1～1.5mg/kg 静注后气管内插管,复麻液维持。手术结束前 15min 停输注复麻药,术毕患者清醒、睁眼送回病房。术中监测心电图、心率、SpO_2 等。

③肿胀浸润麻醉:采用超低浓度,大剂量、大容量的局麻药(目前常用利多卡因)浸润至麻醉区皮下脂肪内,作为脂肪抽吸塑形美容术的麻醉方法。1987 年 Klein 首先发明,将大剂量的肿胀麻醉液注射浸润麻醉区域的皮肤、皮下组织内,然后将其与脂肪一起抽吸出来,达到吸脂塑形美容的目的,也叫作肿胀麻醉。是脂肪抽吸术一种比较理想的麻醉方法。具有简便、安全、有效、损伤轻、出血少、恢复快、利于脂肪吸出、麻醉时间长、误损伤率小、术中补液量少等优点。与 MAC 联合等复合麻醉更理想。肿胀麻醉属局麻范畴,局麻是不完善的麻醉方法,MAC 可弥补其不足,取长补短,使受术者在舒适的情况下完成手术。肿胀麻醉液的配制:2%利多卡因 20～50ml(400～1000mg),肾上腺素 1mg,5%碳酸氢钠 12.5ml,生理盐水 1000ml。利多卡因浓度为 0.04%～0.1%;肾上腺素浓度为 1:100 万。并发症为脂肪栓塞等意外,注意防治。

(3)麻醉管理

①麻醉镇痛完全:腹部脂肪抽吸术手术范围广,要求达到一定麻醉深度。

②安全性要高:麻醉中安全措施做到,面罩或鼻腔吸氧,或机械通气。硬膜外阻滞因使肌张力消失,腹肌保护性反射也消失,术者难以掌握抽吸深度,易穿破腹膜后误伤内脏,增加了手术危险性。静脉复合全麻可避免

误伤内脏的可能性,比硬膜外阻滞较优。

③补充血容量:抽吸脂肪量及出血量较多时可达近 10 000ml,要建立 2 条静脉通路,必要时输血,使血容量得以补充,以增加安全性。

④麻醉后管理:求美者送回病房后要由专护护理至全麻清醒,护理工作包括去枕平卧,头偏一侧。监测心电图、血压、心率,保持气道通畅,加强观察,防止术后低血压。

第十四节 泌尿外科手术麻醉

【肾与麻醉的关系】 麻醉科医师应熟悉麻醉时,肾脏要受到 3 个方面影响。

1. 麻药的肾毒性 要了解各种麻醉药物和方法对肾功能的影响。如甲氧氟烷损害肾小管,而致产生非特异性退行性变等。

2. 麻药的排泄 麻醉药主要是经肾脏排泄,对水溶性或低脂溶性药物易排泄。

(1)正常肾:对麻药及其代谢产物的排出并无影响。

(2)不由肾排泄或排出很少的麻药:即使肾功能受损,也对肾影响轻微。如局麻药、吩噻嗪类、丁酰苯胺或氯胺酮,多数吸入麻药等。

(3)需要经肾排泄的麻药:如戈拉碘铵等部分非去极化肌松药、巴比妥类、新斯的明、阿托品及洋地黄等,在体内 pH 正常情况下,正常肾脏,不能处于高等电离子化或脂溶性有限,部分药物就可能不经化学转化直接经肾排出。肾功受损时,药效延长、药物毒性显著或不良反应加重等反应。

(4)不同麻药或麻醉方法对肾的作用和影响。

①腰麻:出现高平面,达胸$_{1\sim2}$时,肾血流量约减少 18%;若收缩压下降 20%,尿量则可减少 86%。

②硬膜外麻醉:硬膜外麻醉时,血压虽下降与腰麻相同的幅度,尿量却反而增加。

③硫喷妥钠:诱导用量或镇静用量,肾血管阻力增加,肾血流量及肾小球滤过可轻度下降。用量过大,注速过快时,因血压下降,肾血流量和肾小球滤过率的下降更明显。硫喷妥钠用后,尿量减少或无尿,这与抗利尿激素的增加及肾小管功能的抑制也有关系。

④氯胺酮:氯胺酮的代谢产物经肾排泄。氯胺酮使血压过度上升时,肾血管阻力明显增加,肾血流量就相应减少。

⑤神经安定镇痛药:约 10% 的代谢产物经肾排出。但无血压下降,对肾血流量、肾小球滤过率和尿量无影响。

⑥N_2O:吸入 N_2O 在无缺氧下影响不大,但在浅麻下,交感神经活跃,肾血管痉挛。

⑦氟烷:使血压下降,肾血管阻力上升,肾血流量减少 45%,肾小球滤过率减少 35%。尿量减少 60%,与抗利尿激素的增加有关。

⑧甲氧氟烷:抑制肾功能、肾自动调节能力受损,肾小管可出现非特异性退行性变;加压素释出增加;血尿素氮上升;血浆肌酐量增多;血钙升高;肾小管内有草酸钙结晶。肾功能严重受损时,出现多尿性肾功能衰竭。

⑨肌松药:多数经肾排泄,但排出比例多少不等。戈拉碘铵全由肾排泄,肾功能不全时,不能应用。血浆假性胆碱酯酶不足并有肾功能障碍者,琥珀胆碱应用,须十分慎重。

⑩低温麻醉:至 30℃ 时,肾血流量减低 50%;若<20℃,无尿。

⑪控制性低血压:SP 降至 70mmHg 以下时,有效肾小球滤过率,可明显降低。

⑫吗啡:使尿量减少。因肾小球滤过率减少、肾小管再吸收增加、加压素分泌增多的结果。

⑬镇痛药:使肾血流量和肾小球滤过率皆有减少。

3. 麻醉技术影响肾血流量的因素　麻醉技术影响肾血流的因素如下。

(1)缺氧:PaO_2<30mmHg 时肾血流量减少。

(2)高压氧:2 个大气压,高压氧减少 45%。

(3)二氧化碳复吸:二氧化碳吸入相当 30% 的浓度,肾血流量降低 25%～60%。

(4)失血:失血引起血压下降时,有效肾小球滤过率明显降低。

(5)失液:如脱水严重时可致肾功能衰竭。

(6)升压药:升压药(除多巴胺等药外)均使肾血流量降低。

(7)甘露醇:甘露醇使肾血流量增加 31%。

【肾功能评估】

1. 尿检验反映肾功能　尿量及尿的质量反映肾功能情况。

(1) 尿量：1000～2000ml/d，＜450ml/d 为少尿；＜30ml/d 为无尿；＞2500ml/d，为多尿性肾功能衰竭。

(2) 尿比重：肾功能正常时为 1.015～1.020，肾功能不全为 1.010～1.012。

(3) 尿渗透压：正常肾功能时为 600～1000mmol/L。尿渗透压与血浆渗透压(280～310mmol/L)之比＜1.7，为轻度至中度肾功能受损；其比值＜1.1，为重度受损，经常出现，为肾有病变之兆。

(4) 尿有形成分：尿蛋白、管型尿出现时为肾有疾病。

(5) 尿浓缩稀释试验：夜尿量＜750ml；日间与夜间尿量比应为 3～4：1；尿比重正常值＞1.022；尿渗透压＞1000mmol/L。当比重在 1.010～1.012，＜1000mmol/L 反映肾功能异常值。

2. 血液检验反映肾受损程度　常用的血液检验，有以下项目均可反映肾功能情况。

(1) 血尿素氮(BUN)：3.2～7.14mmol/L。＜10.7mmol/L 轻度受损；10.7～35.7mmol/L 中度受损；＞35.7mmol/L 为重度受损。

(2) 血肌酐(Cr)：61.88～132.6μmol/L。176.8～265.2μmol/L 轻度受损；265.2～707.2μmol/L 中度受损；＞707.2μmol/L 重度受损。

(3) 血钾(K^+)：4.1～5.6mmol/L。5.6～6.0mmol/L 轻度受损；6.0～6.5mmol/L 中度受损；＞6.5mmol/L 重度受损。

(4) 碱剩余(BE)：负值减少，为代谢性酸中毒，说明肾受损。正常值±4mmol/L，＞－8mmol/L 轻度受损；－8～－15mmol/L 中度受损；＜－15mmol/L 重度受损。

(5) 内生肌酐清除率(Cur)：代表肾小球滤过率，可做肾损害的定量检测。正常值 80～125ml/min，50～80ml/min 轻度受损；10～50ml/min 中度受损；＜10ml/min 重度受损。

(6) 酚红试验(PSP)：静脉法 15min 时，25～40ml/min 为正常值，15～25ml/min 轻度损害；10～15ml/min 中度受损；＜10ml/min 肾重度受损。

3. 症状和意义　肾功能严重受损时的全身症状和临床意义如下。

(1) 高血压：体内水分潴留不能排出时，会导致充血性心力衰竭、肺水肿、脑血管疾病及冠心病。

(2) 贫血：红细胞减少，寿命缩短，携氧能力减低。

(3) 出血倾向：血小板功能低下，易致术中出血。

（4）感染：免疫力降低，容易被感染，形成败血症。

（5）电解质失衡：①低钠血症，因体内潴水，将钠稀释，严重时水中毒；②高钾血症，肾排钾减少，代谢性酸中毒致组织释放钾，出现心律失常；③低钙血症，肠吸收钙有障碍，维生素 D 的活性化障碍。出现继发性甲状旁腺功能亢进。

（6）代谢性酸中毒：由于酸性代谢产物不能由肾排出，肾小管再吸收 HCO_3^- 功能障碍，表现为呼吸深大。

4. 麻醉前准备

（1）治疗继发病：慢性肾功能不全者继发的高血压、尿毒症、贫血、低蛋白血症、水电解质及酸碱失衡，所致的心、肺、肝、内分泌等器官的病变，应予以彻底治疗，使病人处于最佳状态。

（2）术前激素治疗：凡 3 个月内接受过激素治疗或行肾上腺手术的病人，术前均给予激素治疗。

【麻醉选择】

1. 腰麻　膀胱、外生殖器的手术，用中、低位腰麻较为适宜，麻醉效果满意。但需控制好血压，术后注意头痛并发症等。

2. 硬膜外麻醉　是泌尿外科手术最适宜的麻醉。用于全部泌尿系手术，国内应用广泛。

（1）肾：穿刺点用胸$_{9\sim10}$ 椎间隙，阻滞范围为胸$_6$～腰$_2$。用药量足、浓度要高，2％利多卡因，或 0.5％～1％罗哌卡因，或 0.25％～0.3％丁卡因，向头侧置管。为减轻牵拉肾脏及肾蒂的反应，可提前静注哌替啶 25～50mg、氟哌利多 2.5～5mg；维持血循环的稳定，做好预防术中意外的准备。

（2）广泛肾及肾周围与输尿管等手术：经胸$_{8\sim9}$ 椎间隙，向头侧置管；经腰$_{2\sim3}$ 椎间隙向足侧置管的两管法。麻醉范围在胸$_4$～腰$_2$，以上管为主，药量要足，浓度要高；以下管为辅，作调节。

（3）输尿管上段手术：选胸$_{8\sim9}$ 或胸$_{9\sim10}$ 椎间隙，向头侧置管，阻滞范围要在胸$_6$～腰$_2$；输尿管下段手术胸$_{10}$～骶$_4$ 的阻滞范围，选腰$_{1\sim2}$ 椎间隙穿刺，向头侧置管。用药量足、高浓度。

（4）膀胱手术：选腰$_{1\sim2}$ 椎间隙，向头侧置管。阻滞范围要达到胸$_{10}$～骶$_4$。用药为一般用量。

（5）回、结肠代膀胱手术：穿刺点为胸$_{11\sim12}$ 椎间隙，向头侧置管。阻滞范围胸$_6$～骶$_1$，用药量要足，浓度较高。是泌尿外科手术时间较长、创伤大、出血多的手术，如果管理不当，手术后期可能会发生创伤出血性休克，应逾量输血，适量平衡盐液补充，纠正酸中毒，补充钙剂；或术前自体血回输。

（6）前列腺手术：常用腰$_{2～3}$椎间隙，向头侧置管及腰$_{3～4}$椎间隙，向足侧置管的双管法。麻醉范围达胸$_{10}$～腰$_4$。老年人须小量分次注药。

（7）外生殖器手术：选腰$_{4～5}$椎间隙穿刺，麻醉范围达胸$_{10}$～骶$_4$。一般用药量即可。

3. 脊麻与硬膜外联合麻醉（CSEA）　适用于肾、输尿管、膀胱、肾移植术、前列腺摘除等。

4. 骶麻或鞍麻　适用于做外生殖器手术或膀胱镜检查。

5. 局麻及神经阻滞　局麻做肾切除，耻骨上膀胱造口引流术、睾丸、精索和阴囊手术的麻醉，分层浸润。必要时辅助镇痛药，可完成手术。阴茎和包皮手术用阴茎阻滞法。

6. 全麻　适用于硬膜外麻醉禁忌者，或手术范围过宽过广，患者不合作，或并发其他严重疾病的患者。方法同一般全麻。

【常见手术的麻醉】

1. 前列腺手术麻醉　前列腺手术分经膀胱前列腺摘除及经尿道前列腺电切术（TURP），麻醉选择无大的区别。

（1）患者特点：前列腺增生肥大或癌是老年人的多发病、常见病。少数患者因尿道梗阻而伴有老年退行性变或继发肾功能损害，甚至并发尿毒症而昏迷。

（2）手术出血严重：前列腺癌手术后，容易出血。摘除前列腺后短时间内，出现大量快速的失血；少数患者是纤维蛋白溶酶原的生成增多，使溶纤维蛋白溶解导致伤口异常失血。应予以重视。一旦发生，应及时输新鲜血和纤维蛋白原及激素治疗。预防出血性休克。

（3）麻醉前准备：并发其他老年病，如高血压病、糖尿病和心血管病应积极治疗，在麻醉前不得忽视，使患者在最好状态下手术。

（4）做好输血准备：前列腺手术可能会有意外出血，或出血较多。麻醉前要做好大量输血的准备。术中要适量补充全血。术中止血要彻底。有报道，将过氧化氢溶液在前列腺摘除后倒入膀胱内的新鲜创面，止血效果较优。

(5)防治经尿道前列腺电切的并发症:经尿道前列腺电切,需大量灌注液经镜管冲入膀胱。现用灌注液是山梨醇及甘露醇合剂(山梨醇 2.7g 和甘露醇 0.54g/100ml 溶液),或 1.5％甘氨酸液。但膀胱内的吸收量较大,有报道膀胱对灌注液的吸收达 10～30ml/min。大量吸收后入血循环,使血液稀释、低钠血症、血浆蛋白渗透压下降及间质水肿,称为急性水中毒。甘氨酸及其代谢产物——氨,可引起中枢神经症状,如神志不清,一过性失明及昏迷等。值得注意的是静脉输液量应适当限量;若有水中毒时,尤其是在大量灌注、手术时间过久的情况下,易致水中毒,须做紧急处理,呋塞米 20mg 静注,快速利尿;3％～5％氯化钠 3～4ml/kg,100～200ml/h 速度输注等;重症肝病禁用甘氨酸做灌注。有低血钾时从静脉补充 KCl。有酸中毒时及时纠正。

(6)麻醉选择:常选低位硬膜外麻醉、低或中位腰麻、CSEA;全麻适用于阻滞麻醉禁忌和患者要求。

2. 肾移植手术　详见本章第十九节器官移植手术麻醉。

3. 急性肾功能衰竭患者手术麻醉　急性肾功能衰竭患者择期手术应禁忌,急症手术危险性很大,应提高警惕,以防万一。

(1)麻醉前准备:麻醉前要争取时间,认真准备。①纠正低血钾,血钾值要正常;②心电图要正常,如有异常,则做肾透析,予以处理。

(2)麻醉选择:局麻药基本都从肝代谢离解,对肾无害。硬膜外、低或中位腰麻、神经阻滞或局麻皆可适用。全麻药除氧化亚氮及氟哌利多外,都对肾有影响,避免应用。

(3)注意事项:急性肾功能衰竭患者手术麻醉,有很大危险性,除麻醉前认真准备、准确选择麻醉外,应做到:①及时补充失血,防止低血容量;②维持血循环的稳定,及时纠正低血压;③防止缺氧,血容量不足、低血压和缺氧都会加重肾损害;④心律失常及时予以纠正;⑤预防感染,全部用具必须无菌操作;⑥硬膜外麻醉时,注意辅助用药对血压的影响,以及出血倾向可能造成硬脊膜血肿;⑦急症全麻时,选氟哌利多 2.5mg,芬太尼 0.05mg,硫喷妥钠 150mg 静注,吸氧祛氮,表麻下气管内插管。维持麻醉用氧化亚氮:氧为3:2,或氟芬合剂 1/2,分次静注,泮库溴铵 2～4mg,静注;⑧常规心电图、血压、CVP 和尿量的监测,及时了解血钾、少尿及无尿的情况,以便做及时处理。在 CVP 指导下,谨慎输液。少尿和无尿时用利尿药。如血钾增高,应立即静注高渗糖、胰岛素加用钙、碳酸氢钠,其至透析,使血钾降至正常或以下。

若已心衰,应先积极控制治疗,好转后再行麻醉和手术。否则为绝对禁忌证。

第十五节　产科手术麻醉

近年来,国内剖宫产率显著提高,占 15%～28%。剖宫产术的麻醉要保证母子安全,无痛,满足手术要求,减少手术创伤和术后并发症,不影响或少影响胎儿娩出后的子宫收缩。这是产科麻醉的基本原则和管理的独特要求。

【麻醉前准备】

1. 详细询问病史　产科手术分平诊和急诊,即择期手术和急症手术。麻醉前应详细了解产妇的产程经过、既往史、药物过敏史、心理的准备等,做好解释工作,消除紧张情绪和顾虑。

2. 做各种检查　麻醉前要进行各种辅助检查,如超声波、X 线片、心电图及各种激素的测定等。预先了解胎儿及胎盘功能情况。

3. 禁食　产妇胃排空时间延长,胃内压增加,麻醉前至少禁食 6h。饱食病人,置胃管。

4. 治疗并发症　对于产妇并发症,术前尽量治疗。如合并心脏病、糖尿病等,或妊娠中毒症等病理。预防麻醉与手术易使病理妊娠趋于恶化而威胁母子安全,给麻醉带来困难。

5. 预防术后硬膜外血肿　孕妇硬膜外腔容积变小,静脉丛扩张,注入小量的局麻药,即可得到较广泛的麻醉平面和较广泛的阻滞范围,且术中出血及术后形成血肿的机会增多,尤应注意。

6. 胎儿的全面情况及危险　尽量要考虑到麻醉前用药和麻醉药对产妇宫缩及胎儿的影响。

7. 麻醉前设备检查　做好新生儿复苏抢救及母体意外出血的准备。如新生儿气管导管、麻醉机、氧气、吸引器、抗酸药及急救药品的准备;母体可靠的静脉通路及大输血的准备。麻醉科医师要有一个训练有素的助手。

8. 术前谈话　将用的麻醉药及围术期可能会遇到的情况,向产妇及家属交代清楚。产妇处于高危状态时,将手术麻醉风险应向家属解释清楚。

9. 术前用药

(1)镇静药:量要小,咪达唑仑、地西泮、异丙嗪和巴比妥类较常应用。

(2)颠茄类:用量要轻,阿托品 0.3~0.4mg 或长托宁 0.5mg 肌注。

(3)禁用吗啡等药物:若手术所需要时,应待胎儿娩出前 3~5min,或在胎儿娩出后,静注哌替啶 50mg 和异丙嗪 25mg,作为辅助麻醉。不用吗啡等抑制胎儿呼吸的药物。

(4)抗酸药:术前应口服给予枸橼酸钠 30ml,或碳酸氢钠,或静注甲氧氯普胺 10mg(术前无禁食产妇)。

【麻醉方法选择】

1. 局麻　有时使用,如重度休克时。计算出所用药物的最大安全剂量。局麻时患者对手术切口多能耐受,但手术操作到腹膜后,特别是切开子宫取胎儿时,或在子宫内手术操作时,产妇难以忍受,手术医师感觉腹部肌肉不松、手术操作不方便。在胎儿剖出后可辅以镇静、镇痛药。

2. 硬膜外麻醉　是产科手术的首选麻醉方法。镇痛完全,麻醉平面较易控制,肌松满意,对胎儿影响较少,对母子均安全。可满足手术要求,减少术中心血管动力学波动。穿刺点一般选择胸$_{12}$~腰$_1$,或腰$_{1\sim2}$ 或腰$_{2\sim3}$ 椎间隙,向头侧置管,置入管深 3cm,用药量较一般患者为少,初次诱导量为 5~15ml 不等。阻滞平面上界达胸$_8$,当胎儿被取出后,麻醉平面有上升趋势,并有可能发生危险。应引起重视,做适当的预防和处理;还可于术后硬膜外止痛。胎儿娩出后可静注哌替啶等辅助麻醉药。

3. 腰麻、硬膜外联合麻醉　其优点是患者清醒,可保证气道通畅,镇静药用得少或不用,经济、简单、易行等,但单纯腰麻平面不易控制,术后并发症多,现在很少选用。一旦选用时,用药量为常用量的 1/3~2/3。药液易向头侧扩散,故要严格控制好平面,不使平面升得过高,一般控制在胸$_{8\sim6}$ 以下为宜。若平面>胸$_6$ 时,会出现宫缩无力,子宫出血增多,血压下降等改变,难免危及母子安全。要及时予以处理。先加快输液、输血,必要时从静脉注射麻黄碱 15~30mg 升压。近年多用硬膜外腔和蛛网膜下腔联合阻滞,先行蛛网膜下腔麻醉,必要时硬膜外腔加局麻药以满足要求,硬膜外腔阻滞可行术后止痛。

4. 全麻　用于产妇异常精神紧张者,无法合作者,或合并有严重心脏病、腰椎病、局部感染明显、产前大出血性低血压或休克等硬膜外阻滞禁忌情况。麻醉前常规肌注阿托品,入手术室后吸氧祛氮 5～10min,并保持良好的通气,以免在诱导插管时,母子发生低氧血症。快速诱导,插入带套囊的导管,以减少误吸的危险。诱导:0.1～0.2mg/kg 泮库溴铵或先静注泮库溴铵 1.0～2.0mg,后 1～2mg/kg 氯琥珀胆碱静注,丙泊酚 1.5mg/kg、硫喷妥钠 4mg/kg 静注,气管内插管。控制呼吸。加深麻醉。维持麻醉用氧化亚氮:氧为(2:1)～(3:1)。或吸入 1% 恩氟烷或异氟烷,以维库溴铵 0.02～0.05mg/kg 或阿曲库铵 0.1～0.2mg/kg 静注维持肌松。钳夹脐带时,可适当加深麻醉。切子宫下段时,停止吸入性麻醉药,只吸纯氧。麻醉不宜过深,且时间越短越好,争取 5～10min 以内取出胎儿,以减少麻醉药对胎儿的呼吸抑制。术后拔管时产妇应完全清醒,以防误吸的可能性。

【麻醉管理】

1. 预先吸氧　无论选用何种麻醉,产妇入手术室后,都要吸氧祛氮。术前吸氧 >5L/min,保持气道通畅。要防止反流和呕吐,一旦发生呕吐时,取头低位并偏向一侧,及时用吸引器清除干净。必要时,在直接喉镜下吸引清除,以保持呼吸通气量的正常。

2. 防止血压下降　术中全力维持血压,为预防"仰卧位低血压综合征"的发生,产妇子宫向左侧倾斜 30° 或右臀部垫以薄枕头,使增大的子宫左移,可以减轻其对下腔静脉受压的危险。产妇低血容量是椎管内麻醉的禁忌证。麻醉前液体预扩容可预防产科低血压。

3. 预防流产　施行非剖宫产的孕妇手术时,腹腔内手术操作要轻柔,尽量避免对子宫的刺激,以免导致流产(<妊娠 6 个月)和早产。孕妇术中无论何时出现疼痛,应及时解除。应吸高浓度氧。

【常见手术的麻醉】

1. 妊娠中毒症(包括子痫)麻醉

(1)症状:妊娠晚期母体内发生很大变化,可引起中枢神经系统的功能紊乱。子宫因缺血而使胎盘产生某些有害物质,使小血管痉挛,导致高血压外周阻力增大、舒张压 >110mmHg,回心血量少等妊娠中毒症状。妊娠中毒症分为先兆子痫和子痫。

①先兆子痫:先兆子痫分为 3 类。轻度妊娠中毒症,仅有水肿和高血压症。舒张压 >90mmHg,尿蛋白 <0.3g/24h。中度妊娠中毒症,>妊娠 24 周,水肿、高血压、蛋白尿等。重度妊娠中毒症,血压更高,收缩压

可>160mmHg;舒张压>102mmHg,除上述症状加重外,还有头痛、头晕、视物模糊、胸闷、恶心等症状。如不注意控制,很易发展成子痫。主要影响左心功能,心衰时易发生肺水肿。

②子痫:重度妊娠中毒症加抽搐或昏迷。昏迷时易发生误吸;抽搐致子宫收缩,早产;或由于子宫血管痉挛,发生胎盘早期剥离、死胎等并发症。肾血管痉挛可使肾血流量减低,出现少尿或无尿,甚至急性肾功衰竭;心脏负荷过重,发生肺水肿、心力衰竭等并发症。

(2)麻醉前准备:麻醉前积极进行监测和治疗,减少母子并发症。

①镇静:咪达唑仑 10～20mg 静注或输注,必要时,用 2.5%硫喷妥钠 5～10ml,静脉缓注,以预防和控制惊厥、抽搐发作。应密切观察呼吸。

②镇痉、降压:25%硫酸镁 10ml 加 1%普鲁卡因 2.5ml,深部肌注。或 25%硫酸镁 20ml 加入 50%葡萄糖 80ml 缓慢静注。或 25%硫酸镁 20ml 加入 20%葡萄糖 400ml 内输注。必要时,6h 重复 1 次,总量<24g。或冬眠 1 号合剂 1/2 肌注,或冬眠 1 号合剂 1/2 加 50%葡萄糖 20ml 内静注。或肼屈嗪 5mg 静注,继之以 5～20mg/h 输注,以控制血压。做好新生儿复苏准备。

③扩张血管药和扩容同时使用:维持循环稳定,避免血压剧烈波动。拉贝洛尔 0.1～0.5mg/kg 静注,或苄胺唑啉 5mg/次或 5～10μg/(kg·min)输注,或硝普钠 0.5～8μg/(kg·min)必要时输注或微量泵注,调整速度,使舒张压维持在 90mmHg 左右。扩容用代血浆或平衡盐液或血浆或白蛋白(有低蛋白血症时)输注,使血细胞比容维持在 35%左右。

(3)麻醉选择及管理:在血容量已基本补足下,连续硬膜外阻滞,经 $L_{2\sim3}$ 穿刺,当病情极重时用全麻。

①局麻配合镇痛药:局麻药内禁加升压药。

②硬膜外麻醉:较为理想。可降低血压,能达到满意的麻醉效果,且可改善子宫胎盘的灌流。麻醉平面控制在胸$_8$以下,给药浓度要较高,分次少量给药,注意血压的变化,防止缺氧和 CO_2 蓄积。但需将子宫向左移位,以防压迫下腔静脉。

③对抗镁离子:发生高镁血症是危险的,如有效血清镁浓度>2.5mmol/L(正常为 0.8～1.2mmol/L)可抑制心肌收缩力,膝腱反射减弱或消失,易发生意外,术前应常规检查血镁水平。术中静注 10%葡萄糖酸钙 10ml,以对抗镁离子引起的呼吸抑制和心肌抑制。

④预防并发症:必要时监测 MAP、CVP;对重症患者可测 PCWP,保持 CVP 或 PCWP 达 5~10mmHg,保持尿量 0.5~1.0ml/(kg·h)。预防肺水肿、左心衰竭等并发症的发生,一旦发生时,应积极治疗。包括血管扩张药的应用。无肺水肿征象时,不必用利尿药。

2. **妊娠晚期大出血的手术麻醉**

(1)病因:妊娠晚期大出血常见于以下两种情况。

①产科动态高危因素:妊娠后期、宫外孕、前置胎盘、胎盘早期剥离、胎盘置入、子宫破裂、胎盘粘连、子宫收缩弛缓和宫颈妊娠等原因,造成急性大量失血,危及母子的生命。母婴的死亡率都很高。

②纤溶亢进:胎盘早期剥离,从坏死的蜕膜或绒毛细胞释放的凝血活素或纤维蛋白溶酶,随着胎盘剥离时间的延长而逐渐增加,使血液中纤维蛋白原被消耗而不断下降。由于纤溶的活动性增加,发生难以控制的致命性的大出血。

(2)麻醉前准备:做好麻醉前病情评估及准备工作。

①大量输血:做好大量输血的准备工作。

②凝血情况:已处于严重失血性休克时,尽量于短期内纠正。大量输血时,应注意有无凝血紊乱。

③静脉通路:保证开放 2 或 3 条静脉。必要时行深静脉内穿刺,或静脉切开。以便保证快速输入扩容及有创监测。

(3)麻醉选择:根据手术和失血的严重程度,选择既能保证母子安全,又能满足手术要求的麻醉方法。麻醉仍以硬膜外阻滞为主,如有下面情况可选全麻或局麻。

①全麻:同时切除子宫者选用,浅全麻配合肌松药,快速或清醒气管内插管,控制呼吸,及时进行止血手术。氯胺酮 0.5~1.0mg/kg,维库溴铵 0.08~0.1mg/kg 静注,气管内插管,N_2O-O_2 吸入维持。

②局麻:产妇已处于严重失血性休克,又在短期内难以纠正者,应在积极快速补充血容量的同时,快速采用局部麻醉配合小量镇静镇痛药,边抗休克边行手术止血。若施行插管者,麻醉过程应用面罩吸氧,以减轻由低血压导致的缺氧性损害。

在手术过程中,尽量输入新鲜的血液或血小板等成分输血,在凝血机制的化验检查帮助下,应用抗纤溶的药物,如对羧基苄胺 100~200mg,或巴曲酶 2kU/次,静注。给予适量的激素和葡萄糖酸钙。

3. 妊娠合并心脏病手术麻醉

(1)特点:产妇可伴发心脏病,占 0.5%～2.0%,占产妇心衰者的 60%左右,主要发生在第二产程,故当心功能为 2～3 级时,应行剖宫产术,是高危产科产妇麻醉的重点和难点,关系到母亲的安危、胎儿的生长和存活,有下列特点麻醉医师应有足够认识。

①心脏负担加重:妊娠期血容量增加,氧耗量增加,体内水钠潴留,胎盘循环的形成,子宫的逐渐增大,膈肌上升,使心脏位置发生改变,均迫使心脏的负担加重,储备能力进一步削弱。妊娠 28～32 周是最危险的阶段。

②肺循环阻力增高:分娩及娩出期,子宫收缩,腹肌及骨骼肌的用力,使回心血量及周围阻力增加,加上屏气、情绪紧张、挣扎用力等,又能使肺循环阻力大为增高。

③心脏负荷猛增:胎儿娩出后,因子宫骤然缩小,子宫血窦内大量血液进入血循环,使回心血量急骤增加,心脏负荷猛增,极易导致心力衰竭,应予预防和治疗。

(2)麻醉前准备:做好病情评估和治疗,具体做到如下几点。

①按心脏病患者手术麻醉处理:心脏病人如施行剖宫产术等,应按心脏病患者的麻醉处理。保护心功能,不使其发生心力衰竭;尽量减少对心血管的应激反应,必须制止产痛;吸入高浓度氧,镇静,保证产妇不过于紧张;同时做好胎儿娩出后的复苏准备。

②病情评估:了解麻醉前心脏病病情、既往有无心力衰竭、有无并发症,心脏治疗用药及抗凝药等情况。

③治疗心力衰竭:如有心力衰竭,应先控制心力衰竭。有心房纤颤、心室率过快或心功能较差者,可用洋地黄,正性肌力药物可使心功能较快恢复。只要求症状得以控制,而不需达洋地黄化。应监测 EEG、BP、CVP 或 PCWP,谨慎掌握输液量,维持血流动力学的稳定。

(3)麻醉选择:麻醉选择重要而困难。

①原则:同心脏手术的麻醉。要选用对循环功能影响较小,镇静作用较好,给氧较充分的麻醉方法。

②硬膜外麻醉或 CSEA:用于心功能较好的瓣膜疾病患者;心功能较好的左向右分流的先天性心脏病患者;瓣膜脱垂或心肌病,未用抗凝药,或已用抗凝药的拮抗药的患者,心功能良好时。选用硬膜外麻醉或

CSEA,应注意血压保持平稳,并配合适当的镇静药物。局麻药量小。

③全麻:若心功能较差的瓣膜疾病、左向右分流的先心病可右向左分流、原发肺高压、主动脉瓣狭窄、瓣膜脱垂或心肌病,选用全麻。气管内插管。维持用适量的咪达唑仑及芬太尼,或吸入氧化亚氮和氧。不宜用硫喷妥钠、氟烷等。注意全麻药及镇静、镇痛药对胎儿的影响,严格用药时间和用药量。

④维持血循环平稳:麻醉期间维持外周血管阻力、静脉回流、血容量或心肌收缩力不受抑制。注意补充失血。加强术后监测,预防心衰发生。取左侧倾斜30°卧位,或将子宫推向左侧或由手术助手双手将子宫托起,以解除子宫对下腔静脉的压迫,预防产妇仰卧低血压综合征。术后硬膜外或静脉PCA镇痛。

⑤局麻:一般不选用。

4.妊娠晚期下腔静脉压迫综合征麻醉

(1)发生率:妊娠晚期下腔静脉压迫综合征,又称妊娠晚期仰卧位低血压综合征。在硬膜外麻醉下发生率为1‰～11.3‰。多出现在注入全量诱导麻药至开始手术后一段时间里。

(2)诱因:产妇仰卧位后,使巨大的子宫重压下腔静脉,使远端血液淤滞,回心血流量减少,可使心排血量减少25%,表现为血压下降,心率增快和休克等现象。下腔静脉压增高的同时,腹腔内感觉神经也受压,兴奋性增高,也是本综合征出现的因素之一。增大的子宫也压迫主动脉下段,使主动脉下段或其分支阻塞,导致肾、子宫、胎盘、下肢血流减少,胎儿因胎盘气体交换不足或胎儿窘迫受到危害。

(3)处理:本综合征一旦发生,应及时处理,否则可发生胎儿宫内窘迫症,甚至死亡。胎盘早期剥离、新生儿窒息、产妇循环衰竭甚至心搏骤停而死亡。应引起麻醉科医师的高度重视。

①诊断标准:仰卧位收缩压降至80mmHg以下,或下降幅度>30.8mmHg。

②预防:主要是预防,预防方法见本节相关内容。

③治疗:全面了解产妇一般健康情况,尤其要与休克鉴别。硬膜外穿刺前,局麻药内加入麻黄碱3～5mg。发生下腔静脉压迫综合征时,可嘱手术医师向上提起或向左推移巨大子宫,或将手术床左倾30°左右,使重大子宫压向左侧,是一种行之有效的方法;氧气吸入;当血压仍不回升时,

静注麻黄碱 5～15mg,可获得显著效果;加快开放的输液速度。

5. 新生儿复苏术 新生儿复苏术是产科麻醉工作中极其重要的和紧急的急救工作之一。复苏的主要对象是新生儿窒息,或新生儿心搏呼吸停止。

(1)新生儿窒息的原因:约 5% 的新生儿娩出时有窒息、缺氧,主要是气道梗阻。如羊水、胎粪或血液等,进入气管内所致。

①各种原因所致的脐带受压:如脐带脱垂和绕颈等,造成气道梗阻。

②子宫血循环障碍:如子宫收缩过剧、低血压、巨大子宫压迫下腔静脉(即妊娠下腔静脉压迫综合征)及腹主动脉受压等。

③胎盘因素:胎盘梗死或胎盘部分剥离。

④产妇呼吸受抑制:如分娩及剖宫产过程中使用麻醉药、镇静药或镇痛药过量,使新生儿呼吸抑制。

⑤母体病理变化:产程过长、产妇体力耗竭,或因脱水、代谢性酸中毒等影响了新生儿的内环境。

⑥胎儿发育不全:新生儿呼吸中枢和肺组织发育不全,造成中枢发育不良。

⑦产伤:产伤和颅内血肿造成中枢性呼吸衰竭。

(2)新生儿窒息分型:新生儿窒息分为发绀和苍白两型。均以缺氧为主要表现。严重时发生心搏呼吸停止。

(3)处理:需最快的复苏术处理。轻型新生儿窒息者,立即吸氧,并用吸引管或冲洗球等,吸出口咽部、气道的羊水、胎粪等梗阻物。重型新生儿呼吸停止时,可叩拍背部几次,拍打足掌使其哭啼后,呼吸也即恢复。一般羊水易被吸出,预后较好。若为胎粪梗阻,难以吸出,预后较差,危险性较大。

(4)气管内插管:新生儿窒息严重者,或下气道梗阻时,立即在新生儿喉镜明视下施行气管内插管。然后用细吸痰管吸出气管内的梗阻物。同时,用纯氧 T 形管加压人工呼吸。压力为 $3～13cmH_2O$,胸部呼吸动度良好,使两肺满意膨胀。但应防止压力过大(掌握在 $10～30cmH_2O$,<$30cmH_2O$)而致肺泡破裂。插管时,避免误入食管,勿插入气道过深,妥善固定。亦应防止滑出声门或被阻塞,保持导管通畅,保证有效循环。

(5)人工呼吸:无插管条件,或来不及插管时,在吸净清除气道分泌物的同时,立即行口对口人工呼吸;或用示、中指轻柔地挤压下胸部人工呼吸;或双手将新生儿托起,弯曲和放松新生儿的躯干以进行人工呼吸。或面罩下加压给氧等。保持新生儿气道通畅(吸净分泌物,头取后仰位)是首位的。

(6)药物治疗:必要时用药物进行抢救性治疗。

①安钠咖或尼可刹米 0.5ml(含 125mg),或洛贝林 1mg 脐静脉注射或肌注。

②阿托品 0.02mg/kg 或长托宁 0.01mg/kg,脐静脉注射或肌注。

(7)心搏骤停复苏抢救:如发生心脏停搏,立即行胸外按压,实施 CPR 抢救,CPR 包括如下几点。

①胸外心脏按压:仅用大拇指或 2 或 3 个手指,轻轻按压胸骨下 1/3 部位。注意节奏性,100/min 左右。

②心内注射:胸外心脏按压 1～2min 心脏未复跳时,用肾上腺素 0.1mg 或心脏新三联针心内注射或脐静脉注射,以提高心肌的应激性。

③脐静脉注射:25%～50%葡萄糖 10ml 或(2ml/kg),加维生素 C 100mg,加尼可刹米 25～75mg(或洛贝林,或肾上腺素,或 10%葡萄糖酸钙,依病情需要决定)。

(8)应用镇痛药的拮抗药:如果窒息是由镇痛药引起,立即脐静脉注射烯丙吗啡 0.25～1.0mg,或纳洛酮 0.25mg 拮抗。

(9)纠正病理紊乱:对于严重型新生儿窒息,一旦呼吸恢复后,应及时脐静脉注入 5%碳酸氢钠 3ml/kg 纠正代谢性酸中毒和低血糖,并用能量合剂。低血容量,10%葡萄糖 4ml/(kg·h),注意不能扩容过度,过量后易致颅内压过高,脑水肿。

(10)其他抢救措施:针刺人中、百会、十宣、水沟等穴位,也有一定效果。或用 70%乙醇,擦浴前胸以配合以上抢救措施。

(11)拔管指征:当呼吸通气量恢复到正常后,新生儿面部红润、呼吸节律规律、呼吸次数 30/min,即可拔除导管。拔管后观察 5～10min,不缺氧时,可送回新生儿室仍应给予持续氧疗。如果拔管后,呼吸不好,或有缺氧,可用面罩吸氧或重新插入导管机械通气,待呼吸、心率等平稳后,送回新生儿室。

(12)体温监测:抢救时注意保暖,并施行体温监测。根据病情适当选用抗生素及维生素 K_1 等药物治疗。新生儿哭闹不安者给予镇静药。注意预防拔管后喉头水肿的发生。

第十六节 妇科手术麻醉

妇科手术为便于盆腔深部和阴道操作,要求有良好的肌松和显露,常取头低仰卧位,要求麻醉有充分的镇痛和肌肉松弛。要预防特殊手术体位对呼吸、循环的影响,以及周围神经和肌肉长时间受压而致损伤。

【麻醉前评估及准备】

1. 心理治疗与评估 妇科病人术前多有紧张和焦虑,访视时酌情解释和安慰,并对病人的全身情况和麻醉耐力做出全面评估。

2. 治疗并发症 如贫血、低蛋白血症和电解质紊乱的治疗,改善营养状况;对中、老年的高血压病、糖尿病及心脏病、支气管炎等治疗稳定后再进行手术等。至少术前不能使术前并发症加重或恶化。

3. 禁食禁饮 麻醉前禁食 6h。

4. 手术体位 多需头低仰卧位,使腹内其他脏器因重力关系而压向膈肌,以求获得良好的显露,但过度的仰卧头低位不必要。当肠管及方纱垫压迫膈肌时,注意对呼吸通气功能的影响。保证有效的呼吸交换量和适当的手术体位。

5. 麻醉前用药 用镇静药以减轻紧张、恐惧。颠茄类药不可缺少。

【麻醉选择及管理】

1. 局麻 小手术可在局麻下完成。或病情危急的病人,如宫外孕出血性休克,为争取时间快速在局麻加静脉麻醉下施行手术。

2. 连续硬膜外麻醉或 CSEA 是多数妇科手术的主要麻醉方法。穿刺点取胸$_{12}$～腰$_1$或腰$_{2～3}$椎间隙,向头侧置管,这是一管法。也可取两管法,即取胸$_{12}$～腰$_1$及腰$_5$～骶$_1$两椎间隙分别穿刺,向头侧和向足侧各置一管。用 2% 利多卡因,麻醉后肌松满意,便于手术操作,麻醉效果可靠。对一般情况较好者可用腰麻。近年多选用腰硬外联合麻醉,阻滞完全,应激反应小,是妇科手术的优良麻醉方法。

3. 全麻 个别不适宜用硬膜外麻醉或联合腰麻的患者,或手术时间冗长、创伤大、呼吸管理困难者、腹腔镜下手术者选全麻。选快速诱导或表麻下插管,控制呼吸下维持一定深度的麻醉,静脉复合麻醉或静吸复合麻醉等维持。

4.保持循环稳定

(1)防止血压下降:静注巴曲酶(立止血)每次 2kU 可减少术中出血和渗血;输液补液,补充血容量;防止体位骤然改变时的血压剧降,如悬挂下肢被快速放下之后。注意术中液体补充,补充基本需要量、术前缺失量及术中丢失量,维持血压稳定。

(2)高腹压患者手术的麻醉管理:取盆腔内巨大肿瘤时的麻醉管理措施如下。①麻醉深度,应减浅麻醉;②补充血容量,加快静脉输血、输液;③维持呼吸的功能,高浓度吸氧,避免二氧化碳蓄积;④应用升压药,血压下降时,必要时给麻黄碱等升压药。提升血压至正常生理线以上。

【常见手术的麻醉】

1.经腹行子宫与附件手术麻醉

(1)手术要求:手术操作在盆腔内进行,需要良好的肌肉松弛,采用头低仰卧位。要注意呼吸的管理。麻醉前治疗和纠正继发性贫血等并存疾病。经腹(腹式)或经阴道(阴式)及腹腔镜经腹切除术,为最常见术式。

(2)选硬膜外麻醉:胸$_{12}$～腰$_1$ 椎间隙穿刺,向头侧置管。2%利多卡因溶液,或 0.33%丁卡因或罗哌卡因 0.75%～1%溶液,可以保证良好的肌肉松弛。也选用腰麻、联合腰麻,但要注意体位对麻醉平面的影响。腹腔镜手术、巨大子宫肿瘤及衰竭者选全麻。麻醉中监测心电图及呼吸功能,维持循环和呼吸稳定,维持肾功能和血容量动态平衡。

2.子宫颈癌根治术麻醉

(1)麻醉前评估及准备:认真了解术前病情,做出评估,积极做好准备。

①治疗并发症:中老年人居多数,并发症要予以彻底治疗。如继发贫血纠正,Hb 达到 90g/L 以上方可麻醉。

②输血:做好输血准备。

③麻醉前用药:地西泮 10mg,或咪达唑仑 2.5～5mg,术前 30min 肌注。阿托品 0.5mg 或长托宁 0.5mg 肌注。

(2)麻醉选择:以硬膜外麻醉或腰硬联合麻醉为主,也选全麻。

①连续硬膜外麻醉:采用两管法,即胸$_{12}$～腰$_1$ 和腰$_{4～5}$ 椎间隙做硬膜外穿刺,分别向头和向足置管。药液浓度要低,可用 1.5%利多卡因 15～20ml,或 0.5%～0.75%罗哌卡因 10～13ml。药量不能超过一次极量。麻醉效果满意,可保证良好肌松。因手术先做下腹部切口,故先向头

侧管注药。待入腹腔后,再向足侧管注药。两者可以相隔一段时间,不至于因同时注药而造成超过一次极量而发生局麻药中毒反应。或选用腰硬联合麻醉,比较安全。

②全麻:硬膜外禁忌者或需剖腹探查的晚期患者选气管内插管全麻,必要时采用低温麻醉。可配合降压药物的应用控制性降压,以减少术中失血,便于手术的进行,提高手术的安全性。

③腰麻:单纯腰麻现已少用。已被腰硬联合麻醉代替。

（3）麻醉管理

①加强监测:合并心肺疾病时或创伤刺激性大的手术,应常规进行心电、呼吸功能的监测。

②维护循环稳定:手术时间长,术中失血多,要维护循环的稳定。保证术中血压和脉搏的平稳。注意输液、输血的速度,等量输血或成分输血,维持血容量动态平衡,预防心负荷过重。

③注重呼吸管理:保证呼吸通气量的满意。预防头低仰卧位对呼吸的影响。

④保肾:注意保护肾脏。瘤体压迫输尿管所致。

⑤预防硬膜外血肿:硬膜外穿刺及置管时要预防血管损伤。

⑥预防副损伤:手术时间长,防止四肢软组织或周围神经的压迫损伤。

3. 巨大卵巢肿瘤手术麻醉

（1）麻醉前评估及准备:巨大卵巢肿瘤手术前要认真准备和评估,保证手术时的安全。

①治疗肺部感染:巨大肿瘤可使患者腹压过高,膈肌上移、活动受限,肺通气量下降。因长期低氧和 CO_2 蓄积及肺舒缩受限等,易发生气道和两肺底部感染,要予以抗生素治疗。麻醉前要查肺功能和血气分析等。

②了解心脏功能情况:巨大瘤体压迫腹腔静脉、腹主动脉,使回心血量减少。出现下肢水肿、心率较快、硬膜外隙血管扩张淤血。术前常规检查心电图、超声心动图,了解心功能代偿程度。

③纠正病理改变:巨大肿瘤压迫胃肠道,致患者营养不良。继发贫血、低蛋白血症、电解质紊乱等病理改变。麻醉前应尽可能纠正。

（2）麻醉选择

①硬膜外麻醉:为主要的麻醉方法,对呼吸循环影响小,但阻滞范围

相应增宽,用量宜减少 $1/3\sim1/2$。也可选用腰硬联合麻醉。椎管内麻醉穿刺、置管应小心血管损伤。

②全麻:巨大肿瘤合并呼吸、循环功能不全,或肿瘤促使难以平卧者选用全麻。有利于保持呼吸循环的稳定。氟芬合剂静注后配合咽喉气管内表麻,清醒插管。麻醉维持以咪达唑仑、氟芬合剂和肌松药或异丙酚+芬太尼静脉复合麻醉,浅全麻,辅助呼吸,充分吸氧,较为安全。

③腰麻:平面难以控制,故禁忌。

④对抗迷走神经兴奋:当麻醉中出现血压下降、呼吸减慢、恶心呕吐等症状时,立即用麻黄碱或阿托品静注,对抗迷走神经兴奋作用。

(3)麻醉管理

①呼吸管理:有呼吸困难的病例。患者先取平卧位,面罩吸氧,麻醉中吸入高浓度氧,少用呼吸抑制的药物。

②手术引流减压:良性囊肿必要时下腹囊肿穿刺做一引流,先缓慢放出部分囊内液体,同时经静脉补充血浆或代血浆使呼吸逐渐好转后,再进行硬膜外麻醉或全麻。

③控制局麻药用量:硬膜外麻醉需注意局麻药用量及麻醉平面的控制,保持血压的稳定。

④缓慢降低腹内压:取巨大瘤体时,应严密监测血压,放囊内液速度宜慢,腹内巨大压力不能骤然下降。切除巨大肿瘤或放囊肿液后,术者在手术台上立即做腹部加压,否则可出现回心血量因下腔静脉压迫解除突然增加,导致严重休克和诱发急性肺水肿而发生意外。

⑤选上肢静脉输液:因腹内压增加,压迫下腔静脉,使回心血量受阻者,不能选下肢静脉输液,以选上肢静脉为妥。瘤体切除以前,应限制液体输入。

4. 宫外孕手术麻醉

(1)麻醉前评估及准备:宫外孕破裂发病急,出血快,多伴有休克,争取尽早急诊手术,做好以下准备。

①评估病情和失血量:麻醉前要对患者的失血量及全身状态做出迅速而正确的判断。

②做好大量输血的准备:以抢救出血性休克。所备血量一般参考数为,休克前期 $400\sim600ml$,轻度休克 $800\sim1200ml$;中度休克 $1200\sim1600ml$;重度休克在 $2000ml$ 以上。同时备好自体血回输器;入腹后先将

腹腔内积血吸至器皿内,200ml 血液加入 2.5％枸橼酸钠 10ml,即可回输。

③抗休克综合治疗:麻醉前常规扩容、纠正酸中毒、补充血容量、给氧等抗休克综合治疗。

(2)麻醉选择:因手术往往急迫,术前难免有准备不足,特别是重度休克患者,麻醉的危险及意外发生率高,对麻醉的要求亦高,要求肌松及止痛完善齐全。

①硬膜外麻醉:休克前期或轻度休克应在输血补液的基础上,血压、心率基本正常,选用硬膜外麻醉,采用小量分次注药的方法。

②局麻:中度休克或重度休克经综合抗休克治疗无好转时,一面抗休克,一面在局麻下尽快经腹手术止血。经手术止血后,或经抗休克后血压可以代偿时,辅助麻醉效能较弱的全麻药,如羟丁酸钠、普鲁卡因、丙泊酚静脉及氯胺酮复合麻醉等。

③全麻:中度或重度休克患者选用对心血管抑制轻的全麻药。诱导选用清醒气管内插管,麻醉维持用氟芬合剂、咪达唑仑、氯胺酮等。

(3)麻醉管理:此手术麻醉因其发病急、出血快,患者处于不同程度的休克状态,又需要紧急手术,麻醉的管理如下。

①以呼吸和循环的管理为重点:诱导防止呕吐误吸。全麻药及肌松药不干扰循环和加重休克。麻醉方法尽量减少对呼吸循环功能的抑制。

②扩容和纠酸等综合性抗休克措施:麻醉中要根据失血量补充血容量,纠正酸中毒,保持肾功能等。继续采取综合性抗休克措施,改善休克状态。

③加强监测:除监测血压、脉搏、尿量外,SpO_2、ECG 及静脉充盈度的监测,很有必要。麻醉后继续观察,预防心、肺、肝、肾的继发性损害及感染。

第十七节　内分泌疾病手术麻醉

一、甲状腺功能亢进症手术麻醉

甲状腺素分泌增加引起甲亢。甲亢患者外科手术麻醉有其特点。

【手术指征】

1. 基础代谢率　甲亢的 BMR 已下降并稳定在±20％范围内。

2. 临床症状　择期手术患者经 6～8 周正规抗甲亢药物治疗,术前 7～14d 服用碘化钾等,症状(多汗、心率增快、易激动、多食、心律失常等)已缓解或消失,情绪稳定,睡眠良好。

3. 体重　已稳定,或由减转增。

4. 心脏检查　心脏收缩期杂音减轻,HR 减慢,静止时 HR 100/min 以下,脉压相对缩小。房颤患者 HR＞100/min,经过治疗有明显好转。

5. 心脏功能　心力衰竭后心脏代偿功能好转。

6. 气道正常　不合并气道感染。

7. 甲状腺功能试验　如 T_3(即三碘甲状腺原氨酸)、T_4(四碘甲状腺原氨酸)正常值分别为 1.5～3.0nmol/L,51～154nmol/L,TSH(基础值 0～7mU/ml)在正常范围。如果甲状腺功能亢进(简称甲亢)未得到控制,手术绝对后延。

【麻醉前评估及准备】

1. 患者准备　所有择期手术者充分做好麻醉前评估及准备极其重要,除耐心做好患者的心理治疗外,还应做好药物治疗。

(1)抗甲状腺药物:术前 4 周,开始服用抗甲状腺药物,甲硫氧嘧啶或丙硫氧嘧啶 200～400mg/d,3/d,口服。待甲亢症状及 BMR 恢复正常后停用。

(2)咪唑类衍生物:甲巯咪唑 10～20mg,3/d;或卡比马唑(甲亢平) 20～40mg,3/d,口服。3～4 周后疗效显著,逐渐减少剂量。甲硫氧嘧啶或丙硫氧嘧啶 50～100mg/d,甲巯咪唑 10～15mg。病情稳定,术前 1 周停药。

(3)碘剂:抗甲状腺药物能引起甲状腺肿大、充血,增加手术操作的难度。停用后可改服碘剂卢戈液,含 5％碘化钾,一般术前 2 周服用,每次 10～15 滴,3/d。可抑制甲状腺激素的合成和释放,缩小腺体并减少腺体血供。使甲状腺缩小变硬,有利于手术操作和减少术中出血量。

(4)β受体阻滞药:麻醉前 3～4 周开始用普萘洛尔 40mg,3/d,能有效地控制由于交感神经兴奋而引起的心动过速、精神紧张、失眠、震颤等症状。较其他抗甲状腺药物更能在短时间内达到术前准备效果。

(5)激素:术前 1 周开始,给予醋酸可的松每日 100～200mg,3/d。术中继续使用,抑制甲状腺素的作用。

(6)术前检查:心电图、肝功能、正侧位 X 线片,间接喉镜了解声带及喉部情况。

2. **麻醉前用药**　甲亢患者麻醉前用药有一定的独特性。主要目的是预防围术期甲状腺危象。

(1)镇静药:量要大,充分镇静,术前一晚给催眠药。哌替啶 50mg,异丙嗪 25mg,咪达唑仑 2.5~10mg,术前 1h 肌注;或氟哌利多 5~10mg,芬太尼 0.1~0.2mg,术前 1h 肌注;或氟哌利多 5~10mg 加哌替啶 50mg,术前 1h 肌注;或冬眠 1 号、2 号或 4 号;对某些精神异常紧张,HR>120/min,用一般镇静药不满意时,于术日晨,静注 2.5% 硫喷妥钠至患者入睡,再送手术室,使患者感觉不到接受手术。术前要执行保护性医疗制度。

(2)颠茄类:东莨菪碱 0.3mg 或长托宁 0.5mg,术前 1h 肌注。甲亢患者不用阿托品,以免加快 HR。

(3)β受体阻滞药:普萘洛尔 40mg,术前 1h 口服。

(4)激素:氢化可的松 100mg,术前 1h,肌注。

(5)麻醉前用药注意:气道有梗阻时,麻醉前用镇静药和镇痛药宜酌情减量。严重梗阻者则免用,以免加重梗阻而引起窒息。

【麻醉选择】

1. **局麻**　对生理干扰小。用淡浓度的局麻药,做皮下、皮内广泛浸润,可以消除疼痛的刺激。但是,反复注药比较麻烦,而且局部肿胀影响手术视野和操作。有时作用不够完全,一般少用。

2. **颈丛麻醉**　是颈部手术和甲亢手术较常选用的方法。如阻滞完全,可取得较好效果。术中牵拉甲状腺引起病人不适时,用 1% 丁卡因局部喷洒,施以表面麻醉辅助,可取得较好效果。或辅助哌替啶 25~50mg 静注。麻醉期间严密观察病人的呼吸功能变化,避免气道梗阻和窒息发生。

3. **连续硬膜外阻滞**　如操作得当,可取得好的麻醉效果。用于时间较长的手术、术前病情尚不完全稳定的甲亢患者,对预防和处理甲亢危象有一定的特殊效果。由于心脏交感神经被阻滞,硬膜外麻醉下患者脉搏平稳。颈部硬膜外穿刺点,取颈$_{6~7}$ 或颈$_7$ 至胸$_1$,向头部置管。用 1%~1.5% 利多卡因,或 0.15%~0.3% 丁卡因,或 0.5% 罗哌卡因,给予适当药量。牵拉痛时用静注辅助适量的哌替啶、氟哌利多等可消除。

4. **全麻**　安全,适用于巨大甲状腺、胸骨后大甲状腺、结节性甲状腺肿并有气管移位、变形、软化或压迫症状者，或精神紧张、情绪不稳定者；或甲亢尚未满意控制而又必须施行紧急急症手术患者，气管内插管。能确保患者气道通畅，完全消除手术操作及牵拉甲状腺时的不适感。

（1）全麻诱导：应根据不同病情，灵活应用。用硫喷妥钠、琥珀胆碱静注插管，有气道受压患者采取清醒插管。气管内插管全麻的缺点是，手术操作中一旦喉返神经误被损伤，难以被发现；手术操作及牵拉、导管对声带和气管的机械摩擦等，可引起喉头气管损伤性炎症，导致声嘶、喉痛、咳嗽及气管炎等并发症；严重者，可发生喉痉挛甚至窒息；也可引起术后持续性出血，加重对气道的梗阻。必须予以重视。

（2）维持：常选用全静脉麻醉，如硫喷妥钠、氯胺酮、羟丁酸钠、氟哌利多、咪达唑仑、芬太尼、瑞芬太尼、冬眠合剂和丙泊酚等。单独应用，或与丙泊酚 $8\sim10mg/(kg \cdot h)$ 泵入静脉复合麻醉，还可选静吸复合全麻，与氧化亚氮或恩氟烷或异氟烷吸入配合，以加强麻醉深度，延长麻醉时间，降低不良反应。以上药物对促甲状腺激素或甲状腺素无影响，麻醉有较好的效果。氟烷使甲状腺素增加，对肝细胞有损害及引起心律失常，禁用。氯胺酮使血压升高和心率增快，宜慎用。

（3）肌松药：选用维库溴铵、罗库溴铵等，要从小量开始，防止甲亢合并重症肌无力患者发生重症肌无力危象。

【麻醉管理】

1. 肾上腺素禁忌　甲亢患者用局麻药时禁忌并用肾上腺素。

2. 慎用硬膜外麻醉　注意硬膜外麻醉对呼吸功能的影响，或一旦有呼吸抑制，且不易观察，一旦发生问题时也不便处理。故要严格慎重地掌握适应证。对积极准备而病情未能满意控制的少数病例，可慎用。对呼吸抑制麻醉中采取吸氧等有效措施进行预防和处理。加强 SpO_2 监护，麻醉中常规吸氧。

3. 麻醉诱导平稳　避免兴奋和屏气，诱导中充分吸氧。对于甲状腺弥漫性肿大，或结节性肿大并有气道梗阻者；或颈部肌张力增强，喉头显露困难者，麻醉前从思想上和物质上应有所准备。若经口插管困难，可改用经鼻腔气管内插管，或用纤维光导气管镜协助插管。

4. 气管导管插入深度　凡气道受压者导管尖端要越过受压气管最狭窄处。导管应妥善固定，避免手术时过度牵拉、扭曲、移位或脱出。提醒术者在分离甲状腺等操作而牵扯气管时，动作应轻柔。一旦发生气道不通畅时,应暂停手术,气道通畅后再继续手术。要保证气道通畅,及时吸出气管内分泌物,防止缺氧及二氧化碳蓄积。

5. 预防甲状腺危象　对于术前准备不充分或甲亢症状不易控制者,或患者有精神紧张、手术创伤、麻醉刺激、并发感染等诱因时,术中体温增高 40℃、脉搏增快达 120/min 以上时,应立即给予冰袋物理降温,使体温及新陈代谢降低,降低机体应激反应;高浓度吸氧;静输一个量的冬眠 2号(哌替啶 100mg、异丙嗪 50mg、双氢麦角碱 0.6～0.9ml);使用降压药、β受体阻滞药,常能预防甲状腺危象的发生。

6. 甲状腺危象的抢救　甲亢患者麻醉过程中最大的危险是出现"甲亢危象",这是一种可危及生命的急症。高发于术后 6～18h。当术前准备不足时是发生术后甲亢危象的最危险因素,若术中或术后出现心动过速、躁动不安、精神激动、恐惧,以及意识改变,致甲状腺危象征象发生时,应采取以支持、对症及抗甲亢药紧急措施控制。①输注,10%葡萄糖加氢化可的松 300～500mg;②降压,酚妥拉明 5～10mg 输注;③降 HR＜90/min,普萘洛尔 5～10mg 静注后输注;④强心,有心力衰竭时,输注毛地兰 C 0.2～0.4mg;⑤吸氧高浓度;⑥维持水电平衡,纠正水、电解质紊乱;⑦术后持续人工冬眠治疗,继续维持低温在 34～35℃,数日;⑧口服或经胃管给抗甲亢药物或碘剂。

7. 保护眼睛　全麻时注意保护眼睛,用橡皮膏使眼睛闭合,以免压伤。

8. 拔管指征　术后患者完全清醒,通气量满意,可拔除导管。宜稍作观察,注意有无咽痛、声嘶、气管炎、气管软化塌陷、伤口敷料、血肿压迫等。如发现气道梗阻或不通畅时可再次将导管插入气管,送回 PACU 或病房或 ICU 继续观察治疗。待病情平稳或患者彻底清醒后再拔除。

9. 术后气道管理　术后 48h 内,易发生呼吸困难和窒息,是最危急的并发症。当气管软化塌陷,或双侧喉返神经损伤、严重并发喉水肿时,要紧急气管插管或做气管造口术以确保呼吸道通畅。还要注意术后伤口出血。

二、甲状腺功能减退症手术麻醉

由于血浆甲状腺素(主要 T_4)浓度过低,及 TSH 过多,造成甲状腺功能低下(甲减)。主要病理生理改变是细胞代谢降低,以及内脏对应激反应能力降低,对麻醉的耐受性差,易出现直立性低血压,且对升压药反应差。麻醉手术具有危险性。

【麻醉前评估及准备】

1. 甲减的程度 依据甲减的程度评估分为 2 种。

(1)严重病例:可能波及所有重要脏器。如心脏增大,心排血量低下,还有充血性心力衰竭,心包腔及胸腔有渗出,心传导障碍等;气道梗阻,由舌肿大、慢性喉头黏液水肿及甲状腺肿所致;胃肠出血及胃排空缓慢。肝肾对药物的代谢或排出延缓;肾上腺功能低下;轻度贫血。后期病人出现昏迷、休克、低体温、通气低下、呼吸性酸中毒、低血糖及低钠血症等。

(2)轻症患者:症状多不明显。仅有疲乏无力、脱发、便秘等非特异症状。化验检查有 TSH 增高、T_4 正常或低下。

2. 麻醉前处理 任何评估为急症手术的重症患者,可用 T_3 或 T_4 静注治疗,以提高其基础代谢率。但必须经过 6h 后,始有充分效果。对冠心病患者,需慎用或不用 T_3。对于重症患者,先行治疗,使甲状腺功能提高至正常水平,方可手术。而对轻症患者,须在术前口服甲状腺素或 T_3 做治疗。或 T_4 100~200μg/d 静注。见效后改为 T_4 口服,100μg/d。

【麻醉方法】

1. 局麻 尽量应用局麻加神经阻滞。局麻药选低浓度,用量减少。一般不需镇痛药,因为即使用小量的芬太尼,也可造成呼吸抑制,且恢复困难。镇静药也只能小量应用。

2. 硬膜外麻醉 用药量要小,严格控制平面,否则要发生严重低血压,要慎用。

3. 全麻 以小量氯胺酮、琥珀胆碱或泮库溴铵静注诱导。气管内插管后,吸入低浓度的氧化亚氮。禁用强效全麻药。若要施行控制呼吸时,不宜过度通气。

4. 麻醉前用药 一般不需麻醉前用药。

【麻醉管理】

1. 术中加强监测

(1)体温:当体温<35℃时,并有呼吸及血压的抑制、心率减慢、神志不清,为甲减性昏迷,是一种少见而严重的甲减并发症,必须积极抢救。静注甲状腺素 300~400μg,维持量 50~200μg/d。并用物理升温,或用三碘甲状腺原氨酸治疗。20μg/d 口服,每 1~2 周增加 20μg,直到取得疗效,维持

量 20~40μg/d。

(2)血压及心电图:为重点监测项目,患者可能在麻醉后出现血压剧降、心搏骤停。

(3)CVP 或 PCWP:重大手术或重症患者的必需监测内容。

(4)血气和生化监测:有条件,或必要时行血气分析、电解质及血糖的测定,以便及时处理。

2. 维护循环呼吸功能稳定　麻醉中不使用对呼吸、循环有抑制的任何药物及方法。因为患者应激能力低下,稍有呼吸抑制,恢复困难。

3. 激素疗法　甲减引起肾上腺皮质功能不全,为提高患者的应激能力,术前及术中适量应用激素,很有必要。氢化可的松 100~300mg/d。

4. 机械呼吸　全麻患者术中、术后应以呼吸器支持呼吸。

三、甲状旁腺功能亢进症手术麻醉

【特点】　甲状旁腺功能亢进症,简称"甲旁亢"(HPT),是甲状旁腺激素(PTH)分泌过多所致,治疗方法是手术切除治疗,其特点如下。

1. 分类　分原发(良性的甲状旁腺腺瘤)、继发(佝偻病或慢性肾衰竭等疾病)两种;少数为家族性,或由肺、乳腺、胰、肾等恶性肿瘤分泌假性PTH 而形成。

2. 征象　表现为血钙过高、血磷低下及血氯上升、骨质疏松,可影响心、肾、骨、消化、运动、凝血系统及多种酶类。

3. 治疗　以切除甲状旁腺腺瘤来治疗。甲状旁腺有 4 个,位于甲状腺左右两叶的背面内侧。甲状旁腺腺瘤长在下甲状旁腺,约樱桃大小,质软呈黄褐色,但位置不恒定,且与其他组织不易区分,难以辨认寻找,常需4 个常规做冷冻切片检查,时间较长。

4. 麻醉的危险性评估　取决于 HPT 的病情轻重。

(1)轻症:仅有血钙、血磷和血氯的异常,没有明显症状。

(2)中度:血钙过高,磷和氯化物也有异常;出现肾结石;病情增重,则有肾功能不同程度的受损;有食欲缺乏等症状。

(3)重症:血钙、血磷及血氯异常,骨质疏松,脱钙性骨折和骨囊肿样变;患者乏力及恶心呕吐、便秘等症状。

(4)急症甲旁亢危象:血钙显著升高、肌肉松弛无力、心律失常、血压上升及心电图改变、胃肠道出血,最后昏迷。危象的病死率可达 60%。

【麻醉前评估及准备】

1. 正确评估病情　HPT 也可继发其他疾病，要搞清原发疾病是什么，以便做好麻醉前准备，原发甲旁亢伴有嗜铬细胞瘤、垂体瘤等，麻醉前准备和麻醉方法相应改变。

2. 纠正水电解质紊乱　纠正脱水、低血钾。保持体内水、钙、钾、镁平衡。

3. 治疗肾功能不全　对肾功能不全者麻醉前适当处理，加以保护；发生尿毒症的患者，要做透析治疗。

4. 积极控制高血钙　是术前准备的重点。一般应控制在正常范围的高限，严重高钙也要控制在 3.0～3.5mmol/L 以下。

5. 治疗心脏疾病　治疗并改善心律失常和心力衰竭等并发症，高血钙时洋地黄应慎用。

【麻醉选择与管理】

1. 局麻和颈丛麻醉　对定位明确的较大的甲状旁腺腺瘤、病情危重、合作的患者选用，对机体影响小、安全。因牵拉不适或手术时间较长时，适当给予镇静安定药辅助。

2. 颈部硬膜外麻醉　定位明确、病情较轻，又无骨质改变的患者，无气道受压症状者选用。牵拉反应或手术时间过长时，仍应辅助少量镇静安定药。

3. 全麻　定位不清的探查性手术、多发肿瘤、气道受压、甲状旁腺异位、病人有恶心、呕吐症状等情况时，选用气管内全麻，可保证气道通畅，防止误吸发生。诱导和维持同一般麻醉，麻药无特殊禁忌；肌松药在高血钙并用洋地黄时，禁用琥珀胆碱。非去极化肌松药用小量，并观察其敏感性高低。肾功能衰竭时，必须谨慎选用药物。

4. 加强术中监测　严密观察病情变化，术中监测心电、体温、尿量、神经肌肉接头阻滞程度、血钙及其他电解质测定，听诊器听诊（或食管听诊）呼吸音及心音等。

5. 呼吸管理　全麻时辅助或控制呼吸，轻度过度通气，使血钙离子有所降低。全麻呼吸管理较可靠，局麻或神经阻滞、硬膜外麻醉时也要注意呼吸变化，应充分给氧。

6. 防治颈动脉窦反射　术中牵扯气管、颈动脉窦附近时，病人可能出现血压下降及心率减缓，须暂停手术，在其附近用局麻药封闭，浓度要低。

7. **应注意肢体保护**　骨质疏松或已有病理骨折的患者,手术体位、身体搬动均应小心从事,以防加重损伤和骨折。

8. **术前、术中降钙处理**　足量摄水,以增加钙离子外排;用呋塞米利尿;磷化物输注;饮食内限钙食入,地塞米松等激素使用。

9. **甲旁亢危象抢救**　患者已有或接近甲旁亢危象时的处理:心脏允许情况下,足量液体输入(等渗盐液);较大剂量的呋塞米,加强利尿作用;用降钙素;输注磷化物及皮质激素;肾透析;对肾功能受损及有心血管症状的病人,也可应用普卡霉素。抓住重点,望能在短时间内起效。

10. **术后管理**　术终患者完全清醒后,拔除导管。拔管后,注意发生喉痉挛,防止双侧喉返神经损伤、声带麻痹致拔管后窒息,事先做好气管插管准备。术后要防止低血钙的发生,一旦发生时,静注 10% 葡萄糖酸钙或 5% 氯化钙,10～20ml/次;或口服维生素 D 等。

四、库欣综合征手术麻醉

库欣综合征又称皮质醇增多症,是由于肾上腺皮质功能亢进,皮质激素分泌过多所发生的一系列机体病理改变,其中分泌增多的主要是皮质醇,故又称皮质醇增多症。病变由肾上腺皮质肿瘤、垂体瘤或其他器官分泌过多的促肾上腺皮质激素(ACTH),或类似促肾上腺皮质激素的活性物质,引起双侧肾上腺皮质增生而发生皮质醇增多症。多数患者可行手术治疗,垂体有明显肿瘤并发视神经受压时,须做垂体瘤切除术。

【特点】

1. **麻醉前评估**　青壮年多,女性较男性多 2～3 倍,有向心性肥胖、满月脸、矮短颈、多血质、痤疮及腹部皮肤紫纹、高血压、血糖升高和糖尿;有出血倾向,有低血钾、高血钠、肌肉萎缩、骨质疏松等症状。除术前已定位明确的肿瘤外,要进行双侧肾上腺探查术。取上腹部横切口,或经两侧腰部切口。后者术中要变换体位,患者体胖者术野显露不好,易发生出血及胸膜破裂。

2. **麻醉要求**　患者体胖,手术部位深,手术视野小,要求肌肉松弛,镇痛要好,麻醉效果完善;患者体重虽大,但对麻药的耐受性很低。用量要酌情减少,以免对呼吸、循环产生抑制,术中尽力维持循环、呼吸功能的稳定;手术中一旦肿瘤被切除,立即出现肾上腺皮质功能的不足,术前、术中及术后一段时间内行肾上腺皮质激素补充治疗;长期高血压及伴有动脉硬化或心脏代偿功能较差的患者,对低血压的耐受性极差,处理也困难,麻醉中要注意维护循环的稳定;术中有可能发生气胸。一旦发生气胸,全麻处理无问题。硬膜外麻醉处理则较困难。

【麻醉前准备】

1. 治疗并发症　合并有低血钾、糖尿病时,应于手术前即进行适当补钾,调整电解质平衡的治疗。合并肌无力、骨质疏松等蛋白质分解明显者,改善营养,高蛋白饮食,病情重者予苯丙酸诺龙 25mg 肌注,2/周;并有高血压者,术前应用降压药。

2. 抗感染治疗　有感染者术前 2d,应开始使用抗生素积极治疗。

3. 激素疗法　肾上腺腺瘤或癌肿患者,对侧肾上腺也萎缩,为预防手术切除后肾上腺皮质功能不全危象发生,术前 2～3d,肌注醋酸可的松 50～100mg,3/d。

4. 麻醉前用药　患者对麻醉药耐受力较差,用药量要减少。苯巴比妥钠 0.1g,或地西泮 10mg 或咪达唑仑 2.5～5mg,肌注。情绪极度紧张或血压过高者,可加用哌替啶 50mg、异丙嗪 25mg。东莨菪碱 0.3mg 或长托宁 0.5mg,术前 1h 肌注。

【麻醉选择】

1. 腰麻　对血压影响显著,一般不宜采用。

2. 连续硬膜外麻醉　病情较轻的患者可用。对肾上腺皮质功能影响很小,配合辅助神经安定镇痛药,麻醉效果满意。对一般情况已有改善的青壮年人也可选用,应激能力差,局麻药应小量分次注药。但对血压的影响较显著。麻醉后血压下降时,应及时输液,必要时静注麻黄碱等,维持血压在麻醉前水平。一旦发生气胸,对呼吸影响更大,处理困难,是临床上选用较少的原因。

3. 全麻　对于精神紧张、病情重和内分泌紊乱显著者,均用气管内全麻。

(1)麻醉诱导:静注 2.5% 硫喷妥钠 250～300mg,琥珀胆碱 50mg,快速诱导,过度换气后插管。由于患者体胖,颈部脂肪堆积,颈短等原因,插管有时困难。可改用神经安定药物静注,充分表麻后清醒插管,或在纤维光导支气管镜下插管。此两法较快速诱导插管安全。

(2)麻醉维持:用芬太尼、咪达唑仑、丙泊酚、氟哌利多、氧化亚氮等复合麻醉。肌松药配合完善的辅助或控制呼吸,维持良好的气体交换,以浅麻醉维持。术毕,呼吸交换量正常、循环稳定、清醒后拔管。

(3)**手术体位**:患者手术体位可采用俯卧位,加垫支起胸、腿,使腹部悬空。防止胸腹部过分受压,避免影响呼吸交换量。也避免了侧卧位时,一侧手术后再翻身做另一侧手术的过程。和横切口一样。搬动病人、翻身、体位安置等要注意血压的变化,动作要轻柔,防止发生病理性骨折。

(4)**监测**:麻醉期间监测 ECG、血压和 SpO_2,重症患者监测 CVP。

【麻醉管理】

1. **呼吸管理**　要充分估计气管内插管困难和穿刺困难的病例;要始终保持氧合良好;麻醉中要注意呼吸的管理,保持气道通畅,维持充足的呼吸交换量。诱导期用面罩充分给氧。托起下颌,避免因肥胖致气道欠通畅而缺氧。避免因俯卧位时影响呼吸。俯卧位扭转头部时,易致颈静脉回流受阻,从而导致头面部淤血、缺氧,应予避免。

2. **维持循环的稳定**　当手术探查肾上腺时,血压上升,若>180mmHg 时,用硝普钠或硝酸甘油降压,应降至 160mmHg 以下,以防止血压过高造成脑出血或心力衰竭。当肾上腺静脉阻断后此步骤前,输注 5%葡萄糖 250～500ml,加氢化可的松 100～300mg。若无失血、麻醉过深等因素,血压有显著下降时,应加快氢化可的松的输入速度。如血压回升反应仍差时,可用 50%高渗葡萄糖 50～60ml 静注,或以间羟胺输注维持血压。

3. **气胸的处理**　一旦术中出现气胸,应立即进行有效的辅助呼吸,避免因交换量不足导致缺氧和二氧化碳蓄积,而使血压引起波动。

4. **术后处理**　术后应继续使用醋酸可的松,当血压正常,病情稳定,于术后 3～5d,逐渐减少用量,直至完全停用(1～2 周)。

五、原发性醛固酮增多症手术麻醉

该症由 Conn 于 1954 年发现,故又称为 Conn 综合征。病因是因肾上腺皮质腺瘤(90%)所致,偶有由肾上腺皮质增生(10%)所引起者。约 1%为癌肿。醛固酮是皮质分泌的盐皮质激素,分泌过多时引起电解质的代谢紊乱,即钠潴留、钾排泄。临床症状,有高血压、低血钾、阵发性四肢及面部肌肉麻痹、碱中毒、烦渴、多尿、肾功能障碍等。手术切除原发病灶是解除病因的最有效的方法。麻醉要求与库欣综合征相同。

【麻醉前评估及准备】

1. 纠正水及电解质紊乱　忌用利尿药,以防排尿排钾过多,导致肌无力,甚至低钾性心搏骤停。

2. 纠正低血钾　术前每日给氯化钾 3～12g,3/d,并进低盐饮食。补钾使之恢复,接近正常。

3. 抗醛固酮治疗　应用螺内酯 20～30mg,3/d,若血压在 3～5d 下降至正常,可加大剂量,至血压接近正常后才进行手术。

4. 激素治疗　双侧肾上腺切除或一侧已切除的病人再次手术切除时,麻醉前需给足量的激素。醋酸可的松 50～100mg,肌注,术前晚及术日晨各 1 次。术中氢化可的松 100～300mg 输注。

【麻醉选择】

1. 硬膜外阻滞　一般情况好,术前已有良好的准备者可选用。局麻药量小为宜。对高年龄者,应注意血压波动,低血压者多。

2. 全麻　适用于潜在性呼吸功能不全、术中对侧卧位手术及可能损伤胸膜的病例。比皮质醇症容易进行呼吸管理,肌松药用去极化类。采用静脉输注法。因有低血钾的病人对非去极类肌肉松弛药较敏感,不宜用。或必须用时,应减少剂量。羟丁酸钠禁用。

【麻醉管理】

1. 维持循环稳定　若术前存在持续性高血压,应防止麻醉中因血压过高而导致心、脑、肾等并发症。个别病人术中血压有突然剧烈升降的危险。要注意应用降压措施,维持循环稳定。

2. 纠正低血钾　使用肌松药后,水及电解质紊乱。低钾或低钙能加强终板部位的非去极化阻滞,呼吸抑制的时间较长。若对抗药无效,可输注氯化钾纠正。

3. 及时补充激素　单侧肾上腺皮质瘤切除后,一般不需补充皮质激素。若双侧肾上腺皮质增生,常拟行肾上腺次全切除术。可于术中、术后常规补充皮质激素。氢化可的松 100～200mg,输注。

4. 严密监测　麻醉期间应监测 ECG、血压、SpO_2 等。血压升高时,不可盲目地使用降压药。

六、嗜铬细胞瘤切除术麻醉

嗜铬细胞瘤,是从肾上腺髓质(85%～90%)或异位的类似嗜铬性组织内长出的一种分泌大量儿茶酚胺的肿瘤。嗜铬细胞瘤分泌大量的肾上腺素和去甲肾上腺素。使周围血管强烈收缩,心脏收缩力增强,引起严重高血压、心律失常、心力衰竭、肺水肿、视物障碍、低血容量及代谢异常等。麻醉处理困难。手术麻醉的危险性大,死亡率高。近年来对该瘤手术麻醉方面积累了不少经验。监测技术的发展及麻醉科医师责任心的增强,使麻醉手术的安全性大大提高。

【麻醉前评估及准备】

1. 使用 α 受体阻滞药和 α 肾上腺能阻滞药控制血压

(1)酚苄明:可缓解持续性的、难以控制的高血压。若血细胞比容＞75％时,于 3～15d 开始口服酚苄明,10～20mg/次,2～3/d,逐渐加量,直至维持接近正常的血压水平,然后用维持量。此药作用慢,持续时间长,3～4d 给药 1 次。术前使用 2 周左右。高血压危象时,可静注 20mg。

(2)酚妥拉明:作用时间短暂,仅 5～10min,临床上控制血压作用迅速,但长期治疗不够满意。术前持续用药数日或数周,5～10mg,加在 5％葡萄糖 250～500ml 内输注。用于治疗高血压危象。用药期间应严密观察血压变化,根据血压的高低,决定是否减量或停用。

(3)哌唑嗪(Prazosin):是 $α_1$ 受体阻滞药,可替代酚苄明,半衰期短,作用缓,因直立性低血压明显,初始剂量为 1mg/d,卧床时用,2～3mg/d。

(4)拉贝洛尔(Labetalol):为 α 和 β 受体阻滞药,主要是 β 受体阻滞作用,静注后 β 受体阻滞作用 7 倍于 α 受体阻滞作用,使血浆内血管紧张素Ⅱ及醛固酮的浓度降低、外周血管扩张及心率减慢作用。术前300～400mg/d,分 3 次口服,连续 1～2 周。

2. β 肾上腺素能阻滞药控制心率 控制心动过速,当心率明显增快(＞130/min),普萘洛尔 10～20mg,3/d,术前 1～4d 服用,预防心律失常。

3. 补充血容量 术前补充足够的全血、血浆、血浆代用品和液体,改善血液浓缩导致嗜铬细胞瘤的低血容量状态。注意防止心荷过重而发生心力衰竭。

4. 麻醉前给激素 术前适量给予皮质激素,以预防引起的肾上腺皮质功能减退现象。因长期血中儿茶酚胺含量增高,可抑制垂体-肾上腺系统的活动性。双侧嗜铬细胞瘤切除后,其肾上腺皮质功能可严重低下,因而影响循环的稳定。术前用皮质激素准备,可以预防。一般术前 12h 和

2h,各肌注醋酸可的松50mg。改善患者营养状况,备足血液。

5. 麻醉前用药

(1)镇静药:术前晚,口服巴比妥或地西泮等镇静催眠药。

(2)冬眠药物:应采用小量冬眠药物以达到镇静目的,防止血压过度升高。

(3)颠茄药物:东莨菪碱或长托宁较好。阿托品不用,因和肾上腺素、去甲肾上腺素协同有升压作用。

6. 术前准备良好的标准

(1)出汗少。

(2)体重增加。

(3)血压得到控制,48h血压不超过165/90mmHg,阵发性高血压发作频率减少,直立性低血压＞80/45mmHg。

(4)血容量增加,改善血容量,纠正血液浓缩,使HCT下降。

【麻醉选择】

1. 持续硬膜外麻醉 用于肿瘤定位明确的手术。对机体干扰小,也是安全有效的方法之一。要求有足够的麻醉平面,适当加用辅助药,能消除反射性的儿茶酚胺增加。但有可能在摘除肿瘤后血压下降,不利于维护循环稳定,注意呼吸管理及体位的影响。

2. 全麻 大多数选用。病人舒适,可充分供氧,循环呼吸管理方便;可避免病人的精神紧张而发生血压骤增;对摘除肿瘤后的低血压控制很有利。为手术创造良好的条件。

(1)全麻诱导:采用静注利多卡因1～2mg/kg、硫喷妥钠、琥珀胆碱诱导、气管内插管。或羟丁酸钠、冬眠4号加东莨菪碱0.002～0.008mg/kg输注后,在表麻下气管内插管。

(2)麻醉维持:多用恩氟烷或异氟烷吸入,或输注0.1％琥珀胆碱普鲁卡因复合麻醉,控制呼吸。或用安定镇痛药物维持。或维库溴铵、镇痛药分次静注或恩氟烷吸入,静吸复合麻醉维持。不用氟哌利多,因其抑制突触前多巴胺受体,增加儿茶酚胺释放;泮库溴铵增加心率和血压不宜用。琥珀胆碱产生肌颤,使儿茶酚胺释放增加,应慎用。氟烷可引起心律失常,勿用。

【麻醉管理】

1. 开通静脉通路 术中开放3条静脉,一条切开或深静脉穿刺置管,连接分别准备好的有降压药酚妥拉明 1mg/ml 的液体,和升压药去甲肾上腺素 0.1mg/ml 的液体,为双联瓶装置待用。同时可连接三通监测 CVP。一条静脉供输血输液;一条静脉给麻药和其他药物治疗用。

2. 监测　嗜铬细胞瘤切除术麻醉风险很大,麻醉管理的重点是保持循环稳定,避免缺氧和二氧化碳蓄积。严密加强监测血压、CVP、心电图及尿量等。

3. 处理高血压危象　术中,给降压药或升压药要及时、果断。当在全麻诱导、气管内插管、手术切皮开始、操作探查及剥离肿瘤时,或缺氧和二氧化碳蓄积等激惹儿茶酚胺释放的因素时,血压骤增,出现高血压危象(Desmonts 认为 SP＞250mmHg,持续 1min 以上即可称之),或 SP＞200mmHg 时,立即将酚妥拉明 5～10mg 加入 5％葡萄糖 100ml 内快速输注;或用 0.01％硝普钠或硝酸甘油输注,维持血压在麻醉前水平。当结扎肿瘤血管和肿瘤摘除后,体内儿茶酚胺急骤下降,周围血管张力减弱,再加上血容量不足、α和β受体阻滞药的残余作用及麻醉等因素发生低血压时,立即开放装有升压药的胶管。即去甲肾上腺素 10mg,肾上腺素 2mg 加入 100ml 葡萄糖液,快速输注。顽固性低血压,用去甲肾上腺素 0.1～0.2mg 静注,或 1mg 静注,再输注。维持血压稳定至麻醉前或接近麻醉前水平。麻醉管理的难点是围术期循环的急剧波动。

4. 扩容　术中以平衡盐液扩张血容量,当阻断肿瘤血管前,即提前开始超量补充失血。在使用升压药的同时,加快输血、输液,可以避免肿瘤切除后的严重低血压。减少应用升压药的药量,缩短用药时间。但应参照监测血压和 CVP,预防心脏负荷过重和肺水肿。CVP 必须定期监测。

5. 给予葡萄糖和激素　当肿瘤切除后,胰岛素升高,低血糖长期不得回升时处理:静注 50％葡萄糖 100～200ml,或并用肾上腺皮质激素。常用氢化可的松 100～300mg,加入 5％葡萄糖 250～500ml,静脉输注。输液、输血的数量应根据患者的血压、脉搏、CVP 等综合判断。

6. 治疗心律失常　当心电图出现心律失常时,如心动过速、室性期前收缩等,用普萘洛尔 10mg 静注或艾司洛尔 50～150μg/(kg·min)输注,或利多卡因 1～2mg/kg 静注。否则有导致心室纤颤的危险。当有心力衰竭或心肌缺血表现时,输注毛花苷 C 0.2～0.4mg,以改善心脏功能。

7. 麻醉后处理　术终要在手术室内观察一段时间(30～180min),病情不稳定时,仍需观察治疗。待病情稳定后,送回 PACU,或病房,或 ICU,继续观察治疗。术后补充血容量的同时,一直用升压药输注,直到血压稳定在正常水平后,逐渐撤除。

8. 无症状嗜铬细胞瘤　要警惕术前未诊断出未知晓的嗜铬细胞瘤。这是在麻醉或手术时危险性最大的、死亡率最高的险情。凡是在进行其他部位麻醉和手术中,由于手术麻醉的刺激,特别是施行腹腔探查时,出现难以解释的血压剧烈波动,即血压突然上升到>200mmHg,出现高血压危象,甚至心力衰竭,伴有体温升高、心律失常时,应首先考虑到嗜铬细胞瘤的可能性。按以上方法立即抢救。立即静脉推注酚妥拉明 3~5mg,后将 10mg 加入 5%葡萄糖液 100ml 内输注,控制高血压。同时输血补充血容量等措施。有条件时,进一步测定儿茶酚胺的含量,以明确嗜铬细胞瘤是以何者为主。肿瘤切除后的处理同以上的处理。

七、糖尿病患者手术麻醉

糖尿病是临床上常见的有遗传性倾向的代谢性内分泌疾病。它是胰岛素的绝对或相对分泌不足所引起的糖、脂肪、蛋白质等代谢紊乱。手术麻醉的应激反应明显加重糖尿病病人已存在的代谢紊乱及其并发症,直接影响手术,其围术期并发症及病死率为一般患者的 11 倍。麻醉科医师必须掌握有关知识。

【特点】

1. 代谢异常　高血糖和糖尿病患者对糖的利用降低;蛋白质、脂肪、电解质代谢异常;酸中毒、白细胞吞噬能力减弱;网状内皮系统的功能降低;脱水、血管损害、肝肾功能降低,抵抗力减弱等原因,使糖尿病患者易合并感染。

2. 安全性差　术中可能出现低糖、酮症酸中毒昏迷与血管意外等。严重者循环衰竭、昏迷或死亡。

3. 术后并发症多　术后出现感染或感染加重,创伤切口不愈合、肾上腺皮质功能亢进,使糖尿病恶化等。

4. 麻醉前准备很重要　糖尿病患者由于感染或血管病变需进行外科治疗,而外科病手术伴发糖尿病者也并不少见。麻醉手术可促使病情恶化,但经过治疗,糖尿病得以控制,糖及其代谢紊乱得以纠正,全身情况得以改善,又可使外科手术得以顺利进行。

【分类】　糖尿病分为 1 型和 2 型两大类。2 型又分原发性和继发性两大类。原发性占绝大多数，原因不明，有遗传倾向。继发性仅占少数。可由下列病因所致。

1. 与胰腺疾病有关　慢性胰腺炎、胰腺癌与胰腺的全部或大部分切除术后，胰岛素分泌绝对或相对不足及靶细胞对胰岛素敏感性降低，即为胰源性。

2. 对抗胰岛素的分泌物质的作用　如腺垂体功能亢进，生长激素分泌过多；肾上腺皮质功能亢进，皮质醇增多症（库欣综合征）等；肾上腺髓质功能亢进，分泌过多肾上腺素、去甲肾上腺素过多的嗜铬细胞瘤；胰岛 A 细胞分泌高血糖素过多的胰岛 A 细胞瘤，即为内分泌性。

3. 与激素治疗有关　长期使用肾上腺皮质激素治疗引起的类固醇性糖尿病，即为医源性糖尿病。

【病理生理】　胰岛 B 细胞分泌的胰岛素 40~50U/d，并在肝脏进行代谢及排出。因其分泌功能减弱或缺乏，使胰岛素绝对或相对不足，引起糖、蛋白和脂肪代谢异常紊乱。患者代谢障碍的程度与胰岛素分泌的多少有关。

1. 高血糖及糖代谢紊乱　胰岛素是血糖维持在正常水平的主要激素。胰岛素能促进糖原合成，抑制糖原分解和异生，加速组织细胞对葡萄糖的吸收利用。胰岛素促进葡萄糖透过细胞膜进入细胞，促进细胞膜主动运转葡萄糖。所以正常人血糖浓度达到 4.5~6.7mmol/L，即可进入细胞。胰岛素缺乏时，糖由细胞外向细胞内转移即发生困难。当血浓度高达 29.5mmol/L 才能进入细胞。胰岛素缺乏可导致葡萄糖磷酸激酶的活性降低，使肝糖原合成减少，而分解增多，糖原异生作用增强，使大量葡萄糖释放入血内。严重患者，血糖水平可达 11.4~14.7mmol/L，甚至可高达 37.5~74.4mmol/L。当血糖水平超过肾糖阈（11.4~14.7mmol/L）时，就可产生糖尿。尿糖增加可发生渗透性利尿，使水、电解质大量丢失。造成水、电解质紊乱。组织也不能很好地利用葡萄糖产生机体所必需的能量，就动用脂肪与蛋白质来供给机体能量。引起体重降低与消瘦。

2. 脂肪代谢紊乱　胰岛素可促进脂肪的合成，抑制脂肪的分解，而减少脂肪酸从脂肪组织的释放和酮体的生成。胰岛素缺乏时，脂肪合成减少，脂肪分解加强，脂肪酸的合成很不充分。在肝脏内脂肪酸的氧化只能达到乙酰辅酶 A 阶段。脂肪酸氧化不全而产生丙酮酸、乙酰乙酸、β-羟丁酸进入血液。酮体生成增多。未及氧化而形成酮血症及酮尿。临床上出现酮症酸中毒症状,严重时发生糖尿病性昏迷。

3. 蛋白代谢紊乱　胰岛素促进蛋白质合成。当胰岛素分泌减少时,则蛋白质合成减少而分解增加,使血中氨基酸浓度增加,尿氮排出增加,同时糖原异生作用增强,大量氨基酸可转变为糖,常出现氮质负平衡。较重患者出现血中氨基酸及非蛋白氮浓度增高。尿中氮化物及有机酸增多,影响水及酸碱平衡,发生失水及酸中毒、水及电解质紊乱。

【临床类型】　临床分胰岛素依赖型(IDDM)和非胰岛素依赖型(NIDDM)两型。其他分型如下。

1. 成年型　多在 40 岁以后发病,又称稳定型,占糖尿病的 75% 以上。症状轻,多肥胖少酮症,多可由饮食控制,出现并发症慢,但并发血管病严重。

2. 幼年型　多在发育前或 15 岁以前发病,又称不稳定型,占糖尿病的 5% 以下。少见,起病急骤、症状明显、消瘦、易伴有酮尿症型酸中毒。对胰岛素治疗敏感,血糖波动大而不稳定,胰岛素药量稍大引起低血糖,稍不足又引起酮症酸中毒,病情难控制,各种并发症出现较早,麻醉处理应注意。

3. 临床症状分型　典型症状为"三多一少",即多饮、多食、多尿和消瘦。根据临床症状与空腹血糖的高低,分为轻、中、重三型。

(1)轻型:多于 40 岁以上发病,症状不明显,空腹血糖一般低于 14.7mmol/L,但不发生酮症酸中毒。饮食控制疗法效果较好。治疗初期可辅以胰岛素,后期可不用。

(2)中型:发病年龄不定,症状较明显,空腹血糖一般在 14.7～28.1mmol/L,偶可发生酮症型酸中毒,单用饮食控制疗法,血糖、尿糖不能达到正常,每日需胰岛素 20～50U 甚或以上。

(3)重型:多在年幼发病,症状明显,空腹血糖多在 28.1mmol/L 以上,易发生严重酮症酸中毒,在饮食控制下,每日需胰岛素 50U 以上。

【糖尿病有关的终末器官疾病】　术前应明确病理损害程度并做出适当处理。

1. 心血管疾病　糖尿病能增加高血压、高血压心脏病、冠状动脉硬化性心脏病、视网膜动脉硬化、脑血管意外与四肢坏疽等的风险。

2. 神经系统损害　周围神经、脑神经、自主神经疾病;脊髓与脑疾病等为糖尿病常见并发症。

3. 肾脏疾病　糖尿病引起蛋白尿、血肌酐上升、肾功能不全,最后导致肾功能衰竭。

4. 眼底疾病及其他　糖尿病导致发生白内障、渗出或增殖性视网病变,玻璃体积血及视网膜剥离,甚至失明。

5. 急性并发症　患者易发生酮症酸中毒性昏迷、胰岛素低血糖性昏迷,糖尿病非酮性高渗性昏迷与糖尿病乳酸性酸中毒。

6. 感染　是手术后 2/3 的并发症,是约 20％围术期死亡的原因,常是突然增加胰岛素用量的原因之一。

【实验室检查】

1. 血糖　空腹正常值 4.5～6.7mmol/L,饭后＞8.7mmol/L。空腹＞7.8mmol/L,即可诊断。＜11.39mmol/L 为轻症,重症在 11.39～22.11mmol/L。

2. 尿糖　阳性,0.03～0.56mmol/L(＋＋～＋＋＋～＋＋＋＋)。

3. 血酮　浓度增高,呈强阳性,含量≥50mg/dl 为严重酮症。

4. 尿酮　重症或饮食不足,感染、发热,或胰岛素用量不足时出现酮尿。尿酮出现阳性应进一步测定血酮、电解质、CO_2 结合力或进行血气分析等。

5. 葡萄糖耐量试验　对诊断有怀疑者,即使空腹血糖不高,进一步查糖耐量试验(OGTT),以明确有无隐性糖尿病存在。OGTT 后 1h、2h,血糖＞11.1mmol/L,或另一次空腹血糖＞7.8mmol/L,即可确诊。

【病情估计】　根据糖尿病的分型、病情、症状,以及有无并发症的严重程度,对糖尿病病人术前做出全面的病情估计。眼、皮肤及末梢神经、末梢血管障碍等,一般不增加麻醉处理的困难。具有全身或重要脏器功能影响的并发症,如酮症酸中毒性昏迷、心肌梗死、肾脏病变、严重感染等。给麻醉和手术带来极大风险,给麻醉处理增加困难。

【麻醉前准备】

1. 术前治疗　主要原则是治疗糖尿病,控制血糖和病情,增加糖原储备,防治并发症,改善全身情况,提高对麻醉手术的耐受力。

2. 全面了解病情　糖尿病病人手术死亡率高的原因,是并发症所致的靶器官损害。麻醉前要详细了解病情、有无缺血性心脏病等并发症、有无代谢性酸中毒，是择期还是急症手术，是大手术还是小手术，尿糖、血糖控制的程度如何。

3. 糖尿病的围术期治疗

(1)住院治疗：应在术前 5～10d 入院，进行必要的检查和治疗。治疗目的：①纠正体内代谢异常，使血糖、尿糖、血脂、水电解质等恢复或接近正常；②防治酮症酸中毒、感染及其他心血管、肾脏、神经系统等并发症，改善various重要脏器功能；③增加糖原储备，促进胰岛及其他内分泌系统的功能，增强机体对手术麻醉的耐受性，减低对创伤、感染、出血等应激反应。

(2)手术前对糖尿病患者控制标准：术前治疗达到以下标准，有利于手术麻醉的安全。①无酮血症，尿酮体阴性；②空腹时血糖<8.4mmol/L，以5～7.2mmol/L 为佳，最高勿超过 11.7mmol/L；③尿糖检查为阴性或弱阳性，24h 尿糖在 0.5g 以下。所有患者经过治疗可以达到上述水平。但应注意防止血糖降得过低，以致围术期发生低血糖。即成人血糖<2.8mmol/L，儿童<2.2mmol/L。

(3)治疗方法：采取综合疗法、饮食疗法、口服降糖药和胰岛素治疗。

(4)糖尿病术前治疗应注意：①防止发生低血糖反应，有头晕、心慌、手抖、多汗、烦躁不安、谵语、昏迷，多见于重型、不稳定型及幼年型糖尿病患者。通过进食、静注 50% 葡萄糖 50ml 或胰高血糖素 1mg 等治疗。②过敏反应，少数患者出现荨麻疹等，轻者自行缓解，重者注射肾上腺素和抗组胺药治疗。③胰岛素耐药性，少数患者拮抗胰岛素，主要是抗体反应。改换胰岛素品种，用大剂量短效胰岛素克服，或改口服药。

4. 择期手术的准备

(1)胰岛素治疗：根据糖尿病的轻重程度，有的仅用单纯饮食治疗，有的还要用胰岛素。为了增加肝糖原储备，术前不能过于严格地控制饮食，每天给糖 200g 左右，同时给予高蛋白质、大量维生素 C、B 族维生素，以增加患者的肝糖原储备。如给糖后，尿糖重新出现，弱阳性可不处理，强阳性可加大胰岛素剂量，以保证肝糖原的储备。

(2)绝对禁止手术：有酮症酸中毒必须先行治疗，使空腹血糖降到8.4mmol/L 以下。对血糖的控制不应过于严格，要求接近于正常值即可，要避免发生低血糖休克。血糖最高亦不能超过 11.69mmol/L；尿糖为阴性或弱阳性，排除量<10g/24h，无酮症，一般在控制病情数日后才能进行手术。

（3）术前控制血糖时用胰岛素治疗的适应证：同胰岛素治疗的适应证。糖尿病得到控制，血糖接近正常，可按一般人麻醉方法的选择。

（4）预防术中低血糖：术前用长效或中效胰岛素者，因其作用时间长，麻醉与手术期间有低血糖的可能。故多主张术前 3～4d 改用胰岛素，用量不变，分 3 或 4 次皮下注射，并在早、中、晚分别检查 3 次血糖及尿糖。如麻醉前仍用长效或中效胰岛素准备者，则术前 1d 将胰岛素的用量应减半，并限制在早晨给药。口服降糖药控制病情者，术前应改为胰岛素，每克 D860 可以胰岛素 8U 代替。

（5）算准胰岛素剂量：手术日晨，可用相当平日早饭热量的葡萄糖静注，同时按每 2～3g 葡萄糖给胰岛素 1U 来计算。

（6）留置导尿：患者术前应留置导尿管，以便随时检查尿糖及尿酮。

5. 急症手术麻醉前准备

（1）争取时间做必要准备：首先权衡急症手术的迫切性与糖尿病、酮症酸中毒的严重性。酮体阳性者应延期手术。应尽量争取术前数小时做必要处理。控制酮症酸中毒，急查尿糖、尿酮，争取急查血糖、血酮、钾、钠、氯化物、CO_2 结合力或血气分析等。

（2）胰岛素治疗：根据化验结果给予胰岛素治疗，静输葡萄糖，按每 2～3g 葡萄糖给胰岛素 1U。经过 0.5～1h 治疗，血糖达 8.4～11.1mmol/L，尿酮转变为阴性后，即可麻醉与手术。以后每 4～6 小时或 2～4 小时复查尿糖、尿酮或血糖、血酮等。根据检查结果随时调整胰岛素治疗用量。详见表 6-4。

表 6-4　尿糖与胰岛素治疗用量参考表

Benedict 试验	尿 糖 量	尿 酮 量	胰岛素量（U）
红	＋＋＋	＋＋	20
橘 黄	＋＋＋	○	12～16
黄	＋＋	○	8
黄 绿	＋	○	4
不变色	○	○	不用

（3）急症的处理：5％～10％的糖尿病患者可发生急症。病情紧急手术需即刻施行，如不及时手术常有生命危险。对不能止住的内脏大出血、

气道狭窄、气道阻塞的气管造口术、脑疝、剖宫产等,即使糖尿病得不到控制,也要先做手术救命。术前留置导尿管。根据病情轻重,先补给水、电解质、葡萄糖,给胰岛素治疗,以降低血糖和酮体。给予胰岛素并补充钾和血容量。后行手术麻醉,一边控制血糖,一边进行手术。

(4)糖尿病昏迷的术前处理:糖尿病昏迷时,除救命性小手术(如气管造口术)可做外,其余手术应暂缓。糖尿病性酮症酸中毒,有时出现急腹症的症状,是因严重脱水而引起,易被误诊为急腹症而手术,使手术死亡率增高,需注意。若发生急腹症的症状时,可先行酸中毒的试验治疗,如接受治疗后腹痛消失,则可鉴别。

(5)糖尿病伴有酮症酸中毒患者的处理:根据症状、尿糖、血糖、酮体与钾、钠、氯化物、CO_2 结合力、非蛋白氮与血气分析等,可确定诊断。①胰岛素应用,如血糖>16.75~22.11mmol/L,血酮增高(≥卌),第 1 小时给胰岛素 100U 静脉注射;当血糖<13.94mmol/L 时,每小时给胰岛素 50U,静注葡萄糖 10g;在测定血糖、尿糖的同时,给胰岛素 10~15U/4~6h。②纠正脱水,最初 2~3h,静注生理盐水 1500~2000ml,纠正脱水。③纠正电解质紊乱,补钾,尿量增加,上述液体输完后,给 0.5%盐水加氯化钾 40mmol/(L·2h),24h 至少输 3 次钾,纠正电解质紊乱;最初 24h 液体总量 5000~6000ml,钠 350~450mmol/L,钾 100~200mmol/L;如在治疗初期就有低钾血症,则应密切注意补充氯化钾。④纠正酸中毒,pH>7.1 时,原则上不给碱性药;有明显酸中毒、pH<7.1 时,碳酸氢钠 40mmol/h 静注,直至 pH>7.1 情况改善后,停碱性药;改善末梢循环及脑脊液的酸中毒,应充分注意神经系统状态。纠正酸中毒后再行手术。

(6)糖尿病非酮症性高渗性昏迷:本症非因胰岛素的绝对量不足,而是由于胰岛素的比较缺乏、无酮症酸中毒;高血糖(血糖值 22.11~113.90mmol/L);高血钠;血浆渗透压亢进(350~450mOsm/L);血酮阴性;无严重酸中毒。以上检查结果可明确诊断。治疗上,①纠正脱水和稀释血液,最初 1~2h,给 0.5%生理盐水 1000ml,输注,第 2 个 1~2h,重复同量。②胰岛素治疗,最初 24h 输液 4000~6000ml。随着输液和胰岛素治疗,血容量增加,血糖和血钠降低。当血浆渗透压降到 330mOsm/L 以下时,则改输生理盐水等渗液。胰岛素最初 1h,给 50U,血糖至少也应下降30%~40%,否则在 2h 内反复给药。③其他处理,还要注意到使胰岛素降低的诸因素,如儿茶酚胺、胰岛素本身、麻醉与手术的侵袭、低氧血症、α受体兴奋药与 β 受体阻滞药等。

(7)对症处理:如并发心血管、脑血管、肾脏病变时,除积极控制糖尿病外,还应紧急对症治疗,如抗生素、强心、降压、利尿等。

【麻醉前用药】

1. **镇静药**　术前做好心理治疗,给适量的镇静药可减轻应激反应,减少患者的紧张情绪。对老年及久病者,宜用小剂量,以防与发生低血糖的昏迷不易鉴别。如戊巴比妥钠、哌替啶或咪达唑仑等。吗啡可增高血糖,免用。

2. **抗胆碱药**　东莨菪碱 0.3mg 或长托宁 0.5mg,术前 1h 肌注。并发青光眼者,禁用抗胆碱药。

【麻醉选择】　要结合手术的要求,应尽量选用对患者糖代谢影响较小的麻醉方法。

1. **局麻**　尽管局麻药对胰岛素分泌有影响,但能阻滞、阻断知觉神经和交感神经的作用、抑制手术刺激对机体的反应,可尽量选用。局麻药中忌加肾上腺素,因其促进糖原和脂肪的分解。

2. **神经阻滞麻醉**　神经阻滞可阻断手术时引起的末梢疼痛刺激,对机体应激反应影响最小,糖尿病患者常首选。有利于糖耐量的保存及胰岛素的释放,但应严格掌握无菌术,因其对感染的抵抗力差,同时注意重型糖尿病患者常有脱水,局麻药中不加肾上腺素,必要时加麻黄碱。

(1)腰麻:不影响血中生长激素、胰岛素、游离脂肪酸、血糖稍上升。

(2)硬膜外麻醉或 CSEA:最适宜糖尿病患者的麻醉。适应证广,可阻断末梢疼痛刺激,又可部分地阻断交感神经系统。使手术时肾上腺皮质与高血糖反应减弱,或消失。可抑制手术时血中肾上腺素上升。无论硬膜外麻醉或腰麻,对伴有动脉硬化等血管系统并发症的老年人,容易发生低血压,应予注意。局麻药的剂量应偏小。

3. **全麻**　全麻对糖代谢影响较大。影响的因素较多,如必须采用全麻时,则选用对血糖影响小的全麻药。

(1)吸入全麻药:全麻选用恩氟烷及氧化亚氮药物,对血糖无明显影响。各种全麻药对糖代谢的影响见表 6-5。

表 6-5　全麻药对糖代谢的影响

麻　药	血　糖	血浆胰岛素	血浆游离脂肪酸	血浆生长激素
乙　醚	＋＋＋	±	○	＋
环丙烷	＋＋	○	○	○
氟　烷	±～＋	○	○	±
甲氧氟烷	○	○	＋	○
恩氟烷	○	○	－	○
硫喷妥钠	○	○	－	＋
羟丁酸钠	＋	○	－	＋

注：＋,上升；－,下降；○,无变化

(2)静脉麻醉药:以硫喷妥钠对血糖影响最小,羟丁酸钠和神经安定麻醉药对血糖影响亦小。咪达唑仑、丙泊酚、芬太尼和维库溴铵等均可应用。氯胺酮可增加肝糖原分解,慎用。

(3)气管内插管:要充分评估插管的困难程度,防止误吸、缺氧、CO_2蓄积和低血压。

【麻醉管理】　糖尿病手术麻醉需要进行认真周密的管理。最大限度地减轻手术应激引起的代谢紊乱,尽量避免手术期间的交感神经兴奋,防止血糖升高。

1. 监测　麻醉及手术时因机体的内分泌和代谢性的变化是有个体差异的。从术前糖尿病的轻重程度与控制的情况,不易预测麻醉中的状态。轻症或得到较好控制中、重症的患者,麻醉中也有产生高血糖、酮症酸中毒的病例,应积极处理,入室后除监测呼吸、循环外,立即监测血糖、尿糖。麻醉期间每小时监测尿糖和酮体 1 次。也可间隔 15～60min 监测 1 次。同时监测血清电解质与血气分析。监测血糖、尿糖与酮体,有专门监测试纸,虽精确度不高,但迅速、简便。

2. 麻醉中控制指标　血糖在 8.38～11.39mmol/L;尿酮(－);尿糖(－)～(＋)的程度;血糖要维持在较高水平,以防用胰岛素时发生低血糖的危险。对伴有动脉硬化者,必须注意避免血压的大波动或低血压。

3. 血糖变化的处理

(1)低血糖:因口服降糖药过量;或数小时前注射过剂量过大胰岛素,麻醉中又继用长效或中效胰岛素;或患者有脓肿、坏疽等感染性疾病,使患者对胰岛素的敏感性降低,当手术消除上述感染性疾病后,对胰岛素的敏感性转为正常,如仍按原剂量应用,则可能产生低血糖。术中出现低血压,特别是舒张压降低后发生低血糖。当全麻患者出现不明原因的心动过速、出汗、脉压增宽,或手术过程中患者意识消失的程度与麻醉的深度不相符合时;或停止麻醉后患者长时间不清醒时,应考虑低血糖的可能。神志清楚的局麻患者,可凭心慌、饥饿感、无力或眩晕等主观感觉来判断。检查血糖<2.9mmol/L,血酮(一)、尿糖(一)、尿酮(一)。治疗上,立即静注 50%葡萄糖 20～50ml,停用胰岛素,必要时检查血糖做进一步证实。体胖静注穿刺困难的患者,可肌注高血糖素(glucagon)1mg。如意识恢复,继之经外周静脉给予一定量葡萄糖。

(2)高血糖:因胰岛素作用不足,含糖液输入过多而引起。必须查血酮。如高血糖同时伴尿酮阳性,为胰岛素用量不足而引起。应 1 次性给胰岛素 4～8U,直到酮体消失。可同时输晶体液,如乳酸林格液或生理盐水等。如尿酮阴性,而只有高血糖(11.39～16.65mmol/L)时,可减慢葡萄糖溶液的输液速度,或暂停输注,边查尿酮、血糖,边观察经过。如血糖高达 16.65～22.11mmol/L,是给胰岛素的适应证。

4. 尿酮阳性 正常血中有少量酮体。血酮增加超过正常范围时,尿中也大量排出,试纸检验呈阳性。如血糖低时,应考虑为给糖量不足,而出现饥饿性酮病(ketosis)。先试输葡萄糖,酮体应变成阴性。血糖比较高时,也可疑为酮症酸中毒,可边观察血糖、边分次给予胰岛素与输晶体溶液,直至酮体变为阴性。监测血气分析,以观察酸中毒的改善情况。

5. 低血糖昏迷 麻醉中有原因不明的频脉、冷汗、面色苍白多考虑低血糖昏迷。这是因肾上腺素的分泌增加,而代偿所出现的症状。经查血糖,如证明为低血糖时,则可即刻静注 50%葡萄糖 20～50ml。病情会好转,但意识恢复较慢。

6. 麻醉后苏醒迟延 除麻药或辅助药过量、低温的因素外,对糖尿病患者应当考虑为低血糖或糖尿病性昏迷。酮症酸中毒时,尿酮呈强阳性。高渗性高血糖性昏迷,有明显的高血糖与血浆渗透压上升,尿酮阴性。乳酸性酸中毒等有乳酸上升明显、尿酮阴性。

7. 麻醉输液 为补充细胞外液的丧失,与一般输液相同,术中输注晶体液及胶体液。对肾病、肾功能降低者,应限制输液。血糖较低时,术中应积极输入葡萄糖溶液。以含电解质的葡萄糖为好,同时给胰岛素治疗。对轻型的成人型(非胰岛素依赖性)的糖尿病患者,还可应用木糖醇

(xylitol)、果糖(fructose)、麦芽糖(maltose)等。对中等程度以上的糖尿病,或轻症患者手术时间长时,应将补充细胞外液用的输液通道与补充输糖的通道分开,保持有两个静脉通道。给胰岛素时,血清钾浓度有降低的趋势,应及时补钾。

8. **麻醉中胰岛素的用法** 术中保持血糖在 $5.6\sim11.2\,mmol/L$ 水平。

(1)输注:最确实可靠的方法是将规定量的胰岛素加入液体内,用输注法给药。由于部分胰岛素被输液器或莫菲滴管的内壁所吸附,所以经输液瓶滴入胰岛素时,可于塑料瓶中加 $0.1\%\sim1.0\%$ 的血清白蛋白,或 0.5% 以上浓度的血代,并把被吸附胰岛素的估计量(回收率为 $68\%\pm14\%$)加上为宜。GIK 法:$10\%\,Glu$、$500ml$+胰岛素 $12\sim15U$+$10\%\,KCl$ $10ml$ 输注,$100ml/h$。

(2)静注:经静脉持续少量注入胰岛素(应用输液泵或小儿输液器)。在监测血糖条件下,每小时给胰岛素 $1\sim4U$。

9. **注意事项** 各项操作要严格无菌,以防止感染的发生。硬膜外麻醉要预防血压明显下降。局麻药中禁忌用肾上腺素。

【麻醉后管理】

1. **实验室检查** 术后应根据糖尿病的轻重程度和手术损伤程度,定时检查血糖、尿糖和尿酮。如胃切除术后,从手术当天即能经口进食,至少应 $4\sim6h$ 检查 1 次。如有特殊情况,检查间隔应缩短。保持尿糖(±)~(卌)。血糖 $5.5\sim13.94\,mmol/L$。

2. **输注胰岛素** 术后出现尿糖强阳性,首先检查血糖,如血糖达 $16.75\sim22.11\,mmol/L$,应给胰岛素 $6\sim10U$ 输注,以观察之。如这时尿酮为阳性,应追加胰岛素直至尿酮阴性,血糖 $11.39\sim16.75\,mmol/L$、尿酮阴性时,可放慢葡萄糖的输注速度。

3. **麻醉后输液** 同一般输液。凡术后输液者为不能进食者,补给的糖量,除了排泄量外,至少补给 $100g/d$。以均等的速度输液为好。给胰岛素时也应补钾。

4. **机体对胰岛素的反应敏感性增高** 术后比术前给的胰岛素量显著减少,仍有产生低血糖者,因为手术切除感染病灶后,机体对胰岛素的敏感性提高的结果。

5. **昏迷** 包括胰岛素过量而产生的低血糖性昏迷、糖尿病性昏迷

（酮症酸中毒）、高渗性高血糖性昏迷、乳酸性酸中毒性昏迷等。低血糖性昏迷和酮症酸中毒昏迷,是麻醉中的主要危险,要特别注意,一旦发现,及时处理。

八、胰岛素瘤手术麻醉

【特点】

1. 器质性疾病 胰岛素瘤是临床比较少见的疾病,是一种器质性胰岛素过多,血糖明显下降,产生一系列症状的低血糖症。

2. 临床症状呈发作性 胰岛素瘤多见于20－60岁,男性多于女性,病人多肥胖。临床症状多为发作性,发作间歇可无任何异常。

3. 外科手术切除肿瘤 发作时表现为低血糖的反应、意识障碍、精神症状及癫痫发作等。发作时用加餐、喝糖水、静注葡萄糖等升高血糖,症状缓解。胰岛素瘤的诊断明确后,应及早手术治疗。最根本的治疗是外科手术治疗。

4. 手术呈一定困难性 胰腺位于上腹较深的腹膜后部位,而肿瘤较小,少数为多发或在胰外,较隐蔽而不易发现。据文献报道,直径在3cm以内者,占95.1％,胰外异位肿瘤占2.4％,多在胃肠道。手术常需探查而延长手术时间。

5. 对麻醉的要求高 对麻醉应满足一般上腹部手术及探查操作的基本要求,尤其是有良好肌松,防止术中低血糖和肿瘤切除后的高血糖。术中最好能保持患者清醒,便于观察低血糖症状的出现。要求术中控制输糖量,将外源性输入糖引起的血糖波动降到最低限度,使血糖测定值能准确地反映肿瘤切除与否。要防止不影响判断肿瘤是否切除的血糖变化。

【麻醉前评估及准备】

1. 治疗葡萄糖用量 对术前已确诊者,低血糖发作时对症治疗,如进食、口服或静注葡萄糖等。但葡萄糖用量要适宜,量不宜过大,以免影响术中测定血糖值的变化。

2. 术前病例讨论 对术前未确诊而有精神症状者,应由内科、神经科、外科有关专家共同讨论,以免漏诊或误诊。昏迷者应与糖尿病性昏迷、高渗性非酮症酸中毒性昏迷等相鉴别。

【麻醉选择】

1. 全麻 适用于症状发作频繁、不易控制、神经精神症状明显、不合作的患者。选用对血糖影响最小的全麻药。以浅静吸复合麻醉配合肌松药,对糖代谢和心功能干扰较小,能满足手术要求。应做好血糖、尿糖的监测。

2. 连续硬膜外麻醉或 CSEA 常选用,能满足手术的要求,肌松好,便于探查,对血糖影响小。掌握好麻醉平面,减少牵拉反应等不适感觉,尽量不用辅助药。用哌替啶和异丙嗪合剂量要小,使患者安静入睡,呼唤即醒,清楚应答,以与低血糖昏迷相鉴别。注意减轻或避免发生低血压。手术开始,即输注不含葡萄糖的生理盐水溶液,预防血压下降。一旦血压下降时,则用麻黄碱纠正。

【麻醉管理】

1. 低血糖与高血糖的处理 胰岛素瘤手术麻醉时,主要是防止术中低血糖和切除肿瘤后的高血糖。术中维持血糖在 $6.5 \sim 8.5$ mmol/L($115 \sim 170$ mg/dl)为宜。应定时进行血糖和尿糖的监测。了解肿瘤切除前的低血糖发作,可判断肿瘤是否切除干净。如低血糖持续存在,说明有多发性和异位性肿瘤遗漏。此时需输注葡萄糖,但量应有所控制,使血糖不要过高,以免影响术后的观测。血糖升高在瘤体切除后 $30 \sim 40$ min。此现象可逐渐恢复正常。

2. 严格掌握输糖量 手术不要求控制输糖者,则术中输注葡萄糖液。在摘除肿瘤前后 $10 \sim 20$ min 测定血糖,调整输糖量,预防低血糖症状出现。如手术要求控制输糖量,开始输注无糖的生理盐水,约 50% 的患者可出现低血糖症状,血糖持续在 2.9 mmol/L 以下。如未用辅助药,处于清醒状态,可出现烦躁不安,处在神志不清状态。如已用辅助药,安静入睡、唤之即醒,而当血糖降低时,则呼唤不醒。出现以上两种情况时,均可输注 50% 葡萄糖 20 ml,升高血糖。

九、肥胖患者手术麻醉

肥胖即指肥胖症或过度肥胖(Katz 等认为体重超过标准体重的 20%)的患者。病态肥胖(MO)用体重指数(body mass index,BMI)作为衡量肥胖的标准。BMI=体重(kg)÷身高^2(m^2)。BMI $20 \sim 25$ kg/m^2 正常,$25 \sim 30$ kg/m^2 超重,$30 \sim 40$ kg/m^2 肥胖,BMI>40 kg/m^2 为 MO。由于过多脂肪组织堆积的压迫,限制了胸部的呼吸运动及膈肌上升,肺活量和潮气量下降,使机体处于轻度缺氧状态,对缺氧耐受性差。肥胖患者慢性病患病率高,常合并有高血压、心肌病、冠心病、心肌梗死、糖尿病、肝功能损害及胆囊病变等。同时其体内含水分量减少 40%～65%。肥胖对呼吸循环的影响很大,常致心肺储备能力低下、应变能力差。对健康有危害,死亡率较正常体重者高。麻醉的处理常有一定的困难,麻醉危险性较大,应提高警惕,以免发生严重后果。麻醉管理上也有其特殊性。

【麻醉前评估及准备】

1. 术前减肥　择期手术前的肥胖患者,最好先能使体重下降,如用控制饮食、加强体力锻炼等方法,使其体重下降后再行手术,则安全性可大为增加。

2. 治疗并发症　凡择期手术者,对其并发病,如高血压、冠心病、心肌病及糖尿病等,必须予以系统内科治疗。待病情稳定,再进行手术。

3. 心肺功能评估　术前应对心肺功能充分评价及做好术前准备,仔细评估上气道通畅程度,是否存在面罩通气或气管插管困难。进行血液检查(包括血氧饱和度)、X 线胸片、心电图检查,动脉血气分析,肝、肾功能及肺呼吸功能的测定等。

4. 麻醉前用药　颠茄类和巴比妥类不可缺少。禁忌用吗啡等抑制呼吸的药物。麻醉性镇痛药用量不宜过大,必要时哌替啶 50mg,静注。还可用组胺 H_2 受体阻滞药或抗酸药静注,以减少空腹时的胃液分泌及 pH。

【麻醉选择】　任何麻醉方法都非很理想。根据病情、手术要求、设备条件和技术条件、经验加以适当的选择。

1. 腰麻　适用于会阴及下肢手术。用短时效的利多卡因或丁哌卡因。药量应减少 1/3;注意麻醉平面勿过高,呼吸循环要稳定。注意腰麻恢复期并发症的防治。小手术可用局麻和神经阻滞。

2. 连续硬膜外麻醉或 CSEA　腹腔内手术选用。肥胖患者对麻药需要量大,但身体耐受性差,应小量分次给药。先用起效快的利多卡因,维持期用长效的丁哌卡因或罗哌卡因。严格控制平面,肌松良好。是较安全的方法。

3. 全麻　复杂的或时间长的手术。笑气加氧和神经安定镇痛麻醉对循环影响小,常被选用。异氟烷的辅助吸入可选用。氟烷抑制心肌,使血压下降,应慎用。最好与硬膜外阻滞复合优点多。麻醉诱导可选用硫喷妥钠、琥珀胆碱静注,快速气管内插管。因体重大,硫喷妥钠药量大。

因一般用量常显示药量不足,易发生喉痉挛。患者因颈项部脂肪堆积,颈项粗短,声门裂不易显露,而使全麻操作及气管内插管困难,甚至有致命的危险。故做清醒或纤维支气管镜引导插管比较安全,先诱导后插管,失败者用喉罩通气麻醉。

【麻醉维持】

1. 复合麻醉维持　可减少全麻药的用量,麻醉平稳,患者安全。如吸入麻醉与区域阻滞或硬膜外麻醉相联合,用于深部腹腔的手术,或极度肥胖患者(又称匹克威克综合征,即 Pickwickian syndrome)甚为适应。

2. 麻醉深浅　维持适宜。

3. 保持气道通畅　因患者气道阻力大,辅助呼吸无效,必须施行控制呼吸才能改善肺泡通气。麻醉中充分供氧,但应注意肌松药应用后,有可能使呼吸抑制延长,呼气末正压呼吸又可使肺动脉压增高,促进循环改变的发生。

【麻醉管理】

1. 椎管穿刺困难　肥胖患者脊椎标志不清楚,可使腰麻或硬膜外麻醉的穿刺非常困难,且易造成损伤。要注意摆好体位,或采取硬膜外麻醉侧入法穿刺。局麻要确实可靠、充分浸润,并取得最好的配合。穿刺时勿动,以保持原位置不变,易于成功。

2. 腰麻平面不易控制　可能肥胖患者与组织受脂肪压迫,使椎间隙、椎管腔或脊柱变形有关。故易发生低血压和呼吸抑制,而导致缺氧,尤其在局麻药内加入肾上腺素之后,麻醉平面在隐匿状态下显著提高,增加了危险性。故肥胖患者使用腰麻时,局麻药量应减少,局麻药内禁忌加入肾上腺素。一旦出现高平面时,及时给予处理。

3. 确保液体畅通无阻　常规监测 ECG、BP、SpO_2 等,复杂手术应采取动脉穿刺测压;开胸手术应监测 CVP;全麻病人应监测 $P_{ET}CO_2$,必要时动脉血气分析。肥胖患者静脉穿刺困难,且术中又易出现意外情况。肥胖者脱水及低血容量之程度很难估计准确,一旦液体中途脱出,就可危及性命。故必须确保液体畅通无阻,穿刺针必须牢固固定。必要时,术前应行深静脉穿刺或做静脉切开。及时补充失血量,对于心肺代偿功能较差的肥胖者甚为重要。肥胖病人体液所占比例相对少,对失血失液耐受性差,监测 CVP 可指导输液量治疗。

4. 呼吸管理　入室后,先吸入氧气祛氮 10～15min。后施行麻醉。

无论采取何种麻醉方法,术中充分供氧,维持气道通畅。辅助呼吸以间断加压呼吸为宜,吸入氧浓度不得低于 50%。加强术中监测,除常规监测外,重视 SpO_2 和动脉血气监测。根据血气结果,指导调整呼吸参数。

5. 麻醉中严密观察病情变化　因循环代偿功能差,而所需药量又较一般患者大,故应注意循环功能的维持。尤其合并心肌病者,术中容易发生循环抑制,有极大的危险性,更要注意预防循环功能急性改变的发生。防止血压下降或血压升高,避免心律失常和低氧血症。必要时使用升压药物、血管扩张药物(如双氢麦角碱),或心律失常药物纠正。

6. 麻醉深度要安全适宜　麻醉作用要充分完善,满足手术需要。因肥胖患者手术操作相当困难,为缩短手术时间,应掌握好适宜的麻醉深度。

7. 减少对呼吸循环的影响　手术时的体位,应尽量减少对呼吸循环的影响。肌松药用量,要较成人量小,且避免几种肌松药混合使用,以防呼吸抑制延长。

8. 术后管理　术后不宜过早拔除气管内导管,以维持充分通气,直至呼吸功能完全恢复。对使用肌松药者更应如此。术后持续吸氧,监测 SpO_2;必要时可使用机械呼吸,间断加压呼吸。因为肥胖患者术后呼吸功能的恢复十分缓慢。术后镇痛 48h 很必要,选 PCEA 安全。鼓励病人翻身、咳嗽、早下床活动。

第十八节　腔镜手术麻醉

腔镜(包括内镜)手术已成为现代外科技术之一。膀胱镜、胸腔镜手术,以及电视腹腔镜胆囊切除术(LPC)等,由于具有许多优点,为广大患者所接受,被广泛地应用于临床,具有很好的发展前景。腔镜手术的创伤比常规切开手术小得多,故称微创手术。微创手术的发展对麻醉提出了新的挑战和要求。包括腹腔镜手术麻醉、胸腔镜及纵隔镜手术麻醉、经尿道腔镜手术麻醉、宫腔镜手术麻醉等,本节介绍以腹腔镜手术麻醉为主,兼顾其他腔镜麻醉。

【特点】

1. 优点　避免开腹等明视操作,手术创伤小和减少术野粘连等并发症的发生。创伤小、手术时间短、安全性高、患者痛苦轻、简单、患者术后疼痛轻、恢复快、住院时间短等优点。人工气腹禁忌证为急性弥漫性腹膜炎、肠梗阻、胃肠穿孔、膈肌疝、腹壁疝、腹部巨大肿物、妊娠 3 个月以上者,结核性腹膜炎、腹腔粘连、凝血机制障碍、身体过于衰弱者、颅内高压、低血容量、腹腔分流术后等。

2. 麻醉可控性强　微创手术对机体生理的干扰较大,要求:①选用快速、短效药,维持适当深度的麻醉方法;②既不影响生命体征及术后立即苏醒,又保证手术期间通气和血流动力学的稳定。③术中应加强监测,及时恰当处理二氧化碳气栓等并发症。

3. 肌松和气腹　保持适当的肌松和气腹,控制膈肌的摆动,腹腔镜等所需要的气腹及所导致的病理生理改变,使麻醉管理复杂化,也是腔镜手术麻醉中高危险因素。要维持内环境的稳定,保证腔镜手术的安全。

【麻醉前评估及准备】

1. 全面体格检查　术前评估主要判断病人对人工气腹的耐受性。常规检查心电图、心肺透视、三大常规、肝肾功能等。访视时发现并有心脏病、心电图异常(包括心肌缺血、频发室性早搏、窦性心动过速、窦性心动过缓、ST 段下降、传导阻滞),以及高血压病,支气管哮喘史等,应予以彻底治疗。待病情好转后再手术。术前访视解除患者及其家属的顾虑。并在知情协议书上签字。

2. 术前禁食水　术前应戒烟及做咳嗽训练,禁食 6～8h、禁水 4h。

3. 术前应用抗酸药　术前应用抗酸药和 H_2 受体阻滞药以提高胃液 pH,减轻一旦发生误吸时的严重性。

4. 术前置胃管　留置胃管,胃肠持续减压、预防胃反流和误吸。

5. 留置导尿管　预防误伤膀胱。

6. 麻醉前用药　同一般麻醉。

【腹腔镜操作】

1. 充气针刺入腹腔　麻醉后,先在腹部脐上做一个 1cm 长小切口,将充气针方向指向盆腔刺入腹腔。

2. 人工气腹　充气针入腹腔确实无误后,用自动气腹机向腹内充二氧化碳气体,使腹腔膨隆以方便医生手术操作。充气速度 1～2L/min;当注入 3～4L 后,在脐部切一小口,并在直视下插入 10mm 的腹腔镜,使胆囊等脏器显示在电视屏幕上。再于右腹部相应位置切两个小口,由此插入二支手术器械套管,将患者上身抬高40°,以避免肠管对术野和操作的影响。

3. 手术操作 在电视指导下,操纵带电凝的解剖钳,施行手术的操作。人工气腹的腹内压不宜>15mmHg。

【腹腔镜手术并发症防治】

1. 人工气腹的影响 人工气腹是腔镜的必要条件和步骤。目前常用二氧化碳做人工气腹,但也对患者机体产生一定的影响,对呼吸的影响表现如下。

(1)影响气体交换:使腹内持续正压(10～15mmHg),膈肌上升,可影响气体交换,导致肺顺应性下降,潮气量下降,呼吸无效腔量增大,术后出现肺不张、胸腔积液、气胸等应防治。

(2)高碳酸血症:$PaCO_2$ 与 $P_{ET}CO_2$ 明显升高,BE 及 pH 降低,PA-aCO_2 增加,提示患者出现高二氧化碳血症、缺氧(低氧血症)与酸中毒。二氧化碳经腹膜及腹腔内脏高弥散性吸收所致;二氧化碳气腹后与膈肌上升致分钟通气量下降和呼吸无效腔量的明显相对增大有关,与麻醉药的中枢性呼吸抑制也有关。上述变化在头低位时更显著。

(3)腹式呼吸减弱:腔镜操作可使呼吸动力学改变,主要表现为腹式呼吸的减弱。

2. 对循环的影响

(1)静脉回流下降:气腹使胸腔内产生相同的正压(10～15mmHg),下腔静脉及腹腔内脏血管受压明显,致使回心血量下降,心排血量下降,血压下降。充入循环的二氧化碳使总外周血管阻力增加,CVP升高,加重心肺负荷。

(2)引起心律失常:主要原因是 CO_2 气体可透过腹膜血管吸收入血,血中 CO_2 分压增高,呼吸性酸中毒、缺氧、反应性交感神经刺激等导致心律失常。

3. 对消化系统等其他器官的影响 腹腔内压增加,使胃内压增高,胃液反流及吸入性肺炎;腹内血管受压,肝血流量减少;肾血管阻力增加,肾小球滤过率降低,尿量降低;血浆肾素、血管加压素升高等。

4. 皮下气肿 在腔镜手术时皮下气肿最多见。单纯性皮下气肿是充气针未进入腹腔内或套管针只进入皮下组织,使二氧化碳进入皮下间隙。腹内压过高也是皮下气肿的一个原因。出现皮下气肿时,应明确是否存在气胸。在腹腔镜手术出现气胸时,除与手术操作误伤膈肌或先天性膈肌缺损有关外,或不存在上述问题,仍存在气胸,其机制尚不清。

5. 气栓　充入腹腔内的二氧化碳经手术创面的静脉通道进入血管内循环,入肺循环引起急性肺高压、右心衰,甚至心搏骤停。二氧化碳进入右心房、右心室,导致右心血回流受阻和心排血量极度下降。大量气栓可致猝死。一旦血压极度下降,心律失常、心前区有车轮滚动样杂音,尤其在术中大量失血时,应考虑到发生气栓的可能。气栓发生后,应立即左侧卧位,头低位,从测量 CVP 的中心静脉导管抽气,同时施行心肺复苏。

6. 水中毒　多见于经尿道前列腺电切术(TURP)、宫腔镜电切术等手术中,是因膀胱灌注液或膨宫液,进入血液循环后,致血容量过多、血液稀释及低血钠,呈现血管内负荷过大的表现。即血压增高、脉搏减慢、精神异常兴奋、恶心、呕吐等症状。处理要点为停止手术,气管内插管,吸氧支持呼吸,强心利尿,3%氯化钠溶液 100ml 高渗盐输注纠正低血钠等电解质紊乱。抗生素预防感染等。

【麻醉选择】

1. 麻醉方法选择　全身麻醉、区域阻滞和局部阻滞均可。

(1)全麻:是首选的麻醉方法。气管内插管,配用肌松药,控制呼吸。麻醉和肌松可达到一定深度,解除不适感;可保持气道通畅,维持有效通气量,可气腹期间过度通气;使用肌松药,有利于控制膈肌活动,便于手术操作、减少意外损伤,安全;调节每分通气量,维持 $PaCO_2$ 正常范围,避免术中缺氧。可以及时排出过多的 CO_2,降低手术和麻醉的风险。上腹部腹腔镜手术、少部分腹部下腹腔镜手术、胸腔镜手术和个别宫腔镜手术多选择全麻。

(2)硬膜外麻醉:镇痛效果好,腹肌松弛满意,要控制好麻醉平面,清醒患者可自行代偿增加分钟通气量,维持正常的 PaO_2 和 $PaCO_2$。患者咽喉反射存在,不致发生误吸。但对膈肌过度牵拉及其对膈肌表面的刺激时,患者常感肩臂放射性疼痛。腹腔内充气时要放慢速度,同时提前辅助强效麻醉性镇静、镇痛药,方能缓解。经尿道前列腺电切术、宫腔镜、下腹腔镜手术等多选择。

(3)全麻复合硬膜外麻醉:全麻插管后,待硬膜外穿刺成功并经局麻药阻滞再行气腹,血流动力学稳定,良好的肌松有助于提供更大的手术操作空间,术后硬膜外镇痛,术毕苏醒快。用于腹腔镜、手术过程很长的下腹腔镜、后腹腔镜及胸腔镜术等。

(4)腰麻:腰麻也可采用,但平面的调节和持续时间的控制受限,有一定的难度,故一般少选用。

(5)双侧肋间神经阻滞:可有相应手术区域的镇痛和肌松,减少镇痛药的用量,患者清醒,可发挥自我保护反应。辅助区域阻滞麻醉和局部浸润麻醉,适用于下腹部腹腔镜诊断性检查和治疗。但操作较复杂,且有气胸和局麻药中毒的可能,故也少选用。

2. 对 LPC 的麻醉选择　多数学者趋向于气管内插管全麻。可避免高 CO_2 血症的发生,便于手术操作。但也有部分学者选用硬膜外麻醉取得良好效果。

3. 麻醉药选择　选用对循环影响轻的速效、短效静脉麻醉药、麻醉性镇痛药和肌松药。

(1)麻醉诱导:硫喷妥钠 $5\sim10mg/kg$,加琥珀胆碱 $1\sim1.5mg/kg$,或咪达唑仑 $0.03\sim0.3mg/kg$＋芬太尼 $0.05\sim0.2mg$＋维库溴铵 $0.07\sim0.15mg/kg$＋丙泊酚 $1.2\sim2.5mg/kg$,静注,过度换气后插管。或氟芬合剂全量、地西泮 $10mg$,加琥珀胆碱 $100mg$,静注,过度换气后插管,机械通气;除芬太尼外,可选舒芬太尼、瑞芬太尼。

(2)麻醉维持:多选用静吸复合麻醉,1% 普鲁卡因 $4g$,加哌替啶 $100mg$,加琥珀胆碱 $200mg$,输注,或静脉泵入丙泊酚。间断吸入异氟烷或恩氟烷。控制呼吸,关腹后停用复麻液。手术完毕患者迅速苏醒。对于个别清醒缓慢者,纳洛酮 $0.2\sim0.4mg$,静输。清醒后彻底吸除痰液,拔管,送回 PACU 或病房。吸入麻醉药,慎用氧化亚氮。

【麻醉管理】

1. 加强监测　术中监测呼吸和循环,监测心电、血压、脉搏、SpO_2,尿量及神经肌肉传递功能监测,以便及早发现并发症,正确处理。有呼气末二氧化碳监测。

2. 加强呼吸管理　全麻前吸氧或全麻诱导时,应尽量避免胃内充气,减少反流。掌握好肌松药的应用,创造良好的手术环境,防止躁动导致的腹腔内脏器被意外损伤和腹腔内大出血。控制呼吸时,防止气道压伤。因为气腹可使胸膜腔内压升高,故气道压力监测也具有重要意义。气腹期间宜适当加大分钟通气量,上腹部气道压＜$25mmHg$,下腹部＜$40mmHg$ 为宜。术后应早期锻炼,加强深呼吸,以减少肺部并发症的发生。

3. 采取体位　胆囊切除术采用头高足低位,而妇科腹腔镜手术采取头低足高位,会影响呼吸和循环,加强术中管理,有利于保持气道通畅,且有利于手术操作。

4. 术后管理　有效监测,充分排出腹内气体;当 $PaCO_2$ 平稳且在正常范围内,清醒彻底、循环稳定、呼吸全恢复后再拔管;吸氧;术后有效止痛等。积极预防和处理术后恶心呕吐等。

第十九节　器官移植手术麻醉

一、概述

(一)器官移植的进展

将一个个体细胞,组织或器官用手术或其他方法,移植到自己或另一个体的某一个部位,即为移植术。随着科学研究的进展,器官移植临床手术有了较快的发展。如移植免疫学;人类组织相容性抗原;抑制免疫药物与治疗的进展;HLA 配型方案与离体脏器功能的保护;移植方法的改进;麻醉与免疫;麻醉药物对器官功能的影响及感染和排斥反应等,从 20 世纪 60 年代以后逐渐发展。

目前有许多脏器能够被移植。1954 年 Murry 开展了首例肾移植,被应用最早,效果也较好。心脏移植、心肺联合移植、肝脏移植的病例也在逐年增多,成活率也在提高。1989 年 12 月 3 日,世界首例肝心肾联合移植在美国匹兹堡,经过 21.5h 移植成功。2004 年 12 月,国内首例 7 个脏器的联合移植成功。肾移植 1 年生存率已达 85％以上,5 年生存率为68％,成活最长达 14 年。心脏移植 1 年以上生存率达 80％,5 年存活率＞50％,生存最长达 13 年以上。心肺移植 1 年生存率已达 69％(36/52),最长已达 20 个月。其他器官的移植,如肝、胰、脾、小肠、内分泌腺、角膜和骨髓移植等成活率较低。至 2008 年底,全世界已有百万余人接受各种不同类型的器官移植。

(二)器官移植的麻醉特点

1. 麻醉耐受性较差　患者有长期器官疾病的损害,原脏器的功能已基本消失。抗体发生了一系列病理生理改变,并发症较多,全身情况很差。有的甚至威胁着患者的生命。对各种麻醉方法、麻醉药物的耐受性较差,麻醉管理有特殊要求。

2. 加强监测及发现问题迅速正确处理 器官移植手术创伤较大,手术时间较长,术中需麻醉解决的问题较多。麻醉医师对器官移植有关的基础、病人的病理生理改变和治疗经过、技术知识、手术步骤分期和对机体的干扰、术中可能发生严重并发症问题,如何预防和处理等,要有较全面的了解。加强系统监测,发现问题迅速正确处理。

3. 保证供体和受体的生命安全 器官移植的麻醉,有时关系到供、受体两个机体生命的安全。保证供、受体移植器官的功能状态及成活率,是麻醉管理的中心内容之一。

4. 预防围术期感染 感染是器官移植患者术后死亡的主因之一。麻醉中对麻醉用具、器械、用药、输血、输液等及一切操作,应严格无菌操作和处理。

5. 抗排异效果要确切 对于麻醉与免疫的知识和结论要予以了解。

(1)抑制排异反应:首先需要抑制免疫反应、排异反应的发生。

(2)维护移植器官功能:移植器官的特殊功能予以保护。

二、肾脏移植手术麻醉

目前我国每年约有 4000 例肾移植手术。

【适应证】

1. 肾功能衰竭 各种终末期肾脏疾病肾功能衰竭者肾移植为首选治疗。

2. 肾外伤后肾丧失 意外损伤丧失孤立肾或双肾者。

3. 年龄适中 最适宜年龄为 15-50 岁。<5 岁、>50 岁移植成活率显著下降。

4. 有供肾来源 目前,肾移植术主要采用同种异位肾移植。供肾的来源:同种活体肾移植、活体婴儿肾移植和尸体肾移植 3 种。移植肾保护都采用低温灌注的方法。

【麻醉前评估及准备】

1. 供体(肾)准备 评估供体器官质量与移植成功率相关因素。

(1)供肾来源:供体多为患者父母、兄弟姐妹等,大多是健康者,或患有严重畸形不能久活的肾(婴儿)及其他来源。

(2)供体全面检查:麻醉前对供体全面检查,并做出评估。

(3)安全准备:做好确保安全和防止意外的各种准备。

(4)供体输液:取肾术前一晚 8 点,静输平衡盐液或生理盐水 1000ml。

(5)减轻供肾抗原性:麻醉前静注呋塞米 20mg;在保证充足输液和利尿的同时,于取肾前 5~7h,静注甲泼尼龙 5mg,环磷酰胺 5~7g,以减轻供肾的抗原性。

(6)畸形儿供肾的准备:畸形婴儿除预防和治疗感染外,应适量补液以保证有效血容量和泌尿功能。

2. 受体准备 给予足够的时间进行必要的术前准备。针对并发症采取相应治疗措施。

(1)纠正水电解质与酸碱平衡等内环境紊乱:患者多有明显的尿毒症综合征,水电解质紊乱,酸碱失衡。如高血钾、低血钠及不同程度的酸中毒等纠正到正常范围。手术前 24~48h,施行最后 1 次人工透析治疗(血液透析或腹膜透析),使尿毒症得以改善,使血钾降到正常范围(3.0~5mmol/L),尿素氮降至 7mmol/L,血肌酐降到 133μmol/L 以下,血钠、血钙接近正常,并用碱性药碳酸氢钠输注,纠正酸中毒。

(2)纠正低血容量、贫血和低蛋白血症:术前纠正严重贫血,低蛋白血症,凝血功能障碍,出血倾向,维生素缺乏等。用叶酸、多种维生素、止血药改善贫血,必要时术前间断输血,使血红蛋白达 100g/L 以上。输血可改善患者的全身情况,提高移植肾的成活率。而在血透析的治疗中,输血所引起的血钾增加和尿素氮增加,可以不必考虑。

(3)控制高血压症:在纠正水钠潴留的同时,降压药术前 1~2d 停药,或不需停药,不使血压回升至过高水平。

(4)改善心肌功能:若心力衰竭时,则为手术的相对禁忌。术前尽力积极治疗,使心功能得以改善,如限制水盐摄入,应采用洋地黄、利尿药等措施。

(5)控制感染:用抗生素控制呼吸道、胃肠道、泌尿系统感染,注意无菌操作,使用近期消毒的器械等。

(6)凝血功能指标检测:如凝血酶原时间、国际标准化比值、部分凝血活酶时间、血浆纤维蛋白原浓度及血小板计数等。

3. 术前用免疫抑制药 为了抗排异反应,术前开始用免疫抑制药物。

(1)活体肾移植的给药法:硫唑嘌呤最常用,术前1周开始3mg/(kg·d)。或术前2d 100mg/d,维持量0.5～3mg/(kg·d),术前1d晚、术日晨各200mg。或术前1d或手术日5mg/kg。

(2)尸体肾移植的给药法:①术前2d,硫唑嘌呤100mg/d,术晨200mg。②术前静输氢化可的松300mg,口服硫唑嘌呤4mg/kg,放线菌素C(Actinomycin C)6μg/kg溶于生理盐水200ml内静输。③术日晨地塞米松40mg,口服硫唑嘌呤3mg/kg,术中吻合肾动脉时地塞米松40mg。

4. 一般准备

(1)充分透析,按前述要求进行,手术前24h做最后一次人工肾透析。

(2)肾功能衰竭者予以纠正。

(3)并存症得到治疗。

(4)营养改善。

(5)禁食>20h。

5. 麻醉前用药

(1)颠茄类:不宜用阿托品,用东莨菪碱或长托宁,对肾功能影响小,依病情选用。

(2)镇痛药:哌替啶、吗啡和芬太尼等都可用。但应避免对呼吸和循环的抑制。

(3)镇静药:巴比妥类不宜用,因经肾排出;咪达唑仑可用,对肾影响小;吩噻嗪类慎用;氯氮䓬应减少剂量应用。

【麻醉选择】

1. 供体麻醉选择

(1)成人供体:国内大都选用连续硬膜外麻醉,根据需要适当用辅助药,以解除紧张情绪及游离肾时的牵拉反应。国外仍以全麻为主,国内全麻也渐增多。麻醉作用要完善,保证供体的生命安全,维护肾功能,保持正常的血容量和呼吸循环的稳定。术中做好输血的准备,以防备游离肾动脉、肾静脉而发生意外的大量出血。

(2)畸形婴儿:因取婴儿双肾多用腹部十字切口,要求麻醉平稳,在取下双肾之前,保证婴儿呼吸和循环功能,以保持双肾的功能正常。予适量的麻药,使婴儿安静不动,保证手术的顺利进行。目前常用氯胺酮肌注和静注相结合,术中辅助咪达唑仑、氟哌利多或小量芬太尼。为保证婴儿的正常呼吸功能,麻醉时应保持气道通畅,持续给氧,必要时行气管内插管。开放静脉通路,适量补充平衡液和葡萄糖,维持婴儿的循环功能和有效循环量,以保持正常的泌尿量。

2. 受体者麻醉选择 其原则是无痛、肌松、平稳及无并发症。

(1)硬膜外麻醉或 CSEA:同种异体肾移植的受体以选用持续硬膜外麻醉或 CSEA 为多,对术前有心肺功能不全者,尤以选用硬膜外麻醉为佳。因利多卡因或罗哌卡因局麻药在体内分解后,对肾功能衰竭的患者影响小,可使血压适度下降及增加肾血流量。硬膜外穿刺点,取两管法效果可靠,即胸$_{12}$至腰$_1$或腰$_{1\sim2}$,向头侧置管,腰$_{2\sim3}$,向足侧置管;阻滞范围应为胸$_6\sim$骶$_1$段。也可取胸$_{12}$至腰$_1$一点穿刺法。注药时,先给上管注药,麻醉平面不可过宽,只满足下腹部切口需要即可,待切开肌后,再向下管注药。两点穿刺法较一点穿刺法效果可靠满意。控制麻醉平面上界≤T8。氟哌利多,芬太尼为辅助药,作用时间长,镇静效果好,有轻度降压作用,对肾功能无明显影响。对术前准备充分、内环境调整较好患者,选 CSEA 不仅麻醉起效快、肌松良好、不受时间限制,而且用药量少、全身影响小、可控制高血压、术毕保留导管行术后镇痛。

(2)全麻:有出血倾向、凝血功能障碍者,不宜选用椎管内麻醉者,或精神过度紧张和不合作者,或心肺功能差的高危肾衰者选用。尽量选用不经肾或少经肾排泄的麻醉药。全麻诱导时,首选异丙酚、芬太尼或依托咪酯、舒芬太尼、咪达唑仑;若选硫喷妥钠及琥珀胆碱药量要小。琥珀胆碱 1mg/kg 时血钾上升,应<0.7mg/kg,避免重复应用。麻醉维持时肌松药多选泮库溴铵、阿曲库铵和维库溴铵等为精细的手术创造条件,小剂量,防止用量过大或反复应用而使呼吸抑制延长。要注意和抗生素并用时,如链霉素、新霉素、多黏菌素、卡那霉素等对非去极化肌松药的强化作用。戈拉碘铵和氨酰胆碱禁忌,因其全部由肾排泄。并存糖尿病者胃排空延长,术前给予抗酸药,以提高胃内 pH,快速诱导时按压环状软骨,可防止误吸和反流产生。全麻维持以氟芬合剂(Innovar)复合麻醉为首选。也可选小剂量异氟烷、地氟烷或氟烷吸入静吸复合麻醉维持。

【麻醉管理】

1. 保护肾功能 受体者肾脏功能完全失去时,对麻药排泄能力很差,移植肾的功能在早期也不佳。故不用对肾有损害和由肾排泄的药物,注意避免麻醉对呼吸和循环的抑制,全力注意肾功能的保护。

2. 椎管内麻醉要用辅助药　硬膜外或 CSEA 麻醉效果有可能不完善,需要辅助地西泮、咪达唑仑或丙泊酚,或氟哌利多等,以消除紧张情绪和烦躁,或静注哌替啶 25mg、异丙嗪 12.5mg,以消除内脏牵拉反应和椎管内镇痛不全,并减少局麻药的用量和毒性反应。要预防局麻药过量的毒性反应,以防发生意外。

3. 预防出血和血肿　在手术当天血液透析后,肝素作用尚未完全消失时,或有明显凝血障碍者,不用椎管内麻醉,以免并发硬膜外血肿而导致截瘫的危险。全麻置入气管导管时,动作要轻柔,以防损伤喉和气管黏膜,而引起出血或血肿。

4. 严格控制输血和输液速度　术中适当等量输血,限制液体量、钠和钾的输入。以尿量作为术中输液量的指导,＞1000ml/24h 尿量可适当放松入量;对无尿或少尿病人应严格控制入量。当失血过多时,或动、静脉开放前应适当加快输低分子右旋糖酐-40、羟乙基淀粉,血浆或血液,既要维持和增加血容量,预防低血压的发生,有利于移植肾的灌注,也要防止输液超量而发生心力衰竭和肺水肿。术中失血量很小时,一般不用输血。当 Hb＜60g/L 或 70g/L 时,输入红细胞。

5. 洋地黄减量应用　肾功能衰竭时,影响洋地黄的排泄,术中必须使用洋地黄时,要减量,以防洋地黄中毒。

6. 全麻中注意呼吸的管理　机械通气时轻度过度通气,保持气道通畅,充分供氧,防止二氧化碳蓄积,保证通气和减少氧耗,避免或减少发生术中缺氧的可能性。$SpO_2 \geqslant 96\%$;$P_{ET}CO_2$ 在正常范围。

7. 纠正酸中毒　术中若有代谢性酸中毒时,输入 5% 碳酸氢钠以纠正。

8. 纠正低血压　术中一旦出现低血压时,除加快补充血容量外,宜选用多巴胺、间羟胺,避免用强烈收缩肾血管的升压药,及时纠正低血压,维持较高水平血压和稳定,以免低血压对移植肾的成活造成不利影响。术中尽可能不用升压药,但要维持 $MAP \geqslant 90mmHg$。

9. 维护循环功能的稳定　肾衰竭患者有严重贫血、低蛋白质血症,加之术中的失血,故输血是必要的,可纠正贫血、补充血容量;胆碱酯酶含量减少,在应用琥珀胆碱时,除延长作用时间外,可因高血钾导致心律失常,甚至心搏骤停,术中低血压、缺氧和二氧化碳蓄积等也可导致心律失常。应积极治疗和避免高血钾、心功能不全、严重贫血、缺氧、二氧化碳积存、代谢性酸血症等,防治心律失常的发生。术前多并存高血压者,麻醉诱导时血压和心率的波动可非常剧烈。患者并存冠心病和心肌缺血者应严格针对原因纠正,控制心率和血压波动。

10. 加强移植肾成活者的治疗 为预防免疫排斥反应,术中可用氢化可的松 100～300mg 输注。肾动脉血管吻合完后,甲泼尼龙 1000～1500mg 输注。应快速输入低分子右旋糖酐-40、甘露醇 100～200ml 或呋塞米 40～80mg。根据需要用血管扩张药,如酚妥拉明等,术中根据 Hb 和出血情况输注新鲜血或浓缩红细胞 400～800ml,提高和促进患者的免疫耐受能力,减少术后排斥反应;在血容量和排血量有保证的情况下,使贫血状态下的脑、肝、肾血流有所增加,对保证移植肾的供氧很重要。

11. 避免感染 患者对疾病的抵抗力差,极易发生严重感染,严格遵循无菌技术操作,以预防感染,特别是气道感染。

12. 加强术中监测 麻醉中常规 ASA 所监测项目,监测心电图、血压、SpO_2、CVP,血细胞比容和血气分析,监测电解质、Hb、Hct。

13. 术后管理 术后送 PACU 或 ICU 监测治疗,继续用免疫抑制药治疗,密切观察移植肾功能恢复情况,预防并发症,对症处理,必要时肌注哌替啶、曲马多等术后镇痛。

三、肝移植手术麻醉

1955 年 Welch,1959 年 Moore 先后实施肝移植的动物实验阶段。1963 年 Starzl 在美国丹佛市完成首例原位肝移植。次年 Absolon 将异位肝移植引入临床。1977 年 10 月,国内首例人体原位肝移植成功。1983 年起正式作为治疗终末期肝脏疾病的新方法。

肝移植手术程序复杂,要经过病肝分离期、无肝期、移植肝血循环部分恢复期和肝下、下腔静脉开放期四个阶段。手术范围广泛。经历缺氧、低温、灌注的移植肝,还需对受体施以影响。适应肝移植的疾病,主要有肝癌、非胆汁淤积性晚期肝硬化、先天性胆道闭锁、广泛性胆管硬化症等终末期肝病。是一种很有希望的唯一有效的治疗方法。我国迄今已实施肝移植术 1000 例以上。良性肝病移植后 1 年和 3 年存活率分别为 85% 和 83%,肝移植最长存活者已 25 年,达国际先进水平。

【麻醉前评估】　肝功能衰竭引起的严重病理变化,对麻醉处理带来很大挑战,风险很大。

1. 肝失去功能意味着死亡　肝功能非常重要,既复杂又多样。目前尚无一种人工脏器能代替。肝失去功能就意味着死亡。患者全身情况、肝功能差,对麻醉耐受性差。

2. 肝细胞对缺氧耐力差　肝细胞对缺氧的耐受力差。肝对缺血的耐受力很差。常温下缺血>15min,肝细胞的酶活性即消损耗竭。

3. 手术时间长操作困难　肝受肝动脉与门静脉双重血液供应,手术中吻合部位多,难度大,手术麻醉时间长,操作较困难。

4. 手术出血倾向和异常出血　肝具有多种凝血因子的合成作用,手术时容易发生出血倾向和异常出血。肝移植出血量在1000~10 000ml。

5. 肝免疫活性强　肝富于网状内皮系统结构,免疫活性强。

6. 免疫抑制药对肝有损害　多数免疫抑制药物对肝都有损害和胆汁淤滞作用。

7. 细菌感染后果严重　肝胆内常有细菌存在,移植后发生感染并发败血症往往是术后死亡的主要原因。

8. 抗排异反应是提高存活率关键　肝移植后,排异反应的早期诊断较困难。1963 年 Starzl 将肝移植用于临床,到 1992 年,国外施行 26 713 例肝移植术。一年生存率 50%,最长存活 11 年。目前认为提高存活率的关键是研究出新的、有效的、不良反应更少的抗排异药物。环孢素已在国外应用,抗淋巴细胞球蛋白,国内已有生产,为今后提高肝移植存活率创造了条件。

【麻醉前准备】

1. 提高对麻醉和手术创伤的耐受力　患者都存在着晚期肝衰竭或局限包块,全身情况极差,有肝功能不全、腹水、血氧饱和度过低、发绀、低蛋白血症、电解质紊乱、凝血功能障碍、低血容量等,尽可能术前纠正,Hb>100g,白蛋白>30g;采用静脉输入高蛋白、高糖类、高维生素的混合液。用碱性药纠正酸中毒,以增强对麻醉和手术创伤的耐受力。排除麻醉手术禁忌证,即并存严重糖尿病感染、并存肺结核或肺感染、肾功能不全等。

2. 肝源性凝血因子缺乏的补充　必要时应用人工肝去除血氨及血内与蛋白结合的有害物质。手术前适当补充维生素和新鲜冷冻血浆,纠正凝血功能、贫血和血小板减少。

3．麻醉前用药　应用对肝功能影响小的药物。

(1)镇静药:咪达唑仑5～20mg,术前1h肌注;或氟哌利多5～10mg,术前1h肌注。

(2)颠茄类:阿托品0.5mg或0.3mg东莨菪碱或长托宁0.5mg,术前1h肌注。

(3)禁用肝解毒药:不宜用巴比妥类、吗啡及哌替啶等肝解毒药物。

【麻醉选择】

1．原则　对肝无毒性,减轻新肝负担;适度麻醉,深度镇痛;充分肌松。

(1)药物对肝无毒性作用:不用由肝代谢和对肝有毒性作用的麻药。麻醉方法不能影响肝的血流量,不引起缺氧、CO_2蓄积和内脏血管收缩等问题。

(2)用药应从减轻移植肝的负担着眼:由于手术时间长,创伤大,刚移植的肝,又经过了缺血、缺氧、低温阶段,加上长时间手术带来的低血压,严重电解质紊乱和代谢性酸中毒等,对肝细胞已经受了一次严重打击,所选麻药和方法,都应为移植肝的生存创造良好条件。

(3)麻醉不宜过深:应选以对肝功能影响小的药物,相互配合应用,循环方面才容易维持稳定。避免因肝及移植肝的灌流量减低影响预后。

(4)力求保护患者各种器官功能近于正常生理状态:及时预防和处理麻醉中出现的生理紊乱,特别是术中出血多,变化快,随时可能发生意外情况。

2．方法　选静吸复合全麻最理想,或国内新近提出吸入全麻合用连续硬膜外麻醉也是很好的选择。

(1)全麻:麻醉诱导,选静脉诱导,气管内插管方法。①丙泊酚1～1.5mg/kg＋芬太尼3～5μg/kg＋阿曲库铵0.4mg/kg,静注后插管;②氟芬合剂2U(氟哌利多10mg,芬太尼0.2mg),静注或输注,患者意识消失后,静注琥珀胆碱50mg,快速插管;③咪达唑仑5～10mg,氯胺酮30～50mg,入睡后,静注琥珀胆碱50mg,做快速插管;④清醒插管。

(2)麻醉维持:多采用静吸复合麻醉,以神经安定镇痛为主。选用咪达唑仑、氟哌利多、芬太尼等。肌松药选阿曲库铵、泮库溴铵、罗库溴铵、氨酰胆碱等。麻醉维持用小量琥珀胆碱,并非禁忌。因手术时间长,术中应输入大量新鲜血,内含假性胆碱酯酶,可以对抗小量琥珀胆碱,不致影响术终的呼吸恢复。麻醉深度不足时,可配合异氟烷吸入,避免氧化亚氮,或氯胺酮输注或分次静注,对循环的影响小。当手术进入无肝期后,一般不需再给麻醉药物。

(3)吸入全麻合用连续硬膜外阻滞:气管内插管,硬膜外加浅静脉复合麻醉。无严重凝血障碍的患者,如凝血酶原时间延长<21s,即可用硬膜外麻醉复合。为肝移植术较理想的麻醉方法,其优点:①镇痛完全;②肌肉松弛良好,可减少全麻药和肌松药用量;③便于呼吸管理,可充分供氧;④麻醉较易维持平稳,未见明显的内脏牵拉反应,血压、脉搏、呼吸均较平稳,血压不致过高,脉压较宽,微循环灌注较满意;⑤苏醒快,手术完毕即可完全清醒;⑥术后止痛方便,避免术后躁动,易于咳痰,减少延迟性呼吸抑制及肺部并发症,利于病人恢复等。

【麻醉管理】

1. 无肝前期　从麻醉诱导开始到阻断上下腔静脉和肝动脉、阻断肝脏全部血流为止。主要变化是广泛渗血及出血,失血量与肝周围粘连的程度有关。静脉回流障碍,血容量不足,低血压。处理:预防低血压、休克和代谢性酸中毒。要快速补足血容量,如大量输血会发生由输血引起的各种并发症。病肝切除后,应注意肾功能的维持,保持一定的尿量,必要时输注20%甘露醇250ml,预防肝肾综合征的少尿现象,也有利于麻药的排泄。大量输血时,为预防输血的并发症,应将血液加温至37℃输入,尽可能输新鲜血。每输血1000ml,静注葡萄糖酸钙1g(在无肝期则应用氯化钙)。血钾过高时,可用高渗葡萄糖加入胰岛素静注。每输1000ml血,静输4%碳酸氢钠30~40ml,并据血气分析结果,进一步调整碱性药的用量。

2. 无肝期　从阻断肝脏全部血流开始,摘除病肝阻断肝循环起,至供体肝血液循环建立之前的一段时间为止。停用或少用麻醉药。

(1)低糖:无肝期会使肝糖原不能转化成葡萄糖,出现低血糖,术中、术后反复测定血糖量。维持血糖在6~8mmol/L。并在切除病肝前补充10%~50%葡萄糖,直至手术完毕。

(2)血容量不足:阻断下腔静脉及门静脉,使静脉回心血量大减(50%),血压突然急骤下降,要及时报告手术医师,使其操作限制在15~30min,同时加快输血400ml,积极补充血容量,可静输50%葡萄糖

60～100ml,500ml 右旋糖酐-40,以增加回心血量,改善微循环的灌流量,将肝循环的损害降至最低限度。维持 CVP 10～12cmH$_2$O,Hct 30%～35%。

(3)代谢性酸中毒:代谢紊乱,代谢性酸中毒必然发生,也是此期所有病例的特征。由于输注大量枸橼酸保养的库血,淤积在下半身的血液、无氧代谢及供肝本身灌注液的 pH 较低(pH=6.85)等原因,进一步加重移植肝循环开放时的酸中毒。根据血气分析的资料,输注大量的 5% 碳酸氢钠溶液 1500ml 或 3～5.0ml/kg,纠正代谢性酸中毒及电解质紊乱。肝细胞在缺血时可释放大量钾离子,移植后发生高血钾,最好与氨基丁三醇(THAM)交替使用。肝实质血流归还后,钾离子重返细胞内,又可能发生低血钾。根据化验结果,及时补充钾。

(4)保持术中血流动力学的平稳:此期血流动力学发生剧变,应尽量要保证输血静脉畅通,必要时双通道紧急补充术中的大量失血。一般术中需要输血 1000～40 000ml,尽可能输用新鲜血。术中静注间羟胺 2～5.0mg 使血压上升,要间断地使用较大剂量的碳酸氢钠和氯化钙溶液,以改善心脏功能。

3. 新肝期　即肝上、下腔静脉和门静脉吻合完毕,门静脉血液循环恢复,移植肝已有大部分血液与循环相通。应停用或少用麻醉药。麻醉管理遇到的问题如下。

(1)高钾血症:移植肝经缺氧、低温灌注后肝内含钾较高。当血管开放后,移植肝内的钾离子进入循环,即出现高血钾,如处理不当,可引起心室纤颤或心搏骤停。为预防此危险,应先放开肝下下腔静脉钳,从肝下下腔静脉放出肝中含有高钾的血液 100～300ml,将供肝中的灌注液冲洗干净,以免发生血钾过高。随后再开放肝上下腔静脉。氯化钙 0.5～1.0g 稀释后慢静注对抗一过性高钾。

(2)代谢性酸中毒加重:即行血气分析检查,根据 pH、BE、PaCO$_2$ 结果,如有异常及时纠正,直至肝动脉吻合完开放后,酸中毒才会逐渐好转。5% 碳酸氢钠 3～5ml/kg 输注,纠正严重酸中毒。

(3)体温下降:低温灌注的移植肝、血液接通后流经肝,近似于全身血流降温,故要注意升温、保温。还要有血温输液装置。

(4)继续出现凝血障碍:因移植肝缺血时间长,功能不佳或失活,不能提供正常的凝血因子,可发生纤维蛋白溶解症和弥散性血管内凝血。

TEG 监测下进行调整。

4. **恢复期** 即肝上、下腔静脉开放,移植肝血液循环完全重建恢复以后。处于浅麻醉状态。

(1)高血压及高静脉压:下腔静脉开放后,回心血量突然增加,导致血压、CVP 上升,应注意减缓输血、输液速度,预防循环负荷过重,导致急性心力衰竭。

(2)酸中毒:下半身淤血缺氧的代谢产物进入循环,酸中毒可继续加重。

(3)低血钾:肝循环重新建立,肝细胞的缺血、缺氧状态改善,肝功能逐渐恢复,钾离子又可重新吸收进入细胞内,血钾低,此时应纠正低血钾的问题。

(4)低血糖:供肝的肝糖原储备较低,肝功能恢复后,有可能发生低血糖。

(5)出血倾向:此期在供肝条件不佳时,或缺血时间过长,凝血因子减少,可发生低纤维蛋白溶解症,使血液不凝,可发生渗血不易制止。应输入纤维蛋白原 3～5g;血小板 10～20U;并应用氨甲环酸、氨甲苯酸等抗纤维蛋白溶酶药,必要时输注凝血酶原复合物(PPSB)及鱼精蛋白。高凝者予注射低分子肝素和血液稀释,避免吻合肝动脉中血栓形成。

5. **加强生化监测** 定时进行血气分析和 pH 测定,了解术中和手术后血液酸碱平衡状态,以指导及时治疗和处理内环境紊乱,加强术中及床边监测,应常规监测 ECG、SpO_2、T、尿量、$P_{EF}CO_2$ 及 MAP、CVP、CO、APA、血糖、ACT、凝血弹性试验(TEG)等,及时纠正异常,是手术麻醉成功的基础。

6. **术后治疗** 术后将患者送 ICU 监测治疗,支持呼吸;充分吸氧,应用机械呼吸直至生命体征稳定,以及正常呼吸功能得到安全保证为止。行 PCA 术后镇痛;注意尿量观察,维护肾功能;预防和抗感染治疗;抗凝血药治疗,器官功能保护;加强营养支持及免疫抑制治疗。防治术后并发症发生。

四、心脏移植手术麻醉

心脏移植是针对晚期充血性心力衰竭和严重冠心病进行的外科移植手术。1967 年 Barnard 施行首例人类心脏移植。

目前,我国每年心脏移植手术 100 余例。3 年生存率>90％,5 年生存率>85％。为挽救终末期心脏病病人生命和改善其生活质量的一个治疗手段。

【移植方法】

1. 单独心脏移植 供体心脏从左右心室流出道切断(即从主动脉、肺动脉瓣的远端离断),左右心房流入处的离断部位有 3 种方法:①自左右心房壁(Shumway 法);②自上、下腔静脉与左心房(Golberg 法);③自上、下腔静脉与左右肺静脉(Webb 法)。

2. 心肺合并移植 分为心与双肺移植,心与右肺移植 2 种。

3. 受体者循环维持 受体循环通过以下 3 种方式维持。

(1)体外循环:人工心肺体外循环下完成,术中监测与 CPB 心内直视手术相同,低温 28～30℃。

(2)停止循环:深低温停止循环。

(3)间断部分阻断循环,目前常用的 3 种组合方法为:① Lower Shumway 法,即左右心房流入处从左右心房壁离断加人工心肺体外循环法;②Golberg,Willman 法,即从上下腔静脉与左心房离断加人工心肺体外循环法;③日本采用的深低温麻醉停止循环法。

【影响因素】

(1)手术操作:有移植手术操作,停止冠状血流、心肌缺血、缺氧的影响。

(2)去神经状态:支配(支配心脏的)神经切断的影响。

(3)切断淋巴管:可对心功能有不同程度的影响。

(4)离断缝合的机械损害。

(5)间接影响:出血、低温,体外循环对机体的影响及并发症的间接影响。

(6)排异反应的影响。

(7)心脏移植后的常见问题:①房室传导阻滞;②心律失常;③低心排血综合征。

【麻醉前准备】

1. 心功能差及重要脏器功能受损 术前准备基本与心内直视手术相同。但此类患者的病情都极重,多为心脏病的晚期。诸如:①有心肌缺血性疾病伴广泛多发心室壁瘤;②严重心传导损害;③瓣膜病晚期;④不能修复的心外伤;⑤先天心脏畸形不能用常规手术修复者;⑥心脏原发肿瘤;⑦手术时不可逆心死亡,或手术后不可逆心功能不全等。受体者环境消毒隔离。

2. 全面评估病情　患者有左右心衰,合并肺动脉高压。心脏指数低下,术前常需半卧位吸氧,麻醉诱导也需相同体位。术前洋地黄、利尿药、β受体阻滞药等长期应用。根据麻醉前心导管检查、冠状动脉造影、左心室造影、心电图、超声心动图、血液生化检查的结果,全面估计麻醉的危险性和耐受性。口服环孢素 A 10mg/kg 和硫唑嘌呤 2mg/kg。预防性抗生素应用。

3. 做好抢救准备　麻醉风险高,围术期可导致患者死亡。免疫抑制药的使用降低了感染抵抗力,麻醉前应做好处理意外的各项准备工作。监测项目与心内直视手术相同。

4. 麻醉前用药

(1)抗生素:预防性使用抗生素,从术前 3~4d 开始。

(2)镇静药:成人麻醉前 1h 肌注小剂量咪达唑仑。

(3)镇痛药和颠茄药:必需时肌注适量的阿片全碱和东莨菪碱。

5. 供体选择　心脏移植是计划性手术,一切取决于供体脏器达到的最佳状态。供体者应年轻,心肺无病变。

【麻醉管理】

1. 麻醉药物的选择要求　患者心功能已有极严重的损害。其代偿储备能力,处于发生进一步失代偿的高危状态,有的术前即已采用辅助循环的措施。如主动脉内气囊反搏治疗。因而对各种麻药的耐受性,对缺氧,CO_2 蓄积,电解质紊乱和各种应激反应的耐受力都很差。对麻药的选择,麻醉管理的要求更加严格。

2. 麻醉维持和诱导　麻醉可采用芬太尼复合麻醉。辅以小量地西泮、咪达唑仑、氯胺酮、神经安定镇痛术,以及低浓度吸入氧化亚氮。芬太尼 150μg,泮库溴铵 0.05mg/kg 或阿曲库铵 0.2~0.3mg/kg 缓慢静注,气管内插管,控制呼吸。正压通气的压力<20cmH_2O。

3. 纠正心律失常　心脏对常见心律失常的耐受性极差,麻醉诱导和体外循环转机前,常有心律失常和低血压,低血压时,多巴胺 3μg/(kg·min)输注;纠正心律失常;应根据监测和血气分析结果,给予恰当处理。

4. 体外循环　采用血液稀释法,血液循环降温。严格无菌操作,坚持无菌原则。

(1)维持呼吸循环等各项指标的稳定:转流时的氧合用氧加2%二氧化碳,灌注压保持在8~13.3mmHg。转流中根据血气分析和血钾值,血细胞比容,若有异常给予及时纠正。尿量<1~2ml/min,应给利尿药。

(2)供心的准备:供心应给予经冠状静脉窦温血连续进行或低温灌注液灌注保护。

(3)手术操作要快:转流后切除病心,植入供心,大血管吻合;心脏缝合时间越短越好。一般1~1.5h。此段时间处理同心内直视手术相同。

(4)恢复心搏:心脏全部吻合完毕,开放主动脉后,多可自动复跳或电除颤复跳。供心复跳后要注意右心的功能,往往因肺动脉高压,供心无法胜任,采取必要的支持疗法。即静脉泵入异丙肾上腺素0.005~0.01μg/(kg·min),维持心率100~110/min。

(5)移植后心脏的支持:CBP应缓慢撤除。停止转流的初期除100%的供氧外,不用任何麻药。因为此时即使用微量的50%氧化亚氮吸入,也可出现低血压。所有患者都需输注异丙肾上腺素0.005~0.01μg/(kg·min),以维持良好的心率和心功能。并常规在心脏表面放置起搏器,以备需要时维持心率。

(6)补充血容量:停止转流后,患者对血容量不足的耐受力极差。应以左房压和中心静脉压值及时调整血容量。心脏充盈压应缓慢增加。应用鱼精蛋白时应缓慢输注,并严密监测动脉压。静脉泵入多巴胺2.5~5μg/(kg·min),有利于肾脏灌注。

(7)心脏去神经状态的处理:供心无神经支配,心率的变化与血内儿茶酚胺有关。阿托品、甲氧明对无神经支配的心脏无作用,对直接作用的儿茶酚胺高度敏感,对间接作用的药物,如麻黄碱、间羟胺等敏感性较低,因此在选用时应注意。洋地黄的应用应慎重,它可掩盖排异反应的早期征象——心力衰竭。术后4~5d持续静脉泵入异丙肾上腺素0.005~0.01μg/(kg·min)辅助支持去神经支配心脏。继续用免疫抑制药。防治术后并发症,如感染、心力衰竭、出血、排斥反应等。

(8)呼吸治疗:术终应保留气管内导管,送ICU继续行机械呼吸,支持呼吸监护治疗。争取尽早拔管(术后6h),术后1d拔除胸腔引流管,以减少感染机会。

5.移植心脏的心电图特点 采用Shumway法离断和缝合的心脏,

90％显示窦性心律,但也有各种心律失常。如结性心律、心房纤颤、室性期前收缩、房室传导阻滞等。有逐渐恢复的倾向。心率在 1 周内由 100～150/min 恢复到 70～90/min。如有兴奋、体温上升、疼痛刺激等可有 20％～40％波动。心电图表现为 P 波小,P-Q 间隙正常,QRS 波无明显变化。

五、肺移植手术麻醉

肺移植有单侧肺移植和心肺合并移植两种。1981 年 Shumway 在 Stanford 着手心肺移植研究,首例成功。1983—1986 年 Yacoub 在 Harefield 医院进行心肺联合移植 52 例,36 例存活,最长存活已达 20 个月,已初步显示其发展方向。在高压氧下经低温、肺灌流、换气处理保存移植肺,已取得较好的效果。至今,全球共进行 4000 例左右肺移植术。目前我国每年肺移植为 200 例左右。

【适应证】 终末期严重不可逆肺血管疾病和肺实质疾病。如原发性肺动脉高压症、严重肺气肿、Eisenmenger 综合征、双肺广泛间质纤维化等。在感染控制后,肺功能对各种治疗无反应者。

【禁忌证】

1. 绝对禁忌证 全身感染和恶性肿瘤是绝对禁忌证。

2. 肝肾功能异常 肝肾功能障碍,因环孢素 A 对肝肾有损害。

3. 心肺手术史 曾行心或肺手术不是心肺移植绝对禁忌。

4. 年龄 没有严格的年龄限制,病人和家属对手术迫切要求,并能承受术后而来的复杂的医护问题。

5. 供肺者的条件 应年轻,心肺无疾病。如为外伤,肺应未受损害。在吸入 30％～35％氧的情况下,有完善的气体交换和正常顺应性是最关键的要求。

【麻醉前准备】 患者长期卧床吸氧生存,对麻醉的耐受性很差,术后肌力及体力恢复能力差,应小心谨慎;了解术程是麻醉医师基本准备之一。

1. 供肺体的准备 心肺移植是计划性手术,一切取决于供体脏器所能达到的最佳状态。供肺体与受肺体在组织学方面相容,胸腔大小亦应匹配。

2. 免疫抑制药 术前口服环孢素 A 10mg/kg 和硫唑嘌呤 2mg/kg。

3. 抗生素应用 预防性应用抗生素。术前 1d 或术日给药。

4. 麻醉前用药 口服地西泮 5～15mg,肌注阿片全碱或与东莨菪碱或长托宁并用。

【麻醉管理】

1. 麻醉要求 单侧肺移植与一侧肺全切除的麻醉要求基本相同。

(1)适应证及要求:患者有一侧肺严重损害或不治之症,但要求完全控制感染,肝肾功能应正常。

(2)手术时间长而出血率高:手术时间较长,出血和异常出血的发生率较高。

(3)移植肺功能的维护:移植肺术后有发生肺换气功能不全,或感染、肺水肿的可能。

(4)保护健侧肺:采取双腔气管内插管,严格保护健侧肺。

(5)呼吸管理:麻醉中健侧肺要足够的通气,维持氧的循环,移植后要做长时间的机械通气。

2. 心肺联合移植术 在 CPB 下进行。具有气管成形术的麻醉管理特点和要求。

3. 肺或心肺合并取出 在取肺、心肺之前,需应用抗凝药,以防血液凝固。对供肺体施行人工呼吸,以防止肺不张,并维持氧弥散和肺泡的代谢。行间歇加压呼吸,压力 7～8cmH$_2$O,并避免呼气阻力。为了尽量减少局部缺血对肺的损害,对供肺体常规使用心肺转流灌注,深部温降至8℃。同时肺通气,以防肺泡萎陷。随后将整个肺或心肺取出。

4. 麻醉处理 以芬太尼为主的静脉复合麻醉。

(1)呼吸管理:术中吸氧,潮气量 10ml/kg,呼吸频率 11/min。开胸后单肺通气,肺内分流量明显增加,PaO$_2$59mmHg 时,用硝酸甘油0.5μg/(kg·min),或多巴酚丁胺 5μg/(kg·min),将呼吸频率调整为20,呼吸比 5:1,使二氧化碳和氧输送达到较高水平。受体新肺通气模式从低浓度氧开始,用正常 f 和低潮气量,以 5～10cmH$_2$O 的 PEEP 通气降低肺内分流。

(2)增强心功能:麻醉诱导和机械通气可引起明显的低血压,因血管扩张作用和心肌抑制,术前应充分祛氮吸氧。根据药物血管扩张程度,适当补充液体,维持血容量。术后供体肺功能尚未恢复,要增强心功能,发挥其氧输送的代偿能力。手术中肺动脉高压和右心功能衰竭要及时处理。即给多巴胺、多巴酚丁胺、呋塞米、毛花苷 C 等强心处理,使患者度过围术期。

六、骨髓移植手术麻醉

【适应证】 不少以前属于不治之症的疾病,骨髓移植(BMT)为之提供了治疗机会,使患者治愈或长期存活。其适应证较广泛。

1. 血液病 包括再生障碍性贫血、珠蛋白生成障碍性贫血、急性淋巴细胞白血病、急性非淋巴细胞白血病和慢性骨髓性疾病。

2. 先天性免疫性疾病 有严重联合性免疫缺陷、重症免疫缺陷病等。

3. 先天性代谢异常 如 Hurler 综合征、脂质沉积症、黏多糖病、骨硬化症、镰状细胞贫血等。

4. 其他 发作性夜间血红蛋白尿;恶性疾病,如乳腺癌、Ewing 肉瘤、淋巴瘤(Hodgkin 病和 Burkitt 淋巴瘤)、多发性骨髓瘤、骨髓纤维变性、小细胞肺癌、成纤维神经瘤、睾丸癌。

【干细胞采集】 干细胞可从供体的骨髓或外周血中采集。

1. 供髓者 供体处于麻醉状态下从其髂骨部位抽取骨髓的方法已基本不采用。

(1)同基因移植(syngeneic transplant):在同卵孪生子间进行的移植。

(2)自体移植(autologous transplant):是指取出患者的自身骨髓,经过冷冻储存,而后行自体输入。

(3)异基因移植(allogeneic transplant)和自身骨髓拯救(autologous marrow rescue):在一些被接受放疗或免疫抑制治疗的,如淋巴瘤或其他可以治愈或长期缓慢的实体瘤患者治疗时,为了避免骨髓过多的破坏,治疗前将骨髓先抽出收取,治疗完成后把自身的骨髓再行自体输入,这种技术被称为自身骨髓拯救。

2. 采集外周血干细胞移植 较髂骨抽取"骨髓移植"法简单;供体者痛苦少,不需麻醉、不需反复多次骨穿;血液还可回输供体者体内。这种方法对供体者无不利影响。

【方法】

1. 造血干细胞的收取

(1)预先进行干细胞动员:捐赠骨髓不再抽取骨髓,而只是"献血"。

首先让骨髓中的造血干细胞大量释放到血液中去,如粒细胞集落刺激因子(G-CSF)应用后外周血中干细胞的数量增加,此过程称为"预先进行干细胞动员"。

(2)采集分离:运用造血干细胞"动员"技术后,采集分离 50～200ml 外周血,即可得到足够数量的造血干细胞。干细胞被采集分离后,血液可回输到供体内。采集的干细胞备用。

2. 造血干细胞移植操作管理 受髓者的原发病必须缓解后才能进行骨髓移植。患者的健康状况须良好,重要器官功能要健全。行自体移植时,供髓者须无活动性疾病,供髓髓功能正常。除与供髓者是同卵孪生或患严重联合免疫缺陷疾病外,移植前受髓者的骨髓细胞成分必须进行灭活处理,通常用大剂量的环磷酰胺化疗和全身照射(TBI)预处理,照射需遮蔽肺部,以免发生肺纤维化后遗症。为减少免疫抑制药引起感染,应尽量避免侵入性操作。将供髓放置在中心静脉的导管内滴入,即将骨髓干细胞经静脉输入患者体内,送达各骨髓床,进行生长和发育。为预防输髓时的脂肪栓子发生,对供(髓)体肝素化可使此并发症适当减少。受输髓患者转入隔离室,开始进行免疫抑制药甲氨蝶呤和环孢菌素治疗,以预防排异和移植物抗宿主病(GVHD)。

【并发症】 BMT 的并发症复杂多样,发生率高,病情严重,在一定程度上影响着 BMT 成效。

1. 预处理 预处理并发症有:①可造成胃肠道损害,口腔黏膜炎、恶心、呕吐和腹泻;②肺纤维化;③限制性心肌炎;④白内障。

2. 化疗 其不良反应更常见:①消化道并发症;②有中枢或末梢神经毒性、肾功能不全、出血性膀胱炎、间质性肺纤维化、扩张性心肌病、充血性心肌病、心律失常;③肝脏肝管阻塞性疾病(VOD),化疗大剂量时发生,表现为直接高胆红素血症,右上腹痛和体重增加,发热>40℃,不易消退,可能是感染、GVHD 或免疫学反应的标志;④细胞活素(cytokin)包括白介素-1 和肿瘤坏死因子,可能是免疫原性发热反应的致病原因。

3. GVHD 是异基因移植的特征性不良反应,具有自身免疫性疾病的特征,是因具有免疫功能的 T 淋巴细胞进入到免疫抑制宿主而产生的。发病机制还包含细胞毒素对靶器官的损伤和各种淋巴因子释放等因素。临床上分为急性和慢性。前者多在移植后 10～100d 发生,慢性为急性型缓解之后出现,或在移植后 100～400d 内发生。其临床表现为:①皮肤的温度调节功能损害,有硬皮病样综合征,皮肤溃疡与感染;②眼白内障;③胃肠道表现:有腹泻伴体液、电解质和(或)血液丢失,食管感染或溃疡,口腔溃疡或炎症,或伴念珠菌病;④急、慢性肝炎伴有消耗性凝血病,药物代谢功能受累;⑤骨髓早期表现为各类血细胞均减少和免疫缺陷(预处理致急性 GVHD);晚期表现为各类血细胞减少和免疫缺陷(病毒感染致慢性 GVHD);⑥肺有急性闭塞性支气管炎、间质性肺炎和肺纤维化;⑦肾功能不全伴电解质紊乱,肾小管酸中毒。

4. 低血压　当采髓量＞600ml,若补液不及时时,血压下降 20～30mmHg,加速补液或静注麻黄碱 15～30mg。

5. 麻醉处理　麻醉是为 BMT 的成功起支持和保驾作用,其处理很重要。

(1)控制恶心呕吐:预处理时的胃肠反应,在移植过程中随时都能出现,影响 BMT 和麻醉,一旦出现,即予以控制。

(2)减少感染源:为免疫缺陷者,要尽量减少麻醉监测的侵入性操作。有消化道溃疡时,麻醉诱导和气管内拔管时,要注意对气道的保护。

(3)减少麻药用量:因 GVHD 或 VOD 发生肝功能减退,凡经肝脏代谢和排泄的麻醉药物,作用时间延长;应用局麻药局麻时,要考虑到消耗性凝血病的存在。

(4)维持血流动力学稳定:心脏损害几乎都与预处理有关,引起限制性心肌病,化疗药物引起充血性心肌病等,都能引起血流动力学改变,干扰麻醉的进行。

(5)防止 CO_2 蓄积:GVHD 引起阻塞性支气管炎,化疗或放疗引起限制性肺后遗症(restrictive pulmonary sequelae),肺部的细菌和病毒性感染,都会造成 CO_2 潴留,给麻醉带来困难和风险。

(6)保护肾功能:肾功能不全随时可以发生,环磷酰胺引起出血性膀胱炎后能产生尿路梗阻,要注意预防;肾毒性抗生素格外慎重。

(7)监测:BMT 时每小时做全血细胞计数和血清电解质测定,每周查 1 次肝功能。应用两性霉素 B 治疗者,定期检查血镁。发热病人要规律地进行血、痰、尿培养,拍胸部和鼻旁窦 X 线线片。

(8)麻醉药和麻醉技术选择:对骨髓功能低下者,尽量不用吸入麻醉药氧化亚氮。多种麻醉法如全麻、椎管内麻醉都选用,但要注意潜在的多系统疾病。

(9)麻醉后护理:手术后患者进入监护隔离室(PACU)或仍在 BMT或 ICU 病房。麻醉后死亡多与严重感染有关,与麻醉操作无关,术后应用预防感染的抗生素。

七、胰腺移植手术麻醉

自 1966 年 12 月,美明尼苏达大学医院 Kolly 和 Lillehei 等施行首次胰腺移植、开始了临床胰腺移植术的新纪元。1967 年美国明尼苏达大学完成了世界首例实体胰十二指肠移植之后,胰腺移植的报道日渐增多。因其复杂的毗邻器官关系和解剖位置,以及同时存在内分泌和外分泌等功能,使胰腺移植的成功受到影响。随着技术的不断进步和完善,全胰腺移植的安全性和疗效不断提高。至 2006 年 5 月全世界已报道胰腺移植手术 24 000 余例。国内已于 1981 年有胰岛细胞、小块胰腺和胎儿胰腺移植的成功报道。2005 年已有 20 多个单位施行胰肾联合移植。9 月,上海胰十二指肠切除术与肝移植结合成功。为治疗糖尿病提供新的途径。

【适应证】

1. 胰岛素依赖型糖尿病,血糖浓度不稳定、伴有严重和进行性微血管病变的胰岛素依赖型糖尿病。2010 年全球糖尿病患者预计将超过 3.5亿,其中 5%～10% 为晚期。

2. 早期糖尿病,尚未出现微血管病变。

3. 青少年型糖尿病。

4. 胰腺切除型糖尿病。

5. 肾移植后糖尿病,进行实体胰腺移植时必须慎重,这类病人对全身免疫抑制的危险更重要。

6. 非胰岛素依赖型糖尿病和壮年发病的糖尿病(晚期糖尿病)为相对禁忌证。

【供体选择与器官保存】

1. 血型　供胰者的 ABO 血型必须与受胰者适合。

2. 抗体　供者组织细胞毒素抗体(cytotoxic antibodies),如果阳性将被排异。

3. 相容性　控制相容性与不相容性的特异基因如果一致,组织配伍更紧密。

4. 无糖尿病　供胰者不是糖尿病患者。

5. **活体胰腺** 供体胰腺尽量缩短缺血时间,放入含 100U/L 肝素的冷林格液中,经脾动脉冲洗。

6. **尸体胰腺** 摘取胰腺前在主动脉远端和在腔静脉插管,对胰腺灌注。摘取后放入 4℃ 环境冷储存,待植。供胰在室温下耐受 8～13min 缺血。冷藏下可保存 4.5～18h。一般从成人尸体、新生儿或胎儿尸体获取。

【外科技术】 胰腺移植分完整的、部分的移植物和胰岛细胞移植 3 种。

1. **全胰或部分胰腺移植** 胰管十二指肠吻合、胰管空肠吻合、胰管输尿管吻合和空肠 Roux-en-Y 吻合等操作。胰腺外分泌物的引流可引入腹腔内的通路,或用其他方法引出体外。注意外分泌物溢漏的问题。

2. **移植失败的原因** ①血管内血栓形成;②胰腺泡组织缺血引起组织自溶等;③排异反应非常严重。

【结果评估】

1. **理想效果** 最理想的是血糖浓度保持正常稳定;微血管病的损害程度变轻或恢复;周围神经病变得以恢复,视力并发症稳定,性功能恢复。

2. **门静脉内胰(腺)岛移植** 此法取得一些进展,但排斥反应严重,用免疫抑制药治疗,避免排斥反应。

3. **排异** 主要并发症之一是排斥,6-精氨酸耐受试验是胰腺功能的灵敏指标。对于排斥反应的进展为:①抗淋巴细胞血清的临床应用;②胰腺和肾移植同时进行,可获得协同的免疫学保护;③皮质激素的应用。

【麻醉管理】

1. **麻醉选择** 首选硬膜外麻醉,一般情况差时选用全麻。全麻时以静脉镇痛药加肌松药为主,吸入麻醉药为辅。镇痛要完善;积极容量治疗,维护循环稳定。

2. **麻醉前准备** 麻醉前准备极为重要,应创造最佳手术条件。

(1)检查血糖及血清电解质浓度:血糖尤其是酮症未完全控制以前,不急于施行移植术。

(2)治疗并发症:治疗心、肾、肺等并发症,恢复心、肾功能,纠正低血钾及抗感染等。

(3)胰岛素治疗:根据血糖化验结果,输注 5% 葡萄糖-胰岛素。

3. **监测血糖并调整** 术中精心监测血糖,严密控制。尤其在胰移植完成后,血糖每 0.5 小时下降 2.8mmol/L。全麻下识别低血糖很困难,故应不断地取血标本送检血糖。高血糖(>11.2mmol/L)从术中到术后

2 周内随时都可发生,且对胰岛细胞有害,要避免。

4. **影响血糖的因素**

(1)免疫抑制药:对血糖影响大。

(2)全身麻醉药:对血糖影响小。

(3)手术操作:手术操作刺激可明显改变血糖的浓度。

5. **药物治疗**　随时调整葡萄糖和胰岛素的比例,即血糖＞16.65mmol/L,其比例 2.5g:4U;血糖在 11.1～16.65mmol/L 时,其比例为 2.5g:2U;血糖＜11.1mmol/L 时只输 5%葡萄糖,不给胰岛素。药物治疗如下。

(1)生长激素释放因子(Somatostation):在切胰腺前给供者输入,受者术后连续应用 10～12d。

(2)抗胆碱新药:能减少酶的分泌,但急性胰腺炎禁忌。

(3)抑肽酶(Trasylol):本药是一种蛋白水解酶抑制药,与二氮嗪(Diazoxide)一样可使酶的分泌和外分泌物减少。

6. **补钾**　每小时测定血钾水平,根据血钾监测指导是否补钾和补多少钾。

【麻醉处理】

1. **预防低血糖综合征**　术中严密观察低血糖,血糖浓度均有不同程度的降低,当植入胰腺恢复血供后更为明显。

2. **纠正高血糖**　将高血糖及时降到正常范围内,使血糖维持在＜7.4mmol/L。否则会发展到酮症酸中毒,甚至死亡。

3. **预防血栓**　术中可出现高凝现象,尤其当供胰被植入、血供被恢复后,胰内会出现广泛血栓,静脉输注少量肝素及输注右旋糖酐-40、甘露醇等,可以预防。整个胰腺移植要比部分移植可分泌更多的胰岛素,术后发生血栓的概率也大大减少。

4. **预防排异反应**　警惕随时可能发生的急性排异反应,术中持续输注琥珀酸钠氢化可的松和肝素。术后入 ICU 监护治疗,防止交叉感染;预防腹腔内感染和移植后胰腺炎。全身应用抗生素。

八、小肠移植手术麻醉

1960 年开始施行小肠移植,另一版本是 1988 年世界首例小肠移植开展以来,全世界已施行小肠移植术 2600 例,目前存活 658 例,最长生存了 16 年。1994 年 3 月 12 日国内黎介寿院士也开展了首例手术,目前全世界已完成 2000 多例次。2004 年 11 月,上海行小肠和肝脏联合移植成功。国内多家医院已开展,作为高肠道外营养的替代疗法。小肠移植是公认的器官移植领域中最难的手术,难点仍是排异问题。

【适应证】

1. 短肠综合征　为一发病率和病死率较高的疾病。多见于婴儿和儿童。由慢性小肠结肠炎、克罗恩病或肠坏死发展而来。

2. 栓塞或血栓形成动脉闭塞性疾病　多见于成年人。

【供体选择及术中注意事项】

1. 供体　由活体亲属或脑死亡者赠捐。

2. 保证同种小肠移植成活措施

(1)建立充分的血供:保持充分的灌注压和避免发生低氧血症。脑死亡者避免路途运输时间过长,而造成器官缺血。

(2)小肠与血管的吻合技术:术中外科吻合技术要优良。

(3)预防并发症:预防免疫抑制药治疗的并发症、预防 GVHD。预防感染,因肠道细菌易位,应严格无菌操作,术前对受体者应做肠道清洁准备;口服抗生素;供肠者的肠腔用生理盐水和抗生素充分灌洗;术后给头孢曲松及维生素 C 等治疗。

【麻醉前准备】　要认真做好准备。

1. 禁食　术前 1 周禁食。

2. 口服硫酸镁等　术前 2d 口服 5% 硫酸镁 10ml,3/d;阿米卡星 0.2g,3/d;甲硝唑 0.4g,3/d。

3. 肠道准备　手术日晨清洁灌肠。

【麻醉管理】

1. 受体者的麻醉　要求不影响肠系膜上动脉血流,麻醉深度要够深,减少儿茶酚胺的分泌。选用全麻,便于长时间手术操作,容易维持良好的循环功能,吸入高浓度氧,有助于供肠的氧供应。选用丙泊酚、芬太尼和阿曲库铵等静脉复合麻醉。禁用硫喷妥钠、吗啡、新斯的明等。

2. 保持血流动力学平稳　手术开放移植肠血供时,是术中血流动力学最不稳定的时期。因移植小肠血管迅速充盈和渗血,有大量血液流失,又由于酸性代谢产物的作用、血管扩张药的应用等原因,使血压迅速下降,代谢性酸中毒,要加快输血、补液,控制呼吸,同时输注碳酸氢钠等,使血流动力学平稳。

3. **防止缺氧和二氧化碳蓄积**

4. **移植肠的排异** 因小肠及肠系膜富含淋巴细胞,移植后易发生排异和移植物抗宿主反应。应大量应用免疫抑制药。免疫抑制技术的进步,提高了患者的生存率。

(1)急性和慢性排异反应:排异反应威胁移植小肠的存活。故在供肠血供建立前即应用泼尼松、扩肠血管药物前列腺素 E,小剂量多巴胺输注,一直延长到术后连续应用。

(2)环孢素对抗:环孢素是抗排异反应的主要药物,在供肠血供建立前应用,术后继续使用。靠正常的小肠和淋巴管的吸收。

5. **纠正低血钾** 因肠道术前准备致消化液流失、大量类固醇药的应用及手术创伤等原因,致醛固酮分泌增高,又因输注碳酸氢钠后使钾离子向细胞内转移,应注意低血钾的发生,应凭化验血钾确诊,并予以纠正。

【常见手术的麻醉】 以腹腔多器官移植的麻醉为例。腹腔多器官联合移植(MOT)是腹腔广泛性肿瘤唯一可望治愈的方法,且远期生存率高。根据病情,手术要切除病肝、胆、胰、脾、部分胃及十二指肠,血管切除及重建阶段阻断下腔静脉及腹主动脉,血管重建后行移植器官再灌注。

1. **麻醉特点** 手术时间长,操作复杂,创伤大,出血多,术中应激反应强烈,麻醉危险性高,难度大。

2. **麻醉选择** 多选用气管内插管全麻加硬膜外麻醉,控制呼吸,间断吸入 $N_2O:O_2$、恩氟烷,间断静注阿曲库铵维持肌松。硬膜外注入 1%利多卡因、0.35%丁哌卡因复合液,或 0.5%罗哌卡因 10～15ml。加强麻醉作用。

3. **麻醉管理**

(1)加强监测:全面监测患者心电图、心排血量、MAP、CVP、血气、生化指标等。

(2)纠正酸中毒:主动脉、腔静脉阻断后,大量酸性代谢产物堆积,移植器官再灌注前需从肝静脉放血 250ml,使移植肝内的灌注液流出,补充碱性药,根据血气调节追加用量。

(3)积极处理大量输血、补液导致的并发症:如低钙、高钾、凝血障碍、低温等。

(4)积极保护肾功能:术中保持一定的尿量,防止肾缺血,不用肾损害的药物等。

(5)抗生素应用:术前即开始应用抗生素头孢曲松,术后连续应用。

(6)降低血糖:在 MOT 期间,因胰高血糖素、ACTH、皮质醇及儿茶酚胺的增加使得血糖显著升高,血浆胰岛素水平低,而外周组织对胰岛素的敏感性又下降,导致血糖水平更加升高。要用外源性胰岛素,在 MOT 切除内脏后应用。

(7)抗排异反应:应用环孢素及泼尼松等,在开放供血后应用,术后继续应用。单纯性小肠移植不发生排斥反应的为 11%;而多器官联合移植不发生排斥反应的为 32%,且长期生存率(5~13 年)稳定在 41%。

第二十节 无痛内镜诊疗麻醉及门诊手术麻醉

一、概述

许多疾病,为明确诊断,需进行特殊检查。检查时为保持患者绝对无痛、安静,需要完善的麻醉,为使患者对诊疗更舒适、更安全的新需求,保证检查顺利进行,有助于提高诊疗操作的效率和成功率,获得准确的检查治疗结果。

【麻醉前评估】

1. 利用内镜进行直视诊断 包括活检和治疗。如支气管镜、食管镜、膀胱镜、直肠镜、宫腔镜、胸腔镜和腹腔镜等内镜检查及治疗。

2. 放射诊疗技术 在 X 线下施行导管或造影检查,以协助诊疗,诊疗包括有 CT、磁共振成像、心导管检查和造影、脑血管造影、脑室造影和气脑造影、支气管造影、逆行输尿管肾盂造影、肝肾动脉造影、介入疗法等。

3. 麻醉前用药 术前用短效的阿片类、咪达唑仑和颠茄类药物,可提供满意的镇静、遗忘、抗焦虑效果,不会延长恢复时间,又可改善手术的转归。

4. 禁食 术前禁饮 4h,禁食 4~8h。术前用 H_2 受体拮抗药、甲氧氯普胺等,可减少残留胃液量,增加安全性。

【特点】

1. 麻醉方法因人而异 麻醉科医师必须区别对待每一个患者。在成人,大多数诊疗检查均可在黏膜表面麻醉、局部浸润麻醉或静注辅以地西泮、咪达唑仑、氟哌利多或丙泊酚等完成。在小儿或情绪特别紧张的成人,则需基础麻醉或全麻,全麻选 TCI 静脉靶控全麻,易达目的。必须有完备的麻醉条件,配备麻醉设备和专业麻醉科医师,以保证受术者生命安全和手术或特殊检查的顺利进行。

2. 麻醉工作环境特殊 麻醉工作环境为检查室等,存在的不安全因素多,对麻醉科医师工作和患者均不利,对麻醉的要求较高,也要求手术者、检查者技术熟练。

(1)暗室操作:如放射、腔镜诊疗多在暗室中进行。能见度差,麻醉科医师看不清、看不到病人,对麻醉管理、观察患者或操作麻醉造成不便和难度大。应配备麻醉辅助人员,协助麻醉科医师及时给病人以妥善处理。

(2)高压电环境:如诊断性检查有的在 X 线下进行。X 线机为高压电装置,一旦漏电,危险性大,应免用易燃易爆全麻药。

(3)重视防护:麻醉科医师因必须接近观察监测患者。在 X 线曝光瞬间,与患者同样,要接受相当伦琴当量的 X 线辐射,直接对身体的造血细胞或性腺细胞产生损害,故必须重视加强防护工作。

(4)工作间面积小:诊疗暗室面积有限,抢救条件简陋,妨碍麻醉或急救复苏的顺利进行。

(5)维护呼吸循环稳定:诊疗检查中注意不合适体位对呼吸循环的干扰。或因患者难以忍受某种体位,可影响检查结果,有时患者需要长时间固定于某种体位;甚至引起气道阻塞等意外。应予以预防处理。密切观察患者的呼吸动度,并备好急救、气管内插管、心肺复苏设备及监测装置。

(6)空气被污染:诊疗暗室空气和环境可被吸入麻醉药等严重污染。

3. 预防造影剂不良反应 因造影剂引起的不良反应,其中 5% 属严重反应,包括以下 2 类。

(1)心血管反应:表现为心肌收缩力抑制、心排血量减少、动脉压降低、心率减慢和心肌缺血等。根据造影剂的浓度、电解质含量和渗透压等决定其严重性;还与造影剂的容积和注射速度有关,当大量快速注入造影剂时,血容量将骤然升高,甚至可诱发肺水肿;主动脉造影时,大量造影剂进入冠状动脉,可直接抑制心肌收缩力而致低血压和心动过缓;脑血管造影时,快速注入造影剂可引起迷走神经反射而致低血压和心动过缓。

(2)药物反应:造影剂与某些药之间相互产生不良反应。在用洋地黄治疗的患者,用泛影葡胺钠可导致洋地黄样性心律失常。醋碘苯酸钠可增强巴比妥类睡眠作用而引起苏醒延迟。

4. 预防诊疗危险 诊疗所用的器械或仪器有一定的副损伤,应予以预防。

(1)脏器穿孔:食管镜、直肠镜和支气管镜等在检查中有可能造成脏器穿孔意外。

(2)血管壁损伤:心导管插入或动脉穿刺有可能引起血管壁损伤而导致严重出血,也可引起气栓、严重心律失常和感染等意外。

(3)动脉瘤破裂:加压注射造影剂时,可导致动脉瘤破裂后而致大出血。

【麻醉管理】

1. 总的原则和要求

(1)麻醉诱导迅速而平顺:以解除患者痛苦和不适为麻醉第一原则。

(2)镇痛优良:使患者不动、安全和舒适无痛,尽可能避免能影响检查结果正确性的干扰因素,以达到检查诊治的最佳效果。

(3)麻醉选择:麻醉药速效、短效,麻醉器械及麻醉方法要适应门诊手术和诊疗检查的环境。

2. 麻醉前心理治疗 麻醉前尽可能访视,消除患者紧张心理。

3. 治疗并发症 麻醉前对患者的病理生理改变及其并发症和并存疾病,要有足够的了解和估计,并认真完善麻醉前准备工作。如心导管检查和造影术之前,要充分了解心脏功能、心肌缺血程度,是否合并其他系统疾病(如慢性支气管炎、糖尿病等),并得到系统的、有效的治疗。

4. 麻醉期间维持呼吸循环稳定 麻醉的深度一般只需维持稳定、不咳嗽、不躁动即可。无须深麻醉,密切配合检查步骤。保持呼吸循环稳定。

5. 麻醉后恢复 术后恢复快而完全,醒后无意识障碍;手术或诊疗检查完毕,患者即能清醒最好。

6. 术后管理 术后护送患者在留观室或恢复室系统监测、观察、治疗;无麻醉后并发症;患者要达到离院标准才允许离院,并建立随访制度。术后镇痛好。

二、无痛腔镜诊疗及介入治疗的麻醉

(一)无痛气管、支气管镜诊疗麻醉

气管、支气管镜诊疗检查有急症及择期之分。择期者主要为诊断疾

病,危险性较少。急症诊疗镜检大多为气道异物和支气管吸引排痰等,多用于小儿,且危险性较大。

【麻醉前准备】

1. 禁食 术前禁食 6～8h;禁饮 2～4h。

2. 麻醉前用药 成人肌注阿托品 0.5mg 或长托宁 0.5mg,小儿除肌注 0.02mg/kg 阿托品外,可于术前 1.5h 肌注咪达唑仑 0.05～0.2mg/kg或哌替啶和异丙嗪各 1mg/kg,使小儿安静浅睡。

3. 吸氧 鼻导管吸氧并连接 BP、HR、SpO_2 及 ECG 监测。

【麻醉方法】 根据具体病人情况、具体处理的原则,达到诊疗的麻醉要求。

1. 表面麻醉 成人用表面麻醉:1％丁卡因 1.0～2.0ml,也适用于危重而有青紫明显的小儿。

2. 静注小量镇痛药 在镜检前右美托咪定 0.7～1.4μg/kg(浓度2μg/ml,给药时间 10～15min)泵注,后以 1～1.5μg/(kg·h)(50kg 者20～30ml/h 的速度)泵注。同时瑞芬太尼分级血浆靶控(血浆浓度1ng/ml 递增到 3～5ng/ml),或诊疗中对成人分次小量静注哌替啶 25mg或 1mg/kg;或芬太尼 1～3μg/kg,1 或 2 次,或咪达唑仑＋舒芬太尼,达到镇静、镇痛、镇咳、松弛支气管平滑肌的目的。

3. 小儿辅助镇静药 小儿用羟丁酸钠 80～100mg/kg 或咪达唑仑0.05～0.2mg/kg 静注辅助,常规吸氧,当开始镜检后,于气管镜经侧孔管供氧。喷 1％丁卡因 0.5～1.0ml。如有条件时,可给予高频喷射通气。

4. 辅助静脉麻醉药 当麻醉转浅时,静注氯胺酮、丙泊酚、羟丁酸钠或咪达唑仑小量,婴儿单纯用小量氯胺酮、丙泊酚即可。

5. 意外处理 严密监测患者生命体征,镜检中一旦出现严重缺氧或青紫时,立即停止镜检,同时将支气管镜退到主支气管、充分给氧,再次喷入表面麻醉药(喷 1％丁卡因 0.5～1.0ml)。待情况好转后再继续镜检。否则缺氧过久易致心搏骤停。

6. 防止药物逾量 表面麻醉药要限制,防止逾量中毒反应。1％丁卡因成人＜6ml,小儿＜3ml。近年来纤维光导支气管镜的应用,简化了镜检的操作步骤,对麻醉的要求较低。

【防治并发症】 麻醉中应积极防治可能遇到的并发症。

1. 心律失常 若出现窦性心动过速、心动过缓,甚至心搏骤停。要及早发现,及时处理。术中严密观察患者,心电图监测确诊。一旦出现,积极处理;心搏骤停时,立即 CPR 抢救。若血压低于 80mmHg 时,静注麻黄碱 15~30mg 升压,直至血压稳定。

2. 喉痉挛及喉水肿　发生率较高,若成人有轻至中度喉水肿时,仅表现咽痛、声嘶、治疗后危险性较小。小儿因喉头细小,组织疏松,可继发上气道阻塞、窒息等意外,故应积极防治。详见第 10 章第三节围麻醉期呼吸系统并发症的防治。如检查或取异物的时间较长,可静注氢化可的松 50~100mg,小儿 2.0~4.0mg/kg;或地塞米松 5.0~10mg,小儿 1.0~1.5mg。可预防声门水肿。

3. 呕吐　有误吸危险,应积极预防,避免发生。详见第 10 章第五节围术期恶心与呕吐的防治。

4. 纵隔气肿　因诊疗镜检损伤气管后壁所引起,少见,处理困难,后果严重。

(二)无痛支气管造影麻醉

【适应证】　支气管扩张,肺囊肿,肺脓肿及支气管、肺或胸腔肿瘤等。有明显的气道症状。

【麻醉前准备】

1. 气道准备　咳嗽多痰者于术前数天开始控制炎症和体位引流排痰。

2. 禁忌　2 周内有咯血的患者暂缓做支气管造影。

3. 禁食　麻醉前 4~8h 禁食;禁饮 2~4h。

4. 麻醉前用药　成人肌注阿托品 0.5mg、哌替啶 50mg。小儿肌注阿托品 0.02mg/kg、哌替啶 1mg/kg。

【麻醉方法】　完善麻醉前准备和急救设备,保证诊断检查麻醉在安全和舒适状态下顺利进行。

1. 表面麻醉　成人及年长儿童,均在 1‰丁卡因表麻下经一侧鼻腔插入细导管,放置入患侧总支气管后注入造影剂摄片。

2. 气管内插管　小儿在静注氯胺酮或丙泊酚后、喷雾 1‰丁卡因表麻下施行气管内插管。然后将细导尿管通过气管导管插入患侧总支气管,注入造影剂进行支气管造影。

3. 气管内插入双管麻醉法　1‰丁卡因表麻下显露声门后,依次插入细塑料造影管及气管导管。造影管接近隆突,既可注入造影剂,又可作为吸出痰液、积血或造影剂之用,以避免气道梗阻。对小儿较安全。气管导管接麻醉机,麻醉维持吸入 NO_2-O_2,或静注小量氯胺酮或丙泊酚。或以瑞芬太尼靶控输注。静注戈拉碘铵后注入造影剂,摄片时控制呼吸,使小儿处于吸气状态。

4. 拔管 造影完毕后,从造影管吸出分泌物、积血和造影剂,同时要不断更换体位,叩击背部,以利造影剂排出。造影剂可经胸透或胸部 X 线片证明已大部排出时,且在咳嗽、吞咽反射恢复后,方可拔除气管导管。

【防治并发症】

1. 气道阻塞窒息 因造影剂、痰液或血性分泌物等堵塞气道引起,发生率较高。预防:严格掌握造影剂量;对痰多者,插管后应先吸出,干净后再注入造影剂。

2. 心搏骤停 继发于气道阻塞、严重缺氧和二氧化碳蓄积的基础上,或镜检诊疗操作对气管、气管黏膜的强烈刺激,可引起反射性心搏骤停。

3. 预防 利用双管法,既保持气道通畅,又保证呼吸通气量良好,必要时辅助呼吸。气管反射剧烈时,如呛咳、脉率变慢等,可加用表面麻醉药或加深麻醉。

(三)无痛食管镜诊疗麻醉

【麻醉前准备】 按全麻处理,术前禁食水。纠正严重电解质紊乱。麻醉前用药:成人用足量阿托品 0.02mg/kg 和哌替啶 1mg/kg,术前 30min 肌注;小儿用足量阿托品 0.01mg/kg 和咪达唑仑 0.12～0.16mg/kg 肌注。

【麻醉方法】 成人采用 1% 丁卡因表面麻醉。全身情况良好、估计镜检时间短的小儿,静注氯胺酮 2mg/kg,或丙泊酚 1～2mg/kg 或丙泊酚＋依托咪酯后表麻咽喉,施行镜检。镜检时间比较长的小儿,静注羟丁酸钠 100～130mg/kg,以 50% 葡萄糖液稀释 1 倍后缓慢静注,1% 丁卡因表麻,施行镜检。用于取异物或疾病诊疗,操作时间短暂。

【防治并发症】

1. 气道梗阻 婴幼儿镜检中压迫气管后壁、使食管突向气管而引起气道梗阻。一旦出现呼吸困难或青紫时,应立即退出食管镜,待缺氧改善后,再继续镜检,否则有可能导致心搏骤停的危险。

2. 机械损伤 粗暴镜检致食管黏膜擦伤、食管穿孔和继发纵隔炎,甚至死亡。

3. 预防　术者手术操作轻柔;麻醉深度适宜、避免小儿躁动挣扎等。

(四)无痛心导管检查、心血管造影及介入性治疗麻醉

心导管检查有右心和左心导管两类。前者为诊断先天性心脏病的一种重要手段,大多为小儿和青少年。除少数有生长发育不良或循环功能严重不全外,多数情况循环代偿功能良好。经肘前静脉或上臂静脉,有时选股静脉插入导管,在 X 线引导下,使导管尖端到达大静脉至肺动脉。如有未闭的卵圆孔或左右心腔及不正常通道时,则导管进入左心腔。在导管尖端进入的心腔或肺动脉内,采集血标本查血氧含量、测压或注入造影剂[成人＜55ml/次,小儿＜0.2ml/(kg・次)]。左心导管检查适用于诊断后天性心脏病和大血管病变。大多数患者需要同时进行造影术,确诊主动脉狭窄、瓣膜病或冠状动脉病的病变部位和严重程度。是经皮穿刺或先切开皮肤,由肱动脉或股动脉逆行将导管插入左室,采集血标本、测压或注入造影剂。患者大多为成人,循环功能受损显著,心脏对导管的刺激一般均较敏感,并有一定的危险性。若麻醉处理不当,可影响检查结果的正确性并出现麻醉险情。要求麻醉有适宜深度,保证病人安静、无躁动或挣扎;保持循环稳定、避免血压、心率波动;保证气道通畅,保留自主呼吸,避免缺氧。

【麻醉前准备】　尽量纠正心肺功能紊乱,对于呼吸困难及发绀严重者,麻醉前应充分吸氧,尽量纠正水、电解质及心功能紊乱,肺内感染者应用抗生素加强控制;按全麻处理,禁食水 6～8h;麻醉前用药:成人术前 1h 肌注苯巴比妥钠 0.1～0.2g,哌替啶 1mg/kg,或咪达唑仑 0.1～0.2mg/kg;小儿＞4 岁时,肌注哌替啶 1mg/kg 和咪达唑仑 0.04～0.1mg/kg 混合液;＜4 岁,肌注苯巴比妥钠 1～1.5mg/kg,咪达唑仑 0.04～0.1mg/kg。伴肺动脉高压婴儿,可不用术前药。心导管检查的病人,一般不用阿托品或东莨菪碱,以防引起窦性心动过速。对发绀性先天性心脏病病人,可改用吗啡 0.1mg/kg 和阿托品 0.02mg/kg。

【麻醉选择】

1. 无痛心导管检查及介入性治疗的麻醉

(1)局麻:成人、部分学龄期小儿和新生儿选用,必要时静脉缓注羟丁酸钠 80～100mg/kg,或咪达唑仑 0.04～0.1mg/kg,以求充分镇静。新生儿也可不用镇静药,但在导管检查之前,常规静注 10% 葡萄糖 10～

20ml,预防新生儿出现低血糖意外。

(2)基础麻醉或全麻:静注羟丁酸钠 80mg/kg,或地西泮 0.2～0.4mg/kg。切口辅助局麻;面罩间断吸入低浓度氟烷;新生儿、婴幼儿肌注氯胺酮 5～7mg/kg,或 1～2mg/kg 丙泊酚。检查时间较长或危重病人,应选用气管内插管全麻。静脉麻醉或瑞芬太尼靶控输注。给鼻导管吸氧。麻醉监测,及时吸痰。

2. 无痛心血管造影的麻醉 心血管造影,尤其是左心造影,一般将造影剂加压快速注入,引起病人不适或出现并发症,保持一定麻醉深度的处理很有必要。

(1)高浓度吸氧:较适宜的办法,是面罩吸高浓度的氧数分钟,自心导管中注入 1%～1.25% 硫喷妥钠 2～3mg/kg,以及 0.5%～1% 琥珀胆碱 0.5～1mg/kg,立即施行控制呼吸。或氯胺酮 2mg/kg、咪达唑仑 0.1～0.4mg/kg 静注后快速注入造影剂,同时麻醉科医师给贮气囊持续施加正压,以提高肺内压力和肺循环阻力,使静脉回心血流减慢。这样造影剂在心腔内存留的时间延长,使左心造影的图像更可清晰。

(2)密切监测和观察呼吸和循环的变化:病人呼吸一般在 5min 后恢复,意识在 5～20min 完全清醒。对全身情况差或发绀型婴幼儿,则以气管内插管全麻较为安全。但需防止气管导管滑脱、扭折。未施行气管内插管的全麻病人,需保持气道通畅,以防发生呼吸抑制或气道阻塞。

(3)麻醉维持:良好的镇痛并力求平稳,防止缺氧和二氧化碳蓄积,并做好复苏的准备。

【并发症防治】

1. 心律失常 较常见。多因导管或造影剂直接刺激心内膜所致。心电监测能及时识别心律失常。一旦发生,立即暂停检查,迅速将导管撤离,离开心律失常的诱发点,往往心搏节律可恢复正常。如有窦性心动过速、室上性心动过速时对症处理。如窦性心动过缓,血压降低,静注阿托品予以纠正。如频发性室性期前收缩或二联律,静注利多卡因解除后并中止检查,因极易变成心室纤颤。如出现持续性室性心动过速、多源性室性期前收缩或三度房室传导阻滞等心律失常,提示极易发展成心室颤动或心搏骤停。必须立即停止检查,密切监测,观察血压和呼吸,并吸入高浓度氧以改善缺氧。一旦发生心室颤动,应立即做胸外心脏按压和除颤,进行心肺复苏。

2. 低血压 因缺氧、麻醉过深、失血或导管刺激后心律失常等所引起,应针对不同原因予以处理。因心律失常引起的低血压,在心律失常纠正后可恢复;因造影剂刺激冠状血管壁,引起周围血管扩张,而出现暂时性低血压,可发生在心脏代偿不全和体质极差的小儿,静注麻黄碱或甲氧明等升压药;一般失血量(包括采集血标本血量)约 50ml,对成人和学龄前儿童无影响,但对婴幼儿可引起低血压,甚至休克,要等量输血。动脉损伤时可发生大出血,内膜损伤可发生血管痉挛或堵塞,其远端组织将发生缺血。肢体呈现冰冷、苍白、脉搏微弱或很难触及,应及时发现并与术者取得联系。如导管穿破心脏可造成心脏压塞,应行心包穿刺或导管在心包腔时,自心导管抽吸积液而引流。

3. 心力衰竭及急性肺水肿 见于心脏功能代偿不全者,因精神过度紧张、导管刺激心内膜,或加压注入造影剂促使左室舒张末压急剧上升等,诱发左心衰竭和肺水肿。已有充血性心力衰竭及发绀的婴幼儿,当心导管内的液体注入过多而诱发心衰和肺水肿。因反复用电解质液冲洗导管,也可引起液体注入过多而被吸收。并发急性肺栓塞的病人,对任何原因所致的周围血管扩张和右心负荷减轻都特别敏感,容易发生心衰。

4. 心肌梗死 冠状动脉造影术中心肌梗死的发生率约为 0.5%,近期有心肌梗死或心绞痛者,发生率更高。术前应尽力纠正心律失常、电解质失衡、心肌缺血。术中需维持血压、心率稳定和供氧充分。

5. 呼吸抑制 因麻醉处理不当引起,如肌注硫喷妥钠的剂量过大;快速静注羟丁酸钠、氯胺酮或地西泮等引起,在已用麻醉性镇痛药的情况下,均容易诱发呼吸抑制,并可影响循环功能稳定性。

6. 晕厥及急性脑缺氧 在肺动脉高度狭窄、法洛四联症、三联症患者,当导管通过狭窄的右心室流出道而堵塞血流时,或因缺氧诱发漏斗部痉挛时,可引起急性脑缺氧性晕厥,重者可死亡。迷走神经反射也可引起晕厥,患者面色苍白、出汗、神志模糊、血压降低、脉搏微弱、心动过缓和瞳孔散大。应立即将导管撤离心脏,停止检查,并使病人头低位、吸氧、静注阿托品等处理。当患者因脑急性缺氧而致全身性抽搐时,立即静注 2.5%硫喷妥钠 3~5ml 制止,处理不及时可致死亡。

7. 体温过低 易发生在婴幼儿,低温引起通气不足、心律失常和低血压。要强调合理保温,体温≥35℃。

(五)无痛脑血管造影术麻醉

经经颈内动脉或椎动脉穿刺,注入造影剂,拍摄头颅血管造影 X 线片,以诊断颅内病变,分择期和急症两类造影方法。患者多为颅脑外伤,或颅内占位性病变病情恶化出现脑疝的病人。病情紧急危重。伴有颅内压升高、呕吐、厌食、脱水和电解质紊乱,有的呼吸已停止。麻醉处理原则:不继续增高颅内压,尽可能维持呼吸和循环功能,注入造影剂期间确保病人安静不移动。

【麻醉前准备】 按全麻准备,术前禁食水,给足量的苯巴比妥钠和阿托品,或哌替啶。

【麻醉选择】 根据患者的具体情况进行麻醉选择。

1. 成人 在局麻下施行脑血管造影术,在注入造影剂的瞬间,病人感到头部有轰然感,有时有严重的眼球后疼痛和精神紧张,此时应防止病人头乱动而致摄片效果不佳。对于糖尿病、高血压、肌酐高($>106\mu mol/L;1.2mg/dl$)、经常(每日 1 次)出现短暂的脑供血不足者及卒中发作后不足 30d 者,需进行麻醉监护。

2. 儿童 选基础麻醉或全麻,静注异丙酚或分次静注氯胺酮等。氯胺酮禁用于颅内压增高病人。

3. 全麻 对危重、衰竭或呼吸接近停止的病人,不论成人或小儿,均应在气管内全身麻醉下施行脑血管造影术。酌情用静脉复合麻醉维持,必须避免血压下降,充分吸氧,必要时控制呼吸。

【并发症防治】

1. 脑血管造影术常见并发症 ①颈动脉血肿;②失血,对婴幼儿则应慎重,必补全血;③造影剂的刺激、血管扩张引起低血压,静输高渗糖后恢复或以麻黄碱 10～15mg 静注升压;④脑水肿、暂时性意识丧失和一过性颜面潮红,颅内动脉血栓形成而致失明,或长时间呼吸抑制,甚至心搏骤停等。

2. 防治 要备齐抢救器材,针对不同并发症的原因防治。

(六)无痛脑室造影术及气脑造影术麻醉

【特点】 脑室造影系直接做脑室穿刺,将氧或空气注入脑室,施行 X 线对比性摄片。气脑造影系腰椎穿刺后,注入氧气或空气,施行 X 线摄片。这类造影术有以下特点。

(1)维护呼吸循环功能稳定:术中需要移动患者的头和体位,甚至取直坐位,故有气道梗阻和血流动力学骤变的危险。

(2)无颅内压增高:对选用气脑造影术者,术前必须确诊证实其无明显颅内压增高,否则有可能在造影过程中突然再次升高颅内压,并发枕骨大孔疝,或小脑幕切迹脑疝而猝死,麻醉科医师对此要有足够的认识。

(3)应用减少:近年来,由于脑血管造影,尤其是 CT 影像术的开展,这种检查已很少应用。

【麻醉前准备】 按全麻处理,术前禁食水。麻醉前用药,成人给苯巴比妥钠或地西泮,小儿加用颠茄类药。

【麻醉选择】

1. **局麻** 成人选用,在注气瞬间因脑室压力增高而出现头痛之前,使患者有思想准备,到时予以配合。

2. **静脉麻醉** 小儿可采用丙泊酚静注,无明显颅内压增高者,还可选用氯胺酮静注或肌注。

3. **气管内插管** 摄片过程中为使安置各种头位和保证气道通畅,可在表麻下施行气管内插管,维持用丙泊酚静脉麻醉。

4. **其他** 最好不选氧化亚氮-氧做麻醉。

【并发症防治】

1. **低血压** 坐位时,有可能因禁食所致低血糖反应,或因血流动力学骤变等而发生低血压或循环虚脱。一旦发生,应立即取平卧位,并静注高渗糖治疗。

2. **颅内压增高** 注气时有心动过缓、恶心、呕吐和面色苍白等颅内压增高症状,应与脑疝鉴别,并及时处理。

(七)无痛 CT 与 MRI 检查麻醉

CT 是电子计算机体层扫描的简称,对确诊颅脑、五官病变有独到之处,CT 在胸部、腹部等全身其他部位的诊断都很有价值。在 CT 检查中,有时还需静注造影剂,称为增强 CT 检查,可更清楚地显示病变;查腹部时需口服水溶性造影剂,以显示胃肠道病变,避免误诊。检查时需保持患者绝对安静不动,小儿和不合作者需有全麻或基础麻醉完善的麻醉效果,因患者的移动都会影响检查的诊断价值。同时进行麻醉监护,确保检查的安全。

【麻醉前准备】 ①腹部 CT 检查前 2d,吃少渣饮食,给予轻泻药,不需清洗灌肠;②禁食水:小儿禁食水 4～6h;③选好 CT 扫描的适应证;

④麻醉前用药:<1岁小儿给予地西泮和阿托品。不合作者可给予基础麻醉。

【麻醉选择】 一般选静注丙泊酚,或连续输注氯胺酮1mg/kg和地西泮0.2mg/kg复合。密切观察呼吸与循环变化,应监测心电、血压和SpO_2。麻醉平稳,勿过深。做好急救和心肺复苏的准备。CT检查对人体有电离辐射性(放射线)损害、磁场对监护仪的影响、接近患者困难的影响等,值得注意。

(八)无痛放射介入操作麻醉

放射介入操作的疼痛更明显,要求患者不能移动,需监测、镇静镇痛术或全麻下完成。经颈静脉肝内门脉系统分流术(TIPS)适用于严重肝病所致门脉高压患者。经右侧颈内静脉置管,后经右房入右肝静脉。麻醉前准备和方法同CT。

(九)无痛神经放射介入技术(INR)麻醉

INR适用于CNS疾病诊疗,择期或急症进行。选用全麻。患者不动,图像质量高;可控制气道,气管内插管;选用控制性降压,利于控制ICP,利于急救。迅速控制循环功能。

(十)无痛胃肠镜诊疗麻醉

1. 麻醉流程

(1)患者入内镜检室后,核对患者(姓名、住院号或门诊号、检查项目),询问患者既往病史,禁饮禁食情况,手术麻醉史,过敏史,近期呼吸道感染病史。

(2)麻醉科医师麻醉前访视及评估病情,确定麻醉方式,签署麻醉知情同意书。

(3)内镜护士常规测量患者入室前血压、心率,开放静脉通道,采用22~24G留置针,接5ml生理盐水注射器;如血压或心率异常者告知麻醉科医师予以处置。术前要常规用阿片类药、镇静安静药与抗胆碱药肌注。

(4)麻醉科医生核对镜检申请单上患者所选择的麻醉方式(全麻或局麻),选择全麻患者需要再次详细了解既往病史,询问禁饮禁食情况,再次排除麻醉禁忌证;患者入镜检室后常规监测血压、心率、SpO_2,常规鼻导管吸氧。

(5)麻醉开始,选择丙泊酚或丙泊酚+依托咪酯(根据病人个体情况选择9:6或1:1或6:9其中一种比例法)中的一种用药物方法实施缓慢静注全身麻醉,并严密监测生命体征。

(6)门诊病人常规填写《内镜中心麻醉后离院评分表》,住院病人常规填写《麻醉后离开 PACU(改良 Aldrete)评分表》,麻醉结束后评分表随患者进入 PACU。

(7)镜检结束后停药,内镜室护士负责解除约束病人带后,由麻醉科医生护送患者到麻醉后恢复室,并向恢复室麻醉护士交接班,交代注意事项。

(8)患者入 PACU 后常规鼻导管吸氧,监测心率、血压、SpO_2。病情特殊、有心血管疾病或年龄大于 70 岁以上者应常规监测血压和心电图。

(9)麻醉护士严密监测观察患者生命体征,若患者病情有变化,及时向麻醉科医师汇报,必要时通知镜检医师协调处理。

(10)恢复室护士严格按照《内镜中心麻醉后离院评分表》评分标准对患者进行评估,到达离开标准时并请示经麻醉科医师允许后方可送患者离室。对于病情危重或有特殊情况者,及时通知麻醉科医师和管床镜检医师评估后,电话通知患者所在科室,内镜室护士及麻醉科医师将患者送回病房。

2. 麻醉要点

(1)常规施行血压、脉搏氧饱和度、脉搏、心电图监测。

(2)采用鼻导管吸氧(必要时面罩),氧流量 5L/min。

(3)注药前检查静脉通道,选用丙泊酚或依托咪酯静脉注射。

(4)麻醉后注意事项:①冲净套管针内残留麻醉药(药液残留可导致静脉炎发生);②夹紧输液夹;③螺帽封住套管针端口;④麻醉科医生与工友一起转运患者至恢复室;⑤麻醉科医生与恢复室护士交接班。

3. 麻醉禁忌证

(1)有常规内镜操作禁忌证或拒绝镇静/麻醉的患者。

(2)ASA V 级的患者。

(3)未得到适当控制的可能威胁生命的循环与呼吸系统疾病,如未控制的严重高血压(安静状态下收缩压＞180mmHg,舒张压＞110mmHg)、严重心律失常、不稳定心绞痛以及急性呼吸道感染、哮喘发作期等。

(4)肝功能障碍(Child-PughC 级以上)、急性上消化道出血伴休克、严重贫血、胃肠道梗阻伴有胃内容物潴留。

(5)无陪同或监护人者。

(6)有镇静/麻醉药物过敏及其他严重麻醉风险者。

(7)禁食时间未够。成人:固体食物 8h;易消化食物(如面包、牛奶等)6h;透明液体(如清水、果汁等)2h。小儿:固体食物 8h;牛奶、配方奶6h;母乳 4h;清饮料 2h。

4. 麻醉后离院评分表

姓名:　　　　年龄:　　　　门诊号:　　　　镜室号:

入室生命体征	特殊疾病
血压:　/　mmHg　脉搏:　次/分　SpO₂:　%	
离院标准	评分(分)
1. 血压及心率 波动在术前值的 20%之内 波动在术前值的 20%～40% 波动大于术前值的 40%	2 □ 1 □ 0 □
2. 活动状态 步态平稳而不感头晕,或达术前水平 需要搀扶才可行走 完全不能行走	2 □ 1 □ 0 □
3. 呼吸 可深呼吸和随意咳嗽 呼吸窘迫或呼吸受限	2 □ 0 □
4. 意识 完全清醒 嗜睡但可被叫醒	2 □ 0 □
5. 氧饱和度 吸空气 SpO₂>95%或达到术前水平 吸空气 SpO₂<95%并低于术前水平	2 □ 0 □
注:总分为 10 分,此评分需≥9 分可离院	分

《参照:中华医学会麻醉学分会:日间手术麻醉专家共识(2016)、麻醉后离院评分(PADS)表》

入 PACU 时间:　　　　　　出 PACU 时间:

麻醉医生:　　　　　　　　责任护士:

5. 麻醉后离开 PACU(改良 Aldrete)评分表

姓名：　　　　年龄：　　　　门诊号：　　　　镜室号：

入室生命体征	特殊疾病
血压：　/　 mmHg　脉搏：　次/分　SpO$_2$：　%	
离 室 标 准	评分(分)
1. 运动 能够自主或根据指令移动四肢,肌力Ⅳ级 自主或根据指令移动两个肢体,肌力Ⅱ级 不能自主或根据指令移动肢体,肌力 0 级	2 □ 1 □ 0 □
2. 呼吸 可深呼吸和随意咳嗽 呼吸窘迫或呼吸受限 无呼吸	2 □ 1 □ 0 □
3. 循环 血压波动 ±20% 以下 血压波动 ±20%～49% 血压波动 ±50% 以上	2 □ 1 □ 0 □
4. 意识 完全清醒 嗜睡但可被叫醒 对刺激无反应	2 □ 1 □ 0 □
5. 氧饱和度 吸空气 SpO$_2$>92% 需吸氧才能维持 SpO$_2$>90% 吸氧条件下 SpO$_2$ 仍<90%	2 □ 1 □ 0 □
注:总分为 10 分,9 分以上可以离开 PACU	分

《参照:中华医学会麻醉学分会:日间手术麻醉专家共识(2016)》

入 PACU 时间：　　　　　　出 PACU 时间：

麻醉医生：　　　　　　责任护士：

三、门诊手术麻醉

某些手术适合在门诊进行,但门诊手术的麻醉必须在安全的前提下施行。无论是施行全麻、基础麻醉、神经阻滞或椎管内阻滞者,尤其慎重。目前门诊手术患者不断持续增长,降低住院率和减少医疗成本是其优点。其麻醉已成为麻醉学的重要课题之一。

【麻醉要求】

(1)麻醉效果确切、镇痛完善,作用时限可控性强。

(2)麻醉诱导迅速,不良反应少,尽可能不出现或少发生生理紊乱,代谢快,尽早苏醒。

(3)技术装备应便于给药。设备要达到专业麻醉的要求。

(4)安全,对重要器官无不良影响,病理生理变化对药动学影响轻微。

(5)无麻醉后并发症,术后镇痛好,麻醉后恶心、呕吐发生率低。

(6)按达到离院标准离院,做好各种并发症的预防,使患者能比较舒适地离开门诊,回家恢复。

【适应证】 门诊手术麻醉适用于各年龄组患者,包括老人,ASA 3～4 级患者,应严格筛查使患者的各种并存疾病能得到最佳的治疗。

(1)全身健康情况:属 ASA 分类的 1 级或 2 级患者可施行较大创伤的手术;伴有心血管疾病者可增加围术期并发症。如为 3～4 级患者,其内科疾病在有良好的系统治疗控制后,仍可能进行门诊相对无创或诊疗性检查或小手术治疗。

(2)择期手术时间不超过 2h。婴幼儿<1h,以浅表手术为主。

(3)术后并发症低,不会发生手术出血、气道阻塞、排尿困难或软组织肿胀压迫肢体血供等手术。

(4)术后无禁忌早期离床活动的手术。

(5)患者或其陪伴亲友对"术前、术后护理指导"有充分理解能力者。

(6)儿科患者、年龄太大,术后容易并发呼吸系统感染、排尿障碍、心脑血管意外,或暂时性精神障碍。但目前麻醉水平下,在全身情况稳定后仍可列为适应对象。对新生儿或小婴儿仅施行表浅手术为妥。

【禁忌证】 以下情况是取消和推迟手术的原因。

(1)高危婴儿,包括早产儿,仍有窒息、呕吐、喂养困难、生长发育迟缓,有呼吸窘迫综合征,已气管内插管并行机械通气的婴儿,气道发育异常,＜6 个月者等,只能住院手术。

(2)恶性高热或疑有恶性高热。

(3)未控制的癫痫患者。

(4)ASA 3～4 级病情不稳定者。

(5)病态或肥胖合并心、肺、肝、肾疾病者。

(6)服用单胺氧化酶抑制药治疗的患者,停药至少 10d。

(7)拒绝门诊手术或不愿听从指导者。

(8)家中无监护人者。

【麻醉条件】　门诊手术麻醉必须具备的条件为:

1. 有资格的麻醉科医师参加　尽量达到理想的麻醉条件。强调有资格的麻醉科医师实施麻醉,麻醉技术高,能熟练地进行麻醉、术前准备、患者的筛选、病情和身体评估,有抢救复苏能力并与手术医师互通病情。全麻术后应有训练有素的苏醒监护人员以保证有较高的诊治质量。

2. 备有专用器械　术后恢复室或留观室应配有专职的麻醉复苏设施及监测器械,有常规的检查和随访制度,定点放置备用器材等理想的麻醉条件。

3. 手术操作熟练　手术医师的操作技术的改进,并要达到熟练水平,手术时间越短、越安全。

4. 有家属陪同　门诊手术麻醉患者应能独立离院,区域阻滞和全麻患者应有家属陪同离院或医院派专人陪伴离院。离院前充分补液是重要的,因为术后早期进食不安全。

5. 交通电信方便　方便的交通、电信便于医疗随访和联系。

【手术种类】　近年来门诊手术人次不断增加。但手术种类的选择无确切标准。因外科学及麻醉学的发展,＞70％的手术可在门诊安全而有效地完成。

(1)拔牙、牙体修复术和畸形牙矫治等。

(2)切除皮损。

(3)增殖体切除、上颌窦造口术、显微喉镜检查、鼓膜切开术、鼻息肉摘除术、扁桃体摘除。

(4)白内障摘除术、睑板腺囊肿切除术、麻醉下检查、鼻泪管探查、眼睑下垂矫治术、斜视矫正、眼压测量。

(5)活组织检查、内镜检查肿物及切除术、痔核切除术、疝修补术、脓肿切开和引流术、曲张静脉剥离术。

(6)活组织检查、扩宫术、刮宫术、引产术、巴氏囊肿造口术、宫腔镜和腹腔镜检查。

(7)支气管镜检、内镜检查、乙状结肠镜检查。

(8)腕管减压术、外生骨疣切除术、神经节切除术、手及足部手术。

(9)化学性交感神经阻断术、硬膜外注射神经阻滞术。

(10)活组织检查、包皮环切术、内镜检查、疝修补术、粘连松解术、缝合后拆线术。

(11)医学整形外科美容手术,如瘢痕切除术、眼睑成形术、耳成形术、鼻梁隆起术、鼻中隔手术、卡他性液体抽吸术、较小的乳房或乳晕手术、大汗腺切除等。

(12)包皮环切术和腹股沟疝修补术、膀胱镜检术、阴茎系带切除术、尿道切口切开术、尿道扩张术等。

【麻醉前准备】

1. **手术通知单** 当手术预约后,应将一份含有患者必要信息的知情同意、手术通知单,在术前送到手术患者(或家属)手中。内容有:术前必须进行的实验室检查、禁食要求、到达手术室时间、其他各种准备及患者知情,同意手术、麻醉协议书上签字等。

2. **实验室检查** 化验结果有助于评估有关病情及纠正治疗的效果,判断可否接受手术和麻醉。门诊手术患者的术前检查项目需依照患者的年龄、健康状况、用药史和病情等加以确定,检查结果应逐项加以分析。女性<40 岁,查血红蛋白;男性 40-60 岁应查心电图、BUN、葡萄糖、血红蛋白;>60 岁男性查心电图、BUN、葡萄糖、血红蛋白、胸部 X 线片;女性查心电图、BUN、葡萄糖、血红蛋白、胸部 X 线片等。

3. **评估和筛查** 要求有经验的麻醉科医师术前与受术者会面,进行沟通,建立信任,做术前访视和评估,高危患者、潜在的或发展中的内科夹杂症,术前必先进行系统治疗,保证术中安全。术前 2～4 周戒烟、戒酒。

4. **麻醉前准备** 事先洗澡,穿宽松便服。将假牙取下,手表、钻戒等值钱物品留家中。必要时做好输血或自体血回输准备。

5. **禁食、水** 禁食 6～8h。禁饮 4h。

6. **麻醉前给药** 精神过分紧张、急性焦虑反应,可予心理治疗,消除顾虑;给适量短效镇静药,如地西泮 5～10mg,术前 2h,口服,或咪达唑仑

2.5～5mg,肌注。一般成人可不用麻醉前给药。禁食时间短者,术前静注西咪替丁以抑制胃酸,加用甲氧氯普胺可促进胃排空。颠茄类选阿托品或东莨菪碱肌注。

7. **基础麻醉**　恐惧、不合作、反复多次手术者、智低儿及娇惯儿,阿托品 0.02mg/kg 或 0.01mg/kg 长托宁,术前 1h 肌注。入门诊手术室前,肌注 2.5% 硫喷妥钠 20mg/kg,或氯胺酮 5mg/kg。

8. **镇痛药**　有剧痛的患者,口服美沙酮 10.0mg,小儿 0.1mg/kg。

9. **麻醉晨查体**　麻醉诱导前,麻醉科医师对患者认真复查,是否有麻醉禁忌证,或是否禁食、禁水不严格。发现有异常时即延期,以策安全。

【麻醉后管理】　门诊手术的术前评估已考虑到术后可能发生的意外及术后并发症。与门诊手术相关的并发症的发生率不一,要最大限度降低门诊术后的住院治疗率。

1. **麻醉后留观**　术后患者应在观察室稍事观察(0.5～1h)后即可离院。如离院后要步行较长路程,要认真考虑可能会发生的气道问题、出血的可能性及延迟发生的术后痛等。手术当日不能赶回住所时,应劝告患者在距门诊部较近的住处过夜,以便出现术后问题时便于复诊或联系。

2. **麻醉后特殊情况处理**　术后出现特殊情况应特殊处理。

(1)不良反应:麻醉后有恶心、呕吐、眩晕、头痛等应对症处理,不必要住院治疗。

(2)住院治疗:门诊麻醉后出现严重的、难以控制的呕吐、喉头水肿、支气管痉挛及延迟发生的急症患者,应收住院治疗。扁桃体摘除术应住院过夜观察。

(3)与门诊手术有关的住院患者:有无法控制的疼痛、大出血、手术意外事故、肠灼伤、肠或子宫穿孔等严重并发症者须住院。

【麻醉选择】

1. **局麻**　有黏膜表面麻醉、局部浸润、区域阻滞和周围神经支阻滞等,为门诊麻醉的最佳选择,因安全性高、恢复快、费用低、满意度高和功能稳定而最常用。一般由手术者自行操作。较复杂的由麻醉科医师辅助施行。麻醉镇静镇痛术(详见第 5 章第一节局部麻醉的内容)是近年来使用较多的方法,小儿患者选基础加区域阻滞麻醉。

2. **局部静脉麻醉**　称静脉内区域麻醉(或称 Bier 阻滞)"双"止血带,近心端气囊袖带内充气。用于四肢骨折及脱臼复位或小手术等。常用

0.5%利多卡因,不加肾上腺素,上肢用 40～50ml,下肢 60～80ml。若需肌松,可在局麻药中加用筒箭毒碱 3mg 或琥珀胆碱 5mg。止血带效果要可靠,并要严格观察。适用于<1h 的手术。止血带有疼痛出现时,远心端止血带充气,近心端止血带放松。如>1h 或手术需要更长时间的麻醉时,可使用臂丛阻滞。

3. 颈、臂丛阻滞　手术部位的不同需要选颈丛,较长时间的上肢手术选用臂丛。斜角肌间沟法或腋路法比锁骨上法安全,无发生气胸意外的危险。

4. 骶麻或硬膜外麻醉或联合椎麻　很适用于下腹、下肢、会阴区手术。用 1%～2%利多卡因。操作要严格。

5. 腰麻　效果好,恢复较快,适用于门诊患者。术后头痛发生率较高,一般禁用。

6. 全麻　吸入麻醉药可控性强,静脉麻醉药技术便于给药,且可达到诱导快、平顺、术中无知觉、镇痛好,满足手术条件,恢复快等优点。

(1)适应证:学龄前儿童;高度敏感不能控制的患者;诊断性检查;手术时间较长、范围较广的手术;局麻药过敏者;估计局麻效果不能满足手术要求者。

(2)要求:门诊手术尽量避免使用全麻药,如必须全麻,以简单有效、苏醒迅速、对患者生理扰动小、不良反应少为原则。要求术中、术后有记录,监测 ECG、血压、脉搏、呼吸、SpO_2,对体温也必须监测。

(3)诱导:成人或较大儿童先开放静脉输液通道,较小儿童于基础麻醉后再施行静脉穿刺输液,用硫喷妥钠 2～6mg/kg,或氯胺酮 2mg/kg 静注。或美索比妥 1～2mg/kg;依托咪酯 0.2～0.4mg/kg;或丙泊酚 2.0～2.5mg/kg;或咪达唑仑 0.2～0.4mg/kg;或舒芬太尼 0.5～0.8μg/kg 静注。

(4)气管内插管:手术时间长的患者,全麻时仍以气管内插管安全。近年来门诊麻醉患者气管内插管的指征明显放宽,因其优点较多,只要选的导管粗细适宜,操作手法轻柔及配合使用肌松药等措施,完全可避免插管后咽痛、声嘶、声门水肿等并发症。凡俯卧位的全麻手术,头颈部手术,>1h 的手术等均可采用气管内插管麻醉。但仍要重视预防插管的并发症,特别是小儿,嘱其家长,当术后 24h 内一旦发生呼吸困难,必须返院复诊,立即处理。气管内插管也最好清醒插管,配合小量静脉辅助药,如静注芬太尼 0.05mg 或 0.005mg/kg,加上表面麻醉下完成,或静注硫喷妥钠 2～5mg/kg,琥珀胆碱 1mg/kg 快速插管。控制呼吸。门诊患者用琥珀胆碱术后肌痛的发生率高,为预防术后肌痛,可先静注筒箭毒碱 2.5mg,再注射琥珀胆碱。

(5)维持:<30min 手术,硫喷妥钠<60mg/kg;氯胺酮 4～6mg/kg 肌注或 2mg/kg 分次静注;或氧化亚氮-氧吸入;或分次静注芬太尼;或恩氟烷辅助吸入;常用丙泊酚和阿芬太尼或瑞芬太尼合用效好,因其对循环和呼吸抑制小。地氟烷或七氟烷吸入与瑞芬太尼合用,以 $0.25～0.5\mu g/$(kg·min)输注更适宜门诊手术;或全麻辅助局麻的各型配合,全麻药用量减少,术后清醒加快,故尽量复合使用。需肌松者用维库溴铵 0.045mg/kg,或泮库溴铵 0.07mg/kg。

【麻醉管理】

1. 预防局麻药中毒反应　多采用部位麻醉,必须注意预防局麻药中毒反应。尤其硬膜外麻醉,用药量较大,增加毒性反应的危险。若有中枢神经系统的毒性反应表现,为精神状态的变化和心血管的症状,应立即紧急处理。

2. 辅助用药　局麻等麻醉效果不佳时,辅助短时效的药物。如咪达唑仑 0.1～0.2mg/kg,丙泊酚 1～2mg/kg,芬太尼 0.05～0.1mg,或氯胺酮 1mg/kg,小量分次。不使用氟哌利多、氯丙嗪、异丙嗪、哌替啶、吗啡等作用时间较长,或术后容易并发恶心、呕吐、尿潴留、呼吸抑制的药物。辅助用药可消除患者焦虑。

3. 严格遵守离院标准　门诊手术不论采用神经阻滞还是硬膜外阻滞,手术后都必须等待到肢体的感觉和运动功能完全恢复正常后方准离院。否则容易发生直立性低血压或摔跌等,可能造成的继发性损伤。且应避免使用长效局麻药。

4. 拮抗芬太尼的残留作用　芬太尼具有镇痛强、时效短和影响意识轻等特点。门诊麻醉后,需警惕芬太尼有并发"遗忘呼吸"的可能。必要时可用纳洛酮拮抗。吗啡、哌替啶等作用时间长,影响意识较大,故不适用于门诊麻醉。

5. 预防恶心和呕吐　恶心、呕吐对门诊手术患者不利,因麻醉药有催吐特性,患者术后特别容易发生恶心、呕吐。恶心的原因也可能是药物、手术本身或术后疼痛等诸因素共同作用所致。预防用阿托品、升压药如麻黄碱和小量氟哌利多药等静注,可减少恶心。

6. **麻醉后管理** 门诊手术后不良反应发生率高,但不需要药物治疗。发生因素与个体差异(女性多)、手术时间长短(手术时间＞20min)等有关。常见症状有:嗜睡 16％ ～ 48％,头痛 13％ ～ 44％,肌痛 15％～45％,恶心 12％～22％,不适感 8％～12％,眩晕 6％～33％,呕吐 4％～8％,喉痛,嘶哑,喉炎等。术后疼痛处理应及时口服镇痛药。患者必须留下地址及电话号码,患者也应留有医院的电话,以便联系。

7. **离院标准** 对每一术后门诊麻醉患者,作离院标准判断。

(1)**辨认能力恢复**:患者意识和定向力恢复正常,下肢的感觉和肌张力恢复正常。能辨认时间、地点和亲友。

(2)**生命体征稳定**:呼吸与循环等体征正常、稳定。

(3)**无眩晕**:患者坐起与走动后,无明显眩晕、恶心或呕吐。嘱患者闭眼站起来,无摇摇摆摆、站不稳现象。

(4)**有家人亲友陪伴**:必须反复向患者及其家属交代清楚,离院时需有陪伴。

(5)**继留观察**:未能达到上述标准者,应继续留麻醉恢复室或留观室观察处理。同时静脉输液以纠正脱水和补充糖液,对小儿尤为需要。达以上标准或隔夜后离院。

8. **门诊手术麻醉的争论** 因门诊手术麻醉中,仍有许多问题未解决。

(1)**＜6 个月婴儿能否门诊手术**:可行腹股沟斜疝修补术、微小整形外科手术、鼓膜切开术等,或麻醉下某些检查。术前 3h 禁食水(不能耐受长时间禁食),术中保温(防低温致窒息),可行气管内插管;对早产儿、有窒息史儿、诱导呼吸不规则病儿,应留观察室内观察。

(2)**预防应用止吐药**:门诊麻醉后最突出的问题是恶心、呕吐,增加麻醉后的危险和不安全。静注氟哌利多每次 2.5～5mg 或 0.05～0.5mg/kg,可有效地预防呕吐,但可使麻醉后恢复期延长。

(3)**预防误吸**:门诊手术麻醉前使用 H_2 受体拮抗药或甲氧氯普胺,可减少残留胃液量,预防吸入性肺炎及吸入性肺损伤。

(4)**门诊手术麻醉的输液**:＜15min 的手术可不输液;但＞15min 的手术均应输液,以维持体液平衡,利于治疗给药,也利于静脉输注麻药。

(5)**门诊腹腔镜检查麻醉的气管内插管**:门诊腹腔镜检查术麻醉的患者气管内插管是必需的。但对手术能敏捷迅速完成的患者也可以不插管,但要保持气道通畅和呼吸管理。

四、无痛激光手术麻醉

20 余年前激光作为一种治疗工具应用于医学。目前外科领域内使用激光进行治疗者日益增多,范围逐渐扩大,在各学科领域、多种手术中应用。如眼科的视网膜病及近视;耳鼻咽喉科的喉和气管的肿瘤;皮肤科的皮肤病变;妇科的宫颈糜烂;外科手术止血;内镜下的激光器和激光治疗;外科肝肿瘤行肝切除术等。激光刀替代手术刀及激光心肌血管重建术等颇具优点。所以对激光手术的麻醉的要求也越来越高,其管理有其特殊问题及一定的危险性。

(一)激光治疗的评估及基础知识

临床应用的激光有 3 种:二氧化碳激光、钕-铝石及氩(argon)激光。

1. 医用激光的物理特性　原子核受光、热、电的作用,使电子与原子核之间的距离发生改变。电子由原基态的旋转轨迹跃进到另一预定的较高能级,此原子即处于激发态(excited state)。激发态原子中的电子,又具有返回到其原基态的倾向。当电子返回到正常基态或最低能级时,就以释放光子的形式释放出能量。当多数原子均处于受激发状态时,则光子持续增加,形成反复的连锁反应,积聚能量,形成激光。

2. 激光能量的计算　因释放的光子数量相当于释放出的能量。公式 $E=h\times C/\lambda$,即激光释放能量＝常数×光速/波长。$E=hf$,E 为释放能量,f 为光子数,h 为常数,又 $f=C/\lambda$,C 为光速,λ 为波长。激光波长一般为 $0.2\mu m\sim 2mm$。

3. 红宝石晶体激光束的产生过程　红宝石晶体内原子处于低能级的基态。如果氖闪光管能量以光的形式撞击红宝石晶体,致使其多数原子成为激发态。一部分原子释放的光子向不定方向移动,另外一些光子则沿着晶体轴线方向移动。与此同时又再激发其他原子并释放光子。当红宝石晶体的两端放置两个平行的光反射镜时,则释放的光子将在两反射镜之间往返移动,同时也激发其他原子,以同频率、同步并向同一方向辐射光子。一侧的反射镜是完整的,另一侧反射镜上没有一个可穿透孔。其所辐射出的光子能量则以强光束的形式经由穿透孔辐射而出,形成红宝石激光束。氖闪光管为红宝石晶体激光器的光泵。

4. 二氧化碳激光束的产生过程　二氧化碳分子受到以放电形式的能量撞击后,二氧化碳的电子由低能级基态向高能级移动而处于激发态。

在其电子重新返回低能级时,即释放出所获得的能量,形成光子激射。此光子能量撞击使其他激发态的二氧化碳分子释放出来另外的光子,形成激发辐射,经由仪器的手术刀柄臂上的反射镜聚集成激光束,可瞄准手术区或称靶区(target field)。气体激光器的中间物(laser medium),常用者为氦与氖的混合气,可提供极强的红光。另一种类型的气体激光器的中间物,是应用二氧化碳或其他气体。

5. **激光的特性**

(1)平行性与单色性:激光是一种特定频率的、由放射性激发辐射所增聚的光。LASER 为 light amplification by stimulated emission of radiation 的字首合成。激光的光线具有平行性、单色性。单色性包含单一颜色和单一的光波长两种意思。还具有相互关联性,是一种可被聚焦在极小区域内的极强光束,可聚合并能对准靶区,是可调控的。

(2)热凝作用:常用的医用激光器就是利用激光的性质及这种物理特性。①固体激光器:有红宝石(ruby)激光器、钕玻璃(neodymium)、掺钕-钇铝石榴石(neodymium yttrium aluminium garnet,NDYAG)3 种。②气体激光器:有氦-氖(helium-neon)混合气、氩离子(argon)、二氧化碳、氮分子 4 种。③其他新型激光器:可调染料激光器既有固定频率,又可调频,其激光波长能在全部可见光和大部分紫外光谱中任意选择。还有钬(Ho)和一氧化碳激光器等。

(3)激光的波形:波形有持续波与脉冲波两种。持续波一般仅用于低功率,多为气体激光器。脉冲波一般功率高,多为固体激光器。

(4)激光的能量:能量是以焦耳(Joules,J)计算的,其功率是以瓦(Watts,W)计算的,功率密度用 W/cm^2 表示,等于每平方厘米的焦耳数,以 J/cm^2 表示能量密度,按秒计算。

6. **激光损害** 高度特异性的激光应用中可能因手术操作不当造成患者或手术室成员损伤,应强调安全防护措施。

(1)电击:引起机体损害。

(2)大气污染:激光释放毒气造成大气污染,如紫外激光器排放有毒气体和电源产生臭氧;或染料激光器释放毒气;激光引起组织汽化时可产生烟雾和 $0.3\mu m(0.1\sim0.8\mu m)$ 微粒,沉积于肺泡,引起肺炎等。使用中激光场地需有排气装置。医用口罩只能滤除 $>3\mu m$ 的微粒,防护效果差,应用特制细孔的口罩,以策安全。

(3)电离辐射：激光可产生 X 线，电离辐射标准＞$40\mu W/cm^2$，对机体造成损害。

(4)光脉冲：可致组织损伤。

(5)燃爆：发生于气道激光手术中。可引燃气管内导管，使局部灼伤，产生火焰及毒气，致肺实质损害。燃爆时热力损伤于声门下、舌基部及咽部。发生率 0.4%。

(6)对正常组织及眼的伤害：激光被金属面反射而引起正常组织的意外损害，眼睛是最易受损的部位。激光能量瞬间全部进入眼球，严重时可致盲。强调医务人员及病人覆盖湿纱布，或戴防护眼镜。

(7)穿孔：因操作不慎或因烟雾引起剧咳若致身体移动时，可致误伤意外，如内脏或大血管（＞5mm）穿孔，或气胸。Nd-YAG 激光所致的内脏等器官穿孔，不易被当即发现，往往术后数天才出现。

(8)气栓：激光引起的光脉冲损伤。多见于子宫镜或腹腔镜二氧化碳激光手术，与激光刀的冷却气源有关。用冷盐水冷却激光刀可避免气栓危险。

7. **激光器分类的性能标准** 根据激光器的功率制定激光器的性能指标，依其功率和可能造成的损害程度分 5 类，以便能够做好必要的防护措施，做好麻醉管理工作（表 6-6）。

表 6-6 激光器分类及性能标准

类　　别	激光功率	生物学损害程度	安全程度	激光辐射	特殊防护	注意事项
1 类	很　低	未发现	安　全		不要求	无
2 类	低	长期照射致眼损害	较安全	限可见光谱区	眼	控制使用时间、防护镜
3 类	低	短时间直接暴露有可能引起	较安全	可见光	必须有	避免直接暴露
3a 类	低＜5mW	短时间直接暴露有可能引起	较安全	可见光	必须有	避免直接暴露
3b 类	5mW～0.5W	短时间直接暴露有可能引起	较安全	可见光	必须有	避免直接暴露
4 类	＞3W 功率，为极高功率者	短期直视、反射光对眼、皮肤有损伤	不安全	达激光辐射水平	必须有完善的有效措施	有风险要预防、防护镜

(二)二氧化碳激光麻醉

二氧化碳激光器手术兼有切割、凝固、止血和气化等功能。被广泛用于气道、喉及声带乳头状瘤、喉蹼、声门下多余组织、血管瘤等的治疗。

1. 具多种功能　其优点:二氧化碳激光刀不但能切割组织,也能凝固、止血。其适应性能较其他波长的激光器更广泛,只是凝固效用不如钇铝石榴石激光器好。

2. 组织损伤轻微　比其他红宝石等激光器在外科使用中的注意事项少,防护要求也低。

3. 激光束可被组织吸收　其产生的激光在透过 $100\mu m$ 水层时,99.9％能量均被吸收,故也可被生物组织所吸收。

4. 表层组织气化　激光束可成线状,将软组织进行无血气化,对机体黏膜的表浅肿瘤立即给予气化消失,被气化的组织和血浆散发出蓝色云雾。

5. 对周围组织损伤轻　其手术刀对周围组织的损伤较少,CO_2 激光辐射进入组织的深度＜0.3mm。术后组织肿痛亦较轻,组织愈合快,瘢痕小。

【使用防范】　激光在临床上的应用广泛,但要注意:

1. 预防麻醉药分解　激光的功率虽低,但可使某些麻醉药分解,如使三氯乙烯分解成为卤化物,但氟烷、恩氟烷并不被分解,应注意选药。

2. 冷盐水冷却激光刀　使用时手术室内多用缓流的自来水冷却激光管。不用氮或空气作为冷却气源,比较安全。

3. 预防电击　激光管从一般插座电源引出 15A 的电流,但也要预防被电击。

4. 预防燃爆意外　严禁使用可燃可爆麻醉药物,如乙醚、环丙烷等。

5. 照射区减少易燃物　乳胶、橡皮、丝织品、硅酮类、塑料制品、气管导管等,如直接暴露在激光照射区内则可燃烧。

【麻醉管理】　针对激光手术可能发生的生物性损害做好安全防护。

1. 个人防护　熟悉激光器的功率类型,结合其特点和使用条例规定,做好自身和患者安全的防护。应用二氧化碳激光器,要戴普通眼镜,避免角膜损伤。对患者的眼也要戴镜保护。要防护辐射靶区以外的正常组织,可用湿纱布垫覆盖。对孕妇无损害。

2. 严格执行不使用可燃可爆麻醉药　只用静脉麻醉、硬膜外阻滞,以及氟烷、甲氧氟烷、恩氟烷、异氟烷、七氟烷和地氟烷等无燃爆性吸入麻醉药。

3. 保护导管　若手术区接近气管内导管,使用激光时必须严密保护导管。以防被激光束损坏及燃烧。可在气管导管周围包绕一层铝箔薄膜,或0.9%氯化钠溶液三层湿润纱布;或使用特制的双水囊不锈钢气管导管,即可防止被激光损坏和燃烧的危险。气管导管着火时或正常组织被烧时应立即停止供氧,更换导管,用冷生理盐水冲洗,并在气管镜或纤支镜下确诊损害严重度,进行治疗,或行气管造口术,加用抗生素、激素等处理。

4. 保护气管造口管　气管造口后的患者在激光下手术,如气管造口套管是银质的,可不包绕湿纱布;如为塑料、橡胶、乳胶管的,需用湿纱布或铝箔膜包绕,以防止被燃烧。另外,气管导管套囊无保护物,也要十分注意保护。

5. 其他器械和物品的保护　即手术野所使用的金属仪器表面,或激光的反射面,均应敷以湿纱布。尽可能避免在激光束的光辐照的射程内放置物品,尤其是可燃物,避免损伤和燃烧事件发生。

【常见手术的麻醉】　以气道激光手术的麻醉为例。

(1)特点:气道手术最大的进步之一就是激光的应用。但是麻醉操作与激光手术在同一通道内进行,增加了麻醉难度。既要保证患者安全,又不影响手术操作。术前充分了解气道的通畅度,因病变累及气道,如声带息肉、喉乳头状瘤、喉癌、喉蹼等,要求患者术中静止不动,需要适当麻醉深度和良好的肌肉松弛;选择恰当的通气技术,术前用颠茄类不宜省略,气道不畅者慎用镇痛、镇静药。麻醉期间保持气道通畅,保证足够的通气量是麻醉管理关键;激光手术中严禁咳嗽和躁动,应用肌松药制动。也要预防手术操作和体位改变可能导致气管导管扭曲、位置改变、脱出声门或滑入一侧支气管等。气道手术患者年龄跨度大,老年病人多,并存全身疾病要予以系统治疗,提高病人对手术和麻醉的耐受力。

(2)全麻:手术时因喉镜操作刺激重,自主神经和体神经反射活跃,宜选全麻。气道二氧化碳激光手术,不宜用可燃性麻醉药和NO_2,吸入氧浓度25%~30%即足。麻醉不宜过深,术毕早醒。气管内插管导管可燃,且妨碍手术视野。不插管通气给氧麻醉可提供浅麻醉,保留自主呼吸,不妨碍手术视野,但只适用于小儿喉激光手术,气道开放,大气被污染。喷射通气是较好的麻醉方法。既提供安静术野,又保证足够通气。麻醉药物以短效或超短效为主,如多选丙泊酚、瑞芬太尼、琥珀胆碱、七氟烷、地氟烷等被广泛应用。

(3)与喉激光手术的区别是燃爆危险较小,因气道不畅,难以维持充分通气。激光烟雾可妨碍视野,以高流速气体驱散,避免碰触肿瘤组织,如碰触瘤体出血可用1‰肾上腺素纱条止血。应准确估计气道通畅程度,宜高压通气。激光操作时,用充气麻醉,或静脉麻醉下高频喷射通气,是较好的方法。

(4)高频喷射通气麻醉可达到充分通气、有不妨碍视野和手术操作、不易起燃等优秀。高频喷射 60～120/min,常频喷射 18～22/min。常用驱动压,成人控制呼吸时 0.8～1.2kg/cm^2,辅助呼吸时 0.5～0.6kg/cm^2;儿童控制呼吸时 0.6～1.0kg/cm^2,辅助呼吸时 0.3～0.5kg/cm^2;呼吸比 1:2。经镜外气管内置入吹氧管,成人内径为 2～3mm,小儿内径为1.5～2.0mm,管子硬度适中。氧浓度<30%,喷射通气管置于声门上方,可保证烟雾及碎屑清除,术后不致发生肺炎或肺水肿。手术结束时,减浅麻醉;自主呼吸恢复,减小驱动压并行通气,直至完全撤除。要预防高频喷射通气压伤气胸,或纵隔气肿的并发症。

(5)心律失常的防治:喉部迷走神经反射引起,HR<60/min,阿托品0.3～0.5mg 静注。

五、无痛人工流产手术麻醉

【特点】

1. 妇科门诊常见手术　人工流产术是妇科门诊的常见手术,是常用的中断早期妊娠的手术方法,孕妇数量多。

2. 无痛人工流产　人工流产手术的麻醉目的,就是减轻人工流产术中的疼痛,故也叫无痛人流术。过去人流曾在无麻醉下施行手术,孕妇十分痛苦,且因迷走神经反射发生人工流产术后综合征。

3. 人工流产手术理想的麻醉要求　其理想的麻醉方法迄今尚无,具体要求如下。

(1)有效:镇痛满意,操作简便,镇痛确切,能有效地防止人工流产综合征,达到无痛境界。

(2)快捷:起效迅速,药理作用起效快、作用时间短、术后苏醒快,能很快恢复而离院。

(3)安全:不良反应小,用药量小,无呼吸循环抑制作用及眩晕、呕吐等后遗症。

(4)简单:具有普遍适于门诊手术的特点,人工流产手术方法不断改进,时间短,既往多采用脊麻、冬眠合剂、硫喷妥钠等静脉全麻,操作复杂,费时太多,苏醒慢而未能普及,多已弃用。

【麻醉前准备】

1. 诊断明确　早孕者,无其他脏器并存症。

2. 麻醉前禁食水　麻醉前禁食 6~8h,禁饮 2~6h。

3. 心理治疗　向病人及家属讲清手术的必要性,对健康的有利性,解释术中不适及如何配合,消除孕妇的高度精神紧张和对手术的恐惧感,提高孕妇心理素质。

4. 麻醉前用药　麻醉前用药后可消除孕妇顾虑,稳定情绪,保证麻醉在安全的基础上进行。也可不用麻醉前用药。

(1)镇静药:咪达唑仑 5~20mg,术前 30min 肌注。

(2)颠茄类:阿托品 0.5mg 或长托宁 0.5mg,术前 30min 肌注。

【麻醉选择】

1. 静脉麻醉　无痛人流术麻醉有多种方法,静脉麻醉是无痛人工流产术首选的良好麻醉方法。丙泊酚、氯胺酮、依托咪酯、咪达唑仑等麻醉药多被选用。

(1)丙泊酚:2~3mg/kg,静注,有明显的呼吸循环功能抑制作用,抑制时间短(20min)。是当前最常用安全的无痛人流麻醉方法之一。

(2)氯胺酮:0.5mg/kg 静注,呼吸影响小,较为安全。术中吸氧,是门诊无痛人流安全的麻醉方法之一。或 0.5mg/kg,孕妇取截石位,用 5ml 注射器接 6 号针头,经双侧鼻腔给药,每次每侧滴 3 滴,隔 1min 后再滴 1 次,如此将 1 次量滴完。或 0.5mg/kg 口服也可采用。

(3)神经安定镇痛术(NLA):氟哌利多 2.5mg 加芬太尼 0.05mg 静注。

(4)依托咪酯:0.3mg/kg,静注。是人工流产术简便、安全、有效的最佳麻醉方法之一。

(5)咪达唑仑:0.1~0.25mg/kg 静注。适用于麻醉前极度恐惧的高敏感者。对呼吸有一定抑制,稀释后缓慢静注。术中吸氧。

（6）芬太尼和丙泊酚麻醉：芬太尼 0.1mg，或 5～10μg/kg 静注，1min后追加丙泊酚 0.1～0.2mg/kg 维持量。每 45 秒追加 0.1～0.2mg/kg。对呼吸循环有一定程度抑制，但均在正常范围。尤其适用于门诊人工流产术。

（7）丙泊酚及氯胺酮和芬太尼：1mg/kg 丙泊酚静注，0.25mg/kg 氯胺酮静注，芬太尼 30μg/kg 静注。联合用药比单独用药不良反应轻，镇痛作用强。

（8）利多卡因和丙泊酚麻醉：利多卡因 1～2mg/kg，丙泊酚 2.5mg/kg 缓慢静注。

2. 丁卡因宫腔黏膜表面麻醉　0.125％丁卡因宫腔黏膜表面麻醉效优。用宫腔注射器将 0.125％丁卡因喷洒于宫腔内（5～8ml）。1～2min后手术，量小、安全、术后孕妇活动自如，无不良反应，适合门诊孕妇。若与芬太尼、或舒芬太尼、或阿芬太尼或瑞芬太尼联合应用效果更理想。

【麻醉管理】

1. 加强监测　经静脉给药后，30～60s 患者入睡，进行手术时患者在毫无知觉和极其舒适的情况下完成。患者术后完全迅速清醒。监测可增强质量意识，提高安全性、提高医疗质量。入室后监测血压等生命体征，术中每 5min 监测 1 次血压、脉搏、SpO_2、心率等。

2. 联合用药　静脉麻醉多主张 2 种或 3 种药联合应用，以增强麻醉效应，减少不良反应，保持机体内环境的稳定，增强安全性。氯胺酮与咪达唑仑，丙泊酚与氯胺酮或芬太尼联合等多种选择。

3. 防止意外　因静脉麻醉有明显的呼吸抑制作用，术中常规吸氧，必要时辅助通气；注意药物用量和注药速度的选择；丙泊酚、咪达唑仑等稀释后应缓慢静注；若依托咪酯用后出现肌颤动不需处理。

4. 麻醉后观察　术后应留观 0.5～2h，一般约 0.5h 能自行离院。无反应可回家。麻醉后询问随访孕妇能否回忆手术过程，是否做梦或疼痛；是否有术后恶心呕吐；恶心呕吐发生时需留观察室观察。

第二十一节　战伤手术麻醉

军事医学麻醉即为在野战条件下救治战伤伤员的野战麻醉处理（也叫战伤麻醉），战伤伤员多，伤势重、伤情复杂、多数为多发伤、生理紊乱严重、失血量多、并发症多、病死率高、麻醉处理等较为困难。麻醉的基本原则,是在维护生理功能和保障其安全的前提下,创造无痛条件,使多部位、多伤员同时进行手术得以顺利进行。

【特点】

1. 手术麻醉任务繁重 在较短的时间内要紧急处理成批的伤员。要注意良好的组织工作和管理的条理性和科学性。需要有经验的麻醉医师,要参加并积极完成复杂、严重伤员的麻醉、休克重危伤员的抢救、临床死亡伤员的复苏、指导复苏室的工作等。

2. 准备药品器材轻便 便于携带和使用,能在野战条件下完成战伤麻醉的任务。包括急救和麻醉药物、氧气、呼吸器、快速输血器、除颤器、起搏器、生命体征监护仪及吸引器等。

3. 麻醉方法简单有效 选用诱导迅速、镇痛效果确实、苏醒快、后遗症少的麻醉方法。

4. 最佳手术时机 麻醉前与外科医师共同商榷,选择最佳的手术时机,预防各种意外发生。

5. 漏误诊多 诊断要全面,防止遗漏伤情,但因伤情重,不允许有过多时间的检查,故容易漏诊。抓紧初期的手术诊察和处理,是战伤麻醉前救治的关键。

【麻醉前准备】

1. 全面了解伤情 麻醉前全面检查,尽量判断受伤部位及伤情的轻、重、缓、急,及时做好心肺脑复苏原则,抓住重点,为把保存伤员生命放在首位,尽可能保存和修复器官功能,防治并发症。尽量使伤员处于最佳状态进入手术室。

(1)重视休克复苏:战伤并发休克,治疗的基本原则是尽快缩短休克持续时间,防止不可逆休克的发生。若伤员处在代偿休克阶段,没有发现或已发现而没有积极处理,就进行麻醉诱导是不安全的,可使伤员发展成极重度休克而死亡。

(2)抓主要矛盾救治:战伤早期,低血容量是主要矛盾。纠正低血容量是初期循环复苏的关键,也是麻醉安全的前提。术前应尽早控制出血,纠正水电解质紊乱或酸碱失衡等;若伤员的低血容量未适量补充,就错误地选用硬膜外麻醉,会使血压剧降,或在翻身摆体位时发生直立性低血压而导致心搏呼吸停止,未能复苏成功而死亡。也有将脾破裂误诊为肠穿孔,错误地选用硬膜外麻醉,硬膜外注药后加重休克,致心搏呼吸停止等。

(3)麻醉前治疗应有先后顺序:首先应治疗对生命危害严重的外伤部位,按照程序,有组织、有步骤地急救处理。若在肺破裂或张力性气胸未做闭式引流的条件下,就错误地进行气管插管,并行正压控制呼吸,就会造成严重循环障碍而致心搏呼吸停止等。

2. **麻醉前紧急处理** 加强初期紧急处理,正确判断,及时复苏。提高抢救成功率。

(1)吸氧:保持气道通畅,充分给氧非常重要。

(2)开放静脉:尽快建立静脉通道,纠正水、电解质、酸碱平衡及失血,进行补液输血。最初 30min 输平衡盐液 1000～1500ml。

(3)气管内插管:顽固性休克,或血压测不到,或危重伤员,立即行气管内插管,并用纯氧正压通气。若有胸部伤时,尽快确诊有无气胸。有血胸或气胸时,应及时施行胸腔闭式引流。

(4)气管造口:有上气道损害的伤员,如颈部枪伤或颈部巨大血肿等,应尽早行气管切开。

3. **麻醉前救治战伤休克** 对于战伤休克要集中力量,积极救治。

(1)发生休克的有关因素。①综合因素:爆炸伤、全身多处伤、大出血、严重感染的休克发生率高。②伤员后送困难:有的 2～3d 才送到一线医院,加重了休克的程度。③从各战伤部位评估,休克发生率在腹部伤占 89.6%,胸腹联合伤占 88.2%,胸部伤占 55.0%,颅脑伤占 34.6%,四肢伤占 13.3%,全身多处伤占 6.1%。④休克程度:重度休克发生率,颅脑伤占 77.7%,胸腹伤占 46.7%,胸部伤占 27.3%,腹部伤占 23.3%,四肢伤占 22.8%,全身多处伤占 14.7%。

(2)麻醉前抗休克的措施:战伤休克采取综合性抗休克措施。①轻度休克:伤员在病房就进行抗休克治疗,快速建立静脉输液通道,快速输注平衡盐液。大部分很快得到纠正者,不须特殊的抗休克措施,经过一般麻醉前准备,就能开始麻醉和手术。②中、重度休克:伤员要分诊到抗休克组,进行抗休克治疗,待收缩期血压升到 80～90mmHg,脉搏减慢,全身情况改善时,在继续输血、输液下,才可进行麻醉和手术。③极重度休克:伤员如有严重内出血、出血不止,在短期内输血 1000ml 以上,血压仍不回升时,或稍回升后又迅速下降,为必需紧急手术处理者,可直接送手术室,边抗休克,边麻醉,边尽快手术制止活动性出血。④应用升压药:在输血的同时,用多巴胺 100mg 加入 5%葡萄糖 200ml 内输注,支持心脏功能以维持血压。⑤用其他综合性抗休克措施:如镇静、止痛、血管扩张药、碱性药、激素和有效抗生素等。

4. 排空胃内容物　战伤、疼痛和情绪紧张等都可以延长胃排空时间。多数伤员胃内有食物或液体存留,故在麻醉诱导、麻醉维持中,呕吐误吸发生率是极高的。应以饱胃麻醉原则处理为安全。为避免胃内容物误吸和反流造成气道阻塞或窒息等危险,麻醉前采取以下措施。

(1) H_2 受体拮抗药:术前西咪替丁(Cimetidine)300mg 肌注,以减少胃酸分泌,阻断组胺的作用。减少呕吐,防止误吸。

(2) 胃肠减压:麻醉前插入胃管,抽出胃内容物。

(3) 呕吐与误吸后处理:一旦发生呕吐,迅速将头偏向一侧,头低位,进行有效的吸引清除。必要时立即插管,头放低后进行有效机械通气,继续吸引清除气管内的误吸物。用消毒生理盐水 3～5ml 做支气管边灌洗和吸引,边及时通气。静注地塞米松 10～20mg,氨茶碱 250mg 加于 10%葡萄糖液 250ml 内输注,以治疗支气管痉挛。

5. 麻醉前维持水与电解质平衡　如大面积烧伤、饥饿、疲劳、中暑等,水、电解质平衡严重失调和生理紊乱。先补充平衡盐液 1500～2000ml,等渗盐水 500ml,待血压回升后再开始麻醉。

6. 麻醉前纠正呼吸功能障碍　多发伤伴有的呼吸障碍必须及时予以纠正。

(1) 原因:有中枢性和周围性的原因。①中枢性:急性颅脑损伤、颅脑外伤后脑出血、脑水肿;或应用巴比妥类药物过量造成的中枢性抑制。②周围性:为颈椎骨折、脱位、高位脊髓损伤所致。③气道梗阻:如头面部、下颌、颈部外伤,造成出血及舌后坠,胸部外伤合并气道出血。④呼吸功能障碍:如开放性气胸、多发性肋骨骨折、张力性气胸、膈疝等。

(2) 后果:缺氧和二氧化碳蓄积,循环衰竭,影响高级神经功能,危及生命。麻醉前必须纠正。

7. 麻醉前伤情估计　对战伤伤情要充分评估。

(1) 伤员的伤情怎么样? 伤到哪个部位,是单一伤还是多发伤? 是否伤情过重?①受伤脏器或部位:重要脏器或部位的严重损伤,如颅脑、胸、腹部的火器伤、伤情重。特别是伤及大血管、肝、脾、肾等。②伤情过重:有生命危险,或严重并发症者,如有休克早期症状及休克、有呼吸困难或呼吸障碍、有意识障碍、有尿少(<15ml/h)等,均为严重战伤病例。

(2)血容量丢失程度:失血过多、烧伤丢失血浆多少等。

(3)手术时间过长:全身多处伤需紧急手术处理等。

(4)救治条件:条件差、血源困难等。

(5)严重并发症:① 气性坏疽感染;② 急性呼吸窘迫综合征 (ARDS)等。

(6)技术水平:医技水平不高,缺乏经验,对脱水纠正不足,纠正酸中毒不足、止血不彻底等。

8. 预防性使用大量抗生素 对污染的伤员及战伤非污染者,术前静注大量抗生素,以减少术后感染机会。

【麻醉选择】 军事医学麻醉的选择原则,要求简便、安全、有效、快速、术后苏醒快。也要根据麻醉人员的自身业务水平和经验选择适当的麻醉方法。

1. 局部麻醉 应用于较小范围的躯干、四肢、颅面及颌面伤手术,胸壁伤和伤情较重者手术不宜用全麻者。实践证明,在目前条件下,局麻是比较广泛应用的军事医学麻醉术。在西南边境自卫反击战中,广西和云南两个方向局麻分别占 63.15% 和 76.73%。常用 0.25%~0.5% 普鲁卡因和 0.25%~0.5% 利多卡因溶液。可在局麻药内加入肾上腺素,1/20万~1/30 万。

2. 臂丛麻醉 适用于上肢伤手术。在西南边境自卫反击战中,广西和云南两个方向分别占 6.14% 和 4.27%。

3. 腰麻和硬膜外麻醉 因多处伤伤员翻身不便,增加伤员痛苦;伤员血容量不足时,是腰麻的禁忌证,是硬膜外麻醉的相对禁忌证,战时应用椎管内麻醉比平时危险性大,使用率低。西南边境自卫反击战中,广西和云南两方向腰麻分别占 1.66% 和 2.15%;硬膜外麻醉分别占 2.07% 和 2.19%。

4. 全麻 对危重伤员手术采用气管内,静脉复合麻醉更合适,便于呼吸管理,阻断因低氧血症引起的恶性循环,减少并发症。

(1)吸入麻醉:也有吸入恩氟烷用于战伤手术麻醉的报道。使用率很低,不适用野战麻醉条件。操作不方便,不安全。

(2)静脉复合麻醉:是在西南边境自卫反击战中应用最多,使用率超过了以往历次战争,成为战伤麻醉的主要方法之一。广西方向占 18%,

云南方向占 15.72%。复合所用药物有氯胺酮、东莨菪碱、羟丁酸钠、地西泮、冬眠合剂 1 号或 4 号,以及普鲁卡因、哌替啶、吗啡、芬太尼、氟哌利多等。肌松药有琥珀胆碱、右旋筒箭毒碱、氯甲右旋箭毒(海伦琴Ⅱ,dimethyl-1-curine dlimethochloride)、泮库溴铵等。用于开胸、开腹或需要肌肉松弛的手术。①氯胺酮静脉复合麻醉:是战伤麻醉的好方法。对心血管功能抑制轻,止痛完善,镇静效果好。氯胺酮对心血管有兴奋作用,可静注,也可肌注、滴鼻、口服,起效快,苏醒早,利于后送,是静脉内复合麻醉中最可首选的方法。西南边境自卫反击战中用得最多,广西方向占 15.05%,云南方向占 6.47%。可维持浅全麻。间断静注芬太尼,或舒芬太尼,或阿芬太尼,或瑞芬太尼复合,可减少氯胺酮的用量及氯胺酮的不良反应。②东莨菪碱静脉复合麻醉:某军队医院应用洋金花总碱静脉复合麻醉(简称中药麻醉)87 例,取得良好效果。洋金花总碱对心血管系统也有轻度兴奋作用,止痛、镇静效果好、配合较大剂量的催醒宁(10:1)的催醒作用,苏醒也不致延迟。东莨菪碱除静注外,还可肌注,是战伤麻醉中另一种好方法。③γ-OH 和地西泮等静脉复合麻醉,对心血管系统无明显的抑制作用。伤员情况差,血容量不足,几种药物组成复合浅静脉麻醉液,一般不会加重休克,血压还可轻度上升,是另一种野战麻醉方法。④静脉普鲁卡因复合麻醉:因需连续静输,野战麻醉用得较少。⑤硫喷妥钠静脉麻醉:其优点是诱导快、苏醒早,没有明显的兴奋期,主观感觉较舒适。但因麻醉作用和肌肉松弛的效能较差,对呼吸、循环功能都有明显的抑制作用,故不用或少用。

(3)气管内插管:按饱胃麻醉原则处理。完成开胸、开腹、止血和开颅术等。①表面麻醉:能合作的成人,最好做清醒插管,配合表面麻醉。②头高位插管:喉部的高度应在胃贲门括约肌以上最少 40cm,可预防误吸。因通常反流压力<40cmH$_2$O,胃内容物不易升到喉的水平,预防误吸。③快速诱导插管:静注咪唑西泮 2~5mg,芬太尼 0.1~0.2mg,丙泊酚 30~50mg,注射琥珀胆碱前 3min,先注射筒箭毒碱 3mg 或泮库溴铵 1mg,以消除琥珀胆碱所引起的肌颤动和胃内压增高;事先充分面罩供氧 5~10min,避免插管前加压呼吸而使氧入胃内使胃扩张,产生呕吐或反流;一旦伤员失去知觉插管时,助手用右手示、中指从前向后加压于环状软骨,即压缩食管上口,避免反流误吸,插管后立即给气囊充气或机械通气。④已行气管内插管者:一些伤员在复苏时已行气管插管,麻醉前先检

查导管的位置,有无通气不畅或漏气。⑤气管造口术的伤员,或喉中切开术,注意保持气道通畅。

【麻醉前用药】 紧急危重伤员未给予麻醉前用药,不用或少用影响伤员循环和呼吸功能的药物。全麻前免用吗啡类。以防抑制呼吸、延迟清醒和增加呕吐发生率。

1. 颠茄类

(1)肌注:阿托品 0.4～0.6mg,或东莨菪碱 0.3～0.4mg,或长托宁 0.5mg,肌注,以起到抑制迷走神经反射,减少唾液分泌,预防呕吐的作用。

(2)静注:静注剂量要减少 1/3～1/2。阿托品 0.2～0.3mg。

2. 局麻前用镇静及镇痛药较重 局麻前,巴比妥钠 0.1g,或地西泮 5mg,咪达唑仑 2.5～5mg,阿托品 0.5mg,或东莨菪碱 0.3mg,哌替啶 25～50mg,肌注。

3. 麻醉前用药原则 因伤情而定。

(1)危重伤员:伤员危重时,免用任何麻醉前用药。

(2)疼痛伤员:有剧痛者,哌替啶 25～50mg,肌注。

(3)暑期气候:在暑天或亚热带、热带,免用或少用颠茄类药物。特别不能用东莨菪碱。

(4)呼吸障碍伤员:在有呼吸功能障碍和气道梗阻者,免用呼吸抑制药物。如吗啡和催眠药物,如巴比妥药物。

【麻醉管理】

1. 边手术麻醉边继续抗休克治疗 严重战伤休克治疗成功并非易事,而且有时在休克得不到救治,或休克还未得到纠正的情况下,要进行紧急手术,抗休克始终是麻醉处理的重点。处理原则仍离不开平时处理各类休克的原则。

(1)迅速扩容:以往战时经验证明,平衡盐液在救治战伤休克中起到重大作用。但如果稀释过度,血细胞比容<20%、血红蛋白<30g/L,甚至更低,血浆蛋白浓度及血浆胶体渗透压也很低。其害处是:伤口水肿,不易愈合;容易发生感染;体力不易恢复;增加了再次手术和麻醉的危险性。脑手术可加重脑肿胀。有的出现肺水肿。这时即应着手纠正贫血和低蛋白血症,维持血浆胶体渗透压。否则麻醉和手术的安全难以保证。

(2)自体血回输:血源困难时,术中用自体血回输,抢救休克伤员。如血胸伤员,将闭式引流出的血按每 300ml 加生理盐水 200ml,抗生素及地塞米松 5mg,或异丙嗪 25mg,经 4 层纱布过滤后即可自体回输。所用输血用品均需高压消毒,在严密无菌下进行。

(3)应用抗休克裤(AST 型、G 型、MAST 型):由于压力作用,可使伤员两下肢静脉潴留的血流重新转流回血循环,从而保证重要脏器的血液供应。应用简便,即可用口大力吹气,充气,裤内压力逐渐增加。抗休克裤应用效果好。特别是在血源困难的情况下,更能发挥作用。

(4)氟化碳(又叫人造血,F-DA)和基质游离血红蛋白的应用:F-DA 不仅具有载氧能力,而且使心排出量增加,血压上升,有提高胶体渗透压等作用。国内已研究成功,并应用于临床。

2. 注意保护呼吸功能 伤员除伤情外,全身情况很差者,对麻醉的耐受性要比常人明显降低。麻药用量要低于平时,即能达到预期麻醉效果。麻醉中应严格观察病情,静注氯胺酮、羟丁酸钠、芬太尼等药,速度勿过快,以免引起对呼吸的抑制。

3. 麻醉中加强监测 野战条件下主要依靠麻醉医师的直接观察;有条件时监测心电图、血压、CVP、血细胞比容、尿量、SpO_2、体温;医院内监测动脉血气分析及 Swan-Ganz 漂浮导管等。

4. 维持气道通畅 为保持足够的呼吸交换量,术中辅助呼吸和控制呼吸,或者人工呼吸,可保持有效肺泡通气量。尽量减少药物对呼吸的抑制。尽量减少辅助用药的用量和品种,术前免用吗啡等。用琥珀胆碱时,注意再用催醒宁以免引起呼吸停止延长。禁止使用长效肌松药。注意手术体位对呼吸的影响。全麻过程中,维持在浅全麻状态。

5. 维持循环稳定 及时发现循环功能的变化。对低血压,应针对原因,对症处理。处理方法同抗休克。

6. 保护肾功能

(1)不用肾毒性药:避免用有损害肾功能的抗生素、麻药及强烈血管收缩药。

(2)维持血压:收缩压在 80mmHg 以上,以保证肾滤过压。

(3)应保持有尿:在少尿或无尿时,用大剂量呋塞米静注。首次即用 4mg/kg,观察 1h 如无反应时,可增加最大剂量达到 18mg/kg,以达到强力利尿作用。如无效,则停止应用,改为肾透析疗法。

7. 特殊损伤的处理 主要指重要器官损伤的处理。

(1)肺损伤:存在空气栓塞和支气管瘘时,严重妨碍有效通气量。应插双腔支气管导管,或用一根长的气管导管插入健侧总支气管,单肺通气。

(2)心脏压塞:发生时,心肌收缩力受限,心排血量减少。一旦心搏停止以后,很难再复苏。应进行心包穿刺减压。

(3)颅脑外伤:为降低增高的颅内压,预防脑疝危象,尽早多用甘露醇和呋塞米施行脱水疗法。避免二氧化碳蓄积引起的脑血管扩张,防止输液过量,避免各种颅内压增高的因素。

(4)脊髓和脊柱损伤:在搬动伤员和改变伤员体位时,要有充足人员协助,动作协调,平抬平放,防止对脊柱任何不必要的牵拉和扭曲所致的继发损伤,以免加重脊髓损伤。

(5)开放性眼球损伤:要避免眼压升高。麻醉诱导平稳,避免挣扎呛咳,勿牵拉眼肌,禁用琥珀胆碱。诱导时,先静注筒箭毒碱 3mg 或泮库溴铵 1mg,然后再静注琥珀胆碱,以防肌肉震颤引起的眼压升高。把需要做眼内容物挖除术的可能性减少到最低限度。

(6)环甲膜穿刺术:若发生急性完全性喉阻塞时,如口腔、气管异物或重度喉痉挛。伤员已出现严重发绀,气管造口术又来不及施行时,可先用 18 号输血粗针头从环甲膜刺入,并导入氧,作为临时抢救措施。

(7)ARDS:当战伤休克后出现呼吸窘迫综合征时,早期确诊是治疗的关键。除病史和症状外,动脉血气降低是一特点。及时认识、尽早气管内插管机械通气,呼吸支持,大量静脉内输注激素等处理,能得到良好的效果。

(8)战伤合并气性坏疽手术的麻醉处理:伤员由于受伤前紧张、疲劳、饥渴、炎热、出汗等体力消耗较大;失血性贫血、感染、代谢紊乱等使防御功能降低;加以运输后送颠簸,到达后方医院均有不同程度的脱水及低血容量。伤员运到后方医院后,经短时间准备,即应施行手术。腰麻、硬膜外麻醉,因伤员有脱水、低血容量及伤情重而不宜选择。又因清创面广而深,局麻不能满足手术的要求,选静脉复合麻醉较适宜。术终以催醒宁拮抗其嗜睡作用。诱导迅速,止痛确实,操作简便,不抑制循环,可改善微循环,预防和缓解休克的发生,术后又能迅速清醒,是严重战伤感染手术的良好麻醉方法。

8. 局麻药中毒反应 因天气炎热,伤员有脱水及低血容量等多种原因,使伤员防御功能降低,容易发生局麻药中毒反应。防治详见局麻药反应一节。

【海上麻醉管理特点】

1. 操作难度大　手术麻醉要在航行前进的船体上进行,船体要随风浪前后、左右摇摆,增加了麻醉操作的难度。

2. 腰麻禁忌　随风浪摇摆的船体,使麻醉平面不易控制,海上一般不适宜做腰麻。

3. 工作苦累及晕船反应　舰船手术舱室小、温度高、通风不良,在狭小、高温和通风欠佳的工作环境内手术麻醉,医务人员苦累,会加重晕船反应。

4. 有易燃易爆的可能性　舰船手术室狭小,空气对流性差,增加了易燃易爆药品出事的危险性。

5. 急症手术麻醉多　舰船手术以急症为多,急症手术的危险性增加,病人伴有不同程度的晕船反应,病后精神紧张,胃排空时间延长,预防呕吐物反流误吸极为重要。

6. 麻醉药品选择要求　麻醉效果确切,对循环、呼吸生理影响小,药品包装体积要小,携带方便,有抗晕、镇静作用,术后苏醒快,不加重恶心、呕吐,不易燃易爆。

7. 操作简便易行

8. 术后苏醒快　术后病人苏醒快、安全,同时减少术后护理的工作量。

9. 麻醉选择　要根据舰船的不同吨位、海情、病情、麻醉医师的能力及是否晕船等因素综合考虑决定。

10. 麻醉管理

(1)海上麻醉处理与军事医学麻醉处理相同。

(2)因舰船摇摆静脉输液需要有良好的固定。

第二十二节　日间手术麻醉

1909 年英格兰 James Nicoll 医师最早提出日间手术(ambulatory surgery/day surgery)概念,1995 年随着国际日间手术协会(The International Association of Ambulatory Surgery, IAAS)成立,日间手术已发展

成为一种创新的手术新模式。日间手术具有明显缩短患者住院时间、加快外科床位周转、降低院内感染、提高医疗资源使用效率的优势,已得到患者、医护人员及卫生行政部门的关注和肯定。由于日间手术患者住院时间短、流动性大、周转快,对麻醉的围术期带来了严峻挑战并提出了更高的要求。

1. 概念　患者入院、手术和出院在 1 个工作日(24h)之内完成的手术,除外在医师诊所或医院开展的门诊手术和急诊手术。特殊病例由于病情需要延期住院,住院时间最长不超过 48h。在日间手术时间界定上,应考虑我国国情及不同地区医疗水平的差异,制定符合自身实际情况的日间手术模式。

2. 日间手术及麻醉的基本条件　开展日间手术的手术室环境、设备、设施等条件应与三级医院住院手术室一致,需配备各类常规麻醉与围术期管理用药及抢救药品,以及具备成熟的抢救流程。手术医师、麻醉科医师、手术室护士及相关人员应具备相应资质,获得医院及相关部门授权。

3. 手术种类　宜选择对机体生理功能干扰小、手术风险相对较小、手术时间短(一般不超过 3h)、预计出血量少和术后并发症少、术后疼痛程度轻及恶心呕吐发生率低的手术。2015 年中国日间手术合作联盟首批推荐 56 个适宜日间手术的术种外,范畴不断扩大(详见本章末附件 1)。

【适应证与禁忌证】　日间手术不同于传统手术模式,手术患者应严格筛查,以确保患者能安全地接受日间手术。

1. 适应证　适合日间手术与麻醉的患者应符合以下条件。

(1)ASA Ⅰ～Ⅱ级患者:ASA Ⅲ级患者并存疾病稳定在 3 个月以上,经过严格评估及准备,在密切监测下,亦可接受短小的日间手术。

(2)年龄:一般建议选择 0.5 岁以上至 65 岁以内的患者。但是,年龄本身不单纯作为日间手术的限定风险因素,65 岁以上的高龄及小儿患者能否进行日间手术,应结合手术大小、部位、患者自身情况、麻醉方式、合并症严重程度和控制情况综合判断,需谨慎考虑。

(3)预计患者术中及麻醉状态下生理功能变化小。

(4)预计患者术后呼吸道梗阻、剧烈疼痛及严重恶心呕吐等并发症发生率低。

2. 禁忌证　下列情况不建议行日间手术与麻醉:①全身状况不稳定

的 ASAⅢ～Ⅳ级患者；②高危婴儿或早产儿；③估计术中失血多和手术较大的患者；④因潜在或已并存的疾病可能会导致术中出现严重并发症的患者(如恶性高热家族史,过敏体质者等)；⑤近期出现急性上呼吸道感染未愈者、哮喘发作及持续状态；⑥困难气道；⑦估计术后呼吸功能恢复时间长的病态肥胖或阻塞性睡眠呼吸暂停综合征患者(OSAS 根据 ASA推荐使用 STOP-BANG 筛查工具,见表 6-7)；⑧吸毒、滥用药物者；⑨心理障碍、精神疾病及不配合的患者；⑩患者离院后 24h 无成人陪护者。

表 6-7　阻塞性呼吸睡眠综合征术前 STOP-BANG 筛查诊断

项目	回答	
1. 打鼾(S)：您的鼾声大吗(高于谈话声或隔着房间门就能听到)？	是	否
2. 疲劳(T)：您经常在白天感觉疲劳、乏力或困倦吗？	是	否
3. 观察(O)：曾经有旁人观察到您在睡眠中有呼吸停止的情况吗？	是	否
4. 血压(P)：您患有高血压或目前正在进行高血压治疗吗？	是	否
5. BMI(B)：BMI>35kg/m^2？	是	否
6. 年龄(A)：>50 岁？	是	否
7. 颈围(N)：>40cm？	是	否
8. 性别(G)：男性？	是	否

注：各条目回答"是"者计 1 分,"否"者计 0 分；OSAS 风险增高：3 个或以上问题回答"是"；中至重度 OSAS 风险：6 个或以上问题回答"是"

【麻醉前评估与准备】　充分的术前评估是保障手术顺利进行、患者生命安全不可缺少的步骤和措施。由于日间手术患者手术当日来医院,麻醉科医师与患者接触时间短,难以对其进行客观、全面、准确的评估,故应建立专门的术前麻醉评估门诊(anesthesia preoperative evaluation clinic,APEC),既保证患者的安全,又避免因评估及准备不足导致手术延期或取消,还能减轻患者对手术麻醉的焦虑。

1. 术前评估　患者术前到麻醉门诊就诊时,进行评估及准备,病情较复杂者尤为重要。手术当日麻醉科医师应于手术前与患者进行面对面直接沟通和评估。评估内容包括病史、体格检查、辅助检查三个方面。评估内容参照住院患者病史尤为重要。要辨别出患者术中可能出现的特殊麻醉问题并做好评估,包括困难气道、恶性高热易感者、过敏体质、肥胖症、血液系统疾病、心脏病、呼吸系统疾病以及胃食管反流性疾病等。

2. 术前检查及准备　术前检查的内容应根据患者病情和手术方式、麻醉方法选择,与住院患者必需的检查项目一致。各项化验检查均应在手术前完成,若检查后患者病情发生变化,建议术前复查能反映病情变化的相关项目。对并存疾病的患者,在仔细评估病情的基础上安排合理的术前准备,必要时和相关学科医师共同制定术前准备方案并选择合适的手术时机,以增加患者对麻醉手术的耐受性和安全性。

3. 术前用药　术前常规禁食、禁饮、戒烟。术前8h禁食固体食物,术前2h禁止摄取清亮液体。做好患者的术前安慰宣教以及解释工作,同时履行告知义务,签署知情同意书。原则上不需要麻醉前用药。对明显焦虑、迷走张力偏高等患者必要时可酌情用药(详见本章末附件2)。长期服用的各种治疗药物原则上术前需要继续服用至手术日晨。某些特殊药物需停用时应权衡利弊,找好替代药品及术后恢复用药时机。

【麻醉选择及术中监测】

1. 麻醉方式　麻醉方式的选择需考虑手术和患者两方面因素,应选择既能满足手术需求,又有利于患者术后快速恢复的麻醉方式。

(1)监测下麻醉(MAC):MAC一般指在局麻手术中,由麻醉科医师实施镇静和(或)镇痛,并监测患者生命体征,也称为清醒镇静镇痛技术。及时诊断和处理MAC中的临床问题。术中吸氧,维持气道通畅,确保充分氧合和良好通气。其主要目的是保证患者术中的安全、舒适、满意,术后恢复快、费用低。

(2)局部浸润和区域阻滞:采用局部浸润和区域阻滞麻醉,除满足手术需要,还可减少全麻术后常见的副作用(如恶心、呕吐、眩晕、乏力等),且术后恢复快。超声引导下神经阻滞技术的不断完善,为日间手术神经阻滞的开展提供了保障,建议尽可能采用。用稀释的局麻药在手术部位局部浸润是减少术中阿片类镇痛药使用剂量和减轻术后疼痛最简便、安全的方法,有利于日间手术患者术后早期恢复出院。蛛网膜下腔阻滞由于起效快、麻醉效果确切,是下腹部、下肢和会阴部手术通常选用的麻醉方法,但应注意其可能出现腰麻后头痛不适。目前已通过改进针具,明显降低了头痛的发生率。硬膜外阻滞可能出现阻滞不完善、术后行走受限和排尿困难等情况,用于日间手术时需掌控好用药时机和新型局麻药罗哌卡因等药物种类。为缩短麻醉作用时间,目前多采用小剂量、低浓度、等比重的麻醉配方。蛛网膜下腔阻滞和硬膜外麻醉都可能引起尿潴留,患者需下肢感觉、运动功能完全恢复后方能回家。椎管内感染及出血等并发症可能在术后数日内才发生,故日间手术一般不优先选用这两种麻醉方式。

上肢手术可选用臂丛神经阻滞,下肢手术如膝关节镜手术和前交叉韧带修复术可用股神经、闭孔神经、股外侧皮神经和坐骨神经阻滞,足部手术可采用踝部阻滞、腘部坐骨神经阻滞等。

(3)全身麻醉:全身麻醉是应用最广泛的日间手术麻醉方法。

①靶控输注技术、静吸复合麻醉、麻醉深度监测以及肌松监测在全身麻醉管理中的合理应用,有利于日间手术患者术毕快速苏醒。气道管理一般可选择气管插管、喉罩、口咽通气道维持呼吸道的通畅。喉罩作为一种声门上的通气装置,是介于气管导管和面罩之间的一种特殊人工气道,术中可保留自主呼吸,可行机械通气,特别适用于日间手术麻醉。与气管插管相比,应用喉罩可适当减少麻醉药用量,可在不使用肌松药的情况下顺利置入,有利于加快术后肌力恢复和患者苏醒,降低诱导和苏醒期血流动力学的剧烈波动,避免肌松药和拮抗药的过多使用。喉罩应用于腹腔镜手术患者气腹前后气道阻力变化小,置入和拔除对患者血流动力学影响小,可在不使用肌松药的情况下顺利置入,术后咽部并发症少,能有效保障通气和麻醉安全。但需要注意,喉罩不能完全隔离气道和食管,以防止发生误吸,对于饱胃、呕吐、上消化道出血的患者不宜使用。

②麻醉药物的选择:多主张采用速效、短效、舒适和无残留的药物,如丙泊酚、依托咪酯、瑞芬太尼、七氟烷和地氟烷等。丙泊酚能减少术后恶心呕吐的发生,苏醒质量高,已成为目前日间手术应用最广的静脉麻醉药。靶控输注技术的发展使得静脉麻醉药使用更精确,可控性更好。依托咪酯除起效快、作用时间短和恢复迅速外,最显著的特点是对循环功能影响小,呼吸抑制作用也较轻。瑞芬太尼是新型超短时效阿片类镇痛药,消除迅速,但术后疼痛的发生时间也相对较早,故应根据手术进程适当联合使用其他镇痛药物。短效镇痛药阿芬太尼较芬太尼作用持续时间短,亦适用于短时手术的麻醉,但长时间输注后维持时间可能迅速延长。吸入麻醉药如七氟烷因具有容易调节麻醉深度、术中易于维持血流动力学稳定的特点,而被广泛应用于面罩吸入诱导以及术中麻醉维持,尤其适用于小儿麻醉;地氟烷作为短效吸入麻醉药,苏醒快,有利于日间手术麻醉。肌肉松弛药使用应根据手术情况选择,对于短时间的浅表手术,一般不需要使用肌肉松弛药,需要完成气管内插管或在手术中需要肌松时可根据

情况选择中、短效的肌肉松弛药。

2. 术中监测　日间手术患者所需的监测项目应与住院手术患者基本一致。常规监测心电图、无创血压、脉搏、血氧饱和度,全麻时监测呼气末二氧化碳分压,条件允许时还可进行神经肌肉功能及麻醉深度的监测(如脑电双频指数监测),其余监测项目可根据患者及术中具体情况采用。

【麻醉后管理】

1. 麻醉恢复期　患者恢复到术前的生理状态才能被视为完全康复。麻醉恢复期可分为三个过程:早期恢复期(第一阶段),即从麻醉药物停止使用到保护性反射及运动功能恢复,叫麻醉清醒期。此阶段通常在麻醉后恢复室(PACU)进行,是麻醉后并发症的高发期,病人卧床并严密监测其意识、活动、呼吸、心电图、血压、氧合状态等,至达到离开 PACU 的标准。中期恢复期(第二阶段),由 PACU 转入日间手术病房(ASU)或普通病房进行,至达到离院标准时结束。此阶段应继续观察患者各项生理功能的恢复及外科情况,非吸氧状态下 $SpO_2 \geqslant 95\%$ 为佳。后期恢复期(第三阶段),患者离院后,在家中完全恢复。

2. 术后镇静　有效的术后疼痛治疗是促进患者尽早顺利康复的重要措施。术前评估时应告知患者术后疼痛的可能程度和持续时间。术后应及时评估疼痛(详见本章末附件 3),如果疼痛 NRS 评分>3 分,应及时治疗。术后建议采用多模式镇痛方法,原则上以口服、局部镇痛为主,包括切口局部浸润和区域阻滞,并联合使用 NSAIDs 药物(表 6-8),必要时辅助小剂量的阿片类药物。

3. 术后恶心呕吐(PONV)　影响术后恶心呕吐的因素很多,目前认为与患者自身相关的因素中女性、术后使用阿片类镇痛药者、非吸烟者、有 PONV 史或晕动症、年龄(成人<50 岁)是主要的危险因素。为减少PONV 的发生,术前需重视 PONV 发生风险的评估,并主张积极的预防措施。对高危风险的患者及时识别,应采用 1~2 种干预措施进行预防;并建议采用联合治疗(≥2 种干预措施)和(或)多形式防治。预计 PONV发生率高的患者,术中尽可能采用区域麻醉,减少全身麻醉的影响;优先应用丙泊酚诱导及维持麻醉,尽量减少吸入挥发性麻醉药的使用;避免应用氯化亚氮;术中和术后阿片类药物剂量最小化;给予患者术中补充足够液体。对于未接受预防性药物治疗或者预防性治疗失败的 PONV 患者,应给予止吐药治疗。

表 6-8　常用非甾体类抗炎药

药物	剂量	给药途径
对乙酰氨基酚	$40\sim50mg/(kg \cdot d)$	口服、静脉
双氯芬酸	$50mg,3/d$	口服
布洛芬	$0.4\sim0.6g,3\sim4/d$	口服、静脉
酮咯酸	$30mg,2\sim3/d$	静脉
氟比洛芬酯	$50mg,4/d$	静脉
氯诺昔康	$8mg,2/d$	口服、静脉
帕瑞昔布	$40mg,2/d$	静脉
塞来昔布	$100\sim200mg,2/d$	口服

【离院标准】　一般认为日间手术患者需达到下列标准方可出院。

1. 按麻醉后离院评分标准(PADS)判定患者能否离院(表 6-9),总分为 10 分,≥9 分者方可离院(建议评估患者早期恢复先用麻醉后恢复评分——改良 Aldrete 评分,当满足了改良 Aldrete 评分标准后,再采用改良 PADS 评分,评估患者是否达到离院标准)。

2. 患者必须由能负责任的成人陪护,并有确切的联系电话。

3. 麻醉科医师和手术医师共同评估患者是否可以出院,并告知术后回家期间注意事项,提供给患者日间手术中心联系电话以备急需帮助时联系。

4. 椎管内麻醉的患者离院前必须确保双下肢感觉,运动和交感神经阻滞已经完全消退。各种感觉、运动、反射及排二便功能恢复完全。若患者达不到离院标准,可考虑转入普通住院病房。

【术后随访】　患者出院后 24h 内应常规进行术后随访,以电话随访为主;如患者病情需要,应延长术后随访时间。及时了解患者是否出现麻醉和手术相关的并发症(如伤口疼痛、出血、感染,意识改变、恶心呕吐、头晕、全麻后声嘶、呛咳,椎管内麻醉后腰背痛、头痛、尿潴留等),并提供处理意见,情况严重者建议尽快到医院就诊,以免延误病情。

表 6-9　麻醉后离院评分标准(PADS)

离院标准	分数
生命特征	
波动在术前值的 20％之内	2
波动在术前值的 20％～40％	1
波动大于术前值的 40％	0
活动状态	
步态平稳而不感头晕,或达术前水平	2
需要搀扶才可行走	1
完全不能行走	0
恶心呕吐	
轻度:不需治疗	2
中度:药物治疗有效	1
重度:治疗无效	0
疼痛	
VAS＝0～3,离院前疼痛轻微或无疼痛	2
VAS＝4～6,中度疼痛	1
VAS＝7～10,重度疼痛	0
手术部位出血	
轻度:不需换药	2
中度:最多换 2 次药,无继续出血	1
重度:需换药 3 次以上,持续出血	0

注:总分为 10 分,此评分需≥9 分方可出院

【附件】

附件 1

适合开展日间手术的手术种类

专科	手术类型
牙科	拔牙术、牙齿修复术、面部骨折
皮肤科	皮肤病变切除术
普通外科	活检术、内镜检查、肿块切除术、痔疮切除术、疝修补术、腹腔镜手术、肾上腺切除术、脾切除术、静脉曲张手术
妇产科	宫颈锥形切除术、子宫颈活检术、扩张和诊刮术、宫腔镜、腹腔镜、息肉切除术、输卵管结扎术、阴式子宫切除术

（续　表）

专科	手术类型
眼科	白内障摘除术、睑板腺囊肿切除术、鼻泪管探查术、斜视矫正术、测眼压
骨科	前交叉韧带修复术、关节镜、肩关节功能重建、踇囊炎切开术、闭合复位术、金属器械拆除、麻醉下手法复位、微创髋关节置换术、腕管松解术
耳鼻喉科	腺样体切除术、喉镜检查、乳突切除术、鼓膜切开术、息肉切除术、鼻整形术、扁桃体摘除术、鼓室成形术、鼻中隔成形术
疼痛门诊	化学性交感神经阻断术、硬膜外阻滞术、神经阻滞术
整形外科	基底细胞癌切除术、唇裂修补术、吸脂术、乳房整形术、耳整形术、瘢痕修复术、鼻中隔鼻成形术、植皮术、鼻整形术
泌尿外科	膀胱手术、包皮环切术、膀胱镜检查、碎石术、睾丸切除术、前列腺活检术、输精管吻合术、腹腔镜肾切除和前列腺切除术

附件 2

术前抗焦虑-镇静药物的应用

	剂量范围	起效最大效应时间(min)	特点
苯二氮䓬类			
咪达唑仑	7.5～15mg，口服	15～30	首关效应大
	5～7mg，肌注	15～30	溶于水，无刺激性
	1～2mg，静注	1～53	快速起效，良好的记忆缺失
地西泮	5～10mg，口服	45～90	长效的代谢药物
替马西泮	15～30mg，口服	15～40	与咪达唑仑抗焦虑作用相当
三唑仑	0.125～0.25mg，口服	15～30	显著的镇静作用
劳拉西泮	1～2mg，口服	45～90	长时记忆缺失效应
α_2-肾上腺素受体激动药			
可乐定	0.1～0.3mg，口服	45～60	长时镇静效应
右旋美托咪定	50～70μg，肌注	20～60	心动过缓和低血压
	50μg，静注	5～30	减少对麻醉药/镇静药的需求

附件 3　疼痛评估方法

（1）视觉模拟评分法（visual analogue scales，VAS）：一条长 100mm 的标尺，一端标示"无痛"，另一端标示"最剧烈的疼痛"，根据疼痛的强度标定相应的位置。

(2)数字等级评定量表(numerial rating scale,NRS):用 0~10 数字的刻度标示出不同程度的疼痛强度等级,0 为无痛,10 为最剧烈疼痛,4 和 4 以下为轻度疼痛(疼痛不影响睡眠),5~6 为中度疼痛(疼痛影响睡眠,但仍可入睡),7 和 7 以上为重度疼痛(疼痛导致不能睡眠或从睡眠中清醒)。

(3)语言等级评定量表(verbal rating scale,VRS):将描绘疼痛强度的词汇通过口述表达为无痛、轻度疼痛、中度疼痛、重度疼痛。

(4)Wong-Baker 面部表情量表(Wong-Baker faces painrating scale)(见下图):由 6 张从微笑或幸福直至流泪的不同表情的面部象形图组成,适用于交流困难、意识不清或不能用言语准确表达的老年患者。

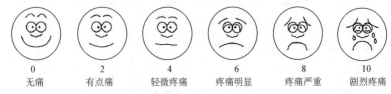

| 0 | 2 | 4 | 6 | 8 | 10 |
| 无痛 | 有点痛 | 轻微疼痛 | 疼痛明显 | 疼痛严重 | 剧烈疼痛 |

(5)行为疼痛评分(behavioral pain scale,BPS):适用于气管插管患者,评分越高,疼痛越剧烈,详见下表。

行为疼痛评分表

项目	指标	评分
面部表情	放松	1
	稍紧张、皱眉	2
	非常紧张、眼睑紧闭	3
	面部抽搐、表情痛苦	4
上肢运动	无运动	1
	稍弯曲	2
	手指屈曲、上肢完全弯曲	3
	持续弯曲状态	4
机械通气时的顺应性	耐受良好	1
	咳嗽,但大多数时间能耐受	2
	人机对抗	3
	无法控制呼吸	4
合计		

第7章　特殊患者的手术麻醉

第一节　重症肌无力患者手术麻醉

重症肌无力(MG)的病因未明了,是一种有关运动终板的自身免疫疾病,与胸腺病变有关。患者体内产生一种抗体(AChR),能刺激胸腺上皮细胞分泌过多的胸腺素。可在体内持续 3～6 周。产生类似箭毒的肌肉松弛作用,其基本损害是神经肌肉接头(终板)传导受抑制,同样可被胆碱酯酶抑制药如新斯的明所对抗。临床特征为横纹肌受累,极易疲劳。患者可因肌无力危象而死亡。1901 年发现胸腺瘤的患者患MG,1939 年 Blalock 首次为 1 例 39 岁患者行胸腺瘤摘除术,使肌力明显改善。MG 无论有无胸腺瘤[10%(5.0%～18%)患者并发],都适于行胸腺切除术。新斯的明是治疗此病的一重要药物。术前常需给药,术后多数病例并不立即缓解,需辅以较长时间的药物治疗。目前用胸腺切除、激素和胆碱酯酶抑制药的综合疗法,使缓解率提高到 90%。MG 患者手术为择期手术,应达到病情稳定方可进行;合并 MG 的患者若有急症手术,应以挽救生命为主要矛盾。MG 患者多有营养情况差、电解质紊乱、情绪不稳定、呼吸障碍、心血管储备功能低下、对麻醉耐受性差,麻醉术后易发生呼吸衰竭,手术、创伤、感染及麻醉药物等均可诱发肌无力危象,麻醉处理尤为重要。

【麻醉前准备】

MG 患者术前应有足够时间休息、加强营养,增强体质,尽量改善患者的一般情况,最佳手术时间是患者肌无力的症状减轻,且其他系统的状态良好,提高对麻醉和手术的耐受力,降低手术风险。

1. 了解患者肌肉松软的程度　肌无力的程度;对呼吸的影响等;对新斯的明的反应能力是麻醉的关键,做到心中有数,以便掌握用药量。

MG 患者按 Ossermann 分级分为Ⅳ级，Ⅰ级最轻，累及眼外肌；ⅡA级，进展缓慢，轻度肌无力；ⅡB级，中度肌无力；Ⅲ级，急性暴发性；Ⅵ级最重。

2. 特殊检查　术前常规进行以下特殊检查。

(1)纵隔气体造影：明确有无并发胸腺肿瘤、范围和性质。

(2)心电图：了解心功能。

(3)肌电图：肌力改变情况。

(4)免疫球蛋白检查：IgA、IgG、IgM 检查能确定抗体蛋白的类型；血清乙酰胆碱受体抗体效价测定及血清磷酸肌酸激酶(CPK)测定，能确定病原及肌肉代谢情况。

(5)肺功能测定：仔细评估患者呼吸参数能力，测定通气功能及 X 线胸片等了解肺功能。因呼吸活动减弱，易发生肺部并发症，有肺不张或肺部感染予以治疗和预防。肺功能明显低下者，宜延缓手术。

3. 麻醉前评估及备好监测　Ⅲ级和Ⅳ级均属高危患者，Ⅱ级患者中，年龄＞60岁，肺活量＜2L，有延髓性麻痹和呼吸肌麻痹、胸腺肿瘤等为高危患者。多功能监测仪监测心电图、心率和 SpO_2。神经-肌肉传递功能监测。

4. 麻醉前用药　要量小、镇静、不抑制呼吸。

(1)镇静镇痛药：应减少剂量，0.5～1.0mg/kg 苯巴比妥钠或小剂量地西泮肌注。若患者不紧张，无焦虑，不用巴比妥类药。丙嗪类和吗啡类药尽量不用。

(2)颠茄类：阿托品 0.005mg/kg，肌注，术前常规使用。

(3)新斯的明：有耐药性时，需增大药量。口服 15mg，每日 3 次；肌注 1.5mg 或静注 1.5mg。或口服溴吡斯的明 60mg，每日 3 次。使肌无力症状基本上得到满意的控制。

【麻醉选择及管理】

1. 静脉复合全麻　气管内插管，确保足够的呼吸交换量，原则上采取清醒插管。

(1)诱导：2.5% 硫喷妥钠（5mg/kg）静注至意识消失，地西泮 0.2～0.4mg/kg、芬太尼 2μg/kg 静注或面罩下吸入氟烷，不用肌松药，下颌松弛，或氟芬合剂 2～4ml 静注，配合表麻插管。病情轻者硫喷妥钠（5mg/kg）或异丙酚 1～1.5mg/kg、琥珀胆碱（0.5～1mg/kg）静注后快插。或用阿曲库铵 0.03～0.08mg/kg 或泮库溴铵 0.01mg/kg。或维库溴铵 0.03mg/kg。控制呼吸。

(2)维持:正中纵断胸骨或缝合时静注追加芬太尼 0.1mg、琥珀胆碱 50mg 加深麻醉,维持浅麻醉即可。方法:①吸入全麻药:氧化亚氮复合低浓度氟烷吸入。②静脉全麻药:γ-OH 或氯胺酮静输或分次静注。为无神经肌肉传导阻滞作用的静麻药。③肌松药:此类患者对非去极化类肌松药敏感,如泮库溴铵 0.5～1.0mg 或阿曲库铵 2.0～5.0mg 等。

(3)协同作用:抗生素的大多数、抗心律失常药、降压药和利尿药的大多数都有强化非去极化阻滞作用,术中及术后应慎用。吸入麻药可增加肌肉作用应严控药量。

(4)双相作用:应用去极化肌松药,易发生双重阻滞作用,变为类似竞争性的非去极化阻滞,作用时间延长,最好不用肌松药较安全。此病的肌肉已有松弛,在浅麻醉下插管常无困难。

(5)术后处理:手术结束时,静注适量的阿托品 0.3mg 和新斯的明 10mg,肌注,以保证术后维持足够的呼吸交换量。术后密切观察呼吸变化,注意吸净气道分泌物,保持气道通畅,重笃患者保留气管导管或行气管造口术至 PACU,便于呼吸器治疗。呼吸衰竭多发生于术后早期 24h,胸腺切除后,50% 以上重症肌无力病人需要机械通气支持。术后 PECA 予以镇痛。

2. 气管内全麻安全　局麻或腰麻、硬膜外麻醉均可选用,对机体影响小,药物不良反应少。手术切口为胸骨正中切口,有损伤一侧或两侧胸膜的可能性,故选用气管内全麻较安全。

3. 严格新斯的明用量　术后第 1 日口服术前半量,即 7.5mg,3/d;术后第 3 天恢复术前全量,即 15mg,3/d;2～4 周逐步减量。应用新斯的明应防止过量,否则易产生胆碱能危象,它与肌无力危象不同,但与肌无力危象一样出现呼吸肌麻痹,应及早鉴别。详见表 7-1。麻醉管理的重点是维护残存的肌力,避免各种诱发和加重抑制呼吸功能的因素。呼吸危象的防治是麻醉管理主要问题。保证患者安全度过麻醉期。

4. 肌无力危象发生概率　II_B、III、IV 型发生率最高,分别是 43%、67% 和 25%,I、II_A 型分别为 4%、10%。术后 72h 内是危象发生的高峰,对病情较重的患者要严格掌握拔管指征,术后 72h 内严密观察。

5. 术后呼吸管理　MG 胸腺切除术后呼吸管理对患者康复很重要,除注意防止肌无力危象外,还要注意:

表 7-1 胆碱能危象与肌无力危象的区别

区别要点	胆碱能危象	肌无力危象
瞳 孔	小	正常或较大
分泌物	多	不 多
肌肉跳动	明 显	无
肠蠕动	肠鸣音亢进	正 常
出 汗	大 汗	正 常
用抗胆碱酯酶药	加重症状	有 效

(1)拔管条件:对 MG 患者拔管应慎重。Ⅰ型和ⅡA型患者够拔管条件即可拔管。ⅡB、Ⅲ、Ⅳ型患者拔管要严格掌握,拔管条件必须满足以下几点:①SpO$_2$ 稳定:吸空气 30min,SpO$_2$>95%。②TOF:4 次成串(TOF)比值>0.7。③肌力:能抬头 5s。

(2)呼吸支持:术后需呼吸支持与病型有密切关系。ⅡB、Ⅲ、Ⅳ型患者不利于术后维持有效通气量,即使术后恢复良好,仍要留管进行一段时间的呼吸支持。密切监测患者的呼吸情况。

(3)确保气道通畅:应稀释痰液,防止喉水肿,勤翻身拍背,协助咳痰,必要时吸痰,备好气管造口包,以防意外。避免呼吸危象发生。

(4)手术疗效:半年内波动较大。2~4 年逐渐稳定;5 年后 57%~96%有效,其中 20%~46%完全康复;50%继续用药后无症状或改善;4%无效。

6. MG 合并甲亢的麻醉处理 MG 伴有自身免疫性疾病,如甲状腺功能低下,但合并甲亢少见,有报道占 7.1%。这类患者可能在手术麻醉刺激下诱发呼吸危象和甲亢危象,使麻醉管理变得复杂。

(1)麻醉前准备要全面:MG 合并甲亢行胸腺切除的麻醉须兼顾两种病理生理变化,术前麻醉处理要妥当,使患者处于最佳状态,才可能降低手术麻醉危险性。①治疗 MG 药物:胆碱酯酶抑制药和皮质醇之外,近年来单用血浆置换法对 MG 患者进行术前准备,目的是减少皮质醇用量,不用胆碱酯酶抑制药,但甲亢患者有相对的肾上腺皮质功能不全,故皮质类固醇不可少。②控制甲亢:采用抗甲状腺素类药、β受体阻滞药和碘剂。③抗胆碱类药:东莨菪碱术前肌注,降低迷走神经张力,减少气道分泌物,利于术后管理。免用阿托品,因其产热、加速心率。④镇静药:术前用药要小量,使患者安静,不削弱患者原来就较差的呼吸储备。

(2)麻醉处理:应避免患者交感神经兴奋,选择恰当的麻醉药物和方法。

①诱导:力求平稳。应避免对呼吸中枢的深度抑制及增快心率。丙泊酚作为插管诱导较为理想。其诱导剂量为 $1\sim1.5mg/kg$。

②维持:采用硬膜外加颈丛加气管内全麻,术中麻醉深度适当,麻醉过程平顺,是当前最佳麻醉方案。气管插管便于呼吸管理,避免误伤胸膜后纵隔摆动,避免缺氧和 CO_2 蓄积。硬膜外阻滞可减少全麻药用量,使交感神经阻滞而减慢心率,对预防甲亢危象有特殊效果。颈丛阻滞可弥补硬膜外阻滞平面的不足,使患者神志消失及耐受气管导管。术中吸入低流量七氟烷和 N_2O,对神经肌肉接头影响小,对气管刺激小,分泌物少,使 MG 患者易于管理。

③MG 患者麻醉诱导和维持的首选肌松药是琥珀胆碱,$1\sim1.5mg/kg$;MG 患者对非去极化肌松药高度敏感,为常用量的 1/10,应用要小心。

(3)持续监测:术中监测心电图、心率和 SpO_2。

(4)拔管:术毕应持续监测通气功能,患者完全清醒,吞咽和咳嗽反射恢复,$SpO_2>95\%$。终末潮气二氧化碳分压($P_{ET}CO_2$)$<40mmHg$,总换气量(V_T)接近术前水平时拔管。

第二节　急腹症手术麻醉

急症手术中以急腹症最多见,约占急症手术的 82.6%。急腹症手术患者发病急、病情重、饱胃者多;继发感染或出血性休克者多;手术时间紧迫,术前检查不充分,难以做到完善的准备,增加了麻醉处理的难度,故麻醉和手术的危险性、意外发生率和麻醉后并发症发生率都相应增高。应在术前短暂的时间里,迅速全面地、有重点地做好术前准备,尽可能为麻醉和手术创造条件,及早施行手术治疗。切勿术前不做访视和周密调查,不做术前准备和评估而盲目地进行麻醉和手术。

【麻醉前准备】

1. 抗休克　急腹症患者多有不同程度的休克,开放上肢或深静脉通路扩容,应进行以补充血容量为主的综合抗休克治疗。使收缩压＞80mmHg,血细胞比容＞30％。必要时,药物治疗,如为中毒性休克,应使用大剂量的抗生素和肾上腺皮质激素,必要时静脉输多巴胺等升压药提升血压,以维持主要脏器的血流灌注,保护肾功能。重点针对脱水、血浓缩或血容量不足进行纠正,以改善微循环和维持血压。术前要备足全血,麻醉中进一步补足血容量。待休克状态得到改善后,再施行麻醉。对大量内出血病人,在抗休克的同时,应尽快手术。

2. 纠正水、电解质紊乱 如化脓性梗阻性胆管炎,或肠梗阻等引起的水、电解质紊乱,对血容量不足、脱水、血浓缩、电解质及酸碱失衡、合并严重疾病或继发疾病的患者,应抓住重点处理,尽力纠正至一定程度或接近生理状态。

3. 禁食 根据术前访视、病情、检查结果,选定麻醉方法和药物。饱胃、肠梗阻、消化道穿孔、内出血及弥漫性腹膜炎病人,下胃管持续胃肠减压愈早愈好,且有效通畅,尽可能将胃内容物吸出。因急腹症均有不同程度的胃潴留,尤其是肠梗阻及进食后又需要施行全麻的患者,要特别注意防止麻醉诱导中呕吐而误吸。

4. 充分给氧 麻醉前首先应保持气道通畅充分吸氧,必要时酌用口咽或鼻咽气道、气管插管或气管切开,进行必要的呼吸支持。并准备好完备的意外防治措施、抢救用具和药品。

5. 麻醉前用药 原则上要免用或要轻量。一般仅给咪达唑仑及阿托品即可。腹部有剧痛者,血压较好时,给予哌替啶 $25\sim50$mg 肌注止痛,避免用吗啡。对立即进入手术室手术的患者,可在手术室内,由静脉小剂量弥补。

【麻醉方法】 麻醉选择依据手术要求和病情决定,参考麻醉科医师的技术水平,麻醉工作环境和条件,保证患者安全、无痛、舒适,以不加重休克、满足腹部手术麻醉的要求,及早苏醒为原则。

1. 局麻 休克状态的患者,估计手术比较简单者,选用局麻比较安全。

2. 硬膜外麻醉 用于全身情况好、病情未恶化前、循环功能比较稳定者,或经术前积极准备后使收缩压维持在 90mmHg 时慎用,穿刺点以病变部位相应的椎间隙,向头侧置管,采用少量多次给药的方法,注意血压的波动。

3. 全麻　病情重危且行复杂或手术范围广、时间长的手术,以全麻为安全。或全麻＋硬膜外麻醉优点更多。

(1)诱导:在面罩吸氧数分钟,静注咪达唑仑、氯胺酮、芬太尼、琥珀胆碱快速气管内插管,或表麻下行清醒插管。不用硫喷妥钠,以免加重循环衰竭。异丙酚有循环和呼吸抑制作用,应慎用。对饱满胃或胃内压力高的患者(如肠梗阻,或十二指肠大出血等),采用表面麻醉,清醒插管,或做头高位 30°,快速插管,气管导管要带气囊,以防胃内容物反流误吸。

(2)麻醉维持:咪达唑仑、氯胺酮加泮库溴铵静脉注射,控制呼吸,全静脉复合。麻醉深浅要掌握适当。表麻下清醒插管,可保留自主呼吸,也可控制呼吸。

【麻醉管理】

1. 控制麻药用量　围术期加强监测,监测齐全。尽量减少麻药用量,麻醉深度要适宜。肌松药量要偏大些,以能保证足够肌松、顺利进行手术的最浅麻醉,保持机体的正常反应。硬膜外麻醉用药量要小,少量分次给药,边给药边观察反应,有时仅试验量即可完成手术或顺利进行手术操作。

2. 纠正休克　麻醉中继续纠正休克,纠正水、电解质紊乱,纠正代谢性酸中毒,补充血容量。术中严密观察血压、脉搏和呼吸的变化,并维持在正常范围。

3. 呼吸管理　维持气道通畅,术中保证充分供氧。必要时做好辅助呼吸或控制呼吸。防止特殊体位对呼吸的影响。要预防呕吐、反流导致误吸。若发生反流及误吸时,则应反复吸引清除,按误吸方案处理。

4. 预防术中低血压的措施　胰腺、肠道等大手术操作复杂、创伤大、时间长,应维持循环稳定,术中出现低血压的预防措施如下。

(1)注意体位变动:麻醉后改变体位时动作要轻柔、缓慢;预防直立性低血压。

(2)固定体位妥当:固定体位的支撑物要适宜,特殊体位不要妨碍呼吸和静脉回流。

(3)防止手术操作压迫回流:防止手术操作及拉钩、纱垫等压迫下腔静脉。

(4)防止腹内高压突然降低:肥胖、巨大肿瘤或大量腹水的患者,手术中防止腹内压突然降低时而引起的血压剧降,如腹水放掉时,要采取措施预防,如告知术者应缓慢减压,同时加快输液等。

(5)药物升压:当低血压经过处理无效、时间较久时,用麻黄碱、多巴胺或间羟胺等升压药维持收缩压在 90～100mmHg。

(6)使用激素:必要时使用激素,如氢化可的松 100～300mg 或地塞米松 5～10mg 静注。

5. **缩短手术时间**　手术操作,要尽量简单,稳、准、轻、快,以能达到治疗目的即可。手术时间越短对病人越有利。

6. **辅助麻醉药物**　预防和及时处理内脏牵拉反应,麻醉太浅时,可出现反射性呼吸和循环的干扰,甚至病人躁动等。用 0.5%～1%普鲁卡因封闭肠系膜根部或腹腔神经丛,以减轻反应。或用 0.5%～1%的利多卡因 15～20ml 封闭或撒入腹腔内表麻腹膜,或并用麻醉辅助药哌替啶 25～50mg 静注等措施以减轻内脏牵拉反应。对肌肉松弛要求较高,当腹肌紧张、关腹困难时,以 1%～2%普鲁卡因或利多卡因充分浸润、辅助全麻,或使用短时的肌松药等办法处理。

【常见手术和麻醉】

1. 急性肠梗阻和急症饱满胃手术麻醉

(1)麻醉前准备:急腹症患者手术常常很紧迫,但要在有限的时间里,全面而有重点地做好麻醉前准备,对提高治愈率、降低病死率很重要。

①纠正血容量不足:患者多存在脱水,有血液浓缩及血容量不足,术前应输血补液,予以纠正。

②纠正酸中毒:纠正病人的代谢性酸中毒,用 4%～5%碳酸氢钠静注。

③纠正低钾:病人有电解质失衡,在纠正脱水后,低钾更趋明显,可根据尿量及血钾水平补钾。

④应用抗生素:细菌毒素吸收后,形成败血症,尤其肠壁穿孔后引起腹膜炎,毒血症将更加显著,应用大量的、有效的抗生素。

⑤争取病情稳定:病人腹胀、腹压升高,影响下腔静脉回流及膈肌活动,影响正常的呼吸与循环,有时呕吐,发生误吸,甚至窒息。术前积极进行胃肠减压,尽力争取病情稳定和情况好转后再施行麻醉。

(2)麻醉选择:麻醉选择的基本原则是稳定血流动力学,创造良好的手术条件,防止反流误吸的发生。

①局麻或腹壁区域阻滞:适用于危重病人,仅做简单的减压引流及梗

阻解除,加上腹膜局部浸润、表面麻醉及肠系膜根部做封闭,手术当时能完成,较为安全。但须重视呕吐反流、血流动力学的稳定。

②硬膜外麻醉:一般情况较好,经术前输液等处理循环功能良好、无继发性中毒性休克的病人较为适用。穿刺点以肠梗阻部位而定。用药以小量、分次为原则,严重腹胀时,用量须酌减。

③全麻:有严重脱水、电解质和酸碱失衡、腹胀、呼吸急促、血压下降、心率增快的休克病人,选用气管内插管全麻较为安全。全麻气管内插管便于呼吸管理,保证供氧,增加安全性,无疑是急腹症手术的首选麻醉方法之一。

④诱导:对重症、老弱、腹胀严重的病人,在充分表麻下,选用清醒气管插管较安全,但要注意备好吸引器,一旦出现呕吐,立即在喉镜明视下,用粗管吸引干净。一般病人,应按饱满胃全麻诱导原则进行快速诱导插管。事先连接好心电图、血压及中心静脉压等监测,静脉通路通畅;面罩吸入纯氧 $5\sim6min$,或更长时间;放置胃肠减压管,尽量使胃排空;患者取头高 $30°$ 足高 $15°$ 的两头高、中间低的体位,手术床摇为 V 形,不使胃内容物反流;必须备好吸引器,且功能好,有效;预注筒箭毒碱 $3\sim6mg$ 后,再静注琥珀胆碱,以防止后者肌颤引起的胃内压上升;静注硫喷妥钠 $2\sim3mg/kg$、琥珀胆碱 $50\sim100mg$;由助手协助用手指下压第一气管软骨环;迅速做气管内插管,导管必须带套囊,插入后,立即将气囊充气;确诊导管在气管内,迅速恢复患者平卧体位;控制呼吸。诱导中不宜做加压氧吸入。

⑤麻醉维持:配合肌松药保证腹肌的松弛;拔管必须待病人完全清醒、通气量及血气分析正常后进行。

(3)麻醉管理:急腹症患者病情重、合并休克症状等,手术要求紧急。麻醉管理:①逐步改善缺氧状态,吸入纯氧,防止麻醉中缺氧和 CO_2 蓄积。吸氧提高 PaO_2,对肠梗阻的肿胀肠管也起到治疗作用。②继续进行抗休克综合治疗,补充有效循环血容量,输血输液要掌握剂量与速度,以维持生理需要的血红蛋白与血细胞比容,术中一般选平衡盐液。适当补充血浆和全血,以保持血压正常。严重腹胀、腹压显著高的病人,在腹膜切开或梗阻解除时,要预防血压下降。一旦出现血压下降,须做抗休克和对症处理。③纠酸:纠正代谢性酸中毒。④加强监测和观察:术中监测血压、CVP、尿量、血细胞比容、心电图、呼吸、心率和体温等。

2. 上消化道出血手术麻醉　患者多为食管静脉曲张破裂、胃肠肿瘤或溃疡及胃炎、胆管炎等合并出血,内科治疗难以控制,为急症手术来处理出血。出血严重,血容量低,伴不同程度的出血性休克,麻醉风险大,其特点如下。

(1)手术紧急:要争取手术时间,即手术不能拖延,若不及时手术,患者可因窒息或重度休克而死亡。术式分别为胃底血管结扎、门脉紧急分流术,脾切除或胃大部切除术等。

(2)误吸率高:属于上腹部胃饱满手术,存在误吸的可能性很大。

(3)术前准备重点:病人有严重贫血、低蛋白血症、肝功能不全、代谢性酸中毒等,大呕血或便血,多处在失血性休克状态。术前要在血压、尿量、CVP和血细胞比容监测下抗休克综合治疗,输入平衡液、胶体液及全血等,使休克好转或血压稳定后,再考虑手术。

(4)预防再出血:输新鲜全血、应用大量激素和镇静、稳定病人情绪等措施。

(5)麻醉选择:根据病情及麻醉本身条件,选局麻、硬膜外或全麻。对出血性休克或持续严重出血的病人,宜选气管内插管浅全麻。为防误吸,行表面麻醉下清醒气管内插管。维持麻醉选依托咪酯、羟丁酸钠、氯胺酮、咪达唑仑、芬太尼族及对心肌和循环抑制轻的肌松药。麻醉选择与肠梗阻相同。

(6)麻醉监测:做好血压、CVP、尿量及血细胞比容、心电图等监测。

(7)静脉通路畅通:术中必须有两条或更多条的静脉通路,保持畅通,根据监测情况,维持有效血容量,便于休克复苏。

(8)预防反流和误吸:全麻应按饱满胃的处理原则,要预防因呕吐反流发生而导致误吸或窒息。

(9)要重视治疗原发病变:有肝、肾损害者注意维护肝肾功能。上消化道出血常见有:①胃及十二指肠疾病的大出血,患者多有低血浆蛋白、低体重、营养不良等;②门静脉高压患者的大出血,可并有脾功能亢进及肝硬化,门静脉高压症(门静脉压力>25cmH_2O),应注意保肝;③胆道及胆内大出血等。

3. 腹部创伤手术麻醉　腹部实质性器官创伤大出血患者常需紧急手术。补充有效血容量,麻醉中需大量输血,同时给予抗休克的其他处理。参见休克病人的麻醉及本章第三节创伤手术麻醉。

4. **胃、十二指肠穿孔手术麻醉**　胃、十二指肠穿孔是常见的急腹症。除应激性溃疡穿孔外,有长期溃疡史及营养不良等病理变化。常出现剧烈腹痛、脱水及继发性中毒性休克。在综合抗休克治疗取得一定疗效后行紧急穿孔修补＋腹腔引流手术麻醉。麻醉选择,如休克纠正后慎选硬膜外麻醉。小量分次用药、严格控制阻滞平面;继续纠正脱水、血浓缩、代谢性酸中毒;防治内脏牵拉反应等。否则选气管内插管全麻。麻醉后重点预防肺部并发症。

5. **急性坏死性胰腺炎手术麻醉**　急性坏死性胰腺炎近年有发病增多趋势,发病突然、凶猛,发病早期即出现休克。在抗休克的同时,尽快实施麻醉,手术清除坏死组织、引流脓液。这类患者病情复杂、严重,术前已有心血管、呼吸功能障碍、肝功能异常、肾功能异常、休克状态、低蛋白血症及水、电解质或酸碱失衡及全身情况差等。术前应禁食、鼻胃管胃肠减压,加强支持疗法,纠正水、电解质和酸碱平衡紊乱;麻醉前及麻醉中输入血浆代用品、血浆和全血以补充血容量,输注多巴胺升压,静注毛花苷 C,纠正心律失常和保肾利尿。纠正电解质紊乱及低钙血症,给予大量激素和抗生素治疗。解痉止痛。对重症患者首选全麻,气管内插管,保持气道通畅,防止误吸,正压通气提高呼衰及 ARDS 患者 PaO_2,维持 CO_2 和正常氧合。免用对心肌抑制的硫喷妥钠等药物,根据手术难易和病情,控制麻醉深浅和肌松程度,满足手术要求。术后保留导管送回 ICU,便于实施机械呼吸。硬膜外阻滞从严掌握,对于循环稳定患者可选用,小量多次用药,并观察用药反应。术后留管镇痛。注意呼吸管理,维护肝功能,防治 ARDS 和肾功能不全。

第三节　创伤手术麻醉

近年来,创伤外科得到了不断的普及和提高。创伤已居当今夺命"杀手"第三位。严重的多发性损伤病人增多,病情紧急、危重、复杂,大部分需要及时抢救性手术治疗。创伤患者在病情及麻醉处理上有一定的特殊性。创伤患者无论是抢救复苏还是抢救性手术的死亡率比择期手术高50%～75%,麻醉科医师肩负重要责任和任务。

【麻醉前评估】

1. **维持呼吸**　气道的管理是创伤手术麻醉首要任务。应控制气道,维持好呼吸。约 30%严重创伤患者,为胸部创伤,常因气道梗阻、缺氧,在短时间内死亡。如昏迷患者的舌后坠,胃内容物、凝血块和其他异物的气道阻塞;严重颌面外伤伤员,组织水肿,口、鼻腔大出血造成的梗阻窒息等。要尽快建立通畅的气道,迅速清除阻塞气道的一切异物;昏迷患者将头偏向一侧、颈项后伸,托起下颌,放置口咽导管;充分供氧等。提高血氧浓度是抢救最重要一环。

2. 分析呼吸困难的原因 创伤患者若未立即死亡,最常见的症状之一是通气障碍,其原因有 8 类。

(1)上气道梗阻:颌面、咽喉、颈部损伤,或血液、分泌物和异物堵塞等引起上气道梗阻,胃内容物误吸、气管痉挛、气道烧伤等,都是气道梗阻的常见原因。

(2)颅脑损伤:因中枢抑制、颅内压升高等可发生呼吸困难致严重低氧血症。

(3)延髓损伤波及生命中枢。

(4)高位脊髓损伤致呼吸肌瘫痪。

(5)多发性肋骨骨折疼痛、反常呼吸限制了气体交换。

(6)外伤型膈肌破裂、膈疝。

(7)肺损伤:肺实质挫伤,充血、水肿、血气胸。

(8)张力气胸:开放气胸是胸部创伤的常见并发症,可造成纵隔移位,而严重干扰呼吸和循环,出现反常呼吸。

3. 呼吸困难的处理 麻醉前必须根据创伤部位、创伤程度及临床表现对呼吸困难施行如下处理。

(1)气胸:气胸及多发性肋骨骨折应做胸腔穿刺或闭式引流、吸氧。

(2)昏迷患者:多为颅脑损伤所致。气管内插管,实施机械通气。

(3)严重颌面部损伤:颌骨骨折可造成插管困难;颈椎骨折脱位插管时易造成脊髓的继发性损伤,可选用经鼻插管。

(4)颈椎骨折脱位:不宜多活动头颈,经鼻插管不成功时,可在纤维支气管镜引导下插管。

(5)气管造口术:严重颌面、喉咽、颈、气管的损伤,重度气道烧伤等,须做气管造口术。

(6)粗针头环甲膜穿刺:为解除气道梗阻的急救措施,或气管插管或气管造口术之前的暂时的措施,且供氧必须高流量才能达到供氧目的。

(7)机械呼吸:呼吸器支持呼吸。

(8)肺泡血流灌注不足:缺氧除呼吸原因外,亦须考虑循环的原因,低血流量时肺泡血流灌注不足也不能解决缺氧问题,故必须补充血容量。

(9)气管破裂:出现颈部气肿,纵隔增宽者,为气管破裂之故。或大血管破裂,严重休克、神志不清、病情危重,必须立即气管内插管,机械呼吸尽快实施损伤控制性手术探查止血。

4. 弄清伤情　创伤患者伤情严重、凶险,胸内大血管破裂时,失血量大且伴严重失血性休克、血气胸和心脏压塞等复合伤,术前尽可能了解伤情,搞清诊断。以免漏诊。送 ICU 加强治疗监测,即刻展开损伤控制性液体复苏。

(1)处理原则:严重创伤多为复合伤,伤情复杂危重多变,处理较困难。如头部损伤有 30%合并其他部位损伤;胸部损伤有 80%合并头部损伤、44%合并腹部伤、26%合并四肢伤;四肢、脊柱损伤有 23.1%合并胸、腹或颅脑损伤,处理更加困难。及时、正确、有效地处理患者可遵循的原则:①判断伤情,经初步处理后,立即送往条件较好的医院进行抢救;②病情需要手术紧急治疗者,麻醉医师必须密切配合,不拖延;③严重损伤,早期只须重点初步检查,待病情稳定后再做详细、全面检查;④心脏挫伤,可致心律失常,心功能骤减。胸部创伤者中约 5%伴心肌挫伤;38%伴 ECG 改变;心包腔积血或心脏压塞。若有心脏压塞者,按第 6 章第七节中的闭式心脏手术麻醉的相关内容处理。

(2)失血量评估:创伤后失血和血容量减少;任何创伤都有失血,术前对失血量估计的方法为:①开放伤口失血量较闭合性容易估计,一个手掌大小的开放伤口约失血 500ml。②骨折失血量:尺桡骨 200～400ml;胫骨 500～1000ml;肱骨 500～750ml;股骨 1000～2000ml;骨盆一处骨折 2000～4000ml;多处骨折 8000～12 000ml。③创伤部位和损伤的程度:失血的多少与损伤的部位和程度有关。不同部位损伤失血量不一样:上肢 500～1000ml;小腿 500～2000ml;大腿 1000～3500ml;骨盆 1000～4000ml;腹部严重肝脾破裂、肠系列血管破裂,出血在 1000～5000ml;胸部 1000～4000ml。

(3)创伤性休克的判断:创伤性休克病人多为复合伤,伤情严重,危险,麻醉处理困难。术前要正确判断创伤患者的休克程度,才能判断其对麻醉的耐受性。主要以临床征象判断①5P:临床主要表现简称 5P,即皮肤苍白(pallor)、冷汗(perspiration)、虚脱状态(prostration)、脉搏细弱无力(pulselessness)、肺功能障碍(pulmonary function abnormality)。②具备下列6项中2项可诊断:一是SP<100mmHg;二是脉压<30mmHg;三是有冷汗、皮肤苍白等休克症状;四是尿量<25ml/h;五是血乳酸>3mmol/L;六是心脏指数<2.5L/(min·m²)。③创伤休克分类:根据临床征象估计失血量,将创伤休克分成Ⅲ类,详见表7-2。④失血量的估计偏少:临床工作中对失血量的估计大多较实际失血量要少。失血量要及时补充。

表 7-2　创伤休克的分类

项　　目		Ⅰ(轻度)	Ⅱ(中度)	Ⅲ(重度)
循环	血　压	无变化	升　高	不能测知
	中心静脉压	正常或升高	下　降	明显下降
	脉　搏	正常或升高	升　高	明显上升
	末梢循环	轻度下降	中度下降	明显下降
呼吸	呼吸困难	无	中　度	严　重
	血气分析	正　常	PaO₂下降、PaCO₂下降	PaO₂及PaCO₂明显下降
尿　量		正　常	下　降	无
神　志		正　常	淡　漠	昏　迷
失血量占全身血量		<30%	>30%	>50%

【麻醉前准备】　患者入手术室时一般已经进行了抗休克复苏的紧急处理,仍须快速诊治,积极处理的同时。常需在气管内插管静脉复合或静吸复合麻醉下急症开胸探查手术。应抓住伤后1h救治的黄金时间,争取时间施行麻醉前准备。

1. 创伤性休克的诱因

(1)创伤后失血:失血性休克又分为可逆性和不可逆(顽固)性休克。可逆性休克又分为早期和晚期二阶段。早期阶段即代偿性血管收缩阶段。此期因儿茶酚胺分泌增加、血管收缩,血压可略升、正常或下降,经输血输液可以纠正。晚期可逆性休克,表现为毛细血管、小静脉、小动脉扩张,多因严重失血后未经及时处理,机体失去代偿能力所致。血压明显下降。由于血管床的扩张与毛细血管的漏出,需要比失血量更多的血液输入才能补足血容量。当全身血容量丢失>20%时,全身毛细血管渗透性增加,液体经毛细血管渗出到组织间隙,增加了体液的丢失,即毛细血管漏。经过输血、补液后,若休克情况未见改善,则可进入顽固性休克期。很难处理,发展下去,可影响心、肝、肾、肺等脏器功能。此时更难恢复。顽固性休克又分为顽固性和不可逆两阶段,但界限难以分清。

(2)心源性休克:由如上所述的心脏损伤引起,如心脏压塞和心肌直接受挫伤,影响心排血量,临床表现为心音弱,失血量与低血压不相符合,心影增宽变大,CVP 增高时,出现心律失常和心力衰竭。麻醉诱导后会越易出现严重低血压或心搏停止。

2. **失血性休克的治疗**　以迅速及时恢复有效循环血容量为原则。保持静脉开放和输液的通畅;失血必须及时补充,要开放两条以上的静脉通路,深静脉导管针穿刺或静脉切开置管,或锁骨下及颈内深静脉穿刺均可选取快速输血、输液。

(1)补充血容量所用液体:平衡盐液可以补充功能性细胞外液的不足。输注后血细胞比容>30%,不会影响携氧能力。在出血尚未止住前,应尽量输平衡盐液,当出血止住后再输注全血,以节省血液。若患者情况不改善,血压不回升;若出血量>15%或血细胞比容<28%时,输全血。一旦配好血后,仍须尽早输入,因平衡盐液虽有许多优点,但仍不能代替全血。如有条件可行成分输血对病人更有利。大量输血须注意输血反应的问题。采用微孔滤器、血液输入前加温、给碱性药和钙剂、尽力输新鲜血等措施,以避免库存血内血小板和其他凝血因子的减少,均为预防输血反应的可行措施。右旋糖酐,可暂时起到扩容的目的,但用量过大时可出现出血倾向,用量不应>10ml/(kg·h)。冷冻干血浆、浓缩红细胞和5%白蛋白,在抢救休克时输入,可收到良好效果,无过敏、无高血钾、有避免血源性肝炎等疾病传播的优点,但价格昂贵,尚未普遍应用。避免或限制应用5%葡萄糖,因严重创伤失血后血糖增高和乳酸血症,以及创伤后葡萄糖的利用受到影响,同时输水过多可造成低渗状态,以致发生水中毒。理想的复苏效果应使病人血球压积≥30%,维持基本脏器灌注的血压(允许性低血压)。输注高渗盐羟乙基淀粉液<5ml/(kg·d),可减少复苏液体用量,维持血压,减少出血和不影响凝血过程。

(2)输液总量:失血量达 2000ml,输液、输血量可达到 5000～7000ml。在 CVP、尿量和血细胞比容监测下输入,在创伤早期的 30min 内,输入 1000～2000ml 平衡盐液扩容,可作为是否有继续失血的检验。失血性休克的患者早期输入 3000～4000ml 不会引起任何危险,但对原有心、肾疾病的患者要小心应用。

3. 顽固性休克的治疗 以综合抗休克措施为主,具体如下。

(1)动脉输血:输液输血后,血压仍低,循环情况未改善时,经动脉输血。

(2)升压药:血压仍低时,多巴胺 100mg 加入平衡盐液 100ml 内输注,根据血压情况决定输注速度。

(3)激素:在休克发生<4h 内应用地塞米松 5.0～40mg 静注,逆转重度休克效果好;还可提高机体的应激能力。

(4)纠正酸中毒。保温、控制寒战、静注碳酸氢钠。

(5)少量纳洛酮逆转重度休克有效果。

(6)注意纠正并发症:如心源性休克、张力性气胸、心脏压塞、心肌直接损伤引起的心律失常、心衰等并发症,毛花苷 C 0.1～0.2mg 静注,可起到效果。

(7)采取积极有效措施止血。严重失血时应及时补充失血,并积极手术止血,才能挽救患者生命。躯体及四肢等出血可用敷料压迫、止血带、抗休克裤等止血方法,胸腹部未停止的内出血,须立即急症手术探查止血。即绿色通道手术。

(8)血管扩张药:山莨菪碱的应用等。

(9)抗氧自由基药物如 SOD 应用。

(10)创伤凝血障碍纠正,补充血小板、冷沉淀和重组Ⅶa。

4. 其他准备 创伤手术前多无充裕时间准备,但经以上抢救措施处理,不可缺少。同时,尽量做好以下几点。

(1)现病史:了解患者的伤情、手术范围等和必要的检查结果,了解受伤原因、时间、是否处理过、用过什么药等。

(2)既往史:了解心、肺、肝、肾、内分泌等既往史,曾长期服用过什么药,如抗高血压药、洋地黄、激素等。

(3)药物过敏:了解药物过敏史。

(4)老年创伤患者:对老年性创伤患者,老年人多合并心肺疾病,其复杂性要予以重视,抢救中更应避免麻痹大意。

(5)进食时间:麻醉前了解患者的进食时间,创伤后胃排空时间延长1倍以上,故进食与受伤的间隔时间很重要。急诊患者一律按饱胃处理对待。

(6)留置两管:麻醉前下胃管持续胃肠减压,留置导尿管,便于监测尿量。

【麻醉前用药】　麻醉前用药对预后可增加麻醉的平稳性。

(1)镇痛药少量静注,注意用药量以不影响患者的呼吸功能为原则,尤其对循环、呼吸已受损的患者。

(2)重危、神志不清及昏迷患者的镇静、镇痛药可省略。

(3)不用巴比妥类药物,因有时可产生兴奋躁动而达不到镇静目的。

(4)必用颠茄类药,以减少分泌和对抗不良反射的作用。不要怕用药后脉搏加快。

【麻醉管理】　以不影响创伤后机体循环代偿功能和复苏为原则。

1.局麻　只用于小的创伤手术,对患者的生理影响轻微。患者要合作,避免药物过量,必要时给予辅助镇静、镇痛药。垂危患者可以在呼吸、循环辅助的同时,局麻下完成某些开胸、开腹和开颅探查等手术。

2.区域神经阻滞　单纯肢体损伤可选择神经阻滞麻醉。腹部创伤或单纯性胃肠道损伤、下肢损伤选腰麻或硬膜外麻醉时,凡有休克或有低血容量者禁忌;可应用股神经、坐骨神经阻滞。上肢手术选用臂丛麻醉。脊髓或外周神经有损伤时禁用腰麻和硬膜外麻醉。硬膜外麻醉用在出血不多的下肢或腹部损伤手术,或经输液、输血使休克基本纠正后,也可在严密观察下选用,穿刺点选择最低,先注射试验量,但用药量须小,监测血压、脉搏的变化,分次、小量用局麻药;低血容量休克病人对麻药耐受性差,平面容易扩散过广,应适当控制平面,保证液体通畅,可随时加速输液,必要时用升压药,以提高血压。

3.全麻　以气管内插管,全麻为首选。适应证为胸腹、颅脑同时合并肢体损伤时;严重复合伤;休克;头颈、躯干部损伤;合并脊髓损伤等。创伤休克的患者在扩容和吸氧下,以气管内插管浅麻醉加肌松药,控制呼吸为原则。

(1)诱导:清醒插管或静脉诱导插管,静脉诱导插管按饱满胃麻醉原则处理。肺实质损伤者多伴有咯血,诱导时要避免呛咳,警惕大量血液涌出造成窒息意外。

(2)复苏:已施行气管导管插管者,要检查导管的位置,有无漏气,导管通畅情况。

(3)麻醉维持:氧化亚氮、氧、镇痛药、肌松药对循环无影响,为首选。恩氟烷和异氟烷间断吸入。对循环影响小,体内代谢破坏少,肝脏的影响轻微,对创伤后肝功能已受损者更有利;异氟烷可使心率加快,心排血量增加,外周阻力降低,适用于创伤休克患者。氯胺酮止痛作用强,中枢抑制轻,兴奋神经系统,呼吸易于维持通畅,使上气道及咽喉部肌肉保持一定的张力,保留反射容易维持气道通畅,使血压升高,可用于严重创伤性休克患者,以氯胺酮、芬太尼等镇痛药及肌松药维持麻醉。氯胺酮可与琥珀胆碱合用麻醉诱导。但氯胺酮增加颅内压,脑外伤者慎用。氟芬合剂(50∶1)不影响心脏收缩力,使周围血管阻力降低,末梢血容量增加,心排血量增加;用氟芬合剂后心血管维持稳定,只偶尔出现低血压,而心脏指数无改变,氟芬＋泮库溴铵,必要时辅助吸入氧化亚氮、氧,是休克病人手术常用麻醉维持方法。应分次少量给药,有低血容量时须予以纠正。氟芬合剂也可用于清醒气管插管。琥珀胆碱引起高血钾,在伤后 1～2d 用时应警惕。预防方法是静注维库溴铵 0.005～0.01mg/kg 后,再静注琥珀胆碱。泮库溴铵无组胺释放作用,对心率、血压、心排血量均无明显影响,用于严重创伤后无低血压的顾虑,常与氯胺酮合用于创伤失血患者。

【麻醉监测】

1. 循环监测　脉搏、血压和末梢循环的测定与临床观察。

2. CVP　对大量输血、输液有指导意义。

3. 尿量　尿量的多少与补液量和肾功能的关系密切。

4. 连续监测心电图　了解心率、传导功能、心律失常、心肌有无缺血、电解质紊乱等,是危重患者常用的方法。

5. 血气分析　了解通气、氧合及酸碱平衡情况。

6. 体温监测　大量输血、输液、广泛暴露创面等易造成低体温,也可有体温升高者。

7. 呼吸功能监测　观察皮肤及渗血的颜色了解氧合情况;通过呼吸

动度了解有无气道梗阻、气胸和反常呼吸等,肺部听诊可早期发现肺部的病理改变,SpO_2 了解机体是否缺氧。

8. 出血量监测 术中血细胞比容、电解质及凝血功能的检查,对进一步正确处理患者,很有参考意义。

9. 临床观察不能忽视 创伤患者的监测有许多现代的先进仪器,但临床的观察不能被代替,仍不能忽视,只有全面的综合分析,才能得出正确的诊断。

【心脏外伤急症手术麻醉】

1. 麻醉前准备 心脏外伤病人多伴有失血性休克,须立即手术抢救,时间紧迫,尽快做好麻醉准备。①胸腔闭式引流;②尽快建立静脉通道或深静脉穿刺;③快速补液补血;④动脉穿刺直接监测 MAP;⑤备大量血液;⑥纠正休克、低血容量和呼吸紊乱、水电紊乱、酸碱紊乱。维持 $SP>60mmHg$。

2. 气管内插管全麻 诱导氯胺酮 $2\sim3mg/kg$、芬太尼 $2\sim5\mu g/kg$、氯琥珀胆碱 $2mg/kg$ 静注,快速气管内插管。维持用小量氯胺酮、芬太尼和氯琥珀胆碱。其他麻醉管理同重度创伤麻醉及心脏内手术麻醉。

【老年创伤手术麻醉】

1. 麻醉准备 老年创伤患者要加强麻醉前准备,充分评估麻醉中可能出现的问题,并在术前做好认真的应对措施。

(1)重要器官功能退化:老年人对创伤、手术及麻醉的应激反应能力降低,防御功能的下降是重要器官退化的结果。麻醉处理和用药时,要注意这一点的复杂性和特殊性。

(2)改善循环情况:老年人多合并冠心病、高血压、动脉硬化、瓣膜疾病和心律失常等心血管性疾病;血管弹性下降,心功能不良,不能正常地调节血流、血压、血容量;血容量偏低;若同时伴有心脏扩大、静脉压高、肺和其他实质脏器充血更会影响心血管的代偿功能。麻醉前应仔细估计病情,尽量改善患者循环情况。有失血时,血容量的补充切忌逾量,否则增加心脏的负担,甚至造成心衰。

(3)呼吸功能的维持:老年人多合并有肺气肿、功能性残气量增加、潮气量、肺活量减少,肺顺应性降低等影响了通气功能和弥散功能。若掌握不好输血、输液易出现肺水肿。老年人 PaO_2 偏低,$PaCO_2$ 偏高。咳嗽反射减弱,易造成误吸;分泌物多不易咳出,术后易造成肺不张。应常规吸氧,

监测 SpO_2,避免应用抑制呼吸药物。

(4)肝肾功能的维护:老年人肝肾功能低下,肾血流量,肾小球滤过率降低。肝对药物的解毒功能降低,任何药物代谢、排泄均较慢。

(5)麻醉前用药:麻醉前的镇静、镇痛药可省略,若用时可减量,避免对循环、呼吸的抑制。

2. 麻醉管理 老年创伤患者的麻醉管理更为重要。

(1)局麻:对生理干扰小,用于老年人更安全。但老年人对局麻药的耐受量低,故用局麻药的种类、浓度、剂量都应特别注意。

(2)硬膜外麻醉:股骨近端骨折为老年常见的创伤,如股骨颈骨折,粗隆部骨折,多为选择性手术。包括三刃钉内固定,或人工股骨头和全髋置换术,脊柱无损伤均可选用硬膜外麻醉。给药时要少量分次,严密观察,维持血压的稳定。

(3)腰麻:要慎重,要预防血压剧烈波动和急骤下降。近年来多选CSEA,麻醉效果好,并发症少。

(4)全麻:要维持最浅的麻醉。用药量要小,有时少量的麻药即可出现深麻醉的表现,要掌握适当。术后即醒,对患者恢复有利。

【挤压综合征手术的麻醉处理】

1. 特点 四肢或躯干严重创伤之后常并发挤压综合征,系肌肉长时间受压致大批肌肉缺血坏死,死亡率很高。近年来应用人工透析治疗,死亡率已明显下降。临床表现为皮肤肿胀、变硬、张力增加、水疱形成、皮下淤血、小血管阻塞、肢体缺血;坏死组织释出毒素后,被组织吸收出现严重全身中毒反应症状、肾功能不全、神志恍惚、呼吸深快、躁动、恶心、少尿或尿闭,脉快、高热、心律失常等;化验检查示肌红蛋白尿、高血钾、贫血、酸中毒和氮质血症。

2. 麻醉处理困难 须手术治疗。早期行筋膜间隔切开减压,才能阻止挤压综合征继续恶化和促进受损肢体功能恢复;对肢体感染坏死、全身中毒严重者须行截肢手术。麻醉处理应极谨慎。应注意高血钾、保护肾功能、纠正酸中毒、碱化尿液。

3. 麻醉选择 麻醉选择以不影响肾功能为原则。

(1)硬膜外阻滞:病人不存在休克,下肢截肢可选硬膜外阻滞麻醉。经 $L_{2\sim3}$ 椎间隙穿刺,向头侧置管,辅助氟哌利多、哌替啶。

(2)全麻:如为多发损伤或伴低血容量性休克选用气管内全麻。以咪达唑仑＋丙泊酚静注诱导;氯胺酮复合氟芬合剂、吸入恩氟烷或异氟烷维持。高钾者免用氯琥珀胆碱;输高渗糖＋胰岛素,必要时输新鲜血、碱性液,利尿等。

第四节　休克患者手术麻醉

【手术特点】　休克的原因为失血、创伤、感染和心力衰竭。失血性休克患者,急需手术治疗除去病因,但患者病情危重,处于重度休克状态,严重威胁着病人的生命须尽快手术止血,但麻醉选择与处理十分复杂。主要特点如下。

1. 麻醉风险和难度大　麻醉可加重原有休克,而手术又势在必行,麻醉和治疗难度大,如处理不及时或不恰当则危及患者生命。

2. 手术时机难以把握　有限的时间内既要做好适宜的术前准备,又不能贻误手术时机,麻醉前准备时间紧迫。

3. 对麻醉的技术和经验要求高　属急症手术,又属抢救性手术;休克病情严重,急症手术麻醉死亡率高,手术危险性大,必须麻醉操作熟练,并持积极而慎重的态度,才能保证心肺脑的血液灌流、休克的复苏、氧供、纠酸、恢复有氧代谢等生命的维护及手术顺利进行,对麻醉技术要求高。

【麻醉前准备】

1. 有效地纠正休克　失血性休克要尽快控制活动性出血,开放两条以上静脉,严重者静脉切开,或行深静脉穿刺,积极抗休克,监测 CVP。提高患者对麻醉和手术的耐受性。适当抗休克的同时尽早争取手术,方能纠正产生休克的病因。

2. 迅速补充血容量　估计出血量的多少,备好抢救用血量。除心源性休克外,都存在有效循环血容量不足,应补充血容量并使血液稀释,行容量复苏,术中尽快输血、输液,补充失去血容量,使收缩压＞90mmHg,尽快改善组织低灌注状态,为尽早施行手术创造条件,解除休克。

3. 留置导尿管　观察尿量,防治肾功能衰竭。

4. 保持气道通畅　充分给氧,必要时支持呼吸,维持 $PaO_2 >$ 80mmHg 及 $PaCO_2 < 50$mmHg。

5. 麻醉前下胃管　胃肠吸引减压,预防误吸。

6. 纠正水、电解质紊乱　根据 CO_2 结合力的检查结果,以纠正水、电解质紊乱。进行血、尿常规、血细胞比容、尿比重、电解质的 K^+、Na^+、Cl^- 等检查,以及尿素氮、肌酐、非蛋白氮及胸透、心电图等检查。有条件时,及时行血气分析以指导休克抢救。

7. **边抗休克边手术** 紧迫情况的内出血性休克,血压测不到,立即送手术室尽快行手术止血抢救生命。立即输血,边抗休克、边手术。不允许有过多时间行术前准备。

8. **纠正脱水、酸中毒和电解质紊乱** 休克常伴有严重脱水、电解质紊乱。对较轻的病例,往往只需要单纯地纠正脱水、纠正酸中毒、电解质紊乱后,循环功能即有改善,血压回升。

9. **中毒性休克患者麻醉前准备** 感染性休克是对免疫原产生的全身性炎症反应所致的分布性休克。最常见的免疫原是革兰阴性菌释放的内毒素。

(1)高排低阻性中毒性休克:可视为中毒性休克的代偿期,多由革兰阴性杆菌内毒素引起,临床上虽有低血压,但心排血量高于正常,出现细胞水平的组织供氧不足。发热,脉快而有力,呼吸浅快。如病情进一步发展,则与低排高阻一样。

(2)低排高阻性中毒性休克:往往是中毒性休克的晚期或葡萄球菌的外毒素所引起,外毒素使小血管极度痉挛,还可因心功能受抑制和其他的休克表现一样。

(3)血管扩张药支持循环:高排低阻性休克时,如用血管扩张药则心排血量锐减;但休克晚期无例外地发生心力衰竭,心排血量显著降低,心负荷相对增加。此时如用血管扩张药,可使外周阻力降低而减轻心脏负担,效果较好。这必须以纠正水与电解质紊乱为前提。

(4)防治肾功能衰竭:阻塞性黄疸患者在肝功能低下及手术创伤等影响下,术后易发生急性肾功能衰竭,导致肝肾综合征。因胆汁有强烈的胆碱能作用,引起极度的血管扩张,导致钠和水大量丧失,应注意补充平衡液和人工胶体液体,防治肾功能衰竭。

(5)防治弥散性血管内凝血(DIC):中毒性休克的内毒素直接损害血管微循环,直接损害心肌,易发生 DIC,要控制病因,高凝期用小量肝素等防治。

(6)抗感染:术前抗生素大量应用,要及时、量足、联合、做敏感性试验后用到术后 5～7d。

(7)纠正酸中毒:可输入 5％碳酸氢钠液纠正酸中毒,为采取综合抗休克措施之一。

10. **麻醉前用药**　休克患者手术时的麻醉前用药可免用或减量用。

(1)免用:病情严重者免用,或入手术室后静脉追补,仅用阿托品或东莨菪碱。

(2)入室后补用:紧急手术,术前来不及或入室后加用对循环、呼吸抑制小的镇静药物,如咪达唑仑等。

(3)镇痛药减量用:如有疼痛,用镇痛药可加重休克,用哌替啶、吗啡类药物时应减量,并严密观察,小量分次应用。

11. **麻醉选择原则**

(1)对循环功能无明显抑制:尽量选用对患者血流动力学影响小、对循环抑制轻,又能满足手术要求的麻醉。

(2)保持气道通畅:充分吸氧,保证有效的通气量。

(3)注意禁忌用药:避免加重休克,减少麻药的用量,因休克患者对麻药耐受性减小。

【麻醉选择】　以安全为妥,根据创伤部位、手术性质、范围及患者情况选用以下方法。

1. **腰麻**　要慎用。

2. **硬膜外麻醉**　在经过补液、纠正酸中毒等抗休克综合措施治疗后,病情好转,血压回升的早期休克;或抢救后休克已得到控制,患者情况尚好时,在继续抗休克的前提下,慎重选用。采用连续法,小量分次给药,并辅助少量镇静、镇痛药物,严密观察用药后血压的变化,因硬膜外阻滞对血流动力学影响大,要注意补充血容量及给氧。或是患者病情较重时,抗休克治疗后血压回升不理想,硬膜外穿刺成功、置管后不立即注药,缓慢翻身平卧,加快输血输液的同时,先局麻下施行手术,经补充血容量或内出血被手术止住等处理,血压回升后,再从硬膜外管内给药,即能更好地满足手术的要求。应在严密监护下实施、严格控制麻醉阻滞平面。病情严重,血流动力学紊乱严重的不宜选用硬膜外麻醉。

3. **局麻**　对垂危的休克患者,清醒下,充分给氧,于局麻下行最简单的解除病因的手术,如胆囊积脓的胆囊切开引流术等,安全,对机体影响小,手术时间越短越好,避免强烈手术刺激对机体带来的不良影响。

4. **全麻**　适用于严重休克、多处复合伤、多发病变、手术复杂患者;

严重低血压休克患者,经扩容、正性肌力药等治疗效果不良;精神过度紧张或不合作的患者;严重脓毒性休克、高热、衰竭、昏迷的患者及饱胃患者选用全麻安全;气管内插管便于抢救,保证气道通畅,给氧及支持呼吸方便;并用肌松药后,可避免深麻醉对循环的抑制,能为手术创造良好的手术条件。

(1)诱导方法:诱导前先静注 7.5％氯化钠液 100～200ml＋6％右旋糖酐-70 500ml,对提升血压和增强患者对麻醉的耐受力有好处。对垂危、衰竭、饱食者在表麻下行清醒插管;或 2.5％硫喷妥钠 2～5ml 加琥珀胆碱 30～50mg,静注后气管内插管;或咪达唑仑 0.05～0.2mg/kg 加琥珀胆碱 30～50mg 和芬太尼 2～4μg/kg,静注后快速气管内插管;或氯胺酮 30～50mg 加咪达唑仑 10mg 加琥珀胆碱 30～50mg,静注后快速插管;病情严重,如昏迷患者,不需药物诱导,即可气管内插管,机械通气。

(2)全麻维持:氯胺酮和肌松药(维库溴铵或阿曲库铵或泮库溴铵等)复合液静脉输注;γ-OH 2.5～5g,分次静注;或神经安定镇痛麻醉,如复合氧化亚氮吸入,效果更好,对循环抑制少,哌替啶复合液静脉输注,辅助恩氟烷、异氟烷或七氟烷等吸入麻药,以芬太尼、氯胺酮、γ-OH、神经安定镇痛麻醉是麻醉维持较理想的方法。

【麻醉管理】

1. 麻药量要慎重　麻药对循环和代谢有不同程度的影响,休克患者对镇静、镇痛、肌松和各种麻药的耐量很差,应用前,要尽量减少药物对休克患者的不利影响。给麻药量要慎重,采用少量试探性给药法,小量麻醉药即可满足手术的需要。或采取少量、多次给药法。

2. 保持气道通畅　充分供氧,避免 CO_2 蓄积和缺氧。入手术室后,面罩下加压给氧。保证足够通气量,必要时,使用肌松药,施行辅助和控制呼吸。若出现呼吸功能不全,应积极处理(详见第 11 章第一节急性呼吸窘迫综合征抢救)。

3. 肺部疾病者不用氯胺酮　有肺部疾病患者,最好不用氯胺酮,因其增加肺阻力。

4. 减少刺激　尽量减少手术操作的刺激,手术时间尽量缩短。必要时充分阻滞反射区,如肺门周围、肠系膜根部等用局麻药阻滞,以降低迷走神经应激性。

5. 维持血压　血压测不到,或血压过低,或长时间处于低血压状态,必要时停止手术,或停止各种刺激,以防止心搏、呼吸骤停等。积极处理,包括加压输血、用升压药暂时提升血压。当输液量已补足、CVP>15cmH₂O,血压仍低时,给予毛花苷 C 强心。

6. 术中继续积极有效地施行抗休克综合治疗措施

(1)快速补充血容量:及早开放静脉,快速容量复苏,输血、补液,穿刺困难时及早行静脉切开或深静脉穿刺。休克早期输注乳酸钠或碳酸氢钠平衡盐液的同时,输注少量的高渗盐水复苏效果好。胶体液以中、低分子右旋糖酐、706 代血浆和羟乙基淀粉注射液为主,后以补充全血为主,即使是出血性休克,也应该这样。以新鲜血液最理想。必要时加压输血。休克的晚期应补充葡萄糖液。输液中严密观察患者,以防心负荷过重。经补充血容量后,血压仍不回升或下降时,用 7.5%氯化钠溶液 100～200ml 快速静注,必要时多巴胺 2～10μg/(kg·min)或多巴酚丁胺 2.5～10μg/(kg·min)等输注,维持收缩压在 85mmHg 以上,不致使重要器官的低灌流时间过久,也可与间羟胺合用,以减轻不良反应。

(2)血管扩张药:对低血容量性休克患者,用血管扩张药可解除小动脉、小静脉的痉挛,关闭动脉短路,疏通微循环,增加组织灌注量和回心血量。①晚期休克时,低血容量致心衰,心排血量降低,外周血管总阻力及 CVP 升高,则用血管扩张药为宜,同时补充血容量。②任何原因引起的休克,如出现肺动脉高压或左心衰竭或急性肺水肿时。③心源性休克前负荷增加而血压升高仍不理想。④用血管升压药虽能维持正常血压,但末梢未见改善。⑤氧分压正常而脉率、氧饱和度较低,在补充血容量的同时,也是用血管扩张药的指征。应用山莨菪碱 10～20mg 静注,必要时 15～30min 重复 1 次。或酚妥拉明 20mg 加入 5%葡萄糖 500ml 内输注。

(3)纠正低渗综合征:在休克患者救治中,由于大量输血、补液,易出现低渗综合征,必须及时纠正。因输含糖液过多,输钠少,水分进入间质、细胞内,此时钠被稀释,脑细胞肿胀,即出现头痛、恶心、呕吐、多汗、困倦、意识模糊或谵妄;肌肉抽搐、昏迷、惊厥;休克者常于惊厥时才被发现。一旦发生低渗综合征,应立即停输低渗液,给甘露醇每次 1～2g/kg 脱水利尿;或 7.5%高张氯化钠 3～4ml/kg 或输入浓缩血浆蛋白、干燥血浆等以提高血浆的渗透压。

(4)改善血循环:在血容量已补足、血压仍无明显回升时,用强心药,以改善心肌功能,纠正心率和心律失常。用毛花苷 C 0.4mg 缓慢静注。

(5)纠正酸中毒:要彻底改善微循环和保护肾功能,方能彻底纠正酸中毒。使用缓冲剂缓解,以 5%碳酸氢钠最常用。

①5%碳酸氢钠:先以 100～250ml 输注,后根据血液 CO_2 结合力化验结果,按公式来计算,酌情予以补充(5%碳酸氢钠 250ml 可提高 CO_2 结合力 5mmol/L)。公式:5% $NaHCO_3$(ml)=正常 CO_2 结合力－现存的 CO_2 结合力/2.24×体重(kg)×0.5。

②乳酸钠:乳酸钠在肝内分解为 CO_2 及 H_2O 并释放能量。11.2% 乳酸钠 150ml,可提高 CO_2 结合力 5mmol/L。公式:11.2%乳酸钠(ml)=正常 CO_2 结合力－现存 CO_2 结合力/2.24×体重(kg)×0.3。

③氨基丁三醇(THAM):缓冲作用较强,易于透过细胞膜,对细胞内酸中毒纠正有利,有抑制呼吸的作用。一般用 0.3 克分子(M)的溶液(每 500ml 含 18g),每次用量<150～250ml,缓慢输注(3.6%,2～3ml/kg)。公式:3.6% THAM(ml)=正常 CO_2CP－现存 CO_2CP/2.24×体重(kg)× 0.6(男)或 0.55(女)。1mmol/L 之 THAM = 3.6% THAM 3.4ml。

(6)保持安静:尽量不要搬动患者。如需变换体位时,搬动要小心,以免体位改变对血压的影响。并注意保暖。抬高下肢 10～15cm(头低足高,休克位)。

(7)大量应用激素:激素有增强心肌收缩力、稳定细胞膜的通透性、保护溶酶体的作用,并有轻度 α 受体阻滞作用及促进网状内皮系统功能的作用。对抗休克有利,特别是中毒性休克疗效更好。氢化可的松 100～300mg/d 或 25～50mg/kg 输注,或地塞米松 30～50mg 或 0.5～1.5mg/kg 输注,为首次量。以后每 4～6 小时再给氢化可的松 20～30mg/kg,或以地塞米松 6mg/kg。

7. 术中监测 监测血压、脉搏、中心静脉压、心电图、尿量、体温及血气分析等。记录每小时尿量,预防肾功能衰竭的发生。一旦出现肾功能衰竭应及时予以处理。

(1)保护肾功能:急性肾功能衰竭是休克患者的主要并发症之一,其病死率达 50%～90%。其原因是血容量不足、低氧血症和肌红蛋白增高等,要积极预防。尽快补充血容量,维持滤过压;不用对肾有害的血管收缩药;尿量减少时用利尿药等。

(2)肾功能不全的治疗:少尿期要限制液体;治疗酸中毒与高钾血症;

病情严重者可行腹膜或血液透析；多尿期要注意低血钾的纠正与水的平衡。

【拔管时机】

1. 拔管　休克患者病情好转、休克状态改善、血压稳定、患者又不能耐受导管时可拔管，送回病室。否则继续在手术室或送 PACU 内严密观察和治疗。

2. 带管回 ICU　病情严重时，可将导管带回病房急救室或 ICU，以便保持气道通畅、抢救和术后呼吸支持的需要。回病室后要监测血压，防止发生直立性低血压。必要时，协助经管医师抢救，继续抗休克治疗。

【广泛渗血的原因及处理】　严重休克患者在手术中有时出现难以控制的广泛渗血现象，是休克死亡的原因之一。

1. 原因　严重休克广泛渗血的原因如下。

(1)凝血功能异常：大量输入库存血，使凝血功能出现障碍。

(2)DIC：休克晚期出现 DIC 后，病情恶化，凝血因子被大量耗损，出现广泛凝血。

(3)原发性纤维蛋白溶解：休克、出血、大量输入库存血时，纤维蛋白溶酶原被激活变为纤维蛋白溶酶，导致纤维蛋白过度溶解，亦引起凝血障碍。

2. 处理　针对以上原因予以尽快诊断，积极处理。

(1)凝血功能紊乱：对输入大量库存血引起的凝血功能紊乱，以输新鲜血或浓缩血小板与新鲜冷冻血浆治疗。

(2)血浆纤维蛋白原减少：如为血浆纤维蛋白原含量降低，形成的血块在 1～2h 又重新溶解者，可能系原发性纤溶，应用对羧基苄胺等抗纤维蛋白溶解药物治疗。

(3)DIC：诊断一经确立，输用新鲜血补充已消耗的凝血因子外，应先进行肝素治疗。首次肝素 4000～6000U 静注，以后每 4～6 小时给药 1次，或 350～400U/kg，保持凝血时间（试管法）在 15～30min。当凝血酶原时间恢复正常或缩短 5s 以上时，即可停用肝素。DIC 期间，纤维蛋白过度溶解是继发的，不宜用抗纤溶药治疗。

【血管加压药应用】

1. 机制　升压药或血管加压药（拟肾上腺素药、肾上腺能受体激动药）大多数是直接作用于肾上腺素能 α、β 受体，产生类似交感神经兴奋现象。通过收缩末梢血管、增加周围血管阻力而使血压上升。故准确的名称叫血管加压药或血管收缩药。分α和β两种。α主要是通过收缩周围血管升压；β主要通过增强心肌收缩力，使心率加快，心排血量增加，提升血压。

2. 评价　血管加压药的应用是抗休克综合措施中的一个积极手段或主要措施，若用药得当，对于循环功能的维护确能起到很大作用，有起死回生之效。如用药不当，则造成一定的损失。近年来抗休克治疗强调增加组织灌注及心排血量、液体复苏疗法，适当配合血管加压药。当今血管收缩药种类繁多，应充分认识休克特点和药物的特效作用，灵活掌握，力争用得合理和有效。

3. 用法

(1)应用指征：由于休克的病因和病理生理基础不同，对血管加压药反应也颇不一致，故必须要了解。①血流分布性休克因其小动脉运动功能丧失，而引起周围循环衰竭，如创伤后疼痛引起的分布性休克，椎管内麻醉广泛的交感神经切除术等，是应用血管加压药的绝对指征。②心源性休克是由于心脏功能不足而造成的循环衰竭。如急性心肌梗死，则大多数升压药物可改善心肌供血情况，增强心肌收缩力，故此类休克用血管加压药有重要作用。③出血性和创伤性休克应用血管加压药是弊多利少的，一般早期应禁忌。

(2)抗休克应用时机：但在出血性或创伤性休克可考虑应用血管加压药，作为暂时的急救措施。①血压过低而未能立即补液时，在血压严重下降而有危及生命的情况下，为了纠正冠状动脉血流和脑血流明显的不足，在纠正休克的有效措施确定之前，血管加压药只能作为抢救休克的暂时的过渡措施，以保证重要器官血供。②对抗休克措施生效前的心脑血管硬化者，即可疑有冠状动脉和脑动脉粥样硬化者，在治疗休克措施生效前，血管加压药有助于冠状动脉供血和脑血流的维持。③补足血容量后血压不升者，即当血容量已得到充分补充而休克尚未纠正时，血压仍不回升时，可给予血管加压药。④感染性休克，即中毒性休克仍可用血管加压药。因其心血管功能障碍，单纯补充血容量已不能纠正血流动力学紊乱，还需用血管活性药支持循环。对儿茶酚胺反应不佳的感染性休克病人，用药后动脉血压升高。一般应用肾上腺素、去甲肾上腺素、血管加压素和多巴胺。

4. 注意事项 使用血管加压药的注意事项如下。

(1)尿量:保持尿量>30ml/h。

(2)血压:维持收缩压>80mmHg 以上的最低药物浓度(最小剂量)。若使血压升得过高,反而可使重要器官缺血的不良反应明显增加。

(3)血容量:是否已补足,如失血致低血容量、应补给全血。如脱水等,按其原因处理。在此基础上,使用升压药只作为应急处理,借以暂时维持重要器官的血液循环。

(4)升压药是感染性休克的基本治疗方法之一:鉴于中毒性休克目前还缺乏更有效的治疗方法时,血管加压药为综合疗法之一,用后对抗休克及低血压病人有好处。如多巴胺可解除血管痉挛,改善微循环;用间羟胺或血管加压素可提升血压。

(5)血管加压药的选择顺序:抢救休克时,先用作用比较微弱的血管加压药,如多巴胺等。去甲肾上腺素因有强烈的收缩外周血管的作用,应短期应用,且持慎重态度。必要时可以上述两种药物联合应用,以减低不良反应,增强其升压效果。麻醉中出现低血压时,若用血管加压药,其选择顺序为,麻黄碱→甲氧明或去氧肾上腺素→间羟胺→多巴胺或多巴酚丁胺→升压素(血管加压素)或去甲肾上腺素。

(6)纠正酸中毒:升压药用后效果不明显时,要考虑是否有酸中毒同时存在。静输 5%碳酸氢钠 100～250ml,纠正酸中毒后,可提高升压药效果。

(7)激素增强升压药效果:升压药升压效果欠佳时,静注氢化可的松100～300mg,可增强升压药的效果,大剂量的激素对升压药有强化作用。

(8)防治去甲肾上腺素的不良反应:去甲肾上腺素用后,应注意检查局部皮肤有无缺血、坏死等情况,出现时,酚妥拉明 5～10mg,加 0.25%普鲁卡因 20～30ml 或 0.25%～0.5%利多卡因局部封闭,应用越早越好,以预防坏死。

(9)尽早停药:当血压上升到一定水平、稳定、全身情况好转后,应先逐渐减量,或代以间羟胺,以免影响重要器官的血流灌注,尤以去甲肾上腺素为然。

(10)防治并发症:使用升压药,必须随时判断所出现的不良反应,并及时预防和治疗。常见并发症:①无尿、尿少、尿闭、肾功衰竭最常见。尿少时用呋塞米静注等措施预防。②心律失常,严重心律失常,因升压过度所致,以肾上腺素、去甲肾上腺素、间羟胺、异丙肾上腺素易引起,应用麻黄碱、甲氧明大量时发生。③肺水肿,详见第 11 章第五节麻醉期呼吸系统重症抢救相关内容。

5. 抗休克辅助药

(1)自由基清除剂(SOD):目前主张用外源性 SOD,清除体内自由基(OFR)。维拉帕米等钙拮抗药对心肌等有保护作用。

(2)内啡肽:β-内啡肽在低血容量休克时增加。纳洛酮可恢复休克时低血压,减少线粒体内脂肪酸含量和增强脂质过氧化能力,提升血压、脉压,降低组织再灌注损伤和微循环。

第五节　烧伤患者手术麻醉

烧伤亦是创伤的一种,是一种常见的损伤,由热水、火焰、电流和化学物品等引起。大面积烧伤病情复杂,麻醉科医师必须全面熟悉其特殊性,特别是大面积深度烧伤性休克的抢救更有其特点。

【烧伤分期及防治】

1. 休克期　也叫体液渗出期。机体丢失大部分血浆,导致低血容量性休克,组织灌注不良、缺氧、心肌功能降低和(或)肾功能急性衰竭。抢救早期休克,补充血容量,以补充液体为主,少输或不输全血。输液量的计算方法很多。常用法:首个 24h 总量 ＝ 烧伤面积 × 体重（kg）× 1.5ml＋正常需水量 2000ml。晶体:胶体＝1:1。同时要注意纠正水电解质紊乱,防治肾功不全,进行镇痛和保暖等,控制休克。此期最长持续到烧伤后 72h。

2. 感染期　休克期过后进入感染期。烧伤面细菌进入体内,发生感染、败血症。对毒血症期要注意扩容,用大量、复合的抗生素控制感染。在输液和支持疗法的基础上,进行清创手术,消灭创面,尽早在伤后 2～3d 内,施行早期、多次切痂植皮术,预防痂下感染。手术中易出现或加重休克,应予以注意。注意合并败血症患者的处理。

3. 瘢痕形成期　也叫创面修复期。皮肤损伤后,常有不同程度的瘢痕增生、挛缩,出现肢体及其他功能障碍。要防止累及关节而致关节功能障碍。除早期功能锻炼外,要进行整形手术,包括瘢痕切除和植皮术。

4. 康复期　手术目的是整形,恢复肢体功能及容貌。

【麻醉特点】

1. 全身反应应激性很明显　大面积深度烧伤后的全身反应严重,应激性明显。麻醉前详细了解伤情,评估危险因素。病人抑郁、悲观、自暴自弃等,要加强心理治疗,做好安慰工作,重要器官的并发症须同时治疗。

2. 全身情况差　患者在全身情况差的情况下经接受大范围的、多次的切痂手术和麻醉,其精神和体力负担很大;病程越长,体力消耗越大,全身情况就越差,手术麻醉的危险性亦越大。

3. 麻醉前准备仓促　患者手术出血多,创伤重,且术前准备时间有限。患者常伴低血容量、低蛋白血症、贫血和水电解质紊乱,麻醉前需积极纠正内环境紊乱,以提高机体抵抗力。

4. 做好气道管理的准备　气道烧伤患者均可造成下气道梗阻,麻醉前对头、面、颈烧伤患者,若并有气道烧伤,缺氧更为严重,应评估气道的通畅情况,对呼吸功能的影响,做好呼吸管理。防止术中体位改变造成麻醉并发症发生。若面颈部组织肿胀,将造成气管插管困难,必要时须行气管造口术。

5. 术后清醒快　全麻手术后清醒迅速,以减少术后不良反应,加速术后恢复和营养摄入。

6. 麻醉效果可靠　烧伤患者对疼痛敏感,麻醉效果最佳,止痛要完善。但应避免深度麻醉。注意麻醉选择和药物的用法,力求缩短手术和麻醉时间,静脉麻醉缓慢递增。

7. 静脉通道开放　烧伤患者静脉穿刺困难,麻醉前要做静脉切开或深静脉穿刺。渗血、出血多时,常需要加压输液,才能及时得到容量补充。

8. 严密监测　肢体烧伤不能测定血压和脉搏时,可凭借心电图、心音、中心静脉压、创面渗血和尿量>0.5ml/(kg·h)来综合性判断循环情况。灌注满意。

【麻醉选择】　小面积的烧伤麻醉选择和操作没有什么特殊困难,无须特殊处理。若为大面积深度烧伤(总面积50％,Ⅲ度30％以上,叫特重烧伤)、头颈、气道烧伤的麻醉处理较难。应在积极进行麻醉前准备的同时选择和实施麻醉。

1. 氯胺酮静脉全麻　适用于大面积深度烧伤患者的早期切痂手术,多在伤后0～3d施行。1～2mg/kg氯胺酮,分次静注或持续输注方法,辅助冬眠药、咪达唑仑、氟芬合剂等镇静镇痛药,维持麻醉。氯胺酮是用于烧伤患者较为理想的麻醉药,对中枢抑制轻,镇静、止痛作用强,气道易于维持通畅,且有升压作用,对烧伤患者都有利。咪达唑仑辅助氯胺酮效果最满意,可减少术后噩梦及精神紊乱的发生,协同麻醉效果最佳。或与异丙酚联合全麻,可逆转氯胺酮的心血管不良反应,取得良好的效果,但两者对呼吸均有抑制作用,注意预防,达到麻醉过程平稳。

(1)麻醉前用药:哌替啶 50mg,异丙嗪 25mg,东莨菪碱 0.3mg 或长托宁 0.5mg,术前 30min 肌注。

(2)呼吸管理:严重气道烧伤,头、颈部组织水肿、肿胀,伤后已做气管造口,麻醉中气道的管理方便。俯卧位在气管插管下施行手术,比较安全。氯胺酮的诸多优点,减少了气管插管的应用,在仰卧和侧卧位时,在准备好气管插管的情况下,可暂不插管,采用保留自主呼吸的静脉全麻,鼻导管吸氧,但应随时注意观察呼吸的情况,加强监测。

(3)纠正呼吸抑制:氯胺酮静注后,偶有舌根后坠,致上气道梗阻和一过性呼吸抑制,要注意发现,及时纠正。即托起下颌,保持气道通畅,维持几分钟,呼吸抑制即可被纠正。不插管时少用冬眠及镇静药,可减少舌后坠的发生。

(4)吸氧:整个麻醉手术期间保留自主呼吸,术中须常规给氧。

2. 静脉复合麻醉　气管内插管,氟芬合剂、哌替啶和丙泊酚等复合麻醉,维持浅全麻状态。

3. 神经阻滞　单一上肢手术选用臂丛,且穿刺部位须有正常皮肤;单一下肢或双下肢手术选用腰麻或硬膜外麻醉或 CSEA,须注意维持血压的稳定;如多个肢体手术,神经阻滞只能起到辅助麻醉的作用。对于气道有严重烧伤,又无气管造口术,或肺部有感染时,应首选神经阻滞。广泛切痂手术出血较多,每切痂 1%,躯干部须输血 90ml,四肢虽上有止血带,也须输血 50ml。术中须保证静脉通畅,以备能及时、快速输血、输液。

4. 气管插管麻醉　严重感染并发败血症患者有时须行急症手术,去痂或截肢等手术以除掉感染源的麻醉,小量氯胺酮为首选,对循环抑制小;大面积烧伤患者合并腹部急腹症时,如应激性溃疡出血,须急症手术止血时,可行气管内插管,以氯胺酮加肌松药,或丙泊酚维持。

5. 局部阻滞麻醉　小面积(1%～2%)三度烧伤的早期切痂植皮,或肢体电烧伤后,早期皮肤移植为急症手术,可用区域阻滞或局部神经阻滞麻醉。

6. 烧伤瘢痕切除和植皮术麻醉　麻醉选择同一般手术,一定要避免深麻醉,使患者绝对无痛、安静,注意失血量的补充,术后早醒为原则。

【麻醉管理】

1. 保持气道通畅　加强气道管理,维持气道通畅。对气道烧伤者早期实施气管检查,做出烧伤分型及其对危险因素正确评估,为手术麻醉提供可靠依据,创造手术麻醉良机。

2. 严密监测病情　对呼吸、血压、SpO_2、心电图、尿量等进行监测,确保烧伤患者的生命安全。

3. 维持肾功能　选择肾毒性较小的麻醉药,重视尿的监测,根据病情及尿量,适量输血补液,保证肾脏的血流灌注。合并肾功能不全时,注意有无高血钾、肺水肿。预防急性呼吸窘迫综合征。

4. 支持疗法　是三度烧伤患者术中综合治疗措施之一,就是高蛋白营养及支链氨基酸的补充,可调节机体的主动免疫功能,提高危重烧伤病人的治愈率。积极预防和治疗烧伤及整形手术麻醉的并发症。

5. 预防术后低体温　略。

第六节　凝血功能障碍患者手术麻醉

【特点】　凝血障碍患者,即血液病患者,并发外科疾病需外科手术治疗。或用外科手术治疗的血液病,或手术时发生血液并发症,其中手术与麻醉最大的危险性在于出血。

1. 造血系统疾病　血液系统疾病包括 3 方面。

(1)红细胞疾病:如各种原因所引起的贫血及红细胞增多症、血红蛋白尿症。

(2)白细胞疾病:如白血病等。

(3)出血性疾病:如血小板减少性紫癜、血友病、DIC 及纤维蛋白原缺乏病。

2. 外科手术患者常遇到的血液病　外科常遇到的血液病有贫血和出凝血功能障碍。

(1)贫血:如急慢性贫血、再生障碍性贫血、溶血性贫血等。因红细胞减少、血容量减低、血红蛋白浓度下降,血液携氧能力降低,对手术麻醉耐受性差。

（2）出凝血功能障碍：引起异常出血、渗血、出血性低血压、硬膜外血肿、休克、DIC，严重者导致死亡。

3. **手术特点**　血液病手术的特点是出血多。

（1）急症手术：溃疡病出血、食管静脉曲张破裂、胃肠道淋巴肉瘤、网状细胞肉瘤大出血或发生肠梗阻；血液病患者并发创伤、骨折、急腹症、消化道穿孔、剖宫产等紧急外科情况；具有急症外科的特点，也具有血液病手术的特点。

（2）择期手术：活检或局部切除等小手术，如淋巴结切除术；治疗血液病的手术，如血小板减少性紫癜，或再生障碍性贫血的脾切除术等。

（3）外科手术时的出血问题：手术所遇到不明原因的出血，有与输血有关的出血、CPB引起的出血、术后创口出血、DIC或原发性纤维蛋白溶解等。应针对原因对症处理。

4. **麻醉特点**

（1）麻醉耐受性差：对麻醉方法及麻药耐受性很差，应选用对心、肺、脑、肾等器官影响最小的麻药和方法，并控制用量、浓度或麻醉深度。

（2）缺氧不易观察：正常人 1g 血红蛋白携氧 1.36ml。贫血病人携氧能力降低，缺氧不出现青紫，影响麻醉期间对缺氧的观察判断。

（3）麻醉操作易出血：麻醉操作时，应谨慎小心，防止皮肤黏膜创伤后出血、发生血肿、选用适宜的麻醉方法等。

（4）全身情况衰竭：病情严重者因长期卧床、用激素治疗或放疗。全身情况衰竭，免疫功能低下，抵抗力弱，极易发生感染。对慢性贫血病人或伴有心脏扩大、心力衰竭等不能耐受快速输血，除大出血外，应尽量小量、多次输血、吸氧。

【麻醉前准备】

1. **麻醉前评估**

（1）评估麻醉耐受性：依据血液病患者的病情程度、贫血的原因和严重程度、实验室检查等评估病情，以及术前治疗的效果等，如贫血病人，经治疗后血红蛋白回升正常的患者，对一般麻醉能耐受。

（2）出血性疾病评估：出血性疾病根据发病机制、临床表现及实验室检查等做出评估。

（3）恶性疾病评估：对白血病、淋巴瘤等恶性疾病，根据发病急缓、全身状态、治疗情况等做出评估。

(4)并存重要脏器疾病者增加危险性:严重贫血、出血、恶性肿瘤等并存心衰、脑出血、肺水肿等,更增加麻醉手术的危险性。

2. 麻醉前治疗　麻醉前准备越完善,危险性越小。主要包括对症、对病因和全身支持疗法等。尽可能纠正凝血功能障碍,增强对手术麻醉的耐受性。

(1)对症治疗:全面了解病史、职业史、家族史,并做必要的体格检查和化验,包括红细胞计数、血红蛋白及红细胞形态学观察,明确诊断,针对不同血液病做对症治疗。

(2)病因治疗及全身支持疗法:针对病因进行治疗,对全身情况差者,要进行支持疗法,提高患者的麻醉耐受力。①缺铁性贫血,口服硫酸亚铁或输用右旋糖酐铁;②有出血倾向的急症手术患者小量、多次输血;③输血小板要有指征,应限量,以防产生血小板抗原;④辅助治疗,如肌苷、辅酶 A、维生素 B_4、叶酸等,以提高骨髓造血功能。

(3)激素治疗:非急症手术,术前两周用泼尼松龙 $40\sim60\text{mg/d}$,以减轻或预防出血。

3. 麻醉前用药　麻醉前用药根据病情给予。

(1)常规用药:凡经术前血液病治疗有效、情况佳,麻醉前可常规给药。

(2)免用吗啡类:周身情况衰竭、有脑出血症、出血情况严重者,地西泮 $5\sim10\text{mg}$ 或咪达唑仑 5mg,肌注,免用吗啡类镇痛药。

【麻醉选择】

1. 有出、凝血功能障碍者　不宜选局麻或神经阻滞。椎管内麻醉即使出血倾向或凝血因子缺乏已纠正,仍应慎重选用。血小板 $<20\times10^9/\text{L}$ 时禁用。

2. 硬膜外麻醉　血小板减少性紫癜症行脾切除术,可用硬膜外麻醉,但操作应减少损伤,在 PT 和 APTT 不大于正常值 1.5 倍的情况下,可慎选;但可能会使纤溶活性升高。注意预防治疗硬膜外血肿或感染并发症。操作时应选用适当的穿刺针和导管,避免反复穿刺引起损伤和血肿。

3. 全麻　全身情况衰竭、出血情况严重或血友病病人。气管内插管动作要轻柔,避免使用暴力和反复试插,注意对口、鼻和气管黏膜的保护;

防止损伤鼻腔黏膜、气管黏膜等而造成严重出血,出血阻塞气道,甚至导致窒息的严重恶果。

(1)诱导:硫喷妥钠、琥珀胆碱静注,快速诱导插管时,药量要小,以减少心肌受抑制,避免发生缺氧。硫喷妥钠 3~4mg/kg,琥珀胆碱 0.8~1.0mg/kg,静注。或咪达唑仑、氯胺酮或 γ-OH,静注诱导。

(2)维持:①吸入麻醉,用氧化亚氮、恩氟烷等吸入全麻,充分供氧。②用哌替啶、异丙嗪合剂,小量、多次静注,以达到镇静、镇痛作用。③哌替啶、丙泊酚、咪达唑仑复合静脉麻醉,可取得较好效果。④氟哌利多、吩噻嗪类、芬太尼等不宜应用,东莨菪碱有扩张毛细血管作用,增加渗血而不用。

(3)血友病病人的麻醉:选择很困难,除非十分需要,此类患者禁忌一切手术。急症手术禁忌局麻、神经阻滞、深部阻滞,以快速气管内全麻为宜。避免经鼻插管和气管造口术。

【麻醉管理】 麻醉管理要注意吸氧,避免呼吸抑制,遇呼吸浅快时,可间断静注哌替啶,需肌松时,静注肌松药,控制呼吸,管理重点如下。

1. 输血输液 以等量或成分输血最好,选 48h 内新鲜。①浓缩血小板,用于血小板减少和功能异常。对 DIC、免疫性血小板减少无价值。反复用可产生血小板抗原。血小板半衰期 8~10d。室温保存,<3d 内应用;冰箱保存反而缩短生存期。血小板的质和量对维持血管功能状态及提高抵抗力具有重要意义,对术中止血有良好作用。②输血浆代用品应谨慎。③输血要预防变态反应。④溶血性贫血可输红细胞悬液,可减少输血反应。⑤新鲜冻血浆(FFP)含全血中的所有凝血因子。用于出血患者又需要纠正凝血因子,且增加血容量;大量输血时,输入浓缩红细胞和 FFP 比陈旧血好,输注时不必进行交叉配血。⑥纤维蛋白原(fibrinogen)用于低纤维蛋白原血症,大量输血和 DIC;产科意外出血特别适用。⑦冷沉淀物(cryoprecipitate)由 15ml 冷冻血浆组成。含Ⅷ因子 100U、纤维蛋白原 250mg、Ⅶ因子、Von Willebrand 和纤维结合素。⑧小儿应等量输血输液。失血量>20%者应等量输血,测定血细胞比容和血红蛋白作为输血指标,分别在 30% 和 100g/L 以下。小儿输液维持量见表 7-3。⑨血友病病人无论施行何种手术,必须经过抗血友病血浆的准备,否则一旦出血将难以控制。抗血友病血浆的有效成分为抗血友病球蛋白,注入后半衰期短,手术应立即进行,所有操作力求简单。

表 7-3　小儿输液维持量

体重(kg)	输液量及速度
＜10	4ml/(kg·h)或 100ml/(kg·d)
10~20	50ml/(kg·d)
	40ml＋超过 10kg 部分 2ml/(kg·h)
＞21	25ml/(kg·d)
	60ml＋超过 20kg 部分 1ml/(kg·h)

2. 激素的应用　麻醉前已用过激素治疗的,麻醉中应给予激素。

(1)增强麻醉的耐受性:长期或严重贫血患者,麻醉前可将氢化可的松 100~400mg 与睾酮 50~100mg 合并输注。麻醉期间用地塞米松 10mg,或氢化可的松 50~100mg,溶于生理盐水 200ml 输注,可防止发生肾上腺皮质功能不全及对麻药的变态反应。可维持血压,防止休克,增强麻醉的耐受性和安全性。

(2)维持血压:术中低血压时,可再输血一次,缓慢静注氢化可的松 100mg。

(3)减低血管通透性:血小板减少性紫癜用激素后,可改善毛细血管功能状态,使毛细血管脆性由阳性转变为阴性,出血倾向好转,并可抑制血小板抗体生成,减少血管通透性,从而可提高急性期手术麻醉的安全性。

3. 小儿血液病麻醉　因为小儿血液病的发病率较高,小儿血液病病儿的手术麻醉概率就大。

(1)特点:患儿 Hb 低、携氧能力低,黏膜易出血,凝血时间延长。部分病儿有间歇热,肝脾大及黄疸,循环代偿力差,心脏扩大,易缺氧。若术中术后输平衡盐液或 5%~10%葡萄糖时,要预防术后的高凝状态。

(2)婴幼儿血液病:因其发育迟缓,胸部发育不全,胸腔狭小,呼吸肌发育不完善、膈肌升高,腹大,主要靠腹式呼吸,对肌松药及中枢抑制药耐量小,容易产生呼吸抑制。术中应加强呼吸管理,呼吸频率保持在 20~30/min。婴幼儿肺容量小,潮气量约 6.6ml/kg,应注意通气量,减少无效腔,以弥补 Hb 过低的携氧不足。麻醉期间应进行 SpO_2、心电图及血气监测。

4. **防治窒息** 血液病病儿常因口咽腔黏膜下溃破出血而发生气道阻塞窒息,可采用清醒表麻下气管插管、套囊低压充气可压迫止血。气管导管可保留 1 周时间,要注意无菌术及口腔清洁护理。

5. **麻醉后处理** 病儿清醒、血压平稳、情况好,送回 PACU 或病室或 ICU 病房。注意无菌隔离,预防在鼻导管给氧时,压迫局部导致形成溃疡出血。脾切除后,细胞免疫和体液免疫功能下降,血清调理素降低,术后易发热、感染,甚至并发脓毒血症。年龄越小时,细胞免疫功能和吞噬作用越差,感染后病死率越高。严格无菌隔离制度,减少交叉感染,可定期注射人血丙种球蛋白,以增强抗感染力。

【凝血异常】

1. **人体止血机制** 包括血管、血小板、凝血 3 方面因素。也包括初期止血、凝血和纤溶 3 个过程。初期止血发生在血管损伤后数秒钟,包括血小板和血管的作用。微血管损伤后,通过血管反应性收缩,使损伤局部血流变慢或停滞。血小板靠近损伤处血管壁、黏附于血管内膜下胶原层纤维表面,释放出二磷腺苷(ADP)、5-羟色胺及各种凝血因子,使更多的血小板大量积聚,损伤处血管形成血栓而止血,此过程称为血小板活化。凝血的机制十分复杂,凝血作用是一系列凝血因子的连锁性酶的反应。这些因子被按一定的顺序激活,产生凝血。凝血因子国际上通常以罗马数字表示,详见表 7-4。

表 7-4 血液凝血因子一览表

因　子	同　义　名　称
I	纤维蛋白原(fibrinogen)
II	凝血酶原(prothrombin)
III	组织凝血活素(tissue thromboplastin)
IV	钙离子
V	易变因子(labile factor)
VII	稳定因子(stable factor)
VIII	抗血友病球蛋白(antihemophilic globulin)
IX	血浆凝血活素成分(plasma thromboplastic component,PTC)
X	Stuart-Prower 因子
XI	血浆凝血活酶前质(plasma thromboplastin antecedent,PTA)
XII	接触因子(contact factor),Hageman factor(HF)
XIII	纤维蛋白稳定因子(fibrin stabilizing factor,FSF)

(1)正常凝血过程分为 3 个阶段:第 1 阶段为凝血活酶形成期,内源性(血液)凝血系统,由血液中凝血因子即可完成凝血,不需组织因子介入。即从凝血开始到凝血活酶形成,所需时间 3～8min;外源性(组织)凝血系统,由组织因子和一部分凝血分子形成组织凝血酶<10s 完成。第 2 阶段为凝血酶形成期,所需时间为 2～5s;第 3 阶段为纤维蛋白形成期,所需时间为 2～5s。

(2)促血液凝固系统与抗凝血系统:正常人体内既有促血液凝固系统,又有抗凝血系统,两个系统处于相互对抗、相互依存的动态平衡中,使血液在血管中保持液体状态。如凝血活酶与抗凝血酶;抗纤维蛋白溶酶与纤维蛋白溶酶等。在抗凝系统中,尤以纤维蛋白溶解系统为重要。若平衡失调,如抗凝系统占优势,则发生出血倾向;反之,凝血系统占优势,则血栓形成。

2. 异常出血原因分析　创伤和手术促使释放大量纤溶酶原激活剂,激活纤溶酶原,有术后出血的危险。如胸腔手术、肺静脉内的纤溶活性高于肺动脉;肾、前列腺、子宫内膜等含纤溶酶原激活剂丰富。血浆激素浓度过低纤溶性增加等。麻醉期间异常出血的常见原因如下。

(1)凝血因子异常:先天性或后天性凝血因子缺损,如血友病和血小板减少性紫癜;肝脏与多种凝血因子,如凝血酶原、纤维蛋白原、V 因子等合成有关,肝功能不全时,纤维蛋白溶酶活性增加,血凝障碍,易渗血。

(2)麻醉因素:恩氟烷、氟烷等,特别是在麻醉过深时,即使血管扩张,又明显增加纤溶活性。缺氧、酸中毒使血管扩张,微循环淤血,增加了手术区渗血。

(3)DIC:休克或某些脏器手术,影响毛细血管功能,发生弥散性血管内凝血,早期表现为纤溶受抑制,使促凝血物质消耗过多,可用促纤溶药,如尿激酶、链激酶治疗。后期因纤溶酶原被激活,形成纤维蛋白溶酶,促进纤溶,也增加渗血。可用抗纤溶药,如纤溶酶抑制药氨基己酸、氨甲苯酸(PAMBA)等治疗。

(4)输注大量库存血或大量血浆代用品后:输注大量库存血、血温过低、含枸橼酸钠血过多致血钙浓度下降、缺乏,或因大量输注血浆代用品,使血液过度稀释而发生手术区渗血。现在认为,在大量输库存血情形下,出现的出血倾向与血小板的数量密切相关,<$70×10^9$/L 时有出血倾向,<$50×10^9$/L 即可发生出血。

(5)肝功能损害:凝血因子 I、II、V、VII、IX、XII、XIII 均在肝内合成,严重肝功能障碍时可导致凝血障碍,这类患者手术应备新鲜血、新鲜冻血浆或冷沉淀物等,补充维生素 K、EACA 等。

3. 麻醉期间异常出血的处理 手术期间应精确地计算一切失血量,并予以补充,并针对原因进行治疗凝血障碍。

(1)输新鲜血或新鲜冷冻血浆:以补充 VIII 凝血因子,24～48h 内的血液为新鲜血。输注 FFP、冷沉淀和血小板等血液成分治疗。

(2)止血药治疗:经纤维蛋白定量,静注纤维蛋白原 2～6g,或纤维蛋白溶酶抑制药氨基己酸(EACA)5～10g,或氨甲苯酸(止血芳酸,PAMBA)100～200mg,氨甲环酸(凝血酸,Tranexamic Acid,AMCA)250mg,氢化可的松 400～800mg。此类药有抑制纤维蛋白溶解作用。

(3)纠正酸中毒及注意吸氧:静注 5% 碳酸氢钠 100～250ml,吸氧等。

(4)观察治疗异常出血的效果:治疗达到:①抑制纤维蛋白溶解,抑制组胺释放,降低毛细血管通透性;②稳定线粒体膜,减少溶酶体酶释放;③减少乳酸量,改善心肌营养,维持血压,防止发生肾衰竭。

(5)抑肽酶治疗:抑肽酶(Aprotinin)是天然的多肽丝氨酸蛋白酶抑制药,抑制纤溶酶、激肽释放酶、胰蛋白酶和糜蛋白酶等,其作用是多方面的,可阻断内源性凝血途径,保护外源性凝血途径;既有血小板保护作用,又有全身抗炎对心肌具有保护作用。抑肽酶可减少心脏术后失血量和部分患者输血量。静注抑肽酶 200 万 U,体外循环(CPB)预充液中加入 200 万 U,接着 50 万 U/h 连续输注至缝皮。可减少二次手术止血和感染性心内膜炎等并发症。预防术后出血,手术前 1d,12 万 U 静注,连用 3d。术中大出血 125 万～250 万 U+5% 葡萄糖 250ml 缓慢输注。其不足为:一是有过敏反应;二是价格太昂贵,为合成抗纤溶药的 10～15 倍;三是有潜在血栓形成并发症,限制其应用。

(6)氨甲环酸治疗:氨甲环酸是一种人工合成的抗纤溶制剂,主要通过阻滞纤维蛋白原、纤维蛋白与血小板受体上的赖氨酸部位结合而对纤溶酶产生竞争性抑制作用。还通过减少纤溶酶对血小板上 GP_{16} 受体的作用而保护血小板的功能。同抑肽酶一样,氨甲环酸可减少心脏手术的术后出血,应用于创伤及手术所致的出血、减少渗血。对肾无损害,无过敏反应,不引起血栓形成,价格虽昂贵,但较比抑肽酶低 5 倍,故比抑肽酶更适于临床应用。250～500mg+5% 葡萄糖溶液 20ml 静注。或 250ml

内输注。

第七节 小儿外科手术麻醉

小儿的年龄范围在出生至 12 岁之间。1 个月之内称新生儿;1 岁以内称婴儿;2—3 岁为幼儿;4—12 岁为儿童。早产儿又称未成熟儿,指怀孕不足 37 周出生的婴儿;出生体重<2500g 的婴儿称作"低体重儿"。小儿麻醉是指 12 岁以下病儿手术时的麻醉。小儿麻醉已成为麻醉科独立的一个专业。小儿在解剖、生理和药理方面,与成人差别大,麻醉有一定的特点。麻醉管理的难度大于成年人。先天性畸形是较为多见的疾病,早产儿更因抵抗力低,往往难以适应手术和麻醉的打击,体重<1200g 早产儿,又合并上气道感染等特殊问题,存活率明显降低。麻醉科医师应予以熟悉和掌握,使病儿安全地度过麻醉与手术关。满足和适应小儿外科不断发展的需要。

【麻醉前准备】

1. 禁食 麻醉前 6~8h 禁食、奶,麻醉前 3~4h 禁饮。若手术时间推迟,应予静脉补液以维持机体需要。

2. 称体重 麻醉前一定要称体重,用药按千克体重计算。

3. 正确估计并予以纠正脱水 急症手术的病儿麻醉前应纠正明显脱水,补充液体,以提高病儿对手术和麻醉的耐受力。

4. 手术时机选准 凡有急性传染病、发热(腋下体温 37.5℃)、呕吐、腹泻、严重心肺功能不全、Hb<100g/L 或 Hct<30% 等,除急症外,手术应延期,待病情好转、改善后再施行。

5. 降低应激反应 病儿不易合作,麻醉医生必须在术前到病室访视,要灵活处理,熟悉病儿,了解心理状态及对麻醉的要求,态度和蔼可亲,与病儿建立感情,减少其恐惧心理以取得信任。必要时,使用基础麻醉,以消除精神创伤。与病儿家长沟通,询问有关病史、近期健康状况、体检化验状况及禁食情况,告知术前禁食时间及重要性。新近研究,术前2~3h 进清液,不会增加误吸危险,可减轻术前脱水与低血糖,使诱导更平稳,术中更平顺。

6. 麻醉前用药 病儿麻醉前用药非常重要,充分镇静、镇痛能显著减轻应激反应,使麻醉诱导平顺。为避免病儿恐惧和哭闹不安,变革的趋势是尽量避免注射而改用口服、经鼻或经肛门等途径,减少对患儿造成的伤害。

(1)颠茄类:麻醉前使用足量的颠茄类药。阿托品 0.03~0.06mg/kg 或东莨菪碱 0.003~0.006mg/kg,术前 1h 肌注,或 0.02~0.04mg/kg,口服,减少分泌物,使气道干燥,自主神经稳定,增加心率。

(2)镇静药:>8 个月婴儿,地西泮 0.1~0.5mg/kg,口服,或 0.2~0.4mg/kg,或长托宁 0.5mg,或 0.01mg/kg,术前 1h,肌注。咪达唑仑 0.2~0.6mg/kg,滴鼻 或 0.25~0.5mg/kg(上限 15mg),口服,或 0.2~0.4mg/kg,术前 1h,肌注。

(3)哌替啶:降低疼痛刺激所致的神经内分泌反应,可以减少术后患病率和病死率。1 岁以上,1mg/kg,术前 1h,肌注。

(4)芬太尼:10~15μg/kg,术前 1h,口服。

术前常规用药,如抗癫痫药、抗生素和支气管扩张药术晨按时给予治疗。上感病儿应在感冒控制 1~2 周进行择期外科手术。消除气道高反应症状。

7. 基础麻醉 理想的麻醉前用药,应使小儿入室时处于镇静、镇痛和意识淡漠状态,且对呼吸循环功能无抑制。基础麻醉就是为达到此预期目的。

(1)安静地离开双亲:麻醉前用药,使病儿入睡,消除焦虑、恐惧、哭闹及强烈抵抗动作等,安静地离开双亲,病儿充分镇静,降低了全麻药及局麻药用量,为局麻、神经阻滞和全麻的施行创造条件,使手术的安全性相对提高。

(2)使用范围:基础麻醉,病儿都可使用,但以<7 岁较适宜,精神极度紧张而不能自控的术前病等,但>8 岁患儿,单纯用基础麻醉加局麻时,效果不理想,需辅助哌替啶、丙泊酚和羟丁酸钠等药物辅助。

(3)基础麻醉用药:以硫喷妥钠、氯胺酮等为主,也有其他药物,如咪达唑仑和丙泊酚等,本节只介绍硫喷妥钠、氯胺酮和咪达唑仑基础麻醉。

(4)优点:肌内注射硫喷妥钠基础麻醉的特点为操作简单、效果确实、诱导迅速、平稳、安全等。

(5)麻醉前准备及麻醉前用药:术前测量体重,禁食 6~8h,给予足够的阿托品药物。肌注咪达唑仑或哌替啶等,以提高镇痛效果,延长基础麻醉时间,对年龄过大病儿不可缺少。

(6)硫喷妥钠基础麻醉的禁忌证:①新生儿;②哮喘;③气道不易保持通畅或有呼吸抑制者;④颈部、口腔急性感染;⑤肺部严重感染;⑥肝肾功能严重损害者;⑦严重腹胀或饱食;⑧早产婴儿等。

(7)相对禁忌证:3 个月以下病儿不宜用。若用时按 5～10mg/kg,为1.25%溶液。对体质欠佳、衰竭、营养不良、脱水、酸中毒和休克病儿,避免用基础麻醉。必须用时,可减少其用量,以免致呼吸抑制、循环抑制、喉痉挛和呕吐窒息等严重并发症的发生。

(8)浓度和剂量:硫喷妥钠常用<2.5%(1.25%～2.5%)的溶液浓度。即硫喷妥钠 0.5g 加入注射用水 20ml,溶解后即为 2.5%溶液。其中1ml=25mg,0.8ml=20mg,0.6ml=15mg,0.4ml=10mg。用时按15～20mg/kg 给药。或按 1 岁 10mg/kg,常用 1.25%溶液;2-8 岁20mg/kg,常用 2.5%溶液。

(9)最大量及判断剂量大小标准:2.5%硫喷妥钠溶液一次剂量不能>0.5g。深部肌注后,病儿一般在 2～10min 入睡,但对疼痛刺激有反应,判断剂量大小的标准:①剂量偏大:<5min 入睡,剂量稍偏大。如1～3min 内深睡,对疼痛刺激无反应,常是药量过量的预兆。②药量合适:注药后病儿 5～10min 入睡,药量恰当合适。③剂量偏小:>10min 仍不入睡,剂量稍偏小,可追加首次量的 1/2～1/3。

(10)维持时间:一次肌注用药,可维持麻醉 30～60min。深睡约 1h,嗜睡 2h。根据术中具体情况和需要时酌情追加首次量的 1/2～1/3。

(11)严密监测:注药后严密观察,病儿入睡后肩下垫一薄枕,以保持气道通畅。严密观察皮色、呼吸、脉搏、心率及末梢循环情况。监测SpO_2,1 岁以上的病儿亦应监测血压,并注意预防呕吐。

(12)麻醉效果可靠:基础麻醉仅有安静、睡眠作用,使病儿处于深睡状态,并无镇痛作用。故要求所辅助的局麻和阻滞麻醉,或全麻的效果更为确实可靠,否则,麻醉不完善,而单纯依靠多次追加硫喷妥钠,多不安全。

(13)手术卧位:术中要有良好的体位固定,但应注意勿妨碍呼吸。

(14)抢救方案和设备:麻醉期间常规给氧,备有急救设备,若出现用药过量、呼吸慢而浅,应及时抢救。

(15)深部肌内注射:于臀部外上方深部注射。勿注射于皮肤及皮下组织内,以免局部组织坏死。也不能注射于坐骨神经附近,以免引起坐骨神经痛。要术后镇痛。

(16)术后护理:术后护理同全麻。

(17)门诊病儿清醒后离院时机:门诊病儿应在门诊观察室或急诊室进行术后观察,清醒后病情平稳方可离去。

(18)药物过量的处理:硫喷妥钠过量的主要表现为呼吸、循环衰竭。人工呼吸、气管插管、待药物作用减弱和消失后,呼吸可逐渐恢复,必要时可用贝美格 50mg 或哌甲酯 10～20mg,静脉缓慢注射拮抗。

(19)防治喉痉挛:硫喷妥钠注药后,如对喉头、肛门、直肠、腹膜等处直接刺激后,可诱发迷走神经反射性喉痉挛。预防及抢救措施见第5章第十一节中的硫喷妥钠静脉麻醉。

(20)直肠灌注:小儿灌(直)肠基础麻醉法,目前临床很少应用,用于6月龄至5岁儿,25～50mg/kg,最大量<1.5g,麻醉前15～30min经直肠灌入,灌肠后 7～10min 入睡,但仍有痛反应。

(21)氯胺酮:可经口服、经鼻、经肛门或舌下等途径,方便易行、安全,更适合于小儿麻醉前用药,是近年来小儿基础麻醉的最佳选择。常用量4～6mg/kg,肌注;6～10mg/kg,口服;3～9mg/kg,滴鼻;9mg/kg,灌肠或一次 60mg,舌下含化。

(22)咪达唑仑和氯胺酮混合滴鼻或直肠给药法:咪达唑仑 0.5～0.6mg/kg、氯胺酮 5～6mg/kg 混合,滴鼻,3～5min 起效,持续 45～90min,能较快达到镇静所需浓度。起效较口服和直肠给药快,没有呼吸抑制。

【麻醉选择】

1. 局麻 一般中等和短小手术选择基础麻醉加局麻。

2. 氯胺酮 氯胺酮广泛用于小儿麻醉,短小手术也多选用氯胺酮麻醉。

3. 全麻 较大手术以选气管内全麻为安全,常用。采用快速诱导,或喉头表麻后,行气管内插管。气管内插管后,可用 T 形管吹入法,或紧闭法麻醉。>6岁小儿,长时间大手术气管内全麻仍是首选,用成人紧闭式麻醉机。用氟烷、恩氟烷或异氟烷静吸复合麻醉,或静脉复合(包括东莨菪碱)麻醉维持。或应用静脉丙泊酚靶控输注(TCI)麻醉维持,对呼吸、循环影响轻,并发症少,效率高。

4. 基础麻醉加椎管麻醉 较大儿童的下腹部、会阴部及下肢手术,亦可选用硬膜外麻醉、腰硬联合、腰麻或骶麻。

（1）硬膜外麻醉：适应证比成人要严，除学龄前儿童能合作者外，均先用基础麻醉，以保证穿刺的顺利进行及病儿的安全。利多卡因用药，按 $7\sim8mg/kg$ 计算，浓度为 $0.7\%\sim1.5\%$；也可按公式 1%利多卡因（ml）＝ $\dfrac{kg}{3-1}\times2+4$ 来计算。用药量也可用表 7-5 来估计。罗哌卡因 $0.5\%\sim1\%$，$1\sim4mg/kg$。丁卡因 $1.5\sim2.0mg/kg$，$0.1\%\sim0.2\%$ 浓度，丁哌卡因 $0.25\%\sim0.5\%$ 浓度，$0.22mg/kg$。

（2）骶麻：基础麻醉后，用侧卧位法穿刺后，用药同硬膜外麻醉。单次的针刺深度<0.5cm；连续法可造成局麻药蓄积，应慎重。骶麻是一种广泛用于小儿的部位麻醉方法，安全而操作方便，常用于泌尿外科、骨科及横膈以下胸腹部手术，也用于治疗继发于强烈血管收缩的血管功能不全。即使阻滞平面高达胸部，也很少发生血压下降。

表 7-5　小儿硬膜外麻醉用利多卡因剂量与年龄关系

年龄（岁）	0.1—1	1—3	3—6	6—10	10—14
浓度（%）	0.5～1	1	1～1.2	1.2	1.2～1.5
用药量（ml）	2～9	6～10	7～12	8～14	10～20

（3）腰麻：宜用于 8 岁以上的合作病儿，合并哮喘及存在恶性高热危险者。或先用基础麻醉，然后穿刺。一般在腰$_{3\sim4}$ 椎间隙穿刺，丁卡因按 $0.22mg/kg$ 或 $1mg/$岁。普鲁卡因 $2.5mg/kg$ 或 $8\sim10mg/$岁。丁哌卡因 $0.2\sim0.5mg/kg$，或 $1mg/$岁。

（4）辅助用药：手术时间长、手术大，需辅助哌替啶肌注或静注，或静注芬太尼-氟哌利多。

5. 基础加臂丛　年龄较大病儿的上肢手术，选臂丛神经阻滞，安全可靠。优点较全麻为多。在基础麻醉配合下，施行穿刺。穿刺入路以肌沟法和腋路法为最多用。用药量浓度为 $0.75\%\sim1.5\%$ 利多卡因，按 $8\sim10mg/kg$，加入肾上腺素 $5\mu g/ml$，药效时间可>2h；罗哌卡因 $1\sim4mg/kg$，浓度为 $0.25\%\sim0.5\%$；丁卡因 $2mg/kg$，浓度为 $0.1\%\sim0.2\%$，可维持药效 150min；丁哌卡因 $0.3mg/kg$，浓度 $0.25\%\sim0.5\%$。但须注意预防药物毒性和臂丛阻滞的并发症。均加适量的肾上腺素，预防毒性反应。

【麻醉管理】

1. **吸氧**　小儿呼吸中枢代偿功能差,呼吸中枢易受抑制,气道易堵塞,对全麻术中、术后的氧供不足而缺氧问题应足够重视。麻醉中要注意呼吸的观察和管理,避免换气不足而引起缺氧和 CO_2 蓄积。凡小儿麻醉,均应吸氧。清除气道分泌物,辅助呼吸供氧。

2. **及时判断麻醉深浅**　小儿对麻醉耐受性的代偿功能差,不能耐受长时间的深麻醉。要维持适宜的麻醉深度和肌松。当呼吸、脉搏减慢,骨骼肌松弛、眼球固定等,说明麻醉已深,应立即减浅麻醉。小儿循环时间较成人迅速,故诱导过程快,苏醒也快,要防止麻醉中时深时浅,使麻醉诱导和维持均平稳、安全。

3. **选择对呼吸循环功能抑制小的麻药**　硫喷妥钠等药,小儿要慎用。麻醉药用量按千克体重计算。控制外周血管阻力和肺血管阻力的变化。

4. **输血补液**　小儿麻醉期间输血补液是保证手术麻醉安全的重要措施。小儿体内总水量占体重的比例较成人多,新生儿占体重的 75%,未成熟儿占 80%,1 岁婴儿占 65%,成人为 60%。细胞外液在新生儿,占体重的 40%,成人为 20%;细胞内液在新生儿,占体重 35%,1 岁时 40%,成人 40%。细胞外液异常多易引起脱水及低血容量,手术时应早期输液。小儿对脱水、失血耐受性差,手术前禁食及手术创伤均有液体丧失,特别不能耐受手术时的大量失血。术中必须等量及时补水和及时补充全血。以手术失血占血容量的百分比决定是否需输血,失血量占体重的 10%～14%,可根据病情输血补液。估计全血容量(EBV),新生儿全血量80ml/kg,婴儿 75ml/kg,小儿 70ml/kg。以最大容许失血量(MABL)指导术中补液输血。掌握好输血补液量及其速度。MABL(ml) = [(术前Hct-0.3)×EBV]/术前 Hct(0.3 为可耐受的最低 Hct)。失血量<MABL 时,以等于失血量的胶体液或 2～3 倍失血量的乳酸林格液补充。当失血量>MABL 时,必须输红细胞或全血,以维持 Hct>30%。

(1)输液:<30min 或浅表手术失液少,但手术中也要输液,>30min的手术必须输液。以平衡液为主。一般小儿失血<10%血容量,输平衡盐液补充血容量。减少术中、术后低血压发生率,减少输血量,维持肾功能,增加尿量,预防术后肾功能不全。

(2)输血指征:当出血量>15%血容量,或>10ml/kg,Hct<35%,Hb<100g/L 时必须输血。输血补液量要严格,速度不能过快。一般速度为 5~10ml/kg 时,约 30 滴/min。一次输血<20ml/kg。逾量或过速的输血补液,易导致肺水肿或心力衰竭的恶果。反之,输液、输血不足,易引起休克。若观察病儿足心、手掌苍白、鼻尖发凉、出冷汗,为休克的先兆,应注意维持合适的心排血量和心肌功能。

(3)补充液量的估计:小儿术中需液量的估计,应从 4 个方面考虑,即日需量、失衡量与麻醉及手术的流失量。以纠正失衡量为主,日需量维持低标准,流失量应等量补充。①体重<10kg 的病儿,4ml/(kg·h)或 100ml/(kg·d);②10~20kg,2ml/(kg·h),或 50ml/(kg·d);③>21kg,1ml/(kg·h),或 25ml/(kg·d)+1500ml;④体温每升高 1℃,再增加液体 12%;⑤反复呕吐者,可产生碱中毒,常伴有缺钾、缺钙,轻者给生理盐水即可纠正;⑥>2d 未进食者,应及时补充氯化钾 30~50mg/kg、葡萄糖酸钙 30mg/kg。

【注意事项】

1. 加强观察和监测 小儿麻醉期间病情变化急速,不得擅离病儿,密切注意病情变化。对血压变化和手术出血迅速进行处理。主要监测项目如下。

(1)心前区置听诊器:监听心率、心音和呼吸情况。

(2)连接多功能监测仪:监测呼吸、脉搏、血压和 SpO_2。

(3)测量血压:大手术、估计术中失血量多或危重病儿,应用袖带监测血压。

(4)体温:监测皮温或咽温,发现异常及时处理。

(5)观察末梢循环:观察口唇、指端及切口出血的颜色。

2. 手术体位和姿势 全麻后要做好体位固定,并要注意手术体位和姿势是否良好,要避免体位扭曲和硬物压迫。小儿皮肤和组织娇嫩,术中要注意体位改变的影响,俯卧位时,应常变换病儿头部位置。病儿胸腹部不能被压迫。如发现消毒巾、手术器械或手术者压迫病儿胸腹部时,应该及时予以纠正,以防对呼吸的影响。用面罩吸氧时,不宜过紧,要每隔一段时间松开一次面罩,并按摩受压部位。

3. 预防低氧血症 小儿术中低氧血症发病率高,通气稍有不足,即发生低氧血症,威胁着术中、术后安全。无论选什么麻醉方法,麻醉中都要供给高浓度的氧气,以满足代谢的需要,避免 CO_2 蓄积。

(1)控制呼吸:全麻病儿皆做控制呼吸。可用呼气末正压通气,呼气末的正压为 $5cmH_2O$。维持合适的通气和氧合。

(2)手法控制呼吸:小儿的控制呼吸,手法操作。能了解胸廓及肺的弹性变化,也能了解气道阻力的改变,对小儿呼吸的掌握有帮助。

(3)控制呼吸量:新生儿潮气量以 $7\sim10ml/kg$ 为合适,如需过度换气,则用 $10ml/kg$。呼吸次数 <6 岁 $15\sim30/min$,气道峰压(Pp)$\leqslant20cmH_2O$,终末潮气二氧化碳分压($P_{ET}CO_2$)$35\sim40mmHg$。控制呼吸是否适当,以血气、呼出 CO_2 的监测而决定。

(4)要保持气道通畅:小儿的麻醉器械要小,但气管导管内径要大,不带套囊,以减少呼吸阻力。要防止气管导管插入过深而进入右侧支气管、导管堵痰、扭曲、压扁等故障,而引起的换气不足。头后仰,肩下略垫高,及时有效吸痰。

(5)处理通气不足:当出现气管牵拽现象,即下颌抽动或点头呼吸,常提示通气不足,为深麻醉或 CO_2 蓄积或气道阻塞的征象,需要注意处理。同时应和浅麻醉、诱导时挣扎、哭闹的呼吸变化相区别。

4. 预防术后喉头水肿　小儿的气管内插管,操作应准确轻柔,避免创伤的危险。导管大小要合适,忌导管过粗;导管要质软,管壁薄,避免损伤咽喉稚嫩的组织,严防术后喉头水肿的发生。预防术后喉头水肿的措施如下。

(1)维持适宜的麻醉深度和肌松:控制呼吸,避免浅麻醉时病儿出现频繁的吞咽动作,发生导管来回摩擦机械损伤黏膜。

(2)减少头部过多移动:任何体位变动或头部过多的移动,应尽量减少导管在气管内滑动而产生摩擦机械损伤。

(3)导管避免过粗:所选用的导管直径应比所估计的导管号码小一号为合适。小儿气管导管号码按年龄+(16~18)来估计,应备粗细不等的 3 根导管。新生儿内径(ID)$3.0mm$,早产儿 $2.0\sim2.5mm$。

(4)静注地塞米松:术中、术后应静注地塞米松,小儿每次 $1\sim1.5mg$。新生儿每次 $0.5\sim1.0mg$。

(5)插管操作轻柔准确:小儿插管操作,务必轻柔,切忌粗暴。应由有经验者施行。

5. 监测体温　小儿术中要防止高热或低温。

(1)体温过低:多见于<1岁以下的婴儿,很不利,必须注意防止。加强保暖,手术时注意覆盖被单,用电毯或热水袋置身旁保暖,但要防止烫伤;手足等外漏部分,在冷天勿外露;室内温度,新生儿以 26~28℃、婴幼儿以 25~26℃为宜。有条件时,吸入气加湿、加温很有必要。

(2)体温升高:>1岁的小儿麻醉期间,易致体温升高,一般在手术开始后 0.5~1h 出现,应予以警惕。手术室温度应保持在 18~25℃,勿过高。夏季时,>1岁病儿头部放冰袋降温。全麻时,应避免用紧闭法麻醉,麻醉中保持气道通畅。麻醉期间出现体温增高时,应采取积极措施降温,如冰袋置于头颈部、腹股沟、腋窝等大血管处,采取体表降温。胸、腹部手术时可用冷盐水注入胸腹腔内降温,效果较好。

6. 新生儿麻醉前准备　新生儿手术要进行必要的麻醉前准备,这是麻醉手术成功的关键。

(1)支持疗法:保暖、吸出口腔分泌物、输液、注射维生素 K、维生素 C,情况较差者术前输血 50ml。如严重贫血或施行出血量较多的手术。

(2)麻醉前用药:新生儿麻醉前仅用颠茄类药。阿托品 0.1mg 或 0.01mg/kg 长托宁注射。术前常规维生素 K_1 10mg 肌注,以改善凝血功能,预防出血。

(3)禁食水:麻醉前 2~4h 禁水,6~8h 禁食。

(4)麻醉方法:应以局麻为主,并随时准备施行全麻。用氯胺酮、丙泊酚、芬太尼或咪达唑仑静脉麻醉。硫喷妥钠基础麻醉,因其引起呼吸抑制,应用应慎重。必要时,选 1% 的浓度,并严密观察呼吸。氯胺酮、咪达唑仑混合滴鼻,行基础麻醉安全、效果好。情况良好的中、下腹或肛门手术选椎管内麻醉。

(5)克服呼吸阻力:术中吸氧。注意术中易增加气道阻力。可接面罩,也可接于 T 形管,贮气囊为 500ml,必要时做控制呼吸。采用薄壁无套囊塑料气管导管,其内径(ID)2.0~3.0,正压呼吸加压至 15~20mmHg,允许导管周围漏气。肌松药选用琥珀胆碱,以 2mg/kg 较大的用量,可获得完全的肌松。新生儿对筒箭毒碱及泮库溴铵较敏感,一般不选用。必须用时,用量须酌减。

(6)适当补液:术中补液应十分精确,输液速度按 8~10ml/(kg・h),维持性输液为 4ml/(kg・h)为适宜。手术中出血,应根据失血具体情况,Hb<120g/L、Hct<35% 时,均应以输全血补充失血。

(7)体温监测:术中注意保温,持续进行体温监测,以便发现异常及时调节。

7. 预防和治疗眼-心反射 小儿眼科手术多采用全麻,当压迫眼球时,使三叉神经末梢受刺激,会发生眼-心反射,出现脉搏减慢(减慢10~15/min,严重时达 34/min)、深呼吸、颜面潮红等现象,严重时可出现心跳停止。应掌握适当的麻醉深度;保证病儿制动;手术操作轻柔;不选择会使眼压剧烈波动的药物。一旦发生眼-心反射,应停止手术,进行抢救。

第八节 老年人手术麻醉

我国男性＞60 岁、女性＞55 岁为老年。按 WHO 的标准,45—59 岁为中年,60—74 岁为中老年,75—84 岁为老年高龄,＞90 岁为长寿老年人。近年来我国已进入老龄社会,老年人手术范围不断扩大,手术适应证也逐步放宽,手术病人的年龄界限日渐升高。＞60 岁病人手术的麻醉占所有麻醉的 18％~20％。老年人机体细胞逐渐退化,器官功能减退以呼吸循环功能更为明显,加上营养不良,血容量不足及疾病的影响,对麻醉和手术的耐受力小,敏感性高,术中应变能力差,危险性增大。老年人麻醉手术过程中及术后并发症的发病率高,特别是高龄危重患者病死率比年轻人高。总手术死亡率为 5.8％,年龄相关性疾病是麻醉手术风险的主要原因,如高血压、缺血性心脏病、肾功不全和糖尿病等,麻醉中要特别注意。

【麻醉前准备】

1. 完善各项检查 对老年心血管的检查和心功能评估要详细。都要检查心电图、X 线片、眼底变化、血压、肾功能、肺功能和肝功能、血常规等。

2. 治疗各种异常 对全身情况异常的老年病人,必须重视,慎重处理。最大限度地改善疾病引起的生理改变。老年人全身情况异常表现在:

(1)心电图:心肌劳损、梗死、心房纤颤、左束支传导阻滞、频发室性期前收缩、二至三度房室传导阻滞、肺性 P 波。

(2)X 线片:心胸廓比＞50％。

(3)眼底变化:Keith-Wagener Ⅲ度以上。

(4)血压:>160/100mmHg,依世界卫生组织(WHO)标准属于Ⅱ~Ⅲ期高血压者。

(5)血浆胆固醇:>7.5mmol/L,动脉硬化指数>5。

(6)肺:(实测肺活量÷预测肺活量)×100 之值<85%;憋气试验<30s;合并哮喘;动脉血氧饱和度(SaO_2)<80%,再饱和时间明显延长者。

(7)肾:肾血浆流量(RBF)225ml/min 和肾小球滤过率(GFR)40ml/min 以下;酚磺肽排泌试验(PSP)15min<15%,2h<40%;血清尿素氮(BUN)>856mmol/L。

(8)贫血:血红蛋白<90g/L;血清总蛋白 59g/L,肝功能不正常;血清蛋白 29g/L 以下。

(9)其他:既往有高血压、脑血管意外、糖尿病、心肌梗死及心肾功能衰竭病史者。

3. 不需处理的异常　麻醉前可以不处理的异常或非绝对禁忌的并发症如下。

(1)单纯高血压:单纯性高血压不合并有脏器功能障碍。

(2)单纯心室肥厚:单纯心室肥厚不合并有脏器功能障碍。

(3)心电图轻度改变:一般心律失常或 ST、T 波改变等。

4. 心功能处在最佳状态　麻醉前患者心功能要处于最佳状态时施行手术和麻醉。必须在术前经内科、外科共同会诊治疗,病情不能确定者,必须请心脏专家会诊,以提高手术安全性。

(1)心电图(ECG)改变:心电图多导联低电压。

(2)室性期前收缩:频发的多源性室性期前收缩。

(3)房颤:房颤并心室率增速。

(4)传导阻滞:完全性左束支传导阻滞。

(5)房室传导阻滞:二至三度房室传导阻滞、有 Q 波并伴有明显的 ST 段降低和 T 波改变者。

(6)心肌梗死:3~6 个月以内有心肌梗死者;近期梗死的择期手术,应延期到 3~6 个月以后进行。

(7)肺性 P 波:ECG 上可见肺性 P 波。

(8)右心衰竭:右心负荷增加或右心衰竭应推迟手术。

（9）微循环障碍:微循环淤血等。

（10）急症:凡急症手术,手术不允许延迟时,应在心血管内科医师协助下,共同维护心脏功能,以降低手术病死率,特别是心肌梗死患者。

5. 麻醉危险因素评估　对于潜在的各种危险,如心绞痛、心肌梗死、心力衰竭、低血钾等。如不及早发现,不迅速纠正,就有引起并发症甚至死亡的威胁。麻醉前检查应仔细,对即将手术的老年人的重要脏器的代偿能力及麻醉危险性做出判断评估。

（1）年龄:对老年人施行麻醉时,年龄本身就是一个危险因素。年龄越大,手术麻醉危险性越大。

（2）心脏并发症:老年人查心电图,应该做运动和缺氧负荷试验,以明确心脏情况。老年人围术期死亡中,50%以上是由于心脏疾病。

（3）心脏代偿功能:老年人心脏代偿功能,应以能负担日常生活的活动量,而无心悸、胸闷、肝大和下肢水肿症状者,为可耐受手术和麻醉。随年龄增长,心脏舒张功能障碍。

（4）术前用洋地黄的适应证为:①充血性心力衰竭;②阵发性室上性心动过速;③心房纤颤伴有心室率快者;④有心肌梗死史者。

（5）合并高血压:老年人施行手术麻醉时,高血压更为常见,过去认为舒张压增高需要治疗,现已认识到收缩压增高同样具有危险性,麻醉前应用降压药治疗,如有高血压危象、心衰、心肌梗死和脑血管意外可能时,不宜过分强调手术前两周停药。手术前要反复多次测量血压,了解基础血压情况,手术中、后维持血压平稳。

（6）合并动脉硬化:老年患者常有动脉硬化,以动脉硬化指数表示硬化程度。总计最高指数为 16,>5 为重度动脉硬化。①指数为 1 的项目:既往有动脉硬化病史;现有动脉硬化病史;血压 170/100mmHg 以上;心电图异常（ST 及 T 波）;血浆胆固醇>7mmol/L;肾功能差;心胸廓比>50%;主动脉屈曲延长;末梢动脉钙化影。②指数为 2 的项目:主动脉钙化影;腹主动脉钙化影。③眼底动脉硬化程度:眼底动脉硬化Ⅰ、Ⅱ、Ⅲ度,动脉硬化指数分别为 1、2、3。

（7）高血压诊断标准:国际卫生组织（WHO/ISH,1999 年）高血压分期标准,按靶器官受损程度分期。

Ⅰ期:血压>140/100mmHg;脑:眼底无变化;心:心电图高 R 波,X线心脏扩大;肾:无变化。即无心、脑、肾等器官损害征象。

Ⅱ期:血压>160/110mmHg;脑:眼底小动脉变细、粗细不匀,有明显的交叉现象,所谓铜、银线动脉;心:心电图高 R 波,并有 ST、T 改变,左室劳损、肥厚或扩大,T 波倒置不足 0.5mV;肾:可见轻度肾功能变化,蛋白尿或血肌酐浓度升高。具有上述一项者即可诊断。

Ⅲ期:血压>180/120mmHg;脑:眼底出血或渗血,眼底局部麻痹的病灶性脑出血或高血压脑病脑症状,眼底絮状白斑;心:心电图左室劳损,T 波倒置 0.5mV 以上,X 线心脏扩大,有心绞痛、心肌梗死、左心衰症状;肾:尿常规,PSP 肾功能测定结果证实有明显的肾功能损害。具有上列中1 项者即可诊断。

6. **呼吸系统准备**　排痰和呼吸训练有效果,戒烟和使用抗生素、止咳祛痰药治疗。屏气试验>30s,肺功能近正常。

7. **纠正内环境紊乱**　患者有营养不良、水及电解质紊乱、血容量不足及贫血等,麻醉前尽可能予以纠正,如少量多次输血或输以平衡液。若高血压已被控制时,术前两周停药为宜,利尿药一般在术前 3d 停用。但用利尿药后,防止低血钾,若有低血钾应予以纠正。

8. **麻醉前用药**　老年患者麻醉前用药剂量应减少。

(1)阿托品:阿托品不可缺少,麻醉中可重复应用。

(2)东莨菪碱:东莨菪碱易引起谵妄,一般不用。可用格隆溴铵代替。

(3)阿片类:因抑制呼吸不宜随便应用。

(4)镇静药:对阿片类和镇静药用量应酌情减少,以异戊巴妥、咪达唑仑和苯海拉明安全、效果好。

【麻醉选择】　在保证安全和满足手术需要的前提下,选用对机体影响小又便于调节的麻药和方法。根据具体患者、具体病情及手术部位个体化选择。

1. **局麻**　对于中小手术,如脑外伤及内镜检查等可用局麻,有简便易行,减轻术后负氮平衡,减少手术刺激引起的内分泌系统应激反应,减少失血量,减少术后血栓形成,减少术后神经功能障碍,对老年病人生理影响小等优点,是安全和并发症少的麻醉法。可适当降低局麻药的浓度和总量。

2. **硬膜外麻醉**　适用于中下腹部手术,如经尿道前列腺切除术及肾输尿管手术等,不合并器官功能损害,或有轻度损害,但有一定代偿能力和能合作的老年病患者。少量分次给药,用药量为青壮年的 1/2。应用时需加强管理。

(1)穿刺操作相对困难:因老年人韧带常伴有纤维化和钙化、椎体肥大、椎间隙有骨质增生而摸不清,穿刺操作困难,且常有不成功者,可取侧入法和正中旁可获成功。

(2)避免用药大剂量:老年人硬膜外腔狭窄,局麻药用量应以小剂量为主,避免使用大量。用药要提高警惕,防止阻滞范围过宽过广对患者的生理功能产生较大影响。

(3)预防麻醉后硬膜外腔血肿:老年人硬膜外腔静脉丛充血,穿刺针和置管易损伤出血,术后易有硬膜外腔血肿的并发症。应注意预防及处理。

(4)防治药物中毒:药物易入血出现局麻药中毒。或易发生低血压,注意观察,及时预防处理。

(5)辅助药用量宜小:应用咪达唑仑、哌替啶、芬太尼等辅助用药时,需减量,预防对呼吸的过深抑制和对循环的影响。一般老年麻醉仍须重视止痛。应避免不适当地使用辅助用药。

(6)高位硬膜外应慎重:颈胸部手术应用高位硬膜外要慎重。胸段硬膜外可减少吸入麻醉药和促进苏醒。

3. 腰硬联合麻醉　麻醉效果好,局麻药量小,并发症少,便于麻醉平面控制,对老年人较适用。

4. 腰麻　腰麻因对血流动力学的影响,以及老年人对心血管调节功能差,易发生严重低血压,一般应属禁忌。若应用时,应严格控制适应证,用于阻滞平面胸$_8$以下手术操作,注意对低血压并发症的防治。

5. 臂丛　适用于上肢手术,是安全有效的方法。

6. 全麻　老年患者手术麻醉,以选气管内插管全麻为主。

(1)适应证:①开胸手术;②颅脑手术;③病情危笃且复杂的手术,如梗阻性黄疸患者、腹腔镜胆囊切除术、肠梗阻手术等;④身体尚佳的大手术等。

(2)全麻诱导:力求血流动力学平稳,防止过度兴奋、挣扎、血压和脉搏急剧波动。①硫喷妥钠:在<70岁、一般情况好、又无重大并发症者,诱导用量宜小,静注速度要慢。②咪达唑仑或氯胺酮:>70岁或一般情况较差的老年患者,不用硫喷妥钠,选用地西泮、咪达唑仑或氯胺酮,安全,丙泊酚用量也须减量(0.5~1.0mg/kg),在肌松药琥珀胆碱或泮库溴铵等静注后快速插管,或半清醒插管。③肌松药:肌松药用量要显著减少。④芬太尼或阿芬太尼:患者情况差、血压低或趋高龄患者,为避免气管插管的心血管反应,可静注少量芬太尼,或阿芬太尼更适用于老年,并用氟哌利多,利多卡因 $1\sim2mg/kg$ 静注,或咽喉和气管内喷雾 1% 丁卡因表麻后气管内插管。

(3)插管困难的处理:老年人有可能出现气管内插管困难的病例。其原因:①肥胖、颈项粗短、无牙瘪嘴;②颈椎活动性受限、头不易后仰;③舌根组织弹性差,喉镜片不能将其推向一旁,声门显露困难;④切牙脱落或有活动,使喉镜操作困难而不易显露声门。按困难型气管内插管处理,插管前用牙科样膏保护。

(4)麻醉维持:以最浅的麻醉维持,用最小的麻药量达到最满意的效果,避免和严禁深麻醉。复合麻醉较单一药物的麻醉更适宜。但用药不宜过多、过复杂,以免苏醒延迟。静吸复合以丙泊酚静输,与间断吸入异氟烷相复合,或与低浓度的氧化亚氮吸入同用;或静脉复合麻醉以咪达唑仑、芬太尼、氯胺酮、阿芬太尼和肌松药静脉注射,控制呼吸维持麻醉。麻醉和止痛效果好,但是注意用量须小,间隔时间较长。BIS 指数维持在 60 左右即可。

7. **连续硬膜外麻醉加全身麻醉** 可减少硬膜外阻滞的辅助用药;硬膜外阻滞有良好的镇痛和肌松作用;可减少全麻药和肌松药用量,术后硬外镇痛,对上腹部手术有一定优势。

【麻醉管理】

1. **充分给氧** 诱导前预氧合,必须氧流量为 10L/min,面罩吸氧 $5\sim10min$,术中保持气道通畅,充分供氧,严防缺氧和二氧化碳蓄积。

(1)辅助呼吸:保留自主呼吸者,除吸氧外,要进行辅助呼吸,很有必要。

(2)避免过度换气:全麻下使用肌松药,控制呼吸优点很多,但呼吸通气量不宜过大,以防过度换气的并发症,如胸膜腔内压增高,心排血量下降、血压下降,冠状动脉血流量减少,脑血流量减低等不良反应。

(3)防止误吸:及时吸出气道分泌物。

(4)保证吸氧效果:老年人面部凹凸不平,面罩下加压给氧易漏气,用纱布垫塞密封。

(5)减少对气道的刺激:因老年人气道反射活动降低,尽可能减少对气道的刺激。

2. 维持循环稳定 老年人心血管调节功能差,易发生严重的血压波动。麻醉中要监测血压、尽量维持血压的稳定,避免忽高忽低。保持心率及心律的稳定也很重要。

(1)血压升高:静注氟哌利多或咪达唑仑等镇静药,血压过高时,用乌拉地尔(压宁定)25mg缓慢静注,有效地降低血压,而不发生低血压。也用尼卡地平,作用时间短,作用持续10min。若高血压依然难以控制时,静脉输注硝普钠或硝酸甘油降低血压。合并动脉硬化、高血压病患者,应用氯胺酮、咪达唑仑和丙泊酚等诱导时,因血压过高,易合并心、脑血管意外,应注意预防,保证安全。

(2)低血压:要预防,发生即处理。①补足血容量:老年病人常合并有血容量不足,麻醉应在静脉输液、输血后再施行。手术一开始即输注平衡盐液或右旋糖酐,然后输注血浆或全血等,及时补充术中失血失液。要严格掌握输液速度和用量,以防逾量导致心力衰竭。对于术中大出血的病人,大量输血中静注小剂量的毛花苷C(1~2mg),以改善心肌功能。②静注50%葡萄糖:老年人血管硬化,失去弹性,术中出现低血压时,静注50%葡萄糖液100~200ml,升压效果确切而安全。③用血管加压药:使用要慎重,必要时多巴胺2~10μg/(kg·min)静输,为避免血压波动范围太大,升压药应由小量开始,速度要加以控制,不致使血压升得过高,以防心、脑血管意外。④使用激素:适当地用氢化可的松100mg或地塞米松5~10mg静注,以提高机体的应变能力,对产生表面活性剂的Ⅱ型肺细胞有保护作用,减少血管活性物质的释放,同时减少血小板的凝集作用和白细胞的黏着性,减少肺部并发症和预防弥散性血管内凝血。

3. 有效地纠正酸中毒 老年人对水电解质紊乱代偿调节功能差,在急症病人中,单靠平衡盐液中的碳酸氢钠是不足以得到纠正的,根据检查结果得到有效的纠正。

4. CVP测定和留置导尿管 有条件时进行CVP测定,结合血压、尿量作为输液和治疗用药的指导依据,否则老年人不能耐受失血和输液过多,输液和用药常有困难。对于创伤大、时间长的大手术或危重病人要放置导尿管,以监测输入量和肾功能情况。

5. 纠正心律失常 麻醉中监测心电图随时发现心律失常、心肌缺氧等,并根据具体情况及时处理。

（1）室性期前收缩：用利多卡因 50～100mg（1～2mg/kg）快速静注，之后继续输注（1～4mg/min），以保持血液中有效浓度。

（2）房室传导阻滞：选用阿托品或异丙肾上腺素输注。

6. 防治心肌梗死　冠心病的病人，尤其术中有低血压和缺氧者，应警惕心肌梗死的发生。凡有不明原因的低血压、呼吸困难，尤其是端坐呼吸、心律失常和心衰等，应怀疑心肌梗死，有条件时急查心肌钙蛋白等，或从心电监测，或做心电图确诊后，及时积极处理。

7. 拔管时机　用肌松药时，术终病人充分恢复肌力，呼吸恢复满意，咳嗽反射出现，或待病人完全清醒时，拔除导管。应待病人保护性反射已恢复，血压、脉搏及呼吸正常，甚至意识恢复后，送回 PACU，或 ICU，或病房，进行麻醉后处理，防止到 PACU 后病情恶化。

8. 麻醉后妥善处理　老年人外科治疗的效果，与麻醉后管理有直接关系。麻醉后持续监测 ECG、SpO_2、尿量、CVP，预防急性脑部症状、气道梗阻、低血压和急性呼吸衰竭等并发症。术后吸入较高浓度的氧（80%～100%），可减少术后恶心呕吐、心动过速和心肌梗死、感染和认知功能障碍的发生。必要时行机械呼吸支持，术后有效的镇痛，争取顺利恢复。

第九节　高血压病患者手术麻醉

高血压病是以动脉压增高为主要表现的综合征。高血压病是常见病、多发病；占老年人 45%～50%。发病机制是主动脉持续痉挛所引起的周围动脉阻力增高。根据 WHO/ISH 1999 年的标准，一般成人卧床休息 15min 后，SP ≤ 140mmHg，DP ≤ 90mmHg 为正常血压；SP ≥ 140mmHg，DP ≥ 90mmHg；或 SP 单独 ≥ 140mmHg 或 DP 单独 ≥ 90mmHg，即为高血压。详见本章第八节老年人手术麻醉中的高血压诊断标准的内容。SP 的粗略计算方法，是年龄＋100，但任何年龄健康人 SP 均不应 ≥ 140mmHg，DP ≥ 90mmHg。双上肢血压可相差 10mmHg，上肢血压比下肢血压低 20～40mmHg。WHO/ISH 根据血压增高水平，又将高血压病分为 1、2、3 级。理想血压：SP ＜ 120mmHg，DP ＜ 80mmHg。正常血压：SP ＜ 130mmHg，DP ＜ 85mmHg。正常血压高值：SP 130～139mmHg，DP 85～89mmHg。1 级高血压（轻度）：SP 140～

159mmHg,DP 90~99mmHg(亚组临界高血压,SP 140~149mmHg,DP 90~94mmHg);2级高血压(中度):SP 160~179mmHg,DP 100~109mmHg;3级高血压(重度):SP≥180mmHg,DP≥110mmHg。单纯收缩期高血压,SP>140mmHg,DP<90mmHg。高血压分原发性和继发性两种。原发性高血压(高血压病)是以血压升高为主要症状的一种独立性疾病,占85%~90%;继发性高血压(症状性高血压)是以某些疾病的一个症状出现,占10%~15%。本节着重讨论原发性高血压病人的麻醉问题。

【特点】

1. 麻醉的危险性评估 高血压病患者合并重要脏器损害和损害的程度,如合并重要靶器官损害,尤以心、脑、肾3个靶器官的功能损害最严重,对麻醉的危险性影响最大。

(1)心脏损害程度:高血压病引起的心脏损害最为重要,故高血压病人的麻醉意外较多。为克服增高的外周血管阻力,左心室后负荷增加,引起左心室肥厚和扩张;心肌收缩力减弱,导致左心功能不全、肺淤血、肺水肿。继而右心室肥厚、扩张而致右心室衰竭。高血压状态下又可促进冠状动脉粥样硬化,心肌供血减少,心肌耗氧量增加,使心脏的氧供和氧耗失衡,故可发生缺血性心脏病、心肌梗死、心律失常等后果。

(2)脑损害程度:脑的小动脉硬化可致脑供血不足。脑出血、脑血管痉挛和脑血栓形成等脑血管意外,伴有脑组织软化、水肿等病理损害。脑梗死是高血压病人主要死亡原因之一。

(3)肾功能损害程度:肾细小动脉病变在高血压时最重,肾小管动脉硬化和痉挛、狭窄使肾血流减少,肾小球滤过率减低,以及肾单位玻璃样变化,导致肾功能衰竭及尿毒症。

(4)大血管损害程度:主动脉可发生粥样硬化、囊样中层坏死和夹层动脉瘤。

2. 不同高血压病类型的危险性评估 不同类型的高血压对麻醉和手术的危险性也不相同。根据WHO分期方法,高血压的病程和靶器官受损的严重程度分为3期。

(1)一期:病人血压高于正常,但波动。经卧床休息数日后,血压可降至正常,但无心、脑、肾等靶器官受损的表现。

(2)二期:血压高,并有靶器官严重损害,下列之一者即可诊断。ECG

示左室肥厚或 X 线、超声示左室扩大；眼底动脉变窄；蛋白尿或肌酐血浓度升高；动脉粥样斑块。但有功能代偿能力，经服用降压药可使血压降低。

(3)三期：有显著而持续的血压升高，伴重要靶器官严重损害，功能失代偿期。有下列之一者可诊断：颅脑出血或高血压脑病；心绞痛、心肌梗死、左心衰竭；肾功能衰竭；眼底出血或渗血、渗出；夹层动脉瘤、动脉闭塞。

(4)恶性高血压危症：为一特殊的高血压类型，其特点是 DP 持续>120mmHg，伴肾功能衰竭、眼底Ⅱ～Ⅳ级改变，称为高血压危象(hypertensive crises)，严格地说，称为高血压危症(hypertensive emergencies)。高血压危象还包括高血压急症(hypertensive urgencies)，是指 DP>110mmHg 而无靶器官受损。病程发展快，多见于青年病人。三期高血压病人麻醉的危险性和手术死亡率就大为增加，其危险程度随各靶器官损害程度的增加而加大。恶性高血压施行麻醉时的危险性最大。

3. **高血压病治疗与麻醉**　血压的调控不是简单地以降压为目的，而以其对靶器官氧供(血流)影响的结果为基础，选一种适合于对一个危险因素的有效治疗，不引起对另一个危险因素产生不利影响的血压调控方法。

(1)降压药与麻醉药的相互作用：掌握抗高血压药与麻药的协同作用或配伍禁忌，并决定在麻醉前、麻醉后的继用或停用等问题。

(2)检查电解质：利尿药近年来作为抗高血压的基础药而被广泛利用。对长期服用的病人，应检查电解质情况。如有低血钾，麻醉时易出现心律失常、洋地黄中毒；对心血管系统、酸碱平衡也均有影响，还可加强非去极化肌松药的作用。高血压时琥珀胆碱的应用会带来一定危险性。故麻醉前纠正电解质紊乱十分重要。

(3)β受体阻滞药术前不停用：如普萘洛尔等是治疗高血压的首选药物之一。若服用时间长、剂量大后，常有心动过缓、潜在削弱心肌收缩力等作用。在术前可一直用药到手术当天，以避免突然停药引起心肌耗氧量突然增加，而致心肌急性缺血。

(4)交感神经末梢介质耗竭或阻滞药术前 2 周停药：前者如利血平、降压灵，后者如胍乙啶。此类药长期、大量使用可使体内儿茶酚胺耗竭或释放受阻。当出现低血压时，应用升压药不易奏效，应于术前两周停药。

(5)术前停用单胺氧化酶抑制药:如帕吉林,可增强拟交感胺,即升压药的升压效应,在应用帕吉林的情况下同时使用升压药,可使病人血压骤升,发生高血压危象。还可抑制多种药物的代谢酶,增强巴比妥类及镇痛药的毒性,如使哌替啶产生低血压、昏迷、严重呼吸抑制等,甚至死亡。故术前2~3周停药,以免麻醉时的不利影响。

(6)三期重症高血压病人的降压治疗:心脑肾功能已受严重影响。如不予降压治疗或治疗不当,血压处于高水平,或不稳状态,或术中血压有剧烈的波动,可能导致心脑肾意外。手术前、中、后应继续使用降压药,以使血压稳定于需要水平。以小剂量数药联合使用较好。

(7)急症病人的综合治疗:术前曾使用大剂量的降压药,如普萘洛尔等。应针对循环方面的问题进行处理。输注异丙肾上腺素、氢化可的松或阿托品等治疗心动过缓、低血压;去乙酰毛花苷治疗心力衰竭;多巴酚丁胺、胰高血糖素增强心肌收缩力;多巴胺治疗低血压,改善心肌收缩力等。

(8)术中处置:急症病人若大量使用利血平,于术中发生问题时的处理:阿托品治疗心动过缓;血管受体兴奋药,如甲氧明、去氧肾上腺素等治疗低血压;长期使用帕吉林(优降宁)者,麻醉时应免用巴比妥药及哌替啶。用升压药时应仔细观察,避免血压过高。

【麻醉前评估】

1. 心脏受累情况　有无心力衰竭,心脏的辅助检查判明有无心肌缺血、左心室肥厚、扩大、心律失常、冠心病及心功能不全等。若有心力衰竭和冠心病者,麻醉的危险性就增加,有心肌梗死病史者,6个月内不宜行择期手术。

2. 脑功能受损情况　有无高血压脑病及脑血管意外史。若伴有者处理时就很棘手,危及病人生命,危险性大,近3个月内有脑血管意外者,应避免择期手术。

3. 眼底　有血管变细、痉挛、硬化、出血及渗出者应推延择期手术。

4. 肾功能不全　蛋白尿阳性,血肌酐106~177μmol/L肾功能有异常者,麻醉危险性大。应推延择期手术。

5. 电解质紊乱　有用利尿、降压药后所致的低血钾、低钠等电解质紊乱时麻醉危险性大。应推延择期手术。

6. 血压水平　血压的升高数值,决定着麻醉和手术的危险性,其评估:SP<160mmHg,DP<100mmHg,眼底检查血管痉挛或硬化Ⅰ级,无心、脑、肾损害者,其麻醉危险性较小;SP＞160mmHg。或 DP＞100mmHg,眼底检查血管硬化Ⅱ级,心、肾有轻、中度损害者,其麻醉有一定危险;凡 SP≥180mmHg 或 DP≥110mmHg 持续升高不易控制者,或DP＞120mmHg,眼底检查有出血或渗出者,心及肾功能不全者,其麻醉危险性较大,其围术期脑出血的发生率比正常血压者高 3～4 倍,应系统治疗后再手术。高血压危象对麻醉有极大的危险性,应尽快采取紧急治疗措施,将血压降至正常水平。否则不宜行择期手术。

7. 高血压病并存危险因素　年龄大(男＞55 岁、女＞66 岁)、吸烟、饮酒、血血脂(总胆固醇＞6.5mmol/L)、糖尿病、高血压病史和肥胖等危险因素。

8.WHO/ISH 将高血压危险因素分 4 类　①低危:1～3 级高血压,无上述危险因素,无靶器官损害和心血管并发症;②中危:1～3 级高血压病,并存 1～2 个危险因素;③高危:并存＞3 个危险因素,或靶器官损害,或糖尿病及重度高血压者;④极危:1～2 级伴心血管病,3 级高血压并存一个以上危险因素、靶器官损害和(或)并发症者。

【麻醉前给药】

1. 强心药物　高血压病患者术前有心力衰竭者,用强心药物治疗。

2. 镇静药物　高血压病患者系不稳定神经型,且有手术顾虑等因素引起血压波动,故术前安定镇静药用量可适当加大,以达到充分镇静。肌注咪达唑仑 2.5～5mg,哌替啶 50mg,异丙嗪 25mg。

3. 颠茄类药物　常规给予东莨菪碱 0.3mg,或阿托品 0.5～1.0mg或长托宁 0.5mg,肌注,以防止术中可能出现的心动过缓,特别术前曾服用过利血平、普萘洛尔者。

4. 扩冠状血管药物　高血压患者合并冠心病者,用罂粟碱 30mg,术前肌注。

【麻醉选择】　其麻醉选择,以高血压的严重程度和有无严重并存症来考虑。对麻醉危险性不大的患者,与一般病人麻醉无区别。对有一定危险性,或危险性较大的病人,要选择对循环、脑和肾影响最小的、可控性强的麻药和方法。

1. 局麻　仅适用于体表或局限的小手术。麻醉效果应力求完善,辅助镇静、镇痛药,以减少刺激。局麻药禁忌加入肾上腺素。神经阻滞完善、镇痛完全,同局麻。

2. 腰麻 选小腹以下低位手术较安全。防止平面过高(阻滞平面低于 T_8),以免对循环影响较大。

3. 硬膜外麻醉或腰硬联合麻醉 限于中腹部以下手术。可控性强,镇痛和肌松效果好,并可术后镇痛。但平面不宜过宽,避免血压波动。应分次小量给药。避免术中发生突然血压下降。一旦血压降低时,以输液和升压药等纠正。当麻醉效果不够满意或腹内手术牵引痛尚难完全消除时,要用辅助药,但不宜过量、过快给药。上腹部手术应予慎重。腰硬联合麻醉具有二者优点,多选用。

4. 全麻 手术范围广、创伤大的复杂手术,或病情危重者,选全麻安全。麻醉药的选择多采用复合全麻。监测麻醉(MAC)在局麻或椎管内阻滞时,在严密监测下应用镇静、镇痛药,很适用于高血压病人。

(1)氟哌利多与芬太尼合剂:对高血压病人的心脏功能影响小。严格掌握用药量,避免一次快速、大量给药而导致血压下降。

(2)吸入麻药:氟烷和恩氟烷对心肌有抑制作用,但可减少心肌耗氧量,使血压下降,由于阻力降低,血流反可增加。多采用静吸复合麻醉,辅以小量的异氟烷或恩氟烷吸入,只要注意,不致造成对循环的过度抑制。

(3)硫喷妥钠:对心肌有抑制作用,小剂量用于诱导插管,仍是好方法。但用量过大或快速静注,易引起血压骤降应避免。

(4)氯胺酮:不宜应用。因其有拟交感活性作用,使心率增快,血压上升,心脏指数增加。

(5)肌松药:除避免应用戈拉碘铵外,均可应用。

【麻醉管理】 入室后立即对心、脑、肾进行持续监护。术中除加强监测血压、ECG、CVP、尿量之外,有条件时,对特殊病例或心血管手术病人,行 PCWP、CO 等监测。常规吸氧。静注咪达唑仑、降压药使血压降至正常,即可实施麻醉操作。

1. 全麻期间保持麻醉平稳 术中防止血压的急骤波动,将血压维持在不低于原基础血压 1/3 的水平,或维持在术前镇静后血压下降的水平。凡基础血压上升或下降>25%,持续 30min,可导致心、脑、肾的严重后果。若血压持续升高,可致脑血管破裂或脑血管痉挛,或急性心力衰竭的危险;血压过低使生命的重要器官缺血、缺氧,引起脑血管、冠状血管、肾血管的栓塞形成,尤其是 DP 过低时;SP 也不应低于原 DP 水平,否则有引起冠状循环功能不全的危险,若有过高或过低变化,应针对原因用药物处理,将麻醉期间血压维持于合理的水平,提供完善的麻醉镇痛效果十分重要。

2. 诱导期　咪达唑仑与异丙酚诱导期平稳,血压波动小,是目前推荐的快速诱导方法。喉镜和气管内插管的强烈刺激,会产生心动过速、血压升高、血浆儿茶酚胺增加等。预防措施如下。

(1)喉部表麻:对咽喉部和气管内充分表麻。或利多卡因 $1\sim2mg/kg$ 静注。

(2)镇静镇痛药:适当的镇静、镇痛,使麻醉达到一定深度,以减少气管插管时各种应激反应。

(3)用降压药:对兴奋性较高及高血压病人,可选用速效、短效降压药如艾司洛尔、硝苯地平、维拉帕米、尼卡地平、拉贝洛尔、艾司洛尔和乌拉地尔等,维持术中血压相对稳定。保证组织器官的血流灌注,避免血压剧烈波动。

3. 血压过高的处理　指血压上升超过基础血压水平25%以上,应避免。多在麻醉过浅、缺氧、二氧化碳蓄积、输液过多过快或量过大、吸痰刺激、气管内插管时、手术操作刺激、精神紧张或镇痛不全等,以及服用帕吉林后等多种因素均可使血压上升,甚至剧烈持续升高,发生高血压危象,导致脑出血、心脏后负荷过高,诱发肺水肿等并发症。处理原则如下。

(1)对因处理:如手术切皮、开胸去肋、内脏探查等应静注芬太尼 $0.1\sim0.6mg$,加深麻醉,避免各种强烈刺激,改善缺氧、解除二氧化碳蓄积,辅助神经安定药等;或微量注射泵持续输注或靶浓度给药(TCI)更理想。

(2)高血压危象状态:可用速效、短效的艾司洛尔 $0.5\sim1.0mg/kg$ 或乌拉地尔 $25\sim50mg$ 缓慢静注,或尼卡地平 $1\sim2mg$;或利血平 $1\sim2mg$ 静注;或酚妥拉明 $5\sim10mg$ 溶于 5% 葡萄糖液 $500ml$ 中,以 $20\sim60$ 滴/min,或 $0.03\sim0.1mg/min$,或 $1\sim5\mu g/(kg\cdot min)$ 输注;或硝普钠 $25\sim50mg$ 溶于 5% 葡萄糖液 $500ml$ 中,以 $10\sim50$ 滴/min,或 $20\sim100\mu g/min$,或 $0.5\sim8\mu g/(kg\cdot min)$ 输注;或硝酸甘油 $3\sim6\mu g/(kg\cdot min)$ 输注。控制性低血压应十分慎重。一期高血压患者可选用,但血压不宜过低,低血压时间不宜过长久;二期高血压患者则应严格掌握适应证,慎重选用;三期高血压患者对低血压的耐受力差,容易遭受到缺血性损害,原则上免用。使用酚妥拉明和硝普钠时,应在严密观察血压下逐渐加量,调节至疗效满意后维持之,避免血压剧降引起意外。如有肺部啰音、发绀、心率增快、肺毛细血管楔入压增高等左心衰竭表现时,应加强供氧,静注速效利尿药,如呋塞米、依他尼酸;静注速效洋地黄,如毛花苷C,必要时使用吗啡。酚妥拉明和硝普钠等均适用于高阻低排型心力衰竭。硝普钠对急性心衰有良好作用,具有减轻心脏前负荷的作用,唯使用过程中应严密观察。如血压正常时,则血压的降低和心率的增加应<10%。酚妥拉明主要用于减轻心脏后负荷。

4.血压过低的处理 高血压患者如有休克或血压过低,应根据基础血压水平来判断,一般血压降低原基础血压25%~30%时,即可视为低血压。严重低血压状态对高血压病人极为不利,可诱发脑血栓形成、心肌缺血、梗死及肾功能衰竭。当外周血管阻力降低、血容量不足或失血、心排血量减少及末梢淤积时,血压过低,尤其是DP过低,可影响冠状动脉供血,导致心肌缺氧。麻醉过深或硬膜外麻醉时,常可出现严重低血压。一因平面过高过广、局麻药量过大,二因内脏牵拉、缺氧、二氧化碳急速排出。开胸后呼吸循环紊乱,以及术前曾应用利血平、帕吉林、氯丙嗪等药物,也可发生低血压。处理方法如下。

(1)对因及时处理:如重视血容量的补充,充分供氧,纠酸,在CVP、尿量指导下进行输血、输液。

(2)使用升压药:如多巴胺、间羟胺、去氧肾上腺素、甲氧明、麻黄碱等。用量适当,切忌血压急骤上升。选用升压药时,应注意到长期服用利血平等药的患者。当间接作用的升压药,如麻黄碱、间羟胺等无效或不易奏效时,应考虑选用直接兴奋肾上腺素受体的药物。如甲氧明、去氧肾上腺素、去甲肾上腺素等。

5.术中输液输血 麻醉初期应快速补充液体,以防血压大幅度降低,有限制地补充血容量;麻醉恢复期,应避免输液过多。输血与否,根据手术失血量需要决定。

第十节 脑血管意外手术麻醉

脑血管意外俗称中风,主要指脑血管栓塞性疾病、高血压引起的颅内出血(包括颅内动脉瘤破裂、动静脉畸形属出血性)及高血压脑病。急性期患者伴有不同程度的颅内压增高、昏迷、偏瘫等并发症,病死率和致残率均高。除脑血管本身手术开颅探查血肿清除以外,不宜施行其他手术。紧急手术往往是髂总动脉骑跨性栓塞、肠系膜动脉栓塞或内脏破裂等,直接威胁患者生命时,即使并存高血压、动脉硬化性心脏病、肝肾功能减退或糖尿病等复杂病情,也要克服麻醉和手术的危险性,知难而进。脑血管意外属抢救性手术。

【麻醉前评估】

1. 降压 患者伴有高血压,按高血压患者用降压药处理。先降压至SP<150mmHg后,再手术麻醉。

2. 心血管功能情况 患者伴有心肌病、冠心病或心肌梗死病史的病人,立即检查心肺功能和ECG、血气分析等,要评估心功能的代偿情况及用药情况。

3. 主要脏器功能 患者伴脑、肾功能障碍者,麻醉中应慎重处理。

4. 慢性气道疾病 患者伴有慢性肺病或支气管疾病,有动脉血氧分压降低及二氧化碳分压($PaCO_2$)增高等,应在严密观察下对吸入氧浓度和呼吸参数予以调节,保持足够的通气量,但也要对已有脑损伤的患者,注意过度通气所引起的$PaCO_2$降低,对加重脑血管收缩和皮质氧压力下降的影响。

5. 不用琥珀胆碱 中枢神经损伤伴有骨骼肌瘫痪的患者,使用琥珀胆碱后可引起高钾血症,有导致心律失常,甚至心搏骤停的危险。不用或慎用琥珀胆碱。

【麻醉前准备】

1. 维护脑功能 根据脑血管病变的特殊性,采取镇静、镇痛、降低颅内压等相应措施。

2. 降低和控制血压 并有高血压的脑血管意外患者,降压药及抗心律失常药用至手术当天,以减少血压的波动。

3. 补钾 冠心病、肾血管病而接受强心、利尿药治疗者,适当补钾、钠、氯,严格限制补液量,纠正脱水和电解质紊乱。

4. 麻醉前用药 患者多呈嗜睡及昏迷状态,麻醉前用药如下。

(1)咪达唑仑:2.5mg,术前1h肌注。

(2)阿托品:0.25～0.5mg或长托宁0.5mg,术前1h肌注。

【麻醉选择】

1. 局麻加强化 安全,对病人生理影响小的较小手术或昏迷患者的开颅探查术可选用,但不合作者,进行胸、腹急症大手术难以完善,反而不安全。

2. 腰麻或硬膜外麻醉 广泛用于腹部以下的急症手术,但对急性脑部疾病的病人,行腰麻会引起颅内压或血压的波动,硬膜外也未必妥当。

3. 全麻 采用全身麻醉最适宜。尤其是清醒不合作者或中度以上昏迷伴躁动不安者。

(1)静脉快速诱导:硫喷妥钠 6.0～8.0mg/kg、芬太尼 4～8.0μg/kg 及罗库溴铵 0.6～1.0mg/kg 静脉诱导,气管内插管;或清醒配合表麻插管。

(2)麻醉维持。①依托咪酯 0.4～0.5mg/kg,分次静注;②静脉丙泊酚泵入,复合吸入异氟烷或七氟烷静吸复合麻醉;③全凭静脉麻醉,如芬氟合剂,即神经安定镇痛术。

(3)避免血压剧烈波动:力求保持循环平稳,麻醉期间用药得当、操作合理,勿使血压剧烈波动,避免过长时间的血压降低或升高,防止心肌缺血和缺氧、脑缺血和缺氧的发生。

(4)避免颅内压增加:防止血压升高;避免缺氧和二氧化碳蓄积;麻醉诱导期间平稳,避免呛咳、激动;输液量要限制,勿输过量,输注速度勿过快。术中常规以 20%甘露醇 2g/kg 输注降颅内压。

(5)急症手术治疗其他疾病:脑血管病治疗期间,又突发急症手术而治疗其他疾病时,麻醉的选择及处理,一要便于手术,二要估计到脑血管病的可能演变和发展,并做好开颅的准备。

4. 其他 全麻＋硬膜外阻滞。

【麻醉管理】 同其他神经外科手术的麻醉管理。

第十一节 癫痫患者手术麻醉

【特点】

1. 癫痫是阵发性短暂的脑功能失调 癫痫是由不同病因引起的脑的常见慢性疾病,我国的患病率为 0.46%。其特征是反复发作。典型发作是意识突然丧失,伴有强直性和阵发性肌肉抽搐及口吐白沫痰。出现特有的典型的惊厥症状。

2. 诱因 癫痫的发作,往往有明显诱因,常见诱因如下。

(1)脑部疾病:炎症、肿瘤、寄生虫病、外伤、血管病等。

(2)中毒:如全身中毒性脑病缺氧、缺血、低糖、尿毒症、子痫等。

(3)妊娠:妇女妊娠期。

(4)刺激:包括精神和麻醉等。

3. 癫痫发作的 4 大类型　癫痫有大发作、小发作、精神运动性发作和局部性发作 4 类。而对麻醉手术影响最大的是大发作,大脑局部性病灶部位受高热、缺氧、低血糖、低血钙、低血镁及某些感觉性刺激,而致神经元兴奋性过高,产生阵发性异常高频放电,并向正常组织扩散,导致脑组织的广泛兴奋,出现特有的惊厥症状。且发作难以控制。

4. 预防癫痫发作　术前及术中必须采取避免诱发大发作的各种因素,防止癫痫发作的措施,减少或避免癫痫的突然大发作,是麻醉医师的职责。

5. 手术治疗　有 20%左右的患者药物不能控制的"顽固性癫痫",发作频繁的顽固性局限性癫痫,可行致痫灶切除术;一侧大脑萎缩的婴儿脑性偏瘫引起的顽固性癫痫行大脑半球切除术;顽固性颞癫痫行颞叶前部切除术;把全身顽固性癫痫放电局限在病侧半球,使全身发作转为局限性发作,且易控,行大脑联合纤维切开术;或脑-立体定向毁损术。

【麻醉前评估及准备】

1. 抗癫痫治疗　癫痫患者不属手术禁忌,且癫痫病人进行其他部位或脑手术已成为治疗难治性癫痫的重要手段,切除癫痫病灶手术者并不少见,抗癫痫药必须停用。非癫痫灶切除术麻醉前继续抗癫痫治疗至术前一日晚。常规检查肝功能和血象。合并存在疾病的必须得到治疗。

2. 做好心理治疗　麻醉前做好心理治疗,稳定患者情绪,做必要的解释工作,术前数日应充分休息和睡眠,避免吸烟等刺激物。降低患者应激性,争取病人唤醒时主动合作。

3. 了解药物治疗近况　了解患者抗癫痫的用药情况、控制效果、意外受刺激时有否发作,做到心中有数。苯妥英钠等控制癫痫大发作效果好。

4. 麻醉前用药　癫痫患者麻醉前用药要偏重。

(1)颠茄类药:常规给予。东莨菪碱 0.006mg/kg 或长托宁 0.5mg,术前 1h 肌注。

(2)巴比妥类:术前数天开始加用地西泮、咪达唑仑 0.05~0.1mg/kg

或氯丙嗪,直到术前 1d 晚停药,达到满意控制其发作的目的。

【麻醉管理】

1. 麻醉选择 癫痫患者行非癫痫病灶切除手术的麻醉选择同一般麻醉,对合作者、发作已基本控制的均可选用:局麻、神经阻滞、腰麻、硬膜外麻醉,对于频繁发作者,术中有可能诱发癫痫者应选全麻。

2. 预防癫痫发作 防止术中癫痫突然发作,要注意以下几方面。

(1)禁食:强调麻醉前禁饮 4h,禁食 6~8h。

(2)备急救用品:备妥抗癫痫药物、吸氧及人工呼吸等设施。

(3)气管内插管全麻:从安全和防止缺氧、二氧化碳蓄积考虑,对于手术时间长、病情复杂等患者,选用丙泊酚 2～2.5mg/kg、芬太尼 0.004～0.005mg/kg、维库溴铵 0.1mg/kg 静注诱导、气管内插管,维持以吸入异氟烷,分次静注芬太尼 2～5μg/kg、维库溴铵 0.02～0.05μg/kg 等静吸复合麻醉较为理想。

(4)局麻和部位麻醉:为防止注入局麻药时入血,注射器要反复回抽,在巴比妥类药充分发挥作用下,使用局麻药较安全。

3. 麻药选择 癫痫患者手术麻醉药物的选择原则如下。

(1)联合用药:易导致惊厥的普鲁卡因、氯胺酮和 γ-OH 禁忌应用。不用恩氟烷;选用七氟烷和异氟烷,肌松药以去极化肌松药为首选。

(2)常用药物:硫喷妥钠、哌替啶、芬太尼或阿芬太尼等为佳;琥珀胆碱或维库溴铵可用于诱导和维持。

(3)避免癫痫诱发因素:麻醉期间尤其要避免缺氧和二氧化碳蓄积。避免体温升高,以免诱发癫痫发作。调整呼吸频率和潮气量,使呼气末 CO_2 分压稳定在 36mmHg 左右。

(4)预防麻药蓄积中毒:该类病人长期服用抗癫痫药,肝功能及代谢能力减低,对麻药易发生蓄积中毒,要防止全麻苏醒延迟、眩晕和昏迷。

第十二节 妊娠高血压综合征患者手术麻醉

妊娠高血压综合征(简称妊高征)是指妊娠 20 周后至分娩后 24～48h 以内发生不明原因的血压升高。发病率在孕妇中占 5%～15%。妊高征为产妇及围生儿死亡的最主要原因之一,须急症剖宫产术终止妊娠,因对母亲和胎儿生命构成危险而施行紧急手术以结束妊娠,其麻醉处理过程因既要保证母婴安全,又要保证手术顺利进行,往往较为困难复杂,风险性很大,故应当注意和警惕。

【麻醉前评估】

1. 病因　妊高征病因不清楚,主要学说如下。

(1)子宫受压:子宫血流减少、张力过大。如羊水过多、多胎妊娠等。

(2)免疫学说:母体对胎儿、胎盘抗原产生的阻断抗体不足时,易发生高血压。因免疫抑制药损害了正常的免疫功能时,发生妊娠高血压的机会增多。

(3)前列腺素学说:前列腺素产生不足或破坏过多时,对血管紧张素Ⅱ的敏感性增加,发生高血压。

2. 临床表现　产妇特有的疾病,表现为全身小动脉痉挛,引起周围血管阻力增高,有高血压、蛋白尿和水肿 3 大病理特点,严重时出现抽搐、昏迷、心肾功能衰竭,使孕妇处于高危临产状态。

(1)高血压:血压 $\geqslant 140/90\mathrm{mmHg}$;或 SP 较基础血压上升 $\geqslant 30\mathrm{mmHg}$,DP 上升$\geqslant 15\mathrm{mmHg}$,重测两次,间隔 6h 以上,若重测仍高时,为高血压。病人术前 $1\sim 2\mathrm{d}$,血压一般在 $160\sim 200/95\sim 120\mathrm{mmHg}$。甚至 SP 达 $240\sim 140\mathrm{mmHg}$。

(2)蛋白尿:尿蛋白定性在“+”以上,或 24h 尿蛋白定量$\geqslant 1\mathrm{g}$ 者为蛋白尿。

(3)水肿及体重剧增:体重急剧增加,每周可增加 $0.5\mathrm{kg}$,或在踝部、小腿、大腿、腹、背、面部有压凹性肿胀时为水肿。

(4)先兆子痫:病情严重者伴有头痛、头晕、眼花、视物不清、恶心、呕吐、上腹痛自觉症状等,称为先兆子痫。

(5)子痫:先兆子痫加惊厥或抽搐甚至昏迷,为子痫。可并发心衰、肾衰、胎盘早剥及 DIC。

3. 麻醉前治疗　对妊高征全面评估后要进行积极对症治疗,完善相关检查。

(1)冬眠药物:用于子痫者,达到镇静、解痉、预防抽搐惊厥。用冬眠 1 号和硫酸镁等。保持气道通畅及吸氧;减少对病人的刺激。

(2)抗高血压:常用肼屈嗪 $5\sim 10\mathrm{mg}$ 静注或 25% 硫酸镁 $4\sim 8\mathrm{ml}$ 缓慢静注等。必要时再按 $1\mathrm{g/min}$ 速率输注维持。高血压危象时用硝普钠或硝酸甘油控制。

（3）利尿：水肿明显时呋塞米 20～40mg 静注，改善肾功能，预防左心衰和肺水肿发生。或用甘露醇降低颅内压；用碳酸氢钠纠正酸中毒。

（4）急诊剖宫产术：终止妊娠，施行剖宫产术是高危手术，迅速娩出胎儿。胎儿宫内窘迫时给患者以尼可刹米或洛贝林加 50% 葡萄糖液输注，当病情稳定和子痫抽搐停止、神志清醒后尽早手术；胎盘早剥、重度胎儿宫内窘迫者应尽快及早手术。

【麻醉前准备】 术前访视病人，进行综合治疗，认真做好术前各项准备。

1. 纠正水、电解质紊乱和低血容量 纠正因限制钠盐摄入（2～4g/d）和液体入量（2500ml/d）、脱水利尿药的应用而引起麻醉前的脱水、低钠血症和低血容量。

2. 拮抗镁中毒 麻醉前检查血镁、膝反射及呼吸频率。如呼吸≤16/min 或血镁＞5mmol/L 者，静注 10% 葡萄糖酸钙或 5% CaCl₂ 1～2g 以拮抗镁中毒。需注意以下几点。

（1）升压药不敏感：利血平使体内儿茶酚胺消耗或释放受阻，使低血压时对升压药不敏感。

（2）肼屈嗪作用：肼屈嗪直接松弛平滑肌，直接或间接降低加压胺敏感性。

（3）麻醉前是否用帕吉林：帕吉林为单胺氧化酶抑制药，可增强拟交感胺类升压药的升压效应，故用帕吉林后再用升压药，会出现血压骤升或危象；抑制多种药物的代谢酶，增强巴比妥类及镇痛药的毒性，产生低血压、昏迷、严重呼吸抑制等不良反应。麻醉前须详细了解帕吉林的使用情况。

（4）防止直立性低血压：麻醉前了解吩噻嗪类用药时间和剂量，搬运患者时须防止直立性低血压。

（5）麻醉前用药：用冬眠 1 号，加大镇静药剂量。颠茄类用阿托品或长托宁。

【麻醉选择】

1. 硬膜外麻醉或硬膜外-腰麻联合技术 剖宫产术特别是高危妊高征病人，仍以硬膜外麻醉或硬膜外-腰麻联合技术为最佳选择，尤其是 CSEA，局麻药用药量小，仅 0.75% 丁哌卡因 1.5ml，即可满足大部分手术的需要。麻醉效果满意，产妇保持清醒，避免全麻威胁产妇安全，对宫缩影响较小,对产妇生理干扰较小,并有降低血压的作用,使血压维持平稳。避免术中发生高血压危象。麻醉方法对气道无刺激,可按需要延长麻醉时间,术后硬膜外镇痛,误吸发生率低。

2. 全麻　当凝血功能异常、出血产妇、并发脑症状、胎儿窘迫、胎盘早剥或事先未估计到的技术困难时,以选用气管内插管全麻为妥。

【麻醉管理】

1. 维持心血管功能稳定　麻醉中要密切观察血压变化,预防血压骤升、骤降。全麻时,可输注硝酸甘油,以减轻血压升高反应。血压突然升高时用硝普钠控制。硬膜外麻醉时用药要小量分次,严格控防平面过广。

2. 预防硬膜外血肿　妊高征有血小板减少或凝血障碍,遇有用肝素治疗的病人,禁忌硬膜外麻醉,避免发生硬膜外血肿。

3. 预防缺氧和二氧化碳蓄积　麻醉中保持产妇安静,气道通畅;避免各种刺激,保证镇痛完善,充分供氧,避免缺氧和二氧化碳蓄积。

4. 加强监测　术中严格监测心电图、血压、脉搏、SpO_2、CVP、尿量、血气分析等,及时发现异常并处理。

5. 维持内环境稳定　麻醉中注意出血情况,及时补充血容量,纠正酸碱失衡及电解质紊乱。胎儿娩出后应积极进行新生儿复苏。

6. 肌松药应减量　当镁中毒时,全麻时肌松药要减量。

7. 防治并发症　麻醉中或后要预防妊娠高血压性心脏病、左心衰竭、肺水肿、肾功能不全及产后血液循环衰竭等严重并发症。术后继续解痉、降压、镇痛等治疗;严密观察病情,及时发现变化,尽早进行对症处理。当心率快时,静脉注射西地兰,改善心功能。

8. 预防出血　麻醉中或麻醉后,预防发生脑出血、胎盘早剥大出血、凝血功能障碍,如 DIC 等。

9. 控制输液量　急症剖宫产时或手术室内不宜超量输液。以中心静脉压指导下输液,当中心静脉压和血压平稳时,母体仅需少量晶体液,75ml/h 或更少,术中抬高床头 30°,可减少回心血量,预防肺水肿的发生。

10. 脱水利尿　对于此类产妇术前准备与综合治疗时,若伴有脑水肿,给予甘露醇、呋塞米等药物脱水利尿,待病情稳定,实施剖宫产术。

第十三节　高原患者手术麻醉

我国高原占 26%,高原红细胞增多症、高原性心脏病、高原脑水肿和初入高原者的高原反应,是高原地区,特别是我国西藏地区的一种常见的高原病。高原患者心电生理异常。

【特点】 高原低氧环境下生理发生如下改变。

1. 红细胞增多 $>6.4×10^{12}/L$。

2. 血红蛋白增高 $>160～240g/L$,最高达 $290g/L$。

3. 凝血时间延长 玻片法$>13min$。血液呈高凝低纤溶状态。

4. 血细胞比容增大 可达 0.54,而血小板在正常范围。

5. 临床体征 分钟通气量增加,长期低氧环境可引起肺动脉高压、右心室肥厚,严重者可引起高原性心脏病。久居者血压、心率正常;有缺氧表现,如不同程度的发绀。

6. 心电图表现 心动过缓、不同程度房室传导阻滞、病窦综合征、尖峰型 P 波等。

7. 动脉氧分压低 一般为 $46～55mmHg$(正常 $73～102mmHg$);二氧化碳分压升高(正常值 $34～46mmHg$)。动脉氧饱和度下降,在海拔 3000m 时,SaO_2 约 90%;4000m 为 85%;5000m 降至 75%。

8. 血液黏稠度 血液黏稠度高、血液流动缓慢和出血倾向明显。

【麻醉前评估及准备】

1. 加强术前体质锻炼及药物治疗 高原红细胞增多症患者,均有心肺功能不全体征,麻醉期间对缺氧的耐受较差,需全面评估。术前要加强体质锻炼和药物治疗。在海拔 3500m 地区中,对病情复杂或初到高原并有明显高原反应的患者行择期手术时,宜转诊至海拔$<300m$ 的异地区治疗。

(1)呼吸锻炼:如术前 1 个月时间打太极拳,做呼吸操等,对改善心肺功能有良好效果。患者潮气量及通气量均较增加,症状改善。

(2)呼吸兴奋药:睡前肌注呼吸兴奋药,效果更佳。

(3)口服中药:口服活血化瘀中药(丹参、川芎、赤芍等),改善微循环障碍,增加肺组织循环血量与流速。

(4)抑制血小板凝集:静注双嘧达莫,以防止血小板凝集。

(5)血液稀释疗法:静脉放血 $200～400ml$,同时输入等量乳酸钠林格液晶体溶液,降低血液黏度,改善微循环,以纠正低氧血症,为术中安全创造条件。

2. 麻醉前用药 高原患者手术麻醉前用药很有必要。

(1)颠茄类:阿托品 0.5mg 或长托宁 0.5mg,术前 1h 肌注。

(2)镇静镇痛类:咪达唑仑 2.5～5mg,术前 1h 肌注,或哌替啶、异丙嗪合剂 1/4～1/2,术前 1h 肌注。

3. 扩容　入手术室后开放 2～3 条静脉通道,快速输注 2:1 平衡盐液和羟乙基淀粉溶液 1000～1500ml,进行血液稀释。

【麻醉选择】

1. 局麻　仅适用于小手术。上肢手术可选臂丛神经阻滞。镇痛要全。

2. 硬膜外麻醉　腹部及下肢手术选用。其优点是不必做气管插管,不影响吸入氧浓度。严格控制阻滞平面,即使麻醉平面过广、过高,虽然可给肺泡通气及血流动力学产生一定影响,但只要平面控制适宜,加强术中麻醉管理,凝血功能基本正常时,仍可选用。术中少量分次辅助哌替啶异丙嗪合剂,或哌替啶氟哌利多合剂,同时面罩吸氧。

3. 全麻　以全静脉复合全麻较理想。不影响吸氧浓度及肺泡氧分压,是高原大手术,尤其对体弱、休克、病情复杂的病人比较好的方法。

(1)诱导:入室后吸氧祛氮,静注 2.5% 硫喷妥钠 2～3mg/kg,琥珀胆碱 0.5～1mg/kg,过度换气后气管内插管。

(2)维持:控制用药量,用咪达唑仑、氯胺酮或丙泊酚,肌松药选小量琥珀胆碱或泮库溴铵全静脉麻醉维持,控制呼吸、供氧,或机械呼吸,或呼吸末正压通气。或选恩氟烷、异氟烷或七氟烷等强效吸入麻醉药吸入,以静吸复合麻醉维持。

【麻醉管理】

1. 提高动脉血氧分压　此类患者潮气量低于同一海拔高度健康人,SpO_2 为 70%。本身有缺氧征象,麻醉干扰、手术刺激,更可加重低氧血症。麻醉中保持气道通畅,纯氧加压呼吸,或 PEEP 提高气道压力,潮气量 15～17ml/kg,保证吸入氧浓度＞45%,提高动脉氧分压。避免吸入氧化亚氮。

2. 改善心脏功能　此类患者血红蛋白增高,左室射血时间逐渐缩短。射血前期和等容收缩时间也延长。射血前期与左室射血时间比值增大。表明红细胞过度增加,使血液黏度上升,心脏后负荷加大,射血时间缩短,心排血量降低。冠状动脉血流减少,心肌缺氧,心脏传导系统的功能产生病变,致窦房结及房室结兴奋传导减慢,动作电位振幅降低而产生心动过缓、病态窦房结综合征或传导阻滞等,给麻醉带来风险。处理方法如下。

(1)积极施行血液稀释:血液黏度降低,有助于改善心功能及凝血功能,减少渗血。

(2)严密观察和监测:必要时用阿托品或异丙肾上腺素治疗心动过缓。

3. 预防术中出血渗血　因高原缺氧致长期低氧血症,组织细胞缺氧,使凝血和纤溶功能障碍。术中、术后渗血多。处理方法如下。

(1)输血补液:适当补充、等量输血或成分输血,或输新鲜全血,或输凝血因子,可加速凝血。

(2)用促凝血药:选用巴曲酶、酚磺乙胺、氨基己酸与维生素 C 等促凝血药预防术中渗血。

(3)地塞米松:10～20mg,或氢化可的松 50～100mg 溶于生理盐水100～350ml 输注,可减少渗血,提高麻醉的耐受性和安全性。

4. 吸氧　所有病例手术前、中、后吸氧浓度要＞45％。防止通气不足,术中避免缺氧和二氧化碳蓄积。

5. 慎用肌松药　选用对循环系统抑制轻的肌松药,其用量宜减少,以防呼吸抑制作用延长。

6. 全麻后催醒　高原低氧环境对术后病人恢复极为不利,并发症发生率明显高于平原地区。术毕应严格掌握拔管指征,做好术后镇痛和预防麻醉后并发症。术后吸氧 24～48h。在高原条件下,氨茶碱用于全麻后催醒,安全可行,还可有效地防治肺水肿。

第十四节　肝功能不全患者手术麻醉

【特点】

1. 预防肝功能衰竭　术前都有不同程度的肝实质损害。若并有严重肝功能损害时,手术病死率和并发症发生率均相应增高。麻醉科医师要尽量预防肝功能衰竭的发生。急性肝炎期或慢性肝炎活动期禁止手术。

2. 失血多　因肝功能不全患者存在凝血功能改变,故有凝血异常和出血倾向。凝血因子的合成障碍、毛细血管脆性增加,血小板减少,纤维蛋白溶酶活性增加等,使术中广泛渗血,或有渗血不止的危险。失血成为此类手术的死亡主因之一。麻醉科医师要承担极大风险。

3. 内环境紊乱　肝功能损害时,伴有电解质和酸碱平衡紊乱。蛋白质代谢障碍,出现严重贫血,低蛋白血症,水钠潴留和低钾血症,低血容量休克或感染中毒性休克等,更增加了麻醉的难度,带来更大的风险。

4. 麻醉要求高　肝脏手术部位较深,操作复杂,要求有良好的肌松和镇痛效果。维持呼吸和循环功能的稳定,避免缺氧、低血压、高碳酸血症、二氧化碳蓄积、低温和过多地应用升压药。故麻醉技术比药物选择更为重要。

【麻醉前评估】　麻醉前对肝功能受损程度进行评估。可以降低病人手术时麻醉风险。

1. 血清内酶活力测定　血清内酶活力测定是肝功能损害的主要检验方法。

(1)血清转氨酶:GOT 正常值 0～37U/L;GPT 0～31U/L。谷草转氨酶(GOT)和谷丙转氨酶(GPT)同时测定并计算比值,比单测一种转氨酶更有意义,活性增高对诊断肝病应用最广。对诊断急性肝炎、急性肝炎是否痊愈、慢性肝炎是否活动、肝炎的药物治疗效果、配合 HBsAg 检查及筛选献血人员均有价值。但左心、胰和肾等病的酶活力也有改变。

(2)单胺氧化酶(MAO):正常值男性(9.2±3.9)U,女性(8.7±3.7)U。在肝硬化、慢性肝炎活动期明显升高;急性重型肝炎增高;急性肝炎活力正常。对诊断肝硬化和肝纤维化有价值。

2. 血清蛋白测定　血清总蛋白及白蛋白、球蛋白比值测定水平,是术前评估肝病患者麻醉手术危险性的重要指标之一。白蛋白降低越多,肝损害越严重,且白蛋白(A)与球蛋白(G)比值(A/G)变小,甚至倒置。正常值总蛋白 60～80g/L,白蛋白 35～55g/L,球蛋白 20～35g/L。A/G比值为 1.5～2.5∶1。若 A<25g/L 示肝功能严重损害,营养极差,伴腹水,麻醉风险大,术后易肝性脑病。

3. 血清蛋白质浊度试验　肝功能不全时呈阳性反应。

4. 黄疸程度　黄疸的程度也是麻醉前评估肝病患者麻醉手术危险性的重要指标之一。

(1)黄疸指数:正常值 4～6U。升高,升得越高,肝损害越重。

(2)胆红素:血清胆红素升得越高,肝损害越重。总胆红素正常

1.7~13.68μmol/L，＜34μmol/L 为轻度损害，34~51.3μmol/L 为中度损害，＞51.3μmol/L 为重度损害。

5. 染料排泄试验 染料排泄试验对肝硬化的诊断和了解肝的储备能力有重要价值。

(1)磺溴酞钠(BSP)试验：是比较敏感、间断测知有效肝细胞总数，了解肝脏的储备能力。诊断轻型病毒性肝炎、中毒性肝炎较灵敏；随访肝炎是否痊愈；诊断慢性肝炎；诊断非活动性肝硬化是唯一的阳性发现；协助诊断上消化道出血是否为肝硬化；鉴别先天性高胆红素血症；先天性非溶血性黄疸病人、肝外胆道梗阻、原发性胆汁性肝硬化、避孕药引起的黄疸和肝包虫病等，5mg/kg 静注 BSP 后 120min 和 180min 时，血浓度有回升现象。最近用 ^{131}I-BSP 价值更大，并可连接电子计算机进行研究。BSP 有过敏反应，试验前应做敏感试验。

(2)吲哚氰绿(ICG)试验：静注 0.5mg/kg，于 10min 时测定其滞留率。正常值 7.83±4.31，连续抽血测定其清除率，并可计算有效肝血流量。用光密度计于耳垂处测定 ICG 清除率，可省去抽血损伤性操作，方法简单、方便。用测定 ICG 消失率的方法，正常 $K=0.198±0.015$，慢性肝炎 $K=0.110±0.031$，肝硬化 $K=0.095±0.010$。ICG 较 BSP 试验安全、反应小、灵敏。

6. 二对半试验 将乙型肝炎抗原与抗乙型肝炎抗体的试验总称为二对半试验。肝炎有甲、乙、丙、丁、戊和庚型，以乙和丙型发病数量最多，且最严重。

(1)HBsAg 检查：患者 HBsAg 阳性，证明为乙型病毒性肝炎，易变为慢性肝炎，存在传染别人的潜在危险，故要注意预防。

(2)乙型肝炎感染途径：感染乙型肝炎后 29~43d，血清就查出 HBsAg，2 周至 2 个月后转氨酶升高，感染 65~98d 后出现临床症状。经注射或经口均可感染，多次接受输血的人，抗 HBsAg 抗体的阳性率达82.6%，此对献血员的选择有益。

(3)E 抗原检查：HBsAg 阳性的活动性肝炎患者，67%可发现 E 抗原存在。E 抗原试验对查明有无感染性很有用处。如 HBsAg 患者无 E 抗原存在，说明已不再造成对别人的传染危险。

还有一些肝功能的检查方法，仅以上各种肝功能的检查，作为术前对肝损害程度的参考，掌握肝损害的程度和代偿能力，结合临床表现，可做出初步估计。

7. **急性肝炎和慢性肝炎活动期**　肝细胞多呈弥漫性损害,手术病死率很高。有作者曾报道 6 例急性黄疸型肝炎,因误诊而行腹部手术,其愈后有 5 例均于 3~12d 死于肝性脑病,仅 1 例治愈。

(1)手术病死率增高:有报道急性病毒性肝炎 42 例的病死为 9.5%;10 例术后 3 周内因肝炎恶化,病死率 50%,而药物性肝炎 16 例,术后病死率为 0。

(2)手术并发症增多:有作者在术前以转氨酶为指标,观察术后预后,结果为:术前转氨酶在 200U 以上,术后肝功能恶化率高达 73% 以上;慢性肝炎活动期,术后肝功能恶化率高达 65%,其中 50% 的患者有黄疸、腹水、脑病、低蛋白血症等肝损害引起的并发症。

故急性肝炎和慢性肝炎活动期,非急症,不宜手术。

8. **肝硬化患者**　肝硬化患者肝功损害、白蛋白低的危险性主要指标如下。

(1)手术病死率:有人对肝硬化患者术后 4 周内的病死率与并发症的结果分析。BSP<10%,血清白蛋白(A)>30g/L 12 例;BSP>10%,A>30g/L 50 例;BSP>10%,A<30g/L 42 例,术后肝损害的并发症发生率分别为 17%、21%、35%。肝性脑病死亡 2 例,其他原因死亡 5 例。

(2)手术并发症:有人对 71 例肝硬化患者进行免疫学检查,发现患者细胞免疫功能低下,对肝细胞细菌毒素易于侵害,易并发术后感染。

9. **门静脉高压症紧急分流或止血术的危险性**　此类手术的危险性是病死率很高。

(1)手术病死率:文献报道该类患者,术前胆红素>51.3μmol/L,A<30g/L,BSP>30%,术后病死率极高。胆红素<34.2μmol/L,A>35g/L,BSP<10%,病死率亦在 42.8%。故当胆红素>68.4μmol/L,A<30g/L,经内科治疗腹水不退,BSP>30% 者,禁忌手术。

(2)肝循环异常:有人总结 200 余例此类患者的肝循环异常表现结果:有效肝血流量<300,肝内短路率>40%,BSP 滞留率>35%,ICG 消失率<0.04,肝静脉血氨值>100,其术后生存率仅为 14.3%。

(3)有腹水或白蛋白低时病死率高:上消化道大出血而施行紧急手术止血或分流手术,有明显腹水或 A<20g/L,其病死率较无腹水或白蛋白接近正常者高 4~5 倍,尤其紧急分流术,手术病死率接近 50%。

10. **黄疸指数与病死率关系** 黄疸指数的高低与病死率有直接关系。

(1)正相关关系:黄疸指数＞100U,病死率和并发症尤高。经皮穿刺引流术,用于术前严重黄疸者,应待黄疸渐退后,全身情况与肝功能改善再择期手术,使手术病死率明显下降。

(2)黄疸增高时加重肝损害:黄疸的增高与持续存在,使肝功能遭到进一步损害,白蛋白下降,凝血因子减少,凝血酶原时间延长,导致出血倾向,并使肾损害程度增加,术后消化道出血、肝性脑病、肝肾综合征的发生率增高。多死于肝肾综合征。

(3)黄疸患者手术的死因:有人报道1007例阻塞性黄疸,手术后近期死亡38例,死因为凝血障碍、肝衰竭、肾衰竭。特别是化脓性胆管炎,该组11例,7例死亡,其中4例死于肝性脑病。

(4)手术适应证:手术的适应证主要决定于患者的年龄、黄疸的程度、黄疸持续的时间、肝功能检查的结果、原发疾病的种类和病变的范围。

11. **凝血酶原时间(PT)** 正常11～13s,活动度为99%～100%。肝损害时凝血酶原时间延长,活动度下降。如PT＞20s,活动度＜40%提示肝功能不全;活动度＜10%预后恶劣。

【麻醉前准备】

1. **改善全身状态和肝功能** 肝是人体内最大的脏器,在人体的许多代谢和合成过程中有非常重要和复杂的生理功能。麻醉前必须有良好的准备,有足够的时间来改善患者的全身状态,重要器官的功能情况,特别是肝功能。做好术前肝储备功能的预测评估,判断肝功能不全的程度、肝病是处于急性期或慢性活动期、黄疸的性质与程度、有无出凝血异常等。

2. **急症手术的准备**

(1)常见急症手术有:①门静脉高压症上消化道出血或继发出血性休克;②急性阻塞性化脓性胆管炎继发中毒性休克;③肝癌破裂出血继发出血性休克;④肝外伤破裂继发出血性休克等。

(2)抗休克综合治疗:卧床休息,保持安静,平卧位并抬高下肢,保持气道通畅,吸氧,避免呕血时误吸引起窒息;忌用吗啡、巴比妥类药物;严密观察病情,记录血压、脉搏、出血量及尿量。积极进行抗休克综合治疗,输血补充血容量、心肺功能的保护、肾功能的保护,纠正水、电解质紊乱与酸碱失衡,积极保肝,预防肝性脑病及肝功能衰竭的发生。避免因输液和输血过多而引起肺水肿。

(3)急症手术适应证:上消化道大出血不能控制而紧急施行分流手术的适应证是:无明显腹水,血清白蛋白>30g/L,患者年龄≤50 岁,收缩压>90mmHg,肝功能尚可,无黄疸;具有一定手术条件和技术水平。

3. 择期手术　一是患有与肝病无关的一些疾病,如胆囊炎手术,另一是肝病的继发病,须行手术治疗。对 GPT 200U 以上者;白蛋白<30g/L;BSP>30%;凝血酶原时间延长;黄疸指数>50U 者;有腹水者。除必须急症手术外,应择期安排手术。

4. 加强营养　加强营养,高蛋白质、高糖类、高维生素、低脂肪饮食,纠正低蛋白血症。改善患者全身状态和肝功能,采取保肝措施。

(1)高热量营养的补充:高糖对改善机体的状态,肝功能的修复,减少蛋白质的分解都很重要。总热量按 30~35cal/kg 计算,每日葡萄糖摄入量应>300g,可与胰岛素合并应用。10%Glu 500ml＋ATP 40mg＋CoA 100U＋肌酐 0.4g＋胰岛素 12U＋10%KCl 10ml 输注。

(2)限制脂肪:脂肪的摄入量应予以限制,以 50~60g/d 为宜,特别是黄疸患者,脂肪过高有可能导致酮症,且不利于肝细胞的再生。

(3)维生素的补充:多种维生素的补充是肝修复所必需,特别是静脉补液者更为重要。一般口服复合维生素 B 6~12 片/d,或干酵母 15g/d;或复合维生素 B 4mg/d,肌注;维生素 B_6 为神经细胞代谢所必需,也是谷氨酸、γ-氨基酸、5-羟色胺代谢重要的辅酶,50~100mg/d,肌注。维生素 B_{12} 对核蛋白的合成及多种酶系统起有利影响,50~100μg/d 即可,过量无益。维生素 C 有增加肝细胞抵抗力,促进肝细胞再生和肝糖原合成,有改善肾上腺皮质功能、新陈代谢及利尿解毒的作用,成为治疗肝性脑病的常用药物,目前主张 1~3g/d,但也有 10g/d 静输,收到良好效果。

5. 改善凝血功能　给予维生素 K,有出血倾向时,或黄疸者更应给予维生素 K_1 20mg 肌注或静注,1 或 2/d,比口服维生素 K_3 快,疗效好,且无维生素 K_3 引起的高胆红素血症及肝细胞损害的不良反应。

6. 纠正低血浆蛋白　如总蛋白<45g/L,白蛋白<25g/L,或白、球蛋白比例倒置,必要时输适量的血浆或白蛋白。

7. 纠正贫血　贫血患者,必要时可多次少量输血或新鲜红细胞,争取血红蛋白>100g/L,红细胞>$4×10^{12}$/L,血清总蛋白 600g/L,白蛋白 300g/L 以上。

8. 治疗腹水　对有腹水患者,应进行治疗,待腹水消退后稳定两周再进行手术治疗,必要时腹穿适量放水。少量多次抽放腹水,每次≤3000ml,同时补充胶体液。

9. 抗感染　术前1～2d,给广谱抗生素治疗,以抑制肠道细菌,减少术后感染。

10. 备血　根据手术范围备好术中用新鲜血。

11. 维持内环境稳定　患者有血容量不足、水、电解质紊乱时及时纠正,如低血钠,应适当限制液体入量。低血钾、低钙和低磷等予以纠正。

12. 麻醉前用药　以对肝损害小为原则。

(1)镇静镇痛药:麻醉前用药量宜小,苯巴比妥钠、地西泮、咪达唑仑、异丙嗪、氟哌利多等均可使用。

(2)镇静药免用:个别情况差或肝性脑病前期的患者,术前仅给阿托品或东莨菪碱或长托宁即可。

【麻醉选择】　根据患者情况、手术对麻醉的要求选择最佳的麻醉方法。

1. 局麻和神经阻滞　对肝无影响,但只能适用于小手术,难以满足较大手术要求。

2. 脊麻、CSEA和硬膜外麻醉　脊麻仅适用于会阴、下肢手术。硬膜外麻醉,多用于肝病手术,穿刺点同上腹部手术。小剂量分次用药,术中辅助哌替啶异丙嗪合剂,或氟芬合剂,无血压下降,对肝功能影响最小,满足手术要求,硬膜外麻醉局麻选2%利多卡因和0.75%罗哌卡因,但出血倾向明显的患者禁忌,术中注意血压的波动。

3. 全麻或硬膜外与全麻联合麻醉　垂危患者,或有明显出血倾向的患者不能用硬膜外麻醉者,以安定镇痛麻醉或异丙酚＋瑞芬太尼诱导,气管内插管,用全静脉复合或安定镇痛麻醉加氧化亚氮吸入与肌松药静吸复合麻醉,以浅全麻为宜,肌松药应尽可能减少用量,多用阿曲库铵、泮库溴铵或哌库溴铵小量分次静注,避免用琥珀胆碱连续静输,避免卤族吸入麻醉,而用瑞芬太尼、丙泊酚。吸入全麻药如恩氟烷、异氟烷、七氟烷和地氟烷等,在体内代谢率极低,肝毒性小,可以安全使用。上腹部及胸部手术选硬膜外与全麻联合麻醉是肝功能不全患者手术最佳的麻醉选择,解决了镇痛、肌松、控制呼吸和氧供等。详见第6章第十九节中肝移植手术麻醉选择有关内容。

【麻醉管理】　麻醉中任何原因引起的缺氧或低血压,都可使肝血流量降低,加重肝细胞缺氧性损害。二氧化碳蓄积使内脏血管阻力增高,降低肝血流而造成肝细胞损害,同时合并低氧,肝受损发生率更高。低温抑制肝功能等。麻醉中尽可能选对肝毒性较低、作用时间短、苏醒快的麻醉药;尽可能采用低浓度、浅麻醉、复合麻醉,减少麻醉药用量;麻醉过程中持续给氧,维护循环稳定;要避免缺氧、低血压、二氧化碳蓄积及低温等,重点要保护、维护肝功能。

1. 预防肝性脑病　严重肝硬化的患者,接受长时间和应激性大的手术,常继发肝性脑病,其基本特征为患者意识模糊,定向力障碍,情绪不定,表情淡漠,嗜睡,甚至昏迷,易被误认为是麻药的残留作用,应用镇静药要小心。血氨>400μmol/L(正常 34～100μmol/L)。要预防诱发因素,如低血压、出血和麻药加重肝损害的影响等。硬膜外麻醉防止阻滞平面过广,避免用辅助药过多。

2. 预防治疗严重肝功能衰竭(AHF)　一旦发生,病死率高达78%。如为深昏迷时,病死率更高。此类患者属抢救性质,麻醉管理要求如下。

(1)对中枢神经系统抑制药特别敏感,要减量或不用。

(2)选用局麻较安全。

(3)需全麻或胃肠道出血者有误吸危险,应清醒插管,而后给少量麻药。

(4)加强心电、血压、中心静脉压及尿量监测,保证静脉通路,及时补充血容量,输血用新鲜血。

(5)有肾功能减退或急性肾衰竭(ARF),即肝肾综合征时,用药危险,要加倍注意慎重选用。术后加强监测,继续吸氧和保肝治疗,术后镇痛,支持疗法,预防肝肾综合征发生。

(6)留置导管送 ICU,术后继续抢救,保留气管导管,送 ICU 呼吸机支持及监测治疗。

3. 肝破裂手术麻醉处理　液体治疗以尽量维持正常或接近正常的血容量、携氧能力及凝血功能。必须建立有效的静脉通路,必要时中心静脉置管以备大量输血输液及 CVP 监测,输入的液体或血液应加温;术中输注的液体包括晶体液、胶体液和血液制品等,急性失血时,如肝破裂出血需紧急手术止血,病情危笃,大多为休克状态,用气管内插管全麻。清醒气管内插管,静脉丙泊酚、氯胺酮、肌松药维持。晶体液能快速有效地提高血管容量和补充组织间液缺失,且价格较低廉。但要注意晶体液输注过多会导致周围性水肿而致伤口愈合不良或出现肺水肿;而胶体液在避免低蛋白血症发生的周围性水肿更常用。术中及时补充失血,维持血压,术中适当扩容,应用利尿药和血管活性药物治疗,保护肾功能,预防肾衰,并采用其他抗休克治疗。

4. 床旁隔离原则　凡 HBsAg 阳性患者仍视为有潜在性感染的危险,麻醉过程中应注意预防,有一定的常规原则。

(1)入手术室人员应尽量减少。

(2)穿戴一次性帽子、口罩、手术衣、手套和鞋子,麻醉科医师最好戴双重手套。

(3)避免不必要的静脉穿刺和抽血。

(4)应用有明显标志的废物袋,凡接触过患者而应处理的物品,均应集中在袋内,以便焚毁。

(5)要保留的器械,则用适当方法严格可靠消毒后再用。

第十五节　肾功能不全患者手术麻醉

肾衰或肾功能不全患者的麻醉手术处理有一定特殊性,要提高警惕,不应因麻醉加重肾损害,确保患者围麻醉期安全。

【病理生理】

1. 肾前氮血症(prerenal azotemia)　肾血流改变引起,是由低血容量、血管疾病、腹内压增高、胸膜腔内压增高、肝肾综合征或用了改变肾血流的药物等,使原有亚临床的肾功能不全继发实质性损害,变成明显的急性肾衰。术前最常见的类型为急性肾小管坏死。

2. 肾后氮血症(postrenal azotemia)　由肾后梗阻引起,如前列腺肥大、腹内肿瘤所造成的输尿管梗阻、肿瘤或结石引起膀胱、输尿管、肾盏梗阻等。

3. 肾功能不全症　肾功能不全患者的手术麻醉,主要是指慢性肾功能不全患者的麻醉。慢性肾功能不全的病因,主要有肾炎、肾盂肾炎、肾结核、尿路梗阻,以及各种原因的高血压等。病理生理改变主要有以下几个方面。

(1)水代谢障碍:血容量超负荷,水潴留、水肿。应限水。

（2）钠的代谢功能减退：有钠潴留。但仍供 1～2g/d 钠。

（3）钾代谢受限：尿＜500ml/d，严重高血钾。血浆钾＞6.5～8mmol/L，心律失常甚至室颤，危及生命。要立即实施血液透析等紧急处理，使钾降至生理安全界限。

（4）酸碱平衡失调：有代谢性酸中毒及脱钙性骨质疏松。

（5）贫血及出血倾向：红细胞生长受抑制，凝血因子减少，血管脆性增加，有严重贫血和出血倾向。

（6）严重心肺疾病：高血压性充血性心力衰竭和肺水肿。

（7）意识改变：严重尿毒症引起谵妄、嗜睡，甚至癫痫和昏迷。

（8）甲状腺功能低下：特有症状为其他病理表现所掩盖。有消化道功能紊乱等。

【麻醉前准备】　依据病史、检查结果和各项肾功能化验数据等，对承受麻醉和手术刺激的能力做出正确判断和评估。

(一)病情评估

1. 全身状况评估　了解拟手术的疾病状态，重要脏器功能状态，并存病的程度及其他病症。

2. 肾功能检查结果评估　对了解术前肾病的病情，选择治疗和手术方法均有重要意义。

3. 肾功能障碍的严重程度评价　用以指导围术期麻醉用药，水电、酸碱失衡等内环境紊乱的治疗和调节。

4. 急慢性肾功能不全的严重程度与预后的评估　对麻醉管理有指导意义。

(二)其他准备

1. 患者准备　主要是采取积极有效救治措施，使患者体质恢复到能承受手术和麻醉的程度。

（1）血液透析：急性肾衰竭中有 85％的少尿型患者需要接受血液透析治疗，在非少尿型肾衰竭中也有 30％需接受血液透析治疗，经过透析，术前患者的生化紊乱得到纠正，可改善患者预后。如高血钾、代谢性酸中毒、钠潴留等情况好转，心血管状态和高血压得到改善。如透析不及时，或肾病尚未严重到必须透析的程度而未透析时，麻醉中危险很大，肾功能稍受抑制即衰竭。注意避免低血压，维持内环境稳定，血压＜160/100mmHg；肌酐(Cr)＜130.20mmol/L；血尿素氮(BUN)＜35mmol/L。

（2）控制感染：选用对肾功能影响小的抗生素，控制感染。

2. 循环功能应处在最佳状态　保障循环功能稳定，控制心律失常、补充血容量、纠正贫血，使心功能得以最大限度的改善。可输红细胞混悬液 300～500ml。

3. 用药剂量要小　体质衰竭者，对麻药耐受性差，用药易逾量，要注意用药剂量。

4. 限制水钠入量　高血压、水肿及稀释性低钠时，要限水；若尿钠＞60mmol/（L·d）时，血压和水肿得到控制，可补液，酌给含钠液体。输液必须掌握恰当。

5. 维持血钾平衡　补钾务必小心，缓慢进行。血钾在术前＞7mmol/L 时，要使之下降到 5mmol/L 以下。采取输高渗糖、胰岛素，加用钙剂和碳酸氢钠液，或采用透析等方法。纠正酸中毒时碳酸氢钠勿过量，以免液体过多和造成细胞内脱水。

6. 麻醉前用药　肾衰患者可增强镇静、催眠药的效应，用药要谨慎、肾毒性药禁忌，要选对肾功能影响小的药物。

（1）镇静药：可用司可巴比妥，戊巴比妥要慎用。苯巴比妥由肾排泄，不宜用，但司可巴比妥用量宜小。

（2）镇痛药：吗啡、哌替啶等，一般由肾排出量仅占 15％以下，此类药可用，但应避免对呼吸和循环的抑制。

（3）颠茄类：阿托品不经肾或部分经肾排泄，阿托品和东莨菪碱或长托宁对肾功能影响小。若反复应用，作用时间延长。

（4）吩噻嗪类：一部分在肝内破坏，另一部分由肾排出。轻患者可用，重患者慎用，不宜反复用。

慢性肾功能衰竭患者，术前宜给阿托品，情绪紧张的患者可给咪达唑仑 5～10mg 肌注，其他药均不适宜。

【麻醉药物选择】　肾功能不全患者手术时的麻药选择，分吸入麻药、静脉麻药、肌松药和常用麻醉药。

1. 吸入麻药　恩氟烷慎用；除氧化亚氮外，吸入麻药都有不同程度的抑制肾小球滤过和减少肾血流的作用，停药后都能恢复。但若血压下降、低血容量、交感神经兴奋或缺氧，则可因肾血流量减低而影响肾功能。异氟烷或地氟烷稳定性较好，为肾衰病人首选，但宜限制吸入浓度。防止血压下降、深麻醉较安全。

2. 静脉麻药 肾功能不全患者对静脉麻醉药敏感性增高。

(1)硫喷妥钠:硫喷妥钠全部在体内分解,血压偏低者,则用量宜减少,注速要慢。如用量较大,可刺激加压素的释放,使尿量显著减少。

(2)异丙酚:此药毒性小,安全范围大,通过肝代谢,代谢物从粪尿中排泄,其余在体内代谢后,以 CO_2 经气道排出。肾衰竭患者作为基础麻醉和静脉复合麻醉,是一种较好的药物。

(3)安定镇痛麻醉:药物作用对肾功能影响小,毒性小,安全界限大,可降低代谢。芬太尼 90% 以上、氟哌利多很少或不经肾排出,影响不大。芬太尼抑制呼吸,引起胸腹膈肌的强直;氟哌利多为轻度 α-肾上腺能阻滞作用,对肾血流无影响,用量过大可引起低血压,还有锥体外系症状,可能使血钾增高,故可应用,但应注意其不良反应、用量宜小,与其他麻药配合应用。舒芬太尼、瑞芬太尼都可选用。

(4)氯胺酮:一部分经肾排出,有升高血压作用,使儿茶酚胺增加,有肾功能衰竭及高血压者不宜应用。

(5)吗啡:小部分从肾排出,病轻者可酌用。吗啡抑制呼吸,大剂量对循环有影响,并有抗利尿作用,使尿量减少,不可多用。反复用,有蓄积作用。

(6)哌替啶:肾排量<15%,对肾小球滤过率、尿量和尿溶质的排泄只有轻度降低影响,不引起尿的浓缩,可以用,要注意用量和蓄积作用。

(7)吩噻嗪类:丙嗪类药经肾排出量较多,肾功能衰竭者,作用时间延长,用量应减少;氯丙嗪尚有血管扩张作用,血压容易下降,应注意防止发生直立性低血压。

3. 肌松药 肾功能不全患者对肌松药的作用时限延长,用时从严掌握。

(1)戈拉碘铵(三碘季铵酚):完全从肾排出,禁用;溴己氨胆碱大部从肾排出,禁用。

(2)筒箭毒碱:30% 左右经肾排出,但肾功能不全时从胆道排出的量增加,可以用,但作用时间延长,应减量,但链霉素、新霉素、多黏菌素、卡那霉素等抗生素,以及奎尼丁加重呼吸抑制,合用时要注意。

(3)泮库溴铵:同筒箭毒碱,但其不释放组胺,没有神经节阻滞作用,对血压影响小,适用于肾衰竭患者,但有严重高血压者,应慎用。有些抗生素加重呼吸抑制,合用时应注意。晚期肾衰竭病人对维库溴铵的作用敏感,作用时间延长,且易蓄积;首选米库氯铵,其药效短于维库溴铵和阿曲可林,胆碱酯酶分解及肌松作用稍长。

(4)琥珀胆碱:肾衰竭患者,肝和血浆假性胆碱酯酶含量常较低,用琥珀胆碱后作用时限延长。静注后,使血钾升高,高血钾患者忌用,以免加重高血钾,诱发心律失常导致室颤。可用于单次气管内插管。有尿毒症性神经炎的患者,也有导致高血钾而使心搏骤停,禁用。

(5)阿曲库铵(卡肌宁):依靠血液的 pH 自行裂解,不经肝、肾排出,对肾功能不全患者最为适宜。罗库溴铵在肾功能不全患者中消除半衰期延长,应酌情减量。

4. **常用麻醉药**　肝功能尚佳的肾衰竭患者,静注少量咪达唑仑、吗啡、哌替啶、丙泊酚和氯胺酮可完成手术;多脏器衰竭的患者,耐药性极差,即使小量麻醉药,作用时间也延长,只能用对循环、代谢影响小,可控性好的短时效药,如慎选氧化亚氮、芬太尼、丙泊酚和氟哌利多等。

【麻醉选择】　对肾功能不全患者,手术麻醉方法的选择原则是小心谨慎,越简单越好。

1. **局麻**　对患者影响很小,但仅能用于中、小的手术。

2. **硬膜外麻醉**　对患者影响较小,多用于身体情况较好、贫血轻、凝血机制基本正常和无严重高血压者。麻醉平面不宜过宽,手术时间过长时,患者难以忍受,不易合作。可辅助氟哌利多等。但要注意预防出血倾向患者的硬膜外血肿发生。

3. **全麻**　用药如上所述。麻醉药的选用应以对循环、代谢影响最小,可控性最佳,时效最短为原则。

【麻醉管理】

1. **监测血压**　不能发生严重高血压、低血压而引起肾低灌注或肾缺血。袖带不要放在做动、静脉瘘的同侧肢体上进行,以免动、静脉瘘管发生血液凝固而阻塞。

2. **补液**　在 CVP 监测下进行,对已有钠滞留者,严格限液量。

3. **升压药**　尽量不用强烈的血管收缩药,如去甲肾上腺素、血管紧张素Ⅱ、去氧肾上腺素等,因低血压增加对肾功能的损害。可选用多巴胺、异丙肾上腺素、间羟胺等。

4. **强心药**　洋地黄初次量与一般相同。用维持量时应注意毒性反应。

5. 利尿药　呋塞米不从肾排泄,可较大剂量应用,不良反应少,可用促进排钠。氢氯噻嗪、螺内酯、氨苯蝶啶和汞制剂均禁忌。

6. 抗心律失常药　利多卡因、阿托品、苯妥英钠和普萘洛尔等均可应用。普鲁卡因胺、奎尼丁经肾排泄,用药量及间隔时间都应注意。

7. 新斯的明　60% 经肾排出,当拮抗非去极化肌松药时应酌量应用。大量应用后,超出肾清除能力,残留体内的原形药,只能靠透析排出。

8. 抗生素　红霉素、氯霉素、新霉素等经肾排出量 ＜15％,均可用。青霉素钾盐加重高钾血症,禁用。

9. 预防感染等　肾衰竭患者所用的麻醉用具应严格消毒,按无菌术的要求操作,以预防感染。要警惕发生误吸。输血时要给新鲜血。硬膜外阻滞平面应控制在胸$_{10}$以下。若超过胸$_5$,即使心排血量和血压不变,肾血流量也会下降较多。利多卡因一次量 ＞200mg 时即可抑制循环、呼吸。

10. 老年患者　老年患者肾功能低下、心肺储备和代偿能力都退化,要特别尽力保护好重要脏器功能,不至于恶化而衰竭。并要进行术中监测,注意保持心、脑、肾、肝的血流灌注和供氧。代谢性酸中毒可使心室收缩力减弱,血压下降,钾的毒性增加。进行纠正时,须防止低血钙抽搐。

【麻醉及围术期肾保护】

1. 低血压　因尿毒症患者术前就已有电解质紊乱、酸中毒、低蛋白血症,以及高血压患者长期应用降压药物等因素,均易在麻醉后发生低血压。保障重要脏器氧和能量的供需平衡至关重要,任何原因的低血压均可引起肾灌注不良,肾功能减退。可用小剂量多巴胺输注。高血压患者已有动脉硬化及心脏病者,一旦发生低血压,后果较为严重。伴有高血钾者,发生低血压时,易发生室颤、心搏骤停。应避免对心血管系统有抑制作用的麻药的使用。高血压患者麻醉后,血压下降幅度不应低于基础血压的 3/4;麻醉中及时补充血容量,维持循环血量;硬膜外麻醉平面控制而不过广,发生低血压少。出现低血压时,先适当加快输血、输液纠正,当血压下降已影响到肾血流量、而用其他升压办法无效时,才用升压药。多巴胺静输 $1\sim3\mu g/(kg \cdot min)$,必要时加用间羟胺,也可用麻黄碱低血压。

2. 高血压　原有高血压病患者,用降压药使血压下降到正常范围内。

3. **心律失常** 尿毒症患者高血钾引起心律失常。加上麻醉时缺氧、二氧化碳蓄积、低钠血症、低钙血症、输入库血等因素促使高钾血症可加重。血钾水平愈高危险性愈大。术前采用血液透析,忌用琥珀胆碱,诱导前先吸氧祛氮,保证供氧和呼吸交换,避免在浅麻醉下吸引气管内痰液等预防办法。

4. **肺部并发症** 保证围术期不缺氧,是肾保护的关键之一。尿毒症患者术前易并发肺部感染,由于激素和免疫抑制药的应用,对于感染的控制是很不利的。气管内插管,又增加了肺部感染的可能性。要常规用较大剂量的抗生素抗感染。

5. **术后通气功能不全** 主要是由于残留麻醉药的呼吸抑制作用,以及肾衰后药物排出量降低,肌松药残留、气道感染等因素所致。除氧治疗外,严重时可用呼吸器支持治疗,维持有效通气量。

第十六节 唐氏综合征患儿的手术麻醉

唐氏综合征即 21-三体综合征,又称先天愚型或 Down 综合征。1959年美国学者 Jacobs 和法国学者 Lejeune 分别发现了唐氏综合征的遗传学基础是第 21 号染色体三体畸形。60%患儿在胎内早期即流产,存活者的临床表现是有明显的智能落后、特殊面容、生长发育障碍和多发畸形。该病有多种先天缺陷,伴有的困难气道、先天性心脏病、寰枢椎不稳定和免疫缺陷等,都会使麻醉变得更为棘手。

【麻醉前准备】

1. **术前访视** 术前应到病室访视,了解患儿的整体状况和情绪状态,以便对该病的多重表现做出确切评估。

2. **术前检查** 重点检查患儿的心血管、气道和颈部等部位情况。了解患儿是否有心脏手术史及心脏手术后近期和远期可能残留的身体缺陷。患儿在成功修复心脏畸形后多能承受在普通麻醉下进行其他手术的耐受性,但仍有部分患儿会因身体残存畸形使麻醉风险增加。在房室通道、法洛四联症和室间隔缺损修补术后常会发生传导阻滞,尤其是大动脉调转术后更易发生房性心律失常。

患儿可能伴发气道阻塞性疾病,包括打鼾、睡姿异常、白天容易疲劳,年长儿出现打盹或行为改变等症状。对于有上述症状的患儿术前需仔细询问病史,并对扁桃体和气道结构进行检查。还须警惕患儿可能伴有的声门下狭窄或隐蔽的声门下狭窄,检查时对胸部 4 个肺野和气管进行听诊可有助于了解患儿的气道状况。

应根据儿科放射学专家的建议,对所有唐氏综合征患儿术前行颈椎放射学评估。除颈部摄 X 线片外,还需放射学检查其他关节的松弛状况,如拇指、肘关节和膝关节,这可能与寰枢关节脱位具有较好的相关性。

3. 术前用药　术前口服镇静药物能使麻醉诱导过程更为平稳。必须根据患儿可能存在的气道问题、睡眠呼吸暂停或心脏情况调整给药剂量,口服咪达唑仑 0.50~0.75mg/kg。给药后需要有经验的麻醉科医师在旁监护,一旦发生气道梗阻或呼吸抑制等险情时须及时处理。阿托品的扩瞳效应更明显,注射给药后也能使其心率增快。患儿的分泌物量多,若存在困难气道等情况,则会增加麻醉诱导的危险,因此有必要使用止涎药物。

【麻醉管理】

1. 麻醉诱导　七氟烷可作为患儿吸入诱导的麻醉用药,术前应常规口服抗胆碱能药物。一旦开始麻醉诱导,舌体大和嘴小常会给维持患儿气道开放带来困难,需要轻柔地托起下颌,必要时置入口咽通气道,因患儿关节松弛易发生颞下颌关节半脱位,故在托下颌的过程中需注意。对于年长且不存在困难气道的患儿可采取静脉诱导。静脉穿刺前 1h 可在拟穿刺处涂抹表麻软膏,患儿可在父母的陪同和安慰下进行静脉穿刺。麻醉诱导后要注意保护患儿颈部,可放置柔软的颈托。

唐氏综合征患儿术后的死亡率较高与其感染的发生率高相关,必须在围术期内给予适当的抗生素。无论患儿是否有心脏手术史,术前都应预防性使用抗生素。主动脉瓣切开术、主动脉缩窄段切除术、肺动脉瓣膜切开术、法洛四联症纠治术或任何换瓣手术都需按照常规使用抗生素。

2. 气道管理　若患儿有哮喘史,结合手术的种类和时间,可考虑避免采取气管内插管,麻醉维持可使用面罩或喉罩。若要进行气管插管,应警惕患儿可能存在声门下狭窄,需提前准备好型号齐全的气管导管。回路压力达到 $20cmH_2O(1cmH_2O=0.098kPa)$ 时要检查是否存在漏气,若使用带套囊的导管,导管必须能非常容易地通过喉部和声门下腔。若患儿曾行声门下狭窄矫治术,则更应做好充分的准备,可考虑在局部麻醉下清醒插管。麻醉前应准备好气道急救设备,如纤支镜、喉罩、弹性光棒和其他的困难气道急救用品。

3. 麻醉维持 麻醉维持中若有肌张力下降提示肌松药的用量可能过大,同时密切监测神经肌肉组织阻滞的程度。手术结束后推荐清醒后拔管,当患儿还处于深麻醉阶段时,可在其咽部进行分泌物吸引刺激,一旦患儿完全苏醒,拔出气管导管并更换为面罩供氧通气。由于患儿很难配合手术和保持无肢体躁动,因此很少采用局部麻醉技术。若条件允许,可在密切监护下使用局部麻醉复合静脉连续输注小剂量丙泊酚。

4. 术后监护 术后预防气道并发症。通常患儿选择清醒后拔管,某些患儿需要在拔管后使用口咽通气道。患儿拔管后被送至麻醉恢复室的过程中需注意其体位,可采取半俯卧位和颈部轻度过伸位。转运时给予面罩供氧,同时监测其脉搏血氧饱和度。有睡眠呼吸暂停史的患儿术后至少需要监护脉搏、血氧饱和度 24h。对于认知功能受损患儿的疼痛管理是对麻醉医师一大挑战。患儿对疼痛刺激等不适感表达能力较慢,对刺激定位的精确性较差,面临镇痛不能准确及时表达的险境,对患儿疼痛强度的评估需通过行为观察和客观生理参数(如心率)加以判断。

【与麻醉相关并发症】 患儿在非心脏手术后常见的并发症包括严重的心动过缓、气道梗阻、插管后喘鸣和支气管痉挛等。罹患睡眠呼吸暂停综合征的患儿行扁桃体切除术和腺样体切除术后,约 50% 会因呼吸暂停导致严重缺氧,其中约 25% 的患儿因症状严重需送至重症监护病房进行治疗。推荐唐氏综合征患儿必须住院行扁桃体切除术和腺样体切除术,术后必须连续 24h 监测脉搏血氧饱和度。

第8章　麻醉监测

麻醉药是有力的抑制性药物,对患者生理功能产生较大影响。近些年来,由于医学科学技术不断提高,手术范围不断扩大,现代手术对麻醉安全性的要求越来越高。手术期间对病人监测是麻醉科医师的重要职责,是保障病人安全度过围术期的基本要求和基本条件。加强麻醉监测,已成为麻醉工作的重要组成部分。麻醉监测就是观察和测定。一般用仪器来进行,也可由麻醉科医师的感官进行。电子仪器扩大了监测之广度和深度。但若监测仪器之操作过于复杂,或麻醉科医师过分依赖仪器,而忽略了对患者的观察,这是很危险的。仪器只能是医师感官不足的补充,而不能取代麻醉科医师对患者的观察。对患者进行全面而周密的观察,是保证麻醉安全的必要条件。

第一节　循环监测

麻醉手术过程中,由于循环系统的功能异常而导致病人生命危险发生率很高,因此围术期的循环监测十分重要,是麻醉科医师必须熟练掌握的技术内容之一。

一、心脏监听

最常用、最简单的方法乃是用听诊器直接在心前区做心脏听诊。它可提供心搏的有无、心音的性质和特征的改变,以便及时采取有效纠正措施。

1. 方法　将听诊器置于左第4肋间乳中线内侧,也可用食管听诊器置入食管中段心脏后面,做连续或间断听诊。既监听心率、心音,又监听呼吸音。

2. 适应证　所有手术患者,特别是小儿、心脏病或危重患者等常用。

3. 有异常的处理 监测有异常时,应寻找原因,予以处理。

二、脉搏监测

1. 切脉 麻醉时以手指扪脉法触摸表浅动脉的搏动,可了解心率、脉搏的有无,心率及心搏的力量,反映心肌收缩力的强弱,是麻醉中不可缺少的监测方法。

2. 常用部位 常用的监测部位有耳屏前颞浅动脉;下颌下缘近内面的颌下动脉;颈总动脉;桡动脉、股动脉或足背动脉等。脉搏仪监测可及时报警。

3. 脉搏 脉搏强弱与血压高低有关,可反映心律情况。

(1)心律失常:脉搏节律不齐,即反映心律失常,详见心律失常一节内容。

(2)麻醉过浅:心率增速+血压上升时,应考虑:全麻过浅;全麻诱导兴奋期;缺氧早期;二氧化碳积存。

(3)麻醉过深:心率增速+血压下降时,可能为:失血或脱水;全麻过深;手术刺激;氯丙嗪等应用不当。

(4)严重高血压:心率缓慢+血压上升时,由于严重高血压;应用升压药;颅内压升高。

(5)严重缺氧:心率缓慢+低血压,多见全麻过深加缺氧;严重缺氧;迷走神经兴奋;体温过低(如低温麻醉);氟烷麻醉。

三、血压监测

血压作为生命重要体征之一,为每一个麻醉患者的常规监测项目之一。可反映心排血量及外周阻力,反映血流动力学方面的正常或异常的变化。临床上以听诊法为标准方法。监测方法有无创和有创两种。

(一)无创监测

无创监测又分为间断和连续监测两种,间断法有手法和自动化之别。

1. 袖带听诊法 为临床上常用的经典的血压监测方法。常规每5分钟测定1次,若循环系统有不稳定时,间隔时间更短。要求袖带宽度合适,一般为比肢体直径宽20%~40%。以求得测定数值的准确性。肢体部位及体位不同,测定值不同,下肢高于上肢。上举上肢比平放时低;袖带放气过快,测定值偏低。

2. 袖带触诊法　袖带放气后第 1 次触得的脉搏的压力读数为 SP,搏动由水冲性转为正常搏动时,此压力读数为 DP。但测量时 DP 不好判断,适用于低血压、低温麻醉时测压,因听诊法困难,所测得数值较听诊法偏低。

3. 电子监测血压　使用方便,可自动充气和放气,数字精确,可用于新生儿到老年各年龄组。但容易受外界干扰,而使测得值不准。

4. 超声监测血压　有应用方便、人工充气、测得数值准确、不受噪声干扰等优点,但患者身体活动时,可影响测得值的精确性。

5. 电脑血压计　电脑控制、持续数字显示连续监测 SP、DP 和 MAP。手指或上臂在一定的间期自动测定 1 次,若超出上下界限(根据患者情况设定线)范围,自动报警。所测得数字准确,不受外界电流、噪声等干扰。适用于婴幼儿及危重患者持续监测。

6. 手指血压计　如目前用的日本产 HEM-8、12F 指血压计,将手指插入指袖,按键测得 SP、DP、脉搏。这种新部位的测压装置,有省力、无创、省时、及时、准确、携带方便等优点。但手术麻醉中因有干扰而不适用。仅适用于家庭、门诊、查体及旅行中。也有 Benaz 手指连续动脉压监测,在麻醉中的应用有待证实。

(二)有创监测

将导管或穿刺针置入动脉内,并通过一个衔接管和弹簧血压表相接,测定其动脉压,即动脉直接测压法。

1. 优点　有创监测可给患者带来创伤,但也有其优点:①呈连续性,可连续测定 MAP;②抗干扰强,可在低血压、低温、血管收缩及过度肥胖等情况下,也能准确地连续测出每次心搏的血压;③通过动脉内的导管采取动脉血标本方便。

2. 缺点　创伤给患者带来痛苦;增加引起感染的机会;若因动脉损伤及栓塞时,可造成肢体远端缺血性坏死。

3. 适应证和方法　详见第 4 章第五节特殊血管穿刺及置管内容。

4. 侧支循环试验　足背动脉侧支循环试验,该动脉位于足背皮下踇长伸肌腱旁与之平行。用指压迫足背动脉以阻断其血流,同时压迫踇趾的甲床,使之变苍白。当松开甲床的压迫时,甲床颜色很快恢复,表示侧支循环良好。若 10s 内不恢复,则插管是不安全的。

5. 麻醉管理

(1)保持动脉内导管通畅:从血压表所测得的数值为 MAP。在测压过程中,当血压表指针摆动减弱时,或每隔一定时间,通过三通接头用注射器注射含肝素的生理盐水 1～2ml,以保持动脉内导管通畅。

(2)压力接近 DP:弹簧表测出的压力是 MAP,但由于心动周期中 DP 期较 SP 期长,故压力更接近 DP。

(3)及时处理血压变化:血压变化时,分析原因,予以处理。

(4)血压允许波动的范围:SP 的下降,以不超过原水平的 30% 为宜。SP 上升依基础血压水平、心脑血管硬化程度而定。血压剧升,可导致脑血管破裂。SP＞160mmHg 可发生脑出血。SP＞250mmHg,即使脑血管正常的人,也有脑出血的危险。

四、心电图监测

心脏在兴奋过程中产生的电位变化,用心电图描记器记录下来就是心电图(ECG)。提示心动过速时,心率＞100/min;心动过缓时,心率＜60/min;等电线时,心电活动消失,心电图示一条直线,与心电描记时的基线相重叠。

1. 目的 心电图是麻醉、手术期间及 ICU 常用的基本的监测项目。ECG 监测的目的:①发现心律失常;②诊断心搏骤停;③了解心肌缺血、梗死;④发现电解质紊乱;⑤监测起搏器的功能。

2. 常用心电导联及其选择 心电图监测仪的种类较多,ECG 的导联有 9 类,麻醉和手术中只选标准肢体导联和胸前导联等。常选用以下几种。

(1)肢体Ⅱ导:诊断心律失常及心搏骤停较好。

(2)心前区 V_5:心肌局部缺血显示好,阳性率为 86%,但不能监测心室前壁和下壁缺血。

(3)其他:T 波倒置用肢体Ⅰ、Ⅱ及胸 $V_{2\sim6}$;ST 下移看全导联;心肌梗死除 aVR 外,全部导联出现异常 Q 波;电解质异常(钾、钙)的监测常用Ⅱ、V_4 或 V_5;V_5 监测起搏器的功能。

3. 影响 ECG 准确性的因素 ECG 的准确性受以下因素影响。①低温和寒战;②手术器械刺激;③其他电器,如电灼器、吸引器和人工心肺机等干扰。

五、指压试验

指压试验是临床上最基本、最简单、最可靠的心血管观察项目之一。

1. 优点　指压试验是监测末梢循环的一种简单实用方法。

2. 方法　用一指指压皮肤红润处(耳垂和额头等)或用手指压迫指甲数秒钟后,迅速松开,指压处出现白痕。若 3～5s 即恢复红润,示末梢循环正常；>10s 仍为白痕,示毛细血管循环不良,为休克前或休克征兆。

六、中心静脉压监测

将导管插入胸腔内大静脉所测得的压力,就是中心静脉压(CVP)。反映右心系统的静脉压或右心房平均压,正常值 5～12cmH$_2$O。表示心脏功能与血容量和血管张力之间的关系。

$$CVP = \frac{有效血容量}{心脏功能+血管容积}$$

(一)临床意义

测定 CVP 对了解有效血容量和右心功能有十分重要的意义。

1. 血容量不足　若动脉压、尿量及 CVP 都低(0～5cmH$_2$O),血容量不足。

2. 心功能不全　动脉压低、尿少而 CVP 高(>15cmH$_2$O)表示心功能不全,应考虑用强心药、心脏压塞、输血补液过荷,或外周血管收缩等原因所致。如 CVP 上升,尿量减少,肺底出现湿啰音,说明循环过荷。必须终止或缓慢液体输入,并行利尿处理。分析 CVP 测定值必须结合临床所见,必须排除影响 CVP 的各种因素。

3. 右心房平均压　以 CVP 来代表。

临床用于休克、脱水、失血和血容量不足、心力衰竭、大量输血、CPR后维护循环功能等作为脱水和液体治疗的观察指标。

(二)测定方法

CVP 的测定较简单,不需要复杂仪器,仅需一个水压表。

1. 插管途径　有上腔静脉经颈内静脉(IJV)、颈外静脉(EJV)、锁骨下静脉 3 种。也选择下腔静脉经股静脉或大隐静脉插管。

2. IJV 插管　颈内静脉始于颅底,沿颈垂直下行,先向后然后向外侧,最后在颈总动脉的前外侧。患者仰卧,头低 15°～30°,使静脉膨胀,并防止气栓。穿刺置管方法详见第4章第五节特殊血管穿刺及置管内容。

3. EJV 插管　颈外静脉浅表,容易看到,且较正直,易于穿刺。但EJV 有锐角的弯曲,导管很难通过,需要用特制的能屈曲的 J 形导管。EJV 有静脉瓣,一在锁骨上 4cm 处,一在进入锁骨下静脉部位,深插导管多较困难。但是,此法成功率达 90%,较安全。患者仰卧,肩下垫薄枕,头侧向一边,使穿刺侧充分显露,头低 5°～10°,麻醉科医师站于患者头前。先用穿刺针或套管针(先用棱针挑开皮肤)穿入 EJV,拔去针芯,插入 J 形导丝,然后沿钢丝导入导管,成人深 15～17cm,小儿 5～10cm。

4. 锁骨下静脉插管　锁骨下静脉成人长 3～4cm。前面为锁骨的内侧缘,后面为前斜角肌,下面是第 1 肋骨宽阔的上表面,越过第 1 肋骨上表面向上呈弓形,然后向内、向下和轻度向前跨越前斜角肌与 IJV 汇合。进针途径有锁骨下法和锁骨上法。穿刺置管方法详见第4章第五节特殊血管穿刺及置管内容。

5. 股静脉插管　在腹股沟韧带下方 2 横指处触到股动脉搏动点,在其内侧 0.5～1cm 处穿刺或静脉切开,置入导管。在技术上无困难,安全性好,但导管能否达到中心静脉部位难以判断;导管在血管内行程长,增加损伤和感染的机会。从股静脉插管,以右侧较易进入。

(三)影响 CVP 测定的因素

1. 导管位置　导管位于右心房或近右心房的上、下腔静脉内测压准确,管端达不到上述位置的,测压不准;颈内或锁骨下静脉插管,深度易控制,基本保证管端在中心静脉,要比下肢静脉插管测得值可靠。

2. 标准零点的偏差　要控制在 ±1cm,否则将严重影响测值。以右心房水平线为理想标准零点。

3. 胸膜腔内压　患者屏气及麻醉等影响胸膜腔内压而改变 CVP 的测量数值。

4. 机械因素　如测压系统的通畅度,测压系统通畅,提供正确的CVP 测压数值。CVP 导管要粗,防血凝块堵管,必要时每 500ml 液体内加肝素 3～5mg。

(四)常见并发症防治

1. 气胸　锁骨下或颈内静脉穿刺过深或伤及胸膜,发生率锁骨下＞颈内＞锁骨上法。

2. 气栓　空气经穿刺针或导管进入血管,多发生在插入导管时,或因患者采取头低位。故穿刺时患者头低位时可避免。

3. 纵隔血肿 误伤颈总动脉或撕破静脉。

4. 血(气、水)胸 误伤大血管的同时又刺破胸膜,血液进入胸腔则形成血胸或血气胸。导管误入胸腔、纵隔,并将液体注入,引起水胸或水纵隔。故要判断管端位置位于血管内。

5. 心脏压塞 用较硬的导管,尖端顶住心房或心室壁,每次心搏与导管摩擦损伤心壁,引起穿孔。一旦导管进入心包腔,即引起心包腔积液积血,当液量达 $300\sim500$ml 时,引起致命的心包填塞。发生后按心脏压塞抢救。

6. 导管断入 穿刺针内的导管不许回拔,勉强回拔可导致断管,断管随血流漂流,发生栓塞、败血症。抗感染无效时,需手术切开取出。

7. 感染 穿刺和置管本身增加了一个感染的途径,置管时间越久,可引起血栓性静脉炎。故导管留置期间要无菌护理,预防感染的发生和发展。

(五)CVP 禁忌证

按穿刺部位的不同,CVP 的禁忌证如下。

1. 颈内或锁骨下或锁骨上静脉插管 严重胸部创伤,呼吸功能不全或衰竭;肺尖有肺大疱、肺气肿;严重高血压(收缩压>180mmHg);凝血障碍;局部有感染、烧伤;外伤及气胸;患者不合作。

2. 股静脉插管 局部感染、烧灼伤;腹膜炎;腹压过高;下肢瘫痪;下腔静脉堵塞或损伤;股动脉无搏动;老年或有肺动脉梗死患者。

七、肺动脉楔压监测

肺动脉楔压(PAWP),也称肺毛细血管楔压,是临床上进行血流动力学监测中最常用的,也是最重要的一项监测指标。测量方法通常是用 Swan-Ganz 气囊漂浮导管,从锁骨下静脉或颈内静脉或股静脉或肘静脉进入腔静脉,经右房、右室、肺动脉,至肺静脉末梢分支部位,并阻断其局部血流。此时导管头端所测得的压力,即为 PAWP。同时可测 CVP 和 PAP。

(一)临床意义

Swan-Ganz 导管的广泛应用,是自 1970 年始用以来心血管监测最大的进展。其临床意义如下。

1. 测定心功能 若无二尖瓣病变,PAWP 与左心房平均压或左室舒张终末压相接近,可以忽略不计,即 PAWP=肺静脉压,即左心房压。可间接了解左心功能;结合 CVP 的测定值,就能测出左右心功能情况。

2. 测定心排血量 通过热稀释法测出心排血量,或抽取右房静脉血,由特制的电子计算机计算出心排血量。并从管端抽取混合静脉血进行氧代谢的监测和计算,是目前能提供较多生理参数及危重病人常用的循环监测方法。

3. 指导输液 计算出左心室做功,更利于及时控制输液量。失血性休克病人,如 PCWP 低,则提示应补充血容量;心源性休克的病人,如 PCWP 升高,提示左心衰竭或肺水肿。

4. 适应证 适用于对血流动力学指标、肺脏和机体氧合功能的监测。对任何原因引起的血流动力学不稳定及氧合功能改变,或引起这些改变的危险因素均可适用。包括:①急性心肌梗死伴休克;②原因不明的严重低血压;③多器官功能障碍;④肺动脉高压;⑤低心排综合征;⑥血流动力学不稳定须用强心药或 IABP 维持病人。

5. 肺动脉导管检查(PAC)绝对禁忌证 在 PAC 经过的通道上有严重解剖畸形,导管无法通过或导管本身即可加重原发疾病。如右心室流出道梗阻、肺动脉瓣或三尖瓣狭窄、肺动脉严重畸形等。下列情况慎用 PAC:①严重心律失常;②细菌性心内膜炎或动脉内膜炎;③心脏束支传导阻滞,尤其是完全性左束支传导阻滞;④严重肺动脉高压;⑤严重出血倾向;⑥心脏及大血管内有附壁血栓;⑦疑有室壁瘤且不具备手术条件者;⑧近期植入起搏导管者。

(二)测定步骤

选择锁骨下、颈内、肘或股静脉之一,进行穿刺或血管切开后插入其导管,测定步骤如下。

1. 穿刺 先用 18 号套管针经皮穿刺或切开插入入选静脉,退出针芯,留置套管。

2. 放入导丝 自套管放入导丝至静脉内,退出套管。

3. 扩张静脉 用小号血管扩张器,自导管穿入,使静脉扩张,退小号血管扩张器,改用大号血管扩张器,使扩张器(导管鞘)沿导丝进入静脉。

4. 再次扩张静脉 留大号扩张器在静脉内,退出导丝。

5. 置管 自大号扩张器插入管腔内充满稀肝素液的 Swan-Ganz 导

管入腔静脉。连接测压装置监测压力,推进导管,观察静脉压波形。

6. **保持导管通畅**　肺动脉导管(PAC)插到右房(约 20cm),测量右房压(RAP),可充气 0.8～1.0ml 使导管气囊膨胀,推进导管,同时不断注入生理盐水使导管保持通畅。导管进入右室,气囊再注气 0.5ml,使气囊完全充气。此时可记录到 SP 突然升高、DP 迅速降至零点的压力曲线(波形)。导管再推进即进入肺动脉,其 SP 高度与右心室相同,而 DP 高于右心室。

7. **PAWP**　导管前进达到肺动脉分支,肺血管腔被气囊阻塞,肺血流受阻,肺动脉压力衰减,出现接近于肺动脉舒张压的小振幅波,即 PAWP。气囊排气,退管约 2cm,又呈现肺动脉压力波形。记录导管插入深度,并固定导管,局部覆盖敷料。

8. **PAP**　交替地气囊充气和放气,即得到测定的 PAWP 和 PAP。气囊充气应缓慢,每次约 5s;每次气囊充气不超过 1～2min,也不宜少于 2 次呼吸周期。

9. **调整导管位置**　每次测压时,使导管端留置于合适位置,使 PAWP 在保持充气时才能测得。

10. **零点位置选择**　传感器的零点位置,以右房水平为准(即腋中线)。

(三) PAWP 监测值分析

将测得的可靠血流动力学数据结果结合临床进行分析,得出准确的诊断,以指导临床的正确治疗。

1. **正常值**　正常 PAP 15.4～30.7mmHg;舒张压 6.2～15.4mmHg;平均压 9.2～20.6mmHg;PAWP 5.1～12.3mmHg;右心室收缩压 15.4～25.6mmHg,舒张压 0～8.2mmHg;右心房平均压 0～7.2mmHg。

2. **左心功能欠佳**　PAWP>20.6～24.6mmHg 时表明左心室功能欠佳,应限制液体治疗。

3. **肺水肿**　PAWP 升高与肺水肿的发生有关,PAWP 18.4～20.6mmHg 肺开始充血;21.5～25.6mmHg 肺轻至中度充血;26.6～30.7mmHg 肺中至重度充血;>30.7mmHg 提示左心功能严重不全,出现肺水肿。临床和 X 线证实有肺水肿的人,PAWP 均>20.6～25.6mmHg。若 PAWP<8mmHg,伴心输出量降低,周围循环障碍,说

明血容量不足。临床上多维持在 12～18mmHg 范围内。

4. AMI 急性心肌梗死后出现低血压的患者,39% 伴 PAWP 降低。

5. 指导治疗 危重患者测定 PAWP 和心排血量,依据两者关系可以绘出左心室功能曲线。对采取正确的治疗有帮助,可减少盲目性。

(四)常见并发症防治

Swan-Ganz 导管监测的严重并发症较多,要及时识别,正确处理。

(1)心律失常:为发生在插管术中常见并发症。室性期前收缩多见,发生率 10%,严重的有室性心动过速、房颤和室颤,还有传导阻滞,一旦发生应拔出心导管,给予药物治疗,紧急处理。

(2)导管气囊破裂:PAWP 指标丧失,再次气囊充气造成气栓形成,发生空气栓塞。

(3)穿刺局部或全身感染及血栓性静脉炎。

(4)肺动脉破裂和出血或肺动脉血栓形成。

(5)肺栓塞及肺梗死。

(6)导管在心腔内扭曲、打结等。

八、食管超声心动图监测

食管超声心动图(TEE)是两维经食管的超声心动图,用于术前检查诊断,评估主动脉损伤和夹层动脉瘤手术麻醉期间监测:术中监测和术后即刻的诊断,后者重点是评价手术效果。因其最靠近心脏,故可获得高敏感和高清晰度图像,可立即做出诊断。特点:敏感;无创,麻醉后操作危险性小;特异,图像清晰,不影响手术操作,可连续性监测;快速稳定;相当安全。

1. 用途

(1)完善心血管病的术前诊断,主要是大血管病变、人工瓣膜漏口等。

(2)血流动力学监测,包括左心整体功能、前后负荷、心肌缺血监测。主要用于心功能监测,估计心室功能,早期诊断心肌缺血,诊断心脏解剖畸形、瓣膜钙化和功能异常、黏膜瘤和血栓、心内气栓,用造影剂做心肌灌流研究。也用于不断地评价心肌做功的变化,及时指导治疗。

2. 适应证 ①患者存在急性持续性威胁生命的血流动力学紊乱而手术;②瓣膜成形术,有心肌或瓣膜功能异常病史,估计有心肌缺血的危险,心内气栓监测,心内直视手术;③其他,体外循环先心病手术,肥厚性梗死型心肌病,左室流出道疏通术,心内膜可能累及瓣膜周围组织或术前诊断不明确的手术,病情不稳定的主动脉夹层、主动脉瘤或血管撕裂,主动脉夹层可能累及主动脉瓣,心包开窗术,坐位手术,下腔静脉手术等;④同时监测心脏的解剖结构及位置关系,心肌收缩与舒张特性,整体心脏功能、血流动力学的变化等;⑤术后 ICU 病情不稳定、血流动力学紊乱、怀疑瓣膜病变或血栓等。

3. **禁忌证**　食管病变,含食管狭窄、肿瘤、静脉曲张、过去有食管手术病史等为禁忌证。术中行 TEE 是安全的。TEE 检查有口咽部、食管损伤、一过性声嘶等。

4. **监测的项目**　①每搏量(SV)＝舒张末期容量(EDV)－收缩末期容量(ESV)。②左心室周径向心缩短速率(VCF)。③左心室射血分数(EF)。④舒张末期面积(EDA)评估心脏前负荷。⑤监测心肌缺血,TEE监测心肌缺血较 ECG 和肺动脉压敏感,变化出现较早。

5. **TEE 五级评分法**　如果评分≥2 分,持续 1min,即提示发生心肌缺血。五级评分法的内容如下。

(1)0 分:正常。当心室收缩时,半径缩短＞30％,室壁明显增厚。

(2)1 分:轻度运动减弱。半径缩短 10％～30％,室壁增厚降低。

(3)2 分:重度运动减弱。半径缩短＜10％,室壁无明显增厚。

(4)3 分:无运动。无半径缩短,无室壁增厚。

(5)4 分:反常运动。当心室收缩时,室壁膨出变薄。

第二节　呼吸监测

因麻醉手术过程中呼吸功能的异常而导致病人生命危险的发生率很高,麻醉科医师应对其更加重视。

麻醉前对呼吸功能的了解,进行必要的治疗,改善呼吸功能状态,评估患者对手术麻醉的耐受性。围麻醉期呼吸监测的目的:①加强麻醉管理:麻醉中了解患者确切的通气功能,肺的气体交换、氧的转运和代谢,呼吸监测有助于呼吸管理,防止麻醉意外和并发症的发生。对保障麻醉安全和提高麻醉质量起到重要作用。②预测转归:预测患者手术麻醉的预后和转归。③指导治疗:指导麻醉后高质量的治疗和护理。④提高医院救治效果;对于急救复苏、氧治疗、重症监测等,呼吸监测都是不可缺少的手段。

【物理检查】　物理检查诊断为最基本的、最经典的呼吸监测方法。

1. 望　观察腹部及胸部的起伏,气管内插管患者的贮气囊动度,粘在鼻翼上的棉絮在鼻孔前的飘动等以判断呼吸的有无、次数和深浅。从患者的皮肤、指甲、口腔黏膜及手术野血液的颜色,以确定患者有无低氧血症。从呼吸类型、频率、规律性等判断麻醉深浅、呼吸并发症、异常呼吸和病理呼吸。

2. 触　麻醉医师用手按于患者上腹部,探知呼吸动度的有无、次数、幅度,作为视诊的补充。

3. 听　肺部听诊是最可靠的呼吸监测,尤其是小儿和头部手术时,麻醉医师不能直接观察呼吸,可用听诊器监听心音和呼吸音。也可利用螺纹管监听呼吸音。气管内插管后双肺听诊呼吸音以确定导管是否在气管内是至关重要的步骤。

【仪器监测】　目前多用无创性连续性监测仪器。

1. Wright 肺量计　接于麻醉机呼气侧螺纹管与气管插管间,也可直接于面罩或气管插管上测定。通气功能的监测项目可监测潮气量(V_T)、每分通气量(MV)、肺活量(VC)。Wright 计测定条件,启动气流>3.5L/min;最大气流峰值 120L/min;气流阻力于 80L/min 时为100Pa(1mb)的压力。麻醉用途:①辅助或控制呼吸通气量的掌握;②对发绀患者或缺氧患者有助于病因分析;③对高位硬膜外麻醉、全麻,或患者有肺、脑疾病,或做开胸、开颅等重大手术,可及时发现呼吸异常;④测定肺活量等,可供呼吸不全患者病情诊断,或对某药物呼吸功能影响的研究;⑤术后患者呼吸恢复程度的估计及麻醉拔管时机的判断依据。V_T 指平静呼吸时,每次吸入或呼出的气量。一般为 500ml。即 8～10ml/kg。V_T 正常值男性为 7.8ml/kg,女性为 6.6ml/kg,机械通气时为 8～15ml/kg,小儿为 10～15ml/kg;当变化时,及时分析原因,予以处理。呼吸频率(RR):正常 RR 为 10～20/min,在 V_T 不变时,RR越快,有效 MV 越大。呼吸比 1～2.5。MV＝V_T×RR,成人平静呼吸时,6～8L/min 或 100～130ml/(kg・min)。MV 过低、呼吸性酸中毒和低氧血症;MV 过大,呼衰。Dräger 肺量计具有同样的功能,其 Spirolog 2 为数字显示 9 个参数。

2. 气道压力(airway pressure,AP)　现代麻醉机或呼吸机,都附有气道压力表,以了解气道内气流压力,叫"驱动压"或"充胀压",预防不良后果发生;吸气时气道压一般为 7.7～15.4mmHg。了解患者的呼吸顺应性(L/cmH₂O)。正常值为 0.2L/cmH₂O。如呼吸顺应性变化,气道压升高,应考虑到肺顺应性或肺水肿、气胸、气管导管梗阻等麻醉意外。若峰压过高可导致肺的解剖和生理异常,能诱发 ARDS,并引起气道压伤。检查麻醉机有无漏气。测定的吸气量＞呼气量,说明存在漏气。Dräger公司的 BarologA 带电脑控制,数字显示,高低限报警,能算出呼吸频率,灵敏,精确。芬兰 Datex 公司的 SSS 具有高精确度,可监测 14 项通气指标。

3. SpO₂　是目前唯一能无创、连续监测动脉血氧饱和度,可同时显示容积描记图和脉率的方法。已作为麻醉患者的常规监测,设有高低限报警显示的参数。麻醉患者缺氧发生率高,脉搏血氧饱和度能方便、灵敏、精确、及时地反映缺氧情况,是与 ECG 和血压一样重要的一个生命参数。脉搏血氧饱和度仪的普及应用是麻醉科近 20 年最重要的进展之一。

(1)适应证:适应范围广,包括全麻患者及麻醉中呼吸管理、麻醉前用药、新生儿、危重患者运送、术后恢复期、门诊手术、内镜检查、急诊室、ICU、睡眠综合征、低血压、低氧血症和动物实验等的监测。

(2)临床意义:SpO₂ 正常值为 95％～99％。＜95％ 为轻度缺氧,＜90％ 为中度缺氧,＜85％ 重度缺氧。

(3)围麻醉期应用:①术前呼吸功能评估,可早期发现麻醉中失误、术中低氧血症和去氧饱和血症(desaturation)、指导早期吸氧治疗等,以提高麻醉中安全性;②观察了解全麻诱导期无通气氧合程度;③麻醉中通气情况的监测,调整吸氧浓度;④作为术毕拔除气管导管时机的指导;⑤硬膜外麻醉对肺通气的影响;⑥气管异物对通气的影响;⑦麻醉前用药对呼吸的影响;⑧其他:如 ICU、诊断性操作、门诊手术和围生期等监测,早期发现并发症。

(4)局限性:SpO₂ 有一定的局限性;高氧、低温、低血压、煤气中毒及心跳停止不工作的影响,受患者局部颜色的影响及其他因素的干扰等,须注意。

4. 经皮血气测定　又叫经皮氧分压测定,对新生儿的测定十分接近动脉氧分压,但随患者年龄和心排血量增大而误差大,其他缺点包括预热定标、操作不便、反应时间缓慢、信号漂移,电极易损等现已渐趋淘汰。

5. **血气分析** 动脉血气分析测定为首选,这无疑是最好的反映动脉血氧饱和度(SaO_2)的监测项目,为呼吸监测的主要依据。实际上静脉血气比动脉血气更能反映组织、细胞的氧消耗和组织的代谢情况,故静脉血气的监测十分重要,甚至比动脉血气更重要。问题之一是有创伤,操作复杂,反复抽血、送检、检验;二是报告延迟,间断性采取标本,有可能遗漏突然性变化,安排检验和结果间存在着时差,动脉血气恶化相对要比呼衰进展要晚,不如血氧仪连续监测;三是设备价格昂贵。

(1)用途:了解肺通气功能和组织氧合及酸碱平衡状况,用于危重患者抢救和重大手术麻醉患者监护。

(2)血样采取:稳定患者情绪,2ml 空针取 1:1000 肝素盐水 0.1～0.2ml 充分浸润注射器内壁后,将肝素液排净,穿刺抽取桡动脉或其他动脉血 0.5～1ml,将针头插入橡皮塞以保证测定值的准确性,然后用双手搓空针 10 次,使血液与仅留在针头内无效腔的肝素混匀,防止凝血,立即送检。若用动脉血测定 K^+、Na^+、Cl^-,取血 2ml。万一采血标本不能立即测定,可贮存在 4℃ 冰箱内,注射器严密不漏气。放置冰箱的标本,测定前要在室温下放置数分钟,使其温度上升,反之,测定值影响明显减少。取动脉血有困难时,取手背或新生儿踝静脉,须将局部加温后再抽取,所测值近似动脉血;或耳垂加温取血,其值接近动脉血,但心肺功能不好时,结果会有明显出入。

(3)围麻醉期参考:①麻醉前有助于对病情的判断。SaO_2 系 Hb 实际结合的氧量与饱和量之比,正常值为 97%。动脉血氧分压(PaO_2)是溶解在动脉血浆中的氧所产生的压力。正常值 80～100mmHg。造成 PaO_2 下降的因素很多,表现缺氧。pH 的异常应是 $PaCO_2$ 变化所致,代谢变化或代谢与呼吸共同变化的结果。②用血气分析计算呼吸指数,对患者呼吸功能的判断。呼吸指数 $= \dfrac{A\text{-}aDO_2}{PaO_2}$,即利用 PaO_2 和 $A\text{-}aDO_2$(肺泡气-动脉血氧分压差)为氧合能力的指标,呼吸指数越大,肺功能越差,作为麻醉期间患者 FiO_2 操作的参考。③分析和预防硬膜外麻醉对呼吸功能的影响。④创伤患者血气值变化可确诊 ARDS。⑤慢性肺部疾病行开胸或非肺手术的监测,保证术中安全和术后拔除气管内导管的指导。⑥心脏病患者心脏手术或非心脏手术的血气动态监测。⑦颅脑手术的血气监测达到降低颅内压和保护脑组织的目的。⑧呼吸器通气方式选择和使用中各参数指导的参考。⑨判断酸碱失衡。pH 为 7.35～7.45,若 pH＞7.8 或＜6.8,对生命有严重影响。若测混合静脉血(肺动脉或右心室取血样),pH 为 7.3～7.4。HCO_3^-,即碳酸氢根,正常呼吸时,能反映酸碱的代谢因素有无异常。正常值为 21～27mmol/L。低值时为酸中毒;高值则为碱中毒。$PaCO_2$ 是溶解在动脉血浆中的 CO_2 分压,能反映患者通气和代谢情况。正常值 33～46mmHg,当 PaO_2 值有改变时,结合 pH、HCO_3^- 判断酸碱失衡。⑩麻醉结束拔除导管和送回病室时机的指导。除其他拔管指征外,有条件时将血气分析作为最后决定拔管的指征条件,即吸入空气 PaO_2＞72.6mmHg,自主呼吸 $PaCO_2$＜46mmHg,pH 7.3～7.5。⑪术后恢复室和 ICU 的监测是常规项目之一。

6. **氧供需平衡监测**　机体细胞的生存靠持续不断的氧供输送(oxygen delivery,DO_2),而氧耗(oxygen consumption,$\dot{V}O_2$)则是代谢需求的反映,要达到合适的氧供需,取决于心、肺、血液系统功能的相互配合,良好的组织氧合,依靠氧供给和氧利用之间的动态平衡。

(1)混合静脉血氧饱和度($S\bar{v}O_2$)监测:连续监测 $S\bar{v}O_2$ 于重危患者围术期和 ICU,监测机体氧供需,使危重患者监测提高到细胞水平,$S\bar{v}O_2$ 是组织摄取氧的一个良好指标,在正常时,DO_2 为 1000ml/min,而 $\dot{V}O_2$ 为 250ml/min,余下 750ml/min 氧可回到右心而进入肺动脉,使混合静脉血氧分压($P\bar{v}O_2$)＝42mmHg[正常值 40mmHg(35～45mmHg)]及 $S\bar{v}O_2$＝75%,即正常值为 75%(68%～77%)。临床意义:①升高(80%～95%)时,氧供增加,氧耗减少,见到心排血量增加、动脉氧增加、体温降低、脓毒血症、全麻、肌松药用后、氰化物中毒、肝硬化和心脏病左向右分流。②降低(＜60%)时,氧供减少,氧耗增加。见于心排血量和动脉供氧减少、体温升高、活动增多、疼痛、抽搐和癫痫、寒战、心脏病右向左分流和肺内分流增加。可早期报警病情恶化,如严重心律失常、失血、血容量不足和重度贫血时,$S\bar{v}O_2$ 值较长时间＜55%。③评价药效。④早期发现意外,如心搏骤停、肺梗死、心肌梗死及严重心律失常等,$S\bar{v}O_2$ 突然下降。⑤应用 $S\bar{v}O_2$ 监测,有助于提高诊断和治疗操作的安全性,避免发生严重缺氧。⑥可指导调节最佳 PEEP、$S\bar{v}O_2$ 达最大值时为最佳 PEEP;有助于麻醉呼吸管理、体外循环管理,指导肺动脉导管的位置,诊断先天性心脏畸形等都有临床意义。

(2)注意事项:第 1 次 SvO_2 数据必须抽肺动脉血做血气分析校对;仪器先预热 15min;应选用三波长光纤导管测定较为准确;监测中必须保持导管通畅;要排除异常 Hb 的影响;注意在患者翻身或气管内吸引时的变化。

7. 呼吸力学连续气道监测　采用一种新型的技术,在最接近患者的气管导管和(或)面罩外口处行呼吸力学连续气道监测(CAM),CAM 能连续测定通气压力、容量、流率、顺应性和阻力等指标,且以顺应性环(pressure-volume,PV 环)和(或)阻力环(flow-volume,FV 环)为主的综合性分析方法。CAM 克服了传统呼吸容量计监测的缺陷,使监测肺通气的机械性能变为现实。

【麻醉监测】

1. 诊断正确　进行呼吸监测的同时,应全面地进行其他系统的监测,以能得出正确诊断。

2. 重视体检　重视病史、体检、X 线和其他方面的检查。呼吸监测只能作为辅助手段,不能取代精心的体验。

3. 连续监测　目前测定通气功能和 SpO_2 项目,即已满足临床麻醉呼吸的监测。有条件时有一台芬兰 Datex 公司的旁气流通气监测法(side stream spirometry,SSS),叫 Capnomac ultima SV,能连续监测麻醉中通气功能的变化,适应范围很广,准确性很高。连续监测通气压力、容量、流率、顺应性和阻力为主的 14 项通气指标,以数字、实时曲线、趋势图和环形图显示,是监测的另一重大进步。

4. 对测定结果要客观辩证分析　测定的结果,要全面客观的分析,做出正确判断和处理,并使数据得到实践验证。

第三节　脑功能监测

一、颅内压(ICP)监测

【适应证】　适用于已明确的 ICP,估计颅内高压的进展会损伤脑的结构和功能。

1. ICP 的程度　气脑及脑室造影过程中,可提示 ICP 是否已面临危险的临界点。

2. 预防麻醉中并发症　预防麻醉过程中引起的脑疝、窒息等。

3. 观察开颅术中病情变化　开颅手术前、后及中有助于了解脑水肿、继发性脑出血等。

4. 指导用药　急性重症颅脑损伤、颅内出血性疾病、脑膜炎、脑炎等，可随时反映颅压情况，指导治疗用药。

5. 非颅内占位性病变及昏迷病变的治疗计划　没有颅内占位性病变证据的昏迷病例，ICP 监测可以指导用药及补液的增减。

【测压部位和方法】　监测方法很多，大致分为两类。即开放法测压和闭合测压法。监测在脑室内、蛛网膜下腔、硬脑膜下腔或硬脑膜外腔等不同位置管测压。均是创伤性方法，临床应用受限，以蛛网膜下腔、硬膜外腔测压法最常用。颅内压的波型分为 A 型波、B 型波和 C 型波3 种。

新的颅内压监测方法：

1. 硬膜外/下压力传感器　是将压力传感器置于硬膜和颅骨之间，在硬脑膜外连续测颅内压。这种方法减少了感染机会，但是这种方法测得的颅内压比脑脊液压略高，相差 0.27～0.4kPa（2～3mmHg）。

2. 囟门面积传感器　主要用于对 1 岁以内小儿颅内压无创性监测。囟门面积传感器的优点是可简便准确反映呼吸和循环的变化。缺点是不够精确。

3. 视觉诱发电位（VEP）　VEP 与颅内压的关系越来越受到人们的重视。颅内压的改变会影响 VEP。VEP 的 N2 波成分起源于原始视皮质，属于皮质电位活动，因此它的潜伏期对可逆的皮质损伤，如缺血或来自蛛网膜下腔压力增高的压迫十分敏感。测定 VEP 的潜伏期可算出颅内压的实际水平。

4. 经颅多普勒技术（TCD）　TCD 测定的是脑血管的血流速度，它并不能反映颅内压的数值，但 TCD 是一种无创连续监测手段，利用它可动态反映颅内压的变化。一般认为，大脑中动脉血流速度与颅内压呈反比。颅内压增加，脑血流下降，大脑中动脉的血流速度减慢。

【临床意义】　ICP 正常值 0～15mmHg，儿童 3～7.6mmHg，ICP 20.6～25.6mmHg 是危险平面，应积极处理。15.4～20.6mmHg 为轻度 ICP 升高、20.6～41mmHg 为中度 ICP 升高、>41mmHg 为重度 ICP 增高。ICP 升高可使脑血流量（CBF）下降或停止，又可使脑组织受压移位或突出而产生严重后果。

【结果分析】 影响颅内压的因素包括:①$PaCO_2$;②PaO_2;③动脉血压;④中心静脉压。

1. ICP 增高的原因 ①缺氧;②二氧化碳蓄积;③气道不畅;④头低位;⑤高热;⑥血压剧升,如升压药应用;⑦颅脑外伤;⑧胸膜腔内压增高;⑨输液过量;⑩酸碱失衡等。

2. ICP 减低的因素 脑脊液丢失、脱水、失血等 ICP 减低因素。

二、脑血流和脑代谢监测

要精确地测 CBF,脑缺血不可预知,检查(若有设备和专门人员、措施)相当费时,CBF、ICP、神经功能及 CMR 之间相互作用,影响是十分复杂的。其监测方法如下。

1. A-VDO_2 连续监测动静脉血氧分压差(A-VDO_2)来监测 CBF。过度通气时,A-VDO_2 值增大(>10),A-VDO_2 正常值($PaCO_2$ 40mmHg,即 5.32kPa)6.3 ± 1.2vol%。脑氧代谢率($CMRO_2$)正常值为 3 ~ 3.5ml/(100g・min)。CBF 正常值为 50ml/(100g・min),总量 750ml/(100g・min)。占每分钟心排血量的 12% ~ 15%。CBF<20 ~ 50ml/(100g・min)时引起脑损害,<10ml/(100g・min)则致不可逆脑损害。CBF 与其关系用公式表示:$CBF = \dfrac{CMRO_2}{A\text{-}VDO_2}$。A-$VDO_2$ 扩大,提示脑明显缺血或有低灌注。脑灌注压(CPP)= MAP−ICP,正常值为 77 ~ 98mmHg,当<52mmHg 时,EEG 呈慢波,30mmHg 为临界值,25 ~ 40mmHg 时 EEG 趋向平坦,25mmHg 时产生不可逆脑损害。调整 $PaCO_2$ 到正常值,降低 ICP,改善 CBF 和脑的氧合,减轻脑水肿。安全易行。

2. 脑脊液代谢产物监测 连续监测 CSF 内某种物质的含量以了解脑的代谢功能。如颅脑外伤时,神经细胞破坏后释放酶进入 CSF 内,测定其含量可评估脑损伤的程度和预后。

三、脑氧饱和度监测

【适应证】 新型的脑氧饱和度($rSHbO_2$)监测仪具有无创、连续性监测脑组织氧饱和度的功能,并能测定 CBF,且操作简便,广泛适用于神经外科、心血管外科围术期、全身麻醉或镇静患者及 ICU 等床边监测。近红外光谱仪(NIRS)是现今应用最普及的监测脑氧饱和度监测仪之一。

【临床意义】　脑氧饱和度主要反映 SvO_2，脑中混合静脉血氧饱和度是反映脑氧供(DO_2)的敏感指标，有重要意义。脑氧饱和度仪不能区分动、静脉血的血红蛋白氧饱和度，测定的结果仅代表脑组织局部的血红蛋白氧饱和度。正常值为 ±68%。<55% 作为脑组织缺氧的界限。临床中，动态观察 $rSHbO_2$ 比单次观察的实测值有意义。

1. 监测脑循环功能的改变　用于颈动脉内膜剥除术、颈内-颈外动脉旁路移植术中。

(1)颈动脉内膜剥脱术，术中需要钳夹一侧颈动脉，或做暂时分流，通常脑脊底动脉环(Willis 环)的侧支可代偿患侧脑组织 DO_2，监测 $rSHbO_2$ 的改变可以监测侧支循环的供 O_2 水平。有效地防止该手术围术期死亡与中风的发生，观察脑区的血供再通情况，并指导麻醉药物的使用。

(2)心脏外科主动脉弓重建手术，尤其是深低温麻醉动、静脉瘘修补术，停循环时是监测氧供及氧耗变化的有效手段，并及时地提醒术者注意手术操作。

(3)监测危重患者的脑功能改变，在 CPR 及颅脑外伤治疗中，$rSHbO_2$ 可及时反映治疗效果，判断病情预后。

2. 监测 CBF　可在床边重复测定 CBF 变化，与放射免疫及超声测定 CBF 比较时有无可比拟的优越性。

3. 监测脑氧供需平衡　在麻醉中，尤其低温体外循环麻醉中，监测脑氧平衡很重要，防止脑氧供需失衡。由于儿童不能耐受缺氧，麻醉状态下更应保障儿童围术期不发生缺氧性神经损害，此项监测在儿科术中尤为重要。

4. 低氧血症　作为低氧的常规监测，也可用于严重低血压及心肺脑复苏(CPCR)、CPB 停跳等低氧的监测。

5. 协助诊断脑供血不足　神经内外科用于协助诊断脑供血不足。

6. 局限性　只能反映被测部位 $rSHbO_2$。

附:NIRS 脑氧饱和度监测仪

红外光谱(nearinfrared spectroscopy,NIRS)监测技术是目前唯一非侵入式的床旁脑氧饱和度监测技术，是现今临床上应用最广泛的脑氧饱和度监测仪器。

(一)基本原理

NIRS 监测系统是基于近红外光(波长范围 700～950nm)通过组织传输和吸收,一些发色团生物分子在近红外光谱中具有不同的光密度,相对吸收光波长范围可以确定它们的浓度。在临床中氧合血红蛋白和还原血红蛋白是最常用的测量发色团,越来越多的研究将细胞色素 C 氧化酶、电子传递链的复合体作为细胞新陈代谢的标记,结果显示可能有助于提高临床监测敏感性。NIRS 可透过动脉、静脉和毛细血管血液,局部脑组织氧饱和度(regional cerebral oxygen saturation,$rScO_2$)值代表测定 3 个隔室加权后组织氧饱和度。$rScO_2$ 值也受一些生理变量的影响,包括动脉血氧饱和度、$PaCO_2$、Hct、CBF、血压、脑血容量、脑氧代谢率等。

(二)临床应用

$rScO_2$ 监测应用于颈动脉内膜剥脱手术,能有效地防止颈动脉内膜手术相关的围术期死亡与中风的发生,有利于围术期观察脑区的血供再通情况并指导麻醉药物的使用。$rScO_2$ 监测也可应用于心脏外科主动脉弓重建手术,尤其是深低温停循环时监测氧供和氧耗变化的有效手段,及时地提醒术者注意手术操作。由于儿童不能耐受缺氧,麻醉状态下更应保障儿童在围术期不发生缺氧以免发生神经损害,因此儿童患者术中监测 $rScO_2$ 尤其必要。$rScO_2$ 监测还可用于外周肌肉组织氧供情况及监测血容量变化等。

四、电生理监测

除 ICP 外,监测脑功能的手段远远落后循环和呼吸监测的水平。

(一)昏迷深度监测

采用 Glasgow 昏迷评分标准(GCS)和分级,简单明了地评估意识的动态水平,简称昏迷指数法。

1. 依据 将测试颅脑损伤患者对刺激的睁眼反应(E)、语言对答(V)和运动反应(M)等反应分别列表评分(表 8-1)。以其总评分判断病情的严重性。

2. 评分结果 将 3 项相加得总分。3～5 分表示深昏迷(重度脑外伤);>8 分,患者清醒;6～7 分有昏迷。

表 8-1 Glasgow 昏迷评分法

项 目	反 应	评分
睁眼反应(E)	自动睁眼	4
	对呼唤有反应	3
	疼痛刺激才睁眼	2
	任何刺激无反应	1
语言对答(V)	正常	5
	时有混淆	4
	不确切	3
	只呻吟无语言	2
	无反应	1
运动反应(M)	听指挥做动作	5
	能觉出疼痛部位	4
	对疼痛有屈肌活动	3
	对疼痛有伸肌活动	2
	无反应	1

3. 缺点 Glasgow 昏迷评分对监测和评估昏迷患者的预后,虽有简单方便的效果,但也存在以下不足。

(1)神经系统检查项目间缺乏内在联系,患者昏迷时,全部评分项目只剩下几个对疼痛反应的刻板动作。

(2)仍存在观察者之间的结果差异,主观性大。

(3)凡患者已用镇静药或进入全麻状态时,无法采用 GCS 来观察病情,只能仅凭瞳孔一项来评估神经系统功能。

(二)脑电图监测

EEG 记录脑细胞群自发而有节律的电活动,同时反映了头皮两点或头皮与无关电极之间的电位差。用于诊断和治疗脑疾病、监测脑缺血(氧)、昏迷病人及麻醉深度、确定脑病灶部位、性质和预后。有条件的手术室、ICU 可配备 EEG 机。近年来电动光谱分析 EEG 等问世,电脑控制,自动显示,迅速精确,应用增多。

【适应证】 EEG 在麻醉及手术监测中应用:

(1)对缺氧和 CO_2 蓄积(大脑)的显示灵敏而迅速。

（2）对麻醉深浅的监测：当根据体征判断麻醉深度有困难时，EEG 可有助于监测麻醉深度。但近年来已很少用 EEG 来评价麻醉深度。因为脑电波电位低；EEG 受麻醉以外的因素影响较大；不同药物，EEG 的变化各异；近代全麻药、安定药、镇痛药等的主要作用部位不在大脑皮质。故 EEG 不可能表达清楚。

（3）脑缺氧监测：在体外循环、颈总动脉手术及特殊情况有价值。CPB 期间 EEG 发生变化时，需了解温度、麻醉药物剂量及浓度等情况，查明原因，切忌单凭 EEG 评价脑功能。

（4）麻醉药对 EEG 的影响：如硫喷妥钠、氯丙嗪、地西泮、芬太尼类、氟烷、恩氟烷、异氟烷和氧化亚氮等脑电图监测各有差别。

（5）凡失血、心排血量减少或血压过低使 CBF 减少，EEG 示低频高幅波形；脑缺氧出现慢波。温度降至 28.5℃以下，慢波更明显。

（6）CPR 后监测：CPR 后用 EEG 来判断病情和预后，根据临床征象结合脑电波分析，以确定脑死亡或脑功能恢复及预后的好坏。

（7）急性脑卒中患者脑功能监测：脑卒中患者发病后血清神经元特异性烯化酶（NSE）水平较正常升高，反映脑损伤程度；动态监测其变化对判断病情、指导治疗和估计预后有价值。急性脑卒中 EEG 异常变化与病变性质和病情严重程度有关，依 EEG 改变可以帮助判断病情严重程度和预后。

【临床意义】　麻醉时脑电图波形和频率的描述：①活化。凡出现高频低波幅者。②抑制。低频高幅者。③等电位。如脑缺血、麻醉过深、体温过低或濒死者。EEG 可指导麻醉用药，依手术要求调节麻醉深度；在控制性降压期间，当缺血性 EEG 异常时，应采取适当的升压措施来改善脑的灌注。过去将麻醉说成是中枢神经抑制的同义词是错误的，应予纠正。EEG 监测证实，麻醉状态是大脑皮质兴奋和抑制一对矛盾的统一体，只是有的以抑制为主，有的麻醉药物（氯胺酮和恩氟烷）以兴奋为主。

（三）脑诱发电位监测

EEG 对了解意识水平变化十分有用。诱发电位（EP）可反映脑内特殊神经解剖通路的功能状态。EP 是脑电图检查的一种补充。它应用电脑技术，将刺激信息（声、光或体感），通过复杂程序，清晰显示出诱发电活动的平均曲线及各项参数。目前常用有 5 种。

1. 体感(觉)诱发电位(SEP) 经皮肤或末梢神经(正中或尺或桡或腓总神经)刺激,在对侧头皮相应部位可以记录到其反应的电活动。如传导时间异常,且持续存在,预后不是死亡就是伤残。

2. 视觉诱发电位(VEP) 主要用于意识不清患者的视觉器官(视神经到枕叶皮质)的检查或估计,应用有局限性。

3. 脑干诱发听觉电位(BAEP) 由五波形组成,Ⅰ波反映耳蜗功能,Ⅱ~Ⅴ波反映脑干的功能状态。波的缺乏表明脑干某个平面遭到损害,可与临床各种反射相关联,如瞳孔反射、前庭反射及角膜反射。如果全部缺乏,表示损害的范围累及终末器官;如果全部缺乏、而Ⅰ波保留,EEG出现等电位,表示病情严重,提示延髓衰竭。

4. 运动诱发电位(MEPS) 了解神经结构恢复状态。诱发电位将会在监测全麻深度上发挥作用。氟烷使 VEP 潜伏期延长,恩氟烷、异氟烷和 N_2O 使 VEP 潜伏期延长,SEP 潜伏期增加,波幅减少;硫喷妥钠-芬太尼-N_2O 麻醉使 VEP 波幅压低,潜伏期延长。恩氟烷和异氟烷有明显 BAEP 的 pl 波幅,且与剂量呈正相关;麻醉后和清醒时 BAEP 波形有特异性变化,有利于麻醉深度的监测。

5. 听觉诱发电位指数(AEP index) 反映麻醉深度变化迅速。将 3 个特制电极,分别贴在皮肤脱脂后的前额及耳后乳突,接上导线;戴上耳机,给双耳以 65dB(高于正常人听阈)、5.9Hz 的刺激,持续时间 1ms。每 2~6 秒 AEP index 数据变化一次。麻醉医师可迅速获得手术病人当时的麻醉深度。AEP index 指数 60~100 为清醒状态;40~60 为睡眠状态;30~40 为浅麻醉状态;<30 为临床麻醉状态。

第四节 体温监测

【适应证】 体温是人体重要的生命体征之一。大多数吸入麻醉都可抑制中枢神经系统,其调节体温的能力被抑制或减弱。但因变化很慢,一般不进行体温监测。然而在小儿,特别是婴儿,麻醉期间更易发生低温。在肿瘤、骨折、高热、休克、人工低温、心肺转流、手术时间长、输血或输液量大、胸膜腔剖开等情况下,应予以体温监护。

【异常体温的危害】 人体需要体温恒定,正常体温 $37\pm0.4℃$。体温过高或过低都会对机体产生一些危害。

1. **体温过高**   T＞正常值。37.5～38℃为低热；38.1～39℃为中等度热；39.1～41℃为高热；＞41℃为超高热。麻醉时体温过高的危害：

(1)耗氧量增高：需氧量增大，使心肺负担加重。

(2)伴高碳酸血症：产生呼吸性及代谢性酸中毒、高钾血症。

(3)低血容量：出汗过多，体液丢失，血容量减少。

(4)神经系统兴奋：苏醒期高热使神经系统功能活动改变，兴奋性增高，患者出现烦躁、谵语、幻觉、抽搐，小儿可发生惊厥。

(5)体力消耗：高热消耗体力，肝、肾功能都产生不利影响。

(6)神经系统抑制：严重时，出现神经系统抑制、嗜睡、淡漠甚至昏迷和死亡。故应早预防。麻醉手术期间必须做体温监测。

2. **体温过低**   T＜正常值。麻醉时体温低对机体产生的危害如下。

(1)寒战：代谢增强。

(2)自主神经功能亢进：交感神经兴奋。

(3)血糖增高。

(4)生命中枢兴奋：延髓呼吸和循环中枢兴奋性增强，心率变快、心律失常、心排血量减少。

(5)神经系统抑制：中枢神经大脑皮质抑制，严重时出现昏迷。

(6)麻药排泄代谢减慢。

(7)肾的泌尿功能受损害。

(8)细胞膜的兴奋性改变，损害细胞的正常功能。

【监测体温目的】   人体温度可分为深部温度和体表温度两部分。深部温度是相对稳定而又均匀的；人们常说的体温是指机体深部的血液温度，它代表身体的内部器官温度的平均值。体表温度低于深部温度，通过体表的厚度在体温调节中起隔热层作用，以维持着深部体温的相对稳定。麻醉体温监测的目的如下。

1. **低温麻醉**   如心内直视体外循环麻醉。

2. **小儿麻醉丢热原因**   特别是新生儿或婴幼儿手术时，丢失体热更明显。这是因为：①体温中枢发育不完善，调节功能差；②体表面积与体容积之间的比例相对较大；③代谢率相对较高；④体表脂肪少，绝缘性差；⑤易受麻醉、室温和消毒等外界的影响。

3. **体温异常**   发热或低体温的患者手术麻醉。

4. **老年及危重患者**   老年、危重患者手术麻醉。

5. 颅脑手术麻醉

6. 休克及危重患者　休克、严重感染败血症、甲状腺功能亢进症、破伤风、输血反应和输液的热原反应等。

7. 预防恶性高热　了解麻醉中是否发生恶性高热。

8. 特殊手术麻醉患者　癫痫患者、惊厥性疾病或体温调节失常患者手术麻醉等。

9. 高热环境手术麻醉　使用辐射热、光照射和热温毯的手术。

10. 医源性因素　敷料覆盖时间冗长的头面部手术和使用骨黏固剂的骨科手术等。

【测温部位和方法】　麻醉患者连续监测体温时，选用部位：

1. 腋窝　传统的使用部位，使用玻璃内汞温度计（水银温度计），测出温度近似中心温度，将测出温度加 0.5℃ 为正常体温，相当于直肠温度。若用热敏电阻探头置于腋动脉部位，则测出的温度接近中心温度。麻醉期间少用。

2. 鼻咽和深鼻咽　利用电子温度计（热敏电阻温度计和温差电偶温度计）测量可反映脑的温度，为目前常用麻醉监测体内温度的部位。可以断续测量，也可以连续监测。简便、反应快。

3. 皮肤　液晶温度计等监测方便，受环境影响大，测出的只是局部皮表温度，比中心温度低，麻醉时不用。

4. 肌肉　用细针测温装置，刺入三角肌连续监测肌肉温度。麻醉时不用。

5. 食管　将探头置放在食管下 1/3 处，相当心房后面，较确切反映中心体温或主动脉血液的温度，可以连续反映温度变化，常用，对 CPB 降温和复温有可靠的指导作用，但应与其他部位（鼓膜、直肠等）温度相比较。有食管损伤或食管静脉曲张的患者忌用。

6. 耳鼓膜　探头自耳道插入接近鼓膜，监测温度优于食管温度，可反映脑温，且精确、误差小；操作简单、患者易耐受。为测定体内温度比较好的部位之一，但需防止外耳道出血或鼓膜穿孔。

7. 直肠　将探头经肛门插入直肠深 6～10cm，常用。测出温度加 1℃ 才与中心体温接近。受粪便影响有误差，当体温急速变化（如降温）时反应较慢。

【体温监测管理】

1. **体温变化的范围** 如上所述,麻醉患者的中心温度受多种因素的影响,引起体温下降或升高,麻醉患者受室温、乙醇等消毒液的擦拭、体腔暴露、外周血管的广泛舒张或收缩、麻醉药及疾病本身等因素的影响,麻醉期间有 2~4℃的改变。

2. **出现异常体温的原因** 麻醉期间引起异常体温的因素较多,包括:

(1)体温升高原因:①恶性高热;②环境温度过高;③甲亢危象;④败血症或败血症休克;⑤输血输液反应;⑥脑外科手术(下视丘脑附近操作);⑦手术期间消毒巾覆盖过多;⑧麻醉因素的影响,如阿托品抑制汗腺分泌,影响蒸发散热,全麻时诱导不平稳或麻醉过浅,肌肉活动增加,产热增多;气管导管过细或未做控制呼吸,呼吸肌做功增加;CO_2 潴留等均使体温升高。

(2)体温过低原因:①环境温度过低;②大量输冷血或温度低的液体;③年老、小儿手术时间长;④甲状腺功能低下患者手术;⑤肝移植。

第五节 肾功能监测

【监测内容】

1. **观察尿量** 尿量除反映肾脏本身灌注和有无器质性病变外,还能充分反映心排血量和组织灌注,手术中应每小时测定一次尿量,正常为每小时 1ml/kg。少尿的原因常见于:①低血容量;②低心排血综合征;③外周血管阻力过高;④急性肾功能不全。多尿的原因常见于:①输液过多;②血浆胶体渗透压过低;③糖尿病;④精神紧张;⑤尿崩症等。术中出现少尿(每小时<0.5ml/kg)时,应区别肾功能不全抑或血容量不足,如10~20min 输入容量 100~200ml,MAP 和 CVP 增加不明显,尿量增加,提示血容量不足;反之,尿量没有增加,CVP 增加 0.2~0.3kPa(2~3cmH_2O),应予利尿,给予呋塞米 0.5mg/kg,10~15min 后,效果不明显,应限制液体输入,同时再次静脉注射1~1.5mg/kg,若尿量仍不增,常提示肾功能不全,可用东莨菪碱 0.3~0.6mg/次,同时用血管扩张药。

2. **监测尿渗压** 直接测尿渗透压,更能正确地评价肾脏的尿浓缩和稀释功能。常用的冰点渗透量计,国内可自制,已在灼伤抢救中发挥作用。

3. 发现溶血反应　尿的监测还能发现输入血型不合发生血液的溶血反应,出现血红蛋白尿。

4. 尿糖监测　糖尿病患者麻醉期间定时测尿糖和酮体,按尿糖定性确定胰岛素用量,但更可靠的测定仍以血糖定量。

第六节　神经肌肉阻滞功能监测

【肌力评估】　全麻应用肌松药后肌力恢复的情况,能否维持自主呼吸的正常呼吸量,常用以下方法进行粗估,较实用。

1. 抬头试验　令患者抬头,头离开床面>15s。

2. 举臂试验　令患者举上臂,举右臂后再举左臂,若举臂自如,示肌力恢复好。

3. 测试握力　测试患者握力,握力大,肌力恢复好。

4. 通气量恢复　接近麻醉前水平,或潮气量>300ml。呼吸有一定的力量。令患者做最大吸气,若肺活量 > 15ml/kg,最大吸力达28cmH$_2$O,表示呼吸肌力恢复好,拔管安全。

5. 咳嗽反射　令患者咳嗽,如咳嗽出声而有力,能咳痰,或未醒患者,从气管导管内吸痰,能刺激咳嗽,故示呼吸肌有一定的肌力。

【测试方法】

1. 神经刺激器　肌松药作用部位在神经肌肉接点,阻滞传导功能。阻滞的作用程度和性质,可用神经刺激器,刺激尺神经(或正中,或胫后神经),可引起相应肌肉的反应,予以测定(颤搐检测器,或用加速器,或用肌电图仪)。

2. 监测内容及其目的

(1)插管和拔管的时机:气管内插管时所需的肌松程度。

(2)肌肉松弛程度:能否满足手术的要求,一般而言,阻滞至75％～80％,即可满足。

(3)预防琥珀胆碱用药过量:存在双相阻滞时。

(4)指导肌松药的使用:术中追加肌肉松弛药的时间,结合手术结束时间、病情及手术要求综合考虑。

(5)节约肌松药用量:极深的肌松水平。

(6)决定肌松药逆转的时机:肌松药监测指导应用拮抗药正确时间。

(7)肌松药的残余作用监测:术终肌松的残余阻滞程度;预防肌松药的残余作用所致的呼吸功能不全。

(8)部位麻醉的神经定位:对部位麻醉可进行精确的神经定位(用导线接神经刺激器)。

3. 电刺激方式　分为单次,4 个成串和强刺激等。

(1)单次刺激:每次测验,只给 1 次电刺激;若需再测,需 10s 或以上;频率为 0.1Hz 和 1.0Hz,可监测肌松药起效、强度、时效与恢复。

(2)强直刺激:30～100/s 连续刺激(所谓 30～100Hz),引起肌肉的强直性收缩反应。

(3)4 次成串(TOF)刺激:2Hz,10～70mA,波宽 0.2～0.3ms,间隔 0.5s 均匀间隔的 4 次为一组的超强刺激。间隔 10～30s 再重复一次,还可重复继续。

(4)特殊肌收缩反应:以上 3 种方式的刺激都引起不同的肌收缩,出现不同的描记线条,线条高度,如与肌松药应用前后或各线条之间做线条高度的比较,能反映出肌肉收缩反应的强弱。但这种肌收缩反应也会出现两种特殊情况,即"衰减"或"强直后易化"。

衰减:做强直刺激或 4 次成串刺激,或做连续的单次刺激,开始,肌收缩反应正常,随之,反应强度骤减,这就是衰减现象,说明部分肌纤维对肌松药的阻滞作用较为敏感,需较多的乙酰胆碱释出,始能引发肌收缩。由于衰减只出现于 3 种情况,一是非去极化肌松药已有部分作用消退,或仅留残余作用时;作用消退越多,衰减程度也越大;二是大量长时间应用去极化肌松药(如氯琥珀胆碱),转成双相阻滞,也出现衰减;三是单纯的去极化肌松药则无衰减现象。用这一现象鉴别肌松作用为去极化,还是非去极化;是否双相阻滞;非去极化肌松药的肌松作用程度。以决定再用不用追加肌松药,或估计残留作用大小,好指导拮抗药的应用及其效果。

强直后易化:做强直刺激后,紧接着进行单次刺激,此时收缩反应突然增强。据认为这是神经肌肉接头尚未完全恢复正常的表示,也可能是全麻药影响之故。易化既无助于肌肉阻滞程度判断,也不能以此分清阻滞类型。在强直刺激后做单次刺激,其间相隔 5～30min;两次强直刺激相隔 2～5min;做 4 次成串刺激等,消除易化现象出现。

4. 肌松药监测　肌收缩的临床意义如下。

(1)判断肌松程度与性质:4 次肌颤搐中,第 1 次(T_1)信号经电子系统与用药前值比较中,可提示肌松程度,T_4/T_1 也反映阻滞的深度与性质;$T_4/T_1 > 0.9$ 或接近 1 时阻滞性质为去极化式,$T_1 \sim T_4$ 波幅递减,$T_4/T_1 < 1.0$,则为非去极化式;如 $T_4/T_1 < 0.7$ 已发生双相阻滞;$T_4/T_1 \leqslant 0.5$ 时已确定为双相阻滞。将 T_4/T_1 恢复到 $0.75 \sim 0.80$,抬头 5s 作为呼吸功能恢复的指标。

(2)决定非去极化肌松药阻滞深度:T_4/T_1 的比值大小可以决定非去极化肌松药阻滞的程度,T_4 消失,相当单次刺激时,阻滞值约 75%,T_3、T_4 同时消失和 T_2、T_4 全部消失,阻滞值约 80% 和 90%,$T_1 \sim T_4$ 全消失则 100% 阻滞。

(3)反映阻滞强度:以单次刺激的线条高度作为肌松药前后的对比,若对比的差度越大,说明阻滞作用越强。如 100%,肌不松弛,像 4 次成串刺激的 4 个线条都出现,呼吸不受影响;如 50%,肌松尚可,像 4 次成串刺激的 4 个线条都出现,衰减显著,肺活量有中至显著减低;如 25%,肌松良好,像 4 次成串刺激的 T_4 消失,呼吸潮气量减少;如 5%,肌肉极度松弛,即使浅麻下,亦可行气管内插管,像 4 次成串刺激 $T_2 \sim T_4$ 消失,有明显衰减,无呼吸或仅有膈肌抽动。

5. **使用神经刺激器时的管理** 应用电刺激器时管理以下问题。

(1)刺激方法选择:用电刺激监测,可选三种刺激方式中一种或多种做单独刺激,也可用单次连续。

(2)选超强刺激:有足够的强度以引起最大的肌收缩效应,一般用超强刺激。

(3)电极选择:用皮下针型电极,按规定时间插入强直刺激或 4 次成串刺激。

(4)观察肌收缩效应正确可靠:要注意测试肢体位置固定不变,临床评定时应根据临床表现和呼吸功能测定结果的具体情况,以免因仪器和操作的问题而致判断错误。

(5)熟悉性能:周围神经刺激器法是肌松药监测的较好方法,特别是 4 次成串刺激,患者无痛苦,可连续观察,适用于清醒患者。但由于设备和技术上的问题,还未得到普遍应用。

第七节　麻醉深度监测

为了控制麻醉质量,避免术中知晓,避免病人术后有记忆,减少麻醉药物用量,缩短复苏过程,保证病人安全,减少病人经济负担,必须进行麻醉深度监测。但目前还未找到特异性强的麻醉深度监测的好方法。

监测交感神经过度反应的指标为心率变异指数(HRVI),是评估麻醉深度指标的依据。通过控制 HRVI 在 30~40,可防止过度应激。除了利用病人的生理指标(血压、心率、溢泪、流汗、睫毛反射、言语应答等)来监测麻醉深度外,临床上还用以下方法。

一、额肌电图监测

如心电和脑电一样,肌电也是一种生物电信号,可用监测仪监测。额肌电图可作为麻醉深度的一种监测方法。

所有骨骼肌均对肌松药敏感,但面肌对非去极化肌松药的敏感程度相对较差,能使手术中完全瘫痪的肌松药量,额肌尚对刺激保留 50% 的反应性,故在肌松药剂量不大时也能有较大反应。额肌电波幅可作为浅麻醉的判断指标。芬兰 Datex 公司生产的麻醉与脑功能监测仪(ABM)将额肌电(EMG_f)的最大反应定为 100U,在不用肌松药时,很深的全麻才能使 EMG_f 接近零,一般的深全麻 EMG_f 为 7~12U,浅全麻为 25~30U,觉醒时为 >40U。50~90U 为清醒。手术中如 EMG_f 突然升高,常提示刺激过强,麻醉深度不够,需加深或辅以镇痛药。

二、食管下段收缩性监测

食管下段收缩性(LEC)用于全麻深度监测,系 1984 年由 Evans 首先提出。食管下段由平滑肌组成,受迷走神经支配,其控制中枢在脑干的迷走神经背核。在没有脑干控制的情况下,局部肌间神经丛也能协调某些食管运动。食管的运动主要有 3 种形式:①原发性蠕动:由吞咽引起;②继发性或诱发性蠕动(PLEC):由食管局部受刺激引起;③自发性收缩(SLEC):又称第三期收缩(tertiary activity),是非推进性收缩,与应激反应有关。LEC 与全麻深度的关系,主要研究后两种运动,和由两者推算的食管收缩指数(LECI)=70×SLEC 频率+PLEC 波幅作为麻醉深度客观指标。研究发现 SLEC 频率随大多数吸入和静脉麻醉药浓度增加而减慢，PLEC 波幅随麻药加深而降低。

美国 Antec 公司研制的 Lectron 302 食管收缩监测仪，显示和记录食管收缩频率和波幅。附有一根测压管，管端有一水囊。水囊近处有一气囊，间断充气，用以诱发食管收缩。多数学者认为 LEC 能较准确、可靠地反映全麻深度。也有认为 LEC 虽与麻醉深度相关，但个体差异大、可靠性不高，有待研究。

三、麻醉气体浓度监测

除现代麻醉机带有一般的电脑呼吸方面的监测（如气流量监测、气道压力监测、氧浓度监测、频率监测等）外，还应提供可靠完善的麻醉吸入药浓度监测。方法是将呼气末吸入麻醉药浓度折算成相应的麻醉药 MAC 系数，较精确地了解麻醉深度和患者苏醒时间。

1. 麻药浓度监测　用安置在麻醉机上的麻醉气体浓度监测仪器，测定恩氟烷和异氟烷等吸入麻醉药的挥发浓度。

2. 吸入麻醉药浓度监测　主要测定恩氟烷和异氟烷、七氟烷、地氟烷和氧化亚氮回路中的浓度。系红外线光谱吸入原理，先进、准确。一次只能用一种麻药，否则显示不准确。如氧化亚氮的波长（红外线）为 $3.9\mu m$，卤素麻醉药所用波长为 $3.3\mu m$。能自动识别所用麻药的种类。

3. 呼气末 CO_2 测定　是通过无创性方法，连续监测肺泡与动脉 PCO_2。为麻醉期间反映呼吸功能状态的敏感指标，也是重要的监测项目之一。以往人们认为，呼吸停止后，最先发生严重生理的变化是缺氧，现今观点认为：呼吸停止后，体内二氧化碳的急剧升高发生更早，由此变化对机体造成的影响更严重。对麻醉过程中二氧化碳监测的重要性认识也越来越清楚。其测定方法是红外线吸收原理的应用。CO_2 监测仪分为旁流型（side stream）和主流型（main stream）呼气的红外线吸收，可通过侧气流或主气流来测定。

（1）旁流型：也即侧气流型，侧气流监测仪有一个低负压泵，经毛细管吸取呼气小样，并输至红外线吸收室。不同的仪器采气量不同，50～500ml/min。

（2）主流型：主气流式，将测试室串入气道内（呼吸回路中），不消耗气样，但增加气道无效腔，需在气管插管下使用。两种方法反应都很快，能

测每次呼出的 CO_2 浓度。呼气末 CO_2 分压($P_{ET}CO_2$)或浓度($C_{ET}CO_2$)来判断肺通气是否适当。其张力的临床改变见于如下情况：①$P_{ET}CO_2$ 增高：一是即刻反应，如 CO_2 突然增高；束带突然释放；注射碳酸氢钠。二是逐渐升高，如通气不足，CO_2 产生增加。②$P_{ET}CO_2$ 下降：一是即刻下降，如突然通气过度；突然 CO_2 下降；大面积肺栓塞；气栓；呼吸机脱落；气管内导管阻塞；回路漏气等。二是逐渐下降，如过度通气、氧耗量降低、肺灌注减少；无法测及 $P_{ET}CO_2$；食管内插管等。

$P_{ET}CO_2$ 的正常值为 $36\sim40$mmHg，$C_{ET}CO_2$ 的正常值为 5% 左右。呼吸二氧化碳曲线图意义：第 1 段(第一部分)是曲线的起始，代表吸气时二氧化碳的浓度或分压。应与基线重叠，如高于基线则说明部分二氧化碳重吸入；此时应检查钠石灰是否已失效。第 2 段(第二部分)是曲线的上升部分，应该是陡直的，代表呼气二氧化碳开始出现其浓度迅速上升的情况，如有倾斜则说明呼气时间延长，或有气道梗阻(哮喘、分泌物等)。第 3 段(第三部分)又称平台期，代表呼气末及呼吸之间的二氧化碳浓度，此期应该平坦，否则说明肺泡气的排空可能不均匀，如锯齿形(或切迹)，则提示机械通气的呼气相中夹杂有患者的自主呼吸。第 4 段(第四部分)是第二次吸气的开始，此段也应是陡直的，否则说明有吸气性气道梗阻。

四、脑电图双频谱指数监测

脑电图双频谱指数(BIS)在麻醉深度监测中应用广泛，是于 1998 年 3 月唯一被美国 FDA 批准的镇静深度临床监测指标。传统脑电图脱脂的前额上安置电极片，持续 BIS 监测。将记录的脑电图反映脑电频率和幅度的脑功率谱及反映脑电协调性的双频谱分析。BIS 计算时间 $30\sim60$s。BIS 值在 $0\sim100$ 范围内。0 表示无电活动，100 表示清醒状态。$\geqslant95$ 表示清醒状态；$60\sim85$ 为镇静状态；$40\sim65$ 为全麻觉醒抑制状态，生命体征稳定时可行气管内插管；<40 则为暴发抑制；<60 可防止和预防术中知晓，达足够的麻醉水平。但 BIS 存在不足，须进一步研究和完善。目前通过控制 BIS<60，防止术中知晓。

五、Narcotrend(NT)麻醉意识深度监测仪

NT 是一种新型的麻醉深度监测仪器，它通过对原始脑电的采集分析，将其分为 6 个级别(A~F)和 14 个亚项，每个亚项均对应一定的数

值。从 100～0 反映患者从清醒到深度麻醉的整个过程。将前额和双侧眉弓皮肤脱脂，涂抹导电胶，粘贴电极，Narcotrend 采用单通道，测试电极电阻≤6kΩ。分别记录给麻醉药前，血药浓度于效应室浓度平衡后 5min、10min、30min 时的评分。计算 NT 来对意识状态和麻醉深度进行分级。B、C 级表示镇静，D、E 级表示麻醉状态。

六、术中知晓预防和脑功能监测

ASA 最新提出的麻醉目标为：避免术中知晓、维持理想的血流动力学、最佳的麻醉恢复质量、避免术后认知功能障碍及避免围术期死亡。说明麻醉科医师预防术中知晓不仅仅是个医疗技术问题，而是一个值得重视的社会要求问题。

1. 术中知晓的概念 术中知晓（intraoperative awareness）即全麻下手术知晓。定义为：全麻下的手术病人在术中出现了意识状态，且在术后可回忆起术中发生的与手术相关联的事件。术中知晓只限定为外显记忆，除病人陈述外，还需与参加该手术的麻醉和手术医师核实；并由权威专家组织成员来鉴别证实此病人"回忆中的事件"。不包括内隐记忆、全麻诱导入睡前或全麻苏醒后的事件。术后调查术中知晓的用语，国际有专门通用的 5 句话。调查时机为术后第 1 天和 1 周左右共 2 次。

2. 术中知晓的发生率和危害 发生率国外为 0.1%～0.2%；心脏、产科、急症和休克患者手术为高发人群，高达 1% 以上；国内高达 1.5%～2.0%。术中知晓可严重影响精神（心理）健康。据报道，30%～50% 术中知晓病人出现创伤性应激后紊乱等。

3. 发生机制和可能危险因素 发生术中知晓的原因不清楚。ASA 医疗纠纷中大多数并没有麻醉偏浅征象。可能导致术中知晓的危险因素：①有麻醉史、知晓史；②有心脏等易发生手术知晓的手术史；③麻醉管理中使用肌松药史等。

4. 减少术中知晓的策略 ①术前判断：术前访视病人时，应判断可能发生术中知晓的可能性，其依据是上述的 3 个危险因素。麻醉前预防性使用苯二氮䓬类药可收到较好效果。②加强麻醉管理：可以有效避免术中可能出现的知晓。提倡用 BIS 脑功能监测设备监测；麻醉深度应恰到好处，强调麻醉经验的积累，增强科学性，减少盲目性。③术后积极处理：术后随访，发现术中知晓，给予相应治疗，总结经验，提高麻醉质量。

七、心率变异性

麻醉中自主神经张力的变化是许多评价麻醉深度指标的依据。众所周知,自主神经系统健康的正常人每次心动周期并不是恒定不变的,心脏窦房结和房室结的交感神经兴奋和副交感神经抑制总是不断平衡,导致逐次心动周期之间的微小波动,即心率变异性(heart rate variability,HRV)。

八、听觉诱发电位监测

听觉诱发电位是指声音刺激听觉传导通路经脑干至听觉皮质到达联合皮质的生物电活动,共 11 个波形,分为 3 个部分:①脑干听觉诱发电位,接受刺激后 0～10ms 出现,主要反映刺激传至脑干及脑干的处理过程;②中潜伏期痛觉诱发电位(MLAEP),接受刺激后 10～100ms 出现,主要产生于内侧膝状体和初级听皮质;③长潜伏期听觉诱发电位(LLA-EP),接受刺激后 100ms 后产生,主要反映前额皮质的神经活动。MLA-EP 与大多数麻醉药剂量呈依赖性变化,适用于麻醉镇静深度的检测。采用外源输入自回归模型(ARX),将 AEP 进行量化,转换为一个与麻醉深度成正比,由 0～100 分度的 ARX 联指数(A-Line ARX index,AAI),从AEP 的提取到转化为指数,整个过程均被纳入 A-Line 软件包,分析时间仅需 2～6s,它更能实时、快速地监测麻醉深度。2000 年 AAI 监护仪通过欧洲 ICE601 标准鉴定,正式进入临床使用。

全麻是由镇静、镇痛、肌松和抑制伤害性反射 4 部分构成,AAI 基本能满足这一要求。临床上 AAI 60～100 为清醒状态;40～60 为睡眠状态;30～40 为浅麻醉状态;30 以下为临床麻醉;(20±5)为记忆完全消失状态。在麻醉苏醒期 AEP 指数突然升高表明其能监测唤醒中枢活动,它比 BIS 更敏感,反映速度更快,尤其在诱导期和苏醒期。AEP 可作为全麻中大脑皮质信息处理和认知功能状态的敏感指标,术中知晓和麻醉深度不足均能被记录,复合判断麻醉深度的标准。

AEP 既可综合反映全身麻醉深度,也可预测体动和对伤害性刺激的反应。听觉是麻醉时最后消失的一个感觉,也是清醒时恢复的第一个感觉,视觉和体觉很容易被麻醉药物所抑制。AEP 与 BIS 用于监测麻醉深度的主要区别在于:BIS 与麻醉中的镇静催眠程度有关,它是一个监测镇静的良好指标;而 AEP 能提供手术刺激、镇痛、镇静催眠等多方面的信息。当大量使用镇痛药后,BIS 难于预测体动,在这种情况下,只有 AEP 才能全面反映麻醉深度,预测体动和术中知晓。

第9章　麻醉期间液体治疗管理及电解质酸碱失衡处理

第一节　围术期输液治疗管理

输液治疗是麻醉管理中的重要组成部分,直接关系到患者术中的安全和术后的恢复,凡是中等手术以上的麻醉,或复苏抢救都必须输液治疗。

一、输液治疗目的及原则

【目的】

1. 维持内环境的恒定　纠正和补充已经遭到破坏的水、电解质及酸碱和热量平衡,恢复有效的细胞外液量,维持内环境的恒定,供给脑组织需要的能量;避免细胞代谢紊乱和器官功能损伤。

2. 维持血容量和液体的动态平衡　补偿手术时的失血和因麻醉、气道蒸发、出汗、排尿、胃管引流、手术野及内脏表面暴露蒸发等所致的液体损失。只有维持患者正常的有效血容量和体液的动态平衡,才能维持正常的心排血量,保证足够的组织氧合。维持患者正常的胶体渗透压和流体流量。

3. 改善微循环　保证组织器官良好的灌注,预防和治疗术中休克,改善末梢循环。维持满意的心排出量、氧运转量和体液的正常渗透压,防止和纠正酸中毒。实现维持合适的血压,确保重要脏器有效的组织灌注。

4. 维持麻醉平稳　保证麻醉中抢救复苏和治疗的给药通路,保证术中安全的重要措施。

5. 保证术后顺利恢复　手术预后常与组织灌注情况有关。组织的灌注和代谢正常,酸血症的发生率低,手术后恶心、呕吐的发生率也大大降低。

【原则】　术中液体治疗原则如下。

1. 针对性　输液的量、质、速度和先后次序等要有针对性,输液前必须清楚。如依据血流动力学指标,短期目标导向性输液。

2. 选择性　根据患者的需要,选择各类容量制剂,以满足体液平衡。

3. 阶段性　所选用液体应分组、分段和先后次序、合理地应用。

4. 安全性　应用配制好的液体,尽量避免临时配制,以减少污染和微粒栓塞的发生率。采用一次性输液器,闭式输注,加用三通,留置套管针,固定牢固,保证管道通畅,排气完全,以防气栓。限制性输液术中输液量[4～6ml/(kg·h)],目的是减少心功能不全和组织水肿。

5. 可靠性　对于大手术或危重患者,要经锁骨下或颈内静脉等部位放置中心静脉导管输液治疗。

二、常用液体选择

(一)葡萄糖溶液

5%葡萄糖溶液为等渗液,pH 5.0,渗透浓度 278mmol/L,与血浆渗透压基本相等。进入机体后,糖被利用,等渗液即成为无渗透压的水。主要作用是补充水分和热量,纠正饥饿性酮血症及作为维持液,减少酮体产生和蛋白消耗。维持血容量时经静注输入后仅有 1/4 可保留在血管内,酌情补充电解质。因蒸馏水可造成注射部位红细胞严重溶血,不能直接静注。因应激手术时患者呈高血糖状态,血糖可高达 12mmol/L,不宜用含葡萄糖的液体,特别是神经外科患者,术中葡萄糖液可使神经系统功能恶化,从而限制术中葡萄糖溶液使用。10%葡萄糖主要补充热量,用于禁食、高热、脱水、昏迷患者及纠正低血糖。20%～25%葡萄糖主要起高渗作用。若单纯为了供应热量,输液速度要慢,有时可与胰岛素合用于低血糖的治疗。50%葡萄糖主要用于抢救时提升血压、利尿脱水和能量的提供。

(二)细胞外液

成人总体水含量平均为 600ml/kg。70kg 的男性,总体液量 42L。可随年龄、性别和胖瘦而有很大的不同。细胞外液体量 150～200ml/kg。细胞外液由组织间液(125～165ml/kg)、血浆(30～35ml/kg)和少量的体腔内液体(胸腔、腹腔和脑脊液)组成。血容量(60～65ml/kg)是由血浆和红细胞等构成,其中15%分布在动脉系统,85%分布在静脉系统。细胞外液是细胞生存的外环境,必须进行补充,维持其平衡。

1. 生理盐水 pH 6.0,渗透浓度154mmol/L。用于缺盐性脱水的补充、使体液保持一定的晶体渗透压补充氯和钠离子,如严重呕吐、腹泻、烧伤、大量出汗等低氯性碱中毒、低钠血症和脑损伤手术时。其他手术一般尽量少输。但是,当大出血无血源时,可作为急救措施,以暂时维持血容量。生理盐水输入过多后,易出现轻度高钠、高氯代谢性酸中毒(氯离子较血浆为高)、肺和脑水肿等。但有报道,在心搏骤停复苏患者的液体选择中,应用葡萄糖与生理盐水相比,从神经系统结局看,以用生理盐水为好。

2. 复方氯化钠溶液 又称林格液。其100ml中含氯化钠8.5g、氯化钾0.3g、氯化钙0.33g,为等渗液。无热量供给,作用、用途和不良反应同生理盐水。

3. 平衡盐液 分乳酸钠林格液和碳酸氢钠生理盐水两种。乳酸钠林格液的pH 6.5,渗透浓度284mmol/L,除钠130mmol/L,低于血浆外,其电解质浓度、酸碱度及渗透压均与血浆(ECV)接近。详见表9-1。是临床上常用的,输入后补充细胞外液,维持有效循环,稀释血液,降低血液黏稠度,改善组织的血流灌注,是预防休克发生的最好液体;可补充Na^+,纠正手术和休克所致的低钠血症和少尿,预防肾功能不全,维持酸碱平衡。其优点是配制简单,价格低廉,不良反应少,可节约用血。在手

表 9-1 常用细胞外液补充液的电解质、酸碱值及渗透压与血浆比较

| | 电解质(mmol/L) | | | | | | 酸碱值 (pH) | 渗透压 (mmol/L) |
	Na^+	K^+	Ca^{2+}	Cl^-	乳酸根	HCO_3^-		
正常血浆	142.0	5.0	1.25	103.0	5.0	27.0	7.4	290.0
生理盐水	154.0			154.0			4.5~7.0	308.0
复方氯化钠	146.0	4.0	1.25	155.0			5.0~7.0	307.5
乳酸钠林格液	130.0	4.0	1.0	111.0	27.0		7.6~8.0	284.0
碳酸氢钠盐水液	151.0			103.0		48.0		302.0

术和抗休克中应用很广,疗效确切。乳酸钠林格液 1000ml 中,含氯化钠 60g、氯化钙 0.2g、氯化钾 0.3g、乳酸钠 3.1g。碳酸氢钠生理盐水溶液 1000ml 含碳酸氢钠 4.0g、氯化钠 6.0g。用量可根据病情输入 500～2000ml,或输入 3 倍失血量的晶体液,但血细胞比容不低于 0.30。此为低渗液体,故对颅脑外伤、脑水肿和严重肝功能受损患者不宜应用。可给醋酸林格液。

4. 高渗盐液(HS)和高渗高张液(HSD)　高渗盐溶液对出血性休克的复苏效果好,能快速扩充血容量,升高血压,增加心排血量;减轻组织水肿,改善微循环,增加组织氧供;除达到改善患者循环功能外,还有对心肺功能干扰小、不增加颅内压和用量少等特点。用于心肺功能差者,应及时,也应限量应用。7.5％氯化钠 3～4ml/kg(2400mmol/L)。高渗盐水(7.5％)加 6％右旋糖酐-70 制成高渗高张液,高渗晶体胶体液维持血容量比单用 7.5％盐水或单用 6％右旋糖酐好,Na^+ 浓度为 250～1200mmol。输入后使水分从血管外间隙向血管内移动,减少细胞内水分,可减轻水肿的形成,兴奋 Na^+ 敏感系统和延髓心血管中枢,用于烧伤和水中毒等其扩容(输 30～60min 后)效能快速,少量,稳定。7.5％氯化钠应＜4ml/kg,勿过量。

(三)细胞内液

细胞内液体量平均 400～450ml/kg,是细胞内各种生物化学反应的场所。用以下液体补充。

1. 氯化钾溶液　10％氯化钾溶液 10～15ml 加入 5％葡萄糖 500ml 内缓慢输注,治疗低血钾,应防止输速过快而致高血钾。肾功能不全或尿少时禁用。

2. 葡萄糖酸钙溶液　10％葡萄糖酸钙加于 5％～50％葡萄糖溶液中缓慢输注或静注。用于低血钙和大量输血时。

3. 氯化钙溶液　5％氯化钙作用和用途同葡萄糖酸钙,但其对组织刺激性大,在体内溶解比较快,故用得较少。

(四)纠正酸中毒药物

输液治疗要纠正乳酸酸中毒。

1. 碳酸氢钠　4％～5％的溶液最常用。

2. 乳酸钠　11.2％为高渗碱性液,常用 1/6 当量(1.87％)的等渗液静输,但休克时不作为首选碱性药物,一般禁用。肝病和水肿时禁用。

3. 氨丁三醇(THAM)　3.6％氨丁三醇(三羟甲基氨基甲烷)溶液为等渗液,作用迅速,不含钠,故用于忌钠和水肿的患者。大量输注可抑制呼吸,还可引起低血糖、低血钙、外溢后局部组织坏死等不良反应,故少用。

(五)血浆代用品

血浆代用品也叫血液代用品,是人工胶体,在围术期应用日益增多。因输同种血有增加传播 HIV 等疾病的危险。

1. 右旋糖酐　是人工胶体中使用时期最长的,为高分子量的多糖,应用中有中分子和低分子的区分。

(1)右旋糖酐-70:国产右旋糖酐-70 的分子量是 7.5 万,平均渗透压活性颗粒重量(Mn)3.9 万,1g 可增加血浆容量 15ml,6％右旋糖酐 500ml 可增加血浆容量 450ml。在输液后其扩容作用可持续 4h。常用 6％右旋糖酐溶于生理盐水或 5％葡萄糖溶液中输注,适用于扩充血容量或改善微循环及组织灌注,防治休克。有抗血栓作用。24h 用量不宜>1000ml,输入过多,可引起出血倾向。偶可见过敏,如荨麻疹、哮喘甚至休克,应予注意。

(2)右旋糖酐-40:分子量 4 万,扩容作用强,Mn 为 2.5 万,1g 能结合水 40ml,易引起组织间液脱水。扩容作用仅持续 1.5h。有扩容、降低血液黏稠度和防止红细胞聚集作用,可改善微循环和组织灌流量。常用 10％右旋糖酐溶于生理盐水或 5％葡萄糖溶液中输注,少尿患者及出血倾向的患者应慎用,防止发生肾功能不全。输入量>20ml/(kg·d)延长凝血时间。

右旋糖酐-40 常用 10％溶液,有高渗作用,其扩容量为输入量的 2 倍,因分子量小,排泄相对较快、扩容作用仅 2h。有抗凝集特性,防止血细胞凝集和降低血小板黏附性,具有改善微循环作用,对术后有预防血管形成作用。极少用于扩容。有过敏反应。

2. 贺斯(HES)　贺斯是一种中分子量的羟乙基淀粉溶液,由玉米的支链淀粉制成,平均分子量约 200 万,分子取代级大约 0.5,pH 3.5～6.5,胶体渗透压 36mmHg,半衰期 3～4h,经肾代谢。扩容效果好,能提高血浆胶体渗透压,增加血容量,改善血流动力学,氧输送和氧消耗。防止和堵塞毛细血管,无毒性,无抗原性,过敏反应性低,对凝血机制无明显影响。是目前唯一可用于儿童的人工胶体。能抑制白细胞被激活,抑制肥大细胞脱颗粒,减轻内毒素引起的炎性反应,防止毛细血管内皮功能恶化。大量输入($>15ml/kg$)肾功能损害发生率和死亡率高于明胶多肽。严重出血性疾病、严重充血性心力衰竭、肾功能不全、无尿或少尿、淀粉过敏及水中毒状态禁用,严重凝血功能障碍者慎用。目前使用的羟乙基淀粉种类较多。按分子量(MW 平均分子量,单位 kD)划分,有低分子羟乙基淀粉(MW$<100\ 000$)、中分子羟乙基淀粉(MW$100\ 000\sim300\ 000$)和高分子羟乙基淀粉(MW$>300\ 000$)3 种。

3. **水解蛋白注射液**　为酪蛋白经酸水解制成,含人体所必需的各种氨基酸,用于各种原因引起的营养不良,蛋白质缺乏,烧伤和重度感染等。常用 5%的浓度,每次 $500\sim1000ml$,或 $1g/(kg \cdot d)$,注意输注速度不可过快,$30\sim40$ 滴/min。若输入后有发热、痉挛或注射部位水肿应停药。肝病、肝性脑病、心力衰竭、酸中毒应为禁忌。不可用输过血浆的容器,也不可在同一静脉反复使用,以免发生静脉炎或形成血栓。血浆蛋白片段(PPF)是从收集的人血、血清或血浆中提取的 5%选择性蛋白溶液。经巴斯德消毒,以白蛋白为主,占总蛋白的 83%以上,可用。

4. **明胶多肽注射液**　近年临床广泛使用琥酰明胶(佳乐施),血浆半衰期 $2\sim3h$,扩容 $4\sim6h$,提高胶渗压,增加容量,改善组织灌注,补充机体所需电解质,有渗透性利尿作用,一次用量高达 $50ml/kg$ 不影响凝血。用量输注 2 倍于失血量。过敏率高于其他胶体液。

(六)氟碳代血液(fluosol-DA)

氟碳代血液即人工血液,全氟碳化合物乳剂是有良好的携氧功能的另一种人工胶体液,增加组织供氧,对患者甚有利。

输血对于手术患者和创伤、出血及休克患者十分必要,已很普及。但血源随着医学的发展,越来越紧张,在紧急情况、重大事故或大批战伤等情况时,更不易立即输血,且输血易引起血清肝炎、HIV 和细菌等血行传染病,不能完全避免,故血液代用品既有实用价值,也是发展方向。

1. **氟碳代血液**　是输血医学的一项重大成果和新进展。氟碳代血液是含有全氟化合物的乳剂(perfluorochemical,PEC)。因可代替人血中的 Hb 有携氧功能,从肺向人体其他组织器官输送氧气,故叫作人造血液。可携氧和二氧化碳,但不具备血液应有的蛋白质、脂肪、无机盐、激素、酶等营养物质、维持电解质平衡、免疫及凝血等功能,宜叫"氟碳代血液"。系 1978 年由日本 Naito 教授研究成功,至 1982 年 5 月已在全世界挽救了 500 余例生命。我国也于 1984 年研制成功,并应用于临床。1986 年一号氟碳乳剂、二号氟碳代血液通过鉴定。

2. 氟碳代血液的组成　氟碳代血液由原液和附加液组成。

(1)原液:包含全氟萘烷(perfluorodecalin,FDC)、全氟三丙胺(perfluorotripropylamine,FTPA)、卵磷脂及甘油。

(2)附加液:包含电解质及羟乙基淀粉的附加液 H(annex solution H)及另一种含 KCl 及碳酸氢钠的附加溶液 C(annex solution C)。全氟碳化合物直接注入血管可发生血栓,且难溶于水,故用表面活性剂 Pluronic F-68 和卵磷脂作乳化剂。全氟萘烷从体内排出迅速,但其乳化剂不稳定,FTPA 排泄慢,两者混合成比例为 7:3 的乳剂时,性质稳定,且对家兔的心肌抑制小。羟乙基淀粉用作降黏剂。氟碳代血液的组成详见表 9-2。其在体内不被代谢,不从肾排出,粪微量排出,大部分在失去表面活性后由肺呼出,小部分被单核细胞吞噬。

表 9-2　氟碳代血液的组成

成　分	含量(W/V%)
全氟萘烷(FDC)	14.00
全氟三丙胺(FTPA)	6.00
Pluronic F-68	2.70
卵磷脂	0.40
甘　油	0.80
氯化钠	0.60
氯化钾	0.034
氯化镁	0.020
氯化钙	0.028
碳酸氢钠	0.210
葡萄糖	0.180
羟乙基淀粉	3.00

在血中半衰期为 30～60h,颗粒愈小半衰期愈长。

3. 优点　原液应保存于 $-30～-5℃$,附加液保存于 $4～10℃$,使用前用附加液溶解原液。15～20min 全部溶解,并在 24h 内用完。输注后使血氧含量及心排血量增加,并使血压回升,心率减慢,对严重出血、急性缺氧和低血容量的救治有明显效果。与人血相比,人工血的优点,其一溶氧量比人血高 2 倍,这对危急病人的供氧特别有利;其二没有血型之分,无生物活性、无毒性,任何人均可输注,十分安全和方便;其三化学性质稳定,无须低温贮藏,保存时间可达数年。

4. 输注剂量　6～20ml/kg,少数 >21ml/kg,最大量 1500ml,以 500ml/30min 速度输入,未见严重并发症。患者必须吸 60% 氧,方能达到携氧目的。因为 1g Hb 可携氧 1.39ml,Fluosol-DA 在 PaO_2 270mmHg。在紧急情况输注被用来急救,优于代血浆,但还不能完全替代人血。Fluosol-DA 适用于血管造影,移植器官的灌注液及人工心肺机的预充液。在体内选择性地被网状内皮系统摄取,有时造成肝脾肿大,限制其应用。

(七)去基质血红蛋白

为一种高度纯化的血红蛋白分子,其氧离曲线与其在红细胞内相同,在循环中半衰期为 7h。以 7% 去基质血红蛋白与等量的白蛋白比较,前者可提高未控制出血性休克的生存率。其有携氧作用,可提高组织氧分压;有吸收血浆中 NO 作用,使血管收缩,静脉收缩压 >动脉收缩压,加强组织内血液向心回流,类似抗休克裤作用;增加心、肾、脑血流,胃肠血流保持不变,对防止未控制出血患者心搏骤停有益,但价格昂贵。

三、术中输液量及输液方法选择

(一)麻醉手术期间输液量的改变

麻醉手术期间液体应从禁食时间开始计算,直至手术结束时间,液体治疗病理需要量包括如下方面。

1. 术前禁食所致的液体缺失量　600～800ml。应以晶体液补充。

2. 每日正常基础生理需要维持量　2～3ml/(kg・h)。

3. 麻醉导致的血管扩张期间水分丢失量(皮肤、呼吸和尿量) 1.5～2ml/(kg・h)。3h 成人 250～300ml。

4. 手术创伤所丢失的液体量　小、中、大手术创伤的平均额外液体需要量为 500～2000ml 不等。

5. 外科疾病所致的细胞外液再分布丢失量　针对性地进行液体治疗,等于以上总和,3h 的中等手术 5 项相加,需补液 1500～2000ml,其中 1/2 用细胞外液,余 1/2 为葡萄糖溶液。即以 2～4 份晶体液∶1份胶体液的比例输注。

(二)术中输液治疗方案

按输液治疗的要求,将手术患者输液治疗分为维持型和补充型,丢失少者接受维持液,有明显血液和体液丢失者,必须补充液体。

1. 输液种类选择　脱水严重以补水分为主,选用 5% 葡萄糖;低血糖、饥饿、禁食、高热、昏迷等以补糖为主,选 10% 葡萄糖。如为颅脑外伤、急性肾功能不全、肝炎、心脏复苏等,或心内注射以改善心肌营养等输注一定量的高渗糖液。目前趋向于手术中输入多量的(其中一半)细胞外液补充液,以维持血容量和酸碱平衡。尽量少输盐水,对机体有利。

2. 低血容量休克患者的液体治疗　多用平衡盐液、右旋糖酐及羟乙基淀粉、贺斯或氟碳代血液,以扩充血容量。休克时或麻醉期间需要扩充血容量者选用低分子右旋糖酐,可以改善微循环和组织灌注。胶体液和晶体液比例 1∶1。

3. 代谢性酸中毒的治疗　多见于严重休克、急性感染、高热、肠梗阻及全身麻醉时,麻醉期间处理为:5% 碳酸氢钠 2～4ml/kg,或 11.2% 乳酸钠 1～3ml/kg 输注(一般 5% 碳酸氢钠 0.5ml/kg 或 11.2% 乳酸钠 0.3ml/kg 可提高二氧化碳结合力 0.45～0.9mmol/L)。术中呼吸性酸中毒多见于肺通气不良,加强呼吸管理,给予过度通气多能纠正。

4. 代谢性碱中毒的治疗　多见于幽门梗阻,反复呕吐的患者,输入生理盐水即可纠正。体内缺 K^+ 与代谢性碱中毒有密切关系,因此代谢性碱中毒治疗时,要补充足够的 K^+。呼吸性碱中毒的治疗以原发病为主,可适当增加二氧化碳的复吸入,或吸入氧和二氧化碳混合气体。一般很少用输液处理。

5. 低血钾的治疗　对于长期禁食、胃肠液丧失(因呕吐、胃肠液吸引、肠瘘、腹泻等)、长期和大量应用利尿药、肾上腺皮质激素、高渗葡萄糖加胰岛素、急性肾衰竭多尿期等患者发生低血钾时(血清钾 < 3.5mmol/L,或心电图出现低血钾的表现),10% KCl 10～15ml 加入 5% 葡萄糖液 500ml 输注。要稀释后使用和输注速度宜慢。浓度为

$0.2\%\sim0.4\%$,速度为 1.5g/h,$3\sim6$g/d。注意预防低血钾:①手术前 3d
停用利尿药;②禁食患者补充氯化钾溶液,>3g/d;③低血钾患者免用冬
眠药、高渗糖、洋地黄类药、钙剂、碳酸氢钠和肾上腺等药。

四、术中输液治疗管理

1. **坚持常规制度**　严格执行无菌制度和无菌操作、查对制度。要重
视输液瓶口及瓶盖的无菌。液体中尽量少加其他药物,如抢救或紧急治
疗需要,而不得已加用他药时,应注意配伍禁忌。

2. **输液速度适宜**　一般用输液速度调节夹,有条件时用电子输液速
度调节器,或输液泵,达到需要的速度标准。一般速度 $300\sim1000$ml/h。
有心力衰竭等循环功能障碍,或肾功能障碍、严重肺病、肺水肿、脑外伤及
小儿等输液速度要慢,要限制输液速度、输液量和盐水量。严重脱水、高
热、麻醉期间如血压下降等情况时可快速输入。

3. **术中输液治疗最终目标**　术中液体治疗的最终目标是避免输液
不足引起的隐匿性低血容量和组织低灌注,以及输液过多引起的心功能
不全和外周组织水肿;必须保证满意的血容量和适宜的麻醉深度,以对抗
手术创伤引起的损害,维持组织灌注良好,器官功能正常。

(1)输液量过多的表现:输入超过 10%,全身无力,水肿出现;$>$
20%,心率增快、恶心呕吐、头痛、血压上升;$>30\%$,PaO_2 下降、充血性心
力衰竭、肺水肿可能出现。

(2)输液量不足的表现:若脱水 1% 左右,口渴;3% 全身无力、疲乏、
少尿、低热、皮肤黏膜干燥、心慌、心率增速;4% 神志不清、循环低下、低血
压、代谢性酸中毒;10%,有死亡危险。

4. **麻醉手术前建立满意的静脉通道**　复杂手术前须先常规建立
$1\sim3$ 条满意的外周静脉通道。预计术中可能发生大出血的复杂大手术
病例等,应经皮深静脉穿刺置管。麻醉期间静脉穿刺部位多选贵要静脉
和踝静脉,遵循输液原则做到:

(1)保证液体畅通无阻:上肢穿刺输液较下肢通畅(因下肢血管遇冷
极易收缩);上肢输液,便于麻醉医师调节管理。

(2)深静脉穿刺:必要时行锁骨下静脉穿刺和颈内静脉穿刺,以便保
证液体通畅兼测 CVP。其输液速度达 $1000\sim1500$ml/min;快速输注的
液体须加温。

（3）穿刺针必须牢固固定：防止针头脱出和阻塞。输液小壶（莫菲管）内的液平面占 2/3，便于观察滴数。

5. 输液反应的处理　严密观察有无输液反应，若发生输液反应后立即停输。并予以及时对症处理：①吸氧；②静注异丙嗪 25mg，或地塞米松 5～10mg 静注。

6. 输液的监测　输液时有一定的风险，围术期低血容量可显著增加手术后并发症发病率和死亡率，必须监测血容量，维持血流动力学的稳定，减低死亡率。但目前还无直接、准确的方法，只能以术者的生命体征进行综合监测。

（1）血压及脉搏：这是输液量不足的重要监测依据，血压下降、脉率增速。

（2）尿量：术中每小时或每半小时测定尿量，保持尿量 30～50ml/h 或 1.0ml/(kg·h) 以上。

（3）CVP：对监测输入液量是否过荷或不足很有临床意义。

（4）ECG：对低钾或高钾血症的发现，有其价值。低钾与心电图的关系，轻度缺钾(±3mmol/L)，主要症状肌无力，ECG 显示 T 波低平，或成低双峰；中度缺钾(±2mmol/L)，表现肌无力或有软瘫；重度缺钾(±1mmol/L)，U 波较 T 波明显，ST 段下降。

（5）血细胞比容：可反映脱水或输液量是否过多，以及是否需要输入全血。

（6）血气分析或血二氧化碳结合力的测定：血酸碱度及血二氧化碳分压的测定，确诊碱酸失衡的重要指标。

（7）心脏指数：监测心脏指数、DO_2 和 $\dot{V}O_2$ 为液体治疗的特异性靶向指标。

（8）$S\bar{v}O_2$ 和乳酸：维持 $S\bar{v}O_2 > 70\%$ 及乳酸 $\leqslant 2mmol/L$。

（9）心排血量。

（10）其他：SpO_2、TEE、IABP、PAWP、左室舒张末期容量（EDV）、Hb、PT、aPTT、凝血国际标准化比值（INR）、TEG、四肢皮肤色泽、颈静脉充盈度和温度等也是术中判断血容量的有效指标。

第二节　围术期输血治疗管理

一、输血治疗的主要目的与指征

输血是术中一种常用的特殊治疗措施，其主要目的有四，即维持机体组织氧供,维持机体凝血功能,维持血容量及对症处理。有短期的抢救作用,也有长期的积极效果,如延长移植肾的存活时间,也有不良反应。降低输血治疗指征,避免和减少输血治疗是当前重要进展之一。输血治疗指征如下。

1. 术中出血　患者对术中失血导致血容量减少的反应,取决于失血的量和机体对失血的代偿力。当失血量达血容量的 $1/4\sim1/6$ 时出现症状,脉搏增快,应给予输血或血浆代用品,或输以平衡盐液和葡萄糖补充血容量不足,也可不输血。$>1/4$ 时应及时输血;$>1/2$ 时出现休克症状,应立即输全血或浓缩红细胞。一面补充血容量,一面采用暂时止血措施、根本止血措施、手术止血。

2. 术中失血性休克　术中有大出血、急性出血、大面积烧伤或失血性休克时,需要及时输血,补充血容量。

3. 术前严重贫血或支持疗法　术前患者贫血、低血浆蛋白血症,或为特殊情况手术时,如婴幼儿、老人、衰竭、心脏病、腹膜炎、脱水或电解质紊乱处于休克边缘等,即使术中只有少量出血患者亦不能耐受,使之陷入危重濒死状态。输血可以补充血容量,作为支持疗法和非特异疗法,可提高对麻醉和手术的耐受性。

4. 特殊出血患者的手术　血友病、血小板减少性紫癜及出血倾向者等,手术前应输以新鲜血、浓缩血小板或抗血友病球蛋白等治疗。术中更应输入大量的新鲜血液。需要大量输血。

5. 术中失血达一定量　当失血使 Hb 明显下降时,为保证适当的氧含量和足够的氧转运量,必须及时补充全血或浓缩红细胞。开始输血时机为 Hb 70g/L(Hct<0.21)必须立即输血,大多数患者 Hb 要维持在 $>70\sim80$g/L(或 Hct 0.21～0.24),重症患者应维持 Hb $>100\sim120$g/L(Hct>0.30)。

6. 器官移植患者　大多数受植患者在移植前输 3～5 次全血或浓缩红细胞,能获得最好的输血效果,可提高移植存活率。

二、术中失血量估计

(一)估计方法

手术中失血主要包括红细胞丢失、凝血因子丢失及血容量减少,应精确评估失血量。临床上评估失血量常用方法如下。

1. 纱布粗估计法　纱布（32cm×20cm 纱布全被血液浸湿需血 30ml；36cm×36cm 的大纱布全被血液浸湿需血 50ml）的血、切口的失血量加上吸引器瓶内血量，即为手术中的失血量。

2. 血压和脉搏的变化来估计失血量　休克指数＝脉率÷收缩压≌1，失血量达 20%～30%时，休克指数＞1。

3. CVP　对大手术和病情复杂患者，可随时了解心脏功能和血容量，是一种最可信赖的监测方法。CVP 的变化比血压早，对输血量和输血速度的调整价值大。正常值为 0～10cmH₂O，结合尿量、血压观察估计失血量更为准确。当低血压时，CVP 正常或＜0～6cmH₂O，尿量少，表示有低血容量，为输血输液的适应证。若 CVP＞15～20cmH₂O，血压低，尿量少，表示有明显的心功能不良，输液输血会加重心脏负担。应及时用快速洋地黄，静注毛花苷 C 0.2～0.4mg，改善心肌张力和呼吸交换量，纠正酸中毒及合理应用升压药，应减慢补液速度。当 CVP 为 8～12cmH₂O，输血应慎重，输液的同时观察反应。当动脉压和排尿改善，CVP 稳定、降低时，可以试探输血补液。如果 CVP 继续升高，动脉压及排尿无改善时，属于循环衰竭。若血细胞比容＜0.3 或血红蛋白＜100g/L 时，示失血量多。

4. 尿量　尿量的变化间接反映循环动力的变化，尿少或无尿，为失血多的表现。

5. 血容量不足的指标　无 CVP 测定条件时，可参考临床指标。

（1）心率增快和血压降低，伴有昏厥前症状，患者苍白时，已到缺乏有效血容量第二期，Ⅲ期休克发生，血压很低。

（2）心充盈压很低，周围血管压力低（当静脉输血时，血流速度很快）。

（3）尿量＜30ml 或无尿。

（4）快速输血输液后，听肺部无异常病理体征。

（二）称纱布重量法

称纱布重量法为目前测失血量的比较常用而相对准确的方法。先称固定规格干纱布重量，后称揩血纱布的重量，两者之差即为失血量（1g＝1ml 血液）。即血纱布重量减去干纱布重量，再减去盐水量即为失血量。

（三）血红蛋白比色法

利用比色原理，事先制成 Hb 标准管，将术中洗涤纱布的血水与 Hb 标准管比色即可算出手术出血量。低血红蛋白者偏低，有误差，结果偏低的校正法：将测得结果×1.5＋200ml，则接近实际值。

(四)PCWP

有条件时,用 PCWP 做输血治疗监测,可知是否有循环过荷,其正常值上限 25mmHg。在大手术中、后期经常应用,可反映血容量的快速变化和对治疗的反应能力。

(五)利用放射性元素测定

如 ^{131}I 或 ^{51}Cr 分别标记血浆量或红细胞量,再根据血细胞比容以求得全血量。所测得实际值与标准全血量相比较,其差值就是失血量。

三、静脉输血治疗法管理

静脉输血是手术麻醉期间主要的输血治疗法。一般选用肘内或内踝部静脉,有条件时行深静脉经皮穿刺置管或静脉切开。当大出血或严重休克等病情需要时,行快速输血,要掌握输血速度,测量 CVP,治疗和预防休克。患者低血压时可行快速输血,必要时,用加压输血器加压输入。加压输血时要用粗针头,要升高输血瓶。加压方法有滑行法、三通管注射器法、二联球法、加压输血器法、输血泵法等,根据具体情况和条件选用。常规输血法有两种:一是封闭式输血,即将查对好的库血瓶或塑料血袋,接上输入胶管输注;二是开放式输血,即应用吊瓶输血。

四、动脉输血治疗法管理

术中经 2 或 3 个静脉输血通路,大量而及时的补充失血后,休克未能缓解而恶化时,为挽救生命,采取动脉输血治疗法。

1. 穿刺部位 常用股动脉或任一大动脉。常规消毒皮肤后,术者以消毒后的左示指压于动脉侧,右手持注射器垂直刺入,刺中动脉后注射器回血压力大,且呈鲜红色,采用冲击式注入 50% 葡萄糖液 50~100ml,借以反射性地提高血压。

2. 动脉显露法穿刺 切开皮肤,显露桡动脉(或肱动脉),穿刺后接上二联球,或带有三通活塞的动脉输血器,加压输入较大量的血液和液体。注意充气球的压力 <204mmHg,充气球的挤压和患者的心率相符。

3. 经手术野动脉路径 紧急时,利用手术野之便,经胸、腹主动脉直接输血,能取得很好的效果。

五、术中合理输血管理

充分利用血液宝贵资源,尽可能减少异体输血治疗,减少输血治疗并发症和输血性传播疾病。主要措施为成分输血、自体血回输和血液稀释等。

(一)术中血液稀释管理

麻醉期间首先适当选用平衡盐液和代血浆,达到快速扩容和电解质平衡,有效且安全,可降低血液黏滞度。

1. 以血液代用品为主 术中失血量<1000ml 者,可用平衡盐液和代血浆 1500ml 补充血容量,不必输血;当术中失血量>1000ml 时,给平衡盐液 2000ml,并给予适量输全血或浓缩红细胞。按细胞外液∶血液= 2.5∶1 的比例进行。

2. 判断容量负荷 当患者术前有大出血和重度休克,而估计失血量不清楚时,处理如下:按 2～3ml/(kg·min)输入平衡盐液 20ml/kg;或羟乙基淀粉(贺斯)20ml/kg 快速输入后,再输血液或浓缩红细胞,依患者病情、Hb、电解质、CVP、PCWP 和休克情况,决定输血量的多少和速度。

(二)术中成分输血管理

成分输血或特殊成分输血是输血医学的新技术,应用很广泛。术中成分输血,又叫血液成分疗法(comportment therapy),是将血液中的各种血细胞和血浆成分,用科学方法分离,制成各种高纯度和高浓度的血液制品,根据患者的具体需要情况,选择性输相应的制品给患者,是今后发展的方向和输血方法的主流。

1. 适应证 对术中不易止血的大失血或交换输血,全血最为有用,但不一定用全血,用成分输血可提高输血的效果。

(1)浓缩红细胞:若需要输血时应首先选用,大量失血(2000～2500ml)时,补充浓缩红细胞以满足携氧的需要,用平衡盐液补充血容量;若需大量补充血容量时,开放两条静脉通路,一条输注红细胞,另一条可输血浆,必要时加用凝血因子和血小板等。麻醉手术中估算浓缩红细胞补充量公式:浓缩红细胞补充量=(Hct 实际观察量×55×kg)/0.60。输注红细胞的输血滤网是 170μm 滤器。

(2)血浆或白蛋白:烧伤患者,不宜补给全血,以避免增加血液黏稠度,而最好补充血浆和白蛋白,针对性地补充了损失的血浆成分。

(3)血小板:血小板缺乏症或血小板功能异常手术时输注血小板等。详见表 9-3。

表 9-3　成分输血的临床应用

品　名	特　　　点	保存方式及保存期	作用及适应证	备　注
红细胞　浓缩红细胞(CRC)	规格：110～120ml/袋。其中血浆30ml及抗凝药8～10ml，Hct 70%～80%或90%	4℃±2℃ ACD：21d CPD：28d CPDA：35d	作用：增强携氧能力 适用：①急性失血；②慢性贫血；③高钾血症、肝、肾及心功能障碍得者输血；④小儿、老年人输血	交叉配血试验
红细胞悬液	规格：由400ml或200ml新鲜全血制备	同CRC	适用：同CRC	交叉配血试验
洗涤红细胞(WRC)	规格：由400ml或200ml新鲜全血制备。儿平不含白细胞、血小板和血浆成分，并能除去大部分肝炎病毒，抗A及抗B抗体，留＞70% RBC＋NS	同CRC	适用：①血浆蛋白过敏的贫血患者；②自身免疫性溶血性贫血患者；③阵发性睡眠性血红蛋白尿症患者；④高钾血症、肝、肾及心功能障碍者输血	主侧配血试验
冷冻红细胞(FTRC)	规格：200ml/袋。去除血浆的红细胞加甘油保护剂，在-80℃保存。解冻后洗去甘油，加入100ml无菌生理盐水或红细胞添加剂或原血浆	解冻后 4℃±2℃ 24h	适用：①同WRC；②稀有血型患者输血；③新生儿溶血病换血；④自体输血	加原血浆悬浮需做交叉配血试验；加生理盐水悬浮需做主侧配血试验

（续　表）

品　名	特　　点	保存方式及保存期	作用及适应证	备　注
手工分离浓缩血小板(PC-1)	规格:20～25ml/袋,血小板含量≥2.0×10^{10}/L,40～50ml/袋,血小板含量≥4.0×10^{10}/L	22℃±2℃(轻振荡) 24h(普通袋) 5d(专用袋)	作用:止血 适用:血小板减少或血小板功能异常所致的出血	交叉配血试验,一次足量输注
机器单采浓缩血小板(PC-2)	规格:150～250ml/袋。血小板≥2.5×10^{10}/L	同PC-1	适用:同PC-1	ABO血型相同
浓缩白细胞悬液(机器单采)(GRANs)	规格:200ml,100ml/袋。每袋含白细胞>1.0×10^{10}	22℃±2℃ 24h	作用:提高机体抗感染能力 适用:中性粒低于0.5×10^{9}/L,并发细菌感染,经抗生素治疗48h无效者	交叉配血试验
新鲜冷冻血浆(FFP)	规格:200ml,250ml/袋。含有全部凝血因子,血浆蛋白60～80g/L,纤维蛋白原2～4g/L	-20℃(三联袋)	作用:扩充血容量,补充凝血因子,血小板 适用:①各种凝血因子缺乏的出血患者;②大面积创伤,烧伤;③华法林等抗凝血药物的逆转替代	ABO血型相同或相容;37℃摆动水浴融化

（续 表）

品 名	特 点	保存方式及保存期	作用及适应证	备 注
冷沉淀抗血友病因子	规格：20ml/袋。含有Ⅷ因子 80～100U，纤维蛋白原约 250mg 及 vWF	−20℃ 1 年	作用：增强凝血能力 适用：①血友病甲；②血管性血友病（vWD）；③纤维蛋白原缺乏症；④补充凝血因子、血小板	ABO 血型相同或相容
冷沉酶原病因子	规格：100ml/袋。含有因子Ⅷ 35U 和纤维蛋白原 80mg	−20℃ 1 年	作用：补充因子Ⅷ 适用：血友病患者有出血或需外科手术者	ABO 血型相同或相容
凝血酶原复合物制剂	含有凝血因子Ⅱ、Ⅶ、Ⅸ 和Ⅹ	−20℃ 1 年	作用：增强凝血能力 适用：①危重患者创伤或手术时；②因子Ⅸ缺乏者（血友病乙）；③先天性Ⅶ因子或Ⅹ因子缺乏者	ABO 血型相同或相容
冻干人纤维蛋白原	自健康人血浆中提取，并冻干处理。主要成分为纤维蛋白原	−20℃ 1 年	作用：补充纤维蛋白原，促进凝血 适用：心脏手术引起的纤维蛋白原缺乏所致的凝血障碍	ABO 血型相同或相容

2. 成分输血的优点 使输血治疗更有针对性,疗效好;节约血源;充分发挥一血多用的作用,使一个单位的血液做 2～3 倍的利用,对于抢救更多的患者极为有利,提高了使用效率;减轻了患者经济负担。安全,减少了输血不良反应。便于保存,使用方便;减少输血传播疾病的发生。

3. 血液成分治疗选用 手术中以下 3 种情况确定需要血液成分治疗。

(1)增加氧运输:在术中大量失血或急剧失血时,对术前贫血或术后补充血液,为维持动脉血氧含量,可应用:①全血;②红细胞;③去除白细胞的红细胞;④去基质的血红蛋白溶液。

(2)补充术中血容量:所用的适宜的血液成分为①血浆;②冷冻血浆;③白蛋白溶液;④新鲜冷冻血浆(FFP);⑤血浆蛋白成分(PPF)。

(3)控制术中出血:为控制和改善凝血机制,可输用:①浓缩血小板;②血浆(包括冷冻血浆、FFP、储存血浆);③冷冻沉淀物;④凝血因子,包括浓缩因子Ⅷ、Ⅸ和Ⅻ等。血液制剂的应用指征,见表 9-4。

表 9-4 血液制剂的应用指征

血液制剂		应 用 指 征	保存温度	有效时间
全血	库血(贮存低温环境内)	①大量出血伴休克 ②急剧(短时间内)出血; >1000ml ③纠正贫血	4～6℃	21d
	新鲜血(手术日现采现用)	①、②、③同库血 ④出血性疾病(血友病、血小板减少性紫癜) ⑤大量输血时 ⑥肝、肾、心功能障碍而需输全血 ⑦原因不明的渗血	4～6℃	72h
	合成全血(O 型红细胞＋AB型血浆)	因 ABO 型母儿不适合妊娠所致的新生儿溶血性黄疸	4～6℃	72h
	代血浆全血(红细胞＋右旋糖酐)	部分代替全血	4～6℃	21d

(续　表)

	血 液 制 剂	应 用 指 征	保存温度	有效时间
血液成分	血细胞比容	①慢性贫血、红细胞携氧功能降低 ②手术前、中、后大量出血，<1000ml ③内科出血 ④其他:器官移植,白细胞抗体所致的输血反应,特发性夜间血红蛋白尿,自身免疫性溶血性贫血	4～6℃	21d
	红细胞混悬液	同血细胞比容	4～6℃	24h
	洗涤红细胞 (WRC)	白细胞抗体所致的输血反应,器官移植	4～6℃	24h
	冷冻红细胞 (FTRC)		−85℃, −150℃	3 年
	解冻红细胞	器官移植,余同血细胞比容	4～6℃	12h
	浓缩白细胞	白细胞减少,癌症化疗反应	4℃	6h
	浓缩血小板	血小板减少($<20×10^9$/L)、出血倾向血小板$<50×10^9$/L,功能异常	4℃	6h
血浆	新鲜血浆	①烧伤、创伤所致的低血容量 ②低蛋白血症 ③渗血(血友病、V因子缺乏、凝血酶原纤维蛋白减少、缺乏凝血因子、大量输血伴出血、肝功能异常伴出血)	4～6℃	21d 12h
	新鲜冷冻血浆 (FFP)	同新鲜血浆		
	冷冻沉淀物 (Cryoprecipitate)	Ⅷ因子含量大,用于血友病、纤维蛋白原减少、凝血因子Ⅷ缺乏症	−20℃以下 4～6℃	1 年 1h

血液制剂	应用指征	保存温度	有效时间
纤维蛋白原	纤维蛋白原减少	4～6℃	
白蛋白液	①白蛋白减少、烧伤、肝病、胶体渗透压降低等 ②25%溶液用作脱水药	4～6℃	
抗血友病球蛋白	血友病	4～6℃	
各种免疫球蛋白	①白细胞减少 ②预防性应用,增加抗体	4～6℃	

(左侧合并纵列标注：血浆成分)

4. 输血并发症　在大量失血的患者输用各种血液成分时,应注意容量过大可引起负荷过重的不良反应及过敏、溶血等反应和并发症。特别注意各种成分应用的配方。

(三)术中自体血回输管理

术中患者胸腹腔内所丢失的大量血液(在无感染情况下),可采取回收回输,既节约血源,又方便,效果好。这是减少患者输同种异体输血的新技术之一。

1. 适应证　收集术中、术后的出血回输,应用范围很广,失血多的手术均可自术野回收,及时输还患者。常见手术如下。

(1)腹内脏器破裂:创伤性脾破裂、宫外孕破裂等。将腹腔内积血,回收过滤后回输。

(2)胸腔内积血:肺动脉、心脏及大动脉外伤。将胸腔内积血,回收过滤后回输。

(3)心血管手术:失血量大,可在术中回收,过滤后回输。

(4)手术切口失血:矫形外科手术,如脊柱及髋关节手术及神经外科手术中失血。收集后加抗凝药输还患者。

(5)术后引流血回输:纵隔、心血管手术后引流瓶内血,经滤过后输给患者。

(6)脾体血回输:巨脾切除后,将内脾血收集,加入抗凝药回输。

2. 储血稳定剂的应用　用 ACD 抗凝保存液 75ml,或生理盐水

50ml,溶解枸橼酸1g,保养血液300ml。用两层纱布过滤后,即可经输血器输入。

3. **自体血回输装置** 通过用血液回收装置将术野积血自动回收、抗凝、过滤、离心、浓缩、洗涤等程序,在数分钟内回输给患者,回输的主要是丢失的红细胞,所引起的并发症已大为减少。

4. **禁忌证** 血液受胃肠道内容物、尿液、消化液、肿瘤细胞污染;有脓毒血症或菌血症;合并心、肺、肝、肾功能不全或原有贫血;胸腔、腹腔开放性损伤＞4h;凝血因子缺乏。如存在菌血症或癌细胞污染则为禁忌。

(四)术中控制性血液稀释法管理

此法又称术前急性血液稀释或自体输血。对预计失血多的择期中、大手术均可选用血液稀释,术前2～4周抽取患者血液、储备,术中、后期回输。

1. **优点** 可避免输血反应,减少输血性疾病传播和免疫抑制的危险,在外科手术中占有优势,具体优点为:

(1)代替同种输血,节省血源,提供新鲜血液。

(2)明显减少术中出血量。

(3)方法简便易行,安全可靠,不延长住院日数,较为经济。

(4)安全,避免大量输入库血的并发症与库血的缺点,如输血反应、疾病传染(血清型肝炎和HIV等的传播等)、血液污染、枸橼酸中毒、非特异性免疫抑制和抗原特异性免疫抑制、凝血障碍、高血钾、氨中毒及输错血型等。

(5)自体输血可刺激内源性红细胞生成素生成和功能,使红细胞产生增多。

2. **适应证** 凡估计术中失血较多(一般＞800ml)的心、肝、肺和肾健康的患者,无贫血和营养不良的大、中择期手术,Hb＞100g/L,血细胞比容＞30%,血清总蛋白＞60g/L。稀有血型者行大手术、红细胞增多症等均可应用血液稀释法自体输血。

3. **方法** 采血可分为术前3周或手术当日2类,在无菌条件下分次采集放血于储血瓶(袋)中,内有抗凝药,存放于4～6℃冰箱里妥善保存备用。

(1)手术前3周内采血和贮存:间隔均匀地抽血3～4次,低温下保存自备血800～1400ml。每次采血时,同时输入等容量的平衡盐液或代血浆,并口服铁剂。硫酸亚铁或葡萄糖酸铁300mg,3/d。所采血放置冰箱保存21d,在患者当天手术中、后期输回自己体内。冷冻红细胞可长期保存,对有不寻常抗体的患者尤为有用。

(2)手术日急性采血:术日早晨,测量患者血压、脉搏和呼吸。术中监测血压、ECG、脑血流图(REG)或心排出量(有条件时)。清醒或麻醉后,做两处静脉穿刺,先由一静脉将所采的血注入有 ACD 保养液的储血瓶(袋)中,放血速度为400ml/10min;同时,以快速或超速由另一(踝)静脉输注等容量的晶体或胶体稀释液,以维持正常血容量。采血量为总血容量的 10%~30%,共 400~1200ml,个别可采到1600ml。所输注的稀释液量为采血量的 2~3 倍。稀释液的比例按胶体:晶体=2:1。先输入胶体液 1000ml,可选贺斯或右旋糖酐,或代血灵(羟甲糖淀粉钠)、代血宁(403)等。继用晶体液 500ml,选平衡盐液、生理盐水、复方氯化钠或5%~10%葡萄糖溶液等。也可先输注晶体液平衡盐液 1000ml、后输注胶体液羟乙基淀粉(贺斯)500ml 等补充循环血容量,术中用稀释的血液维持循环功能。但有人认为先胶体后晶体液为好。待术中大出血基本控制后将自血输还给患者,如情况紧急,亦可提前输还。

(五)自家血回输注意事项

采血中应严密观察血压、脉搏、呼吸等变化,维持血容量正常。所采血液收集于含抗凝剂的标准血袋内,在室温下可安全存放 6h,超过 6h 应置入冰箱,并应于 24h 内用完。采血过程中患者心率快速,要注意血容量补充是否足够。在自血输还时,要求先采的血液后输,后采的先输。在采血前、术中、术后进行血细胞比容、血红蛋白、出凝时间的检查,使血细胞比容至 20%~30%,血红蛋白 70~80g/L。贫血,Hct<30%,低蛋白血症,血浆蛋白<25g/L,凝血功能障碍,老人或小儿,颅内压升高,重要脏器功能不全均为禁忌证。

六、防治术中输血治疗反应

(一)防治发热反应

这是最常见的输血反应(NHTR)。发生率为 0.5%~1.5%。受血者血清在多次输血治疗后,产生同种白细胞抗体或血小板抗体,当再输血治疗后可发生抗原抗体反应。故与同种异体免疫有关。

1. 表现 为发热、寒战、恶心、呕吐和青紫等。体温高达 39~40℃,

伴皮肤潮红、头痛,但血压无变化。多发生在输血后1~2h。症状持续1~2h缓解,体温逐渐下降。全麻时,发热反应很少出现。

2. 治疗 反应出现后应减慢输血速度,严重者停输血治疗,立即给氧、保温、镇静(如异丙嗪25mg静注或肌注),或每300ml血加1%~2%普鲁卡因15ml。当寒战不能控制时,可用2.5%硫喷妥钠3~10ml静注,或氢化可的松100~300mg静注,或地塞米松5~10mg静注。

3. 预防 输血治疗反应可预防,方法:①输血器具用新型的或用后立即冲洗干净,严格消毒,输血前用生理盐水冲洗;②输血治疗时严格无菌操作;③输血治疗前将血液放在40℃以下温水中加温后再输注;④无热源技术,如停用供静脉注射时制作血的保存液;⑤滤掉白细胞等成分,对有白细胞及血小板凝集素的患者应采用已移去浅黄沉淀层(内含白细胞及血小板)的红细胞混悬液;⑥术前查受血者的IgA状态,给予无IgA或同型IgA血液;⑦将输入血液的淋巴细胞除去,经放射处理后再输给患者。

(二)防治过敏反应

过敏反应是输血治疗中常见的并发症,要注意防治。

1. 表现 输血治疗后约1%出现皮肤瘙痒、出现局限性或广泛性的荨麻疹;或0.1%~0.3%发生局部神经血管性水肿,0.005%~0.007%发生支气管痉挛,过敏性休克甚至死亡等,症状出现越早,反应亦越重。

2. 治疗 即用抗过敏、抗休克疗法。异丙嗪25mg静注,或10%葡萄糖酸钙10ml,或地塞米松10mg,或氢化可的松100mg静注,或静注0.1%肾上腺素0.5~1ml。当血压下降时用升压药。要保持气道通畅,若有喉头水肿引起上气道阻塞时行气管造口术。

3. 预防 对有过敏史者,或多次输血者,输血治疗前1h给予抗组胺药物,或在血液中加入氢化可的松100mg输注。

(三)防治溶血反应

溶血反应(HTR)是输血治疗反应中最严重并可致命的一种,为血型不合或红细胞破坏(如后者保存不当、过期血、血液受机械损伤、血液内加入高渗糖或等渗糖、血液过度加温和血液被污染等)的血液输入后,或Rh血型不合者等所引起。

1. 表现 溶血反应的症状轻重不等。

(1)典型症状:输血治疗10~20ml后,患者即诉头胀痛、腰背剧痛,面潮红、心前区压迫感；恶寒、高热、呼吸困难、大汗、皮肤苍白冷潮，脉搏弱速，血压下降等休克症状；也有荨麻疹、黄疸；少尿、无尿者，提示急性肾功能衰竭出现。

（2）突然发作：以上症状出现的时间，在仅输入少量血液（10～15ml）后，即可突然发作。全麻时病人不会出现以上症状，主要表现为血压下降，脉搏增速，血红蛋白尿，伤口渗血增多，黄疸等，应警惕溶血反应。

（3）血浆粉红色：立即抽血观察血浆颜色，如血浆呈粉红色，可以协助诊断。通过检测血中游离血红蛋白可确诊。如处理不当或不及时，常因肾衰竭死亡。

（4）迟发性溶血反应：Rh 血型不合者，于输血后 1～2h 或 20h，甚至 6～7d 溶血。

2. 处理　当怀疑有溶血反应时，应停止输血，立即处理。

（1）紧急处理：重新核对受血者与供血者姓名与血型，并重新复查血型及交叉配合试验；取患者血液，观察血浆颜色有无溶血；同时取患者红细胞做直接抗人球蛋白试验，阳性结果表明红细胞为抗体所致敏，证明有溶血反应。给患者放置导尿管，查第 1 次尿血红蛋白为血红蛋白尿，血清中游离血红蛋白增高即可明确诊断。血瓶血直接涂片染色或培养，以排除细菌污染反应。测定每小时尿量，肉眼尿为洗肉水色或呈酱油色。后期检查血胆红素质及高铁血红蛋白也有助于诊断。

（2）治疗：①立即吸氧；②尽早尽快抗休克；③用 0.25％普鲁卡因 100～200ml 肾囊封闭或静输，防止肾血管痉挛，维持肾功能；④使用 5％碳酸氢钠，使尿液碱性化，用脱水药，保持充分的尿量，并发肾功能衰竭时，按急性肾衰竭处理；⑤疏通血循环，利尿的同时补充血容量，输新鲜血液、血浆、平衡盐液、生理盐水、右旋糖酐、5％白蛋白或葡萄糖等，补充血容量，支持循环、升压药维持血压；⑥在维持血压的同时，静注 5％碳酸氢钠 200～400ml 纠正酸中毒；⑦升压药宜选多巴胺或间羟胺；⑧地塞米松 10mg 或氢化可的松 100mg 静注；⑨休克患者出现 DIC 时，及时应用肝素治疗；⑩有出血倾向时还可应用促凝血药，如酚磺乙胺、维生素 K、维生素 C 等药；⑪换血疗法；⑫血液透析疗法。

3. 预防　预防溶血反应，主要是加强责任心。输血治疗前仔细查对，防止输错血型是关键。尽量输入同型血。在无同型血时又需要急救输血的情况下，输 O 型血要＜300ml。严格执行血液保存法规定。输血初期严密观察,特别是开始输血 15min,密切观察血压、脉搏、面色等变化。还可采用输血反应试验法,即先快输 5min,后放慢观察一段时间,无变化时,即放快输血后再观察。

(四)防治细菌污染血液输入反应

这是少见的输血治疗反应,一旦出现反应极为严重,病死率极高。患者呈现溶血反应和菌血症的表现。严重者死于尿毒症和酸中毒。治疗上,主要是抗休克、输新鲜血和抗感染。使用大量广谱抗生素。同时应用利尿药防止尿毒症,纠正酸中毒等。

(五)大量输血治疗并发症(循环超负荷)的防治

1h 内输入患者血容量的 1/2,或<3h 输入相当于全身血容量 50% 以上的血制品,或输血 150ml/min;或 24h 输入患者血容量的 1.5 倍,或 6h 输血>5000ml,称大量输血(MBT)治疗。常见于严重创伤、复杂心血管手术、产科急症手术及原位肝移植手术等危笃病情。大量输血治疗期间要维持正常的血容量、Hb(>80g/L)和凝血因子。其并发症如下。

1. **循环负荷过重防治**　静脉内输液输血过快,或输入血量过多,可引起心脏负荷过重,致心力衰竭。多见于心脏代偿功能减退的患者或 10 岁以下儿童。老年伴心血管疾病者,即使输液速度不快,血容量不大,也可发生心脏负担重。

(1)症状:早期是胸部紧迫感,呼吸次数快,静脉压高,颈静脉怒张,脉搏增速,动脉压下降。如处理不及时,发生肺水肿,可出现发绀,呼吸困难和粉红色泡沫痰。

(2)处理:立即停止输血,输液;速效洋地黄静注强心;依他尼酸静注利尿,有助于肺水肿的消散;加压氧吸入,或氧和乙醇气混合后吸入消泡沫,纠正心肌缺氧,同时减低肺毛细血管的通透性,可减少液体渗出;四肢扎止血带等。

(3)预防:对心功能减退的患者,老年及少儿,视病情掌握速度,特别是大量快速输血时,要严密观察,并进行 CVP 监测。

2. **凝血功能异常及出血倾向防治**　大量快速输入库血后,因库存血中血小板减少、血浆各种凝血因子减少、DIC 及毛细血管功能减低、肝功能差等,容易有出血倾向。为预防出血倾向,对估计失血量较大的被手术者,应详询病史,进行血液学检查,并尽可能在术前纠正:一般要求备新鲜血或新鲜血浆,或术前采自身血备用,可以补充血小板及其他凝血因子;或者采用成分输血,主动掌握失血补充;已输血 4000～5000ml 时,应给予血浆或冷冻干血浆,可预防出血倾向;各种原因引起的凝血因子减少,并伴有明显手术创面渗血时,应补充凝血因子,输注 FFP、冷沉淀物或相应的凝血因子。静输氢化可的松可减少血小板、血浆凝血因子和毛细血管的损害,也有预防性作用。

3. 严重代谢性酸中毒防治 枸橼酸大量进入体内,pH 低,库血保存期间葡萄糖分解及血细胞代谢紊乱,产生乳酸、丙酮酸及二氧化碳,库血二氧化碳张力高,大量输血可加重患者的酸血症。大量输血治疗期间,应维持通气功能良好,以改善酸血症,维持 $PaCO_2$ 在正常水平。经化验确诊是代谢性酸血症的患者,及时应用碳酸氢钠治疗。

4. 血钾改变防治 库血中钾离子浓度增高,故大量输血时可有高钾血症。休克时,肝糖原分解,钾离子自肝细胞内释出,肾排钾功能减退;如有酸血症及组织损伤,更使血钾升高。但大量输血治疗后低血钾比高血钾更多见,可能因患者有代谢性或呼吸性碱血症所致。大量输血治疗时,监测心电图及血清钾浓度,若有血钾变化时应做适当的处理。

5. 枸橼酸中毒防治 枸橼酸可与游离钙结合,以致血清钙离子浓度降低,对心肌有抑制作用。可能发生手足抽搐、血压下降、出血、心律失常等一系列枸橼酸中毒症状。在大量输血治疗时,每输 1000ml 血,缓慢静注葡萄糖酸钙 1～2g 以对抗枸橼酸的毒性。

6. 体温下降防治 库血温度低,大量输血治疗可导致体温下降。当心脏温度降低时,可引起心脏功能紊乱,严重时可引起室颤。低温干扰枸橼酸及乳酸代谢,影响钙离子自骨中转移至血中,引起低血钙及代谢性酸血症;低温使血液氧离曲线左移,组织易于缺氧;低温使凝血机制紊乱,并增加红细胞的变形;体温低于 30℃ 时引起心律失常,特别是经中心静脉输血治疗,使心脏首先受累。故大量输血治疗引起的低温,对患者极为不利。故大量输血治疗时,血液要加温后输入,同时要经常测量体温,连续监测,及时采取对策。

7. 微血栓栓塞及急性肺损伤防治 库血的小凝块可通过一般的输血滤器(凝块直径约 $50\mu m$,输血滤器网孔 $170\mu m$)而进入体内。大量输血治疗时,凝块被大量输入体内,可堵塞肺部毛细血管,是创伤后呼吸功能不全的原因之一,应引起重视。最好能用网孔直径 $<50\mu m$ 的输血滤网(或使用微孔膜终端滤器),完全可以避免输液(终端滤器可截留静脉输

液时 $1\mu m$ 的异物)时大量肉眼看不见的微粒,但不能用于输血或输新鲜血治疗,以减少输血治疗后呼吸不全的发生率。

8. **输血治疗性传播疾病防治**　输血治疗主要引起肝炎、AIDS病及其他疾病等传播。

(1)病毒性肝炎:输血治疗可传播肝炎,最常见最严重的是丙肝、乙肝。

(2)性病:输血治疗传播艾滋病、梅毒等,应引起足够重视。

(3)其他:可传播疟疾、丝虫病、黑热病等传染病。

(六)输血治疗时管理

1. **输血时要认真查对**　输血前经两人以上校对瓶签、卡片及交叉配合试验报告,准确无疑时方可输用。

2. **输血速度**　无 CVP 时,以血压为依据。即收缩压为 90mmHg 时,500ml/h 的输血速度;80mmHg 时,1000ml/h;60mmHg 时,为 1500ml/h;40mmHg 时,3000ml/h;收缩压为 0 时,4000ml/h。一般健康患者 20～40 滴/min 较合适,当＞40～60ml/min 时即可发生循环过荷危险。术中快速失血或大出血性休克者可用加压输血法输入,当有大出血时以 60～100ml/min 输入;而有大出血的患者,如心脏病患者不能耐受快速输血时,可以 60～100 滴/min 输入,勿过量。婴儿 10～20ml/(kg·次)为宜。

3. **要加温后输入**　一般将库血血瓶(袋)放入 40℃以下温水中,即将手伸进温水中不烫手即可,加温 10～15min 后输入。以防血管痉挛、输注不顺利,也可避免温度过低对机体的影响。为了使血细胞混匀,温血前,将血瓶轻轻倒转数次。

4. **预防非溶血性反应**　为减少输血治疗发热反应,用新型的血液过滤器,输血治疗前,常规先用生理盐水冲洗瓶和管。婴儿用生理盐水或林格液稀释后输入。接连输两个以上供血者的血时,以输入生理盐水相隔,两者血不能直接混合。血液内不能随便加入等渗或高等渗葡萄糖溶液,不能加入抗生素,也不能加入含钙药品、酸性或碱性药品等。

5. **血液过滤器**　输血治疗时必须有过滤器装置,以预防血小板,红、白细胞凝块输入体内引起肺栓塞。并可防止导管内空气进入血管,特别是加压输血时,形成血气栓。如发现空气进入血管后,立即使患者处于左侧卧位。

6. **废血瓶留置 24h** 在输完血治疗后,应将血瓶(袋)保留 24h。以备一旦发生迟发性输血治疗反应时,做化验标本之用。

7. **预防动脉痉挛** 动脉输血治疗时应防止动脉痉挛。可用 0.25%～0.5%普鲁卡因或利多卡因 40～60ml,做肌膜套式封闭,但要防止封闭后前臂缺血性坏死。

8. **及时处理高钾血症** 当心电图显示有高血钾时,应立即输注 5%葡萄糖、胰岛素以降低血钾。每输血 300～600ml 输注葡萄糖酸钙 1g 治疗。尤其是患者有高血压症或骨骼肌损伤时,低血容量和酸血症时,要予以注意。

9. **抗纤溶药物治疗** 当有出血倾向时,输新鲜血,或血小板,或凝血因子,并给维生素 K_1 或对抗纤溶药物治疗。如 6-氨基己酸、对羧基苄胺、抑肽酶和氨甲环酸等治疗,并给予激素治疗。

10. **血液代用品过敏反应** 血液代用品在急症中可立即输用;在择期手术中进行血液稀释,可减少同种输血;术中输用对抗非预期的血液丢失,可提供安全保证;在血源紧张时,可救治很多生命;避免因得不到血液而延期手术,避免了 HIV、肝炎、细菌或寄生虫被传播的危险,对患者甚为有利,临床应用广泛,但有可能引起过敏反应,特别是右旋糖酐,偶见有过敏者。其用量<30ml/kg,否则会引起出血,肾功能衰竭等,应予注意。

11. **Epogen 药物治疗** 该药为人体重组红细胞生成素(erythropoie-tin,EPO),原用于治疗肾衰及其他疾病导致的慢性贫血。对贫血(组织缺氧)反应,与肾脏产生的红细胞生成素相同,主要由肾小球基膜外侧肾小管周围的间质细胞产生,可刺激骨髓产生红细胞。手术室内对慢性肾衰竭贫血患者已用红细胞生成素治疗,以维持红细胞比容在正常范围内。开始用量 50～100U/kg,每周 3 次,静注或皮下注射,剂量应个体化。治疗过程中应视血细胞比容或 Hb 水平调整剂量或调节维持量。主要不良反应是血压升高,难以控制的高血压患者、白血病、铅中毒、孕妇及对本品过敏者禁用;癫痫患者、脑血栓形成者慎用;应用期间应严格检测血压、Hb 及血清电解质变化;Hb 增加速度宜每周<20g/L;试用期间注意补充铁剂、叶酸或维生素 B_{12}。择期手术前于自体采血中,用其增加红细胞数,使红细胞产生增多,可提高出血性手术的安全性,减少或避免输同种血治疗。

12. **输血治疗和肿瘤复发** 输血治疗是导致肿瘤复发的因素之一。

故对肿瘤患者输浓缩红细胞。在癌症手术期间,输血治疗指征应保守。

13. **器官移植的输血** 随着环孢素 A(CsA)的应用,随意输血治疗已无益处。现多主张避免输血治疗,以减少对组织相容抗原(HLA)过敏的危险。

14. **输血治疗和术后感染** 输血治疗会使感染加重。研究证明,输血治疗与术后感染有非常显著的关系,故要降低输血指征。

15. **输血治疗引起免疫抑制** 输血治疗可引起免疫系统改变,亦叫免疫调节。输血治疗介导的免疫调节,既是免疫效应细胞的潜在抑制剂,又是免疫抑制细胞的激活剂。输血治疗引起的免疫调节,其最好的临床作用是提高了异体肾移植患者的存活率,但是,环孢素 A 的应用,输血治疗已无益处。输血治疗后产生抗原特异性免疫抑制。此外,输血费用上涨,不应该无约束地用血。

(七)术中减少输血治疗的方法

临床上已采用多种方法来减少围术期出血和(或)输血治疗。

1. 术中减少输血治疗的技术

(1)降低输血治疗指征:随意输血治疗已无益处。

(2)血液稀释:患者的心功能好者能忍受血细胞比容低至 20% 的血液稀释;如心功能不良,则血细胞比容宜维持在 30%,并严密观测心功能变化,出现失代偿时应及时输血。手术前采血及手术日采血见本节五(四)内容。

(3)自体血回输:收集术中失血回输[详见本节五(三)内容]。

(4)给予促红细胞生成素:术前给红细胞生成素,使红细胞生成增多,对提高出血性手术的安全性有好处。

2. 减少术中失血的措施 减少术中出血主要依靠和改进手术操作和术式。除手术医师注意仔细手术操作、选择合适的手术体位、改进外科技术及时彻底止血外,还可采取以下方法。

(1)术中控制性降压:术中采用人工控制性降压术,可减少术中失血量的 50%,比术中血液稀释更为有效。降压时 MAP 应 $>50\sim65mmHg$。可能时,最好使术野处在高水平,以利静脉回流。高血压患者,降压低限应提高,及时补充血容量。常用硝普钠、硝酸甘油、三磷腺苷、α 及 β 受体阻滞药、钙通道阻滞药、吸入麻醉药或椎管内麻醉等方法,做术中控制性降压;也可将以上方法联合应用,以提高药物降压效果,减少药物不良反应。最好使用有创性直接持续监测动脉血压,血压计应准确,并监测血细胞比容。

(2)动脉阻断法:止血带、直视下动脉阻断法、动脉内球囊阻断术等。

(3)抗纤溶药物:提高凝血系统功能。①氨基己酸及氨甲环酸:预防和治疗术中异常出血。氨甲环酸 0.5～1.0g(10～15mg/kg)加入 25％葡萄糖 20ml 稀释后静注,2 或 3/d。②抑肽酶:可保护血小板功能,增加激活凝血时间(ACT)。如 CPB 劈胸骨时 200 万 U(280mg)快速输注,维持量 50 万～100 万 U/h 至术毕输注。③巴曲酶:能促进出血部位(血管破损部位)的血小板聚集,释放凝血因子而止血。以 2kU 静注或 2kU 加入 5％葡萄糖液或 0.9％NaCl 10～20ml 稀释后静注。5～10min 生效,持续 24h。非急症出血或预防出血时,1～2kU 肌注或皮下注射,20～30min 生效,持续 48h。每日用量应＜8kU。

3. 用血液代用品　可以向组织释放氧,NO 的生物学作用基础,治疗休克、出血和控制血流,可以全部或部分代替血液,减少输同种血治疗。但不能为此取消血库工作,现代化血库还得加强。

第三节　手术患者水及电解质紊乱的处理

成人男子体液占体重的 60％,总体水的含量平均 600ml/kg,因年龄、性别及胖瘦而不同。出生后 0－1 个月 75％,1－2 个月 64.5％,1－10 岁为 61.7％。成人女子 50.2％。60 岁以上男子 51.5％,女子 45.5％。肥胖患者及女性因脂肪多故体液少。其中 2/3(40％)分布在细胞内液(ICF)、1/3(20％)在细胞外液(ECF)。其中血浆占体重的 5％,组织液占体重的 15％。体液的主要成分为水和电解质。正常人体液的摄入和排出是平衡的,每日各为 2000～2500ml。

细胞外液中主要阳离子为钠,阴离子为氯和重碳酸根。细胞内液中主要阳离子为钾、镁;阴离子为磷酸离子和蛋白质离子(Pr^-)。Na^+ 和 Cl^-、K^+ 和 HPO_4^{2-} 分别在细胞外液、细胞内液的渗透压中起主要作用。HCO_3^- 和 HPO_4^{2-}、Pr^- 在细胞外液及细胞内液中,在酸碱平衡缓冲系统起主要作用。细胞内液中的 Mg^{2+} 是各种酶的复活因子。细胞外液中的 K^+、Ca^{2+}、Mg^{2+} 与肌肉神经系统的兴奋性关系密切。体液的组成见表 9-5。广泛分布在细胞内外的水和电解质,参与体内许多重要的生理功能和代谢活动,以维持正常的生命活动。

表 9-5　**体液内各部分电解质浓度**(mmol/L)

阳离子	ECF		ICF	阴离子	ECF		ICF
	血浆	组织液			血浆	组织液	
Na^+	142	145	12	Cl^-	104	117	4
K^+	4.3	4.4	139	HCO_3^-	24	27	12
Ca^{2+}	2.5	2.4	<0.001	HPO_4^{2-}	2	2.3	29
Mg^{2+}	1.1	1.1	1.6	SO_4^{2-}	1	1	20
				Pr^-	14	0.4	54
				有机酸	5.9	6.2	53.6
总　量	149.9	152.9	152.6	总　量	150.9	153.9	172.6

麻醉期间禁食,术前已存在有水、电解质失衡,术中的体液丢失及不同程度的失血,术中必须进行液体治疗,以维持正常的血容量、满意的细胞外液量、满意的心排出量、氧转运量,防止和纠正乳酸酸中毒,维持体液中电解质总量和浓度正常。

一、钠代谢紊乱的处理

(一)低钠血症的处理

【原因】

1. 细胞外液减少(低渗性脱水)

(1)肾外性丢失,胃肠道消化液丢失;体腔大量液体丢失或分隔丢失;经皮肤失液等。

(2)肾性丢失,长期使用高效能利尿药;肾实质性疾病等失水、失钠。

2. 细胞外液异常

(1)ADH 分泌异常增多。

(2)肾上腺素或甲状腺功能低下。

3. 细胞外液增多

(1)心功能衰竭、肝硬化腹水、肾病综合征等。

(2)肾功能衰竭。

【临床表现】

1. 神经系统　疲倦、昏倒及昏迷。因水向渗透压相对较高的细胞内转移,进入脑组织及其他细胞内引起,常是非特异性的。一般患者易疲乏,表情淡漠、头痛、视物模糊,并有肌肉痛性阵挛,运动失调、腱反射减退或亢进。严重时谵妄、惊厥、昏迷以致死亡。

2. 直立性低血压　低渗性脱水患者,常有明显的血容量不足,出现细脉、直立性低血压及起立性昏倒。

3. 消化系统　恶心、呕吐、厌食等。

4. 检验　血钠低于正常。

【治疗】

1. 补钠　细胞外液减少的低钠血症主要是补钠,补钠量(mmol)＝(140－实测血钠)×0.6×体重(kg)(1g NaCl＝17mmol Nat)。在第一个24h,以生理盐水先补给计算量的 1/3～1/2,然后根据症状、体征、血和尿钠浓度及渗透压,再确定进一步补给量。补充细胞外液容量。

2. 抢救　重症失钠(血钠＜110mmol/L)患者,可用 3％ 或 5％高渗盐水,迅速提高细胞外渗透压,使细胞内水流向细胞外,这样可同时使细胞内、外渗透压提高,恢复渗透压,从水肿细胞内吸出水分。

3. 扩容　循环衰竭患者,除补给生理盐水外,应及时补给胶体液,积极扩容。

4. 限水　细胞外液异常或增多的低钠血症,主要是限制水的摄入量,使其形成一定的水负平衡。另一方面应用髓襻利尿药促进水的排出。

5. 激素　肾上腺和甲状腺功能低下引起的低钠血症,可特异性应用皮质激素或甲状腺素替代治疗。

【麻醉管理】

1. 减少麻醉药量　因中枢神经抑制,甚至脑水肿,对镇痛、镇静和麻醉药的反应敏感,应减少麻醉用药量,并易引起术后苏醒延迟,要预防。

2. 易引起循环抑制　伴有细胞外液减少的低钠血症,有效血容量明显减少,低钠使心肌抑制,麻醉药的心血管抑制作用增强,尤其是椎管内阻滞易引起循环抑制。

3. 易引起局麻药中毒　心血管系统对儿茶酚胺类升压药的敏感性下降;对局麻药的敏感性增加,易引起局麻药中毒。

4. 避免血钠降低　术中要避免血钠进一步降低的因素,如避免单纯输入不含钠及低渗液体,维持适当的麻醉深度,减少应激等,以避免 ADH 释放增多,而使水排出减少。如血钠＜130mmol/L,要继续进行补钠治疗。

(二)高钠血症的处理

【原因】

1. 细胞外液减少(高渗性脱水)

(1)水摄入不足。

(2)水丢失过多。

2. 细胞外液增多

(1)医源性。

(2)原发性醛固酮增多症和库欣综合征。

3. 原发性高钠血症　下丘脑病变、渗透压感受器阈值升高。

【临床表现】　主要由血液高渗引起。血清钠浓度>150mmol/L。血浆渗透压>310mOsm/L。

1. 缺水症状　口渴是早期突出症状,尿量明显减少,重者眼球凹陷、恶心、呕吐、体温升高,晚期可出现周围循环衰竭。

2. 神经系统症状　高渗状态使脑细胞脱水,引起一系列神经系统功能障碍症状。早期嗜睡、软弱无力及烦躁、易激动、震颤、腱反射亢进、肌张力增高;进一步发展为惊厥、昏迷及死亡。

【治疗】

1. 脱水型高钠血症　补足水分,纠正高渗状态,然后再酌情补充电解质。

缺水量(L)=0.6×体重(kg)×(140/实测血钠 mmol/L)。

此式计算缺水量是血钠降至140mmol/L所需量,不包括另外的等渗液的欠缺。补液以5%等渗葡萄糖液为首选,或用等渗盐水与5%葡萄糖液按1:4或1:1的混合液。在中度或重度缺水时,应在4~8h内输注补充量的1/3~1/2,余量在24~48h补充完。

2. 失水大于失钠型　失钠引起的细胞外液减少远较高渗状态本身的威胁大,对血容量的影响更为重要。如病人低血压时,先用等渗盐水,而有严重循环衰竭时,可用血浆或其他血容量扩张药,将循环衰竭纠正后,再补充水。

3. 细胞外液增多型　用呋塞米等利尿药利钠,因其排水强于利钠,应及时补水,以免加重高渗状态。

【麻醉管理】

1. 避免血钠及渗透压增高　避免血钠及渗透压进一步增高的因素,

术中禁用高渗盐水和高渗葡萄糖。

2. 麻醉药量灵活掌握　细胞外液减少的高钠血症,麻醉药的麻醉作用及对循环的抑制作用增强。细胞外液增多的高钠血症,对镇静、镇痛和麻醉药的需要量增加。

二、钾代谢紊乱的处理

(一)低钾血症的处理

当血钾<3.5mmol/L(正常值 3.5~5.5mmol/L)时为低钾血症。

【原因】

1. 摄取不足　手术后长时间禁食或少食,消化道梗阻性疾病、昏迷等长时间不能进食,慢性消耗性疾病的晚期及儿童营养不良等。

2. 排出增加　肾脏失钾,排钾利尿药、糖尿病、甘露醇等引起渗透性利尿,盐皮质过多,缺镁,消化道失钾,呕吐、胃肠减压、腹泻,皮肤失钾,大量出汗。

3. 钾向细胞内转移　胰岛素治疗、碱血症、甲状腺功能亢进性周期性麻痹;低温麻醉、某些麻醉药,如羟丁酸钠、硫喷妥钠和氟烷等。

【临床表现】

1. 心血管系统　心动过速、房性及室性早搏,甚至室速及室颤,ECG为 ST 段下移、T 波低平、双向或倒置、出现 U 波。

2. 神经肌肉系统　精神抑郁、嗜睡、表情淡漠、严重精神错乱、肌无力甚至肌麻痹。

3. 消化系统　肠蠕动减弱,甚至肠麻痹。

4. 泌尿系统　缺钾性肾病和肾功能障碍,增加对 HCO_3^- 重吸收。

【治疗】

(1)治疗原发病。

(2)补钾个体化,其原则为不宜过快、过急和过多,尿量>500ml/d 可予补钾。

(3)血容量不足或循环衰竭,待补充血容量、尿量>40ml/h,再补钾。

(4)轻度缺钾可经口服补钾,40~120mmol/d 为宜;不能口服或严重缺钾者静脉补钾,输注浓度以 0.3%~0.6%溶液为宜;3~5g/d,严重及继续失钾可补到 12~15g/d。

(5)10%氯化钾 10ml 溶于生理盐水或 5% 葡萄糖液中稀释至

0.3%～0.6%输注,或微量泵输注,速度宜慢,<1～1.5g/h。切忌静推。对不易纠正或有缺镁因素的低钾,应同时补镁。

【麻醉管理】

(1)加强术中血钾监测。持续监测心电,超量时,心律失常,甚至心搏停止。

(2)避免进一步降低血钾的因素。如术中输入过多不含钾液体,葡萄糖使钾向细胞内转移;碱血症使钾向细胞内转移,羟丁酸钠、硫喷妥钠、氯丙嗪类、氯胺酮和咪达唑仑等麻醉药也可使血钾降低;脱水利尿药使钾排出增加等。

(3)根据术中血钾监测结果,继续静脉补钾,氯化钾1～2g加入500ml液体内输注,或微量泵输注,一般输注10%氯化钾,10～20ml/h。

(4)低血钾对麻醉用药有影响。低钾使非去极化肌松药作用增强;氟烷麻醉时低钾易引起心律失常;低钾使洋地黄类药物毒性增强;低钾使全身麻醉药作用增强。

(二)高钾血症的处理

当血钾＞5.5mmol/L时为高钾血症。

【原因】

1. 摄入过多　多为静脉输钾太快、大量输入库血或含钾药物等。

2. 肾排钾减少　急性肾功能衰竭少尿或无尿期、慢性肾功能衰竭期;休克、腹水、出血等引起肾小球滤过减少;盐皮质激素减少;保钾利尿药的使用;非甾体类镇痛药、抗生素、血管紧张素转化酶抑制药和大剂量肝素的应用等。

3. 细胞内钾转移至细胞外　酸中毒、缺氧、严重创伤、烧伤、挤压综合征、破伤风抽搐、癫痫持续状态、胰岛素缺乏、高血糖、洋地黄中毒等病情时。

4. 医源性高血钾　抽血与检验中不当操作引起。

【临床表现】

1. 心血管系统　心搏缓慢和心律失常,严重者出现室颤和心跳停止、ECG随血钾逐渐升高,表现为对称性高尖T波、Q-T间期缩短、P波降低至消失、P-R间期延长、QRS变宽、R波降低、S波加深与T波相连融合。

2. 神经肌肉系统　早期四肢肢体感觉异常、麻木、无力、肌肉酸痛、苍白和肢体湿冷,当血钾>8mmol/L,出现肌肉软弱无力及麻痹,中枢神经系统表现为烦躁不安、昏厥及神志不清。

【治疗】

(1)治疗原发病。应用过量或注射快时,立即停药。

(2)立即用10%葡萄糖酸钙或氯化钙10ml,缓慢静推,拮抗高钾的心脏毒性。必要时重复一次。

(3)静注5%碳酸氢钠40~60ml,继之缓慢静输125~250ml碱化血液。或每3~4g葡萄糖加胰岛素1U静滴等方法促进钾向细胞内转移。

(4)用排钾利尿药呋塞米20~40mg静注,促进钾排出体外。

(5)严重高钾血症或其他治疗方法效果不佳时,立即可用腹膜或血液透析治疗。

【麻醉管理】

(1)加强术中血钾监测。

(2)避免或减少术中进一步升高血钾的因素,减少或避免输库血;脊髓损伤、截瘫、肌肉萎缩、烧伤、多发性硬化症、帕金森病和严重感染等病变,或已存在高钾血症患者禁用琥珀胆碱;术中避免二氧化碳蓄积和缺氧等使血pH下降的因素;避免使用含钾药物或液体。

(3)术中根据高钾血症的程度及其心脏毒性症状,应用以上治疗方法,拮抗高钾的心脏毒性,使钾向细胞内转移和促进钾排出体外。羟丁酸钠、硫喷妥钠、氯胺酮和咪达唑仑等麻醉药,具有降低血钾的作用。

(4)注意高血钾对麻醉效应的影响,高血钾减弱非去极化肌松药的作用,增强局麻药的毒性,增加静脉、吸入全麻药及钙通道阻滞药等药物的心脏抑制作用。

三、镁代谢紊乱的处理

(一)低镁血症的处理

当血镁<0.8mmol/L时为低镁血症。

【原因】

1. 摄入不足 长期营养不良,禁食、厌食,长期静脉营养而未注意补镁。

2. 丢失过多和(或)吸收减少 胃肠引流、小肠或胆瘘、严重腹泻等使消化液丢失过多,吸收不良综合征、肝硬化、胆疾病等影响镁吸收。

3. **肾排出过多**　大量脱水利尿药、高钙血症、甲状腺功能亢进症、严重甲状腺功能减退症、原发性醛固酮增多症等各种原因引起的多尿。

4. **需镁增加**　青春发育、妊娠、哺乳期。

【临床表现】

1. **神经肌肉系统**　早期抑郁、肢体麻木感、记忆力减退、肌震颤或抽搐。严重出现精神错乱、定向障碍、幻觉或狂躁、运动失调。

2. **消化系统**　食欲缺乏、弥漫性腹痛、腹泻或便秘。

3. **心血管系统**　各种心律失常,严重出现室速、室颤及心脏猝死。

4. **心电图改变**　ECG P-R 及 Q-T 间期延长,QRS 增宽,ST 下移,T 波增宽、低平或倒置。

【治疗】

(1)积极治疗原发病。

(2)纠正低血镁的同时,注意纠正低血钙和低血钾。

(3)轻度缺镁可经口服补镁。不能口服或严重低镁者围术期宜静脉补镁,10%硫酸镁液 5～10ml,补镁速度应缓慢,<1.5ml/min 避免过量而抑制呼吸和循环。如过量可用钙剂拮抗。

(4)术中避免或减少血镁进一步下降的因素。

(5)低镁血症对局麻药、洋地黄类药的敏感性增加,易中毒。抗心律失常药治疗效果不明显或无效。

(二)高镁血症的处理

当血镁>1.25mmol/L 时为高镁血症。

【原因】　①急、慢性肾功能衰竭伴少尿或无尿期;②医源性用镁;③镁盐治疗、甲状腺功能减退;④镁摄入过多。

【临床表现】

(1)血镁>2mmol/L 才会出现症状和体征。

(2)神经肌肉系统,镇静、嗜睡甚至昏迷;肌无力,甚至麻痹、呼吸抑制。

(3)心血管系统,初期心动过速,继之心动过缓、传导阻滞、血管扩张,严重者可出现完全性房室传导阻滞和心脏停搏。

【治疗】

(1)积极治疗原发病。

(2)停止镁摄入、利尿促进镁排出,必要时透析治疗。

(3)用钙剂注射,即 10%葡萄糖酸钙或氯化钙 10ml,缓慢静推,有拮抗高镁的作用。

(4)高镁血症增强镇静药及麻醉药的作用及心血管的抑制作用,增强非去极化肌松药的作用。

四、钙代谢紊乱的处理

(一)低钙血症的处理

当血钙<2.2mmol/L(正常值 2.25～2.75mmol/L)时为低钙血症。

【原因】 ①维生素 D 缺乏或代谢障碍;②甲状旁腺功能减退、镁缺乏及某些肿瘤;③慢性肾功能衰竭;④胃及小肠部分切除;⑤大量快速输血及蛋白质;⑥碱中毒。

【临床表现】

1.神经肌肉系统 疲乏、易激动、记忆力减退、意识模糊、幻觉和抑郁。手足抽搐、肌痉挛、喉鸣和惊厥。

2.心血管系统 心肌兴奋性和传导性增高,心肌收缩力下降。ECG 为 Q-T 间隙延长、ST 延长及 T 波平坦或倒置。

【治疗】

(1)积极治疗原发病。

(2)口服补钙,根据需要补充维生素 D。

(3)症状严重、抽搐或术中均应静脉补钙。

(4)术中过度通气或用碳酸氢钠碱化血液,大量输血及蛋白质进一步降低血钙,应补钙。10%葡萄糖酸钙或氯化钙 10ml,缓慢静注。

(5)低血钙增强麻醉药的心肌抑制作用。

(二)高钙血症的处理

当血钙>2.75mmol/L 时为高钙血症。

【原因】 ①原发或继发性甲状旁腺功能亢进;②某些恶性肿瘤,如骨转移性肿瘤、血液病;③甲状腺功能亢进、肾上腺皮质功能减退、肾脏疾病。

【临床表现】

1.神经肌肉系统 乏力、淡漠、腱反射抑制,腹痛、精神障碍以致昏迷。

2.心血管系统 传导阻滞,严重可出现各种心律失常。ECG 为 Q-T

间期缩短、SFT改变。

3. 泌尿系统 主要为肾小管损害症状。严重者渐致肾功能衰竭。

【治疗】

(1)积极治疗原发病。

(2)大量输入盐水并同时用襻性利尿药(禁用噻嗪类利尿药,因促进钙排泄)。

(3)根据不同病因选用降钙药:普卡霉素、糖皮质激素和降钙素。必要时行透析。

(4)术中避免用钙剂,继续补盐利尿,应避免低血容量或过低负荷。

(5)需同时预防低血钾和低血镁。

五、水过多(水中毒)的处理

组织内水分过多,超过肾的排泄能力,可引起严重的细胞内水肿(细胞肿胀),叫作水中毒。是术中液体治疗中最严重的并发症之一。同属于稀释性低钠血症。

【原因】 输入水分过多,特别是在肾功能不良的时候,又快速地由静脉,或经体腔手术创面及切断的静脉或静脉窦吸收进入血液循环,或口服大量的液体时发生。或经尿道前列腺电切术、宫腔镜电切术等所生的TUR-P反应,或称TURP综合征(TURS),均为水中毒。

【临床表现】 容量过多时体重增加,还有以下重要器官的症状。

(1)脑水肿:颅内压增高,出现神志不清、抽搐、昏迷。血压升高,视物不清等。可有视盘水肿。

(2)肺水肿:两肺布满啰音、缺氧、发绀,咳粉红色泡沫痰。

(3)尿量多、比重低。

(4)血液稀释:Hb和RBC比容都低。

(5)流涎、腹泻、呕吐等。

(6)皮下水肿。

(7)CVP升高。

【治疗】 水中毒应及时认识,一旦诊断应立即严控进水量,紧急抢救治疗。

1. 停止摄水并用高渗盐纠正低钠血症 轻、中度等因有隐性排水,1～2d即好转,自行纠正。有痉挛、抽搐、偏瘫、昏迷对患者禁水的同时,静输 3% ～ 5% 氯化钠,按 5% 氯化钠(Na 855mmol/L)6ml/kg,以 100ml/h 的速度输注。合并酸中毒时,给 1/3～1/2M 乳酸钠液。对小儿只输 3% 氯化钠 6ml/kg。因为是急性输液,要观察症状。

2. 利尿药 发生代偿不全肺水肿时用利尿药利尿。静脉输注甘露醇、山梨醇等渗透性,或静注呋塞米 10～20mg。

3. 预防性静输高渗盐液 诊断不明确时,用上述 3%～5% 高渗盐剂量的 1/4～1/2,进行输注和观察,必要时再加量。

【麻醉管理】 麻醉过程中时刻注意预防急性水中毒发生。

(1)严格掌握输液、输血的速度,以防输注过量或速度过快。

(2)提高麻醉操作水平,腰麻平面不宜过高,硬膜外用药容量宜小,全麻麻醉深度适宜,避免造成较大的血流动力学波动。

(3)手术理念的转变,麻醉前对术者的术式应有明确了解,尽量缩短手术时间,减少并发症,尤其是对 TURS 的防范的需要。

(4)术中密切观察 关注患者的主诉、神志、循环呼吸状态。血压增高、脉搏减慢、精神异常兴奋是急性水中毒的 3 个早期临床征象。

(5)加强监测:连续监测血压、呼吸、SpO_2、CVP 等。有条件时动脉监测血浆电解质和血细胞比容。

(6)TURS 处理要点:一旦发生 TURS,必须及时迅速抢救性处理,要点:①中止手术;②必要时气管插管支持呼吸,呼吸机通气;③以高渗纠正低钠血症及其他电解质紊乱;④强心利尿。

第四节　酸碱失衡的处理

一、单纯性酸碱紊乱的处理

(一)代谢性酸中毒的处理

代谢性酸中毒在临床外科危重患者中最常见,为原发性血浆 HCO_3^- 减少。人体 pH 正常值 7.40(7.35～7.45)。pH<7.35。

【原因】

1. 血清钾明显减少 碳酸酐酶抑制药(乙酰唑胺),胃肠道 HCO_3^- 丢失(呕吐、肠瘘)。根据阴离子间隙(AG)有否增大,将 HCO_3^- 减少的原因分为 2 类。正常 AG 代酸、高 AG 代酸。

2. 血清钾正常或偏高　输入盐酸、盐酸精氨酸、氯化铵和水杨酸盐等,肾小管栓塞、尿路梗阻等。高 AG($>$12mmol/L)时。

3. 内源性酸产生　糖尿病酮症酸中毒(饥饿、乙醇中毒、传染病、高热等)。

4. 外源性酸进入　乙烯中毒、乳酸中毒、酸排出减少(肾衰)。

【临床表现】　呼吸深快,呈 Kussmaul 呼吸,恶心呕吐、面色潮红、嗜睡甚至昏迷。症状在全麻状态下均被掩盖。实验检查:①pH$<$7.35;②BE$<-$3;③$PaCO_2$ 代偿性降低(正常值 35$\sim$45mmHg);④BB、SB、AB降低;⑤AG 正常或增加;⑥常有电解质异常。

【治疗】

(1)治疗原发病,纠正脱水和电解质紊乱。

(2)应用碱性药,轻度时补充适量葡萄糖及生理盐水,可随纠正脱水而好转。严重者急用 5％碳酸氢钠 100$\sim$250ml,或 2$\sim$4ml/kg 静注或输注;也可用 11.2％乳酸钠 100$\sim$150ml 或 1$\sim$4ml/kg;或 3.6％氨丁三醇(THAM)50$\sim$150ml 或 2$\sim$3ml/kg 输注,等血气分析结果再计算用量。补碱量(mmol)＝(正常补 BE 值－实测 BE 值)×体重(kg)×0.3。

(3)补钾,酸中毒纠正后,钾移至细胞内,血钾降低,根据监测血钾结果,需要时应补充。

(二)代谢性碱中毒的处理

即原发性 HCO_3^- (正常值 24,即 22$\sim$27mmol/L)升高。

【原因】　①胃酸丢失过多,持续呕吐、胃肠减压等;②大量利尿药应用;③慢性高碳酸血症的缓解;④先天性氯腹泻;⑤库欣综合征;⑥严重低血钾、常伴胃酸丢失;⑦醛固酮增多。

【临床表现】　呼吸浅慢、面色发绀、神经兴奋性增强,如四肢麻木、抽搐。全麻状态下症状被掩盖。实验检查:①pH$>$7.45;②BE$>$3、$HCO_3^->$27mmol/L;③$PaCO_2$ 增高,AB、SB、BB 增高,AB$>$SB(正常时SB＝AB);④常伴低钾、低氯和低钙血症。

【治疗】

(1)积极治疗病因。

(2)轻度代谢性碱中毒可补充生理盐水加氯化钾。

(3)纠正代谢性碱中毒时应注意电解质的补充。

(4) 重度代谢性碱中毒可经中心静脉缓慢补充盐酸 0.1$\sim$

$0.2mmol/L$。

(三)呼吸性酸中毒的处理

原发性 $PaCO_2$ 升高。

【原因】

1. 呼吸中枢抑制　如吗啡、哌替啶等麻醉性镇痛药、巴比妥类等效应。

2. 呼吸运动受限　如高位硬膜外阻滞、深全麻、浅全麻加肌松药等。

3. 神经肌肉疾病　如脊髓灰质炎。

4. 气道阻塞　如气道异物或肿瘤。

5. 肺功能损害　如 ARDS 中、晚期,严重肺感染,肺部纤维病变,严重哮喘,气道烧伤,胸部创伤,严重腹胀和肺源性心脏病等。

【临床表现】　急性有窒息、缺氧症状。慢性有发绀、头痛、胸闷及慢性肺病症状。实验检查:①pH$<$7.35;②$PaCO_2$$>$45mmHg;③AB$>$SB,均代偿性增高;④血钾升高。

【治疗】

(1)治疗病因。

(2)解除气道梗阻,改善肺通气和气体交换,促进 CO_2 排出占主要地位。

(3)不宜盲目补碱,如血 pH 过低,给不产生 CO_2 的 THAM $2\sim$3ml/kg 输注。

(4)伴有缺氧时,吸氧浓度应$<$40%。预防 $PaCO_2$ 快速下降时发生二氧化碳排出综合征,人工通气量要适当控制,逐步增加。

(四)呼吸性碱中毒的处理

原发性 $PaCO_2$ 降低。HCO_3^- 正常或降低,pH$>$7.45。

【原因】　过度通气包括疾病本身引起的过度通气,如失血性休克、癔症发作、呼吸窘迫综合征早期等,以及医源性过度机械通气、代谢性酸中毒纠正过快等。

【临床表现】　呼吸深而快、胸闷、气急、头痛、四肢麻木、口周和四肢有针刺样异感。实验检查:① pH $>$ 7.45;② $PaCO_2$ $<$ 35mmHg;③ AB$<$SB,均代偿性下降。

【治疗】

(1)以病因治疗为主。

(2)神经系统、器质性心脏病可吸入含 5% CO_2 的氧气。

(3)全麻或其他状态下机械通气时,可适当降低通气量。

(4)抽搐者静注钙剂。10%葡萄糖酸钙 10～20ml,静注治疗(手足搐搦症状)。

二、混合型酸碱紊乱的处理

同时有两种或两种以上单纯型酸碱失衡存在,称为复合型酸碱紊乱。其确定原则是:①原发病因,某些病常有特定的酸碱紊乱,如气道梗阻缺氧致呼吸性酸中毒合并代谢性酸中毒。②原发性呼吸性酸碱紊乱, HCO_3^- 超过或低于代偿极限;原发性代谢性酸碱紊乱, $PaCO_2$ 超过或低于代偿极限,则有复合型酸碱紊乱存在。③酸碱平衡紊乱患者,如 $PaCO_2$ 与 HCO_3^- 是反向改变时,有复合型酸碱紊乱存在。

(一)代谢性酸中毒合并呼吸性酸中毒的处理

【原因】　①气道阻塞性病症;②严重支气管哮喘;③严重肺水肿,心搏呼吸停止。

【临床表现】　①pH 明显下降。②AG 升高、 HCO_3^- 下降、AB>SB、 $PaCO_2$ 升高。③常有高血钾和高血氯。

【治疗】

(1)积极治疗,去除引起代谢性酸中毒的原发病。

(2)补碱纠正 pH 的严重下降、改善通气为重点。纠正缺氧和 CO_2 潴留。如不能改善通气,应慎用或禁用碳酸氢钠,而适当用 THAM 2～3ml/kg 输注。使 pH 上升到 7.20～7.30 或使 HCO_3^- 上升到 15～18mmol/L。

(3)纠正水、电解质紊乱,尤其纠正高钾。

(二)呼吸性碱中毒合并代谢性碱中毒的处理

【原因】　①严重创伤;②人工呼吸过度通气;③肝功能衰竭;④脓毒血症;⑤心力衰竭过度通气并用利尿药。

【临床表现】

(1)pH 明显升高。

(2) HCO_3^- 升高、AB<SB、 $PaCO_2$ 降低。

(3)易合并低钾、低镁血症。出现严重碱血症,严重影响预后。

【治疗】

(1)积极进行病因治疗。

(2)纠正 pH,可用盐酸。

(3)吸入 CO_2 或降低机械呼吸时的通气量,通过各种措施增加 $PaCO_2$。

(4)纠正水、电解质紊乱。纠正代谢性碱中毒,补氯、补钾和补充细胞外液。

(三)代谢性酸中毒合并呼吸性碱中毒的处理

【原因】 ①感染性休克;②麻醉中代谢性酸中毒同时过度机械通气;③糖尿病酸中毒;④肝功能衰竭合并肝肾综合征;⑤肝功能衰竭伴高热。

【临床表现】

(1)pH 可正常。

(2)HCO_3^-、$PaCO_2$、BE 降低或超过代偿的限度。

(3)AB 与 SB 比值不定。

【治疗】

(1)治疗病因。

(2)纠正水、电解质紊乱,一般不必纠正 pH。

(3)过度通气致呼吸性碱中毒,与交感兴奋或机械通气过度有关,可用镇静药或减少机械通气量。

(4)纠正低氧血症。

(四)代谢性碱中毒合并呼吸性酸中毒的处理

【原因】 ①麻醉手术中呼吸抑制加用碳酸氢钠;②慢性阻塞性肺疾病并用利尿药;③CO_2 潴留纠正过快。

【临床表现】

(1)pH 可高、低或正常。

(2)HCO_3^- 降低超过代偿限度。

(3)AB 与 SB 比值不定。

(4)低钾和低氯血症。

【治疗】

(1)病因治疗,改善通气,不用碳酸氢钠纠正呼吸性酸中毒。

(2)首先应去除代谢性碱中毒的诱因,停用或慎用利尿药、肾上腺皮质激素和呼吸兴奋药,调节机械通气量,治疗呕吐等。

(3)纠正低血钾和低氯血症,应补氯、补钾、补充血容量,促进碳酸氢盐经尿排出。

(五)代谢性酸中毒合并代谢性碱中毒的处理

【原因】　①代谢性酸中毒,伴反复呕吐或过量应用碳酸氢钠;②慢性肾功能衰竭伴呕吐;③腹泻伴呕吐。

【临床表现】

(1)高 AG 代谢性酸中毒+代谢性碱中毒。AG 值增高可作为判断代酸的指标,如果血气值都在正常范围,但 AG 明显增高,即可判断代谢性酸中毒合并代谢性碱中毒的存在。

(2)正常 AG,代谢性酸中毒+代谢性碱中毒。

【治疗】

(1)积极进行病因治疗。

(2)一般不用碱性或酸性药,避免出现新的酸碱紊乱。

第 10 章　围麻醉期并发症的处理

第一节　围麻醉期局麻药反应的防治

自 1884 年 Koller 将可卡因应用于临床麻醉后,近 100 多年来,发现局麻药已达数十种之多。目前局麻药的使用范围逐渐扩大,除局麻、神经阻滞麻醉、静脉全麻等外,静注局麻药治疗室性心律失常、头痛及癌痛等更为近年所推崇。随着局麻药的广泛使用,临床上由此带来的不良反应、并发症、毒性反应更为常见。故应引起麻醉界的高度重视和警惕。

一、局麻药中毒反应的防治

中毒反应又叫毒性反应,是临床麻醉中的常见并发症,占局麻药不良反应的 98%。系指单位时间内血液中局麻药的浓度超过体内所能处理的速度和耐受力,则必将导致中毒反应的发生。局麻药毒性反应日益受到麻醉科医师的关注。

【原因】　临床上局麻药的毒性反应是药量过大或使用方法不当所致。

1. 绝对过量　进入血流的局麻药量过大,超过机体的代谢(分布、结合和分解)和排出(排泄)能力,这是过量的重要原因。即一次局麻药用量超过最大剂量的值。

2. 吸收过快　丁卡因、丁哌卡因、利多卡因等属易于扩散吸收而致中毒;血流丰富的注射部位吸收快,如同浓度同剂量的利多卡因,注入三角肌比臀大肌肌内浸润吸收快;药物浓度过高,高浓度比低浓度吸收快;血管损伤时吸收加快,或直接误注入血管内等。另外,与发热、环境温度过高、暑天和热带气候等因素都有密切关系。

3. 方法不当　肋间神经阻滞时吸收的速度最快,硬膜外麻醉次之,再之臂丛麻醉,坐骨神经阻滞和皮下浸润吸收入血速度慢。

4. 分解排泄延缓　患者血浆中胆碱酯酶降低,肝肾功能减退,酸中毒,缺氧,严重贫血,低蛋白血症、维生素 C 缺乏、体质虚弱和饥饿状态等易出现毒性反应。

5. 病情及病理改变　妊娠或高钾血症,代谢性或呼吸性酸中毒。

6. 气管内表麻　下气道支气管黏膜广泛、面积大、吸收快,易引起中毒反应。

【临床表现】　毒性反应表现在中枢神经、心血管系统和 Hb 等方面。中枢神经毒性反应表现为初期的兴奋相和终末的抑制相。

1. 中枢神经系统兴奋　随着局部麻醉(LA)的血药浓度的增加,出现毒性反应的早期症状和体征,轻型者口、舌发麻;多语、易怒、失去理智、眩晕、共济失调,面红、血压升高和脉搏增快;中型者不安、头痛、视物模糊、恶心呕吐、肌肉抽动、血压升高、脉搏缓慢、洪大与冲击状,为低血氧延脑受刺激所致;重型者惊厥,惊厥可无前驱症状而突发,惊厥时呼吸肌痉挛导致低氧血症,发展为癫痫。$PaCO_2$ 上升,脑血管扩张,脑血流增加,使局麻药易进入脑内。严重时呼吸肌痉挛导致窒息或呼吸停止而死亡。临床上利多卡因发生的寒战反应较多见,在硬膜外和臂丛中常见,为一种轻度毒性反应的表现。与多种因素有关,如室温过低、交感神经状态及阻滞程度等,室温在 21.1℃ 以下多发生,23.3℃ 以上少发生。

2. 中枢神经系统抑制　随着 LA 剂量的增加,CNS 兴奋发展为中枢神经系统抑制,常由皮质开始,向下发展至延髓,表现为嗜睡、痛觉丧失、无反应和意识丧失,肌肉松弛,皮肤苍白潮润,血压下降,脉搏细弱,呼吸浅而慢,昏迷,可因持续性低血压和呼吸衰竭而死亡。LA 对局部神经也有毒性。

3. 心脏毒性反应　LA 可产生剂量依赖性心肌抑制。LA 的血药浓度超过诱发癫痫剂量 3 倍时,出现心血管毒性。普鲁卡因对心脏的毒性作用可导致心力衰竭,表现为心肌兴奋性和收缩性降低,心动过缓,心排血量下降直至发展成心搏骤停。普鲁卡因直接对周围血管作用,为明显的血管扩张作用,严重的低血压导致心搏停跳。丁卡因中毒时特别容易引起心血管反应,症状急骤而短暂,出现严重的心血管衰竭而死亡,而惊厥症状少见。丁哌卡因引起心律失常,其毒性比利多卡因强,酸中毒和低氧血症增强丁哌卡因的心脏毒性,较增强利多卡因毒性更明显,所引起的循环衰竭复苏困难。临床应用要注意和警惕。罗哌卡因致惊厥剂量与致死剂量间的安全范围较宽,致心律失常作用较弱。

4. 高铁血红蛋白血症 丙胺卡因可引起高铁血红蛋白症,剂量过大时,此不良反应更大,用量控制在<600mg。

【防治】 预防从麻醉准备开始,备好抢救设备和药物,准备好苯二氮䓬类麻醉前用药,注意控制 LA 的安全用量,用药个体化,局麻药中加用小量肾上腺素可延缓局麻药的吸收,实施麻醉操作时经常回抽,勿误注入血管内,缓慢注射时应谨慎,与患者保持语言交流,警惕毒性反应先驱症状,一旦中毒,立即抢救。

1. 停止给药

2. 给氧 为极有效的措施。有效的氧吸入,可以阻止毒性反应进一步发展。惊厥时用纯氧辅助呼吸可使情况大为好转。以面罩紧闭法辅助呼吸,对呼吸抑制和持续惊厥者气管内插管,人工呼吸,保证气道通畅和良好的通气。

3. 近心端扎止血带 当肢体注射局麻药出现中毒症状时,于近端立即扎止血带,使局麻药缓慢进入循环,以后 0.5~1.0h 定时松开,再扎,直至病情好转。

4. 镇静药 静注咪达唑仑 10~20mg 或 0.05~0.1mg/kg,必要时反复应用。若有惊厥时可治疗惊厥,无惊厥可预防惊厥。惊厥时或以2.5%硫喷妥钠 3~5ml 缓慢静注,直至惊厥缓解,硫喷妥钠有中枢抑制作用,用后要进行有效的辅助呼吸,在无人工呼吸条件下切忌用量过大、过速。故不如用咪达唑仑安全有效,咪达唑仑的不良反应小,防止用量过大、注速过快,预防发生一过性低血压和呼吸抑制。咪达唑仑阻断利多卡因惊厥时,脑内多区域的代谢增高,增加冠状血流和改善心脏功能,与利多卡因合用时可加强抗心律失常作用。

5. 肌松药 控制惊厥最有效的办法是静注琥珀胆碱 1~1.5mg/kg,控制呼吸,必要时可重复使用,或用泮库溴铵、筒箭毒碱等长效肌松药。

6. 静脉输液 维持有效的循环容量,加速局麻药的代谢排泄,液体内可加入维生素 C 1~3g 滴入,以促进体内解毒功能。

7. 升压 血压下降时应给予升压药,麻黄碱 15~30mg,静注。维持SP≥80mmHg。

8. 激素 静注氢化可的松 100~300mg,以改变患者全身情况。

9. CPR　对心搏骤停者即行心肺复苏。

10. 环境安静　保持病人安静,在手术室内留观继续观察病人是否好转。

11. 放弃手术　如为严重中毒反应,经紧急处理病情好转后,暂时放弃手术,手术延期进行。

12. 抗惊厥　仍有惊厥时,必须连续用咪达唑仑或硫喷妥钠或肌松药控制。

二、局麻药过敏反应(变态反应)的防治

局麻药过敏反应约占局麻药不良反应病例的 1% 以下。多见于酯类局麻药,系指以往曾用局麻药无不良反应,但再次即使用很小剂量局麻药时,引起特殊的或惊险的中毒症状。如湿疹、荨麻疹、喉头水肿、支气管痉挛、过敏性休克和昏迷,甚至呼吸心搏骤停等。可危及患者生命。应引起麻醉科医师高度警惕。

【分类】　中毒症状可立即发生,也可延迟发生,故分为立即过敏反应和延迟反应两类。立即过敏反应可发生于用极小量局麻药后立即或数分钟内出现极严重的中毒症状,体内大量组胺释放。延迟反应则常于注射局麻药后几小时出现局部或全身症状。

【原因】　局麻药本身并非蛋白质,不能成为抗原,但它或与其代谢产物之一作为一种附着素(haptene),与蛋白或多糖结合后,就成为一种产生抗体的抗原,是由于亲细胞免疫球蛋白附着于肥大细胞和嗜碱性粒细胞的表面,当抗原与反应素抗体再次相遇时,则从肥大细胞颗粒内释放出组胺和 5-羟色胺。产生抗原抗体反应。

1. 酯类局麻药　LA 中的普鲁卡因发生过敏反应多见,机制不清。其与免疫球蛋白 E 形成半抗原,局麻药的防腐剂也可形成半抗原,引起变态反应。

2. 酰胺类局麻药　发生过敏反应极为少见,但临床上发生过敏反应曾有报道。酰胺类局麻药与蛋白结合得更快,但多次使用含有对甲苯的酰胺类局麻药有可能产生过敏反应。何以出现过敏反应,难以用抗体抗原反应来解释。可能与其代谢产物对氨苯甲酸盐有关。

3. 交叉过敏　酯类局麻药含有对氨苯甲酸这一基本结构,故可发生交叉过敏现象,如对普鲁卡因过敏者,对丁卡因也可发生过敏,但对利多

卡因或丁哌卡因不过敏。

【防治】　LA 过敏反应,应以预防为主。术前详细询问病史,建议做皮试;备好急救设备和常用急救药品;一旦发生过敏反应,及时正确的诊断是有效抢救的基础;及时有效地控制循环和呼吸系统是关键。治疗原则是纠正低氧血症,补充血容量,支持循环,防止血管活性物质进一步释放。以上治疗方法几乎是同时进行的。①给氧,控制呼吸,是首要治疗措施;②加快输液扩容;③立即皮下或肌注肾上腺素 0.25~1.0mg,及肌注苯海拉明 20~50mg,或异丙嗪 12.5~25mg;④立即静注地塞米松 30~50mg,或氢化可的松 100~300mg;⑤有支气管痉挛者,氨茶碱 250~500mg 加入 5%萄葡糖 100ml 内静滴;⑥立即停用此种局麻药;⑦血压低时用升压药,惊厥者以静注咪达唑仑、硫喷妥钠或丙泊酚控制;⑧呼吸心搏停止时,立即行心肺复苏;⑨若患者好转,手术改期进行。

三、局麻药高敏反应(特异质反应)的防治

系个体对局麻药具有高敏性的一种反应。当用小剂量的局麻药或用量低于常用量注入后,即足以引起严重的中毒反应。与过敏反应所不同者是过去并无过敏史,并与用量无密切关系,毒性反应很重。一旦出现,应立即停止给药。针对中毒症状进行处理,或同中毒反应处理。

四、局麻药肾上腺素反应的防治

局麻药中加入肾上腺素等血管收缩药,可以延缓局麻药吸收,延长麻醉时间,并能减少切口组织出血,对减少局麻药的毒性反应能起到一定预防作用。但少数患者即使局麻药内含极微量肾上腺素被吸收入血后,亦可产生全身性不良反应,故叫局麻药的肾上腺素反应。

【临床表现】　肾上腺素吸收入血后可产生全身性不良反应及局部不良反应。

1. 全身性不良反应　心率增快、心律失常、血压过高,胸痛、面色苍白及剧烈头痛等。个别患者对肾上腺素有高度的敏感性,微量入血即可引起明显的反应。

2. 局部性不良反应　局部组织缺血和创口愈合不佳;在椎管内麻醉中,甚至可因血管极度收缩而引起脊髓缺血性损害,甚至截瘫。

【预防】　主要是减少或限制用量。①尽量减少 LA 时的用量,特别

是连续硬膜外麻醉中,以防引起对脊髓的缺血性损害,因有对肾上腺素高度敏感性者;②限制用量,一次用量<0.25mg,浓度为 1/10 万~1/20 万,1/30 万,浓度过高引起全身反应和局部反应的发生率就高;③用量要准确。目前普遍要求局麻药内不加用肾上腺素,可杜绝类似病例发生。

五、局麻药高铁血红蛋白形成的防治

1. 定义　某些局麻药用后,可使机体内二价铁转成三价铁,而形成高铁 Hb(methohemoglobine)。其中以丙胺卡因(Citanest 或 Prilocaine)发生率最高,其次利多卡因、普鲁卡因。硬膜外麻醉用药后 2~3h,病人口唇与指甲发绀,吸氧仍不能使之改善。普鲁卡因静脉麻醉中,5h 后亦偶可见有此现象。SpO_2 下降、血呈棕色。

2. 生成　一般仅为 1~2g/(min·L),对机体不致造成不良影响,停止给药后即可消失。高铁血红蛋白的生成与用药量有关,丙胺卡因用量在 600mg,利多卡因 400mg、普鲁卡因 6000mg 以上即可出现。高铁血红蛋白的生成不超出 1.0g/(min·L),用量达 1000mg 时则达 2.7g/(min·L)。若占全血血红蛋白的 40% 或血内达 3~5g/dl 时青紫,可有缺氧症状。

3. 治疗　亚甲蓝 1~5mg/kg,或维生素 C 3~10g,稀释为 20ml 缓慢静注,发绀在 30min 内消失。

六、局麻药不良反应的预防措施

1. 普鲁卡因过敏试验　能否预防局麻药过敏,尚有不同看法。因为假阳性与假阴性均可出现,尤以假阳性出现机会较多。追求安全和对患者负责的观点,术前均应做普鲁卡因过敏反应试验。

(1)皮内注射过敏试验:简称皮内试验。可用 0.02~0.04ml 局麻药注射于前臂皮内,观察 15~20min,看注射部位是否出现红晕,以其大小判断阳性率程度,用加减号多少表示。即红晕区<4mm(-);5mm(+),5~8mm(++),8~12mm(+++),>12mm(++++),或红晕周围有伪足,被认为强阳性。过敏延迟试验采用 P.K 方法(Prausnitz-Küstner test)。注入对局麻药敏感或过敏的血清于正常人皮内,24h 后以同样抗原注入同一部位,若循环中已有抗体出现,则立即发生反应,视为阳性。

(2)询问病史:可与皮肤试验结合,若病史中有可疑局麻药过敏历史,而皮肤试验又属阳性,则应避免用该局麻药为宜。

2. 预防性用药 麻醉前常规给巴比妥类药和安定类。

3. 用药浓度合理 尽量采用有效的最低浓度,以免在单位时间内注入体内的剂量过大。麻醉前准备必要的急救器材和急救药品。

4. 局麻药中加入肾上腺素 使用较高浓度的局麻药或毒性较大的药物时,如无禁忌,依部位酌情加入 1:20 万肾上腺素,一般浓度的局麻药也可加入 1:20 万肾上腺素。但高血压、冠心病、中毒性甲状腺肿、甲状腺功能亢进、心脏病、待产产妇、<6 个月小儿、全麻用氟烷麻醉、血管栓塞性脉管炎等为禁忌证。

5. 麻醉操作符合要领 注射局麻药前先抽吸注射器针芯,无回血后注射,避免局麻药注入血管内。

6. 坚持三查七对制度 注射前核对清药名、浓度和用量,防止用错药物。

7. 及时发现和正确处理 实施麻醉过程中,一旦遇到病人出现兴奋,立即停止给药,积极治疗;观察、处理或抢救。

8. 麻醉操作 按照麻醉操作质量标准运作。①全面掌握该局麻药的药理性质;②了解患者的病理生理状态;③熟悉注射部位的解剖关系;④严格执行麻醉操作程序;遵守操作常规,询问病史,检查皮试结果;⑤掌握和实施熟练的麻醉操作技术。

9. 几种局麻药的混合使用 可使浓度、用量都可减少。

10. 用前计算用量 从小量开始,逐渐增加剂量,但勿逾量。

第二节 围麻醉期循环系统并发症的防治

麻醉科医师重要的临床技能之一是不断提高对血流动力学不稳定病人的认识、诊断和处理能力。血压过高或低血压,脉压<20mmHg 者,称为脉压减小。脉压减小者伴有速脉和心排血量降低所致的细脉。采取各种手段尽可能使麻醉期间循环系统功能维持稳定是麻醉科医师的责任。

一、围麻醉期血压过高的防治

舒张压高于 13.3kPa(100mmHg)或收缩压高于基础值的 30% 称为高血压。围术期高血压的发生率占 30%~60%。心脏和非心脏手术围术期高血压可引起严重并发症,给患者带来危险,一是心肌氧耗增加,引起心律失常,心肌缺血缺氧,甚者心肌梗死、心衰;二是脑血管意外;三是手术中出血量增加;四是诱发肾衰竭,积极有效地治疗围术期高血压,可减少这些并发症。

【原因】　麻醉期间血压升高与麻醉有关的因素如下。

(1)全麻诱导不当,患者兴奋。

(2)气管内插管反应:血压正常患者气管插管后 SP 可升高25mmHg,原有高血压患者则可升高 50mmHg 之多,个别甚可升到200mmHg(SP)以上。

(3)麻醉过浅,镇痛不全,血压升高。

(4)麻醉药的不良反应:用有升高血压作用的麻醉药,如氯胺酮、NLA 等。

(5)血管收缩药的作用,如药液中加入肾上腺素。

(6)升压药使用不当,单次注入量过大,或输注速度过快,或对升压药极度敏感,均可使血压急剧升高。

(7)缺氧和二氧化碳蓄积:轻度缺氧,可兴奋化学感受器而使血压升高,但严重缺氧则抑制循环。麻醉中气道不通畅,镇痛药和全麻药对呼吸中枢的抑制,气管内插管操作时间过长,呼吸管理不当及钠石灰性能不好等,均可使二氧化碳蓄积。当 $PaCO_2$ 升高时,通过主动脉、颈动脉的化学感受器,可反射性地兴奋延髓心血管中枢,使心率加快,心肌收缩增强,因而血压升高,但周围血管扩张。

(8)手术刺激,特别是手术刺激强烈时,如手术探查、压迫腹主动脉等,麻醉较浅的情况下血压升高,心率增快。

(9)颅内压升高和颅内手术,均可出现血压升高。或术中牵拉额叶或刺激第 V、IX、X 对脑神经时,血压升高或心率减慢。

(10)过度头低位,使颈静脉回流受阻,使颅内压升高,引起血压增高。

(11)大量快速输血补液,使血压升高。

(12)儿茶酚胺大量分泌:嗜铬细胞瘤患者,术中刺激或挤压肿瘤、术前翻动患者及叩击腰部等,可使儿茶酚胺大量释放入血,出现血压剧烈升高。

(13)交感神经兴奋,如甲状腺功能亢进。

(14)CPB 转流中流量过大,或周围血管阻力增高。CPB 中时间越长,发生高血压的可能性越大,高血压的程度越严重。明显影响组织器官的灌注,影响心肌保护和脑保护的效果。当 MAP＞100mmHg 时,可能并发脑出血。

(15)麻醉恢复期高血压,多见于原有高血压病者,伴有躁动或尿潴留。

【危害】 10％～50％手术患者出现高血压,对患者的危害很大。

(1)使心肌做功和耗氧增加,麻醉期间血压升高对缺血性心脏病患者威胁大。

(2)心力衰竭:增加心脏后负荷,可导致左心急性衰竭和急性肺水肿。

(3)脑血管意外:原有高血压、动脉硬化、脑血管异常或颅内动脉瘤患者,当血压急剧升高,SP＞200mmHg 时,易发生脑血管破裂。

【防治】 首先要加强监测,预防围术期高血压,除急症外,择期手术应在高血压得到治疗后施行。术前抗高血压药用到手术时为止。要辨明并解除围术期高血压病因,并做相应处理。药物控制手术中高血压的方法如下。

1. 硝普钠 1.0～2.5μg/(kg·min)输注,根据血压反应,每隔 5～15min 逐渐增减剂量。降压效应迅速,停止输注后,3～5min 内作用消失,用药过程中监测血压,以输注滴数将血压控制在所需求的范围内。

2. 硝酸甘油 常选 0.01％药液,以 5～10μg/(kg·min)输注,逐渐增加剂量。作用迅速,使冠状动脉扩张,降低心室前、后负荷,将血压控制在所需求的范围内,停药后数分钟内作用即消失,不良反应少,不良反应有心率增快、面红、头痛、呕吐等。

3. 硝苯地平 缓释片 10～20mg,舌下含服,5～10min 血压下降,作用可维持 4～6h,或 5～15μg/kg,静注,可治疗轻型的急性高血压。

4. 尼卡地平 先 0.4～0.5mg 加 NS 10ml 稀释后缓慢静注,后 2～4mg/h 持续输注,为一短效的钙通道阻滞药,作用时间 8～10min,为控制术后高血压的理想药物。

5. 乌拉地尔 25mg 缓慢静注,间隔 2min 可重复 1 次。或 0.5～1.0mg/(kg·min)输注。

6. 艾司洛尔(Esmolol) 250～500μg/(kg·min)输注,或 0.5mg/kg 负荷量缓慢(＞1min)静注,继之输注 300μg/(kg·min)控制高血压。

二、围麻醉期血压过低的防治

【原因】　麻醉中血流动力学不稳定患者的最常见的临床表现是低血压,收缩压下降超过基础值的 30% 或绝对值 <10.6kPa(80mmHg)者称为低血压。其原因如下。

(1)低血容量:术前禁食、灌肠、术中失血或失液过多是低血压的最常见原因。即血容量不足,引起血压下降。

(2)脊椎麻醉:由于交感神经的节前纤维被阻滞区的血管扩张。

(3)全麻过深:抑制循环,导致血压下降。

(4)治疗药物的不良反应:药物对循环的抑制,如氯丙嗪的 α 受体阻滞作用。

(5)手术刺激到大血管:如胸腔或心脏手术中,直接压迫心脏和上、下腔静脉大血管,常因回心血量减少使血压急剧下降。

(6)仰卧位综合征:巨大的妊娠子宫或腹内肿瘤压迫下腔静脉,阻碍静脉回流而致血压下降。

(7)直立性低血压:坐位或头高足低位时,或患者从卧位转变为立位或坐位,或俯卧位时,也可阻碍静脉回流而致血压下降。

(8)输错血型:溶血反应伴发严重低血压,并发展成溶血性休克。输血过敏反应、血液污染也并发严重低血压。过敏反应,尤以输入污染血液为显著,可发生严重中毒性休克。

(9)药物过敏性休克:常见于①全麻药硫喷妥钠、美索比妥、丙泮尼地和安泰酮;②戈拉碘铵、琥珀胆碱、筒箭毒碱或泮库溴铵;③普鲁卡因;④右旋糖酐等可致敏。重者全身血管扩张,毛细血管通透性增加,大量液体渗入组织间隙,血压下降,甚至发生过敏性休克。

(10)过度通气或气道压力过高:引起胸膜腔内压增高,静脉回心血量减少,致心排血量降低而出现低血压。PEEP>10cmH$_2$O 的影响,比 IP-PV 更为明显。对心血管代偿功能欠佳,低血容量,交感神经张力减低的患者,以及使用神经节阻滞药和全麻时,更易发生血压下降。

(11)严重的缺氧和二氧化碳潴留:抑制循环,血管扩张使血压下降。

(12)内脏牵拉反应:腹部手术操作牵拉内脏、腹膜和手术直接刺激迷走神经等,均可反射性出现低血压。尤其胆囊、胆道和胃手术等。

(13)化学感受器反射:颈动脉窦化学感受器和主动脉压力感受器受

刺激,反射性引起低血压。

(14)迷走神经反射:术中大关节被锤击和骨膜剥离的刺激,反射性引起低血压。

(15)休克:术前已有中毒性、低血容量性,或其他原因引起的休克,麻醉与手术因素可加重休克。特别是化脓性胆总管炎伴感染性休克,腹膜炎、肠梗阻及各种创伤性休克,对麻醉和手术耐受性很差,如处理失手,可加重休克。

(16)低血糖:低血糖时,血压也降低,称为低血糖性休克。

(17)肾上腺皮质功能衰竭和血内儿茶酚胺不足:术前因肾上腺疾病,或长期服用大量激素时,肾上腺皮质趋于萎缩和功能减退,对麻醉和手术的应激反应较差,易致低血压。嗜铬细胞瘤在手术摘除后,血中儿茶酚胺突然降低,血压急剧下降。

(18)心血管疾病:冠心病、风心病伴瓣膜狭窄和关闭不全、先心病、老年患者,其心功能在Ⅱ级以上者,心脏储备功能不足,循环系统代偿能力减弱,因而对麻醉、手术创伤、失血的耐受性差,麻醉中易发生严重低血压,甚至心源性休克或心力衰竭。心肌梗死、心脏压塞、严重心律失常、气胸、空气栓塞、肺栓塞及心内直视手术后低心排综合征等,都是低血压的原因。

(19)肌松药的不良反应:筒箭毒碱用后,释放组胺,阻断神经冲动的传导,引起血压下降。

(20)水及电解质和酸碱失衡:①术前脱水很常见,等渗性脱水又是临床上常见的一种脱水类型,细胞外液量减少、血容量减少和血液浓缩,导致血压下降。或患者麻醉前处在代偿期而无明显低血压,但麻醉时血压可急剧下降。②低渗性脱水少见,由于水分的重新分布,使细胞外液容量不足,从而血压下降。③酸血症患者,H^+ 的增加,对心肌产生抑制作用,使周围血管平滑肌的反应性减弱。当发生严重酸血症时(pH<7.20),出现明显心肌抑制,心排血量可减少 50% 以上,伴低钾血症,诱发心律失常,影响循环的稳定。第 3 间隙体液的潴留,使功能性细胞外液减少,血压下降。如弥漫性腹膜炎患者的腹膜明显肿胀时,潴留液体可达 1500ml 以上。

【危害】 引起心、脑、肾等重要器官血供和灌注不足,导致继发性缺血损害。如脑缺氧、脑血管栓塞、昏迷;心律失常、心肌梗死、心搏骤停;肺栓塞,休克肺;肝衰;肾衰;凝血机制障碍,DIC 等。

　　【防治】　主要是预防低血压。迅速诊断和及时处理。尽量解除导致低血压的原因;治疗方法详见本节三、围麻醉期维持循环稳定的措施有关内容。

三、围麻醉期维持循环稳定的措施

　　1. 维持血容量　适当的输血输液以恢复前负荷,是处理不稳定血流动力学最重要而简单的临床技巧之一。

　　(1)血容量不过多:血流动力学不稳定患者的治疗首先要恢复正常的脑或冠状动脉灌注,但要防止输液过负荷,轻者出现高血压,重者诱发肺水肿、右心衰竭。

　　(2)血容量不过少:血容量是否补足,要结合病情、CVP、PCWP 和 LAP 的监测结果,结合尿量和比重来评估。血容量未补足的确诊方法:①CVP<10cmH_2O,特别 0~5cmH_2O 时,多表示血容量未补足;>15cmH_2O 为输血输液过荷,或右心功能不全等。②休克指数=脉率÷收缩压=0.5。当为 0.5 时,血容量正常;如为 1,血容量未补足 20%~30%;>1 时,血容量未补足达 30%~50%。即>0.5 或 1 即提示血容量未补足。③血压脉率差=收缩压-脉率=正数(>10);若为-10~-20,表示血容量未补足。④倾斜试验。患者仰卧,若将上半身逐渐抬高 30°,脉搏>30/min,表示血容量不足;若脉搏增速<25/min,血容量已补足。⑤抬腿试验。患者平卧,将两腿抬举至 90°,若血压会明显上升,说明血容量不足。

　　2. 维持正常血压的措施　确保脑、冠状动脉和肾等重要器官灌注的需要,血压控制在最低生理值以上是必要的,维持的措施如下。

　　(1)补充血容量。

　　(2)血管加压药:当血压低至足以使心、脑和肾等重要脏器的灌注发生危险时,在补充血容量的同时,应用升压药,使收缩压上升至80mmHg。因术中大出血使血压剧降时,可边加压输血边用升压药升压,保护重要脏器,以挽救生命。高排低阻型感染性休克,血容量丢失有限,以升压药支持心功能,提升血压。麻黄碱 10~15mg 静注,或去氧肾上腺素 50~100μg 静注。

　　(3)纠正酸中毒:在纠正低血容量、恢复组织灌注的同时,纠正代谢性酸中毒。当 pH<7.2 时,可补充碳酸氢盐。保证气道通畅和充分供氧,

凡麻醉后患者、过分镇静患者、胸部创伤患者和严重原发性肺病患者均要机械通气支持呼吸。

3. 控制心律失常　酸中毒伴有低血钾,导致心律失常。严重心律失常可致心排血量降低,血压下降。针对心律失常去除诱因,保证通气和吸氧的同时,给予抗心律失常药以纠正心律失常。心动过缓时阿托品0.25～0.5mg,静脉。期前收缩利多卡因1～1.5mg/kg,静注。

4. 支持心功能　应用洋地黄和多巴胺等药支持心肌功能。

5. 改善微循环　治疗血流动力学不稳定时支持心功能的目标是维持足够的心、脑、肾和肠道的灌注,达到改善微循环的目的。改善微循环方法:①激素;②血管扩张药,硝酸甘油、硝普钠和尼卡地平等,连续输注可增加组织灌注量;③右旋糖酐-40,用量不要过大。

6. 调控麻醉深度适宜　调节麻醉深浅适宜可维持循环稳定。

(1)麻醉深度适宜:麻醉的深度既要避免过深而发生对循环抑制;也要防止麻醉过浅、镇痛不全、体内应激反应性增高等对循环的干扰。

(2)抑制应激反应:预防或减少麻醉应激性反应非常必要,应激性反应是机体下丘脑和两个传出系统(交感和内分泌)介导的一种生理反应,过度的应激性反应可导致一系列病理生理改变,而产生各种并发症,威胁患者的生命安全。应激性反应主要是指循环的紊乱,血压升高、心率增快及心律失常等。

(3)最理想的麻醉深度:麻醉深度的调节因人而异,以个体化选用不同的麻药,取得该患者最理想的麻醉深度。

7. 加强呼吸管理　对于血流动力学不稳定的治疗措施之一就是加强呼吸管理,做到:①预防各种因素所致的呼吸抑制;②保持气道通畅;③保持足够的肺泡通气量,充分给氧。避免 PaO_2 降低及 $PaCO_2$ 增加,麻醉中维持呼吸功能的正常是对循环功能及中枢功能的重要支持。

第三节　围麻醉期呼吸系统并发症的防治

一、围麻醉期呃逆的防治

【原因】　呃逆是膈神经受到刺激后所引起膈肌痉挛的一种表现。为全麻或硬膜外麻醉上腹部手术中的常见并发症。其原因如下。

1. **胃反射性刺激**　胃胀气或胃扩张时引起内在的反射性刺激。

2. **手术操作反射性刺激**　全麻减浅时，手术操作刺激，或牵拉内脏时的反射刺激，或肠系膜受外来刺激，引起迷走神经和内脏神经丛传入冲动，反射性引起呃逆。

3. **高碳酸血症**　伴有高碳酸血症时，如脑炎、尿毒症及酒精中毒的呃逆发生率最高。

【危害】　麻醉中呃逆引起膈肌间断性痉挛，对肺泡通气量有影响和妨碍，对呼吸影响大；又影响手术操作的进行，增加了耗氧量，必须预防和处理呃逆。

【防治】　麻醉期间的呃逆，应积极处理。

1. **膈神经封闭**　在胸锁乳突肌后缘上 2/3～下 1/3 交界处，用 1%～2%普鲁卡因 5～8ml，封闭颈交感迷走神经总干和膈神经。可使呃逆征象减轻或消失。此法在全麻时很少用。

2. **加深麻醉**　过度换气。

3. **减浅麻醉**　麻醉减浅后患者即已清醒，吸痰管刺激咽腔，或做气管内吸引，刺激气管内黏膜，引起剧烈呛咳，打乱呼吸节律，呃逆消失。

4. **静注肌松药**　待 5～10min 无好转时，在气管插管后或面罩控制呼吸下，静注适量肌松药，使呼吸暂时停止，膈肌松弛，呼吸回来后，呃逆消失。

5. **按压**　按压颈总动脉窦，提高吸气时二氧化碳浓度。或有人报道按压内关、合谷或剑突下（鸠尾）等穴位，仅对个别患者有效。

6. **胃肠减压**　下胃管抽尽胃内容物，减压后可缓解呃逆。

7. **静注小剂量麻黄碱**　有报道，静注麻黄碱 5～10mg，可收到明显效果。静注麻黄碱 15～30min 后生效，呃逆很快消失。

8. **静注异丙嗪**　静注异丙嗪 25mg，5min 后呃逆消失。若病情允许，静注氯丙嗪 12.5～25mg，或奋乃静 5～10mg，效果更好。

9. **静注氯胺酮**　静注氯胺铜 20mg，能在 25min 内，使呃逆消失。

10. **静注哌甲酯**　顽固性呃逆时，静注盐酸哌甲酯 10～20mg，使之停止，可重复使用。

二、围麻醉期急性肺不张的防治

围麻醉期患者骤然出现肺段、肺叶或一侧肺的萎陷，而丧失通气功能,发生氧合障碍,称为急性肺不张。麻醉中出现急性肺不张,可用正压通气加以纠正和改变。若发生在手术后,是非常危险的,故急性肺不张是手术后严重的肺并发症之一。大面积的肺不张,因呼吸功能代偿不足,使患者严重缺氧而致死。局麻、区域神经阻滞和全麻均可发生,应引起麻醉科医师的足够警惕。

【原因】　压迫、闭合气道使远端气体吸收及表面活性物质缺失,或功能障碍而导致麻醉后肺不张。

1. 下气道梗阻　最常见的原因是气道被黏稠的分泌物所堵塞。

2. 压迫　麻醉药物均可致肺不张发生。因其使呼吸肌吸气张力消失,腹肌、腹压增大,FRC(功能余气量)减少及对肺基底部的压迫,为麻醉中肺不张形成的必要条件或影响因素。最易受累的是膈肌附近的肺组织,范围占全肺的1/10。

3. 闭合气道远端气体吸收　气体吸收在复张肺泡的重新萎陷中起重要作用。小气道早期闭合,使其远端气体吸收,麻醉中吸入100%氧气,加速了肺泡气的吸收和塌陷;因为吸入麻醉药抑制缺氧性肺血管收缩机制,加速了肺泡内气体吸收,导致肺不张。

4. 表面活性物质缺乏或功能障碍　肺泡萎陷使肺泡壁表面活性物分布和功能受损。

5. 术前危险因素　术前有急性气道或慢性气道感染的患者,如慢性支气管炎、支气管扩张、肺结核;吸烟、非阻塞性肺病、肺容量小、胸廓畸形、肺通气不足综合征、呼吸肌运动障碍、中枢性或睡眠呼吸暂停综合征患者、老年患者等,均为发生急性肺不张的危险因素。

6. 术后危险因素　气道分泌物多,且引流和排出不畅;胸部或上腹部手术的术后伤口疼痛因素,患者不敢做深呼吸和咳嗽排痰;术后镇痛药应用不当,或使用过量而影响排痰。

【临床表现】　肺不张使心肺功能失调,随之发生肺分流。

1. 无症状　粟粒状、小片散在的肺不张可无明显症状。

2. 气道症状和体征　大片肺不张可出现咳嗽、呼吸急促和发绀,急性循环功能衰竭。检查时有气管移位,患侧肺呼吸音消失,肺底部或背部可出现小水泡音,呼吸语颤消失。X线检查可确诊。但因肺表面活性物质减少,或肺容量小而引起的散在性肺泡萎陷,体检和X线检查可无阳性发现。但患者有换气障碍,血氧饱和度偏低;CT检查是常规和有效的检查手段;动脉血气分析有助于诊断。

【预防】　采取多种有效措施,减轻和预防肺不张,保持麻醉期间肺功能稳定。

1. 麻醉前禁烟　禁烟 3 周后手术。

2. 麻醉前准备性治疗　有急性气道感染的患者,手术至少延期 1 周。经治疗待体温正常,气管内分泌物显著减少后方可进行手术。

3. 延期手术　术前发现有明显危险因素的患者,应延期手术,须经 1 周加强气道的治疗。

4. 体位排痰及训练　对于慢性阻塞性疾病,或慢性支气管炎患者,术前加强呼吸治疗,进行体位引流排痰,叩击胸部,以增强排痰能力,减少气道的梗阻,反复训练深呼吸和咳嗽,以增加肺容量。

5. 吸氧祛氮　全麻诱导前反复吸氧祛氮,降低缺氧的危险。使氮气降至<10%时,对术中、术后的肺不张的发生具有重要影响。

6. 术中加压吹张肺及保持气道通畅　应定期吸痰,定期吹张肺,避免长时间固定潮气量模式的通气。只有存在或即将出现低氧血症时才用纯氧。当以气道压 $30cmH_2O$ 吹张肺时,可使肺不张减少 50%,以 $40cmH_2O$ 压力吹张时,几乎可使所有肺不张均消失,且分流明显减少。

7. 应用低氧浓度混合气体　麻醉中用低浓度氧加溶解度低气体(如氮气),保持呼吸肌功能或使用复张手法,可在麻醉中及围术期减少或消除肺不张。主张吸入 40%氧气。可预防肺不张。

8. 严格掌握吸入麻醉禁忌证　凡有气道感染的患者,应禁用吸入麻醉,更不能使用对气道刺激性强的药物。

9. 禁用颠茄类药物　凡有气道感染的患者,麻醉前少用或不用颠茄类药物。否则使痰液变黏稠,不易咳出。

10. 选准拔管时机　拔管的时机应恰当,术毕患者清醒,咳嗽反射活跃,呼吸恢复良好,才拔管。拔管前要反复吸出气管内分泌物,病人先呼吸一段时间的空气,肺泡内有一定浓度的氮,避免纯氧吸入,可避免发生术后肺不张。

11. 术后加强护理　转运途中不要中断吸氧,送回病房、恢复室或 ICU 后,常规给氧,定期更换患者体位,鼓励咳嗽和早期离床活动。

12. 术后不用麻醉性镇痛药　术后少用或勿用麻醉性镇痛药。

【治疗】　麻醉中肺不张发生后,应积极处理,采取如下措施。

1. 诱发呛咳　鼓励患者咳嗽排痰,或用刺激方法诱发呛咳。

2. 解除气道梗阻　大块肺不张,可施行纤维光导支气管镜检查,明确梗阻部位和原因,吸痰或取出异物;或做支气管镜吸痰;或做清醒气管插管吸痰。清醒插管和吸引,将刺激剧烈呛咳,使深部的分泌物咳出。

3. 气管造口　分泌物多者,或昏迷患者,可做气管造口,便于反复吸引,减少气道无效腔量,有利于气体交换。配合雾化吸入祛痰药、抗生素、支气管扩张药等,可改善肺泡通气,控制感染,使痰液稀薄,容易吸出。

4. 正压机械通气　对通气不足患者,可用机械呼吸。当患者吸气时加压,有助于肺不张的恢复。以气管压 $30\sim40cmH_2O$ 复张手法,可用于全麻中有适应证的患者,使肺不张消失,分流明显减少。

5. 抗感染　根据药敏及痰培养结果,选用有效抗生素。

三、围麻醉期气道阻塞的防治

气道阻塞是全麻中最常见的呼吸系统并发症,并有威胁患者生命的严重后果。可发生在全麻各种方法及麻醉的各阶段中,处理比较困难,故应警惕。

(一)围麻醉期上气道阻塞的防治

【原因】　梗阻部位在喉头以上,可分为机械性及功能性。①舌后坠,麻醉诱导后意识消失,喉肌松弛,造成舌根下沉(后坠)阻塞气道;②口腔分泌物、呕吐物或血液的堵塞;③异物堵塞;④喉痉挛为功能性原因;⑤喉头水肿;⑥麻醉机活瓣机械故障,导管扭曲、受压致管腔闭塞,导管斜面贴着气管壁,吹胀气囊阻塞导管口等;⑦气管外肿块压迫。

【临床表现】

1. 呼吸困难　气体无法进入气道,呼吸困难呈吸气性、缺氧、发绀、喉鸣音。

2. 体检　鼻翼扇动,胸骨下切迹下陷和肋间隙内陷,吸气呈"三凹"征;前胸壁呼吸动度减弱,膈肌和腹肌强烈收缩。听诊有吸气喘鸣,高调或低调的呼吸音,严重者无呼吸音。全身麻醉下发生的气道梗阻,其症状不明显,故应密切观察,麻醉恢复期的护理更为重要。

【防治】　麻醉期间均可导致上气道的急性梗阻,预防为主,将头后仰,托起下颌;或置入口咽通气导管,通畅气道,防患于未然;一旦发现上气道阻塞,立即处理。

1. 除去阻塞原因　舌后坠时头后仰,托起下颌,或置入口咽通气管,纯氧吸入。必要时再次气管内插管,辅助呼吸。

2. 充分吸痰　彻底吸净气管内的分泌物、呕吐物或血液,静注颠茄类药物,或取出异物。将患者头转向一侧,有利于分泌物流出。

3. 纠正麻醉机械故障　活瓣不灵、导管扭曲等机械性梗阻。

4. 预防喉头水肿　一旦出现喉头水肿时,吸氧,严重时面罩下吸氧或加压辅助呼吸,静注地塞米松,雾化吸入,必要时行气管造口术。

5. 解除喉痉挛　若发生喉痉挛时,应立即停止麻醉和一切刺激,托起下颌,面罩加压呼吸,以改善缺氧。严重喉痉挛时,除正压机械通气吸氧外,必要时静注琥珀胆碱 10～20mg,气管内插管或行气管造口术控制气道。或无上述设备,必要时用输血粗针头行环甲膜穿刺给氧急救。

(二)围麻醉期中下气道阻塞的防治

【原因】　麻醉中下气道阻塞在喉头以下者,主要原因是由气管导管扭折、管斜面过长紧贴在气管壁上、分泌物、误吸、异物和支气管痉挛等引起。

1. 分泌物　气道的分泌物增多,误吸阻塞下气道。

2. 血液或脑脊液　颌面外伤、颅底骨折、插管损伤等,所产生的血液或脑脊液,流入下气道。

3. 呕吐、反流或误吸　呕吐物侵入下气道,可出现支气管痉挛、呼吸困难、心动过速等一系列症状,称为哮喘样综合征。

4. 支气管痉挛　为一致命性并发症。哮喘患者在麻醉中,可以因用吗啡、硫喷妥钠、筒箭毒碱、普萘洛尔及樟磺咪芬等药的组胺释放作用而诱发。也可因麻醉减浅、气管导管刺激,或导管插入过深刺激气管隆嵴等引起支气管痉挛。病人呼吸困难、发绀、缺氧、干鸣者。

【防治】　术前访视病人,询问病史,对存在气道高反应性的患者,术前尽量消除其症状;术前感冒患者,在感冒控制 3～4d 后再行择期手术。麻醉前给予较大剂量的阿托品(0.5～1.0mg),可减少唾液分泌,防止下气道梗阻。术前肺功能检查、哮喘患者的消炎、使用 β 受体激动药、支气管扩张药、吸入激素、吸痰,胃肠减压等,是预防下气道阻塞措施,仔细挑选合格的气管导管。同时麻醉中进行以下处理。

1. 减少诱导刺激　避免使用对气道有刺激性的吸入全麻药。气管插管时应行充分气管黏膜表麻。支气管内麻醉时,应使气管隆嵴处达到一定深度的麻醉,导管插入深度要合适,勿过深。

2. **不用禁忌药物** 术前问明哮喘病史,注意不用硫喷妥钠等禁忌药物。

3. **清理气道** 麻醉中经常及时清除、吸引气道内分泌物、呕吐物或血液,以解除梗阻。吸氧,气管内异物可用气管镜取出。麻醉前给予较大量的阿托品。

4. **保持气道通畅** ①给纯氧吸入;②加深麻醉;③给支气管松弛药,用阿托品 0.5～1mg 缓慢静注,或 0.1％肾上腺素 1ml 加于 5％葡萄糖溶液 10ml,或异丙肾上腺素 1mg 加于 5％葡萄糖溶液 50ml 缓慢静注,或氨茶碱 0.25g 缓慢静注,或氢化可的松 200～300mg 静注,有即刻佳效。发生支气管痉挛后,静注 1.5mg/kg 利多卡因或 2.5mg/kg 丙泊酚,应在表麻下气管内插管,辅助或控制呼吸,以纠正缺氧。控制呼吸时,静注琥珀胆碱 1～1.5mg/kg。

5. **静注肌松药** 气管内全麻时,可静注琥珀胆碱 1～1.5mg/kg,控制呼吸,加压给氧。

6. **针刺疗法** 配合耳针,取平喘、肾上腺及肺等穴位,以提高治疗效果。

四、围麻醉期肺误吸损伤的防治

麻醉中、后期发生呕吐、反流而发生肺内误吸胃内容物是常见的、严重的全麻肺部并发症,是非常危险的、致命的,其病死率高达 30％～60％。

【原因】 麻醉中、后期的呕吐或反流的胃内容物、大呕血和大咯血等,是误吸的常见原因。

1. **呕吐或反流的胃内容物** 多见于上消化道内容物潴留的患者。如肠梗阻、饱食后、急性外伤(胃排空延长)等;食管下端或胃幽门梗阻胃排空延迟的患者,即使术前禁食,也易发生反流误吸;孕妇、产科、儿科及颌面、口咽及鼻咽部手术施行全麻时止血不彻底,误吸发生率较高。

2. **大呕血** 口腔内积血及上消化道大出血、积血等误吸,为血液内致吐物质或化学物质作用于呕吐中枢的结果。

3. **大咯血** 误吸大咯血或肺内的脓痰;误吸肺包虫症内囊液和异物等。

【诱因】　以全麻诱导期发生最多,占 $20\%\sim60\%$ 不等;拔管前、后(咳嗽反射未恢复前)恢复期均有不知不觉的误吸发生。

1. 全麻诱导期和恢复期　此两期是麻醉的最危险时期,反流倾向增加,食管括约肌松弛症病人或因药物所致食管括约肌松弛及张力减低者,易出现呕吐、反流后造成误吸,发生率高,对麻醉的安全威胁最大。

(1)急性气道梗阻:诱导时发生气道梗阻,在用力吸气时使胸膜腔内压明显下降,及头低位的重力影响。

(2)麻醉诱导置导管刺激:诱导置导管或拔除气管导管时,刺激气道和触及咽喉后壁,诱发呕吐。

2. 麻醉过浅　麻醉浅时致呕吐中枢敏感,加之导管刺激诱发呕吐。

3. 胃肠道内高压　胃或十二指肠扩张或胃内压增高。

(1)胃充盈:术前进食或急腹症胃潴留等,未曾行胃肠减压。发生率是所有误吸人群中最高的。

(2)胃内压增高:腹内压增高的病人、或麻醉吞咽气体、面罩下加压给氧时氧被压入胃内、静注琥珀胆碱的肌颤不良反应、麻醉和手术刺激使肠管蠕动减弱、手术操作对上腹部的挤压等因素均可使胃内压增高。

4. 胃肠减压不当　胃管放的位置不合适,或胃肠道减压无效。

5. 导管气囊因素　气管导管插入后无套囊或套囊未充气或套囊破损等。

6. 麻醉气道管理失误　拔管前未吸干净咽内反流内容物等。

【临床表现】

1. 急性气道梗阻　误吸固态颗粒后,引起气道机械性梗阻而造成缺氧和高碳酸血症。在患者肌肉没有松弛时,呼吸困难,以呼气时更明显,迅速窒息。血压增高、脉速,晚期均呈下降、缺氧使心动减弱、心室扩张、室颤甚至出现反射性心搏骤停。听诊全肺满布啰音、喘鸣、泡沫痰。

2. 哮喘样综合征(Mendelson 综合征)　发生在误吸(胃酸)后不久或 $2\sim4h$ 。患者呈发绀、心动过速、支气管痉挛或呼吸困难等。

3. 吸入性肺不张　吸入物及支气管黏膜分泌物对支气管堵塞,由不完全性梗阻成为完全性梗阻,远端肺泡气被吸收后就出现肺不张。最易受累的是右下叶尖段。

4. 吸入性肺炎　气道梗阻和肺不张,以及 pH 低及化学性刺激或由厌氧菌引起肺炎甚至发生肺脓肿(详见本节五、围麻醉期吸入性肺炎的防治)。

【预防】　误吸量 3～30ml,或更多,误吸胃内容物量>25ml,且 pH ≤2.5,临床症状明显。预防措施如下。

1. 术前禁食水　术前禁食 6～8h,禁水 4～6h;小儿禁食 3～4h,禁水 2h。麻醉前置胃管,持续胃肠减压。

2. 麻醉前用药　麻醉前阿托品药量要重。

3. 饱腹手术预防误吸的措施　凡急症除急救手术外,饱食后均应推迟手术 4～6h。若不允许推迟手术时,则采取如下措施:

(1)麻醉前排空胃内容物:置粗胃管,将胃内容物抽吸干净。

(2)气管导管充气囊或周围充填纱条:机械性堵塞食管,严密分隔气道和食管。

(3)胃酸拮抗药:对误吸高危患者用药物提高胃液的 pH 和减少胃液的分泌。如用组胺受体阻断药西咪替丁口服。使 80%～90%患者胃液 pH>2.5,胃液量<20ml。可改善误吸症状,增加安全性。

4. 麻醉方法选择　对胃潴留误吸高危患者选用局麻、区域阻滞麻醉,可减少误吸发生率。选用全麻时清醒气管内插管,或应用压迫环状软骨后施行快速诱导,插管后立即将导管气囊充气。

5. 降低胃内压　对饱胃的误吸高危患者还可采用降低胃内压的方法:

(1)手术体位:采取头高足低进行诱导,但对活动性出血患者应禁忌。

(2)预注剂量:静注琥珀胆碱前先静注小剂量筒箭毒碱,或泮库溴铵,再静注琥珀胆碱,可减轻琥珀胆碱引起胃内压增高的作用。

(3)面罩吸氧不使胃内压增高:面罩下吸氧时不做加压呼吸。

(4)环状软骨加压:平卧位者,在诱导后,助手协助把环状软骨向后施压于颈椎体上,以闭合食管上口来预防误吸。

6. 麻醉用药得当　恰当选用诱导药物,使诱导力求平稳、敏捷,借助药物对呕吐中枢的抑制来减少误吸。如选用丙泊酚作为麻醉诱导和维持,术后早期可降低恶心呕吐发生率。

7. 加强麻醉管理　术中维持麻醉平稳,深浅恰当,胃管开放,随时吸引,及时追加肌松药。

8. 拔管时机恰当　咽喉反射未恢复前不能拔管。术终患者完全清醒、咽喉反射活跃、先吸干净咽部反流内容物后方可拔除导管。

【治疗】

1. 给氧和吸引交替进行　呕吐发生时,立即置患者于左侧卧位,头低 25°～30°,以利呕吐物流出。迅速建立人工气道,气管内插管后,发现口咽腔、气道内有胃内容物时,尽量吸净。间断吸引,辅助呼吸,或静注琥珀胆碱控制呼吸。

2. 纤维支气管镜检　气道有斑状、块状异物或蛔虫等误吸物时,用喉镜、气管镜或纤维支气管镜直视下取出。

3. 纠正酸中毒和补充血容量　适当补充血浆或血浆代用品。

4. 支气管扩张药　静注氨茶碱 0.25～0.5g,以解除支气管痉挛。注射时稀释,速度要缓慢。

5. 激素　可缓解支气管痉挛和减轻炎症,减少渗出液,改变毛细血管通透性,可给予氢化可的松 300mg,以后 100mg,每 6 小时 1 次;或地塞米松 10mg,以后 5mg,每 6 小时 1 次。合并支气管痉挛时可加大激素用量。用后很有益。可并用氯丙嗪 12.5～25mg 静注。

6. 防治感染　早用广谱抗生素治疗和预防厌氧菌感染。

7. 纠正低氧血症　吸入 100%氧。大量酸性胃液吸入肺泡,破坏了肺表面活性物质,使Ⅱ型细胞广泛损害,形成透明膜,导致肺泡萎缩,并增加肺内分流和掺杂静脉血。维持足够的 PaO_2,必须早用呼气末正压呼吸(PEEP)。大量误吸时维持机械呼吸 1～7d。

8. 气管内冲洗　对于反复吸引而不能吸净者,采用气管内冲洗,也叫肺灌洗。方法:选长 40～50cm、直径 2～3mm 中度软塑料管 2 根。经气管插管将两管分别按预定方向,插入左右支气管。尽量深插,直至不能再插入为止。一般可达下叶肺段支气管附近。然后将两管分别连接吸引器。先快速注入 5～10ml 生理盐水于气管内的同时,开动吸引器吸引。换气—冲洗—吸引—换气,如此进行反复冲洗。每冲洗一次后,用氧间断加压呼吸 2～3min,直至双侧吸出的液体为澄清液、双侧呼吸音清晰为止。吸引时双侧交替进行,并配合体位变化及叩击胸背,以利于吸入物的排出。

9. 对症处理　根据病情必要时可给强心类药和利尿药。

10. 硬膜外镇痛　硬膜外镇痛可减少肺部并发症发生率。

五、围麻醉期吸入性肺炎的防治

如上所述,吸入性肺炎是误吸的结果。系指经气道被误吸胃内容物或其他刺激性液体后所产生的化学性肺炎。尽管发生率很低,但一旦发生,严重者可有呼吸衰竭或 ARDS 致命危险。

【原因】 围麻醉期吸入性肺炎,发生率比常人高得多的是以下误吸高危人群。

1. 孕产妇 胃排空延长、增大子宫的推挤、腹内压增高、易反流和误吸后致吸入性肺炎。

2. 婴幼儿 误吸后吸入性肺炎发生率很高。与喉的保护性反射能力弱、腹内张力高、胃酸 pH<2.5、气道管理难等因素有关。发生于面罩吸氧麻醉者占 80%、气管插管吸氧占 20%。

3. 老年人 语气虚弱、反应迟钝和合并疾病更易发生吸入性肺炎。

4. 急症及"饱胃"者 急症患者误吸及吸入性肺炎发生率最高。饱胃患者,麻醉前多已有误吸,诱导期呕吐、误吸,苏醒期误吸均多。

5. 神志不清者 如脑血管意外、癫痫发作、酒精中毒、全身麻醉或镇静药中毒后,喉防御功能减弱或消失,异物即可被吸入气管;食管病变,如食管失弛缓症、食管上段癌肿、食管憩室等,食物不能全部下咽入胃,反流入气管;各种原因引起的气管食管瘘,食物可经食管进入气管。

【预防】 对误吸高危险者采取预防措施。

1. 禁食水 麻醉前禁食水 6～8h。小儿术前给予一定的糖水或果汁,术前 4h 禁食水。

2. 预防性用药 用药物来调节胃液 pH 和减少胃残留量,以减少误吸的危险发生。常用药物如下。

(1)甲氧氯普胺(胃复安、灭吐灵):20mg,术前 1～1.5h 口服,30～90min 显效。或 10～20mg,肌注。

(2)多潘立酮(吗丁啉):10～20mg,口服;10mg,肌注。促进胃排空,增强胃、十二指肠张力。

(3)西咪替丁:300mg,口服,术前晚及术晨各 1 次,或 200～600mg,静注,术前 1h。

(4)雷尼替丁(或奥美拉唑 40～80mg):150～300mg,术前晚和术日晨各口服 1 次。50～150mg,静注,术前 1h。

3. 术前胃肠减压 术前吸引排空胃内容物,降低胃内压。吸净胃内残留液量和食物残渣。

4. 压迫环状软骨 对术前危险人群施行麻醉、诱导给氧及气管插管时,压迫环状软骨于颈椎椎体上,闭合食管,防止误吸。或对饱胃病人采用清醒气管内插管,用 $1\%\sim2\%$ 丁卡因或 $2\%\sim4\%$ 利多卡因行气管黏膜表面麻醉,待气管插管成功后,即将气管导管套囊充气。或采取头高足低位诱导,可防反流。

5. 加强气道管理　对于需较长时间留置气管导管的患者,及时吸净咽部、声门下分泌物、减少雾化吸入凝胶中细菌可减少吸入性肺炎发生。发挥医师护士的作用。术毕完全清醒后才拔除导管。

【治疗】

(1)误吸后急救:同误吸处理。

(2)纤维支气管镜检明视下清除胃内容物及支气管冲洗。纠正低氧血症。

(3)激素:氢化可的松 200mg,静注,以后每 6 小时注射 100mg。地塞米松 10mg 静注,以后每 6 小时注射 5mg,应早期用。

(4)抗感染:早期应用广谱抗生素。

(5)呼吸支持:气管内插管和清理气道后立即实施 PEEP。使 SpO_2 ≥95%。

六、围麻醉期低氧血症的防治

围麻醉期血液中的含氧量低于正常值下限,即称缺氧或低氧血症。缺氧以 PaO_2 和 SaO_2 下降来反映。低氧血症是围麻醉期最具临床意义的常见并发症。PaO_2 正常值为 $83\sim103mmHg$。PaO_2 的高低主要取决于吸入气体的氧分压和外呼吸功能;同时静脉血氧分压(PvO_2,正常值为 $40mmHg$)则反映内呼吸功能的状态。低氧血症定义为 $PaO_2<60mmHg$($8kPa$)。

【分类】　分为 5 类:①低氧性缺氧,PaO_2 下降及弥散障碍;②低血红蛋白性缺氧,功能性血红蛋白减少引起;③循环性缺氧,心排血量降低所致;④组织中毒性缺氧,细胞摄取和利用不能;⑤需氧性缺氧,组织对氧需量激增。

【分型】　根据 PaO_2 高低将低氧血症分为轻、中、重 3 型。

1. 轻型　$80\sim60mmHg$,位于氧离曲线平坦部。

2. 中型　$60\sim40mmHg$,位于氧离曲线肩部。

3. 重型　$<40mmHg$,位于氧离曲线陡峭部。

【原因】 围术后期低氧血症的原因较多,归纳如下。

1. 通气量不足 麻醉前用药、麻醉用药等引起呼吸抑制、气道阻塞、气胸或肌松药的残余作用等。手术操作影响膈肌及高位硬膜外神经阻滞;阻塞性呼吸暂停(OA)或睡眠呼吸暂停综合征(SAS)等。

2. 肺部疾病 肺萎陷,或肺炎或慢性阻塞性肺疾病肺泡通气不足。

3. 吸入氧浓度低 吸入气内氧浓度低、高原和高空氧稀薄。

4. 体位不当 如手术体位不当影响呼吸运动而影响肺通气。

5. 麻醉后危险因素 麻醉后肺内右向左分流增多,肺顺应性降低。如 ARDS、肺不张、肺水肿、肺内血管瘤、支气管扩张、心衰、肝硬化等。

6. 胸腹部弹力绷带或广泛石膏固定 影响呼吸气交换量。

7. 胸腹部手术后伤口痛 术后剧烈疼痛使患者不敢深呼吸及咳痰。

8. 通气/灌注(V/Q)率异常 引起肺内分流,血液重新分布。多见于肺泡壁破坏或增厚,肺血管疾病,毛细血管床减少,肺动脉压改变等患者。

9. 手术后氧消耗增加 见于发热、寒战、烦躁、癫痫发作、腹膜炎和甲状腺危象。

10. 心排血量减少 心律失常、心肌收缩力减弱,低血容量,低温等,引起外周血管阻力和肺血管阻力增加,以致心排血量减少。

11. 弥散障碍 气血屏障加强,肺水肿、肺纤维化,间质性肺炎和肺栓塞等。

12. 麻药过量 术后仍有吸入麻药残余 0.1mAc 时仍有抑制作用,肌松药的残存作用,氧运载缺陷,贫血等。

13. 其他 红细胞携氧能力降低,如输库存血、自体血放置过久、血内红细胞中二磷酸甘油(DPG)三磷腺苷(ATP)含量下降,或碱血症等。

【临床表现】 包括高血压、低血压,心动过速、心动过缓,呼吸困难和心律失常,中枢神经系统抑制,或伴有兴奋的定向障碍。

1. 发绀 是判断缺氧的依据之一,但对发绀要具体分析。①患者无严重贫血;②毛细血管内还原血红蛋白>50g/L;③氰化物中毒或低体温时,发绀不明显;④照明不好,或轻度发绀,判断即带主观性;⑤非外周发绀;⑥荧光照明可改变对发绀的识别;⑦麻醉药作用于血管运动神经,而影响皮肤色泽和灌注;⑧血管收缩时,尽管 PaO_2 高,也可有末梢发绀。故不能只凭以有无发绀作为判断低氧血症的指征。

2. 中枢神经抑制　早期头痛、定向障碍。缺氧严重时则神志不清，终至惊厥。

3. 循环系统症状　早期脉快，血压升高。缺氧严重时，心率减慢，心律失常，血压下降。脑和冠状血管扩张，严重时毛细血管渗透性增加，引起组织水肿。

4. 呼吸系统症状　缺氧早期，呼吸深而快，晚期出现呼吸抑制，最后呼吸停止。

5. 麻醉反应　双侧颈动脉内膜切除后，患者可完全丧失对低氧血症的反应。

6. 血气分析　$PaO_2 < 60 mmHg$；$SaO_2 < 80\%$，是诊断低氧血症的迅速和可靠的方法。

【防治】　低氧血症的重点是预防。麻醉科医师在围麻醉期应加强对呼吸的监测和管理，防止低氧血症的发生，尤其对易感人群，如老年和小儿、胸腹部大手术、吸烟者及心肺功能障碍者的全麻手术应更加重视。具体包括以下几个方面。

1. 祛除病因　如气道梗阻，若病因不清则应积极寻找。

2. 加强呼吸管理　术中监测 SpO_2，早发现、早处理。术后掌握拔除气管导管的指征，加强留置气管导管的管理，解除支气管痉挛，保持气道通畅，吸出气道分泌物。

3. 呼吸支持疗法　氧疗可预防低氧血症及其并发症；一旦有低氧血症迅速、有效、高流量吸氧；发现通气异常，立即做辅助呼吸，严重时往往需要机械呼吸，采取正压呼吸。

4. 输液、输血　维持体液平衡等。

5. 早期活动和深呼吸　术后 24h 内在床上活动，如伸展四肢；在医护人员帮助下变动体位和翻身；早日取半卧位、坐位，床上活动，进行深呼吸运动，预防和减少肺部并发症。

6. 术后镇痛　有利于病人深呼吸和咳嗽排痰，改善通气功能，对胸腹部手术很重要。

七、围麻醉期高碳酸血症的防治

麻醉科医师在麻醉时呼吸处理不当，易致二氧化碳潴留或积存，使组织中二氧化碳量高于正常值高限，即称高碳酸血症。高碳酸血症以

$PaCO_2$ 升高来反映。$PaCO_2 > 50mmHg$ 被定义为高碳酸血症。

【原因】

1. 呼吸交换不足 通气不足所引起的原因有：①气道不畅；②通气低下或气体交换不足；③无效腔量增加；④麻醉机或呼吸器故障，如钠石灰失效或呼吸活瓣故障等；⑤呼吸肌功能与呼吸动作不协调；⑥肺内原有疾病：肺炎、肺水肿、支气管痉挛等。

2. 二氧化碳产生过多 换气功能障碍的严重肺组织损害，使 $PaCO_2$ 升高。

3. 中枢性呼吸功能不全或中枢神经抑制 ①原有病变；②神经外科手术；③残余麻醉作用、吸入麻醉药或麻醉镇痛药的作用。

4. 加重通气不良的因素 ①患者手术体位，如侧卧位开胸手术，肥胖，腹水等。②麻醉：麻醉药及肌松药的残余作用等。③手术：切口部位，手术操作，如腹内手术时不恰当的填塞，牵开器牵拉影响膈肌运动，伤口包扎过紧和急性胃扩张等。

当患者难以代偿以上情况时，$PaCO_2$ 升高。

【临床表现】 体内二氧化碳急性增加，会出现明显症状。

1. 呼吸系统症状 呼吸音洪大，次数增快，故每分钟呼吸量上升。当呼吸中枢被抑制时，说明严重二氧化碳血症，引起呼吸衰竭。吸气中二氧化碳含量 $> 10\%$。

2. 循环系统症状 心率增快，血压上升，末梢血管扩张。

3. 颅脑系统症状 脑血管扩张，CBF 量增加，痛阈提高，ICP 升高。先为头痛，吸气中二氧化碳含量 $> 30\%$，意识消失、惊厥，并渐进性昏迷，并出现二氧化碳麻醉（即肺性脑病）。

4. 呼吸性酸中毒 ①血 pH 下降，抑制心肌收缩力，pH 下降 0.5，心肌收缩力下降 50%，HR 减慢；②副交感神经功能亢进，血中儿茶酚胺升高；③低血钾；④低血钙等。

5. 血气分析 $PaCO_2 > 46mmHg$；$pH > 7.45$，是诊断高 CO_2 血症的可靠方法。

【防治】 高碳酸血症的预防重点是麻醉期间呼吸循环的监测和管理，确保气道通畅，避免麻醉期间缺氧和高碳酸血症；避免麻醉期间支气管痉挛及气道阻力增加；维持适当的麻醉深度和足够的肌松度；机械通气时预置好呼吸参数，维持良好的通气状态。一旦发生低氧血症，积极治疗。

1. **祛除病因**　去除高碳酸血症发生的病因。

(1)加速残余麻药的排出:吸入残余麻药时,用控制呼吸可维持正常的碳酸值,增加肺泡通气,加速吸入麻药的排出和缩短麻醉时间,一般能逐渐自然恢复。

(2)使用麻醉性镇痛药拮抗药:由镇痛药所致高碳酸血症时,静注纳洛酮 $0.2\sim0.4mg$ 拮抗,使患者立即清醒,呼吸功能恢复。但治疗后要严密观察患者,防止纳洛酮作用消失后,呼吸再度抑制。

(3)使用肌松药拮抗药:若为肌松药的残余作用引起,用新斯的明等拮抗药静注,以解除呼吸抑制和高 CO_2 血症。

(4)保持气道通畅:如麻醉机活瓣失灵或钠石灰失效,须予更换;气道堵塞,应予清除。

(5)加大通气量:若通气不足,可加大通气量,增加呼吸次数,使每分钟呼吸量上升,氧浓度也适当提高。

2. **预防二氧化碳排出综合征**　高碳酸血症病人急速排出 CO_2,使 $PaCO_2$ 骤降,所引起的低碳酸血症较一般低碳酸血症为重。过度氧气治疗对某些患者是很危险的。

(1)自主呼吸消失:呼吸中枢已适应 CO_2 的高兴奋阈值状态,一旦 CO_2 排出,正常的 $PaCO_2$ 已使呼吸中枢不适应。

(2)血压剧降: CO_2 排出,末梢血管张力消失及扩张,心排血量锐减,脑血管和冠状血管收缩,血压下降,脉搏减弱。

(3)心律失常或心搏骤停是最严重的并发症,要积极防治。

(4)脑缺氧:抽搐、昏迷。故对高 CO_2 血症的病人,要逐渐改善通气。

3. **消除高和低碳酸血症的危害**　高碳酸血症对机体产生危害,低碳酸血症的危害其实也不小。抢救高碳酸血症的方法多,成功率高;抢救严重低碳酸血症的方法少,成功率低。高碳酸血症与低碳酸血症的危害详见表 10-1。

4. **吸二氧化碳加氧疗**　吸氧时,加适当浓度的 CO_2,可以改善脑血流,预防术后肺不张及抑制呃逆。吸入 CO_2 后可增加呼吸深度及频率,通常用 $2\%\sim5\%CO_2$ 吸入时加入 $95\%O_2$ 内混合吸入。采用无重复吸入系统,氧流量 $8\sim15L/min$,每次吸入时间 $<10min$;行 CO_2 疗法时应监测脉搏、血压及呼吸,观察病人反应;严格执行和监测吸入 CO_2 浓度,$<$

5%;气道有阻塞的患者,吸氧忌加 CO_2。

表 10-1　高碳酸血症与低碳酸血症危害比较

高碳酸血症的危害	低碳酸血症的危害
① pH↓—组织酸中毒	① pH↑—组织碱中毒
② $PACO_2$↑—PAO↓—PaO↓	②氧离曲线左移—组织缺氧
③脑组织缺氧—乳酸酸中毒	③脑血管收缩—血流量↓—脑组织缺氧
脑血管扩张—血流量↑—脑水肿、脑	缺血—脑组织酸中毒
压↑—肺性脑病	④心排血量↓—冠状动脉血流量↓—心
④心率↑—心排血量↑—血压↑	肌缺氧—心律失常
⑤ 心肌缺氧 / 游离钙↑ ╲心律失常	⑤游离钙↓—抽搐
⑥肾血流量↓—尿量↓—电解质紊乱	⑥肾回收 HCO_3^- 减少—浪费 HCO_3^-
	电解质紊乱

第四节　围麻醉期凝血功能障碍与异常出血的防治

　　临床上,手术中凝血障碍和异常出血,是很常见的并发症。尽管与麻醉无直接关系,但有间接关系。因此,一旦术中出现异常出血,则应积极处理,确保病人术中安全。

　　【原因】

　　1. 血小板减少或功能缺陷　血小板功能不全或称血小板无力症的血小板功能遗传性疾病。若血小板计数低于 $150×10^9$/L,称为血小板减少症,若在 $20×10^9$/L,可自发性出血;$50×10^9$/L 左右时,手术创面有异常出血、渗血。故血小板为 $50×10^9$/L 视为手术的禁忌。手术前长期使用双嘧达莫、阿司匹林、苯海拉明、吲哚美辛类药等抑制血小板释放功能,使血小板功能异常而出血。药物对骨髓功能的抑制,各种恶性肿瘤的骨髓转移,均使血小板生成减少。脾功能亢进、尿毒症及药物过敏等,使血小板破坏消耗增加,也使血小板减少。

　　2. 凝血因子缺乏　血浆凝血因子缺乏或功能异常,可引起出血和出血性疾病。

　　(1)肝胆疾病:如肝病、梗阻性黄疸和肝硬化。

（2）广谱抗生素：如氯霉素和四环素类。

（3）维生素 K 缺乏：患者进食不足，致维生素 K 缺乏，可致凝血酶和 Ⅷ、Ⅸ、Ⅺ 因子缺乏。先天性因子 Ⅷ 缺乏，即为血友病 A 型，发生率约万分之一。因子 Ⅸ 缺乏为血友病 B 型，和血友病 A 型很难区分，因子 Ⅺ 缺乏为血友病 C 型，出血倾向的严重性与其血浆浓度有关。血友病是最常见的遗传性凝血因子缺乏症。

3. 血液 pH 对凝血机制的影响　如血 pH 为 7.5 时，凝血酶原时间为 100%；当 pH 为 6.5 时，凝血酶原下降为 50%；pH 为 8.8 时下降为 60%。缺氧和酸碱平衡失调、酸中毒高碳酸血症时，常见血管扩张、循环迟滞而出血。

4. 与麻醉有关的异常出血　深麻醉下易致血管扩张，渗血增多。氟烷、硫喷妥钠、恩氟烷、东莨菪碱等，有扩张血管的作用。静脉普鲁卡因麻醉可使凝血酶原时间延长，抑制血小板凝聚功能。低温延长出血时间，使手术区渗血增多。

5. 大量输血　手术中输血＞血容量 80% 时，可引起凝血障碍。其原因如下。

（1）凝血因子明显减少：库存血内凝血因子 Ⅴ、Ⅷ 和血小板均减少。

（2）毛细血管通透性增加：枸橼酸钠降低毛细血管张力，改变血管壁的通透性，并与钙结合使血内钙下降，钙是参与凝血全过程所必需的离子，同时库存血内钾离子多呈增高趋势。

（3）凝血因子丢失和消耗：失血丢失凝血因子，加之休克状态下，微循环衰竭，组织灌注不足、低氧、酸中毒等影响。

6. 弥散性血管内凝血（DIC）　如大量输血的原因所致短暂的高凝状态。

7. 肝损害　肝功能异常可导致凝血因子 Ⅰ、Ⅱ、Ⅴ、Ⅶ、Ⅸ、Ⅻ、ⅩⅢ 的合成障碍，特别是抗凝血酶 Ⅲ 减少。

8. 原发性纤维蛋白溶解　见于严重外伤和肺、胰腺和前列腺手术等外科手术时，大量组织激活因子进入血循环，使纤维蛋白溶解原转变为纤溶酶，以致发生纤溶。在肝损害患者，因灭活内源性纤溶酶原活化素能力下降，易致原发性纤维蛋白溶解。

9. 先天性凝血因子缺乏　如血友病 A 为多见，是渗血性出血的原因之一。

10. 围术期出血常见于

(1)局部因素:血管结扎不牢;血压升高致毛细血管压力增高等。

(2)合并出血性疾病:包括血小板异常、血管性病变、遗传性或后天性凝血因子缺乏等。

【预防】

1. 围术期出血及凝血功能评估 术前查凝血功能,有异常时,麻醉前充分评估,根据病因、病情予以积极治疗。功能恢复后再手术。必要时请血液医师会诊,对病情复杂的出血性疾病,商讨有效措施,以确保患者安全。

2. 积极抗凝治疗 急症手术,估计要有可能发生异常出血时,术前、术中应用促凝血药,如巴曲酶、抑肽酶、氨甲苯酸、卡巴克洛、酚磺乙胺、维生素 K、维生素 C 等药物。脾功能亢进患者要输注浓缩血小板等,为有效的措施。

3. 大量输库血后的措施 大量输入库存血时,要补充凝血因子,如补充输一部分新鲜血液或新鲜冷冻血浆(贮存时间<24h),或血小板是很重要的措施。同时要补充钙剂。

4. 成分输血 略。

5. 肝功能障碍患者手术前加强准备 肝功能障碍或行肝切除手术患者,应备新鲜血和新鲜冷冻血浆,补充维生素 K 治疗。必要时用抗纤溶药(EACA)和补充纤维蛋白原等。

6. 麻醉时保护患者出凝血功能 麻醉中免用加重出血的药物,慎重选用麻醉方法。静脉普鲁卡因麻醉不宜用于有凝血障碍的患者。全麻中需防止低氧和二氧化碳蓄积的发生,纠正碱中毒或酸中毒,操作要轻柔,减少麻醉操作引起的软组织损伤。特别是要注意预防损伤气管黏膜,形成黏膜下血肿而阻塞气道,以及硬膜外血肿。

7. 出凝血功能监测 措施很多,包括出血时间、凝血时间、血小板计数;毛细血管脆性试验、血小板功能检查、凝血过程及纤溶过程检查;体外循环手术期间及手术毕对激活全血凝固时间(ACT)测定等。监测重点如下。

(1)血压及脉搏:观察伤口出血、渗血情况,衡量出血总量,持续监测血压、脉搏。

(2)血红蛋白及血细胞比容:大手术时须监测血红蛋白和血细胞比

容,特别是出血性手术。

(3) ACT:CPB 术中异常出血,需每小时测 1 次 ACT,正常以500～600s 为准,ACT>130s 时,可追加鱼精蛋白适量。

(4)TEG(血栓弹性网):TEG 是估计血块形成的一种检查方法,可诊断血小板功能异常、DIC 和纤溶等促血质缺陷。

【治疗】

1. 针对出现异常出血原因处理

(1)加强通气管理:通气不足、高碳酸血症引起的广泛渗血,只需加强通气管理即可纠正。

(2)血管因素的异常出血选择药物治疗:毛细血管壁通透性增加引起的异常出血,可应用皮质激素、维生素 C、钙剂等。

(3)压迫或物理疗法:局部使用热盐水垫等湿敷,以减少出血。

(4)改变体位:预防手术野静脉淤血性出血。

2. 输入新鲜血　合理选用成分输血,输注血小板,并给予激素。

3. 补充凝血因子　可输入新鲜血浆、冷沉淀、凝血酶原复合物和维生素 K。必要时给予纤维蛋白原。

4. 补充钙剂　每输血 300～500ml,给予 10% 葡萄糖酸钙 10ml。

第五节　围术期恶心与呕吐的防治

围术期恶心呕吐(PONV)是最常见的麻醉并发症之一,近半个世纪,麻醉和手术有很大进展,但围术期 PONV 发生率没有大的下降。近年新麻醉药的应用、手术方式的改进、术后用药等,其发生率趋于下降,但发生率仍然很高,应引起重视。

【危害】　围术期 PONV 发生率为 24%～60%。绝大多数发生在术后 24h 内。严重 PONV 给患者带来有害后果。

1. 对患者精神和机体的影响　对患者造成的不良影响很大。

(1)精神不安和痛苦:严重 PONV 使病人处于极度的紧张状态,尤其是紧张焦虑的患者。凡经历 PONV 者永远不会忘记其极其痛苦的感受。

(2)窘迫:极为不适的主观感觉,从未有过的难受。

(3)疲劳:剧烈 PONV 使患者处于极度疲劳状态,影响恢复和护理质量。

(4)害怕再次手术:对外科手术进一步害怕,不愿令人厌恶的经历再现,对再次手术害怕、反感。

(5)预后不满意:经历术后严重 PONV 者,对手术的成功持怀疑态度。

2. 危险 PONV 引起的医学危险如下。

(1)影响伤口愈合:PONV 使腹肌产生强烈的收缩运动,甚至可产生肋骨骨折、上腹部缝线及伤口紧张、伤口裂开及切口腹疝;使头、颈、上胸部小血管内压增加,增加术后出血的危险。

(2)电解质紊乱及脱水:PONV 严重者可发生低血钾、低血钠和低血钠性碱中毒,以婴、幼儿和老年人易发。

(3)影响口服药治疗:患者口服药不能吸收,须改经静脉或肌注给药。

(4)营养障碍:不能经口摄入食物和液体,患者营养缺乏,伤口愈合延期恢复。

(5)消化系统损伤:剧烈 PONV 使食管损伤、撕裂出血(Mallary-Weiss 综合征)、食管穿孔(Boerhaave 综合征)等。

(6)下床活动延迟:PONV 使患者早期下床活动延迟,增加了深静脉血栓形成的发生率。

(7)误吸:胃酸误吸,导致气道阻塞,吸入性肺炎,严重者可致死。口腔内手术及意识抑制的患者尤应注意防止 PONV 发生误吸。

(8)触发心肺反射:PONV 导致心动过速和低血压等,严重者可致心搏停止。

3. 增加经济负担 PONV 患者增加了护理和住院时间及费用,增加了再次手术的机会。

【原因】 无论采取任何麻醉方式均可发生 PONV,PONV 的发生与患者、手术、麻醉及麻醉后多种因素有关。

1. 患者因素 PONV 与患者年龄、体型、嗜好、手术部位及手术方式等因素密切相关。

(1)性别和年龄:成年女性比男性发生率高 2~4 倍,且程度也较重。小儿较成人 PONV 发生率高 2 倍,<12 岁年长儿发生率比婴幼儿更高,>70 岁发生率低于年轻者。小儿易伴电解质紊乱和脱水。

(2)体型:肥胖患者比消瘦患者发生率高。

(3)有 PONV 史:有晕船晕车史、术前有恶心史、周期性偏头痛史及呕吐阈值较低的患者,容易发生术后 PONV。

(4)心理压力:焦虑,对手术有某种心理压力,心理压力引起内分泌改变,均会诱发 PONV。

(5)胃排空延迟:胃排空延迟时,PONV 发生率增加。包括胃肠道梗阻、幽门狭窄、胶原性血管性疾病(硬皮病)、内分泌疾病(糖尿病)、神经性疾病、肌病、尿毒症、颅内压增高、妊娠及术前焦虑、术前禁食不足、术前应用麻醉性镇痛药等。

(6)禁食时间过长:禁食时间过长可致患者继发性呕吐,尤其女性患者。

2. 手术因素　PONV 与手术部位、急诊手术等众多因素有关。

(1)手术部位 PONV 发生率有很大不同:普外手术中腹腔内的胃、肠、胆手术的 PONV 的发生率为 70%,腹腔镜检查 40%～77%,腹壁手术 15%;头颈部手术中,耳科听觉手术 47%,颈手术 25%～33%,牙科手术发生率较低;妇科手术子宫切除 65%～77%;骨科手术 41%;小儿科手术中小儿扁桃体摘除术 36%～76%,小儿斜视手术 40%～88%,常发生在术后 2h 内。二尖瓣置换术 67%;肾手术 63%等 PONV 发生率较高。

(2)急症手术:尤其是创伤患者,发生 PONV 率极高,因没有禁食。

3. 麻醉因素　麻醉是 PONV 的主要原因之一,与麻醉药的特性、麻醉深度等有关。全麻中,与 PONV 相关的重要因素是全麻药。

(1)经验和技术水平:有经验的麻醉医师施行麻醉时用药得当,麻醉深度满意,诱导和气管插管前,面罩控制呼吸方法正确,胃内气体少,患者 PONV 发生率低。

(2)麻醉前用药:PONV 与麻醉前用药有关。

①阿片类药:单用吗啡 10mg,作为麻前药时 PONV 发生率为 66.7%;阿芬太尼和苏芬太尼,PONV 发生率与吗啡相同。哌替啶的术后 PONV 发生率与剂量相关。儿童用芬太尼的为 60%。

②抗胆碱药:术前使用抗胆碱药有抗呕吐作用,用东莨菪碱 0.4mg 比阿托品 0.6mg 更有效。单用阿托品,PONV 发生率为 11.5%。格隆溴铵无中枢作用没有抗 PONV 效应。阿托品与吗啡伍用其发生率降低近一半,为 35%,哌替啶与阿托品伍用,PONV 发生率低于吗啡和阿托品合用。

③镇静药:咪达唑仑不影响 PONV,在 PONV 后,可用咪达唑仑处

理,达到充分镇静作用。

(3)麻醉药:麻醉药有致吐作用和阻断呕吐的作用。

①静脉麻醉药:硫喷妥钠和 N_2O 在妇科手术中,PONV 发生率为 12%。依托咪酯比硫喷妥钠有较高的发生率。氯胺酮有术后致吐作用,可引起 PONV。丙泊酚静脉诱导和维持时,PONV 发生率(18%)明显下降。咪达唑仑对 PONV 无明显影响。

②吸入麻醉药:高浓度 N_2O 易发生 PONV,因其刺激作用于中枢阿片受体、扩张胃肠道致肠腔容量增加、兴奋交感神经及中耳压力增高的缘故。

③挥发性麻醉药:目前常用的氟烷、异氟烷、地氟烷、七氟烷和恩氟烷的 PONV 发生率相似而较低,分别为 18.3%、19% 和 18.5%(恶心)、12.6%、11.5% 和 11.9%(呕吐),且与芬太尼合用时发生率增加。

(4)麻醉性镇痛药:吗啡、哌替啶、芬太尼、阿芬太尼为呕吐因子,在术前、术中和术后应用都可使 PONV 增加。

(5)肌松药:此类药一般不引起 PONV,但在使用新斯的明等拮抗药逆转神经肌肉阻滞时,PONV 增加。阿曲库铵和维库溴铵等半衰期短的肌松药,术后不用新斯的明拮抗,可显著减少恶心呕吐。

(6)气管插管及拔管:气管插管对咽喉部的机械刺激可引起呕吐反射,持续刺激可诱发干呕或呕吐,气管插管完成后,呕吐反射消失。拔管时 PONV 发生率高,仍为对咽喉部的刺激所致。目前有许多方法可有效地预防插管和拔管时 PONV 的发生。

(7)吸痰:麻醉恢复期、浅麻醉状态或清醒患者,吸痰易引起 PONV。

(8)麻醉方式:普鲁卡因及局麻药添加剂去氧肾上腺素、肾上腺素均增加术后 PONV 发生率;脊麻的 PONV 发生率为 21.1%;硬膜外阻滞平面高于 T_5,PONV 增加 3.9 倍。基础心率<60/min,呕吐发生率 2.3 倍以上;低血压使 PONV 发生率增加 1.7 倍。局部阻滞麻醉 PONV 发生率为 8.8%。

(9)胃管:经口或经鼻插入胃管抽吸胃内容物可降低术后呕吐,但胃管刺激咽喉部也可引起 PONV。

(10)麻醉药剂量及麻醉持续时间:麻醉药剂量越大,PONV 发生率越高。手术麻醉时间越长,PONV 发生率越高。麻醉时间持续 30～90min,PONV 呕吐发生率为 17%,若麻醉时间持续 150～200min,则

PONV 发生率增加至 46%,可能与麻醉药总量有关。

4. 术后因素　术前用吗啡和哌替啶及术中用芬太尼等都是对 PONV 影响的药物,其直接催吐作用一直延续到术后相当一段时间,通过增强前庭系统敏感性或抑制胃肠蠕动而起作用。除此之外,还有以下术后因素影响 PONV。

(1)术后疼痛:尤其术后的内脏痛或盆腔内的疼痛极易诱发 PONV。术后疼痛往往应用麻醉性镇痛药,可诱发 PONV。

(2)运动:术后主动或被动的活动可发生 PONV。有的患者从手术室用推车推移到病房时,常常发生 PONV。

(3)低血压及低氧血症:由各种原因引起的低血压与低氧血症都可发生 PONV。

(4)恢复期胃肠功能紊乱:腹部手术胃肠蠕动减弱是 PONV 的原因;恢复期胃肠功能紊乱也可致 PONV,尤其在患者开始进食时。

(5)首次进食:胃肠功能恢复后,首次进食可致 PONV,尤其是首次快速摄入较多的食物和液体时。

(6)心理因素:临床上常是一人呕吐,另一人也呕吐,其现象说明心理因素在 PONV 中也起作用。

(7)眩晕:术后眩晕时多伴有 PONV。

【防治】

1. 非药物预防措施　非药物防治 PONV 的新进展如下:

(1)适当禁食禁水:麻醉前、后禁食禁水 4～6h,但防过度,因过度禁食后胃内容物量反可增加。

(2)减少术后移动:避免手术结束立即转运,应保持轻度活动、过床应避免过度动作。

(3)减少咽部过度刺激:对于清醒患者,应避免对喉部过度刺激,咽喉部吸引最好在肌松药作用恢复前进行,气管内导管如有可能尽早拔除。避免放置口咽通气路。

(4)尽量减少胃胀气:祛氮面罩加压给氧时方法正确,同时助手辅助对胃部适当加压,避免氧气进入胃内;给肌松药后充分给氧,减少插管前呼吸暂停时间,N_2O 在麻醉中不宜使用等,以减少术后 PONV 的发生率。

(5)维持呼吸循环稳定:呼吸循环不稳定可导致缺氧和低血压,引起 PONV;维持呼吸循环稳定,避免低氧血症、低血压后就可避免 PONV

发生。

(6)适当术后镇痛:选择适当的镇痛药、给药途径及给药剂量,如用自控镇痛就可减少 PONV。术后应用麻醉性镇痛药时应加用止吐药。

(7)针灸:针灸可防治围术期 PONV。尤其对顽固性 PONV 效果较好。

(8)优选麻醉药物:选用 PONV 发生率低的麻醉药物,如丙泊酚等。

2. 药物防治　抗呕吐药是防治围术期 PONV 的主要方法。其选择范围如下。

(1)麻黄碱:0.5mg/kg 静注,有明显止吐作用。

(2)抗胆碱药:术前使用阿片类药物,应同时使用阿托品、东莨菪碱。格隆溴铵也有好的抗呕吐效果。而东莨菪碱抗呕吐作用不是很好。

(3)抗组胺药:异丙嗪预防呕吐有效,但致麻醉苏醒延迟,又致老年人口干及谵妄。赛克力嗪(Cyclizine)用于防治围术期 PONV 作用时间短(4h)、效果好;尤适用于麻醉前预防性给药,术前或术毕各口服 50mg。

(4)吩噻嗪类药:因其拮抗多巴胺受体(D_2)而起镇吐作用,有锥体外系不良反应。丙氯拉嗪(Prochlorperazine)及奋乃静(Perphenazine)的镇吐作用比氯丙嗪更有效,常用。老年人易引起锥体外系反应,奋乃静用于妇科小手术时易发生躁动。

(5)丁酰苯类药:氟哌利多广泛用于 PONV 的治疗,镇吐作用为氯丙嗪的 700 倍,预防镇吐作用比甲氧氯普胺(灭吐灵)强,静注 5mg,口服或肌注 10mg。静注 5~8min 生效,最佳持续时间 3~6h,有延迟性锥体外系不良反应。氟哌利多和多潘立酮都用于防治 PONV。

(6)苯胺类:甲氧氯普胺为非特异性的外周和中枢的多巴胺受体阻滞药,广泛用于防治 PONV,特别是术后 PONV 效果好,0.15mg/kg 静注,术后 PONV 显著减少;麻醉诱导前 15~30min,静注 10~20mg。

(7)5-HT$_3$ 受体阻滞药:昂丹司琼(枢复宁)可有效地防止 PONV。诱导前 1h,麻醉后 8h 和 16h 各口服 8mg,本药不影响复苏时间;或4~8mg 静注,也可与生理盐水或 5% 葡萄糖液或林格液配伍应用,缓慢输注。

(8)联合用药:提高效果,减少单剂用量和不良反应,目前多用甲氧氯普胺与氟哌利多,甲氧氯普胺与昂丹司琼联用,效果更好。

第六节　围麻醉期寒战的处理

【原因】　麻醉中、后期寒战是一种常见的并发症,其发生机制尚未清楚。其发生与下列因素有关。

1. 患者因素　患者高度紧张。男性高于女性,择期患者高于急症手术,青壮年高于老年和少儿。

2. 体温　患者高热前或已有高热。

3. 外界温度　室温过低,或输入大量冷库血,或大量冷液体,或手术操作中为冲洗体腔而倾入大量冷盐水,或冲洗切口皮下时,冷盐水溢在手术床上,患者被浸泡在湿凉敷料中,使体温下降而出现冷反应。

4. 局麻药早期中毒反应　包括药物蓄积、药物变质和污染等原因。

(1)药物蓄积作用:局麻药用量过大或反复多次应用,导致药物蓄积,出现早期的中毒反应,严重抽搐。

(2)药物变质或污染:局麻药变质或污染,早期中毒反应发生率更高,出现面部、上胸部或上肢的局部寒战。

5. 热原反应　输血输液的热原反应。术中输血可增加寒战的发生。

6. 麻醉因素　全麻过浅。使用吸入挥发性麻醉药的患者中容易出现寒战。或椎管内麻醉阻滞平面过高,血管扩张面大,散热增多。

7. 麻醉寒冷反应　如低温麻醉出现的寒冷。

8. 低氧血症　术中、后低氧血症等。严重时发生抽搐。

9. 手术因素　手术时间越长,寒战的发生率越高。

10. 麻醉前用药　麻醉前使用抗胆碱药、咪达唑仑等可减少寒战的出现。术前给镇痛药的患者,寒战的发生率高于不给镇痛药的患者。

【防治】　围术期注意对患者的保暖,避免不必要的身体暴露。寒战使机体氧耗量增加、二氧化碳生成量增多,从而导致低氧血症、低混合静脉血氧饱和度、乳酸中毒,使每分通气量增加,心排血量增加,眼压增高,会增加病人的恐惧感,术中出现寒战还会影响手术操作。一旦出现术中寒战,必须分析原因,进行有效的处理。

1. 祛除病因　要针对以上原因进行不同处理。如解除患者思想顾虑,预防机体降温,保暖,冲洗伤口时不使用冷盐水(用温盐水),保暖可以减轻寒战的程度。并注意防止冲洗液外溢在手术床上,固定肢体,对输液输血反应的处理等。

2. 充分吸氧

3. 药物治疗　用药物可对寒战进行有效的治疗。

(1)镇静药:苯巴比妥钠 0.1g,肌注。

(2)安定药:异丙嗪 25mg 静注;咪达唑仑 5～20mg 静注。

(3)阿片类药:哌替啶 25～50mg 肌注或静注。或芬太尼 0.05～0.1mg 或舒太尼 5μg 肌注或静注或曲马多 1～2mg/kg 静注均为治疗寒战最有效的药物。

(4)钙剂:10%葡萄糖酸钙 10ml 静注。氯化钙也可用于寒战。

(5)地塞米松:5～10mg 静注。

(6)硫酸镁:1.25～2.5g 静注。

(7)α_2 肾上腺能受体激动药:可乐定 2～5μg/kg,输注 3h 以上,或静注 4min 有效。

(8)5-HT 受体拮抗药:酮色林(Ketanserin)10mg 静注,10min 内 95%寒战及 PONV 患者有效。

(9)抗过敏药:盐酸苯海拉明 20～40mg 静注或肌注。

(10)肌松药:维库溴铵 0.1mg/kg 静注,或阿曲库铵 1.0～10μg/(kg·min)输注。

4. 顽固性寒战　经以上处理无效时,可用 2.5%硫喷妥钠 3～10ml 静注,或辅以小量肌松药静注,辅助呼吸或控制呼吸。

5. 中枢兴奋药　中枢兴奋药可有效地治疗麻醉后期寒战。

(1)多沙普仑:1.5mg/kg 静注,加快大脑皮质从麻醉药抑制中恢复,并由此建立对脊髓反射的正常,控制成功率高。

(2)哌甲酯(利他林):20mg 静注,有效率 95%。

硬膜外麻醉出现寒战时,用哌甲酯 20mg,或 γ-OH 2.5～5g,或氯胺酮 20～50mg 静注有效。

第七节　吸入麻醉药引起的术后躁动防治

术后躁动也有称为恢复期躁动(emergence citation)。是患者在术后清醒期发生的无意识的烦躁、易激惹,伴有剧烈肢体乱动等。通常在术后 30min 内为高发期,大多可以自行缓解。多见于儿童和青少年,患者在无意识状态下发生的躁动极易造成自体伤害,需要医护人员强制保护。

　　具体的机制尚不明确。很多因素都能引起术后躁动,如耳鼻喉科和眼科的手术、疼痛、气道梗阻、年幼、无手术史、术前焦虑、手术时间等均为术后躁动的危险因素,还包括使用吸入麻醉药。

　　研究发现七氟烷比氟烷发生躁动的概率高。和异氟烷相比,七氟烷引起躁动的概率高而且持续时间长。其他吸入麻醉药如地氟烷也有发生术后躁动报道。有人在麻醉维持期间将七氟烷更换成丙泊酚后发现能够减少术后躁动的概率。也有报道联合使用笑气可以降低七氟烷浓度,因此降低躁动的发生率。有报道术后躁动可能是快速苏醒对中枢的影响导致中枢神经递质如血清素、多巴胺和乙酰胆碱等失衡,从而产生肢体抽搐等术后行为的改变。有人观察脑电图发现七氟烷、地氟烷和异氟烷在麻醉中产生的脑电图变化与氟烷不同,推测吸入麻醉药物对中枢神经系统的影响存在差异,七氟烷和地氟烷可能是引起躁动的一种触发因素,也是吸入麻醉药引起不同程度躁动的原因之一。

　　药物预防和治疗术后躁动的效果目前尚有一定争议。有研究发现术前给予咪达唑仑后使用七氟烷虽然延长恢复时间但可以减少术后躁动。其他的药物包括口服氯胺酮(6mg/kg)和纳布啡(0.1mg/kg)等。使用 α_2 受体激动药,如可乐定和右美托咪定(0.15～1μg/kg)也能预防和减少术后躁动,原因可能与减少去甲肾上腺素分泌,从而促进 GABA 系统抑制作用有关。

　　目前没有单一因素能确定引起术后躁动,因此针对不同的病因,应当采取多模式的预防和治疗措施。其他药物治疗还包括使用阿片药完善镇痛、非甾类体抗炎药、笑气和丙泊酚等。在苏醒期避免激惹,保持体温和充分氧合,必要时家属陪伴等,均可以减少术后躁动及其相关并发症。

第八节　围手术期低体温的防治

　　在硬膜外和全身麻醉中发生的急速的低体温很常见也很难治疗,因为它很大程度上是由体内热量的重新分布引起的。尽管如此,可以通过在麻醉诱导前对皮肤和外周组织采取保暖、加温等措施,缩小中心与外周的温度阶差,从一定程度上进行预防。

【低体温的预防】

1. **术前做好评估** 术前根据患者的年龄、病情,手术种类、胸腹腔暴露的面积,手术时间及皮肤的完整性(如烧伤、皮炎、皮疹、压疮等),评估手术期间是否有体温下降的可能以及其下降的程度。

2. **落实保暖措施** 无论采用何种麻醉方式,均应建立患者体温监护,制订保温措施。在患者进入手术室前 15min,将室温控制在 22~24℃(主要方法是启动空调系统控制室内温度),施行麻醉或消毒皮肤时,则调至 25~28℃。室内温度是体热丢失的关键因素,因为其决定体热通过皮肤及手术部位辐射、对流、传导及蒸发的速度。

3. **体表加温** 体表加温大约 90% 的代谢产热经皮肤丧失,因此减少皮肤散热是体温保护中的重要环节,有被动隔离和主动加温两种方法。

(1)被动隔离:隔离可显著减少辐射、对流导致的散热。单层隔离可减少皮肤失热 30%,但即使是最好的隔离材料也很少能将热损失减少到 50%。增加隔离层的数量只能使热量损失轻微地减少,原因是覆盖物本身的作用较小,大部分热量是通过皮肤与覆盖物之间的静止空气层保存的。隔离保温的能力与覆盖的体表面积直接相关。

(2)主动皮肤加温:主动加温比被动隔离能更好地维持正常体温,其效果与皮肤面积呈线性关系。循环水床垫是经典的术中主动加温装置,但因为约 90% 的代谢产热是通过身体前表面丧失的,所以其效率有限。充气加温装置由电热充气装置和温毯组成,其通过两种机制加温:屏蔽辐射和对流。充气加温可以向皮肤表面传导 30~50W 热量,同时被动隔热将皮肤的散热能从 100W 降至 70W,因此远比单纯被动隔热和循环水床垫有效,对四肢加温比对躯干更有效。电热毯与充气加温效果相似,其效率极高,而且产生的热量绝大部分传给患者,故尤其适用于院外急救。但需要电源供电,在一定程度限制了其应用。辐射加温器使用特制的白炽灯泡或热源来产生红外线。其主要优点是加温器与患者不接触,而其他所有体表加温装置必须接近皮肤表面,因此它是适合新生儿监护病房和儿科手术。也可通过将热水袋放置在血流丰富的部位(如腋窝)来为患者加温,但这种方法既缺乏效率又危险,对手术患者应该禁用。

4. **内部加温方法**

(1)使用输液加温装置可以减少热量损失:输入 1 单位冷藏血液或 1L 室温下的晶体溶液会将平均体温降低约 0.25℃。但输入的液体明显高于体温也不安全,所以其保温作用有限,并不能替代皮肤隔热加温,单独应用不能维持患者正常体温。

(2)热量-水分交换滤器(人工鼻):可以将大量的水分和热量保留在呼吸系统中。不足10%的代谢产热是通过呼吸道丧失的,用于吸入气体加热和加湿,其中加湿需要2/3的热量。因为气道失热占总失热量的比例很小,所以气道加温、加湿对维持体温的效率较低。

(3)有创加温装置:包括腹膜透析和动静脉分流加温,其中最有效的是体外循环,但无法用来预防和处理围手术期轻度低体温。

(4)输注氨基酸:可以引起代谢产热升高,还可以缩短住院时间,这可能是由于氨基酸改善伤口愈合和肠道功能的结果。

(5)冲洗胸、腹腔的液体也应适当加温,避免冷冲洗液带来的低温反应。此外,机械通气患者应注意吸入气体湿化和加温,这时加温的水溶增湿器比加热和湿气交换装置更有效。

【低体温的治疗】　复温措施包括体表复温法与中心复温法。

1. 体表复温　采用体表复温法可能导致外周循环衰竭,其发生机制主要是机体浅层和中层已复温,而心脏仍未复温,以致不能搏出足够的血液以供应外周组织的需要。同时外周血管由于加温而扩张,部分血液淤滞于扩张的外周血管内,使有效循环血容量进一步下降。体表复温常用的方法有:热水溶、热水瓶、热水循环毯、电热毯等。其中空气对流使电热毯可能是最常用的方法。在正常情况下,空气对流式加热毯与辐射加温或液体循环式加热毯相比,能提供更多的热量。

2. 中心复温　即用各种方式使机体中心温度先恢复正常,特别是使心脏的温度和功能先恢复正常,中心复温法热输送率高,效果好。常用的方法有体外循环、腹腔灌流、肠道灌流、静脉输液、透热疗法、呼吸道复温法等。

(1)体外循环加热法:是将血液由静脉导出,经氧合和热交换后从股动脉回输到血液循环。这也是目前使患者中心温度恢复正常最为有效的方法,实施时需要对患者实行肝素化。

(2)用温热的等渗溶液进行腹腔灌流(膜透析):是目前常用的一种中心复温方法。救治体温过低患者时用40～42℃的等渗溶液进行腹腔灌流,将热量传导到肝、肾、肠系膜等,通过横膈还可将热量传导到心脏和肺,使心脏的温度尽快恢复,这种方法相对比较简单,但要回收到足量的液体有时比较困难。

(3)静脉输液法:就是从静脉输入加热液体,适用于需要大量液体复苏的患者。晶体液可用水溶或微波加热,一般在输入时液体的温度为40℃;对于重度低体温的患者则宜采用体外循环,这是最有效的一种复温方法。同时,体外循环还可对心搏骤停的患者提供循环支持。

第11章　重症抢救与复苏

第一节　急性呼吸窘迫综合征抢救

成人急性呼吸窘迫综合征（adult or acute respiratory distress syndrome，ARDS）是一种继发于其他器官、广泛性肺损伤等袭击后所出现的以肺功能损害、气体交换功能障碍、进行性呼吸困难、严重低氧血症为其特点的急性呼吸衰竭综合征。本征与婴儿呼吸窘迫综合征颇为相似，故以急性（acute）代替成人（adult）而用此名。以区别于婴儿呼吸窘迫综合征。由 Ashbaugh 等于 1967 年创用此名称。ARDS 为急性肺损伤，是ICU 常见而难治的重症。近年呼吸支持疗法及全身支持疗法的应用提高了患者的生存率，使 ARDS 早期治疗的病死率有明显下降，但晚期病死率仍高达 50%～80%。早期诊断、早期治疗，是降低其病死率的关键。麻醉科医师必须掌握 ARDS 的发病特点、临床表现及抢救措施。

【病因和诱因】

1. **血管活性物质**　在创伤、休克和感染等原因下，大量有害的血管活性物质进入肺血管床，包括细菌毒素、坏死组织碎屑、蛋白代谢产物和病理情况下所释放的各种血管活性物质等，进入血循环。肝巨噬细胞系统（RES）功能又低下，丧失了屏障功能，致使上述毒物和血管活性物质到达肺循环。引起肺部血管痉挛性收缩，或舒张淤血，渗漏严重，肺重量增加，并引起支气管收缩致通气困难。常见血管活性物质如下。

（1）5-HT：使肺血管普遍痉挛收缩，肺动静脉压和 PCWP 均升高，肺充血水肿，全身血压却下降。

（2）组胺：经肥大细胞释放大量组胺，加重肺损害和支气管痉挛。

（3）激肽：引起平滑肌收缩，血管扩张，毛细血管通透性增加，导致血管内皮损害，是肺损害的重要因素。

(4)呼吸抑制:导致肠源性毒素和胰腺缺血坏死释放的蛋白酶、磷脂酶进入肺循环,而引起严重后果。使肺血管床痉挛,淤血渗漏增加,且能直接破坏肺表面活性物质活性。细菌内毒素和休克时的溶酶体酶增多,也有相当的血管活性作用。

(5)其他活性物质:如前列腺素、补体、纤维蛋白降解物等异常释放,均会加重肺损害。

2. 直接肺损害的因素　有毒气体吸入或误吸等都是 ARDS 的诱因。

(1)毒气吸入:导致肺泡壁及毛细血管损害,出现肺泡出血、炎症、水肿,纤维蛋白沉着,肺泡膜增厚,透明膜样变,肺表面活性物质更迭障碍,肺不张等非特异性反应。$FiO_2 > 0.5$,若长期吸,且又干燥,或吸入高浓度($> 40\%$)氧,$> 48h$,大多数发生氧中毒,导致肺损害。又如工业烟雾、战争化学毒剂、农药等有毒气体。

(2)误吸:误吸胃内容物,$pH < 2.5$,肺野内的 I 型肺泡细胞坏死,毛细血管内膜损害,血浆内容物渗入肺泡和间质,肺泡表面活性物质失活,导致弥散性肺泡萎陷。

(3)淹溺:误吸淡水、海水或污水后,不仅直接引起肺损害,还引起循环血量的超荷、严重肺水肿,接近溺死者常并发 ARDS。

(4)急性放射性损伤:肿瘤放疗后 1～3 个月,因肺泡上皮和血管内皮的直接损害,可发生 ARDS。

3. 血循环灌注失常　血循环灌注失常诱发 ARDS。

(1)肺灌注不足:休克时,肺处于低灌注状态,血管活性物质增多、血浓缩、酸中毒等改变,以及凝血激活因素等,促进了 ARDS 发生。

(2)输血时微粒被输入:输血未用标准滤器,纤维蛋白微栓及红白细胞破坏碎屑输入体内,滞留在肺毛细血管床中。这些微粒引起肺循环的严重损害。创伤、骨折等可使肺部发生广泛性脂肪栓塞、肺水肿。产科羊水肺栓塞有机械性阻塞作用,也有大量血管活性物质引起毛细血管和支气管痉挛。异型血输注时的溶血反应后期也易导致 ARDS。

(3)输液过量:显著的体液正平衡,逾量输液的超荷助长 ARDS 的渗出趋势。

(4)CPB 因素:CPB 心肺转流后,心血管手术 CPB 机转流时间过长,引起血液成分的破坏碎屑、灌流血量及灌注压过大等,均易造成肺血管损害,在已存有肺循环高压情况,或事先未确诊的动脉导管未闭等,转流后即易导致 ARDS。

(5)弥散性血管内凝血(DIC):全身性 DIC 与 ARDS 的诱因有相似之处。机体受侵袭应激时,脏器微循环痉挛,红细胞和血小板堆聚,形成微粒。肺部 DIC 明显时诱发 ARDS。反之,任何原因的 ARDS,病理上合并肺 DIC。两者互为因果,经常并存。

4. 其他诱发因素

(1)神经因素:严重颅脑损伤后常诱发肺水肿或 ARDS,这与下丘脑血管运动中枢的过度应激及交感神经末梢大量释出儿茶酚胺有关。周围血管阻力的增加,加重了肺循环淤血和渗漏。

(2)机械通气不当:使用的波形、压力、氧浓度、湿化不合理、回路内污染、PEEP 加压过高等因素,均易诱发 ARDS。通常被称为"呼吸机肺"(respirator lung)。

(3)特殊的全身疾病:如尿毒症、胰腺炎、晚期癌症、妊娠毒血症、癫痫持续状态、高中心静脉压所致的淋巴循环障碍等,易诱发 ARDS。

【病理生理】　ARDS 的病因各异,但病理基础是肺泡毛细血管损伤。

1. 肺高压　肺血管阻力增高是 ARDS 重要的病理表现。主要是多形核白细胞(PMNs,炎症细胞)在肺毛细血管内聚集。现知 ARDS 肺高压并不都有,但肺血管阻力都增高。ARDS 的气道峰压、气道阻力显著增高,胸肺顺应性显著下降。

2. 肺泡缺氧　粟粒性肺不张导致肺泡缺氧,肺淋巴循环随肺泡缺氧发生故障,肺淋巴滞留加重了肺泡缺氧。

3. 支气管系血流量减少　它是肺的营养供应线,亦是维持肺功能正常的必要因素之一。低血压、低血容量、贫血及缺氧等都可使支气管系血流量减少,导致肺功能异常。

4. FRC 减少　临床测定肺功能余气量(FRC)减少,肺顺应性下降。

5. 氧合改变　通气/灌流比值下降(V/Q<0.8)PA-aDO$_2$ 增大(正常值 10~20mmHg)。

【分期】　病情复杂多变,缺乏早期诊断指标。

1. 病程分期

(1)Ⅰ期:有轻度呼吸急促,突发进行性呼吸困难,并有呼吸性酸中毒。或血气异常,应怀疑 ARDS。

(2)Ⅱ期:周身及循环情况明显好转,但呼吸困难却进行性加重,低氧血症明显。

(3) Ⅲ 期：呼吸困难十分严重，吸入高浓度氧，PaO_2 改变不明显，$PaCO_2$ 仍然低，而乳酸浓度增加，体检现阳性体征，X 线胸片示两侧弥散性斑块状阴影，并随时间的延长而逐渐增多，直到融合成片状。

(4) Ⅳ 期：渐衰竭，呼吸吃力、不规则，严重发绀，$PaO_2 < 41mmHg$，$PaCO_2$ 及乳酸浓度增加，pH 明显下降，PEEP 通气也不能纠正缺氧，心律失常，最终心搏停止，病死率达 100%。

2. 国内分期标准

Ⅰ 期

(1)临床表现：①持续性自发性过度通气，呼吸频率 25～30/min；②肺部无阳性体征；③X 线胸片无阳性发现。

(2)实验室检查结果：①动脉血气分析 pH < 7.45 或正常；②PaO_2 60～70mmHg；③$PaCO_2 < 36mmHg$；④吸纯氧 30min 后 PaO_2 为 360～500mmHg，$PA-aDO_2 > 100mmHg$，或吸新鲜空气时 $PA-aDO_2 > 50mmHg$；⑤肺分流率为 7%～15%。凡具备临床表现中的 3 条和实验室检查中的 3 条，即可诊断。

Ⅱ 期

(1)临床表现：①呼吸频率 > 30/min；②吸气性呼吸困难；③发绀对一般氧疗无效，IPPB 后略改善；④肺部无阳性体征；⑤X 线胸片无异常。

(2)实验室检查结果：①动脉血气分析 pH > 7.45 或正常；②PaO_2 50～60mmHg；③$PaCO_2 < 30mmHg$；④吸纯氧 30min 后 $PaO_2 < 360mmHg$，$PA-aDO_2$ 进一步加大，> 200mmHg，吸入空气时，$PA-aDO_2 > 56mmHg$；⑤肺分流率 > 10%～20%。凡具备临床表现中 4 条及实验室检查中 3 条，即可诊断。

Ⅲ 期

(1)临床表现：①呼吸频率 > 35/min；②显著吸气性呼吸困难；③发绀于吸氧后无明显改善；④肺部出现捻发音或细小湿啰音；⑤X 线胸片出现网状或点片状阴影。

(2)实验室检查结果：①动脉血气分析 pH < 7.35 或正常；②PaO_2 40～50mmHg；③$PaCO_2$ 偏低或已有回升趋势；④吸纯氧 30min 后，$PaO_2 < 150mmHg$，$PA-aDO_2 > 200mmHg$ 以上；⑤肺分流率为 20%～25%；⑥动脉血乳酸盐含量 > 1.0mmol/L。凡具备临床表现中的 3 条及

实验室检查中的 3 条,即可诊断。

Ⅳ期

(1)临床表现:①呼吸频率＞40/min;②极度吸气性呼吸困难;③吸氧后发绀毫无改善;④肺部啰音多;⑤X 线胸片片状融合阴影。

(2)实验室检查结果:① 动脉血气分析 pH＜7.35;② PaO_2＜40mmHg;③ $PaCO_2$＞45mmHg;④ 吸纯氧 30min 后,PaO_2 仍＜65mmHg,血气分析 PA-aDO_2＞400mmHg;⑤肺分流率＞25％;⑥动脉血乳酸盐＞10mmol/L。凡具备临床表现中 3 条及实验室检查中 4 条,即可诊断。

【临床表现】　ARDS 并非单一肺器官的疾病,而是多器官功能不全综合征(MSOD)一个重要组成部分,可在原发病病程 24～48h 出现以下表现。

1. 进行性呼吸困难　其气道通畅,通气量高于正常,有的年轻患者,可吸 5000ml 气体,但仍感"气不够用"。缺氧很明显,发绀也呈进行性。

2. 吸气性呼吸困难　呼吸困难呈吸气性的,叫吸气性窘迫。患者体位不像哮喘病那样弯腰喘息,常挺胸吸气。吸气"三凹征"。

3. 呼吸频率加快　＞28～40/min。呼吸无效腔增加,若无效腔量/潮气量(V_D/V_T)＞0.6,提示需机械通气。

4. 缺氧　不论通气量多大,仍有缺氧。病人呼吸的深度比气管炎或肺实质性炎症显著加深,血气分析 PaO_2 显著降低,$PaCO_2$ 显著增加。早期 $PaCO_2$ 明显下降,呼吸性碱中毒。

5. 氧疗难以纠正低氧血症　一般氧疗,再高的氧流量也难以纠正顽固的低氧血症。

6. 肺顺应性　降低。按公式计算动态肺顺应性(Cdyn),对 ARDS 诊断、判断疗效有意义。$Cdyn = \dfrac{V_T}{最大气道内压-呼气末正压}$

7. 胸片示弥散性肺浸润　无其他阳性体征。

8. 缺乏特别有效的防治措施　ARDS 治疗是 ICU 病房最棘手的治疗问题。

9. 治疗新进展　尽管呼吸疗法、支持疗法不断改进,病死率一直波动在 50％～80％。近年来,随着人们对其病理生理新认识的加深,以及分子生物学和免疫学的进步,出现了限制潮气量的呼吸机通气法等一些有前途的新疗法进展。

10. 有原发病　继发于严重创伤、严重组织损害、休克、严重感染、严重消耗和恶性肿瘤等原发病。该症命名和诊断上最好写清其原发病和病程阶段较为全面。如肠坏死中毒性休克并发 ARDS 第Ⅲ期。又如坏死性急性胰腺炎中毒性休克并发 ARDS 第Ⅲ期。

【诊断】

1. 欧美诊断标准　目前多采用 2012 年"柏林定义"对 ARDS 做出诊断。

(1)起病时间:呼吸窘迫急性发作。已知临床病因后 1 周内或新发原有呼吸症状加重。

(2)缺氧程度:①轻度,$200mmHg < PaO_2/FiO_2 \leqslant 300mmHg$,PEEP 或 CPAP$\geqslant 5cmH_2O$,轻度 ARDS 组中可能采用无创通气;②中度,$100mmHg < PaO_2/FiO_2 \leqslant 200mmHg$,PEEP$\geqslant 5cmH_2O$;③重度,$PaO_2/FiO_2 \leqslant 100mmHg$,PEEP$\geqslant 5cmH_2O$。若所在地纬度高于 1000m,应引入校正因子计算 $[PaO_2/FiO_2(气压/760)]$。

(3)胸部影像:即胸片或 CT 扫描,可见双侧阴影且不能完全用胸腔积液解释、肺叶/肺萎陷、结节。

(4)肺水肿:其原因不能通过心衰或水负荷增多来解释的呼吸衰竭,如果没有危险因素,就需要客观评估,排除静水压水肿。

2. 中国诊断标准　(1997 年,长春)

(1)病史:有 ARDS 的病因和诱因,即有创伤、休克和严重感染等病史。

(2)症状:起病突然,出现难以解释的进行性吸气性呼吸困难,f>(20～25)bpm。

(3)氧合障碍,不论 PEEP 多大,$PaO_2/FiO_2 < 200mmHg$,$PaO_2/FiO_2 \geqslant 300mmHg$,考虑 ALI。

(4)X 线胸片示双肺纹理增多,边缘模糊,斑片状或大片状密度增高影等间质性或水疱性水肿、浸润影。

(5)肺动脉楔压$\leqslant 18mmHg$,或无急性左心功能不全的临床证据。

【预防】　病因不清,预防较困难。可以通过对休克病人恢复正常循环动力学,特别是避免低灌注状态过久,消除血液中各种血管活性物质、凝血酶、内毒素和颗粒物质;重视操作常规,在无菌及无感染方面尽量避免发生问题。其要点如下。

1. **避免低渗性失衡状态和组织低灌注状态**　休克治疗过程中,应避免使病人处于体液过分的失衡状态,避免低渗性失衡状态和微循环低灌注状态。否则对肺的功能极为不利。

2. **尽早呼吸支持管理**　对创伤、休克、严重感染、重病患者及大手术后患者应及早支持管理和改善其呼吸情况。避免长期吸入高浓度的氧。

3. **加强营养支持**　经常使患者保持良好的营养状态。

4. **减轻腹胀**　外科患者应避免腹胀,消除术后腹胀。

5. **经常变换病人体位**　以减轻肺内血液的淤滞。

6. **对骨折者早期固定**　有助于恢复活动,防止脂肪栓塞发生。

7. **大量输血时采用微孔滤器**　滤弃其中微粒。或输血量>5L 后,补充浓缩血小板(或新鲜全血)时可免用滤器。

8. **彻底清创**　对肢体的严重挤压伤、炸伤、广泛的皮下创伤等,应及时清除坏死组织,必要时 12~24h 内再次清创处理。对于坏死肠段和肢体不应勉强保存,否则往往会造成严重后果。战时下肢炸伤、挤压伤常是诱发 ARDS 的典型损伤。

9. **防治各种感染**　良好的引流,切口延期缝合,局部清洗,合理使用抗生素等。但应避免所谓预防性地使用广谱抗生素。同时要遵循无菌护理原则。

10. **合理的药物治疗**　在危重患者,合理的药物应用可避免和预防 ARDS 的发生。

(1)血管收缩药:避免使用效能强烈的血管收缩药,尤应避免长期使用。

(2)肝素:创伤后若处在高凝状态,适当使用肝素,达到半量肝素化常能预防 DIC 的发生。如对使用肝素有顾虑,可用中分子胶体液适当稀释血液,以保持血细胞比容在 30% 左右,以改善微循环。

(3)激素:适量的激素对抗休克、保护溶酶体膜的稳定性有一定效果。

(4)血管解痉药:及时适当地使用血管解痉药可减轻肺循环高压和淤血状态,改善肺分流和微循环,对防治 ARDS 有一定的意义。

(5)利尿药:对输液逾量的病人用呋塞米 40mg,但过度利尿以至于血液浓缩对肺循环是不利的。氨茶碱效果好。甘露醇应慎用。

11. **维持血浆渗透压**　在创伤早期,白蛋白配合晶体液使用,或联合使用白蛋白和利尿药,以提高血浆渗透压。但对血管渗漏严重的病人,白蛋白也可能外渗,值得注意。

【治疗】

1. 通气支持 尽快氧疗,纠正缺氧刻不容缓,可先采用面罩持续正压(CPAP)吸氧,无创机械压力通气;$FiO_2 > 0.6$,PaO_2 仍 $< 60mmHg$、$SaO_2 < 90\%$ 时,采取 PEEP 为主呼吸支持综合治疗。

(1)机械通气 PEEP 法:是主要治疗手段。作者认为,病情重者使用有创机械通气,即行气管插管,立即改间隙正压通气(IPPV)为 PEEP。当 ARDS 患者及 CPB 术后肺动脉高压、低氧血症等行 PEEP 先做气管插管,清醒插管或全麻下插管,对于严重发绀患者都不无危险。如果先用面罩加压吸氧效果差,气管插管又有困难、患者清醒、导管保留困难时,应当机立断施行气管造口术做 PEEP 治疗。压力 $5 \sim 34cmH_2O$,最高以 $< 20cmH_2O$ 为限,以减少不良反应。以动脉压、CVP、PaO_2 三者为依据,改善 PaO_2 的最低值,减少对静脉回心血量和心排血量的影响,避免气压性损害。对血压低、心搏量及尿量减少者,可同时输注多巴胺,剂量 $5\mu g/(kg \cdot min)$,撤除时逐渐进行,不可骤然进行。若 PEEP 无效,吸入气 $FiO_2 = 1$ 时,PaO_2 仍 $< 50mmHg$ 者,应考虑其他更高级的疗法,如有条件时,用人工膜肺 CPB 氧合支持,或肺灌洗术或 ECMO、IVOX 等氧合方式。

(2)压力控制反比通气(PCIRV,IRV):其目的是避免 PEEP 的气压性肺损伤的发生,采用 PCIRV,这种呼吸模式的特点:①预置通气压力采用减速气流,降低吸气峰压,以提高气道压;②低潮气量($5 \sim 6ml/kg$);③呼吸比的设置与常规通气相反,吸气时间长,为呼气时间的 $1 \sim 4$ 倍。吸:呼$\geqslant 1:1$,延长了新鲜气流在肺泡内停留时间,且分布均匀,二氧化碳排出增多,循环动力学稳定。

(3)允许高碳酸血症的"肺保护策略":为避免高容量通气所致肺损伤,采用低吸气峰压和小潮气量通气模式,只要氧能得到充分维持,$PaCO_2 \geqslant 80mmHg$,pH 为 7.15,患者仍可忍受,叫作允许性高碳酸血症。$V_T < 8 \sim 10ml/kg$,甚至 $4 \sim 6ml/kg$,$f < 20/min$,气道峰压 $< 30cmH_2O$,分钟通气量可减少 50%。如加用 PEEP,压力 $< 15cmH_2O$。治疗过程中 $PaCO_2$ 水平逐渐升高,$< 13cmH_2O$。

(4)sPEEP:在患者尚存在较强自主呼吸时(如早期 ARDS)及早利用 PEEP 法解决低氧血症和肺血流,称之为 sPEEP(s 系指 spontaneous)。

装置相同,但供气量可稍低,使吸气期可维持一定负压,则病人乐于接受,又避免低血容量时的血压下降。适用于重病人,病情好转后撤除高压 PEEP 时,可用 sPEEP 过渡。

(5)减少呼吸的耗氧:保证气道通畅和及时吸出分泌物,应避免过度排出二氧化碳。当过度通气二氧化碳排出过多时,可在气管导管外端加接 60~120ml 的管道无效腔,以增加二氧化碳复吸入,避免呼吸性碱中毒。

(6)双侧差异性通气和体位改变:在单侧或一侧为主的双侧肺损伤的 ARDS 病人,采取双腔气管内导管,根据病人每侧肺顺应性不同来选择潮气量、吸呼比和 PEEP,这种方法称为双侧差异性机械通气。这种模式氧合好,适用于非对称性肺损伤。对于单侧或不对称性肺损伤病人,使无病变或病变轻侧向下,由于体位重力关系,可改善气-血比例,有利于 PaO_2 提高。

(7)停通气疗法指征:$PaO_2 > 95mmHg$,$SaO_2 > 90\%$ 以上,停 PEEP。

2. NO 吸入　吸入 NO 选择性扩张肺血管,降低肺血管阻力,减少肺分流,提高氧合作用,改善右心室功能。且可显著地降低肺泡液中 IL-6 和 IL-8 的含量,抑制肺泡中 PMN 合成和释放过氧化氢,抑制 ARDS 肺部的过度炎症反应,改善肺功能。吸入 NO 4~100ppm,最佳吸入浓度 $< 20\mu g/m^3$。

3. 调整体液达到负平衡　目的是要使血管外液达到明显的负平衡(ARDS 为显著的正平衡),使血管内液明显不足的状态恢复正常,以减轻肺的负担。即在能保证组织器官灌注的前提下,实施限制性液体管理,逐渐减少血管内容量。

(1)使用快速利尿药和血浆、白蛋白,比较有效;2~3 倍浓度的血浆可代替白蛋白。

(2)注意血液稀释,保持血细胞比容 35% 左右,以获得足够的氧合。

(3)防治高凝状态:使用肝素和右旋糖酐-70,改善微循环,而不致引起出血或血肿。

(4)适量掌握晶体液和胶体液的比例。

(5)用血管解痉药来减轻心脏前后负荷的同时,又应维持足够的回心血量。总的原则是限制输液。仔细观察病人对输液疗法的反应,在肺动脉导管(PAC)、PCWP 和 CVP 的监测下输液。PCWP 维持在 14

～16cmH$_2$O。

4. 尽早解除肺循环的痉挛 一是血管扩张药硝普钠、硝酸甘油、酚妥拉明的应用。二是选用血管平滑肌松弛药、颠茄类药。山莨菪碱10～20mg，每8～12小时1次，解除小血管痉挛。三是氨茶碱输注0.25～0.5g等。但同时为对抗体循环的低血压，使用多巴胺等血管收缩药，对治疗ARDS不利，使用时应注意。

5. 保护肾功能 不使肾缺氧，输液维持肾功能，使其处于完善状态。

6. 保持钠钾平衡 ARDS有相当明显的低钠。急于纠正低钠状态不好，但长期低渗状态对肺功能不利。用等渗钠溶液。大量快速利尿时，补充氯化钾，使电解质处于相对平衡中。

7. 激素的应用 主要针对ARDS的病理解剖的特点是间质性肺水肿而使用，使用得越早效果越好。地塞米松60～80mg/d，或氢化可的松1000～2000mg/d，每6小时1次，消除水肿，缓解支气管痉挛，使肺部炎症得以较好改善，并使溶酶体膜较为稳固。最近研究报道，不宜再使用这类药物。

8. 原发病治疗 全身性感染、创伤、休克、烧伤等原发病及其病因治疗是关键，针对不同病菌采用敏感的、大量的抗生素控制全身炎症反应。

9. 对症及营养代谢支持疗法 ARDS的营养不良是机体高代谢与营养缺乏的结果。其营养衰竭是由炎症介质所引发的，不易被外源性营养补充所纠正，称为"自身吞噬"。研究证明，经胃肠道补充营养能更好地保持胃肠黏膜的功能，使黏膜不致萎缩。保持肠道菌正常菌落生长和细菌易位。代谢支持不同于传统的营养支持，强调支持代谢通路，维持组织器官结构和功能的完整性。近来应用生长因子证明对合成代谢和逆转分解代谢反应有重要作用。

10. 治疗的新进展 近年来多用有前途的新疗法治疗。

(1)外源性肺表面活性物质(PS)替代疗法：ARDS时，肺泡Ⅱ型上皮细胞受损，PS合成、分泌、活性功能失调，肺泡表面张力增加，导致肺泡萎缩，肺毛细血管内水分向肺泡渗出，引起肺间质和肺泡水肿。用PS60～300mg/kg，气管内滴入，PaO$_2$升高，PaCO$_2$下降。

(2)免疫疗法：ARDS主要死因为严重感染和继发性多器官衰竭。革兰阴性杆菌是主因。免疫疗法用于防治ARDS及其并发的感染有良好作用。主要针对：①内毒素拮抗药：ARDS的诱发因素为内毒素，可激活补体及炎性细胞释放炎性介质,导致肺及全身脏器损伤。近年来分子生物学的进展,使单克隆抗体技术应用于 ARDS,可缓解 ARDS 病人症状,提高存活率。②细胞因子抗体及拮抗药:炎性介质肿瘤坏死因子(TNF)抗体及 IL-1 受体阻滞药目前研究较多。注射 TNF 抗体可降低败血症病死率,在感染性休克病人注射 TNF 后 MAP 有明显回升,给予 IL-1 受体阻滞药 IL-1α,也可显著增加感染性休克病人的存活率。③效应细胞抑制药:已证实中性粒细胞在介导急性肺损伤中起重要作用。其通过释放氧自由基,蛋白水解酶及其他炎症介质而损害内皮细胞,导致中性粒细胞在肺微血管内黏附聚集,加重肺的损害。文献报道,己酮可可碱可影响细胞间的信息传递,抑制 TNF 和 IL-1 的产生,减少中性粒细胞和单核细胞的激活,降低其对细胞因子的反应,减少红细胞和血小板聚集,使肺损伤和肺水肿减轻。

(3)体外膜肺氧合(ECMO):在严重损伤的肺需要休息和恢复的时候,可对肺呼吸提供暂时的替代品。

(4)俯卧位通气:采取俯卧位通气可使大多数(60%～90%)ARDS 患者 PaO_2 提高。因为在俯卧位通气期间 PaO_2 改善,而在恢复仰卧位通气时 PaO_2 以不同速度下降。俯卧位可改善 ARDS 患者的通气/血流比值。①重力因素对原来背部萎陷肺区域的气体起到一定作用。②俯卧位时,胸壁顺应性发生变化,因而限制腹侧肺过度膨胀,使背部萎陷肺的通气增加。此法作为难治性 ARDS 患者的急救性治疗措施。

(5)部分液体通气:这种通气支持形式是以四氟化碳溶液进行通气,这种液体具有高密度和低表面张力,可促进低垂部的肺复张,改善肺顺应性,有利于气道分泌物排出。

(6)维持 Hct 在一个合理的高水平:由于静脉血掺杂导致分流量增加是 ARDS 病人低氧血症的主要原因,为了最大限度地减少因静脉血掺杂的影响,可提高 Hct 至 35%～40%来治疗 ARDS。

第二节　休克的处理

休克是一急性的综合征,是机体遭受强烈的致病因素侵袭后,有效血容量锐减致生命器官严重障碍症候群。重症休克病死率高,尤其是感染性休克,其病死率仍在 50%左右,提高对休克病人的治疗效果,仍须努力争取。

【分类】 关于休克的分类,现趋向于病因分类,共分 3 类。

1. **低血容量性休克** 低血容量性休克不但在外科临床上常遇到,而且在麻醉和手术过程中也常发生。包括失血性、创伤性、烧伤性和失水性等。通常在迅速出血超过全身总血量的 15%～20%时,即出现休克。

2. **心源性休克** 是心脏泵功能严重衰竭,心室射血或充盈严重障碍,致搏出量严重减少,全身器官和周围组织灌注不足而产生的代谢紊乱和功能障碍。常有原发疾病症状,见于心肌梗死、严重心肌炎、大块肺栓塞、心脏压塞、心律失常、心外科手术、心创伤等。心源性休克病情凶险,病死率高。应尽早确诊,送高水准的医院抢救。

3. **高动力性休克** 又分为血流分布性休克和阻塞性休克。

(1)血流分布性休克:主要由于败血症或过敏性、神经源性、内分泌性等导致的体液分布失常,以往称为感染性休克及过敏性休克。也称高动力性休克。

(2)阻塞性休克:多因大块肺动脉栓塞梗阻、心脏压塞或心腔内球瓣栓塞等对正常循环血流的机械阻塞造成全身灌注减少而引起。

【监测】 休克的临床表现是组织灌注减低、CVP 降低、回心血量减少和 CO 下降所造成的低血压(SP<原值 2/3,正常血压<90mmHg)、少尿[<0.5ml/(kg·h)],在神经内分泌机制作用下可引起外周血管收缩、血管阻力增加和心率加快。最终因微循环障碍造成各组织缺氧、酸中毒和器官功能不全。监测的目的是明确休克的病情,使治疗及时和准确,又可判断治疗的效果和预后,促进休克的恢复。

1. **血流动力学监测** 以 Starling 曲线、DO_2(氧供)和 $\dot{V}O_2$(氧耗监测)、SpO_2 等呼吸和循环监测为重点。

(1)Starling 曲线:Starling 曲线是了解和指导休克血流动力学治疗最合适的方法。以前负荷(PCWP)为横坐标,心脏指数(CI)为纵坐标,以正常 PCWP 的交点为中心;如患者曲线的交点在中心点左下区为低血容量,需补充血容量,交点在右下区为心源性休克,近中心点用动脉扩张药和正性肌力药;远中心点用静脉扩张药和利尿药。利用先进监测仪器,根据 Starling 曲线经微机计算可指导用何药治疗,算出剂量,正确处理。Swan-Ganz 导管是常用监测方法,但有并发症,且技术性强。TEE 为常用监测方法。

（2）DO_2 和 $\dot{V}O_2$：DO_2 和 $\dot{V}O_2$ 监测对休克的治疗很重要，为休克预后的可靠指标，也是治疗效果的依据。当 $CI > 4.5L/(min \cdot m^2)$、$DO_2 > 600ml/(min \cdot m^2)$ 和 $\dot{V}O_2 < 170ml/(min \cdot m^2)$ 时，患者可存活，当维持相对正常的 CI、DO_2 和 $\dot{V}O_2$ 时，结果病人死亡率高。

（3）$PtcO_2$：$PtcO_2$（经皮氧分压）是简单而迅速了解血氧的方法，$PtcO_2$ 比 SpO_2 低，$PtcO_2$ 为动脉血氧量×心排血量。$PtcO_2$ 对休克心排血量的改变非常敏感，可根据 $PtcO_2$ 变化指导治疗。

2. **肝功能监测**　肝功能的好坏也是休克的重要监测项目，糖/乳酸较敏感，＞10 肝功能良好，＜10 肝细胞损害。内毒素与乳酸形成为正相关，与血糖的形成为负相关。乳酸酮体比值和乳酸与葡萄酸的比值，对了解休克组织有无缺氧很有意义，在氧代谢时比值上升，休克改善后比值恢复正常。

3. **一般监测**　休克治疗中监测 ECG、血压、CVP、血气、体温、尿量和血尿、电解质等非常重要。

【临床表现】

1. **意识和精神**　早期躁动，后期抑郁淡漠；低血压；反应迟钝；缺氧。

2. **呼吸**　呼吸频率和幅度改变。

3. **色泽**　皮肤苍白、发绀伴斑状收缩；微循环灌注不足；四肢冰冷、潮湿。

4. **静脉**　颈静脉和外周静脉充盈不足、静脉萎陷示血容量不足。

5. **脉搏**　休克早期细数、摸不清；休克好转时，脉搏强而有力。

6. **尿量**　BP 在 80mmHg 左右时，尿量 20～30ml/h，示肾灌注不足；＞50ml，示肾灌注已足。

7. **甲皱微循环**　休克时毛细血管襻数减少。

【治疗】　休克的治疗原则：早期诊断、早期发现、及时给予恰当治疗、控制和消除休克病因、终止病程恶化。

1. **一般处理**　监测下积极抢救治疗。

（1）体位：平卧位，下肢应抬高 15°～20°，以利静脉血回流。若有呼吸困难，可将头部及上躯干部抬高 15°，以利呼吸。控制活动性出血。

（2）保持气道通畅：休克伴昏迷患者，将肩下垫高，如有呼吸困难时将下颌托起；头部最大限度后仰；伴昏迷者头偏向一侧，以防呕吐物和分泌物误吸入气道。心源性休克要送高水准的医院,才能重获生机。

(3)保暖:休克患者四肢冰冷、体温过低,应盖被、毯取暖保温。伴高热的感染性休克患者应降温。

(4)必要的初步处理:创伤休克给予止痛;伴骨折者外固定;烦躁者给予镇静药;吸氧;静脉输液等。建立静脉通道。

(5)注意患者的搬运:家庭、野外抢救条件有限,尽快将患者搬运送往医院抢救。搬运动作轻抬轻放;运送途中专人护理;观察病情变化;有条件时给患者吸氧、输液等。

2. 急救措施 发现受伤者或过敏者,当机立断、不失时机地按下列顺序迅速抢救处理。

(1)不随便搬动患者。立即移开过敏源、致病物。

(2)平卧位:昏迷者头偏向一侧,头极度后仰,保持气道通畅。

(3)检查急救:头部有无外伤,是否处于危险状态?呼吸停止时,立即进行人工呼吸;或立即气管内插管或通过紧闭面罩通气;若无脉搏,立即行体外心脏按压;有出血时,用纱布等干净物品压迫止血;若头部受伤、有血液和脑脊液从鼻、耳流出时,让受伤者平卧、患侧向下面;如喉部及鼻腔有大量活动性出血时,让受伤者平卧、头偏一侧,且头低 $10°\sim15°$;以防误吸。使气道通畅。立即皮下注射 0.1% 肾上腺素 $0.3\sim0.5ml$。

(4)判断伤情:受伤后仅有头痛、头晕为轻伤;伤后有瞳孔散大、偏瘫或抽搐,为中等以上脑外伤;脑外伤伴呕吐、头剧痛、昏迷等,为重度脑外伤,速送医院;受伤后有脑脊液流出时,不要以纱布、脱脂棉等堵塞。

(5)呼救。

3. 纠正低血容量 所有休克都存在着相对或绝对血容量不足,致组织灌注不良,及时补足血容量、制止其病因、防止其继续出血是治疗失血性休克的关键,纠正休克状态,才能改善组织低灌注和缺氧。积极输液、输血。

(1)胶、晶比例:不论何种休克,胶、晶体液比 1:2~3。胶体液有血浆、白蛋白、血浆代用品。血浆代用品有羟乙基淀粉和明胶制剂。还有7%去基质血红蛋白。休克患者少输或不输葡萄糖液。以免含糖液加重脑损害。

(2)输血:出血多少输血多少不利于休克的复苏。休克患者应有适量的血液稀释。血液稀释可降低血液黏度,增加心排血量,减少心脏负担,增加组织灌注。Hct 30%～35%,血红蛋白 100～120g/L;在充分供氧下,血细胞比容 20%,血红蛋白 50g/L 也安全。以血压和 CVP 等监测。出血性休克在未彻底止血前,血压不需要恢复到正常水平,以免增加出血量。出血停止后,应尽快恢复血容量。若静脉输注及时,生命的紧急情况可有好结果。

(3)高渗盐溶液:高渗盐溶液使血浆容量增加,使组织间液与细胞内液迅速向血管内转移,增强心肌收缩力;扩张血管,降低外周阻力;利尿保肾功能;不干扰心脏功能,不增加肺水含量,不增加颅内压;其缺点是使细胞脱水,甚至坏死,对组织有刺激性。7.5%氯化钠效果最好,输入量为出血量的 1/10 或 4ml/kg,血钠控制在＜160mmol/L,血浆晶体渗透压(COP)＜350mmol/kg。但输高渗液速度不可过快,若输后再输入大量水可引起反跳性细胞水肿。7.5%氯化钠+右旋糖酐-70 混合液疗效更好。

4. 合理应用多种血管活性药　当休克补充血容量达到最佳前负荷状态后,仍持续存在低组织灌注时,需要用血管活性药。单纯低血容量性休克早期,经补足血容量后,休克即可复苏。其他类型休克,光补足容量不行,则需用血管活性药等综合治疗。

(1)用血管收缩药:当外周血管功能衰竭时,需用血管收缩药,但应严格掌握用药指征;在用血管收缩药时应小剂量;避免血管过度收缩。

①多巴胺:≥15μg/(kg·min),严重血管扩张病例,可用至 25μg/(kg·min)。

②去氧肾上腺素:动静脉均收缩,使回心血量增加,在多巴胺不能明显提高外周血管阻力时应用。剂量为 0.5mg,静注,10～15min 后重复。

③甲氧明:仅使动脉强烈收缩,对静脉无收缩作用,但升高血压作用比去氧肾上腺素差,且心排血量并不增加。用 5～10mg 稀释至 20ml 缓慢静注。

④去甲肾上腺素:要严格控制用量,0.01～0.1μg/(kg·min)中心静脉内输注。

⑤肾上腺素:1mg 加入生理盐水 100ml 中输注,120～170μg/(kg·min),大于此量产生血管收缩作用。过敏性休克时以 0.005%肾上腺素 2～5ml 封闭注射被虫咬、受螫的局部;再皮下注射 0.3～0.5ml;静脉注射 0.1% 0.1～0.2ml,继以 5%葡萄糖加本药输注。是救治过敏性休克的首选药,病程中可重复应用数次。

(2)用血管扩张药

①心源性休克:其前负荷增加,而血压回升仍不理想时。选用硝酸甘油 $0.2\sim2\mu g/(kg \cdot min)$。也可选酚妥拉明用于感染性休克 $5\sim10mg$ 加入 5% 葡萄糖 $100\sim500ml$ 稀释后输注,$2\sim10\mu g/(kg \cdot min)$ 或硝普钠 $0.5\sim5\mu g/(kg \cdot min)$。也可加用呋塞米等利尿药,减轻心脏前负荷,降低 PAP,降低外周血管阻力,降低血压;或扩张阻力血管为主,加用正性肌力作用药,可增加心排血量和组织灌流量。

②末梢循环未改善:用血管收缩药后虽能维持血压,但末梢循环未改善时。

③SpO$_2$ 低:PaO$_2$ 正常,而 SpO$_2$ 较低时。

④急性肺水肿:血管扩张药可降低心脏前后负荷,增加心排血量,减低心肌氧耗,效果好。

⑤改善微循环:山莨菪碱 $10\sim20mg$,静注。每注射 1 次,病情好转后逐渐延长给药间隔直至停药。用于感染性休克。

5.增强心肌收缩药　因休克都可使心肌受到抑制,需使用增强心肌收缩药加强心肌收缩力。

(1)多巴酚丁胺:$2\sim15\mu g/(kg \cdot min)$缓慢静注,效果好,心排血量增加,不引起心律失常。无收缩静脉和增加前负荷作用。

(2)多巴胺:$2\sim15\mu g/(kg \cdot min)$缓慢静注,疗效不如多巴酚丁胺,使静脉也收缩,前负荷增加,并提高血压。

(3)多培沙明(Dopexamine、多己酚辛胺):$0.5\sim4\mu g/(kg \cdot min)$输注,有正性变时和变力作用,且扩张阻力血管,但对容量血管无明显影响,随剂量增加心排血量增多,心率也加快,MAP无改变。

(4)氨力农(Amrinone):$0.5\sim1.0mg/kg$,缓慢静注,再以 $10\sim20\mu g/(kg \cdot min)$输注,起效快,可增加心脏指数,降低前后负荷,减少心肌氧耗量。

(5)米力农(Milrinone):$25\sim75\mu g/kg$ 静注,再以 $0.25\sim0.75\mu g/(kg \cdot min)$输注。作用与氨力农相似,而其正性肌力作用比氨力农强 $15\sim30$ 倍,起效更快,不良反应少。

(6)联合用药:以增强正性肌力作用,降低不良反应。

①多巴胺与血管扩张药合用:增加心排血量,增强心肌收缩,降低外周血管阻力,特别是血管阻力大或多巴胺用量较大时,加用血管扩张药,

有利改善组织灌注。

②多巴胺和多巴酚丁胺合用:两药合用取长补短,增加心排血量和内脏血流。

③去甲肾上腺素加血管扩张药:目前已少用。

(7)异丙肾上腺素:因增强心肌收缩力的同时,显著增加心肌耗氧量和心室应激性,易引起心律失常。目前已否定用本药治疗感染性休克。

6. 其他辅助治疗　以下治疗对休克的抢救治疗是很必要和有效的。

(1)纳洛酮抗休克:0.4mg,静注,可改善休克状态。因激素、酸中毒、体温高可使其抗休克作用减弱,用后可有严重低血压、肺水肿和癫痫,应引起注意。

(2)激素:过敏性休克应及早静注地塞米松 40～100mg 或氢化可的松 200～400mg。大剂量短期应用,<48h,但易出现高血糖、消化道溃疡、抑制发热反应及钾丢失等,需采取相应治疗措施。

(3)钙通道阻滞药:休克早期应用钙阻滞药对多器官损害有明显保护作用。常用药物有维拉帕米、硝苯地平、氟桂利嗪、尼莫地平等。

(4)提高细胞 ATP 含量水平:氯化镁与 ATP 合用,可促进 ATP 进入细胞内,改善细胞代谢,促进细胞功能的恢复。

(5)氧自由基清除剂治疗休克:休克时氧自由基生成过多,应予清除减少,可用 SOD、甘露醇、维生素 C、维生素 E 等氧自由基清除剂治疗,血浆纤维结合素(调理素)已用于临床。

(6)抗过敏:过敏性休克常用氯苯那敏 10mg 或异丙嗪 25～50mg 肌注或静注。过敏性休克时的急性肺淤血与过度通气、喉头水肿、内脏充血、肺间质性水肿及消化道出血等对症处理。

7. 对感染性休克的新认识　感染性休克亦称脓毒性休克,属于分布失常性休克,目前把这型休克归入高动力性休克类,是机体对病原体产生的全身炎症反应所致的脓毒病综合征伴休克。最常见的免疫原是革兰阴性菌感染并释出的内毒素。感染性休克的发病率高、病死率高,是休克中死亡的主要原因之一。内毒素使机体产生一系列炎性介质,包括肿瘤坏死因子 α(TNFα)、白介素-1(IL-1)和血小板激活因子(PAF)等,介质的超活性造成心血管功能不全和多器官功能衰竭。

基本治疗新观点是积极控制感染和消除感染源、补充血容量、纠正酸碱紊乱和电解质失衡、应用血管活性药支持循环、调整血管舒缩功能、维护重要器官的功能及适当应用激素、全身支持治疗等措施,恢复全身各器官组织的血流灌注和正常代谢,在休克纠正后,应着重治疗感染。这是当前对感染性休克的基本治疗,目前的新观点如下。

(1)增加氧输送:休克的治疗不能单纯满足于血流动力学稳定,应以增加氧输送(DO_2)及组织摄取和利用氧的能力,为 $DO_2 > 600ml/(min \cdot m^2)$,最好达 $800 \sim 1200ml/(min \cdot m^2)$,胃肠黏膜 pH 恢复到正常。在补足血容量后对血管活性药选择的准则是:①$CI \geqslant 4.5L/(min \cdot m^2)$、$MAP \leqslant 70mmHg$ 及 SVR 降低,用血管收缩药;②$CI < 4.5L/(min \cdot m^2)$,用增强心肌收缩药,如多巴酚丁胺,$MAP < 70mmHg$ 则用肾上腺素;③$CI < 4.5L/(min \cdot m^2)$、SVR 升高、$MAP < 70mmHg$,将心肌收缩药和扩血管药合用;④持续性尿少,可用多巴胺 $1 \sim 3\mu g/(kg \cdot min)$。

(2)少用或不用激素于感染性休克:早期应用激素有助于感染性休克毛细血管渗漏,在休克最初 $3 \sim 4h$ 对无粒细胞减少症的患者,甲泼尼龙 $30mg/kg$ 可作为基本治疗的辅助措施。

(3)治疗新思路:基于感染性休克发生机制的新认识,提出新的治疗办法。

①内毒素和内毒素抗体:内毒素为脂多糖(LPS),用抗 LPS 核心抗原人体抗血清、单克隆抗内毒素抗体、人 IgM 抗体和单克隆抗 TNF 抗体等治疗感染性休克。

②肿瘤细胞因子的治疗:TNFα 单克隆抗体(MAb)、己酮可可碱(Pentoxifylline)等治疗感染性休克。对急性肺损伤有较好保护作用。

③白介素 IL-1 细胞因子治疗:白介素-1 受体拮抗素(IL-1α)治疗感染性休克。

④非甾体抗炎药应用:布洛芬静注或直肠灌注治疗感染性休克。

⑤针对 NO 的治疗:亚甲蓝 $2mg/kg$ 可起到阻滞 NO 的心肌抑制作用。

8. 维护呼吸功能　主要是防止 ARDS,顽固性休克常并发肺功能衰竭;脑水肿、脑缺氧亦可导致呼吸衰竭。常规吸氧治疗,吸入氧浓度 40%;必须保持气道通畅;缺氧不能改善时,进行机械通气呼吸支持;及时清除气道分泌物;预防肺部继发感染;支气管痉挛时给予气管扩张药。肺表面活性物质(PS)对 ARDS 有肯定疗效。

9. 肾功能的维护　休克患者少尿、无尿、氮质血症等,在治疗休克同时,应预防急性肾功不全;尿少时,呋塞米 20～40mg 静注,无效时 20% 甘露醇 100～300ml 快速输注;仍无尿时,行血液透析。

10. 脑水肿的防治　休克易造成脑缺氧,并发脑水肿、昏迷、抽搐、ICP 升高,甚至形成脑疝。采用利尿脱水、脑血管解痉、激素及能量合剂等。

11. DIC 的治疗　常伴有顽固性低血压和广泛出血。休克晚期,DIC 的诊断一经确立,予肝素 1.0mg/kg(50mg,即 6250U),静注或输注,4～6h 1 次,使凝血时间(试管法)控制在正常范围内。详见第 10 章第四节围麻醉期凝血功能障碍与异常出血的防治有关内容。

12. 多器官功能衰竭的防治　顽固性休克或难治性休克的晚期多伴有急性肾功能衰竭、急性肺功能衰竭(ARDS)、脑功能障碍(昏迷等)及肝功能衰竭(昏迷、黄疸等)、胃功能衰竭(肠臌、出血等)。治疗详见第 11 章第七节围麻醉期多器官功能衰竭抢救有关内容。

第三节　围麻醉期心肺脑复苏

心搏骤停是手术和麻醉中最严重的并发症。最新资料显示,其风险为 0.056%。多分布在心胸外科(发生率 0.12%)、脑外科、腹部外科和眼科等手术期间。必须引起麻醉科医师的高度警惕。一旦发生,应争分夺秒抢救。进行有效的心肺复苏(CPR)同时要重视脑复苏。目前提出"生命链"(采取一系列抢救措施挽救生命的链),即"4R"序列,是 CPR 的基本原则。指的是快速接近(rapid access)即医生、快速心肺复苏(rapid CPR)、快速除颤(rapid defibrillation)和快速高级生命支持(ripid advanced life support),又称 4 个早期。将逆转临床死亡的全过程称为心肺脑复苏(CPCR)。本文简介溺水或电击伤所致的心搏骤停复苏。

一、心搏骤停

系指原来跳动很正常的心脏,因一过性的原因突然停止搏动,致循环呼吸停顿的临床死亡状态。

【原因】

1. 麻醉因素　全麻药一时量过大,加深太快;局麻药中毒等不良反应;脊髓麻醉平面过高等,心血管遭到严重抑制;血压骤降。全脊麻或麻醉药物抑制循环等麻醉意外。62.5%心搏骤停发生于 ASA 身体状况分级Ⅲ和Ⅳ的患者中。

2. 缺氧加迷走神经反射 缺氧和二氧化碳蓄积,导致低氧血症及高碳酸血症。加上手术操作刺激后反射性心搏骤停。常见有导管误入食管、通气不足、气道堵塞、误吸、气管导管与麻醉机脱开等。引起迷走神经反射的人体部位有颈动脉体、眼球、气管、食管、肺门、腹腔神经丛、盆腔及肛门等。

3. 血流动力学的急剧改变 如急性大出血等任何原因引起的血压骤降,或者血压突然急骤上升,都可导致心搏骤停。

4. 心脏本身严重疾病 如冠心病、心肌梗死、心肌炎、瓣膜性心脏病及肺心病等心功能障碍或心衰。

5. 术中各种意外 如药物过敏、中毒、大出血、触电及创伤等。

6. 代谢改变及严重电解质紊乱 如高血钾、低血钾、低温或酸中毒等。

7. 开胸及心血管手术处置 开胸手术、心血管手术、心导管检查及心血管造影等刺激应激性增高。

8. 其他 如心脏(包)压塞及肺栓塞等、脑疝或严重脑挫伤等。

上述原因,导致心肌功能降低(极度抑制);或心排血量过低;冠状动脉灌注严重不足;心律严重失常。其任何一结果均可致心搏骤停。

【诊断依据】

1. 无神志 神志突然消失或昏迷。

2. 无血管搏动 桡动脉或颈动脉搏动消失,摸不到大动脉搏动。

3. 无血压无心音 血压突然测不到、心音听不到。

4. 刀口不出血 手术中伤口突然不出血。

5. 面容苍白或发绀 患者黏膜和皮肤苍白或呈发绀。

6. 呼吸停止 呼吸停止或出现濒死前期呼吸。

7. 瞳孔散大 瞳孔散大、固定,对光反应消失。

8. ECG 等电位 ECG 出现心电停搏(等电位线)或心室纤颤等。

仅有前 3 项即可确定诊断。

【心搏停止分类】

1. 心搏停止 或称心室停顿,心脏处于舒张状态,心电图波形显示呈一条平线。

2. 心室颤动　又称室颤(VF)。心电图呈不规则的锯齿状波,每分钟可达 200~400 次。

3. 电机械分离(EMD)　为缓慢而无效的心室自主心律,心室肌可断续出现微弱的不完整收缩,心电图仍有低幅的心室复合波,频率 30/min 以下。

【抢救措施】　心肺复苏(CPR)包括三个基本程序:①基础生命支持(BLS),又称初级复苏;②高级生命支持(ALS),又称后期复苏;③持续生命支持(PLS)或复苏后处理(PRT)。要做到"三早一支"的一连串相互连接的程序化处理。即早期到达,早期 CPR,早期电除颤和快速高级的心脏生命支持。

二、心肺复苏(CPR)操作指导

(一)快速基础生命支持(BLS)

确诊心搏停跳后,循环呼吸均已停止。即快速行 CPR,有 ABCD 四步法。

1. 开放气道　去枕、平卧、抬高下肢、卧硬板床。立即控制气道,保持气道通畅是进行人工呼吸的首要条件,清除气管内的血液、分泌物及异物,托起下颌,及早进行人工呼吸。

2. 口对口人工呼吸法　在手术室以外第一线抢救应用,迅速简便,是一个最有效的人工呼吸法之一。1958 年美国 Peter Safar 发明,为呼吸复苏的首选方法,是一个最基本的基础生命支持方式治疗。救护者呼出的气体中,含有 16% 氧气和 4.5% 二氧化碳。正常空气中含氧气 20.94%,二氧化碳 0.4%。只要将下颌托起,使气道保持通畅,救护者吹入的气体及人工通气,足够能达到气体交换潮气量的需要。

(1)解除上气道梗阻:救护者位于患者右侧,单手或双手保持患者头部极度后仰,托起下颌,解除舌后坠。用手指掏出或用钳子夹住敷料清除口内分泌物等。

(2)口对口呼吸准备:右手拇指、示指分开患者口唇,以两层纱布盖其口上,用左手拇指及示指捏闭鼻孔,以防吹入气体从鼻孔溢出。

(3)口对口呼吸标准动作:救护者深吸一口气,紧对患者口部,或小儿口鼻部吹入空气,直至眼见胸廓扩张起伏为止(即吸气)。吹后立即将嘴离开患者,被吹入的气体被动的被排出(即呼气),听到有回气声表示气道通畅。

(4)口对口呼吸频率:如此反复进行,12~20/min,每吹一口气施行4~5次心脏按压。如当时只有一人时,可在做10~15次心脏按压后,大力吹气"两口"。2005年国际心肺复苏与心血管急救指南将胸外按压与通气比由15:2改为15:1或30:2,而在婴儿为15:2。

(5)口对鼻人工呼吸:当患者牙关紧闭,口唇创伤,口对口呼吸难以实施时,采用口对鼻人工呼吸。吹气频率、持续时间和潮气量与口对口人工呼吸相同。

(6)口咽通气管口对口呼吸:有条件时,在患者口咽腔内放置口咽通气管,行口对口呼吸。或面罩通气。

(7)简易呼吸器:构造简单,便于携带,使用方便,效果也较好。可接给氧面罩,也可接气管导管,户外可利用空气,在医院中可接通氧。是医院和基层在复苏中一直使用的简便呼吸器。另有便携式CPR机,有条件时方便应用。

(8)呼吸机:医院中备有呼吸机,气管导管。气管内插管应在15s之内完成,即接上呼吸机,是省力、复苏效果好的用机械通气方式。也可用喉罩(LMA)作为人工呼吸急救措施。

3. 心脏按压 1960年Williamk报道的胸外心脏按压是CPR的里程碑。

(1)胸外心脏按压(ECC):在人工呼吸的同时,及时、持续进行心脏按压为循环骤停后抢救的一种简易、迅速而有效的方法。单人即可进行,对心脏损伤小。主要是通过按压胸骨下端,间接地压迫心室腔,以兹建立人工循环,改善缺氧。以往认为,胸外心脏按压造成的血液流动,是心脏在胸骨和脊柱之间受挤压的结果,即"心泵机制"。目前的研究证明,认为胸外按压时胸膜腔内压增高是血液流动的重要因素。此压力使心室腔内压及胸腔内大血管压力均增高,形成了胸腔内血管压力与胸腔外血管压力级差,而引起血管内血液流向全身。即"胸泵机制"。患者仰卧硬板床上或地面上。先在心前区捶击4或5次,这只在心脏停跳的即刻有效。在正确的心脏按压部位施行胸外心脏按压,左手掌根部置于患者胸骨中、下1/3处(图11-1)。右手掌放在左手背上,利用身体重力和上肢力量,垂直有节奏地向脊柱方向按压。80~100/min,小儿90~100/min。每次按压要有冲击性,使胸骨压陷深度,成人3~4cm,小儿2~3cm。胸外按压次数与人工呼吸次数比例为双人 CPR 时 5∶1,或单人 CPR 时 15∶2。一次按压后立即抬手放松,造成胸内负压,以利心脏舒张。同时抬高下肢,以促进静脉血回流。冠状动脉压也随按压时间延长而逐渐升高。15∶2按压呼吸比所产生的冠状动脉压高于 5∶1按压呼吸比。故《2000 年国际心肺复苏指南》规定,无论是单人 CPR 还是双人 CPR,胸外心脏按压呼吸比例都要求 15∶2。《2005 年国际心肺复苏指南》将按压呼吸比提高到 30∶2。注意事项如下。

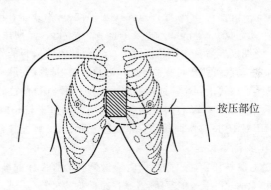

图 11-1　正确的胸外心脏按压部位

①按压部位准确:不应压迫剑突及肋骨,避免肋骨骨折、气胸、肝破裂等并发症,反而影响复苏效果。

②有效按压指标的判断:按压的同时,检查大动脉处可扪及搏动、测出血压>60mmHg、皮肤发绀转为红润、散大的瞳孔缩小,甚至出现自主呼吸恢复等情况,以鉴定心脏按压产生接近正常心排血量满意血流量的效果。

③先行胸腔闭式引流:凡有胸外伤,或多发性外伤时,应注意是否有气胸存在,用胸部叩诊、听诊确诊后,须先立即做胸腔穿刺减压,或胸腔闭式引流后正压呼吸。否则正压呼吸不能有效,而只能加重张力性气胸的发展,导致心搏再次停跳。

(2)复苏药的应用:胸外按压与人工呼吸开始的同时,早期迅速静注大剂量肾上腺素,如无静脉通路,已气管内插管时,立即经气管内给药,或心内注射。以提高心肌应激性,增强心肌张力,增加冠状动脉血流量和氧的供应,纠正缺氧。是心搏骤停不可缺少的有效抢救措施和促使心脏复苏的首选药物。目前多以静脉、气管内注射为首选,必要时选心内注射。选用肾上腺素 1～5mg、阿托品 1mg 加生理盐水 10ml 稀释后,从导管向气管内注入,或同时给利多卡因 50～100mg,以有助于复苏成功。其他药如碳酸氢钠、钙剂、阿托品或异丙肾上腺素等,以静注为宜。

肾上腺素常用剂量:①首次剂量 1mg,稀释于 0.9% 氯化钠注射液 2～10ml 中静注,3～5min 重复;②中等剂量 2～3mg,每 3～5 分钟重复;③较大剂量 3～5mg,每 3～5 分钟重复;④大剂量 0.2mg/kg,每 3～5 分钟重复;⑤小儿剂量 0.01mg/kg,重复剂量 0.1mg/kg。早期用大剂量可改善预后。晚期仅提高自主循环恢复率。大剂量收缩血管的作用占优,心脏按压时,主动脉舒张压可提高至 40mmHg,增加冠状动脉血流量,促进心脏搏搏。不改善生存率。或精氨酸血管加压素 40U 静注,以取代首次剂量的肾上腺素。有冠心病史的患者不用。而用于较长时间 CPR。二药联合应用对 CPR 有协同作用。或用新三联针,即肾上腺素 1mg,阿托品 1mg,利多卡因 40mg。

(3)开胸心脏按压:有条件时,同时应做开胸心脏按压的准备。如胸外按压时间>4min 以上未能复跳,或是严重的胸部外伤、心脏压塞、张力性气胸等;胸廓或脊柱畸形伴有心脏移位者;多次胸外除颤无效的顽固 V_F 或 V_T,需针对原因处理者;开胸状态下心搏骤停;或存在二尖瓣狭窄梗阻,只有在去除狭窄或梗阻后心脏才有复苏的可能。以上宜早开胸心脏直接按压。应在心搏骤停 8～10min 内,最多不超过 20min,应尽早果断进行开胸心脏按压。因开胸心脏按压效果优于胸外心脏按压。患者平卧,消毒后沿胸骨左侧第 4 肋间至腋中线做一弧形切口,经肋间进入胸腔。应用开胸器将切口张开,术者将右手掌伸至心脏后面,将心脏托在手掌面进行按压,大心脏采用双手法按压。必要时切开心包,原则上使心脏尽快充盈,按压频率 60～80/min,直至心搏恢复。按压强度以股动脉等周围大血管能触及搏动,或可测到血压,MAP>50mmHg。根据病人情况,可做心内注射,如肾上腺素及利多卡因,治疗心室颤动。心肌无力时,用钙剂。若有三度房室传导阻滞时,则用异丙肾上腺素和阿托品。甚至心脏按压数小时,病人仍可复苏。如开胸时切口流血,说明心搏骤停诊断错误,应停止开胸手术,仍做胸外心脏按压。开胸按压心脏切口位置见图 11-2。

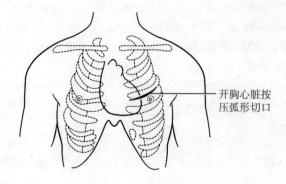

右侧标注：开胸心脏按压弧形切口

图 11-2　开胸心脏按压切口位置

4. 快速电击除颤　快速胸外电击除颤、人工呼吸、胸外按压被称为现代心肺复苏早期组成的三大要素。早期电除颤，因为 80% 的心脏骤停病人的心电表现是心室颤动，故只要有除颤条件，即可盲目除颤，以提高复苏成功率，每延迟 1min，成功率下降 10%。如果 ECG 监测呈现心室纤颤时，应尽早迅速做胸外电击除颤，在心搏骤停<90s 进行是存活关键。如无电击除颤条件时，用药物除颤，输注或心内注射利多卡因。

(1)胸外电击除颤：一直认为以直流电除颤效果较强，放电时间短，体内产热少，对心肌损害小，安全。能量首次除颤 200J，2 次电击能量为 200~300J；若前 2 次电击均未能除颤，第 3 次除颤加至 360J。3 次电击应一个接一个连续实施，应在<90s 完成。一电极板放置在左乳头下(心尖部)，另一电极板放于左第 2 肋间隙(心底部)或左肩胛下。电极板涂导电胶或用湿盐水纱布垫好，使电极与皮肤全部紧贴，以减少阻力。如电击 1 次无效时，应继续 CPR，同时静注利多卡因 50~100mg 或肾上腺素 1mg，再次电击除颤，有良好效果。

(2)胸内电击除颤法：电极板用湿盐水纱布包好，放置心脏前后壁，注意电极板应够大，心脏表面应洒满盐水，以免心肌灼伤。直流电 40~60W/s，因耗电能小，可反复用，应用日益增多。

(3)药物除颤：在不具备电除颤条件时，若发生心室纤颤，先进行心脏按压，再用药物除颤，细颤时用肾上腺素，粗颤时用利多卡因。

(4)除颤条件:电击除颤前,必须待心肌缺氧改善,ECG 示粗颤时,电击除颤才易成功,除颤前心内注射肾上腺素和异丙肾上腺素,提高心肌应激性,增加心肌收缩力,除颤效果好。

(5)顽固性心室纤颤,多见于心肌缺氧严重或电击伤的患者,有时经反复多次除颤难于成功。此时可向心内注入利多卡因 50～100mg 或 1～1.5mg/kg,间隔 10min 注入 1 次,利多卡因总量＜3mg/kg;或普鲁卡因胺 100～200mg,或胺碘酮 250～300mg,总量＜2g/d。以减低心肌应激性,提高除颤的成功率。

(二)快速高级生命支持(ALS)

ALS 为 BLS 的延续,又称二期复苏,包括气道控制,建立静脉通路,输入治疗液体和药物等。

1. **控制气道** 单用面罩、咽气管通气道(PTR)、食管气道联合导管(ECT)、喉罩、气管插管和气管造口术等通气。建立通畅的气道,机械通气,保证病人通气处于最佳状态,改善缺氧状况。

2. **补充血容量** 开放静脉输液应在 15s 内完成,建立注药途径,静脉插管测 CVP 是 CPR 的必要措施。深静脉穿刺插管不能耽误心肺复苏 15min。必要时可经动脉输血,维持血压。尽快补充血容量,提高复苏效果。

3. **纠正酸中毒和电解质紊乱** 经持续心脏按压,3 次反复经静脉、气管内或心内注肾上腺素,反复处理循环无效、心搏仍未恢复时,应考虑先给钙剂,氯化钙 2～4mg/kg,静注;缺氧并酸中毒已存在时,给予抗酸药。每 3 次反复处理后给 1 次碱性药,药量 50mmol。能依据血气结果指导给药更好。给 5％碳酸氢钠,也可给 1 次抗心律失常药,如利多卡因、胺碘酮等,以利促进复苏并减轻心搏恢复后的心脏负担。

4. **留置导尿** 观察尿量和质的变化,采取积极措施、保护肾功能。

5. **持续心电监测** CPR 期间连续监测直接动脉压、$P_{ET}CO_2$、SpO_2、CVP 和无创脑氧饱和度监测,提高 CPR 成功率。

6. **药物治疗** 复苏药物、除颤器电击除颤后尽早应用,用药目的是提高心脏、脑的血流量,纠正酸中毒等。所用药为肾上腺素、血管加压素、纳洛酮、胺碘酮、利多卡因、碳酸氢钠等。

(三)复苏后处理

即后期生命支持(PLS)。在心跳、呼吸及血压恢复后,CPR 的最终目的在于脑复苏。立即全身治疗,采取关键措施,持续生命支持,提高脑组织的氧供应,降低其氧消耗,防止对脑的继发性损害,防止多器官功能衰竭。

1. **维持循环功能稳定**　良好的脑灌注对保护脑功能是十分重要的,为获得最大冠状动脉血流和脑血流灌注量,必须维持循环功能稳定。

(1)及时正确用强心药:增强心肌收缩力,纠正心功能低下,尽可能维持心脏功能。必要时毛花苷 C 0.4mg,或毒毛花苷 K 0.125mg 缓慢静注。

(2)用血管活性药:降低后负荷,用多巴胺或间羟胺等升压药,维持稳定血压。①多巴胺:100mg 加于 5%～10%葡萄糖溶液 200ml 输注,或同时加入间羟胺 20mg 共同输注。避免使用强烈血管收缩药,如去甲肾上腺素。②去除低血压的原因:复苏后低血压常见,主要原因有心肌缺氧,收缩无力;心律失常;血容量不足;微循环障碍;肾上腺皮质功能不全;水、电解质及酸碱平衡失调;用药不当,如普鲁卡因胺用量过大;过度脱水等综合因素所致,除选用间羟胺升压外,要针对原因予以处理。在自主循环恢复的 1～5min,维持 SP 120～140mmHg,尽量将 MAP 维持在 90～100mmHg,可保证脑组织满意的灌注压。

(3)补充血容量:可根据 BP、CVP 和尿量等适当输血,补充液体。用羟乙基淀粉或右旋糖酐等液体扩充血容量。

(4)复苏后期纠正酸中毒:心搏骤停后组织产生缺氧和二氧化碳蓄积,出现无氧代谢,产生过多的乳酸,导致代谢性和呼吸性酸中毒。在心跳停止 15min 后,动脉血 pH<7.25,心肌收缩力受抑制,周围血管张力降低,严重影响细胞代谢,又可使钾离子从细胞内到细胞外。高血钾造成心肌应激性降低,易产生心肌无力和室颤。但纠正酸中毒不宜过量,在复苏后期输注 4%～5%碳酸氢钠效果好。

2. **防治脑水肿**　心肺复苏后的主要目标,是进行脑复苏和重要生命器官支持。脑复苏是 CPR 最后成功的关键。脑复苏处理的目的,是提高脑组织的氧供应,降低其氧消耗,降低脑细胞代谢,减轻脑细胞的水肿、坏死,降低颅内压,促进脑细胞功能的恢复。

(1)头部降温:头部降温开始越早越好。院内抢救患者,在确诊为心搏骤停后,胸外按压和人工呼吸的同时,立即用冰帽,施以头颅降温为重点的全身低温疗法。缺氧<10min 是降温关键时刻。当循环恢复后,浅低温较

好。一般维持颅温 34℃左右,体温 33~34℃,1~4d;36℃,7~12d。

低温脑保护和低温脑复苏机制:降低脑的代谢、氧耗和延缓 ATP 耗竭;降低乳酸的生成,减轻酸中毒;减慢自由基与脂质过氧化的连锁;抑制兴奋性神经递质的释放;维持离子体内平衡;减轻缺血后脑水肿,降低脑疝的发生率。

(2)冬眠药物:增加机体对低温的耐受性,控制寒战。在降温开始即用,一直用到听力恢复后渐停。一般选用冬眠Ⅱ号,即哌替啶 100mg 加异丙嗪 50mg 加双氢麦角碱(海特琴)0.9mg 组成合剂。1/2 合剂量静注,或氟哌利多 5mg 静注,早用效果好。

(3)脱水药:心脏复搏,且血压>90/60mmHg 时,始用脱水药进行积极脱水疗法。

①常用脱水药:呋塞米 40mg,1~2/d。甘露醇 1~2g/kg,快速静注,15~20min 滴完,每 4~6 小时 1 次。50%高渗糖溶液 100ml 输注。治疗和预防脑水肿,避免对脑细胞的"第 2 次打击"。给药原则是要及时、量足、多次。

②脱水标准:眼窝下陷,眼球张力下降;皮肤弹性减低,血压尚能维持在有效水平;脱水治疗的第一个 24h 总量比尿量多 500~1000ml(成人)。如脱水后出现再次脑水肿,第 2 天以后继续使用脱水药,达到入量和出量维持平衡即可。CVP、血红蛋白、血细胞比容可作为脱水疗法的参考。

(4)激素:循环骤停后必用药物之一。

①用药原则:仍是要早用、量足。脑缺血后 30~60min 应用,对脑功能恢复很有价值。用大量激素以提高心肌复苏效果,供应脑神经细胞能量,避免脑水肿,降低颅内压。

②常用药物:地塞米松 40~100mg,2~3/d;氢化可的松 500~600mg/d,最大量可达 1000mg/d,分 2 或 3 次输注;泼尼龙(泼尼松龙)100~200mg/d,分 3 次静注。

(5)促进脑细胞代谢恢复药:ATP 20~40mg 静注,1 或 2/d;细胞色素 C 具有激活心、脑、肾等主要器官组织的生理功能作用,15~30mg 加于 25%葡萄糖 20ml 缓慢静注,或加于 5%葡萄糖 100ml 内输注,可持续用到 1 周以上。辅酶 A 有促进脑细胞功能恢复的作用,50~100U 溶于 5%葡萄糖 500ml 内输注。乙胺硫脲(克脑迷,抗利痛,AET,Surrectan)

具有使组织代谢恢复之作用,对呼吸和循环均有兴奋作用,可促进脑缺氧病人早期苏醒。常用乙胺硫脲 $1\sim2g+5\%\sim10\%$ 葡萄糖液 $300\sim500ml$ 输注。注射速度过快时,可引起面颈部发红、皮疹及高热等不良反应。能量合剂,30% 葡萄糖液 $300ml+ATP$ $20\sim40mg+$ 胰岛素 $16\sim24U+$ 氯化钾 $1g+$ 维生素 $B_6 100mg$ 输注。谷氨酸钠(钾),亦能促进脑细胞代谢,有利于脑细胞的恢复。亦可用胞磷胆碱、脑活素及甲氯芬酯等药。

(6)改善微循环和血液稀释:在严重缺氧时,在微血管中易形成多数小凝血块,阻塞中枢神经血管而造成脑损害,以至于在复苏时使脑细胞得不到氧的供应,用右旋糖酐-40,可以防止微循环中的血细胞聚集,促进微循环的重建,以减轻脑缺氧的损害。对复苏病人选用平衡盐液、晶体液(生理盐水)进行血液稀释,降低血液黏稠度,加快血细胞的流速,改善血流动力学和携氧能力,增加脑血流以改善循环,但血细胞比容仍以 $0.25\sim0.35$ 为宜。

3. 维护呼吸功能

(1)机械通气行呼吸支持:保持气道通畅,过度换气或呼吸机支持呼吸很重要,充分给氧。在复苏及时有效者,自主呼吸恢复最快者 $30\sim60min$,但呼吸交换量低,应做辅助或控制呼吸为宜,改善氧合。凡自主呼吸久不恢复者、用呼吸兴奋药也无效时,应积极行脱水疗法,以减轻脑水肿。$>12h$ 自主呼吸仍未恢复者,示预后不良。根据 SpO_2、动脉血气和 $P_{ET}CO_2$ 等监测结果,正确使用呼吸机,如有肺水肿或肺充血时,用容量转换型呼吸机较为适宜。复苏后,常出现呼吸衰竭症状。其主要特点为:气促明显,$PaO_2<50mmHg$,$PaCO_2>50mmHg$,pH 下降。多数为 ARDS 类型,$PaO_2<50mmHg$,氧治疗效果常不满意。需 PEEP 通气,以减少肺分流,增加 PaO_2,使肺泡扩张,恢复氧合作用(详见 ARDS 治疗)。保持 $PaCO_2 30\sim35mmHg$,$PaO_2 100mmHg$,pH 为 $7.35\sim7.45$。

(2)预防肺部并发症:如机械通气达 $48\sim72h$,可行气管造口术,预防肺部并发症。气管造口或气管插管要做好护理管理,及时吸痰。拔除气管导管的时机,要等呼吸稳定后,出现协调的四肢动作或听觉反应,说明脑复苏后皮质功能已初步恢复。加强护理,导管留置时间较长者,可长达 1 周时间,配合冬眠药物应用,不会引起喉头水肿和组织坏死等并发症。

4. 高压氧治疗　有条件时应用高压氧,对脑缺氧治疗可取得良好的效果。可以提高血浆和体液内物理状态溶解的氧量,提高组织的氧张力,从而改善脑细胞缺氧状态及脑细胞的代谢,减少血管及细胞的渗出,降低颅内压,阻断脑水肿的恶性循环。是治疗脑复苏患者的一项有力措施。在常压下,SaO_2 为 97%,而高压氧下 SaO_2 可提高至 100%,血浆内物理溶解氧量增加。常压下,PaO_2 为 150mmHg,血浆内物理溶解氧为 0.25 容积%,在一个绝对大气压下吸纯氧,血浆内物理状态溶解的氧可达 2.2 容积%。在 3 个大气压下吸纯氧,可使 PaO_2 增至 15～20 倍,即血浆氧张力增加 15～20 倍,血浆内物理状态溶解的氧,由正常的 0.25%～0.3% 上升至 4.5%～6%,相当于动静脉正常含氧量差数。说明高压氧治疗脑复苏患者,可大大提高血氧张力,能改善全身缺氧。每天 2～4h 疗法。

5. **急症心肺转流(CPB)** 在 CPR 的同时,进行急症 CPB 为心搏骤停救治的循环辅助措施,有效恢复冠状动脉、心脏、脑及全身的血流,恢复细胞氧供应,用于较长时间的心搏骤停患者,可提高复苏率。国外报道,用本法抢救心搏骤停的长期生存率已高达 57%～64%。

其条件是:心搏骤停有目击者;年龄<60 岁;心搏骤停确诊为非脑病者;经Ⅱ期复苏>20min 心搏仍无恢复;心搏骤停时间<6min。

6. **镇惊疗法** 心搏恢复后,易发生惊厥,消耗大量氧和代谢基质,加重脑缺氧性脑损害。应用大剂量巴比妥类药可减轻缺血后的脑损害。2.5%硫喷妥钠 5～15ml,或异戊巴比妥钠 100～200mg 静注,或地西泮 10～40mg 静注或肌注,或苯巴比妥钠 0.1g 肌注。

7. **肾功能不全的防治** 心搏恢复后,除首先维持循环与呼吸功能外,还必须监测尿量,预防急性肾功能衰竭。

(1)临床表现:循环骤停后,全身严重缺氧,肾功能也受到严重影响,心搏恢复后,肾小球滤过率和肾血流均降低,加之复苏用药对肾功能的影响等,肾功能进一步受到损伤,甚至可导致急性肾功能衰竭。临床上表现为尿少、非蛋白氮升高,电解质紊乱。如出现高血钾与低血钠,代谢性酸中毒,甚至发展为尿毒症。脑水肿逐渐加剧,均对 CPR 后肾功能不利。

(2)防治措施

①维持有效血容量及良好血压:纠正低血容量;停用或更换不适宜应用的升压药;扩张血管、改善微循环;保持尿量>30ml,尿比重不低于 1.010 或固定不变。

②小量血管扩张药:解除肾血管痉挛,要用小量血管扩张药,如罂粟碱、双氢麦角碱、丙嗪类药及氟哌利多等,对改善肾循环有一定效果。

③渗透性利尿药:应用甘露醇、山梨醇、依他尼酸等。也可用呋塞米 20～60mg,无尿或少尿时,100～200mg/h,无效时可加大剂量 100～ 1000mg/h,仍无效,停药。

④多巴胺:多巴胺可使肾血管扩张,改善肾功能,增加尿量和排钾。 1～10μg/(kg·min)输注。

⑤维持电解质和酸碱平衡:纠正酸中毒,防止高钾血症。多尿期防止 低钾血症。

⑥控制液体入量:应注意调整输液量,少尿期控制在 300～600ml/d。

⑦人工肾:少尿及无尿经上述处理无效时,已确诊肾功能衰竭时,即 早期采用人工透析疗法,包括腹膜和血液透析、人工肾治疗等。

8. 脑保护辅助治疗

(1)钙通道阻滞药:心搏复搏的患者用利多氟嗪(Lidoflazine)、维拉 帕米、硫酸镁等钙通道阻滞药,有改善脑缺血后中枢神经功能的作用。可 能提供脑保护。

(2)ATP 和精氨酸:促使脑细胞代谢,纠正电解质紊乱,多选用 ATP 和盐酸精氨酸。

①ATP:为脑细胞代谢提供能量,复苏期间一直使用。

②精氨酸:能增加 K^+ 内流,促使 Na^+ 流至细胞外,若与 ATP 合用, 作用更为显著。用 20g 盐酸精氨酸加于葡萄糖液 100ml 输注。

(3)抗生素:机体对细菌的抵抗力下降,患者处于昏迷状态,极易增加 气道感染的机会。气管造口、静脉输液、导尿、鼻饲等,增加了细菌入侵的机 会。如处理不当,可危及患者的生命。必须采取妥善的抗感染治疗措施。

①加强无菌管理:加强复苏室内的无菌管理,减少感染率。

②维持营养:为增强患者的抵抗力,采取包括鼻饲高糖,低蛋白饮食 和静脉高营养等措施。达到成人 294J/(kg·d)、小儿 126J(30cal)/(kg· d)的热量补充;成人 2g/(kg·d)、小儿 1.5g/(kg·d)的氨基酸补充。

③抗生素应用:心肺复苏后的早期,用预防性广谱抗生素。

④注意真菌感染:复苏患者多发生白色念珠菌感染。如真菌感染时, 要给制霉菌素,注意提高全身抵抗力,及早停用抗生素和激素,以利于感 染的控制。

9. 防治消化道应激性溃疡和出血　应激性溃疡出血是复苏后消化 道的常见并发症。应用胃管内给予抗酸药,静注 H_2 受体拮抗药法莫替丁 20mg 稀释 20ml 预防。出血时防休克、补充血容量、全身用止血药、排空胃内容物,胃内止血等。

10. 输血 可通过输液、成分输血或输新鲜全血,维持 Hct 30%～35%、COP＞15mmHg 等。

三、复苏效果评价

(一)预后评价

最近统计资料提示医院内心搏骤停患者中复苏成功并最终出院的患者所占的比例为 14%,且并非所有出院的患者都能达到发病前的生活质量。复苏预后由以下 10 种情况因素的影响所决定。

1. 复苏的速度 系指从心搏骤停至开始 CPR 止的时间。这是最重要的因素,越早进行人工呼吸、心脏按压、心脏除颤,复苏开始的时间越短,存活率越高。反之,每延误 1min,成活率迅速下降。循环停止＜4min 内复苏者,存活率高达 50%。4～6min 开始复苏有 10% 的人救活;≥6min 者存活率仅 4%;≥10min 开始复苏者存活率更低。故把心搏骤停的复苏时间定为 5min,是抢救的“黄金时间”。要求复苏分秒必争。

2. CPR 前心搏停止的时间   ＜15min,仍有 80% 的存活率。也有心搏停止＞20min,甚至 60min 复苏成功的报道。不要放弃每一例复苏的时机,不要过早地放弃抢救。

3. 抢救中间反复心搏骤停的频率   若抢救中间,反复出现心搏停止,使存活率显著降低。但坚持不懈,措施得当,大力抢救,不要轻易地放弃有效的人工呼吸和心脏按压,最终仍可有获得成功的希望。

4. 患者先前的心脏功能   心搏骤停前心脏本身无病变,复苏易于成功。因急性缺氧、急性失血、药物过敏和电击等原因导致的心搏骤停,因伤害时间短暂较易纠正。如原有心脏疾病,或广泛心肌损害,使心排血量降低,出现心搏骤停,则预后不佳,存活机会甚少。

5. 年龄与体质   新生儿、体质强壮者,对缺氧的耐受性大,成活率高。一般成人,如原有呼吸功能不全、低血压等慢性缺氧性损害,对缺氧的耐受性较差,则复苏较困难。

6. 体温   低温环境下机体的基础代谢及耗氧量均较低,对缺氧耐受的时限大大延长,复苏易于成功。伴有发热的心搏骤停者,复苏困难。

7. 中枢神经系统状态   原有脑部器质性疾病,如脑血管病或 ICP

高,则对缺氧的耐受性很低,复苏不易成功。

8. 原伴有酸碱和电解质失衡　心搏骤停前患者已有水、电解质紊乱及酸碱失衡,如高血钾或低钾血症、酸中毒和低血糖等,复苏则困难。$P_{ET}CO_2 > 20mmHg$ 易复苏成功,$P_{ET}CO_2 < 10mmHg$ 时复苏不易成功。

9. 长时间的 VF　未经治疗预后差。

10. 抢救技术水平的高低　心脏按压和药物复苏相结合,能有效提高冠状动脉和 CBF 量,有利于循环恢复,预后好。否则,心脏按压冠状动脉和脑灌注不良,预后差。

(二)脑功能恢复过程评价

1. 脑功能恢复顺序　脑缺氧后,脑功能的恢复顺序,按照解剖部位是自下而上,由低级到高级依次恢复。即心搏先恢复→呼吸恢复→瞳孔对光反应出现→睫毛反射出现→流泪、吞咽、咳嗽反射出现→痛觉出现→角膜反射出现→头部、眼球转动→听觉出现、四肢活动→清醒→腹壁和提睾反射出现→视觉恢复。

2. 生理反射恢复快者易复苏　在心搏恢复后 1h,自主呼吸、瞳孔对光反应、角膜反射、咳嗽、吞咽反射相继出现,即使患者仍呈深昏迷,患者有脑复苏可能。

3. 听力恢复为脑复苏的成功标志　出现协调的四肢动作或听觉反应,是皮质初步恢复的信号。如无再发生意外,可能清醒。脑复苏成功的第 1 标志是听觉恢复。

4. 脑缺血的预后判断　脑缺氧严重、昏迷持续时间较长,经积极治疗,有 4 种转归:①完全恢复;②恢复意识,但有智力减退,精神异常或肢体运动功能障碍等后遗症;③无意识活动的去大脑皮质综合征(植物人);④脑死亡。

5. 去大脑皮质综合征　虽然被抢救患者的呼吸、循环恢复,但无意识活动,只有睁眼动作、眼球转动、吞咽、咳嗽、瞳孔和角膜反射、咀嚼、吸吮动作;对疼痛刺激无保护性反应;昏迷不减轻;四肢肌张力增高,出现僵硬和角弓反张,且日渐加重;饮食全靠鼻饲;大小便失禁。是患者皮质下生存,处于"植物状态",故又叫"植物人"。

(三)脑死亡判断标准

脑死亡是指全部脑组织的不可逆性损害,广泛的脑、脑干、脊髓结构损害,麻醉医师要认识脑死亡的判断标准。

1. **脑死亡** 脑死亡是一种不可逆的脑损害状态,表明患者的大脑皮质和脑干功能严重丧失。脑死亡的诊断必须根据临床症状、体征、脑电图、CT、脑循环和脑代谢的测定等全面考虑,正确认识脑死亡。

2. **脑死亡的标准**

(1)持续深昏迷,对任何刺激完全无反应(除外中枢神经抑制药、肌松药、中毒及低温因素等影响)。

(2)一直无自主呼吸,试行多次停止手法或机械呼吸、低流量供氧3~5min,自主呼吸仍不出现。

(3)脑干功能和反射全部或大部消失(脑干反射包括瞳孔对光反应、角膜反射、咳嗽、吞咽反射、体温反应等)。

(4)肌肉无张力,全软瘫。

(5)阿托品试验阴性:方法是静注阿托品 2.5mg 后,5~15min 心率不增快,但阳性不能除外脑死亡。

(6)EEG 无脑细胞活动,持续等电位线达 6h 以上。

(7)头颅超声波检查,脑搏动消失。

(8)头颅扇形扫描,大脑前、中动脉搏动消失。

(9)脑血管造影或核素闪烁扫描,均无血管显影,或造影剂仅充盈在脑底血管。

3. **依照标准慎重处理** 脑死亡只能依照标准,不能随意武断,以免影响救治信心,失去抢救机会。为慎重起见,要连续观察 24~48h,方能做出结论。

(四)停止复苏的时机

停止复苏或放弃复苏的时机,其指征如下。

(1)复苏成功,脑功能及生理反射完全恢复,生命参数平稳。CPR 成功的标准:①心电波形恢复,SP≥90mmHg,明显触及大动脉搏动。②SpO_2≥95%,自主呼吸恢复并维持足够气体交换量,示 CPR 成功。③自主呼吸充分,瞳孔对光反应、角膜和痛觉反射全面稳定恢复,出现听觉和四肢协调运动,意识和视力恢复者视为脑复苏成功。痊愈出院并恢复原工作者为 CPR 成功。

(2)约经 45min CPR,心肌活动毫无反应,或出现去皮质状态。

(3)结论脑死亡,即放弃复苏抢救。

(五)判断预后的进展

近年来,判断脑缺血后预后的进展有以下方面。

1. 室颤振幅波　认为最初出现室颤振幅波的大小可预示。如波幅在 12.5mV±5.5mV 者,可存活、出院;<12.5mV±5.5mV 者,多死亡。

2. 混合静脉血氧饱和度(SvO₂)　Rivers 报道,SvO₂ 是心脏停搏患者复苏时,能否恢复自主循环的可靠预示指标。SvO₂ 正常值 75%。若达到 60% 时,预计有 90% 恢复自主循环的可能性。<30% 时,则预示不能恢复。故可用于心肺复苏时对治疗反应的监测。

3. 肿瘤坏死因子(TNF)　当心搏恢复后可释放 TNF,但应在 6h 以后出现,如<6h 内出现 TNF,则多死于多系统器官功能衰竭(MSOF),认为 TNF 在缺血后再灌注损伤中起作用。

4. 高氯高钠　心脏复苏后出现持续不降的高钠、高氯现象。即使几天不再输入盐水等,仍高而不降,则患者多无存活的希望。

四、溺水患者复苏

【原因】　人体淹入水中,先强烈挣扎和屏气 1~2min,随之开始不自主的大口吞水,神志丧失后则有大量水或呕吐物被吸入肺内。凡淹溺所致心搏骤停的医院内救治很困难,溺水造成死亡的原因如下。

1. 喉痉挛及窒息　呛水后因喉痉挛而窒息死亡。

2. 反射性心搏骤停　水的刺激通过迷走神经反射,引起心脏突然停搏。

3. 室颤及肺水肿　淡水溺水者,因大量淡水由肺部入血,使血液稀释,导致心脏过荷,血钠、血钙降低,溶血后血钾升高,死于心室纤颤。海水溺水者的肺内吸收含电解质较高的液体(约 3.5%),水分自血液入肺,造成肺水肿及心脏停搏,一般无心室纤颤。

【救治】

1. 急救　溺水的急救是设法脱离落水,然后建立人工呼吸和人工循环。

(1)打捞:发现溺水者时,应用水上运输工具接近并救起溺水者。徒手抢救落水者,应从背后抱托病人,以减少失败和危险。所有患者都被视为脊髓损伤者,应予以治疗、护理处理。沿长轴保持躯体直线水平仰卧位。

(2)水上人工呼吸及复苏:会踩水者,可立即施行口对口人工呼吸,或口对鼻人工呼吸。一旦救出水面,立即进行人工呼吸和胸外心脏按压。

在急救的同时,通知"120"。不要因忙于倾出肺内之水而延误争分夺秒的CPR抢救时间。有心室纤颤时立即电击除颤。坚持抢救,迅速气管内插管,人工呼吸。在自主呼吸恢复及病情好转情况下,将病人转送就近医院进一步治疗抢救。转送途中不应停止心脏按压和人工呼吸、吸氧、生命支持。复苏始终抓住纠正缺氧为重点。

2. 早期救治　创造条件积极治疗和抢救。

(1)救治重点:基础生命支持,重点是消除肺水肿、纠正缺氧和代谢性酸中毒。复温至31℃,低于此温度电击除颤难以成功。总电击除颤次数限制在3次;<31℃不能静脉用药;儿童和青少年ECG出现V_F和V_T为预后不良的指征。

(2)呼吸复苏:吸纯氧或面罩下高浓度加压通气,或气管内插管正压通气。肌注尼可刹米药等。

(3)肺水肿:淹溺者一旦发生肺水肿,病情多危重,常造成死亡。救治时一是PEEP通气,海水溺水者用。二是高压氧治疗,迅速消除淡水溺水后肺水肿。高压氧要快速加压;采取长时间稳压;慢速减压,防肺水肿复发;当肺水肿控制后,采用40%以下氧进行通气,以防氧中毒。

(4)监测:立即测量直肠体温、监测脉搏、呼吸、血压、ECG、尿量、动脉血气、酸碱分析、血电解质、血红蛋白和血浆游离血红蛋白的测定,监测CVP、PAP和PCWP等。

3. 后续治疗　后续治疗如下。

(1)纠正电解质紊乱:淡水淹溺者,电解质紊乱不严重。经抗酸及利尿等处理,血钾往往偏低,可根据检验结果补充。海水淹溺者常有显著的低血容量和血液浓缩,在心脏复苏过程中应及时纠正,输入5%葡萄糖、右旋糖酐-40或血浆。淡水淹溺者有血液稀释和低渗,可静脉输入高渗盐水,先给予3%氯化钠500~1000ml,以后输入量可根据化验结果而定。

(2)溶血:严重溶血病人静注甘露醇及呋塞米利尿,纠正代谢性酸中毒,以利血浆游离血红蛋白的排出,对肾脏起保护作用。可用低分子右旋糖酐或肝素,治疗溶血,预防DIC。有纤维蛋白溶解现象、出血不止时,可用抗纤维蛋白溶解药,如氨甲苯酸等。

(3)选用抗生素:预防或治疗肺部感染。

(4)脑水肿与脑复苏:治疗同CPR。

(5)急性肾功能不全:参考本章第六节围术期急性肾衰竭抢救。

五、电击伤患者复苏

【致伤机制】　人体为导体,一定量的电流通过人体可引起局部皮肤接触处的灼伤,一定量的电流通过中枢神经及心脏会引起中枢神经抑制和循环衰竭。被电击后,严重者主要表现为呼吸停止及心室纤颤。俗称触电,损伤病理由以下情况决定。

1. 电流种类　直流电比交流电危险性小。50～60Hz 损伤最强。

2. 电压高低　高压电比普通低压电危险性大,电压越高,相对的阻力越低,则电流量越大。电流量和电压值都是机体损害的决定性因素。

3. 电流大小　少量交流电通过人体时,仅产生麻木感觉。触电休克电流量＞0.08～0.1A。电流＞10A 时心脏停搏、室颤和室速。

4. 电流通过人体时间长短　电流对人体的损害程度和通过时间的长短有极密切的关系。带电导体接触的皮肤面积大小和皮肤表面状况等,也是决定电流引起机体损伤程度的因素。

5. 雷击　雷击是电击的一种。属于高压电损伤范畴。

6. 医疗电损伤　医用电器触电是因电极漏电引起。同样按电量的大小分为大电击(macro-shock)和微电击(micro-shock)。按通电的途径分为体表电击和体内电击。前者指电极在体表,电流通过皮肤产生的电击;后者是指电极在体内,电流通过低电阻的体液到达心脏而产生的电击。

7. 人体电阻　电击伤部位与电击伤的严重程度有密切关系。

(1)体表电击:因皮肤电阻较高,且可因角化与出汗的程度等有很大差异,所受的损伤也不一样。在同样的电压条件下,通过人体的电流将被限制在 4.4mA。一般情况下,电流超过 100mA,通过体内就能引起室颤而死亡。体内电击,电流低至 $270\mu A$,即可造成室颤。

(2)致命的电击:电击部位越靠近心脏,电流对心脏的影响越大。致命的电击,电流必须通过心脏。如电流的两端在同一肢体上,只引起局部灼伤;如通过头部,一般只引起呼吸停止,而对心脏损害较小;如直接影响心脏(如心导管检查时),仅 $150\mu A$ 就可引起室颤。

(3)心动周期与性别及年龄:电击发生在心动周期的易损期(即 T 波上升支位)时,更易发生室颤。女性和儿童也较成人易受电击的损害。

【原因】

1. 体外触电　由增高的漏电流所致,如导线划破,插座极向颠倒或短路,造成电击。①直接触及漏电;②仪器没有接地线或接地线不良所致的电击;③电器设备接地线良好,但接触到另一漏电装置。

2. 体内电击　多为医源性的。

(1)导线漏电:来自引入心内的起搏导线或心导管,造成室颤。

(2)两电器同时应用:心内导管作为电流点,当再使用第二个电器时,发生触电及引起室颤。

(3)地线回路:两电器自身并无漏电,地线也完好无损,在地线之间形成电压差,使之发生室颤。

【临床表现】

1. 有电源　触电患者身旁有电源、电流。

2. 心搏呼吸停止　触电休克时呼吸停止、昏迷、持续抽搐、青紫、皮肤变冷,血压剧降,心脏仍维持搏动。按损害程度分为3类。

(1)心搏停止:呼吸存在。

(2)呼吸停止:心搏尚存在。

(3)呼吸、心搏都停止。

3. ECG监测　心室纤颤,呼吸停止、昏迷、心音及脉搏消失。

4. 局部灼伤病灶　当电压>1000V(伏)时局部组织电灼伤,表皮或毛发表面形成直径为0.2~2cm椭圆形小窝。严重时呈圆锥形,顶点在皮肤底部,可达骨骼。高热电弧灼伤时,导体的金属可沉积在灼伤皮肤表面和里面。灼伤皮肤呈灰色或浅黄色焦皮,与正常组织界限清楚,无局部肿胀、疼痛。

5. 骨骼病理变化　有时骨骼发生裂纹和骨质疏松等损害。

【救治】

1. 断绝电源　立即使触电者脱离电源,加强观察和监测,进行抢救、复苏。

(1)脱离电源:触电时,若为动力用电380V,或照明用电220V,应及时拉开电闸或闸盒。营救者必须避免再遭电击,或用绝缘体(干燥的木棒、木凳、竹竿、厚衣服、橡皮制品等)尽快移开电源,或以木柄或利斧砍断电线,中断电流。

(2)高压电的脱离方法:>1000V以上的高压电触电时,按照一定的操作程序,拉开电闸停电,或使用专用的电绝缘安全用具,使触电人脱离电源,迅速转移至安全地带。

2. 胸外心脏按压　脱离电源后患者神志不清,取平卧位,头向后仰,清除口腔中的异物,取下义齿,保持气道通畅,立即CPR,进行胸外心脏按压,如呼吸停止时,立即进行口对口人工呼吸。如30min胸外心脏按压无效时,有条件时,应做开胸心脏按压。详见本章第三节围麻醉期心肺脑复苏有关内容。

3. 肾上腺素心内注射　应用肾上腺素1mg加生理盐水2.0～10ml心内注射,复苏无效时,监测心电图,如为室颤应给予电除颤。

4. 人工呼吸　畅通气道,是复苏最重要最基本的措施之一,积极有效地施行。

(1)呼吸停止者,应立即行口对口或口对鼻人工呼吸。条件许可时,立即采用气管插管,便于施行人工呼吸,预防误吸,使用呼吸机机械通气。给氧或含有二氧化碳的混合气吸入。

(2)做好长时间人工呼吸准备,延续到自主呼吸恢复或尸僵出现。有时可达6～8h。

(3)开始有自主呼吸时,可给闻氨水,激发其自主呼吸。

5. 呼吸兴奋药　用尼可刹米、洛贝林、苯甲酸钠咖啡因及戊四氮。选2～3种交替使用。

6. 其他疗法　保持内环境和循环稳定、促进脑细胞功能恢复、抗感染等。

(1)甘露醇利尿:心搏恢复后,给氧或含二氧化碳混合气;立即加强促进脑复苏,冰帽头部降温、同时全身用冰袋物理降温,以减少脑组织对氧的需要;用甘露醇静注利尿,冲洗肾小管,以消除脑水肿。地塞米松20mg+20％甘露醇250ml输注,或20％甘露醇250ml输注,每8小时1次。

(2)纠正酸中毒:用5％碳酸氢钠静注或输注,可先给100～200ml,以后可根据检验CO_2CP结果或病情继续予以治疗。同时补充电解质。

(3)维持循环稳定:血压下降者,用多巴胺输注,把血压提高到90～99mmHg。

(4)运输中的生命支持:触电均应立即就地抢救。建立起生命支持后,送就近医院抢救。途中要继续进行人工呼吸及胸外心脏按压术。

(5)脑细胞功能恢复药:胞磷胆碱0.5g、ATP 100mg、辅酶A 200U输注,1/d。

(6)抗生素:青霉素80万U、氨苄西林8.0g,1/d,加入液体内输注。

【预防触电】

1. 教育及学习　加强安全规范用电基本知识的宣传教育,使每个人都懂得安全用电要求和使用方法,遵守技术操作规程。

2.安装地线　每个医疗仪器都有自己特备的可靠地线,确保安全。地线应符合要求。

3.维修与保养　加强对电器设施、导线、电插座等的维修。

4.操作注意事项　医疗用电操作注意以下方面。

(1)绝缘操作:操作各种心内导线要戴胶皮手套,尽可能保持干燥。

(2)单独电源插座板:每个手术台要有单独集中的电源插座板,避免受潮和被水浸泡。

(3)保护电器和导线:避免仪器电缆、导线扭曲、打结或被重物挤压。插、拔插头要手持插头的绝缘部分,禁忌拉扯导线或足踏。

(4)加强管理:设备应有专人保管,不任意更换电缆导线及保险零件等。

5.普及日常防电击知识　雷雨时不在大树下躲雨;不使用金属柄伞在田野中行走;遇有火警或台风袭击时应切断电源。

附　手术室的电灼伤

1.灼伤原因　常见电极接触皮肤部位及 ECG 电极部位,原因如下。

(1)接触电极板的皮肤灼伤:电极板与皮肤接触不良,放置位置不当,电极板不平整,盐水包布破损裸露,或包布过干、过湿或干湿不均等,都可引起灼伤。

(2)接触电极板以外的灼伤:如心电图接地电极,各种换能器导线,或手术台、盐水架等。

2.防治　防治电灼伤是医疗活动中的基本宗旨,其措施为:①电极板应与皮肤接触良好;②防止电凝、电刀本身接触不良;③清除凝聚在作用电极板的污物,不要随便加大功率;④非使用时间,关闭高频电刀开关;⑤电极板接触电极板应 $>100cm^2$ 的面积;⑥心电图电极对接触皮肤面积 $>100mm^2$,同时应用电凝、电刀的电极不要靠近心电图电极,以免造成灼伤,并尽量避免同时应用;⑦高频电刀与心脏起搏器不能同时使用。

第四节　围麻醉期循环系统重症抢救

一、心力衰竭抢救

心力衰竭是指在适量静脉回流的情况下,由于心肌收缩力下降和

(或)舒张功能障碍,心排血量减少,不能满足机体组织细胞代谢的需求,导致血流动力学和神经体液功能失常,产生活动性呼吸困难、运动耐量下降及静脉系统淤血、肢体水肿等一系列症状和体征的临床综合征。

心力衰竭按发病速度可分为急性和慢性心力衰竭;按发生部位可分为左心衰竭、右心衰竭和全心衰竭;按主要功能改变可分为收缩性心力衰竭和舒张性心力衰竭;按心排血量高低可分为低心排血量和高心排血量心力衰竭。

【原因】

1. 基本病因

(1)原发性心肌收缩功能障碍:如急性大面积心肌梗死、心肌炎症变性或坏死、心肌代谢改变、急性弥漫性感染性心内膜炎导致乳头肌断裂,腱索断裂,瓣膜穿孔引起急性瓣膜反流。

(2)心肌负荷过重:包括压力和容量负荷过重,前者为突发性高血压、高血压危象、肺动脉高压、主动脉瓣或肺动脉瓣狭窄、左心室或右心室流出道狭窄等,后者为瓣膜关闭不全、先天性房间隔或室间隔缺损、贫血、甲状腺功能亢进症等。

(3)心脏充盈受限:如心脏压塞、缩窄性心包炎、限制性心肌病、梗阻性心肌病、二尖瓣狭窄等。

2. 诱因

(1)心率增快:感染(尤其是肺部感染)、肺梗死、妊娠和分娩、过度的体力活动或情绪激动引起心率增快。

(2)严重心律失常:使心排血量减少。

(3)增加前负荷:钠盐摄入过多、输液过多或过快增加前负荷。

(4)内环境改变:贫血或大量失血、电解质、酸碱平衡失调等。

(5)滥用抗心律失常药:使用奎尼丁、普萘洛尔、普鲁卡因胺等药物,心肌收缩力减弱。

(6)洋地黄过量:抑制心肌收缩力。

(7)增加后负荷:应用血管收缩药增加心脏后负荷等。

【临床表现】

1. 左心衰竭　左心排血量迅速显著下降,导致体循环供血不足,肺静脉压突然升高引起急性肺水肿。

(1)呼吸困难:早期表现为劳力性呼吸困难,初期仅发生于较重的体力劳动时,休息后可消失。随着左心衰竭的加重,较轻的体力劳动即可引起呼吸困难,严重者休息时也可出现呼吸困难,典型者表现为阵发性夜间呼吸困难,有时强迫坐位,呈端坐呼吸。

(2)咳嗽:咳出粉红色泡沫样痰,并可咯血。

(3)其他症状:心排量不足有心动过速、肢端发冷和出汗、乏力、倦怠、面色苍白、发绀,严重脑缺氧时可出现嗜睡、烦躁、意识障碍、少尿和肾功能损害等。

(4)体格检查:常见为双肺底细湿啰音;心脏扩大以左心室扩大为主,可闻及第三心音、第四心音、舒张期奔马律和二尖瓣反流性杂音等。

2. 右心衰竭　以体循环淤血表现为主。

(1)主要症状:有体循环淤血所致食欲缺乏、恶心、呕吐、上腹胀痛、尿少、水肿、失眠、嗜睡,严重者可发生精神错乱等。

(2)心脏增大:以右心室增大为主者,可伴有心前区抬举性搏动、心率增快,部分患者可在胸骨左缘相当于右心室表面处,听到舒张早期奔马律。

(3)静脉充盈:颈静脉怒张,为右心衰竭的早期和最明显的表现,严重者手背静脉和其他表浅静脉也充盈,并可见静脉搏动。

(4)脏器肿大:淤血性肝大伴有压痛,肝颈静脉反流征阳性,后期可出现心源性肝硬化和黄疸。

(5)水肿:其特点是下肢凹陷性水肿,受体位影响,是静脉淤血和水钠潴留的结果。病情严重者可发展到全身水肿,少数患者可出现胸腔积液、腹水。

(6)发绀:表现为甲床、面部毛细血管扩张、青紫和色素沉着,是周围循环血流减少、血管收缩、加之供血不足时组织摄取血氧相对增多,静脉血氧低下所致。

3. 全心衰竭　兼有左心、右心衰竭的表现,但也常以一侧为主。左心衰竭肺充血的临床表现,可因右心衰竭的发生而减轻。由于右心室壁较左心室壁薄,易于扩张,全心衰竭时右心衰竭的表现比左心衰竭明显。

【辅助检查】

1. X 线检查　心影扩大;肺门动脉和静脉均有扩张,两侧肺门阴影范围和密度均增加;肺淤血的 X 线表现先于肺部啰音出现。

2. 影像学检查　核素心肌显像技术、超高速螺旋 CT 和食管超声技术的检查,可以对心脏结构和功能做立体动态的观察,超声心动图、核素心血管造影的 ET 值,可辅助用于心功能判定,有助于明确心衰病因。运动峰耗氧量能客观地反映心脏储备功能,又可定量分级。

【诊断】　根据临床表现、辅助检查等确诊。

【救治】　对急性心力衰竭及时确诊,迅速处理,不延误治疗应掌握 3 个原则:①减轻心脏负荷,包括前负荷和后负荷;②增强心肌收缩力,增加心排血量;③控制体内的水和钠;改善生活质量;防止心肌损害进一步加重。

1. 限制液体入量　取坐位,双腿下垂。停止一切输液,严格限制水分入量。液体摄取量 1.5L/d。

2. 充分吸氧　纯氧下行正压呼吸,并吸入 75% 或纯乙醇蒸气,去泡沫痰。

3. 正性肌力药　选快速作用的强心药,控制心力衰竭。

(1)毛花苷 C:0.4～0.8mg,加于 20%～25% 葡萄糖液 20～40ml 内缓慢静注。或首次量 0.2～0.4mg,维持量 0.4mg,静注,1.6mg/d。

(2)毛花苷 K:0.25～0.5mg,加于 20%～50% 葡萄糖液 20～40ml 内,缓慢静注。

(3)米力农:为磷酸二酯酶抑制药,负荷量 25～75μg/kg,维持量 0.375～0.5μg/(kg·min)输注。

4. 利尿药　呋塞米 40～80mg 或依他尼酸 25～50mg,快速静注加强利尿,4h 后重复 1 次,但应注意补充钾盐。

5. 升压药　血压下降时,可用升压药升高血压,可选用异丙肾上腺素 0.1～0.5μg/(kg·min)输注;或多巴胺等正性肌力作用的药物,5～10μg/(kg·min)输注。增加心排血量。

6. 扩张血管药物的应用　心力衰竭患者用血管扩张药,减少周围小动脉的阻力,从而减少心脏后负荷,使心搏量增加,心排血量增加。同时扩张小静脉,使小静脉血容量增加,以减少回心血量,从而减少心脏的前负荷,而血液重新分配有利于肺毛细血管压的降低。对肺毛细血管压升高伴或不伴有外周低灌流的心力衰竭患者是有益的。

(1)酚妥拉明:10～20mg 溶于 5% 葡萄糖 100～200ml 输注,或 0.25～1.0mg/min 静滴。注意血流动力学监测。

(2)硝普钠:0.05g 加于 10% 葡萄糖液 250～500ml 内输注,或 2～

3μg/(kg·min)输注,维持 SP 在 100mmHg 左右,可迅速提高疗效。

(3)硝酸甘油:开始 10μg/min 静滴,每 5～10 分钟逐渐增加 5～10μg/min,最大剂量 20μg/min 或 3～6μg/(kg·min)。

7.其他处理 除静注氨茶碱 0.25～0.5g(以 5%葡萄糖溶液 10～20ml 稀释缓慢注射)有正性肌力及扩血管利尿作用外,有:

(1)吗啡:5～10mg 输注,治疗左心衰竭肺水肿,也可并用镇静药。

(2)维生素类:静脉注射大量的维生素 C、维生素 B。

(3)纠正电解质紊乱。

(4)心力衰竭时停止手术,如为二尖瓣狭窄行瓣膜交界分离术,将瓣膜口尽量扩大,改善血液循环。

(5)CPB 中出现的心力衰竭,若有房室传导阻滞时,须用起搏器。

(6)血管紧张素转化酶(ACE)抑制药:用于轻至中度心力衰竭患者,从门诊开始应用。对于伴有低血压的严重心力衰竭的患者不适宜。ACE 抑制药治疗最常见的不良反应是低血压,其次是咳嗽。血管性水肿是使用 ACE 抑制药的绝对禁忌证。

二、急性心肌梗死抢救

麻醉期间及手术后发生急性心肌梗死(AMI),是一种心血管严重并发症。多与术前潜有冠状动脉供血不足心肌缺血有关。加上手术或麻醉影响到心肌耗氧与供氧之间的平衡。心内膜下区尤易受累。若 AMI 范围广泛,影响到心脏功能,心排血量锐减,出现心力衰竭而死亡。合并心力衰竭病死率高达 20%～30%;合并心源性休克病死率高达 80%。合并电生理紊乱常发生心搏骤停。如何及早发现并抢救非常重要。

【原因】 任何导致心肌耗氧量增加,或心肌缺血缺氧的因素,均可使冠状动脉急性闭塞,血供中断,局部心肌缺血性坏死。临床上多有剧烈而持久的胸骨后疼痛、心悸、心慌气短等。

1.诱发危险因素 术前危险因素除吸烟史外,还有以下因素。

(1)冠心病、高龄、动脉粥样硬化、高血压病等患者,其心肌梗死的发病率为正常人的 2～3 倍。

(2)大血管、肺、食管和上腹部手术及腹主动脉手术后心排血量降低,冠状动脉灌流量锐减。

(3)麻醉和手术期间有较长时间的高血压或低血压。

(4)手术和麻醉时间越长发生率越高,据文献报道,1h 手术的发生率为 1.6%,>6h 手术者则可达 16.7%。

(5)原有心肌梗死病史者,特别是新近(6 个月以内)发生过心肌梗死者,容易发生再梗死,与健康人相比,围术期心肌梗死危险性之比为 5%~8%对 0.1%~0.7%。

(6)手术后贫血。

(7)1 型或 2 型糖尿病等。

2. 麻醉期间的因素　包括患者精神和疾病因素等。

(1)精神紧张:情绪过分激动、心情恐惧和疼痛,使体内儿茶酚胺释放,血内水平增高,周围血管阻力增加,增加心脏后负荷,血压突然升高,心率增速和心肌氧耗量增加。

(2)血压显著波动:影响心肌供血、供氧。较基础血压降低 30%的血压持续 10min 者,其心肌梗死发生率高,特别是透壁性心肌梗死的发生率明显增加。高血压动脉硬化的患者伴有心肌肥厚,其发生心内膜下心肌梗死的机会增加。即使未出现低血压,也可发生心肌损伤。

(3)麻药对心肌的抑制:应用对心肌功能有抑制作用的氟烷、恩氟烷、异氟烷等,以及硫喷妥钠应用不当,引起心肌收缩力减弱和静脉回心血量减少。全麻药对心血管和机体代偿机制有影响,对中枢神经和自主神经的作用也有影响。

(4)供氧不足或缺氧:势必使冠心病患者原有心肌缺氧进一步恶化。

(5)心率增快或严重心律失常:轻度心动过速,心率 90~110/min,明显心动过速时,心率>110/min,均使心肌耗氧量增加。

【预防】　围术期 AMI 是可以预防的,主要是加强麻醉技术管理。

1. 麻醉前准备　麻醉前对患者仔细地进行心脏检查,以发现早期心肌梗死,对原发病,要认真处理。

(1)治疗高血压:提高氧供量。

(2)治疗冠状动脉供血不足和心功能不良:应给予最佳药物,增加供氧量。

(3)纠正贫血:提高供氧量、携氧量,改善血氧饱和量,保持适当的冠状动脉灌注压和心舒张期。

(4)手术时机选准:对心肌梗死患者的择期手术,应延期 6 个月以后施行。可把复发率降至 15%,两者相距的越短,则再发心肌梗死率越高,再发患者的病死率可高达 50%～70%。

(5)治疗心律失常。室性期前收缩或室性心动过速,利多卡因 1～2mg/kg 静注;情况稳定后美西律 30～300mg 静注,5～30min 后 0.75～1.0mg/min 输注。

2. **麻醉方法选择**　详见冠心病患者非心脏手术麻醉一节。趋向于全静脉麻醉(TIVA)。

3. **麻醉管理**　防止低血容量和其他原因所致的长时间低血压。一旦发生低血压,应针对原因及时予以纠正。

4. **保持循环稳定**　麻醉中防止高血压和心动过速,一旦发生时,积极处理。

(1)单纯高血压,可给予降压药。

(2)伴有心动过速的高血压,用普萘洛尔 0.25～5mg 静注,10min 重复 1 次,使心率降至＜100/min。总量＜2～3mg 为宜。或艾司洛尔(Esmolol)控制心率＜80/min,＞24h,心血管患者围术期缺血的发生率下降。

5. **保持内环境稳定**

(1)纠正水与电解质紊乱,尤其脱水和低钾血症。

(2)充分供氧,预防肺并发症。

(3)避免高热和寒战。

(4)阿片类药:消除疼痛、恐惧和焦虑等。

(5)加强术后监测和治疗:若危重患者术后在 ICU 至少观察 96h,并保持血流动力学在正常生理范围,心肌梗死的危险性可降至 1.9%。

【救治】　发生 MI 后,要暂停手术,积极抢救和处理。

1. **请会诊**　麻醉期间或手术后心肌梗死的临床表现很不典型,主要依据心电图和血流动力学的改变,诊断标准:持续性及≥30s 的 ST 段改变(水平下移＞0.1mV,上抬＞0.2mV),至少 3 个导联 T 波改变,新病理性 Q 波,CK-MB 比率升高≥6%,或有心绞痛症状。及时请内科心血管专科医师会诊和协同处理。及时积极地治疗先兆症状。

2. **心肌梗死监测**　连续监测 ECG、BP、R、MAP、CVP、体温、尿量。有条件时监测 TEE、测定心肌钙蛋白 T(cTn-T)和置入漂浮导管,低血压、休克者进一步监测 PAP、PCWP 和 LVEDP 等。

3. **充分供氧**　持续吸氧,应用呼吸机支持呼吸。绝对卧床 3d;静注吗啡镇静止痛;或用哌替啶让病人情绪充分镇静;调整血容量,缓慢补液,出入平衡。

4. 应用变力性药物　多巴胺等以保持冠状动脉的灌注。变力性药物可使心肌氧耗量增加。并用硝普钠等血管扩张药,不仅可降低心肌氧耗量,且将提高心脏指数(CI),降低已升高的 LVEDP。

5. 主动脉内囊扶助疗法　有条件时,对所有持续 ST 段抬高型心肌梗死缺血不能用药物干预者,则越早用主动脉内囊扶助(IABA)疗法,即反搏系统,直接冠状动脉介入治疗(PCI),球囊扩张使冠状动脉再通;通过降低 SP,减少左心室做功,使心肌氧耗量下降,同时还增加 DP,有利于冠状动脉血流和心肌供氧,必要时置入支架。

6. 对症治疗　常规用抗血小板药,也可用肝素适当抗凝或溶栓,减少血栓形成,但防止围术期出血的危险,最严重的是脑出血。用极化液疗法,极化液由氯化钾、胰岛素、辅酶 A、细胞色素 C、维生素 B_6、葡萄糖配成,可促进心肌摄取和代谢葡萄糖。

三、围麻醉期心律失常治疗

围麻醉期心律失常的发生率较高,其出现可能是隐性心脏病的唯一征象,既是心脏病的病因,又是心肌功能进行性衰退的结果。心律失常使心排血量受到影响,引起血流动力学的变化,变为威胁生命的潜在因素。

【原因】　处理围术期心律失常最重要的是识别引起心律失常的原因,并解除。围麻醉期发现的心律失常,其原因是很多的。

(1)麻醉药:麻醉药的性质,如氟烷、恩氟烷等可诱发心律失常。

(2)麻醉的操作:如麻醉过浅、低血压、吸痰、插管、拔管等可诱发心律失常。

(3)手术操作的刺激:如直接刺激心脏等可诱发心律失常。

(4)电解质紊乱:如低血钾、低血钙等可诱发心律失常。

(5)缺氧和二氧化碳蓄积:即低氧血症、高二氧化碳血症可诱发心律失常。

(6)低温可诱发心律失常。

(7)药物的作用:应用拟肾上腺素药及 β 受体阻滞药后。

(8)肌松药不良反应:应用肌松药的不良反应。

(9)心肌缺血:合并器质性心脏病及心肌缺血。

(10)酸碱失调:酸中毒或碱中毒。

（11）洋地黄毒性反应等。

【分类】

1. 不需要特殊治疗的心律失常　围术期心律失常多数并不严重，只需去除原因，即可纠正。不需要特殊治疗的心律失常如下。

（1）窦性心动过速：心率 100～160/min；窦性心动过缓，心率＜50/min。

（2）节律点下移（能自行恢复或静注阿托品后恢复，或浅麻醉即能恢复）。

（3）轻型心律失常：偶发性室性期前收缩、一度房室传导阻滞，无心脏器质病变者。

2. 必须治疗的心律失常　若围术期心律失常引起血流动力学异常或心肌损害，必须用药物或电击除颤手段治疗。

（1）病理性心动过速：异位心动过速，阵发性心动过速，室上性心动过速（SVT，心率＞100/min）。

（2）病理性心动过缓：窦性或结性心动过缓。

（3）心房纤颤：心率＞100/min。

（4）心肌缺血：冠状动脉供血不足，心肌缺血缺氧表现。①ST 段及 T 波不正常；②希氏束传导阻滞（室内左或右束支传导阻滞）；③房室传导阻滞（二度）。

（5）异位心律：有引起心室纤颤可能的异位心律失常，后果严重，需要紧急处理。①室性期外收缩，多发性多源性室性期前收缩；②室性心动过速，多有严重器质性病变；③严重室性心动过缓，心率＜35/min。

3. 难以挽救的心律失常　心搏骤停的 3 种形式，是最严重的心律失常，常常难以挽救。①心室纤颤；②电机械分离；③心脏停搏。

【救治】

1. 预防要点

（1）消除紧张情绪。

（2）尽可能避免应用能诱发心律失常的药物，术前治疗应用洋地黄、拟交感神经药术前应尽可能停药；应用利尿药引起电解质紊乱者，术前应予以纠正。

（3）合理选择麻醉用药，控制麻醉深度，充分给氧，监测血电解质、血气，并及时纠正麻醉过浅和电解质紊乱、避免缺氧和二氧化碳蓄积等诱发因素。

(4)阻断循环行心内直视手术者,尽量缩短阻断时间,防止再灌注损伤。

2. 治疗原则　心律失常的治疗策略对患者十分重要。

(1)迅速正确做出诊断。

(2)了解引起心律失常的病因和诱因,消除诱发因素,如暂停手术操作,解除气道梗阻,改善通气功能及纠正电解质紊乱等。

(3)正确选择抗心律失常药物,药物分类的受体靶位是心脏的离子通道和肾上腺能受体,阳离子可将离子通道靶位分成钠(Na^+)、钙(Ca^{2+})和钾(K^+)通道 3 组。掌握药物的适应证和禁忌证,以及药物的相互作用。

(4)如有严重血流动力学改变,应做循环功能支持。如甲氧明 $10\sim20mg$,稀释后缓慢静注。必须注意引起 SVT 的可逆原因,先予排除后进行药物治疗。SVT 对麻醉医师来说是最有价值的警示体征,需要纠正威胁生命的低氧血症、通气不足、低血压和心肌缺血等状态。

(5)在联合应用抗心律失常药物时,要考虑到药物的协同作用和拮抗作用。

(6)特殊心律失常应特殊处理,如出现阵发性室上速、严重心动过缓、心房扑动或心室纤颤时,室率$>100/min$,及二度以上房室传导阻滞等均需药物治疗。一旦出现多源性室性早搏、室性室上性心动过速,应紧急处理。

3. 药物治疗　一般心律失常药物治疗见表 11-1,特殊心律失常药物治疗见表 11-2。

表 11-1　常见心律失常的药物治疗

心律失常类型	常用药物	剂量和用法	备　　注
窦性心动过速	维拉帕米	$2\sim10mg$ 稀释后缓慢静注,$1\sim4\mu g/(kg \cdot min)$输注	P-R 间期延长,适应室率较快病人,哮喘者慎用
	艾司洛尔	$0.1\sim0.5mg/kg$ 静注,$50\sim300\mu g/(kg \cdot min)$输注维持	消除快速,P-R 间期延长,注意心动过缓,支气管痉挛,严重心衰禁用

心律失常类型	常用药物	剂量和用法	备　　注
心房扑动	去乙酰毛花苷	0.4～0.8mg,以葡萄糖溶液稀释后静注,必要时2～4h后再予0.2～0.4mg	预激综合征、QRS增宽禁用 QRS和Q-T间期延长
心房颤动	胺碘酮	100～150mg或5～10mg/kg,缓慢静注,1mg/min滴注(300mg加入生理盐水250ml中30min输完)	QRS和Q-T间期延长
	维拉帕米	40μg/kg缓慢静注,30min后可重复	P-R间期延长,预激综合征禁用,哮喘者慎用
	腺　苷	6mg静注(最大12mg)	暂时减慢心室率,有很强扩血管作用,注意血流动力学改变
	艾司洛尔	0.5mg/kg静注,50～300μg/(kg·min)输注维持	消除快速,P-R间期延长,注意心动过缓,支气管痉挛,严重心衰禁用
阵发性室上性心动过速	艾司洛尔	0.5mg/kg静注,50～300μg/(kg·min)输注维持	消除快速,P-R间期延长,注意心动过缓,支气管痉挛,严重心衰禁用
	去乙酰毛花苷	0.4～0.8mg,以葡萄糖溶液稀释后静注,必要时2～4h后再予0.2～0.4mg	预激综合征、QRS增宽禁用
	胺碘酮	100～150mg或5～10mg/kg,缓慢静注,1mg/min输注维持	QRS和Q-T间期延长
	普罗帕酮(心律平)	1～1.5mg/kg静注或输注	QRS延长,适于预激综合征时室上速
	利多卡因	50～100mg缓慢静注,1～4mg/min静滴维持	
室性早搏	利多卡因	1～2mg/kg静注,1～4mg/min输注维持	QRS延长

（续　表）

心律失常类型	常用药物	剂量和用法	备　注
室性心动过速	胺碘酮	100～150mg 或 5～10mg/kg，缓慢静注，1mg/min 输注	QRS 和 Q-T 间期延长，多用于普鲁卡因胺和利多卡因无效时
	苯妥英	50～100mg 盐水稀释缓慢静注 5min，每隔 15min 可重复 1 次，最大 10～15mg/kg	QRS 延长，用于洋地黄中毒 用于体外停机且利多卡因无效时
	维拉帕米	2～10mg 稀释后缓慢静注或 1～4μg/(kg·min)静滴	儿茶酚胺引起的室速
	艾司洛尔	0.5mg/kg 静注，50～300μg/(kg·min)输注维持	消除快速，P-R 间期延长，注意心动过缓，支气管痉挛，严重心衰禁用
	硫酸镁	1～3g 稀释静注 10min 以上，后可 1mg/min 输注	
窦性或交界性心动过缓	阿托品	0.5～1.0mg 静注，必要时可重复	
	异丙肾上腺素	0.5～1.0mg 加入 5%葡萄糖 100～200ml，2～8μg/min 输注，1～60ng/(kg·min)输注维持	多用于心脏移植术后
二、三度房室传导阻滞	阿托品 异丙肾上腺素	0.5～1.0mg 静注，必要时可重复 2～8μg/min 输注	常在装起搏器前使用
心室颤动	利多卡因 肾上腺素	1～2mg/kg 静注 0.01～0.02mg/kg 静注，重复用药	静注或心内注射或气管内注入，开胸时心内注入
	胺碘酮	100～150mg 或 5～10mg/kg，缓慢静注，1mg/min 输注维持	用于心搏骤停
	溴苄胺	3～5mg/kg 稀释后静注，1～2mg/(kg·min)输注维持	用于室颤反复发作者

表 11-2　特殊心律失常的药物治疗

特殊心律失常类型	药　物	剂量和方法	注意事项
Q-T 间期延长综合征伴严重室性心律失常	首选艾司洛尔	0.5mg/kg 静注，50～300μg/(kg·min)输注维持，补充 Mg^{2+} 2～4g，补充 K^+，以阿托品、异丙肾上腺等提高 HR	与其他室性心律失常治疗不同 左侧星状神经节阻滞
尖端扭转性室速	阿托品	0.5～1.0mg 加入葡萄糖液静注	奎尼丁禁用
	异丙肾上腺素	2～8μg/min，间隔 2～3min 可重复	
	胺碘酮	1～2mg/kg 缓慢静注，后 900mg 静注	
	硫酸镁	1.0～2.5g 稀释至 20～40ml 缓慢静注，或 2.5g 加入 500ml 葡萄糖液静注	
预激综合征伴快速室上性心律失常	胺碘酮	100～150mg 静注	伴房颤或房扑且循环障碍时，宜尽快电复律；洋地黄、维拉帕米和普萘洛尔禁用
	普罗帕酮	75mg 静注，以后 2～6mg/kg 静注	
	利多卡因	1～2mg/kg 静注，以后 2～4mg/min	
	腺苷	6mg 静注，无不良反应可追加到 12mg	其半衰期短，可阻断预激综合征发生 SVT，只要备好除颤设备

四、心脏起搏及电复律和电击除颤

心脏起搏及电复律和电击除颤是治疗严重心律失常的一种应急和有效的措施，也是心肺复苏的急救手段。在急救复苏中，麻醉科医师要掌握这些措施的应用及临床意义。

(一)心脏起搏

心脏起搏(artificial cardiac pacing)是用人工脉冲电流刺激心脏，而启动心搏以代替窦房结的方法，用于治疗如病窦综合征等缓慢性心律失常、室性快速性心律失常，其效果优于抗心律失常药物的治疗。可防止患者死于恶性快速室性心律失常。

【设备】　心脏起搏器(pacemaker)由起搏发生器、导线和电极组成。发生器内有能量电池、起搏及 R 或 P 波感知电路。由电源供应电能,使发生器发放脉冲,称为起搏脉冲,经导线传到电极,起搏器电极与心脏连接接触而以起搏脉冲刺激心肌,心脏产生兴奋和收缩,以代替窦房结,控制起搏节律。

1. 起搏发生器　起搏器型号为 5 位字母代码命名法,由国际心脏病学学会推荐。对缺乏后 2 位字母的起搏器,仅以前 3 个字母代表,则可称为 3 位字母代码起搏器。详见表 11-3 所示。

按起搏脉冲的发放规律,将起搏器分为 5 类。

(1)非同步起搏器:现已少用。

(2)同步起搏器:有反应和感知两种电路,是以 P 波或 R 波触发或抑制的按需型起搏器,其起搏脉冲的发放,可因感知心脏的自发心搏而自动调整,取得同步,从而不形成竞争心律。

表 11-3　起搏器 5 位字母代码命名法

I 起搏心腔	II 感应心腔	III 感知反应	IV 起搏器程控功能	V 多位点起搏、抗心动过速功能
V(心室)	V(心室)	T(触发)	P(1~2 种简单程控功能)	B(触发成串脉冲刺激)
A(心房)	A(心房)	I(抑制)	M(2 种以上参数的多功能程控) R(频率反应功能)	A(心房) N(正常频率竞争抑制) S(频率扫描刺激)
D（双心腔）	D（双心腔）	D(触发和抑制)		D(超速抑制双心腔)
O（无感知功能）	O(无感知功能)	O(无反应) R(心率增快时发放脉冲)	O(无程控功能)	E(体外控制脉冲发放) O(无抗快速心律失常功能)

(3)顺序起搏器:心房和心室各安装一组双极电极,其特点是先心房收缩,后心室收缩,使心室前负荷升高,心排血量增多。

(4)程控起搏器:对心排血量、心率、R 波敏感性、心肌不应期、P-R 间隙及同步、非同步和滞后都有程控功能。埋藏于体内后,可自动或通过程序控制器从体外改变其有关参数,以适应生理需要。

(5)抗快速心律失常起搏器:能自动进行抗快速心律失常的治疗。

2.电极 起搏电极有心外膜电极(缝在心外膜上)、心肌电极(植入心肌)、胸壁电极(植入胸壁)和心内膜电极(又称导管电极),目前主要用心内膜电极。有带 2 个电极的临时起搏电极和带 1 个电极的永久起搏电极。临时起搏电极的双极有 2 根相互间绝缘分隔的导线,双极均与心脏接触,而顶端电极为负极,近端为正极。若双极电路发生故障,可将完好的电极(负极)接单极起搏器,另置一皮肤电极(正极或无关电极),构成单极起搏系统。对于埋藏式起搏器,其金属外壳即起无关电极的作用。

【适应证】

1.临时起搏 适用范围较广,主要为了急救。①急性心肌梗死的起搏指征:一是心动过缓,心率<50/min,阿托品治疗无效。二是完全性房室传导阻滞。三是不完全二度房室传导阻滞,莫氏Ⅰ型的心率<50/min 及莫氏Ⅱ型。四是急性双束支传导阻滞及三束支传导阻滞。②高血钾性心脏阻滞。③冠心病发生完全性心脏阻滞,心动过缓和 QRS 波增宽。④快速心律失常,药物治疗无效。⑤心脏手术后,心动过缓或房室传导阻滞。⑥触电、溺水所致的心搏骤停。

2.永久性起搏 主要用于严重心律失常的治疗。①病态窦房结综合征或窦房结综合征。②房室结疾病,完全性房室传导阻滞,阿-斯综合征,心率<45/min。③双束支或三束支传导阻滞,症状明显者。④手术损伤传导系统引起房室传导阻滞者。⑤快速心律失常,如折返型房型心动过速等,药物治疗无效,电击复律禁忌者(指洋地黄中毒)。⑥肥厚性梗阻性心肌病(HOCM)。⑦扩张性心肌病(DCM)。⑧长 Q-T 间隙综合征。

【起搏方式】

1.静脉内法 又分为临时性和永久性两种。

(1)临时性经静脉心内膜起搏:用双电极导管经周围静脉(常用右颈内或右股和切开大隐静脉)送到右心室,电极接触心内膜,起搏器置于体外而起搏。本法操作简单、迅速,但不能放置太久(<3 个月),以免局部发生感染。

(2)永久性经静脉心内膜起搏:用单电极导管经头静脉、锁骨下静脉或颈外静脉送到右心室,接触心内膜,带有无关电极的起搏器埋藏在胸壁胸大肌前皮下组织中而起搏。此法可长时间起搏,用锂电池系列供电能,一般可用 6～8 年,最长达 14～15 年。

2. **静脉外法**　分胸壁外、食管电极和心外膜起搏。

(1)胸壁外起搏:该法必须要有特殊的起搏电极。后面电极置于肩胛骨和脊柱之间心脏水平位置,前面电极置于心前区位置(女性置于左乳房下缘)。用导线连接好电极后接上起搏器。所输出的起搏脉冲按需同步输出。如用 Zoll Pl-1200 起搏器,起搏脉冲时间为 40ms,因延长脉冲时间可减低脉冲电流和电压,使起搏阈值降低。低电压和低阈值的起搏脉冲对心脏的不良影响和患者不适感较轻,清醒患者易耐受。但其连续起搏不能超过 8h。此法通常用于心肺复苏后心律失常(心动过缓及房室传导阻滞等)、麻醉和手术中的“保护性”应用。一般设置心率比患者原有值快 10/min,电流 20～80mA,逐渐增加,据报道成人平均为(63±14)mA,不管电极大小,所需能量平均(0.12±0.01)J,因而安全有效。

(2)食管电极起搏:因食管位于心脏的后面,紧邻左心房和左心室,利用食管电极经鼻或口腔插入食管至心脏水平。连接起搏器,其脉冲刺激心肌而起搏。食管电极距门齿 20～25cm 的深度(经鼻孔者相应增加 10～12cm 时,相当于心房上部水平;25～35cm 时相当于心房中部水平;35～40cm 时,相当于心脏下部;40～45cm 时,相当于左心室水平)。因食管电极的位置关系,可分为:经食管心房起搏法(电极深达 30～35cm),适用于无房室传导阻滞者的紧急起搏;经食管心室起搏法(电极深达 40～50cm),可起搏心室。食管电极起搏法无创伤,可重复,操作简单,易行。适用于心搏骤停的紧急起搏,或超速抑制终止快速性心律失常,本法供急救用。

(3)心外膜起搏:将作用电极固定于右心室心外膜上,无关电极置于皮肤,用导线连接好电极后接上起搏器,可按需同步输出起搏脉冲。适用于心脏手术患者预防和治疗心脏复跳后的心律失常(心动过缓及房室传导阻滞等)。

【麻醉管理】　专家先对起搏器进行检查,用体外起搏器检查电池能源是否充足；埋藏式起搏器每周测试，如脉冲宽差超过 0.02s 或脉率相差 1～2/min，脉冲振幅变化＞20％，宽度变化＞25％，均需更换起搏器。

1. **加强监测**　监测血压、ECG、SpO_2，注意可能的心律失常。如起搏信号落在易振期的室性心动过速；起搏有效者血压正常或升高、循环稳定、ECG 正常、有起搏信号；如起搏时血压反而下降，则不宜使用。

2. **调节起搏频率和电流**　体外临时起搏频率成人 80～100/min，小儿 100～120/min。起搏阈值：电流 3～5mA、电压 3～6V，与疾病和心脏大小等具体条件有关，按需调节；永久性体内起搏阈值：电流 0.5～1.0mA，电压 0.5～1.0mV，如安装时电流或电压过高，可使起搏器失灵。

3. **起搏失灵的原因**　常见起搏器失灵原因如下。

(1)电极位置不当或导线接触不良。

(2)血钾浓度影响：细胞外钾离子浓度升高，起搏时可能产生心动过速或室颤，相反，当急性失钾或过度通气，起搏可能失效。

(3)夺获失灵，心肌梗死及心肌电位抑制等心肌疾病、酸碱紊乱等；静注琥珀胆碱前可先用少量非去极化肌松药，防止肌肉成束收缩、颤抖。

(4)电刀干扰：可致心肌烧伤，甚至发生室颤。故安装起搏器的患者，原则上禁用电刀。手术中必须用电刀时须注意：①使用非同步心脏起搏；②接地板尽量远离发生器，使电流的影响减至最小；③缩短每次使用电刀时间；④尽可能降低电刀的电流强度；⑤发生器不能位于作用电极和电刀接地板之间；⑥心脏和胸腔手术使用电刀危险性最大，远离心脏部位使用电刀危险性相对小。

4. **防治起搏的并发症**　经静脉法可引起心脏穿孔、膈肌、胸壁或腹壁肌肉抽动、血栓栓塞、心律失常、局部感染及"起搏综合征"等。其后果是使患者不适，甚至危及生命。注意预防和处理。

(二)电复律

【**适应证**】　心脏电复律(cardioversion)是用外加的高能量脉冲电流通过心脏，使心肌细胞瞬间同时除极、短暂的电活动停止，能治疗异位性快速性心律失常，使之转为窦性心律的方法。在心室颤动的电复律治疗也常被称为电击除颤。其适应证如下。

1. **心房颤动与扑动**　包括二尖瓣病变，或二尖瓣狭窄分离术后 3～4 周房颤不消失，甲亢房颤和冠心病性房颤，心绞痛用常规方法不能控制者。

2. 心动过速　室上性或室性心动过速,多型性室性心动过速等。要求同步。

3. 预激综合征　伴心动过速。

4. 快速心律失常　病情危急、而 ECG 无法识别的快速心律失常。

【禁忌证】

(1)房颤未用洋地黄治疗、室率<50～60/min,或洋地黄中毒引起的房颤。

(2)左房巨大及伴有心绞痛,或完全性房室传导阻滞的房扑与房颤。

【使用方法】　心脏电复律必备条件,一是窦房结功能必须正常,二是心肌纤维一定要全部除极。

1. 电复律前准备　基础病因未纠正,则易复发。用洋地黄控制心率,改善心脏功能。在复律前 1～2d 停用洋地黄。口服奎尼丁 0.2g 或普鲁卡因胺 0.25～0.5g,或普萘洛尔 10mg 或苯妥英 100mg。使易转复及防止转复后心律失常复发。

2. 禁食水　术日晨禁食水 6h,术前 30min 肌注咪达唑仑 5mg。

3. 监测　电复律过程中监测 ECG 和血压。开放静脉通道,露胸。

4. 麻醉药选择　依托咪酯 0.3mg/kg,对呼吸循环影响轻,10min 后可清醒。小量氯胺酮 0.5～1.0mg/kg 或硫喷妥钠 3.0～7.0mg/kg 静注亦可。

5. 能量　房颤、室上性和室性心动过速采用同步电复律。体外电复律初次用 100～150J,房扑 25～50J,以后可每次增加 50～100J,最多≤300～400J。

6. 步骤　将阴极置于左肩后,阳极置于胸骨中段;或阴极放在左胸心尖区,阳极置于胸骨左缘第 2 肋间。电极安置好后按同步放电按钮放电,如 ECG 显示未复转时可重复进行时,每次间隔 3min 以上,3～4 次后一般不再继续。

【麻醉管理】

1. 加强监测和观察　抢救和复苏准备:电复律有一定的危险性,要做好抢救和复苏的一切准备。监测呼吸和循环,密切观察 ECG 的变化。

2. 电能应用从小量开始　避免电能太大引起心律失常及心肌损伤,电复律后有时可见 S-T 段下降及 T 波倒置。心脏肥大时,应适当加大能量,有时胸内要达到 50～60J 才能除颤。

3. 辅助药物治疗 电复律后用辅助药物治疗,应纠正酸碱和电解质紊乱。

4. 并发症防治 电复律后并发症有心律失常、局部红斑、前胸或四肢疼痛、心房内血栓脱落引起肺循环及大循环栓塞、心功能失调,甚至有肺水肿和心力衰竭等,应及时处理。也有血压下降、发热、血清心肌酶增高等,偶可发生心脏停搏。

(三)电击除颤

【适应证】 心脏电击除颤(defibrilation)是用电能治疗严重心律失常,使之转复为窦性心律的方法。电击除颤的适应证为心室颤动(室颤)与扑动。

【使用方法】 电击除颤也须必备2个条件,一是窦房结功能必须正常,二是心肌纤维一定要全部除极。使用方法如下。

1. 平时功能完好 电击除颤均在紧急状态下使用,平时应经常检查,充足电池,使之处于完备状态。胸内电击除颤的电极板有成人和少儿两种,需消毒备用。

2. 测试充电 电击除颤日充电50Ws,先机内放电,然后再充电,在两电极板间放2或3块盐水纱布,或用人体放电,放电后指针回到零点,测试除颤器工作正常。各种进口除颤器都有其特殊的测试方法。

3. 胸外电击除颤电极板标准放置 将一电极放在胸骨上端右侧锁骨下,另一电极安放在左乳头左侧的腋前线;或将一电极放在心前区,另一电极放在背部心脏位置(称前后安放法)。胸内电击除颤电极板紧压在心脏左右两侧。

4. 能量 从小能量开始,胸外100~300J,<400J;小儿2J/kg。胸内成人15~30J或20~40J,小儿5~20J。

【麻醉管理】 同电复律一样,电击除颤要注意:

1. 监测和观察 要加强呼吸和循环监测,密切观察ECG变化。

2. 电能从小量开始 第1次电击无效时,第2次电击增加能量。

3. 辅助用药 电击除颤前后应用辅助药治疗,纠正酸碱和电解质紊乱。

4. 防治并发症 同电复律。

(四)除颤起搏监护仪

除颤起搏监护仪是具有心脏起搏、电复律和除颤的多功能急救和监护工具,是麻醉科、急诊科、心血管内外科和ICU的必备治疗设备。

1. 功能特点　本仪器有非同步除颤和同步电复律的功能;也具有无创胸壁外起搏功能,有Ⅰ、Ⅱ、Ⅲ肢体导联ECG监测系统,屏幕显示,同时有打印、记录功能。

2. 临床应用　为抢救患者备用,麻醉和手术期间ECG连续监测;心肺复苏;CPB心脏复跳;在成人和小儿可用于起搏。

第五节　围麻醉期呼吸系统重症抢救

一、急性肺栓塞抢救

急性肺栓塞是既往深静脉血栓脱落后随血流循环进入肺动脉及其分支血管,阻塞而致供血中断所引起的病理和临床状态。若其主要的肺血流被阻断,则迅速引起肺动脉高压、缺氧、心律失常、休克而致死,也可因神经反射引起呼吸或心搏骤停。发病率仅次于冠心病及高血压。临床上分为隐匿性、一过性和显性三类,只有显性可被诊断出,故急性肺栓塞极易被漏诊,仅10%~30%能在生前做出诊断,其余皆系尸检时被发现。急性肺栓塞的发生,与麻醉没有直接关系,但仍是围术期的肺部并发症严重者之一。麻醉科医师应会认识和处理。

【原因】　深静脉血栓发生的高危险因素包括以下几种情况。

1. 好发年龄　急性肺栓塞多发生于中年以上,尤其高龄的患者,常见于胸腹大手术中、后短时间内。

2. 触发因素　触发因素有:①腹部等大手术;②恶性肿瘤及其相关治疗;③心脏瓣膜病及心功能不全;④血液病;⑤肥胖;⑥下肢静脉曲张;⑦盆腔或下肢肿瘤;⑧妊娠或长期口服避孕药;⑨制动时间较长、脑卒中或麻痹,或既往深静脉栓塞;⑩创伤;⑪吸脂手术或自体(吸)脂肪隆胸手术恢复期等。

3. 栓子阻塞　临床上常见栓塞有血栓、脂肪栓塞、空气(泡)栓塞和羊水栓塞等。

(1)血栓:①大多数由下肢或盆腔内血管血栓形成后脱落而引起。促使静脉血栓形成的因素是血流缓慢、创伤及感染、并累及周围静脉、有血液易于凝结倾向的老年人、恶性肿瘤等;血内溶解血栓的作用减弱。②充血性心力衰竭、心瓣膜病、心房颤动、血栓性静脉炎、长时间低血压或因手术体位不当,妊娠,肿瘤的压迫引起下肢静脉回流的淤滞,均为肺动脉栓塞的诱因。

(2)脂肪栓塞:创伤、骨折或长骨髓内手术,偶可发生脂肪进入血液循环内,或吸脂手术时,被吸脂棒击碎的部分脂肪颗粒,通过破裂的血管,进入血液循环;引起急性肺栓塞。

(3)空气栓塞:多见于颈、胸、脊髓手术时损伤大静脉,因静脉腔负压而吸入空气气泡,坐位颅后窝手术更易发生气栓。留置中心静脉穿刺或导管,或加压输血时的不注意发生气栓。少量空气进入肺动脉可出现呛咳,一过性胸闷或呼吸促迫等。若空气量>40ml,患者可致死。

(4)羊水栓塞:常见于急产或剖宫产手术时,羊水进入母体血循环,形成栓子堵塞肺血管而引起的严重并发症。临床出现险恶病情,急性呼吸窘迫综合征继而出现循环衰竭。约50%母体在栓塞当时未及抢救即死亡。

4. 大栓子机械阻塞　大块栓子可机械性阻塞右心室肺动脉开口处。可引起肺动脉和右心急性高压,右心室迅速扩张,左心室排血量明显减少,血压剧降和严重休克,心力衰竭而死亡。75%患者在发生梗死后1h内死亡。如能存活>1h者,则病死率显著下降。存活的患者,因改变肺泡通气/血流灌注的比值,增加肺无效腔,可引起缺氧和高碳酸血症。

【临床表现】

1. 急性缺氧　临床上极易误诊或漏诊,对施行大手术或创伤、骨折、心脏病或吸脂术后患者,突然出现胸痛、咯血、原因不明的气急、窒息感,并出现严重休克和意识障碍;或全麻下有足够的通气和给氧条件下,仍然出现进行性发绀、低血压,应考虑有急性肺栓塞的可能。

2. 急性气道症状　临床表现为急性呼吸困难、咳嗽、胸痛。肺部无阳性发现。心动过速是常见的唯一的体征。发热、肺部啰音、肺动脉第二心音亢进,肺动脉瓣区偶可听到收缩期或持续性杂音。

3. 心电图表现　电轴右偏、肺性P波、快速性心房颤动和心肌供血障碍。无此典型心电图,或心电图正常者,也不能除外急性肺栓塞的可能。

4. 胸部X线检查　可见肺门充血,纹理增厚,右心扩大,胸腔积液。如肺动脉造影,则可见肺动脉充盈缺损。

5. **实验室检查** 血清乳酸脱氢酶和胆红素增高,血清天冬氨酸转氨酶(SGOT)正常。脂肪栓塞者在尿内、痰内可发现脂肪颗粒,尿比痰检查更有意义。深静脉的检查,示深静脉的血栓对急性肺栓塞的诊断有很大帮助。TEE 能确诊。

【预防】 急性肺栓塞一旦发病,救治特别困难,主要是预防,采取措施降低肺栓塞的发生率。

(1)避免术前长期卧床休息:下肢静脉曲张患者,应用弹力袜,以促进下肢血液循环。手术后要改变长时间的静止状态,加强静脉回流,减少静脉血栓。

(2)纠正心力衰竭。

(3)血细胞比容高者:应施行血液稀释。

(4)应用抗凝血药:对有血栓性静脉炎患者,可预防性应用抗凝血药。

(5)麻醉中保持良好体位:避免下肢静脉血回流;避免应用下肢静脉进行输液或输血。

(6)手术治疗:一旦有下肢或盆腔血栓性静脉炎时,应考虑手术治疗。

【救治】 治疗原则为进行复苏、抢救生命、支持和纠正呼吸与循环衰竭及特异性治疗。

1. **一般疗法** 病人平卧、保持安静、消除恐惧;高流量吸氧并保持气道通畅,镇静、镇痛、控制心衰和心律失常等。

2. **抗休克** 同第 11 章第二节休克的处理。

3. **抗凝药** 高度怀疑急性肺栓塞,又无抗凝药禁忌者行特异性治疗,即抗凝治疗和溶栓治疗。可用肝素 5000～10 000U 静注,继之20～400U/kg,维持输注 24h;或链激酶 150 万 U 溶于 10ml 生理盐水,再加入 5% 葡萄糖 100ml 中,于 60min 内输注完;或大剂量冲击疗法,每 10分钟注入心导管 1.5 万 U/kg,或尿激酶等进行血栓溶解。肝素在肺栓塞的治疗中有重要作用,其绝对禁忌证:脑出血、消化系统出血的急性期、恶性肿瘤、动静脉畸形。

4. **手术** 在 CPB 下进行肺内栓子摘除术。

5. **气栓的处理** 发生气栓时,应立即置患者于左侧卧,头低位,使空气滞留于右心房内,防止气栓阻塞肺动脉。再通过心脏机械性活动,使气泡成为泡沫状,而逐渐进入肺循环。亦可经上肢或颈部静脉插入右心导管,来吸引右心内空气。通过高压氧舱治疗,以促进气体尽快吸收,并改善症状。

二、围麻醉期张力性气胸的抢救

张力性气胸又称高压性气胸。其裂口与胸膜腔相通,且形成单向活瓣状。吸气时空气从裂口进入胸膜腔内,而呼气时活瓣关闭,让腔内空气不能回入气道排出。致胸膜腔内空气不断增多,压力不断升高。致发生气胸的肺(一侧或双侧)受压而萎缩,使肺泡通气与血流灌注的比率失衡。患者迅速出现极度呼吸困难,显著的发绀,急性呼吸衰竭。同时,当一侧肺受压时,纵隔被推向健侧,影响腔静脉回流,心脏移位和受压,使心排血量进一步下降,发生严重低血压,甚至心搏停止。

【原因】 麻醉过程或术后发生张力性气胸,多与手术和麻醉操作的失误、又未能及时处理损伤的胸膜有关。

1. 肺泡破裂 对肺气肿、支气管扩张、肺大疱患者,施行压力过大的辅助和控制呼吸所致。

2. 麻醉操作失误 如锁骨上路臂丛阻滞,肋间神经阻滞及椎旁神经阻滞,经胸椎行硬膜外穿刺刺破胸膜、肺组织而引起张力性气胸。

3. 手术操作 气管造口术、甲状腺手术、颈部广泛解剖手术,或经锁骨下静脉置管时,损伤肺尖;一侧胸内手术、胸廓成形术、肾上腺手术、肾手术和脊柱手术,损伤一侧或双侧的胸膜、支气管破裂,没有及时发现和修补等引起张力性气胸。

【临床表现】

1. 呼吸困难 轻者可无症状。若1/5以上肺组织受压,患者可出现呼吸急促和困难、发绀和心动过速等。

2. 低血压 血压开始无变化。随着病情进展,如纵隔移位,缺氧加重,可出现低血压。甚至休克和精神恍惚等。

3. 体征 体检见患侧呼吸幅度减小,语颤和呼吸音降低或消失;有的患者胸膜腔内的高压空气被挤入纵隔,扩散至皮下组织,致皮下及纵隔气肿,颈部及锁骨上均有捻发音。

4. X线表现 胸部X线片示患侧肺被压缩或颈部等部位皮下血肿,即可明确诊断。

【救治】 麻醉科医师应仔细询问病史和检查患者,提高责任心和操作水平予以预防,若出现张力性气胸并发症时,及早急救治疗。

1. 预防　麻醉穿刺进针勿过深,手术操作应想到发生气胸的可能。一旦发生,应及时发现,正确处理。

2. 救治　若有明显呼吸困难症状,确诊为张力性气胸后,应在无菌条件下立即在积气最高部位胸穿排气,在伤侧经锁骨中线第 2 或第 3 肋间刺入胸膜腔抽气,降低胸膜腔内压力。

3. 胸腔闭式引流　多次抽气后症状不缓解者,或张力性气胸,应胸腔内置管,行闭式胸腔引流,引流管连接水封瓶,负压吸引装置,排气,以促进萎陷肺的复张,此为规范化处理。

4. 应用广谱抗生素　积极预防肺感染。

三、围麻醉期急性肺水肿的抢救

急性肺水肿是指短时间内由不同因素造成肺泡及间质水分增加,临床表现为呼吸困难和低氧血症,肺毛细血管压严重升高,毛细血管外处于相对高的负压状态的晚期效应。表现肺容量和肺间质液体量进行性增加,伴有肺顺应性减少和动脉氧分压下降。治疗不当后果将十分严重,必须紧急抢救。

【原因】　肺水肿的发生原因很复杂,与肺毛细血管内血浆胶体渗透压、液体静水压、肺泡内压力、肺毛细血管壁的通透性、肺表面活性物质等因素有关。麻醉中发生急性肺水肿与手术操作、麻醉药物作用、呼吸抑制、输血输液和收缩血管药物的应用等有关。

1. 手术操作刺激　急性肺水肿常常发生在胸外科和心血管外科的各种手术操作中。

2. 回心血量突然增加或减少　腹腔巨大肿瘤及腹水一旦去除后,即高腹压突然减低后,回心血量剧烈增加或减少后诱发肺水肿。

3. 左心衰竭的急症手术　左心调整能力不能做出相应心排血量的提高,必然导致肺毛细血管静水压增高及肺静脉压升高。是左心衰竭最严重的表现。

4. 血管收缩药用量过大　单位时间内大量使用强力血管收缩药致容量血管收缩。

5. 输液输血过量　包括输入的液体过量和单位时间内输液过快。晶体液可增加血管内静水压,血管内渗透压的下降,增加液体从血管内滤出,使肺组织间隙的液量增加。

6. 液体排出障碍　如尿毒症,涉及左心衰竭、高血容量、胶体渗透压下降等,但以毛细血管通透性增加是其主要原因。

7. 电解质紊乱　如低钠综合征、低蛋白血症的患者,机体晶体渗透压和胶体渗透压降低。

8. 脑外伤及中枢疾病　可伴血内交感递质释放(discharge),引起容量血管收缩,使大量液体从体循环转入肺循环,使肺毛细血管内压力突然升高。

9. 气道梗阻等呼吸系疾病　使肺泡内压力降低,缺氧损害肺内皮细胞引起半透膜环的破坏,肺表面活性物质减少或活性降低,以及血浆蛋白和电解质进入肺泡间隙,均易发生肺水肿。

10. 中毒性休克　休克患者肺表面活性物质减少或活性降低。

11. 肺静脉的狭窄　如先天性肺静脉根部狭窄、纵隔肉芽肿、纵隔肿瘤压迫所引起的肺静脉狭窄,肺动脉压显著升高。

12. 感染　如肺炎球菌性肺炎,可引起感染性肺水肿。

13. 毒气吸入　如光气、臭氧、氧化氮吸入可致肺水肿。

14. 循环毒素　如蛇毒液、四氧嘧啶和蜂蜇伤等。

15. 血管活性物质　如组胺、激肽和前列腺素等。

16. 弥散性毛细血管渗漏综合征　如内毒素性毒血症,可出现周身性血管通透性增加。

17. 弥散性血管内凝血(DIC)　多见于感染后免疫复合性疾病、中暑、羊水栓塞和子痫等。

18. 血管壁通透性增加　淹溺、接近淹溺、误吸性肺炎、烟尘吸入、ARDS等,引起血管壁通透性增加,通过体液因素、细胞因素和神经因素而引起肺水肿。

19. 淋巴管系统疾病　使淋巴回流障碍,势必增加肺组织间隙液体容量和蛋白质含量。

20. 肺组织间隙静水压下降　如胸腔积液或大量积气时用负压吸引过快,以及萎陷肺的突然复张,可出现一侧或双侧肺水肿。

21. 混合性的因素　如高原肺水肿、肺栓塞、肺实质病变、心律转复、体外循环、过敏及交感神经兴奋等。高原肺水肿海拔愈高,发病率愈高;上气道感染可诱发高原肺水肿。

22. 下丘脑疾病　引起交感神经过度兴奋,使大量液体从体循环移入肺循环,肺动脉高压。

23. **麻醉诱导期**　①患者的焦虑与不安;②体位改变;③用药不当,如阿托品、泮库溴铵、氯胺酮等诱发心动过速;④应用具有抑制心肌的麻醉药或 α 受体兴奋药,如肾上腺素等;⑤对心功能不全,术前没有充分准备;⑥插管时引起心血管应激反应所致的肺水肿。

24. **麻醉维持期**　①气道梗阻;②输血补液过荷;③恶性高血压;④使用强烈 α 受体兴奋药;⑤胸腹腔高压突然减低;⑥甘露醇快速利尿后的肺水肿。

25. **麻醉恢复期**　术后肺水肿多发生在停止麻醉后 30min 以内,可能与下列因素有关:①撤除正压通气,气道梗阻;②心排血量增多,高血压;③$PaCO_2$ 升高,或 $PaCO_2$ 下降。

【临床表现】　一般在原因较明显的情况下,麻醉中病人突然气道有大量粉红色泡沫痰涌出,或全麻时仅有麻醉中气道阻力突然升高,贮气囊挤压很困难,发绀,清醒病人严重呼吸困难,肺部听诊呈满布啰音,即可明确诊断。肺 X 线检查,可见肺门阴影增大,向外呈扇形延伸,肺叶间隙增厚。气道梗阻及严重缺氧,使肺水肿形成恶性循环,迅速发展。临床上有心源性与非心源性肺水肿的区别。前者有心脏病病史、有心脏病体质、X 线示肺门增大及肺上野血管影增深、水肿液蛋白含量低、水肿液胶体渗透压与血液胶体渗透压之比 < 60%、肺毛细血管楔压 > 1.3kPa(10.01mmHg)、肺动脉舒张压、肺毛细血管楔压差 < 0.6kPa(4.62mmHg),后者无心脏病病史,但有其他基础疾病史、无心脏异常体质、X 线示肺门不大,两肺周围弥漫性小斑片阴影、水肿液蛋白含量高、水肿液胶体渗透压与血液胶体渗透压 > 75%、肺毛细血管楔压 < 1.3kPa(10.01mmHg)、肺动脉舒张压、肺毛细血管楔压差 > 0.6kPa(4.62mmHg)。

【救治】

1. **去除病因**　首先除去病因和诱发因素。如输液输血过荷,立即减慢或停输。

2. **气管内插管**　没有插管者,即行气管内插管,维持气道通畅,边吸引痰液,边正压人工呼吸和呼气末加压呼吸。持续正压通气(CPAP)或呼气末正压通气(PEEP),以纠正缺氧、升高胸膜腔内压,恢复有效的右心室充盈。减少液体向肺泡渗透。

3. 乙醇消泡　吸入纯或 75％乙醇蒸气(将乙醇放在吸入全麻液挥发瓶内)湿化的氧气,以消除泡沫痰的表面张力。

4. 解痉药　用氨茶碱 250mg 加生理盐水 10ml 静注,或 0.5％异丙肾上腺素 0.5～1.0mg 静注,解除支气管痉挛,降低水肿液外渗。

5. 减轻心脏负担　采用措施减轻心脏负担。

(1)限制液体入量,特别是晶体液入量。

(2)吗啡 10～20mg,静注或皮下注射,对心源性肺水肿有效(中毒性肺水肿不用),使末梢血管扩张,并通过中枢性交感抑制作用降低周围血管阻力,将血液从肺循环转移到体循环。这对其他原因的肺水肿也有治疗作用。

(3)对输血补液过荷而引起的肺水肿,可行切开静脉放血疗法,或用止血带扎紧四肢。

(4)利尿脱水,如用快速利尿药呋塞米 40～80mg 或依他尼酸 25～50mg 静注,迅速利尿、减少循环血量和 COP 升高。

(5)病人取头高(上身抬高)足低(双下肢下垂)位,即特德伦伯尔体位,使一部分循环血液积聚于放低的双下肢,从而减少有效循环血量。肺循环血量随之减少。

(6)α 受体阻滞药的应用:可阻断儿茶酚胺、组胺、血管紧张素等对肺血管的加压反应,减少周围血管阻力,从而减轻心脏负担,增加心排血量,使肺容量和肺毛细血管压减少。适用于高输出量性肺水肿,包括输血输液过荷,麻醉药的刺激和兴奋,气道梗阻,高血压心脏病,甲状腺功能亢进,中枢神经系统病变等。①酚妥拉明,最为常用,10～20mg 加于 5％葡萄糖溶液 100ml 内输注,作用时间短,便于调节。②酚苄明,每次 1mg/kg,加于 5％～10％葡萄糖溶液 40～60ml,静脉内缓慢输注,约 1h 滴完。其作用时间长,可持续>24h。③六甲溴铵,按每次 5～10mg,加于 5％葡萄糖溶液 20ml,<0.5mg/min 的速度缓慢输注。④NTG 15～30μg/min 输注,扩张小动脉和小静脉。用药时要注意观察血压。已有低血压者,不宜应用。

6. 改善左心功能　强心药对高输出性肺水肿具有一定疗效。尤其对心源性左心衰竭所致的肺水肿效果更好。多用于高血压,输血输液过荷和肺栓塞等所致的肺水肿。毒毛花苷 K 每次 0.25mg,或毛花苷 C 每次 0.4mg,加入 50％葡萄糖溶液 20ml 内缓慢输注。同时以能量合剂静注。

7. 改善肺毛细血管通透性 用药物改善肺毛细血管的通透性。

(1)激素:短期大量应用地塞米松 10mg 静注,或每次 50mg 加于 10%葡萄糖溶液 100ml 内输注,1~2/d,当病情好转后停用。

(2)维生素 C:1~5g 输注。

(3)胆碱能神经阻滞药:包括阿托品、东莨菪碱、山莨菪碱、樟柳碱等。阿托品每次 0.015~0.03mg/kg,肌注或静注。其作用可能与周围血管扩张,减轻左心负担,抑制支气管黏膜分泌过多的液体有关。多用于中枢神经系统病变引起的肺水肿,而由其他原因引起的肺水肿少用。

8. 增加血浆渗透压 对于血浆蛋白低,血容量不足者,可输入白蛋白或血浆,增加血浆胶体渗透压,减少毛细血管的渗出。

9. 纠正低氧血症

(1)吸氧:轻度缺氧可经鼻导管给氧,6~8L/min。重度缺氧面罩下高浓度吸氧。严重缺氧者气管内插管,加压呼吸。

(2)选用 PEEP 或 CPAP:达到①FRC 增加;②肺顺应性改善;③改善 V/Q 比值;④增加气道内压和肺间质静水压。PEEP 5~10cmH₂O,重度 ARDS 时可调至 15~30cmH₂O。

10. 其他疗法 包括治本和治标两方面。

(1)抗组胺药:适用于过敏性肺水肿患者。

(2)葡萄糖酸钙:静注后,可减轻肺毛细血管的通透性,故适用于化学性或过敏性肺水肿病人。一般用 10%葡萄糖酸钙 10ml,静脉缓注,必要时 2~4h 可重复注射。

(3)抗心律失常药:由于严重心律失常所致的肺水肿,或肺水肿伴有心律失常者,可用利多卡因、苯妥英、普萘洛尔、普鲁卡因胺等抗心律失常药。

(4)抗休克药:肺水肿伴有休克者,可用异丙肾上腺素、多巴胺、间羟胺等升压药。由小量开始,逐渐增加剂量。不选用去甲肾上腺素等药物。

【预防】

1. 加强输血输液管理 心肺及肝肾功能不良的患者,事先给洋地黄,输液不要太快。心肺功能不全,老年及小儿尤应慎重。

2. 对腹腔高压症者减压应缓慢 手术中放腹腔大量液体或巨大肿物摘除时,操作要慢,使体内循环变化有一定的适应过程;同时及早补充血容量,包括输血。

3. 提高麻醉水平　良好的麻醉技术和操作;加强麻醉中、后的管理。

4. 加强术中监测　及时了解呼吸、循环的变化。

四、围麻醉期呼吸抑制及呼吸停止的抢救

麻醉期间呼吸功能障碍或呼吸功能不全,除与原有的病理生理变化有关外,直接与麻醉的处理不当、继发循环功能的紊乱有关,而造成危险的麻醉局面。如不正确认识、处理与抢救,可对病人造成严重的后果。

【原因】

1. 呼吸抑制的原因　麻醉中呼吸抑制的原因较多见,归纳如下:

(1)麻醉过深:全麻药作用过深,或麻药过量抑制了中枢神经的兴奋性,也抑制了呼吸。

(2)肌松药:肌松药使用后使呼吸肌受到抑制。

(3)酸碱失衡:过度换气,或低碳酸血症引起组织细胞代谢障碍、功能紊乱和形态结构改变。

(4)迷走神经反射:多在浅麻醉时,刺激肺门、骨膜、腹内脏器等受到刺激引起。

(5)颅脑创伤:颅内压增高、脑水肿。

(6)气道堵塞:部分气道堵塞,呼吸受阻,机体缺氧,发生低氧血症;若气道完全阻塞可造成窒息。

(7)手术时体位影响:如俯卧位或上腹部手术时大量纱垫填塞及手术操作对呼吸的影响等。

(8)麻醉平面过高:椎管内麻醉平面超过胸$_4$对呼吸肌产生抑制作用。

(9)局麻药中毒反应:局麻药用量过大,或直接注入血管内。惊厥时呼吸肌也痉挛,导致低氧血症。

2. 麻醉期间呼吸停止的原因　麻醉中可因下列原因而引起呼吸停止。

(1)静脉输注过荷:静脉输入过快的液体,重者诱发肺水肿、右心衰竭。

(2)麻醉过量:抑制呼吸药物过量,抑制呼吸中枢而呼吸停止。

(3)椎管内麻醉平面过高:或全脊麻使脑组织遭受抑制。麻醉平面

高,使膈神经麻痹、呼吸肌麻痹而导致呼吸抑制。

(4)局麻药中毒:局麻药用量过大,或注入血管内严重时呼吸肌痉挛导致窒息或呼吸停止而死亡。

(5)全麻过深:过度通气,或使用高浓度氧辅助,或控制呼吸,使二氧化碳分压降低。不能刺激中枢进行呼吸。

(6)使用肌松药后,使呼吸肌瘫痪,呼吸停止。

(7)应激反应过强:病人处于应激状态时,突然接受麻醉药的刺激而停止呼吸,后果严重。

(8)牵拉肺门:在浅全麻下,牵扯肺门、探查腹腔、游离骨膜等,均可因刺激迷走神经,反射性引起呼吸停止。

(9)颅内压过高:颅后窝手术时损伤呼吸中枢导致呼吸停止。

(10)心搏骤停时呼吸停止等。

【救治】

1. 确定病因　如果不能确定原因,应先做如下处理:

(1)确定循环功能:检查血压、脉搏、心脏及大血管的搏动,首先确定是否同时发生循环衰竭或心搏骤停。

(2)确定哪个系统问题:检查病人肤色,如红润,或仅有发绀,但血压、脉搏良好者,则呼吸停止仅属呼吸系统的问题,如误吸引起的窒息。若肤色呈白色或灰色发绀,可能循环同时有问题。

(3)停止一切麻醉:以纯氧行加压人工呼吸。包括应停止吸入麻醉,或停输静脉麻药。

(4)排除气道梗阻:在全麻下用手法挤压贮气囊进行人工呼吸时,若气道通畅,气体就可以很顺利地被送入肺内,同时胸腹部扩张。用其他方法施行人工呼吸时,如气道通畅,可见有气体从肺内被压出,反之,气道有梗阻。查明原因,并予以处理。须尽快使气道通畅。

2. 过度换气　若吸入麻醉药过量,即施行有效的人工呼吸,可促进麻药的排泄。故可将贮气囊内的气体排出,换以纯氧,如此反复进行多次,吸入的麻药可以较快地排出体外。不要忽视此重要步骤,而把注意力放在注射强心药、呼吸兴奋药上,既造成了浪费,又耽误了时间及救治机会。其目的是激发和保持呼吸运动,全力消除缺氧和低氧血症、血液酸化等。

3. 加深麻醉或局麻药封闭　反射性呼吸停止时,立即停止手术的刺激,呼吸即可恢复。待加深麻醉,或用低浓度的局麻药做封闭,以阻断反射后,方可继续手术。如在肺门、骨膜或腹腔神经丛封闭。并适当改变体位,尽量设法使呼吸不受过多限制。

4. 二氧化碳刺激或气管内吸引刺激　若应用肌松药并有轻度过度通气时,可在充分供氧下,暂停控制呼吸 $1\sim2min$,使体内二氧化碳增高后刺激和兴奋呼吸中枢。在反射已恢复的病人,做气管内吸引,吸净上气道分泌物,并刺激其发生呛咳,以促使自发呼吸出现。

5. 用肌松药拮抗药　肌松药残余作用延长致呼吸停止时,以拮抗药新斯的明等予以拮抗,或输以新鲜血(详见第 3 章第五节"肌松药在麻醉中的应用"有关内容)。

第六节　围术期急性肾衰竭抢救

凡是肾本身或肾外因素引起肾实质性破坏皆可导致急性肾衰竭(ARF)。围术期 ARF 是麻醉和手术的严重并发症。ARF 系指短时间内双侧肾功能进行性减退而出现的临床综合征,主要表现为肾小球滤过率急骤下降,临床出现水、电解质、酸碱平衡紊乱及进行性氮质血症,其病死率为 $50\%\sim70\%$。危重病人对缺血性损害更为敏感,从手术前就维持重要脏器的灌注对预防 ARF 是极其重要的,围术期加强管理。在手术时,ARF 是肾对继发性低血压、低血容量、出血和脱水等导致急性肾缺血的一种应激反应。

【原因】　ARF 系因围术期麻醉和手术操作的影响后肾血管收缩和肾的低灌注所致。

1. 肾血流(RBF)及氧供-氧耗　RBF 占心排血量 20%,1200ml/min,94% 分布在肾皮质,$5\%\sim6\%$ 分布在髓质外层,1% 供应髓质内层。在总血流量相对正常情况下,髓质部位也可发生严重缺氧。髓襻升支(mTAL)对组织缺氧最敏感,肾灌注量降低时 mTAL 对 $CaCl_2$ 重吸收增加,即在氧供降低的情况下氧耗量增加。治疗 ARF 主要以增加氧运输(增加心排血量、增加 RBF 和血液含氧量)和降低氧耗量(用利尿药治疗以减少溶质重吸收)。

2. 缺血性损害　任何应激反应(疼痛、创伤、出血、低灌注、感染、慢性肝衰竭等)都能激活交感肾上腺素系统,使肾皮质血管收缩和肾小管缺血。在严重缺氧、中毒性休克时,肾血流量和肾小球血浆流量将显著降低,肾小球滤过率也因之显著减少。严重外伤、大面积烧伤、大手术、大量出血、严重感染、败血症、脱水和电解质平衡失调及合并休克者,均易导致严重肾缺血和急性肾小管坏死,是导致 ARF 的主要原因。

3. 肾毒性损害 药物、创伤和疾病等多种因素引起肾毒性损害。严重挤压伤、阻塞性黄疸、输血错误等都直接引起肾功能不全。维持肾血流量和肾灌注,利尿使尿量达 $100\sim150\mathrm{ml/h}$ 是很重要的。

【分类】

1. 肾前性肾衰 因休克、脱水、细胞外液减少、血容量积聚在第三间隙及心排血量降低等,使肾灌注不足引起 ARF,经补液肾灌注恢复后,肾功能恢复。

2. 肾实质性肾衰竭 因肾缺血或肾毒性因素致肾小管坏死,或由严重感染引起肾小球及肾血管损伤所致。

3. 肾后性肾衰 由各种原因引起的排尿梗阻所致的肾实质性损害。损害程度与梗阻持续的时间、梗阻部位、程度及是否合并感染有关。如输尿管结石梗阻、良性前列腺增生致急性肾后性肾衰竭。

外科主要为肾前性和急性肾小管坏死所引起的 ARF,两者的预后和治疗方法不同,应予鉴别。血清尿素氮、肌酐水平为诊断肾衰竭的常用指标。

【防治】 明确 ARF 氧供-氧耗的关系,肾脏保护在手术前就着手,尤其对术中易发生肾缺血性损伤的高危人群。治疗以消除诱因,增加氧供和减少氧耗为目标。

1. 药物性肾功能保护 用药物治疗以减少溶质重吸收,降低氧耗。

(1)血管扩张药:维持正常灌注压和心排血量时,则血管扩张药可增加肾血流,从而增加肾氧供。

①多巴胺:$1\sim2\mu\mathrm{g/(kg\cdot min)}$,可激活多巴胺受体 DA_1,增加肾血流量、降低肾血管阻力,增加肾小球滤过率、尿量和尿钠排出;多巴胺受体 DA_2 激活可降低肾内去甲肾上腺素释放,增强扩血管作用。$5\sim10\mu\mathrm{g/(kg\cdot min)}$,可兴奋 β 肾上腺素能受体,增加心排血量,且有抗醛固酮作用。$20\mu\mathrm{g/(kg\cdot min)}$,可兴奋 α 肾上腺素能受体,引起血管收缩,对远曲小管的直接作用和抗醛固酮的间接效应,使肾小管对溶质的重吸收作用降低,从而降低氧耗。可与利尿药合用于 ARF。

②Dopexamine(多培沙明):人工合成的多巴胺类药,有较强的 β_2 受体激动作用,其作用效应仅为多巴胺的 1/3,有增快心率,增强心肌收缩力和扩张小动脉作用。以 $1\sim5\mu g/(kg\cdot min)$ 输注,在急慢性心衰时使用,使左右心室后负荷降低,同时增加 RBF。

③Fenoldopam:与多巴胺类似的药物,增加 DA_1 的活性,$0.1\sim0.5\mu g/(kg\cdot min)$,作用起效快、消失也快(半衰期 10min),用于高血压患者治疗可产生降压作用,明显增加 RBF,作用于近曲小管产生利尿排钠作用。硝普钠和硝酸甘油可增加 RBF,也可选用。

(2)利尿药:襻类利尿药和联合应用利尿药,增加肾氧供和减少肾氧耗。

①呋塞米:用后对肾功能有益。静注 $2\sim10mg$,30min 达高峰,维持 $2\sim4h$,使尿量达到 $30\sim40ml/min$。在肾小球滤过率正常时能发挥高效利尿作用,可排原尿钠的 30%~40%;即使肾小球滤过率(GFR)降低时仍可达高效利尿作用。反复给药,不易在体内蓄积。常可产生低钾、低镁性代谢性碱中毒。低钾可增加心肌应激性,应注意及时纠正。

②甘露醇:预防缺血性肾功能损害作用为容量扩张、增加 RBF、GFR;在近曲小管处减少 NaCl 重吸收;增加 RBF,解除肾小管阻塞;扩张容量使心房排钠因子(ANP)增加;抑制肾素释放,促进排钠利尿作用;通过渗透性血液稀释,可防止红细胞聚集和内层髓质血管内皮细胞肿胀所引起的低灌注。$6.26\sim12.5g$(25%甘露醇 $25\sim50ml$)静注,必要时 $4\sim6h$ 重复使用,或以 5%~10%甘露醇 50ml/h 输注;最大累计剂量 $1.5g/(kg\cdot24h)$。

(3)联合用药:多巴胺+呋塞米+甘露醇,增强作用,减低不良反应。

(4)ATP:ATP 能改善缺血后肾功能。ATP 控制性降压用 $20\sim40mg$ 稀释至 20ml,以 $200\sim400\mu g/(kg\cdot min)$ 缓慢静注,视血压调整输注速度,可防止肾素释放,产生可逆的肾血管收缩,影响肾前阻力血管,从而减少 RBF 和降低 GFR。GFR 降低意味着肾脏重吸收和耗氧降低,起保护作用。ATP 扩张血管腔,降低溶质转运,增加超滤容量。

(5)钙阻滞药:地尔硫䓬 $75\sim150\mu g/kg$ 或 20mg 加入 5%葡萄糖 250ml 中,$30\sim90min$ 内输注完。可使 RBF 和 GFR 增加;可增加肾移植患者肾功能,降低其急性肾小管坏死的发生率。

(6)前列环素:对维护肾适度血流和增加肾皮质血流量有极为重要的作用。前列环素(PGE_2)抑制 mTAL 的主动运转,使氧耗减少,髓质血流增加。吲哚美辛为一种环氧化酶抑制药,它减少前列腺素的合成,在应激反应期使用吲哚美辛,导致 RBF 和 GFR 降低和增加肾血管阻力(PVR)。

(7)血管紧张素 I 转化酶抑制药(ACE):ACE 扩张肾小球小动脉,使肾小球的压力梯度降低,从而降低 GFR。GFR 降低代表肾功能减退,也使肾小管重吸收和氧耗降低,以保护肾。

2. 少尿的处理

(1)监测:少尿患者或血容量情况不明的患者,应建立有创血流动力学监测,补充血容量,使充盈压维持在正常值高限。尿量>0.5ml/(kg·h)。若既往肾功能正常者,持续 2h 尿<0.5ml/(kg·h),即为少尿。尿量突然停止时,首先应怀疑导尿管阻塞,予以冲洗、调整或重新置入。

(2)尿液检查:当排除导尿管机械性梗阻后,应鉴别少尿是肾前性或肾性。肾前性少尿是由于脱水、出血、补液不足或体液进入第 3 间隙等因素使肾灌注不足所致,经治疗是可治好的,应及时发现,正确处理。

(3)维持正常的血液携氧能力:轻度血液稀释,可改善组织血流灌注。

(4)维持正常的气体交换和心血管功能:当出现少尿时,在维持正常气体交换的同时,首先给予输液,使心率、血压、心排血量、PAWP 等血流动力学指标维持在正常范围。一般先快速输注 250~500ml 晶体液或等渗胶体液,观察效果。根据容量指标调整输液量及速度,若要补充容量和增加 DO_2 时应输全血。若输液后无反应,应继续输液直至经输液不再增加心排血量为止,防止低血容量,又要防止液体超负荷。若输液后出现肺水肿,应停止输液,抢救。

(5)多巴胺:如少尿继续存在,则用小剂量多巴胺扩张肾血管。若循环动力学正常,以 2μg/(kg·min)输注改善肾灌注,如存在心功能不全表现时,多巴胺 20mg 每日 1 次输注+多巴酚丁胺 20mg 每日 1 次输注,或小剂量去甲肾上腺素以增强心肌收缩力。

(6)利尿药:如果上述治疗无效,可用呋塞米+甘露醇或单用甘露醇加强利尿。如前负荷高时应先用呋塞米。即呋塞米 10~20mg 静注,必要时 15min 追加双倍量 1 次。大剂量呋塞米可产生低血压和永久性耳聋,应重视。对肾滤过率极低的患者(肌酐清除率<50ml/min)用其他利尿药治疗无效时,应输注呋塞米合用甘露醇(或依他尼酸)等。同时密切关注患者电解质情况,避免低钾,注意补钾。

(7)血管扩张药:在灌注压和心排血量良好时,用硝普钠 2~10μg/

(kg·min)输注等血管扩张药,以减轻心脏后负荷,有增强心、肾功能的作用。

(8)血液透析:当上述措施无效时,出现肾衰竭,则应予以血液透析治疗。应早期施行,使血尿素氮＜30mmol/L。可选腹透或血透,血透对需要尽快透析者有优点。血透缺点为易产生体液和激活补体,可能产生不良心血管功能改变。

第七节　围麻醉期多器官功能衰竭抢救

多器官功能衰竭(MOF)的病死率仍居 SICU 的首位,近期又提出"多器官功能不全综合征"(MODS)、"多系统器官功能衰竭"(MSOF)的命名概念,都有一定道理,系指急性疾病过程中同时或序贯地发生 2 个或2 个以上器官的急性功能障碍的临床过程。临床表现除有原发疾病的特点外,还有毒性反应,故 Bone 称之为"全身炎症性反应综合征"(SIRS),最终发展为 MOF(多器官功能衰竭)。SIRS 与 MODS、MOF 关系密切。MODS 病死率很高,是危重患者死亡的主因。

【原因】　MOF 继发于不同病情,以感染和休克为最常见诱因。其他有中毒、烧伤、大手术后、组织坏死、再灌注损伤、过量输液、大量输血、缺血缺氧、肠道细菌易位、机械伤、温度伤、胰腺炎等。受损器官的顺序为肺、肝、肠和肾。血液病或心肌梗死出现 MOF 的时间较晚,中枢神经系统衰竭出现可早可晚。

【临床表现】

1. 肺　MOF 多始于肺、低氧血症,气促,呼吸＞35/min 呼吸困难、发绀;呼吸支持至少 3～5d;进展性 ARDS,需 PEEP＞10cmH_2O。

2. 肝　高胆红素血症,血清胆红素≥34.2～51.3μmol/L,或肝功能试验≥正常;临床黄疸,且胆红素≥136.8～171.0μmol/L。血清白蛋白＜28g/L,出现肝性脑病。

3. 肾　肾功能衰竭常继肝衰竭后发生,少尿≤479ml/24h,或肌酐≥176.8～265.3μmol/L;肾透析。

4. 肠道　肠绞痛,不能耐受进食＞5d;应激性溃疡,或显性出血,需输血,无胆石症。

5. 血液　PT 和 PTT 升高＞25％,或血小板＜(0.50～0.80)×

$10^9/L$;DIC。

6. 中枢神经系统　患者糊涂,轻度定向不能;对疼痛刺激无反应;进行性昏迷。

7. 心血管　心源性休克、充血性心力衰竭、持续 24h 的恶性室性心律失常;射血分数下降或毛细血管渗漏综合征;低动力性,对变力性药物反应差。

8. 代谢　分解代谢加速,代谢性酸中毒;血糖升高;肌无力等。

【诊断】　凡具备下列临床表现的 2 项或>2 项即为 SIRS。

1. 体温　$>38℃$ 或 $<36℃$。

2. 心率　$>90/min$。

3. 呼吸　$>20/min$,或 $PaCO_2<32mmHg$。

4. 白细胞计数　$>12×10^9/L$ 或 $<4×10^9/L$,其中未成熟细胞 $>10\%$。

5. 循环早期呈高动力伴高代谢　诱因包括感染因素和非感染因素(多发性创伤、大面积烧伤、急性胰腺炎、组织缺血等)。

【预后】　一旦发生 MOF,病死率明显增高,病死率与衰竭器官的数目成正比;持续的时间越长病死率越高,持续 4d 时其病死率 100%;循环、肾和肠道衰竭的病死率高于呼吸衰竭和肝衰竭,腹腔感染引起的 MOF 的病死率高于创伤后 MOF;凡 MOF 死亡者,一般都≥4 个器官衰竭。

【防治】　SIRS、MODS 和 MOF 必须以预防为主。预防 MOF 的意义远重于治疗,目前还没有很好的治法。重在预防:

1. 复苏和初步处理　处理各种急症时持整体观点,尽可能达到全面的诊断和治疗;复苏和初步处理的措施应及时准确,长时间的严重休克是 MOF 的主要危险因素。

(1)控制出血:尽早纠正低血容量、组织低灌注和缺氧;及早准确地控制出血,减轻循环血流量的损失,减少缺血-再灌注损伤的可能性,及时、快速补充温暖的血容量,维持循环的稳定,对复苏前控制出血很重要。必要时给予红细胞、血小板及血浆输注。

(2)监测:检验复苏好坏的指标,监测心排血量、心脏指数及 RVEDV(右室舒张末容量)可反映内脏血管床血流恢复情况。连续监测 $S\dot{v}P_2$ 对心源性休克、感染性休克或 ARDS 患者、血管和心脏手术有帮助。监测乳酸浓度,若在<2h乳酸浓度下降,复苏已基本成功。

(3)改善循环血流:用高张盐水、右旋糖酐改善血流动力学参数与标准,与等张溶液治疗结果无差别,但等张液组存活率要低于高张液组。右旋糖酐院前抢救出血性休克效好,且不会继发性增加失血;创伤后先补充血容量,后用 ATP-MgCl$_2$,以克服血管扩张作用,对无尿的 MOF 有好处;用磷酸二酯酶抑制药己酮可可碱(Pentoxifylline)可改善微循环血流和器官灌注。

2. 尽早手术治疗 手术是挽救患者生命的唯一方式,及早治疗首先发生的器官衰竭。对于严重创伤,严重胸、腹腔大血管、肝和其他腹腔器官损伤,在紧急的术前准备之后,尽早手术止血疗法,解决继续出血问题,也避免了大量输血导致的低温、酸血症、凝血障碍等并发症所致的恶性循环。或严重腹腔污染或感染者,为彻底清创,应考虑再次择期手术清创引流。长骨和骨盆骨折的治疗,尽早用手术固定远比牵拉更安全,减少 ARDS 的发生率。

3. 新药物治疗 使用有效的抗生素,及时有效地控制感染,葡聚糖、酮康唑、抗凝血酶Ⅲ等新药已用于临床。烧伤者的新疗法:用 β 受体阻滞药降低高代谢的心血管反应;用布洛芬等降低 PGE$_2$ 合成;用多黏菌素 B 降低内毒素;用谷氨酰胺保护肠道;用大剂量抗氧化药(维生素 A、维生素 C、维生素 E)及生长激素(重组人生长激素,rhGH)等防治感染。

4. 清除医源性并发症 要保持引流通畅,充分引流感染性物质;手术后吻合口瘘、伤口裂开、持续出血或引流物感染等都可进一步加重损害,采取措施避免手术室和 ICU 的诱发 MOF 的并发症,同时避免过快的补钾、气道污染、气管损伤等。

5. 支持衰竭前的器官功能 尽可能改善全身情况,支持衰竭前的器官功能对预防 MOF 很重要。

(1)循环支持:以多巴胺和去甲肾上腺素等维持血压在 80mmHg 以上,正性肌力药增加前负荷,或者降低后负荷,维持正常的心排血量,避免酸血症。乙酰半胱氨酸可增加 DO$_2$ 和 V̇O$_2$,对对乙酰氨基酚过量所致的肝衰竭有效。必要时行主动脉内球囊反搏、体外循环支持和心脏辅助器支持。

(2)呼吸支持:机械通气在肺衰竭前用 IMV＋CPAP 或 PEEP 通气,十分重要。创伤后的输液,可支持循环功能,维护肾功能,但也会损伤肺,防止输液过量;当循环稳定后,应用白蛋白;用利尿药,排出部分液体,对肺通气有利。吸入 NO 和输入抗氧化药 N-乙酰半胱氨酸,可改善 ARDS 患者肺功能;反比通气对 ARDS 者有利,详见本章第一节 ARDS 治疗内容。机械通气治疗要防止继发感染。

(3)肾支持:对感染者要有高尿排出量和低尿钠浓度,以防急性肾小管坏死或肾衰竭。维持血容量、心排出量、肾血流量和尿量;适当补充钠盐、注意监测尿钠;必要时尽早实施透析;注意适当扩容,维持血压。

(4)肠支持:补充高热量,增加支链氨基酸,减少芳香氨基酸,补充血浆及白蛋白,减少内源性氨基酸生成;消除肠内蛋白质或积存血液,促进氨的代谢。肠道营养比肠道外营养更有利于危重患者。空肠管饲优点超过胃管饲。早期肠道营养可刺激内脏和肝循环,改善黏膜血流,保护黏膜功能,预防应激性溃疡。立即肠道营养量开始给 25ml/h,以后可增至 100ml/h,共 24～48h。

(5)免疫支持:恢复被抑制的免疫反应。用单克隆抗体、克隆刺激因子(CSF)、己酮可可碱(POF)等药物。

【救治】

1. **救治标准**　救治的结果要求血压要升高,$\dot{V}O_2$ 达到满意。

(1)若 DO_2 提高,同时 $\dot{V}O_2$ 也增加:说明治疗促进机体代谢,促进了氧化磷酸化进程;组织灌流改善,纠正部分氧债,治疗的终点为 $\dot{V}O_2$ 不再增加,或 PCWP＞18～20mmHg;病情已好转,与治疗无关。

(2)若 DO_2 提高,而 $\dot{V}O_2$ 不增加:说明组织不存在灌流不足,治疗可停止;微循环衰竭已达不可逆地步,患者濒死。

(3)若 DO_2 和 $\dot{V}O_2$ 均不增高:说明心代偿功能耗竭;治疗措施不当;患者已达临终期。欲求危重患者生存,要求 $CI \geq 4.5L/(min \cdot m^2)$,$DO_2 \geq 600ml/(min \cdot m^2)$,$\dot{V}O_2 = 170ml/(min \cdot m^2)$。

2. **救治措施**　MOF 的救治是维持有效呼吸循环等综合治疗的同时,适时施行气管插管或切开,保持气道通畅,是提高救治率和减少病死率的重要措施。其救治措施如下。

(1)营养支持:病情允许,给予高热量、高营养饮食;并额外添加谷氨酰胺和精氨酸。

(2)广谱抗生素:二联或三联广谱抗生素抗感染。

（3）免疫疗法：己酮可可碱、IL-1 类等。

（4）抗氧化剂：维生素 C、维生素 E 等。

（5）氧自由基清除剂：抗 XO 的别嘌醇、叶酸等。

（6）禁用激素：脓毒症和 MOF 禁用激素。

第八节　围麻醉期急性支气管痉挛抢救

支气管痉挛为麻醉手术期间严重并发症之一，在高危人群中发病率高，发生率有逐年升高的趋势，造成术中险情，威胁术中患者安全，麻醉中急性支气管痉挛的诊断急救处理，应引起足够注意。术前认真做好评估、准备，落实好防范措施，有效提高围麻醉期的安全性。

【原因】　围麻醉期支气管痉挛发病的诱因很多。支气管痉挛的发生与下列因素有关。

1. 近期上呼吸道感染者　COPD 患者可因上呼吸道感染而加重病情，气道的应激反应性较常人高。这种高反应性在感染后可持续 3～4 周。

2. 吸烟　长期吸烟者，特别是咳嗽、多痰者气道反应性增高。大多达不到支气管炎的诊断标准，常规肺功能检查可表现轻微异常。

3. 高危人群　以患者自诉哮喘发作史，来预测气道反应性高低并不可靠，需要支气管激发试验或肺量计来明确诊断。若体检和肺量计检查均无异常时，麻醉药物与麻醉方法不诱发支气管痉挛发作。对于诊断明确、支气管痉挛反复发作者，应决定术前治疗药物及术中、术后治疗方案。

4. 促发因素　许多因素可促使 COPD 患者发生支气管痉挛，而刺激物诱发的支气管收缩，是 COPD 患者麻醉处理时最值得注意的问题。

（1）刺激物受体反应（副交感性）：主要为吸入刺激物和机械刺激物（气管插管）。

（2）介质释放：患者释放体液介质受体而诱发支气管痉挛。

①组胺：组胺致气道收缩。组胺作用于 H_1 受体，刺激磷酸肌醇（PI），水解和释放细胞内 Ca^{2+} 而起效，还可兴奋气道上皮刺激性受体，引起反射性气道收缩。又使支气管小静脉内皮细胞收缩，增加微血管通透性致黏膜水肿。也作用于 H_2 受体，使气道黏液分泌增加，肺泡上皮通透性增加。

②白三烯受体:白三烯混合物属于慢反应物质。由肥大细胞、巨噬细胞、中性粒细胞及嗜酸性粒细胞等产生,在酶作用下转变为 LTB_4、LTC_4、LTD_4 及 LTE_4。其收缩气道作用强弱顺序为:$LTD_4 > LTC_4 > LTE_4 > LTB_4$。还使黏液分泌增多、血管渗透压增加、气道水肿。

(3)病毒性感染:病毒感染相关性气道水肿和炎症可诱发支气管痉挛。

(4)药物因素:药物刺激下可发生支气管收缩。①β-肾上腺素能拮抗:cAMP 水平降低,致气道收缩;②肾上腺素抑制:如阿司匹林或吲哚美辛等;③抗胆碱酯酶:如新斯的明,支气管痉挛者禁用;④乙醇。

(5)运动:兴奋肺旁受体,该受体位于肺间质与肺泡之间的近肺毛细血管处,兴奋后机体感受呼吸困难。

【麻醉因素】

1. **麻醉药物**　麻醉药通过气管平滑肌细胞上相应的受体而诱发支气管痉挛,或扩张支气管。

(1)静脉麻醉诱导药物:①硫喷妥钠可保留大部分气道反射完整,如果在充分麻醉之前实施气道操作,则可能引起支气管痉挛;②丙泊酚可降低 COPD 患者气管阻力,包括哮喘患者;③氯胺酮能明显降低支气管痉挛的气管阻力。主要为拟交感效应,还抑制肥大细胞释放,气道高反应患者麻醉诱导可首选氯胺酮。特别是快速诱导时。预防性应用格隆溴铵可抑制氯胺酮的气道黏膜分泌增加;加大格隆溴铵剂量,0.5~1.5mg 静注,可进一步防止刺激性支气管痉挛反射。

(2)麻醉性镇痛药:吗啡可通过迷走神经诱发轻度哮喘患者的支气管痉挛。大剂量麻醉性镇痛药类似于其抑制心血管反射的方式阻断气道反射。大剂量吗啡诱发支气管痉挛与血浆组胺增高有关,而用芬太尼或苏芬太尼较合理。氧化亚氮与麻醉性镇痛药配伍用于平衡麻醉,作用较浅,不适于气道高反应者。

(3)吸入麻醉药:氟烷可产生支气管扩张作用。因其 β-肾上腺素能增强,对气道平滑肌直接松弛作用而使气道反射抑制。但氟烷的心肌抑制作用及心律失常作用使其应用受限。当恩氟烷、异氟烷和七氟烷达到明显麻醉水平(1.5MAC)时也有防止和逆转支气管收缩作用。对哮喘持续状态有治疗作用。

(4)利多卡因:利多卡因可有效地治疗术中支气管痉挛。气管插管前静注 1~2mg/kg 利多卡因,可防止支气管痉挛反射,是阻断迷走神经传入纤维的结果。虚弱的老年 COPD 患者输注利多卡因 2mg/kg,也可减轻气道反应性。

(5)肌松药:筒箭毒碱有组胺释放,诱发支气管痉挛,禁用于哮喘患者和 COPD 患者;泮库溴铵对气流阻力无影响,哌库溴铵无组胺释放。大剂量或快速静注阿曲库铵或米库氯铵后可致组胺释放,宜避免。维库溴铵不诱发组胺释放,最适于较短手术或气管内插管。琥珀胆碱可松弛气道平滑肌,而治疗支气管痉挛,但也可引起支气管痉挛,应警惕。戈拉碘铵可使气道平滑肌松弛,与促进儿茶酚胺释放有关。新斯的明引起COPD 患者气道分泌物增加,诱发支气管痉挛。格隆溴铵 0.5~1.5mg,或阿托品 1.0mg 可明显减轻这种反应。

2. 麻醉选择　有时麻醉方法也诱发支气管痉挛。

(1)区域阻滞:因可避免气管插管,对气管反射影响小。脊麻和硬膜外麻醉用于上腹部手术时,必须阻滞高平面的感觉和运动神经;这种感觉阻滞可引起哮喘患者焦虑,诱发支气管痉挛。COPD 患者的气体充分交换有赖于主动呼气,高平面的运动神经阻滞可能加重其病情。体位和辅助用药也加重患者的呼吸困难。对于气道高反应性患者,局部麻醉是理想的选择。

(2)全麻:吸入麻醉药可达到防止气管收缩,通过加强交感神经反应,松弛气管平滑肌及阻滞刺激性反射而达到上述目的。①气管内插管:未达到充分麻醉深度不宜进行气管内插管。COPD 患者严重通气/灌注不匹配而使达到该麻醉深度的时间延长。利多卡因和格隆溴铵有助于防止气道收缩。全麻前 1~2h 应用 β-肾上腺素能气雾剂沙丁胺醇(舒喘宁)有预防作用。快速诱导时,可选用氯胺酮和丙泊酚取代硫喷妥钠。②气管拔管:应注意 COPD 的拔管时机,深麻醉下可减轻支气管痉挛,但不安全;麻醉药的残余作用可持续数小时,需要术后通气治疗,用药使患者能耐受气管插管,而无支气管痉挛。

【诊断】

1. 呼吸困难　以呼气为主的呼吸困难。

2. 发绀　严重时出现。

3. 通气阻力增加　气管插管全麻下通气阻力明显增加。

4. 哮鸣音　听诊可闻及两肺广泛哮鸣音,且以呼气时更为明显。严重者哮鸣音反而减少。

5. $P_{ET}CO_2$ 或 $PaCO_2$　可稍下降,严重者显著升高。

6. SpO_2 或 PaO_2　显著下降。

【鉴别诊断】　重点是不要将麻醉中其他的喘鸣音误认为支气管痉挛。往往会搞错。

1. 气管导管位置不当　当气管导管插入一侧支气管时,气道压力显著增高;气管导管位于气管隆嵴时,刺激该部位丰富的敏感性刺激物受体,产生反射性支气管痉挛。其表现为持续性咳嗽和肌紧张。给予肌松药可与支气管痉挛予以鉴别。

2. 导管阻塞　肺通气压力过高亦可能是导管机械性阻塞。如导管扭曲、分泌物黏稠或气囊充盈过度等。在通气的吸气相和呼气相均可听到声音。吸痰管通不过气管导管可确诊,纤维支气管镜可证实。

3. 肺水肿　肺水肿早期可以引起喘鸣,主要在吸气末,为手术患者肺水肿的主要早期体征。有效的治疗措施是纠正心力衰竭和非心源性病因,不扩张支气管。详见本章第五节中的急性肺水肿内容。

4. 张力性气胸　其症状可类似于支气管痉挛,气胸患者也有COPD。低血压和心动过速是气胸的早期体征。以胸片或前胸第 2 肋间大号针头穿刺有气体逸出可确诊,及早按气胸治疗。详见本章第五节中的张力性气胸内容。

5. 误吸　胃内容物吸入气管也是支气管痉挛的原因之一。误吸物可兴奋刺激受体,使大气道收缩,且呈自限性,治疗目标是纠正气体交换异常。

6. 肺栓塞　其喘鸣是因胺类释放入周围气道所致支气管收缩。

【救治】

1. 去除病因　根据具体原因而采取以下方法。

(1)消除刺激因素:所用药物或生物制品,立即停用。

(2)加深麻醉:多在全身麻醉时发生,麻醉过浅者宜加深麻醉。加大吸入麻醉药浓度,虽可引起严重低血压和心律失常,但可有效地治疗哮喘持续状态。伴低血压时给予麻黄碱,紧急时肾上腺素 0.1mg 静脉注射;使用大剂量氯胺酮。

(3)肌松药:尚未肌肉松弛的全麻患者,给予肌松药。肌松药可减轻气管阻塞,有助于判定气管压力是否升高,通气困难是否由支气管痉挛引起;若通气随肌松而改善,则通气障碍不是由支气管痉挛引起。

2. 扩张气管平滑肌 用支气管扩张药是支气管痉挛的主要疗法。

(1)拟肾上腺素能药物:肾上腺素 0.1～0.5mg,皮下注射。异丙肾上腺素气雾给药。0.1～0.4mg 雾化吸入,极量每次 0.4mg。

(2)β_2 选择性药物:为治疗急性支气管痉挛的首选药物。沙丁胺醇(舒喘宁)0.1～0.2mg 气雾吸入,每日 3～4 次。5～6min 起效,30～60min 达到最大作用,持续 3～4h。特布他林(间羟舒喘宁、叔丁喘宁)每次 0.25～0.5mg,每日 3～4 次。气雾吸入和双甲苯苄醇(Bitolterol)气雾吸入后,作用时间超过 8h。

(3)茶碱类药物:其支气管扩张作用是拮抗腺苷受体、释放内源性儿茶酚胺等。麻醉中急性支气管痉挛时不主张用氨茶碱,因其与氟烷相互作用易致心律失常,皮下注射或雾化吸入拟肾上腺素能药物的效果优于静注氨茶碱。氨茶碱治疗支气管痉挛的血清浓度范围很狭窄,为 10～20μg/ml。未用过茶碱类药物,静注氨茶碱 5mg/kg(10～20min)负荷量,并以 0.5～2mg/(kg·h)维持。接受过茶碱治疗,并已知茶碱血清浓度时,可按 1mg/kg 静脉给药,平均提高血清浓度 2μg/ml 标准给药。血清浓度为亚治疗(5μg/ml)或接近治疗(10μg/ml)浓度时,常规静注 5mg/kg 可使血清浓度升至 15～20μg/ml。及时监测血清浓度,以达到治疗范围浓度,对防止中毒发生具有重要作用。

(4)糖皮质激素:糖皮质激素可多环节阻断气管炎症,减轻炎症,降低气道高反应性;还可使已降低的 β 受体功能得到恢复、加强,延长机体对 β-肾上腺素能药物的反应。雾化吸入具有用量小、局部高效、作用时间长、不良反应小等优点,有逐步取代全身应用糖皮质激素之趋势。①常用的气雾剂有二丙酸倍氯米松(必可松)每次 0.05～0.1mg(每揿喷出主药约 0.05mg),每日 2 次;曲安奈德 0.14mg,但不应早期使用。②反应性气道疾病患者术前准备及术中治疗支气管痉挛时,氢化可的松静脉给药,2～4mg/kg,麻醉诱导前 1～2h 给药;对于严重的支气管痉挛,首次量 4～8mg/kg,以后每 6 小时,以 4mg/kg 或 0.5mg/(kg·h)维持输注。③色甘酸钠可稳定肥大细胞膜,阻止肥大细胞脱颗粒和释放介质,抑制肥大细胞的抗原抗体反应,抗炎、抑制白细胞趋化,防治支气管哮喘。用 20mg 溶于 2～4ml 生理盐水雾化吸入;或 2～4 揿(800μg/揿)喷雾吸入;或 1mg 干粉末加入注射 2.5ml 生理盐水中雾化吸入。

(5)抗胆碱能药物:吸入、静注或肌注抗胆碱能药物后,支气管扩张作用的起效较慢(20～30min),用于预防支气管痉挛发作优于治疗效果,故麻醉前静注。气雾疗法特别适用于应用拟肾上腺素能药物后出现心动过速或肌震颤患者,用拟肾上腺素药物、茶碱类药物及糖皮质激素后支气管扩张不完全的患者。抗胆碱药增加对抗支气管痉挛的支气管分泌作用,减少黏液分泌的容积,减轻黏液阻塞狭窄气管管腔的程度,同时扩张支气管。阿托品静注后产生全身不良反应,不用于治疗支气管痉挛。异丙托溴铵气雾剂吸入疗法雾化,2.5mg 加入 2～5ml 生理盐水中,每日 4～6次;或 0.025～2.5mg/kg 加入生理盐水 2～5ml 中雾化,每日 3～4 次。与阿托品疗效一致,但不良反应少,起效较慢,作用时间长。吸入 3min 后达最大作用的 50%,30min 达 80%,90～120min 达 100%,可维持 4～6h。麻醉前常规注射 0.5mg 的格隆溴铵,引起支气管明显扩张,但防止和逆转支气管痉挛则必须大剂量,静注 1mg 才有效。

(6)其他药物:治疗围术期支气管痉挛常用的药物。①利多卡因:逆转某些支气管痉挛,但是用于预防价值更大。②脂皮素(Lipocoritin):为糖皮质激素抗炎抗过敏的机制之一,通过脂皮素介导。直接应用合成的脂皮素效果好,又可避免糖皮质激素的不良反应。③介质阻释药(炎症细胞稳定药):色甘酸钠、酮替酚、曲尼司特(利喘平)等通过稳定炎症细胞膜,减少介质释放而起到防治支气管痉挛的作用。这类药适用于变态反应性或类过敏性反应所致支气管痉挛的预防。④介质拮抗药:H_2 受体拮抗药、PAF 拮抗药、白三烯受体拮抗药等多种特异性受体拮抗药,可有效地阻断其相关介质的作用,而抗支气管痉挛。

3. 纠正缺氧与二氧化碳蓄积　在药物治疗的同时,良好呼吸管理是抢救成功的关键,加压给氧加大 FiO_2,维持 $PaO_2 \geqslant 60mmHg$,$SaO_2 > 90\%$。严重支气管痉挛伴低氧血症或高碳酸血症者需呼吸支持疗法,并选适当的通气模式和通气参数,加强手术期间监测。

4. 维持水、电解质与酸碱平衡　当自主呼吸保留发生支气管痉挛时,因呼吸用力和大量出汗,易发生脱水。严重支气管痉挛者可发生呼吸性酸中毒,应注意维持水、电解质和酸碱平衡。

5. 急性氨茶碱中毒的抢救　氨茶碱口服中毒剂量 17～28mg/kg,致死量超过最高治疗量 10～15 倍,50% 死亡。超过 16 倍大多数死亡。静注剂量过大、速度过快或溶液过浓时引起中毒。轻度中毒有头痛、心悸、惊厥和血压下降等;严重中毒有癫痫发作、震颤、木僵、心动过速、精神错乱、瘫痪、休克、死亡。轻度中毒予以支持疗法,重度中毒要予以抢救。

(1)急救:吸氧、洗胃、输液、补钾、纠酸、促进毒物排泄。

(2)维持循环:使用升压药升压,用毛花苷 C 支持循环。

(3)防治脑水肿:地塞米松、甘露醇输注等。同时要镇惊、止血等。

第九节　围麻醉期恶性高热的抢救

恶性高热(MH)是全麻中由常规用药引起的一种最严重并发症。其发病率虽然低,但病死率却很高。1960 年由 Denborough 和 Lovell 首次在 *Lancet* 期刊上发表,受到欧美学者的关注。发病率 1/1.5 万(小儿)~1/5 万。病死率 62%~70%,近年来已下降至 10%~28%。发病于任何年龄,男性多于女性。此并发症在我国个案报道仅有 35 例,但应予足够重视和警惕。

【激发因素】　恶性高热是在有易感体质的患者中,由麻醉药物触发的一种严重并发症。MH 是遗传性亚临床骨骼肌疾病。病人平时无异常表现,全麻过程中出现症状,可能与遗传、肌病或麻醉药物对代谢的影响有关。其触发因素如下。

1.家族遗传性　是一种基因缺陷,骨骼肌内浆网钙释放通道的异常,染色体显性遗传,子女 MH 易患。患病家族发现第 19 对染色体上的基因突变与诱发药物相结合发病。

2.麻醉药物　琥珀胆碱、多种卤代全麻药均可诱发,如氟烷、恩氟烷、异氟烷等 10 多种。剧烈运动和有大量儿茶酚胺释放的情况下,也可激发 MH。

3.MH 遗传方式　MH 患者的家族均有遗传性肌病显性遗传,在同家族近亲内常有数人发病或死亡。或隐性遗传,其家族性并不明显。发病与肌肉的异常有关。

【临床表现】

1.早期表现　MH 发作突然,急性危象的早期表现如下。

(1)注药后肌强直:静注琥珀胆碱在强烈的肌震颤后出现肌强直。先从面部开始,嚼肌强直,张口困难,致气管内插管发生困难。继而发展到全身骨骼肌、腹肌,使关节不能活动。即使大量肌松药也不能缓解。

(2)心动过速与心律失常:麻醉中出现无法解释的快速心律失常,都应考虑到 MH 的可能,也可能是其前驱症状。PaO_2 下降、心动过速最常见,心率可在 10min 增至 180/min,其次为室性早搏、期前收缩、二联律、室性心动过速等。

(3)发绀和高热:全身皮肤红热,继而出现斑状青紫,此情况具有一定特异性。手术野血色变暗。

(4)血压波动:血压升高或波动明显,脉搏有力。

(5)呼吸增快:呼吸呈现深快状态,钠石灰发热变色。气道阻力增大,若行控制呼吸时,贮气囊挤压费力,有大量二氧化碳产生。

2. 晚期表现　MH 典型的暴发型急性危象的表现如下。

(1)全身肌强直:肌强直逐渐明显化,肌肉过分强直而呈角弓反张。可以僵直持续到死亡。

(2)高热:高热是迟发的,必然出现。在体质健康者,术前无发热,手术室温度正常情况下,突然或逐渐体温升高。其速度和高度令人吃惊,几分钟内便可升高 1℃,体温竟可达 42~46℃。过多热的产生,主要集中于骨骼肌和肝。

(3)凝血障碍:手术野呈现出血倾向,广泛渗血,可能是继发于 DIC 的结果。

(4)神经系统抑制:昏迷、瞳孔散大、反射消失,若有的患者经治疗后,虽然恢复了神志,但遗留中枢神经后遗症。

(5)左心衰竭:急性肺水肿和肾功衰竭症状。

(6)皮肤表现:发绀,呈大理石样花纹状,大汗淋漓。

3. 生化改变

(1)动脉血气分析:$PaCO_2$ 可升至 80mmHg,pH 下降,出现混合型酸中毒。

(2)电解质紊乱:初期高血钾,危及生命,后因大量利尿,使血钾正常或降低;高血钙,后因进入细胞内,迅速低于正常;可有高血磷。

(3)血液学改变:血小板、第Ⅷ因子和纤维蛋白原都减少,可发生溶血。

(4)酶学改变:肌酸磷酸激酶(CK)异常升高,谷草转氨酶和乳酸脱氢酶也升高。

(5)尿液改变:肌红蛋白尿。

4.MH 急性危象后表现

(1)肌痛:可持续数日至数周,并有肌肉肿胀。

(2)中枢神经后遗症:如昏迷、惊厥、四肢麻痹、失明、耳聋等。

(3)肾功能衰竭:出现无尿或肌红蛋白尿,BUN 上升。

(4)反复发作:危象期度过,可数小时后因复发死亡。

MH 典型的暴发型临床表现仅占 6.5%,临床上更多的是不全型,还有轻型,只出现咬肌痉挛。

【预防】

1. 麻醉选择　麻醉前详细询问病史;麻醉前给予阿片类和安定类药,以减少患者应激,对怀疑易感人群者应麻醉前用药中免用颠茄类,麻醉选择还应注意如下方面。

(1)禁用触发 MH 发作的药物:对易感者可用神经安定镇痛。

(2)选用区域神经阻滞:选用酯类局麻药而不选用酰胺类药物。

(3)全麻药选择:有全麻绝对适应证必须全麻时,可以用氧化亚氮、巴比妥类药物、芬太尼等镇痛药和泮库溴铵等,并在术前口服特效药丹曲林。避免用卤族全麻药、氯胺酮和去极化肌松药。

2. 关注易感者人群　体检时特别关注肌肉发达,但呈畸形;肌腹不呈梭状而呈圆形;肌力强,对抗肌群常不对称者。以及身体明显矮小,关节活动度大、易脱位、眼睑下垂、斜视、脊柱畸形、运动性肌痛、易发热和肌红蛋白尿者等。

3. 早期诊断　为尽早诊断 MH,要高度警惕:凡全麻过程中有不明原因的心率增快、心动过速,心律失常或注射常用量的琥珀胆碱后,肌肉不松弛,甚至有肌强直,且用肌松药,不能使之消失,气管插管很困难时,应警惕 MH 发生。

4. 加强观察　术中密切观察体温变化,以便早发现。

【救治】

1. 一般处理　考虑为 MH 时,立即停止手术和麻醉,更换钠石灰罐及麻醉机。迅速利用多种方式积极降温,如用冰袋、冰帽或冷水浴,或乙醇浴迅速降温;或用冰生理盐水冲洗胸、腹腔的方式降温;有条件时,在 CPB 时可用变温器降温。一般的临床降温措施很难控制体温的升高。

2. 加强呼吸管理　保持气道通畅,高浓度吸氧,用纯氧过度换气,排出二氧化碳,以适应高代谢的需要和尽快纠正呼吸性酸中毒。尽快结束手术。

3. 纠正代谢性酸中毒　立即输注 5% 碳酸氢钠 100～150ml。根据血气分析结果反复应用。

4. 扩充血容量　补充液体纠正脱水,静脉快速输注 1500～2500ml/45～90min 冷却平衡盐液,可同时起降温作用。

5. 监测尿量　用利尿药保持尿量 2ml/(kg·h),预防肾衰竭和脑水肿。常用 20% 甘露醇 250ml 或呋塞米 40～60mg 静注。保护脑及肾脏。

6. 纠正高血钾　立即在心电图监护下降低血钾。可用胰岛素 10U 加入 50% 葡萄糖 10～20ml 静注。给予碳酸氢钠和过度通气,禁用钙剂,因可加重 MH 危象。

7. 激素　地塞米松 30～50mg 静注,或氢化可的松 300～600mg 静注,可协助降低体温。

8. 对症处理　针对症状处理。

(1)纠正室性心律失常:毛花苷 C 0.4mg 静注,降低心率。适当应用升压药。

(2)缓解肌强直:用筒箭毒碱或普鲁卡因或普鲁卡因胺(15mg/kg)等缓解肌强直。普鲁卡因或普鲁卡因胺用来治疗心律失常。

(3)控制寒战:冬眠药物控制寒战。

(4)消耗性凝血的处理。

9. 加强术中监测　迅速建立 MAP 及 CVP 监测;监测 ECG、体温、血压、CVP、SpO_2、尿量、血气分析。

10. 改变麻醉方法　一般手术应延期,若手术不能延期,改其他麻醉方法,如神经安定镇痛术等。

11. 特异治疗　目前治疗 MH 最有效的药物是丹曲林(硝苯呋海因)。抑制钙从肌浆网释出,使肌肉松弛。

(1)术前准备工作:丹曲林不需要预防性应用,术前应备好,发作时即用。

(2)确诊后立即丹曲林 20mg＋甘露醇 3.0g＋氢氧化钠适量(溶液 pH 9.5)＋注射用水 60ml,快速静注。从 1mg/kg 开始,2.4mg/kg 可产生有效治疗浓度(4.2mg/L)。必要时 5～15min 重复 1 次,直至症状全部消失,或总量达 10mg/kg,一般不超过 4mg/kg。为防复发,10～12h 再给予 2.4mg/kg。

（3）防止复发：维持丹曲林治疗,1～3mg/(kg·3h)静注;病情稳定后改为口服丹曲林,可持续数日。

（4）禁与维拉帕米合用：因合用后产生显著心肌抑制作用。MH 的心律失常禁用维拉帕米治疗。

（5）替代疗法：目前国内尚无此药。无丹曲林时,给予普鲁卡因 15mg/kg 溶于生理盐水中,经 15min 输注。

第十节　围麻醉期脑血管意外的急救

围全麻期多发生脑血管意外(CVA),当时不易发现,麻醉后出现苏醒延迟时,方予以重视和确诊,同时要进行必要的急救处理。因其发病率、病死率和致残率均相当高;虽然当今救治率已明显提高,但其致残率仍高达 80％以上。

【分型】　由于脑血管原因引起的局灶或广泛神经表现,发生于手术当日或术后 30d 内,一般分为缺血性和出血性。

1. 脑梗死　系指脑血管被血流中所漂来的固体、气体和液体等栓子所阻塞,而造成急性脑血液循环障碍。

（1）栓子来源：脑梗死的栓子来源于①心脏病,风湿性心脏病,或细菌性心内膜炎时,瓣膜上风湿性或细菌性赘生物脱落,进入血流;或心腔内壁脱落的栓子;或心脏手术时产生的栓子。②大动脉,如主动脉弓及颈动脉壁上的粥样硬化斑。③肺病,如肺结核、支气管肺癌及肺静脉血栓等。特别是下肢静脉血栓脱落栓等。④空气栓子,颅脑、胸部手术易出现。⑤脂肪栓子,骨折或骨髓、吸脂手术等,多先有肺梗死的临床表现后才有脑症状。发病与手术麻醉有关。

（2）脑梗死的表现：因栓阻的血管部位、累及脑组织的范围不同、神经系统症状也不同。如被梗阻的是脑动脉主干,则迅速出现昏迷、偏瘫、癫痫、失语和病理性反射等。通过脑超声波、脑血管造影,或 CT 检查助诊。

2. 脑血管痉挛　系一过性的明显的脑症状,若处理及时则预后较好,但易于复发或发展为脑梗死。

3. 脑血栓形成　围麻醉期脑血栓发生率 0.004％。系与脑动脉粥样硬化有关。起病较缓慢,出现脑的症状。

（1）病因：①动脉硬化;②血小板增多症等血液成分的改变;③血管痉

挛;④血压降低,如休克等;⑤血流缓慢,如严重脱水等。手术麻醉促使脑血栓病变加重。

(2)表现:脑血栓形成的血管部位不同,其临床表现也不相同。如大脑中动脉血栓形成,一般起病较缓慢,也可较为迅速,或伴有意识障碍。若大脑前动脉、颈内动脉、椎-基底动脉血栓形成等,出现相应的局限性神经症状。一般无血压、脉搏、呼吸等生命体征的异常。

4. 脑出血合并脑梗死　系发生于高血压动脉硬化,脑血管畸形,或脑动脉瘤患者,因麻醉或手术中血压骤然异常增高,使脑血管破裂。另有血小板减少性紫癜、凝血障碍患者,也易于发生脑出血。表现有呼吸深、偏瘫、昏迷等。腰穿多为血性脑脊液。

【救治】

1. 预防重点　从患者因素、手术因素和围术期管理因素着手,注意收集高血压动脉硬化病、糖尿病,以及有脑血管意外既往史的患者是否处在脑血栓发病初期。不能疏忽脑血栓诊断。

2. 加强麻醉管理　维持循环的稳定;对于严重高血压及动脉硬化患者,麻醉药选择应注意,不用氯胺酮等,麻醉中避免发生血压明显波动,血压过高或过低都要防止。术后尽早恢复规范抗高血压治疗。

3. 避免缺氧　患者取平卧位,头偏向一侧;必要时吸痰,清除口腔呕吐物或分泌物;头颈部置冰袋;麻醉中保持气道通畅,充分给氧,防止发生窒息。

4. 降低颅内压　用过度通气、静注硫喷妥钠或甘露醇等药控制脑水肿。

5. 术后 48h 行腰穿　对于麻醉后持续昏迷不醒患者,至少 48h 内行腰穿,或 CT 检查,注意鉴别脑出血或脑梗死,以免发生处理上的错误。必要时组织麻醉科、神经内科与神经外科医师共同研究处理。

第十一节　麻醉苏醒延迟处理

手术结束后,病人清醒,能做出正确回答,是病人已脱离麻醉状态、安全恢复的标志。如系全麻后>2h 意识仍不恢复者,即可认为麻醉苏醒延迟。应立即查明原因,及时处理,以防意外。

【原因】　全麻后不醒、苏醒延迟原因很多,常见原因为麻醉药物过量、麻醉中脑缺氧、二氧化碳蓄积、脑血管意外和高渗性非酮性昏迷等。

1. **麻醉药物过量** 包括单位时间内过量和总量过大,或病人对麻醉药过于敏感,都是麻醉后苏醒迟缓的常见原因。麻药相对过量最常见,如因肝功能障碍致使药物不能降解;肾功能障碍者则呈排泄能力低下,使药物在体内蓄积;麻药高敏反应者;麻药耐受性差者等。也与麻醉药的种类和给药时机不当有关。

2. **麻醉中低氧血症** 是苏醒慢的常见原因。

(1)低血压:对伴有动脉硬化的高血压患者,术中如发生低血压,更易出现苏醒延迟。

(2)缺氧:肺泡低通气是延迟苏醒的常见原因之一。吸入低浓度氧、呼吸抑制、气道梗阻或慢性低氧。当 $PaO_2 < 60mmHg$,或 $SaO_2 < 75\%$,可致脑组织缺氧和意识障碍。

(3)贫血:若急性 $Hb < 20\sim50g/L$,可出现意识障碍。慢性贫血时,脑耐低氧能力虽较强,但术后苏醒延缓。

3. **糖代谢紊乱** 这是意识障碍的常见原因之一。

(1)低血糖休克昏迷:误用过量的胰岛素;潜在的胰岛细胞瘤所致的低血糖。小儿血糖 $<2.78mmol/L$ 出现昏迷;成人 $<2.2mmol/L$ 出现意识不清。

(2)糖尿病酮性昏迷:发生在重症糖尿病患者胰岛素用量不足的情况下,血糖高至 $16.65\sim27.76mmol/L$,尿糖及尿酮呈阳性,血酮体增高,二氧化碳结合率降低,出现昏迷。

(3)高渗性昏迷:又叫高血糖、高渗性非酮性昏迷(HHNKC)。系指血内葡萄糖的高度集聚,血液渗透压急骤增高,导致昏迷。因脑细胞脱水,多发生在过分利尿、脱水或大量高渗糖溶液的输入。如处理不及时,由于脑细胞脱水时间过久,导致昏迷不醒,病死率可高达 60%。

4. **严重的水、电解质紊乱** 血清钠 $>160mmol/L$ 或 $<100mmol/L$,均可引起意识不清。血清钾 $<2mmol/L$ 并发心律失常。血清镁 $<2mmol/L$(正常值 $3\sim4.4mmol/L$)时也可导致意识障碍。

5. **脑疾病** 患者合并有脑水肿、脑血管意外等。

6. **肾上腺皮质功能衰退** 如病理性垂体功能减退,黏液性水肿,以及医源性原因也可使苏醒延缓。

7. **其他** 如尿毒症、酸中毒(pH≤7.25)或碱中毒、血氨增高、严重低温等均使术后麻醉苏醒延迟。

【预防】

1. 提高术前评估和用麻药的技巧及能力　麻醉科医师应了解各种麻药的作用时间,并对患者情况做出全面估计,尽量做到手术结束,患者苏醒。术后如能应答,是患者脱离麻醉状态,是安全恢复的指征。

2. 手术结束前尽早停止麻醉　若为吸入麻醉,可提前加大通气量,加速吸入麻药的排出。静脉复合麻醉时,依据麻药作用时间、手术时间、药物间相互协同作用和患者情况等决定用药量,做到合理搭配,用药量恰到好处,一般手术结束前 15min 左右停用麻醉药,以促早醒。对老年患者用麻药更要注意用量。

3. 麻醉期间避免低血压　吸入高浓度氧,保持气道通畅,对于呼吸抑制,必要时做辅助和控制呼吸,防止术中慢性缺氧。对术前已并存的贫血病治疗要彻底,使血红蛋白男性>110g/L,女性>100g/L。

4. 预防苏醒延迟的作用因素　麻醉中高渗溶液用量勿过大。防止低温、静脉高营养和大量激素应用等因素对苏醒的影响。

5. 纠正生理紊乱　预防低血糖,及时纠正脱水、电解质紊乱、尿毒症、酸中毒及碱中毒等。

【救治】　若有苏醒延迟,可用烯丙吗啡 5～15mg 或纳洛酮 0.4mg 静注拮抗。地西泮、咪达唑仑可用氟马西尼(安易醒)0.2mg 静注,再以0.1mg/min 维持(总量可达 1mg),进行对抗治疗。巴比妥类用贝美格50mg 稀释后缓慢静注和哌甲酯 30～50mg,缓慢静注,进行对抗治疗。也可用氨茶碱 2mg/kg 静脉缓注,或毒扁豆碱 3～4mg 或 0.04mg/kg 静注以对抗哌替啶等的残余作用,但要排除其他并存的原因。

1. 纠正生理紊乱　纠正代谢紊乱,水、电解质紊乱和酸碱失衡,以化验结果为依据正确诊断。

2. 脑血管意外处理　和有关科室协同处理。详见本章第十节围麻醉期脑血管意外的急救有关内容。

3. 高渗性昏迷处理　如术后苏醒延迟,多尿,瞳孔散大,反射迟钝,肢体抽搐等症状,且血糖在 22.2～111.02mmol/L,血浆渗透浓度达>350mmol/L,则应考虑为高渗性昏迷。应立即纠正脱水和血液的高渗状态,静输生理盐水 2000～3000ml,同时补钾,不宜用大量胰岛素,以免出现细胞水肿、脑水肿。

第12章　麻醉治疗

第一节　氧　疗

【适应证】　氧疗在临床上应用颇广,目的在于治疗缺氧,改善低氧血症。凡属于通气功能不足或通气/灌流不平衡所引起的低氧血症,氧疗都有一定的帮助。氧是麻醉及重症治疗中最常用的药物。1798年,著名医生Beddoes在英格兰创办了肺病研究所,并开始了氧疗。适应证如下。

1. 低氧血症　缺氧时供给充分的氧,是氧疗的主要对象,使$PaO_2 > 70mmHg$以上。

2. 体内气体潴积　当体内气体潴积(如肠梗阻)时,利用氧疗,以助气体排出。

3. 雾化吸入　利用吸氧的同时,将药物通过雾化吸入器带入气道,以达到某些呼吸疾病的治疗目的。

【方法】

1. 无控制性氧疗　适用于没有通气障碍的患者,是临床上最常用的方法。吸入氧浓度,不需要严格控制,可根据病情需要调整吸入氧浓度(FiO_2),以达到治疗低氧血症的目的。表12-1所示不同给氧方法吸入气中的氧浓度。

(1)用品:氧气筒、压力流量表、给氧管、鼻氧管、氧面罩、液状石蜡、棉签、胶布、扑粉、扳钳一把。

(2)鼻氧管给氧法:简单常用的吸氧疗法。系一根塑料管,两端以头带固定于枕后,管中部有两个突起小管,长$1\sim1.2cm$,可插入两侧鼻孔给氧。管的一侧可接进气管。此法给氧较舒适,对鼻腔无刺激,FiO_2与氧流量有关,氧流量每增加$1L/min$,FiO_2约增加4%(表12-2)。如果氧流量$>4L/min$,氧气应湿化,防止黏膜干燥。

　　(3)鼻咽导管给氧法:此法最简便、常用而有效,利用鼻咽腔作为氧储备室。FiO_2 根据鼻咽腔大小,患者能忍受的氧流量而不同,与氧流量有关。约每增加氧流量 1L,吸入氧浓度增加 4%(表 12-3)。选择口径合适(成人 10~14 号,小儿 4~8 号)、末端数孔(防止仅一孔使鼻腔局部受到过大的刺激)的柔软塑料导管。尖端涂以液状石蜡润滑剂后,经一侧鼻孔插入后鼻孔,其深度等于鼻翼到耳垂的长度,使尖端恰达悬雍垂后方,患

表 12-1　不同给氧方法吸入气中的氧浓度

给 氧 方 法	氧流量 (L/min)	FiO_2(%)	PaO_2 [kPa(mmHg)]
鼻氧管	5~10	25~35	26.5~35.3(199~266)
鼻咽导管	4~8	25~45	26.7~36.7(200~275)
普通面罩	4~12	25~45	25.3~38.0(190~285)
部分重吸入面罩	8~15	40~70	40.0~56.7(300~425)
无重复吸入面罩	5~15	70~90	56.7~74.0(425~555)
通气面罩		21~50	

表 12-2　鼻氧管及鼻咽管给氧的 FiO_2

氧流量(L/min)	FiO_2%
1	24
2	28
3	32
4	36
5	40
6	44

表 12-3　鼻咽导管给氧到达一定 FiO_2 不同患者氧流量

FiO_2(%)	氧流量(L/min)			
	较小患者	一般患者	较大患者	小　儿
35	4	5	6	1
45	5	6	7	1
50	6	7	8	1~3

者张口时能被看到。将导管用胶布固定于上唇及面颊。以逆时针方向转动 1/2~3/4 圈，打开氧气头头，而后慢慢旋开氧流量表，按病情需要调节流量。氧气应湿化，防止黏膜干燥。

鼻导管控制氧疗法，其氧浓度可按下列公式计算：鼻导管吸入的氧浓度(%)＝21＋4×氧流量(L/min)。

(4)面罩给氧法：麻醉抢救时或心脏病的患者应用，方法简单可靠，可提供比鼻氧管更高的 FiO_2。检查面罩各部功能是否良好。面部涂扑粉，面罩应与患者颜面密合，在防漏的条件下，避免口罩压力过重和不舒服感。面罩每 2 小时移动 1 次，以免面部局部受压过久缺血而坏死。给氧时保持贮气囊充盈，以半紧闭法，挤压贮气囊或用呼吸机进行加压给氧。氧流量必须＞5L/min，增加氧流量，FiO_2 相应增高，但＞8L/min，FiO_2 不会增加(表 12-4)。若需增高 FiO_2，采用半紧闭重复呼吸法。氧流量调至吸气时呼吸囊不塌陷为度。面罩吸氧会增加误吸的危险，因其阻挡了呕吐物流出，注意适当侧卧位可避免。

表 12-4　面罩吸氧时氧流量与 FiO_2 关系

FiO_2(%)	氧流量(L/min)		
	较小患者	一般患者	较大患者
45	3	3	3
55	3	3	4
75	4	4	6
100	6	6	8

(5)漏斗法：将给氧漏斗置于患者口鼻部给氧的方法，适用于婴幼儿，需要较大的氧流量，达 4~8L/min，氧耗量大，治疗效果差。

(6)氧帐给氧法：将患者头颈部置于氧帐内吸氧的方法，希望得到高浓度氧疗，但常不理想。因氧浓度必须达到 20L/min 以上，才能提高帐内氧浓度，且在 30min 内才能达到 60%，若氧帐漏气还达不到。新近改进的氧帐，给氧 10~20L/min，不漏气，氧可达 60%~70%。因氧气浪费大，效果差，较少用。

(7)高压氧舱：详见本节有关内容。

2. **控制性氧疗**　是一种高流量供氧装置，所提供的气流量能完全满足患者的高峰吸入气流及分钟通气。适用于慢性肺病、呼吸衰竭的患者。$PaCO_2$ 处在高水平,中枢对二氧化碳的改变不敏感,患者长期以低氧刺激来维持其通气量。若无限制吸入高浓度氧,低氧血症虽暂时缓解,但通气量会进一步降低,$PaCO_2$ 也会进一步上升,甚至达到昏迷(二氧化碳麻醉)的危险。对此类病人的氧疗,必须在维持满意的 PaO_2 与渐进性意识障碍之间控制性氧疗。$SaO_2 < 40\%$ 是危险界限,70% 是最低安全界限。只要将 PaO_2 的压力从 25mmHg 提高到 41mmHg,即提高 15mmHg,便能提高 $SaO_2 30\%$。使控制性氧疗提高 $SaO_2 30\%$,只要增加肺泡中氧浓度 2%,便可达到目的。只有增加 $FiO_2 4\%$,才能使肺泡中氧浓度增加 2%。但需特制面罩,才能达到控制吸入氧的浓度。氧以喷射状进入面罩,空气从面罩侧孔进入面罩,当氧流量增加时进入空气量也相应地增加,以保持吸入气中氧浓度不变(图 12-1)。氧气和空气按比例吸入,比例不变,保证每个呼吸周期吸入的都是含有一定氧浓度的混合气体(表 12-5)。常用的通气面罩总流量为 40L/min,氧浓度为 24% 的面罩,氧流量 2L/min;28% 的面罩,氧流量 4L/min。

若不小心将面罩的进口封闭,会造成严重缺氧。

在没有控制性氧疗条件时,鼻氧管或鼻咽管也可试用于控制性氧疗的患者。是一种较为简单粗糙的方法,故在应用过程中应严密观察病情变化,一旦出现渐进性意识障碍或昏迷,便应及时处理。方法为先给氧 1L/min,$FiO_2 24\%$,观察 30min,无神志障碍及潮气量的改变,给 2L/min 氧吸入,此时 $FiO_2 28\%$,若无变化时,可加到 3L/min。

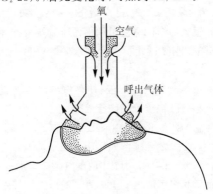

图 12-1　控制性氧疗面罩

表 12-5　控制性氧疗面罩吸氧和空气的比例

面罩类型 (FiO_2%氧浓度)	进入空气比例	进 入 氧 (L/min)	进入空气 (L/min)
28	1：10	1	10
		4	40
24	1：20	1	20
		2	40
34	1：5	5	25

3. 高压氧疗

(1)作用:有条件时病人进入高压氧舱,在高于大气压的氧气压力下吸氧。高压氧疗适用于各种休克、循环骤停后及急性一氧化碳中毒者的抢救,对于阻断循环的心血管手术和脑手术应用后效果较好,能有效地起到以下良好作用。

①可向缺氧的机体提供有效、充足的氧:提高动脉血氧分压及氧含量,促使动脉血充分氧合。高压氧下,即使血液中没有血红蛋白,机体的生命活动也可暂时维持而不发生缺氧。高压氧(HBO)使氧在组织中的扩散率和扩散距离(弥散半径)显著增加。如常压下大脑灰质中氧的有效弥散半径为 $30\mu m$,而在 0.3MPa 下吸纯氧时,氧的弥散半径可延伸到 $100\mu m$。可显著增加组织中的氧储备量。常温常压下氧储备量维持循环中断的安全时限为 3～4min,3 atm 时增至 8～12min。

②HBO 使血管收缩:HBO 使组织中血流量减少,但使组织内的氧含量大大升高,这对消除组织水肿、消除脑水肿和降低颅内压是有明显疗效的。

③HBO 可促进侧支循环的形成:使移植组织的成活率明显增加,对心肌梗死、脑梗死和断肢再植等临床疗效佳。

④HBO 有抑制细菌生长的作用:HBO 抑制厌氧菌生长繁殖;有促进白细胞的吞噬功能,增强杀灭细菌的作用。

⑤对气栓的作用:HBO 可消除体内的气泡,进而使气泡受压而缩小体积,并易溶于血液和组织液内。也可将气泡内惰性气体置换,并加速排出。用于治疗减压病和气栓症。

⑥HBO 可增强放疗和化疗对恶性肿瘤的疗效作用。

(2)适应证:HBO 临床应用范围日趋广泛,其适应证分为 3 类。

①一类:疗效显著者。一氧化碳中毒及其中毒性脑病;急性减压病;急性气栓症;气性坏疽;颅脑外伤及其脑功能障碍;窒息;有害气体中毒;急性眼底供血障碍;急性脑水肿;慢性牙周病等。

②二类:提高疗效者。断肢再植;休克;烧伤;创面愈合及植皮;脑缺氧性疾病;心肺复苏后脑功能障碍;药物中毒;重度神经衰弱;偏头痛;脊髓及周围神经损伤;周围神经炎;高原适应不全症;放射性骨坏死;放射性软组织损伤;骨髓炎;无菌性骨坏死;骨折及其愈合不良;眼底出血(非活动期);突发性耳聋;眩晕综合征;周围血管疾病;慢性皮肤溃疡;冠心病;快速性心律失常(房颤、期前收缩和心动过速等);心肌炎;急性心肌梗死的恢复期;挤压伤;冻伤;急性中心性视网膜脉络膜炎及视网膜动脉栓塞;急性上消化道黏膜病变;深部真菌感染;破伤风;多发性硬化;玫瑰糠疹;支气管哮喘;运动性疲劳;麻痹性肠梗阻;消化道慢性溃疡;病毒性脑炎及后遗症等。

③三类:有一定疗效或探讨性适应证者:脑缺血性疾病;脑膜炎及脑炎;中毒性脑病;脑脓肿;反应性精神病;肝炎及肝坏死;早期视神经萎缩;青光眼;中毒性耳聋;结节型麻风;急性肺功能不全;贝赫切特病;冰岛病;硬皮病;结节性红斑;银屑病;青年痤疮;荨麻疹;进行性肌营养不良;恶性肿瘤辅助放疗或化疗时;衰老;糖尿病;红斑性肢痛症;厌氧菌感染;手术时辅助治疗等。

(3)禁忌证:HBO 有绝对和相对禁忌证。

①绝对禁忌证:未经处理的气胸(张力性或自发性);成人呼吸窘迫综合征;活动性出血疾病;氧敏感试验阴性及有氧中毒病史者;活动性肺结核、空洞形成及咯血患者;二度以上房室传导阻滞等。

②相对禁忌证:未经处理的癌肿;严重肺气肿、肺感染、肺大疱、肺囊肿;视网膜剥离;病窦综合征;心动过缓;鼻窦炎、中耳炎、耳鼓管阻塞;重症甲状腺功能亢进;高血压病(160/100mmHg);不明原因高热;妊娠及月经期等。

(4)不良反应和注意事项:为保证患者在治疗期间的安全,要注意以下事项。

①压伤:升压反应时出现中耳气压伤、鼓膜穿孔、鼻旁窦气压伤等,由

骤然升压所引起。

②减压病:突然减压后引起。要施行加压治疗。

③氧过敏:吸氧后出现过敏现象。立即停用。

④氧中毒:如造成肺损害或晶状体后纤维组织形成及中枢神经损害等。HBO>2atm 有可能发生。早期症状为面色苍白,嘴唇、眼睑、前额的肌肉及双手的小肌肉颤动,面部出汗,心率减慢。症状逐渐加重,出现恶心、眩晕、唇肌颤搐、胸闷、心悸;继之烦躁不安或情绪淡漠,反应迟钝及嗜睡。当出现唇肌抽搐、神志仍清醒期间,如出现某一激动因素后,突然神志丧失、瞳孔散大、全身抽搐。发生抽搐后,若及时换吸空气,5~10min 内抽搐停止,意识恢复,在 1h 内神经系统即可恢复正常。

⑤火灾:绝对禁止明火及火种带入舱内。

【停止氧疗指征】 原发病好转,全身情况达到以下指征,可停止氧治疗。停氧疗前先间断吸空气以适应,用呼吸机者应有脱机训练过程。

(1)发绀消失,吸空气时 SpO_2>96%。

(2)清醒,精神状态好。

(3)血气分析结果满意,PaO_2 达到 60~72mmHg,并保持稳定。

(4)无呼吸困难症状。

(5)循环稳定。

【并发症防治】

1. 氧疗应用不当 氧虽不爆炸,但助燃,过长时间的应用压迫,也可造成组织损伤,若高气流量湿化不好,可造成气道分泌物干燥、黏膜脱水,进而引起黏膜炎、出血、胸痛、支气管痉挛等。氧疗不当,还可导致以下并发症。

(1)二氧化碳蓄积:呼吸抑制有两种情况可发生。一是如上述,在慢性阻塞性肺疾病、体内 $PaCO_2$ 高,呼吸中枢对二氧化碳已失去化学感受器的作用,呼吸只依赖低氧血症,一旦吸入高浓度氧后,潮气量下降,二氧化碳蓄积而致昏迷(二氧化碳麻醉)。二是慢性低氧血症患者,通气/灌流比(V_A/Q)处在低下的区域,因低氧而收缩的血管,经给氧后扩张,因而增加二氧化碳蓄积。此两类患者最初氧疗的吸氧浓度应予以控制。

(2)肺不张:肺循环吸收氧的速度超过吸入氧进入肺泡的速度,致气道不完全阻塞的患者部分肺泡萎陷而形成肺不张。多发生在 V_A/Q

低落的肺泡内。急性呼吸衰竭的患者,小支气管水肿及小气道内有分泌物,易造成 V_A/Q 区,肺泡萎陷而形成分流区。因肺的下垂部分肺泡小,又易积聚水肿液及分泌物,故 $FiO_2>0.6$,肺不张多发生在肺的下垂部。预防方法为吸氧浓度尽量不要>0.6;若通气治疗可用 PEEP;鼓励排痰。

2. **氧中毒**　长期吸入高压、高浓度的氧,会发生氧中毒,对机体产生危害如下。

(1)晶状体后纤维组织增生形成:新生儿吸 35% 氧数分钟,视网膜上未成熟的血管即发生收缩。若持续吸氧 3d,会造成不可逆的改变,引起双目失明。主要是晶状体后纤维组织形成,且与 PaO_2 高及血管未成熟有关。有人认为 $PaO_2>100mmHg$ 时,此发病率高。预防方法为吸氧时 FiO_2 不>0.4;同时监测视网膜血管直径改变。若发现狭窄,立即停止吸氧 $10\sim15min$,间断再吸。

(2)肺损害:在海平面(1atm)条件下,吸入高浓度氧会引起肺的变化(Lorrain Smith 效应)。其特点,一是取决于 PaO_2,而不是 FiO_2。毒害程度与压力的持续时间有关;二是肺实质的变化,早期是可逆的,及时治疗可以治愈。其生物化学机制是 HBO 使细胞内产生氧自由基,或其他化学活性的氧代谢物,引起脂质氧化反应,黏多糖解聚作用,蛋白疏基氧化作用和交联,导致酶失活和核酸的损害。临床表现,正常肺吸入 $400mmHg(53.3kPa)$ 分压的氧,会感到胸痛及规律性咳嗽。无体征,体检和 X 线检查均正常。预防和治疗,氧疗不需吸入过高浓度的氧,吸入气中含氧 $30\%\sim50\%$,即可达到 PaO_2 为 $60mmHg(8kPa)$,间断吸氧,满足治疗效果。

(3)脑损害:吸氧后短时间内视觉障碍、听觉障碍、恶心、抽搐、晕厥等症状,重者昏迷和致死。防治同肺损害。

【氧疗管理】

1. **不能代替去除病因**　氧疗只是预防和治疗组织缺氧的一种辅助性措施,不能代替对根本病因的治疗。

2. **氧疗的基本原则**　氧疗的基本原则为增加吸入气中的氧的百分比。要经常观察患者有无缺氧等情况。一般临床上吸氧浓度达到 $30\%\sim50\%(>3L/min)$ 时疗效显著。若$<20\%(<1L/min)$时毫无补益。慢性病应间断给氧,氧浓度$<25\%$。

3. 针对组织缺氧原因的治疗　氧疗宜针对发病原因,及早进行。常见的缺氧原因,有麻醉中气道不通畅(缺氧性缺氧或低张性缺氧)、失血(贫血性缺氧或血液性缺氧)、休克(停滞性缺氧或循环性缺氧),麻醉药过量(组织中毒性缺氧或组织性缺氧)等。贫血性缺氧,应术前纠正贫血。术中大量失血的缺氧,应予以输血。麻醉出现危机,应以维持循环动力,改善心脏功能为主,给氧为辅。即不能单靠氧疗而耽误病情。

4. 氧压要适宜　以免过大的冲气气流压力使每次心排血量减少。流量读数以锥形浮标上端水平面所示的刻度为准。经常查看流量表指示的流量是否正确。

5. 要保证气道通畅　对于舌下坠、气道分泌物或异物要及时予以正确处理。并适当进行辅助呼吸,及时纠正缺氧和二氧化碳蓄积。

6. 鼻咽导管放入的深度要合适　患者饮水、进食时应暂时停止氧吸入。

7. 导管定期更换消毒　鼻咽导管更换消毒应每 6～12 小时 1 次。并改插另一鼻孔,以防止分泌物堵塞和交叉感染。

8. 湿化氧气　干燥氧对局部黏膜有刺激性,故氧气应先通过湿化器内水或低浓度的乙醇湿润后吸入。但要防止水滴冲入气管而发生窒息。要注意保持患者有舒适感,不可有难受感,难忍感。

第二节　机械通气治疗

机械通气治疗指用呼吸机进行氧疗,可实现良好的氧合和通气效果。借助呼吸机建立气道口与肺泡间的压力差,给呼吸功能不全的病人以呼吸支持,即利用机械装置来代替、控制或改变自主呼吸运动的通气方式。其目的是维持适当的通气量、改善气体交换、减少呼吸肌做功、雾化吸入治疗等,是危重病人及重伤员重要的生命支持设备。呼吸机可分为定压型、定容型及时间切换型 3 种类型。其相对禁忌证:①大咯血或严重误吸引起的窒息性呼吸衰竭;②伴肺大疱呼吸衰竭;③张力性气胸;④急性心肌梗死继发呼吸衰竭;⑤左心衰竭、低血压休克和活动性肺结核。其通气指征见表 12-6。

表 12-6　机械通气指征

呼 吸 参 数	机 械 通 气	正 常 范 围
通气功能		
$PaCO_2(mmHg)$	>50	$34\sim35$
V_D/V_T	>0.6	$0.22\sim0.40$
氧合功能		
$PaO_2(mmHg)$	$<70(FiO_2\ 60\%)$	$75\sim100(air)$
$P(A\text{-}a)O_2(mmHg)$	$>450(O_2)$	$25\sim65(air)$
机械功能		
$RR(/min)$	>35 或 <7	$12\sim20$
$V_C(ml/kg)$	<15	$65\sim75$
$V_T(ml/kg)$	<5	$5\sim7$
$FEV_1(ml/kg)$	<10	$50\sim60$
$MIP(cmH_2O)$	<25	$75\sim100$

一、通气模式设置

机械通气分为全部、部分及过渡到自主呼吸的呼吸支持方式。

(一)机械控制通气(CMV)

机械控制通气包括 CPAP、AMV、IRV、PCV 等,用于呼吸微弱或停止的患者。为辅助控制呼吸。

(1)预设 V_T 或气道压力、RR、I∶E 等参数,按一定频率向肺内送气。不与患者自主呼吸同步。

(2)患者不能控制呼吸机的任何参数,全部呼吸做功由呼吸机承担。

(3)CMV 时若 PEEP=0,又称为间歇正压通气(IPPV),是一种基本送气方式。若 PEEP>0 时,则称为持续正压通气(CPAP)。CPAP 叫持续正压通气,呼气末正压(PEEV)与 IPPV 并用,即为 CPAP。可减少静脉回心血量。

(4)CMV 时,呼吸机完成全部的吸气呼吸功,是一种完全的呼吸支持模式。其吸气相是定时启动的,与患者的自主呼吸周期无关,即是非同步的。

(5)用于各种原因引起的呼吸停止、严重呼吸功能低下,如麻醉、中枢病变、神经肌肉病变、各种中枢抑制药物过量及严重胸部损伤的患者。

（二）机械辅助通气（AMV）

用于呼吸微弱的患者。依靠呼吸器的触发装置。

（1）由医师设置 V_T 或气道压力、流量、I:E 等参数。

（2）RR 由患者控制，当患者吸气使气道内压力降低时，通过传感器发出信号启动机器，触发呼吸机产生正压通气。该启动送气吸气回路中压力阈值称为触发敏感度。

（3）呼吸机承担大部分呼吸做功。病人自主呼吸也做一部分呼吸功。

（三）机械辅助/控制通气（assisted/controlled ventilation，A/C）

（1）A/C 是一种压力或流量启动、容量限定、容量切换的通气方式。

（2）A/C 可保持呼吸机工作与患者吸气同步，以利患者呼吸恢复，并减少患者做功。

（3）A/C 可自动转换，当患者自主呼吸触发呼吸机时，进行辅助呼吸。当患者无自主呼吸或自主呼吸负压较小，不能触发呼吸机时，呼吸机自动转换到控制呼吸。把控制呼吸与辅助呼吸相结合，提高了安全性。

（4）适用于需完全呼吸支持的患者。

（四）同步间歇指令通气（synchronized intermitent mandatory ventilation，SIMV）

（1）以固定频率正压通气，但每次送气都是在患者吸气力的触发下发生的。频率由人工调节。为自主呼吸与辅助通气结合，若在等待触发时期内无自由呼吸则呼吸机自行给予控制通气，无人机对抗现象。

（2）主要用于脱机前的训练和过渡，也可用于一般的常规通气。

（3）在指令呼吸间歇期，患者可自主呼吸。自主呼吸可以施行压力支持。

（五）分钟指令通气（mandatory minute volume ventilation，MMV）

（1）预设 MV，患者可完全以自主呼吸达到设定 MV，亦可完全依靠呼吸机而获得上述 MV，也可通过自主呼吸和机械通气相结合来达到 MV。

（2）如自主呼吸通气量低于预设值时，可自动调节补偿。

（3）对呼吸不稳定和通气量不恒定的患者，用 MMV 通气作为脱机前的准备，或从机械通气的方式过渡到自主呼吸的过程，较 IMV/SIMV 更安全。

（六）呼气末正压（positive end-expiratory pressure，PEEP）

（1）呼气末正压指在控制呼气末时，气道及肺泡内压力不降到零，而仍保持高于大气压的正压水平。

(2)PEEP 可增加 FRC,使原来萎陷的肺再膨胀,同时增加肺顺应性,以便能改善通气和氧合,减少 Q_s/Q_t($<15\%$),提高 PaO_2,是治疗低氧血症,尤其是 ARDS 的主要手段之一。也可用于肺炎、肺水肿、大手术后防治肺不张、慢阻肺、支气管痉挛等。

(3)因 PEEP 增加气道内压力,故影响心血管功能,临床应用时需选择最佳 PEEP,以减轻对循环功能的抑制。大多数患者在机械通气开始压力为 $3\sim5cmH_2O$。一般从 $2.5cmH_2O$ 开始,成人$\leqslant15\sim20cmH_2O$,小儿$\leqslant12cmH_2O$。

(七)持续气道正压通气(continuous positive airway pressure,CPAP)

(1)CPAP 系指在患者有自主呼吸下,在一个呼吸周期,由呼吸机输入气道恒定的新鲜正压气流,后者大于吸气气流,呼、吸两相的气道压均大于大气压。

(2)可防止和逆转小气道闭合和肺萎陷,使 FRC 和肺容量增加,改善肺顺应性。多在自主呼吸转好情况下使用。

(3)降低呼吸做功和肺内分流量。

(八)压力支持通气(pressure support ventilation,PSV)

(1)以设定的压力辅助患者吸气动作。吸气开始气道压力就迅速上升至预设压力值,并维持气道压在这一水平。当自主吸气流速降至最高吸气流速的 25% 时,气道压回到基线,开始呼气。

(2)主要优点是减少膈肌的疲劳和呼吸做功。

(3)PSV 与 SIMV 或 CPAP 联合应用,有利撤机。

(4)PSV 为辅助通气方式,预设压力水平较困难,可能发生通气不足或过度,呼吸运动或肺功能不稳定者气道阻力显著过高、胸肺顺应显著降低的情况下,不宜单独使用。

(九)容量支持通气(volume support ventilation,VSV)

(1)智能化通气模式,工作原理与 PRVC 基本相同,所不同的是 VSV 仅用于自主呼吸的患者,需要调节吸气负压灵敏度才能启动。

(2)RR 和 I:E 由患者自主呼吸控制,当吸气减至流速 50%、吸气时间超过预设呼吸周期 80% 时,吸气停止,转换为呼气。

(3)VSV 随自主呼吸增强而自动降低,当呼吸暂停时间成人超过 20s、儿童$>15s$、新生儿$>10s$ 时,呼吸机可自动将 VSV 转换 PRVC。

（4）VSV 主要用于自主呼吸存在而不完善的患者，麻醉手术后呼吸支持、COPD 伴呼吸功能不全及撤机时，并可与其他通气方式联合使用。

（十）压力调节容量控制通气（pressure regulated volume control, PRVC）

（1）PRVC 是一种智能化通气模式，设预定 V_T，先给控制呼吸（吸气压力 5cmH_2O），后根据呼吸机自动、连续测定的胸肺顺应性和容量/压力曲线，调节 V_T 和通气压力（为上述计算机值的 75%），依此类推，直至呼吸通气压力峰值达到 100%，使实际 V_T 和预设 V_T 相同。

（2）吸气峰压在预设＜5cmH_2O 时，可自动调节，两个相邻吸气峰压超过预设压力 50% 时，可自动转换为呼气，以防发生肺气压伤。

（3）PRVC 主要用于无自主呼吸的患者，可加用 PEEP。

（十一）高频正压通气（high freguency positive pressure ventilation, HFPPV）

（1）HFPPV 为一种高频率（60～3000bpm）、低潮气量（5～100ml）的机械通气模式。

（2）频率为 60～200/min 时称为高频通气（HFV），或 HFPPV 60～120/min。当频率为 200～3000/min，最好为 600～900/min 时，称为高频振荡通气（HFOV）。

（3）因潮气量小、气道压力低、对循环功能的扰乱轻，不与自主呼吸对抗，可减少镇静药用量。提高氧分压较好，但对 CO_2 排出有一定影响。

（4）多用于支气管及声门手术的麻醉处理；治疗小儿或成人的呼吸衰竭；支气管胸膜瘘时的呼吸支持治疗等。

二、呼吸参数调节设置

1. 根据选择的呼吸模式调节

（1）完全机械通气治疗：用于呼吸微弱或呼吸停止的患者。呼吸机完成大部分呼吸做功。正压通气呼吸频率＞8/min。选用 CMV、A/C、IMV 或 SIMV 等呼吸模式。

（2）部分通气治疗：患者完成大部分呼吸做功。正压通气呼吸频率＜7/min。患者自主呼吸或过渡到自主呼吸或撤机前准备。IMV 或 SIMV、MMV、PSV、VSV 均可选择。

2. 调节呼吸参数

(1)V_T：自主呼吸时，V_T 为 5～6ml/kg。近 20 年来，V_T 为 10～15ml/kg，但肺泡过度扩张可引起内皮、上皮和基膜的损伤，微血管的通透性增加和肺组织的断裂。现今主张 V_T 为 6～8ml/kg，控制气道平台压＜35cmH$_2$O。达到有效通气，改善呼吸功能，减少肺损伤，即容许性高碳酸血症(PHC)。

(2)RR：根据通气模式设定。一般 16～22/min。A/C 时，预设 RR 应比自主呼吸频率少 4/min；IMV 时，开始 RR 为 10～15/min，并根据病情逐渐降低。

(3)MV：一般为 100～130ml/kg。当 CO_2 生成增加或无效腔通气量增加时，MV 也应增加。

3. FiO_2

(1)开始 FiO_2 应调到 0.9～1.0，以免缺氧。根据血气分析 PaO_2 结果逐渐降低 FiO_2，以 $FiO_2 \geq 0.6$ 来维持 $PaO_2 \geq 62$mmHg，可根据公式计算：

$$预计\ FiO_2 = 实际\ FiO_2 - \frac{实际\ PaO_2 - 预计\ PaO_2}{7}$$

(2)安全界限：长时间吸入高浓度氧可引起氧中毒，一般认为 FiO_2 低于 0.6 较为安全。

4. I∶E

(1)正常成人的吸气时间(IT)为 0.5～1.5s，I∶E(呼气时间)为 1∶(1.5～2)。

(2)吸气时间延长可使肺泡膨胀时间延长，有利于气体交换，提高 PaO_2。呼气时间延长有利于 CO_2 的排出。

(3)吸气停顿时间为吸气时间，一般为 0～0.6s。

(4)有的呼吸机以调节气体流量(Flow)或气道压力(P)来调节 IT。IT＝V_T/Flow，当 V_T 不变时，流量越大，IT 越短。IT＝P/Flow，当流量不变时，预设的气道压越高，IT 越长。

5. 气体流量(Flow)

(1)成人所需 Flow 为 30～70L/min，在 IMV 系统中 Flow 应为 MV 的 4 倍(30～90L/min)。

(2)Flow＝V_T/IT，即流量的变化可影响 V_T 和 IT。流量太大，IT 缩

短,则气道压升高;流量过低,IT 过长,患者易与呼吸机对抗,增加呼吸做功。

6. 触发(敏感性)调节

(1)压力触发(pressure trigger):当患者自主呼吸引起气道压降低并达到预设触发压时,则启动呼吸机送气。触发压一般为 $-0.77 \sim 1.54 mmHg(1.02 \sim 2.04 cmH_2O)$ 为宜。

(2)流量触发(Flow trigger):在呼吸机启动前,呼吸环路中即有持续恒定气流,流量一般为 10L/min,触发流量 3L/min,当自主呼吸引起流量改变并达到预设触发流量时,则启动呼吸机送气。

(3)流量触发较压力触发敏感,可降低患者的呼吸做功。

7. 安全报警设置

(1)FiO_2:一般为预设值 $\pm 5\%$。

(2)气道压下限:一般比 PEEP 高 5.10cmH_2O,以防呼吸机意外脱落。

(3)气道压上限:以高于气道压峰值 10.2cmH_2O 为宜,一般为 $40.8 \sim 61.0 cmH_2O$。

(4)MV 下限:一般不低于 80ml/kg,以防通气不足或呼吸停止。

(5)湿化器温度:不应 $>36℃$,一般湿化温度为 $34 \sim 36℃$。

三、机械通气治疗的影响

1. 对呼吸系统的影响

(1)改变气体在肺内的分布:上肺部气体增加,而进入肺基底部的气体减少。

(2)无效腔通气增加:表现为 V_D/V_T 增加。无效腔量减少,FRC 增多。

(3)肺内分流增加 10% 左右。

(4)平均气道压增高:有可能引起肺气压伤。预防气胸并发症,要警惕使用机械呼吸并发气胸。肺大疱者忌用;尚未补充血容量的出血性休克,以及未经引流的气胸暂缓使用机械呼吸。

2. 对循环系统的影响

(1)胸膜腔内压升高:静脉回流减少,心排血量减少。

(2)改变肺血管阻力,使肺血管阻力升高。

3. 对中枢神经系统的影响

(1)CBF:因 pH、$PaCO_2$ 和 PaO_2 的改变而影响脑血流量。

(2)脑灌注压降低:心排血量降低和胸膜腔内压升高,使脑灌注压降低。

(3)脑水肿和 ICP 升高:静脉回流受阻,颅内血容量增加可导致脑水肿和颅内压升高。

4. 对肾功能的影响

(1)心排血量降低,使肾血流量减少和肾小球滤过率降低。

(2)静脉回流减少,有效循环血量降低,使加压素分泌增加,尿量减少。

5. 其他

(1)应激反应增加。

(2)门脉和肝静脉压升高,肝血流降低和胆道压升高。

(3)可使患者失眠、忧虑、恐惧和心情压抑。

四、机械通气治疗常见问题处理

1. 人机对抗的处理

(1)表现:①呼吸机送气与自主呼吸对抗,使气道压力过高而报警。在气道压表上可表现为指针摆动明显。②呼气末 CO_2 波形改变,即出现"箭毒"样切迹或"冰山"样改变。③潮气量不稳,忽大忽小。④若患者清醒,可出现躁动,不能耐受。

(2)原因:①呼吸机失灵,调节不当;②呼吸道梗阻;③自主呼吸过速;④全身性疾病的影响;⑤精神因素等。

(3)处理:①使用简易呼吸器,或先采用手法通气,慢频率、低潮气量,逐渐过渡到机械控制通气。②检查原因,必要时查动脉血气。③对因处理,应用镇静药、镇痛药或肌松药,均用机械控制通气。

2. 气道压力增高的处理

(1)原因:潮气量过大,气道阻力增高,人机对抗,肺顺应性下降,分泌物阻塞等。

(2)处理:对因处理,避免大潮气量或高气压通气。

3. 气道压力降低的处理

(1)原因:回路漏气、气管导管脱落或呼吸机故障。

(2)处理:对因处理。

4. 低氧血症的处理

(1)原因:通气不足,呼吸参数调节不当,呼吸机故障。

(2)处理:①增加氧输入,增加 FiO_2;以 PEEP 治疗降低肺内分流量;对于肺弥散功能障碍者,可延长吸气时间;分流相对稳定者,可通过增加心排血量来增加氧运输量,维持正常的血红蛋白的功能。②降低氧耗,防止患者寒战或肌颤,常用镇静药、镇痛药或肌松药;降温可使氧耗量明显降低和降低心排血量。

5. 高碳酸血症的处理

(1)原因:①通气不足。回路漏气;气管导管位置不当;人机对抗;气道压力过高。②CO_2 生成增多。感染、高热、糖类摄取过多等。③无效腔通气量增加。心力衰竭、低血容量引起输出量降低,使肺灌注降低;肺栓塞;机械无效腔量增加。

(2)处理:①排除各种机械原因。②增加 MV 或 V_T,或增加 RR。③降低 CO_2 的产量,如降温、避免糖类摄入过多。④纠正低血容量和心力衰竭。

五、撤机标准和方法

1. 撤机标准

(1)临床病情:①无休克表现,循环功能稳定;②自主咳嗽,咳嗽动作有力,呼吸功能改善;③意识清醒,中枢神经功能基本恢复;④通气功能与换气功能彻底改善,代谢紊乱纠正,包括体液、电解质及酸碱平衡;⑤原发疾病、诱发因素及并发症得到基本控制,完全自主呼吸,临床和有关检查确认机械通气治疗的呼吸衰竭病变已基本恢复。

(2)生理指标达标准:撤机要达到的生理指标详见表 12-7。

表 12-7　撤离呼吸机的标准

参　数	开始撤离	完全撤离
$V_C(ml/kg)$	>5	10~15
$MIF(cmH_2O)$	>12	20~30
$PEEP(cmH_2O)$	>12	>6
$P(A\text{-}a)O_2(mmHg)$	<437(吸氧)	<360(吸氧)
$PaO_2(mmHg)$	>62(吸氧)	>62(吸氧),70~90 或更高(吸空气或40%氧)
pH	>7.30	>7.30
RR(/min)	<45	25~35
MV(L/min)	<18	<10
$PaCO_2(mmHg)$	40	<40~45

（3）其他指标：营养状况好、能合作和自主活动功能恢复。

2. 撤机方法

（1）直接撤机法：不经过任何器械直接完成整个撤机过程。适用于短期机械通气患者，特别是外科手术后患者，较容易撤机和拔管。

（2）T 形管撤机法：①用 T 形管贮气囊作辅助呼吸，氧气气流相对较高，防止空气吸入或重复吸入，可保持较高 FiO_2 浓度，一般用于短期施行机械通气的患者的快速撤机。②两者间断使用，先用 T 形管贮气囊 4h，再机械通气 4h，以后尽量减少呼吸机支持时间，逐渐撤机。

（3）SIMV 撤机：设定 SIMV 从 12/min 开始，逐渐减少 2～4/min，如符合上述撤机标准，则可停用机械通气。在应用 SIMV 时，可与 PSV 合用，如 V_T 逐渐增大、呼吸频率减慢，则更易撤机，对并存低氧血症患者，撤机前单用 CPAP，维持待 PaO_2 上升后，再撤机、撤机后继续吸氧。

（4）PSV 撤机：撤机中依患者的耐受程度，逐渐降低 PSV 水平，并据患者的 RR 调节 PSV 水平。当 PSV 降至 5～7cmH_2O 时，患者能很好地耐受 4～6h，呼吸平稳时可拔管。

3. 撤机困难的原因

（1）肺部疾病尚未纠正。

（2）呼吸肌疲劳，不能维持正常肺泡通气的需要。

（3）循环功能不全。

（4）营养不良及全身情况衰弱。

（5）电解质紊乱，如低磷、低镁和低钾血症等。

（6）呼吸机调节不当。

（7）气管导管口径较细。

第三节　常见药物中毒的抢救

一、概述

参与急性药物中毒的抢救；对需手术治疗的急性药物中毒者实施麻醉，是麻醉科的基本工作任务，麻醉科医师应熟练掌握有关知识和技术。

【分类】

1. 急性中毒　短时间内接触大量药物引起急性中毒。发病急骤，症状变化迅速、严重,需及时做出正确诊断,进行抢救和治疗,否则危及生命。

2. 慢性中毒　长时间接触少量药物,引起中毒反应。

3. 引起中毒的药物

(1)中枢神经系统药物:最常见的有解热镇痛药和镇静催眠药,具体有巴比妥类、阿片类、乙醇、氯丙嗪类、安定药、催眠药、咖啡因、贝美格等。

(2)心血管系统药物:洋地黄、利血平、奎尼丁、普萘洛尔、氯化钾等。

(3)呼吸系统药物:氨茶碱、喷托维林等。

(4)自主神经系统药物:阿托品,拟肾上腺素药。

(5)抗寄生虫原虫药:哌嗪、锑剂、奎宁。

(6)抗生素:磺胺类、庆大霉素、头孢类和氯霉素等。

(7)抗组胺药:苯海拉明、氯苯那敏(扑尔敏)等。

(8)外用消毒药:苯酚、煤酚皂溶液等。

(9)降压药:特拉唑嗪、地巴唑等。

(10)其他:如有机农药、灭鼠药、除草剂等。

【病情估计】

1. 意识　昏迷表示脑功能衰竭。深昏迷者病情重,预后差。

2. 呼吸功能　呼吸中枢抑制和衰竭,病情重,病死率高。

3. 循环功能　立即进行监测,了解循环功能。重度中毒时组织灌注不足、尿量减少;低血压及高血压危象;心力衰竭及肺水肿等。

4. 体温　急性中毒时约有50%患者出现低温。

5. 毒物的判断　对药物中毒的种类、剂量等做出正确的判断,以指导治疗。

(1)了解中毒的药物:有助于抢救和治疗。①收集所剩的药瓶、盛器和散落的药物供参考;②询问服用情况,仅作参考;③体检中找线索,如呼出的气味、某些有机溶剂或醇类常有酒味;④送检血液、尿液和胃内容物,对毒物进行化学分析和鉴定,以协助诊断。

(2)病情判断和指导治疗:严密观察意识状态,半清醒者送综合病房,进行综合性治疗;昏迷、病情严重或恶化者送 ICU 抢救。

(3)神志清楚者:药物还没有达到最大毒性作用,入院过程中仍不断地被吸收,而突然发生昏迷。或经急救或特效解毒药治疗后,明显好转,中毒征象缓解或基本控制。但是过一阶段可有病情突然逆转,发生反跳作用,甚至猝死。必须经常反复地估计病情,抓住前驱症状及时处理。

【抢救原则和方法】

1. 生命支持疗法

(1)保持气道通畅:严密观察病人,及时清除咽部分泌物、呕吐物和义齿等。吸氧,2～4L/min,纠正低氧血症,必要时使用呼吸器,气管内插管和气管造口机械通气,呼吸支持。

(2)适当补充血容量:经输液、补血扩充血容量后,血压不能恢复时,应用升压药,同时注意水、电解质、酸碱平衡和血浆渗透压的维持。

2. 催吐　患者必须清醒,主动合作。

(1)刺激呕吐法:刺激咽后壁,用手指、筷子或压舌板等刺激诱发呕吐。反复多次,直至胃内容物全部吐出。

(2)饮温盐水法:大量饮温盐水,即食盐 50g 加水 1000ml,以稀释药物毒性。

(3)药物催吐:①0.2%～0.5%硫酸铜 100～250ml,每 5～10 分钟服 1 次,直至呕吐为止。②阿扑吗啡(Apomorphine)5mg,皮下注射。有虚脱及中枢神经系统抑制症状者不宜应用,吗啡中毒禁用。③其他口服药:硫酸锌 0.1g,酒石酸锑钾 0.1g,吐根糖浆 30ml,碘酊 20 滴等加水饮用,使大量的固体食物和毒物吐出。昏迷、惊厥或服用石油化工产品、腐蚀剂等患者,则不宜催吐。

3. 洗胃　争取在服毒后 4～6h 内洗胃最有效;>6h 或时间更久,毒物多被吸收体内,但仍有部分毒物残留,仍应给予洗胃;有些毒物可由胃排出,更应洗胃;阿司匹林、抗胆碱药和三环类抗抑郁药能延缓胃排空。

(1)方法:患者头低位,头偏向一侧,以免洗胃液误入气管。洗胃管涂以液状石蜡后,经口腔入食管插入胃中,操作要轻柔,避免引起创伤。尽可能地将胃内容物先排空,或先注入少量(200～300ml)液体,抽空后再用大量液体洗胃。洗胃液可用温水或 1:15 000 高锰酸钾溶液。

(2)已知毒物用相应的洗胃液:①毒物不明者最好用温水灌洗,或温水加少量食盐;②生物碱中毒,用 0.2%～0.5%鞣酸溶液或水中加碘酊 40～60 滴。洗完胃后注入鞣酸 10～20g 或碘酊 20～30 滴的水溶液(碘酊每 15 滴溶于 1000ml 水中);③氰化物、巴比妥类、吗啡、士的宁中毒等,用 1:4000～1:5000 高锰酸钾溶液;④有机磷类中毒,用 2%碳酸氢钠液(美曲膦酯中毒忌用)或 1:4000 高锰酸钾溶液(对硫磷中毒不用)或温水。

(3)胃管置入法:昏迷患者或已做气管内插管者,置入胃管时有一定困难,常规操作不易成功。①可用徒手插管法:从鼻腔插入胃管,经后鼻孔或咽部时,术者用拇、示指捏住甲状软骨左右两侧,向前提起,使食管口张开,就易将胃管插入胃内,但需注意颈动脉窦反射;②气管导管引导法:选合适的气管导管,经鼻插入,通过后鼻孔后向食管推进,进入食管后,将胃管经引导的气管导管插入胃内;③喉镜明视插管法:将胃管从鼻腔插入咽部,再用喉镜辅助明视下显露食管口,用插管钳将胃管送入食管内。

(4)注意事项:①插入胃管时勿误入气管。②清醒患者注入胃内300～500ml,反复灌洗直至洗出液澄清为止,总量可达 10 000ml,洗胃液和洗出液量要基本平衡,以免造成液体超负荷,并详细记录胃内容物的性质、色泽、气味和留标本送检。③昏迷患者洗胃,不宜用洗胃器及注入大量液体灌洗。可用普通胃管自鼻孔插入,用注射器先将胃内容物抽出,后注入少量液体(100～300ml)反复灌洗。既安全,又预防胃穿孔等并发症。注意患者呕吐后,防止胃内容物误吸。④休克患者采取升压,待血压升至 90～100mmHg 后,按昏迷患者洗胃法洗胃。⑤吞服腐蚀剂、强酸、强碱等,对胃黏膜有强烈的腐蚀作用时,禁忌洗胃,以免发生食管和胃穿孔。腐蚀性不太强的,用小而柔软的胃管,操作轻柔,每次注入少量液体,拔管时不宜过猛。⑥于洗胃的同时,应给特效解毒药及对症治疗。

4. 导泻　加速排泄,以排出肠中的毒物。

(1)泻药:常用 25％～33％硫酸钠 20～30g,或 50％硫酸镁 40～50ml,口服或经胃管注入,能消除已进入肠道的毒物,减少肠道内吸收,阻断从肝排出毒物的肝肠循环。忌用油类泻药,以免促使脂溶性毒物吸收。

(2)灌肠:高压盐水灌肠。

5. 吸附剂及黏膜保护剂　通过物理和化学作用吸附毒物和保护胃黏膜。

(1)药用炭:是一种强有力的吸附剂,能吸附阿司匹林、对乙酰氨基酚(扑热息痛)和巴比妥类等。经胃管注入,或口服后 30min 内效果最佳。药用炭与中毒药物的比例 10：1 为宜。因药用炭没有毒性,能用较大剂量,以减少毒物的经肠道内吸收。

(2)蛋白:对胃黏膜有腐蚀或刺激作用的毒物,可给蛋白水(用鸡蛋5～10 个,弃去蛋黄,加适量水),或牛奶 100～200ml。口服或经胃管注入。

(3)通用解毒药:含药用炭 2 份、氧化镁 1 份、鞣酸 1 份,每次 15～20g,口服或胃管注入。

(4)通用金属解毒药:①硫酸镁 3.37g,硫酸氢钠 12.5g,氢氧化钠 1g及 0.4%硫化氢制成 1000ml 水溶液,内服或注入胃管,50～100ml,服前先饮水 1 杯;②硫酸铁饱和溶液 100 份,氧化镁 90 份,药用炭 50 份及水500 份混合而成,50～100ml,口服或胃管注入。

6. 促进毒物排泄

(1)利尿:经肾排泄毒物,与血浆蛋白结合率低,且在血内有一定的游离量。静脉输注 10%葡萄糖及生理盐水,促进利尿。及时发现尿量过少,静注 50%葡萄糖 60～100ml,亦可输注 20%甘露醇或 25%山梨醇100～250ml,利尿效果好。但它能增高血浆渗透压,使细胞外间隙的水分被吸收到循环内,短期内血容量增加。对顽固性少尿及心功能不全者禁用。呋塞米或依他尼酸对有休克的患者,经足量补液使症状改善后使用,要防止低血钾。经肾主要排泄的毒物,可反复多次应用甘露醇或山梨醇利尿,加速其排出。24h 内使用甘露醇或山梨醇总量<1000～1200ml。

(2)人工透析疗法:如果对所有治疗都无效者,或对重度中毒,应考虑透析治疗。

①血液透析法:是把血液中的毒物、代谢产物清除,起到类似肾的作用。是依靠半透膜两侧血液和透析液内溶质的被动弥散,如巴比妥类、水杨酸盐等中毒必要时可用。

②腹膜透析,系在腹腔内输入透析液,通过腹膜与血液、淋巴液进行透析,使体内的电解质、代谢产物、毒物经透析液排出。一般在中毒后12h 内施行效果较好,为危重患者急救有效的治疗措施。

③透析治疗适应证,一是血中毒物与血浆蛋白结合少,能以一定速度通过透析排出者;二是药物达致死量且已被吸收,或药物在血中浓度已达致死量时;三是生命体征严重障碍,有低血压、呼吸抑制、体温降低等;四是曾患肝肾疾病,估计已服药物难以排出者;五是经一般治疗病情不见改善,特别是持续昏迷者。

(3)血液灌流:药物中毒用肾血液灌流的治疗方法。把消毒过的药用炭或合成树脂装入罐中成为吸附装置,动脉血借助滚轮控制泵入罐内,经吸附处理后,再由静脉输回体内,流量 200ml/min。对脂溶性药物的作用较好,对巴比妥类、格鲁米特(导眠能)等尤其有效。若炭肾灌流和血流透析同时使用,许多毒物可在短时间内从血液中清除,患者症状很快改善。适应证:①患者有严重的临床中毒症状;②严重中毒者经全身支持措施症状无改善;③长时间昏迷伴并发症等;④深昏迷患者无法保持心肺功能和需要人工通气者;⑤对脑缺氧患者可估计是否存在永久性脑损害。

7. 合理应用解毒药

(1)中药:绿豆汤、甘草汤可作为辅助解毒药。

(2)一般解毒药:针对不同毒物采用相应的解毒药,以改变毒物的理化性质,使其失去毒性,或变成不溶性物质,或通过物理吸附作用,防止毒物的继续吸收和致毒作用。

①氧化剂:高锰酸钾可氧化有机化合物而解毒。

②中和剂:强酸中毒时采用弱碱,或镁乳、肥皂水、氢氧化铝等;强碱用稀醋酸中和。

③沉淀剂:与毒物作用生成溶解度低、毒性小的沉淀物,如鞣酸、浓茶、牛奶、蛋清等沉淀重金属盐。

④吸附剂:药用炭可吸收生物碱、磺胺、巴比妥类。

⑤保护剂:牛奶、蛋清、植物油等保护胃黏膜。

(3)特殊解毒药:下面各药有特殊的解毒作用。

①阿托品:有机磷农药中毒,使用抗胆碱药阿托品;解磷注射液 2ml(由阿托品 3mg、贝那替嗪 3mg、氯解磷定 400mg 组成复方制剂)肌注,30min 后,若症状未完全消失,重复肌注 2ml,无须再用阿托品,用于轻度中毒者;中度中毒者,解磷注射液 4ml 加氯解磷定 0.5g,肌注,20min 后,若症状未缓解,重复肌注解磷注射液 2ml 加氯解磷定 0.5g,60min 后,根据病情决定,阿托品 1~2mg,肌注,2~4h 1 次,维持阿托品化(口干、皮肤干燥、心率 90~100/min)24~48h,全血胆碱酯酶(ChE)活力＞60％停药;重度中毒者,解磷注射液 6ml,肌注,氯解磷定 1.0g,肌注,20min 后,若病情未好转,碘解磷定 4ml 加氯解磷定 0.5g,重复肌注,而后根据病情决定,阿托品 2~4mg,肌注,2~4h 1 次,维持阿托品化 48~72h,另氯解磷定 0.5g,肌注,4~6h 1 次,ChE 活力＞60％停药。阿托品中毒发生率低。

②硫代硫酸钠:氰化物中毒用硫代硫酸钠等解毒。亚甲蓝 5~10mg/kg 静注,12.5~25g(25％~50％溶液 50ml)缓慢静注,两者交替

使用。

③其他,铅或锰中毒可用依地酸钙钠解毒;砷或汞中毒可用二巯丙醇、二巯丙磺钠解毒;亚硝酸盐、苯中毒,可用少量亚甲蓝 1～2mg/kg 静注;阿片类中毒纳洛酮 0.4～0.8mg 静注等。

8. 对症治疗

(1)烦躁不安及惊厥:咪达唑仑 10～20mg 静注。

(2)呼吸衰竭:除及时吸氧,还可肌注尼可刹米 0.25～0.5g;洛贝林 3～6mg,苯甲酸咖啡因 0.25～0.5g,每 1～2 小时交替注射 1 次。呼吸不规则或有停止趋向,或已停止,做气管内插管及人工呼吸。

(3)循环衰竭:休克时吸氧等抗休克综合疗法;心力衰竭时用洋地黄强心药;心率过缓及阿-斯综合征时静注阿托品;完全性房室传导阻滞时可输注异丙肾上腺素。心跳停止立即复苏。

(4)保暖:体温过低时,可用物理升温达到 35℃。

(5)肝损害:保肝可口服或静注高渗葡萄糖 200～400g/d,并加用胰岛素(1U/4～6g)。维生素用复合维生素 B、维生素 B_{12}、维生素 C 等;肝性脑病前期可口服谷氨酸 10～15g/d;或谷氨酸钠 11.5g 加入 5％葡萄糖液 500ml 中静输;或精氨酸 20g,或 γ-氨酪酸 4g,每日 1 次。

(6)肺水肿等:肺水肿、急性脑水肿、急性肾衰竭者等处理和急救,见有关章节治疗。

(7)能量合剂:细胞色素 C 15～30mg 静注;辅酶 A 50～100U 静注或肌注,每日 2 次。

9. 脱离毒源　尽快脱离毒源。其措施为:①脱去污染的衣服;②清除皮肤表面的毒物,迅速清洗。酸性毒物,用碱性溶液,如 3％～5％小苏打水洗;碱性毒物,用弱酸性溶液,如 3％～5％醋酸或枸橼酸冲洗。

二、巴比妥类中毒的抢救

巴比妥类药物包括巴比妥、戊巴比妥、苯巴比妥、异戊巴比妥(阿米妥)、司可巴比妥(速可眠)、硫喷妥钠等。具有镇静催眠、抗癫痫作用,其中毒作用为中枢神经抑制。若一次量超过催眠量 5～9 倍时,引起中度中毒;15～20 倍时引起重度中毒。

【临床表现】　巴比妥中毒程度不同,表现不一样。

1. 轻度中毒　表现嗜睡,易唤醒,言语不清,感觉迟钝,判断力和定向力障碍,反射存在,生命体征正常。

2. 中度中毒 深睡,失去答问,腱及咽反射减弱,呼吸浅微,有唇、手指和眼球震颤;如静注中毒,可有血压下降、体温低、尿少,甚至尿闭。

3. 重度中毒 早期四肢强直,反射亢进,有踝阵挛;后期全身弛缓,反射消失,呼吸不规则或抑制,低血压、脉细弱,休克,最后呼吸和循环衰竭死亡。胃内容物及尿、血检查有巴比妥毒物分析可以确诊。

【救治】

1. 一般救治法 包括对呼吸循环的全身支持疗法;服药量大而未超过 4~6h 者应用 1:5000 高锰酸钾溶液洗胃;洗胃洗净后胃内灌入 25%~30% 硫酸钠 20~30g 或 20% 药用炭悬液导泻。禁用硫酸镁导泻;吸氧;体温过低(有时低至 30℃)者采取复温、保温措施;输液,纠正代谢性和呼吸性酸中毒。输注 5%~10% 葡萄糖及生理盐水,加输 5% 碳酸氢钠 100~200ml 有助于巴比妥排泄等;对昏迷病人应用抗生素。

2. 强行利尿 促使巴比妥从肾排泄。在第 1 小时输注生理盐水 1000ml,第 2 小时 5% 葡萄糖 500ml 补充血容量后。呋塞米静注 20~80mg。20% 甘露醇 200ml 或 25% 山梨醇 250ml 静注,每日 1~2 次。应用利尿药时测定电解质和血清巴比妥类药浓度水平,监测 CVP,做血气分析。注意输液速度和输液量,适当补充钾。

3. 人工透析疗法 当血清长效巴比妥类药浓度 > 600μmol/L,中效药 > 160μmol/L,或服药量很大的早期病人,可人工透析法排出是有效疗法。中毒后 16h 内行血液透析的救治率可达 100%,透析时间一般 4~6h。对巴比妥类的清除率是健康肾的 20~30 倍,长效巴比妥类的半衰期变为 3.6~9.7h,比自然半衰期 37~96h 快 10 倍左右,比强效利尿的半衰期 21~37h 快 3 倍左右。故人工透析能显著缩短中毒病人的昏迷时间。缺点是要有一定的技术和设备措施,目前尚不能普及。

4. 血液灌流 有条件者可应用。详见本节概述部分。

5. 苏醒解毒药 贝美格(Bemegride)对深度昏迷,肌腱、咳嗽、吞咽反射均消失,或呼吸抑制的患者,在上述疗法的基础上,可用贝美格 50~150mg 加入生理盐水或 5% 葡萄糖 20ml 3~5min 静注或继续以 200~300mg 稀释至 100ml 输注,50~60 滴/min,至病人出现肌腱反射、肌张力增加、肌纤维震颤或四肢活动时,应酌情减量,若用以上给药法 2~3h 不见效时,可加大剂量,反复静注贝美格 50mg/3~5min,直至出现肌腱反射,肌纤维震颤后适当减量或延长注射间隔。其缺点是剂量过大时,可出现心律不齐和惊厥,发生惊厥的病人往往陷入更深的抑制,甚至因呼吸、循环衰竭而死亡。用时必须慎重,要掌握好用量。尼可刹米 $0.375\sim0.75$g/h,静注,直至角膜反射与肌肉颤抖出现。纳洛酮 $0.4\sim$ 0.8mg/5$\sim$10min 静注,或 $2\sim4$mg 加入 5% 葡萄糖 500ml 输注。

三、三环类抗抑郁药中毒的抢救

常用药有丙米嗪(Imipramine)、阿米替林(Amitriptyline)、多塞平(Doxepine)等均为中枢兴奋药,一次吞服 $1.5\sim2$g 能发生严重中毒,>2g为致死量。

【临床表现】　因服药量及服药后的时间长短不一样,表现也不一样。也与个体化差异有关。

1. 轻度中毒　失眠、眩晕、头痛、瞳孔散大、多汗、肌强直或肌震颤,有直立性低血压、心动过速、心律失常和心电图 T 波改变及 Q-T 间期延长。

2. 重度中毒　高热、抽搐、尿潴留、诱发青光眼、呼吸抑制、心室颤动而死亡。

【救治】　应用洗胃、吸附和解毒的方法治疗。

1. 催吐洗胃及吸附　该类药半衰期长,血中浓度增高后维持时间较长,吸收缓慢,可口服吐根酊糖浆 15ml,饮水 500ml 催吐;中毒后 6h 内,即使中毒超过 12h 予以洗胃;洗胃后再经胃管注入药用炭 $20\sim30$g,每 $4\sim6$ 小时 1 次,100g 活性炭吸附这类药物 4g,药用炭后可避免残留肠道内药物再吸收;24h 后给泻药(硫酸钠)导泻。

2. 解毒　用毒扁豆碱解毒,迅速改善症状,能透过血-脑屏障,逆转三环类抗抑郁药的中枢兴奋作用。静注每次 $2\sim4$mg,必要时 20min 后重复静注 $1.5\sim2$mg。或新斯的明 $0.5\sim1$mg 静注或肌注同时静注阿托品 0.5mg,以预防惊厥、流涎过多和心动过速。

3. 对症　惊厥者苯巴比妥钠 $0.1\sim0.2$g 肌注或咪达唑仑 $10\sim20$mg静注解痉;呼吸抑制及惊厥严重者静注筒箭毒碱,行气管内插管并控制呼吸。高热时物理降温。心电图监测,发生心律失常可用利多卡因 $50\sim$ 100mg 加入 5% 葡萄糖 100ml 输注,也可选苯妥英钠、β受体阻滞药治疗。纠正水、电解质、酸碱失衡及保温。三环类抗抑郁药用于心肌缺血的患者有猝死的危险,应予注意。

4. 输液利尿　每天输液 3000ml 左右;20%甘露醇 200～250ml 输注,必要时 4～6h 重复使用,或呋塞米 20～80mg 静注,或 50%葡萄糖 50～100ml 输注,加速利尿排泄。低血压时右旋糖酐-40 扩容,必要时多巴胺 20mg 静注,继以 2～10μg/(kg・min)输注维持血压。心衰时毛花苷 C 0.4mg 缓慢静注,并严格控制输液量及速度。心搏骤停时及时、正确、有效复苏。

四、安定类中毒的抢救

安定类又称苯二氮䓬类。包括地西泮、氯氮䓬、硝西泮、奥沙西泮、劳拉西泮、氟硝西泮和咪达唑仑等。应用普遍,安全性大,不良反应小。一次吞服 300～400mg,嗜睡＞8h,100～500mg/kg 为致死量。氯氮䓬＞2g 发生严重中毒。

【临床表现】　因服药量与时间长短不同,分为 3 级,即轻度中毒、中度中毒和重度中毒。

1. 轻度和中度中毒　嗜睡无力、眼球震颤、共济运动失调和浅昏迷等。

2. 重度中毒　出现循环、呼吸和中枢神经系统的抑制症状。如深昏迷、低血压、呼吸抑制和发绀等。

【救治】　边抢救边诊断边治疗。

1. 支持疗法　吸氧,呼吸支持、循环支持和维持血压,保持气道通畅,头项后仰,防舌后坠,必要时气管内插管,控制呼吸;保证生命体征平稳;必要时用呼吸兴奋药。注意保护肝功能。

2. 洗胃　对氯氮䓬中毒的效果显著。地西泮吸收快,过晚洗胃效果不好。故早期彻底洗胃最重要,一般在＜6h 均应洗胃,尤其是有服药量大或胃排空时间延长者,即使服药时间过长也要洗胃。

3. 输液及利尿　大量输液,给予利尿药,可加速药物的排泄,但地西泮为脂溶性药物,故利尿效果亦不理想。

4. 导泻　25%～33%硫酸钠 20～30g 较好,口服或经胃管注入胃内。

5. 解毒药　贝美格 50～150mg 加葡萄糖 40ml 静脉缓注,每 2 小时 1 次。

6. 防治水和电解质紊乱　若有低血钾时,应及时补钾而恢复钾正常。

7. 血液透析　严重中毒者可用透析治疗。

五、吩噻嗪类中毒的抢救

吩噻嗪类包括氯丙嗪、乙酰丙嗪、异丙嗪、阿利马嗪等。属神经安定药,又称强安定药。有服毒史。现以氯丙嗪中毒处理急诊抢救为代表进行介绍。

【临床表现】　意识丧失,低血压甚至休克和心律失常(如心动过速、Q-T 波延长等);体温下降;锥体外系兴奋症状如肌僵直、抽动、震颤和癫痫样发作等。偶有肝大及黄疸。

【救治】　取平卧位,尽量少搬动头部,避免直立性低血压;低血压时取头低足高位。救治方法包括洗胃、支持疗法、保暖、用中枢兴奋药、利尿和透析等方法。

1. 纳洛酮静注和洗胃　立即静注纳洛酮 0.8～1.2mg,清洗口腔、催吐,口服中毒<6h 者,用温盐水或 1∶2000 高锰酸钾洗胃,催吐效果不理想者,服用吸附剂药用炭。

2. 呼吸循环支持疗法　持续吸氧、保持气道通畅,湿化瓶内加 20％～30％乙醇,以降低肺泡内泡沫表面张力,改善通气;必要时气管内插管,辅助或人工呼吸,机械通气;血压下降者输液扩容,可用间羟胺或多巴胺等升压;禁忌用肾上腺素。

3. 保温、复温　体温降低进行复温后,静滴 5％碳酸氢钠 100～250ml 纠正继发的代谢性酸中毒。

4. 中枢兴奋药　昏迷者可用哌甲酯 50～100mg 肌注,必要时 0.5～1h 重复应用,直至苏醒;甲磺酸苯扎托品(Benztropine)静注 2mg 后能抑制异常反射活动;癫痫样发作时静注咪达唑仑 5～10mg。

5. 脑细胞功能恢复药　10％葡萄糖液 500ml＋维生素 C 2g＋ATP 40mg＋辅酶 A 100U＋胞磷胆碱 0.5g 输注。黄疸者用激素治疗。

6. 防治肺水肿和脑水肿　20％甘露醇＋地塞米松静输,脱水。

7. 输液和利尿　口服氯丙嗪后 1％～20％以原形或硫氧形式从尿中排出。加大输液量,用利尿药呋塞米 20～80mg 静注,利尿。

8. 人工透析　病情严重者行血液透析。

六、阿片类中毒的抢救

阿片类包括吗啡、可待因、罂粟碱、阿片及二醋吗啡(海洛因)等。我国对阿片类药物有严格的管理办法,但目前改革开放后,吸毒者骤增,中毒者多见,应及时救治。

【临床表现】 包括急性中毒症状和戒断症状。

1. **急性中毒** 急性中毒者,首先有短暂欣快感和舒适感,颜面潮红、头昏,心动过速,恶心呕吐,兴奋不安,反射增强,逐渐嗜睡。严重中毒病人迅速昏迷、呼吸深度抑制、瞳孔缩小成针尖样,血压下降,体温下降等。最后呼吸麻痹而死亡。发绀者50%以上可发生肺水肿。

2. **依赖性和成瘾性** 突然停药可发生一系列生理扰乱,如烦躁不安、失眠、肌肉震颤、呕吐、腹痛、散瞳、流涎、出汗等,即所谓戒断症状。

【救治】

1. **支持疗法** 吗啡中毒量,成人60mg。用量100mg可引起严重中毒,250mg为致死量。全身支持措施非常重要。对昏迷病人应保暖,维持气道通畅,预防吸入性肺炎。呼吸抑制时,进行气管内插管或气管造口术,机械通气治疗。维持水、电解质、酸碱、血气平衡;加强、调整循环容量,保持足够尿量;尼可刹米0.25~0.5g静注;营养支持等。

2. **洗胃** 口服中毒者,用1:5000高锰酸钾洗胃,50%硫酸镁40~50ml口服或注入胃管内导泻,以便迅速排出毒物。

3. **特殊拮抗药** 纳洛酮0.4~0.8mg静注,维持时间短,仅20~30min。故需重复注射,否则呼吸抑制可再次发生。烯丙吗啡1mg拮抗吗啡3~4mg,一般静注10mg或150μg/kg,10~20min后再注射首次量1/2。主要用于麻醉性镇痛药中毒的抢救,但不良反应较多,现已被纳洛酮代替。纳美芬(Nalmefene)0.4mg或<1μg/kg拮抗吗啡的呼吸抑制效应与纳洛酮1.6mg的效果相同或更佳。作用时间长,为纳洛酮的3~4倍。用于麻醉性镇痛药中毒救治0.5mg/70kg静注,2~5min,总量<1.5mg/70kg。用药后注意观察,一旦有戒断症状出现,再静注适量麻醉性镇痛药以消除这些症状。详见本章第四节药物依赖的治疗相关内容。重度中毒病例抢救无效时,予血液透析治疗及抗生素控制感染。

七、急性酒精中毒的抢救

急性酒精中毒俗称酒醉,系指一次饮入过量的乙醇(酒精)或服用多量酒类饮料后,所引起的中枢神经兴奋及抑制状态。一次饮用酒精 75～80ml 可中毒,致死量 250～500ml,小儿 6～30ml。

含醇量啤酒 3%～6%,果酒 16%～24%,白酒 40%～60%,饮料含醇量越高,吸收越快。血中浓度 0.05% 时微醉,兴奋。血中浓度升至 0.1% 时,情绪不稳激惹易怒,步态蹒跚,已急性中毒(醉酒);升至 0.4% 以上时进入全身麻痹,昏迷状态;升至＞0.5% 达高峰即直接至死,2.5h 饮入的酒精全部由胃、十二指肠、空肠吸收,酒精吸收后随血液渗入内脏和组织,约 90% 在组织内氧化成 CO_2 和 H_2O,其余经肾、汗腺、唾液等排出。对酒精耐受剂量个体差异极大,耐受性很低的人,饮小量的酒,就引起严重的精神失常,称为病理性醉酒。

【临床表现】　过量酒精抑制大脑皮质,引起精神神经症状,抑制延髓呼吸中枢,麻痹心脏,扩张血管(尤其皮肤血管),使体温下降等。

1. 慢性中毒　长期嗜酒引起慢性中毒、中枢神经损害、急性出血性脑灰质炎;作用于周围神经,表现为感觉运动障碍;可致酒精性心肌病,心脏扩大,发展为右心衰竭;乙醇易损害肝,并发脂肪肝、酒精性肝炎及肝硬化。

2. 急性中毒　急性酒精中毒分为 3 期。

(1)中枢兴奋期:感觉身心愉快、多语、毫无顾忌,易感情用事、喜怒无常、激动、动感情、粗鲁无礼,有时进入睡眠,面部潮红或苍白,呼气有酒味。血中含醇量在 200～990mg/L。

(2)共济失调期:动作笨拙、不协调、不能维持身体平衡、行动蹒跚、举步不稳、语言不清、意识错乱。血中含醇量在 1000～2999mg/L。

(3)昏睡期:血中含醇量达 3000mg/L 以上。昏睡、颜面苍白、皮肤湿冷、呼吸慢,有鼾声,口唇微紫,心率快,瞳孔正常或散大,对光反应迟钝,颈软,体温在正常以下,昏睡＞10h 者,常因延髓呼吸中枢麻痹而死亡。

【救治】

1. 轻、中度中毒　大多数醉酒者无须特殊治疗,卧床休息,注意保暖(因皮肤血管扩张,体温下降)。防止呕吐误吸,大量柠檬汁口服。

2. 急性中毒　重度中毒者应及时救治。

(1)镇静:烦躁不安时,静注地西泮 10～20mg 或咪达唑仑 2.5～10mg。

(2)中枢兴奋药:昏迷者呼吸表浅时,可用尼可刹米 0.25～0.5g,或洛贝林 3～10mg 等呼吸兴奋药肌注或静注。

（3）洗胃：患者侧卧，插入胃管，小心地用胃管洗胃，吸空胃内容物，注入 1％碳酸氢钠或药用炭混悬液，或清水反复灌洗，应特别注意，以免使灌洗液吸入气管，最后自胃管注入浓茶或咖啡 100ml。

（4）输液：对重度中毒者，及时以 50％葡萄糖 100ml 输注，皮下注射胰岛素 10～20U，肌注维生素 B_1 和维生素 B_6 各 100mg，或烟酸 100～200mg 肌注；促使病人较快清醒。维持水、电解质、酸碱平衡；血镁低时补镁。

（5）吸氧：因有呼吸衰竭，以含 5％CO_2 的氧吸入最好。如无 CO_2，可用鼻导管吸氧，流量不宜太大，或间断吸入，因吸纯氧对病人不利。

（6）脱水利尿：有脑水肿而颅内压增高时，给脱水疗法，静注 50％葡萄糖溶液 100ml，或 20％甘露醇 200ml，或 25％山梨醇 250ml。并限制输液量。

（7）血液透析：当血液中酒精浓度过高危及生命时，可采用。

（8）纳洛酮：0.8mg 静注，同时输注能量合剂，静注呋塞米 20～40mg，约 2h，病人可完全清醒，是安全的解毒药。必要时用药后 20～30min 重复给药，至全醒。或纳美芬 0.4～0.5mg 静注；必要时重复用药，直至清醒。

（9）西咪替丁：护胃，但不与纳洛酮同时用。10％葡萄糖 500ml＋维生素 C 3.0g＋维生素 B_6 200mg＋门冬氨酸 10ml＋能量合剂 2 支输注；后 5％葡萄糖盐水 500ml＋西咪替丁 0.8g 输注。

八、洋地黄中毒的抢救

洋地黄中毒为医源性用量过大而引起。住院患者用洋地黄后发生中毒者为 9％～35％，其中造成死亡者占 3％～21％。成人最小致死量为洋地黄苷 3mg，地高辛 10mg，去乙酰毛花苷 15mg。

【临床表现】　洋地黄中毒的表现是心律失常，胃肠和神经症状。

1. 心律失常　洋地黄的治疗量和中毒量很接近，因有蓄积作用，其中毒多在饱和量和接近饱和量过程中发生。主要毒性作用在心肌，使心肌应激性增高，心律失常或室颤；作用于迷走神经核及外周迷走神经，影响房室束的兴奋，导致传导阻滞，心搏徐缓；兴奋延髓催吐化学感受区致恶心呕吐。在严重心肌病、缺氧、低血钾和高钙时更易中毒。

2. 心脏　期前收缩最常见,呈室性及多源性二联律,房室传导阻滞、窦性、房性或交换性心动过速,窦性心动过缓,窦房阻滞,窦性停搏、室颤等。如不及时处理可猝死。

3. 胃肠　洋地黄中毒的最早表现,恶心呕吐,流涎,偶有腹泻。

4. 神经和精神　有复视、黄视、头痛、头晕、乏力、嗜睡、烦躁,以及"洋地黄谵妄"症(谵妄、幻觉、失语和精神错乱等)。

【救治】　主要是立即停药,治疗心率和心律失常。

1. 立即停药　立即停用洋地黄、停用排钾性利尿药利尿,肾功能好给钾盐纠正低钾血症,以清除能增加洋地黄中毒的因素,中毒反应可在2～3d 内解除。

2. 心动过速和期前收缩处理　心电监测下,纠正低钾和逆转洋地黄中毒的电生理过程。室性心律失常用利多卡因 1～2mg/kg 加入 5%葡萄糖溶液中静脉缓滴,或苯妥英 125～250mg 加注射用水 20ml 缓慢静注,必要时,每 5～10 分钟重复使用。溴苄胺、普萘洛尔也可用。对严重的阵发性室性心动过速、室颤或停搏时,可用电击除颤及复律。

3. 心动过缓和房室传导阻滞　静注阿托品 1mg,必要时安装临时起搏器。

九、氰化物中毒的抢救

氰化物中毒指各种含氰基的化合物中毒。如氰化钾、氰化钠、氰化氢等,为剧毒,其毒性大小取决于释放氰基(CN)离子或氰化氢(HCN)的能力,氰化氢为无色、具有苦杏仁气味的极毒性气体,最大允许的蒸汽浓度为 10ppm;及其水溶液氢氰酸毒性剧烈,大量吸入或吞服后中毒,可于数分钟内立即呼吸停止而死亡。

【原因】　除吞服氢氰酸外,还有如下中毒途径。

1. 硝普钠用药过量　若连续应用最大安全量≥1.5mg/kg 或用药时间长,可致氰基蓄积中毒。

2. 食物被污染上工业氰化物　如工业中用的染料、橡胶、人造毛等多系有机氰(腈),其中间品或成品的毒性不如氰化钾剧烈;硫氰盐的毒性小。氰化物毒性 6 级。

3. 某些植物的核仁被食入过多　如杏、桃、李、枇杷等含氢氰酸,以苦杏仁含量最多,木薯亦含有氢氰酸。食入后在胃酸作用下放出。

4. 吸入工业上氢氰酸气体或氰化物盐类 空气中之氢氰酸国家最高允许量为 $0.3mg/m^3$，$>300mg/m^3$ 时被吸入可立即死亡，$100\sim150mg$ 吸入 $30\sim60min$ 可致命；氰化钠口服致死量为 $150\sim250mg$；成人服苦杏仁 $40\sim60$ 颗，小儿 $10\sim12$ 颗引起中毒或死亡。氰化物广泛存在于自然界，尤其生物界。

【临床表现】 将急性中毒临床表现分为 4 期。

1. 刺激期 有眼鼻及上气道症状，口服者刺激口腔及咽喉部黏膜，出现刺辣麻木感和流涎等。有头痛头昏，恶心呕吐，刺激胃黏膜可致出血。吞服大量时，引起闪电式致命（猝死）。

2. 呼吸障碍期 因缺氧刺激颈动脉化学感受器和大脑受损，导致呼吸中枢衰竭，出现呼吸急促，心动过速，心律失常或传导阻滞，瞳孔自缩小至散大，意识模糊至昏迷发生惊厥。因血液中含氰化血红蛋白，故皮肤呈鲜樱桃红色。

3. 痉挛期 以惊厥为特征，呈阵发性和强直性，甚至角弓反张；后期可并发肺水肿。

4. 麻痹期 肌肉松弛，血压下降，瞳孔散大，呼吸麻痹及心搏停止而死亡。

【救治】

1. 原则 要分秒必争对呼吸和循环的支持疗法；迅速脱离接触氰化物环境和中毒现场。①吸入中毒者即将病人移到空气新鲜、通气通风良好处。②皮肤接触者，立即脱掉污染衣物，用流动清水或 5％硫代硫酸钠溶液彻底冲洗皮肤 $>20min$；现场抢救后，立即送医院抢救，切不可延误。吸纯氧，强调就地应用解毒药，可逆转氰化物和细胞色素结合，以及增加氰化物转变为硫氰酸盐。高压氧不增加此作用。血液透析也有效果。③眼睛接触者，用上述方法冲洗眼内 15min。④口服中毒者，用 1：2000 高锰酸钾溶液或 5％硫代硫酸钠溶液洗胃，并刺激咽后壁催吐后洗胃。

2. 解毒药

(1)立即在现场用亚硝酸异戊酯（Amylnitrite），$1\sim2$ 支击碎倒入手帕，放在中毒者口鼻前吸入，每 2 分钟 1 次，连用 $5\sim6$ 次。使氰化血红蛋白变为高铁血红蛋白，再与氰基结合成氰化高铁血红蛋白而解毒。

(2)3％亚硝酸钠（Sodium nitrite）$10\sim15ml$ 加入 25％～50％葡萄糖 $40\sim60ml$ 静脉缓注，$2\sim3ml/min$。作用同上。小儿 $6\sim10mg/kg$。以上

两药均能降低血压,有循环障碍者或休克先兆者慎用或停用。

(3)25%～50%硫代硫酸钠(Sodium thiosulfate)25～50ml 以同一针头同一速度注入,使氰化物转变为无毒的硫氰化合物。小儿,0.25～0.5g/kg。接着缓慢静注。后以硫代硫酸钠 10g 溶于 5%葡萄糖 1000ml 输注。

(4)依地酸二钴(Dicobalt edetate)600mg 加入 50%葡萄糖 40ml 缓慢静注,无效时,再静注 300mg,该药与氰基离子的结合力大于细胞色素氧化酶与氰离子的结合力,结合后产生钴氰化物(cobalt cyanide)和依地酸单钴(Monocobalt edetate),24h 内经肾排出。用量过大所致的不良反应可用依地酸钙钠治疗。

(5)羟钴胺(Hydroxocobalamin,Vitamin B_{12a})能与氰化物结合成氰钴胺(Vitamin B_{12})而迅速经肾排出,使细胞色素氧化酶恢复活性。但必须在摄取氰化物后 2h 内给予,且用量应达氰化物的 50 倍。用法:40% 10ml(4g)在 20min 内缓慢静注。

3. **对症疗法**　大量使用洛贝林、尼可刹米,交替使用。亚甲蓝(美蓝)1%溶液 50～100ml 或 5～10mg/kg 静注,合并硫代硫酸钠 25%～50%溶液 25～50ml(12.5～25g)缓慢静注。人工呼吸。有条件时行气管插管,机械通气。休克者用升压药。

十、硫化氢中毒的抢救

硫化氢中毒是硫化氢气体经气道被吸入体内,对黏膜局部有刺激作用和中毒作用。

【原因】　常见工业废气及地下逸出硫化氢气体被吸入体内而中毒。

1. **工业废气**　工业上生产过程所逸出的废气中常存在大量硫化氢。如制造二硫化碳、人造纤维、硫化染料、制药、硫酸处理、鞣革、含硫橡胶加热,提炼石油、砂石中提炼铜、镍、钴等职业员工易吸入中毒。

2. **地下硫化氢气体**　硫化氢存在很普遍,如修理地下水道、阴沟疏通、开挖沟渠、矿井、粪坑、隧道、有机物贮存池及井下的清除工作时,遇到大量硫化氢气体而中毒。

【临床表现】

1. **急性中毒**　根据吸入的浓度高低又分为轻、中、重度中毒。

(1)低浓度时引起轻度中毒:眼部灼热、刺痛,咽痒、咳嗽、胸部压迫感;接触时间较长时,引起角膜炎,有畏光、流泪、眼睑痉挛、结膜极度充血,在光源周围看到彩色光环,这是角膜水肿的兆头。

(2)较高浓度时引起中度中毒:除上述症状外,有头晕头痛、全身无力;恶心呕吐;呼吸有腐臭味、咳嗽、胸部紧迫感、呼吸困难、发绀;肝大等。

(3)高浓度条件下引起的重度中毒:以神经系统症状最为突出。接触硫化氢数分钟后即眩晕、心悸、意识模糊、谵妄、惊厥、昏迷,甚至呼吸肌麻痹和心脏停搏死亡。病程迁延时,可发生中毒性细支气管炎,肺炎,甚至肺水肿。前述情况可称为"闪电型"中毒。急性症状消失后,可有神经衰弱和听神经功能障碍后遗症。致死浓度为 500ppm。空气中含硫化氢量最高限为 50ppm。

2. 慢性中毒　神经衰弱、自主神经功能紊乱;结膜充血,角膜混浊及视神经退行性变化;鼻炎、咽灼痛、支气管炎;恶心呕吐,消化不良、腹泻、牙齿有浅灰绿色斑;皮肤过敏表现,瘙痒、皮疹、皮肤感染等。

【救治】

1. 急性中毒　一旦发现,院前抢救极为重要。

(1)脱离毒源现场:应迅速脱离现场,移至空气新鲜处,吸氧。同时呼叫"120"。呼吸停止时应施行人工呼吸,有条件时,气管插管,充分供氧。昏迷病人应加压给氧,呼吸支持。静注呼吸兴奋药,如尼可刹米、苯甲酸钠咖啡因等。心搏骤停者,立即行 CPR,施救者应防止被救者的呼出气或衣服的硫化氢二次污染中毒。

(2)眼部处理:用清洁温水或 4% 硼酸水冲洗眼。亦可用 4% 湿硼酸水作湿敷。涂以抗生素眼膏。用可的松眼液滴眼,效果很好。眼痛时用0.5% 盐酸丁卡因滴眼止痛。

(3)维生素 C 3000mg 加入 50% 葡萄糖 50ml 静注,或 10% 葡萄糖500ml 缓慢输注。地塞米松 20～40mg 静注或氢化可的松 100～300mg输注。

(4)细胞色素 C 15～30mg 静注,或三磷腺苷 10～20mg 肌注。

(5)静注 10%～20% 硫代硫酸钠 20～40ml。或 DMAP(对-二甲基氨基酸):10% 4-DMAP 2ml 肌注。

(6)1% 亚甲蓝溶液 10～15ml 加入 25%～50% 葡萄糖 60～100ml 静注,作硫化氢解毒药。

(7)预防肺水肿和脑水肿。呋塞米 20～80mg 静注或 20% 甘露醇

100～250ml 输注,脱水利尿。

(8)有效抗生素预防感染。加床档保护和约束带保护以防坠床、肌肉撞伤;高压氧疗 10～15 次;监测血压、SpO_2、末梢循环及尿量;护理翻身拍背、促进排痰;高热量、高蛋白、高维生素饮食等。

2. 慢性中毒　对症疗法。对症及抗生素治疗支气管炎。

【预防】　作业环境通风。坑下作业注意个人防护。

十一、有机磷农药中毒的抢救

常用的有机磷农药是有机磷酸酯类化合物,为当前广泛使用的杀虫剂。包括 1605(对硫磷)、1059(内吸磷)、3911(甲拌磷)、敌敌畏、敌百虫、乐果、马拉松(马拉硫磷、4049)、碘依可酯(1240)及二溴磷等。化学战剂为极毒磷。经接触皮肤吸收、气道吸入及误服而中毒。

【发病机制】　有机磷农药抑制胆碱酯酶(ChE)活力、拮抗乙酰胆碱的作用。

1. ChE 值及中毒分级标准　有机磷经胃肠道和气道吸收迅速,经皮肤吸收缓慢,药物吸收后分布全身,与体内胆碱酯酶迅速结合,形成不可逆的磷酰化胆碱酯酶(即老化酶),使胆碱酯酶失去对乙酰胆碱的水解能力。乙酰胆碱大量蓄积,出现中毒症状。正常人胆碱酯酶活力为100％,＜80％为异常;若仅为 70％～50％为轻度中毒;50％～30％为中度中毒;＜30％以下为重度中毒。

2. 肝内代谢　有机磷在肝内转化分解,有的被氧化成毒性更高的化合物。

3. 中毒途径　喷洒有机磷农药时经皮肤吸收,或经喷雾吸入后中毒;其他从事有机磷农药生产等误服或有意服用;化学战时,敌人利用极毒的有机磷神经毒剂(塔崩、沙林、梭曼和维埃克斯等)作为化学武器施放等。

【临床表现】　以神经系统和消化道为主。瞳孔缩小是有机磷农药中毒的重要体征。

1. 轻度急性中毒　头晕、头痛、恶心、呕吐、出汗多、视物模糊、无力等早期症状。

2. 中度急性中毒　除轻度中毒症状外,还有肌肉震颤、瞳孔缩小、流涎,腹痛,腹泻,意识恍惚。重点掌握瞳孔缩小、多汗、肌肉颤动。

3. 重度急性中毒　除以上 2 型的症状和体征外,有心跳加快、血压增高(严重者可能血压下降)、发绀、肺水肿、大小便失禁、惊厥、昏迷或呼吸麻痹。重点掌握中毒主要体征、肺水肿和昏迷。一般在急性中毒后24~96h 突然死亡,称"中间型综合征"。为颈、上肢和呼吸肌麻痹。

【救治】　以解毒为主。

1. 一般处理　立即切断毒源,迅速使患者脱离现场;对于皮肤吸收中毒者,脱去衣服,用大量肥皂水或 3%~5%的苏打水清洗皮肤污染;眼部污染用生理盐水冲洗眼后滴入 1%阿托品 1~2 滴、更换污染衣服。再用温水洗干净,必要时洗头、剃发,但勿用热水或乙醇擦洗,避免皮肤血管扩张,加速毒物吸收。常规吸氧。必要时,气管插管,呼吸机通气,积极呼吸支持。

2. 洗胃　经口中毒者,必须尽快清除消化道内毒物,对神志清醒者口服清水或 2%苏打水 400~500ml,催吐,反复多次,或刺激咽喉部催吐,或用 0.2%~0.5%硫酸铜 100~250ml 口服,每 5~10 分钟 1 次,直到呕吐的液体无特殊气味为止。对已神志不清或拒不合作者用洗胃管洗胃,洗胃不受时间限制,即使>12h 也要洗胃。常用 1:5000 高锰酸钾盐水(1605 不用)或 2%小苏打水 500~1000ml 洗胃,继之用温盐水或2%~4%小苏打洗至清澈及洗胃液内药物无气味停止,洗胃用液体总量一般不少于 5000ml。敌百虫口服中毒不用碱性液洗胃。如治疗后症状不见好转,可考虑再次洗胃,须反复多次,力求彻底。必要时,若有大量固体食物残留,而洗胃困难时,可考虑胃切开冲洗。并用硫酸钠 20~40g,溶于 20~40ml 生理盐水中注入胃管内导泻。呋塞米 20~40mg 静注利尿。洗胃同时用解毒药,密切观察病情。

3. 心电等监护

4. 解毒药　中毒后早期应用拮抗药解毒。

(1)阿托品:阿托品为胆碱能神经阻滞药,有缓解毒蕈碱样症状和兴奋呼吸作用,应早期足量给药,根据病情每 10~30 分钟或 1~2d 给药一次直到阿托品化:即瞳孔散大、颜面潮红,心率加快等。对有心动过速及高热患者慎用。

(2)胆碱酯酶复能药:常用的有碘解磷定(Pyridine-2-aldoxime methiodide,PAM),氯解磷定(Protopan,PAMCl)和双复磷(Toxogonin,DMO₄),能使被抑制的胆碱酯酶恢复活力,迅速减轻病人的烟碱样症状,促使昏迷病人苏醒。该类药作用时间短,需反复给药,但要防止过量。碘解磷定仅限于静脉使用;氯解磷定的药效及剂量与碘解磷定相似,可供肌内及静脉注射,便于临床应用。双复磷为 2 个氯解磷定所构成,其疗效更好,唯有轻度面部麻木等不良反应。

(3)解毒药用法:目前多趋向于胆碱酯酶复能药与阿托品联合用药,以增强解毒效果,减少解毒药和阿托品的毒性反应。

①轻度急性中毒:阿托品和氯解磷定可以单独使用或合并使用;皮下注射或口服阿托品 1mg,必要时每隔 1~2h 可适当重复给药,对轻度中毒者药量宜小;单独肌注或生理盐水稀释后缓慢输注氯解磷定 0.5~1g,必要时 2~4h 重复 1 次,一般 1 或 2 次即可。或用碘解磷定 0.4~0.5g 稀释至 20ml,缓慢静注 10min 注入。小儿 15mg/kg。

②中度急性中毒:发病早期或症状明显时,阿托品皮下或静注 1~2mg,症状不缓解时,可每 15~30min 重复皮下或静脉 1 次,情况好转后逐渐减量及延长注间隔;肌注氯解磷定 0.75~1g,根据需要 2~4h 可重复注射 0.5g,一般 2~4 次可愈。基本治疗后,可适当地再给 1 次药,或采取首次 0.75~1g,继以 1~1.5g 加入 10%葡萄糖 1000ml 缓慢输注。如初次用碘解磷定,静注 0.8~1g,以后每 2 小时输注 0.4~0.8g,共用 6h。

③重度急性中毒:重症病人处于垂危阶段,若有呼吸衰竭或呼吸、心搏停止,必须积极采用 CPR 综合抢救措施。或低血钾致心律失常等,应见尿补钾,0.3%氯化钾 10ml+10%葡萄糖 500ml+胰岛素 10U 输注,及时处理;首先静注阿托品,要大量及时突击使用。敌敌畏、乐果、敌百虫、马拉硫磷等中毒尤其重要。首次 5mg 静注,甚至重症中毒可用至 10mg,以后每隔 10~20min 静注 3mg,至肺水肿消失、意识开始恢复和瞳孔散大时,可酌情减药量,延长间隔时间。主要症状、体征好转或基本消失时,停用阿托品,密切观察。过多使用阿托品,常能引起兴奋、狂躁等提示阿托品毒性反应,与有机磷中毒症状混淆。阿托品过量中毒,表现为面部潮红、瞳孔散大、黏膜干燥、心动过速、躁动、精神错乱、谵语及惊厥,最终出现抑郁、呼吸衰竭及昏迷;最理想的是胆碱酯酶复能药与阿托品合用。氯解磷定,首次 1~1.5g 静注或肌注,30~60min 如无好转时再注射 1g,间隔 2~4h 后重复注射 0.5g。主要症状显著好转或基本消失时,可延长间隔时间或停用。如用碘解磷定,首次 1.0~1.2g 缓慢静注,30min 如无好转再给 1

次。必要时,注射 2g 后改为静脉输注,0.4g/h,至病情好转酌情停止。有机磷在体内逐渐分解转化,不会长期蓄积,故不可多日连续注射,中毒症状缓解后逐渐减少解毒药用量,直至症状消失后停药,3～7d 保持气道通畅;氧吸入,6～8L/min 或机械通气维持呼吸功能。肺水肿严重时,按急性肺水肿抢救。输液应缓慢,15～20 滴/min。肺水肿控制后,可加快输液;输新鲜血液 300ml 维持水、电解质、酸碱和血容量平衡;抗生素预防感染;呼吸衰竭时,使用洛贝林、尼可刹米等呼吸兴奋药等。脑水肿时,应用呋塞米 20～40mg 静注,或 20%甘露醇 200～250ml 输注利尿脱水;使用激素;休克时用升压药;心律失常时及时用药物治疗。

5. **血液灌流** 排出已被吸收的毒物。利用药用炭对毒品的吸附使血液净化,是清除毒物的直接方法,可取得满意疗效。

十二、一氧化碳中毒的抢救

含碳物质燃烧不完全时可产生一氧化碳(CO)。高浓度的 CO 经气道吸入体内能引起中毒。常见中毒多由于矿下作业、化肥生产及冬季以煤炭取暖,或烟囱堵塞、倒烟,而门窗紧闭,室内空气不流通等可引起中毒而致急性缺氧性疾病。

【临床表现】 CO 中毒后产生 HbCO 并致以下中毒表现。CO 经肺入血液后,与血红蛋白结合成碳氧血红蛋白(HbCO),使血红蛋白失去携氧的能力,引起低氧血症和组织缺氧。对全身组织细胞产生毒性,对大脑皮质的影响最为严重,CO 比氧与血红蛋白的亲和力高 200～300 倍;CO 与 Hb 结合的速度比氧快,所需时间仅为氧的 1/10;HbCO 比 HbO_2 离解慢 3600 倍,并使 HbO_2 离解曲线左移,使氧不易向组织释放,加重组织缺氧;CO 与细胞色素氧化酶二价铁结合,加重组织缺氧。当 HbCO 为 40%～50%时出现缺氧症状;50%～60%时意识丧失;70%时呼吸停止;>80%,心搏停止。中毒症状分为以下 3 期。

1. **轻度中毒** 测定血中 HbCO 达 10%～20%,有头昏头痛,眼花耳鸣,恶心,呕吐,心悸,无力,患者口唇呈樱桃红色。

2. **中度中毒** 血中 HbCO 在 30%～40%,可出现昏迷,颜面潮红,皮肤及黏膜呈樱桃红色,脉快,多汗,有嗜睡甚至昏迷。伴有高热、四肢肌张力增强,呈阵发或强直性痉挛。

3. **重度中毒** 血中 HbCO>50%,深昏迷,肌张力增高,阵发性惊厥,体温增高,脉快及血压下降,潮式呼吸,瞳孔缩小或散大,终因呼吸麻痹死亡。

【救治】　包括紧急急救与复苏,支持疗法和对症处理等。

1. 原则　一是尽快脱离接触 CO 环境,将患者移至新鲜空气流通处,注意保暖;轻度中毒者,经卧床休息,一般可恢复。二是尽快送医院施救,迅速逆转 HbCO 为 HbO_2,以纠正组织缺氧状态。

2. 措施　包括复苏、支持呼吸、循环、抗感染等措施。

(1)人工呼吸:平卧、头偏一侧,保持气道通畅。如呼吸停止,立即进行人工呼吸,气管内插管,纯氧正压通气,呼吸支持。呼吸心搏停止者,立即 CPR。

(2)吸氧:病情重者,吸入高浓度氧,以纠正缺氧,8～10L/min。如有条件面罩下吸氧,或用 5%CO_2 及氧混合气体吸入,效果更好;应用至病人完全清醒。

(3)高压氧疗:昏迷病人,血中 HbCO>40%,或 ECG 示 T 波倒置者,有条件时,应积极、快速、安全、有效采用高压氧治疗。加速 HbCO 的离解,增加血液中溶解氧量,使毛细血管内的氧容易向细胞内弥散,从而可尽快纠正组织缺氧。高压氧常用压力为 2～2.5 个绝对大气压(atm),轻度中毒一般治疗 5～7 次,中度中毒 10～20 次,重度中毒 20～30 次,直至神志清醒。高压氧治疗有独特效果,具有清醒快、恢复早、治愈率高、病死率和并发症少等优点。

(4)用呼吸兴奋药:尼可刹米 375mg,苯甲酸钠咖啡因 500mg,洛贝林 3～6mg,野靛碱 1.5mg 肌注或静注,可用其中两种以上,每小时交替应用 1 次。

(5)细胞色素 C:15～30mg 静注,每天 2 或 3 次,神志恢复后停用(使用前应做敏感试验)。

(6)升压药:血压下降者,可用多巴胺 100mg 加入 5% 葡萄糖 100～200ml 输注,输液不宜过多、过速,以免引起肺水肿,极严重的患者输新鲜全血,或红细胞,或换血。

(7)控制抽搐:抽搐者,静注咪达唑仑 10～20mg,或氯丙嗪 12.5～25mg。

(8)抗生素:昏迷患者应用抗生素预防感染。

(9)脱水利尿:预防治疗脑水肿。20% 甘露醇 125～250ml 快速输注;

或 125ml/15min,每 8 小时 1 次;或 250ml/30min,每 6～8 小时 1 次。

(10)维持肺功能:中毒后 2～4d 可发生肺水肿及肺炎、心脏病变等,需注意。

十三、药物中毒患者的麻醉

药物中毒,及时采用综合性抢救措施,大多数患者能治愈,但极少数患者需做手术治疗。例如剖腹洗胃术;损伤或外伤后须急症手术治疗;药物中毒后并发消化道穿孔须急症手术治疗等。

【术前准备】 麻醉前准备要做到细致、周到、全面而有重点。

1. 要求手术从简 中毒患者的手术应力争简单,达到外科治疗目的即可,其麻醉处理有一定特殊性。

2. 病情评估 详细了解患者中毒情况,全身情况,昏迷情况,病情的危重情况,做出病情判断。

3. 中毒的处理 清醒患者催吐、洗胃;昏迷者置入胃管尽量使胃排空,预防误吸。

4. 支持疗法 气道通畅、吸氧、输液、补充血容量、升压药应用、纠正电解质和酸碱紊乱等。

5. 麻醉前用药 昏迷患者可适当应用中枢兴奋药,但缺氧时勿用苏醒药,以免引起惊厥或呕吐,招致误吸或心律失常。巴比妥类及阿片类中毒的患者,免用麻醉前药。有机磷药中毒患者,术前应给大量阿托品。洋地黄中毒患者,至少停用洋地黄 72～96h,待心肌中毒反应消除后进行;若手术紧迫,应先给予必要的处理,待心肌中毒反应缓解后进行;术前可用东莨菪碱解除迷走神经作用,给咪达唑仑以防止心律失常。酒精中毒患者可免用麻醉前药,呈兴奋状态时,可用小量咪达唑仑。

6. 麻醉选择 已处于昏迷等危重状态患者,又经解毒等一系列治疗处理,患者对麻醉和手术的耐受力已相当减低,麻醉选择十分重要。其原则是不使患者重要脏器功能进一步受损;方法简单安全;满足手术要求。

【麻醉方法】

1. 局麻或神经阻滞 患者情况良好、能合作、创伤小可用。

2. 硬膜外麻醉 患者情况良好,能合作的腹腔内手术,采用硬膜外麻醉的局麻药要低浓度,小药量分次给药;凡阿司匹林等水杨酸药中毒患者,凝血机制受影响、肝功损害患者,凝血机制障碍,应慎用硬膜外麻醉,一旦应用时,密切观察术后硬膜外腔血肿并发症。

3. **全麻**　对巴比妥类等重度中毒昏迷患者及呼吸抑制者,在表面麻醉下气管内插管,一般不再用麻醉药。有休克或患者兴奋不合作者,情况好,估计局麻或神经阻滞麻醉难以完成手术要求者,选静脉复合全麻。

4. **麻药选择**　麻药选用要注意以下几点。

(1)禁用药物:中毒患者禁用镇静药,或镇静类麻药,以免加重昏迷、呼吸停止。禁用吗啡类药物,以免使呼吸停止。有惊厥时禁用氯胺酮及恩氟烷,以免加重症状。

(2)慎用药物:对休克及药物中毒致心肌损害者,慎用硫喷妥钠。巴比妥类和酒精中毒损害肝功能,血清假性胆碱酯酶下降,琥珀胆碱作用时间延长,箭毒类主要在肝灭活,肝功能损害时少用。有机磷农药中毒后,血清胆碱酯酶活性降低,在 15~30d 才能恢复,慎用琥珀胆碱,以免呼吸抑制延长。

(3)洋地黄中毒的麻醉药选择:洋地黄中毒时,琥珀胆碱和新斯的明诱发心律失常,要慎用;筒箭毒碱有抗室颤的作用,可选用;氯胺酮可降低心脏对洋地黄的耐受性,易促使中毒,禁用;洋地黄中毒有传导阻滞时禁用氟烷。氟哌利多对 α-肾上腺素能起阻滞作用,稳定自主神经系统,具有抗心律失常效果,可选用。

【麻醉管理】　麻醉中要加强监测,注意如下方面。

1. **加强麻醉管理**　需手术治疗者,病情危重,有急腹症或外伤。麻醉中加强管理很重要。继续给予全身支持措施,促使已吸收药物的排泄,并给予解毒药。

2. **以浅麻醉为宜**　尽量减少麻醉药的用量,全麻以维持浅麻醉为宜。对巴比妥类、吩噻嗪类和地西泮中毒等,尽量在局麻下完成手术。术中保持气道通畅,吸高浓度氧或面罩下吸氧、辅助呼吸;呼吸抑制严重时,气管内插管,控制呼吸。

3. **注意维持循环的稳定**　药物中毒患者常有血容量不足、周围血管阻力降低,或心肌受损心功能不全等,可根据血压、CVP,适当补充血容量,若血压维持困难,可用升压药。

4. **加强监测**　麻醉期间监测血压、脉搏、呼吸、意识、SpO_2、CVP、尿量、体温、ECG 等。

第四节　药物依赖的治疗

患者长期使用某药而产生的一种精神上与躯体上的依赖性。分为医源性和非医源性两种,又称为药瘾、上瘾等。医源性药物依赖指治疗过程中使用某药产生的药物依赖。如晚期恶性肿瘤疼痛对吗啡、哌替啶等麻醉性镇痛药的依赖。非医源性药物依赖是非医疗需要,仅为满足用药后的精神或心理需要,或为避免断药后所产生的痛苦,而被迫长期或周期性用药造成的吸毒者。可分为精神依赖和躯体依赖两种,又称为吸毒或毒瘾。

【成瘾机制】　所谓的药物成瘾是指长时间、反复地使用某药后,患者对应用此类药产生的一种舒适感觉(称为欣快感),有继续使用该药的一种欲望,如果停药,可出现一系列严重症状,称为戒断症状,或戒断综合征。药物成瘾的实质就是药物依赖。成瘾性(addiction)最强、对人体危害性最大的药物是麻醉性镇痛药。

药物成瘾是一种医源性疾病,吸毒同样是一种疾病,是一种可以治疗的疾病。持续不断或反复地使用阿片类药物后,阿片类药物通过对受体的兴奋作用,抑制了乙酰胆碱在中枢神经系统的释放,或在使用阿片类药后由于反馈作用,使乙酰胆碱受体增多,在很短时间内身体形成对阿片药物的依赖,当停用阿片类药物后,即产生胆碱能神经活动过度,表现为流涎、出汗、胃肠道分泌增多、周身疼痛、肠绞痛等令人难以忍受的戒断症状。

阿片依赖者脑内的"内啡肽"被阿片类药物取代,这是人生理上对药物成瘾的发生机制。

【吸毒与戒毒】　吸毒与戒毒是一个问题的两对立面。

1. **吸毒**　如前所述,对非医疗性成瘾毒品产生了依赖性,形成嗜好。如麻醉性镇痛药等。在生理上、行为上、精神上均产生依赖,给生理上带来严重损害,精神上颓废;吸毒是一种社会病,是一种社会公害。

2. **戒毒**　戒毒是指戒毒治疗。目的是使患者戒除毒品,把患者机体中的毒品去除,使患者机体中不再有毒品,是一种医学手段。从生理上将依赖毒品的状态转变成完全解毒的状态,这是戒毒的一部分,然后还有心理治疗,使病人收到稳定的戒毒效果。

【毒品】　毒品是社会学概念,有很强的成瘾性,并在社会上禁止使用的化学药物,一旦吸食或注射进入体内后,用药者必须不断增加用药量,如停用,则出现戒断症状。我国的毒品类包括以下几类。

1. **麻醉性镇痛药类**　麻醉性镇痛药是主要的毒品之一。各种毒品有海洛因(二醋吗啡)、美沙酮、吗啡、可待因、阿片、二氢埃托啡、哌替啶、丁丙诺啡和 LAAM(1-乙酰基-α-美沙醇)等。芬太尼也是,成瘾主要症状为对其的渴望和戒断症状。

2. **麻醉品**　如可卡因(盐酸古柯碱)等。市售以晶体、颗粒或白色粉末进行交易。

3. **精神药**　如氯丙嗪等。

4. **迷幻药**　如麦角酸二乙基酰胺(LSD)、循环苯吡啶(PCP)、氯胺酮(K 粉)等。

5. **催眠药**　如巴比妥等。

6. **其他**　如大麻、摇头丸等。大麻中精神刺激的主要成分为四氢大麻酚(THC),含量 $0.5\% \sim 5\%$。摇头丸和冰毒属于苯丙胺类药物,为 CNS 兴奋药。

吸毒的方式有口服、肌注或静注,以口服和静注为最常用的吸毒方法。

【临床表现】

1. **戒断症状**　即戒断综合征。如上所述,是由于反复应用某种药物,身体发生了对该药物的生理依赖性,一旦停用,机体就出现一系列剧烈症状,如全身不适、哈欠、流泪、涎水、吐泻、谵妄、昏睡等。重者发生肠绞痛、肌痛、骨骼痛,惊厥或休克。多于停药后 $8 \sim 36h$ 出现症状,可持续 $8 \sim 14d$ 后消退。立即急救。

2. **脑电图**　依赖症状出现的先后,可有阵发性脑电图异常、快速相睡眠、反跳性加强、焦虑或失眠、肌肉抽搐、意向性震颤、乏力、头晕、视物变形等。

3. **毒品中毒的表现**　以海洛因为例,急性中毒主要表现为中枢呼吸抑制,甚至心搏骤停。来院时有昏迷,瞳孔缩小呈针尖状,呼吸抑制三大特征,呼吸浅速、减慢或停止,血压下降或测不出,心率慢。

【救治】

1. **阿片类中毒抢救**　大部分经静脉注射海洛因中毒所致。抢救如下。①吸氧,建立畅通气道,辅助或控制呼吸;呼吸复苏;②输液,输液速度根据病情进行调整,进行支持疗法;③使用阿片拮抗药:纳洛酮0.4~0.8mg 加入 10ml 生理盐水中缓慢静注,约静注 1min 呼吸恢复;或纳美芬(Nalmefene)0.4~0.5mg 静注,2~5min 增至 1mg 静注;④二甲弗林:无纳洛酮时,二甲弗林 8~16mg 静注,静推后约 1min 呼吸恢复;⑤利尿。口服用药中毒者应催吐、洗胃。

2. 戒毒治疗　治疗阿片戒断综合征,除去病人的痛苦。其用药方法有以下数种替代疗法。

(1)氯胺酮:其优点是治疗阿片戒断反应效果确切,无药物依赖性。阿托品 0.3~0.5mg+氯胺酮 50~100mg(或 2mg/kg)静注,或合用氟哌利多 2.5~7.5mg,静注后,再注射纳洛酮,仍有戒断症状时,再继续用,无戒断症状时停用。坚持用药 10d 左右。

(2)丁丙诺非(Bup):没有戒断症状,不引起烦躁,无不安和不适。一般用 0.15~0.3mg,肌注,或静注,或舌下含服,以替代递减法进行戒毒。

(3)东莨菪碱+氯丙嗪+咪达唑仑:治疗前禁食,开放静脉,2~3h 内输入平衡盐液 1000~1500ml,静注东莨菪碱 2mg+氯丙嗪 100mg,留置尿管,每隔 2~4 小时交替静注东莨菪碱 1mg+氯丙嗪 50~100mg+咪达唑仑 10~20mg。如出现锥体外系症状或躁动,加大东莨菪碱量(1.5~2mg)。每日总量东莨菪碱 5~6mg、氯丙嗪 300~350mg、咪达唑仑 40~60mg,输液 2500~3000ml。可适量补充能量合剂、脂肪乳剂和维生素 C 等。连用 3d,静注或肌注纳洛酮 0.4mg"促瘾试验",阳性者继用,直到促瘾试验阴性。每晚口服氯丙嗪 100mg+咪达唑仑 3mg+罗通定(Rotundine)60mg,7d 为 1 个疗程。治疗期间加强监测,保持气道通畅。治疗停药后 24h 未出现明显戒断症状。或将氯丙嗪以氟哌利多代替也可。

(4)盐酸二氢埃托啡(DHE):因其易发生中毒、产生依赖性,现已少用。其他还有美沙酮等替代治疗药物依赖,但和 DHE 存在同样问题,已少用。

(5)韩氏仪(HANS):韩氏穴位刺激仪置于穴位进行刺激的方法。将一对电极贴于一侧上肢的"合谷"和"劳宫"的皮肤上,另一对电极贴于对侧上肢的"内关"和"外关"的皮肤上。根据需要选择不同的频率(2Hz、100Hz、2/100Hz),先将电流强度控制钮旋至零位,接通电源,逐渐增强电流强度,以患者能耐受为止(一般 10～15mA)。仪器工作 30min 后自动停止,每人每天 1 次,每次 30min。一般在治疗的最初 3d 应用替代疗法,其后第 4 天在继续应用替代疗法的同时,加用韩氏仪,使脱瘾第 2 阶段(4～7d)的戒断症状有所减轻。HANS 无创伤,有类似欣快感和温热感,使患者乐于接受,并可对脱瘾后的迁延症状,如疼痛失眠等,可继续行HANS 刺激,有治疗效果。

(6)中药:近代用于治疗阿片成瘾症状的中草药较多,人参提取物人参皂苷被广泛用于治疗吗啡成瘾戒断症状。

3.“心瘾”治疗　即指心理治疗,戒毒后的忧郁、疼痛和失眠等问题的解决,在出院后 1～3d,最长 7d 患者比较虚弱,要服一定的镇静药。心理治疗是一个漫长的过程,大约需要 6 个月。

4. 其他药物成瘾的治疗　对于其他药物的成瘾要进行相应的治疗,使患者免受戒毒后痛苦。

【疗效标准】　成功戒毒治疗,要达到下面的标准。

1. 有效

(1)疗效评分项目:下面评分项目中①～④均为阳性,并伴有其他 1项阳性者。①对阿片类药物的渴求欲,治疗 7d 内缓解或消失;②烦躁失眠,首次治疗 2h 内出现镇静或催眠作用;③怕冷,首次治疗 30min 缓解或消失,或两上肢有温热感;④心动过速,首次治疗至少下降 5%;⑤心悸,首次治疗 30min 内缓解或消失;⑥流涕泪,首次治疗 30min 内缓解或消失;⑦打呵欠,首次治疗 30min 内缓解或消失;⑧焦虑感,治疗 3d 内出现比较明显的、类似吗啡效应样的舒适、松弛、愉快感(自述);⑨恶心呕吐,首次治疗 30min 内缓解或消失;⑩不进饮食,治疗 2d 内开始进食;⑪体重降低,治疗 5d 至少增加 1kg;⑫出汗或立毛,首次治疗 30d 内缓解或消失;⑬肌肉疼痛,治疗 2d 内缓解或消失。

(2)治疗结束第 11 天内纳洛酮催瘾试验(肌内注射 0.6mg,30min 后追加 0.24mg)阴性者。

2. 无效　疗效评分 1～4 项均为阴性者。

【麻醉管理】

1. 停止吸食　戒毒中不能再吸食。

2. 家人与朋友积极参与　家人与朋友积极帮助患者克服生理、心理上的问题,使患者重新回到社会中来。

3. 加强监测和观察 戒毒过程中使用麻醉的方法可免除痛苦,比较安全,但患者处于轻度麻醉中,对意外的反应和保护反应能力缺乏,应加强监测和观察,以防意外的发生。

4. 其他疾病的治疗 如镇静镇痛、抗生素和其他对症处理等。

【复吸】 首次戒毒治疗成功,戒断症状消失,出院后再度吸食毒品者称为复吸。

1. 复吸原因

(1)生理与行为上对阿片的渴望:在戒毒成功后,大多数人依然渴望获得阿片,对药品的渴望是旧病复发的原因,难以忍受心理依赖的煎熬。

(2)刺激因素:治疗以后,患者一旦遇到刺激因素,如碰到倒卖毒品者,或看到针头、注射器、见到过去的毒友等,可能诱发再次使用毒品。

(3)经受不住戒毒后的痛苦:戒毒后 1 周内,患者忧郁,也可能感到痛苦和不安,许多患者旧病复发,重又使用阿片。

(4)治疗不彻底:由于治疗不彻底、不正规,戒断症状仍出现,戒断技术水平不高引起。

2. 降低复吸率措施 复吸是当前困扰患者、家属和医师的大难题。许多患者在戒毒治疗并重返社会后不久,又重新走上吸毒之路。降低复吸率主要措施如下。

(1)戒毒治疗高质量:从临床脱瘾和康复着手。

①临床脱瘾要高质量:使用最先进的去毒技术,尽量把吸毒者体内大量蓄积的毒品排出去,对于排不出去的残余毒品,虽然浓度低,但也可激动阿片受体,产生欣快感,相当于"自身吸毒",可用特异性阿片受体拮抗药,如纳洛酮、纳曲酮等,阻止激动阿片受体,之后渐渐排出。

②使用不会成瘾的药物:选用戒毒方法时选用拮抗疗法,不选"拟似剂"替代疗法,有利于受体的封闭。机体组织内残余毒品向血液内微量释放是终身的,故用特异性拮抗药封闭受体也应是终身的。实际运用由医师掌握。

(2)康复治疗高质量

①康复阶段要配合积极合理的心理治疗,使患者的操作式条件反射由阳性转为阴性,毒品危害的教育、社会的帮教和脱离毒品环境都有利于心理治疗,接受心理治疗,即可成功戒毒。

②后续治疗达到完全摆脱毒瘾,如每晚口服氯丙嗪或氟哌利多等。

第 13 章　疼痛的治疗

第一节　疼痛治疗概述

疼痛是人体受某种伤害刺激而产生的一种不愉快的感受和情绪体验。是临床许多疾病或潜在的组织创伤所表现的症状。疼痛已被现代医学列为继呼吸、脉搏、血压、体温之后第五大生命体征。为疼痛患者提供治疗,是全世界医疗服务的共同目标。麻醉科医师运用所熟悉的各种麻醉药物和方法技术,在保障完成手术麻醉的基础上,积极开展手术室外对急慢性疼痛进行治疗,不断满足人民群众对舒适诊疗的新需求,目前已成为麻醉学科的重要任务之一。麻醉学科所开展的疼痛治疗具有以下特点:①通过针灸、药物和理疗等一般疗法不能奏效。甚至由于疼痛不堪忍受,而影响生活、工作、休息(卧床不起)等而求治。②某些顽固性疼痛只有经过麻醉科医师采取特殊解痛方法才能达到治疗目的,且治疗效果奇特。

【疼痛机制】　详见第 2 章第一节麻醉与神经系统有关内容。

1."闸门控制学说"　为较有说服力和可以解释某些疼痛反应的学说。认为刺激粗纤维可有"关闸",即镇痛作用;刺激细纤维则有"开闸",即致痛作用。

2. 调节机制学说　体内存有对疼痛系统进行调节的机制,如下行抑制通道和在脊髓后角处司掌"闸门开闭"的 T 细胞皆可释放脑啡肽、阿片肽等以缓解疼痛。

【疼痛评估】　麻醉医师在诊治疼痛病人时,需做出疼痛的定性诊断,也需要正确测定疼痛的强度、范围及持续时间,做出定量的诊断。疼痛定量测量法如下。

1. 口述分级评分法(verbal rating scale,VRS)　以形容词来描述疼痛程度,有如下 2 种。

(1)4 级评分法:①0 级,无痛;②Ⅰ级,轻微;③Ⅱ级,中等痛;④Ⅲ级,剧痛。

(2)5 级评分法(1～5 分):1 分,轻微疼痛;2 分,不适痛;3 分,具痛苦感的痛;4 分,严重痛;5 分,剧烈痛。

2. 数字评分法(numerical rating scales,NRS)　用 0～10 之间的数字来描述病人疼痛程度,0 为无痛,10 为剧痛。

3. 视觉模拟评分法(visual analogue scale,VAS)　是国际上最常用的疼痛定量测量法,采用一条 10cm 长的尺,两端标明 0 和 10 的字样。0 端代表无痛,10 端代表剧痛。让患者在尺上标出自己疼痛的相应位置,医师测量出疼痛强度的数值,进行评分。现已制造出疼痛评定游动尺,具有指标客观、测量方便、敏感、可靠等,但需要患者具有一定的理解能力。

4. 行为疼痛测定法(behavioral rating scale,BRS)　此法将疼痛分为 6 级:1 级,无疼痛;2 级,有疼痛但可被忽视;3 级,有疼痛,无法忽视,不干扰注意力;4 级,有疼痛,无法忽视,干扰注意力;5 级,有疼痛,无法忽视,影响日常生活;6 级,剧烈疼痛,无法忽视,需休息,或求医诊治。

5. Prince-Henry 评分法　用于术中疼痛的评分,分为 5 级(0～4 分)。0 分,咳嗽时无疼痛;1 分,咳嗽时疼痛;2 分,深呼吸时疼痛,安静时无疼痛;3 分,静息时轻微疼痛,可忍受;4 分,静息时剧烈疼痛,难以忍受。

【治疗方法】　目的是:①消除和减轻疼痛的感觉和反应;②改善血液循环,特别是局部小血管功能和微循环;③解除骨骼肌或平滑肌痉挛,松解局部组织挛缩;④改善神经营养恢复功能;⑤精神心理社会因素的治疗,忘却疼痛,转移注意力,精神放松等;⑥改善全身状态或主要脏器功能;⑦破坏神经传导功能和痛觉中枢等。方法如下。

1. 药物　为首选方法,常用药有镇静药、精神安定药、非类固醇抗炎药及麻醉镇痛药等。使用镇痛药的原则和步骤,除恶性肿瘤外,不得首选吗啡类药物。尽量采用口服法,注意合理搭配,扬长避短,定时服药,不应"需要时服",经常调整或交替使用。增强效果,降低不良反应。对不良反应做预防性处理,选择麻醉性镇痛药要留有余地。

2. 神经阻滞　包括蛛网膜下腔和硬膜外腔神经阻滞术,星状神经节阻滞,腹腔丛阻滞,臂丛阻滞等都是最常用的区域镇痛方法,麻醉治疗疼痛把此措施作为最主要的治疗方法之一。

3. 物理疗法　用冷、热、超声、电刺激、针灸、按摩、推拿等。

4. 外科手术　如经皮脊髓束切断术和经皮垂体破坏术。

5. 精神心理治疗　心理疗法，提高明显低落的情绪，建立战胜疾病和疼痛的信心。

疼痛科住院治疗的主要业务内容如下。

1. 颈、腰椎间盘突出症　在 CT 或 C 形臂 X 线引导下行颈、腰椎间盘突出症髓核溶解疗法、射频微创神经介入镇痛术、介入加臭氧治疗。

2. 三叉神经痛　药物或温控射频电凝术、在 CT 引导下行三叉神经半月神经节毁损治疗顽固性三叉神经痛。

3. 晚期癌痛　对恶性癌痛采用在影像引导下神经毁损治疗。

4. 带状疱疹疼痛及带状疱疹后遗神经痛　如采用影像引导下神经毁损治疗等。

5. 交感神经相关性疾病　采用 CT 引导下交感神经阻滞或毁损治疗，控制和改善脉管炎等疼痛。

【常用镇痛药物】

1. 麻醉性镇痛药　又称阿片类镇痛药，通过内源性阿片受体起作用。阿片受体的内源性配体包括脑啡肽、β-内啡肽及强啡肽。包括吗啡、哌替啶、芬太尼类、双氢埃托啡（DHE）等。主要用于中度或重度急性剧痛和晚期癌痛治疗的首选和必不可少的药物，有成瘾性。

2. 非麻醉性镇痛药　又称非阿片类镇痛药。常用药有阿司匹林、布洛芬和酮咯酸等，有镇痛、抗炎、解热和抑制前列腺合成等作用。用于中等强度急慢性疼痛治疗药物的重要组成，如头痛、炎性痛、软组织痛、转移性骨痛和关节痛等。有胃肠道反应、胃出血及再生障碍性贫血等不良反应。

3. 精神神经安定药　为镇痛治疗的辅助用药，如吩噻嗪类、丁酰苯类、苯二氮䓬类，以镇静等作用增强镇痛药的效果。

4. 解痉药　主要为颠茄类药，能松弛内脏平滑肌，而解除内脏痉挛，以缓解疼痛。

5. 血管扩张药　对血管痉挛导致的缺血性疼痛有一定的镇痛效果和治疗作用。如烟酸、罂粟碱、妥拉唑啉等。

6. 神经破坏药　多为强灭菌剂或防腐剂，可导致神经细胞脱水、变性、坏死，从而丧失其传导功能，以达到长期镇痛的目的。常用药物为无水乙醇和苯酚。也可配制成 5%、10%及 15%苯酚甘油液。

7. 组织松解药　包括酶制剂和免疫抑制药。有泼尼松龙、地塞米松等,一般与局麻药配成混合液,有助于抗炎、利尿和减轻神经组织水肿等。

8. 其他药　包括氯胺酮、曲马多、B 族维生素类和局麻药等。

【疼痛治疗临床机构类型】

1. 疼痛诊所(pain clinic)　包括疼痛门诊和病房,一般由麻醉科负责。

2. 疼痛治疗中心　有麻醉科医师、神经科医师、心理治疗医师及临床科的医师等参与疼痛治疗工作。2007 年,我国建立"疼痛科"。

3. 研究中心　包括有基础和临床医师共同参与、研究和治疗疼痛业务工作,如国际疼痛研究会及其分支等。

【治疗范围】　目前采取以神经阻滞为主的疼痛治疗范围,包括慢性痛、急性痛和恶性痛。

1. 中枢及周围疾病,如头痛、偏头痛、肌紧张性头痛、外伤性头痛、腰穿后头痛、三叉神经痛、肋间神经痛、坐骨神经痛、神经病理性疼痛、神经损伤后疼痛、中枢性疼痛、糖尿病性神经痛、交感神经相关性疼痛、复杂的局部疼痛综合征、带状疱疹性神经痛及面神经痛等。

2. 骨关节软组织疾病,如肩周炎、腰背痛、关节痛、软组织扭挫伤、颈椎病、腰腿痛、腰椎间盘突出症、足跟痛、下颌关节功能紊乱综合征、退行性骨关节炎等。

3. 神经性麻痹,如面神经麻痹、面肌痉挛、肢体知觉障碍、运动麻痹及复杂性局限疼痛综合征(CRPSI)等。

4. 神经血管障碍性疾病,如血管闭塞性脉管炎、幻肢痛、突发性耳聋、眩晕等。

5. 急性内脏痛,如急性心绞痛、肠绞痛、胆绞痛、肾绞痛及痛经等。

6. 软组织痛,如网球肘、软组织损伤、韧带炎、腰背肌炎、筋膜炎、梨状肌综合征、纤维肌痛组织疼痛,急慢性腰扭伤,腰肌劳损、棘上棘间韧带扭伤、手术后疼痛。

7. 恶性痛,癌痛。

8. 妇产科痛,如分娩痛、无痛人流、痛经、慢性盆腔痛等。

9. 无痛腔镜检查,如胃镜、支气管镜、宫腔镜检查等。

第二节　术后规范化镇痛

中、大型手术后患者会出现较强的急性切口疼痛,若患者经济条件许可并有术后镇痛要求者,可行术后急性镇痛规范化治疗。即术后常选病人自控镇痛技术(PCA 技术),以最小的剂量达到最佳的效果。

【疼痛机制】　术后急性疼痛可分为生理性疼痛和病理性疼痛,前者指损伤局部刺激所致疼痛;后者指手术部位炎性反应或神经损伤所致的一种复杂的生理反应引发的疼痛。对机体产生严重的不利影响。

术后镇痛的基本目的一样:①选择个体化镇痛方案,减少痛苦和不适,使医疗技术更为人性化。②使不良反应减少,减轻由疼痛带来的焦虑、恐惧、无助、失眠等,有助于术后康复。③减少术后因疼痛而不敢用力呼吸、咳嗽及变动体位;减少了分泌物不易排出,引起肺不张和肺部感染等术后并发症。

1. 切口痛　切口本身的伤害感受器激动产生痛感,与伤口部位、伤口大小、波及范围及疼痛强度有关。不同部位的手术切口,术后疼痛程度有差异。

2. 肌肉痛　肌肉损伤所产生的疼痛,疼痛可引起肌痉挛,使肌梭紧张产生疼痛。这一因素致使患者不敢活动。

3. 内脏痛　内脏手术或牵拉到内脏所致肠痉挛、肠胀气使肠壁牵张感受器受刺激而产生深在性钝痛。

4. 运动　如体位变动、咳嗽等对切口和肌张力的影响而促发疼痛,其程度较静止时更重。

【术后镇痛方法】

1. 口服药物　一般认为对术后中、重度急性疼痛患者不宜采用口服镇痛药物。仅在其他途径用药后期作为追加给药方式。常用的口服麻醉性镇痛药物有美施康定,非麻醉性镇痛药吲哚美辛、布洛芬、曲马多等。

2. 皮下注射镇痛　皮下注射阿片类镇痛药能起到良好的镇痛效果。可选用吗啡、芬太尼、美沙酮等镇痛药。

3. 肌内注射　与口服给非阿片类药相比,肌内注射非阿片类镇痛药物后起效快,易于迅速产生峰作用。其缺点有注射部位疼痛,患者对肌内注射的恐惧,血药浓度的波动会影响效果。

4. **静脉注射** 单次小剂量静注镇痛药可迅速产生镇痛效果,但血药浓度变化大,安全性差,作用时间短等原因不宜用于镇痛。应给予负荷量,再持续输注血药浓度波动小,维持时间长,但蓄积作用不容忽视。

5. **神经阻滞镇痛** 为术后急性疼痛治疗提供帮助的是精益求精的连续区域镇痛技术。

(1)肋间神经阻滞:主要用于胸部切口镇痛,常选用丁哌卡因或罗哌卡因。

(2)椎旁阻滞:可阻滞迷走神经以外的所有疼痛感觉神经纤维。

(3)臂丛神经阻滞:主要用于上肢术后镇痛。可置管分次或连续注射。

6. **椎管内注药镇痛(PCEA)** 镇痛药注入鞘内或硬膜外隙弥散入脑脊液后,直接作用于脊髓后角胶状质中的阿片受体而产生镇痛作用。与病人自控镇痛相结合,因其有众多优点,是当前以麻醉为基础的急性疼痛治疗的重点,国内应用普遍。

(1)常用药:目前所用药物已为联合用药、品类较多,应持慎重态度。①阿片类药,术后 2d 或数日连续注入阿片类药物为最常用的术后镇痛药,如吗啡、芬太尼、哌替啶和曲马多等。公认吗啡效果最佳。椎管内阿片类药物术后镇痛见表 13-1。②局麻药,PCEA 中使用 LA 联合阿片药优点很多,一般选用脂溶性丁哌卡因 $0.125\% \sim 0.25\%$,或罗哌卡因 $0.15\% \sim 0.2\%$浓度,与阿片类药合用。③氯胺酮,硬膜外隙注入 $10 \sim 30mg$ 可产生良好镇痛,但持续时间不定,为 $1.5 \sim 5.5h$。是脊髓水平作用,还是全身效应,尚有争议。④可乐定,硬膜外隙注入 $75 \sim 100\mu g$ 可产生一定的镇痛作用,但强度有限,多联合其他镇痛药,对血流动力学有一定影响。⑤曲马多:输注入硬膜外隙 $50 \sim 100mg$,镇痛效果 92.8%,疼痛完全缓解 85.7%,持续 11h 左右,无成瘾性、耐药性低、无呼吸抑制。最多见并发症是恶心、呕吐、嗜睡和尿潴留。⑥激素,氢化可的松 $25 \sim 50mg$ 或地塞米松 $5 \sim 10mg$ 加入 0.5%利多卡因,或 $0.125\% \sim 0.25\%$丁哌卡因 10ml 输注入硬膜外隙。起消炎止痛、松解粘连神经根作用。⑦B 族维生素:维生素 B_1 $50 \sim 100mg$ 和维生素 B_6 $100 \sim 200mg$ 减低神经系统的应激性,维持神经的正常功能;维生素 B_{12} $250 \sim 500\mu g$ 也起营养神经和调整作用,增强镇痛效果。

表 13-1　椎管内阿片类药物术后镇痛

药　物	单 次 量 （mg）	持续输注量 （mg/kg）	开始作用时间 （min）	持续时间 （h）
硬膜外隙				
·吗啡	1～6	0.1～1.0	30	6～24
·哌替啶	20～60	10～60	5	4～8
·海洛因	4～6	0.1～1.0	5	12
·氢化吗啡酮	1～2	0.1～0.2	15	10～16
·芬太尼	0.025～0.1	0.025～0.1	5	2～4
·苏芬太尼	0.01～0.05	0.01～0.5	5	2～4
·阿芬太尼	0.5～1.0	0.2	15	1～3
蛛网膜下腔				
·吗啡	0.1～0.3	—	15	8～24$^+$
·哌替啶	10～30	—	1～5	10～24$^+$
·海洛因	1～2	—	1～5	20
·芬太尼	0.005～0.025	—	5	3～6

（2）椎管内给药方法：分单次、分次及连续输注等方法。

①单次鞘内给药，0.2～4mg 吗啡，用 0.9％的盐水 5～10ml 稀释后注入，作用时间可达 6～24h，或 6.25～100μg 芬太尼，作用时间 2～4h。其特点是操作简便，用量极小、镇痛效果充分。但不能重复给药。

②连续脊髓给药镇痛，仅需硬膜外镇痛药量的 1/15～1/10；镇痛时间可调节；心血管系统稳定。但对导管要求高、有潜在的感染危险。

③分次间断硬膜外腔给药，吗啡 2～5mg，或芬太尼 50～70μg，或哌替啶 20～60mg 均用 0.9％盐水稀释成 10ml，分次间断从导管注入。易于操作，不需特殊设备，但不良反应发生率高。

④连续硬膜外注药，吗啡 0.05～0.1mg/ml＋丁哌卡因（0.125％～0.25％）或罗哌卡因（0.15％～0.2％）；芬太尼 5～10μg/ml，或舒芬太尼 1μg/ml＋丁哌卡因（0.125％～0.25％），或罗哌卡因（0.15％～0.2％）；给予 5～10ml 负荷量后；继以 3～6ml/h 输注。避免血药浓度波动，不良反应少，易于维持及管理。但需特殊输注设备，应用不能普及。

⑤骶管阻滞，成人应用少，在儿童 0.25％丁哌卡因 0.75～1ml/kg，可产生 T_{10} 以下的镇痛作用，达 4～6h。

⑥患者自控给药，按需求给药，止痛效果好，但需特殊设备的注药泵。

吗啡负荷量 2～5mg,PCA 2mg。

⑦PCEA 优点:镇痛完善;病人可早期下床活动;阿片类药物使用量小;较少发生术后恶心呕吐和过度镇静;有阻滞交感神经作用,迷走神经相对兴奋,肠蠕动增强,减少阿片类药致便秘的发生;对呼吸系统影响小,病人可以深呼吸、咳嗽,故呼吸系统及心血管系统并发症少。

(3)椎管内镇痛的影响因素

①麻醉性镇痛药性质,水溶性吗啡,易扩散,平面广,对穿刺点无严格要求;脂溶性芬太尼,置管位置应邻近切口区域。

②剂量:镇痛范围、强度与剂量正相关,但大剂量时使不良反应明显增加。

③联合用药,麻醉性镇痛药与局麻药混合后最具代表性,其镇痛作用大增。

④给药方式,PCEA 连续给药比单次给药的效果理想。

(4)椎管内镇痛并发症及防治

①呼吸抑制,硬膜外镇痛期间发生率,为 0.1%～0.2%,近年在 PCEA 方法的发生率为 0.01%～0.08%。表现为镇静逐渐加深,呼吸频率进行性降低。出现时间有两个高峰,即给药后 1h 和 6～12h。处理:为呼吸支持,纳洛酮 0.1～0.4mg,少量分次静注,必要时以纳洛酮 0.4mg 加入 5%葡萄糖溶液 500ml 中,缓慢静脉输注。

②尿潴留,发生率 15%～25%,男性发生率高,可给予纳洛酮 0.1～0.4mg 静脉注射,必要时采取导尿,亦可硬膜外同时注入东莨菪碱 0.1mg 加以预防。

③恶心、呕吐的发生率为 20%～50%,多发生于给药后 6h。发生后给甲氧氯普胺 10～20mg,或氟哌利多 2.5～5mg 静注。或昂丹司琼(枢复宁)4～8mg 静注。或阿司扎琼 5～10mg 静注。

④皮肤瘙痒的发生率高达 45%～100%,多出现在给药后 3h,应首先排除麻醉镇痛药过敏。与局麻药合用可减少发生率,可用抗组胺药异丙嗪 25mg,或纳洛酮 0.1～0.4mg 静注。或丙泊酚 10mg 静注。

(5)可行走的硬膜外镇痛技术:1998 年美国学者 Nancy Oriol 教授又创始了"可行走的硬膜外镇痛"技术用于分娩,$L_{3～4}$ 或 $L_{4～5}$ 行腰段硬膜外置管;经管注入试验量 1.5%利多卡因 3ml,观察 3min 以除外药物入血或入蛛网膜下腔,如无异常,注入首次负荷量 0.04%丁哌卡因 15ml＋芬太尼 1.7μg/ml＋肾上腺素 1.7μg/ml；后立即以 15ml/h 的速度输注以上镇痛液。可缓解疼痛但同时能保证正常肌力，故可以行走。并发症同(4)。

7. PCA　由患者依据自身的疼痛需求，控制镇痛药(时机、速度及次数)的方法，即病人自控镇痛。是传统医学与电子计算机技术紧密结合产生、发展并完善的一种新的止痛技术。

(1)分类：临床上 PCA 可分为静脉 PCA(PCIA)、硬膜外隙 PCA(PCEA)、外周神经阻滞 PCA(PCNA)和皮下 PCA(PCSA)。其中 PCIA 和 PCEA 最常用。

(2)给药模式：①单纯 PCA，病人完全自控，感觉疼痛时可自行按压单次给药钮。②持续给药＋PCA，用持续方法给负荷量的药物，感觉疼痛时自行给药。③负荷剂量＋持续剂量＋PCA(简称 LCP)，先给一个负荷量，再给持续剂量的药物，病人感觉疼痛时再自行给药。④神经阻滞＋PCA，在手术结束时先行区域性神经阻滞，再使用上述模式的 PCA，这样可明显减少镇痛药的用量。PCEA 临床应用方便、安全，阿片类药与局麻药联合使用发挥协同作用。

(3)用药剂量

①PCIA：吗啡 1mg 或哌替啶 10mg，锁定时间 5min。可合用酮咯酸，以减少阿片类药的用量，提高镇痛效果。合用氟哌利多 1～3mg 或昂丹司琼 4mg，以减少 PCA 治疗期间的恶心呕吐。合用新斯的明 1mg，增强镇痛效果，减少不良反应。详见表 13-2。

表 13-2　**PCIA 所用阿片类药推荐剂量**

药　　物	浓　度 (mg/ml)	单次注量 (mg)	锁定时间 (min)
吗啡(Morphine)	1	0.5～2.5	5～10
哌替啶(Pethidine)	10	5～25	5～15
氢化吗啡酮(Hydromorphone)	0.2	0.05～0.25	5～10
美沙酮(Methadone)	1	0.5～3.0	8～20
芬太尼(Fentanyl)	0.01	0.01～0.02	3～10
舒芬太尼(Sufentanil)	0.002	0.002～0.005	3～10
阿芬太尼(Alfentanil)	0.1	0.1～0.2	5～8
喷他佐辛(镇痛新,Pentuzocine)	10	5～30	5～15
纳布啡(Nabuphine)	1	1～5	5～15
丁丙诺非(叔丁啡,Buprenorphine)	0.03	0.03～1	8～20

②PCEA：可选用1％利多卡因＋芬太尼2.5μg/ml，每次给药4ml，锁定时间15min；或0.125％～0.25％丁哌卡因（丁哌卡因）＋吗啡2mg，或芬太尼0.1mg。或罗哌卡因0.2％ 10～20ml首次量，追加0.2％ 10～15ml或0.2％ 6～14ml/h持续输注，或0.1％～0.3％罗哌卡因与芬太尼合用。

(4)参数设置：由医师设置。①负荷剂量（loading dose），为迅速达到镇痛所需的血药浓度，即最小有效镇痛浓度（MEAC），在开始PCA之前给予一个较大的首次药量，称为负荷量。②指令剂量（DD）或单次给药剂量（bolus dose），为最佳的治疗效果维持量。③锁定时间（lockout time），系指两次用药之间的时间间隔。目的是短时间内重复用药，不致用药过量。锁定时间的设定应考虑到镇痛药的起效时间，临床上的锁定时间不能太长，否则泵入用药只能达到治疗浓度以下水平，而不能达到有效的镇痛。④剂量限定（DL）或最大剂量（maximum dose），病人之间的剂量范围，吗啡0.4～5.25mg/h，芬太尼0.15～1.8mg/h。以防止单位时间内用量过量，PCA泵具有最大剂量的设定程序，以1h或4h为间隔来限量，增加了安全性。⑤背景泵注（background infusion），以低剂量恒速输注，维持稳定的血药浓度。减少按压次数，减少用药量，增强镇痛效果。

(5)PCA的优越性：①病人自控是最大好处。②可获得更恒定的血药浓度，少量药即能得到令人满意的镇痛效果。③可改善夜间睡眠质量，PCA克服病人需求镇痛药物的"日轻夜重"现象。④增加患者舒适感，患者最终所需阿片获得止痛的满意率高。⑤持续镇痛，PCA持续给药，达到了维持较为理想的血药浓度，避免了间断肌注或静注给药时的血药浓度的明显波动而持续镇痛。⑥防止过量用药，PCA给药剂量准确、效果可靠、安全性高，镇痛药及其浓度已预先由麻醉医师设置好，PCIA给药容量仅为0.5ml，并有锁定时间，既能保证镇痛效果，又不会造成用药过量，故安全性高。提高了患者生理的稳定性和生活质量。⑦减少术后并发症，PCA术后镇痛改善了患者的恐惧及紧张情绪，减少围术期应激反应，生理功能稳定；病人可早期下床活动，主动咳嗽排痰等，降低了肺部并发症的发生。⑧减轻了术后护理工作，PCA比肌注法止痛质量高，药量小，无肌内注射痛苦，减轻了护士间断多次为病人注射止痛的工作量，深受护士和病人欢迎。⑨方便，不需要电源、体积小、便于携带、操作方便、为一次性，不需要维修和再利用。

(6)适应证:PCA 在镇痛领域发挥着独特的作用,具有广泛的应用前景。PCA 适应证广泛,适用于各种痛症。①术后镇痛。②晚期癌痛。③慢性疼痛急性发作,如腰痛、下肢痛急性发作。④产科镇痛。⑤小儿镇痛,应用者＞4 岁。⑥其他,包括创伤、烧伤、神经灼痛和频发心绞痛用硝酸甘油效果欠佳者等。

(7)禁忌证:有些病人不适合选用 PCA 镇痛。①对镇痛药过敏或有严重不良反应者;②无法理解 PCA 或无法配合者,如精神病、智力低下或拒绝使用者;③既往有吸毒或不当使用者。

8. 术后镇痛管理

(1)计划性:不想当然,早已有计划,达最佳镇痛效果。

(2)合理性:强调个体化用药,不同患者选不同药物,选更敏感的、更安全的、更合适的阿片类药。

(3)安全性:无不良反应或少不良反应,做好防治。

第三节　分娩规范化镇痛

在分娩时,宫缩疼痛可提示产程启动,但宫缩疼痛剧烈时对母婴会带来不良影响。分娩镇痛是指应用各种镇痛方法消除分娩时的疼痛,或将分娩疼痛降到最低限度,目标要求:①安全,对母婴影响最小;②简便、起效快和作用可靠;③满足整个产程镇痛的需要;④避免运动神经阻滞、不影响宫缩和孕妇运动;⑤孕妇清醒,可自动参与分娩过程;⑥必要时满足手术要求。

1853 年 Snow 首先用氯仿无痛分娩,但缺乏安全性。20 世纪曾将吗啡与东莨菪碱用于无痛分娩,因对胎儿有呼吸抑制的缺点而停用。目前方法较多,各有利弊。通用法为:①非药物镇痛,仅用于产痛轻微的孕妇,包括按摩及抚摸、水中分娩、经皮电神经刺激、音乐疗法、催眠术、精神预防性无痛法和针刺镇痛法;②镇痛药镇痛,包括用咪达唑仑等镇静药,分娩第 1 期后半期至第 2 期用哌替啶、吗啡、曲马多等镇痛药,但镇痛药对胎儿呼吸有较大影响;③麻醉无痛法完全可达到或接近分娩镇痛这一目标。本节简介麻醉无痛分娩法。

【解剖生理】　支配子宫收缩的运动神经,是由胸$_4$至胸$_{10}$发出的交感神经。其感觉神经是由胸$_{11\sim12}$发出的交感神经,支配子宫体。子宫下部、宫颈部、产道的运动和感觉神经是由骶$_2$至骶$_4$发出的副交感神经支配。阴道、会阴部的感觉神经是由骶$_2$至骶$_5$发出的脊神经支配。分娩时疼痛是因子宫收缩引起的阵痛。疼痛从分娩第1期初开始,逐渐增加。到第2期终末,大致呈直线增强。进入第3期则急剧减轻。主张产程开始即行镇痛。

【麻醉方法】

1. **局麻** 局麻药不影响宫缩和产程,不抑制胎儿。对母子都安全,更适用于合并心、肺、肾功能不全的产妇。

(1)宫颈旁阻滞:适用于第一产程,止痛效果为82%,疼痛减轻率为97%。当宫口开大3~4cm时,于膀胱截石位的3点和9点处,用0.5%普鲁卡因,毒性低、容易在血内和胎盘内分解。或1%利多卡因10ml,每点注射。注药前先回抽注射器芯,一侧阻滞后,观察胎心10min,无不良反应后再阻滞另一侧。约有20%产妇有一过性宫缩变弱,1%~4%有一过性胎心变慢。禁用于胎儿宫内窒息、妊娠高血压综合征、糖尿病及过期妊娠等产妇。

(2)阴部神经阻滞:使软产道松弛,无痛。截石位,在左侧肛门与坐骨结节之间做一皮丘,穿刺针刺入,触到坐骨棘尖端时退针少许,并转向坐骨棘尖端内侧约1cm处,有突破感(穿过骶棘韧带),回抽无血时注入1%利多卡因或1%普鲁卡因10ml,同样至外侧注入10ml。

2. **连续硬膜外阻滞** 为镇痛效果最好、镇静作用最小、最常用的无痛分娩法。对宫缩无影响;对于不规则宫缩,硬膜外分娩镇痛打断了剧烈产痛导致的恶性循环可以调整宫缩,使宫缩变得规律。多在宫口扩张、活跃早期、宫口开大3~4cm时进行。

(1)一点穿刺置管法:腰$_{3\sim4}$或腰$_{4\sim5}$间隙穿刺,向头置管3cm。先注入试验量1%~1.5%利多卡因3~5ml(总量≤50mg),观察3~5min,排除导管置入血管或蛛网膜下腔的可能。注入首剂量1%利多卡因5~15ml。或0.25%丁哌卡因5ml。阻滞平面在胸$_{10}$~骶$_2$。或0.25%丁哌卡因3ml中加芬太尼10μg(推荐芬太尼浓度为0.5μg/ml)。或0.0625%~0.125%丁哌卡因或0.1%~0.2%罗哌卡因加芬太尼1~2μg/ml(或舒芬太尼0.25~1μg/ml)持续输注。

(2)两点穿刺法:选腰$_{1\sim2}$穿刺,向头置管3cm;腰$_{4\sim5}$穿刺,向足置管3cm。阻滞范围:上管胸$_{10}$~腰$_2$脊神经,下管骶$_{2\sim4}$脊神经。常用1%利多卡因或 0.25％丁哌卡因或 0.0625％～0.15％罗哌卡因。在胎儿监测仪和宫内压测定仪的监护下,产程进入第 1 期,先经上管注药,每次 4～10ml,以解除宫缩痛。产程第 1 期后半期做下管给药,1 次 5ml。根据产痛情况及阻滞平面可重复用药。阻滞平面在胸$_{10}$以下,对宫缩无影响。适用于初产妇,子宫强直性收缩,阵痛剧烈的产妇尤为适应。对先兆子痫产妇兼有降血压和防抽搐功效,但局麻药中禁用肾上腺素。本法禁用于原发和继发性宫缩无力、产程进展缓慢,以及有仰卧位低压综合征的产妇。也可 PCEA 方式用药设定负荷量和维持量。

(3)麻醉管理:①加强监测,准备急救设备。阻滞平面不能超过胸$_{10}$,密切观察产程进展,宫缩强度,监测产妇血压和胎心等。肛查初产妇宫口开至 6～7cm,经产妇宫口开至 3～4cm 时,开始镇痛阻滞。若阻滞用于第 2 产程时,因腹直肌和肛提肌松弛,产妇往往屏气无力,引起第 2 产程延长,需产钳助产。要注意掌握给药时间、用药量和必要的相应处理。②禁食。注药时间应在宫缩间歇期和产妇停歇期。③用药量应比正常病人减少 1/2～2/3。④置入硬膜外导管易损伤血管,可加速局麻药吸收而致中毒反应,或阻滞效果不好,故置管时应轻巧。⑤应严格无菌操作,防止污染。⑥操作前先了解孕妇病史并行体检。凝血功能障碍、低血压、颅内占位病变或颅内压增高等孕妇、穿刺部位感染、宫缩异常、头盆不称、骨盆狭窄畸形、前置胎盘、羊水过少和有分娩大出血可能者应禁用。⑦防治低血压,静脉输注贺斯等预处理,预防下腔静脉压迫综合征,对低血压者,给予吸氧、输液、必要时静注麻黄碱 5～10mg。

(4)PCEA:是非常有效的分娩镇痛技术。优点:药物剂量最低,自己给药灵活性和良好的机动性,降低医护工作量。背景量 4ml/h;推注量 5ml;锁定时间:5min;限度:24ml/h。0.125％罗哌卡因,2μg/ml 芬太尼。

3. **腰-硬联合镇痛**　用于产程的早期或晚期。早期舒芬太尼 5μg 或芬太尼 25μg。接上硬膜外导管,内加入相应药物。

4. **骶管阻滞**　主要用于第 2 产程,以消除会阴痛。消除来自骶$_{2～4}$的宫颈及低位产道的疼痛。产妇有规律地出现宫缩痛,排便、排尿或留置导尿管,肌注阿托品 0.5mg。肛查当初产妇宫口开至 6～7cm,经产妇开至 3～4cm,穿刺成功后,注入 1％利多卡因 10～30ml。应严格无菌操作。穿刺部位严格消毒,用消毒棉敷盖,以防羊水污染。其他注意事项同硬膜外阻滞。

5. 全麻

(1)吸入麻醉镇痛法:吸入低浓度的吸入麻醉药,单独应用或与区域阻滞或局部阻滞合用,以减轻宫缩痛的方法。用于有一定程度的疼痛而又拒绝椎管内镇痛的孕妇。注意事项:勿使产妇意识消失;更应避免深麻醉和长时间麻醉,保证产妇安全;避免胎儿呼吸抑制;防止宫缩减弱无力。所有吸入麻醉药均可通过胎盘屏障作用于胎儿,因其过量吸入后不安全,且污染空气,目前少用。

(2)常用方法:①氧化亚氮,适用于第 1 产程或第 2 产程,产妇自持麻醉面罩于口鼻部。在宫缩前 30s 吸入 50% 氧化亚氮,深呼吸 3 次后,改用 70% 氧和 30% 氧化亚氮吸入,待产痛消失后,移除面罩。氧化亚氮不影响宫缩及产程,不影响血压,要严格控制吸入浓度,避免缺氧,对母婴均安全。②用循环紧闭式麻醉机和氟烷吸入挥发器,于宫口开全时开始吸入,阵痛时吸入 0.5%～2% 氟烷,阵痛间隙期吸氧,随时观察监测血压、脉搏、呼吸及宫缩情况。血压恢复后再吸入 0.5% 氟烷,低血压时改吸氧。易使宫缩受抑制,产妇睡眠为其缺点。③恩氟烷和异氟烷,适应于第 2 产程,吸入 0.5% 恩氟烷和 0.2%～0.7% 异氟烷,可取得满意的镇痛效果。

第四节　小儿疼痛规范化治疗

【分型】　小儿疼痛一般分为急性疼痛、周期性疼痛和慢性疼痛。

1. 急性疼痛　除术后疼痛外,由定位准确的组织损伤(如骨折)引起,随着创伤的愈合而减轻。

2. 周期性疼痛　又称周期性疼痛综合征,是一种反复发作的或有固定间期的疼痛,如头痛、腹痛、四肢痛等,多见于健康儿童,是一种功能紊乱,治疗要从多种因素考虑才能彻底缓解。

3. 慢性疼痛　由损伤或某种疾病引起,或没有明显损伤,也表现这种疼痛。许多疾病可引起小儿慢性疼痛,如恶性疾病就是其中一种。

【特点】

1. 敏感性　同样的刺激,不同小儿对其反应的疼痛敏感性不同,有两方面影响因素。

(1)稳定因素:年龄、性别、认知水平、疼痛病史、家庭背景及文化背景。

(2)易变因素：智能、行为及情绪等。

2. 麻醉性镇痛药和局麻药　小儿对麻醉镇痛药和局麻药有其特点，分述如下。

(1)麻醉性镇痛药：婴幼儿用大量芬太尼麻醉，安全有效，但有呼吸抑制，需长期机械呼吸。呼吸抑制在小儿(3—5 岁)及青少年组、婴儿组 3 组中是相同的。新生儿药物分布容积较大，药物清除率较低，清除半衰期较长，<3 个月婴儿对麻醉性镇痛药可能较为敏感，应用时应严密观察患儿。

(2)局麻药：新生儿及婴儿的细胞外液容积、心脑血流量均比成人多，心脑是局麻药中毒反应的潜在部位，改变血流从理论上可影响药物不良反应的发生率。成人比小儿药物清除率(CL)较快、稳态分布容积(VDSS)较大。婴儿和小儿局麻药毒性反应是由于药物过量、静脉内注射或不能代谢正铁 Hb、注药部位的吸收过快作用所致。肋间神经阻滞及气管内用局麻药吸收最快，血中浓度最高。气管内用利多卡因，婴儿年龄越小、血浓度越高。骶管及皮下用药的血浓度仅次于肋间阻滞或气管内用药。小儿阻滞麻醉与全麻合用，有助于预防局麻药的中枢神经系统中毒反应。大容量药物注入骶管内可产生高位阻滞，导致呼吸功能不全。丙胺卡因可产生正铁 Hb，<6 个月婴儿不宜用丙胺卡因。利多卡因长期应用其代谢产物有明显毒性，可增加局麻药中毒机会。

【疼痛程度评估】　小儿疼痛的评估比较困难，更需要严密的观察，准确的评估，一般根据如下。

1. 小儿主诉　小儿的痛觉主诉，7—8 岁或以上可描述疼痛的程度。

2. 间接观察　4—8 岁小儿虽然不能准确地描述疼痛，但可通过母亲、医师及护士的观察来了解病情。

3. 生理指标　血压、心率和呼吸的改变，心率增快为敏感指标。

4. 行为表现　哭、躁动、身体移动、面部表情和声音特征等来反映其痛苦程度，对新生儿评估行为改变较有价值。

5. 视觉模拟尺(VAS)　用于>6 岁能合作的小儿，VAS 前要教给小儿会理解不同刻度和图像的意义，标尺以 0 至 10 表示不痛至剧痛，标尺刻度旁并画有易为小儿理解的笑及哭的面谱示意图，让患儿在标尺上指出自己的疼痛程度。

【治疗原则】

1. 阶梯给药　根据小儿的疼痛程度(轻、中、重)，依次选择不同程度的镇痛药(对乙酰氨基酚、可待因、吗啡),也称三阶梯给药法。

2. 定时给药 给药时间是恒定的,4～6h 1 次,以药物的作用时间及患儿的疼痛程度决定给药间歇时间,不主张按需给药。以产生持续的镇痛效果,避免剧痛出现。

3. 口服给药 小儿最简单、有效的给药途径为口服,其优点为在用药的同时,再不会给患儿带来痛苦。因小儿害怕注射疼痛而否认存在的疼痛或拒绝用药。轻度疼痛口服,中、重度疼痛静注。

4. 个体化给药 小儿的用药量应根据每一个小儿的具体情况而定,即使同一种疾病,同一疼痛程度,用药量也不一定相同。如何充分满足个体化给药的要求,应定期监测患儿的疼痛程度,及时调整用药量,方能彻底缓解疼痛。

【治疗方法】

1. 药物治疗 常用药物可分两类。

(1)NSAID(非甾体抗炎药):对乙酰氨基酚是小儿应用最普遍的镇痛药,又名扑热息痛、退热净(Acetaminophen),每次 10～15mg/kg,每4～6 小时 1 次。因抑制中枢神经系统环氧酶,而抑制前列腺素和血栓素的合成,产生镇痛作用。本药不良反应少、不抑制呼吸、无中枢作用、无成瘾性,应用较大剂量[160mg/(kg·d)]仍属安全。主要用于术后轻度疼痛或术前预防性应用。吲哚美辛、萘普生等 NSAID 也常被选用。作为麻醉性镇痛药的一种补充,可用于术后镇痛,并减少术后麻醉镇痛药用量。其推荐剂量详见表 13-3。

表 13-3 小儿非阿片类镇痛药的推荐剂量

药 物	剂 量	注 意 事 项
对乙酰氨基酚 (Acetaminophen)	10～15mg/kg,口服,每 4～6 小时 1 次	
胆碱镁 (Cholie Magnesium)	10～15mg/kg,口服,每 8～12 小时 1 次	有胃肠反应和轻度的抗血小板作用
布洛芬(Ibuprofen)	10mg/kg,每 6～8 小时 1 次	有胃肠反应和造血抑制
萘普生(甲氧萘丙酸, Naproxen)	5mg/kg,每 12 小时 1 次	有胃肠反应和造血抑制

（2）麻醉性镇痛药：适用于小儿严重疼痛或手术后疼痛，目前推荐持续输注阿片类药，镇痛效果好，不良反应少。不用肌注法，单次静注也有血内浓度不恒定，且易引起呼吸抑制。>1 个月龄婴儿 $10\sim30\mu g/(kg\cdot h)$ 吗啡持续用药可提供充分的镇痛，又不致引起呼吸抑制，而 $1\sim7d$ 新生儿吗啡用量 $5\mu g/(kg\cdot h)$，输注速度应降低。且用药剂量比传统方法大，这被认为是以往剂量不足的标志。但应加强对患儿的观察监测。小儿阿芬太尼输注推荐剂量 $5\sim10\mu g/(kg\cdot h)$。小儿吗啡等阿片类镇痛药的推荐剂量，详见表 13-4。

2. 患者自控镇痛（PCA） >4 岁可应用 PCA。在患儿进入麻醉恢复室（PACU）或 ICU 后立即实行。

PCAplus 推荐剂量（吗啡输注）：负荷量 0.1mg/kg，静注。维持量 $15\sim20\mu g/(kg\cdot$次$)$，间隔 15min 1 次，4h 最大总量 $150\sim300\mu g/kg$。必要时，可持续输注吗啡，速度 $20\mu g/(kg\cdot h)$，PCAplus $10\mu g/kg$。

3. 硬膜外或骶管内镇痛 用于胸腹部、骨科、泌尿外科及截肢等大手术后。吗啡 $0.04\sim0.05mg/kg$＋生理盐水 $5\sim10ml$，或 0.03mg/kg 氟哌利多＋吗啡 0.04mg/kg＋生理盐水 $5\sim10ml$ 注入硬膜外腔。合用丁哌卡因，单次推注 $0.5\sim1mg/kg$、持续输注 $0.4mg/(kg\cdot h)$，可延长手术后镇痛时间。PCEA 吗啡加入 0.125％丁哌卡因，以 $1\sim4\mu g/(kg\cdot h)$，或芬太尼加入 0.125％丁哌卡因，以 $0.2\sim0.8\mu g/(kg\cdot h)$ 输注。

4. 超前镇痛 术前用局麻药行切口浸润，在小儿有超前镇痛的效果，全麻在局部神经阻滞的基础上进行，会减轻术后疼痛。

【麻醉管理】

1. 做好心理治疗 镇痛治疗事先应做好心理治疗，做好家属的安慰解释工作，以取得积极支持与配合。

2. 预防局麻药中毒 婴幼儿体重小，应用局麻药必须特别注意剂量，以免发生中毒。

3. 应加强监测和观察 <6 个月婴儿应用阿片类镇痛药，作用时间延长，不良反应增多，应慎用。吗啡持续输注，需密切观察呼吸功能。如果用阿片类镇痛药，且在药效高峰期无不良反应，可增加原剂量 50％。

4. 预防硬膜外镇痛并发症 小儿同成人一样若用吗啡则需持续行呼吸监测。加强无菌管理，预防硬膜外脓肿等。小儿硬膜外阻滞穿刺要用小儿穿刺针，以减少损伤。对瘙痒、恶心、尿潴留及呼吸抑制等并发症要在预防的基础上，加强监测，针对性进行适当处理。

表 13-4　小儿阿片类镇痛药的推荐剂量

药物名称	等效剂量	常用量（静脉、皮下）		静脉：口服	常用量（口服）		生物半衰期（h）
		<50mg	>50mg		<50mg	>50mg	
短效							
吗啡 (Morphine)	10mg	0.05～0.1mg/kg 每2～3小时1次（单次）0.03～0.05mg/(kg·h)（输注）	5～10mg 每2～4小时1次	1:3	0.3mg/kg 每3～4小时1次	30mg 每3～4小时1次	2.5～3
氢吗啡酮 (Hydromorphone)	1.5mg	0.015mg/kg 每3～4小时1次	1～1.5mg 每3～4小时1次	1:5	0.06mg/kg 每3～4小时1次	4～8mg 每3～4小时1次	2～3
可待因 (Codeine)	130mg				0.5～1mg/kg 每3～4小时1次	60mg 每3～4小时1次	2.5～3
羟考酮 (Oxycodone)					0.2mg/kg 每3～4小时1次	10mg 每3～4小时1次	1.5
哌替啶 (Meperidine)	75mg	0.75mg/kg 每2～3小时1次	75～100mg 每3小时1次	1:4	1～1.5mg/kg 每3～4小时1次	50～75mg 每3～4小时1次	3

（续　表）

药物名称	等效剂量	常用量（静脉、皮下）		静脉:口服	常用量（口服）		生物半衰期（h）
		<50mg	>50mg		<50mg	>50mg	
芬太尼（Fentanyl）	100μg	1~2μg/kg（单次） 2~3μg/（kg·h）（输注）	25~75μg 每小时 1 次				
长效							
吗啡控释片（Controuedrelease Norphine）					0.6mg/kg 每 8 小时 1 次 或 0.9mg/kg 每 12 小时 1 次	30~60mg 每 12 小时 1 次	
美沙酮（Methadone）	10mg	0.1mg/kg，每 4~8 小时 1 次	5~10mg 每 4~8 小时 1 次	1:2	0.2mg/kg 每 4~8 小时 1 次		12~50

第五节　癌性疼痛规范化治疗

癌性疼痛是当今医学的重要课题。控制癌痛对提高癌症患者生活质量具有重要的意义。消除患者疼痛,缓解痛苦,舒适的带瘤生存,提高其生存质量,延长生存期;使患者离去时能感到人间的温暖和关爱。癌痛的治疗是麻醉科医师的任务之一。

【原因】　癌痛的发生是多因素共同作用的结果。

1. 心理因素　癌痛有器质性因素,更有心理性因素。癌症患者的情绪、心理上的孤独感、恐惧感、丧失生理功能的自卑感,对死亡的不安感等都是增强疼痛的因素。

2. 机体病理因素　80%晚期癌症患者有剧痛。国际上把癌痛原因分 4 类。

(1)直接癌症引起:如癌的组织毁坏、压迫、浸润和转移所致,占癌痛的 68%。即原发性原因。

(2)与癌转移相关:如肿瘤侵犯骨骼、空腔脏器等。占 20%,即继发原因之一。

(3)癌症治疗后所致:如手术瘢痕、放疗致骨坏死、化疗后的末梢神经疼痛及乳房切除术后疼痛等,占 11%,为继发原因之一。

(4)与癌无关的疼痛:因骨关节炎、肌痛和糖尿病性神经病等,占 1%。

3. 机体衰弱因素　除心理、躯体的因素外,还包括社会的和精神的因素。癌症引起机体的焦虑、无助、失眠、无力、衰弱、压疮、便秘等也引起疼痛。

4. 癌浸润因素　癌浸润是癌痛的主因之一,通过 4 种方式致痛。

(1)神经浸润:①神经鞘内的纤维神经被绞窄,或是致痛物质引起,或是神经营养血管被癌细胞闭塞后,致神经纤维缺血而疼痛;②当癌转移至椎骨或肋骨时,对神经根或肋间神经形成压迫,或癌浸润到腹膜、后腹膜、胸膜和胸壁者,产生顽固性疼痛,病人感觉有刀割、针刺样的,或性质呈锐痛的神经样疼痛,并向体表神经分布范围放散;③癌浸润至腹腔神经丛、肠系膜神经丛和骶神经丛时,发生 C 纤维性疼痛,即疼痛部位不确切,周期性反复,呈持续性的钝痛。但也有癌肿转移到感觉神经末梢存在处皮肤时,或累及感觉神经,并已转移到脊髓后角、脊髓丘脑路径和丘脑时,却不发生疼痛的病例。

(2)管腔脏器浸润:癌瘤浸润到管腔脏器,并使其通过障碍时所产生的疼痛,无明显的定位,有周期性的反复发作;常伴有恶心、呕吐、冷汗等表现,故称癌性内脏痛。

(3)脉管系统浸润:癌瘤压迫、闭塞或浸润动脉、静脉、淋巴管时,可引起疼痛。间歇性跛行症时,有缺血性疼痛。静脉或淋巴回流障碍出现明显肿胀后,致痛物质聚集此处而产生疼痛。动脉闭塞致局部缺血或坏死时,引起剧痛,合并感染发生炎症时,疼痛更加剧。

(4)骨浸润:原发性或转移性骨肿瘤均有难以忍受的疼痛。骨膜的感觉神经末梢、骨髓和哈佛管中的感觉神经产生疼痛;骨髓内压的变化,骨膜受刺激而产生的骨骼痛,为钝痛、定位不明确,伴有深部压痛。

【治疗方法】

1. 药物治疗原则 选择适当的药物和剂量是癌痛最基本的治疗方法。要遵循 5 条原则给药。

(1)口服给药:癌痛应首选口服给药途径,无创伤性,便于长期用药,口服极少产生精神依赖性(成瘾性),或生理依赖性(<0.1%)。不能口服的病人才考虑其他用药途径。

(2)按时给药:制定的用药时间是恒定的,有规律地按"时"给药,如 4～6h 1 次;或连续给药。提高镇痛效果,减少不良反应。

(3)阶梯给药:即从无创伤性和低危险性开始,过渡到创伤性和较高危险性。疼痛时先用非阿片类镇痛药＋辅助药;疼痛不缓解或加剧时用弱阿片类镇痛药＋非阿片类镇痛药＋辅助药;疼痛不缓解或加剧时,用强阿片类镇痛药＋非阿片类镇痛药＋辅助药,直至癌痛缓解。依据为WHO 推荐的癌性疼痛"三阶梯疗法"。

(4)个体化给药:用药量应根据每个患者具体情况而定。用药量因人而异。

(5)实际疗效给药:应重视治疗的实际镇痛效果,注意使用抗焦虑、抗抑郁和激素等辅助药物,以提高镇痛效果。

2. 镇痛药 根据"三阶梯疗法":

(1)第一阶梯——解热镇痛药:用于轻度癌痛者,①阿司匹林,100～250mg 口服,每 4～6 小时 1 次,有胃肠功能紊乱、大便出血等,若>4g/d,不良反应增加,为轻度癌痛治疗的代表药物;②对乙酰氨基酚(扑热息痛,醋氨酚),500～1000mg 口服,每 4～6 小时 1 次,不良反应有肝损害作用,是目前治疗轻度癌痛的主要药物;③其他:索米痛片、布洛芬、萘普生和吲哚美辛等也常选用。

(2)第二阶梯——弱阿片类镇痛药:当用解热镇痛药癌痛不缓解时,或中度癌痛者,可加用以下弱阿片类镇痛药。①可待因,30～60mg 口服,每 4～6 小时 1 次,不良反应有便秘,是用于中度癌痛的代表药物;②氨芬待因(含可待因 8.4mg 和对乙酰氨基酚 500mg),1～2 片口服,每 4～6 小时 1 次,不良反应有便秘、肝损害、头晕、恶心、呕吐等;③氨芬待因Ⅱ号(含可待因 15mg 和对乙酰氨基酚 300mg),1～2 片口服,每 4～6 小时 1 次;④布桂嗪,30～90mg 口服,每 4～6 小时 1 次;100mg 肌注,每 6～8 小时 1 次;⑤曲马多,50～100mg 口服,每 4～6 小时 1 次,不良反应有食欲缺乏、头晕、恶心、呕吐、多汗、偶有心慌、气短;100～200mg 肌注,每 6～8 小时 1 次。②③④⑤是治疗中度癌痛的主要药物。也可选高乌甲素注射液等。

(3)第三阶梯——强效阿片类镇痛药:当应用弱效阿片类镇痛药无效时或重度癌痛者,用强效阿片类药物。①吗啡,首次给药 5～30mg 口服,个体差异大,应调整适当剂量,以完全控制癌痛,每 4～6 小时 1 次;也可用吗啡缓释片,不良反应有便秘、恶心、呕吐、头昏、呼吸抑制等。吗啡是治疗重度癌痛的标准药和主要代表药物。吗啡缓释片,1 片,每 12 小时 1 次,个别每 8 小时 1 次。不能口服的病人,采用皮下注射或肌注 5～15mg,或直肠用药,但缓释片不能经直肠和阴道用药。用量以解除疼痛为准,一般 200～300mg/d,甚至 1g/d。癌痛一旦控制,即用缓释片,将每天总量分 2 次给药。②哌替啶,首次给药 50～100mg 口服,每 3 小时 1 次,当不能口服时,也可肌注 1～2mg/kg。不良反应有恶心、呕吐、呼吸抑制、中枢神经中毒症状(如震颤、烦躁、抽搐)。③当吗啡不能控制癌痛,或出现严重不良反应时,也可选用丁丙诺非、美沙酮、非那佐辛、阿法罗定等。

(4)麻醉拮抗性镇痛药:镇痛效果强而呼吸抑制作用少,如在临床应用的喷他佐辛(镇痛新)、环佐辛、丁甲吗啡喃、丁丙诺非等。

3. 辅助用药 可用于三阶梯治疗的任何时期,起到增强镇痛效果、治疗癌痛综合征的某些症状、减低及解除阿片类药物的不良反应等。

(1)抗惊厥药:常用卡马西平 300～600mg/d、苯妥英钠 100～200mg,

3/d 等,对针刺样疼痛有效。

(2)精神治疗药:常用奋乃静 30～60mg/d、丙米嗪 50～75mg/d、氯丙嗪 50～800mg/d、氟哌啶醇 4～60mg/d、羟嗪 50～100mg/d、地西泮 7.5～15mg/d 和阿米替林 75～150mg/d,起到抗焦虑、止吐和止痛作用。

(3)激素:泼尼松 20～80mg/d 和地塞米松 2.5～20mg 等可加强止痛作用。

4. **神经阻滞**　癌痛治疗中用神经阻滞疗法对某些顽固性癌痛效果好。为"三阶梯原则"的补充。

(1)蛛网膜下腔阻滞:除面部癌痛外,患者其他部位均可应用。选定椎间隙穿刺点,分次注入 10%酚甘油 0.2～0.4ml,间隔 10min,直至疼痛彻底消失及所需范围阻滞满意为止,总量 0.7～1.4ml。患者取 45°斜侧卧位,注入酚甘油后,保持原体位 30～60min,继而平卧 24h。主要用于单侧躯干体壁癌性剧痛。治疗后基本不痛占 65%,疗效持续 2 个月以上达 10%。

(2)腹腔神经丛阻滞:患者俯卧位,选取腰$_1$椎体,用长 10cm 7 号针于正中旁开 7cm 及腰$_1$椎体中部进针,滑过腰$_1$椎体前外缘,继深入 1.0～1.5cm,经 X 线导引下于双侧各注入 0.5%利多卡因 10ml,患者出现腹痛缓解、血压下降等,表明穿刺针位置正确,后再在两侧各注入无水乙醇 15～20ml,注完后立即平卧,监测脉搏、血压,及时开放静脉快速补液,嘱患者平卧 12h。适应于上腹部癌痛,疼痛消失达 95%。

(3)硬膜外阻滞:适当的椎间隙,置入硬膜外导管 5cm,先注入 1%利多卡因 5ml,证实导管位置正确后,选用吗啡 3mg 或丁丙诺非 0.1mg,用 10ml 生理盐水稀释后注入硬膜外隙,复现疼痛时再注入同量药物。镇痛效果可靠,一般于 15～30min 缓解;应用范围广,如颈、胸、腹及盆腔以下的癌痛,早期镇痛时间长,可达 12～14h,1 周后止痛时间缩短,血压下降少见。

(4)脑下垂体阻滞:将神经破坏药注入脑下垂体,破坏垂体而达到止痛作用。用于癌痛治疗。实际上是脑下垂体破坏术(NALP),称为脑下垂体阻滞。在局麻下进行有一定优点,但因使患者恐惧,现在多数不用局麻,而在全麻下进行。氟烷或芬太尼常被选用,维持浅全麻状态下,可在注入乙醇时观察瞳孔的变化。也可选短时效的静脉麻醉,不做气管内插管,因刺入蝶鞍部的操作可在 10min 内完成。操作中,定时测血压,当注入乙醇的过程中血压有上升趋势时,应停止注入乙醇,以防止血压剧升而致大出血;如早期发现尿崩症,需留置导尿;如早期发现体温上升,应进行体温监测;有条件时,做视觉诱发电位记录,依此发现眼神经和视交叉的障碍,一般不必要。操作前测定好穿刺针所能容纳的容积。患者仰卧位,头下放圆枕,以防头动,术者站位于患者的头侧。取 12cm 16G 脑下垂体穿刺和 19G 外套针各 1 根,分别取出针芯,冲洗内腔。用收敛药收缩鼻黏膜,显露筛骨和蝶骨凹陷部作为穿刺点。调整 X 线透视装置,能做左右透视的位置上,一般 X 线装置放在足部,以便术者容易看见;在 X 线电视荧光屏监视下,经鼻孔向蝶鞍正中刺入,当针到达蝶窦之后,洗净窦内,将针尖紧贴于鞍底;把 16G 针的针芯取出后,放入 19G 针(比 16G 针尖再向前突出 8mm),用锤子轻轻叩打,此时 19G 针就进入鞍内,距外鼻孔约 11cm。接注射器,回抽吸无血、脑脊液后,使患者麻醉清醒。做前后、侧 X 线摄片,重新确定针的位置准确无误;检查瞳孔反应、眼球运动、视野,证明无异常后,缓慢注入乙醇 2ml(或 6%酚甘油液加甲泛葡胺 3.75g 混合液),5min 后拔针。针位置正确时,可觉得注入乙醇有轻微的阻力。阻滞后送回病房或 ICU,24~48h 观察有无鼻出血、瞳孔左右差异、眼球运动、视野差异、体温、尿量等。注意补给激素,氢化可的松 500~1000mg,静注,5~7d 后改为 300~500mg,根据不同情况,有的于蛛网膜下隙注入氢化可的松 50~100mg;阻滞后 5~7d 需用抗生素,阻滞当日静注头孢菌素类;根据患者情况输液,补充维持量的细胞外液制剂。如果 1 次脑下垂体阻滞不能祛痛时,待 3~14d 后,从对侧鼻孔行第 2 次阻滞。经几次阻滞后获祛痛效果。判断阻滞祛痛效果的标准,根据患者主诉分 3 级。即效果显著,原有疼痛完全消失;有效,疼痛虽有明显减轻,但还有疼痛;无效,与往常一样,疼痛无改变。临床祛痛成功率 85%,祛痛持续时间,最短 1d,最长 2 年,一般均能持续>1 周。阻滞有暂时性头痛、食欲亢进、情绪高昂。尿崩症发生率为 50%,一般 2 周后消失。

(5)脑神经阻滞:颌面痛选三叉神经阻滞,喉癌、上颌癌选用上颌神经、下颌神经乙醇阻滞;范围广者选用半月神经节阻滞;舌咽神经阻滞。

5.腰部交感神经阻滞 该阻滞作为对下肢痛、血行障碍等疼痛的治疗而被广泛应用。在 X 线透视下指导操作,判断阻滞部位,可达到预期的效果。CT 下腰部交感神经阻滞使安全性和有效性提高。

(1)适应证:①末梢血行障碍及疼痛性疾病:血栓闭塞性脉管炎、雷诺病及综合征、糖尿病性坏死、下肢难治性溃疡、下肢多汗症、大腿股骨头无菌性坏死、急慢性动脉闭塞症、闭塞性动脉硬化症等。②反射性交感神经萎缩症，外伤后灼痛、幻肢痛、带状疱疹后神经痛(下肢部)、脊椎术后下肢痛等。③癌症性疼痛。④下肢真菌症等。

(2)阻滞方法：分为傍脊椎法和经椎间盘法。

①傍脊椎法：患者取侧卧位，在透视下按照椎体前后方向判明针的位置，从正中线外 7～8cm 做记号，在记号点置一持针器，尖端的投影像与椎体的轮廓重叠来调节斜位角度，使目标椎体影像清晰为止。以记号为穿刺点，穿刺针刺入，达到目标深度后，针尖进入骨膜而呈固定状态，针的角度朝着斜面调节前进；进针时的针抵抗感十分重要，大时针向椎体侧，小时针朝外侧，针就能与椎体保持良好的接触状态。针进入椎体前缘一定深度后，注入造影剂和局麻药混合液。摄其侧面像。良好的造影从正面像上没有超过椎体外侧缘的部分，侧面像也没有向椎间孔流的迹象。15min 无下肢皮肤、肌张力低下的情况，即注入无水乙醇或酚甘油，每一阻滞点 1～3ml，安静休息 30min。易引起阴部大腿神经的神经炎，须注意。

②经椎间盘法：病人俯卧位于透视台，腹部下方置枕，减少腰椎的前弯曲。术者位于阻滞侧。在腰$_{2\sim3}$ 的水平椎间关节面较与矢状面接近，关节未向外突出，由后方经椎间盘穿刺容易。从正中线 2.5～4cm 的外侧取穿刺点。在背腹方向透视下，由穿刺点向椎间关节裂隙稍外侧进针，触及下位腰椎关节的上关节突，略微拔出针，再稍向外侧刺入。沿上关节突的外侧面滑动进针，感到与骨性组织有贴附黏着状，即针触及椎间盘后外侧。出现放射痛时针已触及神经根，立刻将针拔回，并改变方向，从神经根的内侧、同时由尾侧向椎间盘内进针，有到椎间盘表面的感触时，将针向椎间盘内刺入 1～1.5cm，腰深部一过性钝痛，为椎间盘表层的脊椎神经受刺激所致。透视或 X 线摄像确定针尖位置，如针尖位置合适，注入造影剂与局麻药的混合液 3ml，5min 后无神经学异常时，注入无水乙醇或酚甘油 1～3ml。

以上两种方法有一定的危险性，可诱发和促进椎间盘炎、椎间盘变性、神经根损伤等并发症及腰动脉损伤等。

6. 外科手术

(1)脊髓后正中后索点状切开术：是选择性切断了脊髓中间部传导内

脏痛觉的神经纤维。治疗宫颈癌、肺癌和胃癌晚期腹部内脏痛,效果肯定。

(2)脊髓止痛手术:根据癌性内脏痛的不同部位和特点,行脊神经根切断术、脊髓前外侧束切断术和脊髓前联合切断术。应慎重选择。

第六节 慢性疼痛规范化治疗

慢性疼痛的治疗范围已在第一节中叙述。在应用综合措施治疗的同时,慢性疼痛治疗不仅在于消除或减轻疼痛,提高生活质量,而且更强调正常生理及心理功能的恢复。慢性疼痛是指持续 1 个月以上(过去为>3个月)的疼痛。

一、头面部疼痛治疗

(一)偏头痛

该病为一种发作性疾病,间歇期无任何症状。该病为常见病,反复发作,多数患者有家族史。严重影响生存质量。疼痛程度、发作频率及持续时间因人而异。

【病因】 ①颅内外血管的异常收缩、扩张;②血管壁中 5-羟色胺蓄积;③遗传因素等。

【诊断】

(1)头痛局限于一侧,或一侧为主。

(2)疼痛的程度多为中、重度。扩展于面、颈、肩等很像非典型性面痛。

(3)疼痛的性质多为搏动性,似在头痛中出现节律性搏动,也可为胀痛。

(4)发病前有先兆症状:如情绪变化、倦怠、视觉或感觉异常、恶心、呕吐等。

(5)疼痛发作可持续几小时或数天,有时为双侧性。

(6)EEG 可排除癫痫,CT 排除颅内占位病变。

【治疗】

1. 药物治疗 发作期用解热镇痛药,阿司匹林 0.3～0.6g 口服,每日 3 次,用于急性发作。或酒石酸麦角胺,每次 0.25mg,皮下注射,每小

时 1 次,共 2 次;口服或舌下含 2mg,每小时 1 次,最高达 8mg;或二氯麦
角胺,每次 1mg,肌注,每小时 1 次;或麦角胺 1mg 或咖啡因 100mg 发作
时口服。或 5-羟色胺拮抗药、二甲新碱。或用癫痫抑制药,苯妥英,
100～300mg,每日 3 次;卡马西平(酰胺咪嗪)200mg。若头痛剧烈,上述
药物不能缓解时,哌替啶 50mg＋咪达唑仑 5mg 肌注。

2. **神经阻滞疗法** 行星状神经节阻滞,或三叉神经 1 支阻滞,或枕
后神经阻滞,或蝶腭神经阻滞。

(二)紧张性头痛(肌收缩性头痛或心因性头痛)

【病因】 发生率最高。①头颈项部的肌挛缩、血管的扩张或收缩;
②精神紧张;③工作习惯致颈项肌紧张。

【诊断】

(1)早晨发作,下午最重,无明显缓解期。从两侧枕部至颞部、额部的
持续性压重感,伴头痛。

(2)疼痛性质为钝痛、胀痛,头部有压迫感或紧缩感;对活动无影响;
枕、颈、项、肩胛背部肌肉变硬。

(3)有时伴枕部痛、偏头痛。

(4)注意排除颈椎及椎旁组织器质性病变。

【治疗】

(1)一般治疗:消除紧张情绪,指导其戒烟。

(2)药物治疗:用解热镇痛药(阿司匹林、布洛芬),或镇静药的苯二氮
䓬类(安定),或中枢性镇痛药。或抗抑郁药,如阿米替林 25mg,睡前服,
每 3～4 天增加 25mg;多塞平 25～50mg,3/d。

(3)神经阻滞疗法:选用局麻药局部浸润,或枕大小神经阻滞,或星状
神经节阻滞,最为有效。

(4)物理疗法。

(三)丛集性头痛

【病因】 以前称为"周期性偏头痛性神经痛""组胺性头痛""偏头痛
性睫状神经痛"等,是一种偏头痛的变异型,即血管性偏头痛。不明病因,
是多因素作用结果。

【诊断】

(1)头痛发作有一短暂的丛集发作期,疼痛位于一侧眼眶周围,波及
颜面,为重度疼痛,伴随自主神经症状,如流泪、结膜充血、流涕、眼睑下

垂、瞳孔缩小等。

(2)发作时头痛剧烈,持续 15min 到 3h,每日 1 次或 2 次,丛集期与缓解期交替,丛集期 1 个月～3 年。

(3)注意与三叉神经痛鉴别。

【治疗】

1. 药物治疗　用酒石酸麦角胺 0.25～0.5mg 口服或肌注,每晚 1 次,连用 5d;或碳酸锂 0.125g 口服,每日 3 次;舒马普坦 6mg,皮下注射,使 80% 以上病人 15min 内头痛缓解。或皮下注射。泼尼松龙、维拉帕米口服等。

2. 神经阻滞疗法　星状神经节阻滞或蝶腭神经节阻滞等。

3. 氧吸入疗法　可用于发作期。面罩吸氧,流量 7～10L/min,10～15min,可使 60%～70% 的患者疼痛缓解。

(四)心理性头痛

【病因】　很难找到确切原因的头痛。

【诊断】

(1)疼痛始于额、枕部,通常放散整个头部。

(2)持续时间长,很难从头痛中解脱。

(3)疼痛性质为"绑绞头部"或"刀割头部"样疼痛。

(4)排除头痛与颅脑、颈椎损伤或其他异常有关,并排除眼耳鼻疾病、肿瘤等器质性病变。

【治疗】　以综合治疗为主。

(1)一般疗法:精神、心理疗法。

(2)药物治疗:为口服解热镇痛药。

(3)神经阻滞疗法如星状神经节阻滞等。

(五)枕神经痛

【病因】　①原发性(持发性),为真性三叉神经痛;②继发性,因各种原因的疾病所致、上位颈椎及其支持组织的并发症。

【诊断】

(1)多呈发作性,也有间歇性压重感和钝痛,发作时有放射痛,有时可呈搏动性疼痛。

(2)沿神经走行放散,时有三叉神经 1 支痛或结膜充血。

(3)感觉异常,接触头发或头部吹风时诱发疼痛。

（4）肩项背发硬、紧张、压痛。

【治疗】

（1）药物治疗。

（2）神经阻滞疗法：可选枕大、小神经阻滞，用局麻药反复进行，不用破坏性阻滞；或颈$_{2,3}$神经阻滞；或星状神经节阻滞。

二、三叉神经痛治疗

又名"痛性痉挛"，俗称"疼痛之王"。可累及面部限于三叉神经的一支或几支分布区。

（一）特发性三叉神经痛

【病因】 不明。

【诊断】 主要靠临床症状。

（1）发作性剧痛，发作期过后不痛，发作时如闪电或刀割般剧痛，持续几秒至数分钟。

（2）有触痛点。说话、饮食、洗脸、刷牙、冷刺激等可诱发疼痛，轻触时也引起疼痛并放散。

（3）30－40 岁或以上年龄段人群较多发，右侧多于左侧。

（4）Ⅱ、Ⅲ支区或两者混合发生较多见。

（5）感觉无异常，有时在受侵神经分支区域有感觉过敏或重压感，但很少见。

（6）支配触痛点的三叉神经分支可行诊断性神经阻滞。

（7）X 线检查可排除继发性三叉神经痛。

（8）抗痉挛药，如卡马西平诊断性治疗。

【治疗】

（1）神经阻滞疗法：可选支配触痛点神经分支行三叉神经分支阻滞，选用单纯局麻药，若效果不佳时改用乙醇阻滞。根据疼痛分布区域，采用相应的神经阻滞。①Ⅰ支，眶上神经阻滞、滑车神经阻滞；②Ⅱ支，眶下神经阻滞、上颌神经阻滞；③Ⅲ支，颏神经阻滞、下牙槽神经阻滞、下颌神经阻滞。如上述措施均不佳，则由分支阻滞改为半月神经节 3%～5%酚或 5%酚甘油阻滞。

（2）抗痉挛药物：卡马西平 200～400mg/d，可减轻发作，但停药后又恢复原状。或苯妥英 200mg，2/d，3 周内增加到 300～400mg，即可达到有效血浓度。若无缓解应停药。

(3)半月神经节阻滞:复发病例,大部分病例反复进行阻滞后可获愈。若复发,下列情况下可行半月神经节阻滞:①Ⅱ、Ⅲ支区的疼痛,且分支经反复阻滞后效果仍不十分满意者;②两支分支以上同时发病者;③患者为高龄者。

(4)射频疗法或外科疗法:射频热凝术是治疗三叉神经痛的重要方法。在 CT 或 C 形臂 X 光影像定位引导下,使治疗更加精确、精细,是当前最微创、最安全、病人痛苦小、效果好、风险低的治疗方法。

(二)继发性三叉神经痛

【病因】 病因较多,常见原因为肿痛、血管疾病、炎症(尤其是鼻窦炎)、全身性疾病、带状疱疹、神经炎、外伤等之后,继发性地发生三叉神经痛。

【诊断】

(1)持续性疼痛,有时为烧灼样。

(2)无触痛点或不清楚。

(3)除肿瘤、带状疱疹之外,一般好发于年轻人。

(4)第 1 支发生率高,尤其伴发枕神经痛,称枕大三叉神经痛。

(5)伴有感觉异常,有时伴有邻近的脑神经发生异常。

(6)用局麻药行三叉神经分支阻滞,此种诊断性阻滞后症状变轻的病例多,但原发疾病存在时,不久疼痛会复发。

(7)需做详尽的耳鼻科、胸外科检查,以明确病因。

【治疗】

(1)用局麻药行三叉神经分支阻滞。

(2)星状神经节阻滞。

(3)枕大三叉神经痛时,应并用枕神经阻滞。

(4)根据病因,用消炎药及维生素类。

(5)针对原因性疾病进行治疗。

(三)面肌痉挛

面肌痉挛又名面肌抽搐。系指一侧面部表情肌不自主抽动,而无其他神经系统病变。

【诊断】

(1)女性多见,中年后发病。

(2)紧张或疲劳可诱发不自主、不规律痉挛,初期由眼匝肌开始,可逐渐累及同侧面部痉挛。

(3)应排除面神经受压的颅后窝病变。

【治疗】

(1)药物治疗:早期可用镇静催眠药。

(2)神经阻滞:可用面神经分支阻滞或眶上神经阻滞。

(3)针刺治疗。

三、颈肩上肢疼痛治疗

(一)颈椎病

颈椎病又名颈椎综合征、颈肩综合征、颈肩手综合征,为常见病。

【病因】　　主要由颈椎退行性、骨质增生、外伤等原因引起。

【诊断】

(1)疼痛、颈发酸、麻木、眩晕、耳鸣和听力减退、活动受限,常能找到数处触痛点。病人深感痛苦,影响工作和生活。

(2)分为颈型、神经根型、交感神经型、椎动脉型、脊髓型、混合型6类。

(3)骨质增生好发部位为颈$_{6,7,5}$,有时也发生在颈$_{3,4}$。

(4)可经 X 线摄片、MRI 或 CT 确诊。

【治疗】

(1)一般治疗:休息制动。

(2)理疗:颈部牵引、针刺治疗。无效时采取。

(3)颈部硬膜外泼尼松混合液阻滞疗法:经颈$_{6\sim7}$或颈$_7\sim$胸$_1$椎间隙行颈部硬膜外穿刺后,向头侧置管,注入 2% 利多卡因 2ml＋泼尼松 2ml＋维生素 B$_{12}$ 500μg＋维生素 B$_1$ 50mg,生理盐水加至 10ml。注后平卧休息 20~30min,每周 1 次,共 4 次为一个疗程。患者应住院,导管妥善固定,防感染。

(4)椎间隙或椎间关节泼尼松混合液阻滞:将泼尼松 2ml(62.5mg)加 1% 利多卡因 4ml,共 6ml,注入到增生的颈椎间隙深处(黄韧带外侧)及椎间关节,每处 2~3ml。必要时可配合肩胛上神经阻滞(1% 利多卡因 8~10ml),用触痛点注射(2ml)。用泼尼松混合液阻滞为每隔 4~6d 1 次,其余治疗日单用局麻药阻滞,12d 为一个疗程。

(5)硬膜外滴注疗法:于颈$_{6\sim7}$或颈$_7\sim$胸$_1$穿刺,硬膜外置入导管后滴注,配方止痉合剂 200ml:地塞米松 20mg＋维生素 B$_{12}$ 200µg＋维生素 C 200mg＋维生素 B$_6$ 50mg＋利多卡因 150mg＋生理盐水加至 200ml,滴速每分钟 30～60 滴。

(6)射频热凝术:是神经破坏性阻滞疗法,在 X 线导引下进行。

(7)乙醇阻滞术:穿刺成功后,先注入 1％利多卡因 3ml 试验量阻滞,观察无异常反应,注射无水乙醇 1～2ml。适用于诊断明确、反复注射治疗效果不持久、疼痛顽固发作,严重影响患者工作和生活者。

(8)手术治疗:用于颈椎间盘突出压迫神经根引起神经根损伤,或经各种非手术治疗无效者,有椎管内骨性异常卡压神经根者。

(二)颈臂综合征

从颈、肩起至上肢范围内,因种种原因而发生的自发性疼痛,称为颈臂综合征。包括颈肩肌筋膜炎。

【病因】

(1)疼痛为主的颈肩的肌挛缩:肌炎、筋膜炎和重症肩僵硬等。

(2)疼痛及运动受限:五十肩、肩关节周围炎。

(3)疼痛及感觉障碍:颈椎间盘脱出、颈椎病致疼痛及感觉异常。

(4)疼痛、感觉障碍及循环障碍:支配颈肩上肢的神经、血管受附近的肌、腱、骨的压迫所致者,常见有胸廓出口综合征、前斜角肌综合征。

【治疗】

(1)治疗原发疾病:颈部牵引、药物治疗和外科手术等。

(2)理疗:温热疗法、按摩、运动疗法、电针等。

(3)药物疗法:除恶性肿瘤外,常选用解热镇痛药,有时可并用可的松。如疼痛较重时可追加喷他佐辛、哌替啶等镇痛药;肩僵硬可用中枢性肌松药、精神安定药等。

(4)神经阻滞疗法:①局部痛点注射治疗,用局麻药加糖皮质激素局部浸润阻滞,以 0.5％利多卡因 5ml 加曲安奈德 40mg 等压痛点或挛缩僵硬的肌肉内浸润阻滞,适用于:肩僵硬、慢性颈部肌痉挛、纤维性变、前斜角肌综合征和扭挫伤等。②颈部硬膜外阻滞,在椎间盘脱出症,疼痛与肌痉挛等恶性循环,经硬膜外阻滞后可被阻断。对颈椎关节炎、带状疱疹、带状疱疹后神经痛及扭挫伤均为适应证。③颈椎旁神经阻滞也常被选用。④星状神经节阻滞,在臂丛及臂丛以下末梢神经外伤后的神经痛、灼痛患者,雷诺病、闭塞性脉管炎患者、幻肢痛患者和扭挫伤患者均可选用。臂丛阻滞用于臂丛及其以下的末梢神经外伤后的神经痛,经反复行臂丛阻滞后可获良效。而肩胛上神经阻滞,用于五十肩。

(三)慢性颈部肌痉挛(肩硬症)

【病因】

(1)综合因素:寒冷、不合理的姿势、过度疲劳和视力障碍。

(2)职业因素:常年在固定姿势下工作的打字员、绘图员等职业疾病。

【诊断】　临床表现为肌肉僵硬、伴隐痛。当肌痉挛强烈时,疼痛从颈部就向枕部、斜方肌方向广泛扩展,颈部活动受限。有时存在疼痛增强的触痛点。肩僵硬长久时,可变为结缔组织炎,整个肌肉变硬肥厚,甚至在肌肉间可触及坚硬的肿物样硬块。

【治疗】　症状轻时可用理疗、药物疗法。重时用神经阻滞方法。

(1)预防为主:防止寒冷,纠正不合理的工作姿势及过度疲劳。

(2)理疗:按摩、温热、电针。

(3)药物疗法:解热镇痛药的阿司匹林、非那西丁等,早期可试用。精神安定药用地西泮 6mg,分成 3 次。中枢性肌松药用氯美扎酮(芬那酮)等。

(4)神经阻滞疗法:用局麻药局部浸润,将 0.5%利多卡因或其他局麻药 5～10ml,也可加入可的松 25～30mg,注射于压痛点及其周围。

(5)硬膜外阻滞:适用证范围广,尤其重症肩僵硬者。

(6)星状神经节阻滞:当肩僵硬为偏侧性且剧痛时,用此方法可改善血循环。

(四)肩关节周围炎(五十肩)

好发于 50 岁的人群,简称肩周炎,又称"五十肩"。是以肩关节周围的疼痛及活动功能受限为主要体征的常见病。

【病因】　并不在关节本身,而在其周围肌群等组织,特别是冈上肌、冈下肌在肱骨的附着部。出现肱二头肌长头腱、三角肌腱、滑囊和关节头的变性、钙沉着、炎症、粘连等改变。临床上围绕肩关节的三角肌疼痛较多见,是腋神经受压所致。

【诊断】

(1)发病年龄 50－60 岁,女性多于男性,左侧多于右侧,多单侧,起病缓慢,病程长达数月至数年。

(2)肩关节钝痛,逐渐加重,夜间疼痛尤甚,可影响睡眠。疼痛可涉及颈部、肩胛、上臂。

(3)肩关节僵硬,活动受限,外展、上举、内外旋困难,重者不能梳头、穿衣,病程长者可有局部肌肉萎缩,尤以三角肌最明显。

(4)患侧肩关节周围有多个压痛点。

(5)X线无阳性发现。注意与肩部肿物、结核、颈椎疾病鉴别。钙沉着时示钙化影。

【治疗】　止痛,解除肌痉挛与恢复功能。

(1)一般治疗:局部休息、保温、热敷、按摩、针灸和理疗等。

(2)药物治疗:解热镇痛药、镇静药等。

(3)小针刀。

(4)神经阻滞疗法:可选局麻药局部浸润,以 0.5％利多卡因加氢化可的松 20mg,注射于肩峰下,肱二头肌长头腱或关节囊内。而肩胛上神经阻滞,为首选方法,有异感或放射感后局部注入局麻药加维生素或激素混合液 5～10ml,每周 1 次,4 次为 1 个疗程。或腋神经阻滞,或疼痛点阻滞,可在腋神经和小圆肌交叉点处找触痛点,注入 3～5ml 局麻药。或星状神经节阻滞,疼痛从肩部向肘、前臂放射时选用此法效果好。可单独进行或与肩胛上神经阻滞同时进行。或臂丛麻醉下手法松解术,须注意松解后局部休息,以免产生新的粘连。阻滞疗法治疗后进行功能锻炼。

(五)肱骨外上髁炎(网球肘)

【诊断】

(1)病程较长,反复发作,有职业特点,如从事网球、小提琴、拖拉机手及汽车司机等,多发生于右侧。

(2)疼痛源于肘部后外侧,有时向前臂放散,局部有压痛。

(3)肘关节活动正常,X线无异常。

【治疗】

(1)早期发现,局部制动休息。

(2)针灸、理疗、小针刀。

(3)痛点注射:于痛点注入局麻药、激素混合液 3～5ml,对症处理后可缓解。

四、胸部疼痛治疗

(一)肋间神经痛

肋间神经痛为病变或病毒侵及胸段脊神经前支所致。

【病因】

1. 分支性神经痛　因病毒感染后的神经炎;尤其是病毒性上气道感染后容易发生。或带状疱疹病毒及其他病毒感染。或脊椎骨病理变化,如骨折、肿瘤、外伤。

2. 强直性肋间神经痛　因感染后、外伤后、手术后、带状疱疹后的神经痛。或维生素缺乏、贫血等。或中毒、代谢性神经炎;酒精中毒、铅中毒、糖尿病等。或壁层胸膜炎、胸膜炎等。

【诊断】

(1)从背部胸椎沿肋间神经走行至前胸部表浅部位、局限性的剧烈放射性疼痛,呈刺痛或灼痛,当呼吸、咳嗽、喷嚏、深吸气时加重。

(2)大多为继发性。

(3)X 线及 CT 可检查出其继发性神经痛的病灶。

【治疗】

(1)一般治疗:安静、休息,消除高度紧张的情绪。

(2)针对病因治疗。

(3)药物治疗:口服或肌注镇痛药。

(4)理疗:超激光照射或其他理疗。

(5)神经阻滞疗法:选肋间神经阻滞是最有效的治疗方法、椎旁脊神经阻滞、硬膜外阻滞、椎旁交感神经阻滞效果也确切,但应预防气胸并发症,而蛛网膜下腔阻滞的危险性较大。

(二)心脏疾病性疼痛

【病因】　因心绞痛、心肌梗死、心肌缺血、心肌及冠状动脉外壁神经末梢受刺激所引起的心脏疼痛。

【治疗】

(1)一般疗法:吸氧、卧床休息。

(2)冠状血管扩张药:硝酸甘油 0.3～0.6mg 舌下含服,或亚硝酸异戊酯 0.1～0.2ml 挤破至手帕上,经鼻吸入。

(3)精神安定药。

(4)镇痛药:用吗啡、哌替啶、喷他佐辛等。

(5)神经阻滞疗法:选用星状神经节阻滞,或椎旁胸脊神经阻滞,或椎旁胸交感神经阻滞,一般行左侧颈$_7$、胸$_{1\sim3}$交感神经节阻滞。或胸部硬膜外阻滞。

五、腰背痛治疗

(一)腰椎间盘突出症

腰椎间盘突出症指椎间盘发生退行性改变,纤维环破裂,髓核向外突出,方能刺激和压迫周围的神经根、血管而引起临床症状。

【诊断】

(1)发病率:是一种常见病,占门诊腰腿痛病人的15%,多见于30-40岁男性,一般突然发病,常有外伤、劳累史,休息后可缓解,再劳累又复发。

(2)症状:为腰部酸痛、钝痛,伴坐骨神经痛,由臀部向下肢放射,可伴麻木或感觉异常。局部肌肉防御性紧张,患者呈强迫体位。

(3)体征:直腿抬高试验、加强试验和屈颈试验均阳性。

(4)辅助检查:CT、MRI可确诊。

(5)好发部位:以$L_{4\sim5}$、$L_5\sim S_1$多见,$L_{3\sim4}$次之。棘突中线或棘旁有压痛并向下肢放射。

【治疗】 有非手术疗法与外科手术疗法。神经受压非常严重并伴有运动障碍或感觉障碍者,尤其有马尾综合征者,可选择手术疗法,其余病人最好先行非手术疗法,依据其症状改善情况再决定是否行手术疗法。

(1)射频高凝靶点治疗术:是近年来治疗椎间盘突出症的微创先进方法。射频高凝靶点治疗需在CT准确定位下、数字减影下监测、导航引导下直接把突出部位的脊髓核变性、凝固,收缩后减小体积,解除压迫,而不伤及正常的髓核组织。同时修补纤维环的破裂、灭活盘内新生病变超敏的神经末梢。直接阻断髓核液中糖蛋白和β蛋白的释放。温热效应对损伤的纤维环、水肿的神经根、核管内的炎症反应起到良好的治疗作用。治疗后症状即消失或减轻。这种方法是只除掉病灶,正常组织丝毫不会伤及。神经系统专用的射频治疗电极板只有0.7mm,形同一根针灸针,整个治疗不用麻醉药、镇痛药、抗生素、激素等,只是一个物理变化过程,对人体无任何副作用,使治疗更人性化。

(2)神经阻滞:用局麻药痛点注射局部浸润,当肌挛缩严重时,以脱出髓核为中心,用细针仔细行局部浸润。常用低浓度局麻药 0.5％罗哌卡因 10～15ml 加可的松 25～30mg。

(3)腰部硬膜外阻滞:可用局麻药、维生素加激素混合液 10～15ml 注入相应节段硬膜外腔。对病情重者,可采用保留硬膜外导管,每天给药,连续给药 2～3 周。

(4)椎间孔神经根阻滞:于脱出部位相应间隙之椎间孔注入局部麻药、维生素或激素混合液 8～10ml。也可用骶管阻滞,适用于腰$_5$至骶$_1$、腰$_{4～5}$脱出者,注入混合液 10～12ml,每周 1 次,4 次为 1 个疗程。或选用溶核疗法。

(5)小针刀疗法或针灸疗法。

(6)理疗:用温热疗法、按摩疗法、腰椎牵引或激光照射等。

(7)用镇痛药治疗:常用解热镇痛药。

(8)卧床休息:保持 1 周时间平卧休息,卧木板床为最好。

(9)固定:穿紧身衣、腰围和支持带的目的是腰部制动。使受损的腰椎间盘获得局部充分休息,为复位创造良好的条件。

(10)腰椎间盘溶盘术:注射胶原酶溶解突出的腰椎间盘,又称为溶核术,是治疗此病的有效方法。优良率 80％左右。溶盘穿刺新进路有小关节内缘进路、小关节间隙进路、椎板外切迹进路,使穿刺变得较容易。但应遵循临床症状、体征与影像学相一致原则,要严格掌握禁忌证,预防并发症,并做好相应处理。

(11)椎间盘臭氧消融术:属微创手术治疗,利用臭氧的强氧化效果,在 CT、MRI、C 型 X 光机、DSA 的影像指引下,采用专用的穿刺针及注射器将臭氧注射浸润在选择性髓核、神经根和(或)神经节周围,经过氧化髓核中的蛋黄多糖和杀害髓核细胞,进一步作用于髓核,使其体积减小,突起的髓核回缩,可迅速缓解疼痛,显著减轻组织充血和水肿。达成治疗椎间盘突出的目标。此外,臭氧的抗炎止痛作用可直接解决被压迫变态及软组织的炎症。

(12)椎间盘切除术:适应证为:①病史超过 3 个月,严格保守治疗无效或保守治疗有效,但经常复发且疼痛较重者;②首次发作,但疼痛剧烈,尤以下肢症状明显;③合并马尾神经受压表现;④出现单根神经根麻痹,伴有肌肉萎缩、肌力下降;⑤合并椎管狭窄者。手术时经后路腰背部切口,部分椎板和关节突切除,或经椎板间隙行椎间盘切除。合并腰椎不稳、腰椎管狭窄者,需要同时行脊柱融合术。椎间孔镜技术是近几年微创脊柱内镜技术,是通过自然的神经出口的骨性通道,在镜下看到神经和压迫神经的椎间盘,辅助特殊微创工具精确将椎间盘取出,是安全可靠且损伤小的手术,目前主要用于治疗腰椎间盘突出症、腰椎管狭窄症,对于单节段单纯髓核突出已成为首选治疗方法。

(二)坐骨神经痛

坐骨神经原发性或继发性侵害所发生的、沿着其通路及分布区放散的疼痛病症,称坐骨神经痛。

【病因】 病损部位分根性和干性坐骨神经痛。①对坐骨神经的机械性压迫或外伤,如椎间盘脱出、黄韧带肥厚、脊椎前移症等;②中毒性、代谢性、感染性神经炎,如铅中毒、糖尿病、维生素 B_1 缺乏、病毒感染等;③由其他疾病波及坐骨神经的牵涉痛。

【诊断】

(1)沿坐骨神经走行的钝痛或电击痛,多为单侧,并波及同侧下肢,可向大腿后侧、小腿后外侧等处放射,行走时加剧。

(2)起病或缓或急,多有外伤史、紧张、体力劳动、受潮等诱因。

(3)坐骨神经一系列牵拉试验,如直腿抬高试验、交叉直腿抬高试验、弓弦试验、屈颈试验等阳性。

【治疗】

(1)一般疗法:初期应以卧床休息,解除病因为主。

(2)药物治疗:镇痛药常用。

(3)理疗:选温热、激光、按摩、电针、紧身衣、小针刀和针灸等。

(4)神经阻滞:腰大肌肌沟阻滞为首选方法。也可选用腰部硬膜外阻滞、痛点注射治疗等。

(5)手术疗法。

六、周围神经血管痛治疗

(一)带状疱疹后遗神经痛

带状疱疹治愈后,虽经 6 个月仍残留疼痛者,称为带状疱疹后遗神经痛(PHN)。

【病因】 病因不明,推测疱疹病毒引起神经髓鞘中的粗纤维的炎症、出血等病理,导致髓鞘脱落、生物电短路、后遗神经变性引起电击样剧烈、痛苦不堪的疼痛。

【诊断】

(1)初期(4～5d)出现皮疹,局部红肿,伴全身不适,发热发病率为0.14%～0.48%。

(2)疼痛沿被侵犯神经走向节段分布,呈束带状,单侧常见于胸腰部、四肢、额部。疼痛为烧灼样剧痛、夜间加重。

(3)当疱疹愈后仍有持续剧烈疼痛,＞1 个月以上则为带状疱疹后遗神经痛,时间可达数月乃至数年,难以治愈。约有 20%的患者后遗神经痛。

【治疗】

(1)药物治疗:以解热镇痛药的阿司匹林软膏及安定镇静药常选用。

(2)神经阻滞:选肋间神经阻滞效果最佳,或胸部硬膜外阻滞,最好用留置导管连续 PCEA 法。或胸部交感神经阻滞,或蛛网膜下腔阻滞,用局麻药加曲安奈德施行时,一般每周 1 次,若用酚甘油时,仅做 1 次性阻滞。或星状神经节阻滞。

(3)放射疗法:选深部照射,有时有效。

(4)其他:针灸、经皮电刺激(TENS)等。

(二)雷诺现象

原发于寒冷、情绪波动及其他诱发因素刺激下的指动脉痉挛。

【诊断】

(1)好发于 20－40 岁女性,肢端受冷刺激后,皮肤出现苍白→发绀→潮红,多为双手对称性,伴有局部发凉。麻木、针刺样疼痛时局部加温可缓解。

(2)早期每次发作数分钟,后期发作频繁,可出现肢端皮肤溃疡。

(3)应与血栓性脉管炎鉴别,后者多见于男性,部位多在下肢,有间歇性跛行。

【治疗】

(1)一般治疗:保暖、禁烟。

(2)药物治疗:选用血管扩张药,或镇痛药,或精神安定药等。

(3)神经阻滞:一般选用交感神经阻滞,上肢为星状神经节阻滞,下肢为 $L_{1～2}$ 或 L_3 的交感神经阻滞。

(4)外科手术:选交感神经切除术。

第七节 神经阻滞规范化镇痛疗法

神经阻滞用于镇痛效果好,临床上广泛使用于急性疼痛、晚期顽固性癌痛和慢性疼痛的病人治疗。神经阻滞在镇痛领域正发挥着独特的治疗作用。

一、概述

【机制】 神经阻滞疗法在疼痛医学中起着重要作用,是疼痛治疗中主要方法之一。具体操作是指在神经干、丛和节的周围注入药物等,阻断神经传导功能。神经阻滞镇痛的治疗机制:①阻断痛觉刺激向中枢的传导;②消除血管痉挛,缓解血管阻塞,改善血液循环;③消除骨骼肌肌紧张、挛缩和内脏器官的痉挛;④阻断疼痛恶性循环,解除炎性物质对神经的刺激,促进局部水肿和炎性物质的吸收,以及神经功能的恢复;⑤营养神经,局部注射维生素等营养神经药,减轻神经水肿,提高神经功能,从而达到缓解和解除疼痛的目的。

【用途】 神经阻滞术是麻醉科医师的最基本的技术专长,治疗的用途如下。

1. 手术麻醉 如臂丛麻醉或硬膜外麻醉;也用在鉴别某些疼痛的部位或疾病。

2. 消除疼痛 改善局部或全身情况。如对始终未能控制的疼痛,采用局麻药阻断神经传导功能,可缓解疼痛。

3. 判断某些治疗手段的预期效果 如舌咽神经痛用舌咽神经阻滞确诊。

4. 预防 术后疼痛引起的并发症。

【特点】

1. 镇痛效果可靠 对于癌症晚期癌痛、三叉神经痛或带状疱疹后遗神经痛等恶性疼痛,效果确切,能获得较满意的疗效,使患者从痛苦中解放出来,全面提高患者的生活质量。

2. 对疾病的诊断有重要意义 既可治疗又可诊断。

3. 可控性高 个体化原则,用药灵活,筛选理想的配方,可用局麻药、激素和神经营养药,也可用神经破坏药,治疗范围可选择性强。

4. 不良反应少　不良反应少,对神经破坏类药,如乙醇、苯酚等药物用法得当,则少有不良反应。

5. 简便　操作简便易学,不需要特殊的器具、装置、操作简便。

6. 疗效与操作技巧关系密切　神经阻滞效果的好坏对镇痛疗效关系大,阻滞若运用得当,可充分发挥其治疗作用;预防因操作不当可引起的并发症。以星状神经节阻滞为例,操作准确,可取得良好的效果;而操作不正确时,不仅无效,反而成为刺激,增加痛苦,应做好急救准备。

7. 高度重视术前心理疗法　安慰患者,减轻患者的恐惧感,打消患者以往对"麻醉"的恐惧心理,需行耐心的心理疗法把心理负担降到最低。

8. 是理想的镇痛法之一　神经阻滞疗法是介于药物疗法与手术疗法之间的第 3 种疼痛疗法,是一种较理想的非手术疗法。减少了药物疗法导致的胃肠功能紊乱、耐药性及其他不良反应;避免侵袭大的镇痛性手术疗法的创伤,不适于全身情况差者、易致并发症等缺点。对机体影响小、损伤小、不像手术侵袭那样大,对周围组织刺激小等优点。

9. 减少了临床对激素的应用　神经阻滞疗法可取代类固醇疗法,因类固醇疗法不良反应大、适应证受限制。

【适应证】　神经阻滞疗法的适应证非常广泛,包括各种性质的急性和慢性疼痛。

1. 全身各类疼痛　癌性疼痛、外伤性疼痛、术后痛、带状疱疹,带状疱疹后遗疼痛。变形性脊椎症(颈、胸、腰部),反射交感神经萎缩症,后者是最难治的疾病等。

2. 头痛　神经性头痛、偏头痛、肌收缩性头痛、群发性头痛、颞动脉炎、枕后神经痛、脑外伤后头痛,其他头痛等。

3. 颌面痛　三叉神经痛、舌咽神经痛、非定型面部痛、下颌关节紊乱症,面部其他部位痛等。

4. 四肢痛　灼痛、断端痛、幻肢痛,白蜡病、血栓闭塞性脉管炎、急慢性动脉闭塞症、末梢神经损伤、风湿性关节炎、类风湿关节炎、神经炎等。

5. 颈肩及上肢痛　颈肩手综合征、胸廓出口综合征、肩周炎、变形性颈椎病、上髁炎、腕管综合征、肩手综合征等。

6. 胸背痛　心绞痛、心肌梗死、肺栓塞、动脉瘤、肋软骨炎、肋间神经痛、胸膜痛等。

7. 腹部内脏痛　急慢性胰腺炎、胆石症、胆道运动障碍、消化性溃疡、输尿管结石症、慢性内脏痛、麻痹性肠梗阻、月经困难、肠系膜血栓形成栓塞。

8. 腰及下肢痛　腰痛症、椎间盘突出症、椎管狭窄症、脊椎分离移位症、肌筋膜性腰痛症、椎间关节症、坐骨神经痛等。

9. 会阴部痛　尾骨痛、痔、睾丸痛、阴茎异常勃起、肛门痛、阴部溃疡等。

10. 非疼痛性疾病　面神经麻痹、喉返神经麻痹、末梢神经麻痹、面部痉挛、抽搐症、痉挛性麻痹、眼睑痉挛;雷诺(综合征)病、硬皮症、冻伤(疮)、梅尼埃综合征、突然性聋、鼻过敏症、青光眼、视神经炎、网膜血管闭塞症、角膜溃疡、多汗症、下肢溃疡、褥疮、骨髓炎、肝炎、脑血管痉挛、脑血栓、脑梗死、外伤后水肿、外伤性骨萎缩症、乳房切除后水肿、郁乳、烫伤、创部瘢痕痛、变应性鼻炎、鼻窦炎、扁桃体炎、痛风、自主神经失调症等。

【禁忌证】　神经阻滞疼痛治疗要掌握适应证,更要严格掌握禁忌证,保证治疗的良好效果和安全。

1. 绝对禁忌证　穿刺部位皮肤或深层组织内有细菌感染,活动性结核;全身化脓症及脓毒性感染,如菌血症、毒血症、败血症等。

2. 相对禁忌证　全身情况不佳、身体极度衰弱、严重心力衰竭慎用;对原因不明的疼痛,如肿瘤早期疼痛不宜采用,以免延误病情,待确诊后,再应用;并有活动性消化性溃疡、重症高血压,糖尿病,妊娠初期等慎用。

3. 椎管内阻滞禁忌证　除上述禁忌证外,还有:①中枢神经肿瘤。②中枢神经系统炎症,如脑脊髓膜炎、梅毒、小儿麻痹、酒精中毒等。③出血性素质者,因蛛网膜下腔大量出血易造成神经损伤或硬膜外血肿。④施行蛛网膜下腔阻滞时,穿刺多次有出血或多次发生异感者,应当放弃。

【规范化治疗管理】　必须由经过正规培训且临床经验丰富的麻醉科医师行神经阻滞操作。操作不当会引起严重并发症,甚至有生命危险。

1. 药物毒性反应预防治疗　在注药前,必须回抽注射器芯,证明无血、无脑脊液和无气体后,可缓慢注药,严禁注入局麻药过快,或过量,或浓度过高出现局麻醉药中毒。并注意注药后患者的反应。一旦出现局麻药毒性反应,应积极处理。阻滞前给予镇静和抗胆碱药物,以提高镇痛效果,预防局麻药的毒性反应。

2. **防治神经麻痹与损伤**　由操作不慎或穿刺伤及神经干、根或马尾等引起神经炎,出现出血、血肿、邻近器官损伤,如气胸、血气胸、空气栓塞、穿刺针或导管破损、折断、残留体内等。预防和处理见第 5 章第三节中的硬脊膜外麻醉相关内容。目前硬膜外阻滞的应用有所减少,而椎间孔阻滞逐渐增多,以减少前者的并发症。

3. **药物不良反应的防治**　对可能发生的药物不良反应应加强预防,早期发现,及时处理。

(1)阻滞中所用镇痛药会引起呼吸抑制、排尿困难、恶心呕吐、皮肤瘙痒、头昏头痛、嗜睡、疲乏、血压下降、寒战、耐药性和成瘾等。

(2)过敏反应或过敏性休克。如维生素 B_1 过敏反应应做药物过敏试验。

(3)乙醇的一过性烧灼性痛和剧痛,运动神经麻痹、脊髓炎、神经炎、恶心呕吐、软组织坏死、纤维化。

(4)糖皮质激素不良反应:长期应用引起类肾上腺皮质功能亢进症,表现为向心性水肿、满月脸、水肿、糖尿、高血压、多毛、痤疮等;类肾上腺皮质功能不全,一旦突然停药,出现类肾上腺皮质功能不全的症状,如肌无力、低血压、低血糖等;也可诱发或加重感染,使化脓性、结核性潜在病灶扩散或蔓延;还可诱发或加重溃疡病的穿孔或出血。不良反应一旦发生,立即停药,积极处理。

4. **注药部位要准确**　深部神经阻滞应在 X 线导引下施术,才能在用乙醇或苯酚行神经干或神经节阻滞时,将药液准确地注入神经组织,才能保证有好的阻滞效果。患者有触电感时,并将针头左右拨动,仍反复出现触电感,证实确属刺中神经,方可注药。对一般性神经阻滞,为避免造成局部神经损害,宜在刺中神经有异感后退针 1～3mm,使针尖处于神经的附近或神经鞘内,所注入的药物即沿着神经周围扩散而发挥作用。

5. **治疗前应签知情同意书**　阻滞前应做好心理治疗,在采用乙醇、苯酚阻滞时,有可能继发局部感觉、运动障碍;用于肢体、会阴、肛门的癌痛治疗,有可能发生暂时性肢体轻瘫或马尾综合征等。应事先做好谈话,须使患者与家属知情理解,同意签字后方进行治疗为宜。

6. **掌握正确操作方法**　应持严谨的科学态度,以高度责任心集中精力,行神经阻滞均应选患侧进行,硬膜外阻滞宜选患侧向下穿刺与注药,注药时应注意先注入 5～10ml 已配制液,观察 5～10min,无不良反应后再注入所余的配制药液。观察 20～30min 后离去。并要严格执行无菌操作规程，预防感染。

7. **神经阻滞用药量因人而异** 坚持用药个体化原则，对老年、体弱者，神经阻滞用药量应酌减，注药后注意观察患者的反应。

【常用药物】

1. **神经阻滞药** 主要采用局麻药和破坏神经的药物。局麻药有普鲁卡因、利多卡因、丁哌卡因、罗哌卡因等。神经破坏药用酒精和苯酚，阻滞相应的神经干、神经根或神经节，达到使神经纤维完全变性，失去功能，称为"化学性神经切断术""神经松解术"或"持久性神经阻滞"，达到治疗顽固性疼痛的目的。

(1)95％以上浓度乙醇注入神经干后，破坏神经纤维，包括交感、感觉及运动神经。因其使用时的灭菌对芽孢不起作用，杀菌力仅是 75％乙醇的一半。因纯乙醇注入神经干内，可使神经纤维完全变性，而失去作用，故被称为"化学性神经切断术"，或称"持久性神经阻滞"。按注入部位的不同，其浓度与体积应有差异。蛛网膜下隙注入无水乙醇；硬膜外阻滞用 30％～50％乙醇；腹腔神经丛阻滞用 50％～100％乙醇；交感神经节阻滞用 50％～100％；神经根阻滞用 30％～100％乙醇；末梢神经阻滞用 50％乙醇。脑垂体阻滞用无水酒精。

(2)苯酚(酚，Phenlum)：借苯酚腐蚀性的化学作用，使神经纤维变性，阻断神经传导而达到止痛的目的，称之为"化学切断术"。治疗顽固性疼痛时常与乙醇合用，阻断感觉根或脊髓束传导、止痛时间较久。而阻断周围支的传导，因神经再生，则疼痛在一定时间后复发。复发后重复神经阻滞。如阻断神经节，神经细胞被破坏，不发生再生，可达长期止痛效果。一般用 95％或无水酒精＋5％～7％苯酚，剂量 0.5～3ml。苯酚的破坏作用强于乙醇。蛛网膜下隙阻滞用 5％～15％酚甘油；硬膜外阻滞用 10％～15％酚甘油或 7％苯酚溶液；交感神经节阻滞用 10％酚甘油或 7％苯酚溶液；神经根阻滞用 7％苯酚溶液或酚甘油；末梢神经阻滞用 5％酚甘油或 3％～5％苯酚溶液。

2. **镇痛药** 在神经阻滞疼痛治疗中占有重要地位。

(1)吗啡：2mg 加入生理盐水 10ml，注入硬膜外或骶管。镇痛显效时间 10～30min；作用持续时间 6～48h。

(2)哌替啶：20～30mg，加入 10ml 生理盐水，注入硬膜外或骶管内，镇痛显效时间为 2～5min,作用持续时间为 4.5～20h。

(3)芬太尼:0.05mg 加入生理盐水 10ml,注入硬膜外或骶管内,镇痛显效时间 2～5min,作用持续时间为 2～8h。

(4)氯胺酮:20～40mg,加入生理盐水 10ml,注入硬膜外或骶管内,其镇痛显效时间 2～10min,作用持续时间 2～96h。其机制是直接或间接作用于脊髓后角阿片受体,以出现节段性镇痛区域。

3. 激素　泼尼松龙、地塞米松、曲安奈德等为神经阻滞的常用药之一。有抗炎、抗毒素、抗过敏、降低毛细血管渗透性、增加肾血流量和肾小球滤过率,有助于利尿和减轻神经组织水肿等作用。

4. 维生素

(1)B 族维生素:促进糖类代谢,辅助神经营养,增强神经代谢功能,维持神经、心脏的正常功能,为神经细胞功能的恢复起支持保证作用。

(2)维生素 C:保持细胞间质结构的完整性,改善神经细胞对氧的利用。增加毛细血管的致密性,降低其渗透性及脆性,改善循环系统功能,能刺激造血功能,促进抗体的形成,增强机体对感染的抵抗力。

5. 神经细胞功能恢复药

(1)三磷腺苷(ATP):能促进人体蛋白核酸核苷合成,以利神经细胞功能恢复。同时可扩张血管,改善冠状动脉及其外周血液循环,并能给组织细胞功能活动所需的能量。因而,除适用于神经功能障碍之疾病外,还适用于神经性聋、肌肉萎缩、心肌病等。

(2)辅酶 A:加速受损神经细胞功能的恢复,对糖、蛋白质及脂肪代谢起重要作用。

二、星状神经节阻滞镇痛疗法

星状神经节阻滞(SGB)是将局麻药注射在含有星状神经节的疏松结缔组织内而阻滞支配头面部、上肢及上胸部交感神经,适用范围广,是疼痛治疗最常用的重要的一种方法。被推荐为 21 世纪治疗疼痛的主要方法。

【适应证】

1. 交感神经过度兴奋所致心身疾病　受星状神经节支配的头、面、颈、肩、上肢、气管、心、上胸部等组织器官,因交感神经过度兴奋引起的循环障碍、痛觉过敏、异常出汗等。

(1)头部疾病:头痛、脑供血不全、脑血管痉挛、脑梗死、椎-基底动脉供血不足、颞动脉炎及两侧头痛性癫痫等。

(2)面部疾病:末梢性面神经麻痹及炎症、面部痛、面部黄褐斑、眼及耳鼻咽喉科疾病(如过敏性鼻炎、视神经炎、脉络膜炎、急性闭角型青光眼、眼底血管痉挛性疾病)。

(3)头颈上胸部疾病:癌痛、带状疱疹、反射性交感性神经萎缩症、颈椎病、肩周炎、胸廓出口综合征、臂丛神经炎及麻痹等。

(4)颈及肩胛上肢疾病:循环障碍、雷诺病、顽固性上肢血管痉挛性疾病及疼痛等。

(5)心胸疾病:心绞痛、支气管哮喘疾病等。

(6)腹部疾病:顽固性呕吐、胃及十二指肠溃疡、结肠综合征等。

2. 全身性疾病　全身的自主神经系统、免疫系统、内分泌系统疾病等治疗。

(1)自主神经系统疾病:自主神经失调症、高血压与低血压、微热与低体温、多汗症与无汗症、不定陈述综合征和过眠症与失眠症等。

(2)免疫系统疾病:肢端红痛症与肢端发绀症、周围血循环障碍及易疲劳等。

(3)内分泌系统疾病:痛经症、更年期障碍及综合征等。

【禁忌证】　SGB 应用范围越来越扩大,但应注意其禁忌证:出、凝血时间延长或正施行抗凝治疗者;高度恐惧不合作者;局部炎症、肿瘤、气管造口者;持续咳嗽不止者。

【阻滞技术】

1. 颈$_7$-SGB　即第 7 颈椎横突前结节法,是气管旁入路法。也是前入路(和颈$_6$-SGB 均为前方入路)法,易操作、并发症少,目前应用广泛。颈$_7$靠近星状神经节,不易触之,只有个别上肢疾病选颈$_7$-SGB。病人仰卧,用左示指和中指的指腹触及环状软骨水平的颈总动脉,在其内侧与矢状面平行进针,当针尖触及骨面时,用左手保持针尖不动,回抽针管确认无回血,边观察病人,边分次注入局麻药 1% 甲哌卡因 1～3ml 或 0.5% 利多卡因或 0.25% 丁哌卡因 5～10ml,位置准确时,患者感到同侧肩胛背部有闷胀感。拔针后用纱布压住按压＞5min,进行监测。初次安静卧床40min,第 2 次拔针后卧床 30min。并发症为局麻药误入血管内引起意识消失、痉挛,若误注入蛛网膜下腔出现高位腰麻,术后血肿致呼吸困难、窒息等,应注意观察、处理。

2. 颈$_6$-SGB　即经第 6 颈椎横突前结节法,气管旁入路的前方入路法,因颈$_6$横突表浅、易触之,操作简便、效果好、节省麻药及并发症少、安全,目前应用广泛。以颈$_6$前结节为穿刺点,术者位于阻滞同侧,将左示指、中指尖弯曲,与病人矢状面平行置于胸锁乳突肌和气管之间,适当用力,平行将胸锁乳突肌、颈动脉、颈内静脉及其他软组织一并向外分离,在分离过程中,左手指尖向下触摸到的骨性标志即为颈$_6$横突前结节,在手指的内侧垂直进针,深度为 0.5～1.0cm,针尖可触及颈$_6$横突骨质,左手固定针头,右手持注射器回抽无异常,即可注药,注药过程中反复回抽多次。SGB 首先选颈$_6$-SGB。颈$_6$-SGB 的优点如下。

(1)效果好:因其颈$_6$横突表浅、易触之,阻滞有效率 99.1%,治疗有效率达 91.3%。

(2)安全性高:并发症发生率低,仅占 1.78%。

(3)操作易掌握:容易扪及颈$_6$横突,不需垫高双肩、病人无不适感,损伤也最少,术后恢复快。

3. 肌间沟侧入法　肌间沟侧入法的特点:颈$_6$横突结节在肌间沟处较表浅,容易触及,为阻滞穿刺时的明显解剖标记;此处远离大血管,穿刺不易伤及,穿刺针触及颈$_6$横突后,向内、后、下方再刺入 2.5cm 左右即可触及颈$_7$横突,注射药物即能阻滞其下方的星状神经节。方法:患者仰卧位,头偏向对侧,充分显露阻滞侧颈部,以前、中斜角肌之间的肌间沟为穿刺点。以 7cm 长 7 号穿刺针,用右手持注射器,左手固定针体,与皮肤呈垂直方向,朝内后下方刺入,触及颈$_6$横突后,退针皮下,调转方向与脊柱呈 30°左右夹角向颈$_7$横突跨越,针尖触及该横突后,固定针体,回抽无血、无气泡、无液体,即注射药物。注药时观察患者表情,并不断询问其感受,注射完毕,拔针后按压针眼,无菌纱布包盖。如穿刺中出现臂丛神经刺激时,退针,适当调整方向,重新穿刺。SGB 的后方入路、侧方入路等因操作困难、并发症多、效果不确切等,故已弃用。

4. 复合用药　SGB 用药原则,应以效果确切、种类越少越好,复合用药有以下几种。

(1)局麻药:利多卡因或甲哌卡因(卡波卡因)为佳,酰胺类和酯类局麻药均可应用。利多卡因起效快、弥散广、效果确切,临床用 0.5%～2%浓度行 SGB。单纯用局麻药即可达到目的。

（2）局麻药＋B族维生素（维生素 B_1、维生素 B_{12}、维生素 B_6）。

（3）局麻药＋激素（氟美松、泼尼松龙、地塞米松或曲安奈德）：激素有强大的抗炎作用。

（4）局麻药＋B族维生素＋激素：维生素 B_1、维生素 B_6 和维生素 B_{12} 均用于神经炎、神经萎缩和神经痛。

（5）局麻药＋镇痛药（芬太尼、氯胺酮、吗啡、哌替啶）：星状神经节内含有阿片受体，作用时间长，阻滞效果等待研究。

（6）局麻药＋B族维生素＋激素＋ATP、中药丹参液等：不能用或不宜用的药物尽量不用。

5. 向神经素注入法　向神经素（Neurotropin）是从经过病毒处理后的家兔外皮组织中分离出来的物质，属于抗过敏药，将其注入到星状神经节周围的治疗方法，称为星状神经节向神经素注入法（SGNT），是一种新疗法，并发症少、效果理想。

6. 疗程　要达到满意的治疗效果，需要一定的治疗次数和时间。多数疾病，每日1次，10次为1个疗程。面瘫病人 SGB 每日1或2次；2~3周为1个疗程；重症及发病＞7d者，每日1次，30次为1个疗程，总共需1~4个疗程。每个疗程的间歇时间等于治疗时间。特殊病例，如自主神经功能紊乱、不定陈述综合征、高或低血压、免疫功能改变、带状疱疹后遗神经痛，常需 60~70 次才有效。SGB 1或2次即可使某一疾病痊愈是不可能的。

【注意并发症防治】

（1）喉返神经阻滞：最常见，针尖过于向内引起。

（2）臂丛阻滞：以肌沟法最多见，约 10%，针尖过于偏外引起。

（3）膈神经阻滞。

（4）气胸或血气胸。

（5）硬膜外阻滞。

（6）蛛网膜下腔阻滞。

（7）药物注入椎动脉或颈动脉内：这一严重并发症，在注药前、注药中，以回抽注射器芯，可预防注入动脉内，发生局麻药毒性反应后，需紧急行呼吸、循环支持疗法。

（8）血肿或硬结：穿刺针损伤颈部血管后引起，出现后影响药物扩散而影响疗效。SGB 后的压迫止血，应引起充分注意。在同一病人需要多至数十次的反复穿刺注药中,硬结的形成很难避免。近年来,对星状神经节施行直线偏光近红外激光治疗,代替药物阻滞,可避免诸多并发症。

(9)局麻药毒性反应。

三、三叉神经阻滞镇痛疗法

【适应证】　如本节前所述,是治疗原发性三叉神经痛主要方法之一。

【阻滞技术】

1. 眶上神经阻滞　患者仰卧位,术者位于其头侧,在眉毛上缘距正中线 2.5～3.0cm 的耳侧,用 25G 1ml 结核菌素皮试针或 25G 2.5cm 长的针刺入,针从眉毛上缘垂直刺入到眶上切迹的上缘,不一定有放散痛。回抽无血,注入 0.5% 丁哌卡因或 2% 利多卡因 0.5ml,5min 后眶上神经支配区域出现麻醉效果,15～20min 后注入 0.5ml 无水乙醇,拔出针后用纱布压迫穿刺点 5min,床上安静休息 30min,观察。常见并发症有眼睑水肿、血肿,注药后用左示指压迫眶上切迹皮肤可预防;眼睑下垂,为药物阻滞动眼神经上支所致,可自行恢复。

2. 眶下神经阻滞　患者仰卧位,术者位于其右侧,眶下孔位于距正中线 2.5cm 的耳侧,眶下缘下方 0.7cm、牙槽上缘上方 3cm 处。左手示指压迫眶下孔,用 22G 5cm 针头,从鼻翼上端外缘 0.3～0.5cm 耳侧刺入,向外侧上方与额面成 46°进针,针头刺入 0.2～0.3cm 时,患者上口唇及鼻翼出现放射痛。刺入深度<0.5cm。回抽无血,缓慢注入 0.5% 丁哌卡因或 2% 利多卡因 0.3～0.5ml,左手示指压迫穿刺部位与眶下孔,注药可感到有粗大阻力,5min 后出现上唇与鼻翼镇痛效果,且无并发症,注入无水乙醇 0.3～0.5ml。拔针后用纱布压迫 5min,床上安静休息,观察 30min。并发症有面部水肿、皮下出血、血肿、视力障碍等。无须特殊处理。

3. 颏神经阻滞　颏孔位于距正中线 2.5～3.0cm 的外侧,第 2 臼齿根部下方 1cm、下唇下方 1cm、下颌骨上下缘的中点处。患者仰卧,头转向健侧;术者位于患者头侧(右患侧)或左侧(左患侧)。用 22G 5cm 针头,左手示指压在颏孔处以引导进针方向,针与下颌骨骨体表面约呈 60°向内下方刺入,当针尖滑到颏孔时,下唇、下颌部有放射痛,深约 0.5cm。回吸注射器无血液回流,注入局麻药 2% 利多卡因 0.3～0.5ml,5min 后,下唇与颏部触觉消失,有镇痛效果,无并发症时,注入 0.3～0.5ml 无水乙醇。有效时间约 14 个月。拔针后用纱布压迫刺入点 5min,安静卧床休息 30min。

4. 上颌神经阻滞　从操作技术与并发症的发生来看,以三叉神经末梢支阻滞中最为困难。操作方法有侧入法和侧前入法。

(1)外侧口腔外法:患者仰卧位头稍转向健侧。术者位于病侧,左手示指放在耳屏向鼻侧 3cm 处,即颧弓下缘,穿刺针与皮肤表面成 $60°\sim80°$ 向外眼角刺入,当针尖触到上颌神经时,鼻翼、上唇出现强烈的放射痛,这时应 X 线照相确定针尖的位置,刺入深度为 $4.5\sim5.0cm$。如判断针尖触及蝶骨的翼突外侧板的翼腭窝,确认无血液回流时,注入局麻药 $0.3\sim0.5ml$,5min 后上唇、鼻翼、眶下部位、上颌牙龈触觉消失。注入 $0.3\sim0.5ml$ 无水乙醇。有出血、血肿、视力障碍、复视、面神经麻痹和三叉神经全支阻滞等并发症。

(2)颧骨弓上法:从侧面看在颧骨下缘和下颌骨的冠突相交处为刺入点进针,针尖向前上方眼眶的顶端刺入,为 $5.0\sim5.5cm$ 的深度,可触及上颌神经,在上颌神经支配区域可出现放射痛。回吸无血液后,注入局麻药 2%利多卡因 $0.5ml$,5min 后上颌神经支配区域感觉消失,注入无水乙醇等神经破坏药 $0.5ml$。此部位在外侧口腔外法阻滞部位的末梢侧,安全性大,操作容易,但个别病人因形态学差异,穿刺针有时碰不到上颌神经。

5. 下颌神经阻滞　从卵圆孔该神经出颅部位阻滞,穿刺点在耳屏前 $2.0cm$ 鼻侧,颧骨弓下缘与下颌骨髁突与冠突之间,比上颌神经阻滞操作容易,并发症少,安全,是应用较多的方法。患者仰卧于 X 线透视台上,头偏向健侧。术者在患者患侧,消毒后用 22G 7cm 带有记号或带有刻度的穿刺针,从刺入点,先用局麻药 $1\sim2ml$ 浸润穿刺点,用左手示指放在穿刺点下方固定穿刺针,针尖的斜面向着鼻侧,于颧骨弓和左手示指尖端之间与皮肤呈垂直刺入,进针 $4.0\sim4.5cm$ 深度,如碰到骨质则为蝶骨翼突外侧板,应设法使针尖滑过外侧板的后缘,向后、向上 $0.5cm$ 可碰到下颌神经。也可将针拔到皮下,向后向上向卵圆孔方向刺入,如碰到骨质说明向后向上角度还不够,进针约 $5.0cm$ 可碰到下颌神经。下唇及舌前端有强烈放射痛。可行颏顶位与前后斜位两个方向的摄影,前者针尖位于接近卵圆孔外侧后缘有良好效果,后者针尖在卵圆孔中央接近下端时位置正确。回吸无血液后,注入局麻药 2%利多卡因 $0.5ml$,5min 后下颌神经支配区域出现镇痛效果,注入无水乙醇等神经破坏药 0.5ml,拔针后压迫穿刺点 5min,床上安静休息 30min,观察治疗效果与并发症。并发症有出血、血肿、咽鼓管穿刺、面神经麻痹、咀嚼肌麻痹及酒精性神经炎等。

6. 三叉神经节阻滞镇痛疗法　穿刺针通过卵圆孔直接达三叉神经节,注入局麻药或神经破坏药消除面部疼痛。主要用于治疗三叉神经痛与面部癌性疼痛。三叉神经痛的治疗,原则上是首先阻滞末梢支,最后须行三叉神经节阻滞。三叉神经节阻滞有前入法与侧入法。

(1)前入法:眶外缘向下垂直线与口角外水平线的交叉点,在口角外侧 3cm、上颌第 2 臼齿高度,穿刺点局麻后,用 22G 10cm 穿刺针刺入,进针约 7cm 深碰到骨质时,行 X 线引导下照相。针尖再向前进,面部出现剧烈的放射痛,针管内无血液及脑脊液回流,注入 2% 甲哌卡因 0.1ml,如出现三叉神经全支或第 2、3 支感觉麻痹、第 1 支感觉迟钝时,其针尖位于神经节中枢侧的神经节窦,非常缓慢地注入无水乙醇 0.1ml。有脑脊液流出时,针尖已位于三叉神经池或在更深的中枢侧,此时绝对不能注药,可改日再行阻滞,或改换三叉神经池内注入甘油阻滞。

(2)侧入法:当前入法因解剖异常,或有肿瘤等而不能穿刺时,可选侧入法。在下颌神经阻滞的前方,即耳屏前方 3～4cm 鼻侧、颧骨弓的末梢侧 2～3cm 处,用 22G 7cm 的穿刺针,与皮肤呈垂直刺入,可触及下颌骨,穿刺针与前额面约成 30°,后方稍倾向头侧,继续前进可能下颌神经而有强烈放射痛。深约 4.5cm,深到 5.0～5.5cm 可进入卵圆孔内。注入 2% 甲哌卡因 0.1ml,出现感觉消失,非常缓慢注入无水乙醇 0.1ml,安静休息到第 2 天。并发症有脑神经炎、血压升高、脊髓膜炎、角膜溃疡、角膜炎和幻痛等。

7. 三叉神经池注入甘油法镇痛疗法　脑外科手术治疗法侵袭大,而神经阻滞对病人的侵袭很轻微,但三叉神经阻滞法达不到永久性治疗的目的,故用三叉神经池内甘油注入法。患者半卧位,用 22G 10cm 穿刺针刺入卵圆孔,深约 7cm,再进针 1～1.5cm,有脑脊液流出后,坐位,三叉神经池造影,造影后用注射器将池内的造影剂吸引出来,之后注入无水甘油 0.1～0.2ml,保持坐位 45～60min,使其固定。甘油注入时有刺激痛,术前可给少量术前药。并发症有心率缓慢、恶心、呕吐、一过性血压变动、嚼肌肌力降低、脊髓膜炎、一过性剧痛和单纯疱疹等。

8. 卵圆孔穿刺半月神经节射热凝术治疗三叉神经痛　射频热凝技

术治疗三叉神经痛,近年来得到了更多的应用。单纯第 1 支、第 2 支、第 3 支痛者分别采用眶上孔、眶下孔或侧入卵圆孔穿刺;对第 2 支合并第 3 支疼痛者,应用改良的 Harte 前入路卵圆孔穿刺法进行温控神经靶点毁损;对定位困难的三叉神经痛病人在穿刺术中应用 X 线、三维 CT 或导航(引导)进行卵圆孔定位,或在术中验证靶点的结果,可弥补穿刺困难的缺陷,提高穿刺成功率,与传统的化学毁损法比,具有定位准确、毁损范围可控性好、并发症少等优点。

四、CT 引导下经皮腹腔神经丛阻滞镇痛疗法

【适应证】　腹腔脏器,特别是中、上腹部癌性疼痛的治疗。

【优点】　该神经丛是最大的内脏神经丛,位于胸$_{12}$至腰$_1$椎体高度,腹主动脉前方,围绕腹腔动脉和肠系膜上动脉根部周围,在横膈与肾动脉之间的腹膜后的结缔组织中,既往在 X 线透视引导下进行,目前在 CT 引导下施行,CT 引导下经皮腹腔神经丛阻滞是解除或缓解中、上腹部顽固性疼痛的有效方法,有效率可达 80％～94％,有以下优点。

1. 定位准确　神经、血管、脏器清晰可见,能清楚该神经丛及附近的腹主动脉、下腔静脉等大血管、动脉裂孔、横膈脚、肾、胰等重要脏器的位置关系。

2. 安全性高　病变范围清楚,可了解该处肿瘤的大小及向该神经丛周围淋巴结浸润的范围。

3. 并发症少　在明视下进针,避免副损伤、减少或避免并发症,提高阻滞成功率。

4. 确定最佳穿刺路径　患者及家属易于接受。

【阻滞镇痛技术】

1. 阻滞方法　患者侧卧位或俯卧位于 CT 台上,以胸$_{12}$至腰$_1$为摄影中心行薄层横断面扫描;分辨腹腔动脉、肠系膜上动脉、动脉裂孔;引一条不接触邻近脏器且可达到该神经丛的预定线,并计算其深度;将划定的预定线的 CT 影像位置,返回到患者的皮肤上,定出穿刺点标记(此点旁开棘突 3cm);用 22G 12cm 穿刺针从穿刺点进入,进针不离开椎体,CT 引导下确认针尖位置,深约 9cm,当针尖进入膈脚背部或穿过膈脚至腹腔动脉侧面时,即可注入 1％利多卡因 7ml 加造影剂 1ml 混合液;如立即出现腹痛或背部疼痛消失,且无感觉和运动神经阻滞,15min 后可注入无水

乙醇 15ml 或 6%酚甘油 5～10ml。以左侧垂直入路好,误伤小,右侧有损伤肺、肝、肾和下腔静脉的可能。

2. 阻滞范围 CT 引导下横膈脚、腹主动脉与椎体三者围成左、右间隙、通过内脏神经,将此称为膈脚后间隙,穿刺针尖进入此间隙阻滞叫 RSB;主动脉裂孔上方,通过膈脚与腹腔动脉或肠系膜上动脉侧形成的间隙,称经膈脚间隙,阻滞此间隙称 TCB。

(1)RSB:阻滞该侧内脏神经,也向对侧扩散,扩散范围胸$_8$至腰$_2$椎体上缘;阻滞内脏神经同时也阻滞腹腔神经丛。

(2)TCB:可阻滞腹腔神经丛,扩散范围胸$_{12}$至腰$_1$,若造影剂向肾周围等部位扩散,则阻滞效果不佳。持续 ECG、BP、SpO$_2$ 监测;操作后留观 0.5～1h,血压正常后送回病房。

五、胸部交感神经阻滞镇痛疗法

胸部交感神经阻滞比腰交感神经阻滞难度大、并发症多。胸交感的位置深在,若无影像引导下操作易引起气胸,甚至损伤脊髓。CT 引导下经皮穿刺胸交感神经阻滞术,定位准确、安全、效果好。

【适应证】 适应证为带状疱疹、带状疱疹后遗神经痛、中下部胸椎反射性交感神经萎缩症(RSD)、术后灼痛、外伤后骨质疏松、胸廓出口综合征、外伤性颈部综合征、胸背部痛、末梢神经障碍、多汗症、末梢血供障碍等。

【阻滞镇痛技术】 术前向患者及家属说明治疗的特点、预期效果和可能发生的并发症,按以下入路操作。

1. 后方脊椎旁法 该阻滞原则上是在 2 个椎体的侧缘进针,从第 1～12 胸椎都可进行阻滞。患者俯卧位,在 CT 或 X 线透视引导下,使椎体终板在一条线上,棘突在椎体中央。在肋间隙棘突外侧 4cm 左右为穿刺点[胸$_{2～3}$ 肋间 3.5～6.0cm,即(4.6±0.6)cm;胸$_{3～4}$ 肋间 3.5～6.3cm,即(4.4±0.6)cm];以 6cm 穿刺针,从穿刺点到椎弓根进行局部浸润麻醉;以 21G 10cm 穿刺针,在 CT 或 X 线透视引导下进行穿刺,针尖抵达椎弓根、滑过下关节突外缘,缓慢进针达椎体。拍胸椎侧位片,确认其深度,在椎体侧面的韧带与椎体之间进针到目的地。针与皮肤约成 80°的角,针尖在 X 线胸部侧位片上,应在椎体后 1/3 的位置,T$_2$ 为 5～8cm(7.4cm±0.8 cm),T$_3$ 为 5.3～10cm(7.3cm±0.8cm),回抽无血液或脑脊液后,在每一阻滞点注入 4:1 混合的造影剂和 2%利多卡因混合液 3ml。注意观察混合液的扩散形式,可清楚地看到造影剂的流动及其形状。拍正、侧位及斜位 X 线片,判断造影剂的扩散。当局麻药阻滞效果确切、无并发症及造影剂扩散无异常时,缓慢注入无水乙醇或酚甘油,每一阻滞点 1~3ml,胸$_2$ 为 1.0~3.5ml(2.3ml±0.6ml),胸$_3$ 为 1~4ml (2.4ml±0.6ml)。并预测并发症。

2. 前方气管旁法 在锁骨上,经气管旁入路,对第 2、3 胸部交感神经的阻滞方法。体位和星状神经节阻滞一样。阻滞的穿刺方法以推开颈动脉的方式,分为内侧法和外侧法:①内侧法和星状神经节阻滞方法一样,需将颈动脉和胸锁乳突肌推向外侧;②外侧法是将颈动脉推向内侧,将胸锁乳突肌推向外侧的方法。经 CT 或 X 线透视引导下确认颈$_7$和胸$_1$椎体,以左手示指和中指分开颈动脉和胸锁乳突肌,以近胸$_1$为穿刺点,以 21G 8cm 的穿刺针与透视台成 60°~80°进针,向尾背侧方向沿着椎体外侧缘进针,针尖抵达 T$_2$ 椎体的肋骨小头,在肋骨韧带处固定针尖,拍 X 线片,针尖的深度为 5~8cm(6.4cm±0.7cm)。针尖在椎体后缘为准确位置,注入造影剂和 2%利多卡因 3ml。20min 后病人无反应,慢慢注入无水乙醇或酚甘油,每一阻滞点 1~3ml。注意并发症及处理。

六、腰部交感神经阻滞镇痛疗法

该阻滞对下肢痛、血行障碍等疼痛的诊断治疗而被广泛应用。在 X 线透视引导下指导操作,判断阻滞部位,可达到预期的效果。CT 引导下腰部交感神经阻滞使安全性和有效性提高。

【适应证】

(1)下肢血管末梢血行障碍及疼痛性疾病:血栓闭塞性脉管炎、雷诺病、糖尿病性坏死、下肢难治性溃疡、下肢多汗症、大腿股骨头无菌性坏死、急慢性动脉闭塞症、闭塞性动脉硬化症等。

(2)盆腔及下肢疼痛综合征:反射性交感神经萎缩症,外伤后灼痛、幻肢痛、带状疱疹后遗神经痛(下肢部)、脊椎术后下肢痛等。

(3)癌症性疼痛。

(4)腹痛、腰椎及小关节周围软组织病变及下肢真菌症等。

【阻滞技术】 有傍脊椎法和经椎间盘法 2 种。详见本章第五节癌性疼痛规范化疗。

七、其他阻滞镇痛疗法

1. 臂丛阻滞　0.5%丁哌卡因肌沟路阻滞,对上臂的疼痛作用可持续到 12~24h。阻滞方法见第 5 章麻醉方法第二节中的臂神经丛阻滞相关内容。

2. 肋间神经阻滞　对上腹部手术有 6~12h 的止痛作用。阻滞方法详见第 5 章麻醉方法第二节中的肋间神经阻滞内容。

3. 坐骨神经或股神经阻滞　对下肢手术有 12~24h 的止痛作用。详见第 5 章麻醉方法第二节中的坐骨神经阻滞内容。

4. 胸膜腔阻滞　经置入的导管向胸膜腔注入 0.125%~0.25%丁哌卡因,可产生单侧止痛,很少产生感觉麻痹和运动阻滞,适用于单侧胸部或上腹部手术后镇痛,止痛时间、所用药量差异较大,以及并发症等因素影响,现已应用减少。

第 14 章　麻醉恢复期工作管理

第一节　麻醉后恢复室的管理

麻醉后恢复期的管理是手术治疗的第三个环节。麻醉后恢复室的创建是现代化医院麻醉后恢复期管理的重大发展。其卓有成效的工作,使术后早期并发症及病死率大为减少,保障了患者麻醉后恢复期的安全,积累了新的经验,丰富了对术后并发症的认识。麻醉后恢复室(post-anesthesia recovery unit,PARU)或麻醉后监测治疗室(post-anesthesia care unit,PACU)更确切,是对麻醉后进行严密观察和监测,以控制麻醉患者各种并发症的发生及康复质量,直至患者的生命指征恢复稳定的单位。对于促进患者顺利恢复、麻醉质量的提高与危重患者的抢救正日益发挥着重要作用,为现代化医院麻醉科的重要组成部分。

PACU 收容对象如下。

1. 手术室中全麻病人术后未清醒者。

2. 非全麻病人术中出现麻醉意外或病情不稳定者。

3. 苏醒期有生理紊乱者。

【设施与设备】

1. 设施　麻醉后恢复室的设施要符合现代化医院的要求。

(1)位置:恢复室的位置应紧靠手术室,如病人从手术室送到恢复室之后出现紧急险情时,便于麻醉科医师和外科医师即时到达抢救现场对患者的观察及处理,必要时又可迅速将病人送回手术室进一步治疗,抢救时机不会耽误一分一秒。此外其位置也应靠近 X 线检查室、血气室与临床化验室及中心血库。若能靠近 ICU 病房最好。

(2)PACU 床位数目与手术台数成比例:建议床位数为手术台的1.5~2 倍;或 24h 内每 4 次手术应设恢复床 1 张。对伤口感染者应设隔离病室。内设有护士站、医师站和急救物品供应站。

(3)必配设备:恢复室就是一间很大的病房,室内光线充足、有空调、氧气、吸引器等。床位依次排放,每位患者的身边都有多功能监视器、呼吸机、输液器、多个电源插座等。门要高大宽敞,以便病床、监测设备及治疗仪器方便出入。

(4)病床:床要特制,足轮灵活,可随意推行。既可到手术室接送患者,又可推送患者回原病房;床能调节体位,边有可升可降的护栏,以防患者摔伤,便于消毒处理。

2. 急救装备　麻醉后恢复室必备有急救复苏设备。

(1)氧源:有氧源、中心供氧装置及设备。如给氧鼻管、吸氧面罩、吸引管、注射器、针头、手套等。

(2)急救推车:能迅速供给所需急救药品和吸引器及中心吸引等各种急救设备。

(3)气管内插管通气设备:经鼻或经口之人工通气路、气管插管导管、气管造口术器械包、喉镜、支气管镜、复苏用装置及胸腔引流包等急救设备。

(4)急救药物配备:氨茶碱、阿托品、苯海拉明、钙剂、地塞米松、50%葡萄糖溶液、多巴胺、肾上腺素、去甲肾上腺素、异丙肾上腺素、地高辛、毛花苷 C、苯妥英钠、呋塞米、肝素、胰岛素、利多卡因、硫喷妥钠、地西泮、碳酸氢钠、氢化可的松、普鲁卡因胺、新斯的明、纳洛酮、哌替啶、氯化钾、广谱抗生素及各种静脉用的液体等。

(5)除颤起搏装置:如除颤器、起搏器、电复律和药物等。

3. 监测设备　血压计,心电监测仪,直接测动脉压、静脉压,脉搏氧饱和度仪、肺功能仪、体温监测及呼吸量计等。

4. 治疗用具　各种引流瓶、胃肠减压装置、各种胸腔引流管、注射器和针头、静脉内导管等。

【人员编配】　麻醉后恢复室应配有经验丰富的医师与受过特别专业训练的护理人员。

1. 体制　麻醉后恢复室在麻醉科领导下,由分管的主任、副主任医师或主治医师与护士长共同管理。根据手术工作量及急症手术多少,24h 内开展工作。

2. 医师　由专门的麻醉科医师负责日常工作或实施麻醉的医师继

续负责所施麻醉患者直到完全恢复,并决定转回原病房或外科 ICU。

3. **护士** 日常监测治疗工作由专职护士完成。配备有经验及技术熟练、训练有素的护士,1 名护士护理 2 名或 3 名患者;1 名护士护理 2 名危重患者。危重患者应组成由麻醉科与临床科医师共同参加的抢救组,共同抢救处理。麻醉后恢复室护士的基本条件:①有丰富的临床工作经验;②有一定的基础医学知识;③了解麻醉药、肌松药和麻醉性镇痛药的药理学;④监测技术熟练,掌握各种监测方法;⑤会气管内插管操作,能施行气管内插管、心脏和肺脏复苏、心律失常的诊断和治疗;⑥会操作呼吸机。全面护理工作由当日值班护士或护士长安排。

4. **护工** 1~2 名,负责清洁卫生工作。

【管理】

1. **日常管理** 患者从手术室转往恢复室的过程中,麻醉科医师负责维持病人呼吸及循环功能的稳定。在麻醉科实施麻醉的医师直接监视下,同手术室人员护送患者至麻醉后恢复室。将病人置于平卧位,保持气道通畅,打开并检查监测设备,吸氧或气管导管接呼吸机等,向 PACU 值班医师、护士交清病情,包括:①所施用的麻醉方法及手术简称;②术中所用麻药、肌松药、镇痛药;③手术经过情况,术中是否出现过险情及重大变化;④术中处理情况;⑤估计术后可能发生的并发症;⑥术中失血、输血、输液情况和尿量等。等患者完全恢复后由 PACU 当班麻醉科医师决定送回病房或是 ICU。出室时,总结病情,记录出室时间、出室时病情、患者去向,医师、护士签字。

2. **工作程序** 值班护士接收患者,按医嘱开展监测医疗护理工作。

(1)继续监测:患者到达恢复室后,麻醉后恢复室值班护士立即接收患者,立即完成给氧、监测血压、脉搏和呼吸等流程。当面交接清楚术中病情特点、输血、输液、治疗用药及所带回导管,向麻醉科医师询问有关病情等。

(2)继续实施呼吸循环功能支持:PACU 麻醉科医师,在了解患者术中有关事宜及注意事项的同时,观察患者,施行常规监测和必要支持治疗。并将观察、监测和治疗情况详细记录,并注明入室时间。

(3)麻醉意外抢救:一旦病情发生意外变化时,立即通知麻醉科医师现场处理。常见的并发症处理有术后高血压、严重心律失常、呼吸抑制和休克等。

3. 麻醉后恢复室与 ICU 的关系　麻醉科管理 ICU,术后治疗与术中处理衔接就比较紧密。

(1)收治病情重点不同:麻醉后恢复室、综合 ICU 或外科 ICU 都担负患者术后恢复工作。麻醉后恢复室主要任务是一般性的麻醉恢复。ICU着重是救治危重患者的场所。

(2)充分发挥麻醉科医师在处理呼吸循环功能不全方面的知识和技术优势:手术后患者在麻醉后恢复室只是短时间的观察、监测、预防常见恢复期并发症。ICU 监测治疗生理功能不稳定或出现严重并发症的患者。因心血管手术、神经外科手术及器官移植手术患者,可随时出现严重并发症,手术后患者直接送到 ICU 监测治疗。

(3)促进麻醉学科的发展:麻醉后恢复室与 ICU 业务关系密切,在建制上应统一领导,有利于利用和发挥医疗资源或技术力量应有的作用。

4. PACU 消毒隔离制度　每天早、晚各 1 次用紫外线消毒 30min;每天 2 次湿式拖地,每月 1 次空气细菌培养。

【离开恢复室标准】　患者符合离开麻醉后恢复室的标准,将患者转送病房。

1. 恢复知觉和定向力　全麻者需完全清醒,恢复知觉,能正确辨别时间和地点,能正确回答问题。

2. 呼吸功能稳定　气道通畅,呼吸交换量满意,无呕吐及误吸危险。

3. 循环稳定　面色红润,无发绀,血压、脉搏平稳,肌张力恢复正常,循环功能稳定后,可转回病房。如术后循环和呼吸等生理功能有较长时间不稳定,或出现严重并发症,经麻醉科医师和外科医师共同决定转入ICU 治疗。病人转运时,麻醉科医师,必要时手术医师共同护送,密切观察病情,安全送达,详细交接。

第二节　苏醒期管理

麻醉患者苏醒期,又称麻醉后恢复期或麻醉后清醒期,其管理系指全麻患者从麻醉药物停止使用的麻醉状态到重要的保护性反射及行动功能的恢复、逐渐转入苏醒过程的管理,如前所述,是麻醉后体内仍残留有麻醉药的患者重要生理功能全面恢复的时期,也是围麻醉期管理的重要环节之一。是麻醉后并发症的高发期,若管理不当或错误,会引起患者麻醉后不同程度的不良后果和转归。将病人送入 PACU 后,需卧床并严密监护和治疗。

【分段】 麻醉后恢复期大约分为如下 4 个阶段。

1. 生理恢复 随麻醉深度逐渐减浅,出现自主呼吸,并由弱到强,至完全恢复正常。

2. 反射恢复 气道反射恢复,能自主吞咽及咳嗽。

3. 功能恢复 感觉和运动功能逐渐恢复。

4. 意识恢复 意识逐渐清醒到完全能接受及配合指令。

【麻醉后恢复室进入标准】 恢复室是术后病人的安全保障,所有全麻术后的患者都应先进入麻醉后恢复室,然后再回到病房。麻醉患者苏醒期进入 PACU 的依据为:①麻醉后未清醒者;②术后自主呼吸未恢复者或术中使用肌松药或呼吸衰竭者;③术中循环不稳定及休克者;④术中发生严重并发症或意外者;⑤手术时间过长者;⑥新生儿、婴幼儿及超过80 岁以上老人;⑦严重内科并发症的手术者;⑧心血管手术、神经外科手术及器官移植术等术后直接送 ICU 严格监护治疗。

【全麻苏醒期室内工作】

1. 常规监测 医护人员接收患者的同时,了解术中情况,监测血压、心率、呼吸、SpO_2,必要时心电监测等。尤其患者的氧合和通气情况是重点。

2. 支持治疗 工作重点就是在监看生命征象的同时,对呼吸循环进行支持疗法,给氧或连接呼吸机;调节呼吸参数,选择呼吸模式;对血压下降及心律不齐等予以相应处理,同时施行镇静、镇痛及综合治疗。对引起显著失血或大量液体丧失者实施积极液体治疗管理。

3. 防治并发症 详见本节以下恢复期有关并发症内容。

4. 脱机及拔管 决定脱离呼吸机和拔管的时间后,病情稳定后送回病房。

5. 其他 评估患者的尿量及排尿情况,以及引流和出血情况。

【防治并发症】 在术后恢复过程中,常见并发症主要有呼吸抑制、气道梗阻、低氧血症、血压过低、苏醒延迟、躁动、哮喘发作、呼吸量不足、恶心呕吐、寒战、疼痛、体温过低等。

1. 呼吸抑制及低氧血症 患者麻醉后恢复期的呼吸抑制发生率很高,原因是残留麻醉药物的不良反应。即麻醉药及中枢抑制药的残余作用,多见于多种药物联合应用、药物的错用、用药相对或绝对过量、肾肝功能不良、术后通气不足和换气功能不全、不适当的过度换气、低温、CO_2严重蓄积及中枢神经系统病变等引起中枢性呼吸抑制,或患者年龄为新生儿、体弱婴幼儿或老年人,药物排泄功能低下的患者。肌松药的残余作用、肋间神经及膈神经阻滞致外周性呼吸抑制,导致术后存在不同程度的低氧血症。表现为呼吸频率减慢或呼吸浅速,呼吸弱、潮气量减少,致通气不足,甚至呼吸遗忘。血气分析结果显示 $PaCO_2$ 增高,PaO_2 降低。麻醉前及麻醉中即应予以预防。患者在运送过程及恢复室内吸氧及呼吸机通气,纠正内环境紊乱。术后保暖,调整通气量,尽早恢复自主呼吸。必要时用拮抗药,氨茶碱 2mg/kg、佳苏仑 100mg 静注,逆转全麻或镇静药。纳洛酮 0.2～0.4mg 静注,逆转麻醉性镇痛药。新斯的明 0.5～1mg静注,逆转非去极化肌松药的残余肌松作用,配合静注阿托品。

2. **气道梗阻** 为恢复期急性梗阻,常见原因有舌后坠、异物、喉痉挛、喉水肿及声门下水肿等致上气道和支气管痉挛或下气道急性梗阻。一旦发生,患者呼吸动作大而无气流声,发绀,需急速解除病因,否则将引起严重后果。

3. **低血压** 收缩压比术前降低>30%。是术后循环系统最常见的并发症,有前负荷降低(血容量过少)、心肌功能抑制和外周阻力降低等原因,应针对原因预防和治疗。如加快输液的速度,补充血容量、用升压药;应及时发现术后内出血,及早实施手术止血等措施。

4. **苏醒延迟** 如全麻后超过 2h 意识仍不恢复,即为麻醉苏醒延迟。原因有药物、患者、麻醉和手术四大因素。表现为昏睡、呼唤不应、昏迷。麻醉药物相对过量为常见原因,根据病因和具体情况处理。首先机械通气,保持充分的通气,补充血容量的不足,保持电解质平衡及酸碱平衡。

5. **躁动** 术后躁动是短暂的,但可能致意外性伤害,甚至可危及病人生命,故应加强护理。引起术后躁动的因素众多,主要是解除诱发因素和对症治疗,原因未明之前,要加强护理,防止意外伤害。术后疼痛者给止痛药或装上自控镇痛泵镇痛。吸氧、导尿等消除有害刺激。对呼吸循环稳定者静注咪达唑仑 2.5～5mg 等短效、快速的镇静药,对谵妄躁动者静注丙泊酚 2～2.5mg/kg 或氟哌利多 2.5～5mg,也应注意对呼吸循环的影响和引起嗜睡及苏醒延迟。止痛药氯诺昔康 4～8mg 静注,曲马多25～50mg 静注常被选用。

6. **哮喘** 麻醉后恢复期哮喘发作常见于术前有哮喘史等气道高应激状态者、术后误吸等原因,出现呼气性呼吸困难、哮鸣音。血气分析 PaO_2 降低、$PaCO_2$ 升高。以氢化可的松 100mg、地塞米松 5~10mg 或氨茶碱 1~2mg/kg 缓慢静注,必要时静注琥珀胆碱 50mg,人工通气可解除痉挛。

7. **低温与寒战** 低温与寒战恢复期常见,原因不定,与环境因素有关,表现为先从面、颈部肌肉颤动到肌肉明显颤抖,机体耗氧增加。注意保暖、吸氧,静注地塞米松、咪达唑仑、哌替啶、曲马多等治疗。高热与寒战少见,有感染、输液输血反应及恶性高热等。

8. **高血压** 收缩压比术前升高>30%。多见于高龄、高血压病及动脉硬化患者,气管内导管及吸痰刺激、手术切口疼痛、寒战、尿潴留及缺氧、高碳酸血症等均可引起苏醒期高血压,应针对原因处理,必要时用降压药控制血压。

9. **PONV** 术后 PONV 是全麻术后最常见的并发症之一;给患者造成不安、不适而影响休息,发生率为 20%~30%,应及时预防和处理。特别是要预防误吸。

10. **少尿或多尿** 每小时尿量<0.5ml/kg 为少尿。对症处理。

【管理措施】

1. **呼吸治疗的管理** 加强呼吸管理,保持气道通畅,未清醒患者应去枕平卧,头偏向一侧,注意呼吸幅度、频率及通气量、皮肤颜色。常规监测血氧饱和度,如有缺氧或呼吸困难,立即给氧,并报告麻醉科医师及时处理。

2. **保持循环系统功能稳定** 纠正术后循环系统功能紊乱。如有血压下降,脉搏细弱及心律不齐时,应先加快输液,后检查原因。有无输液量不足、出血、严重低氧血症或麻醉药的残余作用等,并立即报告麻醉科医师处理。如有高血压,原因可能为术后疼痛、寒战、缺氧或膀胱过度膨胀等,请医师及时处理。

3. **支持疗法** 保持液体畅通,输注速度应根据病情调节,心脏病患者要限制速度。

4. **防治休克** 经常注意观察皮肤颜色及末梢循环情况。如有皮肤苍白、潮湿、冰凉,常为休克的征象。寒冷反应时患者皮肤不苍白不潮湿,有时有发绀,按摩后可消失。当发热和 CO_2 蓄积时皮肤常发暗红色,发绀为缺氧或循环衰竭的指征,特别要注意警惕心衰及心搏骤停的发生。

5. **防治呕吐误吸**　苏醒期呕吐和误吸是常见并发症,非常危险,应加强预防。如发生呕吐,应将头立即偏向一侧,并用吸引器清除呕吐物,以防发生呼吸道堵塞。必要时,使用止吐药预防,治疗恶心呕吐。

6. **防治术后出血**　注意术后有无继发性出血,包括伤口有无渗血,胸腔引流量。若有出血,立即报告医师及时处理。

7. **进食与禁食**　清醒后 4～6h,若无禁忌,可饮少量开水,或进流食。如有呕吐、腹胀等发生,应立即禁食,必要时行胃肠减压减低胃容量。胃功能恢复后方给流食。

8. **氧治疗**　给氧的适应证为凡胸部手术、休克、老年、小儿、全麻后通气量不足或呼吸困难者,均应给患者吸氧。吸氧方法遵医嘱,注意事项见氧治疗一章。

9. **防治神经并发症**　神经系统变化是恢复期某些麻醉并发症的重要体征之一,并可反映意外的严重程度。注意观察精神状态可及时发现脑血管意外、缺氧与 CO_2 蓄积,以及麻醉的残余作用。当有术后躁动时,不仅影响护理和治疗,甚至可引起不同程度的损伤或外伤。尤其是全麻未醒的患者,应全面寻找原因,并针对病因进行处理:①注意安全,防止摔伤;②估计和纠正呼吸交换量不足;③及时消除胃潴留及尿潴留;④伤口疼痛时,静注镇痛药效果快或自控镇痛泵;⑤如为静脉麻醉药,东莨菪碱等的残余作用,可静注毒扁豆碱或氨茶碱等拮抗。

10. **预防肺部并发症**　患者清醒后,注意鼓励其做深呼吸、咳嗽,病情允许情况下,定时帮助翻身,避免肢体某一部位受压时间过久。及早下床活动(病情允许时),以防肺部并发症发生。

11. **麻醉后恢复期拮抗药的应用**

(1)阿片类拮抗药:对麻醉中使用大量芬太尼等麻醉性镇痛者,术后呼吸恢复不满意,呼吸频率低、瞳孔小时,纳洛酮 0.1～0.2mg 静注,拮抗其呼吸抑制作用,而保留部分镇痛作用。

(2)苯二氮䓬类拮抗药:术后仍处于较深镇静状态时,氟马西尼 0.1mg 输注,用药后意识恢复部分,可用非特异性催醒药,常用多沙普仑 50～100mg,静注或输注。

(3)肌松药拮抗药:当术后仍存有肌松药的残余作用时,先静注阿托品 0.25～0.5mg,再静注抗胆碱酯酶药新斯的明 1mg。

第三节　加速康复外科(ERAS)的麻醉管理

加速康复外科(ERAS)就是把麻醉科和外科进行有机组合,在整个围术期对患者做针对性的强化治疗,从而达到提高治疗质量的目的。应用现代麻醉技术和方法于现代诊治活动中,使患者在这个诊疗过程中没有痛苦,很舒适地度过所进行的检查诊疗活动。ERAS是一种全新的理念,它需要更多的人改变观念,也需要多学科协作,麻醉科医师在ERAS及无痛康复中起着重要的作用,也充满了挑战。

术后痛,是手术后即刻发生的急性疼痛,通常持续＜7d。在创伤大的开放性胸科手术和较长时间需功能锻炼的关节置换手术,有时镇痛需持续数周。术后痛是由于机体术后化学、机械或温度改变刺激伤害感受器导致的炎性疼痛。若不能在早期被充分控制,则可能发展为慢性疼痛,其性质也可能转变为神经病理性疼痛或混合性疼痛。术后痛是机体受到手术创伤引起组织的一种反应,包括生理、心理和行为上的一系列反应。术后痛是把双刃剑,对人体既有好的一面,也有不利影响。疼痛对机体更是一种警示,让患者制动,以利于创伤尽快愈合。但是,术后痛对机体不利的影响更突出,可使心率增快、血管收缩、心脏负荷增加、心肌耗氧量增加,冠心病患者心肌缺血及心肌梗死的危险性增加;上腹部及胸部手术后的疼痛导致呼吸浅快、呼吸辅助肌僵硬致通气量减少,因痛无法用力咳嗽,就无法清除呼吸道分泌物,导致术后肺部并发症发生率增高;术后痛还可导致胃肠蠕动的减少和胃肠功能恢复的延迟,可使肌张力增加、肌肉痉挛,限制机体活动并促发深静脉血栓甚至肺栓塞的发生率,故需要充分有效地控制术后痛。

【术前评估与宣教】

1. 术前评估与优化　为提高麻醉的安全性,麻醉前应对患者风险进行评估,对即将实施麻醉的风险做出初步判断。术前评估的内容包括:全面的病史采集;和患者仔细交谈;详细的麻醉前检查;术前测试;麻醉风险评估;了解手术实施方案并制订相应的麻醉计划;适当的心理咨询。麻醉前体格检查至少应该包括气道以及心肺功能评估。推荐对贫血等并存病进行治疗优化。

(1)治疗贫血:对贫血的原因进行分析、评估并进行相应治疗。当血红蛋白降低至≤70g/L 时输注红细胞,急诊抢救除外。手术中决定是否输血也应基于病人对其他干预的反应。这里指的其他干预,包括早期液体负荷冲击复苏等。对于有低灌注证据的患者(如中心静脉压低、血氧饱和度低、乳酸中毒等),建议纠正血红蛋白至 100g/L,以使组织的供氧最大化。

(2)输注抗生素:为预防术后感染,推荐术前输注正确剂量的适宜抗生素。抗生素应于切皮 30min 前输注完毕。

(3)镇痛:术前对于难以忍受的疼痛给予镇痛治疗,如药物治疗(首选非阿片类镇痛药)、神经阻滞等。

(4)凝血功能的优化:患者术前因使用抗凝血药,如凝血酶抑制药、ADP 受体抑制药、纤维蛋白溶解药等。合并相关疾病(如创伤、尿毒症、肝功能障碍等)引起凝血功能障碍时,可通过输注血浆制品(如新鲜冰冻血浆、冷沉淀制品或血小板)、维生素 K、人重组凝血因子Ⅶa 等以预防围术期急性出血。下肢深静脉血栓形成/肺动脉栓塞症的原发性危险因素(遗传变异)和继发性危险因素(如手术操作、活动限制、组织因子释放等),可引起静脉损伤、静脉血流的停滞及血液高凝状态。给予物理及药物预防措施可以减少术后深静脉血栓形成的发生概率,如与硬膜外镇痛联合/不联合应用药物预防治疗以及应用间歇充气加压装置后可以降低下肢深静脉血栓形成发生率;对于有出血风险的患者应该权衡药物预防深静脉血栓形成与增加出血风险的利弊。择期手术患者在术前可停用阿司匹林 7d;当阿司匹林与其他 NSAIDs、氯吡格雷、华法林、LMWH、肝素合用时,出血风险增加,其方案调整取决于外科手术的紧急程度以及患者发生血栓和出血的风险程度,需要多学科会诊讨论,选择优化治疗策略。口服华法林治疗的患者,一般需要在阻滞前 4~5d 停用,使 INR 降低至1.4 以下;若 INR>1.4 但患者需要及早手术时,可予患者口服小剂量(1~2mg)维生素 K,使 INR 尽快恢复正常;对于合并房颤等血栓形成的高危因素或者植入机械心脏瓣膜的患者,一般认为应该停用华法林并使用普通肝素或者 LMWH 进行过度抗凝治疗后,再按照肝素和 LMWH术前停药方法进行,同时监测 INR 和 APTT。

2. 术前宣教　术前大部分患者存在悲观、焦虑等心理应激,会干扰相关治疗措施的顺利进行。麻醉科医生和护士在术前应对患者及其家属进行认真的宣教和辅导,这是 ERAS 得以顺利实施的首要步骤。宣讲的内容为:①采用的麻醉方式;②麻醉中可能出现的相关并发症以及解决方案;③术后的镇痛策略;④康复各阶段可能出现的问题以及应对策略;⑤围术期患者及家属如何配合医护工作,以促进患者术后尽快康复。

【术前准备】

1. 麻醉前用药 手术应激引起的生理变化及炎症反应会导致相关并发症的发生,需要采取一系列措施控制应激及炎症反应。麻醉前用药的目的是控制应激、缓解焦虑、维持术中血流动力学稳定、减少术后不良反应发生。α_2 受体激动药、β 受体阻滞药和 NSAIDs 是日常选用的快通道麻醉的辅助药,具有增强麻醉和提高镇痛药的作用,维持术中血流动力学稳定,减轻术后疼痛,改善患者预后,有利于早期康复。

2. 术前进食碳水化合物 术前患者进食碳水化合物(口服一定量葡萄糖)对机体代谢有积极意义。麻醉诱导前 2～3h 进食高碳水化合物可减轻焦虑、饥饿和口渴的感觉,并减弱术后胰岛素抵抗,减少术后氮和蛋白质损失,维持肌力,加速患者康复。推荐所有非糖尿病患者术前均应进食碳水化合物。

【麻醉管理】

1. 麻醉方式

(1)局部麻醉:术中应用区域阻滞可减少阿片类药物用量,促进患者术后快速恢复、早期胃肠道进食和下床活动。如采用蛛网膜下腔阻滞,局麻药和辅助药的选择非常重要,合理的药物选择可缩短运动阻滞时间,促进康复进程。与传统的靶内局麻药剂量相比,使用小剂量(3.5～7.0mg)的布比卡因或罗哌卡因,辅助有效的阿片类镇痛药(例如芬太尼 5～25μg 或舒芬太尼 5～10μg),可使术后运动功能快速恢复。硬膜外阻滞可有效地缓解疼痛,抑制手术应激。选用胸段硬膜外阻滞技术有利于保护肺功能,减轻心血管负荷,减少术后肠麻痹。胸段硬膜外阻滞可达到阻断交感神经、降低术后应激反应、改善预后而缩短住院时间的目的。对于开放手术,推荐使用局麻药混合低剂量阿片类药物的胸段硬膜外阻滞;对于腹腔镜手术,推荐蛛网膜下腔阻滞或吗啡硬膜外自控镇痛(PCEA),替代用硬膜外阻滞。与静脉注射阿片类药物为基础的镇痛效果相比,腹部手术后使用硬膜外阻滞可以取得有效缓解疼痛,改善胃肠功能的效果。切皮前使用硬膜外镇痛用药可减轻患者术后疼痛的程度,减少首次镇痛用药量以及术后镇痛药物用量。在快速康复外科,尤其是胸、腹部和血管外科手术,推荐使用预先胸段硬膜外阻滞来控制术后疼痛。配合切口局部浸润麻醉,即沿手术切口线分层注射局麻药,阻滞组织中的神经末梢,其临床疗效已被广泛临床实践证实,这是快通道麻醉技术的重要组成部分。局部浸润麻醉可单独为一些浅表外科操作如腹股沟斜疝修补术、肛门直肠和乳腺手术、肩和膝关节镜检查术提供足够镇痛。局部浸润麻醉还可减轻术后疼痛,减少术后阿片类药物用量以及阿片类相关的不良反应,提高患者术后康复的满意度,减少术后恶心呕吐(PONV)的发生率,缩短住院时间。

(2)全身麻醉:全身麻醉是快通道麻醉技术的重要组成部分,可增加患者舒适度,防止术中知晓。静脉注射丙泊酚是快通道麻醉诱导的最佳选择。麻醉维持中,吸入麻醉药地氟醚和七氟醚可缩短麻醉恢复时间及PACU 停留时间,并减少相关费用。氧化亚氮具有麻醉和减少镇痛药用量的效应,药代动力学稳定,且价格低廉,是临床上常用的吸入麻醉药。但是氧化亚氮的应用可能会增加恶心呕吐的发生,在有恶心呕吐危险因素的患者中不推荐使用。短效阿片类药物如芬太尼和瑞芬太尼常与吸入麻醉药或丙泊酚以及区域阻滞联合使用,可使麻醉药物的用量最小化,可促进患者恢复。术中应用瑞芬太尼会导致痛觉过敏、急性阿片耐受,增加术后镇痛药物的需求量。较长时间的术中应用短效阿片类药物可能会引发以上并发症,而 NMDA 受体拮抗药如氯胺酮和硫酸镁可预防急性阿片耐受的发生,选择性 COX-2 抑制药及静脉应用利多卡因则可以调节阿片诱导的痛觉敏化。如米库氯铵和中效肌松药(如罗库溴铵和顺式阿曲库铵)均可用于短时间和长时间的快通道手术,有利于患者早期拔气管导管,减少麻醉恢复过程中肌松残留的发生。

(3)监测麻醉(monitored anesthesia care ,MAC):MAC 是指麻醉科医生参与局麻患者和(或)对行诊断性或治疗性操作的患者使用镇静、镇痛药物,以解除患者焦虑及恐惧情绪、减轻疼痛和其他伤害性刺激反应,提高围术期的安全性和舒适性。浅表的外科手术(非心脏)应用 MAC,有利于术后快速恢复。如腹股沟疝修补术、肛门直肠及手部的手术采用MAC 可以减少术后疼痛的发生,并降低疼痛的严重程度,减少阿片类镇痛药物的用量,减少恶心、呕吐、便秘、尿潴留和其他阿片相关不良反应的发生。MAC 通常包括使用局部浸润或者局部麻醉联合静脉注射小剂量咪达唑仑、丙泊酚、右美托咪定和氯胺酮等。术中加强监护保持警惕,确保上呼吸道通畅、良好通气和充分氧合,防止呼吸系统并发症。

2. **麻醉中监测** 除了常规监测心电图、血压、心率、脉搏血氧饱和度、呼气末二氧化碳分压、体温等项目之外,还应进行麻醉深度监测(如脑电双频指数监测)。术中全身麻醉深度的监测,可最大限度地预防术中知晓的发生,避免麻醉过深,促进术后全麻恢复苏醒。

3. **液体管理** 液体管理是麻醉管理中的重要组成部分,直接关系到患者术中安全以及术后康复。低血容量可导致重要脏器低灌注,引起相关并发症;但补液过多会导致肠道水肿,增加肺间质体液量,导致并发症。麻醉科医生可根据容量监测指标如每搏量变异度(SVV)、动脉脉压变异度(PPV)等进行目标导向容量治疗,尽量避免术中、术后过多的液体输入。术中补液时可选择适当的人工胶体液以维持血流动力学稳定和胶体渗透,增加微血管血流量,保证组织细胞氧供。严格把握输血指征,尽量减少或避免异体输血。如果患者没有血容量不足的证据,术中麻醉和术后硬膜外镇痛引起的低血压应该使用升压药治疗。

4. **术中保温** 术中低体温是指机体中心温度<36℃,术中低体温多由麻醉药物抑制机体体温中枢调节功能及手术致热量大量丢失所致。低体温可导致凝血功能异常、心血管事件增加、免疫功能抑制及药物代谢异常等。预防围术期低体温最有效的办法是积极进行术前保温。进入手术室前使用加热毯预热患者可以提高术前核心温度。术中通过以下措施来维持机体温度:①保持手术室温暖环境;②加热毯;③加热手术床垫;④静脉输入液体加温输注装置;⑤体腔冲洗液加温;⑥血糖控制:围术期的血糖监测常被忽视,但其不利于患者术后康复,延缓患者出院,甚至可危及生命,所以控制高血糖的同时必须积极防治低血糖。

【术后管理】

1. **术后评估优化** 术后应对患者的呼吸功能、肝肾功能、胃肠功能、认知功能、凝血功能、血糖水平和镇痛水平进行评估和优化。麻醉药中的阿片类镇痛药对呼吸中枢有抑制作用,手术操作及部位对肺功能也有影响,镇痛不全可抑制深呼吸及咳嗽,也不利于呼吸道分泌物的排出,可导致肺膨胀不全和坠积性肺炎;术中液体误输入量过多可能会导致肺水肿,因此术后对患者肺功能进行评估与优化至关重要。阿片类药物导致严重抑制呼吸时,可应用拮抗药进行治疗;限制性液体治疗可防止肺水肿;肺功能异常导致低氧血症,可通过以下方式进行优化处理:①支持呼吸、循环功能;②保持气道畅通;③纠正低氧状态,如持续氧疗等。术后认知功能评估及早期有效的处理,对于防止不良事件发生、患者早日康复出院都有重要意义。监测凝血功能有助于评价其恢复情况,预测血栓或者出血的发生。

2. 疼痛管理 ERAS 理念下的疼痛管理涵盖了术前、术中和术后的围术期全程。手术创伤引起的炎症介质释放和伤害性刺激的传入,可导致、加剧术后疼痛。术后疼痛可扩大手术应激反应以及自主性反射,加重恶心、肠麻醉和肌肉痉挛等,导致患者器官功能障碍,延长康复时间。充分的缓解术后疼痛以减少手术应激反应,促进术后康复,是实施 ERAS 的先决条件,预防性镇痛和多模式镇痛是 ERAS 中术后疼痛管理常用的两种新的镇痛理念。

(1)预防性镇痛:预防性镇痛是围术期多模式镇痛中的重要环节,可抑制外周和中枢敏化,降低术后疼痛强度,减少镇痛药物用量。围术期伤害性刺激的传入和术后的炎症反应均可导致外周和中枢敏化,是预防性镇痛的靶点。预防和抑制中枢敏化尤为重要。推荐使用快速透过血-脑屏障抑制中枢敏化的药物,包括选择性 COX-2 抑制药。

(2)多模式镇痛(multimodal analgesia):多模式镇痛是联合作用机制不同的镇痛方法或镇痛药物,镇痛作用协同或相加,同时每种药物剂量减少,不良反应相应减低,从而达到最大镇痛效应/不良反应比。ERAS 中尽量减少阿片类药物用量已达成共识,任何可能情况下,推荐麻醉科医生采用多模式镇痛管理术后疼痛。排除禁忌证情况,推荐采用选择性 COX-2 抑制药、非选择性 NSAIDs 或对乙酰氨基酚作为多模式镇痛的基础用药。镇痛药物的复合方式包括:①阿片类药物或者曲马多复合对乙酰氨基酚,对乙酰氨基酚每日 1.5～2.0g,可节省阿片类药物 20%～40%;②阿片类药物与局麻药联合用于 PECA;③对乙酰氨基酚复合选择性 COX-2 抑制药或非选择性 NSAIDs,两者各按常规剂量 1/2 使用,可发挥协同作用;④阿片类药物或曲马多复合选择性 COX-2 抑制药或非选择性 NSAIDs,常规剂量选择性 COX-2 抑制药或非选择性 NSAIDs 可节约阿片类药物 20%～50%,尤其可使患者在清醒状态下产生良好镇痛效果;⑤氯胺酮、可乐定等也可与阿片类药物复合应用,在特殊情况下可采用 3 种作用机制不同的药物实施多靶点镇痛。

镇痛方法的联合应用:主要指切口浸润麻醉与全身性镇痛药的联合

应用。将局麻药或局麻技术用于术中镇痛或辅助全麻,有利于减轻术后疼痛。患者镇痛药需要量明显降低,药物不良反应发生率降低,病人可早期下床活动。

3. 并发症预防

(1)术后恶心呕吐(PONV):预防 PONV 是 ERAS 的重要组成部分。PONV 是患者不满意和延迟出院的首要原因,PONV 的发生率为25%～35%。PONV 的危险因素包括:①女性;②PONV 或晕动症病史;③非吸烟者;④术后阿片类药物使用;⑤吸入麻醉药使用;⑥成年人<50岁;⑦腹腔镜手术方式(胆囊切除术、妇产科手术)。

(2)降低 PONV 基础风险的推荐策略包括:①应用局部麻醉,避免全麻;②避免使用吸入麻醉药;③静脉麻醉药首选丙泊酚;④适当水化(adequate hydration);⑤尽量限制使用阿片类药物。

(3)多模式预防 PONV 策略:包括非药物预防与药物预防,是一种相对简单、可靠的方法。非药物预防 PONV 的方法包括尽可能避免使用吸入麻醉药及阿片类药物,而使用丙泊酚、非阿片类药物替代,术前禁饮时间尽可能缩短,碳水化合物的补充对预防 PONV 的发生也有一定的益处。局部麻醉可以有效缓解术后疼痛,减少阿片类药物使用,从而间接降低 PONV 的发生率。

(4)预防 PONV 的药物:主要作用于呕吐中枢以及化学触发带,根据抗呕吐药所作用的受体可将抗呕吐药分为:①5-HT$_3$ 受体拮抗药(雷莫司琼、帕诺司琼);②抗组胺类药(美克洛嗪);③丁酰苯类(氟哌啶醇);④M型胆碱能受体抑制药(东莨菪碱透皮贴);⑤NK-1 受体抑制药(阿瑞匹坦、罗拉匹坦);⑥糖皮质激素类(地塞米松、甲强龙)。PONV 预防推荐不同作用机制的药物复合使用,效果优于单一用药。

(5)PONV 高危患者联合预防策略应用 2 种或 2 种以上,成年患者推荐方式:①氟哌啶醇＋地塞米松;②5-HT$_3$ 受体拮抗药＋地塞米松;③5-HT$_3$ 受体拮抗药＋氟哌啶醇;④5-HT$_3$ 受体拮抗药＋地塞米松＋氟哌啶醇;⑤昂丹司琼＋卡索匹坦或东莨菪碱透皮贴。

(6)小儿患者推荐剂量:①昂丹司琼 0.05mg/kg ＋地塞米松 0.015mg/kg;②昂丹司琼 0.1mg/kg＋氟哌啶醇 0.015mg/kg;③托烷司琼 0.1mg/kg＋地塞米松 0.5mg/kg。

(7)术后肠麻醉:术后肠麻痹可延迟患者早期经口进食时间,导致患者不适,延长住院时间。术后肠麻痹的持续时间也是肠道功能恢复的时间,是决定患者术后住院时间长短的主要因素之一。多模式镇痛和非阿片类药物镇痛方法的应用可以缩短术后肠麻痹的时间。术中大量液体的输入可能导致肠黏膜水肿,延迟肠道功能的恢复,因此在术中应尽量减少液体量的输入。术后咀嚼口香糖可以诱发胃肠反射,缩短肠麻痹的持续时间。预防术后肠麻痹的策略包括:①减少阿片类药物用量;②实施微创手术;③术后使用选择性外周阿片受体拮抗药;④不插鼻饲管;⑤咀嚼口香糖;⑥早期进食和下床活动。

第 15 章　重症监护治疗病房管理

重症监护治疗病房(intensive care unit,ICU)是指运用各种先进的医疗技术、现代化的监护设施和抢救设备,对专门收治的危重病患者,实施集中管理,以加强治疗和护理,最大限度地保证患者的生存及随后较高水平的生命质量。ICU 适应医学发展的要求,是现代化医院提高治愈率和降低病死率的重要设施。麻醉科医师直接参与、共同管理 ICU 的工作,是现代化医院麻醉科的重要工作内容之一。

【模式】　ICU 整合和充分利用医院的医疗资源,可节省人力,使重危病人得到集中和及时治疗,提高治愈率和降低病死率,可反映一个医院的整体水平和技术实力。综观国内外 ICU 有以下模式。

1. 综合 ICU　或总称 ICU,1956 年美国巴尔的摩城市医院建立具有现代规范的综合 ICU,面向整个医院,成为一个独立的专业科室。

(1)优点:将人、财、物相对集中,优化资源配置,使用率较高;集中各专科的专业技术力量和经验,救治水平提高。体现了一个医院整体医疗实力,是现代化医院水平的重要标志。

(2)缺点:单靠 ICU 医师处理包罗各专科患者的病情是相当困难的。即使能培养出一个这样的医师其周期也很长。ICU 此种形式对医院建设很有必要。为重症危笃病人提供规范的、高质量的生命支持,改善患者生存质量。

2. 外科 ICU 或内科 ICU　以内科或外科疾病为主的 ICU。分别由内、外科管理。如内科 ICU 由心内科、外科 ICU(手术科室)由外科或麻醉科管辖。所救治的患者,从病因、病理生理、诊治手段及转归等各具特点,在监测和治疗上各有差异。此模式为我国较合适的模式,可供抉择。

3. 专科 ICU　1962 年美国巴施尼医院建立 CCU,心肌梗死病死率从 39% 下降至 19%。面向一个或几个科的、各有侧重的 ICU,专业分得更细更具体,在体制上属于各专科。如心脏外科重症监护病房(CICU)、冠心病 ICU(CCU)、新生儿 ICU(NICU)、呼吸 ICU(RICU)、颅脑 ICU、血液 ICU、烧伤 ICU(BICU)和急诊 ICU(EICU)等,其收治范围、监测重点、治疗手段等各有不同。由专科医师管理,较强的专科处理和相对较弱的非专科处理并存,医院在人、财、物上投入较大;使用率相对较低,但根据各医院特色(如重点学科)及实际情况,建立专科 ICU 也有必要性。

ICU 在我国的建立起步较晚,创建于 20 世纪 80 年代初期,目前正处在迅速的发展中。目前国内三甲医院均设有 ICU。大部分三级医院也设置等级较低的 ICU 病房。

【设施与设备】

1. 设施　ICU 设施如下。

(1)病房选位:综合 ICU 设在医院内较中心的位置,靠近麻醉科及手术室,距离医学影像学科、检验科和血库近。专科 ICU 则设在各专科病区内。

(2)房间:除数间大病房外,要有用大平板透明玻璃分隔成半封闭的中心监护站和相应的辅助房间。

(3)病床:三级综合医院应设有 3%～6% 的 ICU 病床,专科 ICU 病床占专科总床位的 10%～20%。病房面积>15m²/床;床间距>1m,床位用玻璃墙间隔。明确分为治疗区和监护区;以及清洁区和非清洁区。

(4)护理单元:每 6 张床为一护理单元。以长方形建筑较恰当,光线足。

2. 设备　ICU 室内建筑和设施的要求均高于普通病房,中心监护站直接观察所有监护的病床,每床必须配备有:①氧源系统;②负压吸引系统;③监测仪,包括中心监测仪、床边监测仪,以及呼吸功能、血氧饱和度、心电、血压、体温、脉率等监测设备,有条件时,设有血气分析仪、动脉内气囊反搏器等;④呼吸机,有多功能、带电脑、敏感度高、带压缩空气系统;⑤除颤起搏系统;⑥麻醉器械,如麻醉机、气管导管、气管造口包;⑦液体治疗装置,如输液泵、微量注射器等;⑧生理监测仪,有条件的还有脑电图机、B 型超声波、床边 X 线机、血液超滤机、血尿常规分析仪、血液生化分析仪等;⑨备有多套(至少两套)电源系统,以保证不会断电;床旁电源插座 4～8 个,各有保险系统,万一一个短路发生,而不影响其他电流;⑩床旁强光源,便于气管造口术等手术的施行。⑪病床护栏自动升降、半卧位多功能病床,配备防褥疮床垫。

【人员配备】

1. 医师 综合 ICU 应由医院内专业素质好的内科、外科和麻醉科主治医师各 1 名组成,其中 1 名担任主任。必须具有危重病医学理论基础和高级生命支持技术,通晓各科专业和基础理论知识,具有卓越的管理能力和处理危重患者的丰富经验,必须配备足够数量、受过专门训练、掌握重症医学基本理念、基础知识和基本操作技术、具备独立工作能力的医护人员。主治医师必备多学科的专业知识,独立而全面地处理各科危重患者的能力。医师人数与床位数之比>0.8:1,住院医生 4 名,实习医师、进修医师等定期轮换,掌握危重病人的处理及熟悉抢救技术。护士长 1 名,全面安排及检查护理工作,协助主任管理病房。护士的比例为病床位数的 2~4 倍。轮转护士、实习护士等数名做一般护理工作。护工 1 或 2 名,从事清洁卫生及其他勤杂工作。技师 1 名,从事精密仪器的调试、保养及维修工作。

2. 麻醉医师 麻醉医师在 ICU 起着中介和桥梁作用。

3. 专科医师 专科医师在专科 ICU 中是病人的主要责任者,主持监测和治疗工作;在综合 ICU,最熟悉自己患者的病情,能提出最中肯的治疗意见。

4. 护士 护士受过专门训练,基础医学、药理学知识全面,具有各项抢救知识,会监测病人和使用呼吸机。

【收治范围】 ICU 已成为医院中危重病人的抢救中心,应严格掌握收治对象,ICU 收治急性、已经危及生命的各种重要脏器功能严重不全或呼吸衰竭的可逆性疾病患者。具体如下。

1. 合并心脏疾病者 包括各种器质性心脏病、心脏传导阻滞及心律失常等非心脏手术术后需要监测者。

2. 呼吸窘迫者 如慢性支气管炎、肺气肿及哮喘等慢性呼吸系统疾病,以及围术期发生呼吸衰竭并发症者,均需监测呼吸功能、呼吸治疗及术后预防性机械性通气。

3. 急性呼吸衰竭者 包括 ARDS 及术后撤离呼吸机困难者。

4. 循环不稳定者 包括严重复合创伤、重大手术术后及手术时间长、术中出血量大、术后有可能再出血者等具有潜在生命危险、须严密监测治疗者。

5. 休克者 包括重症复合型创伤、低血容量休克、心外阻塞性休克及分布性休克、败血症、羊水栓塞、重度妊娠毒血症等引起的休克等。

6. 术后恢复期特殊者　包括高龄、术后恢复时间长等。

7. 特殊病情者　如嗜铬细胞瘤手术、心血管大手术、器官移植手术、术中心力衰竭、肝肾功能衰竭、脑衰竭及心肌梗死患者。

8. 其他　麻醉意外、电击、溺水复苏后、心搏呼吸骤停心肺复苏后期治疗及各种中毒患者等。各专科 ICU 则收治各专科内危重患者。如冠心病 ICU 收治心肌梗死。

【监测】　这是 ICU 的重要手段和大量的日常工作，也是不同于一般病房的标志之一。监测必须由训练有素、技术熟练的专业护理人员进行，以取得可靠数据，做出正确的判断，使治疗具有较强的针对性、精确性、科学性及有效性。

1. 一般监测项目　必须监测的 10 个项目：①血压（包括直接动脉压）；②脑电图；③通气参数；④体温；⑤尿量及尿检验数据；⑥24h 出入量；⑦动脉血气分析和 pH；⑧中心静脉压；⑨血清尿素氮（BUN）；⑩血清浆电解质等。

2. 特殊患者监测　特殊患者则根据病情进行监测。主要有：①血流动力学监测，多数病人只监测平均动脉压、肺动脉压、右心房压及肺毛细血管楔压，以了解心脏负荷情况，少数患者则需要取得心排血量、总蛋白、左心室心搏做功等数据；②肺泡-动脉氧分压差，即 $AaDO_2$（$P_AO_2-PaO_2$）；③分流率（Q_S/Q_T，分流量）；④混合静脉血氧分压；⑤气道压；⑥肺顺应性；⑦血乳酸含量等。

【治疗】　ICU 管理制度要求在监测指导下进行及时有效准确的治疗。

1. 呼吸治疗　呼吸治疗十分重要。Kigin 报道术后死亡病例中，死于呼吸衰竭或以呼吸衰竭为主要死因者约占 50%。采取综合性呼吸治疗，包括吸氧、雾化吸入、叩背排痰、辅助咳嗽、呼吸训练和机械通气等。

2. 多脏器功能衰竭（MSOF）的救治　MSOF 是心、肾、肺、肝、脑等重要器官的功能，同时或在较短间隔之内连续受损的危重病情。人们在 20 世纪 70 年代开始便看作危重病人救治的重要环节，我国 20 世纪 80 年代中期才予以极大重视。MSOF 的预后极差，其病死率为 65%～85%，与单一脏器功能衰竭的 33.3% 相比明显增高，一旦发生，只用治疗单脏器衰竭的方法，是不能挽救病人生命的。ICU 能有效地延长病人的生命，故 MSOF 的发现率也较以往为高,使 MSOF 显露出来,对其病因、病理机制及临床诊治不断进行研究。种种致病因子(休克、重症感染)对机体的打击、机体防御功能减弱和医源性因子等共同作用促使 MSOF 的发生。其中重症感染是 MSOF 的主要诱因。肝功能障碍、机体高代谢、免疫功能减低,即所谓机体方面的代谢和防御功能失调,加重 MSOF 的发生。MSOF 重点在预防。当机体遭受到休克、外伤和感染等重大打击早期,就必须及时给予有效的复苏,并采取适当的手术处理,积极预防和控制感染,对各器官进行有效的保护;晚期,即已发生脏器功能衰竭时,应采取一切手段以切断 MSOF 的恶性循环,力求不使脏器衰竭的数目增加。

3. 其他治疗 ①抗休克治疗;②防治并发症;③防治感染;④体液电解质及酸碱紊乱的治疗;⑤营养支持。

4. 镇静、镇痛和肌松药应用

(1)镇静:适当的镇静非常必要,是针对患者紧张和躁动而采取的治疗措施。咪达唑仑或丙泊酚适用于短时间(<24h)需要镇静药的危重患者。劳拉西泮是针对重症患者的焦虑治疗用药。

(2)镇痛:目的在于消除清醒患者对疼痛及降低其他伤害性刺激的感觉;改善其在精神和肉体上的舒适度;保证患者安全;利于诊疗措施的实施,保证取得最佳治疗效果。吗啡 0.05mg/kg,稀释后输注,5~15min 滴完,后 4~6mg/h 或间断静脉用药,间隔 1~2h 追用药 1 次。芬太尼 1~2μg/(kg·h)静滴,开始治疗时需加用 1~2μg/kg 的负荷量。氢吗啡酮始量为 0.5mg,后分次增加 0.5mg 以确定剂量。咪达唑仑 0.15~0.3mg/(kg·h)输注。丙泊酚 25~80μg/(kg·min)输注。不推荐哌替啶、纳布啡、非甾类抗炎药。

(3)肌松药:可使呼吸机更有效地工作,充分发挥机械通气的治疗作用,促进患者恢复。肌松药可防治气道压力过高,消除患者自主呼吸与呼吸机对抗,控制胸壁僵直和抽搐,降低氧耗和呼吸做功,降低颅内压等作用。首次使用气管插管的剂量,或其 1/2,少数病人可超过气管插管量。输注量是每小时的用量与气管插管量相近,见表 15-1。肌松药剂量需增加的原因:①镇静镇痛药量少,清醒患者肌松药用量更大;②肺顺应性明显降低,肌松药的用量较大;③长期应用后产生耐药性。在 ICU 中用肌松药应谨慎。

表 15-1　ICU 中病人使用非去极化肌松药的剂量和方法

肌　松　药	首次剂量 （mg/kg）	单次静注 ［mg/(kg·30min)］	连续输注 ［mg/(kg·h)］
泮库溴铵	0.06～0.1	0.01～0.05	0
哌库溴铵	0.06～0.1	0.01～0.05	0
维库溴铵	0.06～0.15	0.01～0.04	0.075～0.1
阿库溴铵	0.4～0.5	0.1～0.15	0.3～0.6

【并发症防治】　发现 ICU 并发症后，麻醉科医师应与外科医师协同进行治疗，直至病情稳定或痊愈后为止。也可将麻醉并发症的情况及治疗意见直接记录于病历内的病程记录单上，供外科医师参考。

第 16 章　麻醉常用药物

第一节　局　麻　药

局麻药是局部麻醉药的简称,是指那些用于人体的限定局部,能暂时、完全、可逆地阻断神经传导,即在意识未消失的状况下使用药的机体部分失去感觉,以便顺利进行外科手术的药物。常用局麻药简介如下。

可卡因(古柯碱,Cocaine)

【特点】　人类发现的第一种具有局麻作用的天然生物碱,为长效酯类局麻药。脂溶性高,渗透力强,对神经组织亲和性良好,有良好的表面麻醉作用和收缩血管作用。毒性较大,小剂量能兴奋大脑皮质,产生欣快感,随着剂量增大易发生中毒,使呼吸、血管运动和呕吐中枢兴奋,严重者可发生惊厥;大剂量可引起中枢性呼吸抑制,并抑制心肌而致心力衰竭。可卡因从应用部位(黏膜和胃肠道)吸收后,在肝和血浆经酯酶水解代谢,代谢物经肾排出,部分还经乳汁排泄。通过血脑屏障,并在 CNS 蓄积;急性中毒时脑中的药物浓度高于血药浓度;可通过胎盘屏障。因毒性大、易成瘾,已被其他局麻药取代。

【用途用量】　用于表面麻醉。用 5%～10% 水溶液。极量每次30mg。青光眼禁用,严重心血管病、高血压、甲亢患者慎用。不良反应是成瘾性,小剂量产生欣快感、依赖性,药物滥用性强。

普鲁卡因(奴佛卡因,Procaine,Novocaine)

【作用与用途】　普鲁卡因是常用的酯类局麻药。盐酸盐水溶液不很稳定,曝光、久贮或受热后逐渐变黄,高压消毒后可变为深黄,且降低局麻效能。离解常数 pKa 高,为 9.0。常用浓度的普鲁卡因对组织无刺激性,麻醉作用完全可逆。其局麻时效与其浓度有关，一般仅维持 45～60min，局麻药加适量(1:20 万～1:50 万)肾上腺素，时效可延长 20％。生理 pH 范围呈高离解状态，故其扩散和穿透力都较差。因此临床不用于表面麻醉，都用注射给药法。局部浸润麻醉常用 0.5％～1％溶液，神经阻滞用 1.5％～2％溶液，一次用药量以 2％溶液 1g 为限。

【特点与用法】　普鲁卡因对中枢神经产生抑制作用，呈嗜睡、痛觉迟钝。可与静脉全麻药、吸入全麻药或麻醉性镇痛药合用，施行普鲁卡因静脉复合或静吸复合全麻，具有抗心律失常和明显扩张血管作用。在血浆和组织中被假性胆碱酯酶水解，生成对氨苯甲酸。它与琥珀胆碱作用于相同的酶，输注普鲁卡因可延长琥珀胆碱的肌松时效。当普鲁卡因用量大时，即能减少琥珀胆碱的水解和结合，使琥珀胆碱时效延长。蛛网膜下腔可用 3％～5％溶液，一般剂量为 80～150mg。静脉复合麻醉可用 1.0％～2.0％溶液。其硬膜外麻醉及表面麻醉效果差，现已少用。

【过敏试验】　应用前应做皮肤过敏试验。

氯普鲁卡因(2-氯普鲁卡因，Chloroprocaine，2-Chloroprocaine，Nesacaine)

【作用与用途】　是短效的酯类局麻药。其盐酸水溶液性能较稳定，可煮沸，也可耐高压消毒。长时间暴露可变黄色，且应避免反复多次的高压消毒，因可加速其水解，并减低其麻醉强度。临床使用浓度对神经和其他组织无刺激作用。入血后，迅速被假性胆碱酯酶所水解，其水解速度较普鲁卡因快 4 倍，麻醉强度较普鲁卡因强 2.4 倍，毒性低，为普鲁卡因的一半，麻醉指数为 5。其弥散性能较普鲁卡因强，作用开始迅速，只需 6～12min，时效 30～60min，根据其用药量而定。

【用法与用量】　局麻常用 0.5％～1％溶液，临床少用；神经阻滞和硬膜外麻醉用 2％～3％溶液。一般一次用量＜1g。腰麻用 3.3％～4％的重比重溶液，用量＜100mg。也常用于局部止痛。

【注意事项】　氯普鲁卡因 pH＝3.3，腰麻时可引起严重的神经并发症，与普鲁卡因等局麻药合用时，后者可抑制氯普鲁卡因的代谢，增加其神经毒性，需注意。一般不做蛛网膜下腔用药。

丁卡因（地卡因，邦妥卡因，Dicaine，Pantocaine，Tetracaine，Decicaine，Amethocaine，Pontocaine）

【作用与用途】 酯类局麻药。其盐酸盐水溶液有抑菌作用，且不稳定，多次高压消毒后多被分解，久贮 3～6 个月以上也被分解。不清晰或微浑浊时不能再用，pKa 为 8.39，脂溶性高。

【特点与用法】 丁卡因为长效局麻药，起效时间长，为 10～15min，时效达 3h 左右。麻醉强度比普鲁卡因＞5～10 倍，麻醉指数 0.5，因而毒性反应发生率高。对黏膜其穿透能力强，常用于表面麻醉。表面麻醉强度比可卡因大 10 倍，眼科常用浓度为 0.5％～1％溶液滴眼。一次用量＜50mg。腰麻：8～12mg，极量 15mg，加糖为重比重溶液。神经阻滞和硬膜外阻滞麻醉，用 0.2％～0.3％溶液，且多与 2％利多卡因合用。临床成人一次用量以 100mg 为限，当用量＞1mg/kg 时需慎重。不宜局部浸润麻醉、静注或静脉输注。加用 1:1000 肾上腺素 0.1～0.2ml，可延长麻醉时间 30％～50％。

利多卡因（赛罗卡因，Lidocaine，Lignocaine，Xylocaine）

【作用与用途】 是目前临床应用最多的酰胺类局麻药。利多卡因盐酸盐水溶液性能稳定，经高压消毒不分解不变质，麻醉效能不减弱。pKa 为 7.86，具有中等度的脂溶性。

利多卡因吸收后主要在肝进行转化降解，然后由尿排泄，仅＜5％以原形由尿排出。其对中枢神经有明显的抑制作用，对已损伤或处于兴奋状态的细胞或神经纤维的膜电位有稳定作用，可抑制心脏异位心律，静注可治疗头痛、有效抑制咳嗽反射及某些心律失常。

【特点与用法】 利多卡因有麻醉作用快，弥散广，穿透性能强和安全范围较大等特点。麻醉作用开始时间比普鲁卡因快 2 倍。浸润麻醉时，其麻醉强度比普鲁卡因强 1～4 倍（平均 2.3）；神经阻滞比普鲁卡因强 2～4 倍（平均 3.1）；表面麻醉比普鲁卡因强 2～22 倍（平均 8.8）。表面麻醉于咽喉区喷雾常用 2％～4％溶液，尿道灌注常用 1％～2％溶液，但使用时要防止大剂量药物进入体内，因其从黏膜吸收速度与静注可相比拟。局麻常用 0.25％～0.5％溶液。神经阻滞常用 1％溶液，潜伏期 5min，时效 1.5h 左右，作用完全消退需 3h。硬膜外麻醉时一般用 1.2％～2％溶液,作用潜伏期 5~10min,麻醉时间约 1h,作用完全消退 1.5~2h。加入适量(1:25 万~1:50 万)肾上腺素,麻醉作用时间相对延长。腰麻一次量 40~100mg。

【注意事项】　常用浓度的利多卡因对组织细胞无刺激作用,几乎无直接扩张血管作用。有快速耐药性的可能,加入适量肾上腺素后,快速耐药性可有所改善,但并不能使其消失。血药浓度>5μg/ml 出现中毒反应,致惊厥。其毒性反应发生率较高,并随药物浓度增加而上升。0.5%利多卡因浸润麻醉时的麻醉指数为 2.0~3.0,2%溶液阻滞麻醉时麻醉指数为 1.0。使用 2%的利多卡因一次量<400mg,或<4.5mg/kg,否则毒性反应易发生。

丁哌卡因(布比卡因,勃匹伏卡因,麻卡因,唛卡因,Bupivacaine,Marcaine)

【作用与用途】　长效酰胺类局麻药。其盐酸盐水溶液性能稳定,可耐高压消毒,其 pKa 为 8.2。麻醉强度为甲哌卡因的 3~4 倍,局麻时效比利多卡因强且长 2~3 倍。麻醉指数为 3.0~4.0。神经穿透能力稍差,因而使感觉神经麻痹极好,且持续时间较长,而使运动神经麻痹较差。0.5%的丁哌卡因无肌松作用,0.75%浓度可产生很好的运动神经阻滞。0.125%~0.25% 溶液可用于局部浸润麻醉,神经阻滞麻醉用 0.25%~0.5%溶液,腰麻和硬膜外阻滞用 0.5%~0.75%溶液,若需较好的肌松可选用 0.75%溶液。一次量不超过 200mg,加入适量肾上腺素后也不应>250mg。3~4h 可重复给药 1 次,但 24h 总量不超过 400mg。作用开始时间为 5~7min,15~25min 达高峰。麻醉时效硬膜外阻滞平均时间为 3.5~5h,神经阻滞 5~6h。腰麻 0.75%丁哌卡因 2ml+10%葡萄糖 1ml,即为 0.5%丁哌卡因重比重溶液,常用剂量 8~15mg,一次极量 20mg,作用开始时间为 3~4min,完全麻醉约 5min,持续 3.5~4h。

【特点与用法】　丁哌卡因的毒性反应和丁卡因相似。丁哌卡因毒性较强,尤以对心脏毒性更值得重视,中毒时心脏症状出现较早,往往是循环虚脱与惊厥同时发生,引起严重的室性心律失常。一旦心脏停搏,复苏困难。因其作用时间较长,临床发生蓄积性毒性反应的可能性很小。发生毒性反应的血浆浓度为 4~5μg/ml。药液中加入适量肾上腺素,虽然对延长作用时间方面很有限,但血液浓度的峰值可显著降低,因而减少了全身毒性反应。对神经组织有轻度非特异性局部刺激作用。但临床剂量不会有持久性损害,亦未见到由药物引起的血象改变或红细胞变性。临床上见低血压和心动过缓,发生战栗者较其他局麻药多,若误入血管或愈量可发生惊厥。胎儿与母血的浓度比为 0.30~0.44,对产妇的应用较为安全,对新生儿无明显抑制。对心肌有毒性。左旋丁哌卡因(Levobupivacaine)为新型长效局麻药,具有相对较低毒性,临床应用较多。

碳酸利多卡因(Lidocaine Carbonate)

用碳酸氢钠调节盐酸利多卡因的 pH,并在 CO_2 饱和条件下制成的碳酸利多卡因溶液,以 28℃ 为临界点,>28℃结晶析出。药理同利多卡因,起效快、阻滞作用强、肌松好。主要用于低位硬膜外麻醉。1.6%碳酸利多卡因 10~15ml;神经阻滞<15ml;牙槽阻滞 2ml。抽药后应立即应用,抽药时尽量减少空气吸入。对利多卡因过敏者禁用。

辛可卡因(地布卡因,沙夫卡因,纽白卡因,泼卡因,Dibucaine,Sovcaine,Nupercaine,Percaine,Cinchocaine)

【作用与用途】 属酰胺类长效局麻药。但不同于利多卡因,其盐酸盐水溶液性能稳定,可耐高压消毒和久贮。但遇微碱即发生沉淀,地布卡因局麻效能亦减弱。pKa 值为 8.54。

【特点与用法】 辛可卡因有良好的穿透性,对局部组织无刺激性。作用开始较慢,潜伏期 15~20min,麻醉时效为 2~6h,个体差异较大,可能与辛可卡因的血管扩张作用大小和吸收速度快慢的不一致有关。其局麻强度为普鲁卡因的 22 倍,毒性比普鲁卡因大 16 倍,麻醉指数为 1.375。临床应用有顾虑。药液中加入适量的肾上腺素,可减慢其吸收速度。0.3%~0.5%溶液或软膏做表面麻醉;0.2%~0.5%重比重液用于腰麻,用量 5.0~10.0mg,但以 0.4mg/kg 以内为极限。

【注意事项】 一般不用于硬膜外阻滞和局麻。多用于表麻和腰麻。

丙胺卡因(Prilocaine,Propitocaine,Citanest,Xylonest)

【作用与用途】 为酰胺类局麻药。其盐酸盐水溶液性能稳定,可耐高压消毒,pKa 值为 7.89。对局部组织无刺激性。其结构和药理作用与利多卡因相似,麻醉指数为 1.5。用于硬膜外、神经阻滞和局部浸润麻醉等。

【特点与用法】 穿透性强,潜伏期平均为 9.2min,时效为 2.5～3.0h。有效麻醉浓度为 0.5%～5.0%,局麻浸润一般用 0.5%溶液,神经阻滞用 2%～3%,硬膜外阻滞用 3%～4%,腰麻用 5%。其毒性较利多卡因为低,这与其吸收慢而转化降解较迅速、在体内无明显蓄积有关。一次用量的毒性仅及利多卡因的 1/3～1/2,与其麻醉强度相比,则有较高的治疗指数及安全范围。

【注意事项】 丙胺卡因易产生正铁血红蛋白。代谢产物邻甲苯胺或亚硝酸基甲苯胺是产生正铁血红蛋白的物质。正铁血红蛋白症不仅降低血液运氧能力,而且使带氧的血红蛋白不易释放出氧,加重组织缺氧。临床表现为青紫,且不为吸氧所改善。青紫发生在给药后 1.5～3h,与药量有关。当用量未超过 600mg,不会出现正铁血红蛋白症。严重青紫者用亚甲蓝治疗有效,用量为静注 1～2mg/kg。贫血、先天性或自发性血红蛋白血症病人禁用,孕妇慎用。

卡波卡因(甲哌卡因、美匹瓦卡因,Carbocaine,Mepivacaine)

【作用与用途】 酰胺类局麻药,又叫甲哌卡因。其盐酸盐水溶液稳定,可耐高压或反复煮沸消毒。pKa 为 7.8。卡波卡因是二甲代苯胺的衍生物,其药理作用、麻醉效能和毒性均与利多卡因相似,以肝内代谢为主,与葡萄糖醛酸结合的形式由胆排出。经肠道再吸收经肾排泄。粪排泄极少,尿排 1%～5%原形。其有微弱的收缩血管的作用。易于透过胎盘向胎儿转移。

【特点与用法】 局麻强度为普鲁卡因的 2～4 倍,毒性为普鲁卡因的3/4,麻醉指数 3.0～4.0,因而具有大的安全范围。其穿透性能良好,作用开始快,在神经阻滞时,3～5min 即产生感觉麻痹,8～10min 产生运动麻痹。麻醉时效 2～2.5h,皮肤感觉消失可持续 3h 左右;有效浓度为0.5%～2%。局部浸润麻醉用 0.25%～0.5%溶液,神经阻滞用 1%～1.5%,腰麻和硬膜外阻滞用 1.5%～2%。用法用量与利多卡因相同。1%～2%溶液也用于表面麻醉。加 1:20 万肾上腺可延长时效。

【注意事项】 临床用量很少见严重的全身反应。有时可见到轻度心动过速和低血压,偶见血压升高和面肌颤动者。不用于产科麻醉。

苯佐卡因(阿奈司台辛,苯唑卡因,氨苯酸乙酯,麻因,Benzo-caine,Ethylaminobenzoate,Anaesthesine,Anaesthesinum,Anes-thamine)

【作用与用途】 局部麻醉作用,用于口腔、眼、气管等部位表麻;创面及烧伤止痒止痒;栓剂用于痔止痛。

【特点与用法】 麻醉效力较普鲁卡因弱,局部吸收慢,作用持久。因不溶于水,不能做浸润麻醉。以 5%～20%软膏或混悬液撒布于皮肤创面。20%混悬液 4～5 滴,滴入外耳道,1～2h 重复;痔痛用栓剂。

依替卡因(埃蒂多卡因,Etidocaine,Duranest)

【作用与用途】 酰胺族局麻药,起效快,局麻作用开始于 2～4min,持续时间比丁卡因长;作用强度为利多卡因 4 倍,但毒性与其相似或略大。用量的 1%以原形随尿排出。

【特点与用法】 对运动神经阻滞的作用强,且先于对感觉神经作用,便于手术操作。硬膜外 1%～1.5%;臂丛阻滞 0.5%～0.75% 20～30ml。最大剂量加肾上腺素为 6mg/kg,不加者 4mg/kg。

三甲卡因(美索卡因,Trimecaine,Mesocaine)

【作用与用途】 酰胺类局麻药。效能、时效大于利多卡因。

【特点与用法】 显效快,毒性低,对心血管系统无显著影响。局麻浸润 0.125%～1%溶液,1 次最大量 0.5% 500ml;1% 100ml;神经阻滞和硬外阻滞用 1%～2%溶液,1 次用量可达 20ml(400mg)。

哌罗卡因(美替卡因,Piperocaine,Metycaine)

【作用与用途】 酯类局麻药。局麻强度和毒性比普鲁卡因大。

【特点与用法】 表面麻醉(鼻、咽、喉及尿道)用 2%～4%;局麻浸润 0.5%～1%;神经阻滞 1%～2%;骶管 1%～1.5% 30ml,时效 1h;腰麻 30mg(3% 1ml＋5%右旋糖酐 2ml,重比重液)。

罗哌卡因(罗吡卡因,耐乐品,LEA103,Naropin,Ropivacaine)

【作用与用途】 罗哌卡因是新型长效局麻药,化学结构介于甲哌卡因和丁哌卡因之间,是纯的左旋对映异构体,物理和化学性质与丁哌卡因相似,但脂溶性低于丁哌卡因。不仅具有丁哌卡因的临床特性,还具有以下优点:①高浓度可提供有效、安全的手术麻醉药,低浓度时感觉-运动阻滞分离现象明显低于丁哌卡因。可用于镇痛。②心脏毒性低于丁哌卡因,引起心律失常的阈值高,过量后复苏的成功率高。③具有较低的中枢神经系统毒性,致惊厥的阈值高。④具有血管收缩作用,无需加肾上腺素。⑤对子宫胎盘血流无影响,可用于产科麻醉和镇痛。

【特点与用法】　用于硬膜外阻滞、外周神经阻滞、术后镇痛和分娩镇痛。局部浸润麻醉 0.2%,神经阻滞 0.5%～0.25%,硬膜外阻滞0.5%～1%。术后镇痛与分娩镇痛用 0.2%,或 0.1%与芬太尼合用。

【注意事项】　1988 年用于临床,需不断总结。不宜作静注,大剂量或误入血管可发生急性毒性全身反应。

第二节　吸入麻醉药

氧化亚氮(笑气,一氧化氮 ,Nitrous Oxide,NO_2,Dental Gas)

【作用与用途】　氧化亚氮又叫笑气,是唯一的常用气体全身麻醉药。镇痛作用最佳,对机体影响最小,100%由肺原型排出,起效、诱导或加深或苏醒均为中等。未发现有明显的不良反应。

【优点】

1. 氧供充分下无毒　氧供充分下无毒,抑制造血功能极少见。不燃爆。

2. 易于达到 MAC　其 MAC 为 105%,作用起效快,经肺泡的吸收和排泄,要比氧快些。根据气体第二定律,停用后即须给予纯氧吸入7～10min;吸入 15～30s 后即出现镇痛,10～15min 血药浓度达到峰值,即肺泡气内和动脉血内的浓度达到平衡。

3. 镇痛效应强　吸气内浓度 30%即有镇痛作用;达 50%～60%,分娩镇痛即见效。＞60%时可产生遗忘作用。

4. 麻醉恢复期平稳　几乎全部以原形由气道排出。苏醒快,停药后1.0～4.0min 完全清醒。极少有并发症。

5. 适用麻醉范围广　全麻诱导中吸气内浓度可达 80%,维持中以

50％～70％为度。与 20％氧混合使用时,要防患者缺氧。通常以 65％ NO_2 与 35％氧混合,常用于半开放法,适用于任何方式的麻醉。

【缺点】 氧化亚氮也具有以下不足之处。

1. 全麻效能差 全麻的效能有限,常需与其他全麻药联合应用;吸气内氧浓度不得长时间<30％,一般以 20％为极限。严防氧供不足,随时注意潜在性缺氧的危险。

2. 易浸入机体空腔内 能浸入体内的任何闭合的空腔内,导管的套囊亦无例外,须注意及时放气调整压力。

3. 其他 可使胸血管扩张,CBF 增多,ICP 升高,并增加脑代谢。禁用于体内存在着气囊肿、气胸、气脑、气腹、肠梗阻、空气栓塞患者和肠胀气等。

氟烷(三氟氯溴乙烷,Fluothane,Halothane)

氟烷自 1956 年临床应用以来,为目前麻醉作用特强的吸入麻醉药。既可诱导,又可维持麻醉。是使用时间较长、应用范围较广的一种氟类吸入麻醉药。

【优点】

1. 全麻效能强 起效快。易于给药及清除,诱导迅速和平稳。

2. 保护气道和无刺激 合理使用,能保持支气管平滑肌处于松弛状态,苏醒中没有严重或持久的反胃呕吐。对气道黏膜无刺激,无支气管痉挛。

3. 不良反应少 停药后苏醒快,呼吸和循环方面的并发症少。

4. 增加脑血流量 使 ICP 增高。

【缺点】

1. 纯度要高 麻醉用氟烷纯度要求高。一旦有微量的氟丁烷或氟丁烯聚合体,有剧毒,可因极度的肝功能不全而致死。

2. 化学性质不稳定 与加热的碱石灰(soda-lime)接触即变质,产生剧毒物,液态氟烷中均加有稳定药。

3. 物理性质的腐蚀性 其蒸气在蒸气饱和下,能腐蚀锡、铝、黄铜和铅等,纯铜得幸免;又能溶解于橡胶和塑料,而后徐徐释出,增加了麻醉用具制造上的困难。

4. 对呼吸和循环功能干扰大 于中等度全麻时遭抑制而减弱,镇痛效能不佳,骨骼肌松弛效能亦差,能扰乱心肌正常的应激性,体内的内稳态(homeostasis)难以保持正常,使用时均具有戒心。

【适应证】

1. 不燃烧爆炸　不燃烧,不爆炸,适用于用电刀或电灼的手术。

2. 某些疑难病　如支气管哮喘,糖尿病,内源性儿茶酚胺释放过多等。小儿手术开放点滴诱导或维持麻醉。

3. 复合麻醉或控制性降压　复合麻醉维持的一部分,便于辅助控制性降压的掌握。

【禁忌证】

1. 肝功能损害　肝炎者免用。

2. 循环功能不全　休克、心功能不全、心肌损害和 ICP 增高者等禁用。

3. 妇产科　禁用于剖宫产,宫缩欠佳难以纠正,失血必多。

【用法与用量】　应采用紧闭或半紧闭式麻醉方法给药,正确精密的蒸发器必不可少。诱导时成人吸气内氟烷蒸气浓度可增至 3%,以此为限。维持中常用浓度为 1.0%~1.5%,小儿酌减,浓度按需调整。氟烷为挥发性液体,装在密封的、有色的玻璃瓶内,每瓶 30~60ml,以 200ml 为限。瓶内加丙泊酚为稳定剂,液内溶有微量氨亦有保护作用。注意小剂量低浓度吸入,不宜长时间吸入,呼吸管理忌缺氧和 CO_2 积蓄;维持循环稳定,忌伍用肾上腺素。

恩氟烷(安氟醚,易使宁,Enflurane,Ethrane)

恩氟烷 1963 年由 Terrell 发现,由 Krantz 用于动物实验。1965 年用于临床,1966 年 Viftue 研究证实结构、效能与氟烷相似,麻醉强度为氟烷的 1/2。在世界普遍使用。

【优点】

1. 理化性稳　化学和物理性质稳定,不燃烧爆炸。

2. 作用快　全麻诱导快,苏醒也快,优于任何挥发性吸入麻醉药。MAC 为 1.7%,对 CNS 有抑制作用。

3. 对黏膜无刺激性　不会促使气道分泌物增多。

4. 有肌松效能　有肌松作用,并增强筒箭毒碱的肌松作用。

5. 消化系统稳定　不诱发胃肠道紊乱,恶心呕吐少见。体内溶解度低,82%由肺排出。

6. 可与肾上腺素并用　与肾上腺素并用时,不出现心律失常。

【缺点】

1. 中枢神经兴奋　吸入全麻期间忌做过度通气,以免在苏醒过程中出现中枢性兴奋或惊厥。

2. 镇痛时间短　停药后应及早给予镇痛药,以增强麻醉镇痛作用。

3. 易吸入浓度过高　吸入低浓度时,呼吸和循环功能可无明显改变。吸入浓度增高时,动脉血 CO_2 增高,心排血量减少,血压下降,心率减慢,甚至发生室性期前收缩,房室传导时间延长。全麻渐浅即消失。

4. 要有正规精密的挥发器才能使用　诱导中,吸入气内浓度为 3% 左右,以 4.5% 为极限。静吸全麻维持中,0.5% 常已足够,3% 为极限,挥发性液体装在有色玻璃瓶内,无需加稳定剂。开瓶盖后使用期 1 个月。

5. 肝肾损害轻　有肝肾功能损害的危险存在,但影响轻微。

【适应证】　应用于身体各部位的大手术;用于眼科手术,不会升高眼压;产妇分娩时,吸入 0.8% 恩氟烷蒸气,对子宫肌的收缩无影响;重危病人,如重症肌无力、嗜铬细胞瘤等内分泌疾病者皆适用,配合降压麻醉。

【禁忌证】　严重的心肺功能不全、肝肾功能损害、癫痫发作,颅内压高患者,产科手术及惊厥患者手术勿用为宜。恩氟烷麻醉效能强,注意年龄关系,复合用药可降低最低肺泡气有效浓度(MAC),掌握麻醉深度,防止血压下降。

异氟烷(异氟醚,活宁,Isoflurane,Forane)

异氟烷 1965 年由 Terrell 合成,并于 1971 年用于临床。为恩氟烷的同分异构体。

【优点】　异氟烷有以下优点。

1. 化学性质稳定　遇紫外线、碱石灰不被破坏。无燃烧、爆炸危险。

2. 作用及复苏迅速　诱导及苏醒快,无致吐作用,不刺激气道,分泌物不增多,肌松良好。MAC 为 1.15%。

3. 与肾上腺素并用心律稳定　并用 1:20 万溶液肾上腺素 10～20ml 不引起心律失常,对心排血量影响小。大部分随呼气排出,在体内分化降解代谢的量极小。不引起抽搐,可用于癫痫病人。适合作为神经外科手术的人麻醉。

【缺点】　虽有气味,无明显的刺激,但价格昂贵;可松弛子宫肌,增加子宫出血,故不适于产科手术;深麻醉时心功能受抑制;必须有正规精密的挥发器才能控制吸气内本药浓度。诱导时吸气内浓度务必增大,成人一般为 1.5%～3%,维持中为 1.0%～1.5%。本药为挥发性液体,装入有色玻璃瓶中,密封,每瓶 100ml。适应证同恩氟烷。注意吸入浓度和预防苏醒延迟。

地氟烷(地氟醚,去氟烷,Desflurane,I-653,Suparne)

地氟烷是 20 世纪 90 年代研制的一种临床很有前途的新氟类吸入麻醉药。1987 年研究证实其化学结构与异氟烷相似。1990 年应用临床。1992 年上市,临床研究认为是接近理想吸入麻醉药标准的新药。

【优点】　地氟烷是氟类新型吸入麻醉药。有化学性质稳定、组织与血溶解度低、诱导苏醒快、气道刺激小、在钠石灰中稳定、脑电图无异常、抗生物降解及循环动力学稳定等生理药理特性和优点。是一种很有发展前途的新型氟类吸入麻醉药。

【特点】

1. 对肝肾无毒性及苏醒快　I-653 与异氟烷化学结构相似。在氟类吸入麻药中,血气分配系数最低,为 0.42。肺泡浓度最先接近吸入浓度,血、组织分压也最先与肺泡分压平衡。表明其诱导快,时间短。肺清除率(FA/FAO)最快,残余毒性小,对肝肾无毒性,苏醒也最快。能产生足够的肌肉松弛。

2. 对中枢神经系统的影响　I-653 脂溶性低,为 1.87,麻醉效能也低,MAC 5.1%～6%。其对中枢神经的抑制与用量有关,EEG 表现为脑皮质活动呈剂量相关抑制,但不引起异常的脑电活动,不引起癫痫样改变。在相等的 MAC 浓度作用下,I-653 与异氟烷 EEG 的参数变化相同;当浓度增加,脑电图波形的振幅与频率均降低,表明抑制程度增加。

3. 对心血管系统及呼吸的影响　I-653 对循环的影响与异氟烷相似,但在氟类吸入麻醉中最轻。可抑制心脏功能,降低心排血量,降低平均动脉压,降低全身血管阻力,对肺动脉压及肺血管阻力没有影响。在体内绝大部分以原形由肺排出,体内代谢极少。为临床提供了安全的挥发性吸入麻醉药。但此药的 MAC 大;所需麻药量大;价格昂贵;经广泛的临床验证,临床应用逐渐增多。适应证同异氟烷。同时注意对循环的影响。

七氟烷（七氟醚，七氟异丙甲醚，Sevoflurane，Sevofrane，Travenol）

七氟烷由美国 Baxter laboratorics 的 BM Regan 于 1968 年末合成，Wallin 1975 年最先报道，后经欧美、日本等国广泛研究，通过反复曲折的临床科研认识道路，1984 年日本购入专利，又对其研究后投入市场，成为 20 世纪 90 年代的一种新型氟类吸入麻醉药。

【优点】 七氟烷是血气分配系数低（0.60～0.63）、诱导迅速、停药后苏醒快、对组织没有毒性的新氟类吸入麻醉药。分子量为 200.05，在空气中不燃烧，但在氧浓度达 11vol% 、N_2O 浓度达 10vol% 时可燃烧。化学性质不稳定，在体内分解最多，与碱石灰接触可起反应为其缺点。但低流量下碱石灰的温度还不足以造成危害。生物转化率为 2.89%，体内代谢率低；对循环抑制轻微；不引起支气管痉挛；苏醒期平衡，无呕吐和分泌物增多等不良反应。

【特点】

1. 对循环抑制轻微 在麻醉中收缩压、舒张压、脉搏与麻醉前比较，无显著性差异（$P > 0.05$）；不增加心肌的应激性，不增加心肌对肾上腺素的致敏性，不易引起心律失常。儿童患者乐于接受，不增加气道分泌，不引起支气管痉挛。

2. 麻醉效能强 药效相当于恩氟烷，又比异氟烷略低。MAC 七氟烷 1.71，恩氟烷 1.68，异氟烷 1.15，紧闭法给药，可以缩小价差；其镇痛分寸的调控略逊于异氟烷；其摄取量、清除率与异氟烷几乎相等；以紧闭方式吸入七氟烷是可行的，以恩氟烷挥发器作为七氟烷的挥发器，以代替专门七氟烷挥发器；且价格昂贵限制了推广应用；并用氧化亚氮时，七氟烷不及异氟烷镇痛强，且对肝有一定毒性。

氙气（Xenon，Xe）

氙气是一种惰性气体，原子序数 54，元素符号为 Xe，原子量为 131.3，在大气中仅占 0.000 87%，溶点 -111.9℃，沸点 -107.1℃，不燃烧或爆炸，是常压下唯一具有麻醉作用的气体。1898 年 Ramsay 和 Travers 发现氙气，1946 年 Lawrence 证明其有镇痛作用，1950 年 Cullen

和 Gross 首次用于麻醉,是开发的新药。

【优点】

1. 化学性质高度稳定　不燃烧爆炸。

2. 诱导苏醒快　血液溶解度极小,血气分配系数为 0.14,低于其他吸入麻醉药。其诱导时间极短,仅 71s;吸入后很快进入麻醉状态。麻醉恢复时间比 N_2O、丙泊酚明显短,停吸后很快苏醒,且苏醒彻底,迅速平稳。

3. 麻醉效能强　MAC 71%,麻醉效能及镇痛效能强于 N_2O。氙气抑制 NMDA 受体信号传导而产生麻醉作用。

4. 安全　对心血管影响较小,麻醉状态下血流动力学稳定;对心肌有保护作用,对心肌缺血预适应;对神经有保护作用;无任何不良反应,毒性低;对气道无刺激性;恢复期迅速平稳。

【缺点】

1. 价格昂贵　实际供应只能满足临床需要的 1/15,难以广泛应用。

2. 患者恐惧　主要表现在失去知觉前有恐惧感。

3. 欣快感　主观感觉的欣快,约 60% 患者不能完全消除遗忘。

【适应证】

1. 麻醉适应证广　因其对心肌无抑制、对呼吸无影响,体内不产生代谢产物,无组织器官毒性,对手术刺激的适应性较强。

2. 全身各部位手术　LC 等手术。

3. 心血管胸科手术　"快通道"心脏手术麻醉后心血管功能稳定。颅脑神经手术。

4. 门诊手术　因其快速诱导和苏醒,多用于门诊手术。

5. 慢性肺部疾病的老年患者手术　氙气对气道无刺激,不影响肺的顺应性。

【禁忌证】　氙气麻醉未发现更多的禁忌证。

1. 肠梗阻患者禁用　因氙气常潴留在中空器官、肠腔和脂肪组织中。

2. 颅内手术　脑血管损害、脑组织水肿、颅内压高的患者谨慎用。

【用量与用法】　半紧闭法是常用的方法,但氙气浪费大,成本高。可用紧闭法:常规快速诱导,即 2.5% 硫喷妥钠 + 肌松药静注,气管内插管。在一个紧闭系统内预先 >60% 氙气和氧(一般 Xe:O_2 = 70:30),气管内插管后吸入氙气。维持麻醉选低流量紧闭法,辅助芬太尼平衡麻醉,可减少 Xe 吸入量。

【注意事项】　氙气应用前景广阔,不良反应小、诱导迅速、苏醒快、血流动力学稳定、对器官有保护作用、不污染环境等,是一种理想的吸入麻醉药。单纯吸入 Xe 诱导很迅速,一般 5～6min。单纯吸 Xe 麻醉分为 4 期。第一期为感觉异常和痛觉减退期;第二期为欣快和精神运动异常期;第三期为镇痛和部分记忆缺失期;第四期为麻醉期,镇痛和完全记忆缺失期。

第三节　镇痛药及拮抗药

地佐辛(Dezoaine)

【特点】　本药为强效阿片类镇痛药,属于混合的阿片激动-拮抗药。既为 κ 受体激动药,也是 μ 受体拮抗药。镇痛作用强于吗啡、可待因和喷他佐辛。成瘾性小。皮下、肌注吸收迅速。肌注 30min 内生效,静注 15min 内生效。其 5～10mg 的镇痛效力相当于哌替啶 50～100mg。$t_{1/2}$ 为 2.2～2.8h,在肝内代谢,静脉用药 8h 内 80% 以上经尿排泄。用于术后镇痛、内脏及癌性疼痛治疗。

【用法与用量】　10mg 肌注,以后每隔 3～6h 肌注 2.5～10mg。5mg 静注,以后每隔 2～4h,静注 2.5～10mg。极量:肌注＜120mg/d;静注＜120mg/d,最大无毒性剂量 30mg/70kg。0.5mg/kg 静脉自控镇痛术。

【注意事项】　①常见不良反应为恶心、呕吐、镇静、头晕、厌食、定向故障、幻觉、出汗、心动过速、注射部位反应等。当稳态血药浓度＞5～9ng/ml 时,产生缓解术后疼痛作用。当平均峰浓度达到 45ng/ml 时,出现不良反应。②静注可致呼吸抑制,当有呼吸抑制时,用纳洛酮拮抗,并继续观察患者的呼吸及心脏状态,必要时吸氧、静脉滴注、升压药治疗。③冠心病患者慎用。对阿片类镇痛药过敏患者禁用。对阿片类有依赖性的患者禁用。有沉淀或溶液变色停止使用。

【规格】　每安瓿 1ml:5mg。每盒 4 支。2009 年 10 月扬子江药业集团加罗宁(地佐辛注射液)上市。

羟考酮(奥施康定,羟氢可待因酮,Oxycodone)

【特点】　本药为强效镇痛药,用于治疗中度至重度急性疼痛,包括手术后引起的中度至重度疼痛,以及需要强阿片类药物治疗的重度疼痛。

【用法与用量】　给药途径:皮下注射、静脉注射或输注。根据患者的疼痛程度、整体情况和曾用过及正在使用的药物情况调节给药剂量。静脉推注:将药液以 0.9% 生理盐水或 5% 葡萄糖溶液稀释至 1mg/ml,在 1~2min 内缓慢推注给药 1~10mg,给药频率不应短于每 4 小时一次。静脉输注:将药液以 0.9% 生理盐水或 5% 葡萄糖溶液稀释至 1mg/ml,推荐起始给药剂量为每小时 2mg。静脉(PCA 泵):将药液以 0.9% 生理盐水或 5% 葡萄糖溶液稀释至 1mg/ml,每次给药量为 0.03mg/kg,给药间隔不应短于 5min。皮下推注:使用浓度为 10mg/ml 的溶液,推荐起始剂量为 5mg,如有必要每 4 小时重复给药 1 次。

【注意事项】

(1)口服羟考酮和注射用羟考酮的转换,口服 2mg 羟考酮相当于 1mg 注射用羟考酮。

(2)老年患者治疗时需慎重,应从最低剂量开始滴定。

(3)尚没有 18 岁以下儿童使用盐酸羟考酮注射液的数据。

(4)具有阿片受体完全激动药典型的不良反应,会产生耐受性和依赖性,可以应用适当的缓泻药预防便秘的发生;如果出现恶心和呕吐,可以同时使用止吐药。

(5)禁忌:已知对羟考酮或药物中任何其他成分过敏者、呼吸抑制、头部受损、麻痹性肠梗阻、急腹症、慢性阻塞性气道疾病、肺源性心脏病、慢性支气管哮喘、高碳酸血症、中度至重度肝功能受损、严重的肾功能受损、慢性便秘、同时服用单胺氧化酶抑制药或停用后的 2 周内、妊娠,以及其他任何禁止使用阿片类药物的情况。

【规格】　1ml:10mg。

吗啡

吗啡(Morphine)是最古老而具有代表性的麻醉性镇痛药物。

【镇痛原理】　主要通过模拟内源性抗痛物质脑啡肽作用于中枢神经系统的大脑、脑干和延脑。激动中枢神经阿片受体(μ 受体)而产生强大的镇痛作用。作用于大脑时表现为精神状态的改变,脑干为镇痛,延脑可抑制呼吸、催吐等。吗啡镇痛原理是最主要的、最强大的中枢性作用,具有高度的选择性。小量吗啡,在不影响意识下就可以出现明显的镇痛作用。镇痛原理的途径如下。

1. 改变疼痛的耐受性　疼痛存在,病人易接受,为其广泛抑制皮质联合区的缘故。

2. 提高痛阈　对持续性疼痛效果好,对锐痛加大药量也可抑制。作用于吗啡受体。

3. 改变机体对痛反应的形式　镇痛的同时有明显的镇静作用,缓解疼痛病人的紧张情绪,减少恐惧、消除疼痛引起的紧张、恐惧、退缩等。是作用于高级神经系统的结果。

4. 抑制边缘系统的某些部位　从而减少因疼痛而引起的交感、副交感神经系统的反应。

5. 对脊髓的作用复杂　为抑制突触的传导途径,抑制和单突触的传导途径兴奋性升高,而增加脊髓反射的活动度和肌张力度。经蛛网膜下腔或硬膜外腔注入 0.5～2mg(全身药量的 1/10～1/2)吗啡后,镇痛效果显著,迅速并且持续时间长。纯粹抑制感受伤害的传入神经冲动。镇痛范围可以节段控制。给药量少、全身不良反应少。

【作用与用途】　吗啡的作用与用途详见表 16-1。

表 16-1　四种镇痛药作用和不良反应比较

作　　用	吗　啡	芬太尼	哌替啶	喷他佐辛
镇　痛	++	++～+++	+	+
镇　静	++	+	+～++	-～+
呼吸抑制	++	++～+++	++	+
咳嗽抑制	+++	+	-～+	
收缩支气管	+	+～±	-	
心血管抑制	+	+	+++	+
中枢兴奋		++	+	+～++
呕　吐	++	-	++	+
肌紧张	-	++	-	-～±
脑压升高	+++	+	+	-～±
成　瘾	+++	+	++	-
缩　瞳	+	++	+～±	-～+
释放组胺	++	-	-	-

注:+. 作用及作用强度;-. 无作用;±. 作用可疑

1. **对呼吸的影响**　其对呼吸中枢、咳嗽中枢有高度的选择性及剂量依赖性抑制作用。小量可降低呼吸中枢的兴奋,大剂量可导致呼吸衰竭而死亡。提高呼吸中枢的兴奋阈值,使之对 CO_2 的敏感度降低,兴奋肺的伸展感受器而抑制了呼吸中枢。表现为呼吸减慢、幅度增大,随着呼吸抑制加深,潮气量锐减,乃至呼吸停止。呼吸麻痹是吗啡中毒死亡的直接原因。吗啡增加肌张力,使肺顺应性降低,咳嗽反射受抑制,产生镇咳作用,但手术后期可能发生支气管阻塞。吗啡的组胺释放及对支气管平滑肌张力的直接兴奋作用,可引起支气管痉挛,阿托品可部分对抗。

2. **对心血管系统的影响**　非常轻微。用量大时对中枢迷走神经兴奋和对窦房结、房室结的直接抑制作用,出现心动过缓,可用阿托品对抗。吗啡促进内源性组胺释放而导致对周围血管有明显的扩张作用,血压下降,脑血管扩张,颅内压增高;使脑血流和脑脊液压力增高,同时冠状血管和皮肤血流也增多,肾血流量略减少。

3. **催吐作用**　兴奋延脑的催吐化学感应区,又直接作用于胃,增加胃肠道平滑肌及其括约肌张力,使胃排空延缓,并便秘。有明显的催吐作用。阿托品不能缓解。增加胆道压力,加重胆绞痛。

4. **对肾的影响**　刺激脑垂体后叶利尿激素的分泌,减少肾小球滤过率,增加肾小管的再吸收,形成少尿。增加泌尿道括约肌的张力,加重肾绞痛或引起尿潴留。

5. **对血糖的影响**　引起高血糖,是糖原分解的结果。

6. **对肝的影响**　常用量对肝功能无影响,大量时可暂时抑制肝功能。

7. **大量可引起体温降低**　是抑制体温调节中枢,降低肌肉活动度、扩张周围血管的结果。

8. **对瞳孔的影响**　有强烈缩瞳作用:称"针尖样"瞳孔,是中枢性的,程度与镇痛平行。

9. **释放组胺**　诱发过敏。

【**不良反应**】　吗啡过量易产生急性中毒,其毒性包括:①呼吸抑制:吗啡对呼吸中枢有显著的呼吸抑制作用,大剂量时可致呼吸停止;②有成瘾性,对本药有依赖性,并产生欣快感,口服中毒量为 60mg,致死量 250mg;③大剂量可产生喉痉挛,迷走神经过度兴奋的结果;④诱发哮喘发作;⑤增加颅内压;⑥术后延迟苏醒,有恶心、呕吐;⑦可使外周血管扩张,发生直立性低血压、心动过缓;⑧透过胎盘,使胎儿呼吸抑制。

【影响时效的因素】

1. 给药途径 影响最大。一般情况下,皮下或肌注 30min 后迅速吸收 60%,45~90min 达高峰,持续 4~6h。静注 1min 后起作用,3~6min 达顶峰,作用持续 1~2h。蛛网膜下腔或硬膜外腔给药,起效作用快,效果充分,镇痛作用可持续 9~34h。吸收或直接注入血液内的吗啡,很快进入肾、肺、肝、脾及肌肉内。

2. 转归 24h 后组织内吗啡深度已很低。少量进入中枢(通过血-脑屏障);主要通过肝解毒,过程缓慢,60%~70% 在肝内和葡萄糖醛酸结合,排泄于尿中,24h 内,90% 的游离或结合的吗啡可以从肾小球滤过,排入尿中;7%~10% 脱甲基为去甲基吗啡,经胆汁入肠排泄于粪中;少量从乳汁排泄。吗啡通过胎盘,进入胎儿循环,使胎儿产生呼吸抑制。

【用途及用量】

1. 麻醉前给药 消除疼痛,减轻患者紧张及恐惧情绪。加深麻醉,使诱导平稳,减少病人苏醒期发生烦躁,安静进入嗜睡状态。减弱咳嗽反射,保持有效通气量的作用。多用于心血管手术,成人用量每次 5~15mg,极量每次 20mg,60mg/d。小儿 0.1~0.2mg/kg。用皮下注射,术前有剧痛及恐惧的患者可采用肌注或静注。静注剂量宜减,0.1mg/kg。

2. 静脉复合麻醉 吗啡麻醉特别适用于心血管病人手术的麻醉。

3. 镇痛 每次 5~10mg,静脉注射,重度癌痛患者,首次剂量可较大,每日 3~6 次;单次 0.1~0.3mg 注入蛛网膜下腔或硬膜外腔注入吗啡常用量的 1/10~1/2,作为术中辅助用药、术后止痛或癌痛的止痛。常用 PCA 给药。

4. 治疗急性心力衰竭 左心衰竭、心源性哮喘及急性心肌梗死的急性肺水肿,8~10mg,静注,必要时追加 5~10mg,或 4~6h 重复,暂时缓解肺水肿症状。

【禁忌证】

1. COPD 支气管哮喘、肺气肿、肺源性心脏病和慢性阻塞性肺疾病(COPD)等禁用。

2. 危重病人 肝功能严重减退、甲状腺功能不足(黏液性水肿)、出血性休克、颅内手术、婴儿、孕妇及哺乳期妇女禁用。

3. 高龄与虚弱者 应减量。吗啡急性中毒时以纳洛酮 0.4~

0.8mg,静注,每 1～2 小时 1 次;或烯丙吗啡 5～10mg 静注,每 10～15min 1 次,总量<40mg,抢救。

哌替啶(杜冷丁,唛啶,地美露,利多尔,Pethidine,Dolantin,Meperidine,Demerol,Lydolum)

【作用与用途】　最常用的麻醉性镇痛药,人工合成,是作用与吗啡基本相同的 β 阿片受体激动药,也是非常理想的吗啡代用药。镇痛强度是吗啡的 1/10～1/8。尤其对内脏痛效果显著。有镇痛、催眠、解痉、抗胆碱能(用后气道及口腔分泌物减少、平滑肌松弛)等作用。对抗气管、肠管、输尿管及动脉的平滑肌痉挛,有使血管扩张、血压下降作用(类似罂粟碱作用)。解除支气管痉挛,使输尿管收缩力的张力及幅度降低,对胆道疼痛不理想(可引起奥狄括约肌痉挛)。对乙状结肠及直肠作用较轻,不致便秘。哌替啶有抗组胺作用。口服或注射均可吸收,在体内迅速分解,久用无蓄积作用,90％肝内破坏,10％随尿排出。维持时间 2～4h。

【不良反应】

(1)呼吸抑制:皮下注射或肌注对呼吸很少抑制,静注则常有呼吸抑制,较吗啡为轻,对年老体弱者应特别注意。

(2)恶心呕吐及 ICP:静注后常见有恶心呕吐,使脑脊液压力升高。颅内压增高患者勿用。

(3)偶有低血压、眩晕或下肢震颤。

(4)久用有成瘾性。

(5)偶有过敏反应,轻者注射静脉出现红线(局部静脉炎),重者水肿。

(6)老年人易发生兴奋现象。

【用法及用量】

1. 镇痛　常用量每次 50～100mg,或每次 0.25～0.1g,肌注或皮下注射。极量每次 0.15g,600mg/d;小儿 0.5～1mg/kg 与异丙嗪 0.5～1mg/kg 肌注或稀释后静注。用于各种急性疼痛和术后疼痛。24h 总量 2.1～2.5mg/kg 硬膜外注射,用于术后镇痛或晚期癌症恶性疼痛;后者个体化给药,剂量可较大,止痛效果满意。

2. 麻醉前用药　1～2mg/kg,肌注 15min 产生作用,60min 达高峰,持续 1.5～2h。0.25～1mg/kg,静注后 5min 可产生作用,10min 达高峰并维持 1～1.5h。用于麻醉前有剧烈疼痛病人的麻醉前用药。儿童

1.0mg/kg 稀释至 10ml 静注。

3. 麻醉辅助用药　哌替啶 20～50mg 静注或肌注。

4. 静吸复合麻醉或全静脉复合麻醉维持　静吸或全静脉复合麻醉的组成部分,人工冬眠,强化麻醉及手术后止痛。以总量 1.2～2mg/kg,配成稀释液,以 1mg/min 静脉输注。

【注意事项】　禁忌证与吗啡相同,不宜用于 PCA,不能皮下注射。偶可引起血压下降。若近期用过单胺氧化酶抑制药治疗的精神忧郁症,再给哌替啶,可使其毒性显著增加,严重者可致死亡,必须注意!

芬太尼(Fentanyl,Sublimaze)

【作用与用途】　此药为化学合成苯基哌啶衍生物,作用于 μ 受体,是目前最常用的强效麻醉性镇痛药。芬太尼化学结构与哌替啶相似,能干扰视丘脑下部对痛刺激的传导。产生镇痛作用。药理性质与吗啡相似,与吗啡不同处是芬太尼对大脑皮质的抑制减轻,用药后脑电图无明显改变。不释放组胺。不抑制心肌,可引起心率减慢。能抑制气管插管时的应激反应。对呼吸的抑制作用弱于吗啡,但静注速度过快易抑制呼吸。

【特点】　芬太尼有强大的镇痛作用,是吗啡的 80～188 倍。作用很快,静注后立即生效,4min 达高峰,持续 0.5～1.5h,作用强,持续时间短,好控制。10% 从尿排出,大部分由肝代谢,产物由尿液、胆汁排出。代谢产物与约 10% 的原形药由肾排出。肌注后 7～8min 生效,维持 1～2h。肌注生物利用度 67%。常用量 0.1～0.2mg。

【禁忌证】　静注时,有时出现颈、胸、腹肌紧张,可用肌松药对抗。芬太尼有缩瞳、角膜反射下降、支气管平滑肌收缩的作用,故哮喘、重症肌无力和呼吸抑制的患者禁用。催吐作用较弱,基础代谢下降,不引起组胺释放,使胆总管括约肌痉挛,故胆绞痛禁用。

【用法与用量】　其对呼吸抑制较明显,是中枢性的,且较哌替啶时间短。由于呼吸中枢对 CO_2 敏感性降低,用药后呼吸频率减慢、每分通气量及肺活量降低,而潮气量则代偿性增加;用药后肺泡 CO_2 张力增加,其增高的持续时间与药量有关。一般药量持续 15～30min,用量过大(0.6～0.7mg)时可引起呼吸停止。一般用肌注或静注。小儿 10～15μg/kg,术前 1h,口服;或 0.002～0.005mg/kg 静注,必要时,30～60min 后重复追加静注 0.05～0.1mg/次或按 1～2μg/(kg·h)连续输注;应辅助呼吸。作为麻醉前用药、麻醉中辅助用药、麻醉后的镇静与镇痛及全凭静脉复合全麻维持的主药。

主要用于全麻诱导和全凭静脉复合麻醉,或静吸复合麻醉辅助的镇痛用药。诱导 $2\sim5\mu g/kg$ 肌内注射或静脉注射。维持麻醉分小、中和大剂量,小剂量 $5\sim20\mu g/kg$ 静注,用于颅脑、腹部或胸科手术;中剂量 $30\sim50\mu g/kg$ 静注及大剂量 $50\sim100\mu g/kg$ 静注,微泵输入用于 CPB 心内直视手术。由于芬太尼的封顶效应,多主张用中剂量芬太尼加镇静药、肌松药,或静吸复合麻醉为宜。大剂量对血流动力学无或很小影响,近年来已替代大剂量吗啡进行静脉复合全麻,适用于心血管手术。$0.05\sim0.1mg$ 肌注,必要时重复给药,或 0.4mg 加生理盐水内输注。

【不良反应】　久用成瘾,但麻醉中少见。大剂量快速静注可引起颈、胸、腹壁肌强直,肺顺应性降低,影响通气功能;大量反复用药,可在用药后 $3\sim4h$ 引起迟发性呼吸抑制,严重可导致死亡,应警惕。纳洛酮或烯丙吗啡可拮抗其呼吸抑制。哮喘、重症肌无力、慢性肺病变、产科麻醉、对呼吸抑制特别敏感的患者禁用。与巴比妥类、安定药、麻醉药等中枢抑制药合用时,药量要减少 $1/4\sim1/3$。心律不齐者或小儿慎用。不宜与单胺氧化酶抑制药合用。

【常用剂型】

1. 复方芬太尼注射液　即芬太尼 0.1mg＋异丙嗪 25mg。

2. 英诺佛合剂　氟哌利多与芬太尼 50:1 的混合液,亦叫氟芬合剂。常用于安定镇痛术(NLA)。

3. 芬太尼缓释透皮贴剂　芬太尼缓释透皮贴剂(TDF)也叫多瑞吉,是芬太尼通过皮肤吸收的剂型。由透皮缓释给药系统(TTS)与芬太尼组成。溶于 25% 乙醇的芬太尼,通过 TTS 透入皮肤,其中的芬太尼成分缓慢释放,以达到长效止痛的效果。在真皮层经毛细血管吸收,吸收利用率为 $92\%\sim94\%$。24h、48h 和 72h 的吸收率分别为 47%、88% 和 94%,给药后 $6\sim12h$ 内达血浆峰浓度,$12\sim24h$ 达稳定血药浓度。半衰期平均为 $17h(13\sim22h)$。TDF 主要经肝代谢,75% 以代谢形式,10% 以原形由尿排出,9% 经粪便排出。目前主要用于治疗慢性癌痛、外伤痛和手术后疼痛。将贴剂贴于前胸、后背或上肢,不良反应少、止痛效果好、作用时间长、用药简便、无创伤、局部无刺激。不宜用于关节、头及牙的急性疼痛,妊娠期、哺乳期禁用。COPD、LCP、心动过缓、发热和老年人慎用。使用时要注意过量产生的症状,如呼吸困难、心搏变慢、嗜睡、言行困难等。

【注意事项】 用芬太尼应注意:慢速注射,以免引起呼吸抑制。施行安定镇痛术(NLA)时用以控制呼吸。当快速静注时,可引起胸壁肌肉、腹壁肌肉僵硬,甚至致支气管痉挛,呼吸阻力增加,影响通气。芬太尼对心排血量及血压一般无影响。

舒芬太尼(硫芬太尼,新芬太尼,Sufentanil,Carfentanil,Sufentae)

【特点】 舒芬太尼是镇痛作用最强的阿片类镇痛药,属苯基哌啶类。为芬太尼的衍生物。1974 年合成,高亲和力选择性作用于 μ 受体。镇痛效力为后者的 $5\sim12.5$ 倍,是吗啡的 $75\sim125$ 倍,哌替啶的 8500 倍。镇痛效力十分强,比芬太尼诸多方面更具优势。舒芬太尼麻醉优于芬太尼麻醉。具有更好的镇痛效果;心血管及血流动力学状态更稳定;更有效地抑制伤害性刺激所致的应激反应;呼吸抑制轻;很少发生再吗啡化。不释放组胺、易透过血-脑屏障。时量相关半衰期比芬太尼短 7 倍,排泄快,蓄积的危险性很小。

【用法与用量】 舒芬太尼血浆蛋白结合率 92.5%。药代动力学曲线与芬太尼相似,消除半衰期($t_{1/2\beta}=2.5h$),作用时间比芬太尼更长,大剂量及反复给药后,$3\sim4h$ 可出现第 2 个血药浓度峰值,也比芬太尼晚。更易产生蓄积。主要经肝代谢,肝摄取率高,属血流限速型;约<1% 从肾以原形排泄。给药途径为静注或输注、肌注、椎管内注入、硬膜外给药及鼻内黏膜给药等。可广泛用于心胸外科等复杂大手术、普通外科手术及门诊手术,作为术中、术后镇痛、诱导及复合麻醉维持用药。近年来已成为心血管手术必不可少的主要麻醉药。常与 N_2O 和氧复合应用。

1. 静脉给药剂量 大剂量为 $8\sim50\mu g/kg$,用于心脏手术麻醉、心胸外科或神经外科等大手术麻醉维持;中等剂量 $2\sim8\mu g/kg$,用于较复杂的普通外科手术;低剂量为 $0.1\sim2\mu g/kg$ 用于气管内插管,机械呼吸的普外手术。其中小剂量(<$1\mu g/kg$)可用于麻醉前用药,或门诊手术的麻醉诱导。小儿术前 30min,$20\mu g$ 或 $2\mu g/kg$ 复合咪达唑仑 $0.3\mu g/kg$ 滴鼻,用于牙科等门诊手术;成人神经阻滞麻醉前 $5\mu g$ 静注、咪达唑仑 1mg 静注,缓解紧张,提高痛阈,便于麻醉操作。或麻醉前 30min $5\sim10\mu g$,静注,用于气管内插管麻醉,心血管及血动力学稳定,操作平稳。20 世纪 80 年代末始用于普通外科手术麻醉。安全范围很广,一般量不应超过 $25\mu g/kg$。

2. 静脉给药的方式　诱导期总量一次给予,麻醉诱导,非心脏手术 $0.5\sim0.8\mu g/kg$,心脏手术 $0.7\sim1.0\mu g/kg$;术中需要时,间断追加给药 $10\sim50\mu g$;或持续输注维持,非心脏手术 $0.3\sim0.5\mu g/(kg\cdot h)$,心脏手术 $10\sim50\mu g/kg$。TCI 最大允许靶控浓度为 $0.5\mu g/L$。

3. 术中追加给药的指征　血压>诱导前的 20%,或心率$\geqslant100/min$;体动、出汗、流泪等征象。静注 $1.0\mu g/(kg\cdot h)$,追加给药的针对性强;可控性强;可防止持续输注所致的苏醒延迟或自主呼吸恢复延迟。注意事项同芬太尼。

阿芬太尼(四唑芬太尼,Alfentanil)

【特点】　为芬太尼的衍生物,即苯基哌啶衍生物,超短效的镇痛药。1976 年合成,作用于 μ 受体。镇痛效价为芬太尼的 $1/4$,作用时间为其 $1/3$,无蓄积作用。不释放组胺,透过血-脑屏障,有恶心呕吐,作用可被纳洛酮迅速拮抗。对循环、呼吸有轻度影响。起效比芬太尼更快,静注 $1.5\sim2min$ 达峰,维持约 $10min$,消除半衰期为 $1.2\sim1.5h$,肝内代谢。产物由尿、胆排出。长时间输注后,其作用维持时间可迅速延长。用途同芬太尼。

【用法与用量】　复合全麻及心血管手术麻醉。短小手术,$8\sim20\mu g/kg$,缓慢静注,维持量 $0.5\sim3\mu g/(kg\cdot min)$;心血管手术,诱导 $50\sim75\mu g/kg$,维持量 $3\sim5\mu g/(kg\cdot min)$;短小手术 $7\sim15\mu g/kg$,中手术 $20\sim80\mu g/kg$ 输注,长程手术 $80\sim150\mu g/kg$ 缓慢静注。注意事项同芬太尼。

瑞芬太尼(瑞美芬太尼,雷米芬太尼,瑞捷,Remifentanil,RF,GE87084B)

【特点】　RF 是一种 20 世纪 90 年代新合成的、超短时的强效阿片类镇痛药。属于苯六氢吡啶衍生物,对 μ 受体有很强的亲和力,也作用于 δ 和 κ 受体,效价为阿芬太尼 $20\sim30$ 倍,$0.4\mu g/(kg\cdot min)$ 即可在术中产生满意镇痛效果。产生镇痛作用的同时,有呼吸抑制及肌肉强直,静注可影响意识,对循环抑制较轻,不引起组胺释放。静注起效迅速,$1min$ 达有效浓度,消除半衰期 $8\sim20min$,经血液或组织中非特异性酯酶代谢,清除迅速、彻底,有可预测性和快速逆转的优点。可增强异氟烷的麻醉效能,降低其 MAC,其程度与年龄相关,如 40 岁的患者血药浓度 $1.2\mu g/L$ 时,异氟烷 MAC 降低 50%,当 $32\mu g/L$ 时则产生封顶效应。已经广泛用于麻醉诱导,气管插管后反应轻;复合全身麻醉维持平稳,用于颅脑、心脏和肝功能低下病人手术麻醉。用于门诊手术、诊断性检查、ICU 有创性操作、术后镇痛和癌痛等。只能静脉给药。

【用法与用量】　全凭静脉麻醉。诱导 $1\mu g/kg$ 或 $2.5\mu g/kg$ 静注;$0.25\sim0.5\mu g/(kg \cdot min)$ 输注维持麻醉,辅助异氟烷、N_2O 复合麻醉;术后镇痛 $0.15\sim0.4\mu g/(kg \cdot min)$,可用于门诊小手术。TCI 靶浓度范围为 $2\sim10ng/ml$。

【注意事项】　本药可引起心动过缓、血压下降、呼吸抑制、骨骼肌强直等,注射时,应缓慢给药,应 $>60s$;但消失快,危及生命时,可用纳洛酮拮抗。与催眠药、吸入麻醉药和苯二氮䓬类药物合用有协同作用。在单胺氧化酶抑制药停用 14d 以上,方可用本药。个别病人在停止给药后 30min 仍会出现呼吸抑制,术后须保证病人完全清醒和足够的自主呼吸。

氯胺酮(凯他敏,Ketamine,Ketalar,Ketaject,CI 581)

【特点】　目前临床使用的氯胺酮有两种,即右旋氯胺酮和左旋氯胺酮。右旋氯胺酮的治疗指数高,即 LD_{50}/ED_{50} 右旋比左旋的或消旋的比值都大;等同催眠或镇痛剂量的右旋氯胺酮对运动神经刺激最轻微;右旋氯胺酮的镇痛效力是左旋的 3 倍,催眠效力是后者的 1.5 倍。而兴奋刺激性作用却较小。平均麻醉时间为 $(35\pm4)min$。静注 1min,肌注 5min,血药浓度达峰值,易通过血-脑屏障。主要肝内代谢,肾排出。

氯胺酮起效快,麻醉作用较短,脂溶性较高。静注或肌注后血药浓度很快分布到血供丰富的组织内,然后再到血供差的组织。分布半衰期 $(t_{1/2\alpha})$ 为 $7\sim11min$,消除半衰期 $(t_{1/2\beta})$ 为 $2\sim3h$。如以 $40\pm20\mu g/(kg \cdot min)$ 输注,血药浓度可维持在 $8.8\pm3.1\mu mol/L$。苏醒迅速,当浓度降至 $2.7\pm0.9\mu mol/L$ 时,一般即醒。氯胺酮主要经肝脏 P_{450} 酶的代谢,形成代谢物 I(去甲氯胺酮)、代谢物 II(去甲脱氢氯胺酮)和代谢物 III~VIII,由体内生物转化而来。输注的半衰期 79min。氯胺酮和其他麻药伍用时,均呈延长作用。多次反复用药后,可产生耐药性。婴儿有时用药量偏大,效果不十分理想。机制不明。

【作用】　氯胺酮对中枢神经系统有特异的双重选择性作用,即同时有抑制和兴奋两种效应。可选择性对大脑联络径路和丘脑新皮质系有抑制作用。兴奋边缘系统。对脑干和脊髓网状结构作用比较小,但在一定的条件下也能兴奋网状结构。因此痛觉消失,出现镇静、遗忘、梦境、幻觉、意识模糊、浅睡眠状态,对环境的变化不敏感等意识和感觉分离状态。病人出现肌张力增加、睁眼凝视、眼球震颤、肢体无目的活动等。称为分离麻醉或解离麻醉(dissociative anesthesia)状态,也叫木僵样麻醉(cataleptic anesthesia)。氯胺酮的镇痛机制:氯胺酮与 CNS 的阿片受体的主体特异性结合,或氯胺酮是阿片受体的激动药,或在阿片受体部位与麻醉性镇痛药和内源性吗啡样物质相竞争。本药应用广泛,基础麻醉,短小、体表手术麻醉、辅助麻醉、静脉复合维持麻醉等。常用量 $4\sim6mg/kg$ 肌注,或 $1\sim2mg/kg$ 静注。$6.0\sim10mg/kg$,口服;$3.0\sim9.0mg/kg$,滴鼻;$9.0mg/kg$,灌肠;每次 60mg,舌下含化。

【不良反应】

1. **神经及精神异常**　幻觉、噩梦、谵妄、定向不良及一些精神症状。这些症状多为一过性,发生率为 $5\%\sim30\%$,与患者的体质、功能状态、年龄和病情(高热,中毒,感染)、药量大小、注药速度及患者性格心理等有关。氯胺酮进入血循环后大部分进入脑组织。对脑的 5-HT 含量影响不大,但却抑制 5-HT,且对 5-HT 的合成和代谢也有影响。可能为出现精神症状的机制。防治:①咪达唑仑。是有效的氯胺酮不良反应消除药。减少或减轻谵妄或苏醒期反应,而飘忽感、晕眩和做梦的发生率并不减少。用劳拉西泮,或氟硝西泮对抗氯胺酮不良反应效果更好。②氟哌利多,可降低氯胺酮的精神性反应,不减少噩梦,使术后恢复期明显延长,尤其定向不良的趋势更显著。③不用阿托品,因阿托品可增加氯胺酮的噩梦发生率。

2. **对循环的影响**　氯胺酮对心血管具有明显的兴奋交感神经作用。注药后心率增快 30%;MAP 升高 $11\%\sim28\%$;每搏量约增高 24%;心排血量约提高 40%;心脏指数约上升 30%;左心室压力升高率(dp/dt)约上升 13%;SVR 约增大 18%。氯胺酮对心肌的作用实质上是抑制,是由于高能磷酸盐的储存减少所致。临床证明,危重患者用氯胺酮之后,可引起一些心血管不良反应。如重症败血症、低血容量等患者注入氯胺酮后,出现心室功能减弱,每搏量降低,PCWP 增高,心排血量下降,血压下降,心脏指数(CI)下降超过10%等,可使肺血管阻力增大40%左右。因而对心储备力欠佳的患者不利,对肺动脉高压的患者更有危险。是氯胺酮抑制神经元及其以外组织摄取去甲肾上腺素,内源性儿茶酚胺增多,引起交感活性增强,掩盖了氯胺酮本身是抑制心肌的本质性作用。当危重患者的心血管功能或儿茶酚胺已明显耗竭时,这种抑制作用就充分表现出来。临床上出现血压下降,心功能明显减退等不良反应。

3. 对呼吸的影响 临床用量,氯胺酮对呼吸影响轻微。静注用量过大,或复合应用哌替啶量大,可发生一过性呼吸抑制,甚至呼吸停止,但时间短暂。当注速快或患者情况差时,即使一般用量就使潮气量、每分通气量下降。静注后1~2min,可见呼吸减慢,3~5min恢复至注药前水平。咽喉反射未消失,若喉头有刺激,可引起喉痉挛、支气管分泌物、唾液分泌增多。对肝肾功能无影响。可通过胎盘屏障。麻醉恢复期病人可出现一过性失明,5~6min或更长时间,是外侧膝状体或脑内视路的干扰,或丘脑特异投射系统受抑制。

4. 拮抗药物 用毒扁豆碱催醒或逆转氯胺酮的不良反应。毒扁豆碱通过血-脑屏障,其胆碱酯酶抑制作用可使中枢乙酰胆碱合成或释放增多,延长或增进乙酰胆碱在神经突触的作用,活化传递功能,达到调整中枢介质的平衡,从而达到催醒或制止惊厥等。

喷他佐辛(Pentazocine,Talwin,镇痛新,戊唑辛,戊唑星,乳酸喷他佐辛)

喷他佐辛为人工合成的非麻醉性镇痛药,是苯并吗喃(Benyomorphan)的衍生物,属苯并吗啡烷类合成药。喷他佐辛既有阿片受体激动药的效应,作用于κ型受体,又有弱的拮抗药的作用,故属于混合型激动-拮抗药。其镇痛效力是吗啡的1/4~1/3(表16-2),即此药30~40mg相当于吗啡10mg或哌替啶50~75mg的镇痛效力。口服及注射均易吸收。口服25~50mg/次,自胃肠道吸收,1h后发挥作用,持续>5h。肌注或静注后15~20min血浆浓度达峰,产生显著镇痛作用,作用持续3~4h;静注2~3min起效。主要在肝内转化降解,仅5%~25%未代谢,经尿排出。

表 16-2　常用镇痛药镇痛效能、用量和时效比较

镇痛药	效　能	用量(mg)	皮下注射时效(h)
吗　　啡	1	8～15	4～6
芬太尼	100～200	0.2～0.4	2～4
哌替啶	0.1～0.2～0.4	50～100	0.5～1
喷他佐辛	0.3	30～60	2～4

本药是第一个用于临床的无成瘾性、无欣快感的阿片类合成镇痛药,适用于各种慢性剧痛。特别适用于长期慢性疼痛者,各种不同程度的急性疼痛。如胃、肝、胆等手术后的疼痛,吗啡已成瘾者。国内已合成生产。皮下注射或肌注 30mg、静注 15mg 为常用量,必要时 3～4h 重复用药。除镇痛外,也可用于临床辅助麻醉。也可用纳洛酮对抗。

本药对呼吸有抑制作用,等效剂量较吗啡为重。即 30mg 相当于吗啡 10mg 或哌替啶 100mg 的呼吸抑制作用,主要是呼吸频率减慢,且不能被烯丙吗啡或丙烯左啡诺所对抗,可用哌甲酯对抗。对循环影响很小,用药后血压、脉搏和呼吸无变化。大剂量可引起血压升高、心率加快,可能与升高血浆儿茶酚胺有关;大剂量时有轻度拮抗吗啡的作用。对血清淀粉酶、脑电图、脑脊液压、肾功能无影响。对胆道括约肌的作用减弱,没有缩瞳作用。容易透过血-脑屏障、胎盘屏障。禁用于心肌梗死的疼痛;颅内压升高、孕妇、肝肾功能损害者慎用。

布托啡诺(丁啡喃,商品名诺扬,Butorphanol,Stadol)

【特点】　丁啡喃合成于 1973 年,也为阿片类受体混合型激动-拮抗药。激动 κ 受体,对 δ 受体激动,对 μ 受体双重激动拮抗。镇痛效力为吗啡的 5～8 倍,哌替啶的 30～50 倍,喷他佐辛的 16～20 倍,作用持续时间与吗啡相似,为中等强度的镇痛药,肌注 2mg 可持续作用 3～4h。无成瘾性。有抑制呼吸的作用,主要是潮气量减小,但较吗啡为轻,且在 30～60μg/kg 剂量范围内,呼吸抑制作用并不随剂量加大而加重。对心血管影响轻微,有时血压升高。既可镇痛,又可用于临床麻醉。

【用法与用量】　常用于麻醉前用药和手术后及各种癌痛。镇痛。麻醉前用药 2mg,术前 30min 肌注;缓解中、重度疼痛,2mg,3～4h 1 次;或 1mg 静注,可重复。0.125mg/kg 术后镇痛。呼吸抑制以纳洛酮拮抗。

不能用于心肌梗死的镇痛。对本品过敏者,依赖那可汀者和<18 岁有禁用。

丁丙诺非(叔丁啡,Buprenorphine,Temgesic)

【特点】 丁丙诺非合成于 1966 年,是蒂巴因(Thebaine)的衍生物。为中、长效的强效镇痛药,也属于部分 μ 阿片受体混合型激动-拮抗药。镇痛效力为吗啡的 30~100 倍,为芬太尼的 1/2,喷他佐辛的 100~150 倍,药效维持 7~8h。无成瘾性。对呼吸抑制作用与吗啡相似,主要为呼吸频率减慢,程度与剂量相关。呼吸抑制出现的时间较吗啡为晚,肌注后 3h,出现最大呼吸抑制效应,持续时间也较吗啡长,纳洛酮有部分拮抗作用。对心血管系统的影响轻微,心率减慢最多 25%,血压下降 10%。肌注后迅速吸收,5min 后与静注后相似,迅速分布到脑和其他组织,肝和脑内药物浓度最高。静注后分布半衰期($t_{1/2\alpha}$)约 2min,消除半衰期($t_{1/2\beta}$)约为 3h。约 68%由粪便排出,大部分为未经代谢的药物,少部分为代谢产物;27%以代谢产物经肾尿排出。

【用法与用量】 此药主要用于术后镇痛等,肌注 0.3mg,可维持镇痛效果 6~8h。也用于临床麻醉,0.15~0.3mg/次静注,每 6~8 小时或按需追加给药,代替吗啡或芬太尼,与 N_2O 和肌松药并用,进行复合全麻。用于脱毒治疗以 0.2~0.8mg 注射液舌下含服,0.4mg 和吲哚美辛 50mg 直肠注入,4~6h 后追加,<8mg/d,共 11~12d。0.1~0.8mg 加生理盐水 8~9ml 硬膜外注入或以 2ml/h 持续注入,或加 0.25%丁哌卡因 8ml 硬膜外注入;0.6mg 加生理盐水 33ml 输注;或 8μg/kg 静脉输注复合麻醉维持。

美沙酮(美散痛,非那酮,Methadone,Penadone,Amidon)

【特点】 与吗啡相似的 μ 阿片受体激动药,效力比吗啡稍强,镇痛效果好,可维持 4~6h 或更长时间,依赖性小的麻醉镇痛药。20 世纪 60 年代初发现此药有治疗海洛因依赖脱毒和替代维持治疗作用。

【用法与用量】 用于镇痛和治疗吗啡或海洛因依赖症,5~10mg 口服,3/d;或 5~10mg 肌注。儿童 0.7mg/(kg·d),分 4~6 次口服,或 2.5~5.0mg,肌注,极量 10~20mg/d。如不能缓解戒断症状,或出现严重戒断反应,可在 6~8h 后视具体情况追加用量。减药速率因人而异,一般 2～3 周可停药。

【注意事项】　可导致呼吸抑制,用药过量中毒时可出现肺水肿。中毒时用纳洛酮注射拮抗。

曲马多(曲马朵,反胺苯环醇,Tramadol,Tramal,CG 315)

【特点】　本药为人工合成的阿片受体激动药,为非麻醉性中枢性镇痛药。作用于 μ 受体、去甲肾上腺素和血清张力素系统,也有与阿片受体很弱的亲和力,效价为吗啡的 1/10,镇静作用比哌替啶小,有镇咳作用,无恶心、呕吐,对呼吸循环无影响。静注分布半衰期(0.78±0.68)h,消除半衰期(6.0±0.8)h,肝内降解,随尿排出,与乙醇、镇静药、镇痛药或其他 CNS 作用药物合用,可引起急性中毒。是否成瘾不确定,不释放组胺。

【用法与用量】　用于中、重度急慢性疼痛、术后镇痛。急性疼痛或心绞痛,50～100mg,皮下注射、肌注、静注,追加 50mg/次,或口服 75mg;剧痛 100～150mg,口服;癌痛或慢性痛,100mg,皮下注射、肌注,或 75～150mg,口服;分娩疼痛,50mg,口服。PCIA:500mg＋咪达唑仑 5～10mg＋生理盐水 100ml,用于癌痛、术后镇痛。

二氢埃托啡(双氢乙烯啡,Dihydroetorphine,DHE)

【特点】　二氢埃托啡是 20 世纪 70 年代末合成的强效镇痛药,等效镇痛作用强度比吗啡强 1000 倍以上,但其不良反应显著低于吗啡,可舌下含服,作用迅速。镇痛维持时间比吗啡短。还有镇静和解痉作用。主要用于难以忍受的剧痛,如外伤、术后、晚期癌痛、缺血性痛、幻肢痛及顽固性神经痛。也可用于麻醉,替代吗啡或芬太尼等。因精神依赖性强,临床上基本不使用。

【用法与用量】　舌下含化 1～2 片,每片 20μg,视病情变化,需要时 3～4h 重复给药 1 次,起效时间 5.6(3～7)min,持续镇痛时间 3.5(3～4)h。极量为 60μg/次,180μg/d。肌注或静注 0.1～0.2μg/kg,起效时间 2～3min,持续镇痛时间 2～3h。

【注意事项】　DHE 是阿片受体纯激动药,镇痛效力为吗啡的 1 万倍,为哌替啶的 5000 倍,治疗疼痛安全指数较大。但肌注或静注时呼吸抑制较显著,较吗啡为重。呼吸频率减慢时应吸氧。对心血管影响轻微。有成瘾性,应注意。镇痛效应达到 80% 以后,药量加大,反而镇痛效应低,出现拮抗作用。用法不当可急性中毒、昏迷、呼吸慢。及时采用人工呼吸、吸氧、静注纳洛酮 0.4～0.8mg 拮抗。因此药精神依赖性强,目前临床上已基本不使用。

烯丙吗啡(丙烯去甲吗啡,纳洛芬,Nalorphine,Nalline)

【特点】 与吗啡化学结构相似,能迅速拮抗吗啡 μ 受体为主激动药的许多作用。包括欣快感、镇痛作用、呼吸抑制、中枢抑制、催吐、排尿、催眠及消化道痉挛的作用。对抗吗啡机制,是对吗啡受体的竞争所致。

【用法与用量】 皮下或肌注吸收迅速,消除较吗啡迅速。用于吗啡类及人工合成镇痛药的急性中毒抢救,使被抑制的呼吸很快恢复正常,发绀消失,反射功能改善。毒性小,大剂量时引起发音困难、缩瞳、气急、发绀等。成人 5～10mg/次静注(肌注、皮下注射亦可)。必要时可重复静注。如 10～15min 潮气量未增加时,可再重注 1 次。总量<40mg。对吗啡引起的新生儿窒息,开始 0.2mg 肌注或脐静脉注射,必要时加至 0.5mg。注意事项为不宜做镇痛药用,对喷他佐辛无拮抗作用,反可使呼吸抑制加重。现已被纳洛酮取代。

纳布啡(纳丁啡,Nalbuphine)

【特点】 为阿片受体激动-拮抗药,镇痛效价与吗啡相似,为喷他佐辛的 3 倍,拮抗作用在喷他佐辛和烯丙吗啡之间。静注后 2～3min 起效,30min 达峰作用,可维持 3～6h 镇痛,与吗啡一样。有呼吸抑制作用,但有封顶效应,封顶效应剂量 0.3～0.5mg/kg。对血压、心率影响不大,消除半衰期 3～6h。在肝内代谢,入胆汁内由粪便排出。

【用法与用量】 主要用于中度至重度疼痛,产科镇痛和手术前用药,辅助外科手术麻醉及术后镇痛。拮抗吗啡、芬太尼残存的呼吸抑制作用,适用于心血管病人。100mg 静注或肌注,每 3～6 小时 1 次。PCA 或 PCEA(0.25mg/kg)术后镇痛。

丙烯左啡诺(Levallorphan,Lorfan)

丙烯左啡诺与左啡诺(Levorphanol)的关系如同烯丙吗啡与吗啡的关系一样,即左啡诺的 N-甲基被丙烯基取代。也属于阿片受体混合型激动-拮抗药。其药理作用与烯丙吗啡相似。作用较后者强 5～10 倍。静注后 1～3min 生效,3～6min 产生最佳效应,药效较烯丙吗啡稍长,为 1.5～5h。药量 1～2mg,必要时可重复使用。临床用途与烯丙吗啡相同,由于有不良反应,临床已很少用。

纳洛酮(N-烯丙去甲羟基吗啡酮,丙烯吗啡酮,Naloxone,Nalorone Narcan)

【特点】　纳洛酮的化学名为 N-烯丙去甲羟基吗啡酮,是纯粹的、新的、作用较强的吗啡拮抗药。是 μ、κ、δ 受体竞争性拮抗药,而没有激动阿片受体的作用。即使大剂量,也无吗啡样作用。对阿片受体的特异性拮抗作用强而迅速,与阿片受体的亲和力,大于吗啡和脑啡肽。此药拮抗效力为丙烯吗啡的 10～30 倍;丙烯左啡诺的 6 倍。不抑制呼吸,不产生耐药性和成瘾性。拮抗吗啡、哌替啶等纯粹的激动药,也拮抗烯丙吗啡、丙烯左啡诺和喷他佐辛等激动-拮抗药。

【用法与用量】　静注后 2～3min 即产生最大效应,持续时间约 45min;肌注 10min 出现最大效应,维持 2.5～3h,故列为首选拮抗药,成人常用量 0.2～0.4mg/次,静注。

【作用与用途】　为目前临床应用最广的阿片受体拮抗药,用途广泛。

1. 回苏作用　用于 CPCR,其对呼吸无抑制作用,遇有昏迷或呼吸深度抑制等原因不明时,可用纳洛酮救治。可收到效果,且不发生不良反应。

2. 麻醉性镇痛药急性中毒解救　包括吗啡、哌替啶、芬太尼、可待因、喷他佐辛、美沙酮、羟氢吗啡酮、氢化吗啡酮和丙氧吩等。

3. 阿片类成瘾者治疗　用来诊断和治疗阿片的依赖性。0.2～0.4mg 可激发戒断症状,有诊断价值。肌注 10～35min 即可出现脱瘾症状。

4. 抢救急性乙醇中毒及其他急性中毒　0.4～0.8mg 静注,继以 2.4mg/h 加入 5%葡萄糖 250ml 输注,可使病人清醒。

5. 拮抗麻醉性镇痛药的残余作用　全麻结束、治疗新生儿呼吸抑制、早产儿、胎儿窒息、新生儿窒息、新生儿疾病及新生儿受其母体中麻醉性镇痛药影响而致呼吸抑制,用本药拮抗。脐静脉注射 0.25mg。

6. 各种休克救治　创伤休克的救治,出血性或内毒素性休克也显示有一定效果。

7. 其他　治疗颅脑损伤、脑复苏、脑梗死、小儿麻痹、肌萎缩、声嘶、耳聋等方面,待广泛临床实践的验证。

【注意事项】　其脂溶性很高,约为吗啡的 30 倍,故易透过血-脑屏障。

1. 注意维持药效　作用持续时间较短。作用消失后,会再次陷入昏睡和呼吸抑制。故可先静注 0.3～0.4mg 或 5μg/kg,15min 后再肌注 10μg/kg;也有人主张先静注 3.66μg/kg,继之输注 3.66μg/(kg·h),共 6h。

2. 应用纳洛酮后戒断症状处理　必须注意,应用大剂量麻醉性镇痛药后也可产生依赖性,拮抗后也可产生戒断症状,表现为恶心、呕吐、心动过速、瞳孔散大、血压升高、焦虑不安。因此,用药后若发生以上症状,可静注适量麻醉性镇痛药,以消除这些症状。

纳美芬(Nalmefene)

【特点】　是一种具有高选择性和特异性的纯吗啡受体拮抗药,为纳曲酮的衍生物,1975 年合成。和纳洛酮一样,与阿片受体结合作用最强,与阿片受体激动药竞争中枢神经系统中 μ、δ、κ 受体的作用位点,其本身无激动作用。静注 0.4mg 拮抗吗啡的呼吸效应与纳洛酮 1.6mg 的效果相同或更佳。作用时间长,为纳洛酮的 3～4 倍。作用时间与剂量呈正比关系;毒性低,即使 12～24mg 静注后,也只产生头沉、视物模糊、语言吃力等轻度不良反应;临床最大剂量 2mg,安全范围较大;静注后 $t_{1/2\alpha}$ 0.9～2.5h,$t_{1/2\beta}$ 为 8.2～8.9h。稳态分布容积为 485±123L;清除率 60～65L/h。口服后生物利用度 40%～56%,其主要代谢途径在肝脏,与葡萄糖醛酸或硫酸结合后从尿中排出;约 5% 以原形由尿排出。

【作用与用途】　作用与纳洛酮相似。临床上主要用于以下情况。

1. 拮抗吗啡类药物急性中毒的治疗及对戒毒患者复吸的预防 0.4mg 或 0.25μg/kg 静注,每 2～5min 静注 1 次,直到出现疗效为止。

2. 全麻催醒　解救麻醉性镇痛药的残余作用,即解除呼吸抑制及其他中枢神经系统抑制症状,用量及方法同 1。

3. 复苏　静注 0.4mg 或 0.25μg/kg 后使昏迷患者迅速苏醒。

4. 抗休克　0.4mg 或 0.25μg/kg 静注,对休克有特殊疗效。

5. 其他　用于酒精中毒的解救治疗,以及心力衰竭、脊髓损伤、阳痿、肠功能紊乱、脑保护、减肥等。

第四节　静脉全麻药

硫喷妥钠(戊硫巴比妥钠,Sodium Pentothal,Pentothal)

【特点】　是作用时间较短的巴比妥类药物。为淡黄色粉末状,溶于水和部分溶于乙醇,溶解后有蒜臭味。随用随溶解,发生沉淀后不能使用。为强碱性药物,pH 为 10(9.5~11.2),与酸性药物作用发生沉淀,能与琥珀胆碱合用,若必须混合时,应立即使用,否则影响肌松效果;呼吸性酸中毒的病人用硫喷妥钠时麻醉效果降低。硫喷妥钠化学性质不稳定,有沉淀、变色或奇臭时不宜用。

【作用与用途】　静注后,很快到达血液丰富的脑组织,作用于大脑皮质和网状结构,抑制网状结构的激活系统,降低皮质兴奋性,抑制皮质的多突触传导。常用于静脉麻醉,小剂量即可获得较强镇静、催眠作用;3~5mg/kg 使意识丧失。大剂量起麻醉作用。硫喷妥钠可降低颅内压,用于脑外科手术。其对小脑、前庭和脊髓的抑制作用较轻。麻醉中脑耗氧量可减少 52%,脑代谢和需能量均降低,对脑缺氧有保护作用。可提高大脑皮质神经的兴奋阈,故有抗惊厥作用。诱导:2.5%硫喷妥钠 3~7mg/kg 静脉缓注,诱导迅速,安静、舒适,<0.5g/次,是目前最常用的全麻诱导药;术中追加每次 3~5ml,总量<1g。尤其适宜颅脑手术和脑损伤病人。小儿基础麻醉的常用药,详见基础麻醉一节。静注 2.5%溶液常用于控制局麻药中毒惊厥、破伤风抽搐、癫痫、高热惊厥可 3~5ml 缓慢静注至抽搐停止,用量 2~5mg/kg,也常用于复合麻醉等。

【不良反应防治】

1. 呼吸抑制防治　常用量静注后抑制交感神经,兴奋副交感神经,使两者失衡。因迷走神经兴奋性增高,引起喉痉挛、支气管痉挛、呃逆、呛咳、气道分泌物增加等反应。静注后对呼吸中枢有明显的抑制作用,其程度与剂量成正比。麻醉中静注速度勿快,应密切观察呼吸的变化,及时发现,正确处理。应备好麻醉机,必要时施行呼吸支持。

2. 循环抑制防治　静注后心脏指数(CI)下降,深麻醉时,可下降 25%左右,每搏量下降尤为显著,且与注射速度有关。随着麻醉的加深,血压下降,注速越快,下降的幅度越大。心脏应激性一般不受影响,在缺氧和 CO_2 蓄积时,偶有心律失常。欲避免硫喷妥钠对心肌的抑制,应严格控制药量,注意勿静脉注速过快,预防缺氧和 CO_2 蓄积,以免发生意外。一旦出现血压下降或心律失常,应及时对症处理。

3. 对器官的影响 硫喷妥钠使贲门松弛,出现反流呕吐时,易致误吸而造成窒息。术前用阿托品,禁食 6h 以上,可减少呕吐的发生。硫喷妥钠对眼肌有松弛作用,故能降低眼压,为眼科手术的良好麻醉药物。硫喷妥钠对腹肌无良好的松弛作用,腹部手术不能单独使用硫喷妥钠麻醉。硫喷妥钠可通过胎盘屏障,虽受到一定限制,胎儿血内浓度比母体低,但剂量过大时,使胎儿出生后呼吸抑制,并可于一周内四肢无力。对肝功能影响较小,但对肝功能损害的患者,应尽量减少用量。对肾功能影响较小,若有长时间的低血压,可出现暂时性少尿。对血糖影响轻微,可略为升高,但对糖尿病患者并无禁忌。药液呈强碱性,静注不可漏出血管外,更不能注入动脉。少数患者静注后在胸颈部出现成片的、多数性红斑,此无重要意义,可自行消失。

美索比妥(美索比妥钠,甲己炔巴比妥钠,Methohexital Sodium,Brevital Sodium)

【特点】 巴比妥类短效静脉麻醉药,效力较硫喷妥钠强 2.5～3 倍,且苏醒更迅速。不增加迷走神经张力,喉痉挛和支气管痉挛少见。对呼吸有不同程度抑制,低血压少见,作用期短,5～10min 在体内很快重新分布,$t_{1/2\alpha}$ 为 (5.6 ± 2.7)min,$t_{1/2\beta}$ 为 1.6h,全部肝内代谢,由肾缓慢排出。

【用法与用量】 多用于麻醉诱导和门诊小手术麻醉。诱导:1% 溶液 1～1.5mg/kg,静注;小儿,6mg/kg,肌注。门诊小手术麻醉:1～2mg/kg,静注速度以 1ml/5s(相当于 1% 溶液 10mg)。全麻维持:诱导后可连续输注 0.2% 溶液,MIR 为 $60\pm10\mu g/(kg\cdot min)$,连续输注 1～2h 后,10～20min 恢复神志;而输注 4～5h 后需 45～60min 恢复神志;<输注 1h,手术刚结束或术后 10min 后苏醒。也可每隔 4～7min,间断静注 2～4ml 1% 的溶液维持全麻。可与吸入全麻药、肌松药和常用麻醉前用药合用。

【注意事项】 为稳定的水溶液,静注时用 5% 葡萄糖液,或生理盐水将 0.5g 稀释成 50ml 或 2.5g 稀释成 250ml。有精神运动性癫痫者建议用硫喷妥钠,注射部位痛,呛咳、呃逆发生率高。

阿法双酮(安泰酮,安合酮,爱舒新,Althesin,Alfathesin, Alphadione)

【特点】 本药是两种孕烷二酮(甾体Ⅰ与Ⅱ)按3∶1混合而成的合剂,为一速效非巴比妥静麻药,属于新型类固醇类。甾体Ⅰ为主药,称为阿法沙龙(Alfaxalone),9mg/ml;甾体Ⅱ的全麻作用较弱,约前者的1/2,能增加甾体Ⅰ的溶解度,称为阿法多龙(Affadolone),3mg/ml;故含12mg/ml,供静脉注射。一般商品为5ml装之安瓿,内含安泰酮60mg,常用量0.05～0.06ml/kg。此药保存之有效期短,一般在注射前配制。具有诱导快、苏醒迅速、对静脉无刺激和降低ICP等优点。

静注后,血浆中之浓度经过一个高峰后迅速下降,血浆内半衰期为7min,经胆道很快排出。主要在肝代谢,并由胆汁及尿中排泄,其代谢产物不具有麻醉作用。用于衰弱重危病人,但其分解代谢较慢,此类病人之用量应减少。重复用药无蓄积作用,用输注法。

【用法与用量】

1. 镇静与催眠 用药后中枢神经系统产生镇静和催眠作用。60～80ml/kg的效能与硫喷妥钠4ml/kg相等。静注后30～60s发挥作用。意识迅速消失,静注0.05ml/kg,睡眠持续7～8min,静注0.075ml/kg,睡眠11～12min。

2. 镇痛 有轻度的镇痛作用,须与其他镇痛药合用,才能施行较大的外科手术。术后停止输注可较快清醒。安泰酮治疗指数高,安全界限大。危重病人能忍受,但缺乏深度镇痛作用,仅供麻醉诱导或辅助麻醉,与镇痛药或全麻药复合,进行静脉复合或静吸复合全麻。

(1)全麻诱导:0.04～0.15ml/kg静注,或0.05～0.06ml/kg。

(2)麻醉维持:15～20μl/(kg·min)或18μl/(kg·min)或为首次量的1/2持续输注。

(3)短小手术或检查:0.04～0.15ml/kg加芬太尼1～2μg/kg。

(4)麻醉辅助用药:区域麻醉(臂丛、硬膜外麻醉等),18～55μg/(kg·min)输注。

【不良反应】 肝功能、心功能不全,用丙米嗪者或有过敏史者及孕妇禁用。安泰酮麻醉后苏醒快,醒后有欣快感,遗忘作用良好,偶有苏醒延迟时,复合用药与肝功能不良有关。

1. **呼吸抑制** 对呼吸有抑制作用,当用药量>0.08ml/kg 时,有 1/3~1/2 的患者发生呼吸暂停,且与注速有关。咽喉及支气管反射均可受抑制,有时有呃逆和严重支气管痉挛,因过敏反应所致。呼吸抑制可逐渐恢复,潮气量减少,通气功能下降,肺顺应性轻度降低。

2. **循环抑制** 安泰酮静脉麻醉诱导时心率增快,血压下降。高血压患者及不宜增加心排血量的患者,血压下降尤为明显。合用 β 受体阻滞药及心脏病患者更甚。用药量大、注速快及操作刺激等,均使血压下降。

3. **肌松** 静注后使下颌、颈部及肢体的肌肉松弛。与筒箭毒类协同作用明显,但不使琥珀胆碱作用延长。

4. **降低颅内压** 用药后出现颅内压、眼压、脑脊液压、脑血流量、脑耗氧量及脑代谢均降低,但适用于颅脑或眼部手术。

5. **肝肾抑制** 阿法多龙对消化系统影响小,由胆道排泄,故胆道梗阻患者不宜使用。其对肝肾功能均无不良影响,在原肝功能低下的患者,阿法多龙作用时间延长,而肾功能不全的患者用阿法多龙无变化,但可用于肾功能不全的患者。

6. **通过胎盘** 可透过胎盘屏障,产科患者禁用。无激素的效应。

7. **过敏反应** 近年报道较多,发生率较硫喷妥钠高 10~20 倍。主要表现为皮疹、低血压和支气管哮喘等过敏症状。多在注药后 1min 发生。症状轻、致死的可能性小。发生后应给予激素、吸氧、皮下注射肾上腺素、抗组胺药等治疗。对原有哮喘史及其他药物过敏史的患者应慎用。

丙泮尼地(香酚丙脂,Propanidid,Epontol,Fabontal,普尔安)

【**特点**】 为超短效非巴比妥静脉麻醉药。属丁香酚族(eugenol)的清亮黏稠溶液,pH 为 5.7,用 5%浓度,50.0mg/ml,共 10ml。常用量为 5~10mg/kg。其特点:①不溶于水,作用迅速,体内分解快,恢复快;②临床应用剂量开始有呼吸兴奋作用,可使去极化肌松药作用延长;③不良反应与用量及注速有关。

【**作用与用途**】 丙泮尼地为超短作用催眠药,对各系统的作用如下。

1. **中枢神经系统** 静注后 10s 即可发生作用,意识很快消失,产生 4~5min 极为短暂的全麻状态。脑电波与巴比妥药物相比较近似,但作用及脑电恢复快。丙泮尼地无镇痛作用,但可完成一般短小手术麻醉。

2. 循环系统　静注后血压轻度下降,为 10~20mmHg,但很快恢复,同时有心率增快。大多数患者约 3min 后均恢复至正常。丙泮尼地对心肌有一定的抑制,在心功能不全的患者,心肌抑制更明显,产生显著的血压下降、心脏指数(CI)和循环阻力(SVR)同时降低。用量过大不良反应明显。在老年患者和心血管疾病患者免用。

3. 呼吸系统　先有呼吸频率增快、幅度增大、经数 10s 后变为呼吸轻度抑制,频率减慢但不停止。

4. 体内代谢与分布　丙泮尼地药动学特点如下。

(1)静注后分布于体内各部位,很快被血浆中胆碱酯酶分解破坏,其代谢产物为酸性,不具有麻醉作用。快速注射比缓慢注射时血液中浓度降低更快。

(2)病人血浆胆碱酯酶减少时,可使丙泮尼地的作用时间延长,与普鲁卡因输注合用时,因两者同时竞争血浆胆碱酯酶受体,使丙泮尼地的作用延长。

5. 其他　对肝肾功能无不良影响,对胃肠道影响轻微,恶心发生率 1.6%,呕吐发生率为 1%;释放组胺,但对一般无过敏的病人无意义;孕妇静注后,胎盘胆碱酯酶将其迅速破坏、分解,胎儿及新生儿的影响较硫喷妥钠为轻。丙泮尼地可使琥珀胆碱的时效延长,是两者对胆碱酯酶的竞争所致。丙泮尼地对局部注射之静脉有一定的刺激性,可能发生静脉炎,如将黏性溶液用生理盐水稀释后应用可避免静脉炎。

缺点是心血管抑制、与琥珀胆碱相互增效及过敏反应。

【适应证】　门诊患者手术是绝对适应证。①门诊手术,术后能较快回家;②须迅速苏醒的小手术,须迅速苏醒者;③骨折复位及诊断性检查;④全麻诱导及辅助麻醉。

【禁忌证】　①循环系统疾病:严重高血压;②动脉硬化性心脏病,冠状动脉供血不全患者禁用;③癫痫及心力衰竭;④冠状动脉梗死,低血容量患者。

羟丁酸钠(γ-羟基丁酸钠,Sodium γ-hydroxybutyrate,γ-OH)

【特点】　羟丁酸钠 1961 年开始应用于临床麻醉。为一含有 4 碳之脂肪酸,性质稳定,易溶于水,为强碱性,其 pH 为 9.5,对静脉无刺激性,每 10ml 内含羟基丁酸钠 2.5g。静脉全麻药,用于全麻的诱导和维持,静注,成人用量 60～80mg/kg,首次为 4～5g。小儿用量 80～100mg/kg。根据需要 1h 后重复注射 2.5g,最大量<10g 或 300mg/(kg·次)。小儿用量不宜较成人更多,尤其体弱儿常用量亦可造成呼吸抑制。

羟丁酸钠是 γ-氨基丁酸的中间代谢产物,两者均系神经系统的代谢产物。γ-羟基酸钠较易吸收,且能透过血-脑屏障,在中枢产生麻醉作用。钠盐制剂即羟基丁酸钠,其麻醉作用之强度与脑组织内羟基酸钠之含量有关。其大部分在体内代谢后自气道以 CO_2 排出,其余 10%～20% 自尿中排出。

【作用与用途】

1. 中枢神经系统　羟丁酸钠是酪氨酸的中间代谢产物,为人体脑组织的正常成分,与诱导生理睡眠之天然物质相近,抑制中枢神经活动、兴奋 GABA 受体,具有镇静、催眠作用,毒性甚小。静注后 5～10min 入睡,但刺激反应存在,眼球张力低下、角膜反射保留。作用持续 90～120min,下颌松弛,应注意气道通畅,必要时放置口咽通气管。如须进行气管内插管时,表麻气管内黏膜后或加用冬眠合剂,或安定镇痛合剂,或用肌松药后气管内插管。诱导期中有锥体外系症状,即颜面肌和手足颤动现象时,静注 2.5% 硫喷妥钠 100mg 左右即可防止,或先静注硫喷妥钠预防肌颤。

2. 循环系统　静注后血压升高,心率减慢,对循环系统有兴奋作用。当血钾正常时,心脏神经的兴奋性保持正常,其传递及心排血量不变。在年老及高血压病人,用药后血压上升之程度较为显著,应予注意。末梢循环充盈良好,血管舒张,故肢体肤色红润,温热而干燥。

3. 呼吸系统　用药后不良反应表现为气道分泌物增多,黏膜的敏感性降低,反射受到抑制。因而辅助呼吸较易适应。呼吸频率减慢,潮气量稍大或正常,与生理性深睡眠时呼吸的表现相似。在反复用药量较大时,可见呼吸频率减慢到 10～12/min,甚至更慢。在体弱小儿静注速度过快且量较大时,可发生明显的呼吸抑制,应特别予以警惕。

4. 代谢　羟基酸钠可使血清钾降低。如反复应用,则血钾下降明显,但尿钾并不升高,故认为钾离子系进入细胞内。对高血钾病人或人工肾透析前后的病人,用 γ-OH 可能有助于维持血钾在稍低水平。此类病人密切观察血液生化改变,心电持续监测以了解血钾变化,及时纠正电解质失调情况。严重低血钾症禁用此药。

5. 其他　γ-OH 对肝肾功能及消化系统均无明显影响。通过胎盘屏障,能增加宫缩的频率及速度、强化催产药的作用促进宫缩。有轻度降温作用,可减轻寒冷反应,有利于降温麻醉。

【不良反应】

(1)面部肌痉挛:以少量硫喷妥钠预防。

(2)心率减慢:以阿托品预防。

(3)骤然苏醒:见于单独用 γ-OH,麻醉作用时间已过,又无其他镇静药合用时,静注硫喷妥钠少量即可制止。

【适应证】及【禁忌证】　详见第 5 章第十一节中的羟丁酸钠静脉麻醉。

依托咪酯(嘧羟脂,乙苄唑咪,乙咪酯,甲苄咪脂,依托利,宜托利,Etomidate,Hypnomidate,Amidate)

【特点】　咪唑类衍生物,系一种新的纯催眠药。自 1978 年以来逐渐在临床应用。麻醉有效成分为白色结晶体,分子量 342.4,易溶于水。其麻醉作用时间甚短,一次用药量 0.15~0.4mg/kg,仅可维持 3~5min,有人认为其作用时间与美索比妥一样快,但其效力较之大 4 倍,较硫喷妥钠大 12 倍。

静注后 78% 分布在血浆白蛋白中,仅有 60% 在体内分解代谢,3% 存留在球蛋白中。它很快进入脑内,随即离开脑组织在体内重新分配。血浆中之含量很快分解代谢,分布半衰期仅 2.2min,清除半衰期 160min。麻醉有效成分分布于肌肉和脂肪中,很快由肝脏及血浆中的酯酶分解,其含量 0.5h 内减少,其余在随后 3.5h 逐渐减少,约在血浆中存留 6h。87% 由尿排出(约 3% 为未经改变的形式排出),其余 13% 由胆汁排出。

【作用与用途】

1. 中枢神经系统　依托咪酯为一超短效静脉麻醉药,静注后意识迅速消失,比丙泮尼地和安泰酮为短,诱导用量根据患者情况而定,中老年患者用 0.2mg/kg,青壮年患者用 0.3mg/kg,年老体弱者用 0.1mg/kg,作用迅速,苏醒时间也迅速。用量 0.1~0.4mg/kg 时,7~14min 自然苏醒。

2. 循环系统　对心血管的影响轻微,用 0.3mg/kg 可使心脏指数增加,轻微心率缓慢,动脉压轻度下降。不产生心动过速。CVP 稍升高,末梢血管阻力降低,血管扩张,末梢血容量增加60%,对脑血流量影响不大,不增高颅内压。

3. 呼吸系统　对呼吸无抑制作用,但在诱导后可能发生咳嗽或呃逆,持续时间不长,故不影响呼吸,无喉痉挛。很少发生呼吸减弱,甚至停止。

4. 其他　依托咪酯在诱导后发生肌颤和肌张力增高,如同氯胺酮麻醉时所见。麻醉前用药选用地西泮或哌替啶等,可降低其发生率。

【不良反应】

(1)抑制肾上腺皮质功能。ICU长期用此药时,同时输注氢化可的松。

(2)注射点疼痛:为依托咪酯的主要缺点。发生率较高,为10%～65%。与应用剂量、注射速度、静脉口径大小等因素有关。

(3)面肌抽搐及肌颤。紫质症病人不用为好。

羟孕酮酯钠(羟孕酮,琥珀酰钠羟孕酮,Hydroxydione Sodium,Viadril)

【特点】　为最早应用的一种非巴比妥静脉麻醉药,1954年合成并用于临床,国内1958年始用。为一种类固醇麻醉药,有催眠作用,无激素性能,曾用作麻醉诱导和基础麻醉,但其麻醉作用缓慢,不如硫喷妥钠之作用优良,更不如安泰酮,故被安泰酮而取代。多作为局麻或全麻辅助麻醉。羟孕酮为强碱性溶液,pH为8.5～9.8,对静脉有刺激性,用1%～2.5%浓度,平均用量为15～20mg/kg。

【作用与用途】

1. 催眠作用　药理性质与硫喷妥钠近似,均作用于脑干,产生中枢神经抑制。两者麻醉下的脑电波形相似相近,静脉注射后有良好的催眠作用,无镇痛效能。静注后经5～10min,或更长时间入睡方出现麻醉作用,其潜伏期并不因增加剂量而缩短,诱导15～30min后,对咽喉反射有良好的抑制作用,对循环和呼吸的抑制轻微,有时产生短暂的血压下降和呼吸抑制。45～90min苏醒,诱导中无兴奋,苏醒亦很平稳,愉快。

2. 有轻度的肌松药作用　但仍不能完成气管内插管,须加用肌松药或其他辅助药。

【不良反应】　麻醉后很少发生不良反应,对肾功能及胃肠道均无影响。

【适应证】及【禁忌证】　详见第 5 章第十一节中的非巴比妥类静脉麻醉。

丙泊酚(异丙酚,普鲁泊福,丙扑佛,得普利麻,普罗弗尔,二异丙酚,瑞可富,Disoprofol,Diprivan,Propofol,Recofol)

【特点】　为新型的快速、短效、无蓄积的静脉全麻药。强效镇静效价为硫喷妥钠的 1.8 倍,其主要的中枢作用是镇静、催眠和遗忘,镇痛作用不明显。本药可降低 CBF、ICP 和 CMRO$_2$,与硫喷妥钠一样,有脑保护作用。无抗惊厥、无中枢性抗胆碱能作用。无蓄积、无毒性症状。持续时间短、苏醒快而完全,无兴奋现象。快速静注可抑制心血管,外周血管扩张、阻力下降,使心脏指数、CVP、PCWP 和血压降低。对呼吸抑制明显,频率减慢,潮气量下降,有时呼吸暂停,心肌耗氧量也可下降。对喉反射有一定抑制,喉痉挛少见。$t_{1/2\alpha}$2.5min,$t_{1/2\beta}$ 54min,停药后 6~10min 清醒,在体内代谢完全、迅速,87.7% 药物代谢产物经肠道及肾排出。

【用法与用量】　主要用于全麻诱导、维持全麻,区域麻醉辅助用药,门诊短小手术和内镜检查、ICU 或 PCA 镇静等。

1. 诱导　2~2.5mg/kg,静注 2min 血药浓度达峰值;>60 岁或体弱者,1.5~1.8mg/kg,小儿 1~3mg/kg。

2. 维持　负荷量 9~12mg/(kg·h),10min;维持量 6~8mg/(kg·h),或 200mg＋芬太尼 0.1~0.3mg 稀释至 50ml 微泵输注。负荷量 100μg/(kg·min),10~20min,维持量 40~80μg/(kg·min)。小儿(1—7 岁),负荷量 150~200μg/(kg·min),维持量在 10~20min 后 100~120μg/(kg·min)。TCI 血浆浓度 2.0~2.5μg/ml 清醒镇静或催眠,3.0~3.5μg/ml 意识消失。因本药镇痛作用不强,常须与麻醉性镇痛药、肌松药合用。

3. 辅助用药　25~30μg/(kg·min)输注,吸氧。

4. 内镜检查　2~2.5mg/kg,静注。3~5min,追加 1~2ml,给氧,必要时辅助呼吸。

5.ICU 或术后镇静　200mg 加芬太尼 0.1mg 稀释至 50ml,微泵输注,25~80μg/(kg·min)。

第五节　镇静安定药

地西泮(安定,苯甲二氮䓬,Valium,Diazepam)

地西泮化学结构与氯氮䓬(利眠宁)很相似,药液略有稠状,色淡黄,pH 6.4～6.9。用药无须稀释,遇葡萄糖溶液或碱性药物极易浑浊。与生理盐水、蒸馏水不发生沉淀。地西泮属弱酸性安定药,抑制大脑边缘系统。

【作用与用途】

1. 中枢神经系统　地西泮选择性抑制大脑边缘系统,对脑扁桃和海马起作用,产生良好的镇静作用,可减少恐惧和焦虑,降低自主神经的反应。大剂量(20～30mg)有催眠作用,有短暂的意识消失,但无镇痛作用。可使横纹肌产生轻度的松弛作用,但并不能产生腹肌松弛,故麻醉中不能作为肌松药使用。临床上对高度精神紧张或兴奋不安,各种原因引起的末梢性或中枢性肌痉挛等治疗,或抗惊厥治疗,为一优良安定药。产生记忆消失。

2. 循环系统　对心血管影响轻微,可减少心律失常,对心脏病患者的心脏功能受损有好处。但在高血压患者可产生明显的血压下降,多数情况对心率影响不大。一般不产生直立性低血压。

3. 呼吸系统　治疗量对呼吸有轻度抑制作用,主要由于肌张力减退,而不是抑制呼吸中枢。对通气功能影响不大,在用量过大时对呼吸有影响,尤其是年老体弱或肌张力降低的患者,同时应用其他镇痛药时,则可产生明显的呼吸抑制。

4. 体内代谢特点　地西泮进入体内后很快达到神经组织,然后再分布到体内各部分,主要在肝内代谢、分解后平均有75%由尿排出,10%由粪排出。静注后血浆中之含量在2～4h内达高峰,半衰期约10h。其余小部分在体内缓慢分解代谢,经1～4d,半衰期2.7d。地西泮代谢产物N-去甲基安定之镇静和肌松作用仅次于地西泮,如大剂量应用时可使苏醒延迟。

【适应证】

1. 麻醉前用药　或与局麻药合并使用。

2. 麻醉的辅助药

(1)复合麻醉辅助用药:如与氯胺酮、吗啡及神经安定镇痛药合用,达到取长补短之作用。

(2)椎管内麻醉的辅助用药。

3. 诱导用药　用作基础麻醉或全麻诱导用药。

4. 控制痉挛与抽搐　抗惊厥、抗过度兴奋、抗肌痉挛或其他精神神经疾病抽搐的治疗。控制癫痫持续状态,控制严重惊厥是首选急救药。

5. 电复律与内镜检前镇静　作为电转复时镇静时用,遗忘作用好。

【用法与用量】　临床剂量根据应用目的而不同,具体如下。

1. 麻醉前用药　成人口服,5～10mg,肌注或静注,5～20mg。

2. 辅助麻醉或基础麻醉　0.2～0.4mg/kg,静注,1～2min 即昏睡。作用时间 20～50min,也有达数小时者。10～20mg,静注;儿童,0.1～0.3mg/(kg·次),静注用于控制痉挛及抽搐。

3. 麻醉诱导　0.6～1.0mg/kg,静注。

4. 辅助麻醉　地西泮,10～20mg,配合中药麻醉,对催醒并无明显影响,患者仍可在静注毒扁豆碱后 5～10min 内清醒。近代教科书和麻醉学已将地西泮药列为静脉麻醉药。

5. 电转复　10～30mg,分次静注,总量<40mg。

6. 合并用药　地西泮镇痛作用不明显,不能作为主要的麻醉药单独应用。可以作为辅助药加强各种麻醉药、镇静药和镇痉药的作用。

【不良反应】

1. 呼吸抑制　用量大可产生呼吸抑制作用,术后嗜睡时间延长。少数患者发生恶心、倦怠、眩晕及视物模糊等,偶有躁动不安者。用毒扁豆碱可消除此种不良反应。中毒后用醋酸甲酯、氟马西尼(FZ)对抗、逆转。

2. 血压下降　大剂量静注时产生一过性呼吸抑制的同时,有血压下降。

3. 注射部位疼痛　静注局部疼痛,并有静脉炎发生。应选用较粗大静脉穿刺。重症肌无力、待产妇禁用。

氯氮䓬(利眠宁,甲氨二氮䓬,利勃龙,Chlordiazepoxide,Librium)

氯氮䓬选择性对脑扁桃和海马起作用,不抑制大脑。具有安定、肌松、抗惊厥三种作用。其安定作用近于氯丙嗪,其肌松作用相当于甲丙氨酯,抗惊厥作用与苯巴比妥相似。

麻醉前用药,25～50mg(0.2～0.4mg/kg),肌注或静注。

劳拉西泮(氯羟安定,Lorazepam,氯羟二氮䓬,Ativan)

【特点】 本品不溶于水,临床上所用的注射剂为溶于聚乙二醇和丙二醇的溶液。此药有很强的抗焦虑、镇静、催眠作用。其抗焦虑效力约为地西泮的5倍。有很强的顺行性遗忘作用,静注5mg产生的遗忘作用持续达24h。也有肌松作用和加强其他中枢神经抑制药的作用。对血压、心率和周围阻力无明显影响;对呼吸没有抑制作用,有人认为还有一定的兴奋作用。

1. 吸收 口服后吸收迅速,2～4h血药浓度达峰值,与血浆蛋白质结合率为85%。肌注后吸收较地西泮迅速和安全,但由于其脂溶性较地西泮为低,透过血-脑屏障较慢,故不论口服或肌注,均在45～60min出现最大效应。

2. 分布 其体内分布不如地西泮广泛,故有效血药浓度维持较久。肌注后7～8h临床作用消失,但血药浓度仍接近峰值,至24h血药浓度仍较高,在以后24h缓慢下降。口服2h后血药浓度约为肌注后的1/2,维持此水平约经4h后缓慢下降,至24h仍有50%保持峰值浓度。静注后血药浓度迅速达到峰值,但很快下降到接近肌注后的水平。

3. 排泄 其主要代谢产物为与葡萄糖醛酸的结合物,有小部分转化为其他代谢产物。94%的代谢产物随尿排出;6%从粪便排出。12h排出约50%,48h排出80%,约经5d接近排尽。

【用法与用量】 主要用于治疗焦虑症及由焦虑引起的失眠症。抗焦虑1.5～4mg/d,渐增至3～7.5mg/d,分3次给药。失眠症,睡前服2～4mg。

1. 麻醉前用药 1～5mg口服,因其抗焦虑和遗忘作用较地西泮强,且无呼吸抑制作用,故其效果较地西泮为佳。短小手术及早醒者禁用。

2. 复合麻醉的辅助药 如氯胺酮麻醉时,辅助此药有助于消除或减轻苏醒期精神运动性反应。0.05mg/kg肌注或静注。

氟硝西泮（氟硝安定，Flunitrazepam，氟硝基二氮䓬，Ro54200，Rohypnol）

本品是一种黄色结晶，不易溶于水，易溶于乙醇。临床上所用的溶于有机溶剂的制剂，1mg/ml，供肌注或静注。其作用与地西泮基本相似，只是催眠效力强于地西泮 10 倍。毒性较地西泮小，安全界限为地西泮的 4 倍。产生长时间遗忘作用。

【特点】

1. 吸收 口服后吸收迅速而完全，约 30min 即达到有催眠作用的血药浓度（6～8μg/ml），经 1～1.5h 达峰值。与血浆蛋白质的结合率约为 80%。口服后血药浓度变化曲线与静注后相似，呈 3 个时相。即快速分布相、缓慢分布相和消除相。其 $t_{1/2\alpha}(3.0\pm0.8)$h，$t_{1/2\beta}(21.5\pm1.7)$h。

2. 转化 98% 在肝内进行生物转化，仅 2% 以原形从尿中排出。生物转化的方式是还原、去甲基和羟基化，然后进一步降解。尿中已发现 12 种代谢产物。这些产物并无药理活性作用，约 90% 经肾排泄，10% 经胆道排泄。

【用法与用量】 用途与地西泮基本相同。可用于消除顾虑，治疗失眠，控制痉挛等。

1. 催眠 静注 2mg，1～2min 完全睡眠。

2. 治疗 解除疼痛、肌痉挛和抗惊厥作用。如癫痫、婴儿痉挛、肌阵挛性癫痫疗效好，对持续癫痫有效，1～4mg，30min 内静注。

3. 增效镇痛作用 有长时间遗忘性。

4. 对循环呼吸的作用 对心血管的影响很小，用药后血压下降 15～20mmHg，10min 内趋于稳定。对心率无明显影响，有时稍增快。对呼吸有轻度抑制作用，且与静脉注射的速度有关。

5. 降低颅内压 有降低颅内压的作用，静注 1min 后，脑脊液压力即显著下降，至 3min 降至最低值，平均下降 30%。尤其适于颅脑手术和长时间手术麻醉的维持。

6. 扩张食管 使食管下段括约肌张力增加，有助于防止胃反流，与地西泮正相反。

7. 全麻诱导 全麻诱导的平均剂量为 2mg，个体差异大，为 0.5～4mg。静注后 3min 入睡，但约有 10% 的患者不能入睡，须用其他药物辅助。麻醉诱导的效果优于地西泮和阿法多龙,但不如硫喷妥钠,故不宜作为常规诱导药,尤不适于短时间的手术。

8. 辅助麻醉 表面麻醉下做内镜检查的病人,静注 0.01mg/kg,其镇静效果较地西泮更佳,且遗忘作用更久。在局麻下做心导管检查的心脏病病人,静注 0.01~0.02mg/kg,可获得满意的镇静效果,且对心血管的影响轻微。

9. 复合全麻用药的组成部分 如用于大剂量芬太尼麻醉,有助于加强芬太尼的镇痛作用,消除术中觉醒和高血压反应。

10. 与氯胺酮复合用于全麻维持 可消除氯胺酮引起的精神运动性反应,称为安神镇痛(ataranalgesia)或安神麻醉(ataranesthesia)。此法可用于各类手术,包括心内直视手术。但由于不能完全消除术中高血压反应,对于缺血性心脏病和控制不良的高血压患者以不用为宜。

咪达唑仑(咪唑二氮䓬、咪唑安定、苯甲二氮䓬、速眠安,瑞太,Midazolam,Dormicum,Ro213981,MZ)

咪达唑仑(MZ)是一种新的作用强的镇静药,以盐酸盐的形式存在。5mg/ml(15mg/3ml),或 5mg/5ml,静脉注射或肌注。

【特点】 MZ 为能溶于水,静注后对静脉和组织无刺激,稳定性高而且耐受性良好。给药后可产生抗焦虑、抗惊厥、镇静、嗜睡、逆行性遗忘,注意力下降、催眠、肌松等作用。MZ 比地西泮强 3~5 倍,与 BZ 受体的亲和力至少比地西泮强 2 倍。

MZ 作用迅速,很快在体内被代谢成无活性物,故作用时间短,毒性低,具有更广泛的疗效。

【适应证】

1. 麻醉 适应范围广泛,麻醉前用药;麻醉诱导;维持麻醉,尤适应心血管、颅脑、门诊小手术、内镜检查等大、中、小手术;辅助麻醉等。

2. 镇静 诊疗性和治疗性操作、术后和 ICU 病房患者清醒镇静麻醉相同。

3. 镇痛 术后镇痛和慢性疼痛、癌痛的 PCA 治疗组合药之一。

【用法与用量】

1. 肌注 肌注后可以迅速而完全地吸收,生物利用度可达 90% 以上。可在体内被肝完全代谢,主要代谢产物 α-hydroxymidazolam 在血中可被检出,且迅速与葡萄糖醛酸结合,呈不活性物,60%～70%剂量由肠道及肾排出。

2. **静注**　静注后血浆浓度时程可显示出分布与排泄两个明显的时相。40%～50%经肝代谢,血浆廓清率 300～400ml/min。在稳定状态下分布量可达 50～60L,95%MZ 与血浆蛋白结合。消除半衰期 1.5～2.5h。

3. **麻醉前用药**　1～2.5mg 静注或 0.2～0.3mg/kg,滴鼻,术前5～10min 给药,必要时追加 1mg,肌注。严重疾病,尤其健康欠佳或高龄者,初药量必须减至 1～1.5mg。肌注药量成人 0.05mg/kg(0.07～0.1mg/kg)。依据年龄及患者的健康状况而定;儿童按体重计算,平均药量稍高于成人(0.15～0.4mg/kg)。一般上述药于麻醉诱导前 20～30min 给药。口服法安全药量为 0.1～0.2mg/kg,最大量为 5mg;直肠给药量为 0.3mg/kg,最大量为 7.5mg。口服法及直肠给药法目前已少用。

4. **区域性或局麻的辅助用药**　为表麻下行纤维内镜检提供了良好的操作条件,可使患者无咳嗽、无呃逆、无喉痉挛和呕吐等。静注0.07mg/kg 即可产生满意的效果。局麻或区域阻滞麻醉辅助用药每次0.05～0.1mg/kg 静注;电复律或内镜检查或刮宫每次 0.15～0.2mg/kg静注;术后及 ICU 病人镇静每次 0.05～0.15mg/kg 静注。MZ 用于眼科手术:①弧形角膜切开(RK)术中减轻病人的焦虑和不必要的反应;②与局麻合用于白内障手术时的镇静;③与芬太尼和 Vecuronium 复合用于老年病人全麻;④降低眼压。MZ 用于小儿短小手术是安全有效的可取方法。

5. **全麻诱导**　作为吸入麻醉的诱导药或麻醉的诱导成分,其效果优于地西泮,但不如硫喷妥钠。用药量为 10～15mg 或 0.2～0.3mg/kg 静注,注后 2～3min 达到足够的睡眠程度。儿童肌注,与氯胺酮合用,MZ0.15～0.4mg/kg,氯胺酮 4～8mg/kg,2～3min 后达到足够的睡眠程度。老年与危重病人 0.1～0.15mg/kg。

6. **全麻维持**　与芬太尼、丙泊酚、氯胺酮、N_2O-O_2、氟烷或恩氟烷等复合应用于全麻维持。维持剂量常为诱导量的 1/4～1/3。为维持有效的血浆浓度(250μg/ml),达无意识程度,可采取分次静注或持续输注法。分次给药间隔视病人调整,或有减浅征象时静注浅诱导药量的 25%～30%。持续输注药量为 0.15mg/(kg·h),或先以 0.68mg/(kg·h)输注

15min,继之以 0.125mg/(kg・h)维持。加用麻醉镇痛药时,药量应减低25%～30%。

【注意事项】

1. 术后使用要求　①剂量:MZ 代谢清除率相对较低,术后用药量减少,建议用药量成人 2mg;②血药浓度稳定:术后达到稳定的血浆药浓度,可先给 0.15～0.5mg/kg,然后以 4～14mg/h 输注,控制躁动;③CPB 术后患者:心内直视手术后患者的镇静效果优。

2. 加强呼吸管理　MZ 无镇痛作用,特别是大剂量应用时出现呼吸抑制,要注意呼吸管理,应有复苏及心电、呼吸等监测设备。尽管注药后血压、脉搏、呼吸改变轻微,但也有一定的呼吸抑制作用。MZ 用于 ICU 重症病人呼吸支持用药 0.15～0.2mg/(kg・h)输注。

3. 控制输注速度　静注速度要慢,诱导时 2.5mg/10s,镇静时 1mg/30s,以防止呼吸抑制或窒息发生。特别是老年、呼吸功能不全者,必要时面罩给氧。

4. 禁忌证　无明显禁忌证,对 MZ 过敏的患者禁用。对老年、心功能或呼吸功能不佳的患者,静注时要特别小心,注射后至少 3h 不得离开医院,之后必须有人伴随才能离开医院。至少 12h 不得开车或操作机器。重症肌无力患者,因肌肉软弱,给药时须特别注意。如非绝对必要,孕妇怀孕的最初 3 个月内禁用。

5. 配伍禁忌　MZ 增强镇静药、精神神经安定药、抗抑郁药、睡眠诱导药、镇痛药及麻醉药的中枢镇静效果,这种加强作用对某些病例更具有治疗优点。MZ 与服用酒类饮料可发生无法预料的反应,故在给药 12h 后,给予不含乙醇饮料。不能与硫喷妥钠混合使用。

6. 拮抗药应用　当 MZ 注射过量或其残余作用可用氟吗泽尼(Flumazenil,FZ)及时消除。特别是 MZ 严重中毒时,静注氟马西尼(FZ) 1mg 1min 内清醒。临床治疗量为 0.3～0.6mg 或 0.02mg/kg,最小有效剂量 0.007mg/kg,1min 内起效,维持 90～120min。

奥沙西泮(Oxazepam,去甲羟安定,舒乐,Scrax)

本药是继地西泮后于 1965 年合成的药物,实际也是地西泮在体内的代谢产物。

【特点】　与地西泮基本相同,只是效力较弱,15mg 相当于地西泮

5mg。口服后吸收较慢,4h 后血药浓度达峰值,生物利用度为 50％～70％,与血浆蛋白质结合率约为 86％,吸收后分布于各脏器,其中肝、肾的分布占总量 1/2 以上。其消除半衰期为 9～21h,代谢方式与葡萄糖醛酸结合而成为无活性的代谢产物,随尿排出。

此药无注射用制剂,只能口服。主要用于抗焦虑,因其对自主神经系统作用显著,故对胃肠道、心血管、呼吸系统等引起的不适的焦虑症状有较好的效果。在临床麻醉中少用。

硝西泮(硝基安定,Nitrazepam,消虑苯,硝草酮,硝基二氮草,Mogadon)

此药也有类似地西泮的作用,但以催眠和抗惊厥的作用为突出。

口服后吸收率为 53％～94％,平均为 78％,2h 内血药浓度达峰值。吸收后分布于各脏器,表现分布容积为 2.1L/kg,$t_{1/2\beta}$ 21～25h。除很小量以原形排泄外(从尿),绝大部分在肝内降解,主要代谢产物为 7-氨基和 7-乙酰胺基衍生物,经肾排出。主要替代巴比妥催眠药。5～10mg,口服。催眠时间长 6～8h,临床麻醉少用。

氯丙嗪(冬眠灵,氯硫二苯胺,氯普吗嗪,Chlorpromazini,Wintermin,Aminazine,Megaphen,Largactil,Hibernal,Rp4560)

【特点】　氯丙嗪为强效安定药,有显著的抑制中枢作用。对中枢神经系统的作用的独特表现是抑制精神活动的作用。用药后安静,无明显欣快感,对环境漠不关心,影响智力小,思维不受限制。对自主神经有显著抑制作用,主要是抑制条件反射的形成,并使已形成的条件反射较易消失,处于保护性抑制状态。对于延髓催吐化学感应区引起的呕吐,氯丙嗪有选择性的拮抗作用。对下丘脑,干扰体温调节和抑制,使体温下降,基础代谢下降,全身器官活动显著减低,引起"人工冬眠"状态。氯丙嗪还有抗交感神经和抗肾上腺素的作用。消除肾上腺素的升压作用。还有抗组胺的作用。对呼吸无抑制;其对心血管系统影响比较大,外周血管阻力下降,血管扩张使血压降低,心动过速,心肌收缩力减弱,降低心肌兴奋性,使冠状动脉扩张。对肝、肾无影响。无肌松作用,可引起肌张力减低,大剂量使肌张力增加,出现锥体外系反应。治疗量很少发生中毒,偶可发生中毒性肝炎而死亡。消除 $t_{1/2}$ 为 6～9h,60％～70％从肝降解,经尿排出 8%。

【用法与用量】 主要用在人工冬眠和低温麻醉。

1. 用法

(1)Ⅰ号冬眠合剂：氯丙嗪50mg与异丙嗪50mg、哌替啶100mg组成冬眠1号合剂，用于人工冬眠和强化麻醉。抢救中暑、持续性高血压状态、高热惊厥、重症感染等危重患者。

(2)低温麻醉：配合物理降温，因其可减轻寒冷引起的寒战和皮肤血管收缩，可加强降温效果。脑科麻醉及胸科、耳鼻咽喉科全麻辅助。但目前在麻醉中已少用，因其对心血管系统的不良反应明显而被其他药物代替。

(3)降温：如脑复苏时的冬眠疗法等。

2. 用量 氯丙嗪的用药量应严格控制。

(1)成人：口服、皮下或肌注 25mg；输注成人每次 25～50mg，极量100mg/次。常用量 1mg/kg。

(2)小儿：每次 0.5～1mg/kg，维持 4～6h。

【不良反应】 氯丙嗪有明显的不良反应，目前已少用于麻醉。

1. 循环干扰大 血压下降或直立性低血压。

2. 阿托品样反应 口干、心悸等。

3. 过敏反应 如皮疹、接触性皮炎等。

4. 锥体外系反应 大剂量时出现锥体外系反应，如震颤性麻痹、运动障碍、动眼神经危象（眼球上翻）和不能静坐等。可用东莨菪碱治疗。

【注意事项】

1. 禁忌证 对药物过敏、中枢神经明显抑制、肝功能损害、尿毒症及心血管疾病患者慎用或禁用。

2. 理化性质不稳定 勿与碱性药合用。遇光颜色变深后不能再用。

3. 低血压 急性低血压及体温过低时，可予保暖，补充血容量或用升压药升压后酌情使用。

4. 保持呼吸循环稳定 静脉用药应稀释。输注用药时，保持气道通畅，维持心血管功能稳定。

异丙嗪（非那根，抗胺荨，普罗米近，Promethazine，Phenergan，Atosil，Fargan，Prothazin）

【特点】 异丙嗪有强大的拮抗组胺作用，并有显著的中枢安定作用，可加强麻醉药、催眠药、镇痛药的作用,能降低体温和镇吐作用好。有松弛支气管平滑肌和抑制分泌的作用。对心血管无明显作用,无抗精神病的作用。

与氯丙嗪、哌替啶组成冬眠 1 号合剂,用于人工冬眠及强化麻醉。本药口服吸收迅速,服药后 30～60min 内浓度达高峰,维持有效浓度 3～6h。用药后分布全身,大多在肝内分解代谢,代谢产物由肾排出。与哌替啶合用,称为杜非合剂(哌替啶 100mg＋异丙嗪 50mg 共 4ml),又称冬眠合剂 3 号,作为麻醉前用药、部位麻醉的辅助用药,或用于基础麻醉、抗过敏或镇吐等。

【用法与用量】　成人用药量,12.5～50mg/次,肌注,或静注,或输注。

【注意事项】

1. 缓慢静注　静注可使血压下降,精神兴奋乃至狂躁。

2. 药物配伍　勿与碱性或生物碱性类药物配伍。

3. 禁皮下注射　不能皮下注射,以减少刺激性。

4. 用药前先稀释　输注前先稀释后输注。

5. 慎用指征　肝肾功能减退者慎用。

乙酰丙嗪(Acetylpromazine,Plegicil,乙酰吗嗪)

国产品称"乙酰普吗嗪",其催眠、安定及增强麻醉药的作用较氯丙嗪强,降温效力则相等。对循环系统的影响则不及氯丙嗪,其毒性及局部刺激均较氯丙嗪小。20mg 与异丙嗪 50mg,哌替啶 100mg 等组成人工冬眠 4 号合剂,作为麻醉前用药或强化麻醉,或其他治疗。成人用量:口服,10mg/次,每日 3 次。10～20mg/次,肌注,或静注,或输注。应缓慢。

氟哌利多(氟哌啶,哒罗哌丁苯,Droperidol,Inapsine,Droleptan,Dehydrobenzperidol,R・4749)

【特点】　氟哌利多为丁酰苯类药之衍化物,是丁酰苯类药中的强效神经安定药,比氟哌啶醇作用更强,而作用时间较后者为短,药理作用与之相似。但其作用部位选择性高。作用强度大,不良反应小,且较吩噻嗪类轻,安全性大,有轻微抗肾上腺素的作用。虽可引起直立性低血压,但无心肌抑制,是目前临床最常用的一种。静注后 2～3min 生效,10～

20min 效能达高峰,持续 30min 左右,在体内分解较快,有效期为 3～4h。对各系统的作用特点如下。

1. 中枢神经系统　氟哌利多选择作用于向心的触突水平,特别作用于上行网状结构系统,抑制皮质下中枢。临床表现为精神镇静,对外界不关心的淡漠状态,但意识存在,处于觉醒状态。嗜睡不明显,锥体外系反应也轻,还可使脑血流量及脑组织之 $\dot{V}O_2$ 量均降低。可降低机体 $\dot{V}O_2$ 量 20％～30％,并使基础代谢和体温降低。可增强麻醉性镇痛药的效应。

2. 呼吸循环系统　对呼吸无明显影响。对循环的影响轻微,心血管功能稳定,外周组织的灌注良好。低血容量者,可使外周血管阻力及动脉压轻度下降,CVP 及 CO 有所降低,但心肌收缩力不受影响,且具有抗心律不齐之良好作用。可收缩脑血管,降低颅内压。

3. 肝肾功能　对肝肾功能无不良影响,并有肾血流量增加的良好作用。

4. 抗呕吐作用　氟哌利多具有很强的抗呕吐作用,它可对抗阿扑吗啡的致吐作用。

5. 体内代谢　$t_{1/2\beta}$ 2～3h。氟哌利多进入体内主要经肝代谢,约 10％以原形由尿排出,仅有少量(1％)之氟哌利多未经破坏的形式排出。其余在肝内转化后由尿、粪排出。

【用法与用量】

1. 麻醉前用药　成人量,2.5～5mg/次(0.04～0.4mg/kg)。小儿,0.1～0.2mg/kg,静注或输注,或肌注。

2. 复合麻醉用药　以资加强催眠药、镇痛药及其他麻醉药的中枢作用,还可防止术后呕吐及不安等不良反应。

3. 安定镇痛麻醉(神经安定镇痛术)　主要用氟哌利多与芬太尼组成合剂,叫作 Innovar 合剂,组成Ⅱ型 NLA(英诺佛),其比例是 50∶1,常用量为 0.2～0.4mg/kg,首次量,为 5～10mg,重复注射之总量,以＜2.5mg 为宜。与芬太尼合用于术后 PCA 镇痛,5～10mg/24h。

4. 利用其轻度的 α-肾上腺素能阻滞性能　以其作为抗休克、改善外周循环和预防心律不齐。

5. 与氯胺酮复合应用　以预防或减轻氯胺酮麻醉后之幻觉、兴奋不安及呕吐等不良反应。

6. 辅助用药　与哌替啶合剂,称杜氟合剂(哌替啶 100mg＋氟哌利多 5mg 共 4ml),作为局麻或部位麻醉的辅助用药。2～5mg/次,静注。

7. 以氟哌利多为主的神经安定镇痛麻醉　适用于心血管、老年、衰弱及休克病人手术的麻醉。

【不良反应】

1. 锥体外系症状　是氟哌利多的主要不良反应。与用量过大、选择性地阻断锥体外系的多巴胺受体、使乙酰胆碱能神经活性相对亢进有关。可出现一系列神经活动障碍症状,如面颈部或肢体不自主运动,或表现为肌强直。好发于 5-15 岁小儿。有时单次小剂量(3～5mg)应用也可发生。发生时间多在用药后 10～27h。治疗时,静注或肌注东莨菪碱 0.3mg 或咪达唑仑 5～10mg 可使症状较快消失。如有复发,可重复上述一种或两种合用,可逐渐恢复。亦有不经治疗即自行恢复者。

2. 血压下降　有 α-肾上腺素能阻滞作用,可使血管轻度扩张,在低血容量、硬膜外麻醉时使用可有血压下降。应注意补充血容量,以资预防。

【注意事项】　应用氟哌利多时还应注意以下方面。

(1)注射速度勿过快,与强化、催眠药、镇静药、吸入全麻药及其他静脉全麻药合用时应减少用量。年老体弱者药量应酌减。

(2)有强化肌松药作用。

(3)应用单胺氧化酶抑制药者,在麻醉前 3 周应停药。

(4)脑血管患者应慎用。

氟哌啶醇(氟哌丁苯,Haloperidol,Haldol,Serenace)

【特点】　氟哌啶醇是丁酰苯类的衍生物。作用仅次于氟哌利多,是较强的神经安定药,有拟 γ-氨基丁酸的作用。作用和吩噻嗪类药相似,同为网状结构阻滞药。有阻断儿茶酚胺的中枢作用及抗精神病作用,减轻急性或慢性的精神失常。为长效抗精神病药,可持续 24h。有较强的抗呕吐及抗休克的作用,可使血压、脉搏、体温下降;并有间脑及锥体外系综合征的不良反应(8%),用量减少可使症状减轻。个别病人用药后有肝细胞损害,使谷-丙转氨酶增高,停药后消失。也有白细胞及粒细胞减少的病例报道。对呼吸无影响,对血压影响轻微。$t_{1/2\beta}$ 12～24h,经肝代谢后由尿、粪排出。

【用法与用量】 临床应用同氟哌利多。每次 1~5mg 静注,和(或)麻醉性镇痛药合用,以增强后者的镇痛作用。与镇痛药苯哌利定组成 Ⅰ型 NLA(氟哌啶醇 5mg+苯哌利定 1mg 共 6ml),肌注,静注对兴奋激动和应激反应有良好的治疗效果,以治疗精神分裂症。静注 5min 后起作用,持续 24~48h。约 15% 排泄于胆汁,大量从尿中排出,过程缓慢,一次给药后 5d 内排泄 40%。2.5~5mg,肌注,治疗顽固性呕吐和持续呃逆有显效。

【注意事项】 应用氟哌啶醇须注意:①心功能不全者忌用;②与麻醉药、镇痛药及巴比妥类药合用时应减量;③因作用时间长,锥体外系反应发生率高,故麻醉中慎用或不用,现临床上已被氟哌利多替代。

氟马西尼(安易醒,氟马列泽尼,Flumazenil,FZ)

FZ 和咪达唑仑(MZ)均属 BZ 类药物,在中枢神经系统内 BZ 受体水平分别发挥激动和拮抗作用。FZ 是 1979 年人工合成的第一个特异性苯二氮䓬类拮抗药,对 BZ 受体有很强的亲和力。FZ 可及时消除 MZ 中毒及所有中枢抑制的术后残余作用。

【特点】

1. 拮抗起效快且呈剂量依赖性 FZ 拮抗 BZ 药物起效快,静注 1min 即生效。有明显的剂量依赖性,小剂量时,仅能拮抗催眠及镇静;大剂量时能拮抗 BZ 引起的抗惊厥及抗焦虑作用。

2. 转化方式 FZ $t_{1/2\beta}$ 短,为 0.7~1.3h。给药入体内后,经肝微粒体酶系统进行生物转化,完全转化为无活性的羧基酸。约 50% 与血浆蛋白结合。拮抗效应维持 90~120min,必要时可重复 1/2 量。

3. 心血管系统 FZ 在拮抗非心脏病病人 BZ 的同时,对心率、血压、左室功能无影响;小剂量用于缺血性心脏病时,血流动力学也无明显改变;解除冠心病病人 BZ 的镇静作用的同时,使血压和左室舒张末压回升到镇静前水平。

4. 脑血流及其代谢 单纯 FZ 对脑血流及代谢无影响。拮抗 MZ 所致的脑血流及代谢的降低,使脑血流增加。

5. 呼吸 FZ 解除 MZ 的镇静效应的同时,通气功能随之改变,但对吗啡等镇痛药引起的呼吸抑制无影响。

6. 其他 FZ 有头晕、面部红斑、焦虑、头痛等,但几分钟内消失。约

99%经肾排泄。静注不引起局部痛及静脉炎。

【用法与用量】

1. 逆转 BZ　特别是拮抗 MZ 的作用。当 BZ 注入过量引起呼吸抑制和术后残余作用,可用 FZ 拮抗。为 BZ 过量时中枢作用的特效拮抗药。0.2～0.5mg 静注,就足以拮抗 BZ 引起的镇静及麻醉作用,最大量可用到 2mg。FZ 可完全拮抗 MZ 的作用。

2. 催醒　全身麻醉后未清醒及不良反应的对抗。0.1～0.2mg,静注。继以 0.1mg/min,至清醒,总量＜1mg。

3. 鉴别诊断　排除 BZ 中毒和其他中毒的鉴别诊断。用 FZ 后清醒即可诊断为 BZ 中毒。0.1mg(或 0.003mg/kg)静注,每分钟 1 次至清醒,总量 2mg;维持 0.1～0.4mg/h 输注。

4. 其他　生理性睡眠综合征的治疗及昏迷病人的治疗,拮抗 ICU 重症病人使用 MZ,方法同上。

【注意事项】　应用 FZ 须注意:①禁用于对此药过敏者:驾驶员及有精神运动的门诊病人禁用。②妊娠早期勿用。③即使静注 100mg,也无过量症状出现;但诊治过程无效,则排除 BZ 中毒。④用药时机:手术结束时,肌松药作用消失前勿用。

第六节　肌松药及拮抗药

筒箭毒碱(氯管箭毒碱,管箭毒碱,d-Tubocurarine,Tubarine)

筒箭毒碱是 1942 年首先用于麻醉中的非去极化类肌松药。对其生理、药理及生化等方面的基础理论及临床应用研究是最早、最深入的。至今仍是应用广泛而有效的肌松药之一。肌松完善而确实,有可靠的对抗药(新斯的明),麻醉科医师乐于使用。

【特点】　筒箭毒碱系由防己科植物提取的结晶性生物碱,为右旋季胺类药,故称右旋筒箭毒碱。目前为高浓度溶液,10mg/ml,每安瓿 1.5ml,含有 15mg 筒箭毒碱,临用前再稀释为 3mg/ml。其为离子化物质,胃肠道不能吸收,仅静注有效。常规用法是分次静注,静注后 2min 开始发生作用,持续肌松时间为 30～45min,首次量为 0.2mg/kg。如须维持肌松,可于 1h 后重复注射首次量的 1/2～2/3,因连续应用时有蓄积作用。0.5～0.6mg/kg 可行气管内插管。

静注后其首先固定于神经肌肉接头之运动终板,在终板上的受体竞争性地阻滞乙酰胆碱的作用,使全部横纹肌呈末梢性麻痹。肌肉松弛作用是逐渐产生的,并有一定的规律性。其顺序为眼睑肌和眼球肌→面部肌、下颌肌和喉头肌→颈部肌→上肢肌→下肢肌→腹部肌和肋间肌→横膈肌。肌松恢复的顺序相反,即横膈肌先恢复,眼睑肌最后恢复。静注后大部分附着于运动终板受体,一部分与血浆蛋白结合而失去活性,约 15% 在静注后 5～6min 渗入组织间隙液,约 45min 有注射量的 80% 在体内分布发生作用。2h 内经尿排出 1/3,余 2/3 在 3h 后在组织经代谢后逐渐排出。大剂量时释放组胺,发生支气管痉挛,阻断神经冲动的传导,引起血压下降、心率减慢。常用剂量不影响胎儿呼吸。在体内被胆碱酯酶破坏而失效。与巴比妥类、氟烷或地西泮等药合用有协同作用。

【禁忌证】

(1)重症肌无力患者为绝对禁忌。支气管哮喘、严重休克患者、<10 岁儿童及对本药高敏者忌用。

(2)疑有潜在性肌无力患者慎用或免用。

(3)年老体弱、电解质平衡紊乱,尤其低血钾、低血钙时慎用,剂量宜减少。

(4)短小手术和门诊手术患者不宜使用。

(5)凡对筒箭毒碱之药理性质、使用方法无足够认识者,且无人工呼吸设备时不应使用。本药来源有限,并有一定缺点,现已少用。

【用法与用量】

1. 全麻的辅助剂 与麻醉药合用,主要达到如下目的。

(1)维持气管插管及术中肌松,使胸、腹部手术肌松,手术野平静,便于手术操作,便于施行控制呼吸手法或机械呼吸。

(2)浅麻醉:使用筒箭毒碱可减少全麻药用量。预防低温麻醉时寒战反应,降低代谢。在浅麻醉下即获得外科手术要求的肌肉松弛,是浅全麻的法宝。适用于衰弱、休克及其他不能耐受深麻醉影响的患者。

(3)减低病人应激性:轻度神经节阻滞作用对降低代谢及应激反应有一定效果,适用于某些大创伤、大出血的患者。

2. 适应呼吸机 在麻醉科医师的严密观察、呼吸管理、确保患者安全的情况下应用,使呼吸机治疗起到应有的效果。

3. 惊厥　控制各种原因引起的痉挛。

4. 诊断　用于重症肌无力的诊断。

戈拉碘铵(三碘季铵酚,弛肌碘,加拉碘铵,没食子,弗来西德,Gallamine Triethiodide,Flaxedil,Pyrolaxon)

为第 1 个在临床上应用的人工合成肌松药,作用和右旋筒箭毒碱相似,有肌松作用。可抑制迷走神经而引起心动过速。对喉肌及平滑肌松弛良好,故可用于气管内插管。与硫喷妥钠混合不发生沉淀、不影响效价,不释放组胺,不发生支气管痉挛,不影响胎儿呼吸,不影响子宫收缩,可用于剖宫产。若用于全麻的辅助,宜减少全麻的深度。大部分由尿排出。静注后 2~4min 达顶点,有效时间 25~40min。用于全麻时实现肌肉松弛,首次剂量 1mg/kg。气管内插管,3~4mg/kg 静注。用于肌无力的诊断、重度声门痉挛、破伤风痉挛及支气管镜检查等。40mg 静注,30~50min 根据需要重复 0.5~1mg/kg。对于心动过速、重症肌无力、肾功能不全及碘过敏患者禁用。心脏病患者慎用。新斯的明、依酚氯铵及毒扁豆碱可以对抗。

琥珀胆碱(司可林,Succinylcholine,Anetine,Scoline)

【特点】　为一种常用的去极化类肌松药。琥珀胆碱自 1951 年作为肌松药应用于临床麻醉以来,至今仍为一应用普遍的去极化肌松药。其肌松作用原理与筒箭毒碱不同。与运动终板膜上的 N_2 胆碱受体相结合,使运动神经终板产生去极化,导致"先兴奋",持续极短,持久的去极化,即致"后麻痹"而使肌肉松弛。其肌松作用特快,完全满意,持续最短,易于控制。静注后 20~60s 先产生肌束颤动,1min 内达肌松高峰(肌颤停止后继而产生肌松),呼吸停止。

主要表现为迷走神经的抑制,对心肌无抑制,不释放组胺,不发生支气管痉挛,和普鲁卡因有协同作用。新斯的明不能起拮抗作用。静注后,很快被体内胆碱酯酶水解,5%~15%经尿排出。

【禁忌证】　眼内手术禁用;对严重肝功能不全、肾功能不全、严重贫血、老年及极度衰竭患者慎用;和硫喷妥钠等碱性液混合发生沉淀,混合后立即使用,不失效价,否则效能减低或失效。

【用法与用量】

1. 麻醉诱导　1～1.5mg/kg 与静脉麻醉药静注后,做快速气管内插管。控制呼吸。小儿 1.5～2.0mg/kg,静注。

2. 麻醉维持　配成 0.1%～0.2% 浓度加于葡萄糖中静脉持续输注,维持术中肌松,多用于较长时间的手术。但限制总用量不宜过大,每次手术总剂量＜800～1000mg,控制呼吸。小儿可用肌注,1.0～1.5mg/(kg·次)。

3. 分次静注　腹部手术用硬膜外麻醉等效果不满意时,关腹腔困难时或短时间手术麻醉的维持,分次静注。每次用药量 0.5～1mg/kg,应备有面罩下加压给氧及各种人工呼吸设备,否则不可应用。

【并发症预防】　琥珀胆碱的不良反应较多。

1. 呼吸停止意外延长　这是琥珀胆碱最常见的并发症。其原因如下。

(1)双重阻滞作用。当琥珀胆碱用量过大,如 60min 内药量达 7～10mg/kg,或总量＞1g,或正常代谢途径发生障碍(如肝肾功能不全,血浆假性胆碱酯酶减少等)时,则其分解代谢过程延长,代谢产物琥珀酸单碱积存,易发生双重(Ⅱ相)阻滞,产生非去极化神经肌肉接头阻滞,导致呼吸抑制之时间明显延长。

(2)患者对琥珀胆碱具有特殊的敏感性,并具有家族性,用量稍大,即可产生呼吸停止时间延长。

(3)假性胆碱酯酶缺乏,或非典型性胆碱酯酶的患者,即使用量很小,50～100mg 亦不能被水解破坏,使呼吸停止时间延长。

(4)受药物相互作用的影响,抗胆碱酯酶的药物可使血清胆碱酯酶含量降低,如抗癌药、吗啡类、抗吗啡类、安泰酮、丙泮尼地、普鲁卡因、地布卡因、氯丙嗪、氟烷等,以及抗生素中杆菌肽、多黏菌素、链霉素、新霉素及卡那霉素等,均可使琥珀胆碱的呼吸停止时间延长。

(5)水电解质平衡失调,脱水时尿少,排出迟缓;高镁或低钙使乙酰胆碱的释放减少;低钾使运动终板对神经肌肉阻滞药之敏感性增强。

(6)体温失调。低温使琥珀胆碱作用时间延长。

(7)处理原则:①继续进行控制呼吸,直至阻断作用自行逆转;②避免缺氧和 CO_2 积存;③输新鲜全血;④末梢神经刺激器的应用,以"四个成串"试验判断阻滞的性质,有助于呼吸停止延长的诊断和处理;⑤重在预防,注意控制用药剂量、掌握病人个体病理改变及正确管理呼吸。

2. 心血管系统并发症与钾离子释放　心血管的并发症是心律失常及高钾血症。

(1)迷走神经性心律失常:常见心动徐缓,结性心律,有时伴血压下降。在反复注射后发生,系拟迷走神经作用,即胆碱能之毒蕈碱样作用。

(2)室性心律失常:继发于迷走神经性心律失常,多见于反复注射琥珀胆碱后。

(3)高血钾性心律失常:心搏骤停、严重心率增速、室性心律失常或室颤,且多见于创伤、烧伤或截瘫病人应用琥珀胆碱后,尤易发生于破伤风的病人,为静注琥珀胆碱后血清钾离子升高所致。临床实践中,静注琥珀胆碱后发生心搏骤停者为数极少,但应引起麻醉医师的警惕和严密观察。

3. 眼内压、颅内压及胃内压增高　用琥珀胆碱后使眼内压和颅内压增高,故眼内手术或眼内压增高者免用。胃内压增高可使病人发生呕吐误吸,应采取快速气管内插管,做好一切准备及预防措施。

4. 肌痛及肌张力亢进　肌痛发生于注射琥珀胆碱后 24～40h,以颈、胸及腹部为主,其程度很剧烈,以致病人不敢活动。预防方法是先静注小量硫喷妥钠,或筒箭毒碱 3mg。因临床应用时是先静注硫喷妥钠后注琥珀胆碱,故发生肌痛者极少见。肌张力亢进可见于患有先天性肌强直者,静注琥珀胆碱后,肌不松,反而发生长时间弥漫性肌张力亢进,以致影响呼吸运动,少见。

5. 恶性高热　恶性高热是一种遗传性疾病,用琥珀胆碱后激发其产生恶性高热,伴全身肌僵直。出现下颌不松,肌肉僵硬,高热 41～42℃,酸中毒、心律失常,肾衰而死亡。

6. 过敏反应　多出现在静注后 2～4min。轻型有皮疹、荨麻疹;严重型有支气管痉挛、虚脱甚至心搏骤停。值得引起重视。

己氨胆碱(氨酰胆碱,己氨胆,印巴梯,Hexcarbacholine)

【特点】　作用比琥珀胆碱缓慢,持久,有蓄积作用,但施行气管内插管不如后者理想,且须给较大剂量。本药属双相类肌松药,具有双重作用,首先是去极化阻滞,持续几分钟,接着产生非去极化的箭毒样的持久麻痹。作用持续时间 9～45min。对心血管系统无影响,和琥珀胆碱有协同作用。呼吸抑制时间长。2h 内经尿排出 5％,6～8h 排出 75％,48h 后完全排出。新斯的明和其他抗胆碱酯酶药是不可靠的拮抗药。

【用法与用量】 维持术中肌松,适用于长时间手术。如心脏大血管手术麻醉时作为辅助用药。成人每次 2～4mg,40min 后追加药量为每次 1～2mg。每例手术总剂量<8mg。控制呼吸。当手术快结束前 1h,不宜再用。肾功能减退及晚期孕妇禁用。用前备好给氧和人工呼吸的准备。

泮库溴铵(潘可朗宁,本可松,椒雄酮,潘龙,Pancuronium,Pavulon)

【特点】 泮库溴铵为一种类固醇族之新型非去极化肌松药,但无内分泌作用。因其化学结构中含有两个四价铵,因而其肌松作用倍增,故称之为双季胺类固醇。作用基本与筒箭毒碱类非去极化肌松药相同。静注后作用发生甚快,数十秒钟,近似琥珀胆碱,1min 内起作用,2～4min 达顶峰,维持时间 20～50min,其特点是作用消失快,突然消失。这点与筒箭毒碱作用逐渐消失不同,故须有计划地按时补充用药,重复追加时每次 1～2mg。对心肌无抑制作用,不使血压下降,是心血管手术麻醉的良好肌松药之一。仅有轻度神经节阻滞作用。不释放组胺,不产生支气管痉挛。与琥珀胆碱有对抗作用。与非去极化肌松药、硫喷妥钠、氟烷、地西泮等,均有协同作用,复合应用应慎重。可缓解氟烷引起的循环抑制。新斯的明和其他抗胆碱酯酶药为其有效的拮抗药。肾上腺素、氯化钾亦可起对抗作用。

【用法与用量】 适用于心血管,特别是心内直视手术、腹部手术。0.12～0.2mg/kg,静注,90s 后气管内插管;也可 0.08～0.1mg/kg,静注,2～3min 后气管内插管;麻醉维持量为 0.015mg/kg,或用首次诱导量的 1/3～1/2;吸入麻醉时,0.007mg/kg,静注。手术时间以 3～5h 为宜,每次 3～6mg,静注。禁忌证同筒箭毒碱。

【注意事项】 反复用药有蓄积作用,长时间手术、多次静注应递减用量。还要注意:①作用消失快(突然失去作用)。一旦作用消失,妨碍手术操作,应及时补充用药;②手术结束前 1h 不宜再用;③妊娠妇女及短小手术不宜使用。

阿库氯铵(爱肌松,亚松安,Alloferin,Alcuronium Chloride,双丙烯去甲瓢箭毒)

【特点】 本药是一种中长效的非去极化肌松药,是箭毒生物碱瓢箭毒的人工合成衍生物。具有以下特性：①能被新斯的明或抗胆碱酯酶药所对抗；②单相阻滞：作用于横纹肌终板；③无起始时的肌肉颤抖或束状肌肉的颤搐；④不会引起手术后的肌肉痛。

爱肌松的活性比筒箭毒碱强 $1.5\sim2$ 倍。静注后约 30s 的潜伏期，以后作用明显，$2\sim3$min 达顶峰。依药量及间隔时间，控制肌松程度和时间。也可输注。可使呼吸停止和骨骼肌松弛。停药后，即使在深度肌肉松弛下，呼吸恢复也较迅速。不释放组胺，不产生支气管痉挛，可用于哮喘及变态反应的患者。对迷走神经无影响，无神经节阻滞，无心动徐缓、低血压或减低肠功能。不干扰心功能和心脏内传导。不释放钾离子，不增加眼压，不影响凝血机制。适用于肝功能低下的患者。

【用法与用量】

1. 需要肌松的手术　如胸、腹及四肢骨科手术。

2. 麻醉诱导　静注 $250\mu g/kg$ 后，$3\sim4$min 就可进行插管。面罩下加压控制呼吸。

3. 麻醉维持　分次静注，$0.15mg/kg$，也可输注。

【注意事项】

(1)作用逆转：用新斯的明 $0.5\sim2mg$（平均 $20\mu g/kg$）静注，注前必须静注阿托品 $0.5mg$。

(2)低血压处理：如出现低血压，可用输血或输注血浆代用品来纠正。氟烷麻醉、低血浆蛋白血症、肾功能衰竭患者应减量或慎用。

(3)肌无力患者：必须用此药时，宜给小剂量。

(4)服用氨基苷类抗生素或多黏菌素的患者：药量要小。

(5)阿库氯铵主要通过肾排泄，部分经胆汁排出：肾功能不全时，爱肌松排出延迟；无尿时，排泄要比正常人慢 6 倍。在血胆碱酯酶缺乏的患者中作用是很弱的。

阿曲库铵（阿屈可林，卡肌宁，Atracurium，Bw33A，Fazadon，Tracrium）

【特点】　阿曲库铵于 1981 年由 Stenlake 合成，是一个对称的双季胺类新的苄异喹啉类非去极化类中时效肌松药。与老的肌松药相比有许多优点：①恢复率比其他非去极化类肌松药快，且不随给药方式或给药量的不同而改变；②反复给药的作用时间很恒定，提示无蓄积作用。肝肾功能不全者,不影响阿曲库铵药代谢;③追加量小,为首次量的 1/5～1/3。

【代谢】 阿曲库铵有两条代谢途径:一是"Hofmann"途径自行降解,代谢产物为 N-甲四氢罂粟碱(Laudanosine)和四价单丙烯酸盐。此途径和肝肾功能无关,是一个非酶促进的纯化学反应,可随温度和 pH 升高,降解速率增快;二是血浆中假性胆碱酯酶水解途径,代谢产物为单四价醇和四价酸类。这些代谢产物,均无肌松作用。$t_{1/2\beta}$(20±0.6)min,$t_{1/2\alpha}$(2.2±0.2)min。

1. 心血管系统 对心血管功能的影响是随药量增加而增大。临床常用量(0.3～0.5mg/kg)对循环各指标无明显影响;用量加大到 0.5～0.6mg/kg 时,血压下降 13%～20%,心率增快 58%～83%,心排血量轻度降低;如加大到 0.8～0.9mg/kg 时,则变化更加明显。无心脏迷走神经的阻滞作用。阿曲库铵的肌松作用是 M 受体阻断作用的 24 倍。

2. 组胺释放 约是筒箭毒碱的 1/3。临床用量组胺释放轻微,增大到 0.6mg/kg,血组胺浓度增高;用 0.8mg/kg,组胺浓度明显增高。但减慢注射速度可减少组胺释放。组胺释放的临床表现大多为皮肤反应,如潮红、皮疹等。心血管反应轻微。当剂量>1mg/kg 静注时,组胺释放可引起低血压和心率过速。

3. 其他 N-甲四氢罂粟碱具有中枢神经系统兴奋作用,可引起惊厥。但引起此反应所需的 N-甲四氢罂粟碱的血浓度高达 $17\mu g/ml$,而临床用量的代谢产物血中 N-甲四氢罂粟碱的浓度<$0.4\mu g/ml$,甚至静滴几天,其血中浓度也仅有 $1.9～5.1\mu g/kg$,故影响不大。不具有其他肌松药引起中枢兴奋的作用。对肝肾及其他系统的功能均无影响。

【用法与用量】

1. 气管内插管 静注后 2～3min 内完成,但起效速度及肌松条件,均不及(慢于)琥珀胆碱。0.5～0.6mg/kg,3～5min 起效,维持 20～25min。

2. 心脏手术麻醉 CBP 手术也可应用。但偶见因组胺释放所致心率增快,血压下降及 SVR 下降等。低温 CPB 能延长其时效,半衰期可延长 1 倍以上。维持麻醉 0.1～0.2mg/kg,静注,间隔 20～30min;或 7～10μg/(kg·min)或 0.3～0.5mg/(kg·h)输注。

3. 产科麻醉 不通过胎盘屏障,可安全地用于剖宫产。胎儿脐静脉血药浓度为母血的 1/10。

4. 肝肾功能不全患者麻醉　常首选此肌松药。尤其适用于对其他肌松药禁忌者,如嗜铬细胞瘤摘除术。

5. 其他

(1)神经外科、眼科、重症肌无力、嗜铬细胞瘤手术和恶性高热病人手术麻醉:常用此肌松药。因其对颅内压和眼内压均无影响。短小手术如关节复位等。

(2)用于 ICU 重症患者机械通气:0.3～0.5mg/(kg·h)输注。

【注意事项】

1. 用量　0.2～0.5mg/kg 静注,或 0.075mg/(kg·h)输注;气管插管用量 0.3～0.6mg/kg。起效时间 1.4～2.6min,作用时间 48～58min,恢复时间(肌颤从 25% 恢复到 75% 的时间)11～12min。ED_{95} 量(肌颤抑制达 95% 所需肌松药的剂量)为 0.2～0.27mg/kg。起效时间 4～5min,90% 肌颤恢复时间为 30min。增加剂量可缩短起效时间和延长时效。

2. 影响肌松因素　为中效肌松药,影响肌松效果的因素如下。

(1)麻醉药:吸入全麻药增强肌松效果且影响最大。强化肌松的顺序为异氟烷和恩氟烷>氟烷>NO_2 和静脉麻醉药。吸入异氟烷时,其 ED_{50} 量可从 0.12mg/kg 减少到 0.07mg/kg;氟烷和恩氟烷麻醉时,ED_{50} 量分别为 0.07mg/kg 和 0.077mg/kg。

(2)年龄:新生儿和婴儿所需剂量比幼儿小。孕妇不宜使用。

(3)琥珀胆碱:预注琥珀胆碱会增强其肌松作用,减少用药量,缩短起效时间。

(4)酸碱平衡:酸中毒增强其肌松作用,而碱中毒相反。在人体内则影响不大。

3. 拮抗药　阿曲库铵可被新斯的明、依酚氯铵等拮抗。但因其反复用药或持续输注无蓄积作用,恢复快,一般无须拮抗药。肝硬化、胆汁淤积或严重肾功能不全者,肌松恢复时间延长。

4. 恢复　儿童与老年人的恢复与成人一样,不必因持续用药而降低药量,或延长注药间隔时间。

维库溴铵(万可松,去甲本可松,去甲潘龙,诺科隆,Vecuronium,Norcuron,Bromide,ORGNC45)

【特点】　维库溴铵是 20 世纪 20 年代由 Savage 等研制而成的单季

胺中时效肌松药。其肌松程度与泮库溴铵相似或稍强。其 ED_{95} 0.44~0.56mg/kg,气管插管剂量 0.07~0.2mg/kg,起效时间 2.2~2.6min,作用时间 34~53min,恢复时间 8~14min。90%肌颤恢复时间为 30min。维库溴铵的恢复时间比其他非去极化类肌松药都快,也不随给药方式不同而改变;同阿曲库铵一样,是反复给药,作用时间很恒定,说明无蓄积作用;追加剂量为首次量的 1/5~1/3。单次静注后,以 0.075mg/(kg·h)静脉输注维持。

【代谢】 维库溴铵主要在肝内代谢,代谢产物为 3、17 位羟基化合物。其余约 20%以原形从胆汁排泄,10%~15%经肾由尿排出。$t_{1/2\beta}$ (71±20)min,$t_{1/2\alpha}$(2.2±1.4)min。肝功能不全患者不影响维库溴铵的应用。

1. 心血管功能的影响 对循环功能相当稳定,甚至几倍于临床常用量对心率、血压、心排血量、PCWP 和 SVR 等均无明显影响。无心脏迷走神经的阻断作用,维库溴铵的肌松作用是 M 受体阻断作用的 63 倍。也有报道可引起心动过缓。

2. 无组胺释放作用 可适用于心肌缺血和心脏病病人。

3. 其他 对肝肾及其他系统的功能均无影响。

【用法与用量】

1. 气管内插管 可在静注后 2~3min 完成插管,但起效仍慢于琥珀胆碱。常用量 0.08~0.1mg/kg,90~120s 气管插管,维持 20~30min。

2. 心脏手术麻醉 因对心血管功能无影响,故适用于心脏病患者手术和心脏手术。如冠状动脉旁路手术患者,用维库溴铵后,各循环指标除心率稍慢外,均无明显改变。低温 CPB 延长时效。

3. 产科手术麻醉 维库溴铵不易通过胎盘屏障,可安全地用于剖宫产手术。

4. 肝肾功能不全患者手术 为肝病患者首选的肌松药。肾功能不全患者也可选维库溴铵,因维库溴铵仅 20%经肾排泄。在肝功能不全或严重肾功不全患者,肌松作用时间延长 1 倍,要予以注意。

5. 其他手术麻醉 对颅内压和眼内压无影响,适用于神经外科和眼科手术;用于重症肌无力手术较安全;也可用于恶性高热手术麻醉。麻醉维持,0.02~0.05mg/kg,静注,间隔 20~30min;或 1~2μg/(kg·min)持续输注。

6. ICU 重症危重患者机械通气　每次 $1\sim2$ mg,静注,间隔 $20\sim$ 30min。

【注意事项】　包括影响肌松因素和拮抗药的应用。

1. 影响肌松作用的因素

(1)麻醉药:吸入性全麻药可增强肌松作用,其顺序同阿曲库铵。氟烷麻醉时,维库溴铵的 ED_{90} 量减少 23%;异氟烷使其减少 47%;恩氟烷使其减少 65%。

(2)年龄:作用时间婴儿(73min)比年长儿(35min)和成人(53min)要长。老年需剂量略小,而肌松作用时间稍长。

(3)预注琥珀胆碱后,可增强肌松作用,减少用药量,缩短起效时间。

(4)酸碱平衡失衡时,酸中毒可增强其肌松作用,而碱中毒反之。在人体仍须探讨。阻塞性黄疸及肝硬化病人的时效延长,应减量使用或慎用。

2. 拮抗药　抗胆碱酯酶药新斯的明和依酚氯铵等。因维库溴铵恢复快,一般无须用拮抗药。

哌库溴铵(必可松,阿端,Pipecuronium,Arduan,RGH1106)

【特点】　哌库溴铵是 1970 年由匈牙利 Gedeon Richter 公司实验室合成,1980 年应用于麻醉,属于甾体类长效肌松药。在水溶液中不稳定,因此制成冻干粉剂。其肌松作用强度与维库溴铵相仿,为泮库溴铵的 $1\sim1.5$ 倍。ED_{95} 量为 0.05mg/kg,气管插管剂量 $0.08\sim0.1$ mg/kg,起效时间 $3\sim5$ min,作用时间 $30\sim90$ min,恢复时间 $30\sim50$ min。其优点如下。

1. 肝功能不全患者可用　因其 80% 以原形经肾排出。肾功能不全影响哌库溴铵的药代谢。静注后 $t_{1/2\beta}(44\pm7)$ min,$t_{1/2\alpha}(4.1\pm1.4)$ min。

2. 对心血管功能无不良反应　对循环功能相当稳定,甚至几倍于临床常用量对心率、血压、心排血量、PCWP 和 SVR 等均无明显影响。无迷走神经阻滞作用;无组胺释放作用;对肝肾和其他系统的功能无影响。能被抗胆碱酯酶药逆转。

【用法与用量】　主要用于麻醉气管内插管和心脏、心肌缺血、肝脏功能不全患者和长时间手术麻醉。

1. 气管内插管　起效时间同泮库溴铵,$0.8\sim1$ mg/kg 静注。

2. 心脏手术的麻醉　因其对心血管功能无影响,故适宜于心脏手术患者。低温及 CPB 明显延长其作用时效。

3. 肝功能不全患者手术麻醉　为肝功能不全患者手术的首选肌松药之一。

4. 颅脑及眼科手术麻醉　因不增加颅内压和眼内压,适用于颅脑外科和眼科手术。

【注意事项】　肾功能不良者时效明显延长,肾衰竭患者忌用。

1. 用药量　追加量为 2/5～1/2。静脉麻醉维持量 0.06mg/kg,吸入麻醉维持量 0.04mg/kg。剂量增大,肌松时间延长。

2. 影响肌松作用的因素　①吸入麻醉药可延长其肌松作用时间;预注琥珀胆碱可增强其作用。②拮抗药:作用时间较长,83%患者须用拮抗药,且 10%患者须用 2 次剂量以上。拮抗药为抗胆碱酯酶药新斯的明、依酚氯铵等。③重症肌无力者慎用。

罗库溴铵(爱可松,Rocuronium,Esmeron,ORG 9426)

【特点】　为中时效甾体类肌松药,其作用强度为维库溴铵的 1/7。时效为其 2/3,是至今非去极化肌松药中起效最快的一种。不释放组胺,对心血管影响小,主要经肝消除,肾次之。ED_{95} 为 0.3mg/kg,起效时间 3～4min,时效 10～15min,90%肌颤恢复时间 30min,肌松效能可被抗胆碱酯酶药拮抗。

【用法与用量】　主要应用于气管内插管和肌松维持。0.6mg/kg,静注,90s 可气管插管,维持 45min;1.0mg/kg,静注,60s 快速气管插管,维持肌松 75min。适用于琥珀胆碱禁用者。肌松维持量,0.15mg/kg,静注,每 15～20min 1 次。或 5～10μg/(kg·min)输注。

【注意事项】　肝功能不全时效延长,老年人用量略减。大剂量静注可使 HR 增快。

米库氯铵(美维库铵,美维松,Mivacurium,Mivacurin)

为短时效非去极化肌松药,属苄异喹啉类化合物。静注 2min 起效,持续时间 15min。常用量对心血管系统无影响。大剂量有组胺释放,致一过性低血压及面部红斑。无蓄积作用。静注后迅速被血浆胆碱酯酶分解,小量经肝肾消除。ED_{95} 药量为 0.08mg/kg,3～6min 起效,恢复指数为 6～8min,90％肌颤恢复时间为 25min。

主要用于气管插管和短小手术麻醉维持肌松。0.15～0.2mg/kg,静注,90s 气管插管,维持 15～20min。短小手术,0.2mg/kg,静注,之后0.1mg/kg,静注,1～3 次可顺利完成手术。

肝肾功能不良者免用。

多库氯铵(杜什氯铵,Doxacurium,Nuromax,多沙库铵)

为长时效非去极化肌松药,是苄异喹啉类化合物非去极化肌松药作用最强的一种。原形由肾排出,在体内不代谢,不释放组胺,对心血管无影响。气管内插管 0.05～0.06mg/kg,静注。肌松维持 90～120min。追加维持量,静脉麻醉 0.04mg/kg,吸入麻醉 0.03～0.07mg/kg。用于长时间手术及机械通气等患者。肌松作用可被抗胆碱酯酶药逆转。肝功能、肾功能不良者时效明显延长,肾衰竭患者禁用。

丹曲林(丹曲洛林钠,硝苯呋海因,胆罗啉,旦著能 Dantrolene,Danlene,Dantrium)

【特点】 为骨骼肌松弛类药物,是目前治疗 MH 的麻醉科专用的特异性药物,对 MH 最有效。机制不明。可能抑制钙从肌浆网释出,使肌肉松弛。本药口服经胃肠道吸收不完全;口服后达血峰浓度时间为4～6h;半衰期约 9h。本药在血中与血浆蛋白结合。本药在肝脏中羟基化,其乙酰氨基代谢物有松弛骨骼肌的作用;对肝有毒性;约 25％代谢产物和小量原形物从尿中排出;45％～50％出现在胆汁中。用于改善锥体损害造成的痉挛症状、不同原因造成的痉挛性偏瘫和截肢,如多发性硬化、脑血管病、脊髓损伤和脊髓炎后遗症等,还可用于儿童脑性瘫痪、横纹肌溶解症和肌红蛋白尿、一氧化碳造成的高热、肌强直和血清中肌酸磷酸激酶增高、麻醉药的不良反应、恶性高热、中暑高热。可用于治疗抗精神病药物造成的精神抑制药的恶性综合征中的肌强直、高热、血清 CK 增高等。可用于肌磷酸化酶缺乏症和 Duchanne 型肌营养不良症在过度活动造成的肌瘤。

【用法与用量】 口服,最初 25mg/d,每 4～7 日增加一次剂量,可在7 周内达 100mg,3/d,<400mg/d。小儿,最初 0.5mg/(kg·d),以后渐增至 2～3mg/(kg·d),4/d。

恶性高热:1mg/kg,静注。但总量<10mg/kg,也可口服,1~2mg/kg,3~4/d,短期应用。

【剂型与规格】 胶囊剂:25mg/粒,50mg/粒,100mg/粒。注射剂:20mg/支。

【注意事项】 严重肝病或肝功能不全者、严重心肺功能不良者慎用。不良反应有疲劳、嗜睡、头晕、头痛、恶心、呕吐、视物模糊、惊厥、肝肾损害等。

新斯的明(普鲁斯的明,普洛色林,Neostigminum,Prostigmine,Proserin)

【特点】 是一种人工合成的抗胆碱酯酶药,能促进终板乙酰胆碱的释出,并增强乙酰胆碱的作用。还能直接兴奋骨骼肌的胆碱受体,对骨骼肌有选择性的兴奋作用,能有效地对抗非去极化类肌松药(筒箭毒类)、双相作用类肌松药的作用。对胃肠平滑肌和膀胱平滑肌也有较强的兴奋作用,促进胃肠蠕动与排尿。加强镇痛药对中枢的作用。临床用于治疗重症肌无力、拮抗非去极化类肌松药、腹部胀气和尿潴留、阵发性室上性心动过速等。

【用法与用量】 每次0.5~2.5mg,肌注,或皮下或0.25~1.0mg或0.04~0.05mg/kg静注。8min出现高峰,作用维持45min。注射前先静注阿托品0.5mg,以对抗新斯的明的毒蕈碱样作用,防止心率减慢和血压下降。口服15~30mg。儿童0.05~0.1mg/(岁·次),皮下注射;口服1mg/(岁·次),每日3次。机械性肠梗阻、尿路梗阻及哮喘患者忌用。

溴吡斯的明(溴吡啶斯的明,Pyridostigmine Bromide,Regonol,Mestinone Bromide,Kalymin)

【特点】 为抗胆碱酯酶药,与新斯的明相似,作用较弱;其抗胆碱酯酶的强度约为新斯的明的1/20。但心动过缓发生率低,唾液分泌及胃肠蠕动不良反应较少;作用维持时间长,应用后出现再箭毒化的可能性较少。静注后4~15min起效。持续6~8h。拮抗肌松药的作用不如新斯的明可靠。口服效果好。主要用于重症肌无力的治疗、术中拮抗非去极化肌松药、术后肠胀气、尿潴留的治疗。

【用法与用量】 治疗重症肌无力、术后肠胀气及尿潴留,每次

0.06mg,口服,每日 3 次。拮抗肌松药,10mg 或 0.2mg/kg,静注。最大量≤20mg,必要时再追加首剂的 1/5。肠及尿路阻塞者忌用,哮喘病人慎用。

依酚氯铵(腾喜龙,艾宙酚,Tensiloni,Edrophonum)

【特点】　为超短时的抗胆碱酯酶药。与新斯的明相似,主要作用于骨骼肌,较少影响神经节和内脏效应器官。但作用较弱,时间短暂。1～2min 达高峰。仅维持 10min 左右。作为非去极化骨骼肌肌松药的对抗药和重症肌无力的诊断药,以及双相作用的诊断药。还用于诊断自主神经功能受损;鉴别诊断食管病因引起的胸痛和心绞痛;蛇毒、神经毒和河鲀毒素中毒的解毒等。

【用法与用量】　成人每次 10～20mg 或 0.5～1mg/kg,静注,用以对抗非去极化类肌松药,必要时,5～10min 重复。总量,每次<70mg。先静注阿托品 0.5mg。缓慢注药,静注 2mg,观察无反应时,再静注 8～18mg,以诊断双相作用或重症肌无力。当出现流涎、支气管痉挛、心律不齐等症状时,可用阿托品对抗。本药不能对抗琥珀胆碱。肝肾功能不全者慎用或减量。

舒更葡糖钠(布瑞亭,Sugammadex Sodium,Bridion)

【特点】　舒更葡糖钠 2008 年获得欧盟批准,商品名为布瑞亭(Bridion),其后,分别于 2010、2015 年在日本和美国上市,2017 年 4 月国家食品药品监督管理总局(CFDA)批准在中国上市。舒更葡糖钠是一种改良的 γ-环糊精,其以一个分子对一个分子的形式选择性、高亲和性地包裹罗库溴铵或维库溴铵,形成复合物后,经肾脏排出,不需同时伍用抗胆碱药物。可逆转罗库溴铵和维库溴铵神经肌肉阻滞作用,是首个用于逆转神经肌肉阻滞药的选择性松弛拮抗药。该药效果显著、起效快,拮抗中、深度肌松作用可得到迅速逆转,且彻底,由深度肌松至功能恢复平均用时仅为 2～3min,不良反应发生率低。

【用法与用量】　静脉注射小剂量(2mg/kg)布瑞亭能够立即逆转罗库溴铵的轻度阻滞作用,增加剂量(4 mg/kg)能够立即逆转罗库溴铵的深度阻滞作用。麻醉诱导给予罗库溴铵 0.9 mg/kg 后需立即拮抗罗库溴铵肌松效应时,静脉注射较大剂量 8～16 mg/kg,3 min 内可以立即消除罗库溴铵阻滞作用,神经肌肉传导功能恢复正常。对于一些特殊人群,如肥胖患者、老年患者、2-17岁的儿童患者、心脏疾病患者、肺部疾病患者,以及轻、中度肝肾功能损伤者,无须剂量调整。

【注意事项】 严重肾功能损害(需要透析)患者不推荐使用。严重肝功能损害患者或肝功能损害伴凝血障碍的患者应慎用本品。

【规格】 ①2ml:200mg;②5ml:500mg。

第七节 催 醒 药

毒扁豆碱(毒扁豆素,Physostigmine,Eserine)

【特点】 为可逆性胆碱酯酶抑制药。可以对抗东莨菪碱对中枢神经系统胆碱能受体的阻滞作用,同时使胆碱能神经末梢所释放的乙酰胆碱不致被破坏而积聚起来。与新斯的明作用相似,能解除中药麻醉主要成分东莨菪碱和筒箭毒类的作用,主要用在中麻和全麻中催醒。作用迅速,在体内消失快。

【用法与用量】 可拮抗东莨菪碱、阿托品;氯丙嗪、氟哌利多、地西泮;氯胺酮、氧化亚氮;异丙嗪;苯海拉明等。成人3~4mg/次,儿童每次0.08~0.1mg/kg。缓慢静注,必要时重复静注1.5~2mg,10min内达到清醒。用前必须给阿托品。支气管哮喘、慢性阻塞性肺部疾病和心肌缺血患者不宜使用。因其作用持续时间短,催醒后患者可复睡,可隔1~2h重复给药1次。降眼压或治疗青光眼0.25%~0.5%溶液点眼,2滴,3/d。

催醒安

本药为胆碱酯酶抑制药。作用同催醒宁,而外周不良反应较其他催醒药为少,安全性大。每次150~200mg,用5%葡萄糖20ml稀释后缓慢静注或静滴,10min后不醒时,再静注50~100mg。

催醒宁

【特点】 本药为我国人工合成的可逆性胆碱酯酶抑制药。具有抑制胆碱能的药理效应,通过对神经突触附近的胆碱酯酶抑制,使脑干网状结构和大脑皮质突触水平的乙酰胆碱浓度升高,激活胆碱能神经功能。可解除中麻主要成分东莨菪碱的抗胆碱能作用,催醒效果满意,外周不良反应轻,而且对全麻后嗜睡状态也可拮抗。如催醒氟哌利多、氯丙嗪、异丙嗪、吗啡、芬太尼、哌替啶和氯胺酮所致的睡眠和麻醉状态,中麻或全麻后的催醒,中麻自然苏醒时的谵妄状态及中麻术后高热的综合治疗。催醒效果确切,不良反应少,作用时间 3~4h。对血压、心率影响小,催醒后复睡少见。对箭毒等肌松药也有一定的拮抗作用。

【用法与用量】　15~30mg 稀释后静注或输注。必要时(如 10min 后患者未醒,或出现兴奋、躁动、谵妄时)可酌情追加 5~10mg。用药后注意观察呼吸和心率的变化,如有心率低于 60/min,应静注阿托品 0.5~1mg 对抗。同时用 10% 葡萄糖酸钙 10ml 静脉缓注,可加快催醒作用。

哌甲酯(利他灵,利他林,利太林,Ritalin,Methylphenidate)

本药是中枢呼吸兴奋药。比较温和的吡啶类精神运动性兴奋呼吸中枢药,能降低呼吸中枢对 CO_2 的兴奋阈(即提高兴奋阈),使大脑皮质、皮质下中枢及呼吸中枢均有兴奋作用。同时也具有催醒作用。主要用于拮抗麻醉过深引起的呼吸抑制及全麻的催醒。每次 10~40mg,肌注或静注,隔 30min 可重复 1 次。因有轻微升压作用,高血压等患者禁用。也可治疗输血输液寒战反应,效果确切、安全,对呼吸循环影响小。对发作性睡眠病有良效,为首选治疗药物;对轻型脑功能失调、抑郁症、神经官能症、记忆力减退及小儿多动症也有良效,为治疗首选药。口服每次 10mg,每日 2~3 次;小儿每次 0.75mg/kg,2~3/d 或 10mg/d,分 2~3 次肌注。对顽固性呃逆有良效,10mg 稀释后静脉缓注;治疗支气管哮喘,当服用异丙肾上腺素和氨茶碱无效时,5~10mg 以 5% 葡萄糖稀释至 20~40ml 缓慢静注,继以 20~40mg 输注,每日 1 次,4~10d 为 1 个疗程;对小儿遗尿症、原发性直立性低血压和异位性皮炎等也有良效。

贝美格(美解眠,Megimidum,Bemegride)

为强烈的延髓兴奋药。有直接兴奋呼吸中枢和血管运动中枢的作用,起效快、时效短,对呼吸作用尤为明显,毒性低,安全。主要用于巴比妥及其他催眠药中毒引起的呼吸抑制,也可用来催醒,50mg 以 5% 葡萄糖稀释输注。10mg/min 的速度输注至病情改善或中毒症状停止；或50～100mg 稀释后缓慢静注。大剂量时可致惊厥，对抽搐病人勿用。静注应缓慢，不可太快，以免惊厥。多采用输注法。惊厥时用短效巴比妥类药物拮抗。

氨茶碱（茶碱乙烯双胺，Aminophyllinum，Theophyllamin，Aethylenediaminum）

该药中枢兴奋作用弱、利尿作用强，有较强的扩张动脉、扩张冠状动脉、兴奋心肌及松弛支气管平滑肌、胆道平滑肌及增强心肌收缩力和心排血量，对抗地西泮及镇痛药的作用。麻醉中主要用于全麻后催醒、解除支气管痉挛和利尿。催醒剂量 2mg/kg，必要时可重复注射给药。解除支气管痉挛、心源性哮喘、心源性肺水肿和心绞痛，用 0.25～0.5g 静注奏效快。用时稀释成 2%～3% 溶液。或 0.25～0.5g 加入 5% 葡萄糖250～500ml 输注，儿童 2～4mg/kg 稀释至 1～2mg/ml，先以 5mg/kg 负荷量 15min 缓慢静注，再以 0.5～1.0mg/(kg·h)输注。急性心肌梗死伴低血压者禁用，自主神经系统不稳者慎用。

多沙普仑（佳苏仑，吗乙苯吡酮，Doxapram，Dopram，Docatone）

【特点】　为非特异性呼吸兴奋药，直接兴奋延髓呼吸中枢，同时作用于颈动脉窦和主动脉体化学感受器。能明显地增加潮气量与呼吸频率。对抗吗啡、芬太尼、巴比妥类、地西泮和氟烷所致的呼吸抑制。不影响麻醉性镇痛药的镇痛效果。有中枢性交感兴奋作用。静注 1min 起效，1～2min 出现高峰，作用时间 10～15min。代谢产物经肾和肝胆排泄。用于全麻后呼吸抑制拮抗和全麻后催醒。

【用法与用量】

1. 麻醉后呼吸抑制　1～2mg/kg，稀释后静注，必要时 10～15min重复 1 次。

2. 术后催醒　1mg/kg，静脉缓注，约 10min 内清醒。若效果不好，可重复 1 或 2 次，但须排除肌松药的残留作用。

3. 地西泮及乙醇中毒　方法同上，效果满意。

4. 治疗呼吸衰竭　特别对改善高碳酸血症和低氧血症作用明显。180mg 溶于 5% 葡萄糖盐水 120ml 输注，1.5mg/min 速度输注。

【注意事项】 当大剂量(>4mg/kg)、注射过快时,可出现血压升高,心率过快,出汗,恶心、呕吐,甚至抽搐。癫痫患者禁用,颅内高压、重度高血压、孕妇慎用。不能与碱性药物伍用。与拟交感药物与单胺氧化酶抑制药伍用应慎重。

第八节 控制性降压药

硝普钠(Sodium Nitroprusside,SNP)

【特点】 硝普钠是一种血管扩张药。作用于阻力血管(对容量血管阻力小)平滑肌,产生周围血管阻力减低的血管扩张药物。对心脏无直接作用。但有低血压刺激压力感受器时,可反射性地引起心动过速。对颅内压无影响。对肺功能、肝功能、肾功能无明显作用。但对肺功能已有损害或老年人术中要吸入高浓度的氧。硝普钠可通过胎盘,但对胎儿无影响。作用快,消失快,已广泛用于控制性低血压、高血压危象、高血压脑病、恶性高血压、嗜铬细胞瘤手术前后、体外循环手术中及术后、急性心肌梗死、充血性心衰的治疗。

【用法与用量】

1. 控制性降压,硝普钠 50mg 加入 5% 葡萄糖溶液 500～1000ml(0.01%～0.005%)内输注,控制速度,维持血压在预定水平。微量泵输注的配公式为 SNP 的 mg 数=体重(kg)×3,稀释至 50ml 放入微泵;微量泵的输注速度为 1～3μg/(kg・min)。一般用量为 0.5～8μg/(kg・min),维持调整 MAP 60～70mmHg。

2. 减轻心脏前后负荷以治疗心力衰竭或 CPB 围术期低心排血量,2～10μg/(kg・min),根据病情调整其速度,也可与正性肌力药合用。应避光保存,使用时也应避光(输液瓶用黑红布套,小墨菲管也应采取措施)静注,避免氰化物中毒。用药前适当扩容,否则可引起严重低血压;应逐渐停药;配制时间>4h 不宜再使用。

樟磺咪芬(三甲噻吩,曲咪芬樟脑磺酸盐,阿方那特,Arfonade,Trimetaphan)

【特点】 为神经节阻滞药。作用同六甲铵。主要用于高血压危象迅速降压及手术中控制性低血压,借以减少手术出血和渗血,降低血管张力,便于手术操作。作用快而短,用调节输注滴数来控制血压,较方便。

【用法与用量】 用生理盐水或 5% 葡萄糖溶液 250ml 加曲咪芬 250mg,配成 0.1% 溶液。3～5mg/min 输注,3～5min 后血压下降,减慢输注速度,使血压维持预定水平,一次手术最大剂量达 1000mg。严重动脉硬化、贫血、休克、肝肾病患者忌用。因同时阻滞副交感神经而致多种并发症,目前已少用。

六烷双季铵(六甲铵,C_6,Hexamethonium)

【特点】 为神经节阻滞药。抑制交感和副交感神经冲动的传导,前者使血压下降,后者引起口干、便秘等不良反应。降压后肾上腺素仍能升高血压。手术中用于控制性低血压。因可迅速产生耐药性,所以需要逐渐增量,才能维持比较合适的低血压水平。可用于严重高血压危象、妊娠中毒症、肺水肿等治疗。高血压病人较正常人敏感。约 20% 的病人降压反应差,须加深麻醉,即可能达到降压目的。

【用法与用量】 成人每次 25～50mg,静注,1～4min 产生神经阻滞作用。如血压下降不满意,间隔 3～4min,再由静脉追加 20～25mg,使血压达到预期要求,有效期达 1h。对低血压、低血容量、贫血、心功能代偿不全、冠状动脉硬化、脑出血、心肌梗死、年龄过高、青光眼等禁用。

硝酸甘油(三硝酸甘油酯,硝化甘油,贴保宁,永保心灵,Nitroglycerin,Deponit,Nitrolingual,NTG)

【特点】 是硝酸的有机制剂。此外还有亚硝酸异戊酯,习惯上统称为亚硝酸类。临床上早就用作心绞痛的治疗,而用于心功能不全的治疗和控制性降压是较近年的事。其基本作用是松弛血管平滑肌。

1. 扩张容量血管 一般对静脉容量血管的扩张作用强于对微动脉阻力血管。以降低心脏前负荷占优势,左心室充盈压可有大幅度下降。CO(心排血量)、SV(每搏量)及 SVR(循环阻力)很少变化,心肌耗氧则减少。用量增加引起血压下降、反射性地引起心动过速。对其他器官平滑肌也有松弛作用,但作用短暂、无实际意义。

2. 降低心肌氧耗 抗心绞痛作用是使冠状血管扩张,减低心肌耗氧量,恢复心肌对氧的供需平衡。正常人用硝酸甘油后,心肌耗氧量常增加,而心绞痛患者则减少,这是其发挥治疗作用的主因。心肌梗死患者应用硝酸甘油,可使心肌缺血的范围有所缩小,并能改善心肌功能。在冠状动脉病变和心肌梗死患者宁选用硝酸甘油,而少选用硝普钠。

3. 血液重新分配　增加心肌缺血区血供,使左心室舒张期末压力和室壁的压力利于血液向缺血区流动,改善缺氧状态。

4. 降低外周阻力　急、慢性心功能不全患者用药后,肺静脉和周围静脉压均降低,多数病人在引起肺动脉压和肺血管阻力降低的同时,动脉压仅轻度降低。SVR、CO 和 SV 则随患者的具体情况而异。左心室充盈压在正常范围者,用药后 CO 和 SV 可无改变;若用药后引起左心室充盈压或 PCWP 显著低于正常者,则 CO 降低,引起低血压和反射性心动过速。左心功能不全伴充盈压增高者,用药后左心室充盈下降,只要仍在适宜范围,CO 显著增加,可使呼吸困难和肺水肿症状改善。

5. 代谢　口服后在胃肠道吸收,但经肝迅速破坏而失效,全身血液循环中的药物浓度较低。经舌下、皮肤或静脉给药后,其在肝内迅速代谢,在谷胱甘肽硝酸酯还原酶催化下,进行部分脱硝酸化,产生 1,3 和 1,2 甘油二硝酸酯、甘油单硝酸酯和有机酸酯。由于药物在体内再分布和快速由肝代谢,药物半衰期仅 2min。病人有可能对硝酸甘油产生耐药性。硝酸甘油主要与血管平滑肌膜上的巯基(—SH)反应,形成二硫化合物及释放出无机硝酸盐,已发现耐药性的病人组织中的巯基团减少。硝酸甘油代谢后产生亚硝酸根离子(NO_2^-),能迅速使 Hb 氧化成高铁 Hb,而出现高铁 Hb 血症,这可能是其中毒症状;NO_3^- 在高浓度时才有此作用。严重肝病病人此药应慎用。

【用法与用量】　用于麻醉中控制性降压、预防冠状动脉旁路手术期间高血压发作、心肌氧耗量的增加等。主要用于冠心病心绞痛的治疗及预防;治疗充血性心力衰竭。

1. 控制性降压　术中常用 0.01% 药液输注。10mg 加入 5% 葡萄糖液 100ml 中输注,$1\sim2\mu g/(kg\cdot min)$,观察反应,调节滴数,一般达 $3\sim6\mu g/(kg\cdot min)$ 就可使血压降至所希望的水平。MAP 维持在 $60\sim70mmHg$。停药后血压回升较硝普钠略慢。降压时,心肌可保持较高的灌注压,有利于心肌血供。不引起血浆肾素增加,不发生反跳性血压升高。降压时会引起颅内压升高,颅内高压患者手术,在脑膜切开后才开始用药降压。年轻患者用硝酸甘油降压,有时会有困难,常须加用麻醉药,如氟烷、安氟烷等。个别患者降压用量达 $29.5\mu g/(kg \cdot min)$，才能使血压勉强下降,165min 内用量达 99mg(4.8mg/kg),但未见任何不良反应。

2. 心功能不全和心肌梗死或心绞痛 广泛用于冠状动脉旁路手术期间预防和治疗高血压发作、心肌 $\dot{V}O_2$ 量的增加、慢性心衰及急性心肌梗死所致的心功能不全,以及用于处理 CPB 下心内直视手术术后心源性休克等,有较好的结果。以 5% 葡萄糖或氯化钠注射液稀释后输注,开始 $5\sim10\mu g/min$,输注,直至 $0.8\sim1\mu g/(kg \cdot min)$,均可达到理想的治疗效果。心功能差的患者用量,一般比心功能良好者为大。一般 $2\sim10\mu g/(kg \cdot min)$。经静脉治疗用药的优点有药量好调节;很少发生血压过低。即使发生,调节输液速度可很快纠正;心率不变或稍增快;无毒。

3. 减轻气管插管的心血管反应 麻醉诱导前 1min,鼻腔滴注或静注 $0.5\sim1.0$mg。

4. 术中降压 5mg 稀释至 5ml,用细针尖滴鼻,一般用量 $0.5\sim$ 1mg,即可迅速降压。

5. 治疗心脏瓣膜性反流

【注意事项】 ①注射用的硝酸甘油制剂,目前均由各医院药房制备,使用不便。②当无静脉注射制剂时,可采用舌下含服、局部敷用,硝酸异山梨醇酯(Isosorbide Dinitrate,消心痛)舌下、咀嚼或口服途径给药。硝酸甘油舌下含 $0.3\sim0.6$mg,$2\sim3$min 即显效,持续约 30min,5min 可重复 1 片,直至疼痛缓解,治疗心绞痛,遇有心功能不全伴急性肺水肿时值得试用。或硝酸甘油软膏敷在胸、腹部或四肢;或硝酸甘油缓释片(5$\sim$30mg)作用时间 $8\sim12$h,可预防心绞痛发作。③硝酸甘油降压时使颅内压升高,高颅压患者慎用。在脑膜切开后使用。④严重肝病患者慎用。⑤青壮年患者降压困难时,可加深吸入麻醉,以加强降压效果。

前列腺素 E_1(Prostaglandin E_1,PGE_1)

【特点】 前列腺素是一类具有广泛生理活性的激素,作用极为广泛,涉及机体的各种功能,可分为 A、B、C、D、E、F 6 个类型。PGE_1 和 PGA_1 对心血管系统具有作用。PGE_1 具有较强的扩血管作用,从而降低外周血管阻力,降低血压。心率反射性的增快,CO 增多,肺血管扩张,降低肺血管阻力和冠状血管的阻力。扩张小动脉,也扩张容量血管。PGE_1 降压效果确实,作用缓和,无明显快速耐药性,无明显不良反应,其降压显效与血压回升均比硝普钠缓慢。给药后 2～4min,血压有不同程度下降。停药后 3～5min,基本恢复至原水平。无反跳性高血压,且对脑、心、肝、肾等重要器官影响小。

【用法与用量】　控制性降压,是蛛网膜下腔出血患者行脑动脉瘤手术降压的最佳选择药,广泛用于开颅术的降压。用生理盐水或 6% 右旋糖酐-40 或 5% 葡萄糖溶液 500ml 溶解后输注,首次量 0.05～0.10μg/(kg·min),维持量 0.02～0.2μg/(kg·min),手术终止停药。

【注意事项】　PGE_1 降压,调节性好,血压容易控制,术前有肺部并发症者应慎用。还适用于心肌梗死,心力衰竭、CPB 保护血小板、视网膜中央静脉血栓、血栓性脉管炎、慢性动脉闭塞症、血管重建手术等防治。青光眼患者慎用。

三磷腺苷(腺苷三磷酸,Adenosine Triphosphate,Adenosine,ATP)

【特点】　为一种参与体内脂肪、蛋白质、糖、核酸及核苷酸代谢的辅酶,是体内组织细胞生命活动所需能量的直接来源。在体内放出能量供细胞利用。促使肝细胞修复和再生。还有扩张血管,改善冠状血管和外周血管循环的作用。用于麻醉手术中控制性低血压;还用于冠状及周围血管痉挛、心绞痛、心力衰竭、偏头痛、肌营养不良、肝炎及各种原因引起的耳鸣的治疗;为麻醉中,特别是心内直视手术中激化液成分之一。偶见过敏反应。脑出血患者忌用。或 20mg 加于 5% 葡萄糖液 250～500ml 内输注,0.16～0.3mg/(kg·min)将 MAP 降至所需水平。

【用法与用量】　静注过快可引起低血压及眩晕。成人 20～40mg/次,静注或肌注,小儿 10～30mg/次,3/d。或 20mg 加于 5% 葡萄糖液 10～20ml 缓注。

尼卡地平(硝苯苄胺啶,佩尔地平,泰尼,Nicardipine)

【特点】　新型第二代二氢吡啶类、高度特异作用的短效钙通道阻滞药。抑制钙内流,舒张平滑肌细胞,扩张动脉血管产生降压作用,选择性扩张冠状动脉、脑血管,扩张肾小动脉,增加冠状动脉、脑和肾血流量。心率轻增。使血压、PAP 和 PCWP 下降。口服吸收迅速,完全,生物利用度 30%,半衰期 44～107min,肝代谢,粪排泄。

【用法与用量】 治疗高血压及术中高血压、高血压危象,预防心血管反应等。

1. 高血压 40～80mg/d,分 1 或 2 次服。

2. 术中高血压及高血压危象 20～30μg/kg,或 1～2mg 稀释至 10ml,缓慢静注。血压下降快,幅度 25%～30%,无严重低血压和反跳性高血压。术后高血压,1.0～1.5mg 静注,继以 3～5mg/h 或 1～10μg/(kg·min)输注维持。CPB 时,MAP>80mmHg,4μg/kg 输注。

3. 控制性降压 10～20μg/kg 静注;或 1.5～5μg/(kg·min),输注或微量泵输注维持。用于颅内血管手术,降压并不增加脑代谢率;也用于 PDA 结扎术中的控制性降压。

4. 预防全麻诱导插管的心血管反应 20～30μg/kg,静注。

5. 控制 CPB 中血压升高 具有起效快、不影响 CPB 中静脉容量及血管床、心脏自动复跳率高及停机后心率稳定等优点。CPB 期间,当 MAP>80mmHg 时,以 4μg/(kg·min)输注,调整 MAP 在 70mmHg 左右后减量;复温后停用。

【注意事项】 可改善慢性稳定型心绞痛及脑血管病症状。脑出血急性期及严重肝功能障碍者禁用。不良反应轻。

乌拉地尔(Urapidil,压宁定,优匹敌,Ebrantil,B-66256)

【特点】 为苯哌嗪取代的尿嘧啶衍生物,具有外周和中枢双重作用。阻断突触后膜 α₁ 受体,使外周血管阻力下降,扩张血管;中枢作用主要通过激活 5-HT 受体,降低延髓心血管中枢交感反馈调节作用。起效快,作用温和,无心率增快及反跳性高血压,口服 30mg,4～6h 达高峰,半衰期 4.7h,注射 1min 起效,5～10min 后血压不再下降。

【用法与用量】

1. 高血压 60mg,3/d,维持量 30～180mg/d。长期服用,血压下降后可减量。

2. 高血压危象 25～50mg 静注,或 250mg 溶于 500ml 输液中,0.5～1.0mg/(kg·min)输注。

3. 预防诱导期气管插管的心血管反应 0.5mg/kg,术前 5min 静注。

【注意事项】 降压效果不理想时,改用或与其他药物合用。静注应缓慢。

第九节　抗胆碱能药物

阿托品（Atropine）

【特点】　阿托品为围麻醉期最常用的抗胆碱药。主要药理作用为兴奋心脏与抑制平滑肌和腺体。

1. 对抗乙酰胆碱的毒蕈碱样作用　阻断胆碱能神经（迷走神经）的兴奋作用，使心率加快。解除因迷走神经反射、手术操作内脏牵拉反应、压迫颈动脉窦及静注琥珀胆碱等反应，导致对心脏的抑制而引起的心动过缓和血压下降，以及房室传导阻滞与锑剂中毒引起的心律失常。

2. 解痉及抑制腺体分泌作用　能解除平滑肌痉挛，抑制腺体分泌，散瞳，使房水回流受阻而升高眼压。可降低恶心和呕吐发生率。

3. 抗休克作用　大剂量用药时，直接作用于周围血管，而解除其痉挛，使周围血管和内脏血管扩张，局部血流灌注量增加，而达到抗休克的作用。适用于严重感染中毒性休克早期治疗。

4. 解除支气管痉挛　较大药量时，能阻断组胺、5-羟色胺的作用，并阻断神经节传导，可预防和解除支气管痉挛。

5. 有轻度兴奋呼吸的作用　主要是兴奋呼吸中枢。大药量时对中枢神经系统也有明显兴奋作用。可以拮抗吗啡、巴比妥类对呼吸的抑制作用。

6. 麻醉前用药　抑制腺体分泌，抑制迷走神经反射，降低胃肠道张力。

【用法与用量】

1. 抗心律失常　每次 0.3～1mg，静注，必要时 1～2h 重复使用。

2. 抗中毒性休克　每次 1～2mg，小儿每次 0.03～0.05mg/kg，用生理盐水或 5％葡萄糖溶液 10～20ml 稀释，静注。根据病情需要，10～30min 重复注射，直至出现用药反应，待病人面色由苍白转为潮红，四肢由厥冷转为温暖，收缩压升高至 80mmHg 以上时，再逐渐延长使用间隔时间，减量至停用。如使用 10 次以上无效时，改用其他抗休克药或升压药交替使用。应用本药前应进行补充血容量和纠正酸中毒等治疗。

3. 麻醉前用药　0.4～0.6mg/次,小儿 0.02mg/kg,术前 45～60min 皮下或肌注。

4. 麻醉用药　麻醉中需要时,可以其 1/3～2/3 量输注或 0.25～ 0.5mg 静注。

5. 其他　有机磷中毒的抢救,根据中毒程度不同,用量不同,首次用量轻度 0.5～1.0mg,中度 1.0～2.0mg,重度 2.0～5.0mg;消除胃肠道痉挛及输尿管痉挛等内脏绞痛,0.5mg,皮下注射;眼科扩瞳,用 1%～3%眼药水,滴眼或眼膏涂眼。

【注意事项】　过量应用可引起中毒症状。中毒时主要用巴比妥类控制抽搐。青光眼病人禁用。心功能不全与老年人慎用,以防止严重的心律失常。

东莨菪碱(左旋性东莨菪碱,氢溴酸司扑拉明,氢溴酸亥俄辛, Scopolamine,Scopolamine Hydrobromide,Hyoscine)

【特点】　作用类似阿托品。但抑制腺体分泌,中枢抑制和散瞳作用较阿托品强,心率增快及对支气管平滑肌的作用较阿托品弱。抑制中枢神经的正常活动,引起嗜睡和遗忘,与吗啡或哌替啶等合用,效果更好,作为东莨菪碱复合麻醉。但在某些患者,尤其是老年患者,易引起谵妄、躁动,对呼吸中枢有兴奋作用。

【用法与用量】　麻醉前用药,每次 0.3mg,术前 45～60min 皮下注射或肌注。小儿每次 0.003～0.006mg/kg 或 0.02～0.04mg/kg,口服。兴奋呼吸时,成人每次 0.3mg,小儿每次 0.003mg/kg,静注。15～30min 1 次,重复使用。中毒性休克 0.01～0.02mg/kg,静注,20～30min 1 次,直到面色红润、四肢温暖,血压回升,瞳孔扩大为度。东莨菪碱静脉复合麻醉,0.06～0.08mg/kg 输注,与冬眠合剂、神经安定镇痛药合用。现已少用。治疗非心源性肺水肿、肺动脉高压,可使血管扩张、支气管扩张,改善肺部微循环,减少渗出,改善通气,0.3～1.0mg 静注。治疗有机磷中毒,轻度中毒 0.3～0.5mg,中度中毒 0.5～1.0mg,重度中毒 2.0～4.0mg 静注。

山莨菪碱(Anisodamine,654,654-2)

【特点】　为我国首先从茄科植物唐古特莨菪中,分离出来的一种生物碱。化学结构与阿托品相似,其抑制唾液分泌、散瞳和中枢兴奋作用仅为阿托品的 1/20～1/10。654 自植物提取,654-2 为化学合成。

能松弛平滑肌,其解痉作用显著,有良好的解除小血管痉挛的作用,常用于治疗感染性休克或中毒性休克,以改善微循环。有镇痛作用,对内脏平滑肌痉挛引起的心绞痛有缓解效果,也用于治疗各种神经痛、眩晕病、脑血栓、脑血管栓塞或痉挛造成的早瘫、中心性视网膜病变、视神经萎缩、视网膜色素变性、眼底动脉阻塞、栓塞性脉管炎、耳聋、遗尿症等。

【禁忌证】　青光眼及脑出血急性期患者忌用。口干明显时含酸梅或维生素 C 可缓解;排尿困难时可肌注新斯的明 0.5～1mg,或氢溴酸加兰他敏 2.5～5mg;慢性病肌注可连续 1 个月以上;也可局部注射和穴位注射;中毒解救时,用 1% 毛果芸香碱 0.26～0.5ml/次,每 15min 注射 1 次,直至缓解。

【用法与用量】　常见不良反应,有口干、面红、散瞳、视物模糊。偶有心率增快、排尿困难、荨麻疹、神经兴奋等,尤其是老年患者。片剂用量,每次 5～10mg,3/d,或每次 20～30mg,1/d;肌注,每次 5～10mg,每天 1 或 2 次;静注,每次 5～10mg。中毒性休克,每次 10～20mg,必要时 15～30min 重复 1 次;小儿每次 0.2～2mg/kg,必要时 15～30min 重复 1 次;脑血栓等,30～40mg 加于 5% 葡萄糖输注。

格隆溴铵(胃长宁,甲吡戊痉平,甘吡咯溴,Glycopyrrolate, Glycopyrrolanii, Robinul)

【特点】　为合成的季铵类化合物,强力的抗胆碱药,不能透过血-脑屏障,无中枢性兴奋。与新斯的明合用时,对窦房结的作用缓慢,较少引起心动过缓,作用时间比阿托品长 3～4 倍。

【用法与用量】　麻醉前用药及拮抗非去极化类肌松药。

1. 麻醉前用药　4.4μg/kg 或 0.2～0.4mg,肌注或静注。儿童 4.4～8.8μg/kg,肌注。

2. 拮抗非去极化类肌松药　新斯的明 1mg＋格隆溴铵 0.2mg, 静注。

3. 胃与十二指肠溃疡　1～2mg,口服,每天 2 或 3 次。

长托宁(盐酸戊乙奎醚,Penehyclidine Hydrochloride)

【特点】　为一新的我国研制的选择性抗 M 受体亚型胆碱药物。抗胆碱受体作用更强,药效作用更持久。主要选择作用于 M_1、M_3 受体,而对 M_2 受体作用不明显,对中枢和外周抗胆碱作用均明显强于阿托品。$t_{1/2\beta}$ 10.34h。药物不良反应更少,对心率、呼吸、体温及血常规、肝肾功能等无影响。不出现用药后尿潴留、肠麻痹等不良反应。有效抑制分泌物。具有中枢镇静作用。

【用法与用量】 是理想的麻醉前用药。抑制唾液腺和气道腺体分泌,尤其适用于老年患者、心血管疾病患者麻醉前用药。有预防术后恶心、呕吐、不良反应。对抗氯胺酮的不良反应。成人用量 0.01mg/kg 或每次 0.5～1.0mg 肌注。小儿 0.01～0.02mg/kg 肌注。过敏者及青光眼患者禁用。用于有机磷毒物(农药)中毒救治和中毒后期或胆碱酯酶(ChE)老化后维持阿托品化。农药中毒,首次用量,轻度 1～2mg;中度 2～4mg;重度 4～6mg;肌注。必要时伍用氯解磷定 500～2500mg。

第十节　镇静催眠药

苯巴比妥钠(鲁米那,Phenobarbitalum,Luminal)

【特点】 为长效镇静催眠药。对中枢神经系统产生抑制,小剂量镇静,中剂量催眠,大剂量抗惊厥。

【用法与用量】 肝功能不全、肺功能不全者慎用。注射剂为其结晶钠盐,水溶液不稳定,临用时以注射用水或生理盐水 1ml,溶解成 5%～10%溶液,缓慢静注,极量每次 0.5g。可作为基础麻醉。但有危险性,须有经验者使用。

麻醉前给药有助于使无疼痛患者安静。成人每次 0.03～0.06mg/kg,术前晚睡前服用于镇静催眠。或手术前 1～2h 口服,或每次 0.1～0.2g,肌注。小儿 1～5mg/kg。极量每次 0.25g 或 0.5g/d。肝内胆汁淤积性黄疸,0.09～0.12g/d,分 3 次;极量每次 0.25g,0.5g/d。小儿 1.5～2.5mg/kg,3/d。抗惊厥,每次 0.1～0.2g,必要时 4～6h 重复 1 次。长效时间 6～8h。

异戊巴比妥(阿米妥,Amobarbital,Amytal)

为中效镇静催眠药(3～6h)。主要用于催眠、镇静、麻醉前给药及抗惊厥。0.1～0.2g 于术前晚睡前服,极量每次 0.2g 或 0.6g/d。每次 0.2～0.5g,小儿每次 1～5mg/kg,肌注或静注抗惊厥。起效快,维持时间较短,短小手术可选用。注意事项同苯巴比妥,现已少用。

戊巴比妥钠(Pentobarbitalum Natricum,Nembutal Sodium)

为中效巴比妥类药(3～6h)。用于催眠及麻醉前给药,每次 0.1～0.2g,小儿每次 3～6mg/kg,术前 1～2h 口服。极量每次 0.2g 或 0.6g/d。也可静注,每次 250～500mg,作基础麻醉,但注射速度要慢,同时须注意患者的呼吸。作用快,不良反应小,久用可产生耐受性和成瘾性。其他注意事项同苯巴比妥,现已少用。

甲喹酮(安眠酮,海米那,眠可欣,Methaqualone,Hyminal,Melsedin)

作用快,服药后 20min 起催眠作用,作用维持 6～8h,安全性大,用于催眠及麻醉前给药。每次 0.1～0.2g,极量 0.4g/d。>7 岁小儿使用,每次 75～150mg。不良反应有头晕、嗜睡、乏力,偶可引起昏迷。最小致死量 2～10g。过量引起抽搐、肺水肿、肝肾功能损害。长期服用可产生耐受性和成瘾性。久服骤停可发生"脱瘾"症状,表现为震颤、抽搐等。不宜用于幼儿、饮酒或用其他镇静安定药者,可增强其中枢抑制作用,抑郁症患者忌用。本药已列为我国精神药品品种目录第一类精神药品。

司可巴比妥(速可眠,Secobarbital,Seconal,Secobarbitone)

【特点】 为短效巴比妥,催眠及抗惊厥作用显效快,作用时间 2～4h。镇静已少用。催眠 0.1～0.2g,睡前服或用于术前晚口服。麻醉前用药:0.2～0.3g 口服。儿童镇静每次 2～3mg/kg。长期服用易产生依赖性,宜慎用。

第十一节　中枢兴奋药

尼可刹米(可拉明,Nikethamide,Coramine)

【特点】 直接兴奋延髓呼吸中枢,对大脑皮质、循环中枢、脊髓也有兴奋作用。可刺激颈动脉体化学感受器而反射性兴奋呼吸中枢,并提高呼吸中枢的敏感性。用于各种原因所致的中枢性呼吸循环衰竭,特别是吗啡中毒引起的呼吸抑制效果最好。对挥发性吸入全麻药过量所引起的呼吸抑制也有效。

【用法与用量】 解救巴比妥中毒之呼吸抑制效果较差。每次 0.25～0.5g,肌注、皮下注射或静注,30～240min 可重复用 1 次。必要时可心内注射。对血管运动中枢有一定程度兴奋作用。大剂量时可见血压升高、出汗、呕吐、面肌抽搐或惊厥。但一般剂量时影响较小。极量每次 1.25g。6—12 月龄儿童,每次 75mg,肌注。呃逆 0.25～0.5g,肌注,治疗效果满意。

苯甲酸钠咖啡因(安钠咖,咖啡碱,Caffeinum Natrio Benzoicum,Caffeine Sodium Benzoate,CNB)

小剂量增强大脑皮质的兴奋过程,改善思维活动,消除瞌睡;较大剂量能兴奋延髓的呼吸、血管运动及迷走神经中枢,使呼吸加深加快,血压上升。舒张支气管平滑肌及刺激胃酸分泌。每次 0.25～0.5g,肌注,或皮下注射或静注。主要用于中枢性呼吸、循环衰竭。如严重感染、催眠、麻醉、镇痛(吗啡)类药物中毒。每日 2 次。用后可兴奋心脏和利尿,使患者从昏迷中苏醒过来。也用于新生儿呼吸暂停反复发作的治疗。不良反应有心悸、期外收缩、多尿、肌肉震颤。大剂量时可引起惊厥,乳婴高热时禁用。与麦角胺合用治疗偏头痛,与解热镇痛药合用治疗头痛。

洛贝林(盐酸山梗菜碱,Lobelini Hydrochloridum)

能选择性地刺激颈动脉体化学感受器、主动脉体化学感受器,反射性地兴奋延髓呼吸中枢,对延髓的迷走神经中枢和血管运动中枢也有兴奋作用。特点:功效确切,毒性低,作用迅速,持续时间短,安全范围大。对大脑皮质和脊髓影响小,不易出现惊厥。用于麻醉、外伤、感染、CO 中毒、新生儿窒息及各种感染性疾病等原因引起的呼吸抑制。每次 3～6mg,小儿每次 0.3～3mg,缓慢静注,或 15～30mg 加于 5％葡萄糖内稀释后输注。可心内注射,亦可用每次 10mg,皮下注射或肌内注射,可在 30min 后反复使用。剂量过大,易引起心动过速、惊厥、呼吸抑制。极量每次 20mg 或 50mg/d。

野靛碱（金链花碱，金雀花酮碱，乌乐碱，Cytiton，Cytisine）

能反射性地兴奋呼吸中枢。主要用于新生儿窒息及各种原因引起的呼吸衰竭。抢救因手术和各种创伤引起的反射性呼吸骤停、休克、心律失常等，每次 1.5～3mg，静注，小儿每次 0.45～0.75mg，静注。每次 0.75～1.5mg，肌注或皮下注射，15～30min 可以反复应用。有升压作用。动脉硬化、高血压、大出血、肺水肿勿用。

二甲弗林（回苏灵，Dimefline）

为中枢神经兴奋药。直接兴奋大脑皮质，对呼吸中枢有强大的兴奋作用（比尼可刹米大 100 倍），用于麻醉药等引起的呼吸抑制和重症传染病、药物中毒等原因引起的中枢性呼吸抑制。用药后恢复呼吸效力显著，通气量大为增加，作用快，持续时间短。对呼吸已恢复，但通气量不足，通气功能紊乱和高碳酸血症的患者都有兴奋呼吸的作用。每次 8～24mg，肌注或静注，或 8～32mg 加于 5%葡萄糖溶液 200～500ml 内输注，疗效迅速。可以维持 2～4h。儿童每次 4mg，新生儿呼吸抑制 1～2mg 稀释至 5ml 静注。肝肾功能降低、孕妇和痉挛病患者勿用。静注必须缓慢，并随时注意患者反应情况。忌用于吗啡中毒所致的呼吸抑制，因两药均有兴奋脊髓的作用，易引起惊厥。

戊四氮（可拉佐，卡地阿唑，Pentylentetrazolum，Cardiazol，Corazolum）

戊四氮是强烈的延髓兴奋药，对呼吸作用尤为明显。主要用于中枢抑制药中毒所致的呼吸循环衰竭。每次 0.05～0.2g，肌注或静注，或输注。大剂量可致惊厥，抽搐患者勿用。一次注射<0.5g。

贝美格（美解眠）、**哌甲酯**（利他林）

见本章第七节催醒药内容。

γ-氨酪酸（γ-氨基丁酸，氨酪酸，Aminobutyriacid，Acidum γ-Aminobutyricum，Gammalon，GABA）

能提高葡萄糖磷酸酯酶的活性，使脑组织活动旺盛，脑细胞功能恢复。有降低血氨和促进脑代谢作用,可用于各类肝性脑病。亦是一种中枢神经的抑制性递质,可作为催眠药及煤气中毒的苏醒药。用于脑卒中后遗症、脑动脉硬化、小儿惊厥、癫痫、脑外伤后遗症、尿毒症、煤气中毒、催眠药中毒、精神幼稚和儿童智力发育迟缓等;脑血管意外也可试用。在体内与血氨结合生成尿素排出。成人每次 1～4g,以 5% 葡萄糖溶液250～500ml 稀释后,或 0.75～1.0g 加入生理盐水 300～500ml,2～3h 滴完。小儿酌减。大剂量可出现运动失调、肌无力、血压下降、呼吸抑制。输注速度应缓慢,如出现胸闷、气急等应立即停药。

胞磷胆碱(尼可林,胞二磷胆碱,Citicoline,Cytidini Diphosphatis Cholinum,CDPC,Cycholin)

为胞核苷衍生物,为卵磷脂合成必需的辅酶,是脑代谢激活药,既能增强脑干网状结构、锥体囊功能,又能增加脑血流量。对改善脑组织代谢,恢复大脑功能有一定作用。用于急性颅脑外伤和脑手术后所引起的意识障碍及用于改善脑卒中后遗症等。0.5g/d,肌注,每日 2 次;或0.2～0.6g/d,分 2 次静注或稀释后输注。5～10d 为 1 个疗程。脑出血急性期不宜用大剂量。

第十二节　强心药

毛花苷 C(西地兰,毛花苷丙,Lanatosidum C,Cedilanid)

毛花苷 C 是快速强心药,积蓄性小,3～6d 消失。能兴奋心肌,使其收缩力增强,心排出量增加、减慢心率和房室传导。用于较危急的病人,治疗充血性心力衰竭和术中用以维护心脏功能。0.4～0.8mg,加在20%～25%葡萄糖溶液 20～40ml 中,缓慢静注,1～2/d,5～30min 生效,维持 2～4d,半衰期 31～36h。心肌梗死者禁用静注。术后发生心动过速时,将毛花苷 C 与 β 受体阻滞药合用,先用毛花苷 C 提高心肌收缩力,后用 β 受体阻滞药减慢心率,降低心肌的应激反应。伴房颤病人麻醉诱导前后心室率>100/min 时,0.2～0.4mg 稀释至 20ml,静注;尤其是心衰、严重左心衰伴急性肺水肿、阵发性室上速病人,本药为首选,起效较洋地黄、地高辛快,蓄积作用小,安全性高。

毒毛花苷 K(毒毛旋花子苷 K,毒毛苷 K,Strophanthinum K, K-strophanthin)

为高效、速效、短效类强心苷,增强心肌收缩力作用显著,对心率和传导系统影响较弱。适用于慢性二至三度严重循环衰竭,也适用于急性病例。0.25mg 加于 20%～50% 葡萄糖溶液 20～40ml,稀释后缓慢静注。作用比毛花苷 C 更快。必要时 2～4h 后再注射。

地高辛(狄戈辛,强心素,Digoxin,Lanoxin)

中速强心苷,抑制钠泵,通过钠-钙交换机制促进钙内流,增强心肌收缩力。兴奋副交感神经,抑制交感活性。抑制肾钠泵活性,抑制肾释放肾素,产生利钠作用。半衰期 36h,80% 由肾原形排出。口服 0.5～2h 起效。2～8h 达峰值,维持 4～7d;静注 5～30min 起效,1～4h 达峰值,维持 3～6d。适用于充血性心力衰竭、心律失常(房颤或房扑伴室率增快)、急性左心衰竭和急性肺水肿,曾有心力衰竭或心脏扩大的患者术前可预防性应用。慢性心力衰竭轻型,0.25mg/d,持续 7d 达洋地黄化后,以 0.25～0.5mg/d 维持;较重者 0.5mg,首剂,后 0.25mg,每 8 小时 1 次,4～6 次达全效量,后改维持量。急性心衰 0.5mg,静注,2～4h,再注射 0.25～0.5mg。不宜与酸、碱药物伍用,禁用于房室传导阻滞,用药期间应监测 ECG。

氨力农(氨利酮,氨吡酮,氨联吡啶酮,Amrinone,Inocor, Wincoram)

【特点】 双吡啶衍生物,第 1 代磷酸二酯酶抑制药,使 cAMP 在心肌细胞内含量升高,增强心肌收缩力和扩张血管作用;增加心力衰竭的心排血量,对心率、血压无影响,不引起心律失常。口服吸收迅速,生物利用度 93%,1h 起效,1～3h 达峰,维持 4～7h;静注 2min 起效,5～10min 达峰,维持 1～1.5h。半衰期 2.6～4.1h,心力衰竭患者延长至 5～8h。肝代谢,一部分(10%～40%)以原形经肾排出。

【用法与用量】 适用于充血性心力衰竭和难治性心力衰竭。双心室衰竭及右心衰竭、撤离 CPB 困难、主动脉重建术围术期处理及控制肺动脉高压,对心脏手术后低心排治疗有良效;尤其适用于合并房室传导阻滞和心肌缺血的心力衰竭,还可用于 AMI 伴心力衰竭;可与儿茶酚胺类、洋地黄类药物合用,增加心肌收缩力。

1. 静注 首量 0.5~3.0mg/kg,2~3min 缓静注,再以 2~10μg/(kg·min)输注,<10mg/(kg·d)。

2. 口服 每次 100~200mg,3/d,最大量 600mg/d。儿童酌减。

3. 围术期处理 CPB 后低心排综合征,负荷量 1.5~2mg/kg,5~10min 静注完后,以 10~20μg/(kg·min)维持量输注。

【注意事项】 静注过快可致低血压;可减少冠状动脉血流,引起心肌缺血或心律失常;对房颤、房扑患者宜先用洋地黄,控制心率;过敏者及有严重主、肺动脉瓣膜疾病患者禁用。长期大剂量(>300mg/d)连用 2~4 周时,有 10%~15%病人发生血小板减少,减量或停药可恢复正常;心脏手术后静脉用药 24h 未见发生血小板减少;静注时局部有不适感,漏药于血管外可致局部组织坏死;静注时不能用含右旋糖酐或葡萄糖的溶液稀释,应用生理盐水稀释。

米力农(米利酮,甲氰吡酮,米尔利酮,二联吡啶酮,Milrinone,Primacor)

【特点】 为氨力农衍生物,是双吡啶类第 2 代药,正性肌力作用和血管扩张作用是氨力农的 10~30 倍,耐受性较好。口服利用度 80%,0.5h 起效,1~3h 达峰值,持续 4~6h。半衰期 1h,心力衰竭患者增至 2.3~2.7h。静注 10~15min 起效,消除半衰期 2~3h,蛋白结合率 70%;肝代谢,80%以原形经肾排出。

【用法与用量】 同氨力农。

1. 静注 负荷量 25~75μg/kg,5~10min 缓慢静注,再以 0.25~0.75μg/(kg·min)维持量输注。最大剂量<1.13mg/(kg·d)。

2. 口服 2.5~7.5mg,每 6 小时 1 次。

【注意事项】 剂量大时有血压下降,心率增速;患者血压较低时,米力农与大剂量多巴胺合用;严重肝、肾功能不全,低血压、心动过速、急性心肌梗死早期、孕妇慎用。用药期间应监测心率、心律、血压,必要时调整剂量;严重瓣膜狭窄及梗阻性肥厚型心肌病患者禁忌;因不良反应大,不宜长期口服,本药以生理盐水稀释后静注,不能用右旋糖酐或葡萄糖的溶液稀释。

第十三节　抗心律失常药

普鲁卡因胺和普鲁卡因（Procainamidum，Procaine）

降低心肌应激性，适用于病情危急时，如室颤患者。使室颤转为窦性节律，特别是顽固性室颤，电除颤无效时，或无电除颤设备时，可拟用普鲁卡因胺 200～500mg 静注，或 500mg 以 5％葡萄糖溶液 100～200ml 稀释，1h 内滴完，再给 1 次，但 24h＜2g；或 100mg 心内注射。1％普鲁卡因 5～10ml 静注，或心内注射。室性早搏、阵发性室性心动过速也适用。静注可发生低血压；静注药物浓度勿过高，否则可发生窦性停搏。

利多卡因（赛罗卡因，Lidocaine，Xylocaine）

为膜抑制药物，其电生理作用主要在心室肌。降低心室肌应激性，提高心室的致颤阈，延长有效不应期，抑制浦肯野纤维的自律性，通常不影响房室结传导速度。其强度为普鲁卡因胺的 4～5 倍，静注后 15～30s 即起作用。半衰期 15～30min，大部分经肝代谢；有效浓度 1～6mg/ml。用于室颤、频发室性早搏、室性心动过速。先以每次 50～100mg，或每次 1～2mg/kg，静注。见效后可改为 100mg，加于 5％葡萄糖溶液 100～200ml 按 1～4mg/min 的速度输注。心内注射每次 100～200mg。严重心动过缓者勿用，肝功能不全、心衰或显著低血压患者慎用。其他详见本章第一节局麻药。

普萘洛尔（心得安，萘心安，恩特来，Propranololum，Inderal，Eraldin）

临床较常用的 β-肾上腺素能受体阻滞药。能对抗肾上腺素及异丙肾上腺素兴奋心肌的作用，使心率减慢、心排血量减少、冠状动脉血流量下降。口服吸收良好；血浆蛋白结合率 90％～95％；半衰期 2～6h，经肝清除。用于手术中治疗各种功能性心律不齐。如窦性心动过速，室上性及室性异位期外收缩，房扑和房颤，以及麻醉引起的心律不齐和心绞痛。对房性期前收缩，室性心动过速或心室纤颤也有效。也用于嗜铬细胞瘤所引起的心动过速、抗高血压、治疗冠心病、肥厚性心肌病、甲亢和上消化道出血等。麻醉前用药每次 10～40mg,口服。每次 1～5mg,以 5% 葡萄糖溶液稀释后静注,10min 可重复 1 次。或 50mg 加于 5% 葡萄糖溶液 100～200ml 输注,血浆中疗效水平达 50～100μg/ml。注意事项,因有血压下降作用,用药时注意血压下降、心动过缓。如有严重心动过缓用阿托品。

哮喘病、变应性鼻炎、重症糖尿病、严重心动过缓、心力衰竭、二或三度房室传导阻滞、心源性休克、急性心肌梗死患者和低血压、糖尿病患者忌用。对于有心肌抑制的麻醉药,如氟烷禁止合用。应用单胺氧化酶抑制药(拟交感兴奋药)的患者,必须停药 2 周后才可使用。肝功能不全者慎用。

美西律(慢心律,慢心利,脉律定,Mexiletinum,Mexitil)

【特点】 化学结构与利多卡因相似,除有抗惊厥和局麻作用外,对急、慢性室性心律失常均有效,抗心律失常作用与利多卡因相似。对心肌抑制作用小,口服后吸收良好,服药后 3h 血药浓度达高峰,作用维持 8h 以上。静注可在 1～2min 内见效。用于室性早搏、室性心动过速、心室颤动及洋地黄中毒引起的心律失常,对利多卡因治疗无效者也可用本药。

【用法与用量】 每次 0.1～0.2g,口服,3/d。小儿 15～30mg/(kg·d),分 3 或 4 次。先以 0.1g,用 25%～50% 葡萄糖液 20ml 稀释后,在 3～5min 静注。5～10min 后,再注入 0.05～0.1g,后以 1～2mg/min 输注,维持 24～48h,心律恢复后口服。注意大剂量用药后血压下降、心动过缓。一旦有严重心动过缓,用阿托品对抗,用药量不宜过大。有严重心动过缓、二或三度房室传导阻滞者忌用。肝功能不全、心衰或休克患者慎用。

吲哚洛尔(心得静,吲哚心安,心复宁,Pindololum,Carvisken,Visken)

吲哚洛尔是目前作用最强的 β 受体阻滞药之一,其作用比普萘洛尔强 10～20 倍。并有中等程度的内源性拟交感活性,一般无心肌抑制作用,耐受性也较好。口服吸收良好,血浆蛋白结合率 40%～60%,半衰期 3～4h,经肝肾消除。用于窦性心动过速、阵发性室上性心动过速、期前收缩、心绞痛及高血压等。对手术麻醉及甲亢引起的心律失常有效。也用

于心绞痛和高血压。常用量,成人每日 5～30mg,分 3 次口服;0.2～
1.0mg,以 5%葡萄糖液稀释后,缓慢静注或输注。哮喘、严重房室传导阻
滞、窦性心动过缓、低血压患者禁用;心、肝功能不全者慎用;充血性心力
衰竭在心力衰竭控制后才可用本药。

奎尼丁(Quinidine)

【特点】 为细胞膜抑制性药物,对整个心肌都有抑制作用。降低心
肌兴奋性,抑制异位节律点的形成和房室传导,延长心肌不应期。此外有
扩张血管作用,迷走神经阻滞作用,能使房室传导加快,房颤、房扑病人用
药后心率进一步加快,加重循环障碍。口服吸收迅速而完全,服后 1～2h
血液浓度达峰,半衰期 3h,经肝代谢,20%以原形经肾排出。是广谱抗心
律失常药,用于房颤、房扑、期外收缩和室上性阵发性心动过速、频发期前
收缩(房性、室性)等心律失常。少数患者过敏。禁用于心力衰竭、房室传
导阻滞、心肌梗死者。

【用法与用量】 房颤或房扑的转复窦性心律,第 1 天先试服 0.1g,
无不良反应,次日开始治疗。每次 0.2g,连续每天 5 或 6 次。如第 1 日心
律未转,可原剂量重复 1d,第 3～4 天可增加剂量为 0.3g,连续每日 5 次,
每日剂量<2g。转为窦性后可改为维持量,每次 0.2g,每 6～8 小时 1 次。
频发期前收缩,每次 0.2g,每日 3～4 次。

维拉帕米(异搏定,异搏停、戊脉定,凡拉帕米,Verapamilum, Iproveratril Vasolan,Cordilox,Isoptin)

【特点】 为钙离子拮抗药。能选择性拮抗钙离子对平滑肌兴奋-收
缩过程中的影响,改善缺氧时心肌代谢。有类似 β 受体阻滞药作用,能减
少冠状动脉的循环阻力,增加冠状动脉的血流量,减弱心肌收缩力,降低
心肌耗氧量,减慢心率,降低外周循环阻力。有奎尼丁样延长心房不应
期,抑制心肌自律性,减慢房室传导作用。

【用法与用量】 用于窦性心动过速、室上性阵发性心动过速、房性或
交界性期前收缩和心绞痛,对房颤、房扑有效,尤适用于伴冠心病、高血压
的心律失常患者。每次 40～80mg,口服,每日 2～3 次,需要时可增至
240～320mg/d,维持量每次 40mg;小儿每次 1～1.5mg/kg,每日 3 次。
每次 5～10mg,以 5%葡萄糖液稀释后,5～10min 内静注,5～10min 后再

缓慢静注 5mg,总量<20mg;或以 10mg/h 或 1~4μg/(kg·min)的速度输注。初生儿 0.75~1mg,婴儿 0.75~2mg,1-5 岁 2~3mg,6-15 岁 2.5~5mg。注意有血压下降,引起和加重心力衰竭。与奎尼丁合用,有协同作用。房室或束支传导阻滞、低血压、心源性休克和心力衰竭患者忌用。中毒时可用阿托品、钙剂、异丙肾上腺素治疗。

溴苄铵(甲苯磺酸,溴苄乙铵,特兰新,Bretylii Tosylas, Darenthin,Bretylan)

【特点】 为一种肾上腺素能神经阻断药,能选择性抑制交感神经介质的释放。能延长房室结传导速度和心房、心室、束支纤维的不应期,并抑制多种疾病中所发生的室颤。优点是具有明显增强心肌收缩力和消除传导阻滞的作用,故对伴有心力衰竭、传导阻滞患者的治疗,优于其他抗心律失常的药物。

【用法与用量】 为抗心律失常较好的药物,用于防治室性心律失常、阵发性心动过速、室颤的发作及心肌梗死、心脏手术中的室颤、其他药治疗无效的窦性心律失常等治疗。每次 3~10mg/kg,以 5％葡萄糖液 20~40ml 稀释后缓慢注入,>10min 注完。必要时 4~6h 后重复使用。也可在静注出现疗效后以 1~2.0mg/(kg·min)输注或肌注维持。静注太快可致呼吸抑制。与升压药并用时,应从小剂量开始,因对儿茶酚胺类药极度敏感。可引起直立性低血压,故用药后应保持卧位。注药时有暂时升压现象。本药静注血浆浓度达峰时间为 2~3h,故宜尽早用药。

苯妥英(苯妥英钠,大仑丁,Sodium Phenytoin,Natricum,Dilantin)

【特点】 为抗癫痫及抗惊厥药,用于防治癫痫大发作及精神运动性发作。对小发作须连服数天才见效。苯妥英能减慢心肌纤维之间的传导速度,抑制异位心肌节律,并加速房室传导,特别后者受洋地黄或普鲁卡因胺抑制时更为明显。对 β 受体有轻度阻滞作用。属 I_b 类抗心律失常药,抗心律失常作用与利多卡因相似。

【用法与用量】 对洋地黄中毒所致的房性的、室性或室上性心动过速等心律失常为首选。对室性心律失常的疗效好。对心脏手术、麻醉和电击复跳、心导管术以后发生的心律失常均有效。每次 125~250mg,以生理盐水或 5％葡萄糖 100ml 稀释,5～10min 输注完。静注速度要慢,20～50mg/min,太快可产生心脏、呼吸抑制等。最大量 0.6g/d。严重心衰、心动过缓、低血压、完全性房室传导阻滞勿用。对房颤、房扑无效。

乙胺碘呋酮(胺碘酮,安律酮,可达隆,Amiodaronum,Cordarone,Atlansil,Sedacoron)

【特点】　能延长房室结、心房和心室肌纤维的动作电位时间和不应期,显著延长房室结传导时间,能选择性地扩张血管平滑肌,增加冠状动脉血流量,减少心肌氧耗量。静注后 15min 产生最大效应,4h 作用消失;口服后 3～10d 达峰值,半衰期 14～18d。用于房性、交界性、室性早搏和心动过速,阵发性心房颤动和心绞痛的治疗。为目前最有效的抗心律失常药物之一。

【用法与用量】　每次 0.2g,3/d,口服。待达到显著疗效后(1～2周),逐渐减量为维持量,每次 0.2g,每日 1～2 次。小儿 7.5～15mg/(kg・d),分 3 次服。每次 5～10mg/kg 缓慢静注,或置于生理盐水 250ml 或 300mg 加入 250ml 生理盐水中输注,30min 内输完。部分患者服药期间有 ST 段及 T 波改变,P-R 间期延长及 Q-T 间期延长,窦性心动过缓。个别有窦性停搏,窦房阻滞,药疹,快速室性心律等。长期服用可有角膜微小沉淀,甲状腺功能紊乱,停药后可恢复。病态窦房结综合征、严重房室传导阻滞、Q-T 间期明显延长者忌用。碘过敏者忌用。如出现角膜微粒沉淀,可用 1％羧甲基纤维素滴眼。长期服用可引起甲状腺功能减退或亢进;肺纤维化是其严重不良反应,发生后常可致命。

艾司洛尔(埃莫洛尔,Esmolol,Brevibloc,ASL-8052)

【特点】　系 20 世纪 80 年代合成的超短效静脉用 β 受体阻滞药。输注 10～20min 内,可达到 β 受体阻滞的稳态水平,产生剂量依赖性心率减慢。对窦房结和房室结功能有影响。25～300μg/(kg・min),$t_{1/2\alpha}$ 2min,$t_{1/2\beta}$ 9min,由红细胞内,酯酶水解成甲醇和酸性代谢产物 ASL-8123(3-丙酸)。后者为艾司洛尔的 1/1500～1/320,$t_{1/2\beta}$ 3.7h,甲醇含量远低于中毒水平。2％以原形随尿排出,24h 内以代谢产物随尿排出。

【用法与用量】　控制室上性心动过速、防治心脏手术中心脏缺血和术后高血压。用于心律失常,50～150μg/(kg・min)输注,与地高辛合用,效果更好。或 $150\sim500\mu g/kg$,静注。用于高血压,$300\mu g/kg$ 静注,后以 $50\mu g/(kg\cdot min)$ 输注维持。$>200\mu g/(kg\cdot min)$,可能有低血压状态。预防气管内插管所致的心血管反应,$1\sim2mg/kg$ 静注。

拉贝洛尔(柳胺苄心安,Labetalol,Ibidomide,Presdate,Trandate,Normodyne)

【特点】 系第 3 代 β 受体阻滞药,为水酰胺衍生物。目前唯一的 α 和 β 受体阻滞药,对 β 受体的阻滞作用比 α 受体的作用大 $4\sim7$ 倍。降低周围血管阻力,增加冠状动脉血流量,减慢心率,降低血压。β 受体阻滞作用较弱,为普萘洛尔的 $1/6\sim1/4$;与单纯 α 受体阻滞不同,因兼有 β 受体阻滞作用,故在扩张外周阻力血管同时,没有引起反射性心动过速、心收缩力增加及心输出量增加的特点。其重要优点是不会升高 ICP。对高血压的疗效比单纯 β 受体阻滞药为优。口服吸收迅速,$1\sim2h$ 达峰值,$t_{1/2}$ 为 $3\sim6h$,主要从肝代谢。

【用法与用量】

1. 原发性及继发性高血压病治疗:$100\sim200mg$,$2\sim3/d$,饭后口服。高血压急症、高血压危象、嗜铬细胞瘤危象及先兆子痫高血压 $25\sim50mg$ 静注,或加入 10% 葡萄糖 20ml 内,于 $5\sim10min$ 内缓慢静注;或 $1\sim4mg/min$ 静注。注后静卧 $10\sim30min$,以防直立性低血压。对胎儿无影响。

2. 用于后负荷过重的心力衰竭、心绞痛、某些心律失常 $100\sim200mg$,口服,$3/d$。

3. 麻醉中控制性降压:$0.1\sim0.5mg/kg$ 静注,5min 后效果不明显追加 $0.2mg/kg$。

第十四节　拟肾上腺素药(升压药)

肾上腺素(副肾素,副肾碱,Adrenaline,Epinephrine)

【特点】 为肾上腺髓质的主要激素。药用为人工合成品。为肾上腺素 α、β 受体兴奋药,但以 α 受体激动药为主。有兴奋心肌、增强心肌收缩力、增加心脏排出量、收缩血管、松弛胃肠道及支气管平滑肌等作用。对各部位血管收缩作用不同,对皮肤黏膜、肾血管收缩作用明显;对脑、肺血管收缩作用很弱。由于对不同的血管先收缩后舒张作用,故血压先上升很高后突然降低,使血压处在低水平。此药可兴奋心脏传导系统,增加心肌应激性和增强心脏自律性,使停跳心脏迅速复跳,对冠状动脉扩张,增加其血流量,改善心肌缺氧。主要用于心脏复苏和过敏性休克的抢救,或心脏低排血量综合征。也用于支气管哮喘及其他过敏性反应。一般不用于升压治疗。

【用法与用量】　小儿每次 0.02～0.03mg/kg,用量每次 0.25～1mg,极量 1mg/次,皮下注射或肌注。必要时 1～2h 重复。心肺复苏,每次 0.2～1.0mg,静注,或气管内经导管内注入(用生理盐水 10ml 稀释后)或心室内注射。过敏性休克,0.5～1.0mg 稀释至 10～20ml 缓慢静注;治疗低心排血量,肾上腺素 1mg 加于 5% 葡萄糖 100ml 溶液中120～170μg/(kg·min)输注。控制哮喘,0.5～1.0mg 肌注;治疗荨麻疹、局麻药配伍及局部止血等。

【注意事项】　大剂量或静注后,可致血压急骤增高而发生意外脑出血,或发生心律不齐,严重者发生室颤而致死。心脏病、高血压、糖尿病、甲状腺功能亢进、洋地黄中毒、外伤或出血所致的循环衰竭患者及用氯丙嗪、苄胺唑啉所致低血压者及氟烷麻醉时忌用。忌与胍乙啶并用。与局麻药合用时,每次<300μg,并注意观察和预防不良反应。

去甲肾上腺素(正肾上腺素,Levarterenol,Arterenol,Levophed,Norepinephrine Noradrenaline)

【特点】　是去甲肾上腺素能神经末梢释放的主要递质。肾上腺髓质有少量分泌。药用为人工合成品,为 α、β 肾上腺素受体兴奋药,但以 α 受体激动为主。与肾上腺素比较,使冠状血管扩张。增强心肌收缩力作用较小,其收缩末梢血管作用强烈,而使周围阻力增加,有强大的升压作用。由于升压刺激颈动脉窦及主动脉弓的压力感受器,反射性引起心动过缓。不是抗休克的第一线药物。对过敏性休克、心源性休克和麻醉引起的低血压的某一阶段可适当选用。对于低血容量性休克,只能作应急的暂时抢救措施,一般不宜应用。其可使脑、肺、肾血管痉挛,引起缺血、缺氧而诱发肺水肿,肾衰竭等不良后果。但是为抢救生命还得要使用。用后不能突然停药,暂用间羟胺替代,以期短时能达到停药。近代为克服周围血管过分收缩,可伍用 α 受体阻滞药,如酚妥拉明,既能改善组织的血流灌注,又不影响心肌兴奋作用。急性左心衰竭、高血压、动脉硬化、无尿病人忌用。孕妇禁用。

【用法与用量】　用法为 1～2mg 加于 5％～10％葡萄糖或生理盐水250ml,0.01～0.1μg/(kg・min)输注,根据血压调整滴数,以维持正常血压。危急病例,1～2mg 稀释到 10～20ml 缓慢推入静脉,根据血压调节用量,待血压回升后,以输注维持。静注时外溢可致皮肤及肢体坏死;速度过快可致心律失常;长期用药可使肾动脉痉挛引起尿闭。如有药物外溢或早期坏死,即热敷,用妥拉苏林 5～10mg、透明质酸酶 300μg、苄胺唑啉 2.5～5mg 中任一药物溶于 10～20ml 生理盐水,或直接用 1％～2％盐酸普鲁卡因 10～20ml,做局部浸润注射。忌与偏碱性药物如氨茶碱等配伍。重酒石酸去甲肾上腺素 2mg 相当于去甲肾上腺素 1mg。用药期间加强对 BP、P、ECG 的监测,以指导用药。

间羟胺(阿拉明,Metaraminol,Metartras,Aramine,Metaradrine)

【特点】　为人工合成的间接作用的拟肾上腺素药,以兴奋 α 受体为主,对 β 受体的作用很弱。能缓慢而持久地收缩血管和中等程度增加心肌收缩力,可增心排血量。对肾血管收缩作用较轻。可增进脑、肝、肾和心冠状动脉血流量。升压作用持久。由肝代谢,代谢产物由胆汁及肾排出。目前作为去甲肾上腺素的代用品。

【用法与用量】　常用于各种休克的治疗,用法为每次 10～20mg,直接皮下、肌注和 1.5～5mg 静注均起效迅速,或 20～100mg,加于 5％葡萄糖 200～300ml 内输注。忌与氟烷、硫喷妥钠、苯妥英钠等麻药合用,以免引起心律失常。与纤维蛋白原、华法林、甲氧西林、呋喃妥因和两性霉素B 等也有配伍禁忌。静脉用药如漏出血管,可引起局部坏死,应立刻予热敷,用妥拉唑啉加局麻药封闭。

麻黄碱(麻黄素,Ephetonin,Sanedrine,Ephedrine)

【特点】　为拟肾上腺素药,增强心肌收缩比收缩血管为强,故心排血量增加。同时有兴奋中枢神经系统和松弛支气管平滑肌的作用。作用与肾上腺素比,较温和并持久。预防和治疗麻醉过程中低血压。抗休克价值不大,易快速产生耐药性,不能反复应用。同时可用于支气管哮喘,过敏反应等。高血压、动脉粥样硬化、甲状腺功能亢进患者禁忌使用。

【用法与用量】　15～30mg/次,皮下注射或肌内注射,亦可加入 5%葡萄糖 40ml 内,缓慢静注,或加入墨菲管输注。极量,50～120mg/d。15mg,静注,治疗麻醉和手术中出现的呃逆。

甲氧明(美速克新命,甲氧胺,美速胺,凡索昔,Methoxamini Vasoxine,Vasoxyl,Vasylosl)

【特点】　为拟肾上腺素药,对 α 受体有突出兴奋作用,对 β 受体无作用。用药后对中枢、心肌无兴奋作用。血压上升是较强周围血管收缩、提高外周阻力作用,心排血量可因反射性心动过缓而减少,明显减少肾血流量。用于椎管内麻醉后及各种低血压的治疗和休克的抢救。多用在低血压合并心动过速时及室上性阵发性心动过速的治疗。用于心肌梗死所致的心源性休克的治疗。严重高血压病、心血管疾病、甲亢及 2 周内用过单胺氧化酶抑制者忌用。静注后 1～2min、肌注后 15～20min 发挥作用,分别维持 1h 和 1.5h,不能被单胺氧化酶破坏。静注时必须充分补充血容量。用量勿过大。

【用法与用量】　肌注为每次 5～20mg。儿童每次 0.25mg/kg,隔0.5～2h 重复使用。每次 5～10mg,以 50%葡萄糖液 20～40ml 稀释,缓慢静注。也可 20mg,加于 5%葡萄糖 100ml 输注。用量大、时间久时,可使身体主要器官及肾血流灌注减少,引起肾血管痉挛,急性肾功衰竭等。极量为肌注每次 20mg 或 60mg/d;输注根据 BP 调节输注速度;用药期间监测 BP 变化。

去氧肾上腺素(苯福林,新福林,苯肾上腺素,新交感酚,新辛内弗林,麦撒酮,Phenylephrine,Neophryn,Neosynephrine,Mesaton)

【特点】　拟肾上腺素药。为人工合成的纯 α 受体激动药,大剂量时有 β 受体激动作用。故有较强的收缩血管作用。作用缓慢而持久,升压作用较弱,兴奋心脏作用也较弱。因血压升高反射性地减慢心率。多用于中毒性、过敏性、脊麻后低血压、手术麻醉时低血压及各类休克、阵发性室性心动过速的治疗。严重高血压、冠心病、甲亢、糖尿病、2 周内用过单胺氧化酶抑制者忌用。

【用法与用量】 皮下注射或肌注,每次 2.5～10mg,1～2h 可重复 1 次,小儿每次 0.1～0.25mg/kg。1～2h 重复使用。或 0.5～1.0mg 静注,10～15min 后重复;或每次 10～20mg,加于 5%葡萄糖或生理盐水 100ml 内,以 1～5µg/(kg·min)的速度,输注。

异丙肾上腺素(治喘灵,喘息定,Isoprenalini Sulfas,Neoepinephrine Sulfate)

【特点】 为肾上腺素能药,人工合成的儿茶酚胺。其 β 受体兴奋作用较明显,对支气管平滑肌有显著舒张作用;能增强心肌收缩力,兴奋心肌传导系统,增快心率;扩张周围及内脏血管,使冠状动脉轻度扩张,但使心肌耗氧量增加;使毛细血管前括约肌扩张,使更多的血液注入毛细血管,解决休克的根本问题,作用持久。近年来,在抢救休克和心脏复苏中,因其有心脏兴奋效应而已少用。临床用于拮抗 β 受体阻滞药的不良反应。用于二度房室传导阻滞,对阿托品效应差的心动过缓,低血排综合征及支气管哮喘等治疗。心动过速、冠心病、甲亢、嗜铬细胞瘤病人忌用。忌与碱性药伍用。

【用法与用量】

1. 对阿托品治疗效果不佳的心动过缓,每次 0.01mg,静注。

2. 对二度房室传导阻滞或心脏手术复跳后的三度房室传导阻滞,每次 0.01mg,静注,继以输注,0.5～1.0mg 加入 5%葡萄糖液 100～200ml,常用量 0.007～0.014µg/(kg·min),必要时可增至 0.02µg/(kg·min),维持心率 70～100/min。

3. 抗休克,适用于血容量已补足而心排血量低,外周阻力较高的休克病人,以每次 0.5～1mg,加于 5%葡萄糖 200～1000ml 输注,速度为 0.05～0.1µg/(kg·min)。根据心率调整滴数,使 SP 维持在 90mmHg,脉压>20mmHg,心率<120/min。

4. 心搏骤停,0.5～1.0mg,静注,或心腔内注射。

5. 支气管哮喘,舌下含服,10～15mg,3/d,极量每次 20mg 或 60mg/d。气雾吸入,每次 0.1～0.4mg,每次极量 0.4mg 或 2.4mg/d。

输注速度过快,浓度过高,可致室性期前收缩,心动过速,甚至室颤。若心率增快到 140/min 或出现心律不齐应停药。

多巴胺(3-羟酪胺,儿茶酚乙胺,Dopaminum 3-Hydroxytyramine,Revimine,DA)

【特点】　系人工合成的去甲肾上腺素的前体。可兴奋 β_1 受体,高浓度时还具有 α 受体作用;可增强心肌收缩力,增加心排血量,使血压上升。外周血管收缩,内脏血管扩张,心排血量增加,特别使肾血流增加。中等剂量[>10μg/(kg·min)]可激动 α 受体,使收缩压上升。用于低血压和休克,特别对伴有肾功能不全、心排血量降低、周围血管阻力增高而血容量已补足的病人有一定意义。也适用于心脏手术后心脏复苏时升压,以及心脏手术后低心排综合征。

【用法与用量】

1. 用于心源性休克和其他休克,20mg,加于 5% 葡萄糖液 200～300ml 稀释输注,开始时 20 滴/min,以后滴数由小到大,5～10μg/(kg·min)输注用于已补足血容量的休克者。用药前宜补充血容量及纠正酸中毒。

2. 心搏骤停复苏后维持血压,每次 200mg 静注。

3. 心脏手术后心功能辅助及低心排治疗 2～10μg/(kg·min)输注或微泵注。

4. 与利尿药合用于急性肾衰竭。其肾血管扩张作用能被氯丙嗪抵消。单胺氧化酶抑制药可增强本药的升压作用。所谓小剂量,指 1～10μg/(kg·min),中剂量 10～20μg/(kg·min),大剂量>20μg/(kg·min)。

多巴酚丁胺(杜丁胺,Dobutaminum,Dobutrex,Inotrex,DBA)

【特点】　同时兴奋 β_1、β_2 和 α 受体。尤对 β_1 受体作用强,增加心肌收缩力,小剂量产生轻度缩血管作用;大剂量既有血管收缩作用,又有舒张作用。通过血液重新分布,增加冠状血管和骨骼肌的血供。用于急、慢性心衰伴休克,各种末梢循环障碍疾病,急性心肌梗死伴心力衰竭、低血压等。也用于骨折及创伤难愈、高血压、动脉硬化、脑血管硬化并发症、内耳眩晕症及青光眼等。

【用法与用量】

1. 用于治疗心肌梗死、肺梗死引起的心源性休克及术后低血容量综合征,每次 50mg,肌注,每日 1～2 次,或 2.5～10μg/(kg·min),0.1～0.2g/d,加于 5%葡萄糖或生理盐水 200ml 内输注。小儿 2.5～10μg/(kg·min)。

2. 用于低心排血量和慢性心力衰竭患者治疗,7～15μg(kg·min)输注。糖尿病患者忌用。其血管收缩作用能被苯氧苄胺(酚苄明)阻断,血管舒张作用能被普萘洛尔阻断。用药期间应监测 BP、P、尿量、CVP 等,有条件时监测 PCWP 和 CO。

多培沙明(多己酚辛胺,Dopexamine,Dopacard,FPL60278)

【特点】

1. 为合成的儿茶酚胺类药物,有极强的 $β_2$ 受体激动效应及微弱的 $β_1$ 受体激动效应,扩张阻力血管,降低外周血管阻力,降低后负荷,增加 HR 及 SV。强力抑制神经末梢对儿茶酚胺的再摄取,间接抑制交感效应,显示正性肌力、扩血管的利尿效应。

2. 对支气管有扩张作用,可能与激动支气管平滑肌 $β_2$ 受体有关。

3. 降低 SVR,增加脑、肝、肾等器官的血供和氧供;因兴奋 DA 受体,使肾血流增加。

4. 起效快,静注后立即生效,血浓度较稳定,消除 $t_{1/2}$ 为 7min。

【用法与用量】

1. 治疗急慢性心衰 4μg/(kg·min)输注,效佳。

2. 心脏围术期处理 CPB 后低心排 0.5～4μg/(kg·min)输注。

3. 器官移植治疗 1～3μg/(kg·min)术后 48h 输注。对肾缺血损害有保护作用。

4. 感染性休克治疗 1～4μg/(kg·min)输注。有利尿及肾功能保护作用。

甲苯丁胺(美芬丁胺,恢压敏,Mephentermine,Wyamine)

【特点】 为间接作用的拟肾上腺素药。其 β 受体兴奋作用较强,α 受体兴奋作用较弱。主要增强心肌收缩力,使动脉血管扩张,血压上升。主要是使心排血量增加,升压作用较去甲肾上腺素弱,但稳定而持久,约维持 1h,对脑、心、肝、肾血流不影响且能增加,有纠正心律失常的作用。用于心源性休克及其他各类休克的抢救,对于麻醉中的低血压及各种低血压的治疗。严重高血压、甲亢、失血性低血压患者忌用，氯丙嗪所致低血压忌用。2 周内用单胺氧化酶抑制药者忌用。

【用法与用量】　肌注或静注，每次 15～20mg，肌注，每 0.5～2 小时1 次，小儿 0.5～2mg/kg。或每次 60～100mg，加于 5% 葡萄糖液250～500ml 输注。小儿 10～20mg，加于 5% 葡萄糖液 100ml 输注。根据血压调整滴数。

血管紧张素 Ⅱ（增压素，增血压素，升压素，Hypertensinum，Angiotensin Ⅱ）

【特点】　为人工合成的 8 个氨基酸组成的多肽类。主要 α 受体激动药，增强心肌收缩力较弱，使心排血量不增加。使周围血管强烈收缩，直接兴奋小动脉平滑肌，使外周及内脏的小动脉（包括肾、冠状动脉）强烈收缩而产生显著升压作用，且不受肾上腺素能神经阻断药的影响。但在血中能被肽酶水解，故作用时间比去甲肾上腺素短暂，对静脉作用较微。升压作用比去甲肾上腺素、间羟胺、美芬丁胺等药物强，且无组织坏死和影响肾功能等严重不良反应，是一种新型的疗效高的血管加压药。主要用于外伤、手术后、中毒性、感染性休克与脊麻后低血压的治疗。

【用法与用量】　1～3mg 加于 5% 葡萄糖或生理盐水 250～500ml，以3～10mg/min 速度输注，根据血压调整滴数。但不能与血液、血浆混合输注。同时补充血容量；以生理盐水或 5% 葡萄糖液 2ml（溶媒）溶解后立即使用；应逐渐减量，不可突然停药；心血管病及心功能不全病人慎用。

高血糖素（胰高糖素，升血糖素，果开康，Glucaganum，HGF，Glukagon）

【特点】　能激活肝的磷酸化酶，进而催化肝糖原转化为葡萄糖，使血糖升高。并能激活心肌细胞内腺苷酸环化酶，增强心肌收缩力，加快心率，增加心排血量，血压上升。用于低血糖症（主要为胰岛素所致的低血糖性昏迷）、心源性休克、充血性心衰、胰腺炎等。静注半衰期仅 5～10min；口服经肝代谢失活。

【用法与用量】　采用皮下、肌注或静注，3～5mg，需要时每隔 20min再重复 1 次，用于低血糖症。或 2～12mg/h 速度，以 5% 葡萄糖液 100ml稀释后输注。连续用 24～48h。

【注意事项】 低血糖性昏迷者用药后 5～20min,即可苏醒,待患者恢复知觉,即应给葡萄糖,以防再次昏迷。嗜铬细胞瘤、血钾过低等为禁忌。用药后有恶心、呕吐、低血钾倾向及过敏反应等。较长时间使用,停药后可能产生低血糖。

二磷酸果糖(依福那,爱赛福,Fructose Diphosphate,FDP)

【特点】 为细胞代谢调节药,也是葡萄糖代谢重要中间产物。外源性 FDP 作用于细胞膜,激活膜上磷酸果糖激酶和丙酮酸激酶,增加细胞内高能磷酸键和 ATP,促进 K^+ 内流,促进修复、改善细胞功能。用于休克、心肌缺血、损伤、CPB。

【用法与用量】 输注。用注射用水配成 2.5%～10%溶液输注。单次剂量 0.1%溶液,0.25g/kg,5g,于 10min 左右输完。休克、急性心肌梗死及心肌缺血,4～6 瓶/d,分 2～3 次滴注,共用 2～7d;心内直视手术及 CPB,每次 2 瓶,每 12 小时 1 次,术前 1d 至术后 48h,共 3d,外周血管病,每天 2 瓶,用 5～7d;重危病人接受胃肠外营养疗法中,2～4 瓶/d,用 3～7d。

【注意事项】 肾衰、过敏及高磷酸血症禁用。本药宜单独使用,勿混入其他药物内。

第十五节 周围血管扩张药

血管收缩药(升压药)与血管扩张药,统称为抗休克的血管活性药。周围血管扩张药又叫肾上腺素能受体阻滞药或叫抗肾上腺素药。

酚苄明(苯苄胺,苯氧苄胺,Phenoxybenzamine,Benzamine,Clibenzyline,Dibeniyline)

【特点】 为 α 肾上腺素受体阻滞药。可口服,也可静注。作用时间长,一次用药可维持 3～4d;扩张血管,改善微循环,从而有利于重要器官的血液供应而治疗休克。用于治疗难以控制的高血压,或高血压危象,或周围血管痉挛;但必须补充血容量;还可用于嗜铬细胞瘤的术前准备和治疗,以及体外循环心内直视手术后的治疗。

【用法与用量】 ①嗜铬细胞瘤术前准备:口服 10～20mg,3/d,逐渐加量,直至血压接近正常水平,后用维持量,术前 8~15d。②用于急性心力衰竭、肺水肿病人,手术中急用时,0.5~2mg/kg,加于 5% 葡萄糖 250~500ml 输注,也可加入全血、血浆 200~400ml 中输注。1~2h 滴完,用药后注意观察血压,可引起血压显著下降。③高血压危象治疗,每次 20mg,静注,用药后观察血压,必要时重复。本药不能肌注(局部刺激性大)。

苄胺唑啉(甲基磺酸酚妥拉明,立其丁,立吉亭,Phentolamini Methanesufonas,Regitine)

【特点】 α 肾上腺素受体阻滞药。能扩张周围血管,作用较强,时间短,仅 5~10min。主要用于诊断嗜铬细胞瘤、嗜铬细胞瘤术前准备、高血压危象治疗及扩张小动脉,改善微循环,纠正休克的抢救及去甲肾上激素外漏时局部处理用药。

【用法与用量】

1. 嗜铬细胞瘤术前准备　术前数周,5~10mg 加在 5% 葡萄糖 250~500ml 输注。

2. 高血压危象治疗　5~30mg 加入 5% 葡萄糖 100~200ml,以 0.1mg/min 输注,效果不佳时,逐渐增加至 0.2~0.5mg/min(常用量 0.2~2mg/min),严重者可 5mg 静注,再输注。

3. 急性心肌梗死及充血性心力衰竭　可降低外周阻力,减轻心脏后负荷。

4. 体外循环手术后的治疗　10mg,加于 5% 葡萄糖 500~1000ml 内 2~10μg/(kg·min)输注。

5. 肺动脉高压症　1.0~2.0μg/(kg·min)输注。

6. 封闭治疗　去甲肾上腺素外漏血管外皮下后,早期用本药 5mg 加在 0.5% 普鲁卡因中,做局部皮下浸润。用药后严密观察血压、脉搏,维持 SP>80mmHg,注意血压下降时可予以输液或去氧肾上腺素 0.5~1mg 静注。严重动脉粥样硬化、心脏器质性疾病、肾功能不全者忌用。

妥拉唑啉(苄唑啉,妥拉苏林,苯甲唑啉,Tolazolini,Benzazolini,Priscoline,Vasodil)

【特点】 为 α 肾上腺素受体阻滞药。能减弱或对抗肾上腺素、去甲肾上腺素的血管收缩作用,使周围小动脉扩张而降压,兴奋心肌及增加胃液分泌。用于肺动脉高压症及动脉痉挛所致的周围血管痉挛性疾病,如肢端动脉痉挛症、手足发绀症、阻塞性动脉闭塞症、静脉炎、动脉内膜炎、硬皮病、高血压、动脉硬化等。

【用法与用量】 肌注或静注,每次 25mg。每次 10mg,溶于 10～20ml 灭菌生理盐水中,用于因输注去甲肾上腺素发生的药物血管外漏皮下注射。溃疡病患者忌用。可加强胰岛素作用,并用时宜减量。

双氢麦角碱(海特琴,氢化麦角碱,安得静,海得金,Hydergi-num,Dihydroergotamine)

【特点】 属于脑代谢功能及促智药,周围血管扩张药,也是一种 α 受体阻滞药,对 α 受体有较强的阻滞作用,有对抗肾上腺素的作用,使痉挛的血管扩张,降低血压,减慢呼吸,并有中枢镇静作用。为人工冬眠合剂成分之一。

【用法与用量】 麻醉中常用于保护心肌功能或辅助麻醉,也用于术中高血压、心率增快、心绞痛等的治疗。内科用于周围血管循环障碍、大脑功能障碍、智力障碍、视网膜病变,冠状动脉功能不全、痉挛性偏头痛等的治疗。也是治疗阿尔茨海默病的有效药物。每次 0.3～0.6mg,皮下注射、肌注,或静注。人工冬眠时,与哌替啶、异丙嗪组成冬眠 2 号合剂,静脉输注。低血压、肾功能减退、动脉硬化、心脏器质性损害、孕妇、年老患者忌用。输注应缓慢。严重不良反应为直立性低血压,用药后必须卧床。

乌拉地尔(压宁定,优匹敌,Urapidil,Ebrantil,B-66256)

见本章第八节。

卡托普利(甲巯丙脯酸,开搏通,普利博通,Captopril,Capoten)

【特点】 是人工合成的非肽类血管紧张素 I 转化酶抑制药,主要作用是抑制并减少血管紧张素 I 转变成血管紧张素 II,干扰血管壁中的肾素-血管紧张素-醛固酮系统或作用于中枢神经系统而降压,还可增强缓激肽的作用,使血管扩张。增加肾血流量,心率不快。并能抑制醛固酮分泌,减少水钠潴留。口服吸收迅速,服后 15min 起效,1h 达血药峰值,胃中食物会减少 30%～40% 的药物吸收。半衰期<3h,95% 药物 24h 由尿

排出。静注作用减弱。用于治疗各种类型的高血压病,急、慢性充血性心力衰竭。

【用法与用量】　高血压治疗,25mg,3/d,1~2 周递增 25mg,3/d。慢性充血性心力衰竭 12.5~25mg,3/d。

【注意事项】　50％的患者与利尿药合用才见效。防止用药后血压骤降。

哌唑嗪(脉压平,升压唑,脉宁平,Prazosin,Furazosin,Minipress,Hypovase,Sinetens)

【特点】　为选择性突触后 α_1 受体阻滞药,能扩张血管,产生降压效应。不影响 α_2 受体引起的反射性心动过速。不增加肾素分泌及影响肾功能。口服吸收良好,0.5h 起效,1~2h 达峰值,作用持续 6~10h。用于治疗轻、中度高血压,特别是合并肾功能不全者。也用于中度、重度充血性心力衰竭及心肌梗死后心力衰竭的治疗。

【用法用量】

1. **高血压治疗**　0.5mg 口服,3/d,以后 1mg 口服,3/d,最大量 20mg/d。与利尿药合用,效果更好。

2. **充血性心力衰竭**　0.5~1.0mg 口服,3/d。维持量 4~20mg/d,分 3~4 次。注意与麻醉药合用有协同作用而降低血压。首次给药有直立性低血压的"首剂现象"。服药后平卧 3h 或晚上睡前服可避免。

第十六节　利尿脱水药

呋塞米(速尿,呋喃苯胺酸,速尿灵,腹安酸,Furosemidum,Frusemide,Lasix)

【特点】　为强力利尿药。抑制髓襻升支对 Cl^- 的主动运转,使大量 Na^+、Cl^- 和水排出体外,K^+、NH_4^+ 和可滴定酸排出也增加,而 HCO_3^- 的吸收较完全,并能降低肾血管阻力,增加肾皮质血流。见效迅速,较依他尼酸持续时间短,静注数分钟显效,1h 内发挥最大作用。有轻度降低血压效应。

【用法与用量】　用于各种水肿,尤其急性肺水肿、充血性心力衰竭、急性肾衰竭、颅内高压、脑水肿与高血压的辅助治疗,促使上部尿道结石的排出。每次 20~40mg,缓慢静注。必要时重复给药。小儿每次 1~2mg/kg,新生儿每次 1mg/kg,必要时可连日注射。用量过大或连续应用,可致脱水、低血压、低血钾、低血钠和低氯性碱中毒。同时补充水、电解质,常规补钾。严重心力衰竭、肝肾功能损害患者、孕妇、低钾血症、低钠血症等禁用。

依他尼酸(利尿酸,Acidum Ethacrynicum,Edecrin,Edecril,MK₅₉₅)

【特点】 为强利尿药,作用迅速。作用原理、部位和用途与呋塞米相似。

【用法与用量】 用于急性肺水肿及心、肾、肝水肿等。静注后 10min 显效,30min 达高峰。2~6h 作用消失。效果不显著时可增加剂量。每次 0.5~1.0mg/kg,缓慢静注或输注。但注意大剂量可引起永久性听力损害。一般不作首选利尿药,必要时可间歇使用。

20%甘露醇(己六醇,甘露糖醇,Mannitolum,Mannidex,d-Mannitol,Osmitrol)

【特点】 脱水作用较强,不参与体内代谢,对血糖和肝糖原无明显影响,提高血浆渗透压而使组织脱水,为安全有效的高渗透性脱水利尿药。降低颅压和肾血管阻力,增加肾血流量,减轻肾小管细胞和间质水肿,使肾小管内水分增加,防止各种管型的形成。

【用法与用量】 用于颅脑外伤、颅内压增高、脑水肿、急性肾衰竭、青光眼降眼压等。也用于巴比妥类及水杨酸中毒抢救。每次 1~2g/kg,10~20min 静注或输注完,注射后 10min 发生利尿作用。用药后 20min 降低颅内压,于 2~3h 达到最低水平,降低颅内压 43%~66%,作用可持续 6h 以上。每 4~6 小时可重复 1 次。在脱水并心衰时,每次 0.2~0.3g/kg,颈动脉注入,20~30min 缓慢推入。或 20%甘露醇 250ml 快速输注,60~100 滴/min,10~20min 滴完,4~6h 可重复 1 次。预防急性肾衰竭,先输注 20%溶液 100ml,3~5min 滴完,100~200g/d。不良反应为长期大量应用,可出现低钠血症、肾小管损害及血尿。

25％山梨醇（山梨糖醇，Sorbitolum，Sorbitol，Sorbol，Sorbostyl，d-Sorbitol）

【特点】　作用同甘露醇。静注后小部分转化为糖原，而失去高渗作用。疗效较甘露醇差，故将浓度提高到 25％而弥补其不足，是安全有效和价廉的脱水药。

【用法与用量】　静注后 30min 起效，作用 2h 出现高效，维持 6～8h，是脑水肿的首选脱水药。有活动性脑出血者忌用，心功能不全、因脱水所致少尿者和虚弱者慎用。用时勿漏在血管外，以免组织坏死。一旦漏出时，则用普鲁卡因局部封闭。遇冷析出结晶，用温水浸热溶解后使用。长期大量应用后，毒性作用较甘露醇为轻，偶有血尿。有"反跳"现象。每次 25％注射液 250～500ml（62.5～125g），小儿每次 1～2g/kg，于 20～30min 内输入。6～12h 重复 1 次。

30％尿素（脲，Urea）

【特点】　为应用最早的强效利尿脱水药，30％尿素静注后，提高血浆渗透压，脱水作用快而强，维持时间短，3～4h 后有"反跳"现象（因尿素可通过血-脑屏障升高颅内压）。有一定的毒性作用，能溶解蛋白质，发生溶血，使非蛋白氮升高。心脏复苏时肾功能因缺氧而受影响，应先选其他脱水药。在注药后 3～4h 时，可注射 50％葡萄糖溶液或其他脱水药，以预防"反跳"现象。作用与山梨醇相同。

【用法与用量】　每次 0.5～1.5g/kg。30min 内滴完，15～30min 起效，于 1～2h 后颅内压达最低水平。要用 10％葡萄糖、20％甘露醇、25％山梨醇或 25％葡萄糖溶化（解），而不能用生理盐水或注射用水溶解。以免发生溶血反应。不能外漏血管外。12h 后可重复给药。个别病人有面色潮红、精神兴奋、轻度烦躁不安。肾功能减退、血内尿素氮潴留忌用。

50％葡萄糖溶液（Glucosi Hypertonica，Dextrose）

脱水作用迅速而短，有反跳现象（指透过血-脑屏障反可升高颅内压），降颅内压效果差，约为尿素的 1/2，有暂时利尿作用。但因有反跳现象，现已少用。补充热量和液体，促进肝解毒功能和补充能量，有利于脑细胞代谢和功能的恢复。每次 50％葡萄糖溶液 50～100ml，静注。慎用于心脏病。防止外漏至血管外。

利尿合剂

组成为:普鲁卡因 1g、氨茶碱 250mg、咖啡因 250mg、维生素 C 3g、10％～25％葡萄糖溶液 500ml。输注。普鲁卡因能解除平滑肌痉挛,解除小动脉痉挛,从而增加肾血流量;咖啡因兴奋中枢,可消除血管内溶血时,红细胞所产生的血管收缩物质对肾的损伤作用;25％葡萄糖液因其高渗而产生利尿作用。适用于因肾血管痉挛导致的少尿和无尿的治疗。

氨茶碱

见本章第七节中氨茶碱内容。

第十七节　止血及抗凝血药

氨基己酸(6-氨基己酸,Acidum 6-Amino-Caproicum,EACA)

【特点】　为赖氨酸类药物,能阻碍纤维蛋白溶酶(plasmin)的形成,从而抑制纤维蛋白的溶解,达到促凝止血作用。高浓度对纤维蛋白溶酶有直接作用。

【用法与用量】　用于外科大型手术出血、子宫出血、前列腺癌出血、肺和胃出血等。手术早期用药或做术前预防性用药,减少手术渗血。每支 1～2g(10ml)。每次 4～6g,加于生理盐水或 5％葡萄糖 100ml 内稀释后输注。15～30min 滴完。后持续量为 1g/h,维持 12～24h 或更久,直至出血停止。排泄较快,须给予维持量。泌尿科术后有血尿的患者慎用。有血栓形成倾向,过去有栓塞性血管病者慎用。是临床最早应用的抗纤溶药,因不良反应较多,现已被新药取代。

氨甲苯酸(对羧基苄胺,止血芳酸,抗血纤溶芳酸,对氨甲基苯甲酸,Gumbix,Acidum Paraaminomethyl Benzoicum,PAMBA)

【特点】　具有较强的对抗血纤维蛋白溶酶原的激活因子,使纤维蛋白溶酶原不能被激活为纤维蛋白溶酶,从而抑制纤维蛋白的溶解,产生止血作用。同氨基己酸原理和用途。但其效力比氨基己酸大 4～5 倍。

【用法与用量】　每支 100mg(10ml)，每次 0.1～0.2g，以 5％葡萄糖液或生理盐水 10～20ml 稀释，缓慢静注，或加入生理盐水或 5％葡萄糖 100～250ml 内输注。每日 2～3 次，总量＜600mg。此药无氨基己酸排泄快的缺点，麻醉时用于防止术前、术中出血及输血的不良反应。稀释后静注应缓慢。不能止住小动脉出血；有血栓形成倾向或过去有栓塞性病史者忌用。

抑肽酶(抑胰肽酶，Aprotinin，Trasylol，Trypsinum Inhibere)

【特点】　为广谱蛋白抑制药，能抑制胰蛋白酶、糜蛋白酶及纤溶酶等多种蛋白酶。抗纤溶效力强于氨甲苯酸。能抑制血管舒缓素。对心肌具有保护作用，对 CPB 中血小板有明显保护作用。

【用法与用量】　用于防治胰腺炎、创伤、急性出血、减少 CPB 心脏直视手术等的失血、防治严重休克及预防手术后肠粘连，还可用于因溶栓治疗引起的并发症(如使用链激酶和尿激酶时)。8 万～12 万 U/d，静注，第 1～2 天；维持量，2 万～4 万 U/d，输注。若纤维蛋白溶解引起的出血，即刻静注 8 万～12 万 U，以后 1 万 U，每 2 小时 1 次，直至急性出血停止。预防术后出血，手术前 1d 静注，2 万 U/d，连用 3d。若术中大出血时，25 万～50 万 U 加入 5％葡萄糖液 250ml 缓慢输注。预防肠粘连，每次 2 万～4 万 U 腹腔注入。CPB 预防失血，大剂量法为全麻诱导后，15～30min 快输入抑肽酶 200 万 U，维持量 50 万 U/h 至术毕，心肺机的预充液内追加 200 万 U 负荷剂量后，接着 50 万 U/h，至手术结束；小剂量法为 200 万 U 加入心肺机的预充液或 100 万 U 输注，25 万 U/h 维持。产科出血，100 万 U 缓慢静注，接着 20 万 U/h，至出血停止。纤维蛋白溶解亢进性出血，开始 50 万 U，缓慢静注或短时输注(最大速度 5ml/min)，接着 20 万 U/h 维持。儿童按体重计算，通常 2 万 U/(kg·d)。

酚磺乙胺(止血定，止血敏，羟苯磺乙胺，Dicynonum，Etamsylatum)

【特点】　减少毛细血管的通透性，使血管收缩，能促使血小板循环量增加，增强血小板功能及黏合力，促进凝血活性物质释放，加速血块收缩，减少血管渗透性，有利于止血作用。

【用法与用量】　可与氨基己酸等混合使用。常用于手术中预防出血和止血。每次 250～500mg 静注,或加于葡萄糖或生理盐水内输注。用于止血,250～750mg,肌注或静注,或加于 5% 葡萄糖或生理盐水 250～500ml 输注。

枸橼酸钠(柠檬酸钠,Natrii Citras,Sodium Citrate)

【特点】　与血中钙离子生成不能离子化的枸橼酸钙(一种难以离解的可溶性络合物),使血中钙离子突然减少,凝血作用受到抑制,因而能抗凝。仅适用于体外抗凝。血液 100ml 中加此液 10ml 即可。

【用法与用量】　用于血液抗凝,250mg 以生理盐水 10ml 溶解后,再加入血液中。大量输注可引起血钙下降,应及时补钙。一般 ACD 血 1000ml 输入可加入葡萄糖酸钙 1g 或氯化钙 1g 进行治疗。

华法林(苄丙酮香豆素,华福灵,酮苄香豆素钠,华法林钠,Warfarinum Natricum,Warfarin,Soumadin)

【特点】　抗凝血药,能抑制体内凝血酶原合成而起抗凝血作用。

【用法与用量】　用于防治血栓形成及栓塞性静脉炎。目前主要用于人造心脏瓣膜术后的抗凝;作为静脉栓塞、肺栓塞、心肌梗死的辅助用药。口服吸收迅速完全,生物利用度>95%,1h 血药达峰值,$t_{1/2}$ 达 34h,肾排少,主要在肝内代谢,代谢物失活。口服,50mg/d,维持量 2～15mg/d。另有报道 $t_{1/2}$ 为 90h,作用时间长。但奏效慢。凝血酶原时间维持在正常值的 20%～30%,10%～20% 剂量减半,<10% 时停药。人工心脏瓣膜置换术后,首次 6～20mg,以后 2～8mg/d 维持,使凝血酶原时间延长至正常值的 1～1.5 倍。对心肾肝功能减退、严重高血压、有出血倾向或不能测定凝血酶原时间者忌用。过量时应输新鲜血、凝血酶原复合物或维生素 K_1 输注。与广谱抗生素、麻醉药、哌甲酯等同用可增加其作用。

肝素(肝素钠,肝素钙,肝磷酯,Heparinum,Natricum)

【特点】　是目前最有效的抗凝血药。为一种黏多糖硫酸酯,血液中存在的一种抗凝物质。抑制凝血活酶的形成,阻止凝血酶原变为凝血酶,降低凝血酶的活性,抑制纤维蛋白的形成,抑制血小板的凝聚和释放功能。常用于防治血栓形成或栓塞性疾病(如心肌梗死、血栓性静脉炎、肺栓塞等)、弥散性血管内凝血(DIC);血液透析、导管术、微血管手术、输血、心脏外科手术等操作中;某些血液标本或器械的抗凝处理。肝素只有注射用药,是快速达到抗凝作用的首选药。

【用法与用量】　用于血栓和栓塞的防治,弥散性血管内凝血的治疗等。常用于微血管外科手术。常用量 350 ～ 400U/kg(或 2.8 ～ 3.2mg/kg),其他如心导管检查、血液透析、血液回收及血管吻合等都需要使用肝素。2～5ml(2000～5000U)加于生理盐水或 5% 葡萄糖液 100ml 输注,20～25 滴/min。CPB 中在监测 ACT 下,长时间转流,以 400U/kg 或 3mg/kg 静注,达到肝素化(ACT>400s,转流中 600～800s)后,连续静脉输注或微量泵输注肝素,0.3～1.0mg/(kg·h)维持。用后可见出血,故有出血素质和伴有凝血障碍的各种疾病,肝、肾功能不良,严重高血压的患者忌用。密切观察下,应用于弥散性血管内凝血患者。1mg≈125U。输注时要掌握好速度。如引起严重出血,可静注硫酸鱼精蛋白拮抗。1mg 鱼精蛋白可中和 125U 肝素。

硫酸鱼精蛋白(Protamini Sulfas)

【特点】　为低分子量带强碱性蛋白质,在体内能与带强酸性肝素结合,使之抗凝血作用迅速失效。作为肝素拮抗药,用于治疗肝素过量所致的出血或某些病的自发性出血止血。

【用法与用量】　手术中常用于体外循环等对抗肝素的作用。抗肝素过量,用量与所用肝素(最后一次使用量)相当,先按 3mg/kg 的鱼精蛋白于主动脉或静脉慢注(>7min),但可高于 1.5 倍的量静脉缓注,或 5～8mg/kg 以生理盐水 100～250ml 稀释后输注。拮抗自发出血,仍按 5～8mg/(kg·d),2/d,间隔 6h,生理盐水 300～500ml 稀释后输注。1mg 可中和 1mg 肝素。高浓度快速注射可产生低血压、心动过缓、呼吸困难、面红等。故应缓慢注射,为 3～5min,用后观察血压、脉搏等。

氨甲环酸(反式对氨甲基环己烷羧酸,抗纤溶环酸,凝血酸,止血环酸,Acidum Tran Examicum,Trans-AMCA,AMCA)

【特点】　为氨基酸类化合物,凝血机制类似于氨甲苯酸或氨基己酸,但作用较两者均强。对纤溶性出血的止血效果显著,比氨基己酸大 7～10 倍。

【用法与用量】　用于紫癜、再生障碍性贫血、白血病、癌症、肝硬化及肾出血、前列腺肥大手术后出血等。术前用药可减少术中渗血。也用于各种外伤出血和其他手术的异常出血等。每次 250～500mg,加入 25％葡萄糖 20ml 稀释后静注,或每次 250～500mg 加于 5％～10％葡萄糖溶液 100～250ml 内输注。与其他凝血药合用,应用效果较好。术前有出血倾向者及估计手术过程中出血较多者,可于术前 1～2d 口服,每次0.25～0.5g,1/d。

人纤维蛋白原(纤维蛋白原,Fibrinogenum Human)

为人血浆中浓缩的纤维蛋白原。用于外伤、大手术或内出血(包括产科出血)等引起的纤维蛋白原缺乏而造成的凝血障碍。每次 1.5～8g,加于注射用水或生理盐水中输注。临用前,以 20～30℃的注射用水 100ml溶解,轻轻摇动至全部溶解为止。输注时,应用带滤网装置的输血器,以防不溶性蛋白颗粒输入,如有大块沉淀,不得使用。输注速度 40 滴/min。4～6g 可提高血浆纤维蛋白原 1～1.5mg/ml。纤维蛋白原生物半减期3～5d。

人血浆冷沉淀(Plasma Cold Sedimenp)

【特点】 人血浆冷沉淀(简称冷沉淀)是第Ⅷ因子及纤维蛋白原的浓缩物。冷沉淀是用新鲜冷冻血浆(FFP)在 1～6℃条件下不溶解的白色沉淀,国内以 200～400ml FFP 作为 1 个制备单位。主要用于手术大量输血后、DIC、手术后伤口渗血等;用于治疗血友病、各种手术、创伤引起的凝血机制障碍等出血性疾病;用于严重创伤、烧伤、严重感染、白血病和肝功能衰竭时,除凝血作用外,可明显改善其预后。

【用法与用量】 外科出血,纤维蛋白原正常,血浆浓度为 2～4g/L,最低止血浓度 0.5～1g/L。若每袋冷沉淀含纤维蛋白原 200mg,0.2～0.4 袋/kg 可将纤维蛋白原浓度提高到 1.0g/L。如 70kg 的病人将其血浆纤维蛋白原升至 0.5～1.0g/L,需 14 袋,一般病人常用剂量是每次7～8 袋,即每 10kg 体重 1 袋。

维生素 K₁(维他命 K₁,叶绿醌,Vitaminum K₁,Phytonadione,VitK₁)

为维生素类止血药,参与肝内合成凝血酶原及凝血因子Ⅶ、Ⅸ、Ⅹ。

用于凝血酶原过低症、维生素 K 缺乏症、阻塞性黄疸、胆管瘘术前、慢性腹泻、新生儿出血症及服用过量双香豆素及水杨酸所致凝血酶原过低而引起的出血等。对内脏平滑肌绞痛和癌肿痛有良好镇痛作用,用于胆绞痛及癌肿引起的剧烈疼痛的治疗。每次 20mg,肌注或静注,或输注。静注一般不用,用时注速为 4～5mg/min,手术前用药,25～50mg/d。

巴曲酶(立止血,巴曲亭,Batroxobin,Reptilase,Botroase)

【特点】　从巴西矛头蛇的毒液中分离、制取的巴曲酶制剂,在类凝血酶样作用下,促进凝血因子释放而凝血;能激活凝血激酶加速凝血酶生成,促进凝血酶生成,加速凝血过程。对完整无损的血管内无促进血小板聚积作用,不激活血管内纤维蛋白稳定因子,不引起 DIC。

【用法与用量】　用于防治各种原因的出血,减少术中出血量和术中输血量。用法:急性出血,每次 2kU,静注,5～10min 可止血,持续 24h。减少术中出血,每次 1～2kU,肌注或皮下注射,20～30min 生效,持续48h,总量＜8kU/d。术前 30min　1～2kU 肌注或静注,手术治疗 1～2kU,肌注,预防手术中出血。动脉及大静脉出血仍以手术操作来止血,配合静注本药,可减少出血量;DIC 出血禁用本药。如在补充凝血成分的基础上使用本药,效果更佳;在纤溶系统亢进情况下,与抗纤溶酶药物合用。手术中渗血,静注 2kU;手术后预防出血,1～2kU,肌注,2/d,连用 3d。

人凝血酶原复合物(Human Prothrombin Complex)

【特点】　系从健康人血浆中,采用低温乙醇结合层析纯化中分离提取的血浆冻干制剂,能保持凝血因子Ⅱ、Ⅶ、Ⅸ、Ⅹ的正常活性。对凝血因子Ⅱ、Ⅶ、Ⅸ、Ⅹ缺乏症,包括:凝血因子Ⅸ缺乏(乙型血友病)及Ⅱ、Ⅶ、Ⅹ凝血因子缺乏症;抗凝药过量、维生素 K 缺乏症;因肝病导致的凝血机制紊乱;DIC 时,凝血因子Ⅱ、Ⅶ、Ⅸ、Ⅹ被大量消耗,可在肝素化后应用;治疗已产生因子Ⅷ抑制物的甲型血友病患者的出血症状;逆转香豆素类抗凝药诱导的出血;以及凝血酶原时间延长而拟行外科手术等患者,均有显著效果。

【用法与用量】　应在医师严格监督下使用,用前将本药、注射用水或5％葡萄糖预温至 20～25℃,将本药完全溶解;200U 用生理盐水或 5％葡萄糖液 50～100ml 稀释,滤网输液器输注。始慢,15min 后稍加快,30～60min 输完。

使用剂量随病情,即因子缺乏程度而异,一般 10～20U。

第十八节　激素类药及促皮质激素

氢化可的松（可的索,皮质醇,Hydrocortisone,Cortisol,Cortril）

【特点】　为天然短效的糖皮质激素类药,其特点:①降低毛细血管的通透性,可减轻脑水肿;②抑制组胺及其他毒性物质的形成和释放;③促使蛋白质转变为糖原,减少组织对葡萄糖的利用,因而肝糖原及血糖都增加。减少肾小管对葡萄糖的重吸收,出现糖尿;④增加中枢神经系统的兴奋性;⑤促进水钠潴留,增加钾的排泄,使细胞外液增加;⑥使血压增高;⑦故在抢救时起到增强机体抵抗力、退热、解毒、抗炎、抗过敏、抑制免疫的药理作用;⑧能改变机体反应性,达到缓解症状、减轻机体对各种刺激性损伤所致的病理反应,加强机体对升压药的反应,提高机体对药物治疗的敏感性。

【用法与用量】　麻醉、手术中常用,为危重患者急救用药。2～4mg/kg 静注为负荷量;每次 100～500mg,输注。目前用量有增大趋势,最大量可达 1000mg/d,加于生理盐水或 5％～10％葡萄糖溶液 250～500ml 内输注。

【注意事项】　应用氢化可的松,如有结晶析出,可加温溶解后使用,同时注意如下方面。

1. 并用维生素 C　加用大量维生素 C 500～3000mg 输注,可保持肾上腺皮质功能和减轻变态反应作用。

2. 应用时并用大量抗生素　因激素可导致感染扩散。

3. 不良反应　激素应用可影响伤口的愈合,并可诱发胃肠道出血,应用时必须严密观察患者。

4. 限钠补钾　治疗中限钠,适当补充钾盐。

5. 预防库欣综合征　长期大量应用后可致类库欣综合征表现,出现水肿、高血压及肌无力等不良反应。

地塞米松(氟美松,甲氟烯索,德沙美松,氟甲去氢氢化可的松,Dexamethasonum,Dexamethasont,Draexon,Decadron)

【特点】　为危重患者的急救用药。抗炎、抗过敏和抗毒作用为氢化可的松的 25～30 倍。不良反应轻微,对糖代谢作用强,对电解质的作用弱,不产生钠潴留和钾丢失,对全身状况无明显影响。

【用法与用量】　手术过程中,常用于急性病症,如胸水肿、支气管哮喘等。抢救患者时用后可提高机体抵抗力,增强机体对药物治疗的敏感性。在气管内麻醉,或于气管内导管拔除前后,用地塞米松可预防术后喉头水肿的发生。对孕妇应慎用,特别在妊娠初 3 个月,以免造成胎儿和出生后婴儿的肾上腺皮质功能减退。成人每次 5～10mg,皮下、肌注或静注。每次 2～20mg,输注,鞘内或硬膜外腔内用药。小儿每次 1～1.5mg。新生儿每次 0.5～1mg。

醋酸泼尼松(醋酸去氢可的松,醋酸泼尼松,醋酸强的松,Prednisoni Acetate,Delcortin,Delta-corlin,Cblconin)

作用同醋酸可的松,但水、钠潴留作用及促使钾排泄的作用较小,而对糖代谢及抗炎作用则显著增强。适用于类风湿关节炎、风湿热、哮喘及肾病综合征等。不良反应及毒性较小。口服,每次 2.5～10mg,3～4/d,维持剂量 2.5～10mg,1～2/d;最高量可达 100mg/d 以上。

醋酸可的松(醋酸皮质酮,皮质素,Cortisoni Acetate,Cortelan,Cortistab,Cortisyl Artriona)

为糖皮质激素类药的代表。

【特点】　具有对糖蛋白质等多方面的作用:①促进蛋白质分解转变为糖,减少葡萄糖利用,使血糖、肝糖原增加;②使水、钠潴留,促进钾排泄;③有抗炎、抗过敏、抑制免疫的药理作用。改变机体的反应性,减轻机体对损伤的病理反应,减少炎性渗出;④使淋巴细胞、大单核(巨噬细胞)与嗜酸性粒细胞暂时减少,红细胞、血小板、嗜中性白细胞增加。

【用途与用量】

1. 用途

(1)急性严重的细菌感染:与大剂量抗生素合用,对各种严重感染有良好退热、抗炎、抗毒、抗休克及使症状缓解作用。

(2)兴奋中枢神经:提高神经系统的兴奋性。

(3)解毒与支持循环:用于感染伴严重中毒症状或循环衰竭。

(4)抑制结缔组织增生:对炎症组织后期可抑制结缔组织的增生。

2. 用法 口服,每次 12.5～100mg,3～4/d;小儿 5～10mg/(kg·d),分 3 或 4 次。肌注,50～300mg/d,分 2 或 4 次。小儿 5～10mg/(kg·d),分 2 次。

【注意事项】 应用醋酸可的松时须注意:①不能突然停药,应逐渐减量或给予中等药量 ACTH 后渐停药。ACTH 不能加速停药。②限钠补钾。③观察血压。④禁忌证:活动性肺结核、严重真菌感染、严重高血压、精神病、骨质疏松症、心衰、肾功能衰退、溃疡病、糖尿病患者禁忌或慎用。⑤合用抗生素:用于细菌感染须加定量抗生素。水痘患者应用可使病情严重加剧。⑥孕妇和小儿禁忌长期大量应用。⑦苯妥英使其效果减弱;维生素 A 抑制其抗炎症效果;噻嗪类降压药、利尿药、依他尼酸、呋塞米可使其致低钾血症;能减弱降血糖作用(口服降血糖药);口服避孕药及卵泡激素能增强其效果。⑧诱发和加重溃疡:使消化道溃疡的发生率增加。⑨不良反应同氢化可的松。

泼尼松龙(氢化泼尼松,去氢氢化可的松,Prednisolonum,Hydroprednisone)

本药为激素类药。作用、用途、不良反应及毒性等同"醋酸泼尼松"。重症病人用药,口服每次 5～20mg,3～4/d,小儿 1～2mg/(kg·d),分 3 或 4 次。输注,每次 10～25mg 加于 5% 葡萄糖液 100～200ml 输注。肌注,10～30mg/d;关节腔、滑膜腔内或局部注射可用醋酸泼尼松龙混悬液,125mg/(5ml,每瓶)。

甲泼尼龙(甲基氢化泼尼松,甲基泼尼松龙,6-甲泼尼松龙,Medrol,Medrone,Methylprednisolonum)

本药为激素类药。作用及用途同泼尼松龙,其抗炎作用稍强于泼尼松和泼尼松龙,而钠、水潴留作用稍弱,无排钾不良反应。重症病人用药。不良反应及毒性同泼尼松龙。口服,16～40mg/d,分 4 次,维持量 4～8mg/d,小儿 0.8～1.6mg/(kg·d),分 3 或 4 次。注射,每次 40mg,肌注、静注,或输注。注射时溶于所附的 1ml 溶媒中。关节腔或局部注射可用醋酸甲泼尼龙,200mg/(5ml・每瓶)。

曲安西龙(确炎舒松-A,去炎松,氟羟氢化泼尼松龙,阿塞松,Triamcinolonum,Triamcortisone,Kenaeort-A,Volon-A)

本药为激素类药。抗炎作用为氢化可的松的 5～6 倍,不引起水钠潴留和排钾过多。用于风湿性、类风湿及创伤性炎症,以及肩周炎、过敏性疾病等。口服:8～40mg/d,分 1 或 3 次,维持量 4～8mg/d;小儿,0.8～2mg/(kg・d)。肌注:每次 40～80mg,每周 1 次。每次 10～25mg 关节腔内。关节腔内及局部有感染性炎症时忌用。不良反应及毒性同氢化可的松。

促肾上腺皮质激素(促皮质素,Adrenocorticotropinum,Corticotropin,ACTH)

本药是维持肾上腺正常形态和功能的重要激素。能刺激肾上腺皮质释放皮质激素,作用及用途与醋酸可的松相似,但在急性及慢性肾上腺皮质功能减退时不宜用。不良反应及毒性同醋酸可的松,偶有过敏反应。每次 5～20U,静注或输注,1/d。小儿每次 5～10U,于 8h 内滴入 0.01～0.04U/ml,1/d。25～100U/d,肌注,分 2 或 4 次。小儿 2～3U/(kg・d),分 2 次。

左甲状腺素(左甲状腺素钠,Levothyroxine,T_4)

【特点】 为人工合成的四碘甲状腺原氨酸,和甲状腺素作用近似。和碘塞罗宁作用相仿。适用于甲状腺激素的替代治疗。

【用法与用量】 25～50μg,1/d,2 周后递增 50μg,最大剂量 150～300μg/d,维持量 100～200μg/d。儿童＞1 岁,4μg/(kg・d);＜1 岁,25～50μg/d,用于呆小症。静注:500μg,随之加用 T_3,6～8h 出现效应。如症状无改善,可在 1～2d 内重复 100～200μg,见效后改为口服,100μg/d。

碘塞罗宁(三碘甲状腺原氨酸钠,碘甲状腺氨酸钠,甲碘安,Sodium Triioaothyronine,T_3,Liothyronino)

【特点】 人工合成的三碘甲状腺原氨酸钠,与甲状腺素作用相似,即促进新陈代谢,维持生长发育,提高机体对交感神经递质的感受性,参与体温的调节,降低血中胆固醇含量等,其效力为甲状腺素的 3~5 倍。口服吸收约 90%,作用出现快、排泄快,维持时间短。T_3 在血清中 $t_{1/2}$ 约 33h。用于黏液性水肿,甲状腺功能不足状态,甲状腺功能诊断。

【用法与用量】

1. 黏液性水肿 2.5~5μg/d,每 1~2 周增加 5~10μg,当 1d 用量达 20μg 时,可每周增加 10~20μg,维持量 50~100μg/d。伴有心血管病或老年人,开始 5μg/d,每 2 周增加量<5μg。对黏液水肿昏迷者,首量 40~120μg,静注。以后 5~15μg/6h,直到病人清醒,改为口服。

2. 轻度甲状腺功能减退症 20μg/d,每 1~2 周增加 20μg,直到获得疗效。维持量 20~40μg/d。儿童<7kg 者,2.5μg/d;>7kg,5μg/d,每周增加 5μg。

3. 诊断成人甲亢 T_3 抑制试验:对摄碘率高的病人做鉴别诊断,60~100μg/d,共 6d。80μg/d,分 3~4 次口服,连用 7~8d。服药前后行放射性碘摄取试验,甲亢者,甲状腺对碘的摄取不能抑制,而正常人则受抑制。

第十九节 α_2 受体激动药

可乐定(可乐宁,110 降压片,Clonidine)

【特点】 抗高血压药。激动 α_2 受体,直接激动下丘脑及类似 α-甲基肾上腺素(α-MNE)对延髓血管运动中枢 α_2 受体作用,外周作用轻微。降低交感活性,副交感兴奋,可致窦性心动过缓;与麻醉药协同作用;与氟烷并用,可增加肝毒性;脱水疗法可致直立性低血压;麻醉前不必停可乐定治疗。降压作用口服后 0.5~1h 出现,2~3h 达峰值,持续时间 4~6h。易透过血-脑屏障。肝代谢,余原形随尿排出。用于治疗高血压病及高血压急症、麻醉前用药、辅助控制性降压,伍用后可增强全麻药作用、椎管内镇痛、抗阿片戒断综合征及降低眼压等。

【用法与用量】 治疗高血压初始 75~150μg,口服,3/d,隔 3~4d 可递增为 75~200μg,维持量,每次 75~200μg,2~4/d;肌注治疗高血压,150~300μg,必要时,6h 重复一次;重度高血压急症,负荷量,开始 200μg,

口服，以 $100\mu g/h$，直至舒张压控制或总量达 $700\mu g$ 时，可用维持量 $75\sim200\mu g$；麻醉前用药，$150\sim300\mu g$，口服或肌注；辅助控制性降压或增强全麻药的作用，$150\sim300\mu g$ 加入葡萄糖溶液 $20\sim40ml$ 中缓慢静注，$10min$ 起效，$30min$ 达峰值，持续 $3\sim7h$。椎管内镇痛，$75\sim150\mu g$＋吗啡 $2mg$。静注，$24h$ 内总量 $<750\mu g$。抗阿片戒断综合征作用，$150\sim300\mu g$，加入葡萄糖液 $20\sim40ml$ 缓慢静注，必要时 $6h$ 重复 1 次。绝经期潮热，$25\sim75\mu g$，口服，$2/d$；严重痛经，$25\mu g$，口服，$2/d$，月经期或月经前服；偏头痛，$25\mu g$，$2\sim4/d$，或 $50\mu g$，$3/d$；青光眼降眼压，单侧 1 滴，点眼 $2\sim3/d$。

【注意事项】　此药久用可使水、钠潴留，故应并用利尿药；停药后有交感神经功能亢进现象，再用可乐定或酚妥拉明对抗之。故停药须在 $1\sim2$ 周内渐减。

右美托咪定（Dexmedetomidine Hydrochloride Injction）

【特点】　右美托咪定是一种高选择性 α_2 肾上腺素受体激动药，具有中枢性抗交感作用，还有镇痛、镇静、利尿、抗寒战、抗焦虑和抗流涎作用。对呼吸无抑制，还具有对心、肾、脑等重要器官功能产生保护的特性。由芬兰 Orion（奥利安）公司研发，1999 年 12 月 27 日在美国上市，2004 年 1 月在日本上市，我国也已生产。

静注右美托咪定后对 α_1 和 α_2 肾上腺受体均有作用，但选择性极强，$\alpha_2:\alpha_1=1600:1$，几乎只选择 α_2 肾上腺受体。对 α_2 肾上腺素受体的选择是可乐定的 8 倍。激动突触前膜的 α_2 受体，抑制了应激状态下的交感神经的过度兴奋，降低了去甲肾上腺素及皮质醇的浓度，终止了疼痛信号的传导；激动突触后的 α_2 受体，稳定了患者血压、心率及术中血流动力学，提高了缺血区/非缺血区的血流比例，降低了心肌氧耗，减低了心肌缺血的发生率，即降低了围术期心肌缺血和心肌梗死的发生率，降低了围术期总死亡率；与脊髓内 α_2 受体结合产生镇痛作用的同时，可导致镇静和抗焦虑；右美托咪定降低 CBF，不升高 ICP，保护神经细胞，可有效改善手术患者的预后，用后可使心血管患者的死亡率降低 2%。主要通过肾排泄，用药后有心动过缓和低血压发生率较高。同时用药后可增强麻醉药、镇静药、催眠药和阿片药物作用。可溶于 $0.9\%NaCl$、5% 葡萄糖溶液。用药后起效 $6\sim15min$，半衰期 $2\sim3h$，达峰时间 $25\sim30min$，故 $30min$ 内不宜频繁增加输入剂量，以免镇静过度。

广泛用于围麻醉期,用于全身麻醉手术患者气管插管、拔管、有创检查、ICU 机械通气时的镇静;用于镇痛、麻醉辅助后,可减少麻醉药的用量,使血流动力学稳定,减少患者术中、术后寒战的发生率。

【用法与用量】 成人剂量,配成 $4\mu g/ml$。取本品 2ml(1 支)加入 48ml 0.9%NaCl 溶液中,形成总 50ml 溶液,轻摇,混匀,加入注射泵内备用。严格无菌操作技术。即稀释至 $4\mu g/ml$ 溶度,以 $1\mu g/kg$ 缓慢静注。

1. 麻醉前用药 $2.5\mu g/kg$,肌注;或 $0.5\sim1\mu g/kg$ 持续静脉泵注 $(10\sim15min)$。

2. 全麻诱导 $0.5\sim1.0\mu g/kg(10\sim15min)$,持续泵注。平稳,插管时不良反应少,血压不高,心率不快。负荷量。$1\mu g/kg$。

3. 全麻维持 平衡麻醉中多与吸入麻醉药、静脉麻醉药、镇痛药、镇静药等联合使用,加强了麻醉作用,提高了药物效价,减少了各个麻醉药、镇痛药、镇静药的用量,便于麻醉管理,麻醉经过平稳。$0.2\sim0.4\mu g/(kg\cdot h)$持续泵注。并适当调节、减少异氟烷等吸入麻醉药、丙泊酚、芬太尼、咪达唑仑等麻醉药的剂量。维持输注速度:$0.2\sim0.7\mu g/(kg\cdot h)$。

4. 全麻苏醒 手术结束前 40min,持续泵注 $0.8\mu g/kg(10min)$;同时停止给予任何麻醉性镇痛药(除瑞芬太尼外)、吸入麻醉药、肌松药等,并给予新斯的明、阿托品以拮抗肌松药的残留作用,清醒、呼吸满意者拔管,平稳后送回病房,无术后躁动,是术后管理最好、最满意的药物之一。

5. 区域阻滞辅助镇静 持续泵注 $0.2\sim0.7\mu g/(kg\cdot h)$,但必须保证神经阻滞效果满意;防止并发症。每次 $3\mu g$ 静注,可延长神经阻滞持续时间。

6. 有创检查镇静及内镜检麻醉 持续泵注 $1\mu g/kg(10\sim15min)$ 为负荷量,后以 $0.2\sim0.7\mu g/(kg\cdot h)$维持,可减轻病人检查中的痛苦,保持安静。

7. ICU 重症机械通气患者的镇静 以 $0.2\sim0.7\mu g/(kg\cdot h)$持续泵注,或 $0.4\mu g/(kg\cdot h)$,$<72h$。使病人舒适、缓解焦虑和烦躁,能安静接受呼吸机治疗;又可减低 ICU 住院日期及总体费用。

8. 困难插管和纤支镜检查镇静 $1\mu g/kg(10\sim15min)$持续泵注,后以 $0.2\sim0.7\mu g/(kg\cdot h)$维持。

9. 功能神经外科手术麻醉维持期用药 提供良好、可保持唤醒能力,有利术中、术后进行神经学检查和治疗的镇静,是一种很有前景的神经外科麻醉辅助药。对其运动区手术、语言区手术及脑深部电极（DBS）置入等手术，术中需要唤醒时，在适当手术步骤泵注 $0.5\mu g/kg$（15min）负荷量，继以 $0.2\sim0.5\mu g/(kg\cdot h)$ 持续输注，联合 1% 丁卡因、$0.2\%\sim5\%$ 罗哌卡因、瑞芬太尼、丙泊酚等药物，实现唤醒、脑肿瘤或癫痫病灶切除、神经功能测试、DBS 置入、开颅和关颅等神经外科手术步骤，取得满意手术效果。

10. **心血管手术麻醉**　诱导时，$0.5\sim1\mu g/kg$（10~15min），可减少静脉麻醉药、镇痛药和镇静药用药量。如依托咪酯可减少 $1/3\sim1/2$，芬太尼或舒芬太尼可减少 $20\%\sim30\%$；且插管时血流动力学平稳、少见血压升高和 HR 增快。关胸时给 $0.1\sim0.3\mu g/(kg\cdot h)$，视手术进程逐渐减低其他麻药用量，实施快通道麻醉和拔管时的循环平稳，送患者入 ICU，清醒。气管拔管前以 $0.05\sim0.2\mu g/(kg\cdot h)$ 镇静，可减轻血流动力学波动，很少有谵妄和躁动发生。

【注意事项】

1. **禁忌**　对本药及其成分过敏者禁用。<18 岁、孕妇、剖宫产、哺乳期妇女禁用。>65 岁患者慎用。肝、肾功能障碍患者减量。

2. **不良反应**　用药后多发生低血压、心动过缓。口干和窦性停搏，与输注速度有关。发生后减少用量或停止输注，加快输液速度，抬高下肢；必要时用药物干预，开始使用升压药升压及用抗胆碱药物纠正心动过缓。出现暂时性高血压不须处理。

3. **药物协同作用**　同是用药的麻醉药、镇静药、催眠药和阿片类药的剂量应减少。本药是有效的镇静、镇痛、麻醉辅助药物。本药不应与血液或血浆通过同一静脉导管同时给予。本药与两性霉素、地西泮同时给予显示不相容。天然橡胶可能吸收本药，故要用非天然橡胶附件的麻醉机。

【规格】　安瓿：2ml:200μg/支；西林瓶装：5 瓶/盒，10 瓶/盒。

α-甲基多巴（α-Methyldopa，Aldomet）

【特点】　作用于中枢的抗高血压药。其在脑内转化为 α-甲基去甲肾上腺素，后者作用类似可乐定。兴奋中枢 α 受体，减低外周交感神经张力，使血压下降，心排血量减少。为中度偏强的降压作用，伴心率减慢。口服吸收在 $26\%\sim74\%$，生物利用度平均 25%。一次给药，2~5h 起效，

6～8h 达峰值,持续 24h。治疗高血压。

【用法与用量】 口服,0.25g,3/d,以后根据病情调整剂量,每 2 日递增 0.25～0.5g,最大剂量 3g/d。小儿初量,10mg/(kg·d),分 2 或 4 次服,以后增减剂量,最大剂量 65mg/(kg·d)。适用于肾功能不良者。内源性和外源性儿茶酚胺所致的高血压危象、急性心力衰竭、肺水肿病人,减轻心脏后负荷,缓解肺水肿,先用酚妥拉明,后用本药,用于急症抢救,疗效显著。静脉输注,0.5～1.0mg/kg,加入 5％葡萄糖液 500ml 缓慢输注。治疗周围血管痉挛,按以上药量输注外,可口服,每次 10～20mg,3/d。

【注意事项】 患者有自身免疫反应,＞6d(长期),或＞1g/d(大量),有 20％患者出现抗人球蛋白阳性反应,溶血性贫血,粒细胞减少,停药后可恢复。不适用于嗜铬细胞瘤的高血压。忌与单胺氧化酶抑制药、吩噻嗪类及左旋多巴、利血平同用。老年人或肾功能不全应减少药量。

第二十节 钙通道阻滞药

维拉帕米

详见本章第十三节。

硝苯地平(硝苯啶,硝苯吡啶,心痛定,乐欣平,弥心平,拜心通,伲福达,艾克迪平,利心平,尼非地平,Nifelat,Procardia,Nifedipine,Adalat)

【特点】 第一代钙通道阻滞药。为二氢吡啶类钙通道阻滞药,选择性扩张小动脉,对心肌有较弱的负性肌力作用,抑制心肌收缩,使心脏负荷降低,心肌需氧量减少;减少细胞内钙离子,避免心脏细胞内钙离子过多,起到保护心肌细胞的作用;降低血液黏稠度,抑制血小板聚集,改善心肌微循环。使心脏后负荷减轻,血压下降,伴心率加快、心排血量增加,冠状动脉血流增加,且增高肾素活性。口服,30～60min 起效,持续 3h,半衰期为 3～4h。治疗轻、中及重度高血压,降压作用强大、迅速而完全。可作为控制性低血压、治疗心绞痛等的药物。

【用法与用量】 治疗高血压,5～20mg,口服,3/d;或缓释片 1 片/d,

每晨服用,或 2 片,1/d。慢性心力衰竭,20mg,口服,4/d;心绞痛,以变异型和冠状动脉痉挛所致心绞痛最有效,10～20mg,口服或舌下含化,3/d,或缓释片 1 片/d;控制性低血压,5～15μg/kg,静注。10mg 舌下含化。或 10mg 加生理盐水 2ml,滴鼻降压。预防气管内插管不良反应,诱导前 10min,含服 10mg,或 10mg 加生理盐水 2ml,诱导前滴鼻。<30kg 者,10mg 或>60kg 者,30mg,舌下含化或口服,治疗肺动脉高压。

【注意事项】　目前无静注药品。重度主动脉狭窄、心源性休克及心肌梗死发生后前 8d 内禁用。与 β 受体阻断药或利尿药合用效好。

地尔硫䓬(硫氮䓬酮,合贝爽,合心爽,恬尔心,Diltiazem,Dilzem,Cardizem)

【特点】　为钙离子通道阻滞药,属苯并噻嗪衍生物,效力比维拉帕米稍弱,有负性变力作用;降低休息时心率,扩张冠状动脉及周围血管。口服后 15min 起效,生物利用度为 24%～45%,经肝代谢,65% 经肠道排泄,35% 经肾排泄。半衰期为 2～6h。用于抗高血压;抗心绞痛,对静息型、劳力型和变异型疗效好;治疗室上性心律失常和房颤。

【用法与用量】　300mg,1/d,口服,治疗高血压;90mg,口服,2/d,预防稳定型心绞痛发作;70～150μg/kg,静注,维持量 1～5μg/(kg·min),纠正室上速;0.1～0.3mg/kg,缓慢静注,控制性降压;5～15μg/(kg·min)输注,治疗高血压危象或围术期高血压;麻醉诱导前,静注 0.15mg/kg,继以 3～5μg/(kg·min)维持,直至拔管后 3～12h,可降低冠心病患者术后心肌缺血的发生率。

【注意事项】　术前已用钙通道阻滞药的病人,或恩氟烷麻醉时,有心衰或传导阻滞的患者以不用为好。左心室功能障碍,并用 β 受体阻滞药的患者、病态窦房结综合征、严重房室传导阻滞、房颤及孕妇患者忌用。

尼莫地平(尼莫通,硝苯吡酯,硝苯甲氧乙基异丙啶,Nimodipine,Nimotop)

【特点】　为新型二氢吡啶类钙通道阻滞药。能透过血-脑屏障,对脑动脉平滑肌抑制作用强,防止脑血管痉挛,增加脑血流,有显著的抗脑缺血作用。口服后 30～90min 起效,生物利用度 5%～10%,半衰期为 2h,经肝代谢,静注起效迅速。用途:轻、中度高血压,各种原因引起的蛛网膜下腔出血、缺血性脑血管病、脑卒中及脑血管痉挛、控制性降压和突发性聋等。

【用法与用量】 高血压,初始量 40～60mg/d,分 3 次口服;90～120mg/d,分 3 次口服,或静脉输注 0.25～0.5μg/(kg·min),治疗蛛网膜下腔出血和脑血管痉挛;25～50μg/kg,静注,之后 5～7.5μg/(kg·min)维持,控制性降压;每次 10～20mg,3/d,5～7d 为 1 个疗程,治疗突发性聋。一直用至 3～4 个疗程。

【注意事项】 脑水肿及颅内压明显升高时禁用。同其他降压药合用可增强降压作用。

尼卡地平

详见本章第八节。

尼群地平(硝苯甲乙吡啶,Nitrendipine)

【特点】 为新型二氢吡啶类钙通道阻滞药,对外周血管有显著扩张作用,其强度顺序为尼群地平＞尼卡地平＞尼莫地平;对冠状动脉的扩张强度顺序为尼卡地平＞尼群地平＞尼莫地平;扩血管作用为硝苯地平的6 倍;对预防和治疗冠状动脉痉挛有特效。不影响肾素-血管紧张素Ⅱ活性及肌酐清除率,并可增加尿酸排出及利钠效应。口服15～30min 起效,2～3h 达峰值,维持 6～8h,生物利用度 20%,半衰期为 12h,经肝代谢。主要用于高血压的治疗,特别适用于伴冠心病患者,并发肾功能不全的高血压及肾移植后须降压的患者。

【用法与用量】 10～20mg,口服,3/d。

【注意事项】 不能透过血-脑屏障,对脑血管痉挛基本无效。

第二十一节　非甾体抗炎药

氯灭酸(抗风湿灵,抗炎灵,Acidum Chlofenamicum)

【特点】 为非甾体类消炎镇痛药。具有解热、镇痛、消肿作用,对风湿性关节炎及多发性骨关节炎及其他原因关节炎,有明显的消除关节肿胀和疼痛作用,并使血沉恢复正常;对神经痛、外因性疼痛及解热作用比水杨酸类药物理想；其消炎作用与甾体激素类似；解热、镇痛作用比阿司匹林、氨基比林、保泰松等较大。用于风湿性及类风湿关节炎、神经痛及其他炎性疼痛。

【用法与用量】　0.2～0.4g，3/d，口服。

【注意事项】　严重肝、肾功能减退者及孕妇慎用。有头晕、头痛、嗜睡、恶心、呕吐及腹泻等不良反应，个别有皮疹、尿道刺痛，可同服 1 倍量碳酸氢钠以减少刺激。

吲哚美辛（消炎痛，Indomethacinum，Indometacin，Inteben，Indocin，Antinfan）

【特点】　为非甾体消炎镇痛药，通过抑制体内前列腺素（PG）合成而产生解热、镇痛和消炎抗风湿作用。作用较强。用于急慢性风湿性关节炎、痛风性关节炎及癌性疼痛；也用于滑囊炎、腱鞘炎及关节囊炎炎症性疼痛等。抗血小板聚集，可防止血管内血栓形成，较阿司匹林差。退热作用好，用于 Bartter 综合征，疗效显著。用于胆绞痛、输尿管结石症引起的绞痛；也可用于偏头痛、月经痛及术后镇痛。口服吸收好，血浆中与蛋白结合率约 90%，在肝内部分代谢，排泄快，半衰期为 7～12h。

【用法与用量】　25mg，每日 2～3 次，口服，饭时或饭后即服。治疗风湿性关节炎等症，如未见不良反应时，可逐渐增至 100～150mg/d，分 3 或 4 次服。肌注 20～40mg。栓剂有维持药效时间长、胃肠道不良反应发生率低等特点，50mg，直肠给药，1～2/d，连用 10d 为 1 个疗程。控释胶囊，25～75mg，1～2/d，必要时 75mg，2/d。

【注意事项】　不良反应有胃肠道反应，饭后服用胶囊剂可减少胃肠道反应；中枢神经系统症状发生率高（20%～50%），若头痛持续不退时应停药；有肝功能损害，抑制造血系统，过敏反应，与氨苯蝶啶合用可引起肾功能损害、溃疡病、震颤麻痹、精神病、癫痫、支气管哮喘、肾功能不全者及孕妇忌用，儿童慎用。

吡罗昔康（炎痛喜康，吡氧噻嗪，安尔康，费啶，Piroxicam，Feldene）

【特点】　为非甾体消炎镇痛药，作用略强于吲哚美辛。用于治疗风湿性及类风湿关节炎，有效率达 85% 以上，不良反应轻；抗炎作用为抑制

PG 合成所致,服量少,20mg/d,4~7d 可达稳态血浓度;半衰期 45h,长期服用不产生蓄积作用;主要由肝代谢,以羟化产物及与葡萄糖醛酸结合物形式自尿排出,仅 5% 以原形自尿粪排出。

【用法与用量】 抗风湿,20mg/d,饭后服;抗痛风,40mg/d,连续4~6d,口服;10~20mg,肌注,1/d。

【注意事项】 对本药过敏、胃与十二指肠溃疡患者、儿童、孕妇禁用。不良反应有头痛、消化道症状及血液病等,停药后自行消失。本药不宜久服,长期服用可引起胃溃疡及大出血。如须长期服药应观察血象和肝肾功能,注意大便色泽,必要时进行大便隐血试验。

双氯芬酸(双氯灭痛,扶他林,Diclofenac,Voltaren)

【特点】 为一种新型的强效消炎镇痛药,其镇痛、消炎及解热作用比吲哚美辛强 2~2.5 倍,比阿司匹林强 26~50 倍。特别是药效强,不良反应小、用量少、个体差异小;口服吸收迅速,服后 1~2h 血药达峰值;排泄快,长期应用无毒性,无蓄积。用于类风湿关节炎、神经炎、红斑狼疮、癌痛、手术后疼痛,以及发热。

【用法与用量】 25mg,3/d,口服;50mg,2/d,直肠用药;75mg,肌注,1/d,深部肌内注射。

【注意事项】 不良反应有胃肠道症状及神经症状、皮疹等;肝、肾损害或有溃疡病史者慎用。妊娠头 3 个月避免使用。

酮咯酸(痛力克,Ketorolac,Ketorol,Toradol,Toratex)

【特点】 为吡咯酸的衍生物,属非甾体消炎镇痛药,抑制 PG 合成,有镇痛、抗炎、解热和抑制血小板聚集作用。口服后镇痛作用近似阿司匹林,肌注后镇痛作用持续 6~8h。关节腔内药物浓度,为血浓度 50% 以上。可通过胎盘。肝代谢产物羟基酮咯酸有抗炎、镇痛作用。以原形由肾排泄。用于中、重度疼痛,如术后、骨折、扭伤、牙痛、产后痛、风湿痛、坐骨神经痛及癌痛的镇痛。若与吗啡或哌替啶合用,可增强镇痛效果,并减少后二药用量。

【用法与用量】 10mg,口服,每日 1~2 次,严重疼痛,每次 20~30mg,3~4/d,或 30~60mg,肌注;中度疼痛,60mg,肌注;重度疼痛,1 次最大量 90mg,<150mg/d;或 20mg,静注,用于重度疼痛。

【注意事项】　对阿司匹林过敏者及孕妇禁服。肝肾疾病、心脏病、高血压患者忌服。不宜用于分娩镇痛。忌空腹或长期服用,与其他非甾体抗炎药合用,不良反应增加。不良反应少,剂量过大可产生呼吸困难、面色苍白、呕吐。

萘普生(甲氧萘丙酸,消痛灵,Naproxen,Naprosyn)

【特点】　本药系非甾体消炎镇痛药,被认为是目前国内较好的消炎、解热和镇痛药之一。有抗炎、解热、镇痛作用,为 PG 合成酶抑制药。口服吸收迅速而完全,2~4h 血药浓度达峰值,>99% 与血浆蛋白结合,半衰期为 13~14h。约 95% 自尿中以原形及代谢产物排出。对风湿性和类风湿骨关节慢性病变疼痛、手术后疼痛及中度疼痛有肯定疗效。与激素、水杨酸类等可合用,但不提高疗效。

【用法与用量】　0.2~0.3g,每日 2~3 次,口服。开始剂量,0.5~0.75g/d,维持量,0.375~0.75g/d,分 2 次服。镇痛时 0.5~0.75g,必要时经 6~8h,再服 0.25g,<1.25g/d。100~200mg,肌注,1/d。0.25g,直肠给药,栓剂,2/d。

【注意事项】　长期服用耐受良好。对阿司匹林过敏者禁用。伴消化性溃疡或有溃疡病史者慎用。

布洛芬(异丁苯丙酸,芬必得,异丁洛芬,拔怒风,Ibuprofen,Brufen,Motrin)

【特点】　本药为解热镇痛药。有抗炎、镇痛、解热作用。用于风湿及类风湿关节炎,消炎、镇痛、解热和抗风湿。对痛风有镇痛和抗炎作用。对血象与肾功能无明显影响。

【用法与用量】　0.4~0.8g,每日 3~4 次,口服,饭后或饭时服,抗风湿;0.2~0.4g,每 4~6 小时 1 次,止痛。成人最大量<2.4g。

【注意事项】　胃及十二指肠溃疡患者慎用。偶见消化不良,胃肠道溃疡及出血、氨基转移酶升高等不良反应。

氯诺昔康(可塞风,Xafon Lomoxicam)

【特点】　属于非甾体抗炎镇痛药,其较强的镇痛和抗炎作用是通过抑制环氧化酶(COX)活性,而抑制 PG 的合成及激活阿片神经肽系统、发挥中枢型镇痛而实现的。适用于各种疼痛,如急性中度手术后疼痛、癌性疼痛、腰背痛和坐骨神经痛等。肌注后吸收迅速而完全,15min后达血药峰值浓度,无首剂效应。绝对生物利用度为97%,平均半衰期3～4h。在血浆中以原形和羟基化代谢物的形式存在,代谢物无药理活性。与血浆蛋白结合率为99%,不具浓度依赖性。代谢完全,1/3经肾、2/3经肝排出。

【用法与用量】 8～16mg肌注或静注,或8mg每日2次或3次给药,其疗效与大剂量非甾体抗炎镇痛药和中等剂量的阿片药物等效。8～16mg,口服,1/d;如需要反复用药,最大剂量,16mg/d,最好8mg,2/d。

【注意事项】 氯诺昔康不良反应少,约有10%患者可出现胃肠道症状、神经系统症状或1%患者出现血小板减少等凝血参数的微小变化。

第二十二节 其 他 药

胰岛素(正规胰岛素,短效胰岛素,普通胰岛素,Insulin,Regular Insulin,RI)

【特点】 为降血糖药。调节糖代谢,促进组织对糖的利用及促进肝糖原和肌糖原的合成和贮存,并能促进葡萄糖转变为脂肪,抑制糖原分解和异生而降低血糖。促进脂肪合成,促进氨基酸通过细胞膜进入胞内,有利于蛋白质的合成;抑制脂肪分解,使酮体生成减少,纠正酮酸血症的各种症状。用于糖尿病的治疗。大剂量可诱发低血糖,用于治疗精神分裂症。葡萄糖、氯化钾、ATP、辅酶A等混合组成激化液,用于体外循环心脏手术、烧伤、休克等手术,加强对心肌的保护,有利于心脏功能的恢复。同时可纠正细胞内缺钾,防止心律失常;也作为心衰、肾炎、肝硬化和急慢性肝炎的辅助治疗等。40U/ml,400U/10ml。

【用法与用量】 用量根据尿糖多少而定。一般24h尿中每2～4g糖须注射1U;中等糖尿病人5～40U/d,分次于饭前30min皮内注射。对糖尿病昏迷及重度糖尿病,用100U与葡萄糖50～100g一同静脉输注。精神分裂症患者用静注做休克疗法。营养不良、消瘦、顽固性妊娠呕吐和肝硬化,5～10U皮下注射(同时静脉注射葡萄糖)。治疗时根据血糖、尿糖结果而决定用量和给药次数。

【注意事项】　1 型糖尿病和 2 型糖尿病,经饮食和药物等治疗不能控制高血糖与症状时,胰岛素的剂量必须个别化。用胰岛素出现低血糖时,可口服或静注葡萄糖。心脏手术时组成的激化液中,每 500ml 含葡萄糖 50g、氯化钾 1.0g,辅酶 A 50～100U、cAMP 20～40U、细胞色素 C 15～30mg、胰岛素 5～20U,输注。

氯化钾(Kalii Chloridum,Potassium Chloride,KCl)

【特点】　为电解质药。主要用于异位节律性心律失常及防治洋地黄中毒。即洋地黄毒性所致阵发性心动过速等。饥饿、消耗、呕吐及幽门狭窄或梗阻等多种原因所致的低钾血症。用于强心苷中毒,重症肌无力辅助治疗,CPB 预充液及 CPB 停搏液成分之一,用于利尿药等排钾增多的辅助治疗。治疗洋地黄类药物中毒引起的心律失常,但有传导阻滞时忌用。

【用法与用量】　分口服及静脉输注。

1. 口服　每次 1～2g,3/d;小儿每次 0.5～1g,每日 2～3 次,用于低钾血症。

2. 输注　每次 1.5～3g,或视病情而定,10% 氯化钾 10ml 溶于生理盐水或 5% 葡萄糖液中稀释成 0.3%～0.6% 氯化钾溶液输注。切忌静推。

【不良反应】　表现在心脏与胃肠。

1. 心律失常　超量时心律失常、心搏停止、周围循环衰竭等高钾血症症状,可立即停药;用钙、葡萄糖、胰岛素、呋塞米 20～40mg 和碱性溶液解救。补钾每日量<6～8g。

2. 胃肠反应　吞服片剂能造成对胃肠的刺激,形成溃疡和坏死等。宜制成溶液并稀释后于饭后服用。

【注意事项】　用药注意几点:①严重肾功能减退,尿少时慎用。尿少不补钾,见尿补钾。无尿或血钾过高忌用。②输注浓度不超过 0.3% 为宜。治疗心律失常可用浓度为 0.6%～0.7%。切忌静脉推注。输注速度不应太快,<1.5g/h;一般浓度<0.4%;<6g/d;每日量输注时间应>6～8h。③葡萄糖胰岛素氯化钾注射液(又叫极化液,GIK 液)组成:每 500ml 中含葡萄糖 50g、胰岛素 10U、氯化钾 1.0g。可供烧伤、休克或心脏手术中、后用。④监测:持续监测心电,及时测定血 K^+ 含量,不能与两性霉素 B 等伍用。

辅酶 A(Coenzyme A,乙酰化辅酶)

【特点】 为体内乙酰化反应的辅酶,对糖、脂肪、蛋白质代谢起非常重要的作用。用于白细胞减少、原发性血小板减少性紫癜、功能性低热、脂肪肝、肝性脑病、各种肝炎、冠状动脉硬化、心肌梗死、肾病综合征及尿毒症的辅助治疗。

【用法与用量】 50～100U/支。每次 50～100U,肌注或输注,1～2/d,小儿每次 50U,1/d。肌注溶于 2ml 生理盐水,输注溶于 5%～10%葡萄糖液 500ml,小儿 50U 加于 5%～10%葡萄糖液 200ml 内输注。

细胞色素 C(细胞色素丙,细丙,Cytochrome C)

为一种含铁卟啉的色蛋白,是细胞呼吸激活药,对组织中的氧化还原具有迅速的酶促作用。用于组织缺氧的急救和所引起的疾病的辅助治疗,效果显著。常用于一氧化碳中毒、催眠药中毒、新生儿窒息、休克、脑外伤及各种脑缺氧、心肌炎及心脏疾病缺氧、麻醉和肺部疾病所致缺氧;也用于促进肝细胞再生和骨髓造血功能的修复等。15mg/2 安瓿(每安瓿 2ml),每次 15～30mg 加于 25%葡萄糖液 20ml 稀释后,于 1～5min 内缓慢静注,2/d;或加于 5%葡萄糖液或生理盐水 100～250ml 内输注。或每次 15mg,肌注,1/d;病重者,每次 30mg,2/d。可能发生休克和变态反应等不良反应。停药后再用,可致过敏性休克等,须做过敏试验。方法为取 3mg/ml,滴于前臂内侧皮肤,单刺至少量出血,15～20min 后观察,发红 10mm 以上、丘疹 7mm 以上为阳性。若出现休克,用升压药、强心药、激素等抢救。

环磷腺苷(环化腺苷酸,Adenosini Cyclophosphas,cAMP,Cyclic Adenosine Monophosphas,cycic aMP)

环磷腺苷是由三磷腺苷(ATP)经腺苷酸环化酶(AC)作用后生成的。环磷腺苷是大多数激素和神经介质对靶细胞产生作用的第二信使,从而引起细胞的生物效应。

【特点】 环磷腺苷具有广泛的作用和多种用途。包括:①激素的传递功能;②对糖、脂肪代谢、核酸、蛋白质的合成调节起重要作用;③有舒张平滑肌及扩张血管作用;④使细胞膜上的 $ATP-Ca^{2+}$ 复合物中的 Ca^{2+} 释放,改变细胞膜的功能;⑤促进网织胞质内的 Ca^{2+} 进入肌纤维,增强心肌收缩;⑥促进呼吸链氧化酶的活性,改善心肌缺氧,促进神经再生,抑制皮肤外层上皮细胞分裂及转化为异常细胞的功能;⑦用于冠心病、心绞痛、心肌梗死、心肌炎及心源性休克、风湿性心脏病的心功能不全、银屑病及白血病化疗诱导缓解期的辅助治疗;⑧对慢性支气管炎和肝炎有一定疗效;⑨环磷腺苷与麻醉药、麻醉方法有一定内在联系。

【用法与用量】　20mg/2ml。每次 20~40mg,肌注或静注,1~2/d,1个疗程 2~3 周。肌注,20mg 溶于 2ml 生理盐水;静注 20mg 溶于 10~20ml 生理盐水,2/d;输注以 40~80mg 加于 5% 葡萄糖液 250~500ml。1/d;冠心病,15d 为 1 个疗程,连续 2~3 个疗程;白血病,3d 为 1个疗程;银屑病以 2~3 周为 1 个疗程,可延长使用至 4~7 周,用量可增加至 60~80mg/d。加用氨茶碱和咖啡因可提高疗效。

注射用能量合剂

能供给人体代谢和生理生化活动所需的能量,是心肌代谢所必需的物质,补充心肌能量,有利于心肌工作。用于肝炎、肝硬化、肾炎、心力衰竭等。心脏和颅脑外科等手术中也常用。其组成为 25%~50% 葡萄糖液 500ml 加胰岛素 4~8U,加 10% 氯化钾 10~20ml、辅酶 A 50~100U、三磷腺苷 20~40U、细胞色素 C 15~30mg,输注。输注应缓慢,注意血压等反应,内含胰岛素,不宜空腹使用。

利血平(寿比安,血安平,蛇根碱,Reserpine,Serpasil)

【特点】　属抗高血压药。是作用于去甲肾上腺素能神经末梢的抗高血压药。能使血管壁、心脏等交感神经末梢的去甲肾上腺素贮备耗尽,交感神经功能下降使外周血管阻力下降,心率减慢,血压下降,作用缓和而持久。大剂量注射能在 1~2h 内出现降压效应。对中枢神经系统有安定作用。用于早期轻度及中度高血压;对急性高血压、高血压危象及高血压脑病,也可静注或肌注。也用于躁狂症。

【用法与用量】　0.25~0.75mg/d,分 3 次服用;小儿 0.02mg/(kg·d),分 1~3 次。维持量 0.25mg/d。高血压危象及高血压脑病,每次

1～2mg,肌注或静注,无效时 6h 重复使用。与利尿药合用效果更好。大剂量久用后,可出现精神抑郁症。胃及十二指肠溃疡慎用;忌用氯丙嗪。对氯丙嗪无效的躁狂患者可用,先用单胺氧化酶抑制药,后用本药可引起血压升高,若次序颠倒,则无此现象。

葡萄糖酸钙(Calcii Gluconate)

【特点】 钙是体液中重要的阳离子,是体内含量最大的无机物。正常人含钙总量约 1400g,其中 99% 存在于骨骼中,以保持骨的硬度,其余存在于体液中。正常血 Ca^{2+} 浓度为 $2.25～2.75mmol/L$。能降低毛细血管通透性和增加毛细血管壁的致密性。有消炎、抗血管运动性水肿和抗过敏作用等,并能维持神经肌肉正常兴奋性,加强大脑抑制过程。高浓度时,有拮抗镁的作用,亦有缓解平滑肌痉挛等作用。钙离子是许多酶促反应的重要激活剂,对机体许多生理过程是必需的,如神经冲动传递、平滑肌和骨骼肌的收缩、肾功能、呼吸和血液凝固等。

【用法与用量】 用于钙缺乏、急性低血钙和过敏性疾病、手足抽搐、佝偻病、各种绞痛、镁中毒等,也常用于输库存血时对抗枸橼酸钠的中毒作用。并有助于骨质形成,用于防治缺钙等。每次 1～2g,以 25% 葡萄糖液稀释后静注。小儿每次 0.5～1g,以 25% 葡萄糖液 20ml 稀释后静注。静注速度应缓慢,并注意不要漏出血管外。洋地黄治疗期间与其后 1 周内忌用。

氯化钙(Calcii Chloridum,Calcium Chloride)

作用及用途同葡萄糖酸钙。麻醉中用于心内直视手术患者,高钾性心搏停止,或心肌收缩乏力,血压不升及高钾低钙状态。氯化钙口服时有刺激胃肠道的不良反应。每次 0.5～1g,或 20mg/kg,以 25% 葡萄糖溶液 200ml 稀释静注。1g/支(20ml)。

超氧化物歧化酶(Superoxide Dismutase, SOD, Orgotein, Ormetein)

【特点】 超氧化物歧化酶催化过氧化物游离基转化成过氧化氢和氧,能清除炎症中伴随产生的自由基,显示抗炎作用;无免疫调节及镇痛作用;不影响 PG 等炎性介质的合成。用于前列腺癌或膀胱癌放射治疗后遗症、类风湿关节炎。

【用法与用量】　8mg,肌注,每周 3 或 4 次,风湿性关节炎;4mg,关节腔内注射,每周 2 次;4mg,深部肌内注射,放疗后 30min 注射,治疗放射治疗后遗症。

【注意事项】　注射后局部疼痛、荨麻疹和蛋白尿等。

胶原酶(Collagenase)

【特点】　胶原酶是一种生物制剂。从溶组织梭菌发酵而得的蛋白酶。具有独特的消化天然胶原和变化胶原的能力。对坏死组织有较强的消化作用,可促进上皮细胞生长,加快创口愈合而不影响人体正常神经血管和肌肉组织。外用油膏,用于二度灼伤、慢性溃疡、褥疮等。近年来局部注射用于椎间盘脱出的溶盘术。

【用法与用量】　烧伤者先外科清创处理,控制感染后再用本药油膏涂上,疗效显著。确诊腰椎间盘突出症者,进行碘过敏试验,在棘突旁开 6～8cm 处局麻,或行硬膜外腔注射治疗,当阻力消失针尖进入硬膜外隙无误后,将胶原酶 1200U 溶于生理盐水 2ml＋1％普鲁卡因 3ml 缓慢注入。

【注意事项】　严格选用适应证,操作要熟悉。注药前 1h 输注 10％葡萄糖液＋地塞米松 5～10mg,预防过敏反应。

碳酸氢钠溶液(重曹,小苏打,Sodium Bicarbonate,Natrii Bicarbonate,Baking Soda)

【特点】　碳酸氢钠系一弱碱溶液,在体内直接解离为 Na^+ 和 HCO_3^-,HCO_3^- 可与体液中过多的 H^+ 结合成 H_2CO_3,H_2CO_3 又分解为 H_2O 和 CO_2,CO_2 由肺呼出,使 H^+ 浓度下降,酸中毒被纠正。Na^+ 留在体内或以钠盐形式随尿排出。故保证有效循环和充分换气是极为重要的。用于治疗代谢性酸中毒和高钾血症等,为纠正代谢性酸中毒首选药,碱化尿液及胃酸过多。

【用法与用量】　5％碳酸氢钠 100～200ml 或 1～2ml/kg 输注;或按公式计算结果的 1/2 量输注。治疗高钾血症,4％～5％碳酸氢钠溶液 100ml 输注,必要时再重复 1 次。治疗脑血栓,5％碳酸氢钠 20～60ml 静注,1/d,因碳酸氢钠离解的二氧化碳有很强的扩张脑血管作用,从而改善脑循环。治疗顽固性支气管哮喘持续状态,当用激素治疗无效时,加用碳酸氢钠纠正酸中毒,恢复和增加机体对支气管松弛药的反应性,能解除支气管痉挛。急性腰扭伤,5％碳酸氢钠及 5％葡萄糖各 5ml,疼痛点注射。服用磺胺药时,并口服碳酸氢钠,使尿液碱化,防止磺胺药对肾的损害。口服碳酸氢钠治疗胃酸过多。

【注意事项】 能纠正细胞外液代谢性酸中毒,对呼吸性酸中毒无效;首次量只给计算量的一半,之后根据血气分析结果判断是否继续给,以免过量而引起低钾血症和碱血症等。不能和局麻药、麻酸性镇痛药、巴比妥类、氢化可的松、维生素 C 及维生素等混用。

硫酸镁（Magnesium Sulfate）

【特点】 人体内镁总量为 20～30g,50％以上贮存于骨骼中,其次存于组织细胞内,为人体内仅次于 K^+ 而存于细胞内的阳离子。血镁细胞外液含量 0.8～1.2mmol/L,其作用为:①激活许多重要的酶。②抑制神经肌肉和中枢神经系统。当 Mg^{2+} 达 5mmol/L 时有催眠和麻痹作用,浓度更高时可抑制中枢呼吸系统。③抑制心血管系统:降低心肌的应激性。④增强宫缩作用:抑制奥狄括约肌,增强垂体后叶素的宫缩作用。

临床用于低 Mg^{2+} 血症、心绞痛、急性心肌梗死、心衰、心肺复苏困难、子痫、室上速、房颤及阿-斯综合征等治疗。

【用法与用量】 低 Mg^{2+} 血症,肌注:25％硫酸镁 2～4ml,3～4/d;或 10％硫酸镁 5～10ml 缓慢静注,<1.5ml/min;重症抢救时,硫酸镁 2～3g 加入 50％葡萄糖溶液 200～500ml 输注,2～3h 内输完。10％硫酸镁 10ml 稀释后静注治疗心绞痛、心肌梗死、心力衰竭;可用硫酸镁 1～2g 静注,用于 CPB 心脏复苏困难的治疗;5％～10％葡萄糖稀释成 1％硫酸镁输注,用于抗惊厥、抗子痫、降血压;硫酸镁 1～2g 静注治疗室上速、房颤、阿-斯综合征等。

【注意事项】 静注不宜过快,用量不宜过大,否则易出现呼吸抑制、血压下降、心率减慢,甚至心搏停止。Mg^{2+} 中毒后用氯化钙 1g 或葡萄糖酸钙 1g 静注解救。

羟乙基淀粉（贺斯,HAES-steril,HES）

【特点】 为含有 10％、6％的羟乙基淀粉、溶于等张氯化钠溶液。为胶体血浆代用品,无毒性,无抗原性,过敏样反应发生率低;扩容作用好,可增加血浆容量,从而改善心排血量和氧输送量,改善循环和器官灌注,恢复正常的血流分布和微循环。由内源性淀粉酶降解,由肾排出。降低血细胞比容和血黏度,降低血小板聚集及高凝状态,对凝血机制无明显影响;改善微循环,有毛细血管漏封闭效应。治疗和预防与下列有关的容量不足:循环血容量减少和低血容量休克;手术、创伤、败血症和烧伤等,预防容量不足;减少手术中对输血的需求,急性等容血液稀释和 CPB 预充液等。

【用法与用量】　6%～10%羟乙基淀粉 500～1000ml 输注,治疗低血容量休克;6%羟乙基淀粉 500～1000ml 输注,用于手术和外伤的体液治疗,预防容量不足;急性血液稀释减少术中用血,术前采集自体血 400～600ml,同时输注 6%贺斯 500ml 及平衡盐液 500～1000ml,术毕将自体血输入,血细胞比容>0.3。

【注意事项】　6%羟乙基淀粉(贺斯)最大量 33ml/(kg・d),最快输注速度 20ml/(kg・h);10%贺斯最大剂量 20ml/(kg・d),最快输注速度 20ml/(kg・h)。6%羟乙基淀粉(万汶)最大量 50ml/(kg・d)。严重肾衰竭病人、严重心衰、凝血障碍、淀粉过敏、脑出血者禁用。使血清淀粉酶上升,判断病情应加以考虑。个别可导致过敏反应、心慌、呕吐、恶心、支气管痉挛;大量输注易发生高氯血症。贺斯为德国的羟乙基淀粉制剂。

聚明胶肽(海脉素,血代,尿素链明胶,尿素交联明胶,Polygeline,Haemaccel)

【特点】　为明胶类代血浆,由牛骨的动物胶制成的一种多肽产品,为聚明胶肽的有效成分,由 WHO 推荐与血浆渗透压相同的血浆代用品。不影响凝血或纤维蛋白溶解系统,不影响肝肾功能。含钾偏高,有利于丢失 K^+ 和低 K^+ 时使用,同时含有较高的 Ca^{2+}。血浆半衰期 2～3h。逆转血容量减少,具有正性肌力作用。可提高心排血量和预防大量输血后的枸橼酸中毒。用于低血容量性休克的防治,预防椎管内麻醉的低血压,组成 CPB 预充液,血液稀释及输入胰岛素的载体,减少术中用血量。

【用法与用量】　500～1000ml 输注。

【注意事项】　肾衰竭、高血钾、高血钙患者禁用;不能与全血、血浆同一静脉通道输注;应用强心苷的患者,应考虑到海脉素中钙含量与其有协同作用。不良反应偶见发热、过敏、荨麻疹、低血压,过敏性休克罕见。用量<1500ml。

高张溶液(高渗溶液,Hyperosmolar Solution)

【特点】 用于体液复苏的高张含钠晶体液包括 3%、7.5%氯化钠及高张乳酸钠林格液等。3%氯化钙 1026mmol/L,7.5%氯化钠毫渗量 2400mmol/L。高张含 Na^+ 液增强心肌效能,改善心排血量和每搏血量,升高 MAP,增加血浆容量,改善微循环,利尿,增加氧供和氧摄取。

【用法与用量】 严重低 Na^+ 血症,Na^+<120mmol/L,7.5%氯化钠 3~4ml/kg,或含 7.5%氯化钠+6%右旋糖酐-70 的高张液静注;或 3%氯化钠溶液 3~4ml/kg 静注。高钾血症,3%~5%氯化钠溶液 100ml 静注;抗休克,3%~7.5%氯化钠溶液 3~4ml/kg 输注;水中毒,3%~7.5%氯化钠 3~4ml/kg 输注。

【注意事项】 高张含钠液所产生的良好的心血管效应是暂时的,其临床效果和安全性尚待研究。

参考文献

[1] 曾因明. 我国医院麻醉科建设的思路与展望. 广东省麻醉学学术会议论文集,2008.

[2] 古妙宁. 麻醉学科的组织构架与内涵建设. 广东省麻醉学学术会议论文集,2008.

[3] 吴新民. 肌松药新进展. 广东省麻醉学学术会诊论文集,2008.

[4] 孙增勤,沈七襄. 麻醉失误与防范. 2版. 北京:科技文献出版社,2008.

[5] 孙增勤. 实用麻醉技巧. 北京:科技文献出版社,2007:6.

[6] 邓硕曾. 心脏手术后早期拔管的时机. 中国医学论坛报,2001(05).

[7] 薛张纲,江伟,蒋豪. 围术期液体治疗. 上海:世界图书出版公司,2008.

[8] 任永功. 心肺复苏进展. 广东省麻醉学学术会议论文集,2008.

[9] 金士翱. 麻醉中的变态反应. 中华麻醉学杂志,1996,16(11):568.

[10] 陈伯銮. 麻醉用药与超敏反应. 中华麻醉学杂志,1997,17(1):59.

[11] 王景阳. 关注癌痛治疗. 实用疼痛学杂志,2007,3(4):245-246.

[12] 叶铁虎,郭向阳,桑诺尔,等. 地氟醚在平衡麻醉中药代动力学特征的研究. 中华麻醉学杂志,1998,18(1):4.

[13] 姚尚龙,王俊科. 临床麻醉学. 北京:人民卫生出版社,2004:7.

[14] 王春晓. 现代术后镇痛学. 广州:广东科技出版社,2008.

[15] 高玉英. 低流量麻醉的进展. 国外医学·麻醉学与复苏分册,1998,19(2):115.

[16] 李立环,薛玉良,都大伟,等译. Davy CH Cheng,Tirone EDaVid,著. 心血管手术和麻醉临床指南. 北京:人民卫生出版社,2006.

[17] 吴新民,于布为,薛张纲,等. 麻醉手术期间液体治疗专家共识. 中华麻醉学杂志,2008,28(6):485-889.

[18] 柯海,宓燕,安秀利. 新型喉罩的临床应用. 临床麻醉学杂志,2008,24(5):444-445.

[19] 于布为. 用控制论的思路来改善麻醉管理兼论麻醉无禁忌. 广东省麻醉学学术会议论文集,2008.

[20] 左明章. 喉罩在气道管理中的作用和地位. 广东省麻醉学学术会议论文集,2008.

[21] 田玉科,Hartung E. 舒芬太尼与芬太尼复合异丙酚静脉麻醉的比较.

中华麻醉学杂志,1998,18(10):608.

[22] 邓小明.第54届ASA年会知识更新精粹.第二军医大学附属长海医院麻醉科,2003.

[23] 徐建国.体液分布及容量治疗.广东省麻醉学学术会议论文集,2008.

[24] 薄存菊,郑宝森.腰交感神经节阻滞.实用疼痛学杂志,2008,4(1):40-47.

[25] 张汝金.局麻镇静技术进展.麻醉学论坛,1998,5(2):33.

[26] 唐永泉,郑斯聚.平衡镇静在部位麻醉中的应用.国外医学·麻醉学与复苏分册,1998,19(3):139.

[27] 王天元,张禾田,高明.PGE_1控制性降压对脑动脉瘤夹闭术病人血浆皮质醇醛固酮$β_2$微球蛋血糖变化的影响.临床麻醉学杂志,1998,14(1):14.

[28] 张倩,王俊科,盛卓人,等.尼卡地平与硝普钠在动脉导管未闭手术中的降压作用.中华麻醉学杂志,1998,18(1):19.

[29] 王天龙,于德水,孙颖,等.尼卡地平控制性降压的效应及其对内分泌系统的影响.中华麻醉学杂志,1998,18(16):605.

[30] 邓硕曾.术中心肌缺血的预防与处理.国外医学·麻醉学与复苏分册,1998,19(3):154.

[31] 龙村.心肌保护的几个热点问题.国外医学·麻醉学与复苏分册,1998,19(1):4.

[32] 刘进.心血管麻醉监测进展.中华麻醉学杂志,1998,18(3):188.

[33] 秦再生,古妙宁.临床麻醉的思维与决策.广东省麻醉学学术会议论文集,2008.

[34] 钟泰迪,郦志军,王军,等.心脏手术麻醉管理与术后拔管.麻醉学论坛,1998,5(1):21.

[35] 王东信.心脏手术后认知功能障碍研究进展.广东省麻醉学学术会议论文集,2008.

[36] 佘守章,许学兵.超前镇痛有效性争议及多模式预防性镇痛的研究新进展.广东省麻醉学学术会议论文集,2008.

[37] 应诗达.体外循环心脏手术后中枢神经系并发症的研究进展.中华麻醉学杂志,1998,18(2):125.

[38] 陈秉学.开胸术对肺通气与血流影响及相关并发症的预防.广东省麻醉学学术会议论文集,2008.

[39] 王凤学,金伟.法洛四联症麻醉手术期间提高氧饱和度的某些措施.麻醉学论坛,1996,3(1):21.

[40] 余良胜,李胜来,黄海波.雷米芬太尼复合丙泊酚用于甲亢患者甲状腺次全切除术的临床观察.临床麻醉学杂志,2008,24(6):542-543.

[41] 艾春雨,马虹,刘阳.眼科手术患儿瑞芬太尼复合异丙酚麻醉的效果.中华麻醉学杂志,2008,28(3):217-220.

[42] 周文富,邹玉蓉,胡振快,等.心内手术体外循环保持心脏空跳状态对心肌保护的效果.临床麻醉学杂志,1997,13(2):88.

[43] 丛寿耆编译,赵俊校.常温心肺转流下心脏手术.国外医学·麻醉学与复苏分册,1998,19(1):55.

[44] 熊根玉,曾秀娟,张学学,等.疼痛评估记录的临床应用研究.实用疼痛学杂志,2008,4(1):31-33.

[45] 邓硕曾,黄维勤.心脏手术麻醉面对的五个问题.中国医学论坛报,2001(04).

[46] 王家双.顽固性神经性疼痛疾病的现代治疗.广东省麻醉学学术会议论文集,2008.

[47] 周全福,高天华.主动脉窦破裂修补的麻醉处理.麻醉与重症监测治疗,1998,4(2):89.

[48] 李雅兰,胡冬华,张惠,等.麻醉中异常情况的回顾性病例分析(附5例病例报告).广东省麻醉学学术会议论文集,2008.

[49] 陈伯銮.对非心脏手术病人围术期心血管危险的评估.国外医学·麻醉学与复苏分册,1998,19(1):33.

[50] 于钦军.围术期心肌梗死的监测进展.国外医学·麻醉学与复苏分册,1998,19(1):25.

[51] 叶飞,佘守章,许学兵.舒芬太尼自控-靶控输注对腰麻患者呼吸功能和镇静程度的影响.广东省麻醉学学术会议论文集,2008.

[52] 何洹,施冲.靶控输注瑞芬太尼对Narcotrend脑电监测的影响.广东省麻醉学学术会议论文集,2008.

[53] 刘建军.单肺麻醉期间的氧合.国外医学·麻醉学与复苏分册,1998,19(2):113.

[54] 李迎斋,姜全心,陈学军,等.脂肪抽吸对中心型肥胖患者代谢指标的影响.中华医学美学美容杂志,2007,13(5):261-264.

[55] 吴嘉宾,刘斌.吸脂手术及其麻醉的风险控制.国际麻醉学与复苏杂

志,2008,29(4):45-47.

[56] 范淑岩.急性坏死性胰腺炎的麻醉和围术期处理.实用麻醉学杂志,1997,10(3):59.

[57] 马骏,岳云.高危产科病人的麻醉探讨.实用麻醉学杂志,1997,10(3):78.

[58] 叶海蓉.睡眠呼吸暂停综合征病人的麻醉.国外医学·麻醉学与复苏分册,1998,19(1):43.

[59] 易正明.临床麻醉死亡尸检 3 例分析.临床麻醉学杂志,2008,24(4):291.

[60] 陈鸿,李海红,潘宁玲.围术期突发肺水肿三例报道.临床麻醉学杂志,2008,24(3):89-90.

[61] 肖晓山.清醒镇静镇痛在无痛舒适医疗中的应用.广东省麻醉学学术会议论文集,2008.

[62] 陈新谦.新编药物学.16 版.北京:人民卫生出版社,2006.

[63] 朱妙章.大学生理学.11 版.北京:高等教育出版社,2009:175-181.

[64] Aoute Respiratory Distress Syndrome: the Berlin Definition. 7AMA. 2012.307(23):2526-2533.

[65] 李芸,李天佐.日间手术麻醉离院标准.国际麻醉学与复苏杂志,2011,32(6):742-746.

[66] 贺端端,贾东林.日间手术患者术后镇痛临床进展.中国疼痛医学杂志,2012,18(2):113-115.

[67] 李天佐.老年人日间手术麻醉.北京医学,2012,38(8):635-636.

[68] 杨威,蔡辉.日间手术麻醉实施方案的优化策略.临床麻醉学杂志,2012,28(3):301-303.

[69] 黄宇光.麻醉科诊疗常规.北京:人民卫生出版社,2012:93-104.

[70] 邓小明,姚尚龙,于布为.现代麻醉学.4 版.北京:人民卫生出版社,2013:1498-1509.

[71] 国家卫生健康委员会等 7 部委.关于印发加强和完善麻醉医疗服务意见的通知.国卫医发[2018]21 号,2018:4-9.

[72] 国家卫生健康委员会办公厅.关于开展分娩镇痛试点工作的通知.国卫办医函[2018]1009 号.2018:2-21.

[73] 瑞芬太尼篇(上).2017 版中国麻醉学指南和专家共识,2017.

附录 A 人体检验正常值法定单位与旧制单位查对

一、血液及贫血

总血量:65～90ml/kg;3250～4500ml/成人,〔体重(kg)×8%〕

男 78～105ml/kg

女 66～91ml/kg

全血比重:男 1.054～1.062

女 1.048～1.059

血浆 1.024～1.029

红细胞:男 $(4.0～5.5)×10^{12}/L(400$ 万～550 万$/mm^3)$

女 $(3.5～5.0)×10^{12}/L(350$ 万～500 万$/mm^3)$

儿童 $(4.3～4.5)×10^{12}/L(430$ 万～450 万$/mm^3)$

新生儿 $(6.0～7.0)×10^{12}/L(500$ 万～600 万$/mm^3)$

血红蛋白:男 (120～160)g/L 或(2.0～2.4)mmol/L(13～15g/dl)

女 (110～150)g/L 或(1.8～2.1)mmol/L(11～14g/dl)

儿童 (170～200)g/L 或(1.8～2.2)mmol/L(12～14g/dl)

单位换算:(g/dl)×0.155＝(mmol/L)或(g/dl)×10＝g/L

血细胞比容(Hct):

男 0.40～0.55(40 容积%～55 容积%),平均 0.45(45 容积%)

女 0.37～0.47(37 容积%～47 容积%),平均 0.40(40 容积%)

儿童 0.35～0.44(35 容积%～44 容积%)

新生儿 0.49～0.60(49 容积%～60 容积%)

红细胞平均直径:$(7.33±0.29)\mu m$(用润湿盖玻片标本测量时可较此数大

0.8～1.0μm)。(平均 7.2μm)

红细胞饱和指数:0.85～1.15

红细胞半衰期($t_{1/2}$):25～32d

平均红细胞容积(MCV):

成人 手工法 80～94fl(80～90μm^3) 血细胞分析仪法 80～100fl

儿童 73～87fl(73～87μm^3)

新生儿 105fl(105μm^3)

红细胞平均 Hb 含量（MCH）：

    成人 手工法 0.42～0.5fmol(27～32pg)　血细胞分析法 27～34pg

    儿童 0.42～0.5fmol(27～32pg)

    新生儿 0.64fmol(40pg)

    单位换算：(pg)×0.0155(fmol)

红细胞平均 Hb 浓度（MCHC）：

    成人 0.32～0.36(32%～36%),或 320～360g/L

    儿童 0.34～0.41(34%～41%),或 340～410g/L

    新生儿 0.42～0.50(42%～50%),或 420～500g/L

网织红细胞（Rtc）：

    成人绝对值 $(0.024～0.084)×10^{12}/L(2.4 万～8.4 万/mm^3)$

    成人百分比 0.005～0.015(0.5%～1.5%)

    新生儿百分比 0.03～0.06(3%～6%)

高铁血红蛋白:0.005～0.020mmol/L(0.03～0.13g/dl)

    单位换算：(g/dl)×0.155＝(mmol/L),高铁 Hb 还原试验、还原率＞0.75(75%)

红细胞渗透脆性试验（EOFT）：

    开始溶血 0.0042～0.0046(0.42%～0.46%)

    完全溶血 0.0032～0.0034(0.32%～0.34%)

    单位换算：(%)×0.01＝(小数)

白细胞计数：

    成人 $(4.0～10.0)×10^9/L(4000～10 000/mm^3)$

    小儿 (6 个月至 2 岁)$(11.0～12.0)×10^9/L(1.1 万～1.2 万/mm^3)$

    新生儿 $(15.0～20.0)×10^9/L(1.5 万～2 万/mm^3)$

白细胞分类计数：

    N 0.01～0.05(1%～5%);0.50～0.70(50%～70%)

    E 0.005～0.05(0.5%～5%)

    B 0～0.01(0～1%)

    M 0.03～0.08(3%～8%)

    L 0.25～0.4(25%～40%)

白细胞分类计数绝对值：

    N（NEU） $(0.04～0.5)×10^9/L(40～500/mm^3);(2～7)×10^9/L(2000～7000/mm^3)$

E(EO)　$(0.04\sim0.5)\times10^9/L(40\sim500/mm^3)$

B(BASO)　$(0\sim0.1)\times10^9/L(0\sim100/mm^3)$

M　$(0.04\sim0.07)\times10^9/L(40\sim70/mm^3)$

L(LYMPH)　$(0.8\sim4)\times10^9/L(800\sim4000/mm^3)$

血小板计数(PLT)：

$(100\sim300)\times10^9/L(10\ 万\sim35\ 万/mm^3)$

出血时间(BT)测定：

Duke 法　$1\sim4min,>4min$ 为异常

Ivy 法　$0.5\sim6min,>7min$ 为异常

Simplate(G-D)法　$2.75\sim8min$

凝血时间(CT)测定：

毛细管法　$3\sim7min$

试管法　$6\sim12min$

玻管法　$2\sim8min$

玻片法　$1\sim5min$

硅管法　$15\sim32min$

血块收(退)缩时间测定(CRT)：$30\sim60min$ 开始退缩，$18\sim24h$ 完全退缩。

血块收缩率 $65.8\%\pm11.0\%$

血浆重新加钙后凝固时间：$90\sim135s$，用高速离心沉淀后，血浆凝固时间通常较用低速离心沉淀者加速$\leqslant15s$ 以上

血浆凝血酶原时间(PT,TT)测定：

Quick 法　$12\sim14s,12s$ 为 100%

Ware 和 Seegers 修改的二步法　$18\sim22s$，超过对照值 $3s$ 为延长

复降时间测定：$1.5\sim3.0min$

白陶土部分凝血活酶时间(KPTT)，活化部分凝血时间(APTT)测定：

男　$31.5\sim43.5s$

女　$32\sim43s$，超过对照值 $10s$ 为延长

凝血酶原消耗时间(PCT)：$>25s$

凝血活酶生成试验：$<4\sim6min$，基质血浆凝固时间为 $9\sim11s$；简易法 $10\sim15s$

血浆纤维蛋白原(Fg,PFC 或 FP,或 FBG)定量测定：$2\sim4g/L(200\sim400mg/dl)$

血清FDP(血凝抑制试验)定量测定：$1.3\sim9.2mg/L=$血清纤维蛋白(原)降

解产物（FDP）测定（1.3～9.2μg/ml）

全血激活凝血时间（激活全血凝固时间，ACT）：80～120s

纤溶酶测定：血块溶解试验，24h不溶解

优球蛋白溶解时间（ELT）测定，一般为 90～120min 不溶解，加钙法

129.8min±41.1min，加酶法 157.5min±59.1min

α_2 巨球蛋白测定：2.2～3.8g/L（220～380mg/dl）

血清触球蛋白：0.70～1.50g/L（70～150mg/dl）

凝血酶时间延长的纠正试验：加甲苯胺蓝后，延长的凝血时间恢复正常或缩

短 5s 以上

纤维蛋白降解产物测定：

乳胶凝集法＜10mg/L（＜10μg/ml）

葡萄球菌凝集法＜10mg/L（＜10μg/ml）

被动凝集抑制法＜10mg/L（＜10μg/ml）

纤维蛋白溶解时间测定：＞60min

纤维蛋白溶酶活性测定：0～0.15（0～15％）

纤维蛋白溶酶原测定：6.8～12.8U

血小板因子Ⅲ测定：33～57s

血小板凝聚试验（PAgT）：

连续稀释法 第 5 管以上凝集

简易法 10～15s 内出现大凝集颗粒

血小板黏附试验（PAdT）：

玻柱法 0.624±0.083（62.4％±8.3％）

玻璃滤器法 0.319±0.109（31.9％±10.9％），血小板黏附率 62.5％±8.61％（45.34％～79.48％）

血浆凝血因子活性测定：

Ⅱ因子 0.8～1.2（80％～120％）

Ⅴ因子 0.8～1.2（80％～120％）

Ⅶ因子 0.8～1.2（80％～120％）

Ⅷ因子 0.6～1.6（60％～160％）

Ⅸ因子 Ⅹ、Ⅺ、Ⅻ、ⅩⅢ因子均为 0.8～1.2（80％～120％）

血沉（RBC沉降率，ESR）：

短管法（Cutler法） 男 0～8mm/1h；女 0～10mm/1h

长管法（Westergren法） 男 0～15mm/1h；女 0～20mm/1h

潘氏法　男 0～10mm/1h;女 0～12mm/1h

黄疸指数:4～6U

二、血液化学检查

(一)血液有机物检查

血糖(GIU):

　　福林-吴氏法,空腹血清,4.44～6.66mmol/L(80～120mg/dl)

　　Somogyi 法,空腹血清,3.89～6.38mmol/L(70～115mg/dl)

　　葡萄糖氧化酶法,空腹血浆或血清 3.89～6.11mmol/L(70～110mg/dl)

　　　　单位换算:(mg/dl)×0.0555=(mmol/L)

血氨(NH_3):纳氏法 6～35μmol/L(10～60μg/dl)

　　　　酚-次氯盐酸法 27～82μmol/L(46～139μg/dl)

　　　　　　单位换算:(μg/dl)×0.587=(μmol/L)

血清总胆红素(STB,T-BIL):成人 3.4～20.5μmol/L(0.1～1.0mg/dl)

　　　　单位换算:(mg/dl)×17.10=(μmol/L)

新生儿 0～1d 34～103μmol/L,1～2d 103～171μmol/L,3～5d 68～137μmol/L

　　血清直接反应胆红素(D-BIL)或结合胆红素:0.51～6.8μmol/L
(0.03～0.20mg/dl)

　　　　单位换算:(mg/dl)×17.10=(μmol/L)

血清间接反应胆红素 (I-BIL)或非结合胆红素:1.71～13.8μmol/L
(0.1～0.8mg/dl)

　　　　单位换算:(mg/dl)×17.10=(μmol/L)

血清胆汁酸(BA):0.3～9.3μmol/L(0.012～0.380mg/dl)

　　　　单位换算:(mg/dl)×24.5=(μmol/L)

血液肌酐(Cr):

　　全血 88～177μmol/L(1～2mg/dl)

　　血浆(清)53～159μmol/L(0.6～1.8mg/dl),男 53～106μmol/L,女
44～97μmol/L

　　小儿血清 35～106μmol/L(0.4～1.2mg/dl)

　　　　单位换算:(mg/dl)×88.4=(μmol/L)

血清尿酸(UA):

　　磷钨酸盐法。成人,男 268～488μmol/L(4.5～8.2mg/dl);女 178～
　　387μmol/L(3.0～6.5mg/dl)。>60 岁,男 250～476μmol/L

(4.2～8.0mg/dl)；女 190～434μmol/L(3.3～7.3mg/dl)

尿酸酶法。成人，男 208～428μmol/L(3.5～7.2mg/dl)；女 155～357μmol/L
(2.6～6.0mg/dl)。儿童 119～327μmol/L(2.0～5.5mg/dl)

单位换算：(mg/dl)×59.5＝(μmol/L)

血肌酸(Cre)：

全血 229～534μmol/L(3～7mg/dl)

血浆（清）男 15.3～38.1μmol/L(0.2～0.5mg/dl)；女 30.5～
68.6μmol/L(0.4～0.9mg/dl)

单位换算：(mg/dl)×76.26＝(μmol/L)

血浆氨基酸氮：2.86～4.28mmol/L(4～6mg/dl)

单位换算：(mg/dl)×0.714＝(mmol/L)

血清(浆)氨氮(树脂或酶法)：

新生儿 66～110μmol 氮/L(90～150μg 氮/dl)

＜1 个月 21～54μmol 氮/L(29～70μg 氮/dl)

成人 11～33μmol 氮/L(15～45μg 氮/dl)

单位换算：(μg/dl)×0.733＝(μmol/L)

血尿素：3.2～7.0mmol/L(19～42mg/dl)

单位换算：(mg/dl)×0.1665＝(mmol/L)

血尿素氮(BUN)：成人 3～7mmol/L(9～20mg/dl)，儿童 1.8～6.5mmol/L

单位换算：(mg/dl)×0.357＝(mmol/L)

非蛋白氮(NPN)：14.3～25.0mmol/L(20～35mg/dl)

单位换算：(mg/dl)×0.714＝(mmol/L)

丙酮酸：45～142μmol/L(0.4～1.25mg/dl)

单位换算：(mg/dl)×113.55＝(μmol/L)

血清乙酰乙酸：19.6～98μmol/L(0.2～1mg/dl)

单位换算：(mg/dl)×98＝(μmol/L)

血清丙酮：0.05～0.34mmol/L(0.3～2.0mg/dl)

单位换算：(mg/dl)×0.172＝(mmol/L)

血酮体（半定量）：＜100mg/L(＜10mg/dl)，定量（以丙酮计）0.34～
0.68mmol/L

单位换算：(mg/dl)×10＝(mg/L)

血清苯丙氨酸：

成人 0～120μmol/L(0～2mg/dl)

新生儿　73～212μmol/L(1.2～3.5mg/dl)

　　单位换算:(mg/dl)×60.54＝(μmol/L)

血清酪氨酸:

　　早产儿　0.39～1.32mmol/L(7.0～24mg/dl)

　　新生儿　0.088～0.20mmol/L(1.6～3.7mg/dl)

　　成人　0.044～0.072mmol/L(0.8～1.3mg/dl)

　　单位换算:(mg/dl)×0.055＝(mmol/L)

血浆甘氨胆酸:0.05～1.0μmol/L

血乳酸:静脉血　0.56～2.22mmol/L(5～20mg/dl)

　　　　动脉血　0.33～0.78mmol/L(3～7mg/dl)

　　　　单位换算:(mg/dl)×0.111＝(mmol/L)

血清氰化物:

　　不吸烟者　0.15μmol/L(0.004mg/L)

　　吸烟者　0.22μmol/L(0.006mg/L)

　　中毒量＞3.7μmol/L(＞0.1mg/L)

　　单位换算:(mg/L)×37.5＝(μmol/L)

血乙醇:0mmol/L(0mg/dl)

　　单位换算:(mg/dl)×0.22＝(mmol/L)

血乙醛:＜4.5μmol/L(＜0.20mg/L)

　　中毒量　23～45μmol/L(1～2mg/L)

　　单位换算:(mg/L)×22.7＝(μmol/L)

　　(二)血液无机物检查

血清钾(K^+):

　　火焰光度分析法　3.6～5.4mmol/L(14～21mg/dl;3.6～5.4mEq/L)

　　4-苯硼化钠试剂比浊法　4.1～5.6mmol/L(16～22mg/dl;4.1～5.6mEq/L)

　　单位换算:(mg/dl)×0.2558＝(mmol/L);(mEq/L)×1＝(mmol/L)

血清钠(Na^+):

　　火焰光度分析法　131～148mmol/L(300～340mg/dl;131～148mEq/L)

　　醋酸铀镁法　135～148mmol/L(310～340mg/dl;135～148mEq/L)

　　单位换算:(mg/dl)×0.435＝(mmol/L);(mEq/L)×1＝(mmol/L)

血清氯化物(Cl^-):96～108mmol/L(340～380mg/dl;96～108mEq/L)

　　单位换算:(mg/dl)×0.282＝(mmol/L);(mEq/L)×1＝(mmol/L)

血清钙(Ca^{2+}):EDTA 滴定法

成人 总钙(比色法)2.25～3.0mmol/L(9～12mg/dl;4.5～6.0mEq/L)

婴儿 2.5～3.0mmol/L(10～12mg/dl;5～6mEq/L)

邻甲酚肽络合剂直接比色法 2.18～2.78mmol/L(8.7～11.1mg/dl;4.36～5.56mEq/L)

游离钙(Ca^{2+}):1.1～1.2mmol/L(4.4～4.8mg/dl;2.2～2.4mEq/L),离子钙(离子选择电极法)1.10～1.34mmol/L

单位换算:(mg/dl)×0.25＝(mmol/L);(mEq/L)×0.5＝(mmol/L)

血清无机磷(IP):成人 0.97～1.61mmol/L(3～5mg/dl)

儿童 1.29～1.94mmol/L(4～6mg/dl)

单位换算:(mg/dl)×0.3229＝(mmol/L)

血清镁(Mg^{2+}):达旦黄比色法

成人 0.70～1.15mmol/L(1.7～2.8mg/dl;1.4～2.3mEq/L)

儿童 0.58～0.78mmol/L(1.4～1.9mg/dl;1.2～1.6mEq/L)

单位换算:(mg/dl)×0.411＝(mmol/L);(mEq/L)×0.5＝(mmol/L)

血清铁(Fe):男 7.9～10mmol/L(44～56mg/dl)

女 7.3～8.4mmol/L(42～48mg/dl)

单位换算:(mg/dl)×0.179＝(mmol/L)

血液(浆)(Fe)铁:亚铁嗪显色法 男 10.7～26.9μmol/L(60～150μg/dl)

女 9.0～26.9μmol/L(50～150μg/dl)

单位换算:(μg/dl)×0.179＝(μmol/L)

总铁结合力(TIBC):血清总铁结合力 45～77μmol/L(250～430μg/dl),男 50～77μmol/L,女 54～77μmol/L

单位换算:(μg/dl)×0.179＝(μmol/L)

血清铁饱和度:0.20～0.55(20%～55%)

未饱和铁结合力:25～52μmol/L(140～290μg/dl)

血清铜(Cu):男 11～25μmol/L(70～140μg/dl)

女 13～24μmol/L(80～155μg/dl)

3－10 岁 4～24μmol/L(27～153μg/dl)

新生儿 2～10μmol/L(12～67μg/dl)

单位换算:(μg/dl)×0.157＝(μmol/L)

红细胞铜:14～24μmol/L(90～150μg/dl)

单位换算:(μg/dl)×0.157＝(μmol/L)

血清锌(Zn):(109±9.2)μmol/L[(716±60)μg/dl],7.65～22.95μmol/L

    单位换算:(μg/dl)×0.153=(μmol/L)

血清铅:1.4～2.4μmol/L(30～50μg/dl)

    单位换算:(μg/dl)×0.048=(μmol/L)

血清汞:<0.25μmol/L(<5.0μg/dl)

    单位换算:(μg/dl)×0.05=(μmol/L)

血清铬:0.285～0.396μmol/L(1.48～2.06μg/dl)

    单位换算:(μg/dl)×0.1923=(μmol/L)

血清(浆)铝:5.8～7.0μmol/L(156～188μg/L)

    单位换算:(μg/L)×0.037=(μmol/L)

血清锰

    比色法 <3.64μmol/L(<200μg/L),728μmol/L

    原子吸收法 0.129～0.208μmol/L(7.1～11.4μg/L)

    单位换算:(μg/L)×0.0182=(μmol/L)

血清(浆)锰:

    比色法 <1.82μmol/L(<100μg/L)

    原子吸收法 22～46nmol/L(1.2～2.5μg/L)

    单位换算:(μg/L)×0.0182=(μmol/L);(μg/L)×18.2=(nmol/L)

血液、血清(浆)钴:

    血液 5.94nmol/L(0.35μg/L)

    血清(浆) 4.92nmol/L(0.29μg/L)

    单位换算:(μg/L)×16.97=(nmol/L)

血液钼:0～0.08μmol/L(0～8.3μg/L)

    单位换算:(μg/L)×0.0104=(μmol/L)

血清镉:12.4～38.5nmol/L(0.139～0.433μg/dl)

    单位换算:(μg/dl)×88.96=(nmol/L)

血清镍:1.4～13.6nmol/L(0.08～0.8μg/L)

    单位换算:(μg/L)×17.04=(nmol/L)

血液砷:<0.40μmol/L(<3μg/dl)

    单位换算:(μg/dl)×0.1335=(μmol/L)

血清硒:1.52μmol/L(12μg/dl)

    单位换算:(μg/dl)×0.1266=(μmol/L)

血液氟化物:<26.3μmol/L(<0.05mg/dl)

单位换算:(mg/dl)×526＝(μmol/L)

血清无机硫酸盐:52～156μmol/L(0.5～1.5mg/dl)

单位换算:(mg/dl)×104.1＝(μmol/L)

血液二氧化硅:58～218μmol/L(3.5～13.1mg/L)

单位换算:(mg/L)×16.67＝(μmol/L)

三、血液蛋白和脂类检查

血清蛋白:

总蛋白(TP) 60～80g/L(6～8g/dl)

白蛋白(ALB) 40～55g/L(4～5.5g/dl)

球蛋白(GLO) 20～30g/L(2～3g/dl)

白蛋白:球蛋白(A/G)＝(1.5～2.5):1

单位换算:(g/dl)×10＝(g/L)

血清蛋白电泳:

α 35～56g/L,0.50～0.68(50%～68%)

α_1 1～4g/L,0.03～0.06(3%～6%)

α_2 5～10g/L,0.06～0.13(6%～13%)

β 6～12g/L,0.08～0.15(8%～15%)

γ 6～16g/L,0.09～0.20(9%～20%)

血浆游离 Hb:

邻联甲苯胺法 20～70mg/L(2～7mg/dl);联苯胺法 0～40mg/L(0～4mg/dl),＜50mg/L

血液碳氧 Hb:不吸烟 ＜0.015(＜1.5%)

吸烟 0.015～0.050(1.5%～5.0%)

吸烟多 0.050～0.090(5.0%～9.0%)

血液糖化 Hb(HbA1c,GHb):层析法 0.05～0.08(5%～8%)

血清铁蛋白(SF,FE):

男 123μg/L(123ng/ml);36～224μg/L(36～224ng/ml)

女 56μg/L(56ng/ml);2～83μg/L(2～83ng/ml)

ELISA 或 RIA 法 男 15～200μg/L,女 12～150μg/L

血清转铁蛋白免疫扩散:2.20～3.48g/L(220～348mg/dl)

血清肌红蛋白(Mb):0.35～4.97nmol/L(6～85ng/ml)ELISA 法 50～80μg/L,RIA 法 6～85μg/L

单位换算:(ng/ml)×0.0585=(nmol/L)

血清黏蛋白:

    400～900mg/L(40～90mg/dl,以蛋白计);20～50mg/L(2～5mg/dl,以酪氨酸计)

血清酸性糖蛋白:550～1400mg/L(55～140mg/dl)

血清铜蓝蛋白:0.93～2.65μmol/L(14～40mg/dl)。免疫扩散法:成人150～600mg/L,儿童300～650mg/L

Ravin改良氧化酶活力法测定:(1.85±0.26)μmol/L[(28.43±4.10)mg/dl]

    单位换算:(mg/dl)×0.0662=(μmol/L)

载脂蛋白:

    (A_{PO}-A_1) 0.8～1.7g/L,ELISA法:男(1.42±0.17)g/L,女(1.45±0.14)g/L

    (A_{PO}-B) 0.5～1.0g/L,ELISA法:男(1.01±0.21)g/L,女(1.07±0.23)g/L

    A_1/B比值 1.0～1.97

血清总胆固醇(TCH):成人 2.8～5.9mmol/L(110～230mg/dl)　儿童 3.12～5.2mmol/L

    单位换算:(mg/dl)×0.0259=(mmol/L)

胆固醇酯/游离胆固醇比值:3:1

血清总脂肪酸:7～15mmol/L(190～420mg/dl)

    单位换算:(mg/dl)×0.0352=(mmol/L)

血清三酰甘油(TG):0.44～1.54mmol/L(20～110mg/dl)

    单位换算:(mg/dl)×0.0113=(mmol/L)

血清低密度脂蛋白-胆固醇(LDL-C):沉淀法 1.55～5.70mmol/L(60～220mg/dl)老年人偏高

    单位换算:(mg/dl)×0.0259=(mmol/L)

血清游离胆固醇:年老偏高,1.3～2.08mmol/L

血清高密度脂蛋白-胆固醇(HDL-C):沉淀法 0.78～2.20mmol/L(30～85mg/dl)老年人偏高

    单位换算:(mg/dl)×0.025 96=(mmol/L)

    男 0.4g/L(40mg/dl)

    女 0.62g/L(62mg/dl)

    单位换算:(mg/dl)×0.01=(mmol/L)

高密度脂蛋白(HDL)0.30～0.40(30％～40％)

低密度脂蛋白(LDL)0.50～0.60(50％～60％)

极低密度脂蛋白(VLDL)0.13～0.25(13％～25％)

血清磷脂：1.68～3.23mmol/L(130～250mg/dl)

    单位换算：(mg/dl)×0.0129＝(mmol/L)

血清未脂化脂肪酸：0.3～0.9mmol/L(8～25mg/dl)

    单位换算：(ml/dl)×0.035＝(mmol/L)

血浆游离甘油：

    3－10 岁 61～232μmol/L(0.56～2.14mg/dl)；11－18 岁 31～187μmol/L(0.29～1.72mg/dl)

    单位换算：(mg/dl)×108.6＝(μmol/L)

血清 β 脂蛋白：<7g/L(<700mg/dl)

血清脂蛋白(LP)电泳：乳糜微粒(CM)阴性

    α-脂蛋白 0.30～0.40(30％～40％)

    β-脂蛋白（含前 β)0.60～0.70(60％～70％)

血清总脂：成人 4～7g/L(400～700mg/dl)；儿童 3～6g/L

四、血清酶活力测定

谷草转氨酶(AST 或 GOT)

    赖氏比色法 8～28 卡门单位；酶偶联法,166.7～483.4[nmol/(L·s)](10～28U/L)；或 0～37U/L

    单位换算：(U/L)×16.67＝[nmol/(L·s)]

谷丙转氨酶(ALT 或 GPT)：

    赖氏比色法 40 卡门单位；酶偶联法 400[nmol/(L·s)](24U/L)；或 0～31U/L

    单位换算：(U/L)×16.67＝[nmol/(L·s)]

碱性磷酸酶(AKP)：

    磷酸苯二钠法 3～13 金氏单位；或成人 15～112U/L,儿童 54～300U/L

    对硝基酚法 0.7～2.8U；碱性磷酸酶(ALP)连续监测法成人<40～110U/L,儿童<250U/L

酸性磷酸酶(ACP)：

    磷酸苯二钠法 <5 金氏单位；化学法 0.9～1.9U/L

磷酸麝香草酚酞法:0.333~8.168[nmol/(L・s)](0.02~0.49U/L)

　　单位换算:(U/L)×16.67=[nmol/(L・s)]

肌酸激酶(CPK):

　肌酸比色法

　　男　666.8~1500.3nmol/s(40~90U)

　　女　500.1~1000.2nmol/s(20~60U)

　　　单位换算:(U)×16.67=(nmol/s)

　酶偶联法 2.617~2.834μmol/s(157~170U)

　　　单位换算:(U)×0.01667=(μmol/s)

肌酸磷酸激酶(CK):25~200U/L

CK 同工酶(CK-MB):<25U/L;<0.05(5%)

葡萄糖 6-磷酸脱氢酶:51.677~118.357nmol/s(3.1~7.1U)

　　单位换算:(U)×16.67=(nmol/s)

淀粉酶(AM):

　碘淀粉比色法　400~1800 淀粉酶活性单位;<140U/L

　染色淀粉法　4~50U

　3,5-二硝基水杨酸法　24.9~273.6U

乳酸脱氢酶(LD 或 LDH):比色法 225~540U;114~240U/L;连续监测法

　104~245U/L,速率法 95~200U/L

乳酸脱氢酶同工酶(LDH$_1$):15~65U/L

　LDH$_1$/LDH:0.13~0.27

　LDH$_{2~5}$:99~175U/L

α-羟丁酸脱氢酶(HBDH):

　550.1~4500.9nmol/(L・s)(33~135mU/ml);或 73~182U/L

　　单位换算:(mU/ml)×16.67=[nmol/(L・s)]

γ-谷氨酰转移酶(GGT 或 γ-GT):

　重氮比色法　50U 以下;或 5~54U/L

　对硝基苯胺法　666.8nmol/(L・s)以下(40mU/ml)

　　单位换算:(mU/ml)×16.67=[nmol/(L・s)]

胆碱酯酶(ChE 或 CHS 或 CHE):

　血清 3 万~8 万 U/L(30~80U/ml);全血 8 万~12 万 U/L(80~

　120U/ml)

　　单位换算:(U/ml)×1000=(U/L)

5-核苷酸酶:27～283mmol/L

  单位换算:(U)×16.67＝(nmol/L)

单胺氧化酶(MAO):12～40U

胆碱酯酶活性:0.8～1.00(80％～100％)

醛缩酶(ALP):5～8U

精氨酰琥珀酸裂解酶:0.2～5.3U

脂肪酶(APS):0.06～0.09U(水解 4h)

     0.2～1.5U(水解 24h)

超氧化物歧化酶(SOD)比色法:555～633μg/(g・Hb)

五、血液激素及其代谢产物检查

血浆生长激素(GH):放射免疫(RIA)法,空腹血浆 3～5μg/L(3～5ng/ml);
  饭后 3～4h 稍升高。成人男＜2.0μg/L,女＜10.0μg/L;儿童＜20μg/L

血清(浆)促卵泡激素(FSH):

  男 6～18U/L(6～18mU/ml)

  女 5～50U/L(5～50mU/ml);卵泡期 4～9.3U/L,排卵期 7.7～22U/L,
黄体期 1.3～10U/L,绝经期 54～66U/L

血清黄体生成激素(LH):

  男 6～23U/L(6～23mU/ml);1～8U/L

  女 3～29U/L(3～29mU/ml);卵泡期 1.4～13.3U/L,排卵期 16.3～
  82U/L,黄体期 1～7U/L,绝经期 16～66U/L

垂体催乳素(PRL):男性 6.2～13ng/ml

  女性卵泡期 2.8～14.6ng/ml,排卵期 2.8～14.6ng/ml,黄体期
  3.7～21.3ng/ml,绝经期 3.7～29.3ng/ml

血清催乳素:RIA 法

  男 5μg/L(平均 5ng/ml)

  女 8μg/L(平均 8ng/ml)

血浆抗利尿激素(ADH):RIA 法,1.0～1.5ng/L(1.0～1.5pg/ml)

血清缩宫素:妇女＜2mU/L(＜2μU/ml);哺乳期 5～15mU/L(5～15μU/
 ml)

血浆促性腺激素:(7.5±5)U/L[(7.5±5)mU/ml]

血浆促肾上腺皮质激素(ACTH):RIA 法

  上午 9 时,10～80ng/L(10～80pg/ml)

午夜 0 时,<10ng/L(<10pg/ml)

血浆促甲状腺素(TSH):RIA 法 2~6mU/L(2~6μU/ml)

血清总甲状腺素(TT$_4$):

　　CPBA 法 51~154nmol/L(4~12μg/dl)

　　RIA 法 (97.8±16.77)nmol/L[(7.6±1.3)μg/dl]

　　单位换算:(μg/dl)×12.87=(nmol/L)

血清游离甲状腺素指数:2.23~7.08

血清有效甲状腺素比值:1.00±0.07

血清游离甲状腺素(FT$_4$):13~27pmol/L(1.0~2.1ng/dl)

　　单位换算:(ng/dl)×12.87=(pmol/L)

血清总三碘甲状腺原氨酸(TT$_3$):RIA 法

　　1.54~2.31nmol/L(100~150ng/dl)

　　单位换算:(ng/dl)×0.0154=(nmol/L)

血清游离三碘甲状腺原氨酸(FT$_3$):RIA 法

　　0.006~16nmol/L(0.4ng/dl);3.54~6.47pmol/L

　　单位换算:(ng/dl)×0.0154=(nmol/L)

血清甲状腺结合球蛋白(TBG):RIA 法 15~34mg/L

　　男 (17±3.3)mg/L[(17±3.3)μg/ml]

　　女 (17.6±3.9)mg/L[(17±3.9)μg/ml]

血清 3,3′,5′-三碘甲状腺原氨酸(反 T$_3$、rT$_3$):RIA 法

　　0.56~0.88nmol/L(36.4~57.4ng/dl)

　　单位换算:(ng/dl)×0.0154=(nmol/L)

血促甲状腺激素(TSH)RIA 法 2~10mU/L

血浆甲状旁腺激素(PTH):RIA 法 0.1~1.9μg/L(0.1~1.8ng/ml)

血浆降钙素(CT):RIA 法 0~28ng/L(10~380pg/ml)

血浆皮质醇(COR):

　　上午 8 时,165.6~441.6nmol/L(6~16μg/dl);60~160μg/L

　　下午 4 时,55.2~248.4nmol/L(2~9μg/dl);20~90μg/L

　　夜间 12 时,55.2~138.0nmol/L(2~5μg/dl)

　　单位换算:(μg/dl)×27.6=(nmol/L)

血浆醛固酮(AId):RIA 法,卧位时,(238±104)~(646.6±333.4)pmol/L(8

　　~12ng/dl)立位时(418±245)~(945.6±491)pmol/L

　　单位换算:(ng/dl)×0.028=(pmol/L)

血浆 11-去氧皮质醇:RIA 法,1.74～4.86nmol/L(0.061～0.017μg/dl)

单位换算:(μg/dl)×28.6=(nmol/L)

血浆皮质醇:

上午 8 时,(25.39±8.37)nmol/L[(0.88±0.29)μg/dl]

下午 4 时,(17.02±4.26)nmol/L[(0.59±0.16)μg/dl]

单位换算:(μg/dl)×28.86=(nmol/L)

血浆(清)17-羟皮质类固醇:

男 193.2～524.4nmol/L(7～19μg/dl)

女 248.4～579.6nmol/L(9～21μg/dl)

单位换算:(μg/dl)×27.6=(nmol/L)

血浆胰岛素:5～25mU/L(5～25μU/ml)

胰岛素(μU/ml)/血糖(mg/dl)比值＜0.3

血浆睾酮(T):

男 9.5～30nmol/L(275～875ng/dl),青春后期 100～200ng/L,成人 3000～10 000ng/L

女 0.8～2.6nmol/L(23～75ng/dl),青春后期 100～200ng/L,成人 200～800ng/L,绝经后 80～350ng/L

孕妇 1.3～6.6nmol/L(38～190ng/dl)

单位换算:(ng/dl)×0.0347=(nmol/L)

血浆雌酮:

男 74～292pmol/L(20～79pg/ml)

女 卵泡期 241～255pmol/L(65～150pg/ml)

黄体期 799～1450pmol/L(216～392pg/ml)

单位换算:(pg/ml)×3.69=(pmol/L)

血浆雌二醇(E_2):RIA 法

男 180.5±55.05pmol/L[(50±15)pg/ml];8～36ng/L

女 卵泡期(176.16±33.03)pmol/L[(48±9)pg/ml];35.8～157ng/L

排卵前期 (1963.45±664.27)pmol/L[(535±181)pg/ml];133～363ng/L

黄体期 847.77±286.26pmol/L[(231±78)pg/ml];74.7～193ng/L

单位换算:(pg/ml)×3.71=(nmol/L)

血浆雌三醇(UE_3):

游离雌三醇:

妊娠 26 周 14～21nmol/L(4～6ng/ml)

妊娠 36 周 35～42nmol/L(10～12ng/ml)

足月妊娠 ＞66.5nmol/L(＞19ng/ml)

总雌三醇：

妊娠 25 周 175nmol/L(50ng/ml)

妊娠 40 周 700nmol/L(200ng/ml)

单位换算：(ng/ml)×3.5＝(nmol/L)

血清(浆)孕酮(P)：

男 0.64nmol/L(0.02μg/dl)＜3.2μg/L

女 卵泡期 4.1nmol/L(0.13μg/dl)；0.2～1.2μg/L

黄体期 47.7nmol/L(1.5μg/dl)；7.9～38.2μg/L

妊娠末 3 个月 636nmol/L(20μg/dl)

单位换算：(μg/dl)×31.8＝(nmol/L)

人绒毛膜促性腺素(HCG)：＜10U/ml

血清胎盘生乳素：

妊娠末 3 个月 0.25～0.45μmol/L(4.7～8.9μg/ml)

单位换算：(μg/ml)×0.05＝(μmol/L)

血清胃泌素：0～200ng/L(0～200pg/ml)

血浆肾素活性：0.2777～0.694ng/(L・s)[1.0～2.5ng/(ml・h)]

单位换算：ng/(ml・h)×0.2777＝[ng/(L・s)]

血浆前列腺素：

PGE 1.01～1.18nmol/L(355～415pg/ml)

PGF 0.35～0.44nmol/L(126～156pg/ml)

单位换算：(pg/ml)×0.002 837＝(nmol/L)；(pg/ml)×0.002 813＝(nmol/L)

六、血液其他检查

丙 γ 反应：蛋白阴性

抗"O"(抗溶血链球菌素)：＜500U

抗链球菌溶血素"O"，改良 Rautz 法 1：333 以下

抗链球菌黏糖酶，改良 Quinn 法＜1：2048

抗链球菌激酶，改良 Kaplan 法 1：40 以下

酸性溶血试验：阴性

抗人球蛋白(Coombs 试验)：直接阴性，间接阴性

纤维蛋白原:2~4g/L(0.2~0.4g/dl)

总胆红素:直接反应(-);间接反应弱(±)

血液比黏度(ηb):男 (4.25±0.5)mPa·s;3.43~5.07

女 (3.95±0.5)mPa·s;3.01~4.29

全血还原比黏度(ηr):1.39~1.89mPa·s;5.9~8.9

七、血清免疫学检查

血清胎甲球蛋白(AFD):0~30μg/L(0~30ng/ml) 胎甲球阴性

甲胎蛋白(AFP,αFP):<20μg/L,对流免疫电泳法阴性

血清癌胚抗原(CEA):≤2.5μg/L(≤2.5ng/ml)

抗核抗体(ANA):免疫荧光法 阴性 血清滴度>1:40 为阳性

血清 C-反应蛋白(CRP):环状免疫单向扩散法<10mg/L(<1mg/dl)

抗 DNA 抗体:<15kU/L(<15U/ml) C-反应蛋白免疫比浊法:阴性

前列腺特异性抗原(PSA):0~4μg/L

游离前列腺特异性抗原(FPSA):<0.42ng/ml

白细胞黏附抑制试验:0.40~0.85(与对照组相差<0.30)

淋巴细胞转化试验:0.50~0.80(50%~80%)

癌抗原(CA19-9):0~37U/ml;ELISA 法上限 2.6 万 U/L

癌抗原(CA125):3.9~35U/L 男性及 50 岁以上女性<2.5 万 U/L,

20-40 岁<4.0 万 U/L

癌抗原(CA153):<38.6 万 U/L CLIA 法<2.5 万 U/L

Ea 花环形成试验:

Et 花环值 0.60~0.80 平均 0.65(60%~80%;65%)

Ea 花环值 0.20~0.40(20%~40%)

EAC 花环形成试验:花环值 0.20~0.30(20%~30%)

外斐(Weil-Felix)反应 <1:40

免疫球蛋白黏度:1.4~1.8

肥达(Widal)反应 H<1:160;余 O、A、B、C 均<1:80

血清补体 C3:1200~1600mg/L(1200~1600μg/ml)

血清补体 C4:430~640mg/L(430~640μg/ml)

血清 IgG:6~16g/L(600~1600mg/dl)

血清 IgA:0.2~5.0g/L(20~500mg/dl)

血清 IgM:0.6~3.4g/L(60~340mg/dl)

血清 IgD：1～4mg/L(0.1～0.4mg/dl)

血清免疫球蛋白 E(IgE)：0.1～0.9mg/L(0.01～0.09mg/dl)；0～378U/L

肿瘤坏死因子(TNF)：ELISA 法(4.3±2.8)μg/L

干扰素(IFN)：ELISA 法 1～4kU/L

八、尿

(一)一般检查

尿量：成人 1000～1500ml/24h；最低限度＞500ml/24h

尿(pH)：4.8～7.4,平均 6.0 左右

尿比重(SG)：日尿 1.010～1.030

　　　　　　晨尿≥1.018；新生儿 1.002～1.004

尿渗透压：600～1000mmol/L(600～100mOsm/L)；晨尿＞800mmol(＞800mOsm/L)

尿隐血试验(BLD)：阴性

尿镜检查细胞成分：红细胞,男 0,女＜3 个/HP

　　　　　　　　　白细胞(LEU),阴性,0～3 个/HP

12h 尿沉渣计数(艾迪计数)：

　　管型,偶见透明管型,＜5000 个/12h

　　红细胞 ＜50 万/12h

　　白细胞 ＜100 万/12h

1h 尿细胞排泄率计数：

　　男 红细胞＜3 万/h,白细胞＜7 万/h

　　女 红细胞＜4 万/h,白细胞＜14 万/h

(二)尿无机物检查

亚硝酸盐(NIT)：阴性

尿氯化物(Cl^-)：282～423mmol/12h(10～15g/12h)；170～250mmol/24h

　　单位换算：(g/12h)×28.206＝(mmol/12h)

尿钠(Na^+)：130～218mmol/12h(3～5g/12h)；130～280mmol/24h

　　单位换算：(g/12h)×43.50＝(mmol/12h)

尿钾(K^+)：51～102mmol/12h(2～4g/12h)；25～100mmol/24h

　　单位换算：(g/12h)×25.58＝(mmol/12h)

尿钙(Ca^{2+})：2.5～7.5mmol/12h(100～300mg/12h)

　　单位换算：(mg/12h)×0.025＝(mmol/12h)

尿无机磷（IP）：22.6～48.4mmol/12h（700～1500mg/12h）；22～48mmol/24h

　　单位换算：(mg/12h)×0.0323＝(mmol/12h)

尿镁（Mg^{2+}）：3～4mmol/12h(6～8mEq/12h)；2.1～8.2mmol/24h

　　单位换算：(mEq/12h)×0.5＝(mmol/12h)

尿铁（Fe^{2+}）：＜179μmol/12h(＜10mg/12h)

　　单位换算：(mg/12h)×17.9＝(μmol/12h)

尿锌（Zn^{2+}）：2.3～18.4μmol/12h(0.15～1.2mg/12h)

　　单位换算：(mg/12h)×15.3＝(μmol/12h)

（三）尿有机物检查

尿蛋白质（PRO）定量：定性阴性；定量 10～150mg/24h；尿本-周蛋白：阴性

尿糖（GLU）定量：定性阴性；定量 0.56～1.67mmol/L(10～30mg/dl)；＜5.0mmol/24h(＜0.9g/24h)

　　单位换算：(mg/dl)×0.0555＝(mmol/L)

尿胆红素（BIL）：定性 阴性；定量≤2mg/L

尿尿素：360～540mmol/24h(21.5～32.2g/24h)

　　单位换算：(g/24h)×16.66＝(mmol/24h)

尿尿素氮（BUN）：357～535mmol/24h(10～15g/24h)

　　单位换算：(g/24h)×35.697＝(mmol/24h)

尿肌酸：0～1525μmol/24h(0～200mg/24h)

　　单位换算：(mg/24h)×7.626＝(μmol/24h)

尿肌酐（Cr）：5.3～17mmol/24h(700～1500mg/24h)

　　单位换算：(mg/24h)×0.008＝(mmol/24h)

尿胆原（UBG）：0～5.9μmol/24h(0～3.5mg/24h)；＜32mol/L

　　单位换算：(mg/24h)×1.687＝(μmol/24h)

尿卟啉：定性 阴性或弱阳性 定量 0.84～4.2μmol/24h

　　　　儿童 0～122nmol/24h(0～80μg/24h)

　　　　成人 76～245nmol/24h(50～160μg/24h)

　　　　单位换算：(μg/24h)×1.53＝(nmol/24h)

尿氨基酸氮：100～400mg/24h

尿总氮：10～18g/24h；＜857mmol/L

尿酮体（KEG）：定量 阴性

　　　　β-羟丁酸 240μmol/24h(25mg/24h)

乙酰乙酸　88.2μmol/24h(9mg/24h)

丙酮　51.7μmol/h(3mg/24h);0.34～0.85mmol/24h(20～50mg/24h)

　　单位换算:(mg/24h)×9.606＝(μmol/24h);(mg/24h)×9.795＝
　　　　　　(μmol/24h);(mg/24h)×17.22＝(μmol/24h)

尿香草杏仁酸(3-甲氧基-4-羟基杏仁酸,尿香草扁桃酸,VMA):

　　比色法　5～45μmol/24h(1～8mg/24h)

　　单位换算:(mg/24h)×5.05＝(μmol/24h)

尿纤维蛋白降解产物:0～0.25mg/L(0～0.25μg/24h)

尿淀粉酶(AM):Somogyi 法＜1000U

　　稀释法　8～64 温氏单位

　　加磺比色法　100～1200 苏氏单位;或＜640U/L

尿氨:20～70mmol/24h(0.34～1.2g/24h)

　　单位换算:(g/24h)×58.7＝(mmol/24h)

尿可滴定酸度:20～40mmol/24h(20～40mEq/24h)

(四)尿中激素及其他

尿绒毛膜促性腺激素(β-hCG):阴性

尿 17-酮类固醇(17-KS):

　　男　35～70μmol/24h(6～22mg/24h)

　　女　17～52μmol/24h(5～15mg/24h)

　　单位换算:(mg/24h)×3.47＝(μmol/24h)

尿 17-羟皮质类固醇(17-OH):

　　男　13.8～41.4μmol/24h(5～15mg/24h)

　　女　10.0～27.6μmol/24h(4～10mg/24h)

　　单位换算:(mg/24h)×2.76＝(μmol/24h)

尿 17-酮类固醇:

　　男　(52.05±24.29)μmol/24h[(15±7)mg/24h]

　　女　(45±20)μmol/24h[(13±6)mg/24h]

　　单位换算:(mg/24h)×3.47＝(μmol/24h)

尿醛固酮,RIA 法,8～36nmol/24h(3～13μg/24h)

　　单位换算:(μg/24h)×2.77＝(nmol/24h)

尿孕三醇:成人＜7.4μmol/24h(＜2.5mg/24h)

　　单位换算:(mg/24h)×2.97＝(μmol/24h)

尿儿茶酚胺(CA):微柱法　71.0～229.5nmol/24h

　　肾上腺素　<55nmol/24h(<10μg/24h)

　　去甲肾上腺素<591nmol/24h(<100μg/24h)

　　单位换算(μg/24h)×5.46＝(nmol/24h);(μg/24h)×5.91＝(nmol/24h)

尿睾酮:

　　男　170～406nmol/24h(49～117μg/24h)

　　女　1.7～42nmol/24h(0.5～12μg/24h)

　　单位换算:(μg/24h)×3.467＝(nmol/24h)

尿雌二醇:

　　男　7.3～22.0nmol/24h(2～6μg/24h)

　　女　卵泡期 5.1nmol/24h(1.44μg/24h)

　　　　排卵期 14.7nmol/24h(3.95μg/24h)

　　　　黄体期 9.25nmol/24h(2.52μg/24h)

　　儿童　3.7nmol/24h(<1μg/24h)

　　单位换算:(μg/24h)×3.67＝(nmol/24h)

尿雌三醇:

　　妊娠 20 周　6.9μmol/24h(2mg/24h)

　　妊娠 40 周　42μmol/24h(>12mg/24h)

　　单位换算:(mg/24h)×3.467＝(μmol/24h)

尿孕烷二醇:

　　男　1.2～4.4μmol/24h(0.4～1.4mg/24h)

　　女　增殖期　1.6～4.7μmol/24h(0.5～1.5mg/24h)

　　　　黄体期　6.2～22μmol/24h(2.0～7.0mg/24h)

　　　　绝经后期　0.6～3.1μmol/24h(0.2～1.0mg/24h)

　　　　妊娠 16 周　16～66μmol/24h(5～21mg/24h)

　　　　妊娠 20 周　19～81μmol/24h(6～26mg/24h)

　　　　妊娠 24 周　37～100μmol/24h(12～32mg/24h)

　　　　妊娠 28 周　59～159μmol/24h(19～31mg/24h)

　　　　妊娠 32 周　69～206μmol/24h(22～66mg/24h)

　　　　妊娠 36 周　72～240μmol/24h(23～77mg/24h)

　　　　妊娠 40 周　72～197μmol/24h(23～63mg/24h)

　　单位换算:(mg/24h)×3.12＝(μmol/24h)

尿抗利尿激素 RIA 法 11～30μU/24h(平均 28.9μU/24h)

九、粪便检查

粪重量:100～300g/24h;干重 23～32g,水含量 65%

粪脂肪:平衡试验<6g/24h

　　总量(占干粪重量) 0.175(17.5%)

　　中性脂肪酸(占干粪重量) 0.073(7.3%)

　　结合脂肪酸 0.046(4.6%)

　　游离脂肪酸 0.065(6.5%)

粪胆汁酸总量:294～551μmol/24h(120～225mg/24h)

　　单位换算:(mg/24h)×2.45＝(μmol/24h)

　　隐血试验　阴性

十、胃液检查

胃液量:空腹时 50(20～100)ml;分泌总量 1.5～2.5L/24h;

　　比重　1.003～1.006;pH 1.3～1.8

总酸度:空腹时 10～50U(ml $\frac{N}{10}$ 碱溶液/100ml 胃液);进试验餐后 50～

　　75U;注射组胺后 40～140U

游离酸度:空腹时 0～30U;进试验餐后 25～50U;注组胺后 30～120U

无管胃液分析 2h 排泄天青蓝甲>0.6mg,为正常游离酸或酸度后,<0.3mg

　　为无游离酸度

隐血试验:阴性

细菌:阴性

十一、脑脊液检查

颅内压力(腰椎穿刺):

　　侧卧位 0.98～1.76kPa(70～80mmH₂O,40～50 滴/min)

　　坐位 2.45～2.94kPa

　　单位换算:(mmH₂O)×0.0098＝(kPa)

比重:1.005～1.009

pH:

　　脊髓液 7.28～7.32

脑室液 7.32～7.34

细胞计数:成人(0～8)×10^6/L(0～8/mm^3,以淋巴细胞为主),儿童(0～15)×10^6/L

葡萄糖(CSF-Glu):成人 2.8～4.2mmol/L(50～70mg/dl);较血清低 1.1mmol/L(较血清低 20mg/dl),儿童 2.8～4.5mmol/L

　　单位换算:(mg/dl)×0.0556＝(mmol/L)

氯化物(CSF-Cl):(以氯化钠计)118～130mmol/L(120～130mEq/L 或 420～460mg/dl)

　　单位换算:(mg/dl)×0.2821＝(mmol/L)

蛋白质(CSF-pro):

　　脊髓

　　　　成人 0.15～0.45g/L(15～45mg/dl)

　　　　老年人和儿童 0.7g/L(70mg/dl)

　　　　延髓池 150～250mg/L(15～25mg/dl)

　　　　脑室 50～150mg/L(5～15mg/dl)

脑脊液白蛋白:100～300mg/L(10～30mg/dl)

蛋白电泳(乙酸纤维素膜):

　　前白蛋白 0.02～0.07(2%～7%)

　　白蛋白 0.56～0.76(56%～76%)

　　α$_1$ 球蛋白 0.02～0.07(2%～7%)

　　α$_2$ 球蛋白 0.04～0.12(4%～12%)

　　β 球蛋白 0.08～0.18(8%～18%)

　　γ 球蛋白 0.03～0.12(3%～12%)

免疫球蛋白:

　　IgG 10～40mg/L(1～4mg/dl)

　　IgA 0～2mg/L(0～0.2mg/dl)

　　IgM 0～0.6mg/L(0～0.06mg/dl)

IgG/白蛋白比值:<4μg/L(<4ng/ml)

脑脊液色胺酸:阴性

PaCO$_2$ 测定:

　　脊髓液 5.86～6.65kPa(44～50mmHg)

　　脑室液 5.32～6.12kPa(40～46mmHg)

　　单位换算:(mmHg)×0.133＝(kPa)

碳酸氢盐:22.9mmol/L(2.9mEq/L)

钙:1.05～1.33mmol/L(4.2～5.4mg/dl)

单位换算:(mg/dl)×0.2495=(mmol/L)

锌:0.153～0.704mmol/L(10～46mg/L)

单位换算:(mg/dl)×0.0153=(mmol/L)

铁:4.1～9.3μmol/L(0.23～0.52mg/L)

单位换算:(mg/L)×17.91=(μmol/L)

镁:2.34～3.13mmol/L(5.7～7.6mg/dl)

单位换算:(mg/dl)×0.4114=(mmol/L)

颅内压力:

侧脑室穿刺

坐位 0～0.39kPa(0～40mmH$_2$O)

卧位 0.69～1.18kPa(70～120mmH$_2$O)

小脑延髓池穿刺 0.78～1.37kPa(80～140mmH$_2$O)

单位换算:(mmH$_2$O)×0.0098=(kPa)

十二、骨髓检查

骨髓液各成形物比积:

脂肪层 3.2%

血浆层 45%

有核细胞层 4%～6%

RBC 层 45%～54%

增生度:有核细胞占成熟 RBC 的 0.01～0.10,即增生活跃

粒细胞系与 RBC 系比值:(3～5):1

巨核细胞数:单位面积的巨核细胞数为 7～35 个

巨核细胞分类:原始型 0;幼稚型 0～0.05;过渡型 0.10～0.27;成熟型 0.44～0.60;裸核 0.08～0.30;变性 0.02

十三、肾功能试验

浓缩稀释试验(Mosenthal 法):夜尿量<750ml;日尿量与夜尿量之比(3～4):1;尿最高比重>1.020;最高比重与最低比重差>0.009

酚红排泄试验(PSP):

静脉法 15min 排出量>0.25(>25%);120min 排出量>0.55(>55%)

肌肉法 15min 排出量＞0.25(＞25％);120min 排出量＞0.50(＞50％)

尿素清除试验(Cur):

最大清除值 1～1.5ml/s(60～90ml/min)

标准清除率 0.68～1.13ml/s(41～68ml/min)

清除率 0.65～1.25(65％～125％)

单位换算:(ml/min)×0.016 67＝(ml/s)

内生肌酐清除率(Cur):1.33～1.667ml/s(80～100ml/min)

单位换算:(ml/min)×0.016 67＝(ml/s)

菊粉清除率(Cin):2.00～2.33ml/s(120～140ml/min)

单位换算:(ml/min)×0.016 67＝(ml/s)

尿渗量(尿渗透压)测定(Uosm):禁饮后尿渗量 600～1000mOsm/kg H_2O
(平均800mOsm/kg H_2O)

血浆渗量(POsm)测定:275～305mOsm/kg H_2O(平均300mOsm/kg H_2O)

尿渗量/血浆渗量(UOsm/POsm):(3.0～4.5):1

对氨基马尿酸清除率:

男 (8.65±0.117)ml/s[(519.1±7.1)ml/min]

女 (8.27±0.17)ml/s[(496±10.2)ml/min]

单位换算:(ml/min)×0.016 67＝(ml/s)

肾小管对氨基马尿酸最大排泌量(Tm_{PAH}):5.15～7.725μmol/s(60～90mg/min)

单位换算:(mg/min)×0.085 83＝(μmol/s)

肾小管葡萄糖最大重吸收量(TmG):成人 平均(340±18.2)mg/min

男 27.753～41.630μmol/s(300～450mg/min)

女 23.128～32.379μmol/s(250～350mg/min)

单位换算:(mg/min)×0.092 51＝(μmol/s)

肾小球滤过率(GFR):总 GFR (100±20)ml/min

肾小球滤过分数(FF):0.18～0.22,平均0.20

肾血流量(RBF):20～23.34ml/s(1200～1400ml/min)

单位换算:(ml/min)×0.016 67＝(ml/s)

有效肾血浆流量(ERPF):10～13.3ml/s(600～800ml/min)

单位换算:(ml/min)×0.016 67＝(ml/s)

肾小管酸中毒试验:

氯化铵负荷试验,尿 pH＜5.3

硫酸钠试验,尿 pH<5.5

碳酸氢离子重吸收排泄试验,排泄分数为 0,HCO$_3^-$ 排泄率≤1%

十四、肝功能试验

胎甲球(甲种胎儿球蛋白,AFP 或 αFP):阴性

乙型肝炎病毒表面抗原(澳大利亚抗原,HBsAg)试验(HBsAg):阴性

分解乳糖耐量试验:5h 内尿内分解乳糖排泄量<3g

麝香草酚浊度试验(TTT):<6U(阴性～阳性)

脑磷脂胆固醇絮状试验(CCFT):24h(-)、48h(+)

硫酸锌浊度试验(ZnTT):2～12U

麝絮试验(TFT):4.65～11.63μmol/L(-～±)

酚四溴磺酞钠试验(BSP):5mg/kg 静注,45min 血清中留存量<0.05(5%)

葡萄糖耐量试验(OGTT):口服葡萄糖 75g(按 1.7g/kg 计算)测血糖,1h
　8.9～10mmol/L(160～180mg/dl),<空腹时浓度的 1 倍;2h 内回至空
　腹时浓度(即 4.5～6.7mmol/L),尿中无糖

胰岛素:50～172pmol/L(7～24μU/ml)

胰高血糖素:14～57pmol/L(50～200pg/ml)

胰岛素释放指数=血浆胰岛素(μU/ml)/血浆葡萄糖(mg/dl)≤0.3

基础代谢率简称(BMR):±10%～20%。简测法,脉率+脉压-111

甲状腺摄^{131}I 吸收率:3h,5%～25%;24h,15%～47%

梅毒非特异性抗体(TRUST):阴性

梅毒确证试验(TP-Ab,TP、PA):<1:80

人获得性免疫缺陷病毒抗体(抗 HIV):筛选实验 ELISA 法和快速蛋白印迹
法　阴性

确诊试验(测 HIV-RNA)蛋白印迹法和 RT-PCR 法　　阴性

十五、肺功能检查

肺容量:

　肺总量(TLC)

　　男　5.02～5.96L

　　女　3.16～4.83L

　肺活量(VC)

　　男　3.47～3.57L

女 2.44～2.46L

潮气量(VT) 0.50L

残气量(RV)

男 0.75～2.02L

女 0.84～1.77L

残气量/肺总量＝0.25～0.35(25％～35％)

功能残气量(FRC):1.5～2.5L(70％～130％)

男(2.27±0.8)L

女(1.86±0.55)L

通气量(VV):

静息通气量(VE)

男 (111±3)ml/s[(6663±200)ml/min]

女 (70±2.6)ml/s[(4217±160)ml/min]

单位换算:(ml/min)×0.016 67＝(ml/s)

最大通气量(MVV)

男 (1.74±0.04)L/s[(104±2.31)L/min]

女 (1.38±0.04)L/s[(82.5±2.17)L/min]

单位换算:(L/min)×0.016 67＝(L/s)

用力肺活量(FVC):1s,0.83(83％);2s,0.96(96％);3s,0.99(99％)

通气储量百分比:0.93(93％)

气体分布测定:

7min 冲洗法,肺泡氮浓度＜0.25(＜25％)

一次呼气测验法,氮浓度＜0.015(＜1.5％)

换气功能:

重复呼吸试验

氧容积百分比 0.086 2(8.62％)

CO_2 容积百分比 0.083 3(8.33％)

弥散功能＝CO 弥散量(DLCO) 3.309～4.115μl/(Pa・s)
[26.47～32.92ml/(mmHg・min)]

单位换算:(％)×0.01＝(小数);[ml/(mmHg・min)]×0.125＝
[μl/(Pa・s)]

无效腔气/潮气容积(VD/VT)0.3～0.4

呼吸动力功能:

肺顺应性（CL）2.04ml/Pa(200ml/cmH$_2$O)

单位换算:(ml/cmH$_2$O)×0.0102=(ml/Pa)

气道阻力:98.07～294.2Pa/(L・s)[1～3cmH$_2$O/(L・s)]

单位换算:[cmH$_2$O/(L・s)]×98.07=[Pa/(L・s)]

最大呼吸气中间流速:2～4L/s

每分肺泡通气量(VA):4L 左右,即(VT－RV)×呼吸次数/min

通气/血流比例(V/Q):4L/5L=0.8

肺血流量 5L/min

十六、血流动力学检查

压力:

肺微血管,平均压 0.49～1.0kPa(3.7～7.5mmHg)

肺动脉分支

收缩压 2.39～2.97kPa(17.9～22.3mmHg)

舒张压 0.6～1.48kPa(4.5～11.1mmHg)

肺总动脉

收缩压 2.44～3.59kPa(18.3～26.9mmHg)

舒张压 0.63～14.00kPa(4.7～10.5mmHg)

右心室(RV)

收缩压 2.75～3.87kPa(20.6～29.2mmHg)

舒张压 0～0.56kPa(0～4.2mmHg)

右心房(RA),平均压 0.11～0.59kPa(0.8～4.4mmHg)

单位换算:(mmHg)×0.133 322=(kPa)

心排出量(CO):66.68～133.36ml/s(4～8L/min)

单位换算:(L/min)×16.67=(ml/s)。CO=SV×HR

心脏指数(CI):41.68～66.68ml/(s・m^2)[2.5～4L/(min・m^2)]

单位换算:[L/(min・m^2)]×16.67=[ml/(s・m^2)]

计算公式 CI=CO/BSA

每搏量(SV):60～90ml/b(搏)。计算公式 SV=CO/HR

每搏指数(SI):40～60ml/(h・m^2)。计算公式 SI=SV/BSA

体循环血管阻力(SVR,TPR):90～150kPa/(L・s)[900～1500dyn/(s・cm^5)]

单位换算:[dyn/(s・cm^5)]×0.1=[kPa/(L・s)]

计算公式:$SVR=(MAP-CVP)\div CO\times 80$

肺循环血管阻力(PVR):$15\sim 25kPa/(L\cdot s)[150\sim 250dyn/(s\cdot cm^5)]$

单位换算:$[dyn/(s\cdot cm^5)]\times 0.1=[kPa/(L\cdot s)]$

计算公式:$PVR=(PAP-PCCP)\div CO\times 80$

每搏功:$1167.033mJ(119gf/m)$

单位换算:$(gf/m)\times 9.807=(mJ)$

左心室(LV)每搏做功指数:$441.32\sim 588.42mJ/m^2[45\sim 60gf/(m\cdot m^2)]$

右心室(RV)做功指数:$49.04\sim 98.07mJ/m^2[5\sim 10gf/(m\cdot m^2)]$

单位换算:$[gf/(m\cdot m^2)]\times 9.807=(mJ/m^2)$

平均动脉压(MAP):$11.3\sim 12.6kPa(85\sim 95mmHg)$

静脉压(肘静脉):$3.99\sim 19.29(13.17)kPa[30\sim 145(平均99)mmHg]$

中心静脉压(CVP):$0.049\sim 0.1176kPa(5\sim 12cmH_2O)$

肺动脉平均压(PAP):$1.33\sim 2.26kPa(10\sim 17mmHg)$

肺动脉楔压(PAWP):$0.67\sim 1.6kPa(5\sim 12mmHg)$

左心房压(LAP):$0.53\sim 1.6kPa(4\sim 12mmHg)$

左心室舒张末压(LVEDP):$0.53\sim 1.6kPa(4\sim 12mmHg)$

心率(HR):$60\sim 90/min;$男 $60\sim 80/min;$女 $70\sim 90/min$

脉压:$2.66\sim 5.32kPa(20\sim 40mmHg)$

射血分数(EF):0.55

左心室舒张末容量(LVEDV):$70ml/m^2$

左心室压力升高速率(dp/dt_{max}):$200\sim 240kPa/s(1500\sim 1800mmHg/s)$

右心室压力升高速率:$33.25kPa/s(250mmHg/s)$

循环时间:

臂至舌 $9\sim 16(平均12)s$

臂至肺 $3.5\sim 8(平均6)s$

肺至舌$=$臂舌$-$臂肺$=4.5\sim 10s$

门静脉循环时间 $11\sim 25s$

十七、血气分析

血液酸碱度(pH):

动脉血 $7.35\sim 7.45$

静脉血 较动脉血低 $0.05\sim 0.1$

CO_2 总量(TCO_2):血浆,$22\sim 32mmol/L(22\sim 32mEq/L)$

CO_2 结合力（CO_2CP）：血清（浆）

　　成人　$20\sim32mmol/L$（$50\%\sim70\%$）Vol

　　儿童　$20\sim29mmol/L$（$45\%\sim65\%$）Vol

　　单位换算：（Vol%）$\times0.449=$（mmol/L）

动脉血 CO_2 分压（$PaCO_2$）：$4.7\sim6.0kPa$（$35\sim45mmHg$）

　　男　$4.5\sim6.0kPa$（$34\sim45mmHg$）

　　女　$4.1\sim5.6kPa$（$31\sim42mmHg$）

　静脉血较动脉血高 $0.8\sim0.93kPa$（$6\sim7mmHg$）

　　单位换算：（mmHg）$\times0.1333=$（kPa）

实际碳酸氢盐（HCO_3^-）：动脉血，$22\sim27mmol/L$（$22\sim27mEq/L$）

标准碳酸氢盐（SB）：动脉血，$22\sim72mmol/L$（$22\sim27mEq/L$）

全血缓冲碱（BB）

　　血浆　$41\sim42mmol/L$（$41\sim42mEq/L$）

　　全血　$45\sim50mmol/L$（$40\sim50mEq/L$）

碱剩余（BE）：动脉血$\pm3mmol/L$（$\pm3mEq/L$）　　儿童$-4\sim+2mmol/L$

碳酸：

　　动脉血　$1.05\sim1.35mmol/L$（$1.05\sim1.35mEq/L$）

　　全血　$1.15\sim1.5mmol/L$（$1.15\sim1.5mEq/L$）

阴离子间隙（AG），血清$\approx17mmol/L$（$\approx17mEq/L$）

氧含量（CaO_2）：

　　动脉血　$6.7\sim10.3mmol/L$（$15\sim23ml/dl$）

　　全血　$4.9\sim8.0mmol/L$（$11\sim18ml/dl$）

　　单位换算：（ml/dl）$\times0.446=$（mmol/L）

动脉血氧饱和度（SaO_2）：

　　动脉血　$0.92\sim0.98$（$92\%\sim98\%$）

　　全血（静脉血氧饱和度）　$0.64\sim0.88$（$64\%\sim88\%$）

　　混合静脉血氧饱和度（SvO_2）　0.75（75%）

动脉血氧分压（PaO_2）：$9.3\sim13.3kPa$（$70\sim100mmHg$）

半饱和氧分压（$P_{50}O_2$）动脉血：（3.5 ± 0.2）kPa[（26.6 ± 1.5）$mmHg$]

肺泡-动脉血氧分压差（$A\text{-}aDO_2$）：（1.83 ± 0.67）kPa[（10 ± 5）$mmHg$]

混合静脉血氧分压（$P_{\bar{v}}O_2$）：$5.32kPa$（$40mmHg$）

动脉血与混合静脉血氧分压差　$8.0kPa$（$60mmHg$）

附录 B　小儿药物剂量

一、计算法

1. 按月龄计算（用于＜1岁）

$$小儿药物剂量＝成人量×\frac{小儿月数}{150}$$

2. 按年龄计算

$$小儿药量＝\frac{[小儿年龄（岁）×1/2＋0.5]×成人药量}{10}$$

3. 按体重计算

$$小儿药量＝\frac{成人药量×小儿体重（kg）}{50}$$

体重计算法按：

6个月内为 3＋0.6＋3

6个月－1岁以内为 3＋0.5×月龄

1岁以上为 7（或8）＋2×年龄

4. 按成人药物剂量折算

初生至1个月，为成人量 1/24

1－6个月，为成人量 1/24～1/12

6个月至1岁，为成人量的 1/12～1/6

1－2岁，为成人量的 1/8

2－4岁，为成人量的 1/6

4－6岁，为成人量的 1/4

6－8岁，为成人量的 1/3

8－12岁，为成人量的 1/2

二、小儿用药管理

1. **用药目的**　同一药物，由于目的不同，用量也不相同。

2. **用药途径**　静注较肌注药量小。

3. **病人情况**　根据患儿病情、体重、年龄具体情况而定。病儿体质较弱者应减小药量。有过敏现象者停用。

4. 生理特点　由于小儿生理的特点,对某些药物的敏感度不同,不能按年龄或体重成比例增减。如小儿对巴比妥类耐受量较大,可用较大药量,反而对吗啡等耐受性较小,用量宜小,婴幼儿禁用。<8 个月婴儿不用镇静药。

5. 麻醉医师的经验　小儿用药时要慎重,对心中没有数的麻醉药物,尽量不要盲目使用。麻醉中要注意所用药物的配伍禁忌和协同作用。以免麻醉中、后发生严重的呼吸抑制等并发症。

三、小儿常用药物剂量

1. 麻醉前用药

阿托品　每次 0.01～0.25mg/kg,皮下或肌内注射,术前 0.5～1h。

哌替啶　每次 0.5～2mg/kg,肌注,术前 0.5h,1 岁内不用。

异丙嗪　每次 0.5～1.5mg/kg,皮下注射或肌内注射,术前 0.5h。

氯丙嗪　每次 0.5～1mg/kg,肌注,术前 0.5h。

乙酰丙嗪　每次 0.5～1mg/kg,肌注,术前 0.5h。

吗啡　每次 5～15mg,皮下注射,2 岁内禁忌。

苯巴比妥　每次 2～3mg/kg,最大每次 8mg/kg,肌注,术前 0.5～1h。

硫喷妥钠基础麻醉　新生儿 5～10mg/kg;3—12 个月 10～15mg/kg;1 岁以上,15～20mg/kg,深部肌注。追加量为首次量的 1/3～1/2,首次量<500mg。肌注后,若<5min 入睡,药量偏大;5～10min 入睡,药量适中;10～15min 才入睡,药量偏小。新生儿及婴儿,选用 1.25％浓度。>15min 不能入睡时,重复注射原剂量的 1/3～1/2。静脉诱导时浓度为 1.25％～2.5％,缓慢静注。或 25～30mg/kg(6 个月至 5 岁),直肠内给药,7～10min 内入睡。

2. 局麻药

普鲁卡因　每次 2.2～2.5mg/kg,极量 20mg/kg;腰麻,每次 10mg/kg,或每次 2.5～3mg/kg。

丁卡因　每次 0.22～0.25mg/kg,极量每次 1.5～2mg/kg,腰麻,每次 1mg/kg 或 0.2mg/kg。

利多卡因(1％)　极量每次 10mg/kg,一般为每次 7mg/kg。腰麻,每次 1.5～2mg/kg。

丁哌卡因　每次 0.22mg/kg。

辛可卡因　每次 0.22～0.25mg/kg,极量每次 0.5mg/kg。腰麻,每次 1mg/kg 或 0.15mg/kg。

罗哌卡因 1～4mg/kg,浓度为 0.25%～0.5%～1%。

3. 肌松药

琥珀胆碱 每次 0.4～2mg/kg,肌注或静注。

筒箭毒碱 每次 0.1～0.2mg/kg 静注,追加量(维持量),每次 0.05～0.1mg/kg;或 0.2mg/kg。

肌注。<2 岁禁用。

泮库溴铵 每次 0.08～0.1mg/kg,静注。

4. 急救药

毛花苷 C 每次 0.01～0.03mg/kg,稀释后缓注。

毒毛花苷 K 每次 0.007～0.01mg/kg,稀释后缓注。

新斯的明 每次 0.02～0.04mg/kg,静注,或肌注,或皮下注射。

利血平 每次 0.01～0.07mg/kg,肌注。

麻黄碱 每次 1mg/kg,肌注或皮下注射。

去氧肾上腺素 每次 0.5～3mg 静注,或每次 3～10mg 肌注。

间羟胺 每次 2.5～5mg 肌注,或每次 3～10mg 静注,或 10～20mg 加入 5%葡萄糖 100～250ml 输注。

去甲肾上腺素 每次 2～4mg,加入 5%葡萄糖 250～500ml 缓慢输注。

甲氧明 每次 5mg 静注,或每次 5～10mg 肌注,或加入 5%葡萄糖溶液 100ml 输注。

哌甲酯 0.5mg/kg 静注或输注或肌注。

25%尼可刹米(1.5ml) 0.5～1.5ml 或每次 12.5mg/kg,肌注或静注。

洛贝林 新生儿每次 0.2ml,1/2 至 1 岁 0.4～0.6ml,4 至 8 岁 0.8～1.2ml,12 岁 1.5ml,或 0.2～0.3mg/kg,肌注、皮下注或静注。

氨茶碱 2～6mg/kg,肌注,或静注,或输注。输注和静注时要缓慢。

氢化可的松 每次 2～4mg/kg,输注或肌注。

地塞米松 每次 2.5～5mg,或 0.015～0.5mg/kg 输注或肌注。

20%甘露醇 每次 1～1.5mg/kg,输注。

5. 静脉麻醉药

氯胺酮 每次 4～10mg/kg,肌注。追加量为首次量的 1/3～1/2;每次 2～5mg/g,静注。0.05%～0.1%氯胺酮溶液输注维持麻醉。或 3～6mg/kg 口服,内加咪达唑仑 0.5mg/kg 和阿托品 0.02mg/kg 的混合液;或 5～10mg/kg 直肠内给予,用于麻醉前用药。

羟丁酸钠 每次 80～120mg/kg,静注。静注速度要缓慢,追加量为首次量的 1/3～1/2。

依托咪酯 每次 0.15～0.3mg/kg,静注。

地西泮 每次 0.2～0.4mg/kg,肌注或静注。

氟哌利多 每次 0.1～0.2mg/kg,静注或输注。

芬太尼 2 岁以下禁用(心脏直视手术可用,主要加强呼吸管理)。每次 0.005mg/kg,静注要缓慢。必要时 0.5～1h 重复 1 次。或 10～15μg/kg 的芬太尼片剂,口服,胃肠摄取后,消除缓慢,镇痛达到数小时,可用于麻醉前用药和疼痛治疗。

丙泊酚 1～3mg/kg 诱导,1—7 岁,维持负荷量,150～200μg/(kg·min),后维持 150～200μg/(kg·min)。

中麻用东莨菪碱(中麻Ⅱ号),每次 0.02～0.08mg/kg,静注。

咪达唑仑 >8 个月应用,0.25～0.33mg/kg,口服,上限为 15mg;或 0.1～0.15mg/kg(极量 10mg),肌注;或 0.1～0.2mg/kg,缓慢静注。或 0.05～0.1mg/kg,直肠内给药,用于麻醉前用药。

附录 C 常用英文缩写名词对照

A	麻醉开始
AAD	听觉诱发电位指数
a-ADCO$_2$	动脉-肺泡二氧化碳分压差
AAA	腹主动脉瘤
A/C	辅助/控制通气
A-aDO$_2$	肺泡-动脉氧分压差
ACC	美国心脏医师学会
ACD2CPR	主动脉按压减压心肺复苏术
ACE	血管紧张素 I 转化酶抑制药
AEP	听觉诱发电位
ACH(ACh)	乙酰胆碱
ACI	加速度指数
ACS	急性冠状动脉综合征
ACP	酸性磷酸酶,急性肺源性心脏病
ADH	抗利尿激素
ADR	药物不良反应
ACT	全血激活凝血时间
ADP	二磷腺苷
AET	乙胺硫脲(克脑迷)
AF	房颤
AG	阴离子隙
AHA	美国心脏协会
AHD	后天性心脏病
AHF	急性肝功能衰竭
AI	主动脉闭锁不全
AIMS	麻醉意外事件监控研究
ALI	早期肺泡损伤(急性肺损伤)
ALG	球蛋白衍生物
ALS	抗淋巴细胞血清
ALT	丙氨酸转氨酶

AKI	急性肾损伤
AMI	急性心肌梗死
AMPA	谷氨酸受体
AMV	机械辅助通气
ANF	心钠素
ANP	心房排钠因子
AOPP	急性有机磷农药中毒
APEC	术前麻醉评估门诊
APP	监测气道峰压（监测气道阻力）
APTT	活化部分凝血活酶时间
APRV	气道减压通气
APS	急性疼痛服务
AChR	重症肌无力抗体
ARB	血管紧张素受体阻滞药
ARDS	成人型呼吸窘迫综合征
ARF	急性肾衰
AS	主动脉狭窄
ASA	美国麻醉医师会
ASD	房间隔缺损
ASE	美国超声心动图学会
AST	天门冬氨酸基转移酶
ASU	日间手术病房
AT Ⅲ	抗凝血酶 Ⅲ
atm	大气压
ATN	急性肾小管坏死
AV	动静脉
$A-VDO_2$	动-静脉血氧分压差
AVI	气速指数
AVP	血管加压素
AWS	戒酒综合征
BB	支气管内插管（支气管阻断导管），全血缓冲碱
BBB	血-脑屏障
BE	剩余碱

BIPAP	双相气道正压通气
BIS	脑电双频指数
BMI	体重指数
BMR	基础代谢率
BMS	裸金属支架
BMT	骨髓移植
BNP	脑利钠肽
BP	血压
BPI	杀菌渗透性增强(蛋白质)
bpm	/min
BPS	行为疼痛评分
BSA	体表面积
BUN	尿素氮
BZ	苯二氮䓬类
C	顺应性
CA	心脏停搏;持续镇痛,重组促红细胞生成素,中枢性呼吸暂停
CAB	冠状动脉旁路移植术,冠状动脉搭桥术
CABG	主动脉-冠状动脉搭桥术,冠状动脉旁路移植术
CaCB	钙通道阻滞药
CAD	冠状动脉疾病,冠心病
CAG	心血管造影术
CaO_2	100ml动脉血氧含量
CASV	先天性主动脉瘤
CAT	过氧化氢酶
CBF	脑血流量
CBV	脑血容量
CC	闭合气量,闭合容量
CCF	充血性心力衰竭
CD	脊柱侧弯矫正术
CDP	持续性扩张性压力通气
Ce	效应室靶浓度
CEA	颈动脉内膜切除术

CEPOD	围术期死亡的保密调查
$C_{ET}CO_2$	呼气末二氧化碳浓度
CHD	先天性心脏病
CHE	胆碱酯酶
CHF	充血性心力衰竭
CI	心脏指数;持续静脉滴注镇痛法
CIN	造影剂肾病
CL	肺顺应性
CK	肌酸磷酸激酶
CM	心脏黏液瘤
$CMRO_2$	脑氧耗率(脑氧代谢率)
CMV	机械控制通气
CNA	中枢镇痛
CNP	胸廓外持续负压
CNS	中枢神经系统
CNST	临床过失信托计划
CO_2CP	二氧化碳结合力
CO-Hb	碳氧血红蛋白
CO	心排血量;一氧化碳
COAO	主动脉狭窄症
COP	胶体渗透压
COPD	慢性阻塞性肺疾病
Cp	血浆靶浓度
CPAP	呼吸道持续正压
CPB	心肺转流(体外循环)
CPK	肌磷酸激酶
CPP	冠状动脉灌注压,大脑灌注压力
CPPV	气道内持续正压
CPK	肌酸磷酸激酶
CPAP	持续气道正压通气
CPCR	心肺脑复苏
CPP	持续正压,冠状动脉灌注压
CPR	心肺复苏

Cr	肌酐
CsA	环孢素
CSA	连续腰麻
CSF	脑脊液,CSF 克隆刺激因子
CSI	麻醉深度指数
C_{ss}	稳态血药浓度
CT	总肺顺应性;计算机断层扫描
CT	电子计算机断层扫描,血浆降钙素
C/T	心胸比例
CV	闭合气量
CVA	脑血管意外,心血管意外
CVD	脑血管疾病
$C\bar{v}O_2$	混合静脉血氧含量
CVP	中心静脉压
CW	胸壁顺应性
DA	多巴胺
$Da\text{-}VO_2$	动静脉氧含量差
DBA	多巴酚丁胺
DBP	舒张压
DCM	扩张型心脏病
DHCA	深低温停循环
DIC	弥散性血管内凝血
DLCO	肺 CO 弥散功能
DLT	双腔气管导管
DLV	单肺通气
DM	糖尿病
DMAP	对二甲基氨基酸
DO_2	氧供
DOLV	左心室双出口
DORV	右心室双出口
DP,DBP	舒张压
dp/dt	左心室压力上升速率
2,3-DPG	2,3-二磷酸甘油酯

DSA	数字减影血管造影术
DVT	深静脉血栓
EA	硬膜外麻醉
EACA	氨基己酸
EAR	计算气道阻力
EBV	估计全血容量(总血容量)
ECC	胸外心脏按压
ECF	细胞外容量
ECMO	呼吸循环功能衰竭支持
ECV	细胞外液(组织液)
ECG	心电图
ED_{50}	半数有效剂量
EDA	左室舒张终末容积
EDV	左室舒张末期容量
EDI	舒张末期指数
EEG	脑电图
EF	射血分数
EIP	吸气末顿停
ELISA	酶联免疫吸附试验
ELTC	胸肺顺应性降低
EMD	电机机械分离
EMG	肌电图
EOA	食管封闭式导气管
EP	硬脊膜外腔
β-EP	β-内啡肽
ERAS	加速康复外科
ETC	联合导气管
EVI	射血速率指数
EVR	心内膜存活率
f	呼吸机切换频率
FA	肺泡浓度
FDA	氟化碳人造血,美国食品药品管理局
FDC	全氟萘烷

FDP$_s$	纤维蛋白(原)降解产物
FE$_{Na}$	尿钠排出率
FEO$_2$	呼出气氧浓度
FEV$_{1.0}$	第 1 秒时间肺活量,1 秒钟用力呼气量
FEV$_{1\%}$	1s 用力呼气量与用力肺活量比值
FFP	新鲜冷冻血浆
F1	吸入药物浓度
Fib	纤维蛋白
FIEA	快通道心脏麻醉
FiO$_2$	吸入气氧浓度(吸氧分数)
Flow	气体流量
FRC	功能残气量
FS	左心室缩短率
FSPs	纤维蛋白分离产物
FTPA	全氟三丙胺
FVC	最大肺活量(用力肺活量)
FZ	氟马西尼
GA	妊龄,胎龄,全身麻醉
GABA	γ-氨基丁酸
GAD	冠心病
G-CSF	粒细胞集落刺激因子
GFR	肾小球滤过率
GOT	谷草转氨酶
GPT	谷丙转氨酶
GVHD	移植物抗宿主病
Hb	血红蛋白
HbO$_2$	氧合血红蛋白
HBO	高压氧
HCN	氰化氢
HCA	循环完全停止
Hct,HCT	血细胞比容,红细胞压积
HES	羟乙基淀粉
HE	伊红染色

HFOV	高频振荡通气
HFPPV	高频正压通气
HFJV	高频喷射通气
HFV	高频通气
HIT	血小板减少
HLA	相容抗原
HOCM	肥厚性梗阻性心肌病
HPT	甲状旁腺功能亢进
HPV	缺氧性肺血管收缩
HR	心率
HRVI	心率变异指数
HSL	高渗盐水
HTR	溶血反应
I(cTnI)	心肌肌钙蛋白
IAP	腹内压
IAV	间歇辅助通气
IABA	主动脉内囊扶助
IABP	主动脉内球囊反搏
IBP	动脉内压
IC	心收缩指数
ICC	脑顺应性
ICD	除颤器
ICF	细胞内液
ICG	心阻抗血流图
ICP	颅内压
ICU	重病监护病房,重症监测治疗病房
ICV	细胞内液
ID	内径
IDDM	胰岛素依赖型糖尿病
I：E	吸气与呼气时间比值
IL-1	白介素-1
IM	肌注镇痛法
IMV	间歇指令呼吸(通气)

INR	凝血国际标准化比值;神经放射介入技术
IPA	普鲁卡因静脉复合麻醉
IPPV	间歇正压呼吸(通气)
IRV	反比通气
ISB	肌间沟阻滞
ISDN	硝酸异山梨醇
ISF	组织间液
ISS	创伤严重度评分
IT	蛛网膜下腔,吸气时间
ITP	特发性血小板减少性紫癜
IU	国际单位
IVC	下腔静脉
KBR	动脉血酮体比率
KF	滤过系数
LA	左心房,局麻药
LAP	左房压
LASER	激光
LCWI	左心室搏出功指数
LFCCA	低流量紧闭麻醉法
LH	黄酮激素
LMWH	低分子量肝素
LOS	低心排血量综合征
LPC	腹腔镜胆囊摘除术
LPS	脂多糖
LV	左心室
LVEDP	左心室舒张末期压力
LVEDV	左心室舒张末期容积
MA	母体动脉
MAb	单克隆抗体
MABL	最大容许失血量
MAC	最低肺泡气有效浓度,清醒镇静镇痛技术(监测下麻醉)
MAP	平均动脉压
MBC	最大呼气容量

MBT	大量输血
MDF	心肌抑制因子
MDA	丙二醛
MEAC	最小有效镇痛浓度
MFC	最低有效浓度
MG	重症肌无力
MH	恶性高性
MHb	高铁血红蛋白
MI	主动脉瓣口反流,二尖瓣关闭不全,急性心肌梗死
MIP	最大呼气压
MIR	最慢有效静脉麻醉滴数
MMA	甲醛丙烯酸甲酯
mmol	毫摩尔
MMV	分钟指令通气
MO	病态肥胖
MOC	心肌耗氧量
MODS	多器官功能不全综合征
MOF	多器官功能衰竭
mOsm	毫渗量
MPAP	平均肺动脉压
MRI	磁共振成像
MS	二尖瓣狭窄
mTAL	髓襻升支
mV	毫伏
MV	分钟通气量
MVA	瓣膜口面积
MVO_2	心肌耗氧量
MVV	最大通气量(最大自主通气量)
MZ	咪达唑仑
NA	去甲肾上腺素
NF	核因子
NHTR	输血反应
NIDDM	非胰岛素依赖型糖尿病

NIV	无创通气
NIRS	近红外光谱
NLA	神经安定镇痛术
NMDA	N-甲基-D-天(门)冬氨酸,谷氨酸受体
N_2O	氧化亚氮(笑气)
NO	一氧化氮,NO 细胞毒反应
NPH	胰岛素
NPT	鼻咽温
NRS	数字等级评定量表
NSAIDs	非甾体抗炎药
NSE	血清神经元特异性烯醇化酶
NTG	硝酸甘油
NVHD	血液稀释
NYHA	美国纽约心脏病协会
OA	阻塞性呼吸暂停
OAA/S	镇静/警觉评分法
OLV	单肺通气
OR	手术室
OSAS	睡眠呼吸暂停综合征
$P_{50}O_2$	半饱和氧分压
PA	肺动脉
PABA	对氨苯甲酸
PAC	肺动脉插管
$PACO_2$	肺泡二氧化碳分压
$PaCO_2$	动脉血二氧化碳分压
PACU	麻醉后恢复室
PAF	血小板激活因子
PAH	肺动脉高压
PAMBA	氨甲苯酸
PAO_2	肺泡氧分压
PaO_2	动脉血氧分压
PaO_2/FiO_2	氧合指数
$P(A-a)O_2$	肺泡-动脉血氧分压差

$PA-aO_2/PaO_2$　呼吸指数

PADS　　　　麻醉后离院评分标准

PCR　　　　聚合酶链反应

PAP　　　　肺动脉压

PAP-PewP　肺动脉压与肺毛细血管楔压差

PAPVC　　部分性肺静脉异位连接

PAWP　　　肺小动脉楔压（肺动脉楔压）

PaW　　　　气道压

Pc　　　　　毛细血管血压

PCA　　　　病人自控镇痛

PCC　　　　凝血障碍

PCEA　　　硬膜外自控镇痛法

PCI　　　　直接冠状动脉介入治疗

PCIA　　　静脉自控镇痛法

PCNA　　　患者自控区域镇痛法

PCOP-PCWP　胶体压-肺毛细血管压差

PCSA　　　皮下自控镇痛

PCWP　　　肺毛细血管楔压

PCV　　　　压力控制通气

PDA　　　　动脉导管未闭

PDE　　　　磷酸二酯酶

PDPH　　　硬膜外穿刺后头痛

PEC　　　　含氟化合物乳剂（人造血液）

PEEP　　　呼气末正压通气

PEPH　　　硬脊膜穿破后头痛

$P_{ET}CO_2$　　　呼气末二氧化碳分压

PG　　　　　前列腺素

PGE_1　　　前列腺素 E_1

PGE_2　　　前列腺素 E_2，前列环素，地诺前列酮

PHC　　　　容许性高碳酸血症

PHN　　　　带状疱疹后遗神经痛

Pi　　　　　组织液静水压

PIP　　　　气道充气峰压

P_jVO_2	颈内静脉血氧分压
Pi_{max}	口腔最大吸气压
PLT(plt)	血小板
PMM	脊髓后正中后索点状切开术
PMMA	聚甲基丙烯酸甲酯
PMN	中性粒细胞
PMV	肺毛细血管静水压
PNCPB	经皮腹腔神经丛阻滞术
PNF	鱼精蛋白中和因子
POF	己酮可可碱
POCD	术后认知功能障碍
PONV	恶心呕吐
PP	丙泊酚
P_P	气道峰压
P_{peak}	气道峰压
PPF	血浆蛋白片段
PrI	撤机指数
ppm	百万分之一
PRTM	鱼精蛋白
PS	肺动脉瓣狭窄,肺表面活性物质
PSH	围术期病人之家
PSP	酚(磺肽)红排泌试验
PSV	压力支持通气
PSVT	阵发性室上性心动过速
PT	凝血酶时间
PTCA	经皮冠状动脉腔内成形术
$PtcO_2$	经皮氧张力(经皮氧分压)
$PtcCO_2$	经皮 CO_2 张力
PTH	甲状旁腺激素
PTT	部分凝血活酶时间
$P\bar{v}O_2$	混合静脉血氧分压
PVC	室性早搏
$PvCO_2$	静脉血二氧化碳分压

PVI	压力容量指数
PVR	肺血管阻力
PVRI	肺循环阻力(肺血管阻力)指数
Qp	肺血流
Qs	全身血流
Qp/Qs	肺循环与体循环血流量比
Qs/Qt	肺内分流率(静动脉分流)
RA	右心房,区域麻醉
RAAA	腹主动脉瘤破裂
RBC	红细胞计数
RBF	肾血流量
RCT	临床试验
REG	脑血流图(阻抗血流图)
RES	肝巨噬细胞系统
RPD	限制性肺疾病
RPP	收缩压与心率乘积
RR	呼吸频率
RSB	膈脚后内脏神经阻滞
RSD	胸椎反应性交感神经萎缩症
rSO_2	脑血氧饱和度
RV	右心室,残气量
RVET	右心室射血分数
SA	脊麻
SAH	蛛网膜下隙出血
SaO_2	动脉血氧饱和度
SAS	睡眠性呼吸暂停综合征
SB	标准碳酸氢盐
SBP	收缩压
SCA	美国心血管麻醉医师学会
Sch	司可林,琥珀胆碱
SEF	边缘频率
SEP	体感诱发电位
SFDA	中国国家食品药品监督管理局

SGB	星状神经节阻滞
SGNT	星状神经节向神经素注入法
Sigh	深吸气
SIMV	间歇指令通气,同步间歇性强制换气
SI	休克指数,每搏指数
SIRS	全身炎症性反应综合征
S_jO_2	颈静脉血氧饱和度
$S_jVO_2(SvO_2)$	颈内静脉血氧饱和度
SNP	硝普钠
SOD	超氧化物歧化酶
SP	收缩压
SpO_2	脉搏氧饱和度
SSS	旁气流通气监测
SV	每搏输出量,每搏量
SVC	上腔静脉,缓慢肺活量
SVR	体循环阻力
SVT	室上性心动过速
$S\bar{v}O_2$	混合静脉血氧饱和度
SVRI	体循环血管阻力指数
SW	心搏做功
SWI	心搏做功指数
TA	三尖瓣闭锁
TAPVC	完全性肺静脉异位连接,全肺静脉异位连接
TBI	创伤性颅脑损伤;全身照射
TCB	膈脚腹腔神经丛阻滞
TCD	经颅多普勒超声
TCI	靶控输注麻醉
TEE	食管超声心动图
TEG	凝血弹性描记图
TENS	经皮神经电刺激
TFI	胸腔体液指数
TGA	法洛四联症
TGV	大血管错位

THAM	氨丁三醇
TI	三联指数
TIPS	经颈静脉肝内门脉系统分流术
TIVA	全凭静脉麻醉
TLC	肺总容量
TLV	双肺通气
TMLR	激光心肌血管重建术
TNF	肿瘤坏死因子
TNFα	肿瘤坏死因子 α
TOF	法洛四联症
t-PA	激活作用
TPR	全肺阻力
TS	三尖瓣狭窄
TSH	促甲状腺激素
TSR	全部体循环阻力
TTIV	喷射通气
TTE	经胸超声心动图
TURP	经尿道前列腺电切术
UCG	超声心动图
UFCT	超高速 CT
UPPP	腭垂腭咽成形术
UPT	呼吸道感染
UV	脐带静脉
UV/MA	脐带静脉/母体动脉
V_A	分钟肺泡通气量(有效通气量)
VAS	视觉模拟评分法
VAT	视频辅助胸腔镜
VC	肺活量
VCO_2	每分钟二氧化碳产生量
Vcomp	(环路)压缩容量
V_D	解剖无效区量,生理无效腔
VDPVR	舒张末期压力与容量之间的关系
V_E	静息通气量

VD/VT	无效腔/潮气量比率
VEDP	心室舒张末压力
VEDV	心室舒张末期容量
VEDV	前负荷
VET	心室射血时间
V_F	室颤
$\dot{V}_{O_2}$	氧耗
VOD	肝脏肝管阻塞性疾病
VRS	语言等级评定量表
VSV	容量支持通气
VT(V_T)	潮气量,室速
VSD	室间隔缺损
VTS	电视胸腔镜手术
V/Q(VA/Q)	通气/灌注比值
VVB	经典原位肝脏移植
WBC	白细胞计数
WOB	呼吸功
WPW	吾-巴-怀综合征(预激综合征)
ZD-TEE	食管超声心电图
ZEEP	呼气终末零压